W0074138

Inhalt – Kurzübersicht

Abkürzungsverzeichnis

↑	Werte ansteigend bzw. oberhalb der Norm	max.	maximal
↓	Werte abfallend bzw. unterhalb der Norm	M.	Morbus
		M., Mm.	Muskel, Muskeln
☞	vergleiche mit, siehe, Querverweis	Min., min	Minute
<	kleiner	ml	Milliliter
>	größer	mind.	mindestens
®	Registered Name, Handelsname	MRT	Magnetresonanztomographie, Kernspintomographie
A., Aa.	Arterie, Arterien (lat. Arteria, Arteriae)	ms	Millisekunde
Abb.	Abbildung	N., Nn.	Nerv, Nerven (lat.: Nervus, Nervi)
Amp.	Ampulle	Na$^+$	Natrium-Kation
Ätiol.	Ätiologie (Ursache)	NW	Nebenwirkung(en)
ATL	Aktivitäten des täglichen Lebens	OP	Operation
AZ	Allgemeinzustand	Pat.	Patient, Patientin
BB	Blutbild	präop.	präoperativ (vor der Operation)
BGA	Blutgasanalyse	postop.	postoperativ (nach der Operation)
BSG	Blutsenkungsgeschwindigkeit	Rö	Röntgen
BZ	Blutzucker (korrekt: Blutglukosekonzentration)	RR	Blutdruck
		s.c.	subkutan
bzw.	beziehungsweise	Sek., s	Sekunde
ca.	circa (ungefähr)	Std.	Stunde
Ca^{2+}	Kalzium-Kation	Supp.	Suppositorium (Zäpfchen)
Ch	Charrière (1Ch = 1/3 Durchmesser)	Tab.	Tabelle
Cl$^-$	Chlor-Anion	Tabl.	Tablette(n)
CT	Computertomogramm	Tr.	Tropfen
d.h.	das heißt	u.a.	unter anderem
EKG	Elektrokardiogramm	usw.	und so weiter
evtl.	eventuell	u.U.	unter Umständen
ggf.	gegebenenfalls	U	Unit (engl.: Einheit)
h	Stunde	v.a.	vor allem
Hb	Hämoglobin	V.a.	Verdacht auf
i.m.	intramuskulär	V., Vv.	Vene, Venen (lat.: Vena, Venae)
i.v.	intravenös	Vit.	Vitamin(e)
K$^+$	Kalium-Kation	z.B.	zum Beispiel
kg	Kilogramm	ZNS	Zentrales Nervensystem (Gehirn und Rückenmark)
kJ	Kilojoule		
KG	Körpergewicht	ZVD	Zentraler Venendruck
KST	Kernspintomogramm	z.Z., z.Zt.	zurzeit
l	Liter		

Nicole Menche   Tilmann Klare (Hrsg.)

PFLEGE KONKRET INNERE MEDIZIN

Wichtige Fachbegriffe in Medizin und Pflege

absorbieren	aufnehmen
Ätiologie	Ursache(n) einer Erkrankung
Aminosäure	Grundmolekül der Eiweiße
Anastomose	operativ hergestellte Verbindung
Anatomie	(griech.: zerschneiden), Lehre vom Bau der Körperteile
Antigen	Struktur, die eine Immunreaktion des Organismus auslösen kann
Antikörper	vom Abwehrsystem produzierter Abwehrstoff
Aorta	Körperschlagader
Arteriosklerose	„Gefäßverkalkung"
aspirieren	ansaugen
autonom	selbstständig
benigne	gutartig
Chromosom	Träger von Erbinformation
dexter, dextra	rechts
DNA	(engl. Abk. für Desoxyribonukleinsäure, kurz DNS) Erbsubstanz
dys...	Wortteil für krankhafte Störung eines Zustands oder einer Funktion
Elektrolyt	(gelöstes) Körpermineral, z.B. Natrium oder Kalium
endogen	im Körper selbst entstehend
enteral	den Darm betreffend
Evaluation	Beurteilung, Bewertung
exogen	von außen
extra...	außerhalb von
Exzision	Ausschneidung
fixieren	befestigen
gastrointestinal	den Magen-Darm-Trakt betreffend
Gen	Erbanlage
genital	zu den Geschlechtsorganen gehörend
hormonal	das innersekretorische System betreffend
hyper...	das normale Maß übersteigend
hypo...	das normale Maß unterschreitend
iatrogen	durch diagnostische oder therapeutische Maßnahmen entstanden
Infiltration	Eindringen oder Einbringen von Flüssigkeiten oder (krankhaften) Zellen in umgebende Strukturen
infundieren	einfließen lassen
instillieren	einträpfeln lassen
Inzision	Einschnitt
Immunität	erworbene Abwehrkraft gegen Krankheitserreger
Indikation	„Heilanzeige", Kriterium, bei dessen Vorliegen ein bestimmtes Diagnose- oder Therapieverfahren zu wählen ist
injizieren	einspritzen
inoperabel	für einen operativen Eingriff nicht geeignet, nicht operationsfähig
Insuffizienz	unzureichende Funktionstüchtigkeit
intrazellulär	innerhalb der Zellen
ischämisch	nicht ausreichend durchblutet
Kapillare	kleinstes Blutgefäß
kardiovaskulär	das Herz-Kreislauf-System betreffend
Karzinom	bösartiger epithelialer Tumor
kaudal	Richtung Fuß
Koma	tiefe Bewusstlosigkeit
Kompensation	Ausgleich
komprimieren	zusammenpressen
kongenital	angeboren
kranial	Richtung Kopf
kurativ	heilend
lateral	seitwärts, von der Medianebene entfernt
maligne	bösartig
Manifestation	Offenbarwerden, zu Tage treten
medial	in der Mitte gelegen, mittelwärts
Membran	dünne Scheidewand
Morbus	Krankheit (Abk.: M.)
motorisch	die Bewegung betreffend
nerval	durch das Nervensystem vermittelt
operabel	für einen operativen Eingriff geeignet, operationsfähig
oral	den Mund betreffend, durch den Mund
palliativ	nicht heilend, aber die Krankheitssymptome mildernd
Parenchym	Organfunktionsgewebe
parenteral	unter Umgehung des Magen-Darm-Traktes
Pathologie	Lehre von den erkrankten Geweben
Perforation	Durchbruch
peri...	um ... herum
Physiologie	Lehre von den normalen Körpervorgängen
poly...	viel, mehrfach
post...	nach, hinter
prä...	vor
präventiv	vorbeugend
Prognose	zu erwartender Krankheitsverlauf
Protein	Eiweiß
primär	erstrangig, auch: ursprünglich, ohne andere Ursachen
punktieren	einstechen
pulmonal	die Lunge betreffend
reflektorisch	als Reflex (automatisch) ablaufend
rektal	den Mastdarm betreffend
Resektion	Teilentfernung eines Organs
retro...	zurück-, rückwärtsliegend
Rezeptor	„Empfänger" für bestimmte Reize oder Stoffe
Rezidiv	Rückfall
Sekretion	Ausscheidung
sekundär	nachfolgend, als Folge einer Erkrankung
sensorisch	die Sinne betreffend
sensibel	empfindlich, empfindungsfähig
sinister, sinistra	links
spinal	das Rückenmark betreffend
Stenose	Enge, Einengung von Hohlorganen oder Gefäßen
superior	oberer
Sympathikus	„leistungsorientierter" Teil des vegetativen Nervensystems
Symptom	Krankheitszeichen
Syndrom	Symptomenkomplex, Gruppe von Krankheitszeichen
Trauma	Verletzung, Wunde
trans...	hindurch, hinüber
Tumor	Geschwulst
Ulkus	Geschwür
vegetativ	das autonome (vegetative) Nervensystem betreffend
ventral	bauchwärts, vorn
zerebral	das Gehirn betreffend

PFLEGE KONKRET

INNERE MEDIZIN

LEHRBUCH UND ATLAS FÜR PFLEGENDE

3., VOLLSTÄNDIG ÜBERARBEITETE AUFLAGE

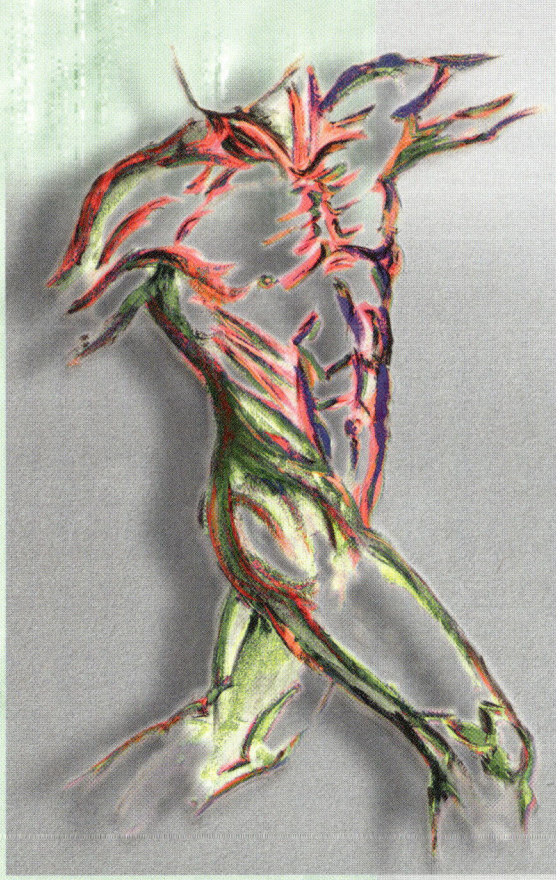

Herausgegeben von:

Nicole Menche, Langen/Hessen
Tilmann Klare, München

Mit Textbeiträgen von:

Konrad Bäuerle, Stuttgart (Kap. 6); Ulrike Bazlen, München (Kap. 2, 6 – 8, 17); Annerose Bürger-Mildenberger, Östringen (Kap. 2, 9, 10, 16, 17); Wolfgang Hasemann, Freiburg (Kap. 7); Rainer Hehrmann, Stuttgart (Kap. 12); Maria Katryniok, Bad Brahmstedt (Kap. 15); Nicole Menche, Langen (Kap. 1 – 3, 6 – 18); Cornelia Michalke, Hildesheim (Kap. 3); Herbert Renz-Polster, Maine/USA (Kap. 5); Annia Röhl, Blunk (Kap. 15); Sylvia Röhm-Kleine, Schlitz-Rimbach (Kap. 8); Arne Schäffler, Augsburg (Kap. 3, 7, 17, 18), Angelika Simon-Jödicke, Freiburg (Kap. 4), Grit Wurlitzer, Quedlinburg (Kap. 9)

Unter Mitarbeit von:

Rainer Dierkesmann, Stuttgart (Kap. 8); Klaus Ehlenz, Linden-Leihgestern (Kap. 12); Daniel Holzem, Mannheim (Kap. 6); Jutta Hübner, Freiburg (Kap. 13, 14); Herbert Koch, Neusäß (Kap. 12); Martin Müller, Duisburg (Kap. 9, 10); Oswald Ploner, Stuttgart (Kap. 12); Wolfgang Schäfer, München (Kap. 10); Alberto Correia da Silva, Hamburg (Kap. 5); Ulrich Stlerle, Tlmmendorf (Kap. 6); Andreas Wilke, Homberg (Kap. 6)

URBAN & FISCHER München • Jena 2001

Zuschriften und Kritiken an

Urban & Fischer Verlag
Lektorat Pflege
Karlstraße 45
80333 München

Wichtiger Hinweis für den Benutzer

Die Erkenntnisse in Pflege und Medizin unterliegen laufendem Wandel durch Forschung und klinische Erfahrungen. Herausgeber und Autoren dieses Werkes haben große Sorgfalt darauf verwendet, dass die in diesem Werk gemachten therapeutischen Angaben (insbesondere hinsichtlich Indikation, Dosierung und unerwünschten Wirkungen) dem derzeitigen Wissensstand entsprechen. Das entbindet den Nutzer dieses Werkes aber nicht von der Verpflichtung, anhand der Beipackzettel zu verschreibender Präparate zu überprüfen, ob die dort gemachten Angaben von denen in diesem Buch abweichen und seine Verordnung in eigener Verantwortung zu treffen.

Die Deutsche Bibliothek – CIP-Einheitsaufnahme

Ein Titeldatensatz für diese Publikation ist bei
Der Deutschen Bibliothek erhältlich

ISBN 3-437-55211-2

Alle Rechte vorbehalten

1. Auflage Mai 1996
2. Auflage Februar 1997
3. Auflage November 2000

04   05   5 4 3

© 2001 Urban & Fischer Verlag   München • Jena

Für Copyright in Bezug auf das verwendete Bildmaterial siehe Abbildungsnachweis.

Lektorat: Ulrike Bazlen, München; Tilmann Klare, München
Redaktionelle Mitarbeit: Dagmar Baur, Berghülen;
Andreas Knöll, Zwiefalten; Ursula Osterkamp-Baust, Ottobrunn
Herstellung: Kerstin Wallner, München
Bildredaktion: Kerstin Wallner, München
Satz, Bildbearbeitung und Umschlaggestaltung: prepress|ulm GmbH, Ulm
Bildbearbeitung Kapiteleingangsfotos: DOEHRINGs und ProfiRepro Bentfeld, Lübeck
Druck: Appl, Wemding
Bindung: Conzella Verlagsbuchbinderei, Pfarrkirchen

Gedruckt auf 80 g/qm Terraprint Seidenmatt chlorfrei gebleicht

Aktuelle Informationen finden Sie im Internet unter der Adresse: http://www.urbanfischer.de

Vorwort zur 3. Auflage

Pflege konkret Innere Medizin hat sich seit Erscheinen der 1. Auflage in der Ausbildung und im Klinikalltag der Pflegenden etabliert. Viele tausend Leserzuschriften zeigen, dass sich sowohl die Verknüpfung von Pflege und Medizin als auch die konsequente Ausrichtung der Themenwahl auf die Bedürfnisse der Pflegenden bewährt hat. Das Buch ist geradezu zu einem Maßstab moderner Pflege-Lehrbücher geworden.

Pflege konkret Innere Medizin erscheint nun als ein vollständig überarbeitetes und erweitertes Lehrbuch, das mit den Fortschritten der Pflege und Medizin Schritt hält. So nimmt die Pflege dementer Patienten breiteren Raum ein als noch in der 2. Auflage, da sich insbesondere in diesem Bereich viele gesellschaftliche Veränderungen und damit auch neue Anforderungen an die Pflegenden ergeben haben. Die Fortschritte im Umgang mit dementen Patienten lassen aber auch gut erkennen, wie Pflegende den Herausforderungen der Zeit begegnen können: Mit einer Pflege, in deren Mittelpunkt der Mensch steht und die sich seiner Betreuung verpflichtet fühlt.

Pflege konkret Innere Medizin möchte auch in der Zukunft seinen Beitrag für eine professionelle Pflege leisten. Eine Voraussetzung für dieses Gelingen sind rege Leserzuschriften und Ihre konstruktive Kritik. Deshalb ist auch die 3. Auflage mit der Bitte der 1. und 2. Auflage verknüpft; der Bitte um Ihre Kritik.

Vorwort zur 1. und 2. Auflage

Noch ein Lehrbuch der Inneren Medizin für die Pflegeberufe?

Seit über 20 Jahren existieren Lehrbücher der Inneren Medizin „speziell" für die Pflegeberufe. In der Praxis sind Lehrende und Lernende mit diesem Lehrbuchmaterial aber unzufrieden. Fast durchgängig, so die Kritik, lehnen sich die bisher erschienen Werke sehr stark an die Tradition von Lehrbüchern für Medizinstudenten an – sowohl, was die Auswahl und Gewichtung der Themen, als auch, was die Präsentation der Inhalte angeht.

Als Anhängsel oder in Form von Fallbeispielen wird dann dieses Lehrbuch-Grundgerüst mit teils nur dürftigem Pflegewissen angereichert: Dass diese Form der Wissensvermittlung nicht mehr als zeitgemäß empfunden wird, verwundert nicht.

Ein neuer Ansatz: Die Buchreihe Pflege konkret

In vierjähriger Vorbereitung ist in Zusammenarbeit mit vielen Berufstätigen, Lehrerinnen und Lehrern für Pflegeberufe, Ärztinnen und Ärzten sowie Auszubildenden in der Krankenpflege ein neues Lehrbuch-Reihenkonzept herangewachsen: Die Buchreihe „Pflege konkret". Der vorliegende Band *Pflege konkret Innere Medizin* ist der erste Band dieser Reihe.

Kennzeichnend sind folgende Merkmale:

- **Konsequente Ausrichtung** der Stoffauswahl auf die Bedürfnisse der Pflegenden: Seltene Krankheiten werden sehr knapp und häufige Krankheiten sehr ausführlich behandelt
- Durchgehende **Verzahnung von Pflege und Medizin:** Pflege- und Medizintexte sind, wo immer möglich, unmittelbar miteinander verzahnt. Lediglich bei den einführenden Grundlagentexten wurde diese Vernetzung nicht immer verwirklicht, um Themen im Zusammenhang erklären zu können
- **Standardisierte innere Gliederung** des Werkes, um das rasche Nachschlagen wie auch das effiziente Lesen und Lernen zu erleichtern

- Ein durchgängiges **Farbleitsystem,** wodurch Pflegetexte, Medizintexte und Texte zu anatomischen und (patho-)physiologischen Grundlagen durch verschiedene Farben (grün, blau bzw. schwarz) unterscheidbar sind
- Ausführliche Darstellung von **diagnostischen und therapeutischen Prinzipien,** denen in bisherigen Lehrbüchern für die Pflege kaum Raum eingeräumt wurde. Im Alltag entfällt jedoch ein großer Teil der Arbeitszeit von Pflegenden auf die Unterstützung bei diagnostischen und therapeutischen Maßnahmen
- Durchgängige **didaktische Hilfsmittel:** Nicht nur das Farbleitsystem des Werkes, sondern auch die Definitions- und Merk-Kästen erleichtern die Orientierung im Werk. Daher ist es möglich, sich sekundenschnell zurechtzufinden, und das Werk eignet sich auch ausgezeichnet zum Nachschlagen
- **Wiederholungsfragen** am Schluss jedes Kapitels, die das aktive Lernen und Wiederholen der zentralen Informationen eines jeden Kapitels ermöglicht.

Unser Wunsch: Ihre Kritik

Auch wenn die 1. Auflage rasend schnell sein Publikum gefunden hat und mehrere hundert Leserzuschriften gezeigt haben, dass das Konzept richtig war, kann ein solcher „Neuentwurf" eines Lehrbuches auch in der 2., korrigierten Auflage nicht auf allen rund 800 Seiten gleich gelungen sein: Die Ansichten etwa, was im Fach Rheumatologie „notwendiges" Pflegewissen sei, gehen sicher auseinander – hier musste eine sinnvolle Auswahl getroffen werden, die sich ein wenig auch an den amtlichen Lehrplänen ausrichtete. Ganz herzlich bitten Verlag, Herausgeber und Autoren deshalb weiter um Ihre Kritik: Nur so kann das Buch in der nächsten Auflage noch besser werden.

Herausgeberin und Herausgeber,
Autorinnen und Autoren

Bedienungsanleitung

Damit Sie dieses Lern- und Arbeitsbuch optimal nutzen können, werden im Folgenden seine Besonderheiten kurz erklärt:

Wo ist das Inhaltsverzeichnis?

Pflege konkret Innere Medizin enthält kein ausführliches Gesamtinhaltsverzeichnis am Anfang des Buches. Statt dessen finden Sie am Anfang jedes Kapitels eine Übersichtsseite mit einer ausführlichen Kapitel-Gliederung. Weiter hat das Buch ein sehr ausführliches Register mit über 9600 Einträgen, mit dessen Hilfe sich schnell eine bestimmte Information finden lässt.

Farbleitsystem

Das Buch nutzt bei den Überschriften und „Textkästen" ein durchgängiges Farbleitsystem. So lässt sich der jeweilige Informationsschwerpunkt des nachfolgenden Textes auf einen Blick erkennen. Dabei werden folgende sieben Leitfarben verwendet.

Leitfarbe Grün: Informationsschwerpunkt Pflege

Leitfarbe Blau: Informationsschwerpunkt Krankheitslehre und klinische Medizin

Leitfarbe Grau: Informationsschwerpunkt Pharmakotherapie (Arzneimittelbehandlung)

Leitfarbe Lila: Informationsschwerpunkt Anatomie und Physiologie sowie Sozialwissenschaften

Leitfarbe Gelb: „Textkästen" mit kurzen Definitionen im Telegrammstil

Leitfarbe Rosa: Warnhinweise und Hinweise auf häufige, vermeidbare Fehler in der Pflege

Leitfarbe Rot: „Notfall-Kästen" mit den Erstmaßnahmen bei Notfällen in der Inneren Medizin

Einen ausführlichen Überblick vermittelt die vordere Umschlagklappe.

Abbildungen

Studieren Sie das Bildmaterial! Ein Bild sagt mehr als viele Worte – über tausend Abbildungen versuchen, gerade die schwierigen Zusammenhänge anschaulich zu machen.

Die Abbildungen sind jeweils kapitelweise nummeriert, wobei die Tabellen und Pharma-Infos der leichteren Auffindbarkeit wegen mit den Bildern mitgezählt werden.

Vernetzungen und Querverweise

Die Inhalte eines Lehrbuches über die Krankheiten des Menschen lassen sich naturgemäß nicht einfach wie eine Perlenkette Satz für Satz und Kapitel für Kapitel aneinander reihen. Der Mensch, sein Körper und seine Psyche und die ganzheitliche Pflege des Menschen bilden ein hochgradig vernetztes System. Diese Vernetzung haben die Autoren auch nicht zugunsten einer scheinbar didaktischen Plausibilität aufgegeben.

Aber glücklicherweise funktioniert ja auch unser Gedächtnis vernetzt: Wir bilden keine „Faktenarchive", sondern lernen assoziativ, knüpfen also an Bekanntes an, auch dann, wenn wir Kenntnisse aus einem ganz anderen Zusammenhang erworben haben. Lernen wir beispielsweise im Kapitel Blut etwas über Antikoagulation, dann fallen uns automatisch die morgendlichen Heparinspritzen ein und gleichzeitig denken wir an die korrekte Durchführung von subkutanen Injektionen.

Der Aufbau und die Gestaltung von *Pflege konkret Innere Medizin* entspricht dieser natürlichen Art zu lernen: durch mehr als tausend Querverweise bietet es genau die vielfältigen Anknüpfungspunkte, die unser Gedächtnis braucht, um erfolgreich lernen und behalten zu können, und somit unser Wissen dauerhaft auszubauen und zu vertiefen.

Gewichtete Terminologie

In der Medizin herrscht ein gewisses Neben- oder Durcheinander von lateinischen, griechischen und neuerdings auch immer mehr englischen Fachbegriffen. Dieses Buch hilft Ihnen, den jeweils gängigsten Begriff zu erkennen. Bei der Erstnennung eines Begriffes werden die zugehörigen Fachwörter in allen relevanten Versionen bzw. Sprachen vorgestellt, der am häufigsten verwendete aber in Fettschrift und die weniger gebräuchlichen in Klammern und in Kursivschrift.

Also:
- **AIDS** (*acquired immune deficiency syndrome, erworbenes Immuno-Defizienz-Syndrom*)
- **Diabetes mellitus Typ 1** (*IDDM = Insulin dependent diabetes mellitus, insulinabhängiger Diabetes*).

Die im Werk verwendeten Abkürzungen finden Sie vorne (gegenüber dem sog. Schmutztitel) im Buch. Eine Liste der wichtigsten medizinischen Fachbegriffe ist auf Seite IV abgedruckt. Auf der hinteren Umschlagklappe finden Sie eine Übersicht der wichtigsten Notfälle in der Inneren Medizin, Maße und Einheiten sowie Lage- und Richtungsbezeichnungen.

Kleingedrucktes

Anliegen der Autorinnen und Autoren war es, die Zusammenstellung der Pflege- und klinischen Informationen anhand der Bedürfnisse der Pflegenden auszurichten und eine Überfrachtung des Buches mit Detailwissen zu vermeiden. Nun hat aber jede Klinik aufgrund der jeweils besonderen fachlichen Ausrichtung eigene Schwerpunkte in der Ausbildung, weshalb oft weitere klinische Informationen genannt worden sind.

Gleiches ergibt sich auch aus der Praxis der Prüfungen in den Krankenpflegeausbildungen, wo häufig spezifisches Detailwissen erfragt wird.

Deshalb sind diejenigen Sachverhalte, die nicht zentrale Bausteine der entsprechenden Kapitel darstellen, in kleinerer Schrift gehalten. Sie können ohne Verlust des Textverständnisses vom Leser übersprungen werden.

Symbole

Die Aktivitäten des täglichen Lebens (ATL) und wichtige Aspekte aus Pflege und Medizin sind zur besseren Übersicht mit Symbolen versehen worden. Eine Zusammenstellung finden Sie auf der vorderen Umschlagklappe.

Geschlechteransprache in diesem Buch

Autorinnen und Autoren haben lange darüber nachgedacht, wie sie auch in der Schreibweise der Tatsache gerecht werden, dass Pflegende, Ärzte, Patienten und Angehörige anderer Berufsgruppen Frauen *und* Männer sind.

Die konsequenteste Lösung, nämlich die durchgängige Verwendung der femininen *und* maskulinen Schreibweisen würde die Lesbarkeit der Texte jedoch erheblich erschweren (Schwester/Pfleger, Ärztin/Arzt). Auch die Lösung mit den großen „I"s funktioniert kaum (ÄrztIn, PflegerIn?).

Nachdem eine Leserbefragung des Urban & Fischer Verlages ebenfalls mit großer Mehrheit solche „Lösungen" verworfen hat, wird im Buch überwiegend „Pflegende" stellvertretend für Schwester und Pfleger,

„Arzt" für Ärztin und Arzt sowie „Patient" für Patientin und Patient verwendet. Für neue Lösungsvorschläge sind Verlag und Autoren offen.

📖 Literaturtipp und
📧 Kontaktadresse

Wer sich über dieses Buch hinaus informieren möchte, findet in diesen hellgrünen Textkästen Tipps zu vertiefender Literatur oder Hinweise auf Kontaktadressen.

✍ Pharma-Info

Um den von vielen Auszubildenden geäußerten Wunsch nach umfassender Information über die häufig eingesetzten Arzneimittel zu erfüllen, haben die Autoren die Rubrik „Pharma-Info" eingerichtet: Hier finden Sie (fast) alles für die Pflegenden Wissenswerte zu einem Arzneimittel oder einer Arzneimittelgruppe. Zu ihrer leichteren Auffindbarkeit sind die Pharma-Infos grau unterlegt und fortlaufend mit den Abbildungsnummern nummeriert.

🔁 Wiederholungsfragen

An jedem Kapitelende befinden sich jeweils in einem orangefarbenen Kasten ca. 10 – 30 Wiederholungsfragen, die die Kernpunkte des Kapitels nochmals aufgreifen und eine kompakte Stoffwiederholung ermöglichen.

Hinweise für DozentInnen – Neuerungen in der 3. Auflage

Wenn Sie Lehrbuchexemplare der 2. und 3. Auflage nebeneinander benutzen, beachten Sie bitte folgende Liste der wichtigsten Neuerungen in der 3. Auflage:
- Kap. 2.2: Pharmakologische Therapie und wichtige Informationen für die Pflege überarbeitet und erweitert
- Kap. 3.5: Pflege Demenzkranker überarbeitet und erweitert (z.B. Validation nach Naomi Feil)
- Kap. 7.8: Therapie und Pflege eines Schlaganfallpatienten überarbeitet und erweitert (Konzept der normalen Bewegung)
- Kap. 13 und 14: Therapie und Pflege bei hämatologischen und onkologischen Erkrankungen in nun zwei Kapitel getrennt, überarbeitet und erweitert.

Über die hier herausgehobenen Neuerungen hinaus ist die 3. Auflage vollständig überarbeitet sowie den neuesten wissenschaftlichen Erkenntnissen und Entwicklungen in Medizin und Pflege angepasst worden.

Abbildungsnachweis

Der Verweis auf die jeweilige Abbildungsquelle befindet sich bei allen Abbildungen im Buch am Ende des Legendentextes in eckigen Klammern. Alle nicht besonders gekennzeichneten Grafiken und Abbildungen © Herausgeber.

A300: Reihe Klinik- und Praxisleitfaden, Urban & Fischer Verlag, München

A300-157: S. Adler, Lübeck, in Verbindung mit Reihe Klinik- und Praxisleitfaden, Urban & Fischer Verlag, München

A300-190: G. Raichle, Ulm, in Verbindung mit Reihe Klinik- und Praxisleitfaden, Urban & Fischer Verlag, München

A400: U. Bazlen, T. Kommerell, N. Menche, A. Schäffler, S. Schmidt und die Reihe Pflege konkret, Urban & Fischer Verlag, München

A400-115: R. Dunkel, Berlin, in Verbindung mit U. Bazlen, T. Kommerell, N. Menche, A. Schäffler, S. Schmidt und die Reihe Pflege konkret, Urban & Fischer Verlag, München

A400-157: S. Adler, Lübeck, in Verbindung mit U. Bazlen, T. Kommerell, N. Menche, A. Schäffler, S. Schmidt und die Reihe Pflege konkret, Urban & Fischer Verlag, München

A400-190: G. Raichle, Ulm, in Verbindung mit U. Bazlen, T. Kommerell, N. Menche, A. Schäffler, S. Schmidt und die Reihe Pflege konkret, Urban & Fischer Verlag, München

A400-215: S. Weinert-Spieß, Neu-Ulm, in Verbindung mit U. Bazlen, T. Kommerell, N. Menche, A. Schäffler, S. Schmidt und die Reihe Pflege konkret, Urban & Fischer Verlag, München

B107: B. Neumeister, B. Festner, R. Kirchhefer: Mikrobiologie und Hygiene in Frage und Antwort, 1. Aufl., Jungjohann Verlag, 1994

B109: M. Oethinger (Hrsg.): Mikrobiologie und Immunologie, 8. Aufl., Jungjohann Verlag, 1994

B110: K. Lieb (Hrsg.): Fünferband Konservative Fächer, 1. Aufl., Jungjohann Verlag, 1995

B117: L. Blohm: Klinische Radiologie, 1. Aufl., Jungjohann Verlag, 1992

B152: H. M. Hackenberg: EKG-Übungsbuch, 3. Aufl., Jungjohann Verlag, 1995

B171: S. Schmidt: Physiologie, 3. Aufl., Jungjohann Verlag, 1993

B222: W. Frank: Geschichte der Medizin: Antwortkatalog u. Orig.-Fragen, 5. erw. Aufl., Jungjohann Verlag, 1988

C154: H. Kleinig, P. Sitte: Zellbiologie, 3. Aufl., Gustav Fischer Verlag, 1992

C160: T. Fujita, K. Tanaka, J. Tokunaga: Zellen und Gewebe, 1. Aufl., Gustav Fischer Verlag, Stuttgart, 1986

C162: H. Brandis, W. Köhler, H. J. Eggers, G. Pulverer: Lehrbuch der Medizinischen Mikrobiologie, 7. Aufl., Gustav Fischer Verlag, 1994

D200: M. Vieten, C. Heckrath: Famulatur & PJ: das Praxislexikon, 1. Aufl., Antilla Medizin Verlag, 1993

E103-002: Blickpunkt Chemie, Schroedel Verlag GmbH, Hannover, 1995

E118: W. Kohlhammer Verlag, Stuttgart

E119: R. Sander: Flexible gastroenterologische Endoskopie, 1. Aufl., W. Kohlhammer Verlag, Stuttgart, 1994

E134: O. Ungerer: Der gesunde Mensch, 6. Aufl., Verlag Handwerk und Technik, Hamburg, 1996

E135: G. Hohmeister, S. Kress: Laborkunde praxisnah, zeitgemäß, 2. Aufl., Verlag Dr. Max Gehlen, Bad Homburg vor der Höhe, 1996

E143: Recom GmbH, Bad Emstal

E168: W. Schmitt, W. Hartig: Allgemeine Chirurgie, 10. Aufl., Barth Verlag, Leipzig, 1985

E179-168: Classen, Diehl, Kochsiek: Innere Medizin, 4. Aufl., Urban & Schwarzenberg, München, 1998

E209: Janosch: Ich mach dich gesund, sagte der Bär, Diogenes Verlag, Zürich, 1985

E211-100: DS Katz, KR Math, SA Groskin: Radiology Secrets, 1. Aufl., Hanley and Belfus, Inc., Philadelphia/USA, 1998

F113: Medizinisches Bildarchiv, Georg Thieme Verlag, Stuttgart, © Boehringer Ingelheim Pharma KG

F119: H. Munzig, Mindelheim

F146: V. Hinz: STERN / Picture Press, Gruner + Jahr Verlag

F147: J. Ullal: STERN / Picture Press, Gruner + Jahr Verlag

J500-201: H. Christoph, Das Fotoarchiv, Christoph & Friends GmbH, Essen

J500-205: P. Bentley, Das Fotoarchiv, Christoph & Friends GmbH, Essen

J510-214: W. Volz, Bilderberg-Archiv der Fotografen, Hamburg

J520: gettyone stone, München

J520-204: T. Vine, gettyone stone, München

J520-229: B. Ayres, gettyone stone, München

J520-239: Z. Kaluzny, gettyone stone, München

J520-250: R. Meats, gettyone stone, München

J540: Rheinländer Fotoatelier GmbH, Hamburg

J600-107: Moredun Scientific, Focus Photo- und Presseagentur GmbH, Hamburg

J600-123: A. Pasieka, Focus Photo- und Presseagentur GmbH, Hamburg

J610: Bildarchiv Okapia KG, Frankfurt

J610-201: P. Koch, Bildarchiv Okapia KG, Frankfurt

J660: MEV Verlag GmbH, Augsburg

J666: PhotoDisc, Seattle

K103: H. v. Heidenhaber, München

K151: T. Oberheitmann, Witten

K155: O. Ungerer, Kirchheim

K157: W. Krüper, Bielefeld

K167: R. Plendl, München

K183: E. Weimer, Würselen

K199: G. Mikes, Wien

K303: G. Westrich, Berlin

L157: S. Adler, Lübeck

L190: G. Raichle, Ulm

M103: B. Bätge, Ratzeburg

M104: J. Braun, Lübeck

M108: H. J. Frercks, Malente

M114: M. Braun, Cuxhaven

M123: Th. Dirschka, Ennepetal

M159: W. Hasemann, Freiburg

M161: M. Zimmer, Bammental

M167: F. Scharfenberg, Berlin

M180: V. Hach-Wunderle, Bad Nauheim

M181: S. Krautzig, Hannover

M183: V. Kurowski, Groß Grönau

M202: K. Bäuerle, Stuttgart

M207: M. Koop, Idstein-Niederrod

M210: J. Knobloch, Tübingen

N313: H. Ritter, Münster

N320: K. Spangenberg, Wiesbaden

N323: C. Müller, Geretsried

N326: K. Jarzebinsky, Berlin

N330: S. Schmidt, Neu-Anspach

N332: H. Groß, Hüllen

N340: A. Becker, Helmstedt

O130: L. Roth, Ins

O157: J. Bahlmann, Hannover

O161: R. Bödeker, Solingen

O177: S. Schmidt, München

R101: G. Gruber, A. Hansch: Interaktiver Atlas der Blick-
diagnostik in der Inneren Medizin, Urban & Fischer Verlag,
München, 1999

S006: E. Grundmann: Spezielle Pathologie, 7. Aufl., Urban &
Schwarzenberg, München, 1986

S007: Sobotta: Atlas der Anatomie des Menschen, Band 1,
20. Aufl., Urban & Schwarzenberg, München, 1993

T102: R. Hehrmann, Evangelische Diakonissenanstalt Stuttgart

T104: H. D. Becker, Heidelberg

T111: N. Paweletz, Dt. Krebsforschungszentrum Heidelberg

T122: A. Lentner, Aachen

T127: P. Scriba, München

T158: M. Grieshaber, Kreiskliniken Langen-Seligenstadt
GmbH, Abteilung für Innere Medizin, Langen

T160: M. Sackmann, Klinikum der Ludwig-Maximilians-
Universität, Großhadern

T161: U. Bärsch, Bad Nauheim

T165: H. Höffken, Marburg-Bauerbach

T167: J. H. Ficker, Pneumologisches Schlaflabor der
Universität Erlangen-Nürnberg

T170: E. Walthers, Marburg-Bauerbach

T173: U. Vogel, Tübingen

T174: F. Fornadi, Gertrudis-Klinik Biskirchen

T191: H. Zelen, Ulm

T195: R. Bühler, Giengen/Brenz

T196: P. Kaiser, Müllheim

T197: B. Danz, Ulm

T210: E. Bierbach, Schule für Naturheilkunde, Bielefeld

U117: Aventis Pharma Deutschland GmbH, Frankfurt/M.

U124: pharma-stern GmbH, Wedel

U126: Lilly Deutschland GmbH, Bad Homburg

U135: Hoechst AG, Bad Soden am Taunus

U136: Hoffmann-La Roche AG, Basel

U138: Glaxo Wellcome GmbH, Hamburg

U139: Willy Rüsch AG, Kernen-Rommelshausen

U140: Tyco Healthcare Deutschland GmbH, Neustadt/
Donau

U142: Abbott GmbH, Wiesbaden

U149: Bayer AG, Leverkusen

U163: Boehringer, Mannheim

U210: Lederle Arzneimittel, Cyanamid GmbH, München

U220: AD. KRAUTH medical, GmbH & Co. KG, Fach-
bereich cardiovascular, Hamburg

U222: Fresenius Kabi Deutschland GmbH, Bad Homburg

U223: B. Braun AG, Melsungen

U229: Manfred Sauer GmbH, Lobbach

U230: ratiopharm GmbH, Ulm

U231: JANSSEN-CILAG GmbH, Neuss

U232: Merck KGaA, Darmstadt

V108: HEIWASCH, Bad Nauheim

V113: Dr. Osypka GmbH, Grenzach-Wyhlen

V120: Genzyme GmbH, Lübeck

V121: Wilhelm Meyer GmbH & Co. KG, Vlotho

V129: Saluta Medizintechnik, Stuttgart

V130: Coloplast GmbH, Hamburg

V137: Siemens AG, Erlangen

V143: Thomashilfen GmbH, Bremervörde

V148: Philips Medizin Systeme, Hamburg

V170: Medtronic Dantec, Dantec Medical A/S, Skovlunde,
Dänemark

V175: PENTAX GmbH, Hamburg

V212: Tüshaus Med. Produkte GmbH, Velen

V214: Cook Deutschland GmbH, Mönchengladbach

V216: RESOUND GmbH, München

V217: Olympus Winter & Ibe GmbH, Hamburg

V218: Olympus Optical Co. (Europa) GmbH, Hamburg

V220: Paul Hartmann AG, Heidenheim

V221: Karl Storz GmbH & Co., Tuttlingen

V224: W. Gradl, V-Dia Kopierwerk, Heidelberg

V226: Gazelle Technologies Inc., USA

W169: Progeria Family Circle e.V., Bremen

W184: Landesverein für Innere Mission in Schleswig-
Holstein, Rickling

W188: Bundesdruckerei, Berlin

W193: Statistisches Bundesamt, Wiesbaden

W207: Evangelischer Pressedienst, Frankfurt/M.

X112: C. Tönshoff, Stuttgart

X211: U. Sulkowski, Münster

Titelfoto und Kapiteleingangsfotos:

Titelgrafik: Hans Werner Spieß, Neu-Ulm

Kap. 1, 2, 7, 9, 12, 14, 15, 16, 18: DOEHRINGs, Lübeck

Kap. 3: J. Gay, gettyone stone, München

Kap. 4: D. Davis, gettyone stone, München

Kap. 5: Digital Stock, USA

Kap. 6: P. Kuroda, SuperStock Bildagentur GmbH,
München

Kap. 8: S. Rowell, Bavaria Bildagentur, Gauting

Kap. 10: T. Raymond, gettyone stone, München

Kap. 11: R. Bödeker, Solingen

Kap. 13: Z. Kaluzny, gettyone stone, München

Kap. 17: J. Berger, Max-Planck-Institut für Entwicklungs-
biologie, Tübingen

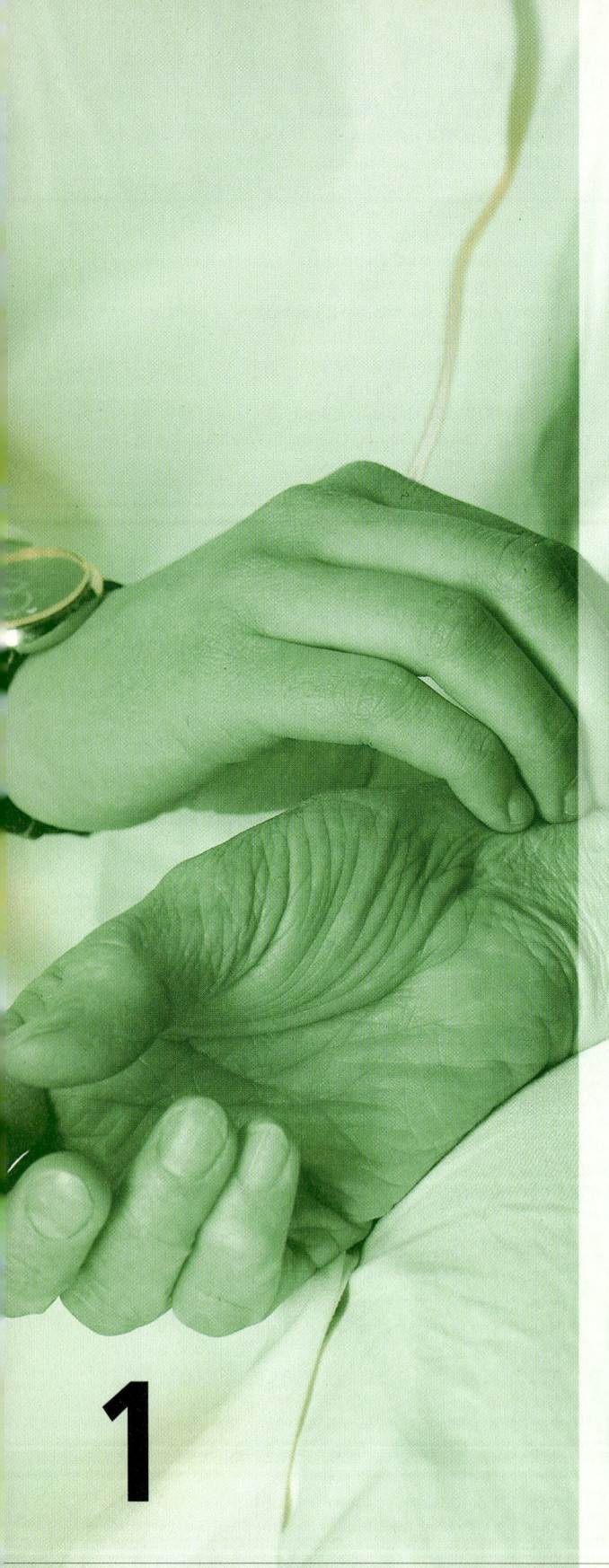

1

Der Weg zur Diagnose in der Inneren Medizin

⬚ **Innere Medizin:** Zentrales medizinisches Fachgebiet, das sich mit
- Vorbeugung *(Prophylaxe)*
- Erkennung *(Diagnostik)*
- konservativer, internistisch-interventioneller und intensivmedizinischer Behandlung *(Therapie)* sowie
- Rehabilitation

bei Erkrankungen der Atmungsorgane, des Herzens, des Kreislaufs, der Verdauungsorgane, der Nieren und der ableitenden Harnwege, des Blutes, der Blut bildenden Organe und des Lymphsystems, des Stoffwechsels und der Inneren Sekretion, bei den internistischen allergischen und immunologischen Erkrankungen, den internistischen Erkrankungen des Stütz- und Bewegungsapparates, den Infektionskrankheiten und den Vergiftungen befasst.

Bereits aus dieser Definition, die bei weitem nicht alle Aspekte der **Inneren Medizin** widerspiegelt, werden die Komplexität des Fachgebiets und die zahlreichen Berührungspunkte mit nahezu allen anderen medizinischen Fachgebieten deutlich.

Aus dem Umfang des Fachgebiets wird auch verständlich, dass sich innerhalb der Inneren Medizin bestimmte Schwerpunkte mit jeweils speziellen Weiterbildungen entwickelt haben; zum Beispiel die
- *Angiologie* (☞ Kap. 7)
- *Endokrinologie* (☞ Kap. 12)
- *Gastroenterologie* (☞ Kap. 9 und 10)
- *Hämatologie und Internistische Onkologie* (☞ Kap. 13 und 14)
- *Kardiologie* (☞ Kap. 6)
- *Nephrologie* (☞ Kap. 11)
- *Pneumologie* (☞ Kap. 8) und
- *Rheumatologie* (☞ Kap. 15).

1.1 Diagnoseprozess und Diagnosestrategien

Der aus dem Griechischen stammende Begriff **Diagnose** bezeichnet ganz allgemein die „unterscheidende Beurteilung" oder „Erkenntnis". Er ist nicht auf die Medizin beschränkt, sondern wird auch in der Biologie, Informatik und Technik verwendet.

Im medizinischen Bereich hat der Begriff mehrere Bedeutungen: Neben den ärztlichen Diagnosen gewinnen in der Inneren Medizin Pflegediagnosen zunehmend an Bedeutung.

⬚ Ärztliche Diagnosen und Pflegediagnosen ergänzen sich zum Wohle des Patienten.

1.1.1 Ärztliche Diagnose

⬚ **Ärztliche Diagnose:**
- Das *Erkennen* einer Krankheit; dies setzt das Sammeln, Vergleichen und Bewerten von diagnostischen Informationen voraus
- Das *Benennen* der Erkrankung innerhalb eines Systems von Krankheitsnamen **(Nosologie).**

Die **ärztliche Diagnose** ist Voraussetzung der Therapieplanung. Für erste, dringend erforderliche Behandlungsmaßnahmen wird eine **Verdachtsdiagnose** *(Arbeitsdiagnose)* gestellt, die dann im Rahmen des weiteren Diagnoseprozesses bestätigt *(endgültige Diagnose)* oder verworfen wird. Alle zur Erkennung der Krankheit durchgeführten Maßnahmen werden dabei als **Diagnostik** bezeichnet.

Der Diagnoseprozess als Therapiegrundlage

Die Diagnose ist die entscheidende Voraussetzung, um dem Patienten helfen zu können. Die Diagnosefindung im **Diagnoseprozess** kann auch als **Informationsprozess** gesehen werden: Der Patient schildert dem Arzt seine Beschwerden in der *Anamnese*. Diese Informationen führen zusammen mit denen der *körperlichen Untersuchung* zu einer *Verdachtsdiagnose*. Weitere Informationen aus *nicht-invasiver* und – falls dies nicht ausreicht – *invasiver Diagnostik* sollen dann zur *endgültigen Diagnose* führen.

Dabei sind Diagnoseprozess und **Diagnosestrategie,** d.h. der Weg, der zur Diagnose führen soll, nicht immer gleich. Manchmal sind die Beschwerden des Patienten und die Befunde der körperlichen Untersuchung so typisch, dass sofort eine Diagnose gestellt werden kann. Dies ist z.B. bei einigen „klassischen" Infektionskrankheiten der Fall. Häufig sind zur Diagnosefindung aber sehr aufwändige oder für den Patienten unangenehme, schmerzhafte oder komplikationsreiche Untersuchungen erforderlich. Dann stellt sich die Frage, ob und wann eine sichere Diagnose mit allen Mitteln erzwungen werden muss oder ob dem Patienten nicht zunächst mit einer Verdachtsdiagnose als Arbeitshypothese geholfen werden kann. Dies muss bei jedem Patienten neu entschieden werden:
- Besteht bei einem Patienten in gutem Allgemeinzustand der Verdacht auf einen bösartigen Tumor und ist der Patient zu einschneidenden Therapiemaßnahmen bereit, sind u.U. belastende Untersuchungen angezeigt. So kann im Extremfall eine Bauchoperation notwendig sein, um die Diagnose zu sichern und eine Behandlung planen zu können
- Zudem wäre es fatal, den Patienten in der irrtümlichen Annahme eines bösartigen Tumors einer nebenwirkungsreichen Chemotherapie auszusetzen – hier gebietet die ärztliche Sorgfaltspflicht eine definitive diagnostische Klärung

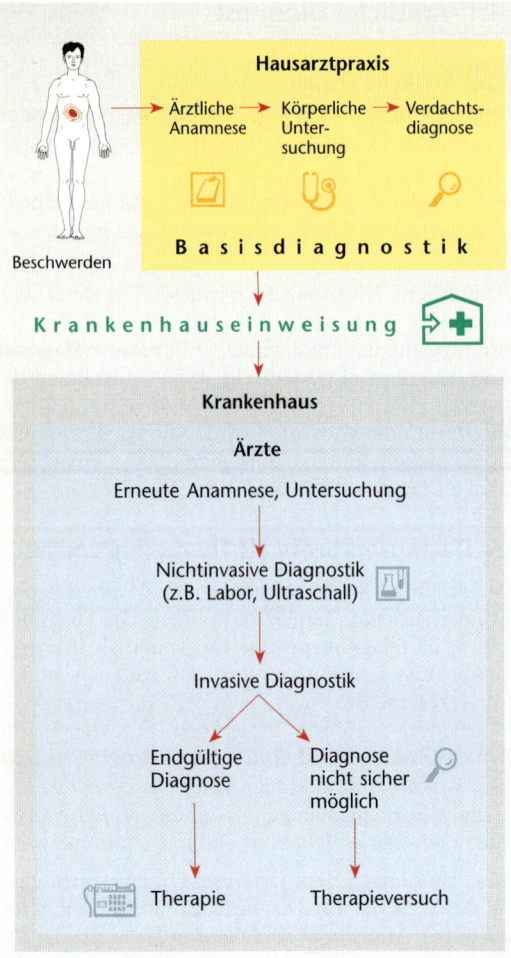

Abb. 1.1: Der Informationsprozess bis zur endgültigen ärztlichen Diagnose beginnt mit der Basisdiagnostik. Bei bedrohlichen Gesundheitsstörungen führt er zur Krankenhauseinweisung. Dort wird die aus der Basisdiagnostik resultierende Einweisungsdiagnose durch weitere, auch invasive Diagnoseschritte bestätigt oder korrigiert.

- Besteht bei einem älteren Menschen mit schwerster Herz- und Lungenerkrankung und damit nur noch sehr kurzer Lebenserwartung ein Tumorverdacht, wird nach Rücksprache mit dem Patienten und/oder den Angehörigen in aller Regel von invasiven diagnostischen Maßnahmen abgesehen
- Bei Bagatellinfektionen eines ansonsten Gesunden, die erfahrungsgemäß nicht mit Komplikationen behaftet sind (z.B. Schnupfen oder akute Bronchitis), ist eine Erregeridentifizierung nicht nötig. Dagegen muss bei einer schweren Infektion oder einer Infektion abwehrgeschwächter Patienten unbedingt eine Erregeridentifizierung versucht werden
- In Notfallsituationen ist eine genaue Diagnostik häufig nicht möglich und oft auch nicht nötig. Vor-

dringliches Ziel ist, das Leben des Patienten durch Stabilisierung der Vitalfunktionen zu retten (☞ 5.3)
- Bei *psychosomatischen*, d.h. psychisch (mit-)verursachten und mit körperlichen Beschwerden einhergehenden Erkrankungen, können neben der eigentlich „psychischen" Diagnostik (z.B. eine psychiatrische Konsiliaruntersuchung) belastende oder aufwändige körperliche Untersuchungen erforderlich sein. Hier besteht jedoch nicht selten die Gefahr, dass sich der Patient beispielsweise durch wiederholte EKGs bei psychisch bedingten „Herzanfällen" auf eine organische Ursache seiner Beschwerden fixiert.

Differenzialdiagnose

Zum Diagnoseprozess gehört auch die Abgrenzung der vermuteten Krankheit von anderen, teilweise sehr ähnlichen Erkrankungen bzw. Diagnosen, den **Differenzialdiagnosen.** Beispielsweise muss der Arzt bei einem Patienten mit Verdacht auf eine Pneumonie Lungenentzündung ☞ 8.5.3) differenzialdiagnostisch auch an eine Lungentuberkulose (☞ 8.5.4) oder ein Bronchialkarzinom (☞ 8.8.2) denken.

Fünf Gebote der Angemessenheit

Diagnostische Maßnahmen müssen den fünf Geboten der Angemessenheit genügen:
- **Aufklärung:** Der Patient muss angemessen über den zu erwartenden Erkenntnisgewinn und die Risiken durch die Untersuchung *informiert* und *aufgeklärt* werden (☞ unten). Dies kann bei Maßnahmen der Basisdiagnostik entfallen
- **Zustimmung:** Der Patient muss im Interesse seiner Gesundung der Diagnostik *zustimmen* (entfällt bei Maßnahmen der Basisdiagnostik bzw. wird durch die Tatsache des Arztbesuches an sich als gegeben vorausgesetzt)
- **Nutzen:** Der Erkenntnisgewinn muss in angemessenem Verhältnis zu den Risiken und möglichen Komplikationen der Untersuchung stehen. Dies ist z.B. problematisch, wenn einem Allergiker für die Untersuchung ein Kontrastmittel intravenös gespritzt werden muss
- **Therapeutische Konsequenz:** Der Erkenntnisgewinn muss angemessen zu einer korrekten Therapie beitragen bzw. eine unnötige Therapie verhindern
- **Preis:** Die Kosten müssen in angemessenem Rahmen zum Nutzen für den Kranken stehen. Dies ist beispielsweise für die Knochendichtemessung bei Verdacht auf Osteoporose (☞ 3.10) umstritten. Gerade Kosten-Nutzen-Erwägungen bewegen sich immer auch im Spannungsfeld zwischen Individual- und Allgemeininteressen und sind deshalb zunehmend Gegenstand gesundheitspolitischer Diskussionen und Entscheidungen.

Würden diese fünf Kriterien immer beachtet, verstummten viele kritische Stimmen um „übertechnisierte" und unnötige Diagnostik. Dies kann in der Hektik des Klinikalltags jedoch sehr schwierig sein. Zudem verlangt angemessene Diagnostik auch ein gehöriges Maß an Berufserfahrung. Ärztliche Berufsanfänger benötigen zur Diagnosefindung weit mehr diagnostische Maßnahmen als erfahrene Ärzte.

> 🖼 Die **Mitarbeit der Pflegenden im ärztlichen Diagnoseprozess** gliedert sich in vier Bereiche:
> - Organisation diagnostischer Maßnahmen wie z.B. Anmeldung von und Transport zu Untersuchungen
> - Vorbereitung und Nachsorge diagnostischer Maßnahmen, etwa:
>   - Korrektes Richten von benötigten Materialien
>   - Assistenz bei der Durchführung, z.B. Instrumentieren bei Punktionen oder in manchen Kliniken das selbstständige Schreiben eines EKGs auf Arztanordnung
> - Betreuung des Patienten vor, während und nach der Untersuchung; hier gilt die Aufmerksamkeit der Pflegenden neben der Kontrolle der Vitalzeichen besonders den Fragen und Ängsten des Patienten
> - Beobachtung und Weiterleiten von Patientendaten, die für die ärztliche Diagnose und Therapie wichtig sind. Hierzu zählen auch Äußerungen des Patienten oder persönliche Eindrücke der Pflegenden. Pflegende verbringen mehr Zeit mit dem Patienten als der Arzt und können womöglich Informationen wahrnehmen, die dem Arzt verborgen bleiben, die für die ärztliche Diagnose aber relevant sind.

Diagnoseaufklärung

Behandlungsaufklärung ☞ *2.1*

Der Arzt hat dem Patienten gegenüber eine umfassende **Aufklärungspflicht.** Diese ärztliche Aufgabe darf er *nicht* an die Pflegenden delegieren. Bei Kindern, die noch nicht über das nötige Verständnis verfügen, müssen die Sorgeberechtigten, also im Regelfall die Eltern, aufgeklärt werden.

Ein Bestandteil der Aufklärungspflicht ist die **Diagnoseaufklärung,** d.h. die Mitteilung der (vermuteten) Erkrankung. Bei Patienten mit Bagatellerkrankungen oder ernsten, aber heilbaren Leiden bereitet die Diagnoseaufklärung nur selten Probleme. Anders sieht es bei der Aufklärung von Patienten mit möglicherweise oder sicher unheilbaren Erkrankungen aus. Da hier mit Problemen zu rechnen ist (z.B. Suizidgefahr), gibt es Stimmen, welche die Aufklärungspflicht bei Patienten mit möglicherweise oder sicher unheilbaren Erkrankungen einschränken möchten. Dies widerspricht aber dem grundsätzlichen Recht des Patienten

auf Mitteilung der Diagnose. Allerdings darf der Arzt wesentliche Informationen verschweigen, wenn er gesundheitliche Verschlechterungen aufgrund der Aufklärung erwartet, beispielsweise durch Eröffnung einer Krebsdiagnose bei suizidgefährdeten Patienten. Manchmal bedrängen die Angehörigen den Arzt, dem Patienten nicht oder „nicht die ganze" Wahrheit zu sagen. Dies geschieht oft aus der Angst vor der Auseinandersetzung mit dem Patienten und der Angst vor der eigenen Vergänglichkeit heraus. Untersuchungen haben jedoch gezeigt, dass Schwerkranke oder Sterbende zwar zunächst mit einem Schock und starker Angst, Depression oder Aggression auf die Diagnose reagieren, den meisten aber mit Hilfe von Angehörigen, Pflegenden, Ärzten oder Seelsorgern die Verarbeitung der Diagnose gelingt. Langfristig sind aufgeklärte Patienten ausgeglichener als nicht aufgeklärte, da Letztere die Wahrheit ahnen und sich nicht selten hintergangen fühlen.

Aufklärung des Patienten heißt aber nicht, „mit der Tür ins Haus zu fallen" und ihn innerhalb von Minuten mit der ganzen Tragweite seiner Erkrankung zu konfrontieren. Eine gute Aufklärung orientiert sich an Persönlichkeit, Belastbarkeit und den Bedürfnissen des Patienten.

Grenzgebiete der Diagnostik

Obduktion

Nicht immer ist eine eindeutige Diagnose zu Lebzeiten des Patienten möglich. Manchmal wird die richtige Diagnose erst nach dem Tode des Patienten in einer **klinischen Obduktion** (Leichenöffnung zur Festellung der Todesursache, auch *Autopsie* oder *Sektion* genannt) durch den Pathologen gestellt. Diese Obduktion erfordert die Zustimmung der Angehörigen des Verstorbenen.

Bei Verdacht auf eine unnatürliche Todesursache oder aus seuchenhygienischen Gründen ist eine Obduktion gesetzlich vorgeschrieben und auch ohne Zustimmung der Angehörigen möglich. Diese **gerichtliche Obduktion** wird vom Amtsarzt oder Staatsanwalt angeordnet.

> 🖼 Die **Würde** des Patienten muss auch nach seinem Tode gewahrt bleiben. Hierzu gehört ein respektvoller Umgang mit dem Toten.

Gutachten

Häufig werden Ärzte von Versicherungsträgern oder Gerichten zur Anfertigung eines **Gutachtens** aufgefordert, etwa bei Rentenanträgen oder Schmerzensgeldprozessen. Voraussetzung ist die Entbindung des Arztes von seiner ärztlichen Schweigepflicht. Bei gesetzlichen Sozialversicherungen ist diese gesetzlich geregelt, bei Privatversicherungen enthalten die Versicherungsbedingungen meist eine entsprechende Klausel. Ansonsten ist eine schriftliche Erklärung des Patienten erforderlich.

Das Gutachten beruht in der Regel auf Akteneinsicht und einer gründlichen körperlichen Untersuchung, evtl. ergänzt durch technische Untersuchungen. Je nach Form des Gutachtens werden *Formulargutachten* und *frei formulierte Gutachten* unterschieden. Unabhängig von der Form sollte das Gutachten allgemein verständlich sein. Der Arzt muss das Gutachten nach bestem „Wissen und Gewissen" erstellen. Wichtig ist dabei die sorgfältige Trennung von Patientenaussagen, sicheren Befunden, Verdachtsdiagnosen und Vermutungen. Der Arzt ist lediglich als Sachverständiger hinzugezogen, die Entscheidung trifft der Versicherungsträger oder das Gericht.

1.1.2 Pflegediagnosen

> ⊡ **Pflegediagnose:** Präzisierte und standardisierte Beschreibung eines erkannten Pflegeproblems, dessen Ursachen und Risiken. Grundlage pflegerischen Handelns.

Pflegediagnosen als Element im Pflegeprozess

Ein entscheidender Schritt im Pflegeprozess ist das Stellen einer **Pflegediagnose;** sie verbindet die Informationssammlung durch Beobachtung, Gespräch und körperliche Untersuchung mit der Festlegung der Pflegeziele (☞ Abb. 1.2). Wurde eine Pflegediagnose gestellt, zieht sie eine oder mehrere klar definierte Pflegemaßnahmen nach sich und ist somit Voraussetzung jeder Pflegetätigkeit.

Pflegediagnosen in den USA

Wesentliche Impulse zur Einführung von Pflegediagnosen in den Pflegealltag gingen von Nordamerika aus. Seit Mitte der 70er-Jahre erstellt eine Arbeitsgruppe (**NANDA** = *North American Nursing Diagnosis Association*) einen Katalog anerkannter Pflegediagnosen.

Um eine Pflegediagnose stellen zu können, schätzt die Pflegekraft verschiedene Risikofaktoren eines Patienten ein. Liegen z.B. eine schwere Depression, starke Schmerzen oder eine veränderte Bewusstseinslage vor, ist eine mögliche Diagnose die *Gefahr eines Immobilitätssyndroms*, eine der Diagnosen, die von der NANDA anerkannt wurden. Die Folge eines *Immobilitätssyndroms* kann eine Beeinträchtigung weiterer Körpersysteme sein, etwa der Lungenbelüftung oder der Darmtätigkeit. Stellt eine Pflegekraft also die Diagnose Immobilitätssyndrom, folgen ihr entsprechende Maßnahmen zur Pneumonie- und/oder Obstipationsprophylaxe.

Pflegediagnosen in Europa

Auch Pflegende in Europa erwarten von dem Einsatz allgemein gültiger Pflegediagnosen eine günstige Beeinflussung des Pflegealltags. Aus Wissenschaft und Praxis haben sich Pflegende zu einer europäischen Initiative (**ENDA** = *European Nursing Diagnosis Association*) zusammengeschlossen und erarbeiten ihrerseits ein Klassifikationssystem für Pflegediagnosen.

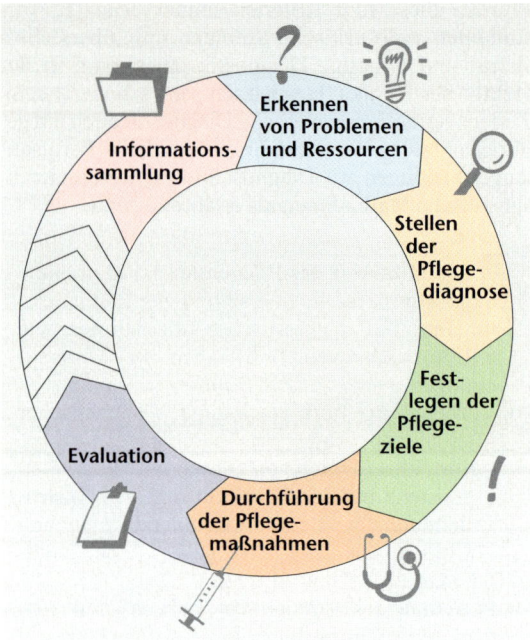

Abb. 1.2: Der Pflegeprozess. Das Stellen einer Pflegediagnose schließt sich an die Pflegeanamnese an und verbindet sie mit den sich aus der Diagnose ableitenden Pflegezielen und -interventionen. [A400]

Vor- und Nachteile von Pflegediagnosen

Die Einführung von Pflegediagnosen verspricht mehrere **Vorteile:** Pflegediagnosen dienen der Vereinheitlichung und Strukturierung der Pflege. Dadurch, dass jede Pflegediagnose definierte Maßnahmen nach sich zieht, gewährleisten sie auch eine gewisse Pflegequalität. Darüber hinaus helfen Pflegediagnosen bei der Strukturierung von Pflegewissen und der Etablierung einer einheitlichen Fachsprache, wovon auch die Pflegewissenschaft profitiert. Da Pflegediagnosen den Pflegebedarf beschreiben, erlauben sie eine Leistungserfassung und Kostenabrechnung, die sich an der Pflege und nicht an ärztlichen Diagnosen orientieren.

Neben den Vorteilen von Pflegediagnosen sind aber auch **Nachteile** in der Diskussion. Ein Nachteil könnte sein, dass die Individualität des Pflegeprozesses verloren geht, wenn mit Hilfe eines standardisierten Diagnosekatalogs gepflegt wird. Außerdem erscheint es fraglich, ob die von der NANDA anerkannten Pflegediagnosen, die aus dem nordamerikanischen Pflegealltag heraus entwickelt wurden, auf den deutschen Sprachraum übertragen werden können. Neben kulturellen Unterschieden, die eine identische Übernahme schwierig machen, unterscheiden sich die Aufgabenbereiche der Pflegenden in Deutschland von denen in den USA, da die Pflegenden dort unter anderem Tätigkeiten ausführen, die in Deutschland in ärztlicher Verantwortung liegen.

📖 **Literaturtipp**

Gordon, Majory; Bartholomeyczik, Sabine: Pflegediagnosen. Entwicklung und Anwendung. Urban & Fischer, München, 2000

Collier, Idolia C.; McCash, Katheryn E.; Bartram, Joanne M.: Arbeitsbuch Pflegediagnosen. Ullstein Medical, Wiesbaden, 1998

1.2 Patientenanamnese

Anamnese („Erinnerung"): Vorgeschichte des Patienten.

Vor Beginn jeder ärztlichen Therapie und Pflege steht die **Patientenanamnese.** Dabei sammeln Arzt und Pflegende getrennt voneinander Informationen, über die sie sich dann im Interesse des Patienten gegenseitig informieren.

1.2.1 Ärztliche Anamnese

Wenn immer möglich, wird die Anamnese als **Eigenanamnese** erhoben. Dabei schildert der Patient selbst seine Beschwerden und antwortet auf die Fragen des Untersuchers aus seiner Erinnerung heraus. Bei der **Fremdanamnese** werden die Auskünfte über den Patienten und den Krankheitsverlauf von Dritten (Eltern, Arbeitskollegen, Augenzeugen) gegeben. Eigen- und Fremdanamnese schließen einander nicht aus. Während bei Säuglingen oder Bewusstlosen nur eine Fremdanamnese möglich ist, ergänzen sich z.B. bei Patienten mit psychischen Störungen Eigen- und Fremdanamnese.

Eine Anamnese kann entweder im direkten Gespräch zwischen Arzt und Patient oder über Fragebögen erhoben werden, wobei in der Inneren Medizin die **Aufnahmeanamnese** im Krankenhaus ganz überwiegend im persönlichen Gespräch zwischen Patient und Untersucher erhoben wird. In vielen Häusern werden die ärztliche Anamnese und die Befunde der körperlichen Untersuchung auf speziellen Anamnesebögen dokumentiert (☞ Abb. 1.6), einige Kliniken sind bereits auf computergestützte Systeme übergegangen.

Zu Beginn des Gesprächs stellt sich der Untersucher dem Patienten namentlich vor und erläutert kurz das weitere Vorgehen. Im Idealfall sind Untersucher und Patient während der Anamneseerhebung ungestört und ohne Zuhörer.

Aktuelle Anamnese

Die Anamnese beginnt nach der Erhebung **identifizierender Daten** (z.B. Name, Vorname, Geburtsdatum) in der Regel mit den *aktuellen Beschwerden,* die zur Krankenhausaufnahme geführt haben. Aus mehreren Gründen ist es günstig, die aktuellen Beschwerden als Erstes zu erfragen. Zum einen gewinnt der Untersucher einen Überblick über die Dringlichkeit der Situation, zum anderen fühlt sich der Kranke in seinem jetzigen Leiden ernst genommen.

Bei dieser **aktuellen Anamnese** erfragt der Untersucher gezielt:

- Lokalisation, Art und Stärke der Beschwerden: „Herzschmerzen" etwa können scharf begrenzt sein oder in weitere Teile des Brustkorbs oder den (linken) Arm ausstrahlen. Sie können eher an der Köperoberfläche oder tief im Körperinneren empfunden werden, dumpfen oder reißenden Charakter haben, gerade eben spürbar oder vernichtend und alles beherrschend sein
- Zeitliche Entwicklung der Beschwerden: Sind die genannten „Herzschmerzen" plötzlich oder langsam entstanden, ständig da oder zwischendurch immer mal wieder weg?
- Auslösende, verstärkende oder lindernde Faktoren der Beschwerden: Werden die Schmerzen in der Herzgegend beispielsweise durch körperliche Aktivität ganz allgemein oder *bestimmte* Bewegungen ausgelöst bzw. verstärkt, oder sind sie völlig unabhängig davon?
- Begleiterscheinungen der Beschwerden: Der Patient mit „Herzschmerzen" wird z.B. gefragt, ob ihm während der Herzschmerzen gleichzeitig übel wird oder ob es zu einem Schweißausbruch kommt

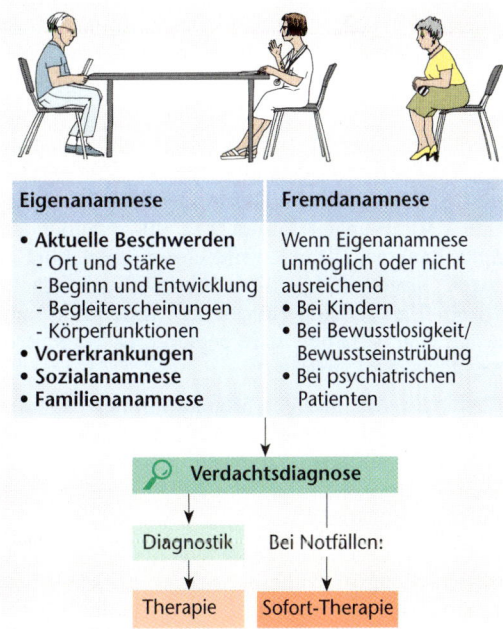

Abb. 1.3: Die Elemente der Eigen- und Fremdanamnese. [A400-215]

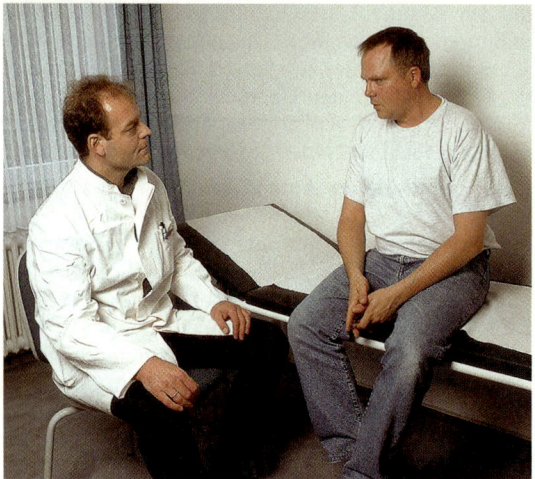

Abb. 1.4: In der Eigenanamnese berichtet der Patient dem Arzt über seine aktuellen Beschwerden, seine Vorerkrankungen sowie seine soziale und familiäre Situation. [K183]

• Bisherige Behandlungsmaßnahmen: Das Wissen um Erfolg oder Misserfolg einzelner Maßnahmen erleichtert die Diagnosestellung. Verschwinden die Schmerzen im Brustkorb prompt auf Gabe von Nitro-Spray (☞ Pharma-Info 6.41), so besteht der dringende Verdacht auf eine koronare Herzkrankheit (**Diagnose ex iuvantibus** = Diagnose aufgrund der heilenden Mittel).

Je nach Art der Beschwerden erfragt der Untersucher außerdem Auslandsaufenthalte, vorangegangene Tierkontakte oder besondere Belastungen am Arbeitsplatz. Beispielsweise muss bei unklarem Fieber nach Tropenaufenthalt stets eine Malariainfektion (☞ 17.10.1) ausgeschlossen werden.

Als Nächstes fragt der Arzt nach den wichtigsten **Körperfunktionen** des Patienten, etwa nach Appetit, Durst, Stuhlgang, Wasserlassen oder Schwitzen. Bösartige Erkrankungen führen z.B. oft zu einer Gewichtsabnahme. Patienten mit chronischen Entzündungen klagen häufig über hartnäckigen Nachtschweiß. Viele Veränderungen der Körperfunktionen werden vom Patienten nicht bemerkt. Daher müssen sie explizit erfragt werden.

Unbedingt ist die **aktuelle Medikation** des Patienten zu notieren und nach früheren Allergien und Unverträglichkeitsreaktionen zu fragen.

Frühere Anamnese

Nach der aktuellen Anamnese folgt die Erfragung der Vorerkrankungen **(frühere Anamnese)** des Patienten. Sinnvoller als nach früheren ernsthaften Erkrankungen zu fragen, ist meist die Frage nach Operationen und Krankenhausaufenthalten, da sich der Patient an diese in der Regel eher erinnert.

Sozial- und Familienanamnese

In der **sozialen Anamnese** informiert sich der Untersucher über die nächsten Angehörigen oder andere Bezugspersonen des Patienten, über seine Wohnverhältnisse und den erlernten und/oder ausgeübten Beruf. In der Inneren Medizin mit ihrem hohen Anteil älterer, teils pflegebedürftiger Patienten ist die Abschätzung der Versorgungslage vielfach ein Hauptanliegen der sozialen Anamnese. Außerdem deckt die soziale Anamnese berufsbedingte Gesundheitsrisiken wie etwa eine Asbestexposition (☞ 8.7.3) oder eine erhöhte Infektionsgefährdung auf.

Da viele Erkrankungen zumindest erblich mitbedingt sind, ist meist auch eine **Familienanamnese** erforderlich. Der Untersucher fragt insbesondere nach Herz-Kreislauf-Erkrankungen, bösartigen Erkrankungen, Diabetes mellitus und psychischen Erkrankungen in der Verwandtschaft des Patienten.

Notfallanamnese

Bei der **Notfallanamnese** beschränkt sich der Untersucher auf die aktuelle Anamnese und evtl. noch frühere Erkrankungen des Patienten.

Psychologische Aspekte

Der Arzt gewinnt durch die Anamnese nicht nur Informationen über aktuelle und frühere Erkrankungen des Patienten. Vielmehr erhält ein aufmerksamer, sensibler Untersucher nicht selten bedeutsame Einblicke in die Persönlichkeit des Kranken und dessen Krankheitsverständnis.

Schließlich gibt die Anamneseerhebung manchem Patienten die Gelegenheit, „sein Herz auszuschütten", mit jemandem über die Krankheit zu reden. Dies setzt evtl. Denkprozesse in Gang, die den späteren Krankheitsverlauf maßgeblich beeinflussen können.

1.2.2 Pflegeanamnese

Entscheidende Voraussetzung für eine optimale, an den Bedürfnissen des Patienten orientierten Pflege ist das systematische Erfassen von pflegerelevanten Informationen. Die Qualität der **Pflegeanamnese** bestimmt das weitere Vorgehen im Pflegeprozess. Soweit es der Gesundheitszustand erlaubt, wird der Patient in die Informationssammlung integriert.

Erste wichtige Daten erfahren die Pflegenden in einem *Erst-* oder **Aufnahmegespräch.** Diese Daten fließen in das Stellen einer Pflegediagnose ein (☞ 1.1.2).

Informationen werden aber nicht nur bei der Erhebung der Pflegeanamnese eingeholt. Im Verlauf des Pflegeprozesses sammeln und überprüfen die Pflegenden fortlaufend Daten, die für die Pflege des Patienten von Belang sind. Ein weiteres Instrument dafür ist die **Pflegevisite** (☞ Abb. 1.5), die dieser Qualitätssicherung im Pflegeprozess dient. Im regelmäßigen Gespräch zwischen Patient und Pflegenden lassen sich Informationen, die zum Beispiel im Aufnahmegespräch gesammelt wurden, auf ihre aktuelle Bedeutung kontrollieren. Ebenso werden Pflegemaßnahmen auf ihren Erfolg hin überprüft und gegebenenfalls Pflegediagnosen und Maßnahmen an veränderte Patientenbedürfnisse angepasst.

1.3 Körperliche Untersuchung

An die Anamnese schließt sich die ärztliche Erstuntersuchung an. Diese umfasst:
- Eine **Allgemeinuntersuchung** des Patienten, die insbesondere die Vitalfunktionen und den allgemeinen Gesundheitszustand des Patienten erfasst (☞ folgende Abschnitte)
- Evtl. **fachärztliche (Konsiliar-)Untersuchungen** z.B. der Augen, der Haut oder des Nervensystems.

Die erhobenen Befunde werden während oder nach der Untersuchung schriftlich dokumentiert, meist auf vorgedruckten Untersuchungsbögen (☞ Abb. 1.6).

Für eine gründliche Allgemeinuntersuchung sollten Arzt und Patient ungestört sein. Der Raum muss so warm sein, dass der (teil-)entkleidete Patient nicht friert. Das Schamgefühl des Patienten ist zu respektieren, z.B. durch Anbringen eines Sichtschutzes, Abdecken gerade nicht untersuchter Körperregionen oder direktes Ansprechen der Ängste des Patienten.

Jede Untersuchung beinhaltet folgende Grundelemente:
- **Inspektion:** Bereits das *Betrachten* des Patienten kann wertvolle Hinweise auf die Erkrankung geben. So ist die Haut bei Patienten mit Lebererkrankungen oft gelblich verfärbt, und bei rheumatischen Erkrankungen fallen typische Gelenkfehlstellungen auf (☞ 15.2.2)
- **Palpation:** Beispiele für die *Tastuntersuchung* sind das Prüfen der Hauttemperatur bei Verdacht auf eine Entzündung, das Fühlen des Pulses sowie das Abtasten der inneren Organe (z.B. der Leber) durch die Bauchdecke
- **Perkussion** *(Klopfuntersuchung):* Bei der Perkussion wird die Körperoberfläche des Patienten *beklopft*, um aus den Verschiedenheiten des Schalls Rückschlüsse auf die darunter liegenden Organe zu ziehen. Die Perkussion wird vor allem im Bereich von Brust und Bauch eingesetzt, z.B. um die Herz- oder Lebergrenzen festzustellen oder eine Lungenerkrankung zu erkennen. Der Perkussionsschall reicht jedoch nur ca. 5 cm in die Tiefe. Daher können tief liegende Prozesse nicht erfasst werden. Bei adipösen (fettleibigen) Patienten ist die Beurteilbarkeit stark eingeschränkt
- **Auskultation:** Bei der Auskultation werden die im Körper entstehenden Schallphänomene *abgehorcht.* Zur Schallverstärkung wird ein Stethoskop

benutzt. Nicht nur Herz und Lunge werden abgehört, sondern auch die normalen Darmgeräusche sind auskultierbar. Über Verengungen in großen Gefäßen können oft typische *Stenosegeräusche* gehört werden, die durch die veränderte Strömung des Blutes entstehen.

1.4 Funktionsdiagnostik

> 📖 **Funktionsdiagnostik** *(Funktionsprüfungen):* Systematische Prüfung der spezifischen Leistungen eines Organs oder Organsystems unter möglichst standardisierten Bedingungen, meist mit technischen Hilfsmitteln.

Aus den Beschwerden des Patienten und der allgemeinen körperlichen Untersuchung kann oft nicht ausreichend auf die Funktion eines Organs oder Organsystems geschlossen werden. So fördert evtl. auch ein normal großes Herz, dessen Herztöne im Stethoskop unauffällig klingen, nur ungenügend Blut. Außerdem sind die Angaben des Patienten immer subjektiv.

Die **Funktionsdiagnostik** soll vermutete Störungen objektivieren und differenzieren helfen. Bei vielen Funktionsuntersuchungen ist die Kooperation des

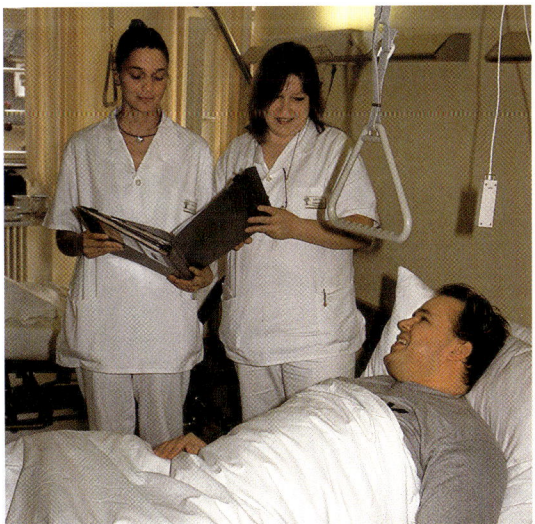

Abb. 1.5: Der direkte Kontakt zwischen dem Patienten und den Pflegenden während der Pflegevisite ermöglicht eine patientenorientierte Pflege. Der Patient wird in die Pflege einbezogen und kann unmittelbaren Einfluss auf sie ausüben. Der Pflegevisite am Bett geht eine Besprechung der Pflegenden voraus, in der Fragen an den Patienten und bekannte Pflegeprobleme bereits bedacht werden und ein etwaiges Vorgehen besprochen wird. Den Abschluss der Pflegevisite bildet die Auswertung der Informationen, die der direkte Kontakt mit dem Patienten ergeben hat und die mit den Eindrücken der Pflegenden in die weitere Pflege einfließen. [M161]

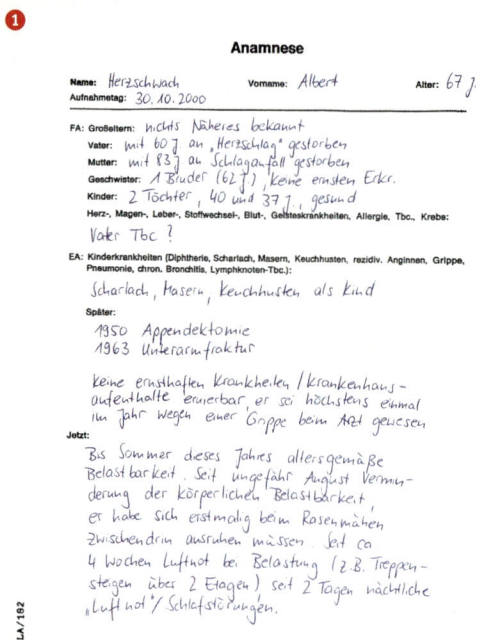
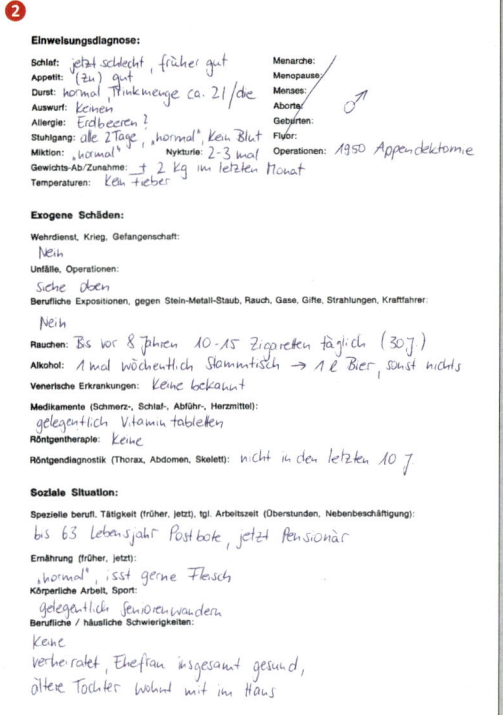
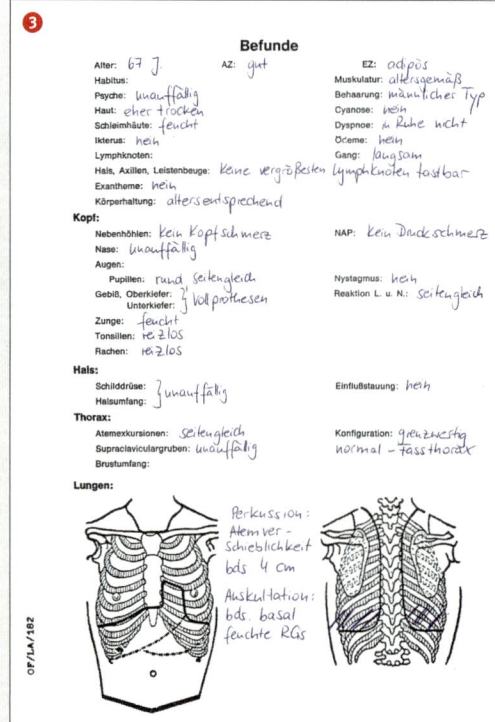
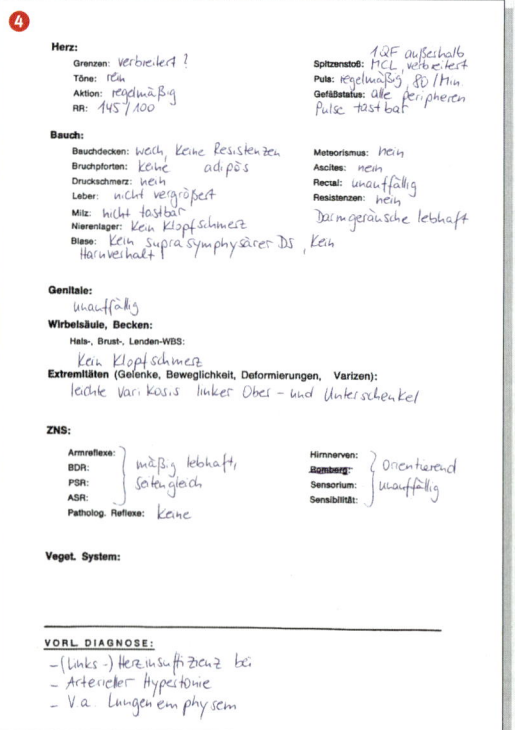

Abb. 1.6: Beispiel für einen ärztlichen Anamnesebogen. [T158]

Patienten erforderlich, was die Bedeutung angemessener Aufklärung und Motivation unterstreicht. Besonders bei nicht deutsch-sprechenden Patienten sind diesbezüglich erhöhte Anstrengungen notwendig.

Lungenfunktionsdiagnostik ☞ 8.4.3

1.4.1 Klinische Funktionsdiagnostik

Sind für Funktionsprüfungen keine oder nur einfache Hilfsmittel erforderlich, spricht man von **klinischer Funktionsdiagnostik.** Zu häufigen Verfahren der klinischen Funktionsdiagnostik in der Inneren Medizin zählen:

- Die *Belastungsergometrie* zur Beurteilung der Herz-Kreislauf-Funktion (☞ 6.4.3)
- Der *Schellong-Test* zur Prüfung der Blutdruckregulation (☞ 7.5.3)
- *Gehversuch, Lagerungsprobe nach Ratschow, Faustschlussprobe* und *Allen-Test* bei Verdacht auf arterielle Gefäßerkrankungen (☞ 7.4.3)
- *Trendelenburg-* und *Perthes-Test* bei venösen Gefäßleiden (☞ 7.4.3)
- Die *Prüfung der Gelenkbeweglichkeit* bei Patienten mit rheumatischen Erkrankungen (☞ 15.3.1).

1.4.2 Laboruntersuchungen zur Funktionsdiagnostik

Laboruntersuchungen zur Funktionsdiagnostik nehmen in der Endokrinologie (☞ Kap. 12) breiten Raum ein. Oft werden Hormonausschüttungen oder Hormonwirkungen nach entsprechender *Stimulation* (Anregung) oder *Suppression* (Unterdrückung) durch Laboruntersuchungen erfasst. Beispiele sind hormonelle Stimulationstests für die Schilddrüse, bei denen die Regelkreise im Schilddrüsenhormonhaushalt geprüft werden (☞ 12.4.1), oder der *Dexamethason-Test* bei Nebennierenrindenüberfunktion (☞ 12.6.1). Beim *oralen Glukosetoleranztest (OGT* ☞ Abb. 1.7 und 12.7.3) wird die Reaktion des Körpers auf Zufuhr von Glukose und damit die Bauchspeicheldrüsenfunktion getestet.

> 📖 Laboruntersuchungen zur Funktionsdiagnostik erfordern häufig die Gewinnung mehrerer Proben in definierter zeitlicher Abfolge. Die Pflegenden koordinieren die erforderlichen Probenentnahmen mit anderen ärztlichen und pflegerischen Maßnahmen und achten darauf, dass die Entnahmezeiten genau eingehalten werden.

1.4.3 Messung elektrischer Phänomene

Viele Vorgänge im menschlichen Körper gehen mit *elektrischen Phänomenen* einher. Diese elektrischen Phänomene können mit Hilfe entsprechender technischer Geräte aufgezeichnet und diagnostisch genutzt werden.

EKG

Am wichtigsten in der Inneren Medizin ist dabei das *Elektrokardiogramm,* kurz **EKG.** Bei jedem Herzschlag zieht eine Erregungswelle mit elektrischen Ladungsverschiebungen über das Herz. Diese Spannungen bzw. die dadurch ausgelösten winzigen elektrischen Ströme können über die Körperoberfläche des Patienten abgeleitet und als Elektrokardiogramm aufgezeichnet werden. Im Gegensatz zur Auskultation des Herzens kann mit Hilfe des EKGs oft der Ursprungsort einer Herzrhythmusstörung bestimmt werden.

Wegen seiner großen Bedeutung wird das EKG in 6.4.2 ausführlich dargestellt.

EEG und evozierte Potenziale

Das **EEG und die evozierten Potenziale** werden zwar nicht durch den Internisten selbst abgeleitet, aber verhältnismäßig häufig im Rahmen einer neurologischen Konsiliaruntersuchung durchgeführt.

Werden die elektrischen Potenzialschwankungen der Großhirnrinde des Gehirns registriert, handelt es sich um ein *Elektroenzephalogramm,* kurz **EEG.** Eine Sonderform des EEGs stellt z.B. die Ableitung der *akustisch evozierten Potenziale* (**AEP**) dar. Dabei wird die Antwort des Gehirns auf wiederholte Laute registriert und mit Hilfe eines Computers ausgewertet. Durch diese Methode können beispielsweise Hörstörungen objektiviert werden.

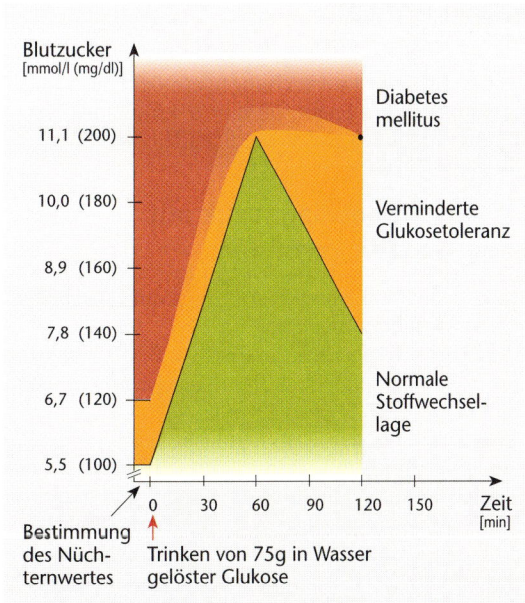

Abb. 1.7: Oraler Glukosetoleranztest zur Prüfung der Bauchspeicheldrüsenfunktion. Bei pathologischem Ergebnis steigt der Blutzucker höher und länger an als beim Gesunden.

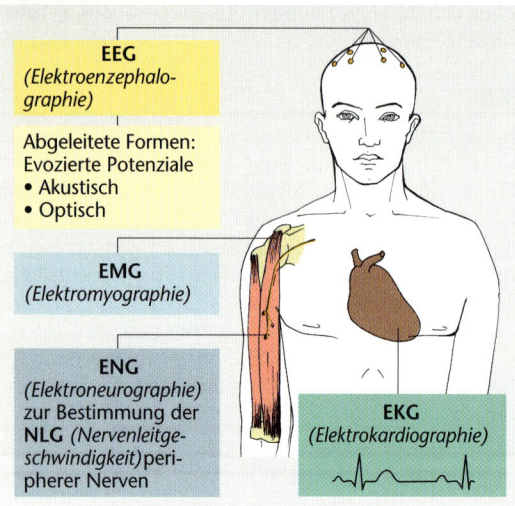

Abb. 1.8: Elektrische Ströme lassen sich an vielen Stellen des Körpers messen. Klinisch bedeutsam sind das EKG und – insbesondere in der Neurologie – das EEG, das EMG und die Messung der NLG. [A400-215]

1.4.4 Gefäßdruckmessungen mit Kathetern

Unersetzlicher Bestandteil der kardiologischen Diagnostik sind Herzkatheteruntersuchungen (☞ 6.4.6), bei denen ein dünner Katheter über die Blutbahn bis ins Herz vorgeschoben wird, um die Druckverhältnisse im Herzen und/oder Ventrikel-, Schlag- oder Herzminutenvolumen zu messen. Dadurch lässt sich z.B. bei Herzfehlern eine Behandlung gezielt planen.

Weitere Katheteruntersuchungen ermöglichen Druckmessungen in der Speiseröhre (☞ 9.4.5), in den Harnwegen (☞ 11.4.10) und in der Schädelhöhle.

1.4.5 Funktionsdiagnostik mit bildgebenden Verfahren

Funktionsuntersuchungen sind auch mit Hilfe bildgebender Verfahren möglich:
- Mit Ultraschallgeräten lässt sich z.B. die Funktion der Herzklappen (☞ 6.4.5) und der Kammermuskulatur beurteilen
- Die Funktion der Kammermuskulatur kann aber auch nach Gabe eines Röntgenkontrastmittels (☞ 1.6.2) auf Video aufgenommen und dann in Zeitlupe wiedergegeben und analysiert werden
- Die Nierenausscheidungsleistung *(Clearance)* von zuvor injizierten isotopenhaltigen („radioaktiven") Testsubstanzen lässt sich seitengetrennt mit Hilfe einer *γ-Kamera* dokumentieren (☞ 1.6.5). Dies ist auch für die Aufnahme radioaktiv markierten Jods durch die Schilddrüse möglich (☞ 1.6.5 und 12.4.1).

1.5 Labordiagnostik

▣ **Labordiagnostik:** Untersuchungen von Körperflüssigkeit oder selten auch Körpergewebe des Patienten im Labor auf ihre Zusammensetzung hin.

Die Grenzen zu anderen diagnostischen Methoden sind fließend. So ist beispielsweise die Überprüfung des Hormonhaushalts durch wiederholte Blutuntersuchungen sowohl der Funktions- als auch der Labordiagnostik zuzuordnen.

▣ **Drei Grundregeln, um aussagekräftige Labordaten zu erhalten**

Die Pflegenden sind in vielen Häusern die Schnittstelle zwischen Arzt und Labor. Sie richten die Materialien, betreuen den Patienten vor, während und nach der Probenentnahme, assistieren ggf. bei der Probengewinnung und sorgen dafür, dass keine Informationen verloren gehen.

Hier sind drei Regeln zu beachten:
- **Vorbereitung:** Die Zuverlässigkeit der Labordiagnostik hängt in hohem Maße von der sorgfältigen Vorbereitung des Patienten (z.B. Nüchternlassen) und der Probengewinnung (z.B. korrekte Hautdesinfektion) ab
- **Transport:** V.a. bei Spezialuntersuchungen sind häufig besondere Transportbedingungen erforderlich, z.B. ein Versand in speziellen Nährmedien, lichtgeschützten Behältern, kalt auf Eis oder warm mit Brutschrankzwischenlagerung. Nichtbeachtung dieser Vorschriften führt zu fehlerhaften Ergebnissen und falschen therapeutischen Konsequenzen
- **Identifikation:** Nicht unterschätzt werden darf die Verwechslungsgefahr von Probenmaterial. Deshalb sind Probengefäße frühzeitig (vor Probenentnahme) vollständig zu beschriften, am besten mit gedruckten Etiketten.

Jede Laboruntersuchung kann einem bestimmten *Untersuchungsmedium* (Blut, Urin, Eiter) und einer bestimmten *Untersuchungsmethode* (z.B. klinisch-chemisch, bakteriologisch) zugeordnet werden.

Prinzipiell können alle physiologischen und pathologischen Körperflüssigkeiten des Patienten auf ihre Bestandteile hin untersucht werden.

1.5.1 Das Medium Blut

Am häufigsten wird das Blut des Patienten untersucht, da zahlreiche Erkrankungen die Zusammensetzung des Blutes verändern. Zudem ist sowohl die *venöse* als auch die *kapillare* Blutentnahme für die Mehrzahl der Patienten schmerzarm. Einzig die *arterielle* Blutentnahme (☞ 8.4.5), die insbesondere bei der Überprüfung des Säure-Basen-Haushalts (☞ 11.18) Bedeutung hat, ist für den Patienten unangenehm und auch mit (geringen) Risiken behaftet.

🤚 In der Inneren Medizin wird jedem Patienten zu Beginn des stationären Aufenthalts routinemäßig Blut abgenommen. Zwar variieren die Richtlinien von Haus zu Haus, doch kann folgende Aufzählung als Anhalt für das „Standardprogramm" dienen:
- Großes Blutbild (☞ 13.4.3)
- Blutkörperchensenkungsgeschwindigkeit (BSG)
- Kreatinin, Harnstoff, Harnsäure
- Na^+, Ka^+, Ca^{2+}
- ASAT (= GOT), ALAT (= GPT), γ-GT, CK, LDH
- Quick, PTT
- Eiweißelektrophorese
- Blutzucker
- Triglyzeride, Cholesterin.

In vielen Häusern gehört wegen der zunehmenden Zahl von Kontrastmitteluntersuchungen (☞ 1.6.2) mittlerweile auch die Bestimmung der Schilddrüsenwerte oder zumindest des basalen TSH-Wertes zum Standardprogramm. Je nach (mutmaßlicher) Erkrankung wird das Standardprogramm um weitere Untersuchungen ergänzt, beispielsweise um die Bestimmung der CK-MB (☞ 1.5.4, 6.5.2) bei Verdacht auf Herzinfarkt.

Einflussgrößen bei Blutuntersuchungen

Zahlreiche Blutwerte sind von verschiedenen Einflussgrößen abhängig. Einige davon, z.B. Alter, Geschlecht, Abstammung, bestehende Erkrankungen und evtl. auch Arzneimittel können nicht ausgeschlossen werden. Sie müssen aber auf der Laboranforderung dokumentiert werden, damit die Untersuchungsresultate richtig bewertet werden können.

Andere Einflussgrößen jedoch sind *veränderlich* und lassen sich ausschließen. Hier sind besonders eine vorherige Nahrungsaufnahme, längeres Stehen oder körperliche Belastung zu nennen (☞ Tab. 1.9).

📋 Um Störfaktoren zu minimieren und eine möglichst große Vergleichbarkeit von Blutuntersuchungen zu erreichen, wurde folgender Standard für die planbare Blutentnahme entwickelt:
- Morgens zwischen 7:00 und 9:00 Uhr
- Aus der Vene
- Am nüchternen Patienten (auch vor der Medikamenteneinnahme)
- Ohne körperliche Anstrengung in den letzten drei Stunden

Unerlässlich bei jeder Blutentnahme ist die korrekte Hautdesinfektion (☞ nächste Seite).

Kapillare Blutentnahme

Im Gegensatz zur venösen Blutentnahme wird die **kapillare Blutentnahme** meist von Pflegenden oder medizinisch-technischen Assistentinnen durchgeführt. Ihre Indikationen sind die schnelle Blutzuckerbestimmung (*BZ-Stix* ☞ auch 12.7.4) und die Blutgasanalyse (☞ 8.4.5, 11.18). Im ambulanten Bereich sind auch die Hb-Bestimmung und die Leukozytenzählung aus dem Kapillarblut weit verbreitet.

Als Abnahmeorte empfehlen sich beim Erwachsenen die *seitlichen* Fingerkuppen (dort beeinträchtigt der Stich das Tasten nicht) oder die Ohrläppchen. Die kapillare Blutentnahme ist ein Eingriff in die körperliche Unversehrtheit des Patienten und bedarf seiner Erlaubnis.

Vorbereitung
- Patienten informieren
- Vorgesehene Entnahmestelle vor einer Blutgasanalyse mit durchblutungsfördernder Salbe (z.B. Finalgon®) einreiben. Dadurch wird die Durchblutung der Kapillaren so stark gesteigert, dass Sauerstoff- und Kohlendioxidgehalt fast dem des arteriellen Blutes entsprechen (*arterialisiertes Kapillarblut*). Vor einer Blutzucker- oder Hb-Bestimmung ist dies meist nicht erforderlich (Patienten evtl. kurz vorher die Finger in warmes Wasser tauchen lassen)
- Materialien richten: Hände- und Hautdesinfektionsmittel, Tupfer, (Einweg-)Lanzetten, je nach Untersuchung Teststreifen (z.B. für Blutzuckerbestimmung), Kapillare (z.B. für die BGA oder Hb-Bestimmung) oder Objektträger (für eine Leukozytenzählung), unsterile Handschuhe zum Eigenschutz (☞ Abb. 1.10).

Einflussfaktor	... kann Messwerte verfälschen von
Nahrungsaufnahme	Blutzucker, Bluteiweißen, Blutfetten (v.a. Triglyzeriden), Harnsäure, Phosphor, Kalium, Kalzium, einigen Leberwerten
Stehbelastung (Hämokonzentration)	Blutzellen, Bluteiweißen, Blutfetten, Kalzium, Noradrenalin, Aldosteron, Renin
Körperliche Anstrengung	☞ Stehbelastung, zusätzlich nach mehreren Stunden Muskelenzymen (CK, LDH, GOT)
Tageszeit	• Maximum morgens: Kortisol, Adrenalin, Noradrenalin • Maximum nachmittags: Eisen • Maximum nachts: Aldosteron, Parathormon, Renin, Wachstumshormon
Langes Stauen (Hämolyse)	☞ Stehbelastung, zusätzlich Kalium, GOT, GPT, LDH, saurer Phosphatase

Tab. 1.9: Die wichtigsten veränderlichen Einflussgrößen bei der Blutuntersuchung. *Hämolyse* bezeichnet die Zerstörung der roten Blutkörperchen mit Austritt des Hämoglobins (☞ 13.6.7).

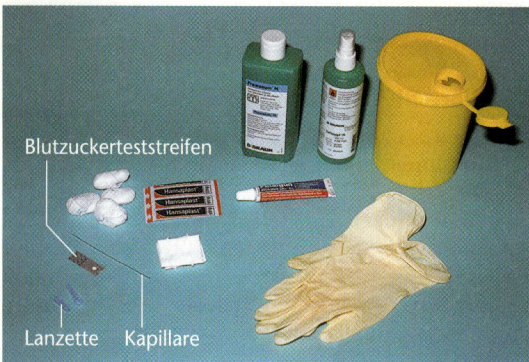

Blutzuckerteststreifen

Lanzette Kapillare

Abb. 1.10: Benötigte Materialien zur kapillaren Blutentnahme für eine Blutzuckerbestimmung mit Teststreifen (Finalgon® ist hierbei jedoch nicht immer erforderlich). [M161]

Durchführung und Nachsorge

- Patienten hinlegen oder -setzen
- Ggf. aufgetragene Salbe gründlich abwischen
- Vorgesehene Einstichstelle desinfizieren und Einwirkzeit abwarten
- Hände desinfizieren, unsterile Handschuhe anziehen
- Durch Druck auf Ohrläppchen oder Finger Haut spannen. Nicht kneten, da dies die Erythrozyten schädigen und das Ergebnis verfälschen kann
- Lanzette mit der ganzen Spitze zügig einstechen, gleich wieder zurückziehen. Das bei Anfängern oft zu beobachtende zögernde und vorsichtige Einstechen ist schmerzhafter und oft nicht erfolgreich (☞ Abb. 1.11)
- Ersten Blutstropfen mit einem Tupfer abwischen (☞ Abb. 1.12)
- Kapillare an den möglichst großen Blutstropfen halten (☞ Abb. 1.13, Blut wird automatisch hineingezogen, wichtig ist *luftfreies* Ansaugen) bzw. Blutstropfen auf Objektträger oder Teststreifen tropfen lassen. Bei der Entnahme nicht durch Quetschen „nachhelfen", da dies zu falschen Ergebnissen führt
- Vor einer evtl. zweiten Abnahme erneut Einstichstelle abwischen

- Nach der Blutentnahme Punktionsstelle komprimieren (lassen) und Blutprobe nach Vorschrift weiterverarbeiten
- Materialien entsorgen (Vorsicht bei der kontaminierten, spitzen Lanzette).

Stufenschema zur Hautdesinfektion

Der Gesetzgeber schreibt vor allen Injektionen und Punktionen eine Hautdesinfektion durch Abreiben der Haut mit Desinfektionsmittel vor. Die genaue Durchführung der Hautdesinfektion wird dem Infektionsrisiko des Eingriffs angepasst (hausinterne Richtlinien beachten).

Geringes Infektionsrisiko

Bei intra-, subkutanen, intramuskulären und intravenösen Injektionen und Blutentnahmen ist das Infektionsrisiko eher gering:

Gebräuchliche Methode: Hautdesinfektionsmittel (z.B. Dibromol® farblos) auftragen (Spray oder getränkte Tupfer). Die Einwirkzeit von ca. 30 Sek. einhalten (Herstellerangaben beachten).

Optimale Methode: Punktionsstelle mit desinfektionsmittelgetränkten, sterilisierten Tupfern mehrfach abreiben. Alternativ Hautdesinfektionsmittel aufsprühen und mit desinfektionsmittelgetränkten, sterilisierten Tupfern abwischen *oder* Hautdesinfektionsmittel aufsprühen, mit trockenen Tupfern abwischen und ein zweites Mal sprühen. In allen Fällen unbedingt die Einwirkzeit von ca. 30 Sek. einhalten.

Mittleres Infektionsrisiko

Ein mittleres Infektionsrisiko besteht z.B. bei der Anlage eines Venenverweilkatheters (☞ auch 2.5.9):

Punktionsstelle mit sterilen, desinfektionsmittelgetränkten Tupfern mehrfach abreiben. Desinfektionsmittel 30 Sek. einwirken lassen, dann erneut auftragen und wieder Einwirkzeit abwarten.

Hohes Infektionsrisiko

Ein hohes Infektionsrisiko ist beispielsweise bei Punktionen von Körperhöhlen gegeben:

Kapillare Blutentnahme am Ohrläppchen [D200]

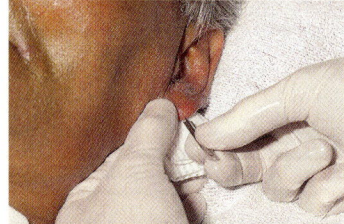

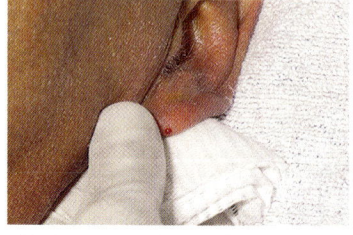

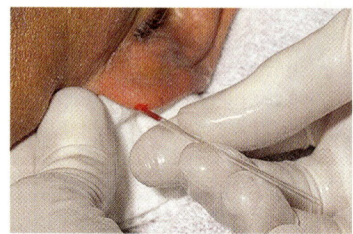

Abb. 1.11: Lanzette zügig einstechen.

Abb. 1.12: Ersten Blutstropfen abwischen.

Abb. 1.13: Nächster Tropfen saugt sich in die Kapillare.

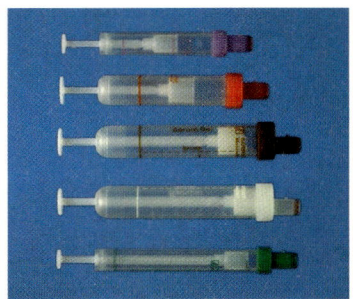

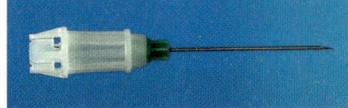

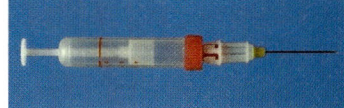

Abb. 1.14 – 1.16: Sarstedt-Monovetten®-System zur Blutentnahme. Hier ist der Blutstopp-mechanismus in Kanülenkopf und Spritzenkonus integriert. Durch Zurückziehen des Kolbens wird dosiert Blut angesaugt. Alternativ wird vor Aufstecken des Röhrchens der Kolben bis zum Einrasten zurückgezogen, das Röhrchen füllt sich dann von selbst. Nach der Blutentnahme wird die Kolbenstange komplett zurückgezogen und an der Sollbruchstelle abgebrochen oder abgedreht. [D200]

Haut um die vorgesehene Injektions-/Punktionsstelle reinigen, ggf. enthaaren und entfetten. Desinfektionsmittel 2 x auftragen und jeweils 2,5 Min. einwirken lassen. Nur sterile Tupfer verwenden. Für den Arzt sterile Handschuhe und evtl. Mundschutz und Haube richten.

Gelenkpunktionen erfordern noch strengere Vorsichtsmaßnahmen.

> **⊞ Tipps zur Hautdesinfektion**
> - *Sterilisierte (einfache) Tupfer* werden nach der Herstellung sterilisiert und auf Rollen zum Einsetzen in die entsprechenden Spender geliefert. Sie sind nach Anbruch nicht mehr steril, jedoch nach Ansicht des Gesetzgebers für Eingriffe mit geringerem Infektionsrisiko ausreichend. *Sterile Tupfer* werden einzeln oder zu 2 – 6 Stück steril verpackt oder in Steriltrommeln bis kurz vor Gebrauch steril gelagert
> - Die erforderliche Einwirkzeit von 30 Sek. entspricht ungefähr der Zeit, die die vom Desinfektionsmittel feuchte Haut zum Trocknen braucht
> - Für die Hautdesinfektion sollten nur Hautdesinfektionsmittel, keine Händedesinfektionsmittel (z.B. Sterilium®) benutzt werden. Letztere enthalten rückfettende Substanzen, die z.B. das Haften von Pflastern verhindern

- In den meisten Krankenhäusern werden Hautdesinfektionsmittel auf alkoholischer Basis verwendet. Bei Blutentnahmen zu Alkoholbestimmung dürfen diese aber auf keinen Fall verwendet werden, da sie das Ergebnis verfälschen. In der Regel erfolgen diese Blutentnahmen mit speziellen Sets, die auch ein geeignetes Desinfektionsmittel enthalten.

Venöse Blutentnahme

Die **venöse Blutentnahme** ist die technisch einfachste und häufigste Punktion überhaupt. Neben der Blutentnahme zur Diagnostik sind Blutspende oder Aderlass weitere Indikationen für eine **Venenpunktion;** auch das Legen einer Venenverweilkanüle (☞ 2.5.9) oder die Injektion von Arzneimitteln (☞ 2.4) erfordert die Punktion einer Vene.

In der Regel wird eine Ellenbeugen-, Unterarminnenseiten- oder Handrückenvene punktiert (☞ Abb. 1.23). Dabei hängt die Wahl der Vene auch von der Erkrankung des Patienten ab. Bei leichten Erkrankungen kann die „beste" Vene, also meist eine der Ellenbeugenvenen, punktiert werden. Da über die (mediale) Ellenbeugenvene jedoch ein peripherer ZVK (☞ 2.5.10) vorgeschoben werden kann, sollte sie bei Schwerkranken für evtl. Notfälle geschont werden. Beim Patienten mit Nierenfunktionsstörungen sind

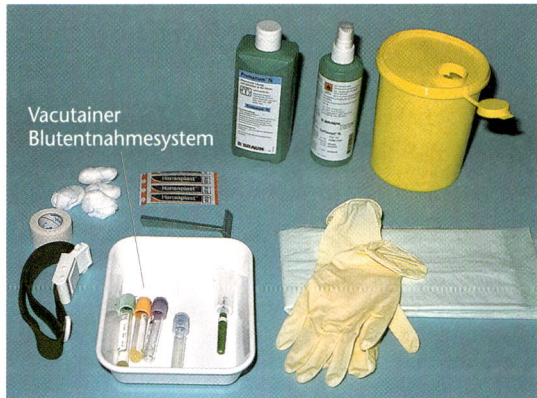

Abb. 1.17: Korrekt gerichtete Materialien für die venöse Blutentnahme. [M161]

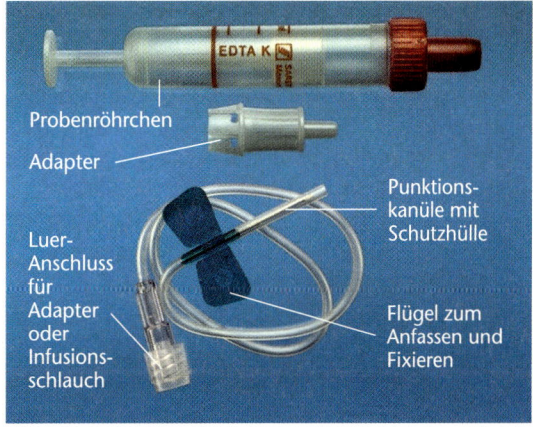

Abb. 1.18: Butterfly-Besteck mit Adapter und Monovette®. [D200]

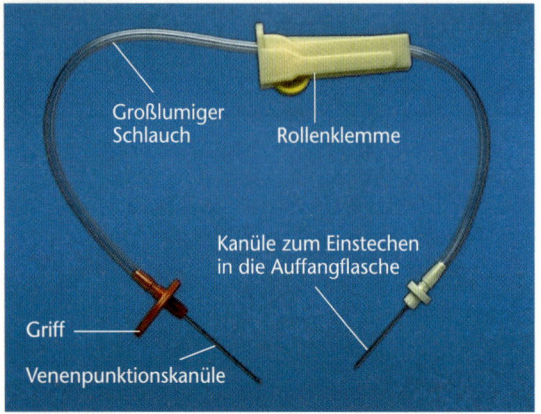

Abb. 1.20: Spezielles System zum Aderlass mit je einer großlumigen Kanüle zur Venenpunktion und zur Überleitung in die Auffangflasche. [D200]

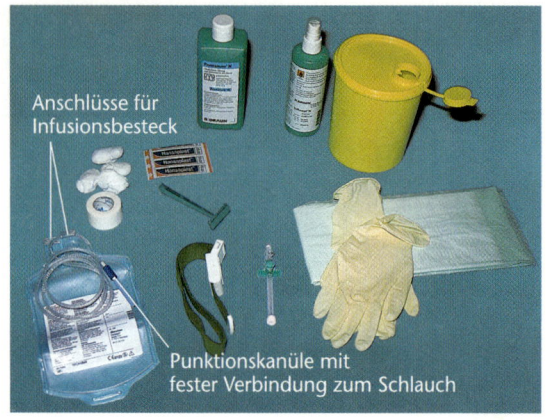

Abb. 1.21: Set für einen Aderlass. Der hier verwendete Beutel hat einen Schlauch mit Luer-Lock-Anschluss zum Aufschrauben auf eine Venenverweilkanüle. [M161]

die Unterarmvenen tabu, da sie für eine spätere Shuntanlage gebraucht werden könnten (☞ 11.13.1). In diesem Falle wird auf die Handrückenvenen ausgewichen.

Vorbereitung der Materialien
- Laboranmeldeformulare rechtzeitig ausfüllen, vom anordnenden Arzt unterschreiben lassen (wenn im Hause üblich) und zum Labor schicken. Neben der gewünschten Untersuchung müssen auf dem Labor-

Untersuchung	Sarstedt-Mono-vetten®	Vacu-tainer®	Zusätze
Blutbild	Rot	Violett	K⁺-EDTA
Serum			
Klinische Chemie	Braun	Pink, rot, gelb, beige	Ohne oder mit Trenngel
Klin. Chemie, Serologie, Blutgruppe	Farblos		Kunststoffkügelchen
Blutgruppe		Blassgrün	ACD-Lösung
Plasma			
Klin. Chemie	Orange	Grün	Li⁺-Heparin auf Kunststoffkügelchen
	Blau		NH₄⁺-Heparin auf Kunststoffkügelchen
Gerinnung	Grün	Hellblau	Na⁺-Zitrat 1 : 10
BSG	Violett	Schwarz	Na⁺-Zitrat 1 : 5
Glukose	Gelb	Grau	Na⁺-Fluorid
Blutgase	Orange	Farblos	Li⁺-Heparin

Tab. 1.19: Farbkodierung und Zusätze der gängigen Blutentnahmesysteme (Herstellerangaben). Abk.: K⁺-EDTA = Kalium-Ethylendiamintetraacetat, ACD = Acidum citricum (Zitronensäure) und Dextrose, Li⁺ = Lithium, Na⁺ = Natrium, NH₄⁺ = Ammonium.

anforderungsschein oft auch die Diagnose bzw. Verdachtsdiagnose und die Medikamenteneinnahme vermerkt werden
- Spezielle Blutprobenröhrchen (z.B. Monovetten®- oder Vacutainer®-Blutentnahme System) für die verschiedenen Untersuchungen bereitstellen (☞ unten)
- Röhrchen mit Spezialstift (wasserfest) oder Klebeetikett beschriften: Name, Vorname, Geburtsdatum des Patienten, Station, Zimmer, ggf. Infektionsverdacht. Die Angabe, ob es sich um eine infizierte Probe handelt oder der Verdacht auf eine Infektion besteht (z.B. Hepatitis B, HIV), ist in den meisten Häusern zum Schutz des Laborpersonals üblich. Die Krankheitsbezeichnung sollte jedoch nicht offen und für jedermann lesbar vermerkt werden, um Missbrauch und Diskriminierung zu vermeiden
- Alle Materialien zur Venenpunktion auf Spritzentablett oder Nierenschale bereitlegen:
  - Staubinde, flüssigkeitsdichte Unterlage, ggf. Unterarmpolster oder (bei desorientierten Patienten) Unterarmschiene
  - Alles zur Hände- und Hautdesinfektion
  - Unsterile Einmalhandschuhe (Eigenschutz)
  - Abwurfgefäß für Abfall und Kanülen
  - Wundschnellverband
- Ggf. speziellen Behälter für den Transport zum Labor besorgen.

Die verschiedenen Entnahmesysteme
Günstig sind Entnahmesysteme, die gleichzeitig aus Punktionseinheit und Probenröhrchen bestehen, z.B. Vacutainer®-System, Sarstedt-Monovetten®-System. Sie ermöglichen die Entnahme mehrerer Blutproben bei einmaliger Venenpunktion und vermindern das Risiko für Arzt und Pflegende, mit (evtl. infektiösem) Patientenblut in Berührung zu kommen. Vorteilhaft ist auch, dass die Röhrchen bereits mit den für die jeweiligen Untersuchungen notwendigen Trennmitteln

oder Gerinnungshemmern präpariert sind. Die früher üblichen (Einmal-)Spritzen mit separaten Kanülen werden nur noch selten verwandt. Bei schwierigen Venenverhältnissen bevorzugen viele einen *Butterfly* (☞ Abb. 1.18), der über einen Adapter an die Probenröhrchen angeschlossen werden kann.

Die Verschlusskappen der Probenröhrchen sind für die jeweiligen Untersuchungen farblich unterschied-

lich gekennzeichnet. Die Farbkodierungen der beiden gebräuchlichsten Systeme zeigt Tab. 1.19.

Durchführung und Nachsorge

Die Durchführung der Blutentnahme ist Aufgabe des Arztes. Er kann sie aber an speziell weitergebildete Pflegende (z.B. auf Intensivstationen) delegieren:

Durchführung der venösen Blutentnahme [K183]

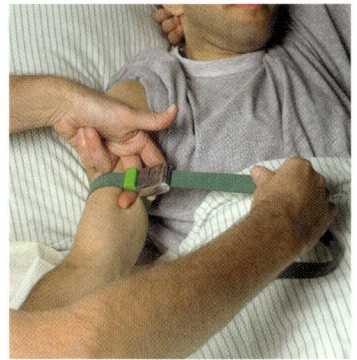

Abb. 1.22: Punktionsort desinfizieren, Staubinde anlegen und durch Einlegen eines Fingers vermeiden, beim Zuziehen die Haut einzuklemmen.

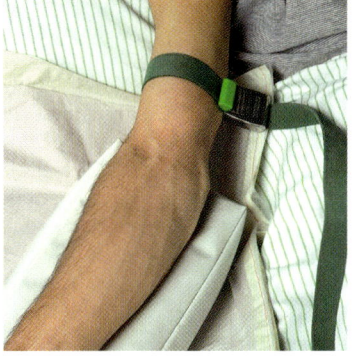

Abb. 1.23: Vene auswählen. Hier stehen mehrere gut sichtbare Venen zur Verfügung.

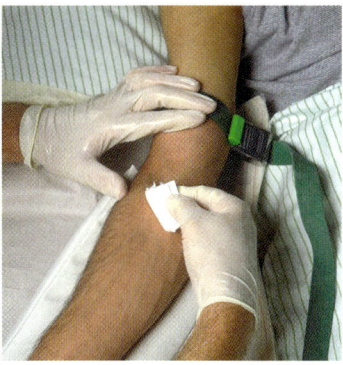

Abb. 1.24: Erneut Punktionsstelle desinfizieren.

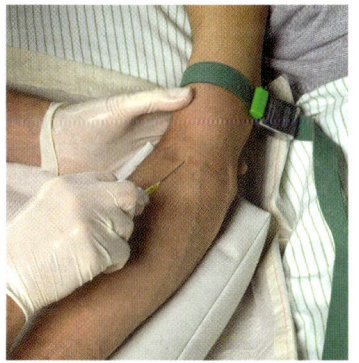

Abb. 1.25: Vene im flachen Winkel punktieren.

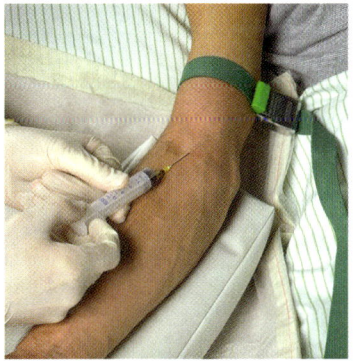

Abb. 1.26: Nach Umgreifen Blut entnehmen.

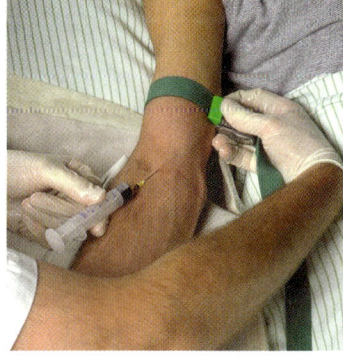

Abb. 1.27: Staubinde lösen, erst dann Nadel herausziehen.

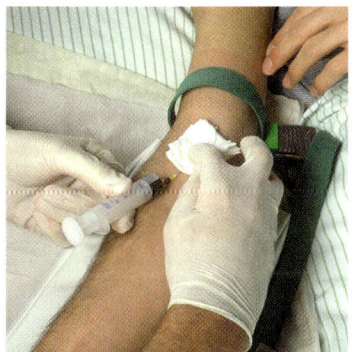

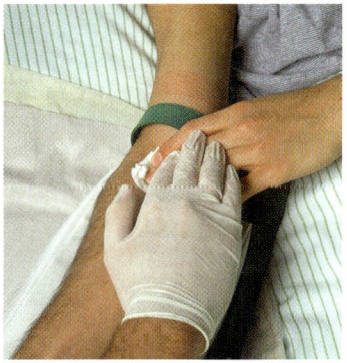

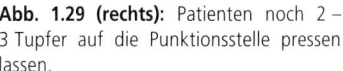

Abb. 1.28 (links): Tupfer auf die Punktionsstelle legen, jedoch erst aufdrücken, wenn die Nadel entfernt ist.

Abb. 1.29 (rechts): Patienten noch 2 – 3 Tupfer auf die Punktionsstelle pressen lassen.

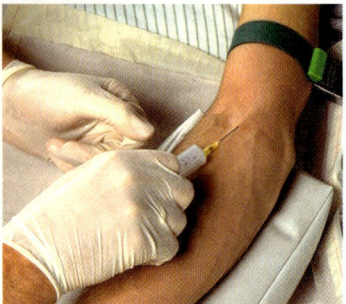 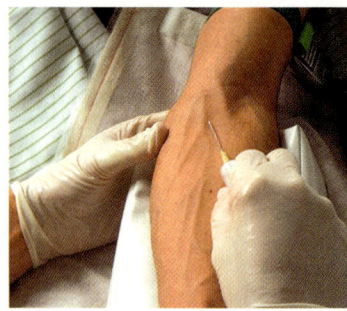

Abb. 1.30 – 1.31: Direkte und indirekte Venenpunktion. Bei der direkten Venenpunktion (links) besteht die Gefahr, dass die Vene „wegrollt" oder sie versehentlich durchstochen wird. Daher bevorzugen manche die indirekte Venenpunktion (rechts), bei der neben der Vene in die Haut eingestochen und erst dann die Vene punktiert wird. [K183]

- Patienten informieren (ggf. durch den Arzt)
- Patienten hinlegen, evtl. auch hinsetzen (lassen) und störende Kleidung entfernen (Ärmel hochkrempeln reicht oft nicht aus)
- Punktionsort mit Unterarmpolster unterstützen. Bei desorientierten Patienten ggf. den Arm auf einer Schiene fixieren
- Wasserdichte Unterlage unterlegen
- Für ausreichend Licht sorgen. Ruhige Atmosphäre schaffen (ggf. Besucher hinausbitten)
- Hände desinfizieren
- Vene punktieren (☞ Abb. 1.22 – 1.29) und Blut abnehmen. Röhrchen, die Gerinnungshemmer enthalten, genau bis zur Markierung füllen und durch mehrfaches, vorsichtiges Kippen gründlich vermischen
- Stauschlauch öffnen, Nadel entfernen und Punktionsstelle noch mehrere Minuten komprimieren (lassen). Dabei im Gegensatz zur früher geübten Praxis nach Punktion in der Ellenbeuge Arm *gestreckt* lassen und möglichst hochlagern. Dies vermindert die Hämatombildung, da beim Ausstrecken des Armes nach vorherigem Anbeugen (aber auch bei intensiven Bewegungen) die durch die Punktion verletzten Gewebe erneut voneinander gelöst und so Blutungen hervorgerufen werden
- Punktionsstelle versorgen (in der Regel reicht ein Pflaster), ggf. weiter beobachten. Evtl. Hämatom später z.B. mit heparinhaltiger Salbe behandeln
- Nach der Blutentnahme Angaben auf dem Laborformular mit denen auf den Blutproben vergleichen, um Verwechslungen zu vermeiden
- Blutverschmierte Proben reinigen (Handschuhe anziehen), mit geeignetem Desinfektionsmittel desinfizieren und ggf. neu beschriften
- Alle benutzten Materialien entsorgen, Nierenschale bzw. Spritzentablett desinfizieren
- Blutproben nicht unnötig lange auf der Station stehen lassen, sondern für einen baldigen Transport ins Labor sorgen.

Befundauswertung

- Vom Labor eingehende Befunde werden vom Arzt begutachtet und dann im Dokumentationssystem abgeheftet. Übertragung durch Abschreiben sollte

wegen der Gefahr von Übertragungsfehlern vermieden werden

- Der Patient hat ein Recht darauf, vom Arzt über die Ergebnisse der Blutuntersuchung informiert zu werden. Ggf. erinnert ihn das Pflegepersonal daran (z.B. bei der Visite)
- Pathologische Blutbefunde sind nicht nur wichtig für den Arzt, sondern auch für die Pflegenden (Notwendigkeit einer Diät, zusätzlicher Prophylaxen oder besonderer Beobachtung?). Dies gilt z.B. für Störungen des Kalium- oder Kalziumstoffwechsels (☞ 11.17.3 bzw. 11.17.4) oder bei einer hochgradigen Anämie (☞ 13.6.1).

> **Tipps zur Blutentnahme**
> - Sich nicht unter Zeitdruck setzen (lassen). In Ruhe geeignete Vene suchen (*abtasten*, nicht nur schauen!), auch an beiden Armen oder mehrfach. Stauung zwischendurch lösen
> - Nicht zu wenig, aber auch nicht zu stark stauen (bei zu starker Stauung wird auch der arterielle Blutzufluss unterbrochen). Bei Verwendung eines Stauschlauches sollte die Stauung so angelegt werden, dass der Puls an der A. radialis noch tastbar ist. Bei Benutzung einer Blutdruckmanschette wird zwischen diastolischen und systolischen Blutdruckwert aufgepumpt
> - Bei schlechten Venenverhältnissen feucht-warme Wickel vor der Punktion machen oder Heizkissen auflegen, Punktionsstelle beklopfen oder Alkohol- oder Nitro-Spray auf die Haut sprühen (erweitert die Venen)
> - Bei „Rollvenen" Y-förmigen Zusammenfluss wählen
> - Nach Abnahme einer größeren Menge Blut (z.B. für Blutspende oder Aderlass) für Bettruhe (ca. 30 Min.) sorgen und den Kreislauf überwachen (Puls, RR).

1.5.2 Das Medium Urin

Die Urinuntersuchung erlaubt vor allem bei Erkrankungen der Harn- und Geschlechtsorgane sowie des Hormonhaushaltes Rückschlüsse auf die Krankheitsursache. In praktisch allen Häusern wird bei jedem Patienten, der in der Inneren Medizin stationär aufgenommen wird, der Urin routinemäßig untersucht (☞ Kap. 11). Fällt diese Screening-Untersuchung unauffällig aus, folgen weitere Urinuntersuchungen nur bei konkreten Verdachtsmomenten, etwa bei Verdacht auf einen Harnwegsinfekt oder bei Diabetes mellitus zum Ausschluss einer bereits vorhandenen Nierenschädigung.

▣ Aufgaben der Pflegenden

Die Pflegenden sind entscheidend an der Probengewinnung beteiligt:

- Meist ist **Spontanurin** (☞ 11.4.2) für die Untersuchung ausreichend. Am häufigsten wird dabei **Mittelstrahlurin** (die mittlere Harnportion) untersucht
- Manchmal muss zur Uringewinnung die Harnblase *katheterisiert* oder *punktiert* werden. Dann ist die Uringewinnung für den Patienten belastend und auch nicht risikofrei (Infektion, Schleimhautverletzungen). Während die **Blasenkatheterisierung** (transurethrale Harnableitung) meist von den Pflegenden durchgeführt wird, ist die **suprapubische Blasenpunktion** (☞ 11.5) eine ärztliche Aufgabe
- Für bestimmte Untersuchungen ist es erforderlich, den Urin über eine bestimmte Zeit zu sammeln (**Sammelurin** ☞ 11.4.2).

An einigen Häusern, insbesondere im Ambulanzbereich sowie nachts und am Wochenende, führen die Pflegenden einige Urinuntersuchungen wie etwa **Streifenschnelltests** zur raschen Orientierung selbstständig durch oder legen **Urinkulturen** an (☞ 11.4.3).

1.5.3 Andere Untersuchungsmedien

Stuhl wird seltener untersucht als Blut oder Urin. Sehr häufig in der Inneren Medizin ist die *Untersuchung auf Blut im Stuhl,* die mit einem einfachen Schnelltest (z.B. Hämoccult® ☞ 9.4.2) bereits auf der Station möglich ist. Die *mikrobiologische Stuhldiagnostik* (vor allem bei Verdacht auf Wurmerkrankungen und bei salmonellenverdächtigen Durchfällen) sowie die *klinisch-chemische Stuhldiagnostik* (bei Magen-Darm-Erkrankungen mit Malabsorption) erfordern den Versand von 2 – 5 ml Stuhl in einem Plastikröhrchen. Auch hier können viele Patienten den Probenbehälter selbst füllen.

Der **Liquor cerebrospinalis** („Nervenwasser") wird in erster Linie bei Erkrankungen des Zentralnervensystems untersucht (Liquorgewinnung ☞ 1.8), z.B. bei Verdacht auf Meningitis (Hirnhautentzündung, ☞ 17.13.1) oder in der Onkologie (☞ Kapitel 14).

Krankhafte Körperflüssigkeiten sind z.B. Wundsekrete, Eiteransammlungen, Gelenk- oder Pleuraergüsse und Aszites. Die Untersuchung dieser Flüssigkeiten erlaubt in aller Regel Rückschlüsse auf die

Ursache der Erkrankung und kann diagnostisch entscheidend sein, z.B. wenn im Sekret Tumorzellen oder andere normalerweise nicht vorkommende Substanzen gefunden werden. In der Inneren Medizin am häufigsten sind die Untersuchung eines Pleuraergusses oder Aszites. Sie werden daher in 8.11.2 bzw. 10.3.2 detailliert dargestellt.

1.5.4 Klinisch-chemische Untersuchungen

> ⌕ Klinisch-chemische Untersuchungen sind die häufigsten „Routineblutuntersuchungen" im Krankenhaus.

Elektrolyte

Die Untersuchung der **Elektrolyte** (*Mineralstoffe* ☞ 11.17) Natrium, Kalium, Kalzium, Chlorid, Magnesium und Phosphat deckt in erster Linie Störungen des Wasser- und Elektrolythaushaltes sowie Nierenerkrankungen auf. Aber auch bei hormonellen Erkrankungen oder als Arzneimittelnebenwirkung werden die Serumelektrolyte oft in typischer Weise verändert (☞ 11.17).

Bei vielen Patienten in der Inneren Medizin werden die Serumelektrolyte nur einmalig zu Beginn des stationären Aufenthaltes überprüft. Verlaufskontrollen können aber erforderlich sein und richten sich nach der Grunderkrankung. Beispielsweise kann es bei Intensivpatienten notwendig sein, die Elektrolyte alle 2 – 4 Stunden zu kontrollieren.

Enzyme

In der **Enzymdiagnostik** wird die Aktivität der Enzyme im Blut bestimmt. **Enzyme** sind Körpereiweiße, die bestimmte chemische Reaktionen beschleunigen und so den geordneten Zellstoffwechsel gewährleisten.

Werden bei einer Organerkrankung Zellen geschädigt, so treten die Enzyme dieser Zellen vermehrt in den Blutkreislauf über und können im Blut nachgewiesen werden. Manchmal reicht bereits eine Schädigung der Zell*membran* zum vermehrten Enzymübertritt aus, andere Enzyme wiederum werden erst bei einem Zell*untergang* freigesetzt.

Die genaue *Enzymverteilung* (das **Enzymmuster**) ist von Organ zu Organ sehr unterschiedlich (**Organspezifität**). Insbesondere existieren oft verschiedene **Isoenzyme,** die zwar die gleiche chemische Reaktion fördern, sich aber in ihrer physikalischen Struktur unterscheiden. Deshalb führt die Schädigung eines bestimmten Organs zu einer typischen Veränderung des Blutenzymmusters, die der Laborarzt mit hoher Wahrscheinlichkeit einem bestimmten Organ, z.B. dem Herzen, zuordnen kann:

- *Lebererkrankungen* (☞ 10.5) führen v.a. zu einer Erhöhung der Enzyme *Alanin-Aminotransferase* (kurz **ALAT,** auch *Glutamat-Pyruvat-Transaminase* = **GPT**) und der *Aspartat-Aminotransferase* (kurz **ASAT,** auch *Glutamat-Oxalazetat-Transaminase* = **GOT**)

- *Herzerkrankungen,* allen voran der Herzinfarkt (☞ 6.5.2), ziehen eine Erhöhung des Muskelenzyms *Kreatin(phospho)kinase* (**CK,** *CPK*) nach sich. Von der Kreatinkinase sind drei Isoenzyme bekannt. Daher muss das herzspezifische Isoenzym *CK-MB* bestimmt werden. Dagegen ist im Skelettmuskel *CK-MM* vorhanden. Auch GOT und **LDH** *(Laktatdehydrogenase)* sind beim Herzinfarkt erhöht.

Bluteiweiße

Blutplasma (☞ Abb 13.1), besteht zu ca. 8 % aus Eiweißen *(Proteinen).* Diese **Plasmaproteine** sind ein Gemisch aus ungefähr 100 verschiedenen Proteinen und können mit Hilfe der **Serum-Eiweißelektrophorese** in fünf Gruppen aufgeschlüsselt werden. Dabei werden die unterschiedlichen Wanderungsgeschwindigkeiten der Eiweiße in einem elektrischen Feld zu ihrer Auftrennung ausgenützt.

Folgende *Eiweißfraktionen* lassen sich unterscheiden:

- *Albumine,* sie sind mengenmäßig mit ca. 40 g/l am bedeutsamsten
- α_1-Globulin
- α_2-Globulin
- β-Globulin
- γ-Globulin.

Bei zahlreichen Erkrankungen sind die Bluteiweiße *quantitativ* und/oder *qualitativ* verändert. So führen beispielsweise akute Entzündungen oder Operationen zu einer Erhöhung der α_1-und α_2-Globuline, chronische Entzündungen zu einer Erhöhung der γ-Globulinfraktion. Beim *Plasmozytom,* einer bösartigen Erkrankung (☞ 13.8.3), wird ein abnormes Protein gebildet, das sich als spitze Zacke in der Serum-Eiweißelektrophorese zeigt (☞ Abb. 13.61). Ein vermindertes Gesamteiweiß ist meist durch einen Albuminmangel, z.B. bei Mangelernährung oder hohen Eiweißverlusten über die Niere *(Proteinurie* ☞ 11.3.3), bedingt. In schweren Fällen haben die Patienten ausgeprägte Ödeme.

Blutfette

Die Hauptfette im Blut **(Serumlipide)** sind das **Cholesterin** und die **Triglyzeride** *(Neutralfette).* Da diese als Fette im wässrigen Medium Blut nicht löslich sind, werden sie an so genannte **Apolipoproteine** (bestimmte Eiweiße) gebunden und als **Lipoproteine** transportiert.

Eine krankhafte *Verminderung* einzelner oder mehrerer Apolipoproteine (und in der Folge auch Lipoproteine) ist selten. Dagegen sind **Hyperlipoprotein-**

Blut		
Klinisch-chemische Diagnostik	**Hämatologische Diagnostik**	**Serologisch-immunologische Diagnostik**
• Elektrolyte • Enzyme • Bluteiweiße • Blutfette • Blutgerinnung • Hormone	• Blutbild (rotes, weißes) • Blutsenkung (BSG)	• Blutgruppenbestimmung • CRP • Infektionsnachweis • Allergiediagnostik

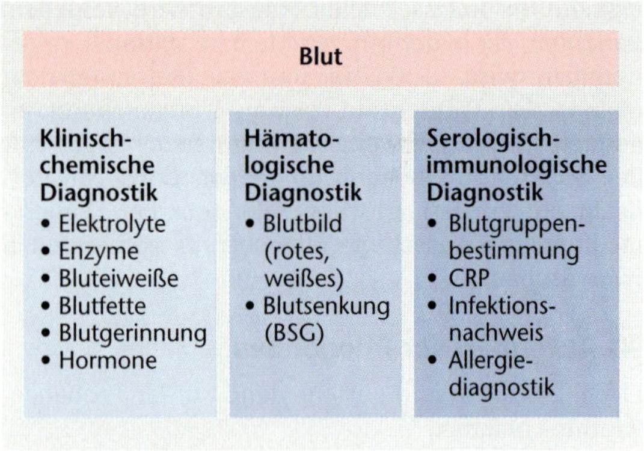

Abb. 1.32: Die gebräuchlichen Blutuntersuchungen lassen sich in drei Gruppen einteilen.

ämien, d.h. *Erhöhungen* der *Blutfette* (☞ 12.8.4), sehr häufig. Sie sind an der Entstehung von Arteriosklerose (☞ 7.7.1) und Herzinfarkt (☞ 6.5.2) beteiligt.

Neben der quantitativen Bestimmung der Triglyzeride und des Gesamtcholesterins ist in der **Lipoproteinelektrophorese** auch eine qualitative Bestimmung möglich, d.h. eine Aufgliederung der Lipoproteine, die der Eiweißelektrophorese vergleichbar ist. Dadurch können u.a. HDL-Cholesterin („gutes Cholesterin") und LDL-Cholesterin („schlechtes", die Arteriosklerose förderndes Cholesterin) unterschieden werden.

Blutgerinnung ☞ 13.13, 13.4.5

Hormone

Das Blut transportiert die in den verschiedenen Hormondrüsen (☞ Abb. 12.1) gebildeten **Hormone** zu ihren Zielorganen. Aus dem Hormonspiegel im Blut sind daher Rückschlüsse auf den Hormonhaushalt möglich.

Aufgrund der sehr niedrigen Hormonkonzentrationen von oft nur wenigen Nanomol pro Liter Blut (nmol/l = 10^{-9}mol/l) erfordert die genaue Spiegelermittlung aufwändige **Immun(o)assays.** Dabei wird der Blutprobe des Patienten ein Testreagenz zugesetzt, das Antikörper (☞ 16.1.4) gegen das zu bestimmende Hormon enthält. Die entstehenden *Antigen-Antikörper-Komplexe* werden durch verschiedene Methoden nachgewiesen:

- Manchmal können die Komplexe direkt *photometrisch* bestimmt werden. Bei der *Photometrie* wird die Probe mit einem Lichtstrahl „durchleuchtet". Je höher die Hormonkonzentration der Probe ist, desto stärker ändert sich die Intensität des ausfallenden Lichtes im Vergleich zu einer Probe, die lediglich das Lösungsmittel enthält
- Oft ist es aber nötig, vor der eigentlichen Photometrie die Komplexe an Farbstoffe zu koppeln, die bei Bestrahlung mit Licht einer bestimmten Wellenlän-

ge *fluoreszieren* (aufleuchten). Je stärker die Fluoreszenz, desto höher die Hormonkonzentration. Alternativ können auch Enzyme eingesetzt werden, die Farbstoffreaktionen in Gang setzen
- Beim *Radio-Immunassay* (kurz **RIA**) oder *Radio-Immuno-Sorbent-Test* (kurz **RIST**) werden die Antikörper gegen das Hormon radioaktiv markiert und die Hormonkonzentrationen durch Bestimmung der Strahlungsintensität gemessen.

Einen Überblick über heute bestimmbare Hormone gibt Tabelle 12.2.

1.5.5 Hämatologische Untersuchungen

Die wichtigsten **hämatologischen Untersuchungen** sind die *Blutkörperchensenkungsgeschwindigkeit* (kurz **BSG** ☞ 13.4.2) sowie das **Blutbild** (kurz **BB**), d.h. die Auszählung und Differenzierung der zellulären Blutbestandteile (☞ 13.4.3).

Die meisten *systemischen,* d.h. den gesamten Organismus betreffenden, Erkrankungen verändern die Zusammensetzung des Blutbildes.

1.5.6 Serologisch-immunologische Untersuchungen

Serologisch-immunologische Untersuchungen nutzen Antigen-Antikörper-Reaktionen (☞ Abb. 1.33 und 16.1.4) zum Nachweis von Infektionskrankheiten (mikrobiologische Diagnostik ☞ 17.5), Allergien, Autoimmunerkrankungen und zur Blutgruppenbestimmung (☞ 13.4.4).

Der Versuchsansatz wird in der Regel so gewählt, dass es zu einer sichtbaren Reaktion wie z.B. einer Verklumpung (**Agglutination**) des Blutes kommt, falls das Blut des Patienten die nachzuweisenden Antigene oder Antikörper enthält.

Bei einer *quantitativen* Antikörperbestimmung gibt der **Titer** die höchste Verdünnung einer Verdünnungsreihe an, bei der das Patientenblut noch positiv reagiert, z.B. sichtbar verklumpt. Bei einem Antikörper-Titer von 1 : 8 ist der Antikörpergehalt der Probe also höher als bei einem Antikörper-Titer von 1 : 2.

1.5.7 Untersuchungsmethoden in der Pathologie

Makroskopische und mikroskopische Pathologie

Die **pathologischen Untersuchungsverfahren** gliedern sich in makroskopische und mikroskopische Verfahren. Große Tradition haben die **makroskopischen Verfahren** und hier insbesondere die Obduktion Verstorbener (☞ 1.1.1). Für die Diagnostik zu Lebzeiten haben jedoch die **mikroskopischen Verfahren** eine weit größere Bedeutung.

Bei der **zytologischen Untersuchung** *(Zytodiagnostik)* werden Einzelzellen untersucht. Diese Zellen gewinnt der Internist z.B. durch:
- Punktion (☞ 1.8), z.B. Feinnadelbiopsie der Schilddrüse bei unklaren „Knoten" (☞ 12.4.2) oder Knochenmarkpunktion (☞ 13.4.6) bei hämatologischen Erkrankungen *(Punktionszytologie)*
- Abstrichentnahme von Schleimhautoberflächen (z.B. Urethralabstrich bei Verdacht auf bestimmte Infektionen)
- Gewinnung von Körpersekreten (etwa Urin, Sputum) oder Körperhöhlenflüssigkeiten (etwa Liquor), die abgeschilferte Zellen von angrenzenden Oberflächen enthalten, z.B. Urinzytologie bei Blasentumoren *(Exfoliativzytologie)*
- „Abbürsten" oberflächlicher Zellen *(Abrasionszytologie)*, z.B. bei Verdacht auf ein Bronchialkarzinom (☞ 8.8.2).

Vielfach reicht es allerdings nicht aus, Einzelzellen zu untersuchen, da dabei die Gewebestruktur nicht deutlich wird. Dann kann der Arzt z.B. durch eine Stanzbiopsie Gewebestücke entnehmen und zur **histologischen Untersuchung** in die Pathologie geben. In der Inneren Medizin am häufigsten sind die Knochenmarkbiopsie (☞ 13.4.6), die Leberbiopsie (☞ 10.4.5) und die Nierenbiopsie (☞ 11.4.12).

1.6 Bildgebende Diagnoseverfahren

Bildgebende Diagnoseverfahren, allen voran Röntgen- und Ultraschalldiagnostik, sind heute aus der Medizin nicht mehr wegzudenken.

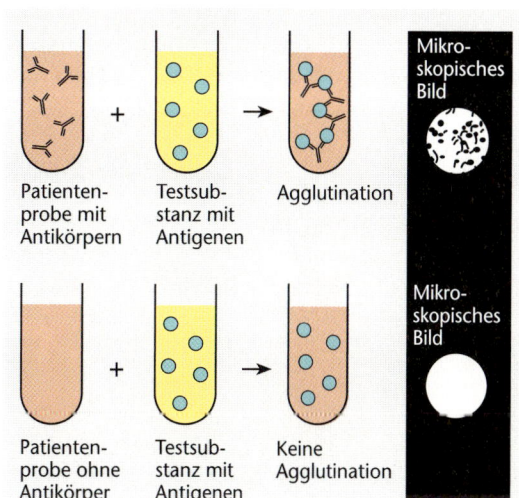

Abb. 1.33: Schematische Darstellung eines Antikörpernachweises durch Agglutination. [A400-215]

Zwar ist die **Diagnostische Radiologie** ein eigenständiges medizinisches Fachgebiet, doch müssen auch Internisten die zu ihrem Fachgebiet gehörenden Röntgenbilder beurteilen können. Radiologische Methoden sind z.B. in der Diagnostik von Lungenerkrankungen (☞ 8.4.2) von überragender Bedeutung. Ultraschalluntersuchungen führt der Internist in aller Regel selbst durch.

Strahlentherapie ☞ 2.6 und 14.5.4

☞ Zwei große Gruppen der Röntgenverfahren werden unterschieden:

- Bei **konventionellen Röntgenverfahren** wird das entstehende Bild direkt auf einem Bildschirm betrachtet oder auf einem Röntgenfilm sichtbar gemacht. Beispiele hierfür sind unter anderem die Röntgenleeraufnahme der Lunge oder die Kontrastmitteldarstellung des Darmes
- Bei **digitalen Röntgenverfahren** wie der Computertomographie werden die Absorptionsunterschiede mit speziellen Geräten gemessen und die so gewonnen Datensätze in Computern weiterverarbeitet, bevor sie auf dem Bildschirm erscheinen.

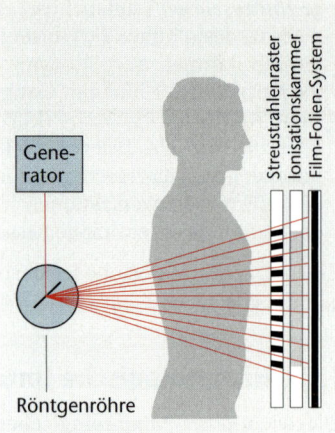

Abb. 1.35: Schematische Darstellung der Bildentstehung bei konventionellen Röntgenverfahren. [A400-215]

1.6.1 Konventionelle Röntgenleeraufnahmen

Bei den konventionellen **Röntgenleeraufnahmen** resultieren die Helligkeitsunterschiede im Röntgenbild allein aus der unterschiedlichen Abschwächung der Röntgenstrahlen durch die Gewebe. Ein typisches Beispiel in der Inneren Medizin ist die Röntgenleeraufnahme des Thorax (☞ 8.4.2).

Die **Tomographie** *(Schichtaufnahme)* bildet einzelne Schichten des Gewebes scharf ab, während die darüber und darunter liegenden Schichten durch eine spezielle Aufnahmetechnik verwaschen dargestellt werden. Liegen im Untersuchungsgebiet mehrere Strukturen dicht zusammen, lassen sich Details einer Gewebeschicht deutlich besser erkennen. Die konventionelle Tomographie wird heute bei vielen Fragestellungen mehr und mehr durch die Computertomographie (☞ 1.6.3) verdrängt.

Durchleuchtungen *(DL)* erlauben durch „kontinuierliches Röntgen" die Beobachtung funktioneller Abläufe, etwa der Bewegungen von Magen und Darm nach einem Bariumbreischluck (☞ 9.4.3) oder Gefäßdarstellungen mit Kontrastmittel (Angiographie ☞ 7.4.6). Sie ergeben aber nie ein so scharfes Bild wie konventionelle Röntgenaufnahmen, und trotz moderner Bildverstärkungstechniken ist die Strahlenbelastung durch die lange Expositionszeit relativ hoch. Daher ist die Indikation zur Durchleuchtung eng zu stellen. Manchmal allerdings, z.B. bei Herzkatheteruntersuchungen oder Schrittmacherimplantationen, ist die Durchleuchtung unbedingt erforderlich.

🖷 Aufgaben der Pflegenden

- Die Pflegenden melden die Untersuchung an und sorgen dafür, dass alle notwendigen Unterlagen (z.B. Patientenkurve, Etiketten) bereitliegen
- Müssen Diabetiker wegen einer Röntgenaufnahme nüchtern bleiben, sollten sie Nicht-Diabetikern vor-

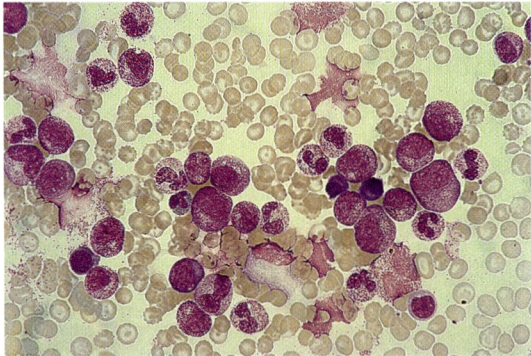

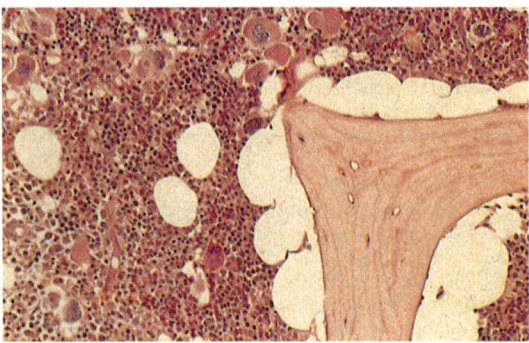

Abb. 1.34: Unterschied zwischen zytologischer und histologischer Diagnostik. Oben: Knochenmarkzytologie mit einzelnen Zellen. Unten: Knochenmarkhistologie mit Darstellung der Gewebestruktur (hier zellreiches Frühstadium einer Osteomyelofibrose ☞ Tab. 13.52). [E179-168]

gezogen werden (Absprache mit der Röntgenabteilung). Das Insulin darf erst nach der Röntgenuntersuchung gespritzt werden, um eine Unterzuckerung (Hypoglykämie) bei unvorhersehbaren Verzögerungen zu vermeiden

- Bei mobilen Patienten sind vor und nach einer Röntgenleeraufnahme in der Regel keine besonderen pflegerischen Maßnahmen erforderlich. Bei einer Abdomenleeraufnahme kann aber zur Verminderung von Darmgasüberlagerungen die Gabe entblähender Substanzen (z.B. Sab simplex®) angezeigt sein. Die Pflegenden informieren den Patienten über den Untersuchungstermin und erklären ihm ggf. den Weg zum Untersuchungsraum
- Bei weniger mobilen Kranken organisieren die Pflegenden den Transport des Patienten, entfernen röntgendichte Gegenstände (Uhren, Schmuck) und ggf. störende Verbände, Pflaster und Schienen. Sie sichern die Infusions- und Schlauchsysteme
- Schwerkranke werden beim Transport und während der Untersuchung begleitet (ggf. zusammen mit einem Arzt und in Reanimationsbereitschaft).

1.6.2 Röntgenverfahren mit Kontrastmittel

Oft reichen bei Röntgenleeraufnahmen die natürlichen Dichteunterschiede der Gewebe nicht zur zuverlässigen Differenzierung der verschiedenen Organe und Strukturen aus. Dann können **Röntgenkon-**

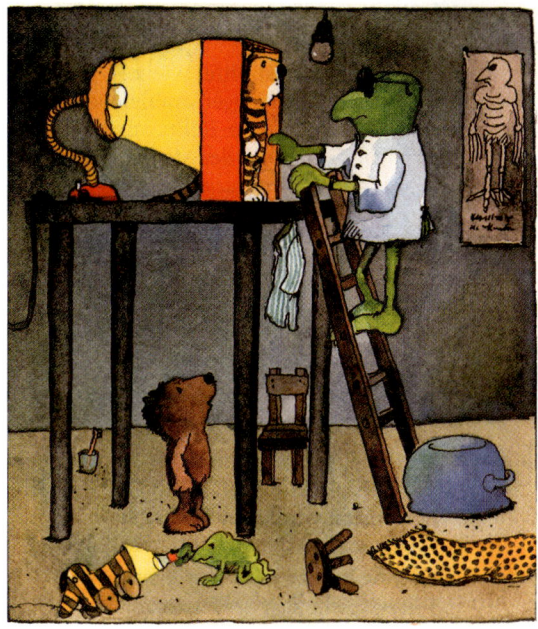

Abb. 1.36: *„Was ist denn Röntgen?" fragte der kleine Bär. „Durchleuchten", sagte Doktor Walterfrosch, der Röntgenarzt. „Was ist denn Durchleuchten?" fragte der kleine Bär.„Durchleuchten ist, wenn der kleine Tiger hier in den Kasten geht und von hinten mit Licht beleuchtet wird. Das Licht leuchtet durch ihn durch und vorn bin ich. Ich sehe durch den kleinen Tiger durch, was ihm fehlt. – Aha! Ein Streifen verrutscht", rief Doktor Walterfrosch. Und jetzt wissen wir, was dem kleinen Tiger fehlt, und zwar: Streifen verrutscht.* [E209]

Untersuchung	Indikation (Bsp.)	Besonderheiten in der Pflege
Bronchographie	Bronchiektasen	Nach der Untersuchung Nahrungs- und Nikotinkarenz für ca. 6 Std. einhalten lassen. Expektorantien (☞ Pharma-Info 8.75) nach Anordnung geben, reichlich Flüssigkeit zur Sekretolyse trinken lassen. Patienten beim Abhusten unterstützen. Kontrollröntgenaufnahme des Thorax für den Folgetag einplanen
Ösophagographie Magen-Darm-Passage (☞ 9.4.3)	Funktionsstörung, Tumoren	Vor der Untersuchung evtl. Spasmolytika (z.B. Buscopan® i.m.) verabreichen. Danach bei Patienten mit Obstipationsneigung abführende Maßnahmen durchführen, da der Bariumbrei obstipierend wirkt
Kolonkontrastaufnahme (☞ 9.4.3)	Tumoren, Divertikel, Polypen	Vor der Untersuchung oral abführen und Reinigungseinlauf nach Vorschriften des Hauses durchführen, evtl. Atropin oder Spasmolytika i.m. injizieren. Danach Patienten auf Veränderungen des Abdomens und Blut im Stuhl beobachten
Cholegraphie incl. PTC (☞ 10.4.3)	Steine in Gallenblase und -wegen	Vor der Untersuchung Gerinnungsstatus und Bilirubin im Blut bestimmen. Danach 24 Std. Bettruhe einhalten lassen, Vitalzeichen kontrollieren
Urographie (☞ 11.4.6)	Nierensteine, Harnleiterstenosen, Tumoren	Vor der Untersuchung Kreatininwert im Blut bestimmen (☞ 18.44), abführende Maßnahmen durchführen. Danach Patienten zum Trinken und zu häufigem Toilettengang anhalten
Arteriographie (☞ 7.4.6), **Koronarangiographie** (☞ 6.4.6)	Arterielle Durchblutungsstörungen	Vor der Untersuchung Gerinnungsstatus und Kreatininwert im Blut bestimmen, Punktionsstelle rasieren. Nach der Untersuchung 24 Std. Bettruhe einhalten lassen, davon die ersten mit Druckverband. Periphere Pulse und Haut der punktierten Extremität kontrollieren, Vitalzeichen überprüfen. Auf Nachblutungen und Infektionszeichen achten. Ausreichende Flüssigkeitszufuhr sicherstellen
Phlebographie (☞ 7.4.8)	Thrombose	☞ Arteriographie
Lymphographie	Lymphödem	☞ Arteriographie

Tab. 1.37: Besondere Pflegemaßnahmen bei den wichtigsten Röntgenuntersuchungen mit Kontrastmitteln. Grundregeln: Patienten nüchtern lassen, angeordnete Arzneimittel erst nach Arztrücksprache geben, besondere Vorschriften des Hauses beachten.

trastmittel durch Kontrastverstärkung eine bessere Darstellung ermöglichen:

- **Positive Röntgenkontrastmittel** wie z.B. Jod oder Barium absorbieren die Röntgenstrahlen besonders stark und erscheinen daher im Röntgenbild hell. Sie werden vor allem im Bereich des Magen-Darm- und Urogenitaltrakts (*Magen-Darm-Passage, Kolonkontrasteinlauf* ☞ 9.4.3, *Urographie* ☞ 11. 4.6) sowie zur Darstellung der Gefäße (*Angiographie* ☞ 7.4.6) verwendet
- **Negative Röntgenkontrastmittel,** z.B. Luft oder CO_2, haben eine sehr niedrige Dichte und erscheinen im Röntgenbild dunkel. Sie verbessern die Darstellung z.B. bei Verwendung von Doppelkontrastmethoden (☞ Abb. 1.38).

Je nach Art der Zubereitung und der Fragestellung werden die Röntgenkontrastmittel geschluckt, durch Sonden oder mittels eines Einlaufs in den Magen-Darm-Trakt eingebracht oder in Hohlräume oder Gefäße injiziert. Dabei besteht immer die Gefahr einer **Kontrastmittelallergie** (☞ unten).

Weitere Komplikationen sind durch die Art der Untersuchung bestimmt. So kann sich nach einer arteriellen Gefäßpunktion ein Thrombus in der Arterie bilden und zu Durchblutungsstörungen führen, im schlimmsten Fall zum Gefäßverschluss. Über diese Komplikationsmöglichkeiten muss der Patient deshalb vor der Untersuchung vom Arzt aufgeklärt werden und schriftlich sein Einverständnis zur Untersuchung geben.

Kontrastmittelallergie und andere Risiken

> ⊘ **Vorsicht!**
> Bei jeder (vor allem aber der intravenösen oder intraarteriellen) Gabe von Kontrastmitteln droht eine möglicherweise lebensbedrohliche **Kontrastmittelallergie.**

Eine **Kontrastmittelallergie** zeigt sich meist als *Sofortreaktion* bis hin zum *anaphylaktischen Schock* (☞ 16.4.1). Insgesamt liegt die Häufigkeit allergischer Reaktionen unter 0,01 %. Höher ist das Risiko bei Personen mit vorangegangenen Kontrastmittelzwischenfällen, Allergikern und Patienten mit chronisch obstruktiver Atemwegserkrankung (☞ 8.6.1) wie z.B. Asthma bronchiale (☞ 8.6). Bei diesen Patienten ist die Indikation für eine Kontrastmitteluntersuchung besonders eng zu stellen. Ist eine Kontrastmittelgabe unbedingt erforderlich, kann das Risiko durch die Verwendung *nichtionischer Kontrastmittel* und eine medikamentöse Vorbehandlung mit H_1- und H_2-Rezeptoren-Blockern (z.B. Fenistil® und Tagamet®, ☞ Pharma-Infos 16.26 und 9.53) sowie Glukokortikoiden (☞ Pharma-Info 12.33) verringert werden.

Alle Kontrastmitteluntersuchungen setzen eine sorgfältige Anamneseerhebung (Risikofaktoren?) und eine angemessene Aufklärung durch den Arzt sowie eine schriftliche Einverständniserklärung des Patienten voraus.

Weitere Kontrastmittelrisiken

Weitere Risiken einer Kontrastmitteluntersuchung sind:

- Die Auslösung einer *thyreotoxischen Krise* (☞ 12.4.3) durch jodhaltige Kontrastmittel bei vorbestehender (in aller Regel nicht bekannter) Schilddrüsenüberfunktion
- Ein *akutes Nierenversagen* (☞ 11.11) bei Patienten mit eingeschränkter Nierenfunktion.

Daher werden rechtzeitig vor einer geplanten Kontrastmitteluntersuchung die Schilddrüsenhormonspiegel und der Kreatininwert im Blut bestimmt.

⊟ Pflege bei Kontrastmitteluntersuchungen

- Der Patient bleibt zur Untersuchung nüchtern, da bei Zwischenfällen die Gefahr einer Aspiration besteht und evtl. eine Intubation erforderlich wird. Lose Zahnprothesen entfernen. Venösen Zugang legen (lassen)
- Die Pflegenden beobachten den Patienten während und bis 15 Minuten nach der Untersuchung auf die Symptome einer Kontrastmittelunverträglichkeit. Bei leichten Zwischenfällen sind dies Hitzegefühl, Juckreiz, Niesen, Hautausschlag (vor allem Urtikaria ☞ 16.4.5), Übelkeit und Brechreiz. In ausgeprägteren Fällen treten Unruhe des Patienten, Schwindel, Fieber und spastischer Husten hinzu. In schweren Fällen hat der Patient Luftnot durch Verengung der Atemwege und Kehlkopfschwellung. Nach Blutdruckabfall und Bewusstseinsverlust kann der Patient im Kreislaufversagen sterben. Daher Äußerungen des Patienten wie „mir wird so komisch" unbedingt ernst nehmen. Kontrastmittelzufuhr, falls möglich, stoppen und sofort den in der Röntgenabteilung anwesenden Arzt herbeirufen
- Bei jeder Kontrastmitteluntersuchung müssen Sauerstoffgerät sowie Notfallkoffer bzw. -wagen mit Reanimationsbesteck und Notfallmedikamenten (Glukokortikoide, Theophylline, Antihistaminika) bereitstehen (☞ 7.6), damit bei Zwischenfällen eine sofortige Behandlung möglich ist
- Nach der Untersuchung achten die Pflegenden auf eine ausreichende Trinkmenge (Arztrücksprache bei Herzinsuffizienz), da dies die Gefahr einer Nierenschädigung verringert.

Röntgen auf der Station

Wird eine Röntgenuntersuchung auf der Station durchgeführt, müssen zusätzliche Vorbereitungen getroffen werden:

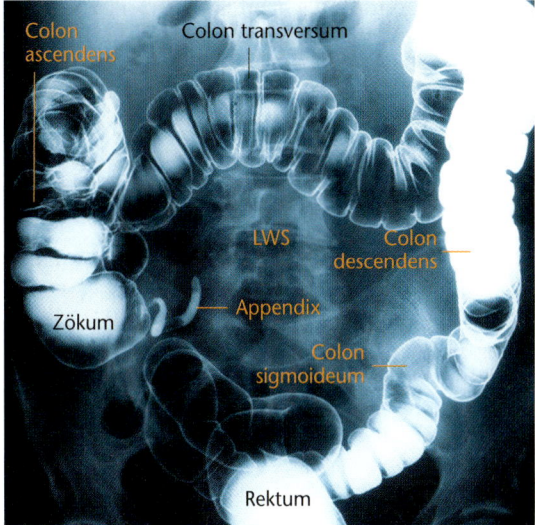

Abb. 1.38: Doppelkontrastaufnahme des Kolon. Bei Doppelkontrastaufnahmen werden ein positives und ein negatives Kontrastmittel nacheinander eingesetzt. Durch den daraus resultierenden dünnen Beschlag der Schleimhaut mit dem positiven Kontrastmittel stellen sich auch kleine pathologische Veränderungen gut dar, die bei einer Prallfüllung mit positivem Kontrastmittel oft übersehen werden. Diese Aufnahme zeigt einen Normalbefund. Deutlich ist die Haustrierung (durch Peristaltik gebildete Einbuchtungen) zu sehen. [B117]

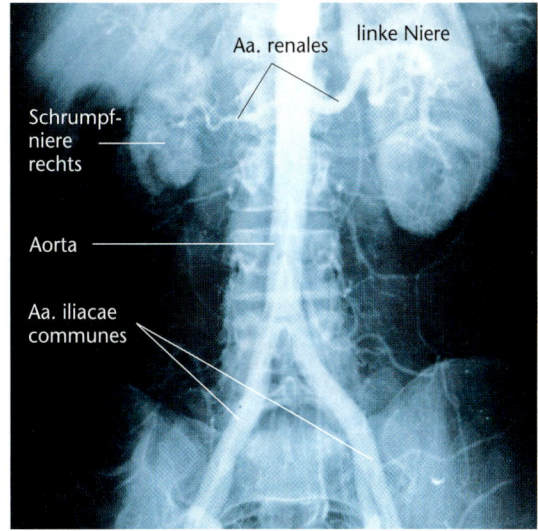

Abb. 1.39: Angiographie. Kontrastmitteldarstellung der Aorta, der Aa. renales und der Aa. iliacae communes. Aufgrund ihrer Durchblutung stellen sich die Nieren in ihrer gesamten Form dar. Man erkennt eine Schrumpfniere rechts mit kompensatorischer Vergrößerung der linken Niere. [E143]

- Das Untersuchungszimmer wird für das Röntgen hergerichtet. Im Notfall kann auch im Patientenzimmer geröntgt werden. Dann müssen die Mitpatienten für die Dauer der Röntgenaufnahme das Zimmer verlassen bzw. verlegt werden
- Die Untersuchungsliege (das Bett) muss von allen Seiten gut zugängig sein
- Es muss Platz für die fahrbare Röntgenapparatur geschaffen werden
- Ggf. wird eine Pflegekraft zur Unterstützung von der Station abgestellt (z.B. zum Drehen, Anheben des Patienten).

1.6.3 Computertomographie

> ⊡ **Computertomographie** (kurz *CT*): Modernes Röntgenverfahren, das ermöglicht, den Körper schichtweise zu röntgen. Ein Computer erstellt dann Querschnittsbilder des Körpers (☞ Abb. 1.40). Auch die CT wird durch Kontrastmittelgabe oft aussagekräftiger („CT mit KM").

Bei der **Computertomographie** *(CT)* rotiert die Röntgenröhre um den Patienten. Die im Detektorenring jeweils gegenüberliegenden Detektoren messen die Strahlung, die den Patienten durchdrungen hat. Nach Vorschieben des Tisches wird die nächste Körper-

schicht geröntgt. Die entsprechenden Bilder erscheinen auf einem Computermonitor und können dann auf Röntgenfilme übertragen und am Leuchtkasten betrachtet werden. So entsteht ein Schnittbild des Körpers. Auflösung und Darstellung sind bei der Computertomographie wesentlich besser als bei konventionellen Röntgenverfahren, allerdings ist auch die Strahlenbelastung erheblich höher.

Weiterentwicklungen sind die Spiral-CT und die hochauflösende CT:

- Die **Spiral-CT** ist heute bereits in vielen Kliniken und radiologischen Praxen zu finden. Hierbei wird der Patiententisch nicht erst nach einer vollständigen Umdrehung der Röntgenröhre vorgeschoben, sondern kontinuierlich bei gleichzeitiger Bewegung der Röntgenröhre. Vorteile sind eine kürzere Untersuchungsdauer, eine geringere Strahlenbelastung und die verbesserten Möglichkeiten der Nachbearbeitung (z.B. Darstellung von schrägen Ebenen, 3-D-Darstellung). 3-D-Darstellungen erfordern allerdings leistungsfähige Rechner und Zeit, weshalb sie nur bei speziellen Fragestellungen durchgeführt werden
- Die **hochauflösende CT** *(high-resolution CT, HR-CT)* führt durch sehr dünne Schichten und einer Verbesserung des Kontrasts an Kanten („Kantenanhebung") durch den Computer zu einem deutlich schärferen Bild mit höherem Auflösungsvermögen.

In der Inneren Medizin am häufigsten durchgeführt werden die **Thorax-, Abdomen-** oder **Becken-CT** zur diagnostischen Abklärung unklarer Raumforderungen (d.h. bei Tumorverdacht) und zur Metastasensu-

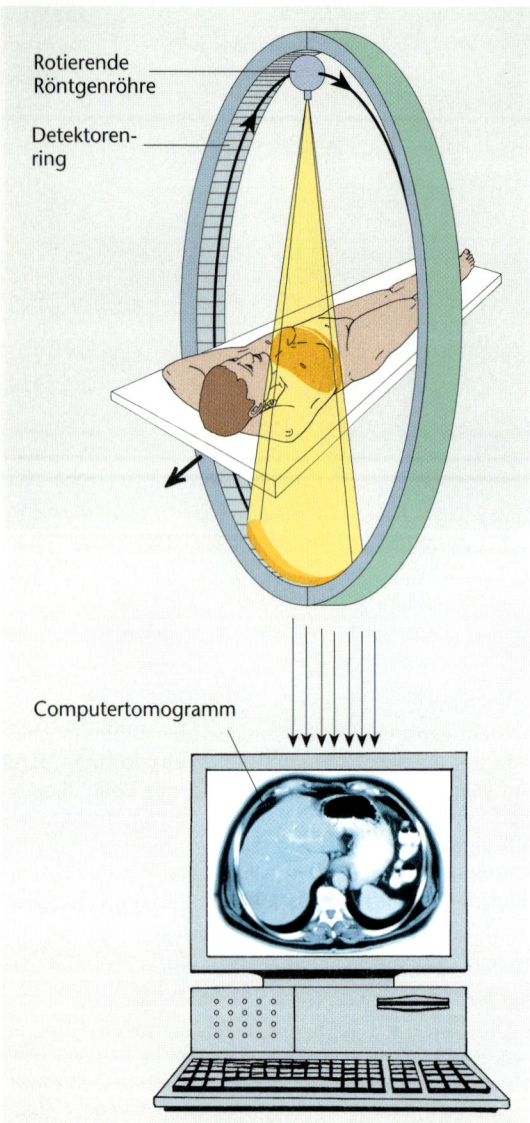

Rotierende
Röntgenröhre

Detektoren-
ring

Computertomogramm

Abb. 1.40: Schematische Darstellung der Arbeitsweise eines Computertomographen. [A400-215]

che bei bekanntem Tumorleiden. Werden Patienten mit Schlaganfällen in der Inneren Medizin behandelt, so wird auch die **Computertomographie des Gehirns** (*kraniale = craniale Computertomographie*, kurz *CCT*) zur Unterscheidung von Gehirnblutungen und ischämischen Hirninfarkten (☞ 7.8.1) oft angefordert. Ein weiteres wichtiges Einsatzgebiet der CCT in der Inneren Medizin ist die Suche nach Gehirnmetastasen bei bösartigen Tumorleiden.

🖵 Aufgaben der Pflegenden

Die Computertomographie belastet den Patienten kaum. Evtl. Ängste vor „der Technik" können in der

Regel durch ausführliche Erklärungen oder ggf. ein Gespräch mit einem Mitpatienten, der die Untersuchung bereits hinter sich hat, abgebaut werden. Manche Patienten empfinden die räumliche Enge während der Untersuchung als unangenehm.

Computertomographische Aufnahmen ohne Kontrastmittel erfordern keine besonderen pflegerischen Maßnahmen. Wie bei „normalen" Röntgenuntersuchungen legt der Patient alle metallhaltigen Gegenstände (z.B. Schmuck, Prothesen, Haarspangen) vor Untersuchungsbeginn ab. Unterwäsche und Nachthemd kann er anbehalten. Da der Patient während der Untersuchungszeit ruhig liegen muss, kann jedoch bei unruhigen Patienten und bei Kindern eine medikamentöse Beruhigung, z.B. mit Oxazepam (etwa Adumbran®), oder eine Kurznarkose notwendig sein. Dann müssen die entsprechenden Vorschriften und Anordnungen zu Prämedikation und Nahrungskarenz beachtet werden.

Bei Kontrastmittelgaben sind die gleichen Vorbereitungs- und Vorsichtsmaßnahmen erforderlich wie bei konventionellen Kontrastmittelaufnahmen (☞ 1.6.2, Richtlinien des Hauses beachten).

1.6.4 **Kernspintomographie**

> 📖 **Kernspintomographie** (kurz *KST*, auch *Kernspinresonanztomographie, Kernspin, Magnetresonanztomographie*, kurz *MRT*, sowie *NMR* von *nuclear magnetic resonance*): Bildgebendes Verfahren, das im Gegensatz zur Computertomographie ohne ionisierende Strahlung auskommt und ebenfalls eine schichtweise Darstellung des Körpers ermöglicht.

Bei der **Kernspintomographie** werden die Wasserstoffkerne *(Protonen)* in den Geweben des Patienten durch ein starkes Magnetfeld ausgerichtet. Durch kurze Hochfrequenzimpulse wird die Ausrichtung

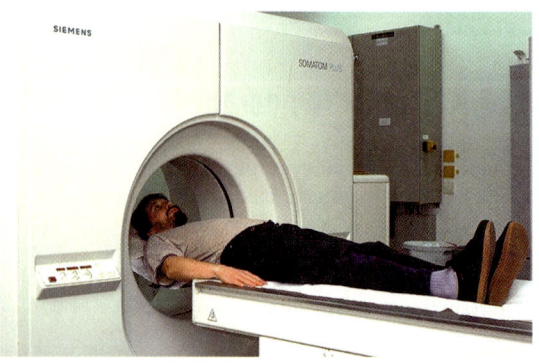

Abb. 1.41: Anfertigung eines Computertomogramms. Der Patient liegt auf einem Tisch, dessen Position schrittweise verändert werden kann. So können nacheinander viele CT-Bilder der gewünschten Körperregion angefertigt werden. Hier entsteht gerade ein Computertomogramm von Kopf und Hals des Patienten. [K183]

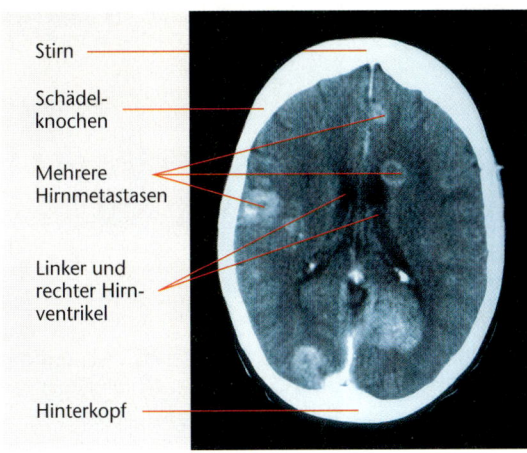

Stirn

Schädel-
knochen

Mehrere
Hirnmetastasen

Linker und
rechter Hirn-
ventrikel

Hinterkopf

Abb. 1.42: Kraniale Computertomographie (CCT) mit Kontrastmittel. Mehrere Metastasen eines malignen Tumors sind über das gesamte Hirngewebe verteilt. [T170]

der Wasserstoffkerne im Magnetfeld gestört. Bei der Rückkehr in ihren ursprünglichen Zustand senden die Wasserstoffkerne ihrerseits elektromagnetische Wellen aus, die durch spezielle Sensoren registriert werden können. Ähnlich wie bei der Computertomographie erstellt ein Computer dann das eigentliche, auswertbare Bild in Scheibenform ("Schichten"). Die verschiedenen gesunden und kranken Gewebe unterscheiden sich in ihrer Protonendichte und deren chemischen Bindungen.

Die Kernspintomographie wird insbesondere im ZNS-Bereich als Ergänzung zur Computertomographie eingesetzt und eignet sich z.B. sehr gut zur Darstellung kleiner Multiple-Sklerose-Herde (☞ 16.5, Tab. 16.29).

Bei Patienten mit Metall im Körper (z.B. Hüftprothesen) und Herzschrittmachern ist die Kernspintomographie kontraindiziert, da es sonst zu Verbrennungen durch Metallerhitzung und Funktionsstörungen des Herzschrittmachers kommt.

Vorteilhaft ist unter anderem die fehlende Strahlenbelastung. Allerdings ist die Untersuchungsdauer lang, d.h. der Patient muss lange stillliegen, und bei geschlossenen Geräten ist die räumliche Enge noch bedrückender als bei der Computertomographie ("offene" Kernspintomographen sind noch nicht überall vorhanden). Die Lärmbelastung des Patienten kann je nach Gerätetyp erheblich sein. Patienten, bei denen zuvor eine CT durchgeführt worden ist, tolerieren die Untersuchung in der Regel besser. Wahrscheinlich spielt hier ein Gewöhnungseffekt eine Rolle.

🖬 Aufgaben der Pflegenden

Eine besondere Vorbereitung oder Nachsorge des Patienten (z.B. Nahrungskarenz) sind nicht erforderlich. Bei Kernspintomographien mit Kontrastmittel

gelten die gleichen Regeln wie bei Röntgenverfahren mit Kontrastmittel, obwohl Kontrastmittel zur Kernspintomographie insgesamt sehr gut verträglich sind.

1.6.5 Nuklearmedizinische Untersuchungsverfahren

> ⊡ **Nuklearmedizin:** Medizinisches Fachgebiet, das sich mit dem Einsatz von radioaktiven Substanzen und kernphysikalischen Verfahren im Rahmen diagnostischer Maßnahmen sowie der therapeutischen Anwendung radioaktiver Nuklide befasst.

Die gesamte **Nuklearmedizin** beruht darauf, dass der Körper des Menschen radioaktive Isotope eines Elements genauso aufnimmt und verarbeitet wie nicht-radioaktive. Die aufgenommenen **Radionuklide** *(Radioisotope)* sind instabil und wandeln sich im Körper nach statistischen Gesetzmäßigkeiten wieder in stabi-

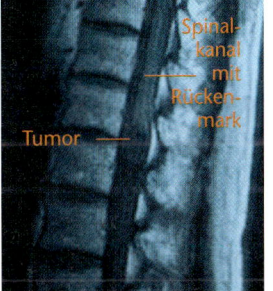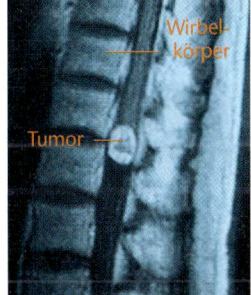

Spinal-
kanal
mit
Rücken-
mark

Tumor

Wirbel-
körper

Tumor

Abb. 1.44: Seitliche Kernspintomogramme der unteren Brust- und oberen Lendenwirbelsäule. Links ohne, rechts mit Kontrastmittel. Im Spinalkanal sitzt ein rundlicher Tumor, der das Rückenmark abdrückt und Querschnittsymptome verursacht. [T170]

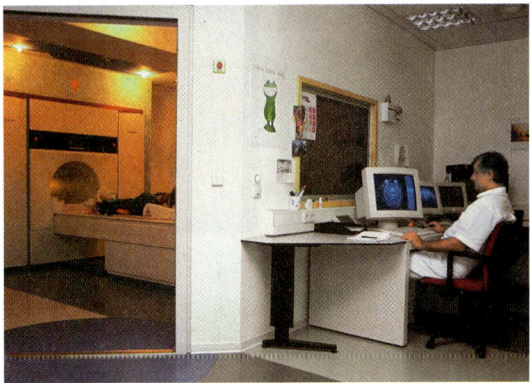

Abb. 1.43: Anfertigung eines Kernspintomogramms. Wie bei der CT wird der Tisch, auf dem der Patient liegt, in das Gerät geschoben. Auf dem Monitor kann der Arzt die Bilder während der Untersuchung ansehen und bei Bedarf detailliertere Aufnahmen veranlassen. [K183]

le, nicht-radioaktive Isotope um. Dabei senden sie Strahlen aus, die mit entsprechenden Geräten (γ-Kamera ☞ Abb. 1.45) registriert werden können **(Szintigraphie)**. Die Strahlung kann sowohl in Abhängigkeit vom Ort (☞ Abb. 1.47) als auch von der Zeit oder beidem (☞ Abb. 1.46) gemessen werden. Dies erlaubt einen Einblick in Stoffwechselvorgänge, ohne die untersuchten Organe in ihrer Funktion zu beeinträchtigen.

Welches **Radiopharmakon,** d.h. welche radioaktiv markierte Substanz gewählt und wie sie dem Patienten gegeben wird, hängt vom zu untersuchenden Organ ab. Meist müssen die Substanzen intravenös gespritzt werden, seltener kann der Patient das Radiopharmakon schlucken oder inhalieren.

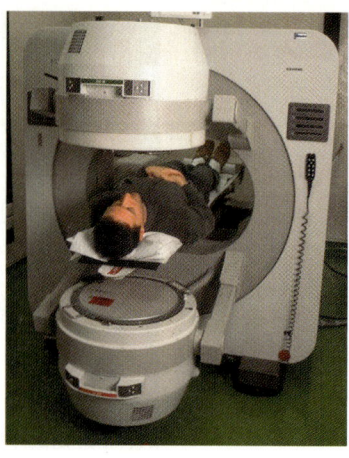

Abb. 1.45: γ-Kamera zur Erstellung eines Schilddrüsenszintigramms. Nach der Injektion von ^{131}J-Natriumjodid hat sich die Strahlung in der Schilddrüse angereichert und wird von der γ-Kamera registriert (☞ Abb. 1.49). [K183]

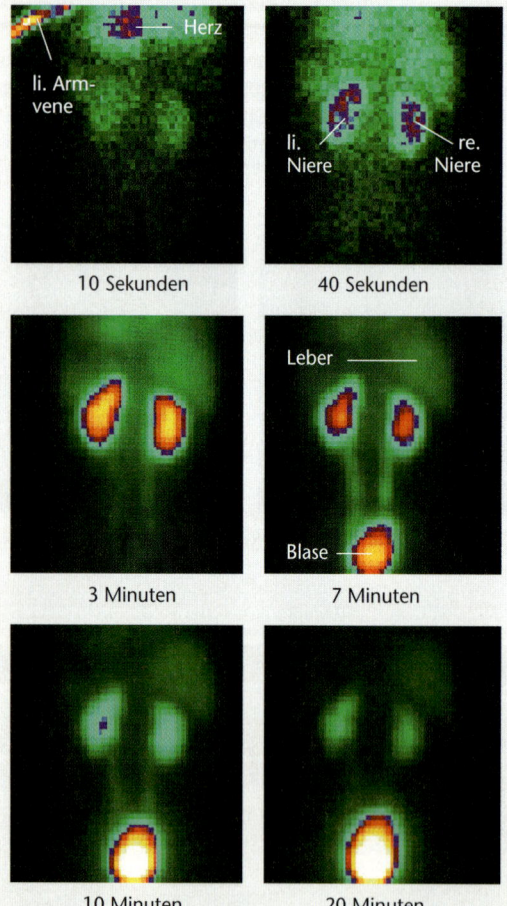

10 Sekunden   40 Sekunden

3 Minuten   7 Minuten

10 Minuten   20 Minuten

Abb. 1.46: Nierensequenzszintigraphie bei normaler Nierenfunktion (Ansicht vom Rücken des Patienten). Die Sequenzszintigraphie mit der γ-Kamera stellt durch eine Bildfolge die Radioaktivität in Abhängigkeit von Ort und Zeit dar. Die Angaben entsprechen der nach der Injektion des Isotops vergangenen Zeitdauer. Nach 40 Sek. kann die Nierendurchblutung beurteilt werden (Perfusionsphase), nach 3 Min. die Verteilung im Nierengewebe (Parenchymphase) und danach die Ausscheidungsfunktion der Nieren (Ausscheidungsphase). [T165]

In der Inneren Medizin sind am häufigsten:
- Die *Schilddrüsenszintigraphie* zur Funktionsbeurteilung der Schilddrüse und bei „unklaren Knoten" in der Schilddrüse (☞ 12.4.1)
- Die *Lungenperfusions-* und *-ventilationsszintigraphie* bei Verdacht auf Lungenembolie (☞ 8.4.2)
- Die *Nierenszintigraphie* oder *Isotopennephrographie* bei Verdacht auf Nierenfunktionsstörungen (☞ 11.4.9)
- Die *Myokardszintigraphie* zur Darstellung von minderdurchbluteten oder sogar abgestorbenen Myokardbezirken (☞ 6.5.2)
- Die *Leukozytenszintigraphie* zur Lokalisation unklarer Entzündungen. Weiße Blutkörperchen werden dem Patienten mit einer Blutprobe entnommen, radioaktiv markiert und i.v. zurückgespritzt. Die Leukozyten wandern dann gemäß ihrer physiologischen Funktion zum Entzündungsherd.

🖥 Pflege und
🗂 Patienteninformation

🖥 Für Pflegende, Mitpatienten und Besucher (auch Schwangere) auf der *Pflegestation* besteht keine Gefahr, da die vom Patienten abgegebene Strahlendosis bei *diagnostischen* Verfahren sehr gering ist.

- Metallhaltige Gegenstände (Schmuck, Prothesen usw.) müssen abgelegt werden, da Metalle die Strahlung absorbieren und die Aufnahme und damit auch die Diagnosestellung verfälschen können
- Kurz vor der Untersuchung entleert der Patient die Blase
- Zur Beschleunigung der Ausscheidung der Radiopharmaka über die Nieren soll der Patient bereits vor der Untersuchung ca. 1 l Flüssigkeit trinken und auch danach noch für mindestens einen Tag vermehrt trinken sowie die Blase oft entleeren.

- Eine laufende Behandlung mit Schilddrüsenhormonen, Jodid oder Thyreostatika wird beibehalten, da das Ziel der Untersuchung ist, eine Aussage über Schilddrüsenfunktion während der Therapie zu erhalten. Zudem liefert die quantitative Messung der Nuklidanreicherung in der Schilddrüse während einer Therapie mit Schilddrüsenhormonen wichtige Informationen über den aktuellen Zustand des Schilddrüsenregelkreises
- Jodhaltige Kontrastmittel sollten vor der Schilddrüsenszintigraphie nicht gegeben werden, da sie extrem hohe Jodmengen enthalten, die eine Anreicherung des Radionuklids in der Schilddrüse verhindern. Das Szintigramm wäre dann nicht beurteilbar
- Daher erfolgen Untersuchungen mit jodhaltigen Kontrastmitteln (z.B. Urographie, Angiographie, CT) *nach* einer Schilddrüsenszintigraphie
- *Vor* der Nierenszintigraphie sollten mindestens drei Tage keine Kontrastmitteluntersuchungen durchgeführt worden sein, da Kontrastmittel meist über die Nieren ausgeschieden werden und zu Überlagerungen führen würden.

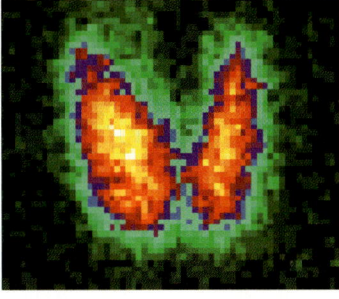

Abb. 1.47: Schilddrüsenszintigraphie. Bei Messung der Radioaktivitätsverteilung resultiert ein zweidimensionales Bild, hier das einer normalen Schilddrüse. [T165]

1.6.6 Sonographie und Doppler-Sonographie

> ⬚ **Ultraschall:** Mechanische Schwingungen mit einer Frequenz oberhalb der menschlichen Hörgrenze von ca. 20 kHz (1 kHz = 1 Kilohertz = 1 000 Schwingungen pro Sekunde).
>
> Die **Sonographie** *(Ultraschalldiagnostik)* beruht darauf, dass Ultraschall durch menschliche Gewebe teils reflektiert, teils absorbiert und teils gestreut wird und dann mit Hilfe spezieller Sensoren und Geräte als Bild darstellbar ist.

Bei der **Sonographie** werden die Ultraschallwellen von einem speziellen Schallgeber **(Schallkopf)** produziert und *impulsförmig* oder als *Dauerschall* ausgesendet. Ein abwaschbares Gel dient als Kontaktmedium zwischen Schallkopf und Körperoberfläche des Patienten. So lassen sich Luftbrücken vermeiden. Die von den Geweben reflektierten Schwingungen („Echos") werden dann durch den gleichen Schallkopf wieder aufgefangen. Eine aufwändige elektronische Weiterverarbeitung liefert schließlich das Ultraschallbild.

Bei einer Sonographie entsteht keine Strahlenbelastung. Daher können auch Schwangere nach heutigem Kenntnisstand ohne Bedenken und beliebig oft untersucht werden. Der Verdacht, dass die Ultraschall-

wellen das kindliche Innenohr schädigen, konnte bisher nicht erhärtet werden. Die Sonographie ist schmerzlos, allerdings bei Einführen des (Spezial-) Schallkopfes in Ösophagus, Rektum oder Vagina unangenehm.

A-, B- und M-Scan und Doppler-Verfahren

Folgende Verfahren werden unterschieden:
- Die **A-Bild-Methode** *(A-Scan, Amplituden-Scan)* ermöglicht eine *eindimensionale* Darstellung verschieden tiefer Gewebeschichten. Eine Darstellung von Bewegungen ist nicht möglich. Die A-Bild-Methode wird heute nur noch selten angewendet, z.B. manchmal zur vorgeburtlichen Bestimmung der kindlichen Kopfmaße
- Beim **B-Bild-Verfahren** *(B-Scan, Brightness-Scan, Helligkeits-Scan)* entsteht das typische *zweidimensionale* Schnittbild, das jeder Laie mit der Sonographie gleichsetzt. Bei sehr kurzen Bildaufbauzeiten *(schneller B-Scan, **Realtime-Scan*)* können Bewegungsabläufe direkt beobachtet werden. Anwendungsbereiche des B-Bild-Verfahrens sind z.B. die Suche nach Erkrankungen und Tumoren im gesamten Abdominalbereich

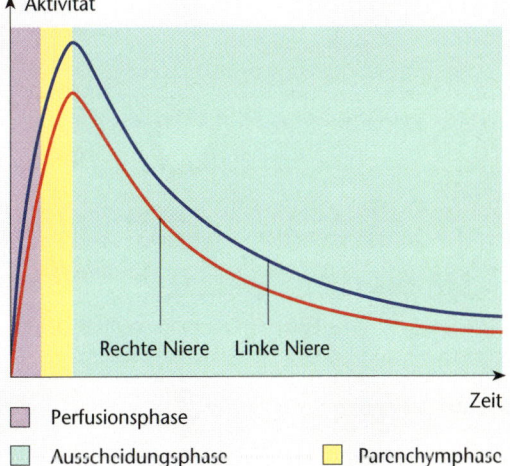

Abb. 1.48: Normalbefund eines Radioisotopennephrogramms. Nach Injektion von ^{131}J stellt sich die Nierenfunktion in Abhängigkeit von der Zeit dar. Auch hier lassen sich drei Phasen unterscheiden (☞ Abb. 1.46). Der Kurvenverlauf ist in allen Phasen regelrecht und für beide Nieren gleich. [T165]

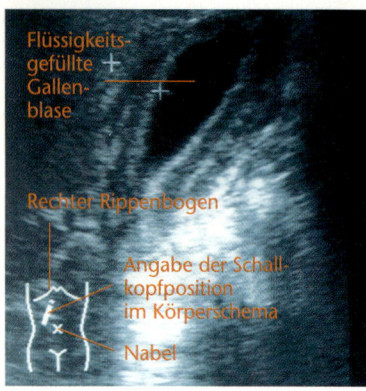

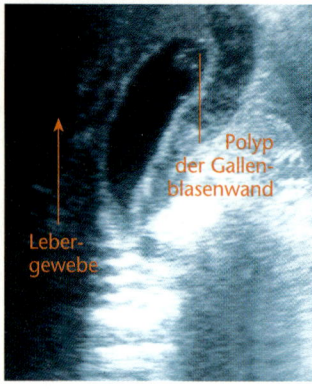

Abb. 1.51: Sonographisches Bild eines Gallenblasenpolypen (gutartiger Tumor der Gallenblasenwand). Im linken Schnittbild ist der Polyp nicht zu erkennen. Er stellt sich jedoch nach leichter Veränderung der Schallkopfposition dar. [T170]

- Das **Time-Motion-Verfahren** *(M-Scan)* ist die eindimensionale Form des B-Bild-Verfahrens und wird insbesondere in der *Echokardiographie* (Sonographie des Herzens ☞ 6.4.5) zur Darstellung von Bewegungen, z.B. der Herzklappen, eingesetzt
- Beim **Doppler-Verfahren** (im Gegensatz zu den vorgenannten Methoden ein *Dauerschallverfahren*) sendet der Schallkopf *kontinuierlich* Ultraschallwellen aus. Treffen diese auf eine sich bewegende Grenzfläche, z.B. die Membran eines Blutkörperchens, kommt es zur Reflexion von Wellen. Durch Interferenz (gegenseitige Beeinflussung, hier: Überlagerung) der ein- und ausfallenden Wellen entsteht ein Ton, der durch Verstärkung hörbar wird. In der **Angiologie** (☞ Kapitel 7) dient die Doppler-Sonographie der Beurteilung der Strömungsverhältnisse in Arterien oder Venen.

Noch in der Entwicklungs- bis Einführungsphase befindet sich die **3-D-Sonographie** *(3-D-Ultraschall, dreidimensionaler Ultraschall)*, die z.B. zur Darstellung von Gefäßen oder der Leber (etwa zur Verlaufskontrolle nach chemotherapeutischer Behandlung von Tumoren) angewandt werden

kann. Zurzeit ist diese Methode aufgrund des immer noch hohen technischen Aufwandes für die Routineanwendung nicht geeignet.

Durch Miniaturisierung der Schallköpfe ist mittlerweile eine **intravaskuläre Ultraschallsonographie** *(IVUS)* zur detaillierten Darstellung des Gefäßinneren (z.B. der Herzkranzgefäße) möglich. Auch diese Anwendung ist jedoch noch in der Entwicklung.

Farb-Doppler ☞ 7.4.4

🗗 Pflege bei sonographischen Untersuchungen

Ob besondere Pflegevorschriften zu beachten sind, hängt von dem zu untersuchenden Organ ab:
- Darmgasüberlagerungen erschweren die Beurteilung der Bauchorgane und machen sie in Extremfällen unmöglich. Daher dürfen am Vortag einer geplanten Sonographie des Abdomens keine blähenden Speisen wie z.B. Kohl oder Hülsenfrüchte gegessen werden. Je nach Untersuchungszeitpunkt werden am Vortag oder am Untersuchungstag entblähende Arzneimittel (z.B. Sab simplex®) verabreicht. Zur Untersuchung bleibt der Patient nüchtern (Zeitdauer der Nahrungskarenz nach Anordnung)
- Sonographien werden *vor* Röntgenkontrastdarstellungen eingeplant, da auch das Kontrastmittel Barium, das insbesondere zur Darstellung des Magen-Darm-Trakts verwendet wird, die Darstellung behindert
- Manche Organe lassen sich besser durch Flüssigkeit als „Schallfenster" betrachten. Daher sollen Patienten vor einer Sonographie der Bauchorgane nüchtern bleiben, damit die Gallenblase gefüllt ist. Patienten vor Untersuchungen der Beckenregion (insbesondere der Harnblase und der weiblichen Geschlechtsorgane) sollen reichlich trinken und den Toilettengang aufschieben, damit die Harnblase gefüllt ist
- Bei einer vaginalen Sonographie der Unterbauchorgane muss die Harnblase jedoch leer sein
- Eine besondere Nachsorge ist nicht erforderlich. Viele Patienten sind dankbar, wenn ihnen nach der Untersuchung beim Abwischen des Gels geholfen

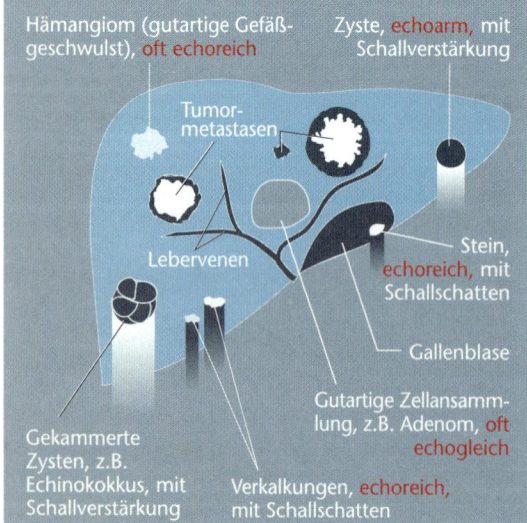

Abb. 1.50: Schematische Darstellung typischer Sonographiebefunde, hier in der Leber (echoarm = schwarz, echogleich = wie Lebergewebe, echoreich = hell). [A400-190]

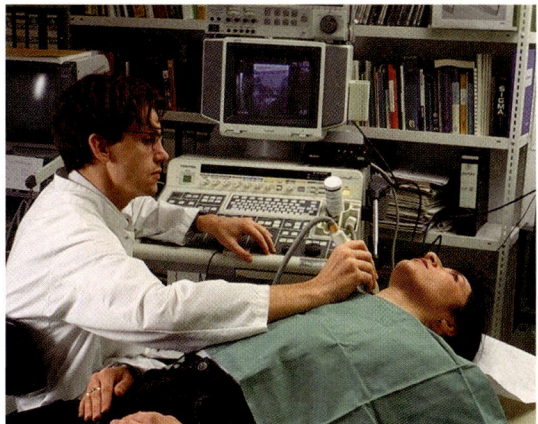

Abb. 1.49: Sonographie der Schilddrüse. [K183]

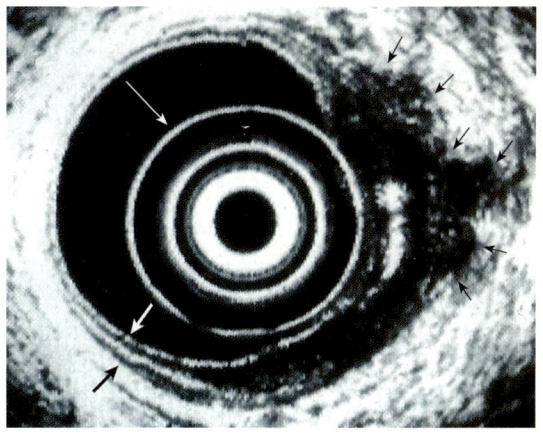

Abb. 1.52: Endosonographisches Bild eines Ösophaguskarzinoms. Der obere weiße Pfeil zeigt auf den wassergefüllten Gummiballon um den Schallkopf im Ösophaguslumen. Zwischen unterem weißen Pfeil und schwarzem Pfeil stellt sich normale Ösophaguswand dar. Die schwarzen Pfeile rechts oben markieren das Karzinom, das unscharf begrenzt und bereits in die Umgebung eingebrochen ist. [E179-168]

wird und sie sich waschen können, um das (meist reichlich aufgetragene) Kontaktgel vollständig zu entfernen.

Endosonographie

Die **Endosonographie** ist eine Kombination von *Sonographie* und *Endoskopie* (☞ 1.7). Dabei führt der Arzt den an einem speziellen Endoskop befestigten Schallkopf (☞ Abb. 1.59) in Körperöffnungen des Patienten ein. Die Endosonographie wird in der Inneren Medizin insbesondere eingesetzt zum Tumorstaging bei Tumoren des Magen-Darm-Traktes sowie bei der chronischen Pankreatitis (Details ☞ 9.4.4).

Transösophageale Echokardiographie ☞ 6.4.5

1.7 **Endoskopische Untersuchungen**

⬚ **Endoskopische Untersuchung:** Direkte Betrachtung von Hohlorganen oder Körperhohlräumen mittels spezieller, röhrenförmiger Instrumente **(Endoskope),** die über optische Systeme mit Beleuchtung verfügen.

Untersuchung	Indikation (Bsp.)	Besonderheiten in der Pflege
Bronchoskopie (☞ 8.4.4)	Bronchialkarzinom	Patienten nach der Untersuchung auf Atembeschwerden und Blutungen aus den Atemwegen beobachten
Mediastinoskopie* (☞ 8.4.4)	Mediastinaltumoren, Hiluslymphknotenveränderungen	Vor der Untersuchung Patienten wie zu einer kleinen Operation vorbereiten. Nach der Untersuchung Patienten mit leicht erhöhtem Oberkörper lagern. Nahrungskarenz über ca. 6 Std. einhalten lassen. Patienten besonders auf Atemnot, Heiserkeit, Nachblutungen und Infektionszeichen beobachten
Gastroskopie/ERCP (☞ 9.4.4 bzw. 10.4.3)	Cholestase, Magengeschwür, -karzinom	Vor der Untersuchung evtl. Entschäumer geben (z.B. Endo-Paractol®). Nach der Untersuchung besonders auf Veränderungen des Abdomens achten (z.B. Spannung)
Rektoskopie (☞ 9.4.4)	Rektumtumoren	Vor der Untersuchung Abführmaßnahmen nach Vorschriften des Hauses durchführen. Nach der Untersuchung auf Blut im Stuhl achten
Koloskopie (☞ 9.4.4)	Kolontumoren	☞ Rektoskopie. Zusätzlich nach der Untersuchung auf Zeichen einer Darmperforation (☞ 9.4.4) achten
Laparoskopie* (Bauchspiegelung ☞ 10.4.6)	Leberprozesse, gynäkologische Erkrankungen	Vorbereitungen wie bei kleinem operativen Eingriff. Nach der Untersuchung Patienten 4 – 6 Std. flach auf dem Rücken lagern, nach Biopsien Punktionsstelle durch Sandsack komprimieren. Für 6 Std. Nahrungskarenz einhalten lassen. Vitalzeichen (auch Temp.) kontrollieren, auf Nachblutungen achten. Bei Bedarf Analgetika nach Arztanordnung verabreichen

Tab. 1.53: Übersicht über besondere Pflegemaßnahmen bei den wichtigsten endoskopischen Untersuchungen in der Inneren Medizin. Die mit * markierten Endoskopien werden meist konsiliarisch vom Chirurgen durchgeführt, die Pflegenden der internistischen Station betreuen den Patienten aber vor und nach dem Eingriff.

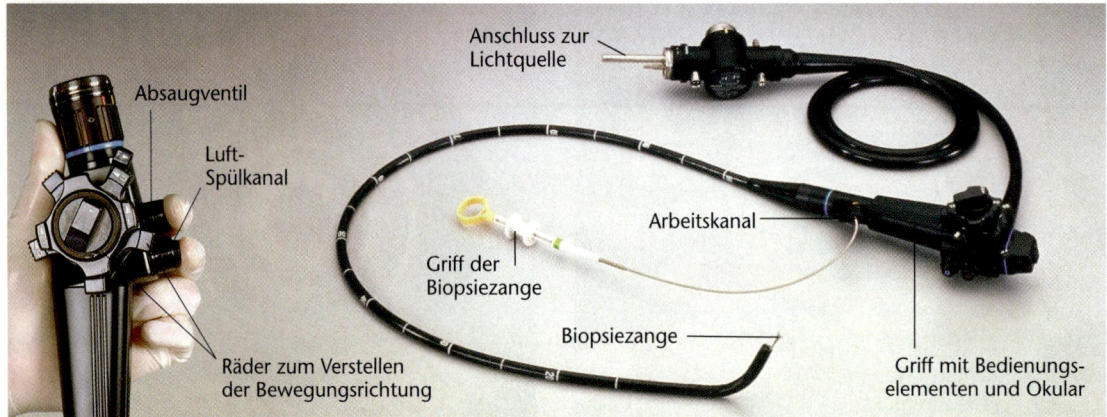

Absaugventil

Luft-
Spülkanal

Räder zum Verstellen
der Bewegungsrichtung

Anschluss zur
Lichtquelle

Arbeitskanal

Griff der
Biopsiezange

Biopsiezange

Griff mit Bedienungs-
elementen und Okular

Abb. 1.54 – 1.55: Modernes Endoskop mit in den Arbeitskanal eingeschobener Biopsiezange. [V218]
Ausschnitt links: Bedienungsteil eines Endoskops. [K183]

Endosonographie ☞ *1.6.6*

Diagnostische **Endoskopien** werden heutzutage in nahezu allen Fachdisziplinen durchgeführt (☞ Tab. 1.53). Bei entsprechenden Befunden können sich therapeutische Eingriffe anschließen, in der Inneren Medizin z.B. die Entfernung kleinerer Dickdarmpolypen (☞ 9.7.7) oder die Schlitzung der Papilla vateri im Duodenum (☞ 10.4.3).

Manche Endoskopien werden im Operationssaal durchgeführt, z.B. die diagnostische Laparoskopie, andere in speziell dafür eingerichteten Funktionsabteilungen, z.B. die Gastro- oder Rektoskopie. Dort wird der Patient während der Untersuchung von speziell dafür ausgebildeten Pflegenden betreut. Die Vorbereitung und Nachsorge des Patienten übernehmen die Pflegenden der Station.

Vorbereitung des Patienten auf Station

- Die Endoskopie ist keine risikofreie Untersuchung. Insbesondere drohen Blutungen (vor allem nach Entnahme von Gewebeproben), Infektionen oder Perforationen. Grundsätzlich ist die Gefahr von Komplikationen bei diagnostischen Endoskopien geringer als bei therapeutischen Eingriffen. Daher muss der Patient vor der Untersuchung vom Arzt aufgeklärt werden. Aufklärungsmaterial und Formulare zur Einverständniserklärung bereithalten
- Heutzutage wird praktisch bei jeder Endoskopie eine Gewebeprobe (Biopsie) entnommen. Deshalb vorher Gerinnungsstatus überprüfen (Quick, PTZ, PTT, Thrombozytenzahl), evtl. Blutgruppe bestimmen und Erythrozytenkonzentrate kreuzen (lassen)

Endoskopiewerkzeuge

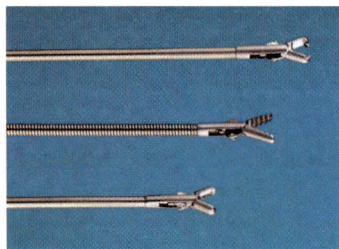

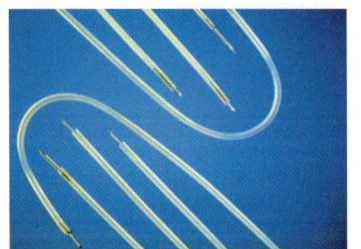

Abb. 1.56 (links oben): Biopsiezangen zur Entnahme von Gewebeproben. [V221]

Abb. 1.57 (rechts oben): Zytologiebürsten zur Entnahme von oberflächlichem Zellmaterial, z.B. Bronchialepithel. [V218]

Abb. 1.58 (links unten): Injektionsnadeln zur Injektion von blutstillender Flüssigkeit, z.B. bei blutendem Magengeschwür. [V217]

Abb. 1.59 (rechts unten): Schallkopf für endoskopische Ultraschalluntersuchungen. Unter Ultraschallkontrolle kann z.B. die Tiefenausdehnung eines verdächtigen Gewebebezirks bestimmt und eine entsprechende Gewebeprobe mit der Biopsiezange entnommen werden. [V175]

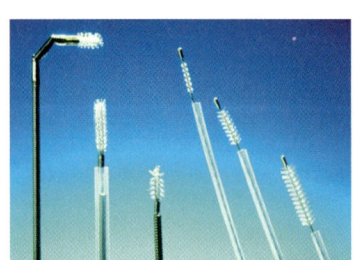

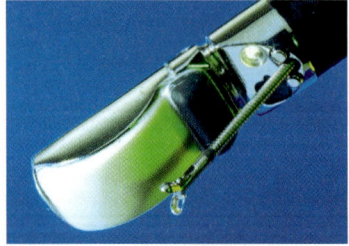

- Vor einer Laparoskopie und allen therapeutischen Eingriffen venösen Zugang legen (lassen)
- Prämedikation je nach Anordnung verabreichen (vor allem bei Endoskopien in Kurznarkose)
- Patienten zur Untersuchung nüchtern lassen. Kurz vor der Untersuchung Patienten bitten, die Toilette aufzusuchen und (herausnehmbare) Zahnprothesen zu entfernen
- Weitere Vorbereitungen je nach Art der Untersuchung und Arztanordnung durchführen, z.B. Abführen vor endoskopischen Darmuntersuchungen und Hautrasur vor perkutanen Endoskopien (Laparoskopie, Mediastinoskopie).

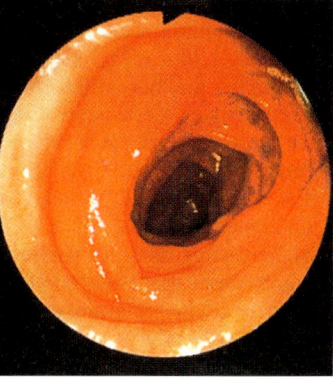

Abb. 1.60: Endoskopisches Bild eines normalen Jejunumabschnittes (Jejunum = oberer Dünndarm) mit den typischen ringförmigen Falten. [E119]

Nachsorge auf Station

- Patienten in Empfang nehmen, sich dabei bei den Pflegenden der Endoskopieabteilung nach dem Untersuchungsverlauf bzw. den therapeutischen Maßnahmen und beim Patienten nach seinem Befinden erkundigen
- Patienten Bettruhe nach Arztanordnung einhalten lassen
- Vitalzeichen und Allgemeinbefinden (Schmerzen, Übelkeit) überwachen. Nach Endoskopien des Magen-Darm-Traktes besonders auf Veränderungen des Abdomens wie z.B. zunehmende Spannung der Bauchdecke oder anale Blutungen achten (☞ auch Tab. 1.53)
- Ggf. Punktionsstelle (Verband) auf Nachblutungen oder Entzündungszeichen kontrollieren
- Nach Narkose (z.B. bei Laparoskopie) und/oder Anästhesie des Rachenraumes zur Aspirationsprophylaxe (☞ auch 8.15) darauf achten, dass der Patient für mehrere Stunden nichts isst oder trinkt (Dauer nach Arztanordnung).

1.8 Punktionen und Biopsien

> 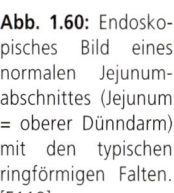 **Punktion:** Einstechen mit spezieller Nadel in Gefäße, Körperhohlräume oder Organe, um normale oder krankhafte Körperflüssigkeiten oder Gewebe zu entnehmen (z.B. Schilddrüsenpunktion oder venöse Blutentnahme).
> **Biopsie:** Entnahme einer Gewebeprobe am lebenden Patienten. Dabei können aus dem Gewebeverband herausgelöste *Zellen* (z.B. *Aspirationsbiopsie*) oder *Gewebestücke* entnommen werden (z.B. Magen- oder Darmbiopsien bei Endoskopien).

Viele Punktionen dienen (gleichzeitig) auch therapeutischen Zwecken, z.B. der Entlastung von einem Pleuraerguss (☞ 8.11.2) oder Aszites (☞ 10.3.2), der Spülung von Körperhöhlen oder dem Einbringen von Arzneimitteln.

Komplikationen

Bei jeder Punktion oder Biopsie können Komplikationen auftreten, wobei oberflächliche Eingriffe grundsätzlich mit weniger Gefahren behaftet sind als tiefer reichende Punktionen und Biopsien wie die Nieren- oder Leberbiopsie. Solche Eingriffe erfolgen heute unter endoskopischer, röntgenologischer oder sonographischer Kontrolle, um Organverletzungen zu vermeiden.

Die pflegerischen Anforderungen sind sehr verschieden und werden in den entsprechenden Kapiteln abgehandelt.

Lumbalpunktion

> 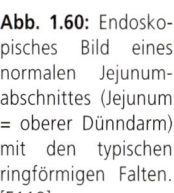 **Lumbalpunktion** (kurz *LP*): Punktion des liquorhaltigen Duralsackes im Lendenwirbelsäulenbereich mit einer langen Hohlnadel zu diagnostischen und/oder therapeutischen Zwecken.

Die **Lumbalpunktion** ist die häufigste Methode der Liquorgewinnung. Lumbalpunktionen werden nicht nur auf neurologischen, sondern auch auf internistischen Stationen durchgeführt, insbesondere bei Verdacht auf entzündliche Erkrankungen des Gehirns bzw. seiner Hüllen (☞ 17.13.1, 17.13.2) oder bei einigen bösartigen Erkrankungen (z.B. Leukämie ☞ 13.7.1). Bei der Lumbalpunktion können auch Arzneimittel zu diagnostischen oder therapeutischen Zwecken in den Liquorraum eingebracht werden, etwa Kontrastmittel, Antibiotika oder Zytostatika.

Bei einem erhöhten Hirndruck darf die Lumbalpunktion nicht durchgeführt werden, da das Gehirn dann infolge der Druckentlastung im Lumbalbereich nach unten in Richtung Wirbelkanal „rutschen" würde und lebenswichtige Zentren im großen Hinterhauptloch eingeklemmt würden.

Vorbereitung

- Benötigtes Material bereitstellen: Alles zur Hände- und Hautdesinfektion sowie zur Lokalanästhesie, eventuell Utensilien zur Hautrasur. Mehrere Lumbalpunktionskanülen verschiedenen Kalibers (☞ Abb. 1.70 – 1.71), sterile Handschuhe, sterile Unterlage, drei beschriftete (sterile) Laborröhrchen, sterile Tupfer, Verbandsmaterial. Evtl. ein graduiertes Steigrohr nach Queckenstedt mit Ansatz für die Liquordruckmessung. Alles für einen Eiweißschnelltest (z.B. Reagenzglas und *Pandy-Reagenz)* und einen Blutzucker-Stix (☞ 12.7.4)

- Sicherstellen, dass der Patient vom Arzt aufgeklärt wurde und – von Haus zu Haus verschieden – eine Einverständniserklärung unterschrieben hat. Zu einer guten Aufklärung gehört auch, dass der Patient auf den Schmerz vorbereitet wird, der mit einer evtl. Berührung einer Nervenwurzel verbunden ist (die Nervenwurzel nimmt aber hierdurch keinen Schaden)
- Auf Ängste des Patienten eingehen: Die Angst vieler Patienten vor einer Rückenmarksverletzung durch die Lumbalpunktion ist bei fachgerechter Durchführung unbegründet, da das Rückenmark beim Erwachsenen bereits auf Höhe des zweiten Lendenwirbelkörpers endet. Evtl. noch einmal die einzelnen Schritte der Punktion durchgehen und dabei besonders betonen, wie der Patient während der Punktion mithelfen kann (Rücken so weit wie möglich krümmen, stillhalten)
- Patienten bitten, noch einmal die Blase zu entleeren

- Evtl. Prämedikation nach Anordnung verabreichen (nur selten erforderlich)
- Kurz vor der Punktion BZ-Stix durchführen (an manchen Häusern ist eine venöse Blutentnahme mit Blutzuckerbestimmung im Labor üblich), da der Glukosespiegel im Liquor blutzuckerabhängig ist
- Patienten über die geeignete Kleidung informieren: Möglichst Oberkörper frei machen oder ein hinten offenes Untersuchungshemd anziehen lassen. Die Unterhose kann der Patient anbehalten, er sollte aber auf evtl. Verunreinigungen durch das Desinfektionsmittel hingewiesen werden

Durchführung

- Die Lumbalpunktion erfolgt am liegenden oder sitzenden Patienten, wobei die Lendenwirbelsäule maximal gebeugt sein soll, damit die Dornfortsätze auseinanderweichen. Bei Punktion im Sitzen sitzt der Patient am seitlichen Rand der Untersuchungsliege (möglichst weit zu der dem Arzt gegenüberliegenden Seite), stellt die Füße auf einen Hocker, beugt Kopf und Schultern möglichst weit nach vorn und macht einen Rundrücken („Katzenbuckel"). Zur Unterstützung dieser Lage umfasst er außerdem seine Knie mit den Armen. Der liegende Patient liegt in der Regel auf der Seite, mit dem Rücken nahe dem seitlichen Rand der Untersuchungsliege, an dem sich der Arzt befindet, und macht einen

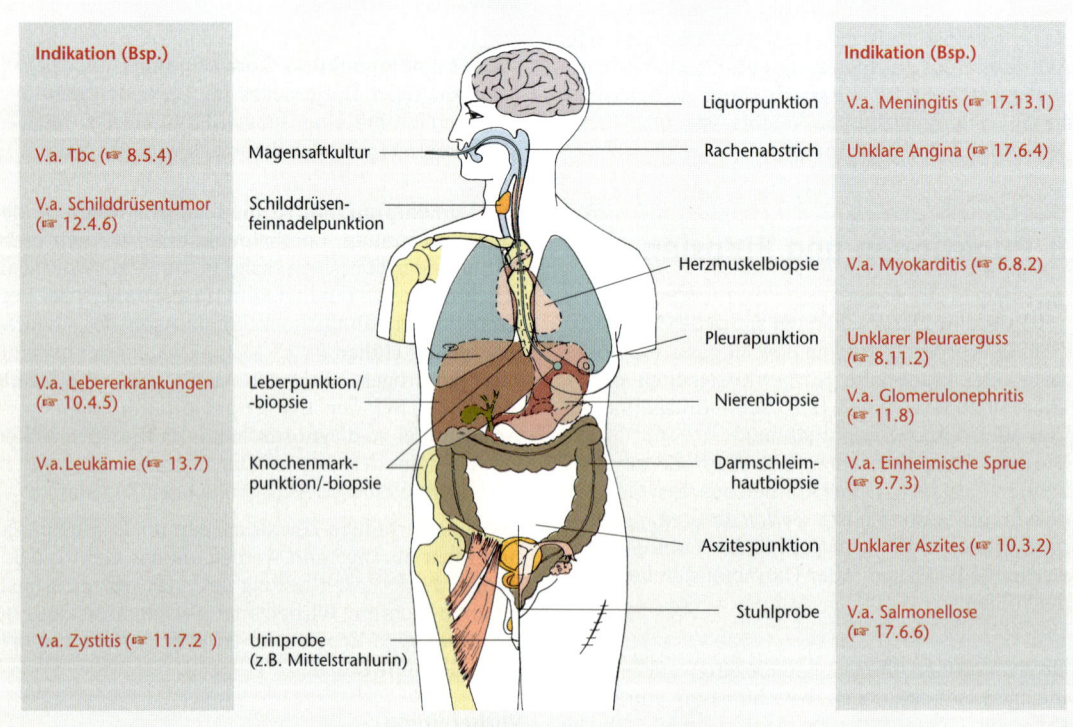

Indikation (Bsp.)			Indikation (Bsp.)
	Liquorpunktion		V.a. Meningitis (☞ 17.13.1)
V.a. Tbc (☞ 8.5.4)	Magensaftkultur	Rachenabstrich	Unklare Angina (☞ 17.6.4)
V.a. Schilddrüsentumor (☞ 12.4.6)	Schilddrüsen- feinnadelpunktion		
		Herzmuskelbiopsie	V.a. Myokarditis (☞ 6.8.2)
		Pleurapunktion	Unklarer Pleuraerguss (☞ 8.11.2)
V.a. Lebererkrankungen (☞ 10.4.5)	Leberpunktion/ -biopsie	Nierenbiopsie	V.a. Glomerulonephritis (☞ 11.8)
V.a. Leukämie (☞ 13.7)	Knochenmark- punktion/-biopsie	Darmschleim- hautbiopsie	V.a. Einheimische Sprue (☞ 9.7.3)
		Aszitespunktion	Unklarer Aszites (☞ 10.3.2)
		Stuhlprobe	V.a. Salmonellose (☞ 17.6.6)
V.a. Zystitis (☞ 11.7.2)	Urinprobe (z.B. Mittelstrahlurin)		

Abb. 1.61: Die häufigsten Punktionen, Biopsien und Abstriche in der Inneren Medizin. Weitere Punktionen und Biopsien sind im Rahmen endoskopischer Untersuchungen (☞ 1.7) möglich. [A400-215]

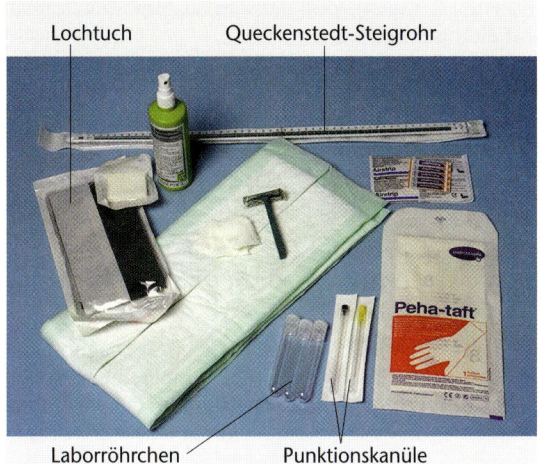

Abb. 1.63: Lumbalpunktionsset. Soll ein Eiweißschnelltest durchgeführt werden, müssen noch Reagenzglas oder Blockschälchen und die Reagentien hinzugefügt werden. [K183]

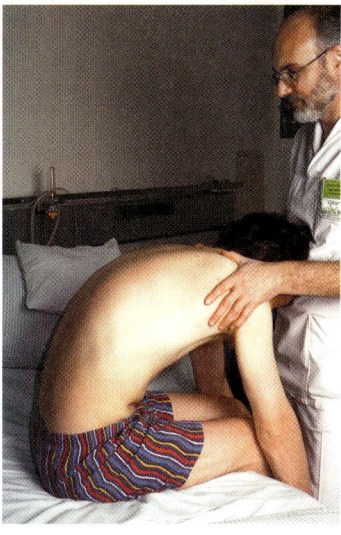

Abb. 1.64: Lagerung eines Erwachsenen für eine Lumbalpunktion im Sitzen. Die Pflegekraft unterstützt die Krümmung der Wirbelsäule durch Halten des Patienten in Kniekehle und Nacken. Zur Stabilisierung kann der Patient außerdem seine Knie mit den Armen umfassen. [K183]

Rundrücken, indem er seinen Kopf und die Schultern nach vorn neigt, die Knie anzieht und sie eventuell mit seinen Armen umfasst

• Nach Hautdesinfektion und ggf. Lokalanästhesie sticht der Arzt die Lumbalpunktionsnadel zwischen dem 3. und 4. (alternativ 4. und 5.) LWS-Dornfortsatz ein und schiebt sie vor, bis Liquor fließt. Währenddessen weicht die Pflegekraft nicht von der Seite des Patienten, unterstützt seine korrekte Position und verhindert Abwehrbewegungen. Viele Patienten tolerieren die Punktion besser, wenn sie vor jedem Schritt „vorgewarnt" werden (z.B. vor der Desinfektion „jetzt wird es kalt" sagen). Besonders hilfreich ist es, dem Patienten zu sagen, wenn der Liquor fließt und nun „das Schlimmste" bereits überstanden sei, es aber noch ein paar Minuten

dauern werde, da der Liquor nur langsam heraustropfe

• Bei Verdacht auf einen erhöhten Liquordruck oder eine behinderte Liquorzirkulation (etwa bei einem Rückenmarkstumor) wird im Liegen ein Steigrohr zur Liquordruckmessung angesetzt. Erfolgt bei Kompression der V. jugularis oder Bauchpresse des Patienten *kein* Anstieg des spinalen Druckes, besteht der Verdacht auf ein Hindernis (**Queckenstedt-Versuch**)

• Dann wird die benötigte Liquormenge aufgefangen, die Punktionsnadel entfernt und ein steriler Verband angelegt

• Direkt nach der Untersuchung wird der Eiweißschnelltest durchgeführt (evtl. eine zweite Pflegekraft hinzubitten): Man gibt 1 ml *Pandy-Reagenz* in ein Schälchen oder Reagenzglas und fügt einige Tropfen Liquor hinzu. Bei krankhaft hohem Eiweißgehalt des Liquors trübt sich die Mischung, oder es fallen sogar Bestandteile aus. Die Beurteilung erfolgt vor dunklem Hintergrund.

	Normal-befund	Pathologischer Befund
Inspektion	Klar	Trübe, eitrig, blutig
Zellen	Bis 4/mm^3 = 4/ml	Erhöhte Zellzahl bei Entzündungen, Tumorzellen
Eiweiß-gehalt	0,2 – 0,4 g/l	Erhöht bei Hindernis im Rückenmarkskanal (z.B. Tumor)
Glukose-gehalt	Ca. 60 % des Blutzuckers	Erniedrigt bei bakteriellen und tuberkulösen Entzündungen
Kultur	Kein Bakterienwachstum	Bakterienwachstum bei bakterieller Meningitis
Sonstiges	Kein Antikörpernachweis	Antikörpernachweis z.B. gegen Bakterien, Immunglobuline vermehrt

Tab. 1.62: Überblick über den Normalbefund und mögliche pathologische Befunde (Auswahl) bei der Liquoruntersuchung. Der normale Liquordruck beträgt 5 – 20 cm H$_2$0 (bzw. 0,5 – 2,0 Kilopascal).

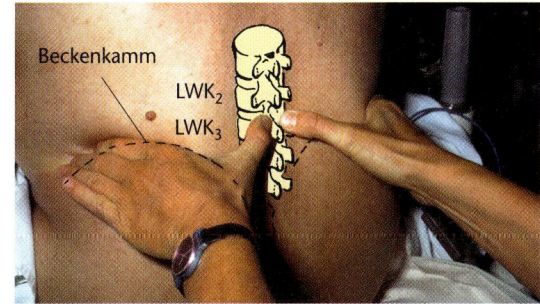

Beckenkamm

LWK$_2$

LWK$_3$

Abb. 1.65: Ertasten der Einstichstelle für die Lumbalpunktion bei einem sitzenden Patienten. Der Einstich auf Höhe LWK 3/LWK 4 ist ungefährlich, weil das Rückenmark beim Erwachsenen bereits auf Höhe des zweiten Lendenwirbels endet. [D200]

Nachsorge
- Patienten nach seinem Befinden fragen, Vitalzeichen kontrollieren (eine einmalige Kontrolle reicht in der Regel aus)
- Patienten in den Folgestunden und Folgetagen aufmerksam beobachten (Kopfschmerzen? Sensibilitätsstörungen?) und Auffälligkeiten dem Arzt mitteilen
- Material entsorgen; Liquor rasch ins Labor transportieren (lassen)
- Patienten zu reichlichem Trinken animieren (ca. 1 l in den ersten 1 – 2 Std. nach der Punktion), da dies erfahrungsgemäß dem *postpunktionellen Kopfschmerz* (☞ unten) vorbeugt.

Risiken einer Lumbalpunktion
Ungefähr ein Drittel der Patienten bekommt nach der Punktion Kopfschmerzen, deren Ursache noch unklar ist. Manchen wird auch übel. Der Nutzen einer 24-stündigen strengen Bettruhe nach der Punktion (davon die ersten zwei Stunden in Bauchlage) ist bei einer einfachen Punktion ohne Einbringen von Arzneimitteln umstritten (hausinterne Regelung und Arztanordnung beachten). Bei starken Kopfschmerzen ist oft die Schmerzmittelgabe in einer Infusion sinnvoll, da hierdurch gleichzeitig die Flüssigkeitszufuhr gesteigert wird. Ernste Komplikationen, z.B. Lähmungen oder eine durch die Punktion verursachte Hirnhautentzündung (zeigt sich meist erst nach 1 – 2 Tagen), sind bei sorgfältigem und sterilem Arbeiten sehr selten.

1.9 Diagnoseklassifikationen und Diagnoseschlüssel

> **Diagnoseschlüssel:** Klassifikations-(= Einordnungs-)System für Krankheiten.

In den letzten Jahrzehnten wurden die Diagnosemethoden und Therapieverfahren immer mehr verfeinert. Durch die zunehmende Mobilität der Menschen werden zunehmend Krankenakten aus weit entfernten Orten angefordert. Ärzte möchten auf internationalen Kongressen die verschiedenen Therapiemethoden miteinander vergleichen. Auch die Risikoabschätzung bestimmter Technologien für die Bevölkerung erfordert zuverlässige und einheitliche Diagnosestatistiken. Um diesen gesteigerten Kommunikationsbedürfnissen zu genügen, aber auch zur Leistungserfassung im Bereich der Krankenhäuser im Rahmen der Gesundheitsstrukturgesetze, wurden nationale und internationale Diagnoseschlüssel geschaffen. Die wichtigsten sind der **ICD-Schlüssel** und das **TNM-System** (☞ 14.4.6). Für medizinische Eingriffe, insbesondere Operationen, existieren wei-

---

Lumbalpunktion [D200]

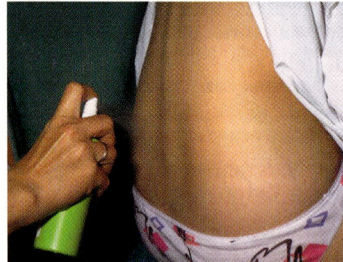

Abb. 1.66: Desinfektion der Punktionsstelle.

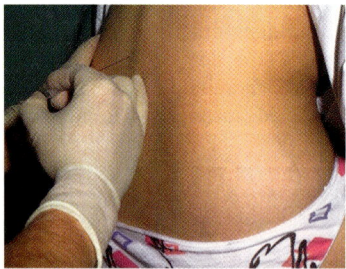

Abb. 1.67: Einstechen der Spinalnadel mit innenliegendem Mandrin.

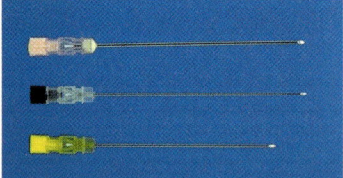

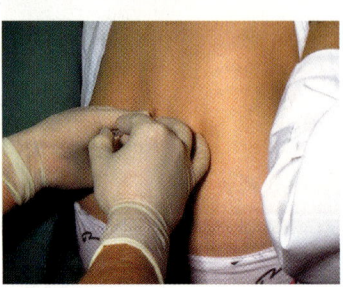

Abb. 1.68: Vorschieben der Nadel in den Spinalraum.

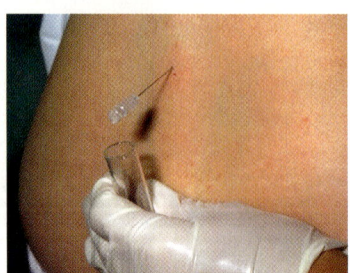

Abb. 1.69: Abtropfen des Liquors in das Laborröhrchen.

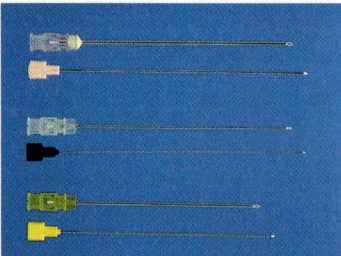

Abb. 1.70 – 1.71: Spinalnadeln zur Lumbalpunktion mit innenliegendem Mandrin (oben) und mit herausgezogenem Mandrin (unten). Die Nadeln haben einen Durchmesser von 0,7 – 0,9 mm (20 – 22 G) und eine Länge von 6 – 8 cm. [D200]

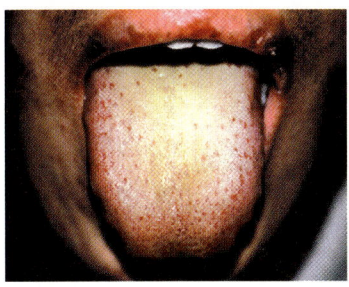

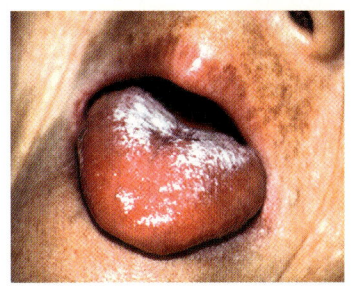

Abb. 1.72: Zungendiagnose in der Traditionellen Chinesischen Medizin. Links eine geschwollene Zunge mit Zahnabdrücken und weiß-gelblichem Belag, rechts eine rote Zunge mit „quarkigem Belag". Die linke Zunge deutet auf eine Feuchtigkeitsretention hin, die rechte Zunge auf einen Nahrungsstau und eine Retention von Feuchtigkeit. Nach westlichen Vorstellungen gibt die Zunge links u.a. Hinweise auf eine Dysurie, aber auch auf arthrotische Beschwerden, die Zunge rechts auf Magenprobleme. [O130]

tere Schlüssel, z.B. **ICPM-GE** (= international classification of procedures in medicine, genon edition).

ICD-Diagnosestatistik

Die Internationale Klassifikation der Krankheiten (engl. International Classification of Diseases, Injuries and Causes of Death, kurz **ICD**) ist seit 1968 für die Bundesrepublik Deutschland verbindliches Schlüsselverzeichnis der Krankheiten, Verletzungen und Todesursachen. Sie wird regelmäßig von der Weltgesundheitsorganisation (WHO) überarbeitet.

Seit dem 01.01.2000 muss trotz zahlreicher Proteste die zehnte Version (ICD 10) verwendet werden. In den Krankenhäusern kodieren die Ärzte die Haupt- und Nebendiagnosen eines Patienten mit Hilfe eines ICD-basierten Schlüssels. Hierzu liegen auf den Stationen in der Regel entsprechende Verzeichnisse aus. Die Diagnoseschlüssel bestehen aus bis zu sechs Zahlen und Buchstaben. Beispiele sind:

• Akuter transmuraler Vorderwandinfarkt: I21.0
• Renovaskuläre Hypertonie: I15.0
• Vitamin-B_{12}-Mangelanämie durch Mangel an intrinsic factor: D51.0.

1.10 Alternative diagnostische Verfahren

> Die angewandten Diagnoseverfahren sind immer abhängig von der Krankheitsauffassung und den Heilmethoden, die der Untersucher (und der Patient) einzusetzen gedenkt.

Die bisher aufgeführten Diagnoseprinzipien beruhen auf den Grundlagen der **Schulmedizin.** In der **naturheilkundlichen Diagnostik** stehen oft diagnostische Methoden im Vordergrund, die eine Störung des Gleichgewichts verschiedener Kräfte im Patienten selbst oder zwischen Patient und Umwelt nachweisen sollen. Häufig wird dieses Ungleichgewicht durch sehr sorgfältige Anamneseerhebungen diagnostiziert, so etwa in der Homöopathie und der Traditionellen Chinesischen Medizin. Hinzu treten Diagnoseverfahren, bei welchen der Untersucher die Störungen durch direkte körperliche Wahrnehmung feststellt (z.B. „Iris-" oder „Zungendiagnostik"). Es werden aber auch technische Untersuchungen zu Hilfe genommen.

Wiederholungsfragen

1. Welche Aufgaben übernehmen die Pflegenden im ärztlichen Diagnoseprozess? (☞ 1.1.1)

2. Welche Erwartungen haben Pflegende an die Nutzung von Pflegediagnosen? (☞ 1.1.2)

3. Welche Grundregeln sind zu beachten, um aussagekräftige Labordaten zu erhalten? (☞ 1.5)

4. Wie wird die kapillare Blutentnahme durchgeführt? (☞ 1.5.1)

5. Wie wird die venöse Blutabnahme vorbereitet? (☞ 1.5.1)

6. Wie soll die Haut für welche Maßnahmen desinfiziert werden? (☞ 1.5.1)

7. Was gehört im Rahmen von Röntgenaufnahmen bei schwer kranken Patienten zu den Aufgaben der Pflegenden? (☞ 1.6.1)

8. Welche Maßnahmen gehören zur Pflege bei Kontrastmitteluntersuchungen? (☞ 1.6.2)

9. Wie wird der Patient für nuklearmedizinische Untersuchungen vorbereitet? (☞ 1.6.5)

10. Wie sieht die Vorbereitung für endoskopische Untersuchungen aus? (☞ 1.7)

11. Was gehört zur pflegerischen Nachsorge der Lumbalpunktion? (☞ 1.8)

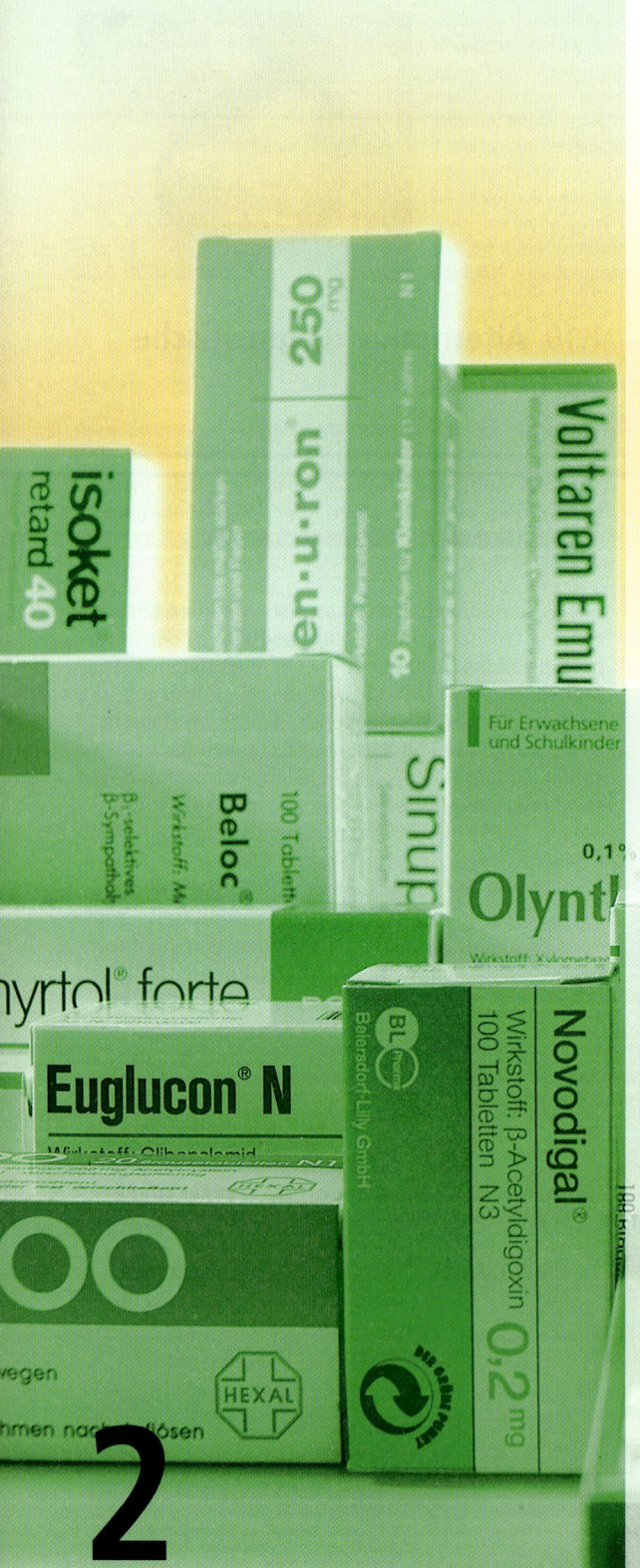

Heilmethoden und Aufgaben der Pflegenden bei der Therapie in der Inneren Medizin

2

2.1 Therapeutische Strategien

> ⊡ **Therapie** (griech. *therapeia* = Dienst, Pflege, Heilung): Krankenbehandlung und -heilung.
>
> An einer erfolgreichen Therapie wirken – von Bagatellfällen abgesehen – immer mehrere medizinische Berufe mit. Die ärztliche Behandlung ist also nur ein Teilaspekt der Therapie. Massagen, bewegungstherapeutische Übungen und eine umfassende Pflege des Kranken, die sowohl die körperlichen Belange des Patienten als auch seine psychischen Bedürfnisse nach menschlicher Wärme und Sicherheit erfüllt, sind für eine erfolgreiche Behandlung unverzichtbar.

Indikation und Kontraindikation

Hat der Arzt eine Diagnose oder zumindest Verdachtsdiagnose gestellt, überlegt er als Nächstes, ob eine **Therapie** notwendig und Erfolg versprechend ist. In diese Überlegungen fließen neben dem Wissen über Art, Schwere, Verlauf und die drohenden Komplikationen der Erkrankung auch Alter, Vorerkrankungen und Wünsche des Patienten mit ein.

Beispielsweise wird der Arzt bei einem jungen Erwachsenen mit mutmaßlich infektiöser Gastroenteritis, ohne Hinweis auf Komplikationen unter oralem Flüssigkeitsersatz, von einer Arzneimittelgabe oder einer Krankenhauseinweisung zunächst absehen. Einen alten Menschen mit vorbestehender Herz- und Nierenerkrankung wird er jedoch stationär aufnehmen, die Flüssigkeitsverluste intravenös ersetzen und einen Erregernachweis anstreben, da dieser Kranke auch durch eine vergleichsweise milde Gastroenteritis erheblich gefährdet wird. Umgekehrt stellt ein erhöhter Cholesterinspiegel bei einem älteren Menschen mit einer anderen Erkrankung, die bald zum Tode führen wird, keinen Behandlungsgrund dar, weil der Patient die Komplikationen des erhöhten Cholesterinspiegels nicht mehr erleben wird. Dagegen muss ein (deutlich) erhöhter Cholesterinspiegel bei einem ansonsten gesunden Dreißigjährigen gesenkt werden, da das Risiko hoch ist, bereits in jungen Jahren schwere Komplikationen wie z.B. einen Schlaganfall zu erleiden.

Indikation

Diese Überlegungen führen zur **Indikationsstellung.** Eine **Indikation** *(Heilanzeige)* ist dann gegeben, wenn eine bestimmte diagnostische oder therapeutische Maßnahme notwendig erscheint.

Eine **absolute Indikation** liegt vor, wenn die Behandlung zwingend erforderlich ist (z.B. antibiotische Behandlung bei Sepsis). Ein Sonderfall der absoluten Indikation ist die **vitale Indikation,** bei der das Leben des Patienten gefährdet ist. Hier *muss* auch ohne Einwilligung des Patienten (etwa bei Bewusstlosigkeit) und ggf. sogar gegen seinen Willen, etwa bei Selbstmordgefahr, therapiert werden (☞ unten).

Eine **relative Behandlungsindikation** ist gegeben, wenn nur eine bedingte Gefährdung des Patienten besteht oder ein Heilverfahren nur bedingt – etwa nur in der Hälfte aller Fälle – Erfolg verspricht. Dann werden die Nebenwirkungen der jeweiligen Therapie und evtl. weitere Therapieformen sorgfältig abgewogen.

Kontraindikation

Liegen **Kontraindikationen** *(Gegenanzeigen)* vor, darf die Behandlung nur mit besonderer Vorsicht **(relative Kontraindikation)** oder gar nicht **(absolute Kontraindikation)** angewandt werden.

> Parallel zur ärztlichen Therapieplanung mit der Frage nach Indikation und Kontraindikation ärztlicher oder ärztlich angeordneter therapeutischer Maßnahmen planen die Pflegenden nach dem Stellen der Pflegediagnose geeignete Pflegemaßnahmen. So ergänzen sich ärztliche Therapie und Pflege im Interesse einer umfassenden Behandlung des Patienten.

Begriffsbestimmungen

Einige Begriffe tauchen immer wieder auf, wenn von Therapien die Rede ist. Die Kenntnis folgender Begriffsbestimmungen ist für Pflegende unabdingbar:

- Eine **kurative Therapie** hat die Heilung des Patienten zum Ziel. Viele Krankheiten sind jedoch auch heute nicht befriedigend in ihrem Verlauf zu beeinflussen. Dann soll eine **palliative Therapie** die Beschwerden des Patienten lindern, seine *Lebensqualität* verbessern und die ihm verbleibende *Lebenszeit* verlängern
- Richtet sich eine Behandlung gegen die Krankheitsursache, wird sie als **kausale Therapie** bezeichnet, etwa eine Antibiotikabehandlung bei streptokokkenbedingter Angina tonsillaris. **Symptomatische Therapien** bekämpfen dagegen lediglich die Krankheitszeichen *(Symptome)*. So wirken beispielsweise Schmerztabletten symptomatisch gegen die Hals- und Kopfschmerzen, die mit der Angina tonsillaris einhergehen
- Je nachdem, wie weit die körperliche Unversehrtheit des Patienten erhalten bleibt, spricht man von einer **nichtinvasiven** *(konservativen)* oder **invasiven Therapie**
- **Spezifische Maßnahmen** sind speziell auf die vorliegende Erkrankung zugeschnitten, z.B. die Gabe eines Antibiotikums, das gezielt gegen einen bestimmten Erreger wirksam ist. **Allgemeinmaßnahmen** schaffen günstige Bedingungen für die Heilung und stärken den Organismus und seine Abwehrkräfte. Wichtige Allgemeinmaßnahmen in der Pflege sind beispielsweise das Überwachen der verordneten Bettruhe, Vermeiden von Lärm, psychische Begleitung des Patienten und Schaffen einer freundlichen Atmosphäre. Einige Maßnahmen können beiden Rubriken zugeordnet werden, z.B. die Prophylaxen oder diätetische Maßnahmen.

Rechtliche Grundlagen einer Behandlung

Diagnoseaufklärung ☞ *1.1.1*

> Die Entscheidungsbefugnis über die Behandlung liegt grundsätzlich beim Patienten und nicht beim Arzt.

In Gesellschaften, in denen der Grundsatz der *Selbstbestimmung* des Menschen allgemein akzeptiert wird, darf der Arzt und dürfen Pflegende einen Patienten nur bei dessen Einwilligung behandeln und pflegen. Aufgabe des Arztes und der Pflegenden ist es, den Patienten zu beraten und ihm eine Entscheidung zu ermöglichen, indem sie ihm alle notwendigen Informationen zur Verfügung stellen.

Die **Behandlungsaufklärung** umfasst mehrere Komponenten. Zum einen klärt der Arzt den Patienten über Art, Wirkung und Risiken der vorgesehenen Behandlung auf. Dieser Teil der Behandlungsaufklärung wird meist als **Risikoaufklärung**, *Selbstbestimmungsaufklärung* oder *Eingriffsaufklärung* bezeichnet. Eine **Sicherungsaufklärung** ist z.B. notwendig, wenn ein Arzneimittel die Fahrtüchtigkeit des Kranken beeinflusst oder wenn ein Behandlungserfolg bestimmte Verhaltensweisen seitens des Patienten erfordert.

Die Aufklärung des Patienten ist besonders wichtig und umfangreich, wenn für eine Erkrankung mehrere Behandlungsmöglichkeiten zur Verfügung stehen. So kann bei einem frischen, ausgedehnten Herzinfarkt sowohl eine Fibrinolysetherapie als auch eine PTCA *(percutaneous transluminal coronary angioplasty)* zur Wiedereröffnung des verschlossenen Herzkranzgefäßes in Betracht kommen. Der Patient wird dann über die möglichen Nebenwirkungen, die Behandlungsdauer und die Einschränkungen informiert, welche die jeweilige Therapie von ihm erfordert.

Nur in folgenden Ausnahmefällen wird ohne Einwilligung des Patienten behandelt:

- Bei *Selbst-* oder *Fremdgefährdung*, etwa wenn ein psychisch Kranker droht, sich und/oder andere umzubringen
- Bei *Bewusstlosigkeit* in Akutsituationen (sog. Geschäftsführung ohne Auftrag, § 680 Bürgerliches Gesetzbuch), etwa wenn ein Bewusstloser dringend wiederbelebt werden muss. Dann wird dem Bewusstlosen als „mutmaßlicher Wille" der Wunsch zu überleben unterstellt. Dies gilt auch für Patienten nach Suizidversuchen *(Selbsttötungsversuche)*
- Bei *Kindern* (älteren Kindern ist jedoch ein angemessenes Mitspracherecht einzuräumen). Generell muss bei Kindern die Einwilligung der Sorgeberechtigten, also in der Regel der Eltern, eingeholt werden. Verweigern diese die Zustimmung zur Behandlung und kann eine Entscheidung des Vormundschaftsgerichts aufgrund der Dringlichkeit der

Situation nicht abgewartet werden, darf der Arzt die Behandlung vornehmen

- Bei älteren oder psychisch kranken Menschen in *rechtlicher Betreuung*, also bei Personen, die als unfähig gelten, wohl überlegte Entscheidungen zu treffen. Vergleichbar der Situation bei Kindern ist dann der Betreuer des Kranken zustimmungspflichtig.

Sonderfall: Therapiestudien

Sonderfall einer Therapie ist die Behandlung im Rahmen von **Therapiestudien** zur Arzneimittelzulassung (jedes Arzneimittel muss verschiedene Testphasen durchlaufen, bevor es in den Handel kommt) oder wissenschaftlichen Kontrollstudien zur kritischen Überprüfung von Therapieverfahren. Dabei soll festgestellt werden, ob ein neues Behandlungsverfahren wirksam bzw. wirksamer als die bisher etablierten Therapieverfahren ist. Das zu erprobende Arzneimittel wird meist mit einem **Placebo** (*Scheinmedikament* ☞ 2.2.1) oder einer Standardtherapie verglichen. Der Patient muss zuvor nach umfassender Aufklärung seine schriftliche Zustimmung zu der Behandlung gegeben haben. Die Durchführung einer Therapiestudie erfordert von den beteiligten Pflegenden und Ärzten eine sorgfältige Krankenbeobachtung und hohes ethisches Verantwortungsgefühl.

2.2 Arzneimitteltherapie

Die **Arzneimitteltherapie** *(Pharmakotherapie)* ist in der Inneren Medizin von zentraler Bedeutung. Tierische, menschliche, halbsynthetische und synthetische Substanzen werden verwendet, um daraus über 100 000 (in Deutschland zugelassene) Wirkstoffzubereitungen zu produzieren.

2.2.1 Arzneimittelgesetz und Definition eines Arzneimittels

> ⚄ **Arzneimittelgesetz** (*Gesetz über den Verkehr mit Arzneimitteln*, kurz *AMG*): Gesetz, das den Umgang mit Arzneimitteln regelt. Das Arzneimittelgesetz soll sicherstellen, dass nur qualitativ hochwertige und wirksame Arzneimittel in den Handel gelangen und dient dadurch dem Verbraucherschutz. Es enthält Vorschriften für die Herstellung, Zulassung, Kontrolle, Verschreibung und Abgabe von Arzneimitteln sowie zur Produkthaftung des Herstellers.

Definition eines Arzneimittels

Nach § 2 des Arzneimittelgesetzes sind **Arzneimittel**

„Stoffe und Zubereitungen aus Stoffen, die dazu bestimmt sind, durch Anwendung am oder im menschlichen oder tierischen Körper

- Krankheiten, Leiden, Körperschäden oder krankhafte Beschwerden zu heilen, zu lindern, zu verhüten oder zu erkennen
- Die Beschaffenheit, den Zustand oder die Funktionen des Körpers oder seelische Zustände erkennen zu lassen
- Vom menschlichen oder tierischen Körper erzeugte Wirkstoffe oder Körperflüssigkeiten zu ersetzen
- Krankheitserreger, Parasiten oder fremde Stoffe abzuwehren, zu beseitigen oder unschädlich zu machen oder
- Die Beschaffenheit, den Zustand oder die Funktionen des Körpers oder seelische Zustände zu beeinflussen".

Außerdem gelten z.B. Implantate, Verbandstoffe, chirurgisches Nahtmaterial, sterilisierte Einmalinstrumente und Teststreifen als Arzneimittel. Nicht zu den Arzneimitteln hingegen zählen beispielsweise Kosmetika, Körperpflegemittel oder auch Augenhornhäute zur Transplantation.

Im praktischen Alltag ist folgende Kurzdefinition eine Hilfe:

> ⚄ **Arzneimittel** (*Medikament, Pharmakon,* engl. *drug*): Jeder Stoff und jedes Stoffgemisch zu diagnostischen Zwecken oder zur Verhütung oder Behandlung von Erkrankungen.

Bestandteile eines Arzneimittels

Ein Arzneimittel besteht mit Ausnahme des Placebos aus einem oder mehreren Wirkstoffen sowie Hilfsstoffen.

- **Wirkstoffe** sind solche Substanzen, die im lebenden Organismus eine *biologische Wirkung* hervorrufen. Wirkstoffe können nicht nur chemische Elemente oder Verbindungen sein, sondern auch Pflanzen oder Pflanzenteile sowie Bestandteile oder Stoffwechselprodukte von Tieren, Bakterien oder Viren
- **Hilfsstoffe** dienen der Herstellung des Arzneimittels. *Füllmittel* beispielsweise ermöglichen in vielen Fällen überhaupt erst die Arzneimittelherstellung, da die Wirkstoffmengen oft sehr gering und daher kaum zu portionieren und einzunehmen sind. *Konservierungsstoffe* verlängern die Haltbarkeit des Arzneimittels. Auch die Resorption der Wirksubstanz kann durch Hilfsstoffe verändert werden, etwa um eine Depotwirkung zu erzielen.

Ein **Placebo** *(Plazebo, Scheinmedikament)* enthält keine Wirkstoffe. Placebos in Tablettenform bestehen meist aus Milchzucker. Eine Placebo-Injektion ist z.B. durch Einspritzen von isotonischer Kochsalzlösung (NaCl 0,9 %) möglich. Placebos werden bei kontrollierten klinischen Studien im Rahmen der Arzneimittelprüfung gegeben oder bei psychischer Fixierung eines Patienten auf eine „Tablette", wenn diese medizinisch nicht notwendig ist. Ob das Placebo „wirkt", hängt u.a. von der Grunderkrankung und der Persönlichkeit des Patienten – und des Verabreichers – ab. Ein Placebo kann auch (psychisch bedingte) Nebenwirkungen hervorrufen und nach dem Absetzen zu Entzugserscheinungen führen. Die Gabe von Placebos im klinischen Alltag ist umstritten. Auf jeden Fall bedarf es wie ein „richtiges" Arzneimittel der ärztlichen Verordnung.

Arzneimittelherstellung

Zu unterscheiden sind Arzneirezepturen und Fertigarzneimittel. **Arzneirezepturen** werden individuell in der Apotheke hergestellt, **Fertigarzneimittel** *(Arzneimittelspezialitäten, Arzneimittelpräparate)* industriell. Fertigarzneimittel sind in vorgegebenen Packungsgrößen im Handel erhältlich. Sie machen den größten Teil der verordneten Arzneimittel aus.

Kennzeichnung der Arzneimittel und Packungsbeilage

Nach § 10 AMG müssen Fertigarzneimittel auf ihren Behältnissen und Verpackungen bestimmte Angaben tragen, darunter:
- Den Hersteller
- Die Bezeichnung des Arzneimittels
- Die Zulassungsnummer (Zul.-Nr.)
- Die Chargenbezeichnung (Ch.-B.) und/oder das Herstellungsdatum

- Die Darreichungsform
- Den Inhalt nach Gewicht, Rauminhalt oder Stückzahl
- Die Art der Anwendung
- Die wirksamen Bestandteile nach Art und Menge
- Das Verfallsdatum mit dem Hinweis „verwendbar bis"
- Ggf. die Hinweise „verschreibungspflichtig" oder „apothekenpflichtig" (☞ unten).

Als **Charge** wird die „Serie" von Fertigarzneimitteln bezeichnet, die in *einem* Herstellungsgang aus den gleichen Rohstoffen hergestellt worden ist.

Allen Fertigarzneimitteln muss eine **Packungsbeilage** *(Beipackzettel)* beigelegt sein, die z.B. über Indikationen und Kontraindikationen (☞ 2.1), Neben- und Wechselwirkungen (☞ 2.2.7 und 2.2.8) sowie Dosierung und Art der Anwendung des jeweiligen Arzneimittels informiert.

Verschreibungspflicht

Das Arzneimittelgesetz regelt nicht nur die Herstellung und Kennzeichnung eines Arzneimittels, sondern auch seine Verschreibung und Abgabe:
- **Freiverkäufliche Arzneimittel** (z.B. Mund- und Rachendesinfektionsmittel, pflanzliche Tees und Tabletten oder Mineralstoffpräparate) sind nicht nur in Apotheken, sondern auch in Drogerien und

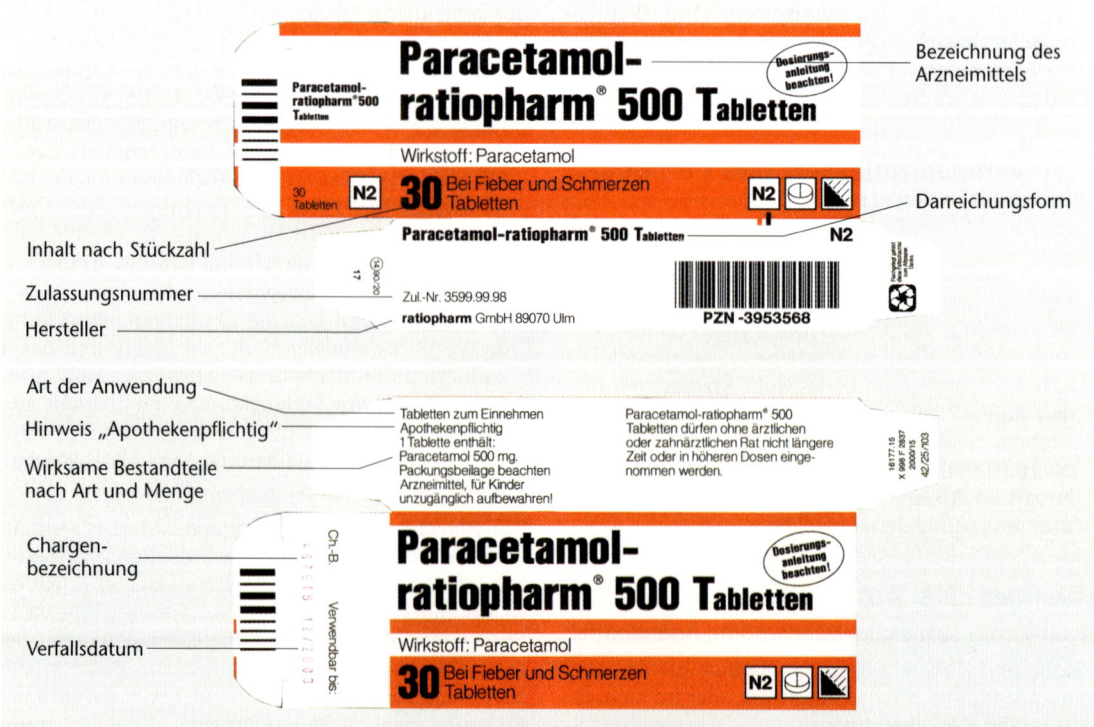

Abb. 2.1: Packung und Behältnis eines Fertigarzneimittels müssen zur Sicherheit des Verbrauchers bestimmte Angaben tragen. [U230]

– zum Teil – Supermärkten erhältlich. Sie können von jedermann ohne Kontrollen gekauft werden

- **Apothekenpflichtige Arzneimittel** dürfen nur in Apotheken verkauft werden, unterliegen aber ansonsten keinen Abgabekontrollen. Bei ihnen handelt es sich um die typischen Arzneimittel zur Selbstmedikation (scheinbar) leichter Erkrankungen. Charakteristische Beispiele sind Schmerzmittel wie Azetylsalizylsäure und Paracetamol (☞ Pharma-Info 4.5 bzw. 15.21), Abführmittel (☞ Pharma-Info 9.37) oder Baldrianpräparate zur Beruhigung. Dieser freie Zugang bedeutet aber nicht, dass die Mittel „harmlos" sind. Insbesondere bei längerer Anwendung können ernste Schäden auftreten (z.B. Nierenfunktionsstörungen bei langjähriger Schmerzmitteleinnahme ☞ 11.9.2, Darm- und Elektrolytstörungen bei Abführmittelmissbrauch ☞ Pharma-Info 9.37)
- **Verschreibungspflichtige** (rezeptpflichtige) **Arzneimittel,** z.B. Antibiotika, werden vom Apotheker nur auf Vorlage einer schriftlichen ärztlichen Verordnung (eines *Rezepts*) abgegeben, da diese Arzneimittel bei unkontrollierter Einnahme erfahrungsgemäß oft zu Schäden führen oder häufig missbräuchlich verwendet werden. Erstmalig eingeführte Arzneimittel unterliegen während der ersten fünf Jahre automatisch der Verschreibungspflicht. Danach wird über eine Weiterzulassung entschieden und das Arzneimittel evtl. von der Verschreibungspflicht befreit
- **Verschreibungsfähige Betäubungsmittel** wie beispielsweise Morphium oder Pentazocin (etwa Fortral® ☞ Tab. 2.9) werden nur auf ein besonderes **Betäubungsmittelrezept** (☞ 2.2.12) und nur bis zu einer bestimmten Maximalmenge abgegeben.

2.2.2 Arzneimittelnamen

Drei Namen für ein Arzneimittel

Jedes Arzneimittel hat in der Regel drei Namen:
- Den **chemischen Namen:** Die genaue chemische Bezeichnung der Substanz, z.B. 2-Acetoxy-benzoesäure, ist in erster Linie für den Apotheker und den Chemiker interessant
- Den **internationalen Freinamen** (INN, *generic name):* Der Freiname, im oben genannten Beispiel Azetylsalizylsäure, geht dem Geübten bereits leicht von der Zunge und entspricht meist der chemischen Kurzbezeichnung der Substanz
- Den **Handelsnamen** (*Präparatenamen):* Unter dieser Bezeichnung wird das Arzneimittel vom jeweiligen Hersteller vertrieben. Der Handelsname ist durch ein ® (registered trade mark = eingetragenes Warenzeichen) gekennzeichnet. Beispiele für Handelsnamen sind Aspirin® oder ASS ratiopharm®.

Der Freiname ist warenrechtlich nicht geschützt. Der Handelsname ist auf Dauer, die Zusammensetzung

des Arzneimittels patentrechtlich für 20 Jahre ab Anmeldung geschützt. Danach kann jede andere Firma das Arzneimittel „kopieren" und unter eigenem Handelsnamen verbreiten. Diese **Generika** (*Nachfolge-, Nachahmerpräparate)* enthalten die gleiche Wirksubstanz wie das Originalpräparat, werden jedoch oftmals anders hergestellt und können sich deshalb in ihren Eigenschaften vom Originalpräparat unterscheiden.

Namenszusätze

Viele Präparate tragen **Namenszusätze,** die auf besondere Eigenschaften des Arzneimittels hinweisen:
- *Zahlen* geben häufig den Wirkstoffgehalt pro Tablette oder Ampulle an. So enthält etwa eine Tablette Aspirin® 100 100 mg Azetylsalizylsäure, eine Tablette Aspirin® 300 dagegen 300 mg
- Die Zusätze *mite* (z.B. Lanitop® mite) oder *minor* (z.B. Digimerck® minor) weisen auf eine geringere Dosis, der Zusatz *forte* (z.B. Eusaprim® forte) auf eine höhere Dosis verglichen mit dem zuerst auf dem Markt erschienenen Präparat hin
- *Depot* (z.B. Fluanxol® Depot) oder *retard* (z.B. Isoket® retard) bedeuten eine verzögerte und/oder verlängerte Wirkung der Präparate, z.B. durch einen magensaftresistenten Überzug bei Tabletten
- Präparate mit dem Zusatz *Mono* enthalten in der Regel nur einen Wirkstoff (z.B. Codicaps® Mono). Dagegen stellen Präparate mit den Zusätzen *compositum* (kurz *comp.*, z.B. Paracetamol comp® Stada) oder *plus* (z.B. Buscopan® plus) eine Kombination mehrerer Wirksubstanzen dar.

> ⚠ **Vorsicht!**
> Viele Arzneimittel sind entsprechend ihrer Zusammensetzung mit *und* ohne Namenszusätze(n) erhältlich. Um Verwechslungen zu vermeiden, bemühen sich die Hersteller um ein anderes Aussehen der Verpackung und der Tabletten. Dies gelingt aber nicht immer. Beim Richten der Arzneimittel ist also die schriftliche Anordnung sorgfältig zu lesen und die Verpackung – und ggf. auch die Tablette – auf die Anordnung hin zu prüfen.
> Um sich jederzeit über mögliche Nebenwirkungen des Arzneimittels informieren zu können, wird der Beipackzettel so lange in der Arzneimittelpackung belassen, bis die letzte Tablette aufgebraucht ist.

Verlass ist auf die Namenszusätze nicht! *Long* und *Spezial* können z.B. sowohl eine erhöhte Dosis (etwa bei ACC® long, Hydergin® spezial) als auch eine Kombination aus erhöhter Dosis und retardierter Zubereitung (etwa bei Bufedil® long) als auch eine Kombination aus erhöhter Dosis und zusätzlichem Wirkstoff (etwa bei ergo sanol® spezial) bedeuten.

2.2.3 Formen der Arzneimitteltherapie

Prinzipiell werden zwei **Formen der Arzneimitteltherapie** unterschieden:

- Bei der **lokalen** *(örtlichen)* **Arzneimitteltherapie** ist das Ziel eine *örtlich begrenzte* Wirkung *(ohne* Wirkung auf den Gesamtorganismus). Typisches Beispiel ist das Auftragen einer Creme auf die Haut bei einer Pilzinfektion
- Bei der **systemischen Arzneimitteltherapie** gelangt das Arzneimittel in die Blutbahn und damit in den gesamten Organismus. Typisches Beispiel ist das Schlucken eines Antibiotikumpräparates bei einer Harnwegsinfektion.

Diese strenge Trennung ist jedoch eine Idealvorstellung, die nicht immer zutrifft. So werden bei vielen Arzneimitteln zur Lokaltherapie auch geringe Mengen des Wirkstoffs z.B. über die Haut resorbiert und gelangen dann in die Blut- und Lymphbahnen. Meist sind diese Mengen vernachlässigbar gering, so dass dennoch von einer Lokaltherapie gesprochen werden kann. In einigen Fällen ist die Resorption aber so groß, dass systemische (Neben-)Wirkungen auftreten, z.B. bei der Inhalation hoher Glukokortikoiddosen (☞ auch 8.6.1).

2.2.4 Applikationsformen

Die **Applikationsform** *(Applikation, Verabreichungsform)* bezeichnet die Art und Weise, *wie* das Arzneimittel dem Patienten verabreicht wird.

Welche Applikationsform gewählt wird, hängt von mehreren Faktoren ab:

- Art des Arzneistoffes, insbesondere seiner Resorptionsfähigkeit. Viele Stoffe, z.B. Insulin und andere Eiweiße, werden bei oraler Gabe durch die Verdauungsenzyme des Magen-Darm-Trakts zerstört. Wird bei diesen Substanzen eine systemische Wirkung gewünscht, kommen nur parenterale Applikationen (☞ unten) in Betracht
- Gewünschter Wirkort des Arzneimittels (lokal oder systemisch), Wirkungseintritt und Wirkdauer. So sind beispielsweise viele Antirheumatika (☞ Pharma-Info 15.21) als Salbe zur lokalen und als Tablette zur systemischen Therapie erhältlich. Parenteral verabreichte Arzneimittel wirken in der Regel schneller als oral eingenommene Präparate
- Zustand und Wunsch des Patienten. Die meisten Patienten bevorzugen, sofern sie essen dürfen und können, Tabletten, Dragees oder Kapseln, bei Übelkeit jedoch Zäpfchen oder Spritzen.

Häufigste Applikationsformen

Folgende Applikationsformen sind in der Inneren Medizin gebräuchlich:

- **Bukkal,** in die Wangentasche des Mundhöhlenvorhofs

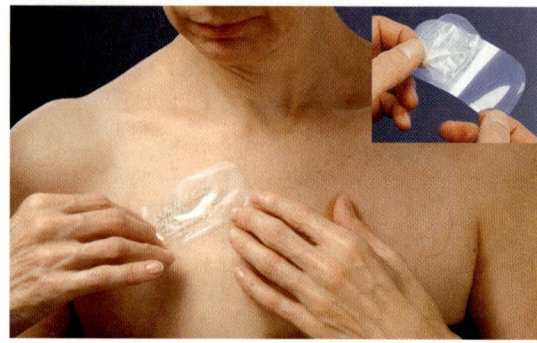

Abb. 2.2: Eine verhältnismäßig neue Arzneiform sind *transdermale therapeutische Systeme* (kurz *TTS*), bei denen der Wirkstoff kontinuierlich aus dem „Pflaster" freigesetzt und durch die Haut resorbiert wird. [U231]

- **Intraarteriell,** in eine Arterie (durch Injektion)
- **Intrakardial,** in das Herz (durch Injektion)
- **Intrakutan,** in die Haut (durch Injektion)
- **Intramuskulär,** in den Muskel (durch Injektion)
- **Intrathekal,** in den Liquorraum (durch Injektion)
- **Intravenös,** in eine Vene (durch Injektion)
- **Kutan,** auf die Haut, z.B. Salben oder Cremes
- **Oral, peroral,** lat. = durch den Mund, z.B. Schlucken einer Tablette
- **Pulmonal,** in die tieferen Atemwege, z.B. Inhalate
- **Rektal,** in das Rektum, z.B. Zäpfchen
- **Subkutan,** unter die Haut (durch Injektion)
- **Sublingual,** unter die Zunge.

Dabei werden die orale, bukkale, sublinguale und rektale Arzneimittelgabe auch als **enterale Applikationonsformen** bezeichnet, da die Arzneimittelgabe über den Magen-Darm-Trakt erfolgt *(enteral* = griech. auf den Darm bezogen). Bei **parenteralen Applikationsformen** hingegen wird der Magen-Darm-Trakt umgangen *(par, para* = griech. neben, hier: am Magen-Darm-Trakt vorbei).

Vielfach wird auch zwischen **systemischen** und **lokalen Applikationsformen** unterschieden, wobei die enteralen Applikationsformen sowie die Injektionen und Infusionen zu den systemischen Applikationsformen zählen und beispielsweise die bukkale, sublinguale, kutane und pulmonale Applikationsform den lokalen Applikationsformen zuzuordnen sind.

> 🖉 Die Applikationsform macht keine Aussage über die Therapieform! Eine kutan aufgetragene Salbe kann sowohl lokal (etwa gegen eine Pilzinfektion) als auch systemisch (Nitratsalbe gegen Angina pectoris) wirken. Umgekehrt haben die meisten oral eingenommenen Arzneimittel zwar Auswirkungen auf den Gesamtorganismus, doch gibt es auch einige, die nicht aus dem Darm aufgenommen werden und daher für eine Lokaltherapie der Darmschleimhaut und/oder der Darmlichtung geeignet sind, z.B. Nystatin gegen Pilzinfektionen des Darms.

2.2.5 Arzneimittelformen

Viele Arzneimittel sind in verschiedenen **Arzneimittelformen** *(Zubereitungen, Arzneiformen, Darreichungsformen)* erhältlich, z.B. als Tabletten, Tropfen und Saft zum Schlucken, als Granulat zum Auflösen und nachfolgendem Trinken sowie als Injektionslösung zur parenteralen Gabe. Einen Überblick über die gebräuchlichsten Arzneiformen geben die Tab. 2.4 und 2.5. Verträgt ein Patient eine bestimmte Arzneiform nicht, überlegt der Arzt, ob dies auf die Wirksubstanz oder die Zusatz- oder Hilfsstoffe zurückzuführen ist. Die Arzneiform wird vom Arzt beim Anordnen des Arzneimittels mitverordnet.

2.2.6 Pharmakokinetik

Die Lehre von den Wechselwirkungen zwischen Arzneistoffen und Organismus wird als **Pharmakologie** *(Arzneimittelkunde)* bezeichnet. Die Pharmakologie wird unterteilt in die Pharmakokinetik und die Pharmakodynamik (☞ 2.2.7).

> 🔅 **Pharmakokinetik:** Lehre von der *Resorption* (Aufnahme), *Verteilung, Biotransformation* (Verstoffwechselung) und *Elimination* (Ausscheidung) des Arzneistoffes im Körper („was macht der Körper mit der Substanz?").

Resorption

> 🔅 **Resorption:** Aufnahme eines Arzneimittels über Haut, Schleimhäute oder (örtlich begrenzt) Gewebe in das Blut- oder Lymphgefäßsystem. In welchem Ausmaß und wie schnell ein Stoff resorbiert wird, hängt von zahlreichen Faktoren ab, z.B. den physikalisch-chemischen Eigenschaften des Stoffes, der Arzneiform und der Applikationsform (☞ auch Abb. 4.10).

Resorption nach oraler Applikation
Nach Passage der Speiseröhre gelangt das Arzneimittel in den Magen. Hier zerfällt ein Teil der Arzneiformen, doch findet keine nennenswerte Resorption statt. Die Verweildauer im Magen beeinflusst jedoch den *Zeitpunkt* der Resorption.

Im Dünndarm mit seiner großen Schleimhautoberfläche wird der Wirkstoff dann resorbiert. Lipophile (fettlösliche) Substanzen werden besser resorbiert als hydrophile (wasserlösliche), da Letztere die Lipidmembranen der Zellen nur schlecht durchdringen können. Ist die Magen-Darm-Peristaltik beschleunigt, etwa bei Durchfällen, kann eine unvollständige Resorption mit verminderter Arzneimittelwirkung die Folge sein. Außerdem kann die Resorption durch Nahrung oder andere Arzneimittel verändert werden

(☞ 2.2.8, 2.2.11). Daneben können schwer auflösbare Umhüllungen oraler Arzneimittelformen eine Resorption verzögern; die Folge kann eine Depotwirkung sein.

Nach seiner Resorption in die Blutbahn gelangt der Wirkstoff über das Pfortadersystem (☞ 7.1) in die Leber. Hier werden evtl. schon große Teile des Wirkstoffs verstoffwechselt und abgebaut, bevor der Wirkstoff überhaupt seinen Wirkort erreicht hat. Dieses Phänomen heißt **First-pass-Effekt** und ist einer der Gründe, dass die **Bioverfügbarkeit** (Ausmaß und Geschwindigkeit, mit welcher der Wirkstoff einer Arzneiform am Wirkort verfügbar wird) nach oraler Gabe manchmal erheblich unter derjenigen nach parenteraler Gabe liegt.

Resorption nach bukkaler/sublingualer Applikation
Die Resorption aus der Mundschleimhaut ist nur bei manchen (lipophilen) Substanzen und Wahl einer geeigneten Arzneiform für eine zuverlässige Wirkung ausreichend. Da das venöse Blut der Mundschleimhaut nicht über das Pfortadersystem abgeleitet wird, tritt ein First-pass-Effekt nicht auf. Eine bukkale oder

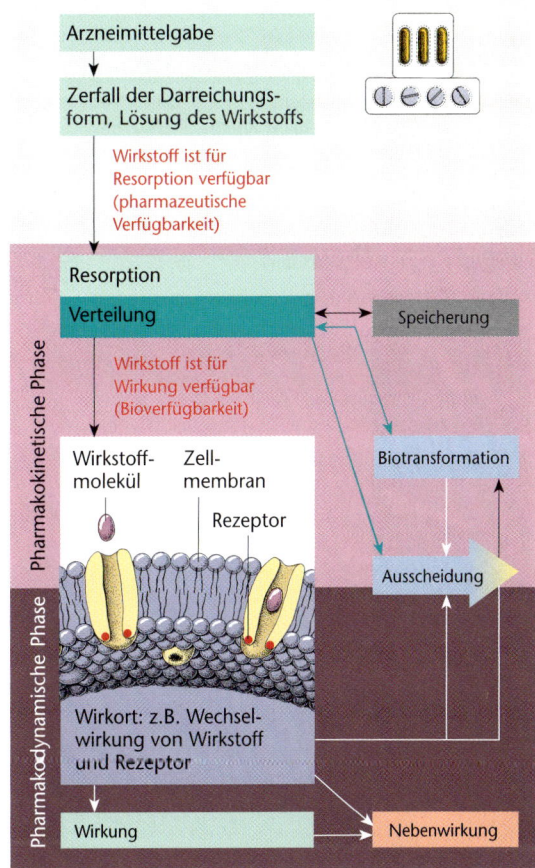

Abb. 2.3: Arzneimittelgabe, Pharmakokinetik und Pharmakodynamik eines Arzneimittels. [A400]

	Arzneimittelform, Applikationsform	Besonderes
Gasförmige Arzneimittelformen		

	Gase: „Reine" Gase
	
	Verabreichung: Pulmonal
		Bsp.: • Narkosegase
		      • Sauerstoffgas bei Atemstörungen
		      • Lachgas zur Schmerzbekämpfung
		
		Verwendet werden dürfen nur sog. **medizinische Gase** höchster Reinheit

	Aerosole: „Schweben" fester oder flüssiger (Wirkstoff-) Teilchen (Durchmesser 0,5 – 5,0 µm) in einem Gas, meist Luft Verabreichung: Pulmonal	z.B. Dosieraerosole oder Pulverinhalate zur Asthmatherapie
Flüssige Arzneimittelformen		
	Lösung: Fester Wirkstoff, vollständig gelöst in einem geeigneten Lösungsmittel (z.B. Wasser, Alkohol) Verabreichung: Kutan, oral, parenteral	Lateinisch: Solutio, Abk. Sol.; auch Ausgangsmaterial zur Herstellung von Inhalaten
	Tinktur: Alkoholischer Auszug aus pflanzlichen oder tierischen Stoffen Verabreichung: Kutan, oral	Lateinisch: Tinctura, Abk. Tinc.
	Suspension: Aufschwemmung eines festen Wirkstoffes in einer Flüssigkeit Verabreichung: Kutan, oral	Teilchen „schweben" in der Flüssigkeit. Vor Gebrauch schütteln! Auch Ausgangsmaterial zur Herstellung von Inhalaten
	Emulsion: Mischung (feinste Verteilung) zweier nicht miteinander löslicher Flüssigkeiten Verabreichung: Kutan	z.B. Öl-in-Wasser- und Wasser-in-Öl-Emulsion
Halbfeste Arzneimittelformen		
	Salbe: Wirkstoff eingebettet in streichfähige Grundmasse (Salbengrundlage), meist auf Fettbasis Verabreichung: Kutan	Lat.: Unguentum, Abk. Ungt.
	Creme: Weiche „Salbe" mit hohem Wassergehalt Verabreichung: Kutan	
	Paste: Relativ feste „Salbe" mit hohem Pulveranteil Verabreichung: Kutan	
	Gel: Wirkstoff eingebettet in wasserlösliche Grundmasse mit Quellstoffen und Geliermitteln Verabreichung: Kutan	Trocknet auf der Haut, wirkt kühlend

	Arzneimittelform, Applikationsform	Besonderes
Feste Arzneimittelformen		
	Pulver: Sehr fein zerkleinerte, feste Substanzen Verabreichung: Meist lokal zum Auftragen auf die Haut (Puder). Seltener oral, dann in der Regel in Flüssigkeit gelöst	Eingeschränkte Haltbarkeit, da Pulver durch die Luftfeuchtigkeit verklumpt (zieht Wasser an). Dosierung ungenau, falls nicht in Beutelchen verpackt. Ausgangsmaterial z.B. für Lösungen zur oralen Gabe
	Granulat: Grobkörnig zerkleinerte, feste Substanzen Verabreichung: Meist oral mit Flüssigkeit	Dosierung ungenau, falls nicht in Beutelchen verpackt
	Tablette: Festgepresstes Pulver in meist runder Form Verabreichung: Oral	Genaue Dosierung, vielfach Teilen an Kerbung möglich. Oft schlecht zu schlucken
	Dragee (Lacktablette): Tablette mit zusätzlichem Überzug (meist Zuckerguss), ggf. mit säurefestem Überzug, damit sie sich erst im Dünndarm auflöst Verabreichung: Oral	Genaue Dosierung, gut zu schlucken, geschmacksneutral. Umhüllung ist auch ein Schutz, z.B. vor Luftfeuchtigkeit. Nicht teilbar
	Kapsel: Feste oder flüssige Arzneisubstanz in einer im Magen-Darm-Kanal löslichen Hülle auf Stärke- oder Gelatinebasis Verabreichung: Meist oral. Zerbeißkapseln nicht schlucken, sondern zerbeißen	Umhüllung verändert sich mit der Zeit (wird je nach Material klebrig oder spröde). Pulverhaltige Kapseln können auch Ausgangsmaterial zur Herstellung von Inhalaten sein. Nicht teilbar, Öffnen oft möglich
	Tee: Getrocknete (zerkleinerte) Pflanzenteile Verabreichung: V.a. oral nach Zubereitung eines Aufgusses mit kochend heißem Wasser	Ausführliche Darstellung ☞ 2.10.6
	Zäpfchen (Suppositorium, Abk. Supp.): Einbettung des Wirkstoffs in eine Fettgrundlage, die bei Körpertemperatur schmilzt Verabreichung: Meist rektal. Bei Vaginalzäpfchen vaginal	Effektiv verfügbare Wirkstoffmenge variiert aufgrund stark schwankender Resorption erheblich
Sonderformen (Bsp.)		
	Implantate: Dauerhaft in Körperhöhlen oder Organe eingebrachte (implantierte) Fremdmaterialien Verabreichung: Operative Einbringung	Bsp.: • Herzschrittmacher • ICD (implantible cardioverter defibrillator)

Tab. 2.4 und 2.5: Überblick über gasförmige, flüssige, halbfeste und feste Arzneimittel und Sonderformen. Fotos: [K183] [E134] [K155] [V137]

sublinguale Applikation bringt insbesondere dann Vorteile, wenn ein schneller Wirkungseintritt erwünscht und der First-pass-Effekt beträchtlich ist. Bekanntestes Beispiel für die bukkale/sublinguale Applikation ist das Glyceroltrinitrat (z.B. Nitrolingual® Zerbeißkapseln) zur Behandlung der koronaren Herzkrankheit (☞ 6.5.1).

Resorption nach rektaler Applikation

Die Resorption nach rektaler Gabe eines Arzneimittels variiert von Patient zu Patient, doch ist die Wirksamkeit insgesamt geringer als nach oraler Gabe. Darüber hinaus ist der First-pass-Effekt der einzelnen Arzneimitteldosis bei rektaler Applikation nicht genau einzuschätzen: Das Blut der unteren Anteile des Rektums wird über die V. iliaca interna drainiert und von dort in die V. cava inferior weitergeleitet, gelangt also nicht in die Leber. Hingegen gelangt das Blut aus den oberen Rektumanteilen über die V. portae in die Leber, so dass hier ein First-pass-Effekt auftreten kann (☞ Abb. 7.3). Da der genaue Resorptionsort eines Arzneimittels (oberes oder unteres Rektum) ungewiss ist, bleibt das Ausmaß eines möglichen First-pass-Effekts im Einzelfall zweifelhaft. Daher ist die rektale Applikation bei Arzneimitteln, die sehr genau dosiert werden müssen (etwa Antibiotika), nicht sinnvoll.

Resorption nach parenteraler Applikation

Nach subkutaner oder intramuskulärer Gabe löst und verteilt sich der Wirkstoff zunächst im umliegenden Gewebe und tritt dann in die Blutbahn über. Mit welcher Geschwindigkeit dies geschieht, hängt stark von der Durchblutung des Gewebes ab: Aus dem eher schlecht durchbluteten subkutanen Fettgewebe wird der Wirkstoff wesentlich langsamer in die Blutbahn aufgenommen als aus der besser durchbluteten Muskulatur. Muskelarbeit und/oder Wärme beschleunigen die Resorption. Bei Depotpräparaten wird die Geschwindigkeit der Resorption z.B. durch Lösen des Arzneistoffes in einer öligen, schlecht wasserlöslichen Flüssigkeit oder Koppelung an geeignete Trägersubstanzen verzögert.

Bei intravenöser Gabe wird das Arzneimittel unter Umgehung jeglicher Resorptionsprozesse direkt in die Blutbahn gespritzt, die Bioverfügbarkeit beträgt definitionsgemäß 100 %.

Verteilung und Speicherung

Nach seiner Resorption in die Blutbahn gelangt der Wirkstoff anfangs vor allem in besonders gut durchblutete Organe wie etwa die Nieren oder die Leber. Danach stellt sich jedoch ein *Verteilungsgleichgewicht* ein. Unter **Verteilung** versteht man dabei den Übergang des Wirkstoffs von einem Teil des Körpers in einen anderen, etwa aus der Blutbahn in das Gehirn. Diese Verteilung wird einerseits von der Kapillardurchlässigkeit der verschiedenen Organe be-

stimmt, andererseits aber auch von der Molekülgröße des Wirkstoffs, seiner Lipo- bzw. Hydrophilie, seiner Eiweißbindung und seinen weiteren physikalisch-chemischen Eigenschaften:

- Sind die Wirkstoffmoleküle sehr groß, etwa bei einigen Plasmaexpandern (☞ 2.5.7), können sie die Blutbahn nicht verlassen. Der Wirkstoff verteilt sich nur im *Intravasalraum*
- Alle übrigen Wirkstoffmoleküle können die Blutbahn verlassen und sich im ganzen *Extrazellulärraum* verteilen. In Organe mit hoher Kapillardurchlässigkeit (z.B. die Leber) tritt dabei mehr Wirkstoff über als in Organe mit niedriger Kapillardurchlässigkeit. Spezialisierte Zellen, welche die Kapillaren umhüllen, können eine zusätzliche Barrierefunktion ausüben. Beispielsweise kann die **Blut-Hirn-Schranke** von vielen hydrophilen (wasserlöslichen) Substanzen kaum passiert werden, während sie für lipophile (fettlösliche) Substanzen, etwa Alkohol, kein nennenswertes Hindernis darstellt
- Insbesondere kleine, lipophile Wirkstoffmoleküle können auch in Zellen eindringen und verteilen sich dann in der gesamten Körperflüssigkeit.

Proteinbindung

Arzneistoffe „schwimmen" nicht nur frei im Plasma oder anderen Körperflüssigkeiten, sondern können sich auch an Plasma- oder Gewebeproteine binden. Das Ausmaß dieser reversiblen **Proteinbindung** hat erhebliche Bedeutung für die Intensität und Dauer der Arzneistoffwirkung sowie für dessen Ausscheidung. Biologisch wirksam ist nur der *nicht proteingebundene, freie* Wirkstoff. Proteingebundener Wirkstoff wird jedoch nicht verstoffwechselt und somit auch nicht ausgeschieden. Dementsprechend sind Wirkstoffe mit hoher Proteinbindung zunächst schwächer wirksam als vergleichbare mit niedriger Proteinbindung, ihre Wirkung hält jedoch länger an. Somit ergibt sich aus der Eiweißbindung ein gewisser Speichereffekt.

Darüber hinaus können Arzneimittel mit körpereigenen oder körperfremden Stoffen um die Eiweißbindungsstellen konkurrieren. Der „Verlierer" liegt dann in höherer Menge als gewünscht in freier Form vor, was zu einer unbeabsichtigten Wirkungsverstärkung führen kann (aber nicht muss, da meist auch die Ausscheidung beschleunigt ist).

Speicherung

Arzneistoffe können wie andere Substanzen auch in Körpergeweben angereichert und gespeichert werden. Beispielsweise reichern sich lipophile Arzneimittel im Fettgewebe an. Das Insektenvernichtungsmittel DDT verbleibt sogar jahrelang im Fettgewebe. Tetrazykline werden durch Komplexbildung mit Kalzium im Knochen gespeichert, und auch die oben erwähnte Bindung an Gewebeproteine hat einen Speichereffekt.

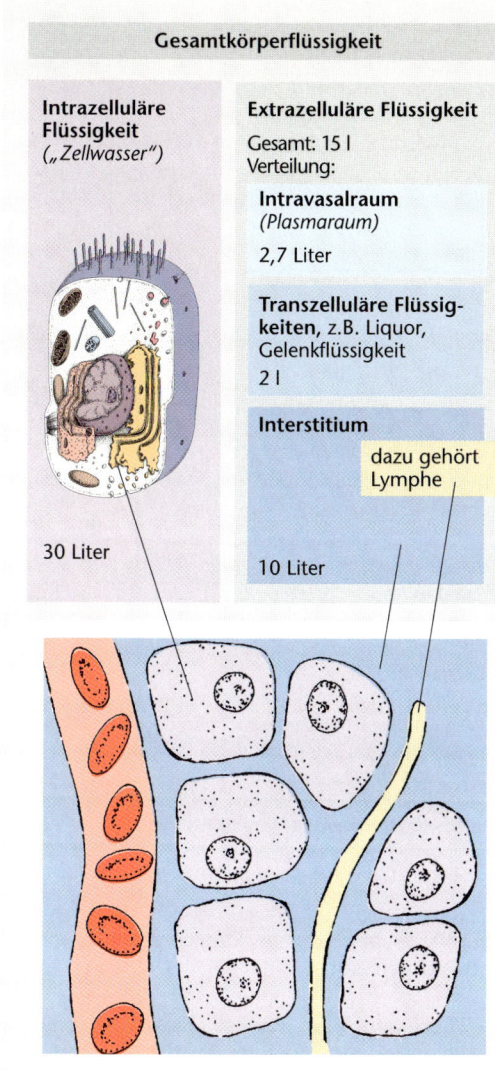

Abb. 2.6: Die Flüssigkeitsräume des Menschen. [A400]

Biotransformation

Biotransformation *(Metabolisierung, Verstoffwechselung)* bezeichnet den *Umbau* körpereigener oder körperfremder Stoffe wie Arzneimittel z.B. durch enzymatische Reaktionen in der Leber. Die dabei entstehenden Substanzen heißen **Metabolite.** Irrtümlicherweise wird Biotransformation oft mit „Entgiftung" gleichgesetzt. Dies ist nicht richtig. Die entstehenden Substanzen können weniger giftig oder sogar giftiger, weniger wirksam oder wirksamer als die Ausgangssubstanz sein. Werden Stoffe erst im Körper in die biologisch wirksamen Arzneisubstanzen umgewandelt, spricht man von **Prodrugs.**

Zentrales Organ der Biotransformation ist die Leber. (Lipophile) Arzneiwirkstoffe werden meist in einem ersten Schritt oxidiert, reduziert oder aufgespalten und dann in einem zweiten Schritt z.B. an Glukuron- oder Essigsäure gekoppelt **(Konjugation).** Die entstehenden Substanzen können dann mit dem Urin oder der Galle ausgeschieden werden.

Diese Vorgänge laufen bei jedem Menschen anders ab und werden z.B. durch Alter (☞ auch 3.1.3), Erkrankungen oder andere Arzneimittel beeinflusst. Viele Stoffwechselreaktionen sind z.B. bei älteren Menschen verzögert. Werden zwei Stoffe durch das gleiche Enzym verstoffwechselt und konkurrieren sie somit um dieses Enzym, kann eine Umbau- oder Abbauhemmung mit verstärkter Arzneimittelwirkung die Folge sein. Manche Arzneimittel, z.B. das Antiepileptikum Phenobarbital, führen bei lang andauernder Gabe zu einer verstärkten Bildung von Enzymen, die an der Biotransformation beteiligt sind **(Enzyminduktion).** Körpereigene Stoffe wie auch Arzneimittel werden dann schneller abgebaut und verlieren an Wirkung.

Ausscheidung

Renale Ausscheidung

Der überwiegende Anteil der Arzneiwirkstoffe wird über die *Nieren* ausgeschieden. Der nicht proteingebundene Anteil der Substanz gelangt zunächst ins Glomerulumfiltrat (☞ 11.1.1). Bei lipophilen Stoffen wird jedoch ein erheblicher Teil im Tubulussystem wieder rückresorbiert, so dass letztlich vor allem hydrophile Substanzen mit dem Urin ausgeschieden werden. Auch eine aktive Sekretion von Arzneistoffen in den Tubulus hinein ist möglich.

Weitere Ausscheidungswege

Ein geringerer Teil der Arzneimittel wird über die *Galle* mit dem Stuhl ausgeschieden. Manche Substanzen werden in nennenswerten Anteilen in tiefer liegenden Darmabschnitten wieder resorbiert und gelangen so erneut in die Blutbahn **(entero-hepatischer Kreislauf).** Eine aktive Sekretion in den Darm ist ebenso wie z.B. die Abatmung über die Lunge selten.

Halbwertzeit und Kumulation

Die (pharmakologische) **Halbwertzeit** *(Eliminationshalbwertzeit, Plasmahalbwertzeit)* gibt an, nach welcher Zeit die Plasmakonzentration einer Substanz auf die Hälfte des ursprünglichen Wertes abgefallen ist. Sie ist somit ein Maß für die Ausscheidungsgeschwindigkeit eines Stoffes und bestimmt die Dosierungsintervalle eines Arzneimittels. Ein Arzneimittel mit einer kurzen Halbwertzeit von wenigen Stunden muss, wenn es kontinuierlich wirken soll, mehrfach am Tag gegeben werden, eines mit einer langen Halbwertzeit nur einmal täglich. Allerdings lässt sich ein Arzneimittel mit kurzer Halbwertzeit besser steuern als eines mit langer Halbwertzeit, bei dem nicht nur die Wirkung, sondern auch die Nebenwirkungen (☞ unten) langsam abklingen.

Wird eine größere Wirkstoffmenge zugeführt als abgebaut und ausgeschieden, reichert sich der Wirkstoff im Organismus an – er **kumuliert** (☞ auch 3.4.2 und Abb. 3.41).

> ⊘ **Vorsicht!**
>
> Insbesondere bei alten Menschen sowie bei Leber- und Nierenkranken kann die Ausscheidung eines Arzneimittels erheblich beeinträchtigt sein, so dass sich die Substanz schon bei einer „Normaldosierung" anreichert und es innerhalb kurzer Zeit zu sehr hohen Wirkstoffspiegeln und zu Vergiftungserscheinungen kommt.

2.2.7 Pharmakodynamik

> ⊡ **Pharmakodynamik:** Befasst sich mit den (erwünschten und unerwünschten) Wirkungen eines Arzneistoffes auf den Organismus („was macht die Substanz mit dem Körper?").

Wirkungsmechanismen von Arzneistoffen

Arzneistoffe wirken auf sehr unterschiedliche Weise auf den Organismus ein. Sie
- Binden sich z.B. nach dem „Schlüssel-Schloss-Prinzip" an spezifische Rezeptoren und stimulieren (z.B. β_2-Sympathomimetika ☞ Pharma-Info 8.66) oder hemmen (z.B. β-Blocker ☞ Pharma-Info 6.60 und 7.52) sie
- Verändern Ionenkanäle innerhalb der Zellmembran und erhöhen oder vermindern so deren Durchlässigkeit für bestimmte Ionen (z.B. Kalziumantagonisten ☞ Pharma-Info 7.52)
- Aktivieren oder hemmen Enzyme, z.B. hemmen Nicht-Opioid-Analgetika an der Prostaglandinsynthese beteiligte Enzyme (☞ Pharma-Info 4.5)
- Greifen Mikroorganismen innerhalb des Körpers an (z.B. Penicillin ☞ Pharma-Info 17.29).

Dosis-Wirkung-Beziehungen

> ⊡ **Schwellendosis:** Wirkstoffdosis, oberhalb derer eine erkennbare Reaktion des Organismus eintritt.

Die Wirkung einer Substanz ist von ihrer Konzentration am Wirkort abhängig: Oberhalb einer **Schwellendosis** nimmt die Wirkung der Substanz mit steigender Dosis zu, bis der **Maximaleffekt** erreicht ist. Mit steigender Dosis erhöht sich aber auch das Risiko unerwünschter Nebenwirkungen – das Arzneimittel wirkt dann nicht mehr (nur) therapeutisch, sondern (auch) **toxisch** *(giftig)*. Die Spanne zwischen dem ungefährlichen Einsatz von Arzneimitteln und dem Auf-

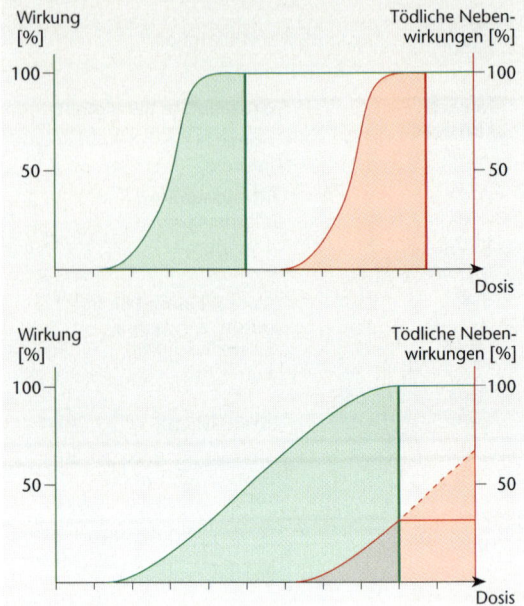

Abb. 2.7: Darstellung der unterschiedlichen therapeutischen Breite zweier Arzneimittel.
Oben ein „sicheres" Arzneimittel: Die Dosis, die bei allen Erkrankten zur erwünschten Wirkung führt, zieht noch keine tödlichen Nebenwirkungen nach sich (dicke grüne Linie; die Flächen unter den Kurven überlappen sich nicht).
Unten ein „gefährliches" Arzneimittel: Bei Gabe der Dosis, die zur Heilung der Grunderkrankung erforderlich ist bzw. wäre, beträgt die Rate tödlicher Nebenwirkungen bereits 30 % (in der Graphik zu erkennen am Überlappungsbereich unter den Kurven).

treten gefährlicher Nebenwirkungen wird **therapeutische Breite** genannt.

> ⊡ **Therapeutische Breite:** Dosisunterschied zwischen der zur Erzielung der therapeutischen Wirkung erforderlichen Dosis und derjenigen, die gefährliche Überdosierungserscheinungen nach sich zieht:
> - *Große therapeutische Breite* = „sicheres" Arzneimittel
> - *Geringe therapeutische Breite* = relativ risikoreiches Arzneimittel mit ggf. erhöhtem Überwachungsbedarf des Patienten bezüglich möglicher Nebenwirkungen.

Arzneimittelnebenwirkungen

Bei jeder Arzneimitteltherapie können *unerwünschte Arzneimittelwirkungen* (kurz *UAW*), meist nur **Nebenwirkungen** genannt, auftreten.

Streng genommen bezeichnet der Begriff „Nebenwirkung" alle Wirkungen eines Arzneimittels außer der erwünschten Hauptwirkung. Er umfasst somit sowohl unerwünschte als auch erwünschte Effekte. Im klinischen Sprachgebrauch und auch in Publikationen wird „Nebenwirkung" jedoch ganz überwiegend mit „unerwünschter Nebenwirkung" gleichgesetzt, so dass der Begriff in diesem Buch auch in diesem Sinne benutzt wird.

Substanzspezifische Nebenwirkungen

Substanzspezifische Nebenwirkungen nehmen typischerweise mit steigender Dosis zu, wobei das Ausmaß von Mensch zu Mensch variieren kann. Beispielsweise führen β_2-Sympathomimetika nicht nur zu einer beim Asthmatiker erwünschten Erweiterung der Atemwege, sondern bei vielen Patienten auch zu Puls- und Blutdruckanstieg, Unruhe und Zittern, da β-Rezeptoren auch in anderen Organen vorhanden sind.

(Substanzspezifische) Nebenwirkungen stören meist das subjektive Befinden, sind aber häufig harmlos. Gelegentlich aber können sie zu ernsten Organschäden führen, z.B. zum Gehörverlust oder zur Einschränkung der Blutzellbildung. Auch eine Wirkungsverminderung des Arzneimittels ist möglich, etwa wenn das Arzneimittel Erbrechen auslöst und dadurch gar nicht oder nicht in der gewünschten Menge aus dem Magen-Darm-Trakt resorbiert wird.

Inwieweit Nebenwirkungen toleriert werden (müssen), hängt von der Grunderkrankung des Patienten ab. Während man ein Präparat gegen leichte Befindlichkeitsstörungen beim Auftreten von Nebenwirkungen eher absetzt, müssen bei lebensbedrohlichen Erkrankungen, etwa schweren Infektionen oder Tumorleiden, auch ernste Nebenwirkungen in Kauf genommen werden.

Die Nebenwirkungen eines Arzneimittels sind aus der Packungsbeilage ersichtlich. Aus juristischen Gründen sind hier auch sehr seltene und wenig praxisrelevante Nebenwirkungen vermerkt, so dass es sich empfiehlt, zusammen mit dienstälteren Pflegenden und Ärzten für die meistverordneten Arzneimittel auf Station einen eigenen „Nebenwirkungszettel" mit den häufigsten Nebenwirkungen zu erstellen.

Allergische Reaktionen

Über die substanzspezifischen Nebenwirkungen hinaus kann jedes Arzneimittel eine Allergie (☞ 16.4) auslösen, und zwar nicht nur der Wirkstoff selbst, sondern auch die in der jeweiligen Zubereitung enthaltenen Hilfsstoffe. Glücklicherweise sind die meisten Allergien relativ harmlos und zeigen sich z.B. in Form von Hautausschlägen. Selten kann aber eine allergische Sofortreaktion bis hin zum anaphylaktischen Schock auftreten (☞ 16.4.1, 7.6), v.a. bei parenteraler Gabe eines Arzneimittels (☞ 2.2.6).

> 🛏 Die Pflegenden beobachten jeden Patienten mit einer Arzneimitteltherapie sorgfältig auf das Auftreten von Nebenwirkungen. Treten „neue" Befindlichkeitsstörungen auf, werden diese nicht kritiklos auf die Grunderkrankung zurückgeführt, sondern auf einen Zusammenhang mit der Arzneitherapie hin überprüft (Arzt informieren).

Arzneimittel in der Schwangerschaft

Nimmt eine Schwangere Arzneimittel ein, können diese nicht nur bei der Frau selbst, sondern auch bei dem Ungeborenen zu Wirkungen und Nebenwirkungen führen. Zu den schwersten Nebenwirkungen gehören neben dem Fruchttod Fehlbildungen des Kindes durch **teratogene** *(fruchtschädigende)* **Arzneimittel.** Zu trauriger Berühmtheit gelangte hier das als Schlafmittel verwendete Thalidomid (Contergan®), das Ende der 50er und Anfang der 60er Jahre zu einer Fehlbildungswelle führte. Weitere Nebenwirkungen beim Kind sind etwa Verfärbungen der Zähne nach mütterlicher Tetrazyklineinnahme (☞ Tab. 17.32) oder eine Schilddrüsenunterfunktion durch Thyreostatika (☞ 12.4.1).

> ⚠ **Vorsicht!**
> Wegen der Gefahr kindlicher Schäden sollten Schwangere *keinerlei* Arzneimittel (auch keine rezeptfreien Arzneimittel oder Vitaminpräparate) eigenmächtig einnehmen.

2.2.8 Arzneimittelwechselwirkungen

Nimmt ein Patient zwei oder mehr Arzneimittel gleichzeitig ein, können sich diese gegenseitig beeinflussen **(Arzneimittelwechselwirkungen).**

Obwohl der Begriff eigentlich neutral ist, wird er im Allgemeinen im negativen Sinne gebraucht. Dabei können Arzneimittelwechselwirkungen durchaus zu positiven Effekten wie etwa einer erwünschten Wirkungsverstärkung führen.

Folgende Arzneimittelwechselwirkungen sind möglich:

- **Pharmazeutische Wechselwirkungen.** Bereits vor der Verabreichung kann allein schon das Mischen verschiedener Arzneimittel die Substanzen verändern. „Klassisch" ist das Ausflocken von Lösungsbestandteilen beim Mischen verschiedener Injektionslösungen in einer Spritze
- **Pharmakokinetische Wechselwirkungen.** Beispielsweise können Arzneimittel im Magen-Darm-Trakt miteinander Komplexe bilden, so dass sie nicht mehr resorbiert werden können. Nimmt ein Patient ein Abführmittel ein, kann die Resorption anderer Arzneimittel durch die Beschleunigung der Magen-Darm-Passage so vermindert werden, dass keine ausreichenden Wirkstoffspiegel mehr erzielt werden. Die Verdrängung aus der Proteinbindung und eine veränderte Biotransformation durch Enzyminduktion wurden bereits erwähnt (☞ 2.2.6). Bezüglich der Ausscheidung eines Wirkstoffes über die Nieren sind z.B. arzneimittelbedingte pH-Wert-Änderungen des Urins mit nachfolgender gesteigerter oder verminderter Nierenausscheidung des Arzneistoffes zu beachten
- **Pharmakodynamische Wechselwirkungen.** Pharmakodynamische Wechselwirkungen treten z.B.

auf, wenn zwei Arzneimittel um den gleichen Rezeptor konkurrieren (etwa β-Sympathomimetika und β-Sympatholytika).

2.2.9 Bestellung, Lagerung und Entsorgung von Arzneimitteln

> ⚠ **Vorsicht!**
> Arzneimittel sind potenziell gefährlich. Nur durch sorgfältigen Umgang mit Arzneimitteln kann sichergestellt werden, dass sie nicht in unbefugte Hände geraten oder ein Patient z.B. durch falsche Dosierung Schaden nimmt.

Bestellung von Arzneimitteln

Alle Arzneimittel werden *schriftlich* in der Krankenhaus-Apotheke bestellt. In den meisten Kliniken liegt die Verwaltung der auf einer Station eingesetzten Arzneimittel im Verantwortungsbereich der Pflegenden. Zu ihren Aufgaben gehört dementsprechend unter anderem die rechtzeitige (Nach-)**Bestellung von Arzneimitteln.** Praktisch sieht das so aus, dass die Pflegenden die benötigten Arzneimittel auflisten und diese Liste vom (Stations-)Arzt unmittelbar hinter der letzten von ihm geprüften Bestellung unterzeichnen lassen. Sollen Arzneimittel bestellt werden, die in der Krankenhaus-Apotheke nicht vorrätig sind, bedarf es einer Begründung durch den verordnenden Arzt.

Die Bestellmenge wird dem jeweiligen Bedarf angepasst. Der Vorrat auf der Station sollte nicht länger als 3 – 14 Tage reichen, damit der Arzneimittelschrank nicht unübersichtlich wird und Arzneimittel nicht verfallen. Zytostatika (☞ 14.5.2) werden nicht auf Vorrat, sondern nur im Bedarfsfall bestellt. Geliefert werden die Arzneimittel meist am Folgetag der Bestellung in einem verschlossenen Container. Beim Auspacken vergleichen die Pflegenden den beiliegenden Lieferschein mit der Anforderung und dem Inhalt des Containers.

Lagerung von Arzneimitteln

> ⚠ **Vorsicht!**
> Arzneimitteldiebstähle sind leider häufig. Wichtigste Vorsichtsmaßnahme: Arzneimittelschrank immer abschließen.

Eine sachgerechte **Lagerung** ist eine Grundbedingung für den optimalen Arzneimitteleinsatz. Sie stellt sicher, dass Arzneimittel nicht in unbefugte Hände gelangen, gewährleistet die Haltbarkeit und Wirkung des Arzneimittels (z.B. Dunkellagerung bei lichtempfindlichen Arzneimitteln) und ist ein Beitrag zum wirtschaftlichen Arbeiten im Krankenhaus.

Arzneimittel werden in einem *verschließbaren* Schrank gelagert, der immer abgeschlossen sein muss, damit Unbefugte nicht an die Arzneimittel gelangen können. Wird eine Pflegekraft beim Richten der Arzneimittel weggerufen, darf sie den Schrank nicht unbeaufsichtigt offen stehen lassen, sondern muss eine andere Pflegekraft oder einen anwesenden Arzt mit der Überwachung beauftragen oder den Schrank einschließlich der gerichteten Arzneimittel verschließen.

Meist lagern Arzneimittel zur oralen Applikation, Ampullen für die parenterale Anwendung und Zäpfchen im Schrank getrennt, wobei innerhalb dieser Gruppen alphabetisch sortiert wird. Arzneimittel mit späterem Verfallsdatum werden *hinter* die mit baldigem Verfallsdatum einsortiert. Angebrochene Packungen werden gekennzeichnet und zuerst verbraucht.

Der Arzneimittelschrank wird einmal monatlich gereinigt und dabei auf verfallene Arzneimittel kontrolliert. Arzneimittel, die nicht mehr benötigt werden oder kurz vor dem Verfallsdatum stehen, werden an die Apotheke zurückgegeben.

Angaben zur optimalen **Lagerungstemperatur** für ein Arzneimittel finden sich in der Packungsbeilage oder auf der Verpackung:

- Die meisten Arzneimittel (inkl. Suppositorien) können bei Zimmertemperatur, d.h. bei 15 – 25 °C, aufbewahrt werden
- Einige Arzneimittel, z.B. viele Impfstoffe, müssen im Kühlschrank bei 2 – 8 °C lagern. In diesem Kühlschrank dürfen nur Arzneimittel und keine Nahrungsmittel aufgehoben werden. Wichtig sind engmaschige Temperaturkontrollen und regelmäßiges Abtauen
- Wenige Arzneimittel (z.B. Fresh Frozen Plasma ☞ 13.5.1) bedürfen der Tiefkühlung. Sie werden nicht auf Station, sondern zentral in der Krankenhausapotheke verwahrt und bei Bedarf abgegeben
- Feuergefährliche Stoffe wie Alkohol oder Äther dürfen nicht in der Nähe von Heizungen gelagert und müssen vor Sonne geschützt werden (Explosionsgefahr). Sie werden in verschließbaren, bruchsicheren Behältern mit besonderer Kennzeichnung (Flammensymbol) aufgehoben
- Einige Arzneimittel müssen vor Licht geschützt werden. Deshalb wird z.B. Wasserstoffsuperoxid in dunklen Glasflaschen gelagert und werden lichtempfindliche Infusionslösungen, z.B. Aminosäurelösungen, nicht aus dem Karton entfernt.

> ⚠ **Vorsicht!**
> Um Verwechslungen zu vermeiden, dürfen Arzneimittel nie in andere Gefäße umgefüllt werden. Packungsbeilage und Lasche der Verpackung (mit Verfallsdatum und Chargennummer) bleiben stets mit dem Arzneimittel in der Originalverpackung.

Haltbarkeit von Arzneimitteln

Die meisten Arzneimittel sind zwar lange, aber nicht unbegrenzt haltbar. Deshalb ist heute auf allen Packungen das Verfallsdatum aufgedruckt, das aber nur für original verschlossene Arzneimittel gilt. Arzneimittel aus geöffneten Originalpackungen, die aus ihrer Folie herausgeholt oder sogar schon weiterverarbeitet worden sind (z.B. Antibiotikalösungen aus Pulver und Lösungsmittel), halten sich nicht so lange. Die Haltbarkeit bereits zubereiteter Antibiotikalösungen ist der Packungsbeilage zu entnehmen.

Verfallene Arzneimittel lassen sich häufig an folgenden Veränderungen erkennen:
- Verfärbungen des gesamten Arzneimittels und/oder lokale Farbveränderungen, etwa Flecken auf Tabletten
- Konsistenzveränderungen, etwa nicht aufschüttelbare Suspensionen (fester Bodensatz mit flüssigem Überstand), aufgeplatzte Oberflächen bei Dragees oder verklebte Kapseln
- Ungewöhnliche Beimengungen in sonst klaren Flüssigkeiten, etwa Trübungen oder Flocken in Infusionslösungen
- Geruchsveränderungen, etwa bei ranzigen Salben.

Hat die Pflegekraft Zweifel, ob das Arzneimittel noch in Ordnung ist, fragt sie den zuständigen Apotheker oder gibt das Arzneimittel zur Kontrolle in die Apotheke.

Entsorgung von Arzneimitteln

Rund sechs Monate vor Ablauf des Verfallsdatums werden nicht benötigte Arzneimittel in die Apotheke zurückgeschickt. Sind Arzneimittel bereits verfallen oder z.B. auf den Boden gefallen, werden sie in speziellen Behältnissen aufbewahrt und an die Krankenhaus-Apotheke zurückgegeben. Wegen der Missbrauchs-, Intoxikations- und Kontaminationsgefahr gehören sie auf keinen Fall in die „normale" Mülltonne oder in den Ausguss. Weitergehende Regelungen gelten für Zytostatika (☞ 14.5.2) und radioaktive Stoffe.

2.2.10 Zubereiten und Richten von Arzneimitteln

Der Arzt verordnet die Arzneimittel schriftlich im Dokumentationssystem mit folgenden Angaben:
- Personalien des Patienten, falls nicht in ein Dokumentationssystem, sondern in ein Verordnungsbuch geschrieben wird
- Arzneimittel mit Arzneiform und Konzentration
- Dosierung
- Zeitpunkt der Verabreichung
- Evtl. eine zeitliche Befristung der Gabe.

Meist werden Fertigarzneimittel verordnet. Muss das Arzneimittel von den Pflegenden *zubereitet* werden,

z.B. ein Pulver in einem geeigneten Lösungsmittel aufgelöst werden, ist streng aseptisches Arbeiten (auch bei oraler Medikation) unabdingbar. Anschließend werden Zubereitungsdatum und Uhrzeit auf dem Behältnis vermerkt. Arzneimittel zur parenteralen Verabreichung, z.B. Antibiotikainfusionen, werden unmittelbar vor der Verabreichung zubereitet.

Gerichtet werden die Arzneimittel im Krankenhaus insbesondere von den Pflegenden. Nur in wenigen Häusern werden die Arzneimittel für jeden einzelnen Patienten in der Krankenhausapotheke dosiert.

Wann und wie genau die Arzneimittel gerichtet werden, ist von Station zu Station unterschiedlich. Häufig werden die Arzneimittel am Nachmittag oder während der Nachtwache für den nächsten Tag gestellt. Entweder erhält der Patient seinen gesamten Tagesbedarf in einem *Dispenser* (☞ Abb. 2.8), oder die Tabletten werden für alle Patienten in Medikamentenbechern gerichtet und auf ein Tablett gestellt (je ein Tablett für morgens, mittags, abends und spätabends oder verschiedenfarbige Medikamentenbecher, z.B. rot für morgens, gelb für mittags, blau für abends auf einem Tablett) und kurz vor oder zu den Mahlzeiten ausgeteilt *(Einzeldosissystem)*. Tropfen werden nicht vorgerichtet, sondern zunächst ein leerer Medikamentenbecher auf den Platz gestellt, der erst unmittelbar vor Verabreichung mit den Tropfen und etwas Wasser gefüllt wird.

Das Stellen von Arzneimitteln erfordert ein hohes Maß an Verantwortungsbewusstsein. Arzneimittel sollten zu einer möglichst ruhigen Zeit an einem möglichst ruhigen Ort gerichtet werden, da sich die Pflegekraft konzentrieren muss, um folgenschwere „Flüchtigkeitsfehler" zu vermeiden. Wünschenswert ist deshalb die Anwesenheit einer weiteren Pflegekraft zum Entgegennehmen von Telefonaten und zur Betreuung von Patienten.

Grundregeln für das Richten von Arzneimitteln sind:
- Vor jedem Umgang mit Arzneimitteln Hände waschen
- Das Arzneimittel stets aus der bereits angebrochenen Packung oder aus der Packung mit dem frühesten Verfallsdatum nehmen, so dass die ältesten Arzneimittel zuerst verbraucht werden
- Das Arzneimittel dreimal auf seine Richtigkeit überprüfen: beim Herausholen aus dem Schrank, bei der Entnahme der Tablette und beim Wegstellen
- Das Arzneimittel bezüglich seines Aussehens kontrollieren, z.B. auf Ausflockungen in sonst klaren Lösungen, auf Farbveränderungen oder ggf. einen ungewohnten Geruch achten
- Eingeschweißte Arzneimittel möglichst in ihrer Folie lassen, damit eine nochmalige Kontrolle vor dem Verabreichen möglich ist
- Arzneimittel nicht mit der Hand berühren
- Verschmutzte oder verklebte Arzneimittelbehältnisse vor dem Zurückstellen in den Schrank reini-

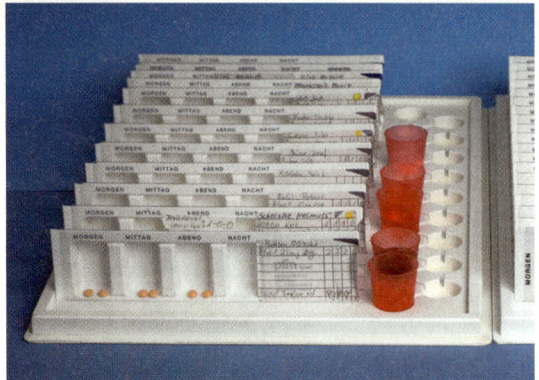

Abb. 2.8: Arzneimitteltablett mit den Dispensern für die Patienten. Jeweils zwei Mulden pro Patient können Medikamentenbecher für Tropfen oder Saft aufnehmen. Auf dem Arzneimitteltablett oder den Dispensern muss der vollständige Name des Patienten mit der Zimmernummer stehen, da einige Namen sehr häufig und somit Verwechslungen möglich sind. [K183]

gen oder verwerfen, um ein Keimwachstum zu verhindern

• Das Arzneimittel mit der Packungsbeilage und der Lasche, auf der Chargennummer und Verfallsdatum angegeben sind, an ihren ursprünglichen Platz zurückstellen und fehlende oder in Kürze ausgehende Arzneimittel neu bestellen
• Nach dem Richten der Arzneimittel das Tablett bis zum Austeilen in den Arzneimittelschrank stellen und abschließen, damit Unbefugte keinen Zugriff haben.

> **Beim Arzneimittelrichten „5-R-Regel"**
> **beachten:**
> • Richtiger Patient
> • Richtiges Arzneimittel
> • Richtige Dosierung oder Konzentration
> • Richtige Applikationsart
> • Richtiger Zeitpunkt.

2.2.11 Verabreichung von Arzneimitteln

Der Arzt ist für die Aufklärung des Patienten über ein verordnetes Arzneimittel verantwortlich (☞ 2.1). Trotzdem ist es unerlässlich, dass Pflegende über die wichtigsten Arzneimittel, ihre Wirkung und Verabreichung informiert sind, um Fragen des Patienten beantworten und gewünschte oder nicht gewünschte Wirkungen einschätzen zu können.

Beim Austeilen der Arzneimittel weisen die Pflegenden den Patient nochmals auf evtl. Umstellungen seiner Medikation hin. Ist eine zuverlässige Arzneimitteleinnahme durch den Patienten nicht gewährleistet, z.B. bei Kindern, verwirrten und suizidalen Patienten oder Patienten mit psychiatrischen Erkrankungen, bleiben die Pflegenden während der Tabletteneinnah-

me beim Patienten. Ist keine Flüssigkeitseinschränkung angeordnet, sollten Tabletten (im Sitzen oder Stehen) mit viel Flüssigkeit eingenommen werden, da sie dann besser „rutschen" und für den Magen verträglicher sind. Bis auf wenige Ausnahmen sind hierzu alle Getränke außer Alkohol geeignet. Eine Ausnahme stellen Tetrazykline dar, die nicht zusammen mit Milch(-produkten) eingenommen werden dürfen, da das Kalzium der Milch die Resorption behindern würde. Solche Einschränkungen sind auf der Packungsbeilage vermerkt.

Beim Abräumen des Essenstabletts achten die Pflegenden darauf, ob der Patient die Tabletten auch genommen hat. Möchte ein Patient seine Arzneimittel nicht nehmen, so wird der Arzt verständigt, der Patient aber auf keinen Fall gewaltsam zum Einnehmen der Arzneimittel gezwungen.

Bei Patienten, die schlecht schlucken können oder eine Ernährungssonde haben, wird vor der Arzneimittelverabreichung geklärt, ob Kapseln geöffnet und Tabletten zermörsert werden dürfen (das Öffnen einer Kapsel mit magensaftresistenter Umhüllung kann beispielsweise zu erheblichen Resorptions- und Wirkungsveränderungen führen).

> ⚠ **Vorsicht!**
> Bei Fehlern in der Arzneimittelgabe muss *sofort* der Arzt verständigt werden, damit der Schaden für den Patienten möglichst gering bleibt. Aus Angst und Scham zu schweigen, in der Hoffnung, „dass nichts passiert", ist unverantwortlich.

2.2.12 Besonderheiten im Umgang mit Betäubungsmitteln

> **Betäubungsmittel** *(BtM):* Bewusstseins- und stimmungsverändernde Substanzen, die zu Abhängigkeit (Sucht) führen können. In der Medizin vor allem zur Bekämpfung schwerer Schmerzzustände eingesetzt.

Substanz	Handelsname (Bsp.)
Morphium und Morphinderivate	Dilaudid®, Morphin Merck 10/-20®, MSI 10/-20 Mundipharma®, MSR 10/-20/-30 Mundipharma®, MST 10/-30/-60/-100 Mundipharma®, MST Continus® Long 60
Buprenorphin	Temgesic®
Pentazocin	Fortral®
Pethidin	Dolantin®
Piritramid	Dipidolor®

Tab. 2.9: Überblick über wichtige Betäubungsmittel (weitere Informationen ☞ auch 4.4.5).

Betäubungsmittel dürfen nur verabreicht werden, wenn andere Substanzen, die nicht zu den Betäubungsmitteln gerechnet werden, keine ausreichende Wirkung erzielen. Auf internistischen Stationen werden Betäubungsmittel vor allem bei starken, insbesondere tumorbedingten Schmerzen eingesetzt (☞ Tab. 2.9 und 4.4.5).

Um zu verhindern, dass Unbefugte Zugang zu Betäubungsmitteln erlangen, wurden in der **Betäubungsmittel-Verschreibungsverordnung** *(BtMVV)* und im **Betäubungsmittelgesetz** *(BtMG)* strenge Vorschriften im Umgang mit Betäubungsmitteln festgelegt:

- Die Verordnung von Betäubungsmitteln ist nur auf einem dreiteiligen amtlichen Formular möglich, dem **Betäubungsmittelrezept** *(BtM-Rezept)*. Teil I und II wird der Apotheke vorgelegt, Teil III bleibt beim verordnenden Arzt. Für die BtM-Anforderung im Krankenhaus gibt es spezielle *Betäubungsmittelanforderungsscheine* (☞ Abb. 2.10). Die verordnenden Ärzte und ihre Rezepte werden vom Bundesinstitut für Arzneimittel und Medizinprodukte genau registriert. Im Krankenhaus besitzen häufig nur die dienstälteren Assistenzärzte, Ober- und Chefärzte Betäubungsmittelrezepte
- Alle Arzneimittel, die unter das Betäubungsmittelgesetz fallen, müssen getrennt von den übrigen Arzneimitteln unter *ständigem* Verschluss aufbewahrt werden. In der Praxis sieht das so aus, dass die stationsüblichen Arzneimittelschränke ein separates, zusätzlich abschließbares Fach für Betäubungsmittel haben. Die Schichtleitung trägt den Schlüssel für dieses Fach stets bei sich und ist für seine sichere Aufbewahrung verantwortlich

Nr. A014768-01

Betäubungsmittel-anforderungsschein **Teil I**

Anfordernde Stelle: Station 2, Krankenhaus 78166 Donaueschingen

Betäubungsmittelhaltiges Arzneimittel	bestellte Menge	gelieferte Menge
Dolantin Amp. 50 mg,	50	
Nr 50 (Fünfzig)	–	
Temgesic Amp. 0,324 mg	20	
Nr 20 (zwanzig)	–	

— Leerzeilen bitte streichen! —

23.11.00 (Datum) Dr. A. Mustermann (Name des Arztes, Zahnarztes, Tierarztes) 314 (Telefon-Nr.)

Dr. Mustermann

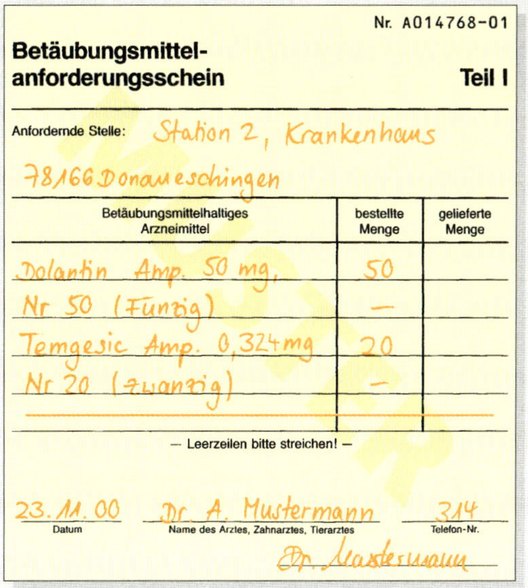

Abb. 2.10: Betäubungsmittelanforderungsschein. Er ist nur für die Verwendung im Krankenhaus gedacht und nicht für die BtM-Verordnung in Arztpraxen. Die Spalte „gelieferte Menge" wird von der Apotheke ausgefüllt. [W188]

- In diesem Extrafach befindet sich auch das **Betäubungsmittelbuch,** dessen Seiten fortlaufend nummeriert sind, bzw. die **Betäubungsmittelkarten** (☞ Abb. 2.11). Dort sind alle auf der Station vorrätigen Betäubungsmittel verzeichnet (Bezeichnung, Darreichungsform, Menge). Ändert sich der Bestand durch Lieferung aus der Apotheke oder durch

Bezeichnung¹) des Betäubungsmittels: Fortral Amp. 30 mg

Nachweispflichtige Teilnehmer (Name oder Firma und Anschrift der Apotheke bzw. tierärztlichen Hausapotheke, Name und Anschrift – des Arztes, Zahnarztes bzw. Tierarztes, – des Krankenhauses bzw. der Tierklinik, und Bezeichnung der Teileinheit): Station 2, Krankenhaus Donaueschingen

Lfd. Nr. der Karte (für das bezeichnete Betäubungsmittel): 3

Datum des Zugangs bzw. des Abgangs	Bei Zugang: Name oder Firma und Anschrift des Lieferers oder sonstige Herkunft / Bei Abgang: Name oder Firma und Anschrift des Empfängers oder sonstiger Verbleib	Zugang (in g, mg, ml oder Stück)	Abgang (in g, mg, ml oder Stück)	Bestand (in g, mg, ml oder Stück)	Name und Anschrift des Arztes, Zahnarztes bzw. Tierarztes²)	Nummer des Betäubungsmittelrezeptes oder -anforderungsscheines³)	Datum der Prüfung und Namenszeichen des i.S. der BtMVV verantwortlichen Arztes, Zahnarztes, Tierarztes bzw. Apothekers
			Übertrag ▸	16			
15 11 97	Hr. Mayer Otto		1	15			Dr. Mustermann
15 11 97	Fr. Berger Anna		2	13			
21 11 97	Fr. Elisabeth Müller		1	12			
23 11 97	Apotheke Krankenhaus Donaueschingen	50		62	Dr. Hans Mustermann, KH Donaueschingen	A0-15884-10	
24 11 97	Bruch, Amp beim Aufziehen zerbrochen		1	61	Zeugen: Dr. Mustermann Sr. Silke, Sr. Monika		
30 11 97	Hr. Joachim Lang		2	59			
			Übertrag ▸	59			

¹) Bei Fertigarzneimitteln Arzneimittelbezeichnung, Darreichungsform, Bezeichnung und Gewichtsmenge – bei homöopathischen Arzneimitteln statt dessen Verdünnungsgrad – des enthaltenen Betäubungsmittels je Packungseinheit bzw. je abgeteilte Form

²) Nicht erforderlich, wenn mit der Angabe unter »Nachweispflichtiger Teilnehmer« identisch.

³) In Apotheken im Falle der Abgabe auf Verschreibung, in Krankenhäusern und Tierkliniken im Falle des Erwerbs auf Verschreibung.

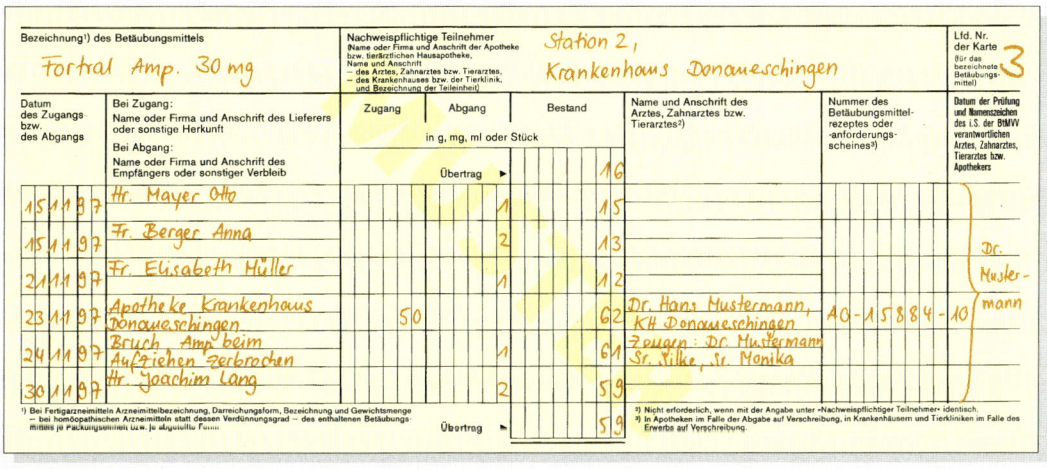

Abb. 2.11: BtM-Karte, in die alle aus der Apotheke gelieferten und auf der Station verabreichten oder verworfenen BtMs eingetragen werden. Die Betäubungsmittel-Verschreibungsverordnung sieht vor, dass der Name des verschreibenden Arztes und nicht der verabreichenden Pflegekraft dokumentiert wird, und dass BtM-Zugänge mit der Nummer des Betäubungsmittelanforderungsscheines versehen werden. [W188]

Abgabe von Betäubungsmitteln an einen Patienten, wird das Betäubungsmittelbuch bzw. die Betäubungsmittelkarte aktualisiert. Alle entnommenen Betäubungsmittel werden mit Datum, Uhrzeit, vollständigem Patientennamen, Art und Menge des entnommenen Betäubungsmittels, verordnendem Arzt sowie entnehmender und verabreichender Pflegekraft dokumentiert. Auch zu Bruch gegangene Ampullen werden protokolliert (möglichst mit Zeuge, um falschen Verdächtigungen vorzubeugen). Bei Schreibfehlern wird das falsch geschriebene Wort *einmal* durchgestrichen. Auf keinen Fall dürfen Seiten herausgerissen oder Korrekturen vorgenommen werden, die das Geschriebene völlig unkenntlich machen (z.B. durch Tipp-Ex®)

• Der Bestand an Betäubungsmitteln und das Betäubungsmittelbuch bzw. die Betäubungsmittelkarten werden regelmäßig vom zuständigen Stationsarzt kontrolliert. Die Kontrolle wird durch Unterschrift dokumentiert.

2.2.13 Arzneimittelgruppen

Die Einteilung der Arzneimittel in verschiedene Gruppen ist nicht einheitlich. Die Gliederung in Tab. 2.12 entspricht derjenigen der **Roten Liste,** dem vom *Bundesverband der Pharmazeutischen Industrie* herausgegebenen Verzeichnis der Fertigarzneimittel, um ein rasches Nachschlagen sowohl in der Roten Liste als auch in diesem Lehrbuch zu ermöglichen.

Hauptgruppe (gemäß Roter Liste)		Kurzcharakterisierung der Arzneimittel
01	Abmagerungsmittel	„Appetitzügler", vielfach auch „Aufputschmittel"
03	Alkalose-/Azidosetherapeutika	Orale Arzneimittel zur Regulation von Störungen des Säure-Basen-Haushaltes ☞ 11.18**
04	Analeptika/Antihypoxämika	V.a. „Aufputschmittel"
05	Analgetika/Antirheumatika	Schmerzmittel (auch Morphium und -abkömmlinge) sowie Arzneimittel gegen rheumatische Erkrankungen ☞ 4.4.4*, 4.4.5*, 15.4.1*
06	Anthelminthika	Systemische Mittel gegen Wurmerkrankungen ☞ Pharma-Info 17.77*
07	Antiallergika	Arzneimittel gegen Allergien zur systemischen und lokalen Anwendung, inkl. Lösungen zur Hyposensibilisierung ☞ 16.4.2*
08	Antianämika	Arzneimittel gegen Anämie ☞ 13.6**
09	Antiarrhythmika	Arzneimittel gegen Herzrhythmusstörungen ☞ 6.7*
10	Antibiotika/Antiinfektiva	Arzneimittel gegen (bakterielle und virale) Infektionen ☞ 17.6.2*, 17.7.1*
11	Antidementiva (Nootropika)	Arzneimittel zur Steigerung der Hirnleistungsfähigkeit ☞ 3.5.1**
12	Antidiabetika	Insuline und orale Arzneimittel zur Diabetes-Therapie ☞ 12.7.7*, 12.7.8*
13	Antidota	Gegenmittel bei Vergiftungen
14	Antiemetika/Antivertiginosa	Arzneimittel gegen Schwindel und Erbrechen
15	Antiepileptika	Arzneimittel gegen zerebrale Krampfanfälle
16	Antihämorrhagika (Antifibrinolytika und andere Hämostatika)	Arzneimittel zur Blutstillung, z.B. Gerinnungsfaktoren ☞ 13.5.1*
17	Antihypertonika	Arzneimittel gegen Bluthochdruck (außer denen der Gruppe 27) ☞ 7.5.1*
18	Antihypoglykämika	Arzneimittel gegen Unterzuckerung ☞ 12.7.5**
19	Antihypotonika	Arzneimittel zur Anhebung des Blutdrucks ☞ 7.5.3*, 7.6*
20	Antikoagulantia	Mittel zur „Blutverdünnung" und Thromboseprophylaxe ☞ 7.9*
21	Antimykotika	Arzneimittel gegen Pilzinfektionen ☞ 17.9.1*
22	Antiparasitäre Mittel (extern)	Mittel gegen Läuse und Milben zur äußerlichen Anwendung
23	Antiphlogistika	Entzündungshemmer (ohne die in 05, 07 und 31 genannten Stoffe)
24	Antitussiva/Expektorantia u.a.	Arzneimittel bei Husten ☞ 8.6.2*
25	Arteriosklerosemittel	V.a. Knoblauch-, Mistel- und Weißdornpräparate
26	Balneotherapeutika	Medizinische Badezusätze
27	β-Rezeptorenblocker, Kalziumantagonisten und ACE-Hemmer	Arzneimittel gegen Bluthochdruck, Angina pectoris, Herzrhythmusstörungen und Herzinsuffizienz ☞ auch Gruppe 17
28	Broncholytika/Antiasthmatika	Arzneimittel gegen Asthma ☞ 8.6.1*
29	Cholagoga u.a. Gallenwegstherapeutika	Arzneimittel zur Förderung des Gallenflusses und Auflösung von Gallensteinen ☞ 10.6*
30	Cholinergika	Arzneimittel zur Erhöhung des Parasympathikotonus, z.B. bei bestimmten Formen des Harnverhalts ☞ 11.3.2**

Hauptgruppe (gemäß Roter Liste)	Kurzcharakterisierung der Arzneimittel
31 Kortikoide (Interna)	Nebennierenrindenhormone (ohne Sexualhormone) ☞ 12.6.1*
32 Dermatika	Arzneimittel zur lokalen Behandlung von Hauterkrankungen
33 Desinfizientia/Antiseptika	Arzneimittel zur Haut-, Schleimhaut- und Flächendesinfektion
34 Diätetika/Ernährungstherapeutika	Z.B. essenzielle Aminosäuren
35 Diagnostika u. Mittel zur Diagnosevorbereitung	Z.B. Releasing-Hormone, Kontrastmittel, Tuberkulintests
36 Diuretika	Harntreibende Arzneimittel ☞ 11.12*
37 Durchblutungsfördernde Mittel	Durchblutungssteigernde Arzneimittel ☞ 7.7*, 7.8*, 7.10*
39 Entwöhnungsmittel	Arzneimittel zur Unterstützung bei Alkohol-, Nikotin- und Opiatentwöhnung
40 Enzyminhibitoren, Enzympräparate und Transportproteine	Enzymhemmer (z.B. Antithrombin III)
42 Fibrinolytika	Arzneimittel zur Auflösung von Blutgerinnseln ☞ 7.9*
43 Geriatrika	Arzneimittel gegen Altersbeschwerden
44 Gichtmittel	Arzneimittel bei Gicht ☞ 12.9**
45 Grippemittel und Mittel gegen Erkältungskrankheiten	Verschiedenste Substanzen, z.B. ätherische Öle. Kombinationspräparate mit Analgetika und Hustenmitteln/Antihistaminika
46 Gynäkologika	Arzneimittel zur Behandlung gynäkologischer Erkrankungen, systemische und lokale Anwendung
47 Hämorrhoidenmittel (Proktologika)	V.a. Lokaltherapeutika gegen Hämorrhoiden
48 Hepatika	Arzneimittel gegen Leberschäden, Laktulose
49 Hypnotika/Sedativa	Beruhigungs- und Schlafmittel ☞ 3.3.7*
50 Hypophysen-, Hypothalamushormone, andere regulatorische Peptide und ihre Hemmstoffe	V.a. Hormonpräparate zur Behandlung endokriner Störungen und hormonabhängiger Tumoren
51 Immuntherapeutika und ihre Hemmstoffe	V.a. alternativheilkundliche Arzneimittel zur Steigerung der Immunabwehr, Interferone (☞ 14.5.6*), Präparate zur Förderung der Granulozytenbildung (☞ 13.7.4**), Immunsuppressiva (☞ 16.6*)
52 Infusions- und Standardinjektionslösungen, Organperfusionslösungen	Lösungen zur parenteralen Anwendung (ohne parenteral verabreichbare Arzneimittel der übrigen Gruppen) ☞ 2.5.1*
53 Kardiaka	Arzneimittel zur Herzkraftstärkung ☞ 6.6*
54 Karies-, Parondontosemittel u. andere Dentalpräparate	V.a. Fluorpräparate
55 Koronarmittel	Arzneimittel gegen Angina pectoris ☞ 6.5.1*
56 Laxantia	Abführmittel ☞ 9.3.8*
58 Lipidsenker	Arzneimittel zur Senkung des Blutfettspiegels ☞ 12.8.4*
59 Lokalanästhetika/Neuraltherapeutika	Arzneimittel zur lokalen Betäubung
60 Magen-Darm-Mittel	Arzneimittel mit Wirkung auf den Magen-Darm-Trakt ☞ 9.6.3*
61 Migränemittel	Arzneimittel gegen Migränekopfschmerzen
62 Mineralstoffpräparate	Arzneimittel zum Mineralstoffersatz ☞ 11.17**
63 Mund- u. Rachentherapeutika	Z.B. desinfizierende Gurgellösungen, Lutschtabletten gegen Halsschmerzen
64 Muskelrelaxantia	Arzneimittel zur Muskelrelaxation bei Narkosen und zur Muskelentspannung, z.B. bei Verspannungen
65 Narkosemittel	Arzneimittel zur Allgemein- und Neuroleptanalgesie
66 Neuropathiepräparate	V.a. α-Liponsäuren-, Vitamin-B-Präparate
67 Ophthalmika	Systemische und lokale Arzneimittel für die Augenheilkunde
68 Osteoporosemittel/ Kalziumstoffwechselregulatoren	V.a. Kalzitonin, Bisphosphate, Fluoride
69 Otologika	V.a. Ohrentropfen und -salben
70 Parkinsonmittel u.a. Antihyperkinetika	Arzneimittel gegen M. Parkinson u.a. Bewegungsstörungen ☞ 3.6*

Hauptgruppe (gemäß Roter Liste)	Kurzcharakterisierung der Arzneimittel
71 Psychopharmaka	Arzneimittel mit Wirkung auf die Psyche, z.B. Antidepressiva, angstlösende Arzneimittel, Beruhigungsmittel ☞ 2.9.3*
72 Rhinologika	V.a. lokale Arzneimittel zur Behandlung von Nasenerkrankungen
73 Roborantia/Tonika	Verschiedenste Mittel zur „Stärkung" und gegen Erschöpfung
74 Schilddrüsentherapeutika	Schilddrüsenhormone, Thyreostatika und andere Arzneimittel gegen Schilddrüsenerkrankungen ☞ 12.5*
75 Sera, Immunglobulina und Impfstoffe	Arzneimittel zur aktiven und passiven Immunisierung ☞ 16.2*
76 Sexualhormone und ihre Hemmstoffe	Männliche und weibliche Geschlechtshormone (einschl. der „Pille") und ihre Hemmstoffe
77 Spasmolytika	Arzneimittel gegen Krämpfe und Koliken
79 Thrombozytenaggregationshemmer	Arzneimittel zur Verhinderung der Thrombozytenaggregation ☞ 7.7.2**, 6.5.1**
80 Tuberkulosemittel	Arzneimittel gegen Tuberkulose ☞ 8.5.4*
81 Umstimmungsmittel	V.a. pflanzliche und (Teile von) Mikroorganismen enthaltende Präparate zur Unterstützung der Immunabwehr
82 Urologika	V.a. Arzneimittel gegen Blasen-, Prostata- und Nierensteinleiden ☞ 11.7.2**, 11.14**, 3.8**
83 Venentherapeutika	V.a. systemische und lokale Arzneimittel gegen Krampfadern ☞ 7.10.1**
84 Vitamine	Vitaminpräparate ☞ 12.8.5*
85 Wundbehandlungsmittel	Mittel zur Wunddesinfektion und Förderung der Wundheilung einschl. Ulkusbehandlung ☞ 7.2.3**
86 Zytostatika, andere antineoplastische Mittel und Protektiva	Das Zellwachstum hemmende Arzneimittel vor allem für die Tumorbehandlung und Immunsuppression ☞ 14.5.2*, 16.6*
87 Präparateserien/Reg. Homöopathika	V.a. homöopathische Mittel ☞ 2.10.4**
88 Biomaterialien/medizinische Kunststoffe/ Varia	Z.B. Knochenzement, NaCl 0,9 % für Injektionszwecke

* Arzneimittelgruppe wird in dem entsprechenden Kapitel ausführlich behandelt (z.B. in einem Pharma-Info)
** Arzneimittelgruppe wird in dem entsprechenden Kapitel erwähnt oder kurz dargestellt.

Tab. 2.12: Überblick über die Arzneimittelgruppen entsprechend der Roten Liste 2000. Farbig hervorgehoben sind die 20 verordnungsstärksten Arzneimittelgruppen des Jahres 1998.

⚖ Die 20 verordnungsstärksten Arzneimittelgruppen (☞ Tab. 2.12) machen ca. 75 % des gesamten Verordnungsvolumens aus. Daher ist es sinnvoll, dass Pflegende über diese Substanzgruppen, insbesondere die Wirkungen und Nebenwirkungen der gebräuchlichsten Präparate, Bescheid wissen.

2.3 Künstliche Ernährung

Bei vielen Patienten reicht die normale orale Ernährung zur Deckung des Nährstoffbedarfs nicht aus, weil sie nicht essen

- *Können,* z.B. bei Schlucklähmungen, Ösophaguskarzinom (☞ 9.5.5) oder Bewusstlosigkeit
- *Dürfen,* z.B. vor und nach PEG-Anlage, oder
- *Wollen,* z.B. bei Anorexia nervosa (☞ 12.8.2).

Dann muss der Patient künstlich ernährt werden. Hierbei gibt es prinzipiell zwei Möglichkeiten: die *künstliche enterale Ernährung* über eine im oberen Magen-Darm-Trakt gelegene Sonde (☞ 2.3.1) und die *parenterale Ernährung* über venöse Zugänge (☞ 2.3.3).

2.3.1 Künstliche enterale Ernährung

Bei der **künstlichen enteralen Ernährung** erhält der Patient über eine Sonde spezielle Nährstoffzubereitungen **(Sondenkost)** in den Magen oder den Dünndarm. Die künstliche enterale Ernährung ist im Vergleich zur parenteralen Ernährung mit deutlich weniger Komplikationen behaftet. So ist z.B. kein venöser Zugang als möglicher Ausgangspunkt einer Infektion nötig, je nach Kost bleibt es bei einer weitgehend normalen Darmflora und es kommt nicht zu einer Darmatrophie.

Die Art der Sondenkost hängt von der Lage der Sonde und der Grunderkrankung des Patienten ab. **Selbstgefertigte Sondenkost,** d.h. pürierte und mit Flüssigkeit verdünnte Vollkost, ist wegen der Gefahr bakterieller Verunreinigungen heute nicht mehr zu empfehlen.

Nährstoffdefinierte Formeldiäten

Industriell hergestellte **nährstoffdefinierte Formeldiäten** (kurz *NDD*, von lat. formula = Regel) enthalten die verschiedenen Nährstoffe in *definierter* Zusammensetzung (z.B. Fresubin® flüssig). Da die Nährstoffe in hochmolekularer Form vorliegen und damit noch vom Darm aufgespalten werden müssen, darf die Verdauungsfunktion nur wenig beeinträchtigt sein, etwa bei Patienten mit Schluckstörungen.

Formeldiäten werden flüssig oder als Pulver zum Anrühren angeboten und über eine Sonde verabreicht. Sie können vom Patienten aber auch getrunken werden (etwa bei Kaustörungen). Meist sind hochmolekulare Diäten glutenfrei und vollbilanziert, d.h. sie decken bei der Einnahme der durch den Hersteller angegebenen Menge den Tagesbedarf aller Nährstoffe sowie den Energiebedarf. Hochmolekulare Diäten sind auch für die besonderen Bedürfnisse von Diabetes-, Leber- oder Nierenkranken erhältlich.

Niedermolekulare chemisch definierte Elementardiäten

Als *Astronautenkost* werden **niedermolekulare chemisch definierte Elementardiäten** (kurz *CDD*) bezeichnet (z.B. Survimed® instant, Precitene® MCT 50). Die Nährstoffe sind bereits in (nahezu) resorptionsfähige Bestandteile (Aminosäuren, Mono-, Di- und Oligosaccharide, essenzielle Fettsäuren, Elektrolyte, Vitamine, Spurenelemente) aufgespalten und erfordern kaum Verdauungsleistungen vom Darm. Während einer solchen Diät nimmt die Stuhlmenge des Patienten stark ab, nicht aber der Bakteriengehalt des Stuhls. Der Stuhl besteht bei dieser Ernährung vorwiegend aus abgestoßenem Darmepithel und kann selbst Stenosen meist noch passieren. Diese Diäten werden beispielsweise Patienten mit entzündlichen Darmerkrankungen (☞ 9.7.4), Darmtumoren oder -fisteln bzw. bei Mukoviszidose (☞ 8.16) gegeben.

Elementardiäten haben wegen der in ihnen enthaltenen Aminosäuren einen unangenehmen Geschmack, der sich auch durch Zugabe von Aromastoffen nicht verdecken lässt. Aus diesem Grund lehnen viele Patienten es ab, diese Ernährung über einen längeren Zeitraum zu trinken.

Als Alternative bei schluckfähigen Patienten bietet sich die **Oligopeptiddiät** an, die der chemisch definierten Elementardiät sehr nahe steht, jedoch statt freier Aminosäuren *Oligopeptide* (Kettenlänge von drei Aminosäuren) enthält. Diese werden zudem vom Darm oft besser aufgenommen als einzelne Aminosäuren.

Notwendig: Flüssigkeitsergänzung

In allen Fällen ist eine **Flüssigkeitsergänzung** durch ungezuckerten Tee oder Wasser erforderlich.

Die Auswahl der Sondenkost erfolgt durch den Arzt. Er legt die Nährstoff-, Energie- und Flüssigkeitsmenge fest und ordnet an, ob eine Ernährungspumpe zur kontinuierlichen Verabreichung verwendet werden oder ob der Patient mehrere Sondenmahlzeiten erhalten soll.

2.3.2 Sonden zur enteralen Ernährung

Welche Sonde am besten geeignet ist, hängt vor allem von Grunderkrankung und Zustand des Patienten ab. Alle Formen der Sondenernährung setzen eine gewisse Funktionsfähigkeit des Magen-Darm-Traktes voraus. Einen Überblick gibt Tab. 2.14.

	Nährstoffdefinierte Formeldiät (NDD)	Chemisch definierte Elementardiät (CDD)	Oligopeptiddiät
Kurzcharakterisierung	• Hochmolekulare Nährstoffe	• Niedermolekulare Nährstoffe, die nicht mehr aufgespalten, sondern nur noch resorbiert werden müssen	• Wie CDD, jedoch Oligopeptide (= kurze Aminosäureketten) statt einzelner Aminosäuren
	• (Fast) plasma-isoton	• Plasmahyperton	• Nur gering plasma-hyperton
Vorteile	• Trinkbar • Mikroflora und Darmfunktionen verändern sich kaum • Seltener (osmotische) Durchfälle als unter CDD • Preiswert	• Erfordern kaum Verdauungsleistung vom Darm, daher auch bei Darmerkrankungen einsetzbar • Minimale Stuhlmenge	• Besserer Geschmack als CDD • Seltener (osmotische) Durchfälle und Darmatrophie als unter CDD
Nachteile	• Erfordert (fast) volle Verdauungsleistung vom Darm	• Schlechter Geschmack • Unphysiologisch, rasche Umstellung auf Normalkost nicht möglich • Bei Langzeitanwendung evtl. Dünndarmatrophie, Übelkeit, Erbrechen und Durchfälle • Teuer	• Teuer

Tab. 2.13: Vergleich der drei Standardformen künstlicher enteraler Ernährung (Sondenkost).

Sondentyp	Indikation	Indikationsbeispiel
Nasogastrale Sonde	Voraussichtlich kurze Dauer der künstlichen enteralen Ernährung, wenn keine erhöhte Aspirationsgefahr besteht	Bei entzündlichen Darmerkrankungen, appetitlosen und kachektischen Patienten, z.B. nach Chemo- oder Strahlentherapie
Nasoduodenale und nasojejunale Sonde	Voraussichtlich kurze Dauer der künstlichen enteralen Ernährung bei erhöhter Aspirationsgefahr, z.B. durch Reflux von Mageninhalt oder bei Magenentleerungsstörungen	Patienten mit eingeschränktem Bewusstsein, z.B. nach Schlaganfall (Anfangsphase)
Perkutan-endoskopische Gastrostomie (PEG)	Länger dauernde künstliche enterale Ernährung, wenn keine erhöhte Aspirationsgefahr besteht und keine offene Bauchoperation geplant ist	Patienten mit Ösophagustumoren oder länger dauernden Schluckstörungen, z.B. bei neurologischen Erkrankungen
Perkutan-endoskopische Jejunostomie (PEJ)	Länger dauernde künstliche enterale Ernährung bei erhöhter Aspirationsgefahr, wenn keine offene Bauchoperation geplant ist. Implantation nicht überall möglich	Patienten mit länger dauernder Schluckunfähigkeit bei gleichzeitiger Bewusstseinstrübung oder verminderten Schutzreflexen
Feinnadelkatheter-jejunostomie (FNKJ)	Länger andauernde künstliche enterale Ernährung. Katheter kann während einer ohnehin geplanten Operation gelegt werden	Tumorpatienten mit großen Resektionen, z.B. Ösophagusentfernung

Tab. 2.14: Überblick über die gebräuchlichen Sondentypen zur künstlichen enteralen Ernährung.

Nasogastrale Sonden

Am bekanntesten sind **nasogastrale Sonden,** oft einfach *Magensonden* genannt. Zur künstlichen enteralen Ernährung werden ca. 75 cm lange Sonden aus PVC, Polyurethan oder Silikonkautschuk mit einem Durchmesser von 8 – 16 Ch verwendet. Welches Material gewählt wird, hängt von der (voraussichtlichen) Verweildauer ab: PVC-Sonden enthalten einen Weichmacher, der sich nach ungefähr einer Woche auflöst und die Sonde zu einem starren Schlauch werden lässt. Für eine längere Liegezeit bieten sich Silikonkautschuk- oder Polyurethan-Sonden an, die über mehrere Wochen liegen bleiben können.

Grundprinzipien

Die enterale Ernährung über eine nasogastrale Sonde wird langsam aufgebaut. Begonnen wird in der Regel mit 6 x 50 ml täglich. Dann kann auf bis zu 12 x 250 ml täglich gesteigert werden. Optimal sind 6 – 8 Sondenmahlzeiten täglich mit je maximal 300 ml. Menge, Häufigkeit und Zusammensetzung der Sondenkost werden ärztlich angeordnet.

Die Mahlzeitenhäufigkeit bzw. Nahrungsmenge darf immer erst gesteigert werden, wenn die vorangegangene Menge über mindestens 24 Stunden gut vertragen wurde. Bei Unverträglichkeitsreaktionen (z.B. Erbrechen, Durchfall) wird die Nahrungsmenge wieder auf die zuletzt vertragene Menge reduziert. Unter Umständen muss das Produkt gewechselt werden.

Bei einer nasogastralen Sonde kann die Sondennahrung portionsweise als *Bolus* mit der Spritze oder mit einem speziellen Sondenbesteck (maximal 100 ml in 5 – 10 Minuten), *halbkontinuierlich* unter Ausnutzung der Schwerkraft (100 ml in ca. 10 – 15 Minuten) oder *kontinuierlich* mit Hilfe einer Pumpe (ca. 100 ml pro Stunde) gegeben werden.

Eine langsame, kontinuierliche Zufuhr wird prinzipiell besser vertragen, auf der anderen Seite ist aber eine kontinuierliche Zufuhr unphysiologisch, da der Magen nie leer, aber auch nie gefüllt ist. Nahrungspausen wie z.B. eine mehrstündige Pause nachts dienen dagegen der Aufrechterhaltung der physiologischen Säureschutzfunktion des Magens. Pumpen der neueren Generation (z.B. Frentamat®) ermöglichen die Son-

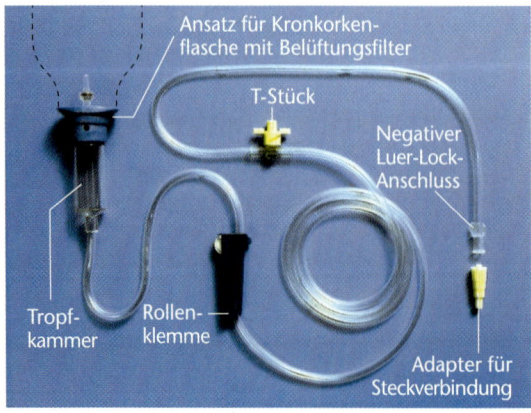

Abb. 2.15: System zur Sondenernährung per Schwerkraft aus einer Kronkorkenflasche. [U222]

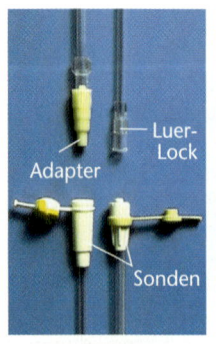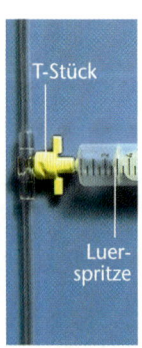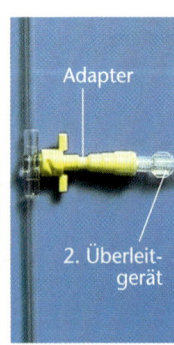

Abb. 2.16 – 2.18: Verbindungen von Überleitgeräten zur Sonde und am T-Stück. V.l.n.r: Steckverbindung vom Überleitgerät zur Sonde, Luer-Lock-Anschluss vom Überleitgerät zur Sonde, T-Stück für Anschluss einer Luer-Spritze und für Überleitgeräte mit Steckverbindungen. [U222]

denernährung wahlweise als Dauertropf oder als Bolus.

Verabreichung der Sondenkost

- Material bereitstellen: Zellstoff, alles für die Mundpflege, Sondenkost, 50- bzw. 100-ml-Spritze oder eine Flasche bzw. einen Beutel mit Überleitungsgerät, Materialien zur Lagekontrolle der Sonde, Tee oder Wasser zum Nachspülen, eine Verschlusskappe zum Abstöpseln, evtl. fein zermörserte Arzneimittel, evtl. Ernährungspumpe
- Flasche gut schütteln bzw. Sondenkost nach Herstellerangaben richten, z.B. Pulver anrühren oder im Wasserbad auf ca. 30 °C erwärmen (bei Erwärmung über 46 °C werden die Eiweiße zerstört)
- Patienten informieren und ihn eine zur Nahrungsaufnahme bequeme Lage einnehmen lassen, möglichst eine sitzende Position (bewusstlose Patienten möglichst halbsitzend)
- Mundpflege durchführen (mind. dreimal täglich)
- Verschlusskappe der Sonde entfernen
- Lage der Sonde überprüfen (☞ unten)
- Nahrungstransport der letzten Mahlzeit durch Aspiration aus dem Magen kontrollieren. Lassen sich mehr als 100 ml ansaugen, weist dies auf eine Magenentleerungsstörung hin (Arzt informieren)
- Wachem Patienten Serviette umhängen (lassen)
- Arzneimittel zum richtigen Zeitpunkt geben (vor, mit oder nach der Sondenkost), wegen der Verstopfungsgefahr gut mit Tee nachspülen
- Sondenkost unmittelbar vor der Gabe nochmals auf Temperatur und Aussehen überprüfen
- Nahrung mit Spritze oder speziellem Sondenbesteck geben, dabei Luftzutritt vermeiden (da der Patient sonst z.B. Blähungen bekommt) und den Patienten ständig beobachten (Nachteil dieser Methode: hoher Zeitaufwand, Gefahr bakterieller Verunreinigungen)

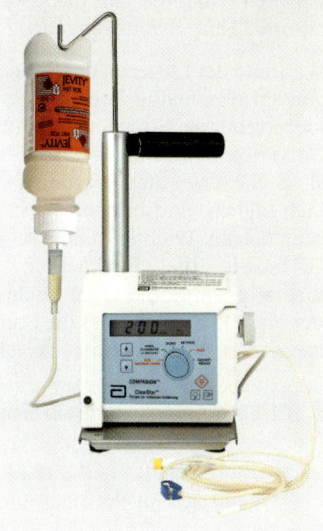

Abb. 2.19: Eine Ernährungspumpe mit angeschlossenem Spezialüberleitungsgerät für Flaschen-Sondenkost. Die Flussrate wird in ml/Stunde eingestellt. Nach Verabreichung der eingegebenen Gesamtmenge schaltet sich die Pumpe ab und gibt ein akustisches Signal. [U142]

- Bei halbkontinuierlicher Zufuhr Fließgeschwindigkeit mehrfach kontrollieren
- Mit Wasser bzw. Tee (10 – 50 ml) nachspülen, um ein Verstopfen der Sonde zu verhindern und Fäulnis- und Gärungsprozessen vorzubeugen
- Sonde mit Verschlusskappe schließen
- Zur Aspirationsprophylaxe Patienten für mindestens 30 Minuten in Oberkörperhochlagerung belassen
- Fixation der Sonde überprüfen
- Material aufräumen und Maßnahme dokumentieren
- Patienten auf Auftreten von Unverträglichkeitsreaktionen beobachten
- Je nach Grunderkrankung darf der Patient auch bei liegender nasogastraler Sonde Flüssigkeit trinken.

Verabreichung von Sondenkost mit einer Spritze [K183]

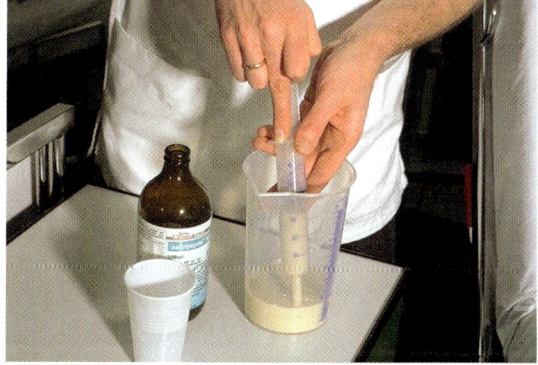

Abb. 2.20: Die vorgesehene Menge an Sondennahrung aus einem Messbecher aufziehen. Zum Nachspülen Wasser oder Tee bereitstellen.

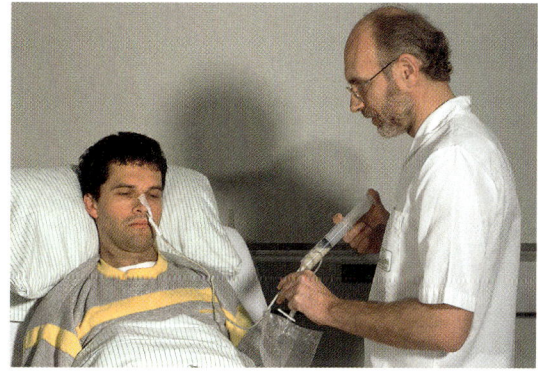

Abb. 2.21: Während der Verabreichung der Sondenkost den Patienten beobachten.

Vielen Patienten fällt das aber sehr schwer, da die Sonde beim Schlucken stört.

Während der Liegezeit der Sonde überprüfen die Pflegenden regelmäßig ihre Lage, z.B. anhand der Markierung auf der Sonde, des pH-Wertes oder durch das Einspritzen von Luft und Abhören mit einem Stethoskop. Sie lösen die Fixierung an der Nase, ggf. mehrfach täglich, und bringen sie in einer anderen Richtung neu an. Wichtig ist eine konsequente Nasenpflege sowie die Beobachtung auf Schleimhautulzerationen. Sollte es zu Schleimhautirritationen in der Nase kommen, muss die Sonde entfernt und über das andere Nasenloch neu gelegt werden.

Bei Sondenkostverabreichung beachten

- Zum Spülen ungeeignet sind gesüßte Tees (Verklebungsgefahr), Obstsäfte und Früchtetees (Gefahr des Ausflockens von Nahrungsbestandteilen wegen der darin enthaltenen Säuren)
- Das Überleitungsgerät wechseln die Pflegenden wegen der Infektionsgefahr alle 24 Stunden
- Angebrochene Sondenkost wird kühl gelagert. Sie sollte möglichst schnell verbraucht werden und darf nicht über längere Zeit offen stehen (Gefahr der bakteriellen Kontamination mit anschließender Vermehrung der Keime und infektiöser Diarrhoe des zumeist geschwächten und anfälligen Patienten)
- Jeder Hersteller hat sein eigenes Sondensystem, das mit denen anderer Hersteller evtl. nicht kompatibel ist. Beim Öffnen einer Flasche und eines Sondensystems achten die Pflegenden darauf, dass diese auch zusammenpassen.

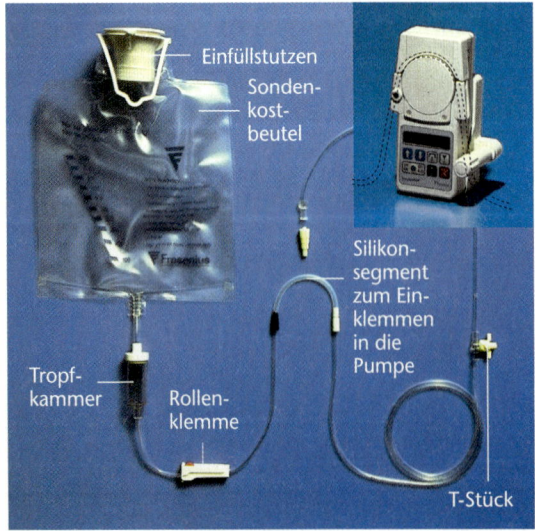

Abb. 2.22: Beutelsystem für die Sondomat®-Ernährungspumpe (☞ Ausschnittsfoto). In den Beutel können fertige Sondennahrungen und Flüssigkeiten wie z.B. Tee eingefüllt werden. [U222]

Komplikationen

Die künstliche enterale Ernährung über eine nasogastrale Sonde ist zwar deutlich komplikationsärmer als eine parenterale Ernährung, aber nicht problemfrei:

- Bei zu schneller Gabe der Sondenkost können Magen-Darm-Störungen mit Erbrechen, Durchfällen und abdominellen Schmerzen auftreten. Dann ist zu überlegen, ob die Sondenkost vielleicht zu kalt war, die Einzelportionen zu groß waren oder die Menge zu schnell gesteigert wurde. Mit dem Arzt Rücksprache nehmen, ob evtl. eine *osmotische Diarrhoe* vorliegen könnte, bei der die Sondenkost im Darm osmotisch Wasser anzieht (Osmose ☞ 2.5.1). Immer auch an die Möglichkeit einer *infektiösen Diarrhoe* denken
- Insbesondere bei Sondenkost mit niedermolekularen Kohlenhydraten sind Hyperglykämien möglich, wenn Mono-, Di- und Oligosaccharide zu rasch verstoffwechselt werden
- Vor allem bei Patienten mit Bewusstseinsstörungen besteht Aspirationsgefahr, weshalb diese Patienten nach Möglichkeit keine Magen-, sondern Dünndarmsonden erhalten sollten
- Die Sonde kann zu Reizungen der Nase und des Rachens, zu einer Refluxösophagitis (☞ 9.5.1) oder Druckulzera führen.

Zur Vermeidung von Komplikationen sind eine sorgfältige Krankenbeobachtung (Zeichen einer Dehydratation, Ödeme), Flüssigkeitsbilanzierung, Gewichtskontrollen, BZ-Tagesprofile, Blutuntersuchungen (Kreatinin, Elektrolyte, Leberwerte etc.) sowie die richtige Auswahl der Sondennahrung und des Sondentyps (Arztanordnung) notwendig.

Nasoduodenale und nasojejunale Sonden

Nasoduodenale oder **nasojejunale Sonden** sind z.B. bei Bewusstlosen angezeigt, da bei Verwendung einer nasogastralen Sonde die Gefahr des Reflux und der Aspiration von Magensaft bestünde. Diese Sonden werden vom Arzt endoskopisch oder unter Bildwandlerkontrolle gelegt. Die Sondenkost muss kontinuierlich über eine Ernährungspumpe (☞ Abb. 2.19 und 2.22) gegeben werden, da die Speicherfunktion des Magens fehlt. Ansonsten entspricht die Versorgung der einer nasogastralen Sonde.

Perkutan-endoskopische Gastrostomie

Für die Langzeitbehandlung setzt sich immer mehr die *perkutan-endoskopische Gastrostomie* (kurz **PEG**) durch, bei der eine äußere Magenfistel geschaffen wird (*äußere Fistel* = Verbindung zwischen Körperhöhle und Körperoberfläche). Durch ein Verlängerungsstück kann die Sonde bis ins Duodenum verlängert werden, etwa bei Bewusstseinsstörungen mit erhöhter Aspirationsgefahr. Alternativ wird in einigen Kliniken das Jejunum direkt punktiert und eine *perkutan-endoskopische Jejunostomie* (kurz **PEJ**) durchgeführt. Beide Eingriffe bedürfen der Aufklärung und schriftlichen Einverständniserklärung des Patienten.

Während einer Gastroskopie (☞ 1.7, 9.4.4) wird der Magen in Lokalanästhesie *perkutan*, d.h. von außen durch die Bauchdecke hindurch, punktiert. Meist wird dann über die Punktionskanüle ein Faden eingeführt, mit dem Endoskop durch den Ösophagus zurückgezogen und zum Mund des Patienten hinausgeführt. Vor dem Mund wird die Ernährungssonde an diesen Faden geknüpft und dann in den Magen und durch Magenwand und Bauchdecke durchgezogen.

Eine Halteplatte innen an der Magenwand und Fixiervorrichtungen außen an der Bauchdecke gewährleisten einen sicheren Sitz der Sonde (Abb. 2.32). Der Patient muss vor dem Eingriff wegen möglicher Komplikationen (z.B. Fehlpunktion mit gastrointestinaler Fistel) und nachfolgender Operation nüchtern blei-

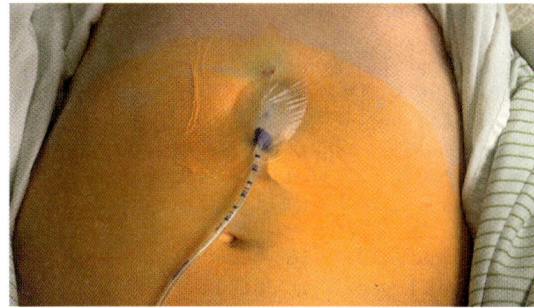

Abb. 2.23: Perkutan-endoskopische Gastrostomie (PEG) bei einem Patienten mit Schluckstörungen, hier mit einem Folienverband versorgt. Die Sonde kann nach der Sondenernährung abgestöpselt werden und lässt sich unsichtbar unter der Kleidung tragen. [K183]

ben. Nach der Anlage der PEG ist eine Nahrungskarenz von etwa 24 Std. erforderlich, anschließend erhält der Patient Tee oder Sondenkost.

Verbandwechsel bei PEG [M161]

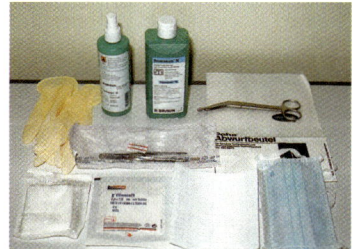

Abb. 2.24: Materialien richten (☞ Text).

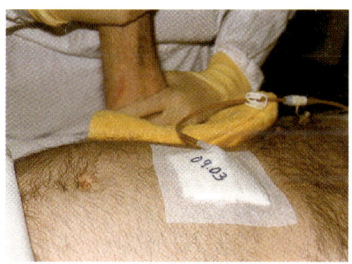

Abb. 2.25: Patienten bauchdeckenentspannt lagern.

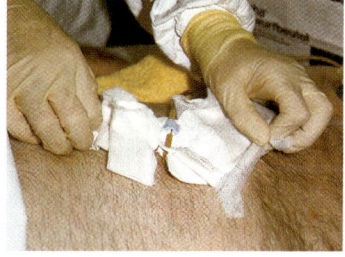

Abb. 2.26: Alten Verband vorsichtig und ohne Zug an der Sonde entfernen.

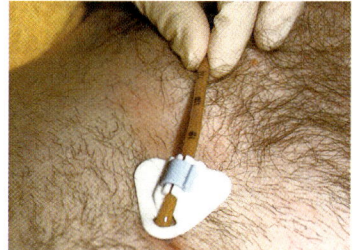

Abb. 2.27: Zahlenmarkierung an der Austrittsstelle beachten.

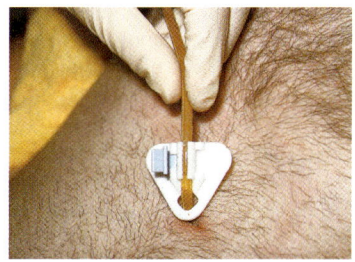

Abb. 2.28: Klemmbügel lösen, anschließend Sonde aus dem Führungskanal nehmen.

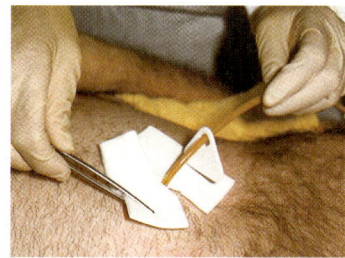

Abb. 2.29: Nach Desinfektion von Haut sowie Ober- und Unterseite der Fixierplatte Schlitzkompresse platzieren.

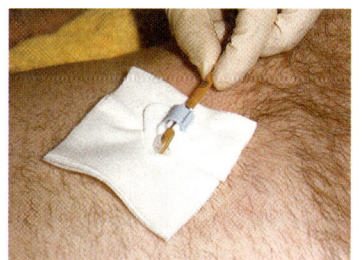

Abb. 2.30 (links): Fixierplatte auf die Schlitzkompresse schieben, Sonde in den Führungskanal einlegen und Klemmbügel schließen. Dabei darauf achten, dass sich die Lage der Sonde nicht verändert hat (Zahlenmarkierung).

Abb. 2.31 (rechts): Verband mit Fixomull® sichern.

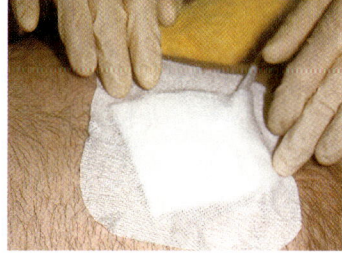

Die Hauptkomplikationen sind lokale Wundinfektionen, Eindringen von Luft in den Peritonealraum und *Peritonitis* (☞ 9.8). Kontraindikationen für die Einlage einer PEG sind z.B. Peritonitis, M. Crohn (Gefahr der Fistelbildung ☞ 9.7.4) oder Blutgerinnungsstörungen. Nach Abschluss der Wundheilung darf der Patient duschen und baden, der feuchte Verband wird danach gewechselt.

Verbandwechsel bei PEG

Nach dem Legen einer PEG oder PEJ (☞ unten) wechseln die Pflegenden den Verband täglich. Ist die Wunde ab der zweiten Woche reizlos, reicht ein Verbandwechsel ein- bis zweimal wöchentlich aus. Es gelten die Richtlinien des aseptischen Verbandwechsels:

- Material vorbereiten: sterile Schlitz- und andere Kompressen, Haut- und Händedesinfektionsmittel, Fixationspflaster (z.B. Fixomull), Pinzette, (unsterile) Einmalhandschuhe, Mundschutz, Verbandschere, Abwurf
- Patienten informieren und bauchdeckenentspannt auf den Rücken lagern
- Einmalhandschuhe anziehen
- Alten Verband vorsichtig und ohne Zug an der Sonde entfernen und zusammen mit den Einmalhandschuhen entsorgen
- Hände desinfizieren und erneut Einmalhandschuhe anziehen
- Auf die Zahlenmarkierung an der Austrittsstelle der Sonde achten
- Klemmbügel an der Fixierplatte öffnen und Sonde aus dem Führungskanal nehmen. Dann die Fixierplatte lösen und zurückziehen, um die Haut um die Sondeneintrittsstelle herum desinfizieren zu können
- Ober- und Unterseite der Fixierplatte sowie Sondenschlauch mit dem Hautdesinfektionsmittel desinfizieren und reinigen

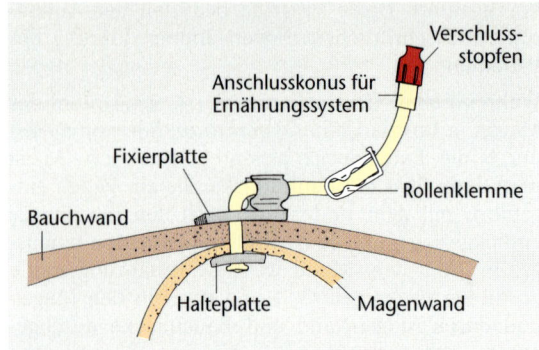

Abb. 2.32: Fixierung der PEG an Magenwand und Bauchdecke. [A400-215]

- Schlitzkompresse mit Hilfe der Pinzette zwischen Fixierplatte und Wundbereich legen
- Sonde mit Hilfe der Zahlenmarkierung in die vorherige Position bringen (leicht anziehen), dann die Fixierplatte auf die Schlitzkompresse schieben, Sonde in den Führungskanal der Fixierplatte einlegen und Klemmbügel schließen
- Fixierplatte und Sonde mit einer Kompresse abdecken (Kompresse nur an einer Ecke berühren) und z.B. mit Fixomull® sichern
- Sonde, die gerade nicht zur Ernährung benötigt wird, auf der Schlitzkompresse aufrollen und mit einer Kompresse abgedeckt fixieren
- Material entsorgen, Hände erneut desinfizieren
- Verbandwechsel und Wundzustand protokollieren.

Die Gabe der Sondenkost folgt im Wesentlichen den oben dargestellten Grundsätzen. Meist kann die PEG ab dem Folgetag der Implantation benutzt werden. Die Sonde wird vor und nach Nahrungszufuhr oder Arzneimittelgabe mit ca. 50 ml Wasser oder Tee gespült, damit sie nicht verstopft. Zur Aspirationsprophylaxe empfiehlt sich nach der Mahlzeit eine Ober-

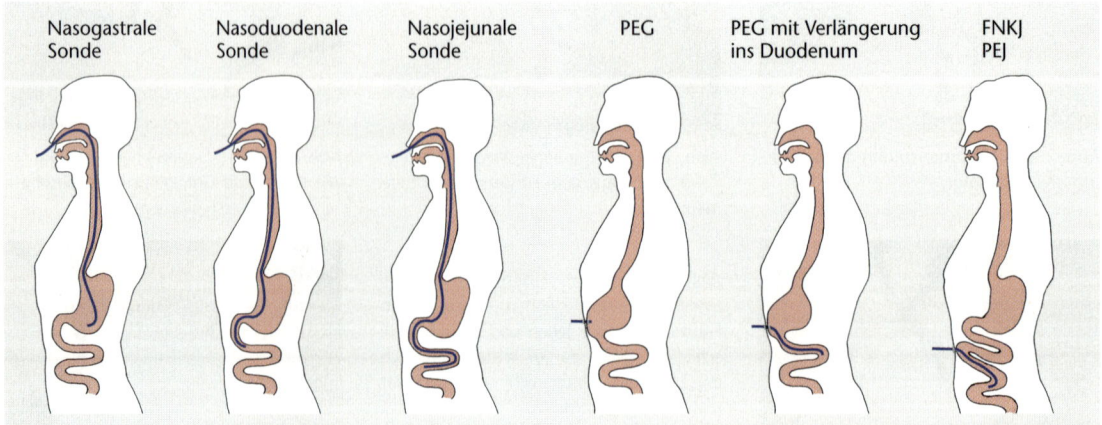

Abb. 2.33: Übersicht über die verschiedenen Sondenlagen bei den unterschiedlichen Verfahren der künstlichen enteralen Ernährung. [A400-215]

körperhochlagerung (☞ oben). Von Vorteil ist die Möglichkeit der Nahrungsaufnahme und des Schlucktrainings trotz liegender Sonde. Viele Patienten bevorzugen die Nahrungsapplikation während der Nachtstunden; sie können die Sonde dann tagsüber abstöpseln und sind mobiler. Da die Sonde unter der Kleidung verborgen ist, fühlen sich die Patienten im Alltag wohler als mit einer nasalen Sonde.

Feinnadelkatheter-Jejunostomie und andere operative Verfahren

Bis vor kurzem haben die Chirurgen im Rahmen einer ohnehin notwendigen **Laparotomie** *(Eröffnung der Bauchhöhle)* als Palliativmaßnahme z.B. beim inoperablen Ösophaguskarzinom (☞ 9.5.5) meist eine äußere Magenfistel (Gastrostomie) angelegt, z.B. die *Witzel-* oder *Kader-Fistel,* und die Ernährungssonde dort eingenäht. Heute bevorzugen sie eine Darmfistel **(Jejunostomie)** und hier vor allem die komplikationsärmere *Feinnadelkatheter-Jejunostomie,* kurz *FNKJ,* die sich aber noch nicht in allen Häuser durchgesetzt hat.

Die operative Anlage einer Ernährungssonde erfordert eine postoperative Wundversorgung wie andere Bauchoperationen auch. Ansonsten sind die Sonden und ihre Pflege mit einer PEG-Sonde zu vergleichen.

Heute gibt es moderne Kathetersysteme, die zu dem übrigen Sondenzubehör kompatibel sind und sich bei Bedarf auch einfach wieder entfernen lassen. In der Regel bleibt die Sonde als Palliativmaßnahme aber lebenslang liegen.

📖 Literaturtipp

Kalde, Sigrid; Kolbig, Norbert; Vogt, Michael: Enterale Ernährung. Indikationen, Sondierungstechniken, Diätetik, Pflege. Urban & Fischer, München, 1999

Eich, Angela: Enterale Ernährung. Sondenernährung in der Pflegepraxis. Ullstein Medical, Wiesbaden, 1998

2.3.3 Parenterale Ernährung

Ist über eine enterale Sonde keine ausreichende Ernährung möglich, wird eine intravenöse, **parenterale Ernährung** (griech. para = neben und enteron = Darm) erforderlich. Unterscheiden lassen sich die **inkomplette parenterale Ernährung,** bei der der Patient noch einen Teil der Nahrung über den Darm aufnimmt, und die **totale** *(komplette)* **parenterale Ernährung** (kurz *TPE*), bei der der Darm völlig umgangen wird. Die Wahl des venösen Zugangs hängt von Ernährungszustand und Stoffwechsellage des Patienten sowie der voraussichtlichen Dauer der parenteralen Ernährung ab.

- Kann der Patient voraussichtlich nach 2 – 3 Tagen wieder essen, können Flüssigkeit, Elektrolyte und Kohlenhydrate über einen *periphervenösen Zugang* ersetzt werden (☞ 2.5.9). Die Gabe von Aminosäuren und Fetten ist bei kurzer Dauer und bei gutem Ernährungszustand nicht erforderlich

	Basaler Bedarf (pro kg KG)	Mittlerer Bedarf (pro kg KG)	Hoher Bedarf (pro kg KG)
Energie	25 kcal (105 kJ)	35 – 40 kcal (147 – 168 kJ)	50 – 60 kcal (210 – 251 kJ)
Stickstoff (= Amino-säuren)	0,11 g (= 0,7 g)	0,16 g (= 1 g)	0,24 – 0,32 g (= 1,52 g)
Kohlen-hydrate	3 g	5 g	7 g
Fett	1 g	1,5 g	2 g
Elektrolyte Natrium	1,0 – 1,4 mmol	2 – 3 mmol	3 – 4 mmol
Kalium	0,7 – 0,9 mmol	2 mmol	3 – 4 mmol
Kalzium	0,1 mmol	0,15 mmol	0,2 mmol

Tab. 2.34: Täglicher Nahrungsbedarf pro Kilogramm (kg) Körpergewicht (KG).

- Bei (länger andauernder) totaler parenteraler Ernährung ist eine Bedarfsdeckung nur mit höherosmolaren Infusionslösungen möglich, die über einen *zentralvenösen Katheter* gegeben werden müssen (☞ 2.5.10).

Stufenschma der parenteralen Ernährung

Stufe 1: Flüssigkeitszufuhr mit geringer Kaloriengabe

Bei einer voraussichtlichen Nahrungskarenz von weniger als 48 Stunden reicht es aus, Flüssigkeit und Kohlenhydrate (vorzugsweise Glukose ☞ 2.5.3) über einen periphervenösen Zugang zu ersetzen. Meist werden fertige Vollelektrolytlösungen, z.T. mit 5 % Glukosezusatz (z.B. Ringer-Lösung, Sterofundin®G 5 ☞ Tab. 2.39), gewählt. Für einen 70 kg schweren Patienten ohne vorbestehenden Flüssigkeitsmangel oder -überschuss können 2 000 ml – gleichmäßig verteilt über 24 Stunden – als Anhaltspunkt dienen. Die Kalorienzufuhr ist dabei aber gering (hypokalorische Ernährung). Selbst bei 5 % Glukosezusatz in allen Infusionsflaschen bekommt der Patient nur 400 kcal täglich.

Stufe 2: Periphervenöse Basisernährung

Bereits bei einer Nahrungskarenz von 2 – 3 Tagen oder leicht kataboler (= abbauender) Stoffwechsellage braucht der Patient mehr Kalorien und zusätzlich Aminosäuren. Eine Fettzufuhr ist nur bei Patienten in schlechtem Ernährungszustand erforderlich.

Vielfach können fertige Kombinationslösungen, z.B. AKE® 1100 mit Glucose, gegeben werden. 3 000 ml, die dem Bedarf eines 70 kg schweren Patienten entsprechen, enthalten knapp 1 100 kcal (= 4500 kJ). Auch diese Lösungen können über einen periphervenösen Zugang einlaufen und werden gleichmäßig über den Tag verteilt. Bei zu schneller Infusion besteht die Gefahr, dass die Nährstoffe nicht rasch genug verwertet werden können und ungenutzt ausgeschieden werden.

Stufe 3: Bilanzierte vollständige parenterale Ernährung

Bei einer Nahrungskarenz von mehr als einer halben Woche und/oder bei sehr schlechtem Ernährungszustand muss der Patient über einen ZVK (☞ 2.5.10) vollständig parenteral ernährt werden. Auch hierfür sind Komplettlösungen (z.B. Aminomix®, AKE® 3000) im Handel. Häufig ist aber eine *individuelle* Zusammensetzung erforderlich, z.B. bei Leber- oder Nierenfunktionsstörungen sowie Intoleranz gegenüber Zuckeraustauschstoffen (☞ 2.5.3). Dann werden Aminosäurelösungen (7,5 – 15 %ig), Kohlenhydratlösungen (20 – 50 %ig), Fettemulsionen (10 – 20 %ig) sowie Elektrolytlösungen abhängig von Bilanz und Elektrolytkontrollen nach dem Baukastenprinzip kombiniert. Bei einer länger dauernden parenteralen Ernährung müssen auch Vitamine (z.B. 1 Amp. Multibionta® täglich als Infusionszugabe oder täglich Vitamin-B-Komplex und Vitamin C und zusätzlich 1 Amp. ADEK® i.m. pro Woche), Folsäure, Eisen und andere Spurenelemente ersetzt werden. Während der gesamten Zeitdauer der parenteralen Ernährung sind engmaschige Blutuntersuchungen (BZ, Elektrolyte, Laktat, Nierenwerte, Blutfette) erforderlich.

▣ Pflege bei parenteraler Ernährung

Bei allen Formen der parenteralen Ernährung besteht die Aufgabe der Pflege vornehmlich in:
- Fachgerechter Zubereitung der Infusionen und ihrer Überwachung
- Pflege des venösen Zugangs und der Infusionsleitungen (☞ 2.5.11)
- Krankenbeobachtung, z.B. Beschaffenheit von Haut und Schleimhäuten (☞ 2.5.11)
- Soor- und Parotitisprophylaxe
- Flüssigkeitsbilanzierung.

Bei Beendigung der parenteralen Ernährung erfolgt der orale Kostaufbau langsam über 2 – 8 Tage (bei Magen-Darm-Erkrankungen wesentlich langsamer), beginnend mit Tee über flüssige Kost, Milchsuppe und Brei bis hin zur leichten Kost und schließlich Vollkost.

2.4 Injektionen

> ⊡ **Injektion:** *Einspritzen* von sterilen Arzneimitteln in den Körper mit einer Spritze und einer Hohlnadel. Das Volumen einer Injektion beträgt 0,1 – 20 ml. Im Gegensatz zur *Infusion* (☞ 2.5) wird das Arzneimittel innerhalb von Sekunden bis zu wenigen Minuten verabreicht.

Die verschiedenen Injektionsarten

Die verschiedenen Injektionsarten werden durch das Gewebe bezeichnet, in das injiziert wird (☞ Tab. 2.36 und Abb. 2.37).

Vorteile von Injektionen

Vorteile von Injektionen sind:
- Schneller Wirkungseintritt. Innerhalb von Sekunden bei der i.v.- und i.a.-Injektion, innerhalb von

	Beispielsweise als	Präparat (Bsp.)	Dosierung/24 Std.	Brennwert
Kohlenhydrate	Glukoselösung 40 %	Glucosteril® 40 %	1 000 ml	1 600 kcal/ 6 700 kJ
Stickstoff/ Aminosäuren	AS-Lösung 10 %, kohlenhydrat- und elektrolytfrei	Aminofusin® 10 %	1 000 ml	400 kcal/ 1 700 kJ
Fette	Fettemulsion 10 %	Lipovenös® 10 %	500 ml	540 kcal/ 2 270 kJ
Elektrolyte • Natrium • Kalium • Kalzium • Phosphat	Natriumchlorid 5,85 % Kaliumchlorid 7,45 % Calciumgluconat 20 % Natriumphosphat	Natriumchlorid 5,85 % Braun® Kaliumchlorid 7,45 % Braun® Calcium Braun® 20 % Natriumphosphat Braun®	150 mmol = 150 ml 60 mmol = 60 ml 9,5 mmol = 20 ml 12 mmol = 20 ml	
Vitamine/Spurenelem. • Vit. A, $B_{1/2/6}$, C, D_3, E • Spurenelemente	Kombinationslösung Kombinationslösung	Multibionta® zur Infusion Addel®	1 Amp. = 10 ml 1 Amp. = 10 ml	
Gesamteinfuhr (bei 70 kgKG: 40 ml/kgKG x 24 Std.)			Σ **2 770 ml**	
Gesamtkalorien (bei 70 kgKG: 36 kcal/kgKG x 24 Std.)				Σ **2 540 kcal/10 670 kJ**
Je nach Elektrolytwerten und weiterem Flüssigkeitsbedarf zusätzlich niedrigkonzentrierte Elektrolyt- und/oder Glukoselösungen (z.B. NaCl 0,9 % oder Glucose 5 %)				

Tab. 2.35: Beispiel für eine parenterale Standardernährung bei einem 70 kg schweren Patienten mit mittlerem Kalorien- und Wasserbedarf.

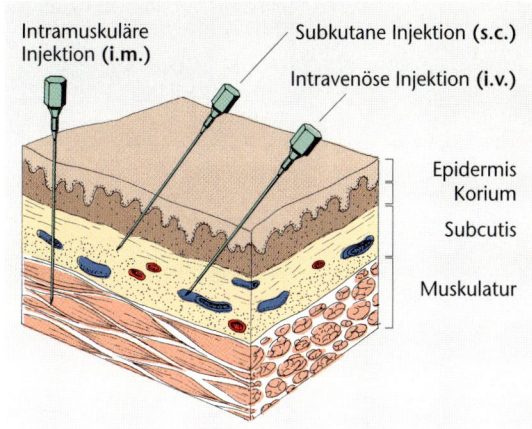

Intramuskuläre Injektion (**i.m.**)

Subkutane Injektion (**s.c.**)

Intravenöse Injektion (**i.v.**)

Epidermis
Korium

Subcutis

Muskulatur

Abb. 2.37: Die häufigsten Injektionen sind die subkutane, die intramuskuläre und die intravenöse Injektion. [A400-190]

10 – 15 Minuten bei der i.m.-Injektion (bei öligen Injektionslösungen allerdings verzögert) und innerhalb von 20 – 30 Min. bei der s.c.-Injektion
- Kein Wirkstoffverlust. Durch die parenterale Verabreichung können die unkalkulierbaren Wirkstoffverluste vermieden werden, die bei der oralen Gabe infolge Resorptionsstörungen oder Inaktivierung durch Verdauungsenzyme auftreten
- Lokale Wirkung. Beispielsweise können mit der intraartikulären Injektion Arzneimittel direkt an den Ort des Geschehens gebracht werden
- Exakte Dosierbarkeit. Während z.B. bei Tabletten oder Dragees ein Zerteilen schwer oder gar nicht möglich ist, kann von einer Injektionslösung jede beliebige Menge entnommen werden
- Steuerung des Wirkungseintritts und der Wirkungsdauer. Durch die Auswahl von Injektionsart und Injektionslösung (z.B. Depotpräparate) können Wirkungsbeginn und Wirkdauer beeinflusst werden
- Vermeiden von Magen-Darm-Beschwerden. Durch die Umgehung des Magen-Darm-Traktes wird die bei oraler Applikation häufig beobachtete Schleimhautschädigung vermieden. Sind die Beschwerden allerdings Folge der *systemischen* Wirkung des Arzneimittels, können sie auch durch eine parenterale Gabe nicht verhindert werden
- Unabhängigkeit von den Ressourcen des Patienten. Eine parenterale Arzneimittelgabe ist möglich bei bewusstlosen Patienten, Patienten mit Schluckstörungen (z.B. bei Schlaganfall ☞ 7.8), Patienten mit Verletzungen im Bereich des Mundes und des Rachens, Patienten mit Nahrungskarenz oder desorientierten, verwirrten Patienten.

Komplikationen von Injektionen

Wie bei jeder Arzneimitteltherapie sind auch nach Injektionen substanzspezifische Nebenwirkungen und allergische Reaktionen möglich (☞ 2.2.7). Diese sind

nach parenteraler Gabe allerdings ausgeprägter und setzen schneller ein als nach anderen Applikationsformen. Außerdem können Schäden durch eine falsche Injektionstechnik auftreten, etwa Nerven- oder Gefäßschäden sowie Infektionen.

2.5 **Infusionen**

> **⁝** **Infusion:** Langsames, meist tropfenweises Einfließen größerer (arzneimittelhaltiger) Flüssigkeitsmengen in den Körper.

Unter einer Infusion versteht man im klinischen Sprachgebrauch die **intravenöse Infusion** *(in eine Vene hinein).* **Intraarterielle Infusionen** werden nur selten, z.B. in der Angiologie bei arteriellen Durchblutungsstörungen, eingesetzt (☞ 7.7.2). Die früher durchaus verbreitete **subkutane Infusion,** z.B. in das Unterhautgewebe des Bauches oder der Oberschenkel, wird heute sehr selten durchgeführt.

Das Ziel jeder Infusionstherapie ist die Erhaltung oder Wiederherstellung der **Homöostase,** d.h. des Gleichgewichts des Inneren Milieus:
- Normale intra- und extrazelluläre Flüssigkeitsvolumina mit normaler Osmolarität (☞ 11.1.3, 11.17)
- Physiologische Elektrolytkonzentrationen (☞ 11.17)
- Intakter Säure-Basen-Haushalt (☞ 11.1.4, 11.18)
- Ausreichende Nährstoffzufuhr (☞ auch 2.5.3).

Weitere Ziele sind:
- Arzneimittelverabreichung
- *Osmotherapie* (Ausschwemmen von Ödemen ☞ 2.5.6)
- Offenhalten von Gefäßen.

Die Infusionstherapie ist Aufgabe des Arztes. Er kann die Vorbereitung, praktische Durchführung und Überwachung aber an Pflegende mit entsprechender Handlungskompetenz delegieren.

Injektionsart	Gewebe/Struktur
Intrakutan (kurz i.c.)	Oberhaut = Epidermis (äußerste Hautschicht)
Subkutan (kurz s.c.)	Unterhaut = Subcutis (Schicht unterhalb der Epidermis und der Lederhaut = Korium) ☞ Abb. 2.37
Intramuskulär (kurz i.m.)	Muskel
Intravenös (kurz i.v.)	Vene
Intraarteriell (kurz i.a.)	Arterie
Intrakardial	Herzmuskel
Intraartikulär	Gelenk
Intrathekal	Liquorraum

Tab. 2.36: Übersicht über die Injektionsarten.

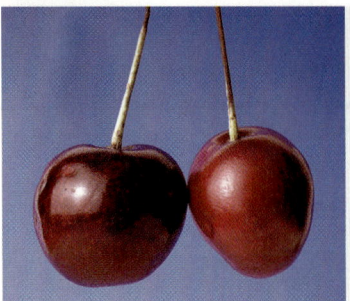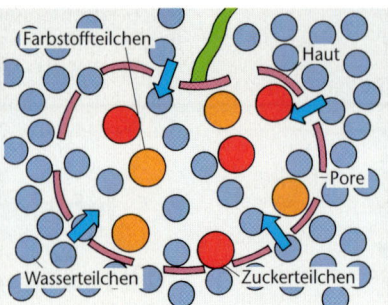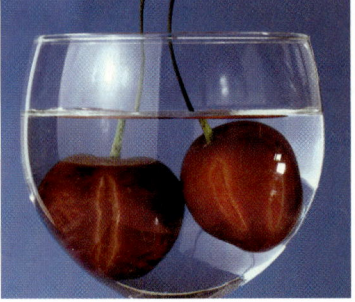

Abb. 2.38: Ein verregneter Sommer kann eine ganze Kirschernte zerstören. Schuld daran ist die Osmose. Das Regenwasser dringt in die Kirsche ein, ohne dass z.B. die Zuckerteilchen der Kirsche durch die Haut der Kirsche nach außen dringen können. Die Kirsche schwillt an und platzt auf. [E103-002]

Arten von Infusionen

Unterschieden werden:

- Je nach Art der punktierten Vene *periphervenöse Infusionen* (☞ 2.5.9) und *zentralvenöse Infusionen* (☞ 2.5.10)
- Je nach Zeitdauer der Infusion *Dauer-* und *Kurzinfusionen*.

Dauerinfusionen laufen meist über mehrere Stunden, oft auch ununterbrochen 24 Stunden am Tag (etwa zur parenteralen Ernährung).

Von einer **Kurz(zeit)infusion** spricht man, wenn die Infusionslösung in höchstens drei Stunden (meist in 15 – 30 Minuten) gegeben wird. Ihr Gesamtvolumen beträgt in der Regel 50 – 100 ml. Insbesondere Antibiotika, Zytostatika, Kontrastmittel und Schmerzmittel werden häufig als Kurzinfusion verabreicht. Die Vorbereitung entspricht der anderer Infusionen. Kurzinfusionen werden erst unmittelbar vor Gebrauch gerichtet.

2.5.1 Überblick über die Infusionslösungen

> 🔅 **Osmose:** Übergang des Lösungsmittels (z.B. Wasser) einer Lösung in eine stärker konzentrierte Lösung durch eine semipermeable (halbdurchlässige) Membran, die für das Lösungsmittel (Wasser), nicht jedoch für den gelösten Stoff (z.B. Bluteiweiße) durchlässig ist (☞ Abb. 2.38). Sonderfall der *Diffusion*.
>
> **Osmolarität:** Maß für die Stärke (griech. osmo = Schub, Stoß) des Lösungsmittelübergangs bei der Osmose. Definiert als Menge der gelösten Teilchen pro *Liter* Lösung (osmol/l).
>
> **Osmolalität:** Ebenfalls Maß für die Stärke des Lösungsmittelübergangs bei der Osmose, jedoch definiert als Menge der gelösten Teilchen pro *Kilogramm* Lösungsmittel (osmol/kg).

Die *Osmolarität* ist wichtig für die praktische Arbeit mit Infusionslösungen:

- **Isotone Infusionslösungen** entsprechen in ihrer Osmolarität (aber nicht in ihrer Zusammensetzung) dem Blutplasma, d.h. die Osmolarität liegt um 300 mosmol/l
- **Hypotone Infusionslösungen** haben eine Osmolarität unter 270 mosmol/l, **hypertone Infusionslösungen** eine von über 310 mosmol/l. Diese Lösungen können die Venenwände und Erythrozyten schädigen (Erythrozyten „saugen" in hypotoner Lösung Wasser auf, bis sie platzen, in hypertoner Lösung geben sie Wasser ab und schrumpfen). Infusionslösungen mit einer Osmolarität > 800 mosmol/l müssen über einen zentralvenösen Katheter gegeben werden (☞ Angaben auf der Infusionsflasche). Beim Austritt aus dem Katheter werden sie durch die im Vergleich zur peripheren Vene große Blutmenge rasch verdünnt und schädigen deshalb nicht Venenwände und Erythrozyten.

Alle Infusionslösungen müssen ebenso wie die Injektionslösungen *steril* und *pyrogenfrei*, d.h. frei von fiebererzeugenden Substanzen, sein.

Die weitere Einteilung der Infusionslösungen ist uneinheitlich. Im Folgenden wurde eine Einteilung gewählt, die sich an der Roten Liste (☞ 2.2.13) orientiert, um die praktische Arbeit mit den zahlreichen Fertiglösungen zu erleichtern.

2.5.2 Infusionslösungen zur Elektrolytzufuhr

Hauptindikationen der **Lösungen zur Elektrolytzufuhr** sind notwendige Korrekturen im Wasser- und Elektrolythaushalt.

Vollelektrolytlösungen haben einen Natriumgehalt von über 120 mmol/l und werden mit oder ohne Kohlenhydratzusatz angeboten. Mit abnehmender Natriumkonzentration werden **Zweidrittel-, Halb-** und **Eindrittelelektrolytlösungen** unterschieden. Für Patienten mit einer Hyperkaliämie (☞ 11.17.3), etwa im

Rahmen von Nierenfunktionsstörungen, stehen auch **kaliumfreie Elektrolytlösungen,** z.T. mit geringem Kohlenhydratzusatz, zur Verfügung. Außerdem gibt es spezielle **Elektrolytlösungen zur Korrektur von Störungen des Säure-Basen-Haushalts** (z.B. Natriumhydrogencarbonat 4,2 % bzw. 8,4 % Braun® oder Trometamol comp. Berlin-Chemie® bei Azidose ☞ auch 11.18.1), **Lösungen zum Ersatz von bestimmten Elektrolyten** (z.B. Kalium, etwa Inzolen® HK) und **Elektrolytkonzentrate** zum Zumischen zu anderen Infusionslösungen.

Auch wenn Elektrolytlösungen eine gewisse Menge an Kohlenhydraten enthalten mögen, so ist diese für eine ausreichende Energie- und Nährstoffzufuhr zu gering.

2.5.3 Infusionslösungen zur Energiezufuhr

Lösungen zur Energiezufuhr werden vor allem zur teilweisen oder vollständigen parenteralen Ernährung (☞ 2.3.3) angewandt. Dabei gelangen die Nährstoffe unmittelbar ins Blut, weswegen nur Grundbausteine der Nahrung verwendet werden können.

Den zahlenmäßig größten Anteil an den Infusionslösungen zur Energiezufuhr nehmen die **Kohlenhydratlösungen** in unterschiedlicher Konzentration ein, für die bei hochprozentigen, hypertonen Lösungen ein ZVK erforderlich ist. Sie werden in Form von Zucker (Glukose = Dextrose) und/oder Zuckeralkohol (Xylit) zugeführt und evtl. mit einem Elektrolytzusatz versehen. Am häufigsten wird *Glukose* eingesetzt. Niedrig konzentrierte Kohlenhydratlösungen (z.B. Glukose 5 %) eignen sich neben der Nährstoffzufuhr auch zum Ausgleich eines Wasserdefizits, da der Körper den Zucker rasch verstoffwechselt und somit das „reine" Wasser übrig bleibt. 5 %ige Glukoselösungen werden aber auch oft als Träger für andere Infusionskonzentrate oder Arzneimittel gewählt.

Handelsnamen (Bsp.)	Kurzcharakterisierung, Besonderheiten
Vollelektrolytlösungen (Na⁺ > 120 mmol/l)	
Ohne KH: Jonosteril®, Sterofundin®, Tutofusin®, Ringerlösung	Osmolarität um 310 mosm/l
Mit 5 % KH: Jonosteril® D 5, Sterofundin® VG-5	Osmolarität um 580 mosm/l
Zweidrittelelektrolytlösungen (Na⁺ 91 – 120 mmol/l)	
Ohne KH: Jonosteril® Na 100 kohlenhydratfrei, Tutofusin® OP	Osmolarität um 280 mosm/l; häufig Namenszusatz „OP"
Mit KH: Jonosteril® Na 100 mit Glucose, Tutofusin® OP G/X	Osmolarität bei 5 %, KH um 550 mosm/l
Halbelektrolytlösungen (Na⁺ 61 – 90 mmol/l)	
Jonosteril® HD 5, Parenteral® HG 5, Sterofundin® HEG-5	5 – 10 % KH (Glucose, Xylitol), Osmolarität bei 5 %, KH um 450 mosm/l
Eindrittelelektrolytlösungen (Na⁺ < 60 mmol/l)	
Jonosteril® Bas mit Glucose, Sterofundin® BG 5	Bis zu 5 % KH
Kaliumfreie Elektrolytlösungen	
Isotone Kochsalzlösung, Jonosteril® Na 100 kaliumfrei mit Glucose	Bis zu 5 % KH

Tab. 2.39: Infusionslösungen zur Elektrolytzufuhr (Auszug). Alle enthalten als Hauptionen Na⁺ und Cl⁻. KH = Kohlenhydrate, G = Glukose = Dextrose = D, X = Xylit.

Der Körper kann Glukose aber nicht unbegrenzt verarbeiten. Dann kann in gewissem Maße auf den Zuckeraustauschstoff *Xylit* ausgewichen werden, da dieser (zunächst) insulinunabhängig verwertet wird.

Früher wurden auch die Zuckeraustauschstoffe *Fruktose* (= Lävulose) und *Sorbit* in Infusionen zur Energiezufuhr verwendet. Diese Präparate wurden jedoch mittlerweile aus dem Handel gezogen: Einer von ca. 60 000 Patienten hat eine **Fruktoseintoleranz**, die sich durch Hypoglykämie trotz Kohlenhydratzufuhr, Bewusstseinsstörungen und Schock

Handelsnamen (Bsp.)	Kurzcharakterisierung, Besonderheiten
Kohlenhydratlösungen	
Glukoselösungen 5 %, 10 %, 20 %, 40 %, 50 %, 70 % Xylit-Lösung 5 %, 10 %	• Auch als KH-Kombination sowie mit Elektrolyten erhältlich • Je nach Konzentration ZVK erforderlich. Maximale Tagesdosis und Infusionsgeschwindigkeit beachten (☞ Infusionsflasche und Packungsbeilage)
Fettlösungen	
Intralipid® 10/20, Intralipid 20®, Lipofundin®N 10 %, 20 %	• Kontinuierlich periphervenös oder im Seitschluss eines ZVK (Fette können über periphere Venen zugeführt werden, da sie wasserunlöslich und damit osmotisch unwirksam sind und nicht zu Venenreizung führen) • Gleichzeitig zu KH- und/oder As-Lösung geben, nicht mit anderen Substanzen wie Elektrolytlösungen mischen • Zu Beginn langsam infundieren, dann nach Herstellerangaben steigern • Unverträglichkeitsreaktionen möglich, z.B. Fieber, Schüttelfrost

Tab. 2.40: Infusionslösungen zur Energiezufuhr (Auszug). KH = Kohlenhydrate, As = Aminosäuren. 1g KH enthält 4,1 kcal (17 kJ), 1 g Fett 9,3 kcal (40kJ).

mit Azidose (☞ 11.18.1) bis hin zum tödlichen Leber- und Nierenversagen zeigt.

Ebenfalls zu den energiezuführenden Lösungen zählen die **Fettlösungen,** die zur parenteralen Ernährung eingesetzt werden. Meist handelt es sich um 10 – 20 %ige Fettemulsionen auf Sojaölbasis.

2.5.4 Aminosäurelösungen

Aminosäurelösungen sollen dem Organismus nach Operationen oder Verletzungen sowie bei mehrtägiger Nahrungskarenz Eiweißbausteine liefern, um den Abbau von körpereigenem Eiweiß zu verlangsamen und die (anabolen) Heilungsprozesse zu unterstützen. Sie sind mit und ohne Kohlenhydrate bzw. Elektrolyte erhältlich.

Für Leber- und Nierenkranke gibt es speziell angepasste Aminosäurelösungen (z.B. Aminofusin® 5 % Hepar, Nephrotect®). Wichtig ist eine *gleichzeitige* Kohlenhydratzufuhr, da der Körper die Aminosäuren sonst sofort wieder zur Energiegewinnung abbaut. Hierzu wird entweder eine Kombinationslösung mit Kohlenhydraten gewählt (z.B. Aminofusin® forte N, Aminomel® 8/10 X-E, Aminomix®) oder eine kohlenhydratfreie und evtl. auch elektrolytfreie Aminosäurelösung (z.B. Aminosteril® KE 10 % kohlenhydratfrei, Intrafusin® 10 %), die durch parallel laufende Infusionen ergänzt wird.

2.5.5 Kombinationslösungen zur parenteralen Ernährung

Kombinationslösungen zur parenteralen Ernährung (z.B. AKE® 1100 mit Glucose, Aminomix® 1, 2, 5) enthalten Aminosäuren, Kohlenhydrate und Elektrolyte und sollen die Infusionsplanung bei parenteral ernährten Patienten erleichtern.

> ⚠ **Vorsicht!**
> Doppelkammerbeutel mit Aminosäuren und Glukose (z.B. Aminomix®) werden erst unmittelbar vor Gebrauch durch Öffnen eines Ventilmechanismus gemischt. Nicht vergessen, da der Patient sonst nur einen Teil der Lösung bekommt!

2.5.6 Lösungen zur Osmotherapie

Lösungen zur Osmotherapie, meist Mannitol-Lösung 10 – 20 % (z.B. Osmofundin® 10 %, Osmosteril® 20 %), sind stark hyperton und „binden" daher Wasser. Zu Beginn der Behandlung sorgen sie durch ihre osmotische Wirkung dafür, dass Flüssigkeit aus dem Interstitium (wieder) in den Blutkreislauf gelangt. Später wirken sie direkt im Glomerulumfiltrat der Niere, vermindern dort die Wasserrückresorption und steigern so die Urinausscheidung. Lösungen zur Osmotherapie werden zur Ausschwemmung von Ödemen, zur Prophylaxe und Behandlung eines Hirnödems, zur forcierten Diurese bei Vergiftungen mit nierengängigen Stoffen und im (beginnenden) akuten Nierenversagen (☞ 11.11) eingesetzt.

2.5.7 Lösungen zum Volumenersatz und zur Therapie von Mikrozirkulationsstörungen

Zu den Lösungen zum Volumenersatz und/oder zur Therapie von Mikrozirkulationsstörungen zählen die künstlichen **Volumenersatzmittel** Dextran, Gelatine, Hydroxyaethylstärken, Albumin und Ringer-Laktat. Sie werden insbesondere im hypovolämischen Schock, etwa bei akuten Blutverlusten, eingesetzt.

Volumenersatzmittel mit höherem kolloidosmotischen Druck als das Blutplasma heißen auch **Plasmaexpander,** da sie das Blutgefäßsystem um mehr als die infundierte Flüssigkeitsmenge „auffüllen". Manche Plasmaersatzstoffe verbessern auch die Mikrozirkulation und werden daher bei Durchblutungsstörungen zur Durchblutungsverbesserung eingesetzt. Bei allen Plasmaersatzmitteln ist mit anaphylaktischen und anaphylaktoiden Nebenwirkungen zu rechnen.

Dextrane sind verzweigte Ketten aus Glukosemolekülen, also Polysaccharide. *Niedermolekulare Dextranlösungen* mit einem Molekulargewicht um 40 000 (z.B. Longasteril® 40 kochsalzhaltig, Rheomacrodex 10 %®) werden häufig zur Verbesserung der Mikrozirkulation eingesetzt. Höhermolekulare Dextranlösungen (Molekulargewicht ca. 60 000 – 75 000, z.B. Longasteril® 70 mit Elektrolyten, Macrodex 6 %) dienen dagegen dem primären Volumenersatz. Bei beiden Dextranen besteht eine relativ hohe Allergiegefahr. Einem anaphylaktischen Schock kann – sofern genügend Zeit ist – durch intravenöse Gabe von Promit®, das die Antikörper abfängt, vorgebeugt werden.

Dextrane werden hauptsächlich über die Nieren ausgeschieden. Pflegerisch wichtig ist die sorgfältige Patientenbeobachtung wegen der erwähnten Allergiegefahr und des Risikos einer akuten Hypervolämie.

Gelatineabkömmlinge (z.B. Gelafundin®, Haemaccel® 35) sind (vernetzte) Eiweißbruchstücke, die lediglich kurze Zeit im Gefäßsystem bleiben und daher nur für ca. 2 – 3 Stunden verlorenes Volumen ersetzen können.

Hydroxyaethylstärke besteht aus hochverzweigten Stärkemolekülen. Die Fertigpräparate (z.B. HAES-steril® 3 %, 6 % und 10 %, Plasmasteril®, Haemofusin®) sind mit einem mittleren Molekulargewicht von ca. 40 000, 200 000 und 450 000 erhältlich. Je höher das Molekulargewicht ist, desto länger bleiben die Moleküle volumenwirksam im Gefäßsystem. Zusammen mit einem Aderlass dienen Hydroxyaethylstärken der *Hämodilution* (Blutverdünnung) und damit der Durchblutungsverbesserung.

2.5.8 Weitere Infusionslösungen

Weitere Infusionslösungen enthalten z.B. Serumabkömmlinge (etwa Albumin). Auch im Rahmen *diagnostischer Maßnahmen* werden Infusionslösungen eingesetzt (z.B. Kontrastmittelinfusionen).

2.5.9 Periphervenöser Zugang und periphervenöse Infusion

Periphervenöse Infusionen werden über oberflächliche Venen appliziert. Hauptindikationen sind Kurzinfusionen und die (meist kurzzeitige) Infusionstherapie mit *isotonen* Lösungen.

Periphervenöse Zugänge

Voraussetzung für eine periphervenöse Infusion ist ein **periphervenöser Zugang.** Er wird beim Erwachsenen fast immer in eine oberflächlich verlaufende Vene der Ellenbeuge, des Unterarms oder des Handrückens eingebracht.

Meist werden einzeln steril verpackte **Venenverweilkanülen** (Braunüle®, Venüle®, Viggo®) verwendet. Dies sind Kunststoffkanülen von 19 – 50 mm Länge mit eingelegtem Stahl-Mandrin. Der Mandrin dient als Führungsschiene und wird nach dem Legen der Venenverweilkanüle entfernt, so dass nur noch die Kunststoffkanüle in der Vene liegen bleibt. Daher ist die Gefahr gering, dass die Kanüle während der (mehrtägigen) Liegezeit das Gefäß perforiert.

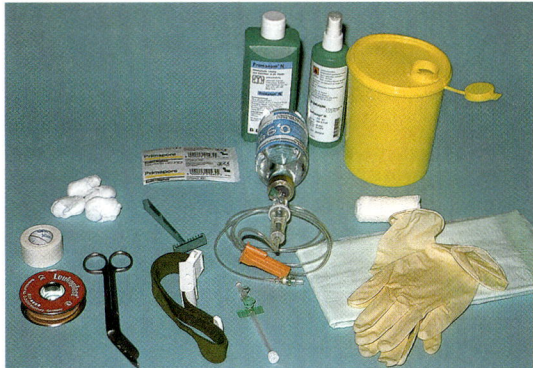

Abb. 2.41: Set für das Legen eines periphervenösen Zugangs zur Infusion. [M161]

Nur bei Infusionen mit kurzer Laufzeit ist eine **Butterfly-Kanüle** (☞ Abb. 1.18) sinnvoll. Hierbei handelt es sich um eine silikonbeschichtete Dünnwandnadel aus Stahl. Sie ist vor allem bei der Punktion dünner, feiner Venen hilfreich, muss aber nach beendeter Infusion entfernt werden, da die scharf geschliffene Hohlnadel das Gefäß bereits bei geringfügigen Bewegungen des Patienten perforieren kann.

Materialien für das Legen eines peripheren Zugangs

* Flüssigkeitsdichte Unterlage als Bettschutz
* Unsterile Einmalhandschuhe
* Ggf. Materialien für die Hautrasur (Einmalrasierer)
* Händedesinfektionsmittel
* Hautdesinfektionsmittel
* Stauschlauch
* Unsterile Tupfer

Farbkodierung von Verweilkanülen							
Größenangabe [Gauge]	24 G	22 G	20 G	18 G	17 G	16 G	14 G
Farbe	gelb	blau	rosa	grün	weiß	grau	orange-braun
Außendurchmesser [mm]	0,7	0,9	1,1	1,3	1,5	1,7	2,1
Innendurchmesser [mm]	0,4	0,6	0,8	1,0	1,1	1,3	1,7
Durchfluss [ml/min] (für NaCl 0,9%)	22	35	60	95	125	195	330
Strichlänge [mm]	19	25	33	33/45	45	50	50
Verwendung	Kinder						
		Erwachsene					
			Dünne Venen		Infusionen, Transfusion		Notfälle, Schnellinfusionen

Tab. 2.42: Größe und Durchflussrate verschiedener Venenverweilkanülen. Bei der Transfusion von Blut ist die Durchflussrate etwa $^1/_3$ niedriger. Bei Notfällen mit hohem Infusions-/Transfusionsbedarf wird die größtmögliche Kanüle gewählt. Größenbezeichnung und Farbkodierung gemäß ISO-Standard (**I**nternational **O**rganisation for **S**tandardization).

- Venenverweilkanülen verschiedener Größe oder alternativ eine Butterfly-Kanüle mit kurzer Anschlussleitung
- Bei Verweilkanülen mit großem Lumen je nach Gepflogenheiten des Hauses alles zur Lokalanästhesie
- Materialien für die Fixierung und den Schutz des Venenzugangs (hautfreundliches Heftpflaster, Folienverband, sterile Kompresse)
- Abwurfgefäß
- Sterile Verschlusskappe mit oder ohne Mandrin
- 5 ml NaCl 0,9 % zum „Durchspülen" oder Infusion zum sofortigen Anschließen
- Evtl. Lagerungskissen.

Durchführung

Ein periphervenöser Zugang wird vom Arzt gelegt.

Die Aufgabe der Pflegenden besteht im Richten der benötigten Materialien sowie – selten – in der Betreuung des Patienten oder der Assistenz des Arztes.

2.5.10 Zentraler Venenkatheter und Zentralvenöse Infusion

Zentralvenöse Infusionen werden mit Hilfe eines *zentralen Venenkatheters* (**ZVK,** *Kavakatheter, Venenverweilkatheter*) in die großen, klappenlosen Venen unmittelbar vor dem rechten Herzen geleitet. Ein ZVK ist für Langzeitinfusionen (> 3 Tage), Massen- und Druckinfusionen, hypertone Infusionslösungen (☞ 2.5.1), Infusionen mit gefäßwandreizenden Arzneimitteln (z.B. Zytostatika), eine länger andauernde parenterale Ernährung und zur Messung des *zentralvenösen Druckes* (**ZVD** ☞ 6.2.3) erforderlich.

Venenzugänge beim zentralen Venenkatheter

Ein zentraler Venenkatheter kann entweder:
- Auf kurzem Weg („von zentral") über die V. subclavia, die V. jugularis externa oder – heute

---

Fixieren einer Venenverweilkanüle [K183]

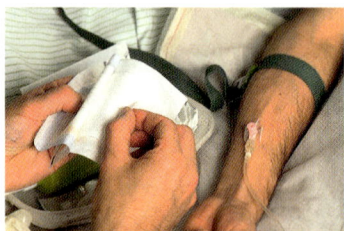

Abb. 2.43: Nach Anschluss der Infusion die Verpackung des Pflasters öffnen.

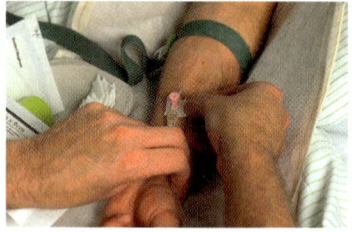

Abb. 2.44: Vliesrechteck am Rand fassen und unter die Kanülenflügel legen.

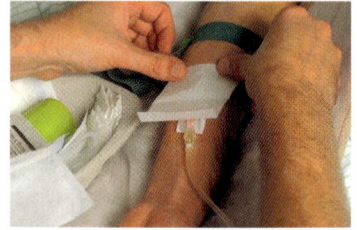

Abb. 2.45: Pflaster entnehmen und Papier vom ungeschlitzten Rand her abziehen. Pflaster so aufkleben, dass der Schlitz an der Zuspritzpforte der Kanüle beginnt.

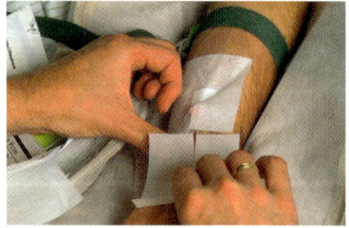

Abb. 2.46: Papier weiter abziehen, Pflaster aufkleben, zunächst einen Flügel...

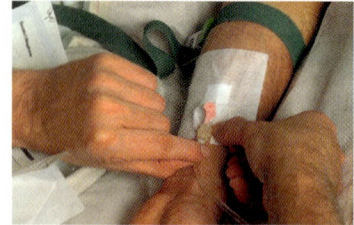

Abb. 2.47: ... dann zweiten Pflasterflügel ebenfalls völlig auf der Haut festkleben. Kanülenende und Infusionsschlauch werden nicht vom Pflaster erfasst.

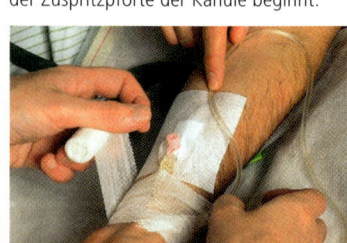

Abb. 2.48: Infusionsschlauch in Schlaufe legen (evtl. auch zwischen Daumen und Zeigefinger des Patienten) und mit einer Mullbinde umwickeln.

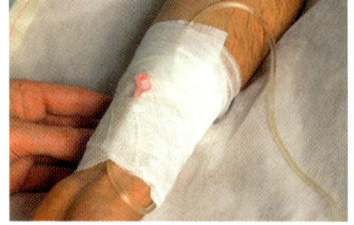

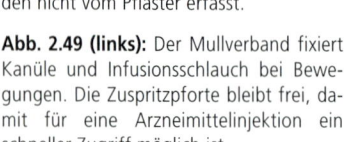

Abb. 2.49 (links): Der Mullverband fixiert Kanüle und Infusionsschlauch bei Bewegungen. Die Zuspritzpforte bleibt frei, damit für eine Arzneimittelinjektion ein schneller Zugriff möglich ist.

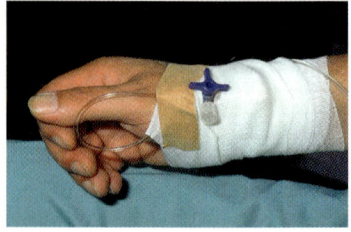

Abb. 2.50 (rechts): Wurde ein Dreiwegehahn an die Venenverweilkanüle angeschlossen, bleibt dieser als Zuspritz- und Anschlussmöglichkeit frei.

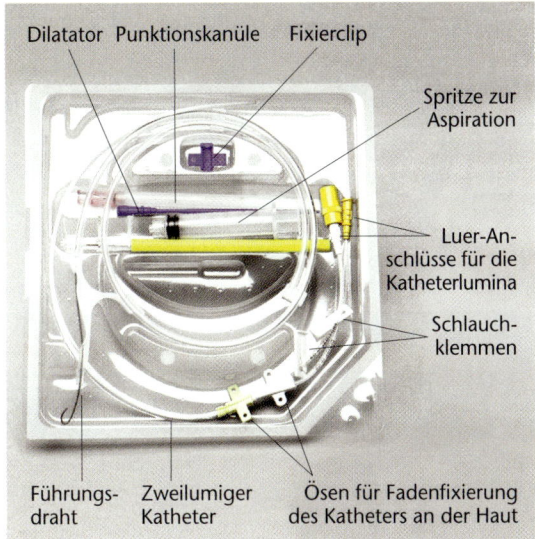

Dilatator Punktionskanüle Fixierclip

Spritze zur Aspiration

Luer-Anschlüsse für die Katheterlumina

Schlauchklemmen

Führungsdraht Zweilumiger Katheter Ösen für Fadenfixierung des Katheters an der Haut

Abb. 2.52: Fertigset mit zweilumigem Venenkatheter. [K183]

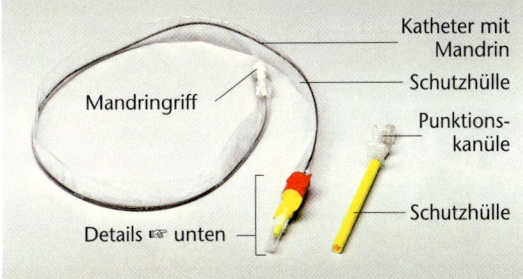

Mandringriff

Details ☞ unten

Katheter mit Mandrin

Schutzhülle

Punktionskanüle

Schutzhülle

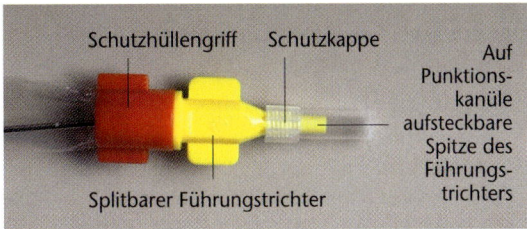

Schutzhüllengriff Schutzkappe

Auf Punktionskanüle aufsteckbare Spitze des Führungstrichters

Splitbarer Führungstrichter

Abb. 2.53 – 2.54: Jugulariskatheter (Fa. Braun) mit Punktionskanüle. Nach Entfernen der Schutzkappe wird der gelbe Führungstrichter auf die Punktionskanüle aufgesteckt und der Katheter durch Anfassen an der Schutzhülle vorgeschoben, wobei Zurückziehen und erneutes Vorschieben möglich ist. Nach Abziehen der Schutzhülle mit dem roten Anfasser kann der gelbe Trichter gesplittet und entfernt werden. Der röntgendichte Mandrin verbleibt bis zur röntgenologischen Lagekontrolle des ZVK im Katheter. [K183]

bevorzugt – über die V. jugularis interna (Länge des Katheters: 20 – 30 cm) oder
- Mit einem langen Venenkatheter über eine periphere Vene, vorzugsweise die V. basilica oder V. cephalica (Länge des Katheters: 70 cm) vorgeschoben werden.

☞ Auch wenn ein Venenkatheter von peripher gelegt wird, handelt es sich um einen zentralen Venenkatheter, da seine Spitze unmittelbar vor dem rechten Herzen mündet (im Gegensatz zur peripheren Verweilkanüle = peripherer Zugang).

Materialien für das ZVK-Legen

- Händedesinfektionsmittel
- Hautdesinfektionsmittel
- Lokalanästhetikum (z.B. 1 %iges Lidocain®), 10-ml-Spritze und dünne Kanüle (z.B. Nr. 18)
- 10-ml-Spritze mit NaCl 0,9 % zum Durchspülen des Katheters
- Sterile Tupfer
- Sterile Lanzette oder ein spitzes Skalpell
- Zwei Abwurfgefäße (eins für scharfe und spitze Gegenstände und eins für sonstigen Abfall)
- Flüssigkeitsdichte Unterlage
- Sterile Handschuhe, Mundschutz, Haube, steriler Kittel
- Sterile Abdecktücher (Lochtuch)
- Dreiwegehähne/Mehrfachverbindungen, Bakterienfilter
- Mehrere Venenkatheter (☞ Abb. 2.52). Heute werden Katheter aus Polyurethan bevorzugt, da sie besonders flexibel (dadurch gut venengängig) sind und eine geringe Thrombogenität haben. Für besondere Indikationen werden spezielle Venenkatheter

benutzt (z.B. *Multilumenkatheter* bei inkompatiblen Infusionslösungen)
- Verschiedene Kathetereinführsysteme (je nach Art des Hauses und vom Arzt bevorzugter Technik), z.B. Stahlaußenkanüle (Bard-I-Cath.®, Stericath Vygon®, Splitcat®), Kunststoffaußenkanüle (Cavafix®, Vygon flex®, Frekatheter-Puran®) oder Seldinger-Technik mittels Führungsdraht/Mandrin (Certofix®, Leader Cathpur®, Secalon Seldy®, Alpha pur®, Cava fix Certo SD®). In den meisten Häusern werden steril verpackte Einmalpunktionssets ver-

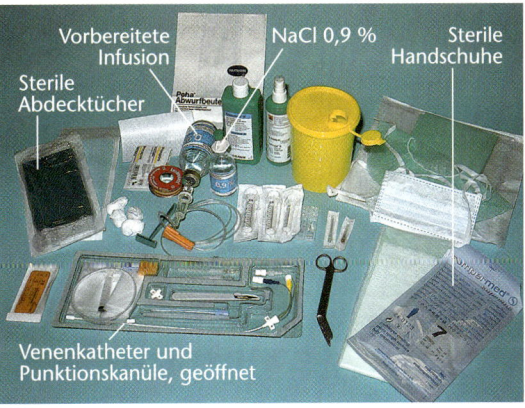

Vorbereitete Infusion NaCl 0,9 % Sterile Handschuhe

Sterile Abdecktücher

Venenkatheter und Punktionskanüle, geöffnet

Abb. 2.51: Set zum Legen eines zentralen Venenkatheters. [M161]

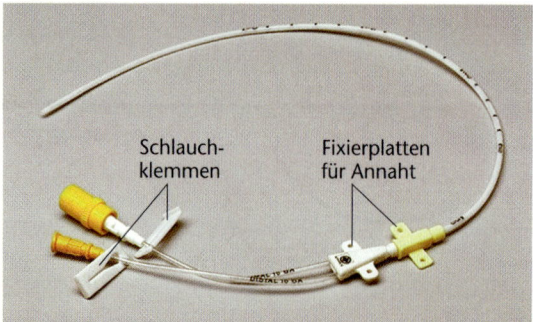

Abb. 2.55: Zweilumiger Subklavia-Katheter. [K183]

Zweilumiger Venenkatheter [K183]

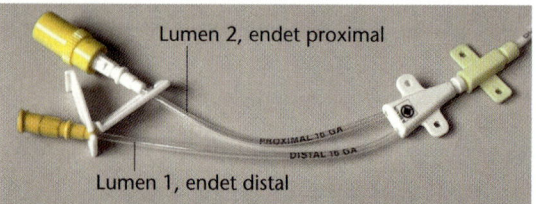

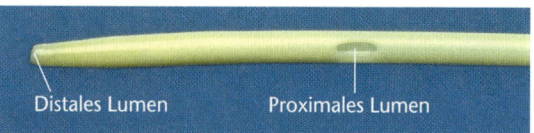

Abb. 2.56 – 2.57: Zweilumiger Venenkatheter. Oben: Detail des extrakorporalen Endes. Unten: Detail des vor dem rechten Vorhof gelegenen Katheters.

wendet, die alles Notwendige für die jeweilige Punktionstechnik enthalten
- Ggf. Nahtmaterial und Nadelhalter zur Fixierung des Venenkatheters oder alternativ sterile Kompressen und Heftpflaster oder Folienverband.

Durchführung

Zentrale Venenkatheter werden immer vom Arzt gelegt. Aufgaben der Pflegenden sind die Betreuung des Patienten und die Assistenz des Arztes:
- Patienten informieren und ihm vorher noch die Möglichkeit zum Toilettengang geben
- Störende Bekleidung des Patienten entfernen und ihm ggf. ein OP-Hemd anziehen (bzw. anziehen lassen)
- Auf Ängste des Patienten achten und im Gespräch eingehen. Im Extremfall verordnet der Arzt eine Prämedikation mit Schmerz- und/oder Beruhigungsmitteln

- Patienten lagern: das Bett bzw. die Untersuchungsliege in Arbeitshöhe hochfahren, eine Kopftieflage *(Trendelenburg-Lage)* von ca. 15° zur besseren Venenfüllung und Vermeidung von Luftembolien einstellen, das Kopfkissen entfernen und eine flüssigkeitsdichte Unterlage unter Kopf und Schulter legen. Den Kopf des Patienten zur Gegenseite drehen (lassen)
- Steriles Arbeitsfeld schaffen: chirurgische Händedesinfektion durchführen, sterile Handschuhe und Mundschutz anziehen, sterile Abdecktücher auslegen (Arzt). Die assistierende Pflegekraft legt ebenfalls einen Mundschutz an und führt eine hygienische Händedesinfektion durch

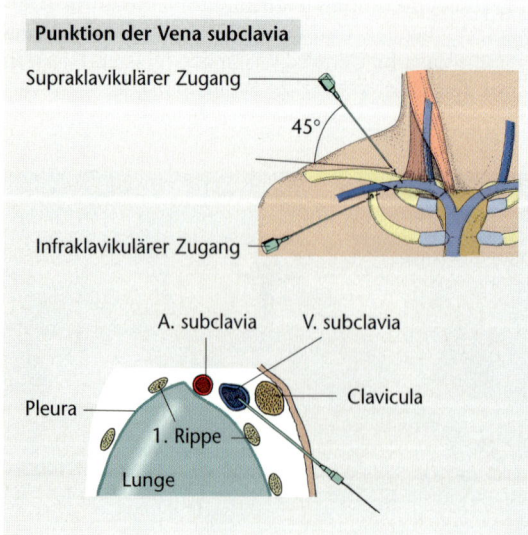

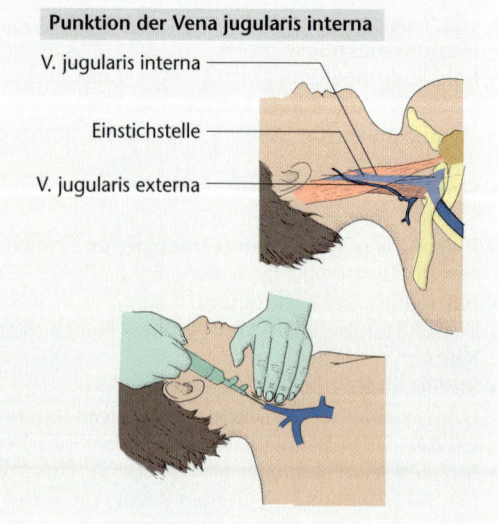

Abb. 2.58: Anatomie der großen Venen in der Hals- und Schlüsselbeinregion und Zugangswege zur Venenpunktion. Am häufigsten wird für das Legen eines ZVK die V. jugularis interna punktiert. [A400]

- Venenkatheter legen (Arzt): Haut großzügig desinfizieren, Lokalanästhetikum spritzen, Punktionsort
nochmals desinfizieren. Evtl. kleinen Hautschnitt
setzen, Vene punktieren und gewählten Katheter
über die Punktionskanüle in die Vene vorschieben.
Punktionskanüle entfernen. Bei der **Seldinger-
Technik** wird zuerst ein Führungsdraht durch die
Vene vorgeschoben, über den dann der Venenkatheter eingebracht wird. Der Führungsdraht wird
anschließend wieder entfernt (☞ Abb. 2.59). Katheter auf Durchgängigkeit überprüfen, evtl. zum „Offenhalten" kleine Mengen Heparin nachspritzen
(z.B. Vetren® 200 ☞ auch 2.5.11) und fixieren (evtl.
mit einer Hautnaht). Bei Kathetern mit inliegendem
Mandrin (☞ Abb. 2.53) wird der Mandrin erst nach
der Röntgenkontrolle entfernt, eine Durchgängig-
keitskontrolle ist hier also nicht möglich
- Punktionsstelle reinigen, desinfizieren und verbinden.

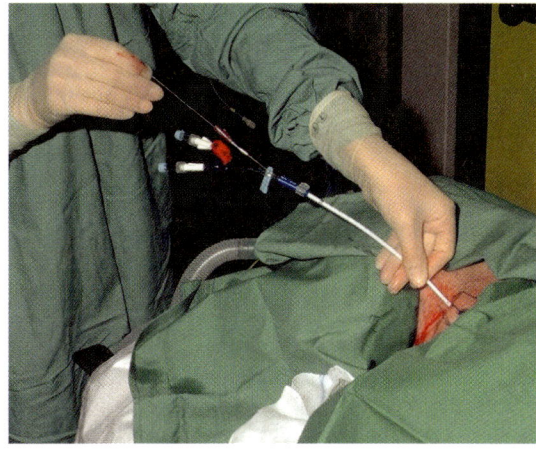

Abb. 2.60: Vorschieben eines mehrlumigen Katheters in die rechte V. jugularis interna über eine Seldinger-Drahtspirale. Das Gesicht des Patienten ist mit einem sterilen Tuch abgedeckt. [K183]

Nachsorge

Nach dem Legen des ZVK wird eine Röntgenaufnahme zur Lagekontrolle und zum Ausschluss eines
Pneumothorax angefertigt. Erst danach darf der ZVK
benutzt und die Infusion angehängt werden.

Anschließend wird der Patient von Desinfektionsmittel und Blut gesäubert, angezogen und bequem gelagert.

Komplikationen

Das Legen eines ZVK ist heute eine Routinemaßnah-
me und in der Hand des Geübten komplikationsarm,
aber nicht komplikationsfrei.

Häufigste Komplikationen beim Legen eines ZVK
und bei liegendem ZVK sind:
- *Pneumothorax* (☞ 8.9)
- Versehentliche *arterielle Punktion*, z.B. der A. carotis oder der A. subclavia. Bei Punktion der A. subclavia besteht die Gefahr eines *Hämatothorax* (Ansammlung von Blut im Pleuraraum ☞ 8.11.2), bei
der Punktion der A. carotis in seltenen Fällen eines
Dissektionsaneurysmas. Bei letzterem durchdringt
die Punktionskanüle die Gefäßinnenwand mit der
Folge einer Aufspaltung zwischen Media und Intima (= Dissektion). Blut strömt ein und es entwickelt sich ein Aneurysma (☞ 7.7.9). Die Erstmaß-

a Gefäß mit der Einführungskanüle punktieren

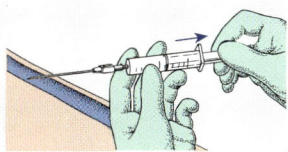

b Seldinger-Draht-Spirale durch die
Kanüle in das Gefäß vorschieben

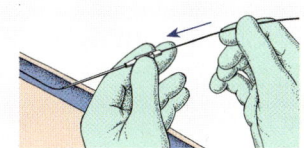

c Einführungskanüle entfernen; bei
einer Arterienpunktion mit dem
Finger auf die Einstichstelle drücken

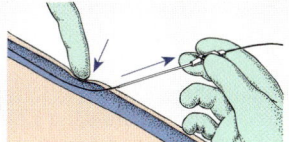

d Passageerleichterung des
Katheters durch Erweiterung der
Einstichstelle mit einem Skalpell

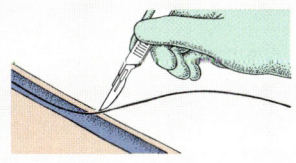

e Katheter über die Spirale in das
Gefäß schieben; Drehbewegun-
gen erleichtern den Vorgang

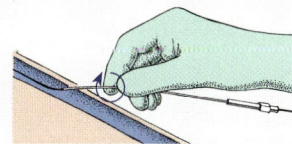

f Einführungsspirale herausziehen,
während der Katheter in der gewünschten Position gehalten wird

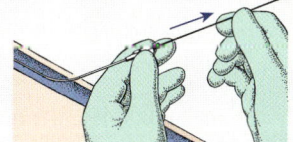

Abb. 2.59: Schritt-für-Schritt-Vorgehen bei der Seldinger-Technik. Sie wird häufig angewandt zur arteriellen oder zentralvenösen Kathe-
teranlage. [A300]

nahmen bestehen in der sofortigen Entfernung der Kanüle, bei Punktion der A. carotis zusätzlich im Anlegen eines Druckverbandes für mindestens fünf Minuten und evtl. dem Auflegen eines Eisbeutels

- Hämatome
- Bei linksseitiger Punktion Verletzung des Ductus thoracicus mit *Chylothorax* (Ansammlung der fetthaltigen Lymphe des Ductus thoracicus im Pleuraraum ☞ 8.11.2)
- Luftembolie
- Verletzungen des *Plexus brachialis* (den Arm versorgendes Nervengeflecht in der Halsregion)
- *Herzrhythmusstörungen* bei Katheterfehllage, z.B. Tachykardien oder Extrasystolen, die während des Vorschiebens des ZVKs ausgelöst werden können, wenn die Katheterspitze zu weit vorgeschoben wird und dann im rechten Vorhof oder in der rechten Herzkammer die Herzinnenwand reizt. Herzrhythmusstörungen können aber auch bei liegendem Ka-

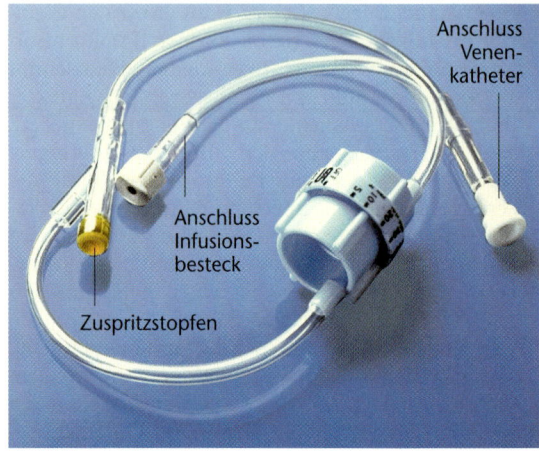

Anschluss Venenkatheter

Anschluss Infusionsbesteck

Zuspritzstopfen

Abb. 2.61: Durchflussregler als Zwischenstück zwischen Infusionsbesteck und Venenkatheter. Eingestellt werden die Milliliter pro Stunde. [U142]

📖 Berechnung der Infusionsgeschwindigkeit

Grundlage aller Berechnungen: **1 ml entspricht 20 Tropfen**
1 Tropfen/Min. = 3 ml/Std.

Häufig werden die Gesamtmenge der Infusionen und die Infusionsdauer angeordnet. Dann lässt sich die notwendige Tropfenzahl pro Minute bzw. die Infusionsmenge in ml/Std. folgendermaßen errechnen:

$$\frac{\text{Infusionsmenge in ml x 20 Tropfen/ml}}{\text{Infusionsdauer in Std. x 60 Min./Std.}} = \frac{\text{Gesamttropfenzahl}}{\text{Infusionsdauer in Min.}} = \frac{\text{Tropfen}}{\text{Min.}}$$

Beispiel: 500 ml Infusionslösung sollen in 12 Stunden durchlaufen.

$$\frac{500 \text{ x 20 Tropfen/ml}}{12 \text{ x 60 Min./Std.}} = \frac{10\,000 \text{ Tropfen}}{720 \text{ Min.}} = \frac{13,88 \text{ Tropfen}}{\text{Min.}}$$

$$\frac{60 \text{ Sek./Min.}}{13,88 \text{ Tropfen/Min.}} = 4,32 \text{ Sek./Tropfen}$$

→ Ungefähr alle 4 Sek. muss 1 Tropfen fallen.

Manchmal werden aber auch die Tropfenzahl pro Minute und die Gesamtinfusionsmenge verordnet, und die Pflegekraft möchte zur Zeitabschätzung und Infusionsplanung wissen, wann die Infusion beendet sein wird:

$$\frac{\text{Infusionsmenge in ml x 20 Tropfen/ml}}{\text{Tropfenzahl/Min. x 60 Min./Std.}} = \text{Einlaufzeit in Std.}$$

$$\frac{\text{Infusionsmenge in ml x 20 Tropfen/ml}}{\text{Tropfenzahl/Min.}} = \text{Einlaufzeit in Min.}$$

Beispiel: Eine Kurzinfusion mit einem Gesamtvolumen von 100 ml soll mit einer Tropfenzahl von 30 Tropfen pro Minute einlaufen.

$$\frac{100 \text{ ml x 20 Tropfen/ml}}{30 \text{ Tropfen/Min. x 60 Min./Std.}} = \frac{2\,000 \text{ Tropfen}}{1\,800 \text{ Tropfen/Std.}} = 1,1 \text{ Std. Einlaufzeit}$$

$$\frac{100 \text{ ml x 20 Tropfen/ml}}{30 \text{ Tropfen/Min.}} = \frac{2\,000}{30} \frac{\text{Tropfen}}{\text{Tropfen/Min.}} = 66,6 \text{ Min. Einlaufzeit}$$

Die Infusion läuft etwas länger als eine Stunde.

theter durch Bewegung ausgelöst werden – bei Armbewegungen kann sich ein von peripher gelegter ZVK bis zu 7 cm nach zentral bewegen
- Infektionen, vor allem durch Staphylokokken (ca. 7 – 16 % der Patienten ☞ 17.6.3)
- *Thrombose* der Vene (ca. 4 – 10 % der Patienten).

2.5.11 Pflegemaßnahmen während der Infusionstherapie

Gewährleistung der verordneten Infusionsabläufe

Während der Infusionstherapie ist es Aufgabe der Pflegenden, die verordneten Infusionsabläufe sicherzustellen und zu überwachen:
- Die auf dem Infusionsplan vorgegebene Reihenfolge der Infusionen wird nicht ohne vorherige Absprache mit dem Arzt geändert
- Die richtige Einstellung der Tropfgeschwindigkeit gewährleistet die verordnete Einflussdauer (☞ Kasten).

Häufig reicht es aus, die errechnete Tropfenzahl z.B. am Durchflussregler des Infusionssystems (☞ Abb. 2.61) einzustellen oder einen Tropfenzähler (z.B. dial-a-flow™) zwischen Infusionsleitung und Kanüle einzubringen. Hierdurch kann eine gewisse Kontinuität der Einflussrate erreicht werden. Ist aber bei hochwirksamen Arzneimitteln wie z.B. Heparin oder Dopamin eine exakte Einhaltung der Einflussrate nötig, müssen elektronisch gesteuerte Infusions(sprit-

Einstellungs-Beispiele				
Zu verab-reichende Infusionsmenge	Infusions-dauer	=	Infusions-menge in ml/Stunde	Tropfen/ Min.
50 ml	$^1/_2$ Std.	=	100 ml/Std.	33 Tr./Min.
100 ml	$^1/_2$ Std.	=	200 ml/Std.	66 Tr./Min.
250 ml	$^1/_2$ Std.	=	500 ml/Std.	166 Tr./Min.
250 ml	1 Std.	=	250 ml/Std.	83 Tr./Min.
500 ml	1 Std.	=	500 ml/Std.	166 Tr./Min.
500 ml	2 Std.	=	250 ml/Std.	83 Tr./Min.
500 ml	3 Std.	=	166 ml/Std.	55 Tr./Min.
500 ml	6 Std.	=	84 ml/Std.	28 Tr./Min.
500 ml	8 Std.	=	62 ml/Std.	21 Tr./Min.
500 ml	12 Std.	=	42 ml/Std.	14 Tr./Min.
500 ml	24 Std.	=	21 ml/Std.	7 Tr./Min.
1 000 ml	3 Std.	=	333 ml/Std.	111 Tr./Min.
1 000 ml	6 Std.	=	166 ml/Std.	55 Tr./Min.
1 000 ml	8 Std.	=	125 ml/Std.	42 Tr./Min.
1 000 ml	12 Std.	=	83 ml/Std.	28 Tr./Min.
1 000 ml	24 Std.	=	42 ml/Std.	14 Tr./Min.
1 500 ml	12 Std.	=	125 ml/Std.	42 Tr./Min.
1 500 ml	24 Std.	=	63 ml/Std.	21 Tr./Min.
2 000 ml	12 Std.	=	166 ml/Std.	55 Tr./Min.
2 000 ml	24 Std.	=	83 ml/Std.	28 Tr./Min.

Tab. 2.62: Infusionsmenge, geplante Infusionsdauer und Einstellung am Durchflussregler in ml/Std. bzw. Tropfen/Min.

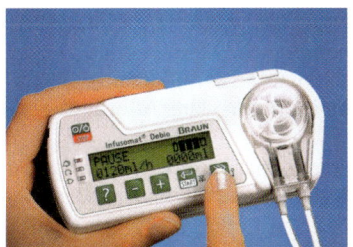

Abb. 2.64: Infusomat® Debio. Digitale Infusionspumpe im Taschenformat, vor allem geeignet für mobile Patienten. [U223]

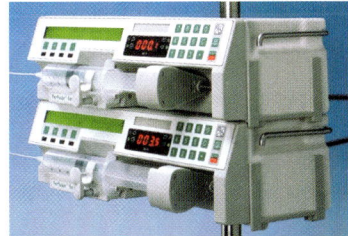

Abb. 2.65: Perfusor® fm. Stapelbare Infusionsspritzenpumpen mit digitaler Einstellung der Perfusionsgeschwindigkeit, des Sollvolumens und des Perfusionsdruckes. [U223]

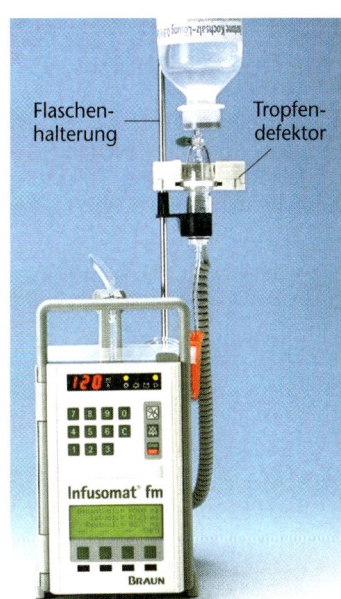

Flaschen-halterung

Tropfen-defektor

Abb. 2.66: Infusomat® fm. Digitale Infusionspumpe mit Tropfendetektor und Sollwerteinstellung des Infusionsgesamtvolumens. [U223]

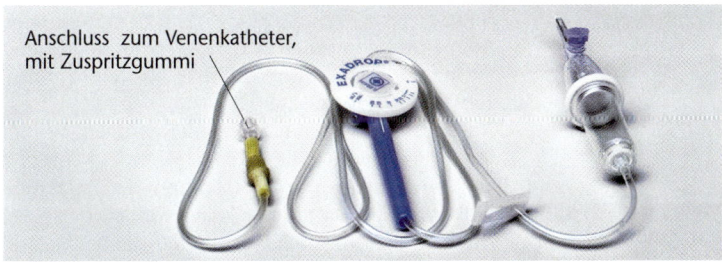

Anschluss zum Venenkatheter, mit Zuspritzgummi

Abb. 2.63: Infusionsbesteck mit integriertem Durchflussregler. [K183]

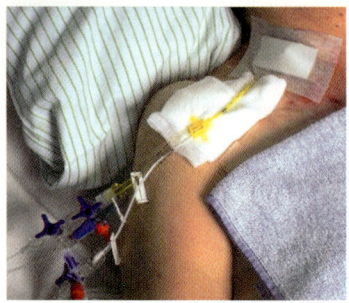

Abb. 2.67: Verband und Fixierung eines Jugulariskatheters mit Klebeband und Kompressen. [K183]

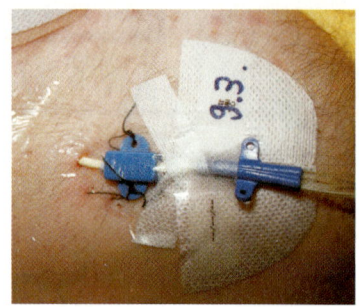

Abb. 2.68: Verband und Fixierung eines Subklaviakatheters mit Klebefolie. [M161]

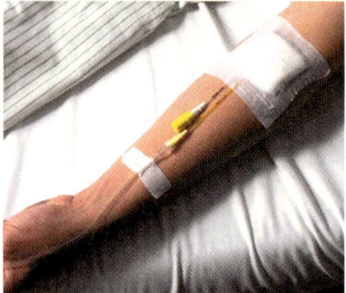

Abb. 2.69: Verband und Fixierung eines peripheren Venenkatheters mit Klebeverband und Pflasterstreifen. [K183]

zen)pumpen eingesetzt werden (☞ Abb. 2.64 – 2.66). Diese dürfen nur von Pflegenden benutzt oder überwacht werden, die eine Einweisung gemäß des Medizinproduktegesetzes erhalten haben und als benutzungsberechtigte Personen in das Gerätebegleitbuch eingetragen wurden. Liegt die Einweisung und/oder letzte Handhabung längere Zeit zurück, müssen die Kenntnisse durch eine erneute Einweisung oder Lesen der Geräteanleitung aufgefrischt werden. Die Bedienung der Infusionspumpen unterscheidet sich von Fabrikat zu Fabrikat.

🛏 Pflege bei peripherer Verweilkanüle und liegendem ZVK

Die Pflege des Venenkatheters und der Infusionszuleitungen liegt in der Verantwortung der Pflegenden. Grundregeln zur Vermeidung von Komplikationen, insbesondere lokaler oder systemischer Infektionen, sind:

- Vor jeder Manipulation an einer Verweilkanüle oder am Venenkatheter sowie an den Verbindungsstellen eine hygienische Händedesinfektion durchführen, Einmalhandschuhe anziehen. Zugang am Infusionssystem oder Injektionsgummistopfen vor Benutzung desinfizieren

- *Zentrale Venenkatheter* nicht abstöpseln, da dann die Gefahr der Thrombenbildung im Katheterlumen und ihrer Einschwemmung in die Blutbahn bei erneuter Infusion besteht. Das Infusionsprogramm wird so berechnet, dass es über 24 Stunden läuft
- Um eine Thrombosierung des Kanülenlumens zu vermeiden, *periphere Venenverweilkanülen* nach Einlaufen der Infusion mit NaCl 0,9 % oder 0,1 – 0,2 ml Heparin (je nach Arztanordnung) durchspülen und mit einem sterilen Verschluss *(Luer-Lock)* ohne Mandrin abstöpseln. Alternativ eine Verschlusskappe mit Mandrin verwenden. Dabei darauf achten, dass die Verschlusskappe mit der gleichen Größenbezeichnung und Farbmarkierung versehen ist wie die Verweilkanüle, da bei Verwendung zu langer Mandrins die Vene geschädigt wird und zu kurze Mandrins das Verstopfen der Kanüle nicht verhindern
- Verstopfte Venenzugänge nicht frei spritzen, da hierdurch im Kanülenlumen haftende Blutgerinnsel in die Blutbahn gespritzt werden können. Stattdessen den Arzt informieren und seine Anordnung abwarten
- Bakterienfilter patientennah anbringen: zwischen einen Dreiwegehahn, der unmittelbar an den Ve-

---

👁 Krankenbeobachtung und Dokumentation

- Allgemeinzustand des Patienten: Körpergewicht, Durst- und Hungergefühl, Hautturgor, Ödeme, Schleimhautbeschaffenheit, Unverträglichkeitsreaktionen
- Zustand der Einstichstelle (Rötung)
- Vitalzeichen, insbesondere RR, Puls, Temperatur (Temperaturerhöhung als Frühzeichen einer Infektion), Atmung (Pneumo-, Hämatothorax, Pleuraerguss durch Infektion?)
- Bei ZVK: ZVD (☞ 6.2.3)
- Bei größeren Infusionsprogrammen tägliche Flüssigkeitsbilanzierung und Blutuntersuchungen nach ärztlicher Anordnung.

Zusätzliche Dokumentation:

- Alle Infusionen mit genauer Bezeichnung, Menge, ggf. Zumischungen, eingestellter Tropfenzahl, Einlaufbeginn und Einlaufende
- Alle Abweichungen und Unterbrechungen im Infusionsprogramm
- Alle Komplikationen (Art der Komplikation, Erstmaßnahmen, durchgeführte Arztanordnungen)
- Alle durchgeführten Pflegemaßnahmen, z.B. Wechsel der Infusionssysteme, Verbandwechsel am Venenzugang oder Korrekturen der Tropfgeschwindigkeit
- Alle von der Norm abweichenden Beobachtungen.

nenkatheter angeschlossen ist, und einen weiteren Dreiwegehahn oder eine Mehrfachverbindung mit anschließender Infusionszuleitung. Die zwei Dreiwegehähne ermöglichen das Zuspritzen von Arzneimitteln über den Bakterienfilter, aber auch ohne ihn (manche Arzneimittel, z.B. Claforan®, oder einige Vitamine dürfen nicht über einen Bakterienfilter gegeben werden). Den Filter entsprechend der Herstellerangabe alle 24 – 72 Stunden wechseln

- Die Infusionszuleitungen mit allen Verbindungsstücken, Dreiwegehähnen usw. alle 24 – 48 Stunden erneuern (bei der Verwendung eines Bakterienfilters alle 24 – 72 Stunden)
- Infusionen wechseln, wenn die Infusionsflasche leer ist, der Spiegel in der Tropfkammer aber noch besteht. Ist dieser Zeitpunkt verpasst worden, muss eine neue Infusionsleitung entlüftet und angeschlossen werden
- Zum Wechsel des Infusionssystems eines zentralen Venenkatheters Dreiwegehahn zudrehen bzw. Katheter abklemmen, um einer Luftembolie oder Blutung aus dem ZVK vorzubeugen
- Mobile Patienten zum richtigen Umgang mit Infusionen und Infusionsständer anleiten. Die Patienten sollten sich frühzeitig melden, wenn die Infusionsflasche leer wird, bei ihren Bewegungen Zug auf den Venenkatheter vermeiden, die Infusionsflasche nie unter Kopfniveau absenken und bei der Verwendung mobiler Infusionspumpen mit Batteriebetrieb die wichtigsten Regeln zur Handhabung des Geräts kennen und wissen, wann sie sich bei den Pflegenden melden müssen.

Gefahren und Komplikationen

Eine Infusionstherapie ist immer auch mit Risiken für den Patienten verbunden. Hinzu kommt, dass viele Patienten infolge ihrer Grunderkrankung anfälliger gegenüber Infektionen sind. Die wichtigsten Risiken fasst Tab. 2.70 zusammen.

2.6 Strahlentherapie

Strahlentherapie *(Bestrahlungstherapie):* Im weiteren Sinne Nutzung *ionisierender Strahlung* oder *elektromagnetischer Wellen* zu therapeutischen Zwecken. Hierzu gehören neben der **radiologischen Strahlentherapie** auch die Mikrowellen- und Infrarotbestrahlungen oder die Lichttherapie (☞ 2.8.7).

Die **radiologische Strahlentherapie** wird heute überwiegend zur Behandlung bösartiger Tumoren eingesetzt, oft im Rahmen eines interdisziplinären, dem

Komplikation	Beobachtungskriterien	(Sofort-)Maßnahmen
Allergische Reaktionen (☞ auch 16.4.1)	• Hautrötung, Juckreiz, Hautausschlag • Kopf-, Gelenk- und Gliederschmerzen • Unruhe, Angst • Übelkeit, Erbrechen • Temperaturanstieg, Hitzewallungen • Atemnot • Schockzeichen (☞ 7.6)	• Infusion sofort abstellen, Venenzugang belassen • Unverzüglich Arzt rufen (lassen) • Beim Patienten bleiben, ihn beobachten und beruhigen • Kreislaufsituation einschätzen (RR, Puls, Gesichtsfarbe, Schweiß, Äußerungen des Patienten), Patienten evtl. in Schocklage bringen • Atemsituation einschätzen (Atemgeräusche, Zyanose, Einsatz der Atemhilfsmuskulatur, Äußerungen des Patienten), ggf. Oberkörper erhöht lagern, Sauerstoff auf Arztanordnung verabreichen (☞ 8.2.3)
Luftembolie	• Plötzlicher, stechender Schmerz im Brustkorb • Atemnot, Zyanose • Tachykardie, Hypotonie, Schock	• Verbindung zwischen Infusionssystem und Venenkatheter/Venenverweilkanüle unterbrechen („diskonnektieren"), den venösen Zugang verschließen • Arzt rufen (lassen) • Patienten in Kopftieflage bringen • Beim Patienten bleiben, ihn beobachten und beruhigen • Kreislauf und Atmung ☞ Allergie
Blutverlust	• Austritt größerer Blutmengen aus dem venösen Zugang (z.B. bei Ablösen im Schlaf) • Umfangreiche Hämatome im Hals- und Thoraxbereich (bei ZVK)	• Diskonnektierten Zugang verschließen oder Infusion mit neuem Infusionssystem wieder anhängen • Kreislauf kontrollieren • Arzt sofort informieren und Anordnungen abwarten
Thrombophlebitis (☞ auch 7.10.2)	• Entzündungszeichen im Venenverlauf • Schmerzäußerungen des Patienten	• Beim ZVK Arzt informieren und Anordnungen abwarten • Periphere Verweilkanüle entfernen, evtl. Alkoholumschläge machen oder heparinhaltige Salben auftragen, Arzt informieren, wenn nötig, neuen peripheren Zugang legen lassen
Sepsis (☞ auch 17.12)	• Plötzlich auftretendes, hohes Fieber, oft mit Schüttelfrost • „Verfall" des Patienten	• Arzt sofort informieren • Blutkultur vorbereiten (☞ 17.5.4) • Weitere Anordnungen abwarten, z.B. ZVK entfernen und Katheterspitze zur mikrobiol. Untersuchung einschicken

Tab. 2.70: Die Hauptrisiken der Infusionstherapie.

Malignitätsgrad des Tumors und dem Krankheitsstadium exakt angepassten Therapiekonzepts. Deshalb wird sie in Kapitel 14 (Pflege bei onkologischen Erkrankungen) behandelt.

2.7 Transplantationen

> ⊡ **Transplantation:** Übertragung von Organen, Geweben oder Zellen entweder auf ein anderes Individuum oder eine andere Körperstelle des gleichen Individuums.

Eine **Transplantation** ist ganz überwiegend mit einer Operation verbunden, die von entsprechend spezialisierten Chirurgen vorgenommen wird. Ausnahmen stellen Bluttransfusionen und Knochenmarktransplantationen dar: Bluttransfusionen werden in praktisch allen medizinischen Fachgebieten durchgeführt, Knochenmarktransplantationen in spezialisierten internistischen Abteilungen (Details ☞ 13.5.1 und 13.5.2).

Bei den übrigen Transplantationen, etwa der Nierentransplantation, stellt der Internist Patienten, die für eine Transplantation in Frage kommen, meist dem Chirurgen vor, übernimmt die Behandlung des Patienten (z.B. die Hämodialyse) bis zur Transplantation und steuert nach dem Eingriff die immunsuppressive Therapie (☞ unten).

Manche Transplantationen sind seit langem fester Bestandteil der therapeutischen Möglichkeiten (Bluttransfusion, Hornhauttransplantation, Nierentransplantation), andere dagegen befinden sich noch im experimentellen Stadium (z.B. Pankreastransplantation, Transplantation von isolierten Zellen oder Zellverbänden).

Bei einem Teil der transplantierten Gewebe reicht es, wenn sie für kurze Zeit die Aufgaben des zerstörten Empfängergewebes übernehmen, bis dieses sich regeneriert hat. Dies ist z.B. bei Knochentransplantaten als vorübergehende Stütze nach einer Fraktur oder bei Fremdhauttransplantaten nach Verbrennungen der Fall. Andere Transplantate sollen das funktionsunfähige Empfängerorgan dauerhaft ersetzen, so z.B. die Hornhaut, die Nieren oder das Herz.

Einteilung der Transplantationen

Für die Innere Medizin von Bedeutung ist insbesondere die Einteilung der Transplantationen im Hinblick auf ihre immunologischen Konsequenzen:

- Bei der **autogenen Transplantation** (*autologen Transplantation)* wird das Gewebe von einer Körperstelle auf eine andere Körperstelle des gleichen Individuums übertragen. Bekanntestes Beispiel sind Hauttransplantationen nach Verbrennungen. Zunehmende Bedeutung erlangt zurzeit die autologe Knochenmarktransplantation bei bestimmten hämatologischen oder onkologischen Erkrankungen (☞ 13.5.2). Bei diesen Transplantationen gibt es

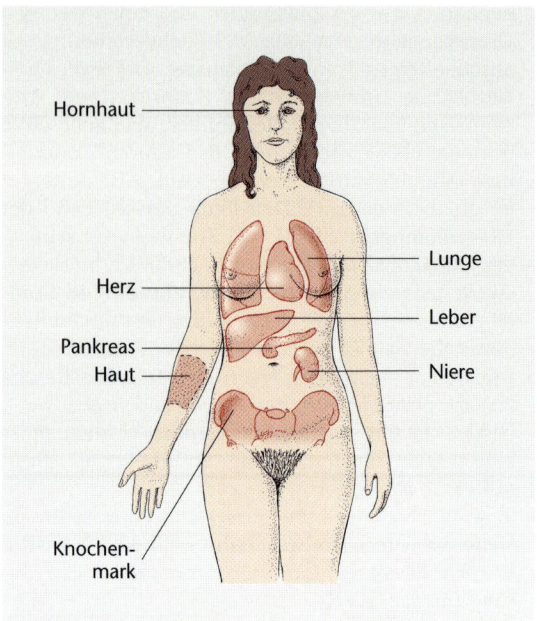

Abb. 2.71: Organtransplantationen, die zurzeit medizinisch möglich sind. [A400-190]

keine Abstoßungsreaktion, da nur körpereigenes Gewebe übertragen wird

- Eine **syngene Transplantation** (*isogene* oder *isologe Transplantation*) ist eine Transplantation zwischen eineiigen Zwillingen, also genetisch identischen Individuen. Auch hier findet keine Abstoßungsreaktion statt
- Die **allogene Transplantation** (*homogene* oder *homologe Transplantation*) ist die häufigste Transplantation. Spender und Empfänger sind zwei genetisch verschiedene Personen, gehören aber der gleichen Art an. Sie sind meist nicht miteinander verwandt. In der Regel werden Organe Verstorbener übertragen, nur selten sind Lebendspenden ethisch zu verantworten (☞ unten). Fast immer ist zur Verhinderung von Abstoßungsreaktionen die dauerhafte Einnahme von Arzneimitteln mit ausgeprägten Nebenwirkungen notwendig
- Selten ist die **xenogene Transplantation** (*heterogene* oder *heterologe Transplantation*), bei der Tierorgane übertragen werden. Da neben ethischen Problemen enorme Abstoßungsprobleme bestehen, werden Tierorgane vor allem mit dem Ziel übertragen, die Zeit bis zur Transplantation eines menschlichen Organs zu überbrücken, wenn die Organfunktion nicht mit technischen Mitteln aufrechterhalten werden kann. Noch völlig unklar ist zudem, inwieweit durch xenogene Transplantationen bisher auf das Tierreich beschränkte Infektionserreger den Menschen gefährden können (☞ auch 17.1.2).

Immunologische Komplikationen

Grundlagen der Immunologie ☞ 16.1

Immunreaktionen

Die Prognose einer Transplantation wird entscheidend von den *Immunreaktionen* bestimmt. In der Regel bekämpft der Organismus des Empfängers das Spendergewebe. Dieser Typ der Abstoßung heißt **Host-versus-graft-Reaktion** (kurz *HVGR*, engl. host = Wirt, versus = gegen, graft = Pfropf, hier Transplantat). Eine Ausnahme ist die Knochenmarktransplantation (☞ 13.5.2), bei der sich immunkompetente Zellen des Spenders gegen den Empfänger richten (**Graft-versus-host-Reaktion,** kurz *GVHR*). Die Transplantation von Geweben mit wenig Blut- und Lymphgefäßen wie etwa der Hornhaut bietet die wenigsten Probleme.

MHC-Moleküle

Ursache für die Immunreaktionen sind Unterschiede in den **MHC-Molekülen** (MHC = kurz für *major histocompatibility complex = Haupt-Gewebeverträglichkeits-Komplex*) zwischen Spender- und Empfängergeweben. Die MHC-Moleküle werden häufig auch als *HLA* bezeichnet (für *human leukocyte antigenes = menschliche Leukozyten-Antigene*), da sie zuerst auf Leukozyten (weißen Blutzellen ☞ 13.1.2) entdeckt wurden.

Die MHC-Moleküle sind hochspezifisch, also bei jedem Menschen anders, aber bei allen (kernhaltigen) Zellen eines Menschen gleich und während des ganzen Lebens konstant. Nur bei eineiigen Zwillingen sind sie identisch.

> ☑ Die MHC-Moleküle spielen eine Schlüsselrolle bei der Unterscheidung zwischen „Fremd" und „Selbst". Sie sind starke Transplantationsantigene.

Vor jeder Transplantation erfolgt daher eine **HLA-Typisierung** von Spender und Empfänger, damit Spenderorgan und Empfänger möglichst ähnliche MHC-Muster haben. Außerdem kann im **cross-match** die Verträglichkeit von Spenderlymphozyten und Empfängerserum im Labor getestet werden.

Zwar verbessern sich die Chancen einer erfolgreichen Transplantation erheblich durch eine weitgehende Übereinstimmung der MHC-Muster von Spender und Empfänger, doch kann das Ausmaß drohender Abstoßungsreaktionen mit heutigen Methoden noch nicht zuverlässig vorhergesagt werden. Abstoßungsprobleme sind deshalb immer noch üblich.

Immunsuppression

Die Abwehr des Patienten wird vor und nach der Transplantation durch eine medikamentöse **Immunsuppression** unterdrückt. Eingesetzt werden insbesondere Glukokortikoide (z.B. Decortin ☞ Pharma-Info 12.33), Azathioprin (z.B. Imurek®) und Ciclosporin (Sandimmun ☞ auch Pharma-Info 16.30). Große Hoffnungen setzen die Mediziner zurzeit auf neuere Präparate wie Tacrolimus (Prograf®), Mycophenolatmofetil (Cellcept®) sowie poly- und monoklonale Antikörper (zur intravenösen Gabe), die (noch?) speziellen Indikationen vorbehalten sind.

Akute Abstoßungsreaktionen können oft durch eine (zeitweilige) Dosiserhöhung der Immunsuppressiva beherrscht werden. Dagegen schreiten **chronische Abstoßungsreaktionen** meist immer weiter fort und führen – wenn auch oft erst nach Jahren – zu einem Funktionsverlust des transplantierten Organs.

> 🖉 Jeder transplantierte Patient muss immer wieder darauf hingewiesen werden, dass das Weglassen seiner nach einiger Zeit oft verhassten „Tabletten" sein Fremdorgan – und damit (meist) sein Leben – akut gefährdet!

Weitere Risiken von Transplantationen

Der Empfänger ist aber nicht nur durch Abstoßungsreaktionen gefährdet. Vielmehr können bei jeder Transplantation auch Krankheitserreger (Zytomegalie-Viren ☞ 17.7.5, HI-Viren ☞ 16.3.1, Hepatitis-Viren ☞ 10.5.1) und Tumorzellen übertragen werden. Durch die Immunsuppression nach der Transplantation steigt außerdem die Infektgefährdung des Patienten. Langfristig ist ferner das Malignomrisiko erhöht, da die Abwehr körpereigener Tumorzellen beeinträchtigt wird. Hinzu kommen die spezifischen Nebenwirkungen der jeweiligen Arzneimittel wie beispielsweise Nierenschäden unter Ciclosporinbehandlung.

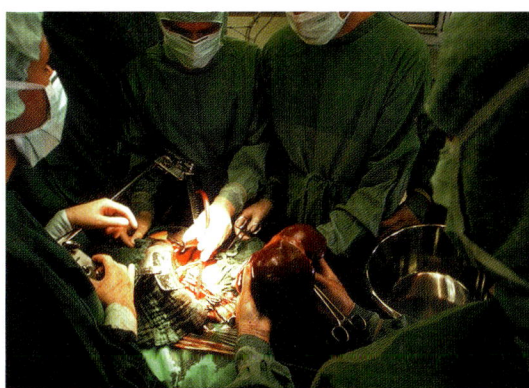

Abb. 2.72: Lebertransplantation. Hier wurde die kranke Leber des Patienten schon entfernt. „Seine" neue, gesunde Leber wird nun eingesetzt und soll ihm, abgesehen von den Wirkungen der Immunsuppression, ein weitgehend normales Leben ermöglichen. [J500-201]

Ethische Probleme

📧 Die Transplantationsmedizin gehört seit ihrer Existenz zu den meistdiskutierten ethischen Problemen innerhalb der Medizin, wohl auch deshalb, weil in vielen Fällen der Spender selbst gefährdet wird. Während eine Blutspende kaum mit Komplikationen verbunden ist, erfordert die Knochenmarkspende schon eine Vollnarkose mit all ihren Risiken.

Problematisch ist besonders die **Lebendspende,** bei der einem lebenden Menschen ein Organ entnommen wird. Wird beispielsweise dem Spender eine Niere *explantiert,* setzt das voraus, dass die andere funktionstüchtig ist und bleibt. Daher werden in den deutschsprachigen Ländern Spenden Lebender nur bei sich sehr nahe stehenden Personen und unentgeltlich akzeptiert (z.B. Nierenspende einer Mutter für ihr Kind).

Weniger kontrovers erscheint in unserem Kulturkreis die Transplantation von Organen Verstorbener. Viele Menschen haben jedoch Angst davor, dass für sie nicht alles Menschenmögliche zur Erhaltung ihres Lebens getan wird, wenn sie als „potenzielle Organspender" zwischen Leben und Tod stehen. Diese Angst ist aber in Mitteleuropa ebenso unbegründet wie die Angst, dass vor dem tatsächlichen Eintritt des Todes ein Organ entnommen wird.

Unerlässlich: Feststellung des Hirntodes

Nach heutigem Kenntnisstand ist ein Mensch tot, wenn die zentralnervösen Funktionen *unwiderruflich* ausgefallen sind **(dissoziierter Hirntod).** Eine Wiederbelebung ist dann nicht mehr möglich. Zur Feststellung des Hirntodes sind genaue Kriterien festgelegt. So müssen zwei untersuchende Gutachter, die nichts mit der Transplantation zu tun haben, unabhängig voneinander die klinischen Symptome des Hirntods feststellen und dokumentieren. Darüber hinaus sind zum Nachweis der *Irreversibilität* Wartezeiten und/oder technische Untersuchungen erforderlich.

Das Konzept des Hirntodes ist nicht unumstritten. Kritiker sehen im hirntoten Patienten zwar einen (unwiderbringlich) *Sterbenden,* nicht aber einen *Toten.*

Für eine Organentnahme muss neben der Feststellung des Hirntodes die schriftliche Einwilligung des Verstorbenen (am einfachsten in Form eines Organspenderausweises) oder eines nahen Angehörigen vorliegen. Diese *erweiterte Zustimmungslösung* ist in Deutschland durch ein **Organspendegesetz** (gültig seit dem 1.12.1997) bundesweit festgeschrieben worden.

Vollkommen abwegig und sogar verbrecherisch sind aus ethischer Sicht der Organhandel und die Beschaffung von Organen z.B. aus der „Dritten Welt" oder von entführten Kindern. Daher ist der Organhandel – und auch schon der Versuch hierzu – in Deutschland strafbar.

Leider stehen heute immer noch zu wenig Spenderorgane zur Verfügung. In der letzten Zeit hat die Bereitschaft der Bevölkerung zur Organspende sogar deutlich abgenommen. Um sicherzustellen, dass Spender bzw. Empfänger *überregional* gesucht und zusammengebracht werden, sowie eine gerechte Zuteilung zu ermöglichen, wurden internationale Koordinationszentren errichtet, z.B. *Eurotransplant* in den Niederlanden.

Aber auch für die Empfänger ist eine Transplantation nicht unproblematisch. Viele potenzielle Empfänger haben psychische Probleme. Manche fragen sich, ob das fremde Organ sie verändern wird, andere haben ein schlechtes Gewissen und schämen sich, dass sie geradezu auf den Tod eines anderen Menschen warten, da nur dann für sie eine Überlebenschance besteht. Fast alle ertragen das lange Hoffen und Bangen nur schwer, vor allem wenn kein technischer Organersatz möglich ist und die Kräfte zunehmend schwinden.

Leben nach der Transplantation

Auch nach der Transplantation bestehen oft körperliche Probleme, und der Patient muss ausgeklügelte Schemata zur Arzneimitteleinnahme und ärztliche Kontrollen genau einhalten.

Die Frage, „wie lange das Organ wohl halten wird", bestimmt das Denken des Patienten. In diesen Krisen hilft nur eine einfühlsame psychische Betreuung von Patient und Angehörigen durch Pflegende, Ärzte, Seelsorger und psychologische Dienste.

2.8 Physikalische Therapie

2.8.1 Begriffsbestimmung und Berufsbilder

🔅 **Physikalische Therapie** *(Physiotherapie):* Aktivierung der Heilkräfte des Körpers durch physikalische Faktoren (außer ionisierender Strahlung) wie Wärme und Kälte, Licht, Wasser, mechanische Energie, dynamische Kräfte und Elektrizität. Dabei sollen Reize sowohl kurzfristige Reaktionen provozieren als auch langfristige Regulationsvorgänge (z.B. Normalisierung einer gestörten Durchblutung, Steigerung der Abwehr) in Gang setzen. Medizinische Zusatzbezeichnung.

Berufsbilder in der physikalischen Therapie

Die physikalische Therapie wird heute von **Physiotherapeuten** und **Masseuren/medizinischen Bademeistern** ausgeübt:

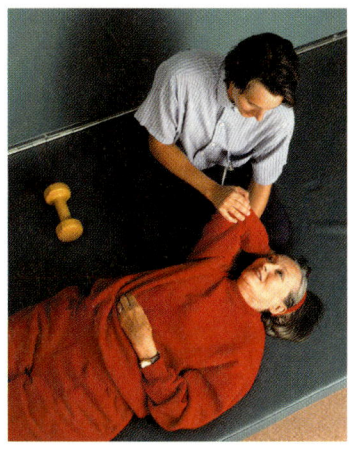

Abb. 2.73: Die passive und aktive Physiotherapie ist unerlässlich, um nach Verletzungen und Operationen die Gelenkbeweglichkeit und volle Muskelkraft wiederherzustellen. [J666]

- Nur von Physiotherapeuten ausgeübt werden die Bewegungs- und Atemtherapie, spezielle Techniken der „klassischen Krankengymnastik" (z.B. die Bobath-Methode, die Manuelle Therapie oder die Propriozeptive Neuromuskuläre Faszilitation), die Traktion der Wirbelsäule, die Gangschulung und die Hilfsmittelanpassung (Letztere erfolgt aber zum Teil auch durch *Ergotherapeuten*)
- Dagegen werden die klassische Massage, die manuelle Lymphdrainage, die Reflexzonentherapie, die Gruppengymnastik (auch im Wasser) oder die Unterwasserdruckstrahlmassage meist von Masseuren/medizinischen Bademeistern durchgeführt
- Elektro- und Hydrotherapie werden sowohl von Physiotherapeuten als auch von Masseuren/medizinischen Bademeistern angewendet.

2.8.2 Physiotherapeutische Methoden

Hauptziel der **Physiotherapie** (früher auch als *Krankengymnastik* bezeichnet) ist es, Patienten mit einer Bewegungsstörung durch den gezielten Einsatz aktiver und passiver Techniken bei der (Wieder-)Erlangung physiologischer Bewegungsmuster zu helfen. Außerdem spielen sie eine große Rolle bei der Vermeidung von Komplikationen (z.B. Pneumonie- oder Kontrakturprophylaxe bei Bettlägerigkeit) und in der Präventivmedizin (z.B. Kreislauftraining oder Gymnastik zur Geburtsvorbereitung).

Passive Techniken erfordern keine aktive Muskelarbeit des Patienten. Zu ihnen zählen:
- Die verschiedenen Lagerungsarten
- Das „Durchbewegen", bei dem die Gelenke vom Therapeuten ohne eigene Aktivität des Patienten bewegt werden, und
- Die *Traktion*, bei der der Therapeut die Gelenke und Gelenkflächen des Patienten durch manuellen Zug an den Gelenken entlastet.

Dagegen leistet der Patient bei den **aktiven Bewegungsübungen** selbst Muskelarbeit:

- Beim *unterstützten Bewegen* übernimmt der Therapeut den größten Teil des Gewichts des Rumpfes oder der entsprechenden Extremität
- Beim *freien Bewegen* bewegt der Patient die Gliedmaße gegen die Schwerkraft
- Bei der *Bewegung gegen Widerstand* setzt der Therapeut der Bewegung des Patienten Widerstand entgegen, z.B. seine eigene Muskelkraft, entsprechende Geräte oder andere physikalische Widerstände, etwa den Strömungswiderstand bei einer Behandlung im Wasser
- Beim *Halten* soll der Patient die nach der Bewegung erreichte Stellung gegen die Schwerkraft oder gegen einen Widerstand halten.

Die Rolle der Pflegenden in der Physiotherapie

Bei zahlreichen physiotherapeutischen Konzepten reichen die Übungszeiten mit den Physiotherapeuten nicht aus, um eine optimale Wirkung zu erzielen. Das Therapiekonzept muss z.B. durch geeignete Lagerung des Patienten in Ruhezeiten oder durch individuell abgestimmte Hilfestellungen, etwa beim Gang zum Tisch, in den pflegerischen Alltag integriert werden (☞ Bobath-Konzept in 7.8.5). Dadurch wird der Patient 24 Stunden am Tag behandelt.

Lagerung

Für die **Lagerung** des Patienten sind überwiegend die Pflegenden verantwortlich. Die korrekte Lagerung des Patienten dient nicht nur dem unmittelbaren Wohlbefinden des Patienten („bequem liegen"), sondern ist häufig Bestandteil der Behandlung (z.B. Hochlagerung einer Extremität zur Förderung des venösen Abflusses) und hilft, Komplikationen zu vermeiden, beispielsweise die Lagerung im Rahmen der Dekubitusprophylaxe.

Atemtherapie

Die **Atemtherapie** in der Pflege beugt insbesondere durch Anhalten zur bewussten Atmung und/oder Erhöhung des Atemwiderstandes Pneumonien und Atelektasen (☞ 8.2.2) vor. Atemtherapie kann aber auch zur (bewussten) Entspannung eingesetzt werden (☞ 2.9.2).

Neben der „apparativen" Atemtherapie z.B. mit Hilfe von Atemtrainern (☞ 8.2.2) gibt es verschiedene manuelle Techniken, die der Patient teils alleine, teils mit einem Therapeuten durchführt. Hierzu gehören:
- Variationen der Einatmung (z.B. schnüffelnd, gähnend, besonders tief)
- Verschiedene Arten der Ausatmung auf Buchstaben oder Silben oder mit der sog. „Lippenbremse" (☞ 8.2.2)
- Atemerleichternde Ausgangsstellungen und Lagerungen (☞ 8.2.2) sowie
- Manuelle Kontakte und Griffe, die die Atembewegung lenken.

Handling

Unter **Handling** versteht man den Umgang mit dem Patienten nach einem speziellen Therapiekonzept beispielsweise beim Essen, Waschen oder Betten. Hier sind besonders folgende Konzepte zu nennen:

- Die **Kinästhetik** *(Lehre von den Bewegungsempfindungen),* aus der das *systematische* Einsetzen von Bewegung und Bewegungswahrnehmung in die Arbeit mit dem Patienten resultiert (☞ 3.2.2)
- Die **Basale Stimulation** zur Wahrnehmungsförderung *aller* Sinne (also nicht nur bezogen auf die Wahrnehmung von Bewegung oder Lage, sondern auch Förderung des Hörens, Sehens, Riechens, Fühlens und Schmeckens). Sie hat zum Ziel, die Wahrnehmung bewusstseinsgestörter (etwa desorientierter) Patienten anzuregen (☞ 7.8.9)
- Das **Bobath-Konzept,** das in der Inneren Medizin vor allem bei der Pflege halbseitengelähmter Patienten von Bedeutung ist (☞ 7.8.5).

Unterstützung der Motivation des Patienten

Viele Patienten sollen nach entsprechender Anleitung durch die Physiotherapeuten mehrfach am Tag selbstständig üben, was oft anstrengend und unbequem ist. Dann motivieren die Pflegenden den Patienten, z.B. durch Loben der bereits erreichten Fortschritte, die Übungen trotzdem fortzuführen.

Außerdem soll ein ständiger Dialog zwischen Pflegenden, Ärzten und Physiotherapeuten sicherstellen, dass die Anstrengung des Patienten während der Physiotherapie stets seiner individuellen Belastbarkeit entspricht.

Spezielle Techniken der „klassischen Physiotherapie"

Von den „klassischen Techniken" der Physiotherapie, die in speziellen Ausbildungskursen erlernt werden, sind die folgenden in der Inneren Medizin von besonderer Bedeutung:

Bobath-Konzept ☞ 7.8.5

Atemtherapie nach Schaarschuch-Haase

Die **Atemtherapie nach Schaarschuch-Haase** kann als Entspannungstherapie mit besonderer Berücksichtigung der Atmung beschrieben werden. Der Patient lernt, seine Atmung bewusst zu spüren, und zwar nicht nur in Ruhe, sondern auch in Dehnlagen (☞ 8.2.2) oder mit Verstärkung der Körperempfindung durch *Packegriffe,* bei denen der Therapeut großflächig Hautfalten vom Thorax abhebt.

Die Entspannung kann besonders durch *Anhebeproben,* bei denen der Therapeut einen Arm oder ein Bein des Übenden anhebt, geschult werden. Nach der jeweiligen Übung vergleicht der Patient die unterschiedlichen Empfindungen für die beübte und die nicht-beübte Seite.

Manuelle Therapie

In der **Manuellen Therapie** werden Störungen der Gelenkbeweglichkeit an den Extremitäten oder der Wirbelsäule erkannt und behandelt. Nach einer gründlichen Beweglichkeitsprüfung werden die Gelenkflächen des gestörten Gelenks mit Hilfe spezieller Techniken voneinander entfernt und gegeneinander bewegt. In der Inneren Medizin wird die Manuelle Therapie oft bei Patienten mit einer chronischen Polyarthritis (☞ 15.5.1) zur Schmerzlinderung und Mobilisierung angewandt.

PNF

Bei der *Propriozeptiven Neuromuskulären Fazilitation* (kurz **PNF**) sollen physiologische Bewegungsabläufe gebahnt und abnorme Bewegungsmuster gehemmt werden. Die Übungen können sowohl im

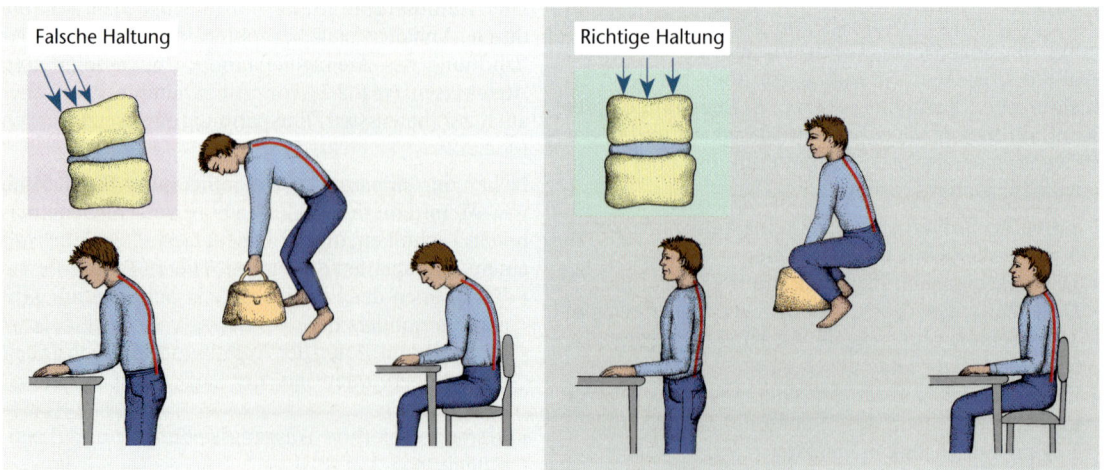

Falsche Haltung

Richtige Haltung

Abb. 2.74: Zu den Aufgaben sowohl des Physiotherapeuten als auch der Pflegenden kann es gehören, den Patienten über die richtige Körperhaltung beim Heben, Sitzen und Stehen zu informieren. [A300]

Liegen zum „Durchbewegen" als auch in verschiedenen Ausgangsstellungen zur Muskelkräftigung erfolgen. Die Bewegungen werden in ganz bestimmten, komplexen Bewegungsmustern (sog. *pattern*) durchgeführt, die oft an Spiralen erinnern. Dabei führt der Therapeut die Bewegung oder übt Widerstand aus.

Gangschulung

Mit Hilfe der **Gangschulung** soll der Patient ein möglichst physiologisches Gangbild (wieder-)erlangen. Es werden nicht nur bestehende Erkrankungen gebessert, sondern auch Folgen abnormer Bewegungsabläufe verhindert (z.B. schmerzhafte Muskelverspannungen). Der Patient lernt außerdem den richtigen Gebrauch von Hilfsmitteln wie z.B. Gehwagen, Unterarmstützen oder Prothesen. Angezeigt ist eine Gangschulung nicht nur bei bleibenden Bewegungsbehinderungen, z.B. zum Einüben der richtigen Bewegung des Körpers und Belastung der Beine bei einer Hemiparese, sondern auch bei kurzzeitigen Einschränkungen, z.B. zum Erlernen der Teilbelastung eines Beines nach einer Hüftoperation.

2.8.3 Massagetherapie

Bei **Massagen** werden Druck- und Zugreize gesetzt, um Spannungszustand und Durchblutung von Haut und Muskulatur, aber auch die inneren Organe zu beeinflussen. Es gibt verschiedene Massagetechniken mit unterschiedlicher Wirkung:

- Bei der **klassischen Massage** wird mit Hilfe spezieller Massagegriffe ein direkter manueller Druck auf die Muskulatur ausgeübt
- Bei der **Lymphdrainage (nach Vodder)** sollen oberflächliche Griffe entlang der Lymphbahnen den Abtransport der Lymphe verbessern (☞ auch 13.10.2)
- Bei der **Bindegewebsmassage** werden durch Reizgriffe im subkutanen Bindegewebe über Reflexbögen die inneren Organe beeinflusst
- Bei der **Kolonbehandlung** sollen kreisende Bewegungen an bestimmten Punkten des Dickdarmes Einfluss auf die Bauchorgane ausüben
- Bei der **Unterwassermassage** wird der Patient während eines Wannenbades mit Hilfe eines Wasserdruckstrahles massiert (☞ Abb. 2.75)
- In ihrer (Langzeit-)Wirkung umstritten ist die **Fußreflexzonenmassage,** die in erster Linie von naturheilkundlich orientierten Therapeuten praktiziert wird. Alle Organe des Körpers sollen auf der Fußsohle in gesetzmäßiger Anordnung repräsentiert sein, so dass eine gezielte Beeinflussung bestimmter Organe über eine Massage der entsprechenden Fußreflexzone möglich ist.

In der Inneren Medizin werden am häufigsten die klassische Massage, die Lymphdrainage und die Bindegewebsmassage angewandt.

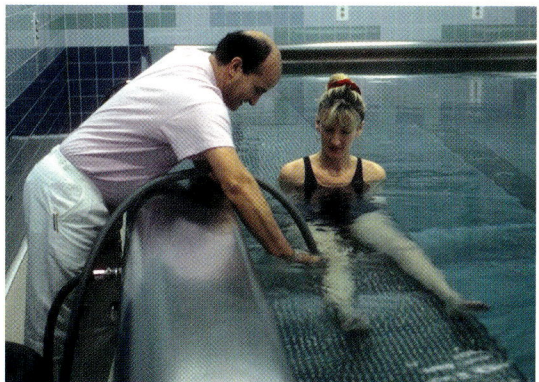

Abb. 2.75: Unterwassermassage im Schwimmbecken einer Klinik. [K199]

2.8.4 Hydrotherapie

> 🛈 **Hydrotherapie:** Systematische Anwendung von Wasser zu Behandlungszwecken.

Anwendungsformen der Hydrotherapie sind:
- **Waschungen** mit kaltem oder warmem Wasser
- **Güsse,** bei denen ein Wasserstrahl die Haut weich umspült
- **Wickel** (☞ unten)
- **Packungen** (Wickel, die mehr als die Hälfte des Körpers einhüllen)
- **Teil-** oder **Ganzkörperbäder,** evtl. mit Zusatz von Pflanzenauszügen, Kohlensäure oder Luftsprudel oder in Kombination mit elektrischen oder mechanischen Reizen.

Wickel

Für die Pflegenden sind vor allem **Wickel** von Bedeutung, da diese sich auch auf Station durchführen lassen, insbesondere als unterstützende Therapie bei Fieber und lokalen Entzündungen. Am bekanntesten sind Wadenwickel zur Fiebersenkung. Wickel werden meist kalt appliziert.

Grundregeln beim Anlegen eines Wickels sind:
- Benötigte Materialien: Ein Leinentuch, ein weiteres Leinen- oder Baumwolltuch, ein Flanell- oder Wolltuch (nicht bei Wadenwickeln), eine Gummiunterlage, Wasser, Alkohol, Quark oder Kräuter je nach Anordnung, Eiswürfel zur Kühlung, Sicherheitsnadeln, Decke
- Vorbereitung: Patienten informieren, Materialien bereitlegen, Eiswasser herstellen, ggf. Wasser erhitzen
- Durchführung: Patienten entspannt lagern. Wickel in zwei oder drei Lagen applizieren. Für die innere Lage ein Leinentuch mit kaltem Wasser gut anfeuchten und fest, aber nicht einschnürend um die indizierte Stelle wickeln. Dann ein weiteres Leinen-

oder Baumwolltuch herumwickeln und mit einem Flanell- oder Wolltuch abdecken. Patienten in eine Decke eingehüllt ruhen lassen. Die Wickeldauer beträgt meist 45 – 60 Minuten
- Nachsorge: Patienten gut abfrottieren und ankleiden. Für Bettruhe sorgen und regelmäßig den Kreislauf kontrollieren.

📖 **Literaturtipp**

Sonn, Annegret: Pflegethema: Wickel und Auflagen. Georg Thieme Verlag, Stuttgart, 1998

Paesler, Ursula: Pflege zum Einwickeln. 2. Auflage, Urban & Fischer, München, 1998

Assmann, Christa: Pflegeleitfaden. Alternative und komplementäre Methoden. Urban & Fischer, München, 1996

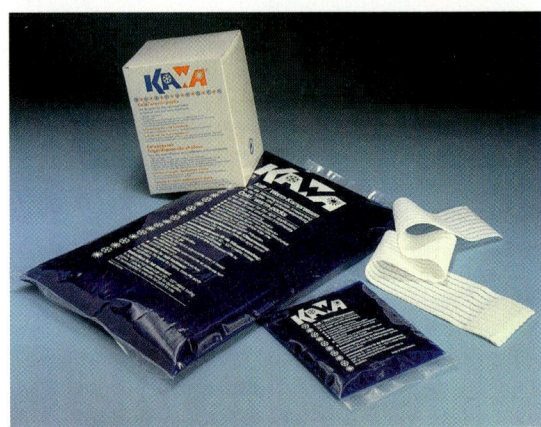

Abb. 2.76: Kryopack-Silikatkompressen sind für verschiedene Körperregionen in unterschiedlichen Größen erhältlich. [V212]

2.8.5 Thermotherapie

⊡ **Thermotherapie:** Therapeutische Anwendung von Wärmeenergie. Unterschieden werden **Kältetherapie** (*Kryotherapie,* Wärmeentzug) und **Wärmetherapie** (*Thermotherapie im engeren Sinne,* Wärmezufuhr).

Kältetherapie

Die **Kältetherapie** wird meist *lokal* angewendet. Sie wirkt antiödematös, entzündungs- und schmerzhemmend und (nach anfänglicher Vasokonstriktion) über eine Gefäßerweiterung auch durchblutungsfördernd.

Applikationsformen der Kältetherapie sind:
- Der **Kryopack,** eine vorgefertigte, plastikummantelte Silikatkompresse, die auch kalt gut verformbar ist und mehrfach verwendet werden kann
- Die **Kryomanschette,** eine von Eiswasser durchflossene Manschette
- Der **Eisbeutel,** eine mit Eiswürfeln und etwas Wasser gefüllte Plastiktüte oder Gummiflasche
- Die **Frottierhandtuchtechnik** mit einem eiskalten Frottierhandtuch, das in Salzwasser getaucht und bei -15 °C eingefroren wurde
- Die **Eismassage** oder **Eisabreibung** mit Eiswürfeln
- Das **Eistauchbad,** bei dem die zu behandelnde Extremität in Eiswasser (zwei Teile Wasser und ein Teil Eis) eingetaucht wird

Wärmetherapie

Durch eine **Wärmetherapie** können die oberen Gewebeschichten – bis etwa 3 cm ab Hautoberfläche – erwärmt werden (tiefere Strukturen erreicht die Elektrotherapie ☞ 2.8.6). Die Wärme führt zu einer verbesserten Durchblutung, Stoffwechselsteigerung, Entspannung der Muskulatur und Hemmung der Schmerzempfindung.

Hauptanwendungsformen der Wärmetherapie sind:
- Die **heiße Rolle** aus fest zusammengerollten, mit (fast) kochendem Wasser durchtränkten Frotteetüchern
- **Feucht-heiße Kompressen** und **Kataplasmen** (☞ unten)
- **Peloide** (☞ unten)
- **Warme Bäder** sowie
- Die **Infrarotbestrahlung** und der **Lichtbogen.**

Feucht-heiße Kompressen und Kataplasmen

Feucht-heiße Kompressen *(nasse Umschläge)* bzw. **Kataplasmen** *(feucht-heiße Breiumschläge)* haben eine bessere Tiefenwirkung als trockene Wärme. Kataplasmen werden wie folgt verabreicht:
- Material: Kataplasma (gebrauchsfertige Paste), Leinentuch, Mullauflage, Spatel, Wasserbad, ggf. elastische Binde
- Vorbereitung: Patienten informieren, Kataplasma-Paste im Wasserbad auf 45 °C erhitzen
- Durchführung: Erhitztes Kataplasma fingerdick auf das Leinentuch auftragen, mit Mullauflage abdecken, auf die entsprechende Körperregion auflegen und ggf. mit elastischer Binde fixieren. Kurz nach Auflegen des Kataplasmas und bei Beschwerden des Patienten Leinentuch kurz anheben und Haut kontrollieren (Verbrennungszeichen?). Behandlungsdauer bis zu 24 Stunden
- Nachsorge: Kataplasma entsorgen, Haut reinigen, ggf. pudern oder einfetten.

Peloide

Als **Peloide** werden *Moor* (Torf), *Schlamm* (z.B. *Fango)* oder *Heilerden* bezeichnet. Sie werden zu Packungen und Bädern verwendet. Insbesondere industriell vorgefertigte Peloid-Kompressen, die vor dem Auftragen nur noch im Wasserbad oder in einem Spezialofen erhitzt werden, werden oft auf Station verabreicht.

2.8.6 Elektrotherapie

> 🔅 **Elektrotherapie:** Einsatz von Strom zu thera-
> peutischen Zwecken. Ziel ist meist eine Durch-
> blutungsförderung und Schmerzlinderung.

Die **Elektrotherapie** wird überwiegend in den Funktionsabteilungen der Krankenhäuser durchgeführt.
Kurz- und **Mikrowellenbestrahlungen** fallen aber oft
in den Aufgabenbereich der Pflegenden. Dabei ist vor
allem zu beachten, dass Metallgegenstände (Uhr,
Schmuck, Haarnadeln) aus dem bestrahlten Bereich
entfernt werden.

Eine spezielle Methode der Schmerzbehandlung
(☞ auch 4.4.9) ist die *transkutane elektrische Nervenstimulation,* kurz **TENS.** Sie wird in der Inneren
Medizin z.B. bei Neuralgien oder Tumorschmerzen
angewandt, wenn die Schmerzursache nicht beseitigt
werden kann. Der Patient reguliert Stromstärke und
Frequenz selbst und kann die Behandlung mit Hilfe
eines batteriegetriebenen Taschengeräts auch zu
Hause durchführen.

2.8.7 Lichttherapie

> 🔅 **Lichttherapie** *(Phototherapie):* Nutzung des
> Sonnenlichtes im infraroten (IR), im sichtbaren
> und im ultravioletten (UV) Bereich zu therapeu-
> tischen Zwecken.

Die zahlreichen Auswirkungen des Lichtes auf den
menschlichen Körper sind noch nicht in allen Einzelheiten erforscht. Sicher ist, dass Licht das allgemeine Wohlbefinden steigert und zahlreiche Stoffwechselvorgänge reguliert. Allerdings sind die nach-
teiligen Wirkungen des UV-Anteils des (Sonnen-)
Lichts zu berücksichtigen. Daher ist bei einer Lichttherapie immer der Hauttyp des Patienten zu beachten.

Die **Infrarot-Therapie** mit *Infrarotstrahlern (Sollux-
lampen)* kann auch der Thermotherapie zugeordnet
werden (☞ 2.8.5), da es sich bei der IR-Strahlung um
eine Wärmestrahlung handelt. Wichtig bei der Durchführung ist, dass Metallgegenstände aus dem Bestrahlungsgebiet entfernt werden und der Patient während
der Bestrahlung eine Schutzbrille trägt.

Aufgrund der Nebenwirkungen der UV-Strahlung ist
heute praktisch nur noch die **UV-A-Bestrahlung**
(UV-A ist der langwelligste Anteil des UV-Lichts) zur
Behandlung der **Psoriasis** *(Schuppenflechte)* von Bedeutung. Wird eine UV-Therapie auf Station durchgeführt, so ist auf einen korrekten Abstand zwischen
Patient und Höhensonne, auf das Tragen einer
Schutzbrille und auf eine sorgfältige Hautpflege nach
der Bestrahlung zu achten.

> 📖 **Literaturtipp**
> Kolster, Bernard; Ebelt-Paprotny, Gisela: Leitfa-
> den Physiotherapie. 3. Auflage, Urban & Fischer,
> München 1998

2.9 Psychotherapie

2.9.1 Begriffsbestimmung und Überblick

> 🔅 **Psychologie:** Wissenschaft von den norma-
> len „seelischen" Vorgängen im Menschen, d.h.
> seinem Empfinden, Denken und Verhalten.
>
> **Psychosomatik:** Im klinischen Sprachgebrauch
> die Lehre von solchen Erkrankungen, die mit
> körperlichen Symptomen und Veränderungen
> einhergehen, aber seelisch (mit-)bedingt sind. Im
> weiteren Sinne alle Wechselbeziehungen zwi-
> schen Seele (Psyche) und Körper (Soma).
>
> **Psychotherapie:** Systematische Behandlung von
> Patienten mit aus der Psychologie entwickelten
> Verfahren, also mit Therapiemethoden, die sich
> vor allem der Gespräche, der Rollenspiele, ver-
> schiedener Entspannungs- und suggestiver Tech-
> niken sowie der Einübung neuer Verhaltenswei-
> sen als therapeutischer Mittel bedienen.

In den letzten Jahren bemühen sich immer mehr Ärzte und Pflegende um eine *ganzheitliche Sichtweise*
des erkrankten Patienten: Nicht mehr die gestörte Organfunktion soll im Vordergrund stehen, sondern der
ganze Mensch mit seinem Leiden. Entsprechend wird
nicht mehr nur der Körper des Patienten behandelt,
sondern auch seine Seele: Eine Schlüsselposition
nimmt hier die **Psychotherapie** ein.

Die Psychotherapie gelangt in erster Linie bei psychischen oder psychosomatischen Störungen zur Anwendung. Es können aber auch primär körperlich
verursachten Erkrankungen positiv beeinflusst werden, indem die Psychotherapie beispielsweise dem
Patienten bei der Verarbeitung seiner chronischen Erkrankung hilft.

An dieser Stelle alle internistischen Erkrankungen aufzufüh-
ren, die psychisch (mit)bedingt sein können, würde den Rahmen dieses Kapitels sprengen, zu zahlreichen Überschneidungen innerhalb des Buches führen und die Übersicht erschweren. Daher werden die psychosomatischen Bezüge bei
bestimmten Organerkrankungen jeweils in den organzen-
trierten Kapiteln mitbehandelt.

Kritik an der Psychotherapie

Obwohl die Notwendigkeit, psychisch Kranken eine
angemessene psychotherapeutische Versorgung zu
ermöglichen, kaum umstritten ist, ist die Kritik an der
Psychotherapie in den letzten Jahren (wieder) lauter

geworden. Die geäußerten Bedenken lassen sich folgendermaßen zusammenfassen:

- Der Langzeiterfolg – also die Beschwerdefreiheit des Patienten z.B. fünf Jahre nach Therapieende – liegt zum Teil nur unwesentlich über der Nichttherapie
- Die Psychotherapie ist sozial ungerecht: Es werden weit überproportional Patienten mit gehobenem Bildungsabschluss behandelt
- Die Nebenwirkungen der Psychotherapie, etwa die Lebenskrisen nach Therapieabbruch oder die Gefahren durch „Hochkommen" alter Konflikte während der Therapie, wurden bisher nie systematisch untersucht
- Es gibt kaum Regeln dafür, welche Therapie für welche psychische Erkrankung geeignet ist, und auch die Psychotherapeuten sind sich darüber nicht immer einig
- Auch wenn sich nur entsprechend spezialisierte und staatlich anerkannte Psychologen und Ärzte „Psychotherapeut" nennen dürfen, ist der Kreis derjenigen, die „Psychotherapiemethoden" anwenden, sehr breit. Gut geschulten Therapeuten, die auch die Grenzen der Psychotherapie kennen, stehen zahlreiche Absolventen von Wochenendkursen oder sogar Sektenangehörige gegenüber, die dem Patienten mehr schaden als nutzen
- Schließlich wird die Kommerzialisierung der Psychotherapie beklagt: Unter dem Dach von „Selbsterfahrung", „Körperarbeit" oder gar „Rebirthing" werden inzwischen Milliardenumsätze getätigt.

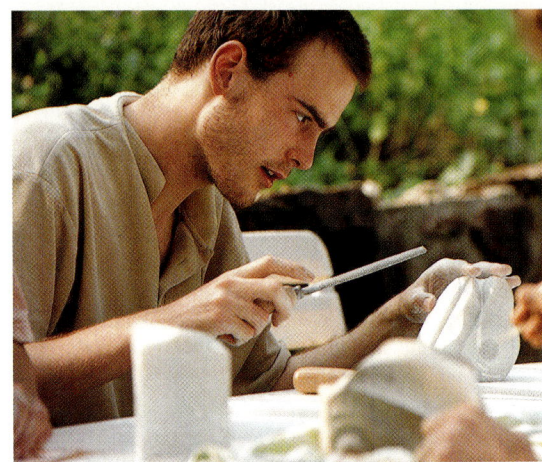

Abb. 2.77: Durch manuelle Arbeiten, hier z.B. das Arbeiten mit Speckstein, lassen sich Gefühle ausdrücken, die Realität kann wieder „greifbar gemacht werden". [W207]

Aus diesen Gründen sollten Behandlungswillige kritisch und von mehreren Seiten über geeignete Verfahren und in Frage kommende Therapeuten beraten werden. Eine ausreichende persönliche Vertrauensbasis zum zukünftigen Therapeuten ist außerdem für den Therapieerfolg unerlässlich.

📖 Literaturtipp
Hömberg, Ralf: Psychosomatik für Pflege- und andere medizinische Berufe. Urban & Fischer, München, 1999

Neander, Klaus-Dieter (Hrsg.): Musik und Pflege. Urban & Fischer, München, 1999

2.9.2 Psychotherapeutische Verfahren

Psychotherapie bedeutet nicht, dass der Therapeut die Probleme des Patienten löst. Die Rolle des Psychotherapeuten kann eher mit der eines Spiegels verglichen werden, in dem der Patient sich selbst neu findet und so sein gestörtes Gleichgewicht (wieder-)erlangt. Die meisten Psychotherapieformen sehen den Patienten dementsprechend nicht als *Behandelten*, sondern als *Handelnden*.

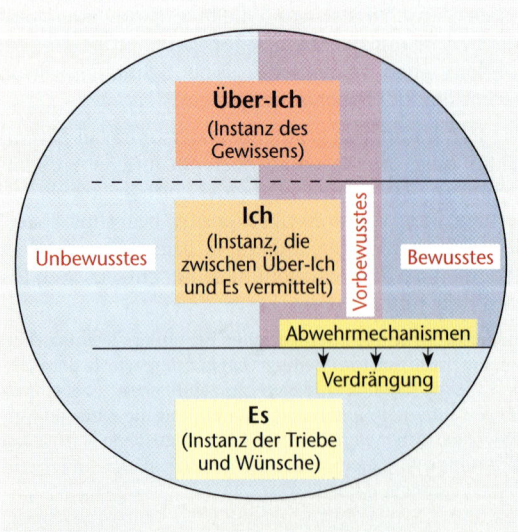

Abb. 2.78: Drei-Instanzen-Modell der Seele nach S. Freud. Das Ich versucht, zwischen dem Es (Instanz der Triebe und Wünsche) und dem Über-Ich (Instanz des Gewissens, der erworbenen Wertvorstellungen und gesellschaftlichen Forderungen) zu vermitteln. [A400]

Die **psychotherapeutischen Verfahren** sind so zahlreich und vielfältig, dass ihre Einteilung in Gruppen nur als Orientierung gelten kann. Zudem überschneiden sich die verschiedenen Einteilungen. Unterteilt werden kann beispielsweise:

- Nach dem *Therapieansatz*, also je nachdem, ob der zugrunde liegende Konflikt aufgedeckt werden soll *(aufdeckende Verfahren)* oder die Verhaltensände-rung im Vordergrund steht *(übende Verfahren)*. Die zu den übenden Verfahren zählenden *Entspannungstechniken* werden allerdings nicht von allen

Bezeichnung	Kurzcharakterisierung	Wann geeignet/nicht geeignet (Bsp.)
Klassische Psychoanalyse (Langzeitpsycho-analyse)	Auf dem Drei-Instanzen-Modell (☞ Abb. 2.78) von Sigmund Freud auf-bauendes, aufdeckendes Verfahren, bei dem der Patient entspannt auf einer Couch liegt und dem Therapeuten erzählt, was ihn bewegt. Kon-fliktentschlüsselung und -bearbeitung möglich durch Übertragung von ursprünglich auf Bezugspersonen gerichteter Gefühle auf den Therapeu-ten. Lange dauerndes Verfahren	Geeignet z.B. für Neurosen oder Persön-lichkeitsstörungen eher stabiler Patienten. Nicht geeignet für akut und/oder schwer Erkrankte oder zur raschen Problemlösung. Weitere Voraussetzung: ausreichend intel-ligenter, sprachgewandter Patient
Psycho-analytische Kurzzeittherapie	Aufdeckendes Verfahren, bei dem Patient und Therapeut (übereck) sit-zen. Konzentriert sich auf die Bearbeitung aktueller Probleme	Geeignet für intelligente, sprachgewandte Patienten zur Problembearbeitung. Nicht geeignet für schwer Erkrankte
Analytisch orientierte Gruppen-psychotherapie	Aufdeckendes Verfahren, das im Wesentlichen der Einzel-Psychoanalyse entspricht. Bezieht jedoch mehr als diese die zwischenmenschlichen Be-ziehungen mit ein. Zahlreiche Modifikationen. Gruppe umfasst 6 – 8 Pa-tienten und 1 – 2 Therapeuten	Je nach Modifikation
Klienten-zentrierte Gesprächs-psychotherapie	Einsichtsorientiertes Verfahren, bei dem der Patient über sein Erleben und Verhalten spricht und der Therapeut das Gesagte wiederholt und präzisiert, um die Selbsterfahrung des Patienten anzuregen. Zahlreiche Modifikationen, die von diesem Ursprungskonzept teils erheblich abwei-chen (etwa stützende psychotherapeutische Gespräche)	Geeignet für Beratung und Kriseninterven-tion bei sprachgewandten Patienten. We-niger geeignet bei „psychiatrischen" Krankheiten
Verhaltens-therapie	Zahlreiche verhaltensorientierte Verfahren, bei denen der Patient sein (Verhaltens-)Problem verlernen und ein günstigeres Alternativverhalten erlernen soll. Beispielsweise • **Systematische Desensibilisierung:** Patient wird im entspannten Zustand mit dem angstauslösenden Reiz konfrontiert, zunächst in stark abgeschwächter Form (bei unangemessener Angst vor Katzen z.B. ge-maltes Bild einer Katze), dann immer stärker (lebendige Katze) • **Operante Konditionierung:** Patient wird für erwünschtes Verhalten systematisch belohnt	Geeignet für zahlreiche akute Probleme, z.B. Essstörungen, Angsterkrankungen. Zum Teil auch bei schwer Erkrankten mög-lich
Kunst- und Gestaltungs-therapie, Musik-therapie, Tanztherapie	Verschiedene Verfahren, bei denen der Patient seine Probleme künstle-risch zum Ausdruck bringen und so Zugang zu ihnen erlangen soll. Au-ßerdem durch die Therapie Stärkung gesunder Anteile des Patienten so-wie seines Selbstwertgefühles. Zum Teil gekoppelt mit sprachorientierten Verfahren	Geeignet für Patienten, die sich schlecht verbal ausdrücken können und nur schwer Zugang zu ihrem Inneren finden. Auch ge-eignet bei schweren Störungen
Atemtherapie	Verschiedene Verfahren, bei denen durch bewusstes Wahrnehmen der Atmung und bewusstes Atmen das Befinden verbessert und Störungen ausgeglichen werden sollen	Geeignet z.B. bei Schlafstörungen, Migrä-ne, Spannungskopfschmerz, anderen Schmerzerkrankungen, psychovegetativen Spannungs- und Erschöpfungszuständen
Autogenes Training	Übendes Verfahren zur Selbstentspannung, „Versenken in sich selbst"	☞ Atemtherapie
Progressives Muskelrelaxa-tionstraining (Tiefenmuskel-entspannung)	Übendes Verfahren zur Entspannung mit Wechsel von Muskelanspan-nung und -entspannung. Leichter und schneller zu erlernen als Auto-genes Training	☞ Atemtherapie
Biofeedback	Übende Verfahren zur Entspannung, bei denen der Spannungszustand des Patienten über Indikatoren wie z.B. den Hautwiderstand erfasst und dem Patienten z.B. durch verschiedene Töne vermittelt wird	Kopfschmerzen, Unruhe, Spannungszu-stände
Meditation	In-sich-selbst-Versinken, das in enger Beziehung zu Religion und Welt-anschauung steht und als dessen Begleiteffekt eine körperliche Entspan-nung auftritt	Nicht geeignet für sehr körperbetonte oder motorisch unruhige Patienten
Paartherapie Familientherapie	Verschieden orientierte Verfahren, die aber alle darauf basieren, dass zwar nur ein Familienmitglied sichtbar erkrankt, jedoch das Beziehungs-gefüge insgesamt gestört ist	Partnerprobleme V.a. Eltern-Kind-Probleme

Tab. 2.79: Überblick über häufige Psychotherapieverfahren.

Autoren und Therapeuten dazu gezählt
- Nach den *eingesetzten Mitteln* wie beispielsweise dem Gespräch, der Musik oder spezieller Übungen (☞ Tab. 2.79)
- Nach den *beteiligten Personen*. Ursprünglich war die Psychotherapie als *Einzeltherapie* angelegt. Heute gibt es zusätzlich viele Verfahren der *Gruppen-, Familien-* und *Paartherapie*.

Die konkrete Indikationsstellung, d.h. die Beurteilung, welches der verschiedenen Verfahren am ehesten Erfolg verspricht, kann nur ein erfahrener Therapeut leisten. Es müssen dabei auch das örtliche Therapieangebot und die zum Teil erheblichen Wartezeiten bei vielen Therapeuten berücksichtigt werden.

> Immer ist für den Erfolg einer Psychotherapie die Mitarbeit des Patienten, das Arbeitsbündnis zwischen Patient und therapeutischem Team, maßgeblich.

Einen kurzen Überblick über verbreitete Psychotherapieformen gibt Tab. 2.79.

2.9.3 Behandlungsstrategie bei psychischen Erkrankungen

Psychische Erkrankungen verändern die psychischen Funktionen des Patienten, also sein Erleben, Denken, Fühlen und Wollen und infolgedessen oft auch sein Verhalten. Dabei ist es häufig sehr schwer, zwischen „(noch) normal" und „(schon) krankhaft" zu unterscheiden.

Behandlungsziel bei psychischen Erkrankungen ist die *soziale Heilung* des Patienten, d.h. seine Wiedereingliederung in die normale Lebenswelt. Hierzu werden oft mehrere Therapieansätze gleichzeitig verfolgt:
- Bei manchen Erkrankungen reicht eine (ambulante) *Psychotherapie* (☞ oben) zur Heilung oder weitgehenden Beschwerdelinderung aus
- Schwerer Erkrankte benötigen oft Hilfen im Alltag, sie müssen z.B. durch geschickte Milieugestaltung, Beschäftigungs- und Arbeitstherapie langsam (wieder) an den normalen Alltag herangeführt werden. Evtl. ist ein stationärer Aufenthalt notwendig
- Bei vielen Erkrankungen ist eine medikamentöse Behandlung mit *Psychopharmaka* (☞ Pharma-Info 2.80) unabdingbar.

✏ Pharma-Info 2.80 Psychopharmaka

Als **Psychopharmaka** werden solche Arzneimittel bezeichnet, die hauptsächlich auf das ZNS einwirken und die Gefühle und das Denken eines Menschen beeinflussen.

Ein häufiges Vorurteil gegen Psychopharmaka besagt, dass Psychopharmaka gar nicht „der richtigen Behandlung", sondern nur der Ruhigstellung des Patienten dienen. Dies stimmt nicht! Oft ebnet eine angemessene Psychopharmakatherapie erst anderen Behandlungsverfahren den Weg, etwa indem sie bei einem Patienten mit einer akuten Angsterkrankung die Angst so weit mildert, dass sich der Patient mit ihr auseinander setzen und z.B. an einer Verhaltenstherapie (☞ 2.9.2) teilnehmen kann. Bei vielen psychischen Erkrankungen bessern Neuroleptika die Langzeitprognose der Patienten und ermöglichen eine soziale Reintegration.

Zu den Psychopharmaka im engeren Sinne zählen:
- **Antidepressiva.** Antidepressiva wirken stimmungsaufhellend und angstlösend. Sie werden meist nach ihrer chemischen Struktur eingeteilt:
  - Zu den **tri-** und **tetrazyklischen Antidepressiva** gehören z.B. Amitryptilin (etwa Saroten®) oder Maprotilin (etwa Ludiomil®). Ihre typischen Nebenwirkungen erklären sich vor allem aus ihrer anticholinergen Wirkung (Tachykardie, Fingerzittern, Mundtrockenheit, Akkomodationsstörungen, Blasenentleerungsstörungen)
  - Als neuerer **MAO-Hemmer** (kurz für *Monoaminoxidase-Hemmer*) ist Moclobemid (Aurorix®) zu nennen
  - Zunehmend eingesetzt werden **selektive Serotonin-Wiederaufnahme-Hemmer** *(SSRI)*, die wahrscheinlich weniger Nebenwirkungen haben als die tri- und tetrazyklischen Antidepressiva
- **Neuroleptika.** Neuroleptika wirken zum einen sedierend (beruhigend), zum anderen vermögen sie die gestörten psychischen Funktionen zu „ordnen" **(antipsychotische Wirkung).** Je stärker antipsychotisch ein Präparat wirkt, desto weniger sediert es in der Regel. Beispiele sind etwa Haloperidol (z.B. Haldol®), Triflupromazin (z.B. Psyquil®), Thiordazin (z.B. Melleril®), Promethazin (z.B. Atosil®) und Levomepromazin (z.B. Neurocil®)
- **Tranquilizer.** Tranquilizer wirken angstlösend, beruhigend und schlafanstoßend sowie antikonvulsiv (antiepileptisch ☞ 5.7) und über zentrale Angriffsmechanismen muskelentspannend. In Deutschland gelangen vor allem **Benzodiazepine** zur Anwendung, die wegen ihrer häufigen (und oft missbräuchlichen) Benutzung als Schlafmittel in 3.3.7 behandelt werden.

2.10 Naturheilverfahren und Homöopathie

Fußreflexzonenmassage ☞ 2.8.3

2.10.1 Einführung

> 🔲 **Naturheilkunde:** Behandlung von Krankheiten durch Anregung der selbstregulativen Kräfte im Patienten. Medizinische Zusatzbezeichnung **Naturheilverfahren.**

Oft gelangen in der **Naturheilkunde** Mittel aus der Natur wie etwa Luft, Licht, Pflanzenextrakte oder Wasser zur Anwendung. Manche Methoden der Naturheilkunde werden auch von der Schulmedizin angewendet oder zumindest akzeptiert, z.B. die *Akupunktur* oder Teilbereiche der *Neuraltherapie*. Andere dagegen stehen im Widerspruch zu schulmedizinischen Ansätzen (z.B. *Homöopathie*) und/oder sind selbst unter Naturheilkundlern umstritten (z.B. *Edelsteintherapie*).

Hieraus erklärt sich auch die Bezeichnung *alternative Medizin*, die oft gleichbedeutend mit dem Begriff „Naturheilkunde" gebraucht wird. Die Wirksamkeit der Mehrzahl der naturheilkundlichen Verfahren konnte bis heute nicht mit wissenschaftlichen Methoden bewiesen werden. Andererseits gibt es auch in die Schulmedizin integrierte Bereiche wie z.B. bäderheilkundliche (balneologische) Verfahren, für die ein solcher Wirksamkeitsnachweis bisher aussteht.

Naturheilkunde – die Alternative zur Schulmedizin?

Viele Patienten setzen „Naturheilkunde" mit „natürlich, sanft und ohne Nebenwirkungen" gleich. Dies ist so pauschal nicht zutreffend. Auch die Naturheilkunde behandelt z.B. mit Giftpflanzen oder mit giftigem Ozongas und nimmt Nebenwirkungen in Kauf. Irrig ist auch die Vorstellung, die Naturheilkunde sei technikfrei. Es gibt sogar Verfahren der Naturheilkunde wie etwa die *Elektroneuralpunktur* oder die *Bioresonanztherapie*, in denen die Apparatediagnostik und -therapie im Vordergrund stehen.

Weit auseinander gehen die Urteile über die (Langzeit-)Wirksamkeit naturheilkundlicher Methoden. Auch wenn eines Tages größere Therapiestudien präzise Aussagen diesbezüglich erlauben mögen, besteht doch bei vielen Beteiligten insofern Einigkeit, dass naturheilkundliche Verfahren:

- Besser geeignet für chronische, mäßig schwere Erkrankungen (z.B. Infektneigung, Rückenschmerzen) als für akute Erkrankungen sind (z.B. akuter Herzinfarkt ☞ 6.5.2)
- Besser geeignet für beginnende als für weit fortgeschrittene Erkrankungen sind, was sich dadurch er-

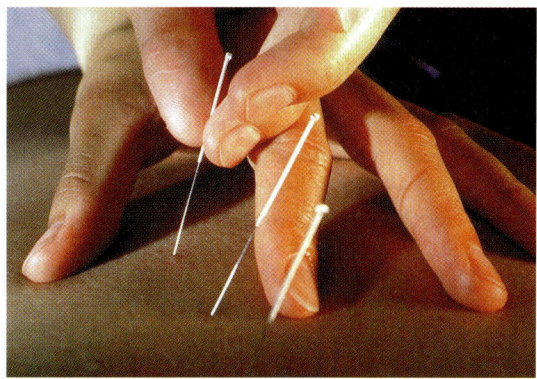

Abb. 2.81: Die Akupunktur ist eine zunehmend eingesetzte, nebenwirkungsarme Methode zur Schmerzbekämpfung. Sie entstammt der mehrtausendjährigen chinesischen Medizin. [J520-239]

klären lässt, dass die selbstregulierenden Kräfte in Anfangsstadien noch eher stimuliert werden können als z.B. bei einem durch die Krankheit bereits zermürbten und geschwächten Patienten.

> ℧ Schulmedizin und Naturheilkunde sollten zum Wohl des Patienten miteinander verbunden werden, und viele Internisten bedienen sich heute Verfahren beider Schulen. Die Grenzen zwischen ihnen sind fließend, z.B. bei physikalischen Therapiemethoden und bei Entspannungstechniken.

Unverzichtbar: Mitarbeit

Viele naturheilkundliche Verfahren verlangen vom Patienten eine aktive Mitarbeit und erfordern oft eine Umstellung bisheriger Lebensgewohnheiten, zu der nicht alle Patienten bereit sind. Hierin ähneln sie vielen neuen schulmedizinischen Empfehlungen etwa im Bereich der Präventivmedizin, die genau in dieselbe Richtung zielen, nämlich unbequeme Änderungen des Lebensstiles wie z.B. der Ernährung vorzunehmen.

> 📖 **Literaturtipp**
> Augustin, Matthias (Hrsg.): Praxisleitfaden Naturheilkunde. 3. Auflage, Urban & Fischer, München, 1998

2.10.2 Akupunktur und TCM

Die **Akupunktur** (lat. pungere = stechen) hat ihren Ursprung in der *traditionellen chinesischen Medizin* (kurz **TCM**), einem der ältesten und anspruchvollsten Heilsysteme menschlicher Kulturen. Die TCM umfasst neben der Akupunktur noch viele andere Methoden wie etwa heilgymnastisch-meditative Verfahren (z.B. *Qi Gong*). Da sich die wenigsten europäischen Ärzte mit dem komplizierten Gedankengebäude vertraut machen wollen, das der chinesischen Medizin zugrunde liegt, wurden Modifikationen der Akupunktur entwickelt, die den westlichen Diagnosebegriffen angepasst und in der Anwendung einfacher sind (z.B. die *Wiener Schule nach Bischko*).

Die Akupunktur ist eine *Reflextherapie*. Nadeln unterschiedlicher Länge und unterschiedlichen Durchmessers werden in genau festgelegte Hautpunkte gestochen, die spontan oder auf Druck schmerzhaft sind. Früher waren Gold- und Silbernadeln gebräuchlich, heute werden wegen der Infektionsgefahr zumeist sterile Einmal-Stahlnadeln eingesetzt. Die durch die Nadeln gesetzten Reize beeinflussen auf Nervenbahnen die inneren Organe. Zum Teil ist die Wirksamkeit der Akupunktur heute mit naturwissenschaftlichen Methoden erklärbar.

Angewendet wird die Akupunktur insbesondere bei funktionellen Störungen und chronischen Schmerzen. Voraussetzung für die Wirkung ist das Vorhandensein ausreichender Selbstheilungskräfte. Daher ist eine Akupunktur z.B. bei stark geschwächten Patienten und bei Tumorerkrankungen kontraindiziert.

Am bekanntesten ist die **Körperakupunktur,** bei der über 300 Akupunkturpunkte auf insgesamt 22 **Meridianen** über den ganzen Körper verteilt liegen. Die Meridiane sind gedachte Längslinien auf dem menschlichen Körper und entsprechen nach den Vorstellungen der TCM Kanälen, durch die die Lebensenergie fließt. Bei der **Ohrakupunktur** (*Auriculo-Therapie* ☞ Abb. 4.13) liegen alle Akupunkturpunkte auf der Ohrmuschel, auf der der ganze Mensch repräsentiert sein soll. Neuerdings ist auch eine **Laser-Akupunktur** möglich, wobei die Nadel durch einen Laserstrahl ersetzt wird. Bei der **Akupressur** werden die gleichen Punkte verwendet wie in der Akupunktur, die Reizung aber erfolgt durch Druck oder Massage.

2.10.3 Ernährungstherapie

Die **Ernährungstherapie** an sich ist keine alternativmedizinische Schule, da viele ihrer Prinzipien von der modernen Präventivmedizin und der Inneren Medizin voll akzeptiert werden (☞ auch Kap. 12). Es ist aber das Verdienst vieler aus damaliger Sicht „alternativer" Ärzte wie Bircher und Bruker, bereits in den 40er-Jahren auf die Bedeutung gesunder Ernährung hingewiesen zu haben. Etliche der aktuellen Ernährungs- und Diättheorien wie etwa die *Hay'sche Trennkost,* die *Milch-Semmel-Diät nach Mayr* oder ordnungstherapeutische Aspekte der Ernährung (☞ unten) sind aber mit der schulmedizinischen Ernährungsmedizin unvereinbar.

Auch einige Hypothesen der Gründer der Ernährungstherapien, etwa die totale Ablehnung von Zucker und H-Milch durch Bruker, sind inzwischen als unwissenschaftlich widerlegt.

Vielen Erkrankungen in unserer Gesellschaft wird durch den *Risikofaktor* „falsche Ernährung" der Weg bereitet. Diesen Erkrankungen kann durch eine ausgewogene Ernährung vorgebeugt werden, die zudem Voraussetzung für die Wirksamkeit anderer naturheilkundlicher Methoden ist. Viele Krankheiten können sogar allein durch Umstellung der Ernährung behandelt werden. Allerdings erfordert die Umstellung langjährig falscher Essgewohnheiten ein hohes Maß an Disziplin vom Patienten.

Vollwertkost

„Gesunde Ernährung", „Vollwertkost" und „Bionahrung" sind Begriffe, die jeder kennt, unter denen aber auch (fast) jeder etwas anderes versteht. **Vollwertkost** als *Ernährungstherapie* beinhaltet nicht nur, dass der Nährstoffbedarf des Menschen gedeckt wird (hierzu ☞ 12.1.7). Vielmehr besitzen die verschiedenen Lebensmittel – im Gegensatz zu *verarbeiteten* Nahrungsmitteln – auch eine „Ordnungskraft", die in der bloßen Angabe von Kalorien oder prozentualen Nährstoffanteilen nicht zum Ausdruck kommt. Vollwertkost, so verstanden, umfasst auch den Verzicht auf Zusatzstoffe sowie ökologische Aspekte.

Die verschiedenen Schulen unterscheiden sich zum Teil erheblich voneinander. Folgende Regeln können als „kleinster gemeinsamer Nenner" benannt werden:

- Reichlich Obst und Gemüse, möglichst naturbelassen verzehrt. Gemüse, Kartoffeln und Vollkorngetreideprodukte sollen mindestens 50 % der zur Deckung des Energiebedarfs notwendigen Kohlenhydrate beisteuern
- Mäßig Eiweiß mit vorwiegender Deckung des Eiweißbedarfs aus pflanzlichen Quellen sowie – je nach Schule – in Maßen Milch und Milchprodukten. Wahrscheinlich benötigt der menschliche Organismus weniger Eiweiß als noch vor wenigen Jahren angenommen.
Die von vielen Vollwertkost-Schulen behauptete Basalmembranverdickung durch Anlagerung von Eiweiß und damit Gesundheitsschädigung durch „Eiweißmast" wird von der Schulmedizin aber verneint
- Wenig Fleisch und tierische Fette. Empfohlen wird eine *mäßige* Zufuhr cis-linol- und cis-linolensäurehaltiger Fette, die als *essenzielle Fettsäuren* lebensnotwendig sind. Beispielsweise kann etwas linolensäurehaltiges Öl zu den Salaten oder nach dem Dünsten an das Gemüse gegeben werden
- Keine „leeren" Kalorien, wie sie in Süßigkeiten, Knabbergebäck und Alkohol zu finden sind.

Praktisches Vorgehen bei der Ernährungsumstellung

- Die erfolgreiche Umstellung von der üblichen Zivilisationskost auf eine gesunde Ernährung mit hohem Rohkostanteil sollte *langsam* und *schrittweise* erfolgen
- Erfahrungsgemäß ist die Ernährungsumstellung nur von Dauer, wenn der Patient diese wirklich möchte und die Kost *individuell* angepasst ist
- Häufiges Problem bei der Umstellung sind Blähungen. Gründliches Kauen und der Verzicht auf Zucker helfen oft.

2.10.4 Homöopathie

> □ **Homöopathie:** Von *Samuel Hahnemann* (1755 – 1843) begründete Sonderform der Arzneitherapie. Medizinische Zusatzbezeichnung.

Die **Homöopathie** findet insbesondere bei den Krankheiten Anwendung, die der Selbstregulation des Organismus zugänglich sind, vor allem aber funktionellen Erkrankungen (z.B. Colon irritabile), psychosomatischen Erkrankungen (z.B. einige Kopfschmerzformen) und psychischen Erkrankungen (z.B. Neurosen). Bei organisch manifesten Erkrankungen (z.B. Arthrose) kann zwar nicht der Organschaden behoben, die Symptomatik aber gelindert werden.

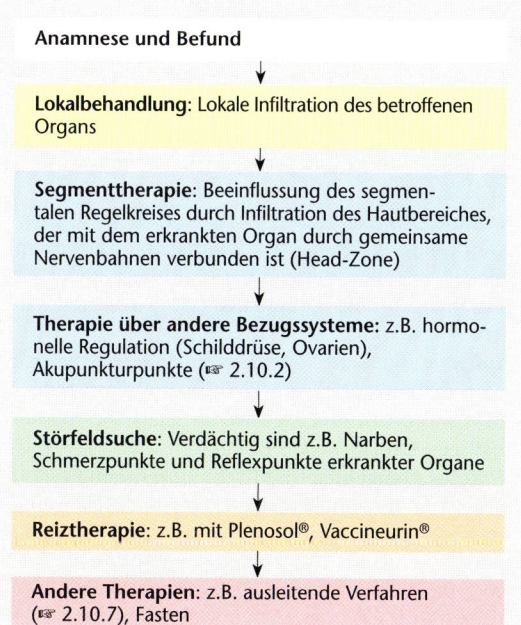

Abb. 2.82: Ablauf des diagnostisch-therapeutischen Vorgehens bei der Neuraltherapie. [A300]

Ähnlichkeitsregel

Homöopathie bedeutet wörtlich übersetzt „ähnliche Krankheit". Damit weist der Name bereits auf die **Ähnlichkeitsregel** als einen Hauptlehrsatz der Homöopathie hin: „Wähle, um sanft, schnell, gewiss und dauerhaft zu heilen, in jedem Krankheitsfall eine Arznei, welche ein ähnliches Leiden auslösen kann als sie heilen soll." Für die Wahl eines geeigneten Mittels ist dabei in der **klassischen Homöopathie** nicht allein das Krankheitssymptom maßgeblich, sondern vor allem auch die *Konstitution* des Patienten, also der Mensch in seiner Gesamtheit. Dies bedeutet auf der einen Seite, dass zwei Kopfschmerzpatienten aufgrund ihrer verschiedenen Konstitution völlig unterschiedliche Mittel erhalten können, auf der anderen Seite aber auch, dass ein Patient mit Gallenkoliken das gleiche Mittel bekommen kann wie einer mit chronischen Rückenschmerzen, wenn sie zum Zeitpunkt der Diagnose die gleiche Konstitution besitzen.

Die Wahl des Mittels allein aufgrund der Krankheitssymptome oder die Behandlung mit *Komplexmitteln* (d.h. Kombinationen von Einzelpräparaten) gehören nicht zur klassischen Homöopathie nach Hahnemann.

Potenzierung

Einen weiteren Grundpfeiler der Homöopathie bildet die **Potenzierung** *(Dynamisation)*. Die konzentrierte homöopathische Urtinktur wird systematisch verdünnt und dabei mit einem Wasser-Alkohol-Gemisch verschüttelt oder mit Milchzucker verrieben. Dadurch werden die in der Substanz verborgenen dynamischen Kräfte, die für die Heilwirkung verantwortlich sind, erst entwickelt. Träger der Heilwirkung ist also – im Gegensatz zur Schulmedizin – nicht die materielle Substanz. Mit anderen Worten: Je stärker eine Arznei verdünnt ist, desto stärker wirkt sie.

Homöopathische Arzneimittel sind als Lösungen, Milchzuckertabletten, Milchzuckerverreibungen, Rohrzuckerkügelchen und Injektionslösungen erhältlich.

Als Nebenwirkung kann bei richtiger Wahl des Arzneimittels eine Verstärkung der Symptome auftreten, die als prognostisch günstig angesehen wird. Da diese **Erstverschlimmerung** umso stärker ist, je höher potenziert die Arzneiform war, wird mit niedrigen Potenzen begonnen.

2.10.5 Neuraltherapie

In der **Neuraltherapie** werden Lokalanästhetika, selten auch pflanzliche oder bakterielle Reizstoffe, meist in oberflächliche Gewebeschichten injiziert. Neuraltherapie nur mit Lokalanästhesie gleichzusetzen, wäre allerdings falsch, denn primär soll sie krankheitsverursachende Störfelder im Körper des Patienten ausschalten. So behandelte der Entdecker der

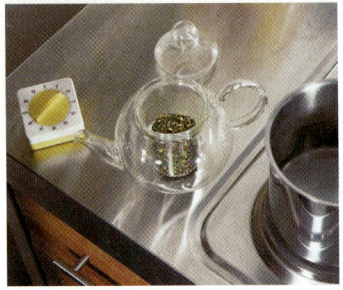

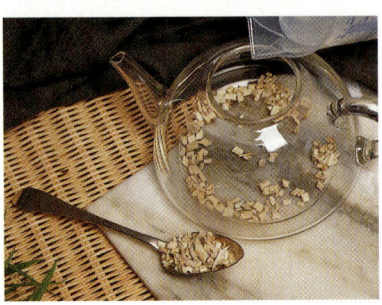

Abb. 2.83 a und b: Für einen Aufguss (links) werden zarte Pflanzenteile, z.B. Blätter, Blüten oder Samen mit kochendem Wasser übergossen und 8 – 10 Min. (abgedeckt) stehen gelassen. Für einen Kaltauszug (rechts) wird die Droge abgedeckt mit kaltem Wasser 6 – 8 Std. stehen gelassen. [K103]

Neuraltherapie, *Ferdinand Huneke*, die Schulterschmerzen einer Patientin zunächst erfolglos mit der konventionellen Injektion von Lokalanästhetika. Im Laufe der Behandlung trat eine Reizung einer alten Narbe am Unterschenkel auf. Als Huneke diese infiltrierte, verschwanden schlagartig die Schulterbeschwerden **(Sekundenphänomen).** Jede chronische Erkrankung kann nach Huneke störfeldbedingt sein, und jede Stelle des Körpers kann zum Störfeld werden.

Die Indikationen für die Neuraltherapie sind breit und reichen von funktionellen Erkrankungen über zahlreiche akute Schmerz- und Entzündungszustände bis zu hormonellen Störungen (zum diagnostisch-therapeutischen Vorgehen ☞ Abb. 2.82). Kontraindikationen sind z.B. schwere Infektions- oder Immunerkrankungen. Bei Tumorleiden kann die Neuraltherapie als Palliativtherapie eingesetzt werden. Bei unsachgemäßer Anwendung oder Injektionen in Unkenntnis tiefer liegender anatomischer Strukturen sind schwere Schädigungen möglich.

2.10.6 Phytotherapie

> 🔅 **Phytotherapie:** Behandlung von Krankheiten mit Pflanzen, Pflanzenteilen oder Pflanzeninhaltsstoffen.

Seit Jahrtausenden sammeln die Menschen Heilkräuter, die sie dann entsprechend der Überlieferung ihrer Vorfahren und ihrer eigenen Erfahrungen gegen bestimmte Erkrankungen einsetzen. Bis heute konnte nur ein Teil der bekannten Pflanzenwirkstoffe und deren Wirkung analysiert werden. Weltweit angewandt werden z.B. die Abkömmlinge des Fingerhutes (lat. *Digitalis*) als herzstärkendes Arzneimittel (☞ Pharma-Info 6.55). Es lässt sich aber immer wieder beobachten, dass die ganze Pflanze anders wirkt als ihre isolierten Inhaltsstoffe.

Meist ist das Verhältnis zwischen erwünschten und unerwünschten Wirkungen in der Phytotherapie gut, d.h. die therapeutische Breite ist groß. Allerdings sind bei Anwendung durch Unkundige, vor allem über einen längeren Zeitraum hinweg, Vergiftungserscheinungen und andere schwere Nebenwirkungen möglich.

> ✏️ „Rein pflanzlich" bedeutet nicht „harmlos": Beispielsweise werden manche pflanzlichen Abführmittel mit der Entstehung von Darmkrebs in Verbindung gebracht (☞ auch 9.7.8). Auch sind Allergien gegen Pflanzenpräparate genauso häufig wie gegen andere Arzneimittel.

Viele Arzneipflanzen werden nur einmal jährlich, zur Zeit ihres höchsten Wirkstoffgehaltes, geerntet. Ein geringer Teil der Arzneipflanzen wird frisch verarbeitet, in Flaschen gefüllt und haltbar gemacht. Der größere Teil aber wird zerkleinert, getrocknet und zu einem späteren Zeitpunkt zubereitet. An Zubereitungsformen unterscheidet man:

- **Dekokt:** Abkochung mit Wasser, meist bei harten Pflanzenteilen (z.B. Wurzeln, Rinden)
- **Destillat** („Geist"): Konzentrierter Extrakt aus Drogen mit flüchtigen Wirkstoffen, durch Wasserdampfdestillation gewonnen
- **Elixier:** Tinktur mit Weingeist, evtl. mit Zusätzen (z.B. Extrakten, ätherischen Ölen)
- **Extrakt:** Konzentrierter Pflanzenauszug mit wässrigen, alkoholischen oder ätherischen Lösungsmitteln. Je nach Einengungsgrad unterscheidet man **Fluidextrakt, Spissumextrakt** (konzentriert) und **Trockenextrakt** (stark konzentriert)
- **Infus:** Aufguss mit kochendem Wasser, meist bei zarten Pflanzenteilen (z.B. Blüten, Blätter, Samen)
- **Mazeration:** Kaltwasserauszug, meist bei schleimhaltigen Drogen sowie Baldrian
- **Spezies (Teegemisch):** Mischung zerkleinerter oder ganzer Pflanzenteile. Zubereitung meist als Infus, je nach verwendeter Droge, aber auch aus Dekokt oder Mazeration. Ein Teerezept sollte genaue Angaben über Bestandteile, Zubereitungsform, Dosierung und Dauer der Anwendung enthalten
- **Tinktur:** Dünnflüssiger Drogenauszug, entspricht einer länger dauernden Mazeration mit Ethanol, Extraktionsverhältnis 1 : 5 – 1 : 10.

Pflanze	Indikation	Wirkungsweise	Fertigpräparat (Bsp.)/Anwendung/Besonderes
Anis	• Infektionen der oberen Atemwege • Blähungen • Krampfartige Beschwerden des Magen-Darm-Traktes	• Fördert das Abhusten von Sekret/Schleim • Schwach krampflösend • Antibakteriell	Bronchoforton® Kps. Tee: zur Förderung der Schleimlösung morgens und/ oder abends vor dem Schlafengehen 1 Tasse Tee aus 1 – 2 TL voll gequetschtem Anis. Bei Magen-Darm-Beschwerden mehrmals 1 EL Tee
Baldrianwurzel	• Nervöse Erregungszustände • Einschlafstörungen • Krampfartige Magen-Darm-Schmerzen	• Beruhigend • Die Schlafbereitschaft fördernd	Valdispert® Tee: 2 – 3x täglich und vor dem Schlafengehen 1 Tasse Tee aus 1 TL (3 – 5 g) Baldrianwurzel
Bärentraubenblätter	• Harnwegsinfekte	• Antibakteriell	Cephanephrin® N Tee: 3 – 4x täglich 1 Tasse Tee aus 1 knappem TL (ca. 2 g) Bärentraubenblätterpulver Cave: bei längerer Anwendung evtl. Leberschäden
Brennnesselkraut	• Dysurie	• Leicht harntreibend	Bazoton® Tee: 3 – 4x täglich 1 Tasse Tee aus 3 – 4 TL (ca. 4 g) Brennnesselkraut
Efeublätter	• Infektionen der oberen Atemwege	• Fördert das Abhusten von Sekret/Schleim • Krampflösend • Haut-/Schleimhautreizend	Bronchoforton® Saft Nicht zur Teezubereitung geeignet!
Eibisch	• Schleimhautentzündungen im Mund-Rachenraum, der oberen Luftwege und des Magen-Darm-Traktes	• Reizlindernd • Steigert die Phagozytose (☞ 16.1.3) • Hemmt die Aktivität der Schleimhaut beim Schleimtransport	Bronchitussin® N Tee aus Eibischblättern: mehrmals täglich 1 Tasse aus 1 TL Blättern Tee aus Eibischwurzeln (Kaltauszug): 1 EL (15 g) mit 150 ml kaltem Wasser ansetzen, unter häufigem Umrühren 1 $\frac{1}{2}$ Stunden ziehen lassen und durch ein Teesieb geben. Mehrmals täglich 1 Tasse davon trinken (bei Bedarf vor dem Trinken erwärmen)
Eukalyptusblätter	• Bronchitis	• Fördert den Sekrettransport und das Abhusten von Schleim • Schwach krampflösend	Bronchoforton® Kps. Tee: 3x täglich 1 Tasse Tee aus $\frac{1}{2}$ TL (ca. 2 – 3 g) Eukalyptusblättern
Fenchel	• Blähungen • Krampfartige Beschwerden im Magen-Darm-Bereich • Verschleimte Atemwege	• Fördert den Sekrettransport • Antiseptisch • Entblähend (karminativ)	Hustentee Stada® N, Carminativum Babynos® Blähungstropfen Tee: 2 – 4x täglich 1 Tasse Tee aus 1 – 3 TL Fenchel zwischen den Mahlzeiten trinken
Holunderblüten	• Fieberhafte Erkältungskrankheiten	• Schweißtreibend • Vermehrt die Bronchialsekretion	Fugacid Grippetee® Tee: mehrmals täglich (v.a. in der 2. Tageshälfte) 1 – 2 Tassen Tee aus 2 TL (3 – 4g) Holunderblüten so heiß wie möglich trinken
Hopfen	• Schlafstörungen • Unruhe, Angstzustände	• Beruhigend • Schlaffördernd	Euvegal® Drg. N Tee: 2 – 3x täglich und vor dem Schlafengehen 1 Tasse Tee aus 2 TL Hopfen trinken
Isländisch Moos	• Atemwegsinfekte • Appetitlosigkeit	• Reizlindernd • Schwach antiseptisch	Isla-Moos®-Pastillen Tee: mehrmals täglich 1 Tasse Tee aus 1 – 2 TL (2 – 4 g) Isländisch Moos trinken Bei Appetitlosigkeit zum Erhalt der wirksamen Bitterstoffe Kaltauszug: 1 – 2 TL mit 150 ml kaltem Wasser ansetzen, 30 min unter häufigem Umrühren ziehen lassen und durch ein Teesieb geben. 1 Tasse davon vor dem Essen trinken
Johanniskraut	• Psychovegetative Störungen • Depressive Verstimmungszustände • Angst • Nervosität und Unruhe	• Mild antidepressiv	Esbericum® Kps. Tee: regelmäßig morgens und abends 1 – 2 Tassen Tee aus 1 – 2 TL Johanniskraut. Für nachhaltige Wirkung über mehrere Wochen oder Monate anwenden

Pflanze	Indikation	Wirkungsweise	Fertigpräparat (Bsp.)/Anwendung/Besonderes
Kamillen-blüten	• Entzündungen und Krämpfe im Magen-Darm-Bereich • Schleimhautentzündungen in der Mundhöhle (z.B. Aphthen der Mundschleimhaut) einschließlich des Zahnfleisches	• Entzündungshemmend • Krampflösend • Wundheilungsfördernd • Antibakteriell	Magen-Tee Stada®, Kamillosan® Tee: bei Erkrankungen im Magen-Darm-Bereich 3 – 4x täglich 1 Tasse Tee aus 1 EL Kamillenblüten warm zwischen den Mahlzeiten trinken. Bei Entzündungen im Mund- und Rachenraum mit dem Tee mehrmals täglich spülen oder gurgeln
Kava-Kava-Wurzel-stock	• Nervöse Angst-, Spannungs- und Unruhezustände	• Angstlösend • Beruhigend, hemmt zentral bedingte Krämpfe • Krampflösend • Muskelentspannend	Kavosporal® forte Kps. Nicht zur Teezubereitung geeignet! Cave: Suchtgefahr bei häufigem Genuss, deswegen ohne ärztlichen Rat nicht länger als 3 Monate einnehmen
Koriander	• Völlegefühl • Blähungen • Leichte krampfartige Magen-Darm-Störungen	• Krampflösend • Entblähend • Antibakteriell • Fungizid	Carminat® Tee: mehrmals täglich 1 Tasse Tee aus 2 TL Koriander warm zwischen den Mahlzeiten trinken
Kümmel	• Völlegefühl, Blähungen • Leichte, krampfartige Magen-Darm-Störung • Verdauungsbeschwerden bei Säuglingen	• Krampflösend • Antiseptisch	Carminativum Hetterich® N Tee: 2 – 4x täglich 1 Tasse Tee aus 1 – 2 TL Kümmel warm zwischen den Mahlzeiten trinken
Kürbis-samen	• Dysurie • Prostatahyperplasie (Anwendung erfolgt über Monate)	• Verbessert die Miktion trotz vergrößerter Prostata (genaue Wirkungsweise bisher ungeklärt)	Granufink® Granulat Teezubereitung nicht möglich, es können aber 1 – 2 EL (15 – 30 g) gemahlene oder zerhackte Kürbissamen mit Flüssigkeit eingenommen werden (harte Schale vorher entfernen)
Linden-blüten	• Hustenreiz bei Infekten der Atemwege • Erkältungen	• Lindert Hustenreiz • Schweißtreibend	Grippe-Tee Stada® N Tee: mehrmals täglich (vor allem in der 2. Tageshälfte) 1 – 2 Tassen Tee aus 1 – 2 TL (2 – 4 g) Lindenblüten pro Tasse so heiß wie möglich trinken
Maiglöck-chenkraut	• Leichte Herzinsuffizienz • Chron. Cor pulmonale (☞ 8.10.2)	• Verbessert Leistung des Herzmuskels • Stärkt die Venenwände • Harntreibend • Fördert Natrium- und Kaliumausscheidung	Cor-Vel® N Nicht zur Teezubereitung geeignet!
Marien-distel-früchte	• Leichte Verdauungsbeschwerden bei Leberschädigung • Chron.-entzündliche Lebererkrankungen • Leberzirrhose	• Regt die Regeneration der Leber an • Stimuliert die Neubildung von Leberzellen	Hepa-Merz® Sil, Legalon® Tee: 3 – 4x täglich 1 Tasse Tee aus 1 TL (3 – 5 g) zerstoßenen Mariendistelfrüchten $^1/_2$ Stunde vor den Mahlzeiten trinken (so lange, bis die Beschwerden abgeklungen sind)
Pfeffer-minz-blätter	• Krampfartige Beschwerden im Magen-Darm-Bereich und der Gallenblase und -wege	• Krampflösend • Regt die Sekretion von Gallensäuren an (choleretisch) • Entblähend	Gastricard® N, Japanisches Heilpflanzenöl Tee: 3 – 4x täglich 1 Tasse Tee aus 1 EL Pfefferminzblättern warm zwischen den Mahlzeiten trinken
Ross-kastanien-samen	• Chronisch-venöse Insuffizienz (☞ 7.10.5) • Varikosis (☞ 7.10.1) • Weichteilschwellungen nach OP/Trauma	• Stärkt die Venen und Venenwände • Hemmt den Austritt von Flüssigkeit und Zellen aus den Blut- und Lymphgefäßen (antiexsudativ)	Venostasin® Nicht zur Teezubereitung geeignet!
Sägepal-menfrüchte	• Miktionsbeschwerden bei benigner Prostatahyperplasie	• Hemmt die Wirkung der Androgene an der Prostata	Prostagutt® mono Tee: 1 Tasse Tee mit 1 TL Sägepalmenfrüchten zubereiten
Sennes-blätter-/ früchte	• Obstipation • Zur leichten Darmentleerung z.B. bei Analfissuren, Hämorrhoiden, nach OP • Zur Darmreinigung z.B. vor OP	• Abführend (Wirkung tritt erst nach 6 – 10 Stunden ein, da der „abführende" Bestandteil erst im Dickdarm wirksam wird)	X-Prep®, Agiolax® Tee: morgens und/oder abends vor dem Schlafengehen 1 Tasse Tee aus $^1/_2$ – 1 TL einnehmen. Früchte wirken milder als Blätter. Tee nur einige Tage einnehmen

Pflanze	Indikation	Wirkungsweise	Fertigpräparat (Bsp.)/Anwendung/Besonderes
Spitz-wegerich-kraut	• Infekte der oberen Atemwege • Entzündungen der Mund- und Rachenschleimhaut	• Reizlindernd • Antibakteriell • Wundheilend und schmerzlindernd	Spitzwegerich-Hustensaft®, Broncholind® Hustensaft Tee: mehrmals täglich 1 Tasse Tee aus 2 TL (ca. 3 g) Spitzwegerichkraut langsam trinken
Weißdorn-blätter mit Blüten	• Leichte Herzinsuffizienz • Druck- und Beklemmungs-gefühl in der Herzgegend	• Stärkt Leistung des Herz-muskels • Bewirkt eine Zunahme der Koronar- und Myokard-durchblutung	Crataegutt® Tbl. Tee: 2 – 3x täglich 1 Tasse Tee aus 2 TL Weißdornblättern trinken

Tab. 2.84: Übersicht über einige Heilpflanzen zur inneren Anwendung. In den genannten Fertigarzneien ist die betreffende Pflanze als wesentlicher Wirkstoff enthalten.

Viel diskutiert: Misteltherapie

Bekanntheit hat die Misteltherapie erlangt (z.B. mit Iscador®), wobei ihr Wirksamkeitsnachweis aus schulmedizinischer Sicht noch aussteht. Es konnte aber nachgewiesen werden, dass die Therapie mit Mistelpräparaten zu einer Stimulation von T-Lymphozyten führt. Zurzeit wird geprüft, ob sich dieser Effekt in einer messbaren Anti-Tumor-Wirkung niederschlägt. Tatsache jedoch ist, dass viele Patienten unter der Misteltherapie eine Verbesserung der Lebensqualität angeben. Daher sollte eine *begleitende* Misteltherapie auf Wunsch einem Tumorkranken nicht vorenthalten werden.

2.10.7 Ausleitende Verfahren

Ausleitende Verfahren haben ihren Ursprung in der **Humoralpathologie** *(Säftelehre)* der Antike, die Krankheiten als Ausdruck einer falschen Zusammensetzung des Blutes und der übrigen Körpersäfte ansah. Danach sind Eiter oder Auswurf Mittel des Körpers zur gesteigerten Ausscheidung bestimmter Säfte und damit zur Wiederherstellung des gestörten Gleichgewichts *(Homöostase)*. Wenn der Körper dies nicht aus eigenem Antrieb schaffe, müsse man ihm durch Herstellung einer künstlichen Ableitmöglichkeit helfen. Den ausleitenden Verfahren zuzurechnen sind:

• Die verschiedenen **Aderlasstherapien**
• Die **Blutegelbehandlung** sowie
• Das **blutige** und **unblutige Schröpfen.**

Bei diesen Verfahren wird dem Körper Blut entzogen. Obwohl die Humoralpathologie als Wissenschaft heute überholt ist, kann z.B. Schröpfen durchaus wirksam sein. Es wirkt als unspezifischer Reiz auf das Immunsystem. Über Haut-Eingeweide-Reflexe können innere Organe beeinflusst werden.

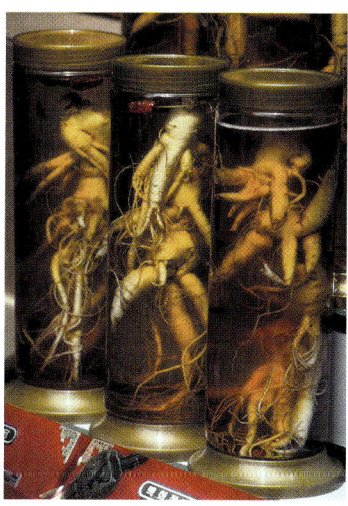

Abb. 2.85: Die Ginsengwurzel hat lange Tradition in der Naturheilkunde. Sie findet Verwendung bei psychischen Störungen. [J520]

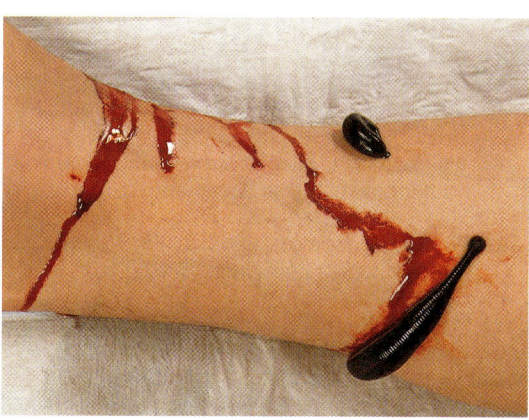

Abb. 2.86: Es kann mehrere Minuten dauern, bis die Blutegel „anbeißen". Ein Blutegel saugt zwischen $1/2$ bis 2 Stunden; am Tier ist die Saugperistaltik zu beobachten. [K167]

Wiederholungsfragen

1. Was versteht man unter einer Indikation, und welche verschiedenen Indikationen gibt es? (☞ 2.1)

2. Wie unterscheiden sich kurative und palliative Therapie? (☞ 2.1)

3. Wann wird eine Behandlung als kausal, wann als symptomatisch bezeichnet? (☞ 2.1)

4. In welchen Fällen darf ein Patient ohne seine Einwilligung behandelt werden? (☞ 2.1)

5. Wie ist ein Arzneimittel definiert, und woraus besteht es? (☞ 2.2.1)

6. Wie unterscheiden sich freiverkäufliche, apotheken- und verschreibungspflichtige Arzneimittel? (☞ 2.2.1)

7. Welches sind die im klinischen Alltag häufigsten Applikationsformen von Arzneimitteln? (☞ 2.2.4)

8. Was passiert im Körper mit einer Kapsel, die der Patient geschluckt hat? (☞ 2.2.6)

9. Was versteht man unter der therapeutischen Breite? (☞ 2.2.7)

10. Welche Arzneimittelnebenwirkungen lassen sich unterscheiden? (☞ 2.2.7)

11. Was sind Arzneimittelwechselwirkungen und wie können sie zustande kommen? (☞ 2.2.8)

12. Welche Grundsätze beachten die Pflegenden bei der Lagerung von Arzneimitteln? (☞ 2.2.9)

13. Welche Grundregeln sind für das Richten von Arzneimitteln zu beachten? (☞ 2.2.10)

14. Welche Informationen müssen im Betäubungsmittelbuch protokolliert werden? (☞ 2.2.12)

15. Welche Diätformen werden bei der künstlichen enteralen Ernährung differenziert? (☞ 2.3.1)

16. Welche Grundprinzipien sind beim Aufbau einer künstlichen enteralen Ernährung zu beachten? (☞ 2.3.2)

17. Mit welchen Komplikationen muss man bei künstlicher enteraler Ernährung rechnen? (☞ 2.3.2)

18. Welche Schritte sind bei einem Verbandwechsel bei PEG zu beachten? (☞ 2.3.2)

19. Was versteht man unter einer parenteralen Ernährung? (☞ 2.3.3)

20. Worin bestehen die Aufgaben der Pflege bei parenteraler Ernährung? (☞ 2.3.3)

21. Welche Vorteile haben Injektionen z.B. im Vergleich zur oralen Gabe eines Arzneimittels? (☞ 2.4)

22. Welche Gruppen von Infusionslösungen gibt es? (☞ 2.5.1 – 2.5.7)

23. Wann wird ein periphervenöser Zugang gelegt? (☞ 2.5.9)

24. Welche Materialien werden für das Legen eines zentralen Venenkatheters vorbereitet? (☞ 2.5.10)

25. Wie wird der Patient für das Legen eines zentralen Venenkatheters vorbereitet? (☞ 2.5.10)

26. Wie berechnen die Pflegenden die notwendige Tropfenzahl pro Minute, wenn ein Patient 3 000 ml Infusionen in 24 Std. erhalten soll? (☞ 2.5.10)

27. Worauf ist während einer Infusionstherapie zu achten, und welche Aufgaben müssen dokumentiert werden? (☞ 2.5.11)

28. Wieso muss ein Patient nach Organtransplantation abwehrschwächende Arzneimittel einnehmen und welche gesundheitliche Probleme ergeben sich dadurch? (☞ 2.7)

29. Welches sind die rechtlichen Voraussetzungen einer allogenen Transplantation? (☞ 2.7)

30. Welche Aufgaben übernehmen Pflegende in der Physiotherapie? (☞ 2.8.2)

31. Wie wird ein Wadenwickel angelegt? (☞ 2.8.4)

32. Wie wird der Patient für eine Mikrowellenbestrahlung vorbereitet? (☞ 2.8.6)

33. Welche Krankheit wird durch UV-A-Bestrahlung positiv beeinflusst? (☞ 2.8.7)

34. Was sind Psychopharmaka?
(☞ Pharma-Info 2.80)

35. Bei welchen Störungen oder Erkrankungen kommt die Psychotherapie zum Einsatz?
(☞ Tab. 2.79)

36. Was versteht man unter Verhaltenstherapie?
(☞ Tab. 2.79)

37. Welche Techniken gehören zu den übenden Verfahren, und welche Indikationen gibt es für ihre Anwendung? (☞ Tab. 2.79)

38. Welche Richtlinien zur gesunden Ernährung verfolgt die Ernährungstherapie? (☞ 2.10.3)

39. Was versteht man unter Phytotherapie?
(☞ 2.10.6)

40. Welche Heilpflanzen helfen gegen Blähungen?
(☞ Tab. 2.84)

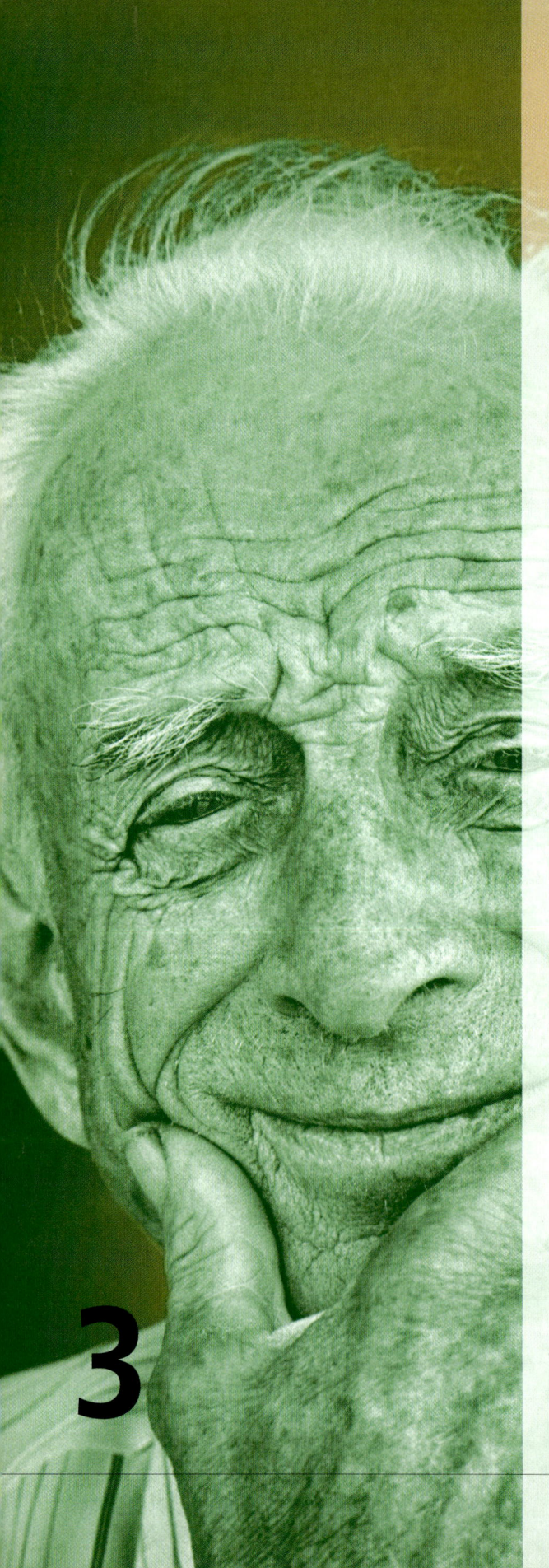

3

Pflege von alten Menschen

Die medizinischen Fachgebiete

⊡ **Gerontologie** (*Alternsforschung*, von griech. geron = Alter, Greis und griech. logos = Lehre): Wissenschaft von den körperlichen, psychischen und sozialen Vorgängen des Alterns.

Geriatrie *(Altersheilkunde):* Lehre von den Krankheiten des alternden und des alten Menschen einschließlich ihrer Prävention und Behandlung sowie der Rehabilitation des älteren Menschen. Gewissermaßen der medizinische Zweig der Gerontologie. Im deutschen Sprachraum Grenzziehung zum geriatrischen Patienten relativ willkürlich ungefähr beim 70. Lebensjahr.

Allerdings: Es gibt (fast) keine „Alterskrankheiten" – alle scheinbar „typisch" geriatrischen Erkrankungen (etwa Inkontinenz, Prostatahyperplasie, Arthrose und Osteoporose) treten oft auch schon in früheren Jahren auf, und umgekehrt muss nicht jeder ältere Mensch zwangsläufig daran erkranken.

Die Geriatrie berührt *alle* medizinischen Fachgebiete, in besonderem Maße jedoch die Innere Medizin und die Psychiatrie. Daher benötigen Pflegende, die in der Inneren Medizin tätig sind, nähere Kenntnisse von den sozialen, psychischen und körperlichen Problemen älterer Menschen.

Ein solches Wissen nimmt an Bedeutung zu, denn Gerontologie und Geriatrie werden in Zukunft eine immer größere Rolle spielen: Zu Beginn des Jahrhunderts entsprach der Altersaufbau der deutschen Bevölkerung einer Pyramide, wobei die zahlreichen Kinder und Jugendlichen die Basis und die wenigen alten Leute die Spitze der Pyramide bildeten. Waren damals nur 5 % der Deutschen über 65 Jahre alt, sind es heute mehr als 15 % und ihr Anteil wird bis zum Jahre 2030 auf über 30 % ansteigen (☞ Abb. 3.1).

☑ Obwohl die Zahl pflegebedürftiger alter Menschen stark zunimmt, sind über 80 % der alten Menschen weder pflege- noch sonst hilfsbedürftig. Innerhalb der Altenpopulation benötigen vor allem die über 80-Jährigen Pflege. Entsprechend sind Patienten bei der Aufnahme in Pflegeeinrichtungen typischerweise 85 Jahre und älter. 90 % von ihnen sind Frauen, was die Folge der Weltkriege sowie der um sechs Jahre höheren Lebenserwartung der Frauen ist.

3.1 Physiologische Veränderungen im Alter

⊡ **Altern:** Biologischer, psychischer und sozialer Prozess, der nicht erst in höherem Lebensalter beginnt, sondern *von der Geburt an* unumkehrbar fortschreitet.

Die Alterungsvorgänge beeinflussen alle Aspekte des menschlichen Daseins:
- Alterungsprozesse bewirken Veränderungen vieler organischer Funktionen
- Sie führen zu sozialen und psychischen Veränderungen des alternden Menschen (☞ 3.1.4).

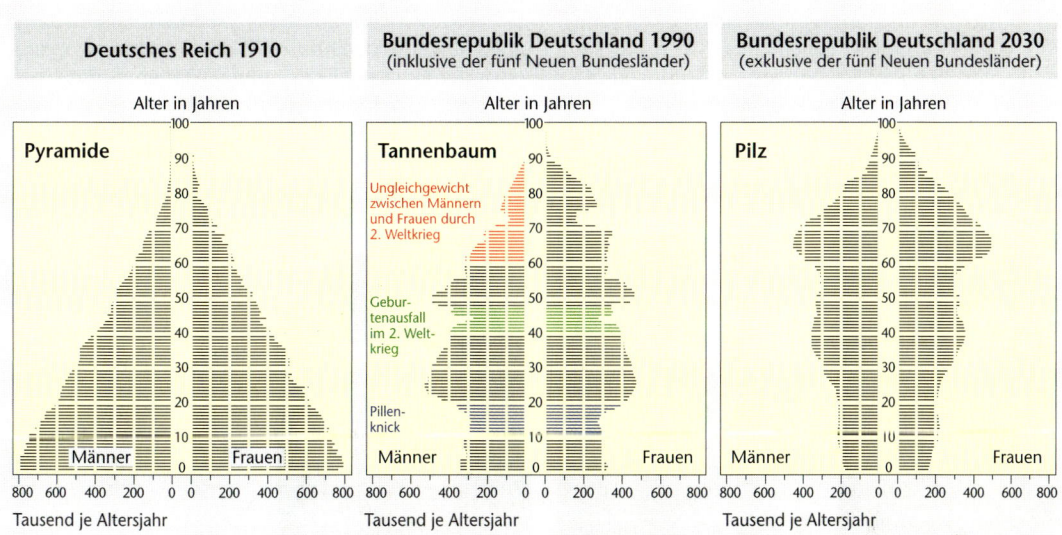

Abb. 3.1: Es wird geschätzt, dass der Anteil der Kinder und Jugendlichen im Zeitraum 1985 – 2030 stetig zurückgehen und sich der Anteil der über 60-Jährigen verdoppeln wird. [W193]

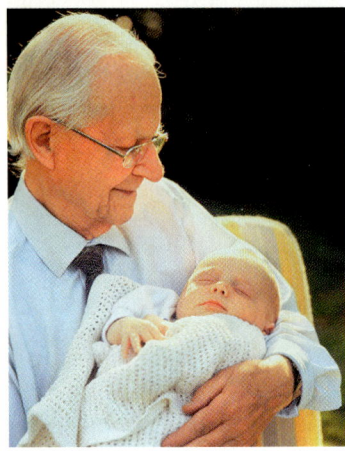

Abb. 3.2: Gerontologen forschen nach dem genetischen Programm, das den Menschen altern lässt. So gehen sie z.B. der Frage nach, warum sich die zarte, glatte Haut eines Babys im Laufe der Jahre verändert. [J520-250]

3.1.1 Verschiedene Alterstheorien

Es gibt zahlreiche Erklärungsansätze zur Beschreibung des Alterungsprozesses, seiner Ursachen und seiner Probleme. Auch wenn es sich bei vielen von ihnen nicht um wissenschaftliche Theorien handelt, werden sie alle unter dem Begriff der **Alterstheorien** zusammengefasst (z.B. **chronologische, biologische, psychologische** und **soziologische Alterstheorien**). Die Details hierzu sind äußerst komplex. Der kurze Abriss an dieser Stelle und in 3.1.2 kann den Facettenreichtum der Erklärungs- und damit teilweise auch Hilfsansätze nur andeuten.

Heute versuchen Wissenschaftler vor allem durch zwei Theorien den Alterungsprozess zu erklären:
- **Molekulare Alterstheorien.** Nach den molekularen Alterstheorien ist Altern ein genetisch festgelegtes Geschehen, welches durch äußere Faktoren lediglich frühzeitig in Gang gesetzt und beschleunigt wird. Die Details dieser genetischen Steuerung sind unklar. Molekulare Alterstheorien vermögen z.B. folgende Beobachtungen zu erklären:
  - Bei einigen Tierarten ist es gelungen, durch Eingriffe in die DNA, d.h. die Erbsubstanz, die sonst

recht konstante Lebenszeit von Versuchstieren deutlich zu verlängern. Beim Menschen liegt die genetisch festgelegte maximale Lebenszeit nach heutigen Erkenntnissen bei ca. 120 Jahren
  - Es gibt eine seltene rezessive Erbkrankheit, die **Progeria adultorum** (*Werner-Syndrom, Erwachsenenform der vorzeitigen Vergreisung*), bei der die Patienten bereits ab dem 20. Lebensjahr beschleunigt altern und meistens vor dem 50. Lebensjahr an typischen „Alterskrankheiten" (z.B. Arteriosklerose ☞ 7.7.1) versterben

  Dagegen ist die Ursache der extrem seltenen **Progeria infantilis** (*Hutchinson-Gilford-Syndrom, greisenhafter Zwergwuchs* ☞ Abb. 3.3 – 3.5), bei der die Kinder schon ab ungefähr dem zweiten Lebensjahr altern und meist vor dem 20. Lebensjahr an typischen „Alterskrankheiten" sterben, weiter unklar. Diskutiert wird auch hier eine genetische Ursache, vor allem eine spontan auftretende Erbgutänderung, die deshalb nicht weitervererbt wird, weil die Erkrankten selbst keine Kinder haben
- **Zelluläre Alterstheorien.** Die zellulären Alterstheorien sehen die Ursache des Alterungsprozesses in einer mit dem Lebensalter zunehmenden Schädigung der Zellen durch Gifte oder übermäßige Beanspruchung. Eine besondere Bedeutung wird den **freien Radikalen** zugemessen, die durch Oxidation zahlreiche Eiweiße und auch die DNA schädigen können.

☑ Es gibt bisher keine Alterstheorie, die den Altersprozess schlüssig und umfassend zu erklären vermag.

Auch wenn das Altern genetisch verankert ist, wird der Zeitpunkt des (spürbaren) Altwerdens von der Lebensgeschichte und dem Lebensstil des Einzelnen entscheidend beeinflusst. Viele Alterungsvorgänge, etwa der Haut oder der Lunge, werden durch zusätzliche Schädigungen, z.B. zu intensives Sonnenbaden oder Rauchen, beschleunigt, verstärkt und dadurch überhaupt *klinisch* manifest. Auf der anderen Seite

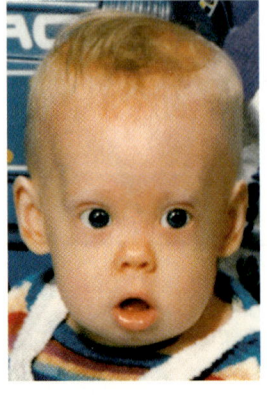
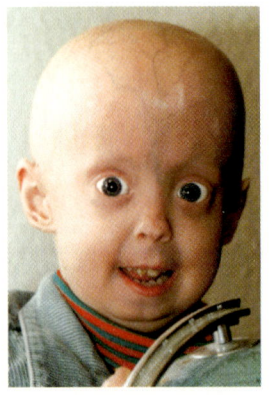
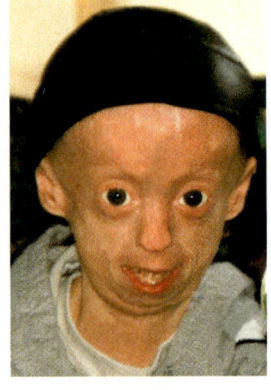

Abb. 3.3 – 3.5: Patient mit Progeria infantilis. Bis zum Ende des ersten Lebensjahres verlief die Entwicklung normal (linkes Bild). Danach manifestierten sich ein ausgeprägter Zwergwuchs und eine „kindliche Vergreisung". Das mittlere Bild zeigt den Patienten im Alter von 8, das rechte im Alter von 12 Jahren. [W169]

lassen sich zahlreiche Funktionen (darunter – ganz wichtig – die Gehirnleistung) noch bis ins hohe Alter trainieren und teilweise sogar steigern. Außerdem bedeutet Alter nicht nur einen Abbau, sondern in Teilbereichen auch einen Gewinn (z.B. an Erfahrung, an Verantwortungsgefühl), der Verluste durchaus kompensieren kann.

Trotz der Einzigartigkeit, wie der Einzelne den Alterungsprozess durchlebt, gibt es doch typische Alterungsverläufe. Diese sind in Abb. 3.6 dargestellt.

3.1.2 Biographisches, biologisches und soziales Altern

Biographisches und biologisches Altern
Der genetisch vorbestimmte Alterungsprozess und die Entwicklung chronischer Krankheiten unterliegen großen individuellen Schwankungen. Daher steht dem **biographischen** (oder *chronologischen*) **Altern,** also der am Kalender ablesbaren Alterung, das **biologische Altern** gegenüber.

> Das **biologische Alter** ist ein (Schätz-)Maß für die gegenwärtige gesundheitliche Situation und Belastbarkeit eines Menschen:
> - Ein biographisch 85-Jähriger, aber biologisch 75-Jähriger ist überdurchschnittlich rüstig und wird eine große Operation mit höherer Wahrscheinlichkeit ohne gravierende Komplikationen überstehen als ein biographisch Gleichaltriger

> - Ein biographisch 71-Jähriger, aber biologisch 80-Jähriger ist vorgealtert und sein Organismus wenig anpassungsfähig.

Soziales Altern
Das Altern wird nicht nur vom Einzelnen, sondern auch von der Gesellschaft, dem sozialem Umfeld und der Familie geprägt. Diese entscheiden ganz wesentlich, wie das Individuum sein Älterwerden erlebt und mitgestaltet.

Traditionelle Rollenerwartungen betonen die *Defizite* des alternden Menschen. Sie unterstützen ihn zwar, engen aber seinen Verhaltensradius immer weiter ein, so dass Fähigkeiten verloren gehen.

Auch die viele Senioren belastende Vereinsamung hat den gleichen Effekt. Insbesondere kommunikative und soziale Fähigkeiten werden nicht mehr in Anspruch genommen, verkümmern und gehen schließlich verloren. Materielle Armut, wie sie z.B. bei verwitweten Frauen immer noch vorkommt, verstärkt den Teufelskreis von Einengung, Isolation und sozialem Kompetenzverlust weiter, da viele verbleibende soziale Kontaktmöglichkeiten (Einkaufen, Cafébesuche, Busreisen, Konzerte) Geld kosten und damit für manche unmöglich werden.

In diesem Sinn kann in Analogie zum biologischen Altern vom **sozialen Altern** gesprochen werden, womit insbesondere der Verlust sozialer Kompetenzen und Aktionsmöglichkeiten gemeint ist.

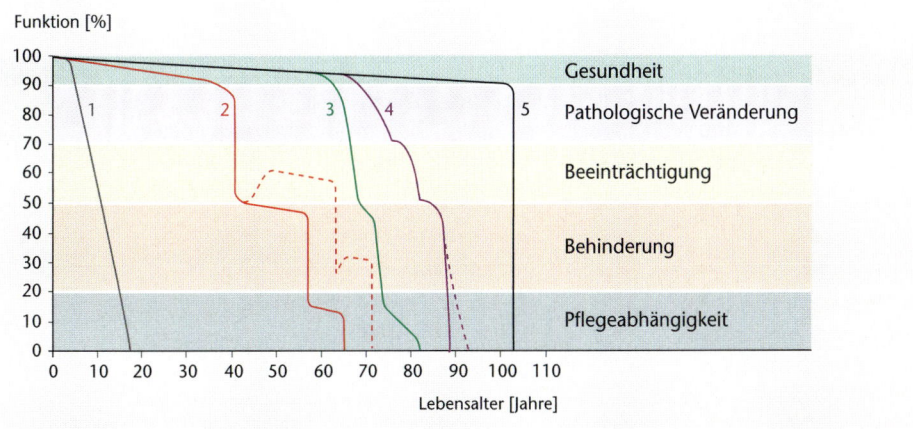

Abb. 3.6: Verschiedenartige Alterungsverläufe.
Linie 1: Stark beschleunigter Alterungsprozess ab dem 2. Lebensjahr bei Progeria infantilis (☞ auch Abb. 3.3 – 3.5).
Linie 2: Risikofaktoren (Bluthochdruck, erhöhte Blutfette, Rauchen) führen ebenfalls zur schnelleren Alterung. Nach einem Akutereignis (z.B. Schlaganfall) können durch entsprechende Therapie Lebenserwartung und Lebensqualität verbessert werden (gestrichelte Linie).
Linie 3: Rasche Funktionsbeeinträchtigung, wie sie für Demenzkranke (☞ 3.5) typisch ist. Auffallend ist die lange Phase der Behinderung und Pflegebedürftigkeit.
Linie 4: „Normales" Altern. Bis ins hohe Alter bestehen nur leichte Beeinträchtigungen. Die Phase von Behinderung und Pflegebedürftigkeit ist auf wenige Monate beschränkt (durch medizinische Therapien oft aber erheblich verlängert).
Linie 5: Idealtypischer Verlauf des Alterns („in hohem Alter auf der Parkbank friedlich entschlafen"). [A400]

Pflege kann soziales Altern verzögern

Eine ungünstige soziale Umgebung führt zum vorzeitigen Abbau von Lebenskräften, beschleunigt also das Altern. Pflegende können dem entgegenwirken, indem sie helfen, auch die sozialen Fähigkeiten eines älteren Menschen – etwa nach einem Schlaganfall – so weit wie irgend möglich wiederherzustellen.

3.1.3 Körperliche Alterungsvorgänge der Organsysteme

Alterungsvorgänge des Herz-Kreislauf-Systems

Bereits ab dem 30. Lebensjahr verändert sich der Aufbau der Gefäßwände – die Elastizität der Gefäße nimmt ab, und zumindest mikroskopisch lassen sich arteriosklerotische Veränderungen nachweisen. Dadurch tendiert der Blutdruck im Alter zu einer diastolischen und systolischen Erhöhung.

Die Kreislaufreflexe, z.B. beim Aufstehen aus dem Liegen, sind beim älteren Menschen verzögert und schwanken stärker als beim jüngeren. Dies erklärt die häufigen Blutdruckabfälle älterer Menschen beim Aufrichten oder bei längerem Stehen (*orthostatische Dysregulation* ☞ 7.5.3).

Außerdem lässt die Leistungsfähigkeit des Herzens nach. Herzkraft *(Kontraktionskraft)*, Schlagvolumen und Herz-Minuten-Volumen (☞ 6.1) sinken schrittweise ab. Die Einschränkung des Herzschlagvolumens kann im Alter in Belastungssituationen oft nur über eine Frequenzsteigerung aufgefangen werden (wobei aber auch die maximal mögliche Herzfrequenz mit dem Alter abnimmt). Spätestens ab dem 70. Lebensjahr bildet sich eine *Herzmuskelhypertrophie* (☞ 6.6.1) aus, da die „steiferen" Gefäße (☞ oben) dem Herzen einen größeren Widerstand entgegensetzen, es also mehr Muskelkraft braucht, um seine Pumpleistung aufrechtzuerhalten.

Alterungsvorgänge der Atmungsorgane

Die Elastizität der Lunge nimmt mit zunehmendem Alter allmählich ab, was zum sog. *Altersemphysem* führt. Alle wichtigen Größen der Lungenfunktion (☞ 8.1.3) verschlechtern sich deutlich (die Vitalkapazität z.B. um 44 %). Auch das Flimmerepithel der Atemwege, das der Selbstreinigung dient, vermindert sich, und die Brustkorbbeweglichkeit und damit die Atembewegungen sind eingeschränkt. Bedingt durch die enorme Leistungsreserve der Lungen spielt die Verschlechterung der Lungenfunktion klinisch praktisch nur bei Patienten mit weiterer Lungenschädigungen (z.B. Lungen-Tbc oder Rauchen) eine Rolle.

Alterungsvorgänge des Verdauungssystems

Zähne. Im Vordergrund stehen der häufige *Zahnverlust* und die damit verbundene Einschränkung der Kaufunktion. Teil- und Vollprothesen können die Kauleistung oft weitgehend wiederherstellen. Allerdings bilden sich die Kiefer, und hier insbesondere die zahntragenden Alveolarfortsätze, nach Entfernung der eigenen Zähne zurück, so dass sich die Prothesen allmählich lockern und daher meist nach ca. 10 Jahren erneuert werden müssen.

	Sinkt um	Daraus resultierende mögliche Probleme
Gehirngewicht	44 %	Sinkende Gedächtnisleistung
Gehirndurchblutung	20 %	Geringere Reserve, z.B. bei Absinken des Blutdrucks durch Diarrhoe und Exsikkose
Nervenleitungsgeschwindigkeit	10 %	Herabsetzung der Reaktionsgeschwindigkeit
Anzahl der Geschmacksknospen	65 %	Unlust am Essen („alles fade")
Maximaler Pulsschlag	25 %	Geringere körperliche Leistungsfähigkeit
Herzschlagvolumen in Ruhe	30 %	Geringere körperliche Leistungsfähigkeit
Nierenfiltrationsleistung	31 %	Langsamere Ausscheidung von Arzneimitteln
Maximale O_2-Aufnahme des Blutes	60 %	Geringere Leistungsreserven, z.B. in Höhenlagen
Vitalkapazität	44 %	Einschränkung, z.B. bei Pneumonie
Knochen-Mineralgehalt • Frauen • Männer	 30 % 15 %	Osteoporose (☞ 3.10) mit Gefahr pathologischer Frakturen
Muskelmasse	30 %	Geringere körperliche Leistungskraft, z.B. der Handmuskulatur
Maximale körperliche Dauerleistung	30 %	Höhere Verletzungsanfälligkeit durch Qualitätsverlust der Muskeln
Grundstoffwechsel	16 %	Übergewicht bei nicht angepasster Ernährung
Gesamtkörperwasser	18 %	Gehäufte Probleme im Wasserhaushalt

Tab. 3.7: Übersicht über die Abnahme von Funktion und Masse verschiedener Organe zwischen dem 30. und dem 75. Lebensjahr (Prozentwerte nach Sloane, 1992).

Magen-Darm-Trakt. Beim älteren Menschen verändern sich Beweglichkeit und Schleimhautbeschaffenheit von Speiseröhre, Magen und Darm. Der Anteil von *Clostridien-Bakterien* (☞ 16.6.19) an der Darmflora steigt, und die typische *Bifidusflora* (anaerobe Stäbchenbakterien) geht zurück, zusammen mit der veränderten Darmmotilität zwei der Gründe für die *Obstipationsneigung* des älteren Menschen.

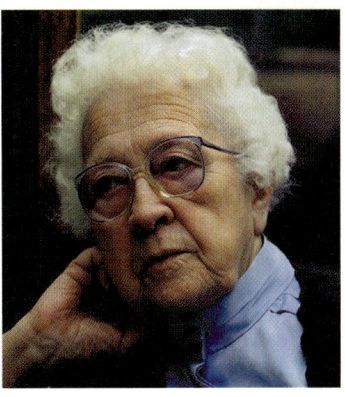

Abb. 3.8: Frau mit typischen Alterungszeichen: Hautfalten durch den Elastizitätsverlust und die Abnahme des Wassergehaltes der Haut, Brille wegen der Altersweitsichtigkeit und schneeweißes, dünnes Haar. [O161]

Leber. Die Leistungsfähigkeit von Leber und Pankreas nimmt durch Atrophie ab. Dies kann sich in einem verzögerten Abbau von Substanzen, die in der Leber verstoffwechselt werden (z.B. Arzneimittel, Alkohol), und einem erhöhten Blutzucker zeigen (☞ 12.7.3).

Alterungsvorgänge der Nieren

Auch die Leistung der Nieren nimmt mit zunehmendem Alter ab. Als Faustregel kann gelten, dass die glomeruläre Filtrationsrate (☞ 11.1.1) bei einem 80-Jährigen nur noch die Hälfte der eines 20-Jährigen beträgt. Dabei bleibt der *Kreatininwert* (orientierender Messwert der Nierenfunktion ☞ 11.4.4) häufig normal, da die Kreatininausscheidung nicht nur nierenbedingt vermindert ist, sondern durch die abnehmende Muskelmasse auch weniger Kreatinin produziert wird. Die Natrium-, Kalium-, Kalzium-, Chlor- und Phosphatkonzentrationen im Blut, die von der Niere reguliert werden, bleiben bis ins hohe Lebensalter konstant. Lediglich die Magnesiumkonzentration im Blut sinkt um rund 15 %.

> ### 🖉 Dosisreduktion bei Niereninsuffizienz!
> Praktische Konsequenz der verminderten Leistungsfähigkeit der Niere ist, dass Arzneimittel, die vorwiegend über die Niere ausgeschieden werden (z.B. Digoxin, etwa in Lanitop® ☞ Pharma-Info 6.55), mit besonderer Vorsicht zu dosieren und die Patienten vermehrt auf Anzeichen einer Überdosierung zu beobachten sind.

Mit zunehmendem Alter nimmt der Tonus der Harnblase (die Blasenmuskelspannung) zu und ihr Fassungsvermögen ab. Dies macht sich zuerst durch häufiges nächtliches Wasserlassen *(Nykturie)* bemerkbar. Mitbedingt durch die nachlassende Herzleistung (nachts in Ruhe werden die Nieren besser durchblutet als tags) müssen zwei Drittel der über 65-Jährigen nachts die Toilette aufsuchen. Dabei ist bei 50 % die *Drangzeit* (Zeit, in der der Harn gehalten werden kann) verkürzt und 30 % der Betroffenen haben zumindest zeitweise *Inkontinenzbeschwerden* (☞ 3.7).

Alterungsvorgänge des Hormonsystems

Die Alterungsvorgänge des Hormonsystems sind bei der älteren Frau besonders deutlich. Während der Wechseljahre und nach der *Menopause* (d.h. der letzten Regelblutung) sinkt der Spiegel der weiblichen Geschlechtshormone deutlich ab. Dies führt nicht nur zum Erlöschen der Fruchtbarkeit und zu den typischen Beschwerden der Wechseljahre, sondern auch zu Veränderungen der Genitalorgane, z.B. einem Dünnerwerden und Austrocknen der Vaginalschleimhaut. Der Östrogenmangel ist auch wesentliche Mitursache der *Osteoporose* (☞ unten und 3.10).

Auch beim Mann sind Rückbildungsvorgänge und eine Veränderung der Sexualhormonkonzentration zu beobachten, doch verlaufen diese langsam und oft unbemerkt. Die meisten Männer bleiben bis ins hohe Alter zeugungsfähig. Die hormonellen Veränderungen spielen aber eine Rolle bei der Entstehung der *Prostatahyperplasie* (☞ 3.8), die oft als „Altherrenkrankheit" bezeichnet wird und von der 70 % der 70-jährigen Männer betroffen sind.

Die übrigen hormonellen Funktionen ändern sich im Alter zwar, dies ist aber nur selten klinisch bedeutend. Beispielsweise steht der rund 15 % niedrigeren Schilddrüsenhormonausschüttung ein entsprechend langsamerer Abbau gegenüber, wodurch die Blutspiegel im Wesentlichen konstant bleiben. Auch leicht erhöhte Blutzuckerspiegel im Alter (☞ 12.7.3) bleiben in aller Regel ohne Konsequenz.

Alterungsvorgänge der sexuellen Funktionen

Die Fähigkeit zum Geschlechtsverkehr *(Koitus)* bleibt beiden Geschlechtern erhalten. Es treten jedoch Veränderungen im sexuellen Reaktionsablauf auf:
- Beim Mann lässt die *Erektionsfähigkeit* nach dem 50. Lebensjahr deutlich nach. Eine Erektion erfordert intensivere Stimulation, woraus sich Versagensängste entwickeln können. Nach dem Orgasmus erfolgt die Rückbildung (Rückkehr der am sexuellen Reaktionszyklus beteiligten Organe in den ursprünglichen Zustand) viel rascher und die *Refraktärperiode* (Zeit bis zur nächsten möglichen Erektion) steigt auf 12 – 24 Stunden. Subjektiv lässt gleichzeitig das Bedürfnis zur Ejakulation nach

• Bei der Frau über 50 verzögert sich die Scheidenbe-
feuchtung in der Erregungsphase. Der Orgasmus ist
in der Regel ebenfalls kürzer und die Rückbildung
der sexuellen Erregung erfolgt rascher.

> ☑ Für beide Geschlechter gilt, dass der Ge-
> schlechtsakt mehr Zeit und Stimulation erfordert
> und die Intervalle größer werden. Nur wenige Er-
> krankungen bzw. deren Behandlungen (z.B. die
> Hormonbehandlung eines Prostatakarzinoms
> oder große Darmoperationen) können den Ge-
> schlechtsverkehr unmöglich machen.

Alterungsvorgänge des Immunsystems

Sowohl die *humorale* als auch die *zelluläre Immunität* (☞ 16.1.2) lassen beim älteren Menschen nach.
Folge ist nicht nur eine erhöhte Infektgefährdung,
z.B. der Atemwege, sondern auch eine Veränderung
des klinischen Bildes bei Infektionen. Das sonst für
Infektionen typische Fieber kann fehlen, und auf die
Bestimmung der Leukozyten in der Diagnostik bakterieller Infekte (☞ 17.5.6) ist kein hundertprozentiger
Verlass mehr. Merkwürdigerweise nimmt aber die
Autoantikörperbildung (☞ 16.5) im Alter zu, ohne
dass dies aber eine *Erkrankung* des Patienten bedeuten muss (z.B. ist ein positiver Rheumafaktor gerade
bei Älteren nicht gleichbedeutend mit dem Bestehen
einer rheumatischen Erkrankung).

Diskutiert wird, ob die Alterungsvorgänge des Immunsystems für den Anstieg der Krebserkrankungen
bei älteren Menschen (mit-)verantwortlich sind, da
Tumorzellen nun weniger energisch von der Körper-
abwehr bekämpft werden.

> ℧ Wegen des höheren Erkrankungs- und Kom-
> plikationsrisikos empfehlen Mediziner für ältere
> Menschen die einmalige Pneumokokken- und
> jährliche Grippeschutzimpfung.

Alterungsvorgänge des Skelett- und Muskelsystems

Knochen. Mit zunehmendem Alter werden die Knochen (besonders der Wirbelsäule und Hüfte) poröser
und instabiler (*Osteoporose* ☞ 3.10). Frauen sind aufgrund der starken Abnahme der Geschlechtshormone
nach den Wechseljahren stärker von Osteoporose betroffen als Männer. Bewegungsmangel und unzureichende *Kalziumzufuhr* (☞ 11.16.4) zwischen dem
30. und 60. Lebensjahr (also Jahrzehnte zuvor) verstärken die Osteoporose im Alter.

Gelenke. Die Knorpelschicht der Gelenke wird dünner und unelastischer. Sie verliert ihre Glätte an stark
belasteten Stellen und entzündet sich bei kleinsten
Überbeanspruchungen. Die Folge ist eine für viele ältere Menschen belastende *Arthrose*. Am häufigsten
sind Arthrosen im Hüftgelenk (*Coxarthrose* ☞ 3.9).

Muskeln. Die Muskelmasse eines Erwachsenen vermindert sich ab ungefähr dem 30. Lebensjahr jährlich
um ca. 0,5 %. Die geschwundenen Muskeln werden
dabei in der Regel durch Fett ersetzt. Der damit verbundene Kraftverlust ist nicht bei allen Muskeln
gleich; so lässt z.B. die Muskelkraft der Fußheber-
muskeln besonders stark nach. Dies begünstigt das
Stolpern über die Fußspitze.

Alterungsvorgänge der Sinnesorgane

Sehen. Bei fast allen Menschen beginnt zwischen
dem 45. und dem 50. Lebensjahr die *Altersweitsichtigkeit* (**Presbyopie**). Die Elastizität der Augenlinse
nimmt ab. Die Betroffenen können nahe Gegenstände nur noch unscharf erkennen und brauchen für das
Sehen im Nahbereich eine *Lesebrille*. Außerdem reagieren die Pupillen langsamer auf einen Wechsel der
Lichtverhältnisse und können sich insgesamt nicht
mehr so weit öffnen. Verschärft durch den Funktionsverlust der außen liegenden Netzhautanteile und eine
Trübung der Linse (*grauer Star,* **Katarakt**), bereitet
das Sehen im Dunkeln und insbesondere ein abrupter
Hell-Dunkel-Wechsel (z.B. beim Hineinfahren in einen dunklen Tunnel) dem älteren Menschen Schwierigkeiten. Gleichzeitig leidet er unter einer erhöhten
Blendempfindlichkeit.

Hören. Auch der (Teil-)Verlust der Hörfähigkeit, vor
allem im oberen Frequenzbereich, scheint unver-
meidliche Konsequenz des Alterns zu sein. Oberhalb
von 4 000 Hz (dies entspricht dem obersten Ende des
Sprachbereichs) sinkt das Hörvermögen nach dem
30. Lebensjahr alle 10 Jahre um ca. 10 dB (dB = Dezi-
bel). Typisch für den älteren Menschen ist, dass er
beim Einsetzen der Schwerhörigkeit lediglich das
Klingeln des Telefons „überhört" und erst in späteren
Stadien die akustische Wahrnehmung – vor allem bei
Nebengeräuschen – eingeschränkt ist (**Presbyakusis,**
Altersschwerhörigkeit).

Hörgeräte ☞ 3.2.2

Alterungsvorgänge weiterer Sinnesleistungen

Bis zum 70. Lebensjahr büßt der Mensch etwa zwei
Drittel seiner Geschmacksknospen ein, und auch der
Geruchssinn lässt nach. Dies erklärt, weshalb sich
viele alte Menschen über den angeblich „faden" Geschmack gewürzter Speisen beklagen.

Die Abnahme von weiteren Sinnesleistungen wirft in
erheblichem Maße medizinische und pflegerische
Probleme auf:

• Abnahme der *Durstperzeption* (*Perzeption
= Wahrnehmung*) mit der Gefahr der inneren Austrocknung (*Dehydratation* ☞ 11.17.2)

- Abnahme der *Temperaturperzeption* mit der Gefahr der Unterkühlung – über 65-Jährige können *ohne* Kältegefühl auf unter 35,5 °C Körpertemperatur abkühlen
- Abnahme der *Schmerzwahrnehmung* (verstärkt bei Diabetes mellitus ☞ 12.7.6)
- Abnahme der *Propriozeption* (Wahrnehmung und Kontrolle der aktuellen Lage/Position des Körpers im Raum), wodurch insbesondere die Balancefähigkeit etwa beim Überwinden kleiner Hindernisse am Boden leidet
- Abnahme der *Druckwahrnehmung* (Dekubitusgefährdung).

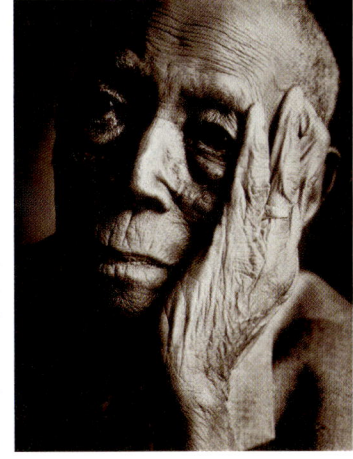

Abb. 3.9: Porträt eines 102-jährigen Farbigen. Deutlich sichtbar sind Krähenfüße, mimische Falten, Haarausfall und starke Faltenbildung an der Hand. [J520-204]

👐 Unter den vielen Ursachen für Stürze alter Menschen (☞ 3.3.3) spielt der Rückgang der Balancefähigkeit eine besondere Rolle.

Alterungsvorgänge der Haut und der Haare

Die Altersveränderungen der Haut und der Haare werden oftmals recht früh sichtbar:
- Die Haare verlieren ihr Farbpigment und werden silbrig-grau oder ganz weiß. Gleichzeitig werden die Haare dünner und fallen zu einem gewissen Teil sogar ganz aus
- Durch den verminderten Wassergehalt und den Elastizitätsverlust der Haut bilden sich *Krähenfüße* um die Augen und mimische Falten *(Lachfalten)* um die Mundwinkel. Die Haut wird schlaffer, das Unterhautfettgewebe schwindet, und durch nachlassende Talgdrüsenaktivität wird die Haut trockener
- Typisch für das höhere Alter sind auch die bräunlichen *Altersflecken,* die sich vor allem an Händen, Unterarmen und Unterschenkeln bilden und durch eine unregelmäßige Pigmentproduktion bedingt sind
- Viele ältere Menschen berichten über eine größere Verletzlichkeit der Haut bei gleichzeitig verlängerter Heilungsdauer.

3.1.4 Zentralnervöse und psychische Veränderungen im Alter

☑ Das Gehirn ist ein gutes Beispiel dafür, wie Training das Altern beeinflusst: Ein geistig aktiver und geübter alter Mensch kann ein besseres Gedächtnis haben als ein durchschnittlich trainierter junger Mensch, und auch im hohen Alter ist Lernen (etwa das Neuerlernen einer Fremdsprache) noch möglich.

Alterungsvorgänge des Gehirns

Die Zahl der Nervenzellen im Gehirn nimmt während des ganzen Lebens ab. Doch dieser Schwund erklärt nicht den deutlichen Abfall *messbarer* intellektueller Leistungen, der bei geistig Untrainierten ab dem 40. Lebensjahr und bei geistig Trainierten spätestens ab dem 70. Lebensjahr festzustellen ist. Von diesem Abfall sind Gedächtnisleistung, Konzentrationsfähigkeit, Schreibgeschwindigkeit und zahlreiche weitere Gehirnleistungen betroffen.

Ursache sind vielfältige feingewebliche Veränderungen im Gehirn, so eine:
- Abnahme von Ganglienzellen und Astrozyten
- Einlagerung des „Alterspigments" Lipofuszin
- Verschmälerung der Hirnwindungen
- Verdickung der Hirnhäute
- Abnahme der Transmitterausschüttung an den Synapsen.

Kognitive Funktionen

Nach heutigem Kenntnisstand lassen sich bei den **kognitiven Funktionen** (*Kognition* = Sammelbegriff für Wahrnehmen, Denken, Erkennen und Erinnern) zwei Gruppen bilden, die sich im Alter unterschiedlich verändern:
- Die erste Gruppe, *kristallisierte Funktionen* genannt, beinhaltet bildungs- und übungsabhängige Leistungen wie Wortverständnis und Sprachflüssigkeit. Sie nehmen mit dem biologischen Alter kaum ab und lassen sich durch Aktivität und Training sogar steigern
- Die zweite Gruppe, *flüssige Funktionen* genannt, umfasst die abstrakten, inhaltsübergreifenden Grundfunktionen, beispielsweise die schnelle Orientierung in neuen Umgebungen. Diese Funktionen hängen von einer flexiblen und raschen Informationsverarbeitung ab und nehmen im Alter vor allem in ihrer Geschwindigkeit kontinuierlich ab. Die Betroffenen klagen insbesondere über eine nachlassende Gedächtnisbildung (vornehmlich des längerfristigen Behaltens, weniger des Kurzzeitgedächtnisses).

Die Verlangsamung aller informationsverarbeitenden Prozesse im Alter hat Auswirkung auf die Pflege: In allen Verständnis- und Anleitungssituationen reduzieren die Pflegenden die Informationsmenge pro Zeiteinheit, auch wenn dies viele ältere Patienten aus Stolz nie von sich aus erbitten würden.

Veränderungen der Emotionalität

Mit **Emotionalität** werden sowohl kurzfristige Gefühle wie Ärger oder Freude als auch längerfristige Stimmungen und Eigenschaften wie Wohlbefinden und Lebenszufriedenheit bezeichnet.

Die Annahme, dass alte Menschen wesentlich häufiger traurig, depressiv oder (lebens-)unzufrieden sind, konnte in Untersuchungen nicht eindeutig bestätigt werden. Allenfalls lässt sich eine geringere „Auslenkung" emotionaler Reaktionen im Alter nachweisen – also keine Schwankungen zwischen „himmelhoch jauchzend – zu Tode betrübt" innerhalb weniger Minuten.

☑ Für die *Emotionalität* der alten Menschen sind Faktoren wie Gesundheit, Aktivitätsniveau und sozialer Status von größerer Bedeutung als das biographische Alter.

Veränderungen der Persönlichkeit

Persönlichkeitsmerkmale *(Charaktereigenschaften)* sind Eigenschaften, die sich bis ins hohe Alter kaum ändern. Allerdings nimmt extrovertiertes (offenes, entgegenkommendes) Verhalten eher ab, während in-

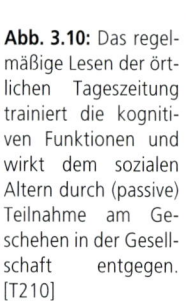
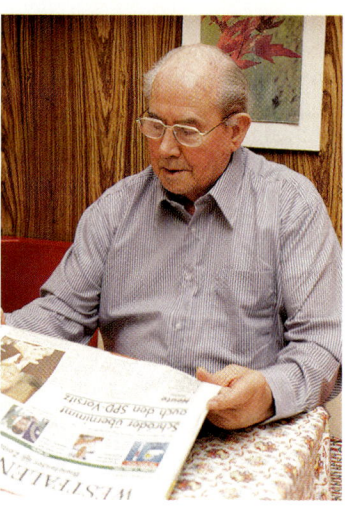

Abb. 3.10: Das regelmäßige Lesen der örtlichen Tageszeitung trainiert die kognitiven Funktionen und wirkt dem sozialen Altern durch (passive) Teilnahme am Geschehen in der Gesellschaft entgegen. [T210]

trovertiertes (sich abschirmendes, zögernd-abwartendes) Verhalten zunimmt. Bei vielen älteren Menschen verstärken sich auch diejenigen Charaktereigenschaften, die sie schon vorher auszeichneten.

3.1.5 **Alterungsprozess und moderne Medizin**

Der Alterungsprozess bedroht zunächst die Unabhängigkeit und die Lebensqualität des Individuums, im Laufe seines Fortschreitens aber auch die Lebensfähigkeit des Gesamtorganismus. Die moderne Medizin und die heutige Pflege können die Lebensfähigkeit oft noch um Jahre erhalten, häufig allerdings mit dem Preis einer deutlichen Minderung der Lebensqualität – man denke etwa an den auf Dauer gelähmten Patienten nach einem Schlaganfall oder den dementen Patienten (☞ 3.5) im Pflegeheim.

Im Gegensatz dazu ergibt sich aus vielen Geschichten und Legenden der Eindruck, dass die Menschen früher meist „in Frieden" sterben durften, sozusagen nachts „eingeschlafen" sind. Dieses Bild entspricht dem idealtypischen Alterungsverlauf (☞ Abb. 3.6) und traf nur für ganz wenige Menschen zu: Zum einen starb die Mehrzahl der Menschen früh, z.B. im Säuglings- oder Kindesalter an Infektionen, oder Millionen Frauen im (jungen) Erwachsenenalter an den Komplikationen von Geburt und Wochenbett. Zum anderen bedeuteten viele Leiden wie z.B. die Herzinsuffizienz (☞ 6.6.1) und Gicht (☞ 12.9) früher jahrelanges, qualvolles Siechtum bis zum Tod, wohingegen sie heute behandelbar sind.

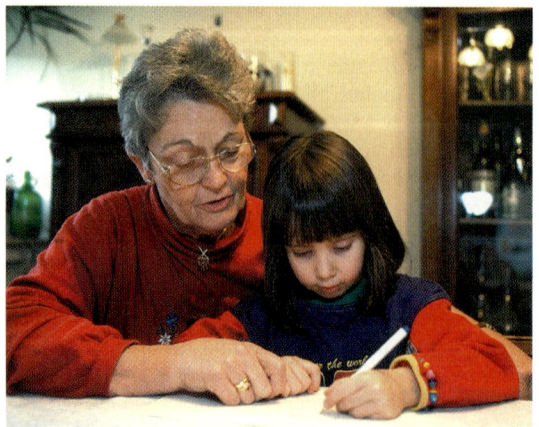

Abb. 3.11: Enkel sind für viele ältere Menschen eine Quelle der Lebenszufriedenheit. Auch die Enkelkinder profitieren von der Zeit und Zuwendung, die ihnen ihre Großeltern schenken. [K157]

☑ Obwohl unsere heutige Medizin über ausgefeilte therapeutische Möglichkeiten verfügt, ist es ihr noch nicht gelungen, Menschen ein Sterben ohne Leiden zu ermöglichen.

3.2 Einführung in die Pflege von alten Menschen

Problem Multimorbidität

> 🔲 **Multimorbidität** *(Polymorbidität):* Gleichzeitiges Vorhandensein von mehreren Krankheiten, besonders häufig bei älteren Patienten.

Charakteristisch für den älteren Menschen ist, dass infolge natürlicher oder krankhaft beschleunigter Alterungsvorgänge nicht nur *ein*, sondern *viele* Organe in ihrer Leistung oder Leistungsreserve eingeschränkt sind. So leidet ein typischer multimorbider Patient einer internistischen Krankenhausstation gleichzeitig an Herzinsuffizienz (☞ 6.6.1), Bluthochdruck (☞ 7.5.1), Niereninsuffizienz (☞ 11.12), Diabetes mellitus (☞ 12.7.3) und Gelenkbeschwerden (z.B. durch eine Arthrose ☞ 3.9).

Diese **Multimorbidität** kann die Behandlung des Patienten erheblich erschweren. Beispielsweise können einige Arzneimittel nur in niedriger Dosierung oder überhaupt nicht gegeben werden, wenn die Nieren des Patienten nicht mehr ausreichend arbeiten, oder ein Arzneimittel bessert zwar die eine Erkrankung (z.B. Hypertonie), verschlechtert aber eine andere (z.B. eine gleichzeitige arterielle Durchblutungsstörung). Eine eingeschränkte Lungenfunktion (☞ 8.1.8) kann eine wichtige Operation unmöglich machen. Wird ein multimorbider Patient operiert, so ist das Risiko intra- und postoperativer Komplikationen stark erhöht (z.B. Thrombose, Embolie, intraoperativer Hirn- oder Herzinfarkt).

Die Multimorbidität führt dazu, dass ältere Menschen die medizinischen Versorgungssysteme wesentlich stärker in Anspruch nehmen (müssen) als junge Erwachsene: Viele ältere Menschen nehmen täglich

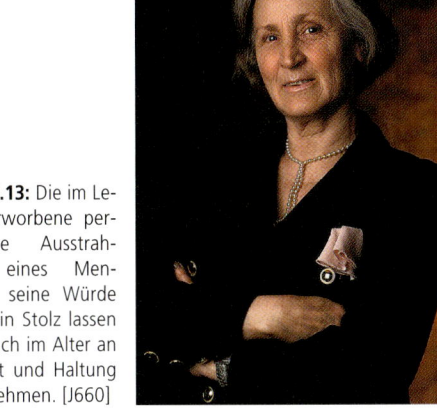

Abb. 3.13: Die im Leben erworbene persönliche Ausstrahlung eines Menschen, seine Würde und sein Stolz lassen sich auch im Alter an Gesicht und Haltung wahrnehmen. [J660]

mehr als ein Dutzend Tabletten ein, und ein operativer Eingriff erfordert einen längeren Krankenhausaufenthalt als eine vergleichbare Operation bei jüngeren Patienten.

3.2.1 Besonderheiten in der geriatrischen Pflege

Ebenso wie die Maßnahmen der Erwachsenpflege nicht ungeprüft auf Kinder und Jugendliche übertragen werden können, tragen die Pflegenden den besonderen Bedürfnissen älterer Menschen Rechnung:

- Durch den zunehmenden Verlust körperlicher Reserven ist der alternde Mensch anfälliger für neue gesundheitliche Krisen und das Risiko für (Folge-)Erkrankungen steigt. Deshalb sind alle prophylaktischen Maßnahmen von großer Bedeutung
- Einschneidende Lebensereignisse *(life events)*, z.B. Pensionierung, akute Erkrankungen, Verlust von

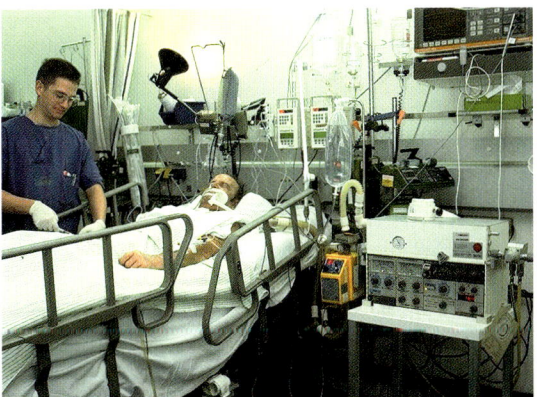

Abb. 3.12: Auf Intensivstationen „gelingt" die Lebensverlängerung mit Beatmungsgeräten und massivem Einsatz verschiedener Arzneimittel. [K183]

Pflegediagnose	Häufigkeit [%]
Eingeschränkte körperliche Mobilität	80
Veränderungen beim Wohlbefinden: Schmerz	41
Veränderungen bei der Ernährung: unzureichende Nahrungszufuhr	41
Angst	30
Veränderungen beim Stuhlgang: Verstopfung	26
Veränderungen beim Urinieren	26
Hautprobleme	24
Negative Veränderungen beim Selbstbild	23
Schlafstörungen	22
Defizite bei der Selbstversorgung	22

Tab. 3.14: Oftmals treten bei älteren Patienten gleichzeitig mehrere Pflegediagnosen auf. Hallal ermittelte bereits 1985 in einer Untersuchung durchschnittlich 5,06 Pflegediagnosen. Die Tab. zeigt die häufigsten (Nach Corr u. Corr, 1992).

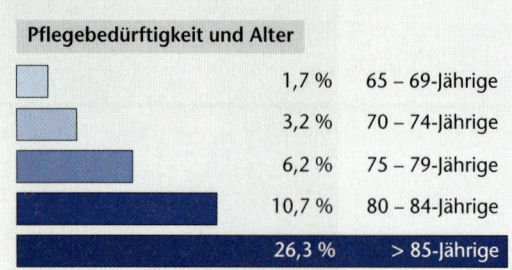

Pflegebedürftigkeit und Alter

	1,7 %	65 – 69-Jährige
	3,2 %	70 – 74-Jährige
	6,2 %	75 – 79-Jährige
	10,7 %	80 – 84-Jährige
	26,3 %	> 85-Jährige

Abb. 3.15: Die Pflegebedürftigkeit im Alter ist stark altersabhängig. Vor allem die über 80-Jährigen sind pflegebedürftig, daher sind Heimbewohner bei Aufnahme in Altenpflegeeinrichtungen typischerweise über 80 Jahre alt. [A400]

nahen Angehörigen und Freunden oder Immobilität, häufen sich und führen ebenso wie die Auseinandersetzung mit dem nahenden Tod dazu, dass die psychische Belastbarkeit älterer Menschen sinkt
• Aufgrund verminderter Anpassungs- und Leistungsfähigkeit des älteren Organismus ist das Komplikationsrisiko bei vielen diagnostischen und therapeutischen Maßnahmen erhöht. Daher beobachten die Pflegenden ältere Patienten vermehrt auf mögliche Komplikationen

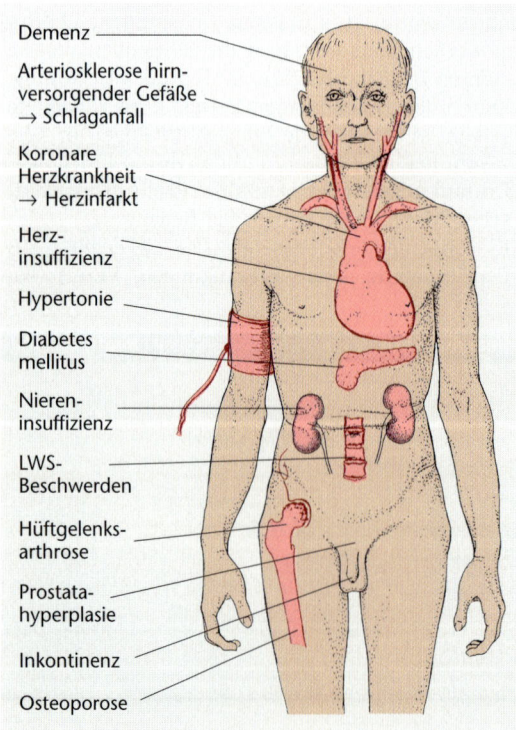

Demenz

Arteriosklerose hirnversorgender Gefäße → Schlaganfall

Koronare Herzkrankheit → Herzinfarkt

Herzinsuffizienz

Hypertonie

Diabetes mellitus

Niereninsuffizienz

LWS-Beschwerden

Hüftgelenksarthrose

Prostatahyperplasie

Inkontinenz

Osteoporose

Abb. 3.16: Häufige medizinische Probleme des älteren Menschen, von denen oft mehrere gleichzeitig vorliegen (Multimorbidität). [A400]

• Da viele ältere Patienten unter mehreren Krankheiten *gleichzeitig* leiden, ist es wichtig zu wissen, welche Wechselwirkungen zwischen den verschiedenen Erkrankungen und/oder den unterschiedlichen Arzneimitteln bestehen
• Häufiges (Pflege-)Problem sind Verwirrtheitszustände (☞ 3.3.4). Sie können sowohl Ursache körperlich-medizinischer Probleme (z.B. Stürze) als auch deren Folge (z.B. akute Verwirrtheit als Nebenwirkung der Krankenhauseinweisung) sein.

> 🖼 Pflegende von älteren Menschen brauchen besondere Kompetenz. Sie umfasst das Wissen um:
> • Den physiologischen Alterungsprozess (☞ 3.1)
> • Die vielschichtigen Probleme bei Erkrankungen im Alter, besonders das der Multimorbidität
> • Psychische und soziale Einflüsse bei der Entstehung und Bewältigung von Krankheit und Behinderung im Alter
> • Spezielle geriatrische Probleme, z.B. Immobilität, Stürze, Verwirrtheit (☞ 3.3)
> • Besonderheiten diagnostischer und therapeutischer Maßnahmen bei älteren Menschen (☞ 3.4)
> • Soziale und rechtliche Aspekte im Alter.

3.2.2 Unterstützung bei den ATL

☺ Kommunizieren

Kommunikation mit (chronisch) verwirrten Menschen ☞ 3.5.3

Während Beeinträchtigungen des Sprechvermögens für alle Kommunikationspartner offensichtlich sind, werden Störungen der Sinnesorgane vom Patienten selbst oftmals nicht erkannt oder aber kaschiert.

Bei vielen alten Patienten sind besonders die Seh- und Hörfähigkeit vermindert. Erreichen die Informationen aus der Umwelt den älteren Patienten nur lückenhaft, können unangemessenes Verhalten, Missverständnisse und zwischenmenschliche Konflikte die Folge sein und die Pflege erschweren.

> ☞ Bei **Patienten mit Seh- und Hörstörungen** ist die Gefahr einer sozialen Isolation erhöht. Daher sollte bereits beim geringsten Verdacht zum Augen- oder HNO-Arzt überwiesen werden. Therapieziel ist die ursächliche Beseitigung der Störung oder – wenn dies nicht möglich ist – die Anpassung geeigneter Hilfen (z.B. Brille, Hörgerät), um dem Patienten die Teilnahme am gesellschaftlichen Leben (wieder) zu ermöglichen.

Sehstörungen im Alter

Vielfältige Sehstörungen im Alter (☞ 3.1.3) beeinträchtigen die Wahrnehmung und Kommunikation:

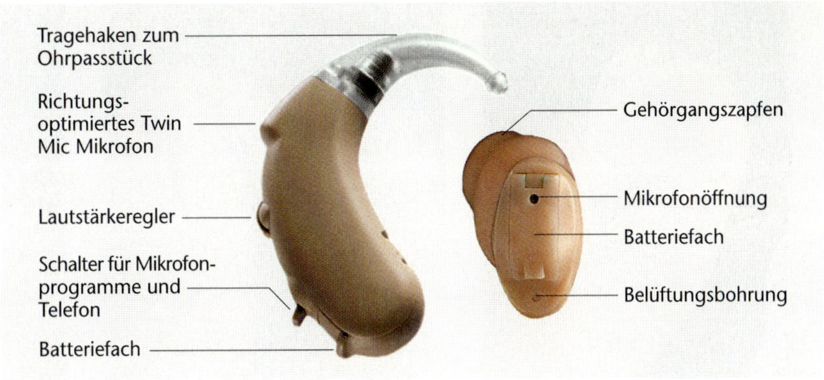

Abb. 3.17: HdO-Gerät (links) ohne das zugehörige Ohrpassstück und individuell angefertigtes IO-Gerät (rechts). HdO-Geräte werden wegen ihrer leichteren Handhabung von älteren Menschen bevorzugt. [V137]

- Oftmals können ältere Menschen ohne Brille Gesprächspartner oder Gegenstände in der *Nähe* (z.B. Essen, Getränk, Arzneimittel) nicht deutlich erkennen
- Das Sehen in die *Ferne* und insbesondere im Dunkeln (z.B. Krankenhausflure) ist bei vielen älteren Menschen ebenfalls unbefriedigend
- Gesichtsfeldeinschränkungen können dazu führen, dass Gegenstände und Personen rechts oder links außen nicht mehr wahrgenommen werden.

Bei einer Sehstörung sind die Umgebung und der Umgang mit dem Patienten entsprechend der Einschränkung zu gestalten:
- Die Pflegenden kündigen alle Pflegemaßnahmen vorher an und sprechen Patienten mit Gesichtsfeldeinschränkungen stets von vorne an
- Hat der Patient eine oder mehrere Brille/n, achten die Pflegenden darauf, dass er auch die (richtige) Brille trägt
- Nachts sorgen die Pflegenden für eine ausreichende Beleuchtung und weisen am Abend auf vorhandene Lichtschalter und die Klingel am Bett hin
- Alle Teammitglieder werden über die Sehstörung informiert. Hilfreich sind Vermerke in der Pflegedokumentation oder auf den Untersuchungsanforderungen (z.B. Konsilscheine).

Hörstörungen im Alter

Schwerhörigkeit (Altersschwerhörigkeit = *Presbyakusis* ☞ 3.1.3) ist ein Problem vieler älterer Leute. Häufig bringen Schwerhörige ihren Mitmenschen Misstrauen entgegen, das auf den Teilverlust der *Warn-Sinnesfunktion* Hören zurückgeht und nicht persönlich genommen werden darf. Hinzu kommt, dass viele Schwerhörige in der fremden Krankenhausumgebung Angst haben, nicht alles richtig mitzubekommen und daher Fehler zu machen.

Folgende Grundregeln erleichtern den Kontakt und das Arbeiten mit schwerhörigen Patienten:
- Alle Teammitglieder wissen über die eingeschränkte Hörfähigkeit des Patienten Bescheid, damit sie ihm angemessen begegnen können

- Die Pflegenden sorgen für eine „verständnisfreundliche" Umgebung. Hierzu gehört, dass der Sprechende für den Schwerhörigen gut sichtbar ist (besonders wichtig für die Nachtwache) und der Schwerhörige das Gesicht des Sprechenden beim Sprechen sehen kann. Ist ein Mundschutz erforderlich, sprechen Pflegende langsam und deutlich
- Es empfiehlt sich, den Patienten zu fragen, in welcher Weise er am besten hört (z.B. langsame Sprachgeschwindigkeit, besonders laute oder normale Sprache, Sichtkontakt). Meist ist es am günstigsten, wenn mit ruhiger Stimme, deutlicher Betonung aller Wortsilben und gleichbleibend „normaler" Lautstärke gesprochen wird. Trägt der Schwerhörige ein Hörgerät, schadet das weit verbreitete Anschreien sogar. Die Sprache wird übersteuert und ist nur noch verzerrt hörbar, so dass der Betroffene überhaupt nichts mehr versteht
- Eine präzise Wortwahl unterstützt die Verständigung mit dem schwerhörigen Patienten. Taktvolle Rückfragen der Pflegenden können sicherstellen, dass der Patient den Inhalt richtig und vollständig verstanden hat
- Vor Aufenthalten in dunklen Räumen (z.B. bei einer Ultraschalluntersuchung) verabreden die Pflegenden mit dem Patienten bestimmte Zeichen zur Kommunikation. Hilfreich ist es, dem Patienten vor der Untersuchung das Vorgehen und die technischen Geräte genau zu erklären und so seine Angst zu mindern
- Hat der Schwerhörige ein Hörgerät, sollte er es möglichst immer tragen (Hörgeräte und ihre Bedienung ☞ unten)
- Je nach Behinderung des Patienten ist es sinnvoll, zusätzliche Kommunikationsmittel bereitzuhalten, z.B. Papier und Schreibzeug.

> Es kann Monate dauern, bis sich der Betroffene an das Hörgerät gewöhnt hat, mit ihm zurechtkommt und so das gewünschte Maß an Autonomie und Sicherheit im Alltag gewinnt.

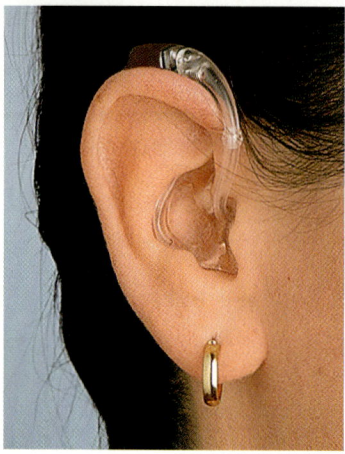

Abb. 3.18: HdO-Gerät mit platziertem Ohrpassstück. [V137]

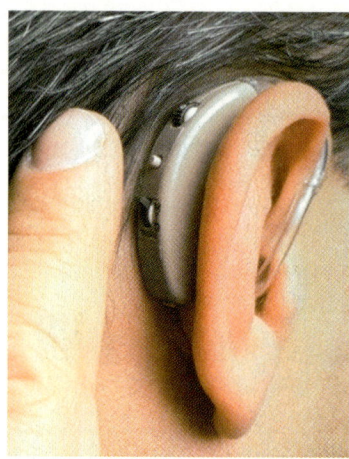

Abb. 3.19: Position des HdO-Gerätes hinter dem Ohr. [V137]

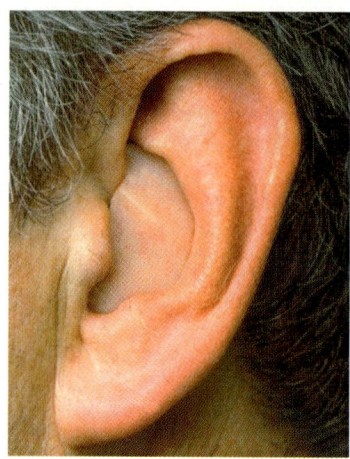

Abb. 3.20: Vollautomatisches IO-Gerät. Die Farbanpassung macht das Gerät völlig unauffällig. [V216]

Hörgeräte

Am gebräuchlichsten sind *Hinter-dem-Ohr-Geräte* **(HdO-Geräte).** Dabei sitzt das Hörgerät halbmondförmig hinter der Ohrmuschel und ist durch einen Verbindungsschlauch mit dem Ohrpassstück im äußeren Gehörgang verbunden. Dieses schließt den Gehörgang nach außen dicht ab und muss daher individuell angefertigt werden.

Hörbrillen entsprechen HdO-Geräten, wobei das Hörgerät in den Brillenbügel integriert ist.

Im-Ohr-Geräte **(IO-Geräte)** sind so klein, dass sie in die Concha oder in den knorpeligen Anteil des äußeren Gehörganges passen. Sie werden von Älteren nicht so gerne benutzt, da der Umgang mit ihnen noch mehr Fingerfertigkeit erfordert als der mit einem HdO-Gerät.

Taschengeräte sind heute nur noch selten angebracht, etwa bei Schwerbehinderten, die mit den kleineren Geräten nicht zurechtkommen.

Bedienung eines Hörgerätes. Die richtige Bedienung eines Hörgerätes beginnt mit dem korrekten Einsetzen des Ohrpassstückes, denn wenn das Passstück nicht dicht abschließt, kann auch ein optimal angepasstes Hörgerät nicht richtig funktionieren.

🖼 Nach längerer Krankheit mit Gewichtsabnahme verringert sich auch das subkutane Fettgewebe um den Gehörgang. Dadurch wird der Gehörgang weiter und das Ohrpassstück relativ zu klein.

Am günstigsten sitzt der Patient zum Üben an einem Tisch, auf den er einen Spiegel stellt. Aufstützen der Ellbogen erleichtert das ruhige und sichere Führen der Hände. Das Hörgerät sollte ausgeschaltet oder zumindest auf minimale Lautstärke gestellt sein, damit es nicht pfeift. Wichtig ist, dass der Patient beim Üben

Geduld mit sich hat und sich durch anfängliche Fehlversuche nicht unter Druck gesetzt fühlt.

Wenn das Ohrpassstück richtig sitzt, wird das Hörgerät am unteren Ende angefasst und von oben hinter das Ohr gelegt. Dabei ist zu beachten, dass der Schallschlauch bei einer Drehung nicht geknickt wird, denn sonst hört der Patient nichts. Danach wird das Hörgerät eingeschaltet, indem man den Betriebsschalter ertastet und von Position „0" oder „-" auf „M" (Mikrofon) oder „+" stellt (je nach Gerätetyp). Dann wird durch Drehen am Lautstärkeregler die richtige Lautstärke eingestellt. Am besten wird der Lautstärkeregler so eingestellt, dass dem Patienten die eigene Stimme angenehm erscheint.

Wird das Hörgerät herausgenommen, sollte zuerst die Lautstärke reduziert und dann das Gerät ausgeschaltet werden, damit es nicht pfeift.

Bei längerer Nichtbenutzung des Hörgerätes werden die Batterien herausgenommen (bei Wiedereinsetzen der Batterien auf die Polung achten). Es ist sinnvoll, immer eine Ersatzbatterie oder ein Ladegerät zur Hand zu haben. Für die Reinigung des Ohrpassstücks stehen spezielle Reinigungsmittel (z.B. O-Purgat® Reinigungstabletten) zur Verfügung. Das Gerät sollte auch regelmäßig in einem eigens dafür vorgesehenen „Trockenbeutel" entfeuchtet werden.

🖼 In Nassräumen, beim Röntgen oder bei Strahlenbehandlungen darf das Hörgerät nicht getragen werden.

☞ Sich bewegen

Durch körperliche Bewegungseinschränkung und Immobilität entstehen Pflegeprobleme. Um diese so gering wie möglich zu halten, beginnen die Pflegenden frühzeitig mit prophylaktischen Maßnahmen. Auf psychosozialer Ebene wird z.B. einer Vereinsamung vorgebeugt, im körperlichen Bereich wird Dekubiti, Kontrakturen, Thrombosen und Pneumonien entgegengewirkt.

> ⚠ **Vorsicht!**
> **Kreislaufüberlastung bei Bewegungsübungen**
> Der Kreislauf älterer und immobiler Patienten ist oft labil. Daher werden vor dem Beginn körperlicher Bewegungsübungen und auch danach Puls, Blutdruck und Atmung gemessen. Ein Pulsanstieg auf über 125 pro Minute oder eine Pulsbeschleunigung länger als fünf Minuten nach Belastungsende sind bei älteren Patienten unerwünscht.

- Da Schmerzen die Beweglichkeit stark beeinträchtigen, können schmerzlindernde physikalische Maßnahmen (☞ 2.8) oder Analgetika vor Bewegungsübungen und Pflegemaßnahmen angezeigt sein
- Bei allen ATL ist darauf zu achten, dass die natürlichen Bewegungsabläufe ebenso wie die Fähigkeiten und Eigenaktivitäten des älteren Patienten gefördert werden. Dem Patienten dürfen nicht alle Tätigkei-

ten abgenommen werden, auch wenn es schneller geht. Hier gewinnen *kinästhetische Prinzipien* an Bedeutung. Immer mehr Pflegende orientieren sich an der Kinästhetik, um die Eigenbewegung und -aktivität des Patienten zu fördern (☞ Kasten nächste Seite)
- Viele ältere Menschen haben Angst zu stürzen, *fühlen* sich unsicher und vermeiden deshalb aktive Bewegung. Hier hilft es, die Bewegungsabläufe gemeinsam so lange zu üben, bis der Patient seine Unsicherheit nach und nach verliert (z.B. das Aufstehen aus dem Bett, das Gehen über den Flur, das Benutzen von Treppe oder Aufzug)
- Zusätzlich verbessern krankengymnastische (☞ 2.8.2) und ergotherapeutische Maßnahmen die Beweglichkeit und Aktivität
- Spaziergänge, Seniorengymnastik, Schwimmen und Bewegungsübungen im Wasser sind besonders geeignet, die Beweglichkeit älterer Menschen zu erhalten und zu fördern. Ungünstig sind alle Sportarten mit hohem Verletzungsrisiko (z.B. Fußball, Reiten) oder solche, die schnelle Reaktionen erfordern
- Oft ermöglichen Hilfsmittel (z.B. Gehstock, Gehwagen, Rollstuhl) zumindest eine eingeschränkte Wiederherstellung der Beweglichkeit und Unabhängigkeit. Häufig schämen sich die Betroffenen anfangs, auf diese Hilfsmittel angewiesen zu sein. In

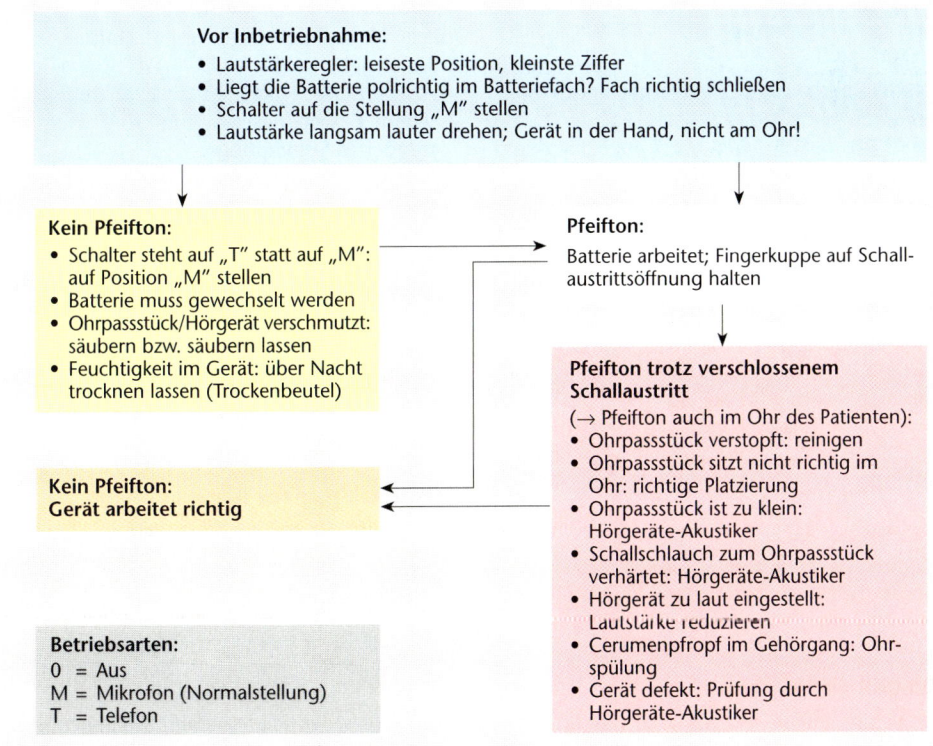

Abb. 3.21: Schema zur Funktionsprüfung eines Hörgerätes.

dieser Phase ist es wichtig, das Selbstbewusstsein zu stärken. Gegenüber den Betroffenen sollte hier hervorgehoben werden, dass auch ein Mensch, der auf Hilfsmittel angewiesen sein mag, ein vollwertiges Mitglied der Gesellschaft und die Benutzung von Hilfsmitteln kein Grund zum Schämen ist

- Die Umgebung des Patienten sollte so „bewegungsfreundlich" und sicher wie möglich sein, z.B. mit Haltemöglichkeiten an den Wänden und breiten Gängen (☞ ATL Sicherheit).

📋 Aktivierung und Mobilisation nach kinästhetischen Prinzipien

Kinästhetik ist die Lehre vom Bewegungsempfinden. Als Bewegungskonzept richtet sie sich zunächst an die Pflegenden. Schwerpunkt der Kinästhetik ist die Wahrnehmung der eigenen Bewegungsabläufe und Bewegungsempfindungen. In einem zweiten Schritt wird dieses persönliche Bewegungsempfinden bei der Interaktion Pflegende – Patient eingesetzt, z.B. bei der Mobilisation oder Lagerung. Ziele dieser Interaktion sind:

- Bewegungsabläufe gemeinsam zu gestalten, wodurch sich Pflegende und Patient sehr nahe kommen
- Den Patienten zu aktivieren, dabei die Angst vor der Mobilisation zu reduzieren
- Die Gesundheit des Patienten zu unterstützen und ihm bei der Rückgewinnung seiner Selbstständigkeit zu helfen
- Mit geringem Krafteinsatz und dadurch schonend zu arbeiten.

Die Mobilisation bewegungseingeschränkter, älterer Patienten nach kinästhetischen Prinzipien hat sowohl für die Pflegenden als auch für den Patienten Vorteile. Für einen harmonischen Bewegungsablauf zwischen Patient und Pflegenden sind gute Kenntnisse wichtig über:

- Funktionelle Anatomie: Einteilung des Körpers in Massen und Zwischenräume und ihr gezielter Einsatz in der Mobilisation („Massen fassen – Zwischenräume spielen lassen")
- Physiologische Bewegungsabläufe
- Anstrengung und Kraftaufwand: Zug und Druck als Mobilisations- und Kommunikationsmittel.

📖 Literaturtipp

Hatch, Frank; Maietta, Lenny (et al.): Kinästhetik – Gesundheitsentwicklung und menschliche Funktion. Ullstein Medical, Wiesbaden, 1999

💤 Ruhen und schlafen

Ältere Menschen haben ein anderes Schlafverhalten als jüngere, viele leiden unter Schlafstörungen (☞ 3.3.7).

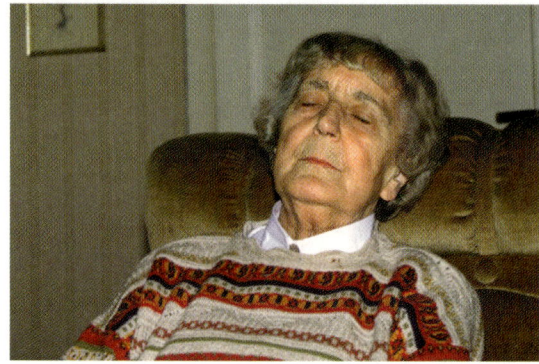

Abb. 3.22: Viele alte Menschen schlafen tagsüber mehrfach ein. Längere Schlafphasen tagsüber sind aber zu vermeiden, da dann der Nachtschlaf leidet. [K183]

Unabhängig davon lässt das Leistungsvermögen älterer Menschen nach, so dass sie hin und wieder eine Ruhepause (aber nicht unbedingt im Bett) benötigen, um sich zu erholen. Wird die Organisation diagnostischer, therapeutischer und pflegerischer Maßnahmen darauf abgestimmt (also z.B. nicht vier Untersuchungen an einem Tag), so wirkt sich das positiv auf den Heilungsprozess älterer Menschen aus.

🚿 Sich waschen und kleiden

Viele ältere Menschen haben Schwierigkeiten bei der Körperpflege und beim Anziehen und sind hierbei auf die Hilfe anderer angewiesen. Dafür verantwortlich können sein:

- *Körperliche* Ursachen wie Schmerzen, Übergewicht, Bewegungseinschränkung, Tremor und vermindertes Sehvermögen
- *Geistige* Ursachen wie akute oder chronische Verwirrtheit
- *Psychische* Ursachen wie Lebenskrisen oder Depressionen
- Eine ungünstig gestaltete *Umgebung*, etwa ein enges, nicht behindertengerechtes Badezimmer
- Ärztlich verordnete Bettruhe, z.B. nach einem diagnostischen Eingriff.

Bei der Körperpflege älterer Menschen werden verschiedene Pflegeziele verfolgt:

Pflegeziel: Hygiene und Hautpflege

Die Haut älterer Menschen verändert sich. Sie wird dünner, rau und schuppig, trocknet leichter aus und juckt oftmals. Elastizität und Belastbarkeit der Haut sind vermindert. Insgesamt ist die Haut empfindlicher, das Risiko einer Hautirritation erhöht und die Wundheilung verlangsamt. Begleiterkrankungen wie Diabetes mellitus oder Durchblutungsstörungen verschlechtern den Hautzustand zusätzlich. Bei Inkontinenz greifen Urin und Stuhl die Haut ebenso an wie die dadurch häufig notwendigen Waschungen.

Die Pflege richtet sich nach der Beschaffenheit der jeweiligen Hautpartie. So ist die Haut z.B. an den Extremitäten meist trockener als an anderen Körperstellen.

Reinigung und Pflege bei trockener Haut

* Keine Seifen benutzen, ph-neutrale synthetische Waschlotionen bevorzugen (Waschlotion nicht ins Waschwasser geben)
* Bädern rückfettende Substanzen (z.B. Öle) zusetzen. Keine Schaumbäder nehmen, da diese die Haut zusätzlich austrocknen
* Kein heißes Wasser zum Waschen verwenden, da es die Haut entfettet
* Nach austrocknenden Einreibungen, z.B. mit Franzbranntwein, Haut des Patienten eincremen
* Wasser-in-Öl-Emulsion zur Hautpflege verwenden.

Zahnprothesen, Brillen und **Hörgeräte** gleichen fehlende Körperfunktionen aus. Die Pflege dieser „Ersatzstücke", d.h. ihre Reinigung und Überprüfung der Funktionsfähigkeit, ist Teil der täglichen Körperpflege:

* Nicht gepflegte Zahnprothesen verursachen Entzündungen im Mund. Da sich der Kiefer bei Entfernung von Zahnprothesen sehr schnell verformt, dürfen Zahnprothesen nie für längere Zeit herausgenommen werden
* Ein Mensch kann nur für sein gepflegtes Erscheinungsbild sorgen, wenn er ausreichend sieht. Deswegen sollten mitgebrachte Brillen nicht nur auf dem Nachttisch liegen, sondern auch getragen werden. Die Gläser der Brille sind je nach Verschmutzung ggf. mehrmals am Tag zu reinigen

> Können Sehbehinderte trotz Brille nicht mehr ausreichend sehen, unterstützen die Pflegenden sie in ihren Bemühungen um ein gepflegtes Aussehen.

* Da Schwerhörigkeit einen erheblichen Einfluss auf die Kommunikation hat, muss ein Hörgerät immer auch *funktionieren*. Will der Patient sein Hörgerät nicht tragen, so muss nach den Ursachen gesucht werden, damit eventuelle Schwierigkeiten beseitigt

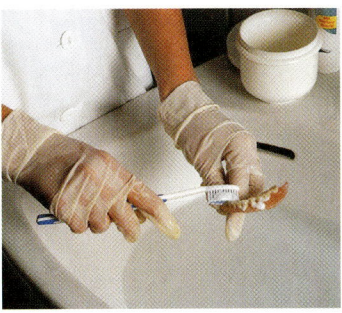

Abb. 3.24: Die Reinigung der Zahnprothesen gehört zum Alltag bei der Betreuung pflegebedürftiger alter Menschen. [K183]

werden können (Hörgeräte und ihre Bedienung ☞ oben).

Die **Fußpflege** wird beim alten Menschen besonders sorgfältig durchgeführt, da bei einigen Erkrankungen (z.B. Diabetes mellitus, Durchblutungsstörungen) nicht nur die Verletzungsgefahr erhöht ist, sondern selbst kleine Verletzungen schnell Komplikationen wie beispielsweise nicht heilende Wunden und Infektionen nach sich ziehen.

Die **Kleidung** älterer Menschen ist wie bei jüngeren von individuellen Gewohnheiten geprägt, die auch dann berücksichtigt werden sollten, wenn körperliche Bewegungseinschränkungen das An- und Auskleiden erschweren. Wohlbefinden, Gesundheits- und Selbstwertgefühl werden durch die gewohnte Alltagskleidung gefördert. Das Tragen von Nachtkleidung, insbesondere des „Flügelhemds", sollte daher am Tag nach Möglichkeit unterbleiben und nur mit Einverständnis des alten Menschen geschehen.

Hilfreich ist die behindertengerechte Umgestaltung gewohnter Kleidungsstücke (☞ auch 15.1.3). Bewegungseinschränkende Kleidungsstücke sollten im Einvernehmen mit dem alten Menschen gemieden werden, weil sie die Immobilität fördern und die Sturzgefahr erhöhen. Da ältere Menschen aus den verschiedensten Gründen sturzgefährdeter sind als jüngere (☞ 3.3.3), sind vor allem beim Aufstehen fest sitzende Schuhe wichtig.

Pflegeziel: Mobilisation und Rehabilitation

> Vorhandene Ressourcen (z.B. selbstständiges Waschen und Ankleiden des Oberkörpers) erfassen und berücksichtigen.

* In die tägliche Körperpflege können gezielte Bewegungsübungen integriert werden. Nach und nach werden neue Fähigkeiten eingeübt, bis der ältere Mensch seine Ziele (z.B. selbstständiges Anziehen) erreicht hat
* Wasch- und Badezusätze sollten entsprechend dem Hauttyp aktivierend sein (z.B. ätherische Öle und Kräuterextrakte aus Pfefferminze, Eukalyptus oder Rosmarin)

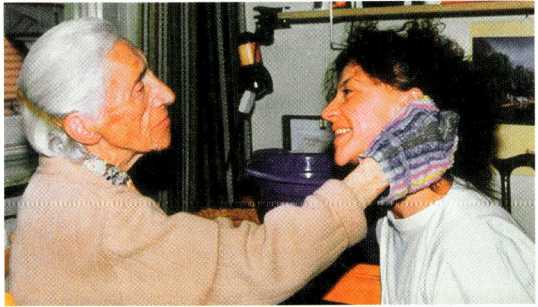

Abb. 3.23: Warum nicht einmal im Rollentausch herausfinden, wie es sich anfühlt, gewaschen zu werden? [N323]

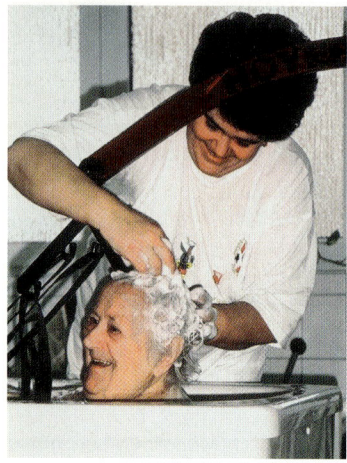

Abb. 3.25: Ein Wannenbad mit Kopfwäsche, gemischt mit humorvoller Unterhaltung, kann sich sehr entspannend auswirken und Schmerzen vergessen lassen. [N320]

- In aller Regel wirken Temperaturreize (kalt/warm) kreislaufanregend und damit aktivierend. Allerdings kann im Alter auch eine *paradoxe Wirkung* beobachtet werden: Die Haut erwärmt sich nach einem Kältereiz nicht, weil ein Gefäßspasmus ausgelöst wurde. Daher ist es wichtig, die Reaktionen älterer Menschen im Anschluss an den Kältereiz zu beobachten.

Pflegeziel: Verbesserte Wahrnehmung und Orientierung

📖 Über die Haut, das größte Sinnesorgan, werden von außen kommende Reize (Berührungen, Druck, Temperatur) wahrgenommen. Wer seine Haut als äußere Grenze des Körpers wahrnimmt, bewahrt seine Ich-Identität.

Wird ein älterer Mensch, dessen Sinneswahrnehmung oftmals schon durch ein vermindertes Seh- und Hörvermögen reduziert ist, bettlägerig, entsteht häufig ein Teufelskreis: Wegen einer Dekubitusgefährdung erfolgt eine Weichlagerung. Gleichzeitig ist die Fähigkeit, Druck von außen wahrzunehmen, oft eingeschränkt. Durch die Weichlagerung werden aktive Bewegungen erschwert. So kann der Patient einerseits nicht selber Sorge dafür tragen, dass er seine Körpergrenze durch Bewegung wahrnimmt, andererseits ist der Druck von außen durch die Weichlagerung reduziert. Durch die fehlenden Reize auf die Haut werden die körperlichen Orientierungspunkte nicht mehr ausreichend wahrgenommen, und der Patient verliert sein Selbstempfinden (☞ Abb. 3.26).

Darüber hinaus werden bettlägerige Patienten im Krankenhaus oftmals von zwei Pflegenden gleichzeitig gepflegt und berührt. Die Folgen können Irritationen, Orientierungsverluste, Sinnestäuschungen, Unruhe, Angst und depressive Verstimmungen bis hin zur Apathie sein.

Zur Förderung dieser (und anderer) Sinneswahrnehmungen während der Körperpflege bietet das Konzept der Basalen Stimulation die Möglichkeit, sowohl prophylaktisch als auch therapeutisch zu pflegen (☞ 7.8.9).

Pflegeziel: Entspannung und Schmerzlinderung

- Während der Körperpflege nehmen die Pflegenden Rücksicht auf die Bedürfnisse und Gewohnheiten des Patienten, zumal sich der Patient sonst vielleicht über das ungewohnte „Waschritual" ärgert und sich daher nicht entspannen und auch nicht wohlfühlen kann
- Viele ältere Patienten empfinden eine warme Umgebung und warmes Waschwasser als angenehm. Wärme trägt zur Entspannung bei und kann Schmerzen lindern. Nicht zuletzt deshalb achten die Pflegenden darauf, dass der ältere Patient nicht auskühlt
- Beruhigende ätherische Öle (z.B. Lavendel, Sandelholz) im Wasch- oder Badewasser oder für die anschließende Hautpflege fördern die Entspannung. Sandelholz und Lavendel eignen sich gleichzeitig auch zur Behandlung trockener Haut
- Die Waschbewegungen erfolgen zur Entspannung und Schmerzlinderung *in Richtung* des Haarwuchses

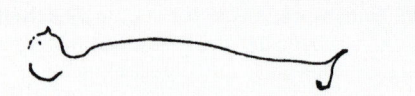

Abb. 3.26: Diese Zeichnung eines Patienten, die er nach 12-tägiger Lagerung auf einem Mikroglaskugelbett angefertigt hat, macht deutlich, wie stark eine Superweichlagerung die Wahrnehmung des Patienten vermindert. [E121]

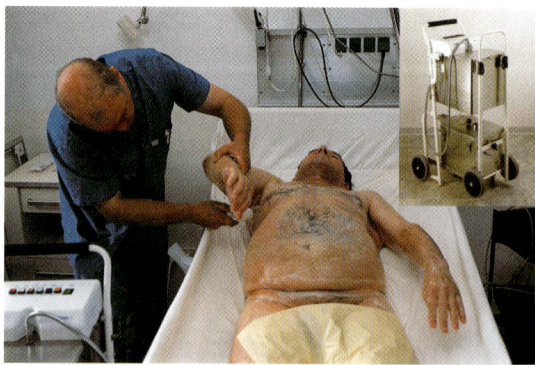

Abb. 3.27: Dieses Patientenduschsystem ermöglicht das Duschen bettlägeriger Patienten im eigenen Bett. Eine entsprechend geformte, wasserdichte Matratzenauflage dient als Wanne, ein fahrbarer Frischwasserbehälter macht von Wasserstellen im Patientenzimmer unabhängig. Über einen integrierten Abfluss fließt das Schmutzwasser in einen Abwasserwagen, der z.B. in einen Bodenauslass entleert werden kann. [T161] [V108]

• Schmerzlindernde Einreibungen können im Anschluss an die Körperpflege das Wohlbefinden zusätzlich steigern.

Hilfsmittel bei der Körperpflege immobiler Patienten

Trotz täglicher Ganzkörperwaschungen fühlen sich sowohl jüngere als auch ältere Patienten meist wohler, wenn sie regelmäßig die Möglichkeit eines Wannen- oder Duschbades erhalten. Dies gestaltet sich jedoch gerade bei älteren Patienten z.B wegen hoher Wannenränder oft schwierig und erfordert bei der Unterstützung der Patienten – ohne technische Hilfsmittel – einen erheblichen Kraftaufwand von Seiten der Pflegenden, wobei sich die Patienten nicht selten dennoch unsicher fühlen.

Sind die Patienten körperlich nur mäßig eingeschränkt, empfiehlt sich ein Wannenlifter oder ein Duschstuhl.

Bei bettlägerigen Patienten können Ganzkörperduschsysteme (☞ Abb. 3.27) eingesetzt werden, die ein Duschen im Patientenbett ermöglichen und somit für Patienten wie Pflegende gleichermaßen belastende Transporte überflüssig machen.

⚕ Atmen

Ältere Menschen sind anfälliger für Erkrankungen der Atemwege als jüngere. Daher sind Maßnahmen der Pneumonieprophylaxe (☞ 8.2.2) und ein angemessenes Raumklima von besonderer Bedeutung. Aufkeimende Infekte bedürfen einer raschen Be-

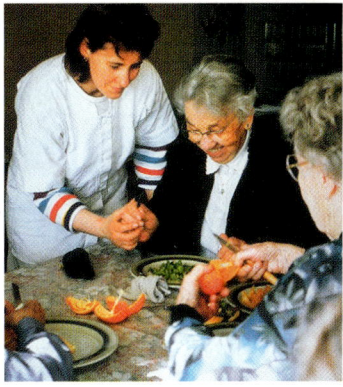

Abb. 3.29: In der Ernährung des älteren Menschen sind ausreichend frisches Obst und Gemüse von großer Bedeutung. Besonders sinnvoll ist es, wenn die Betroffenen im Rahmen der aktivierenden Pflege selbst bei der Zubereitung helfen. [N340]

handlung durch Inhalationen, sekretlösende Arzneimittel und evtl. Antibiotika, da die Häufigkeit schwerer Komplikationen im Alter stark zunimmt.

📈 Körpertemperatur regulieren

Die Fähigkeit zur Regulation der Körpertemperatur lässt bei älteren Menschen nach. Häufiges Frieren kommt ebenso vor wie ein eingeschränktes Kälteempfinden. Daher ist darauf zu achten, dass der Patient z.B. bei Spaziergängen oder Transporten zu Untersuchungen angemessen bekleidet ist und dass die Raumtemperatur nicht zu hoch und nicht zu niedrig ist.

Wünschenswert sind regelmäßige Temperaturreize, z.B. durch Wechselduschen an Beinen oder Armen. Dies fördert das Wohlbefinden und stärkt die Abwehrkraft (*paradoxe Reaktion* ☞ ATL Sich waschen und kleiden).

Außerdem erfordert das herabgesetzte Temperaturempfinden älterer Menschen (☞ 3.1.3) einen sorgfältigen Umgang mit künstlichen Wärmequellen (z.B. Wärmflasche), um Verbrennungen zu vermeiden.

Durch die Funktionsabnahme des Immunsystems (☞ 3.1.3) reagieren ältere Menschen bei Infektionen seltener mit Fieber. So können akute Infekte, z.B. der Atemwege oder der Harnwege, lange Zeit unbemerkt bleiben. Daher ist es erforderlich, den älteren Patienten sorgfältig auf andere Infektionszeichen hin zu beobachten (z.B. Atemgeräusche, Husten, Auswurf, Urinveränderungen, Schmerzen).

🍽 Essen und trinken

Nährstoffbedarf

Ältere Menschen benötigen rund 30 % weniger Kalorien als jüngere (☞ Abb. 3.28). Gleichzeitig bleibt der Bedarf z.B. an Eiweiß, Kalzium und anderen Mineralstoffen sowie Vitaminen unverändert. Dies bedeutet, dass der Bedarf an Kohlenhydraten und Fetten im Alter um 35 – 40 % sinkt.

Viele ältere Menschen berücksichtigen dies intuitiv. Einige, und hier insbesondere allein stehende ältere

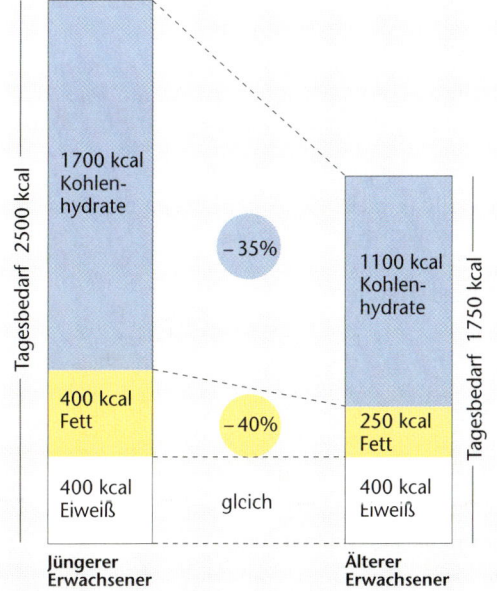

Abb. 3.28: Verschiebung des Nährstoffbedarfs des älteren Menschen (rechts) gegenüber einem jüngeren Erwachsenen.

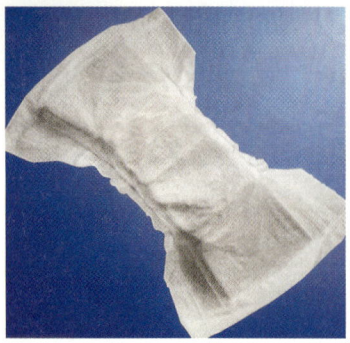

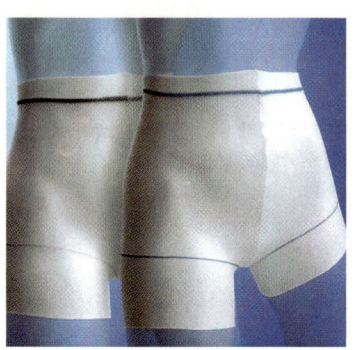

Abb. 3.30 (links): Hochsaugfähige Einlage, die Gel-Bildner enthält, welche die Haut trocken halten und eine Geruchsbildung verhindern. Fixiert wird sie mittels selbstklebender Haftstreifen oder durch eine Netzhose. [U223]

Abb. 3.31 (rechts): Unimed® Fixierhöschen für eine sichere und hygienische Fixierung von Inkontinenzeinlagen. Sie sind aus hochelastischem Material, weich und luftdurchlässig. [U223]

Männer, ernähren sich aber einseitig, so dass der Bedarf an Nährstoffen nicht gedeckt und gleichzeitig durch zu hohe Kohlenhydrat- und Fettzufuhr Übergewicht gefördert wird.

> 📖 Für ältere Menschen ist eine eiweißreiche, fettarme Mischkost am günstigsten. Ballaststoffe beugen der im Alter häufigen Obstipation vor, Milch und Milchprodukte sorgen für ausreichend Kalzium. Bei Neigung zu Bluthochdruck (Hypertonie ☞ 7.5.1) und Ödemen muss mit Salz gespart werden.

Wasserbedarf

Der ältere Mensch empfindet Durst meist nicht mehr so stark wie der jüngere. Er selbst bzw. seine Betreuer achten daher auf eine tägliche Trinkmenge von 1,5 – 2 l. Ausnahmen sind eine Herz- oder Niereninsuffizienz, wenn der Arzt eine Flüssigkeitsbeschränkung angeordnet hat. Zu geringe Flüssigkeitszufuhr kann nicht nur eine Obstipation, sondern durch eine Dehydratation mit *Hyponatriämie* (Natriummangel ☞ 11.17.2) auch einen akuten Verwirrtheitszustand hervorrufen.

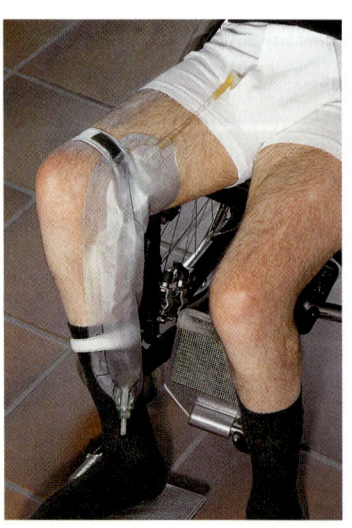

Abb. 3.32: Sauer-Beinbeutel® zur geschlossenen Urinableitung. Ist eine transurethrale oder suprapubische Harnableitung unvermeidbar, kann der Urin in ein geschlossenes Drainagesystem abgeleitet werden. Beinbeutel bieten mobilen Patienten größere Selbstständigkeit. Auch Rollstuhlfahrer können von dieser Form der Urinableitung profitieren. [U229]

Praktische Probleme bei der Ernährung

Trotz allen Bemühens um eine gesunde Ernährung darf nicht vergessen werden, dass jeder Mensch anders ist und isst und ein alter Mensch über Jahrzehnte entstandene Essgewohnheiten (auch wenn sie falsch sind) kaum von heute auf morgen zu ändern bereit ist („Ich habe schon immer so gegessen, was soll ich mich jetzt auf meine alten Tage und für die letzten paar Jahre meines Lebens noch umstellen"). Daher sind immer Kompromisse nötig, denn eine starre Haltung würde nur zu offener Ablehnung und Nahrungsverweigerung führen.

Der nachlassende Geruchs- und Geschmackssinn kann dazu führen, dass viele ältere Menschen wenig oder keinen Appetit haben. Mit gut gewürzten und appetitlich angerichteten Speisen kann dieser Appetitlosigkeit entgegengewirkt werden.

Das selbstständige und unabhängige Essen und Trinken älterer Menschen mit funktionellen Einschränkungen kann durch zahlreiche Ess- und Trinkhilfen erhalten werden (☞ auch 15.1.3).

Viele ältere Menschen haben Gebissprobleme. Sie reichen von geringen Einschränkungen beim Kauen harter Speisen bis zu starken Schmerzen z.B. durch entzündete Druckstellen infolge schlecht sitzender Prothesen. Sind die Probleme durch zahnärztliche Behandlung nicht zu bessern, bieten die Pflegenden den Betroffenen passierte Kost an.

☺ Ausscheiden

> 💍 Die Harninkontinenz ist ein häufiges Problem älterer Menschen mit vielfältigen Ursachen (☞ 3.7). Folge sind nicht nur drohende (Selbst-)Isolation, sondern auch medizinische Probleme wie gehäufte Harnwegsinfekte (☞ 11.7.1).

Harninkontinenzversorgung

Lässt sich die Harninkontinenz durch therapeutische Maßnahmen (☞ 3.7) nicht beheben, ist eine der Inkontinenz und Bewegungsfähigkeit angepasste **Inkontinenzversorgung** wichtig:

- Bei leichter Harninkontinenz und vorhandener Bewegungsfähigkeit reichen in der Regel kleine *Einlagen* aus
- Für eine ausgeprägte Harninkontinenz stehen hoch saugfähige große Einlagen zur Verfügung, die zusammen mit einer *Netzhose* dem Inkontinenten Sicherheit geben. Viele Betroffene können die Einlage auch selbstständig wechseln
- *Inkontinenzhosen* sollten mit Bedacht gewählt werden, da sie die Selbstpflegefähigkeiten des Patienten meist verkümmern lassen. Der Kranke kann weder selbstständig die Toilette bzw. den Toilettenstuhl benutzen noch alleine die Inkontinenzhose wechseln. Gegebenenfalls ist eine kombinierte Lösung (tagsüber Einlage/nachts Inkontinenzhose) anzustreben
- Die Harninkontinenzversorgung älterer Männer kann in vielen Fällen durch das Tragen von *Urinalen* und *Beinbeuteln* verbessert werden
- Manchmal ist eine externe Urinableitung durch einen transurethralen oder suprapubischen *Blasenverweilkatheter* (☞ 11.5) unvermeidbar. Vor allem der transurethrale Katheter ist allerdings keine Dauerlösung.

Die **Stuhlinkontinenz** tritt häufig im fortgeschrittenen Stadium von Demenzkranken auf, ist sonst jedoch eher selten.

Soziale Folgen der Inkontinenz

Inkontinenz kann zur Selbstisolation führen. Andere Menschen werden aus Angst vor peinlichen Situationen gemieden (z.B. Uringeruch, durchnässte Kleidung), Partnerschaften werden aus Scham nicht mehr eingegangen, weil in aller Regel auch eine sexuelle Beziehung erwartet wird.

Die Sexualität Inkontinenter setzt eine hohe Vertrauensbasis zwischen Partnern voraus, damit die mit der Inkontinenz verbundenen Probleme besprochen werden können. Pflegekräfte können helfen, indem sie aufmerksam zuhören, die individuellen Probleme bei Bedarf ansprechen und Lösungsmöglichkeiten aufzeigen (z.B. Optimieren der Inkontinenzversorgung; Training, um inkontinenzfreie Zeiten zu schaffen).

Obstipation ☞ 9.3.8

📖 Literaturtipp
Norton, Christine: Praxishandbuch – Pflege bei Inkontinenz. Urban & Fischer, München, 1999

🐢 Für Sicherheit sorgen

Die Sicherheit älterer Menschen wird vielfach durch Mobilitätsprobleme beeinträchtigt. Die Angst vor Stürzen (☞ 3.3.3) verstärkt oftmals die Immobilität. Durch eine sichere Umgebung und die Versorgung mit sachgerechten Hilfsmitteln kann die Angst gemil-

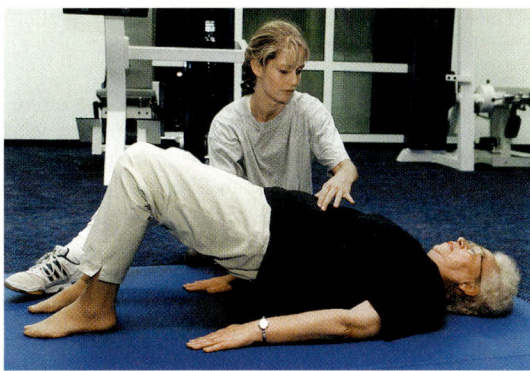

Abb. 3.33: Grundlage für Kontinenz ist unter anderem eine funktionierende Beckenbodenmuskulatur. Die Beckenbodengymnastik ist ein Übungsprogramm, das die Beckenbodenmuskulatur kräftigt. Es erfordert die motivierte Mitarbeit des Patienten, ist aber sehr wirksam in der Behebung leichterer Inkontinenzformen, vor allem bei Stressinkontinenz. [V220]

dert und dadurch die Mobilität gefördert werden, z.B. durch:
- Regelmäßiges Bewegungstraining, damit der Patient sich sicherer bewegen kann
- Haltemöglichkeiten an den Wänden in Zimmer, Bad und Flur
- Rutschfeste Matten im Badezimmer
- Haltegriffe im Bad, Toilettenerhöhung
- Gut angepasste Gehhilfen
- Eine der Bewegungseinschränkung und Körpergröße angepasste Betthöhe
- Ausreichende Beleuchtung, leicht erreichbare Lichtschalter
- Genug Sitzgelegenheiten (z.B. auf dem Weg zur Toilette)
- Geeignete Kleidung (nicht zu lange Nachthemden oder Bademäntel), feste Schuhe
- Korrekt angepasste Brille
- Leichte Erreichbarkeit der Klingel und häufig benutzter Gegenstände.

Unfallrisiken vermindern

Durch verlangsamte Reflexe, vermindertes Seh- und Hörvermögen und gehäufte Verwirrtheitszustände (☞ 3.3.4) sind ältere Patienten erhöht sturzgefährdet. Folgende Maßnahmen vermindern während des Krankenhausaufenthalts das Unfallrisiko:
- Veränderungen in der Umgebung des Patienten sollten möglichst behutsam erfolgen. Beispielsweise erleichtern die Anwesenheit einer vertrauten Person am ersten Tag und das Mitbringen von gewohnten Gegenständen dem älteren Patienten die Umstellung bei der Krankenhausaufnahme
- Im Krankenhaus selbst wirkt sich eine ruhige, freundliche Umgebung günstig aus (möglichst nicht sofort mit der Diagnostik beginnen, invasive Maßnahmen erst nach der Eingewöhnung)

- Die Orientierung in den ungewohnten Räumlichkeiten kann durch Hinweistafeln und Schilder erleichtert werden (☞ 3.5.3)
- Alte Menschen sollten nicht zu früh und nie unvorbereitet entlassen werden. Vor der Entlassung werden alle (noch) vorhandenen Pflegeprobleme dokumentiert. Soll die Familie den Patienten weiterpflegen, ist ein vorheriges Üben schwieriger Pflegehandlungen notwendig.

Sind aus Sicherheitsgründen Maßnahmen erforderlich, die die Autonomie und Unabhängigkeit des Patienten einschränken, so sind zunächst die am geringsten einschränkenden Maßnahmen zu ergreifen (z.B. Hilfsmittel, die einen Alarm auslösen, *vor* der körperlichen Fixierung).

> 🕮 Bei der Fixierung eines Patienten handelt es sich nach § 239 StGB um eine Freiheitsberaubung, die nur bei Vorliegen eines Notstandes vorübergehend eingesetzt werden darf und vom zuständigen Arzt angeordnet und überwacht werden muss. Jede länger als 24 Stunden andauernde Fixierung ist von einem Vormundschaftsgericht und, sofern bestimmt, vom Betreuer des Patienten zu genehmigen.

🖼 Sich als Frau oder Mann fühlen und verhalten

Sexualität im Alter

Sexualität im Alter ist auch in unserer „aufgeklärten" Gesellschaft immer noch ein Tabuthema. Sexualität wird vielfach gleichgesetzt mit Geschlechtsverkehr, und nur wenige jüngere Erwachsene können sich vorstellen, dass ältere Menschen noch sexuell aktiv sind (☞ auch 3.1.3).

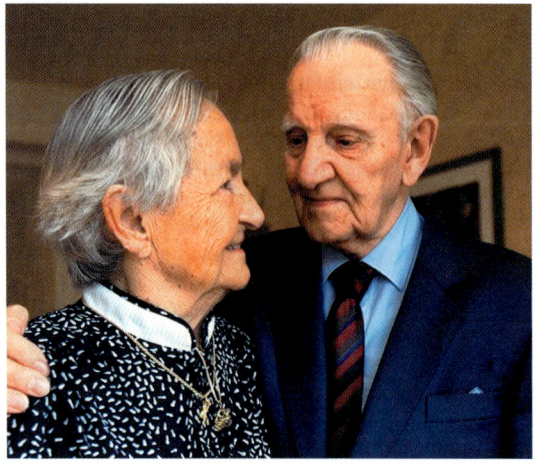

Abb. 3.34: Sichtbare Liebe zwischen Älteren ist für viele immer noch ein Tabuthema. [K157]

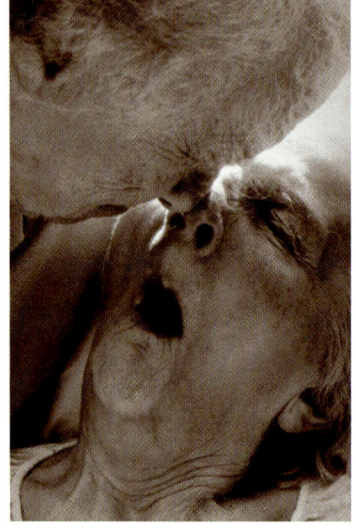

Abb. 3.35: Nach dem Abschiednehmen vom Partner, an dessen Seite man 50 Jahre seines Lebens verbracht hat, bleibt oft eine Leere, die ein alter Mensch nur schwer wieder füllen kann. [N313]

Studien haben jedoch zum einen ergeben, dass beispielsweise mehr als die Hälfte der über 65-jährigen Verheirateten noch Geschlechtsverkehr hat. Nach Partnerverlust liegt die Rate allerdings erheblich niedriger. Zum anderen ist Sexualität keineswegs gleichbedeutend mit Geschlechtsverkehr: Versteht man Sexualität umfassender im Sinne von Zärtlichkeit, Geborgenheit, Vertrautheit und Liebe, so wird schnell deutlich, dass ältere Menschen keineswegs asexuell sind.

Ältere Menschen wünschen sich ebenso Zärtlichkeit, Körperkontakt und Nähe zu einem Partner wie jüngere, auch wenn die Funktion der Geschlechtsorgane nachlässt (☞ 3.1.3). Natürlich spielt auch die Biographie eine wesentliche Rolle: Für einige ältere Menschen hat die Sexualität große Bedeutung, eine zweite Gruppe sieht sie als weniger wichtig an und manche sind auch froh, dass sie „darüber hinaus" sind.

Daher sollten älteren Menschen in stationären Einrichtungen prinzipiell die gleiche Privatsphäre und die gleichen Rückzugsmöglichkeiten zugestanden werden wie jüngeren. Pflegekräfte können älteren Menschen bereits durch kleine Gesten zeigen, dass sie ihre Privatsphäre achten. Hierzu gehört z.B., dass die Pflegenden immobilen Patienten helfen, für ein vertrautes Gespräch einen unbeobachtbaren Raum aufzusuchen oder sie einen Besuch in der Cafeteria oder den Außenanlagen des Krankenhauses ermöglichen.

Das Bedürfnis nach Zuwendung, Nähe und Geborgenheit kann auch in der täglichen Pflege berücksichtigt werden, z.B. bei der Körperpflege (☞ ATL Sich Waschen und Kleiden), durch Gespräche oder durch einfühlsame Körperkontakte (z.B. tröstendes Berühren am Arm).

Partnerschaft im Alter

Viele ältere Menschen leben in einer jahre- oder gar jahrzehntelangen stabilen Partnerschaft. Gerade im

Alter ist diese Beziehung jedoch Krisen ausgesetzt: Etablierte Rollenmuster können sich z.B. durch Berentung, Krankheit, Pflegebedürftigkeit oder auch den Tod des Ehepartners verändern, verstärken oder auflösen. Hier kann es Aufgabe der Pflegenden sein, z.B. angesichts einer akuten Erkrankung Denkanstöße und Hilfestellungen zu geben, damit die Partnerschaft auch unter geänderten Bedingungen (weiter) den Bedürfnissen *beider* Partner gerecht wird.

⬚ Sich beschäftigen und ⬚ Sinn finden

Mit zunehmendem Alter leiden immer mehr Menschen an chronischen Erkrankungen. Auch wenn diese nicht oder nicht unmittelbar lebensbedrohlich sind (z.B. eine Arthrose ☞ 3.9, oder eine leichte Herzinsuffizienz ☞ 6.6.1), erinnern sie den Betroffenen durch immer wiederkehrende Beschwerden oder die Notwendigkeit einer regelmäßigen Tabletteneinnahme an sein Alter und seine Gebrechlichkeit.

Chronische Erkrankungen führen daher oft auch zu einer (ersten) Auseinandersetzung mit der eigenen Vergänglichkeit. Nicht wenige Patienten geraten dadurch in eine fundamentale Krise. Und ist ihnen nicht rechtzeitig gelungen, sich positiv auf ein Leben nach der Berentung einzustellen, konzentrieren sie sich nicht selten auf ihren Gesundheitszustand (oder evtl. den des Partners), wodurch sich im Extremfall tatsächlich vorhandene Krankheiten und subjektiv wahrgenommene Beschwerdebilder zu einem kaum entwirrbaren Knäuel pflegerisch-medizinischer Hilfsbedürftigkeit zusammenballen. Ein anderer Lebenssinn als die Bewältigung des gefährdeten Gesundheitszustandes scheint nicht mehr zu existieren.

Aufgabe pflegerischen (und ärztlichen) Handelns ist es dann, den Horizont für andere Lebensinhalte zu eröffnen, z.B. zu maßvollem Sport und damit positiver Lebenserfahrung anzuregen sowie zum Knüpfen neuer Kontakte zu ermuntern.

Mittlerweile gibt es von verschiedenen Trägern vielfältige (Freizeit-)Angebote speziell für ältere Menschen, auch Pflegeheime bieten zunehmend aktivierende Programme an. Hinzu kommen zahlreiche nicht-organisierte und organisierte Aktivitäten, die allen Altersgruppen (also auch Älteren) möglich sind. Wichtig ist, nicht nur auf die Ressourcen, sondern auch auf die Vorlieben des älteren Menschen einzugehen: Wer sein Leben lang keine schöpferische Ader hatte, der mag wahrscheinlich auch im Alter nicht gern töpfern; ihm ist mit der Erforschung der eigenen Ahnen vielleicht besser gedient. Tätigkeiten, die dem alten Menschen Spaß machen, wirken am ehesten aktivierend und werden durchgehalten.

Prinzip Hoffnung

Ein entscheidender Faktor der Lebensaktivität „Sinn finden" ist die **Hoffnung.** Ohne Hoffnung wird das

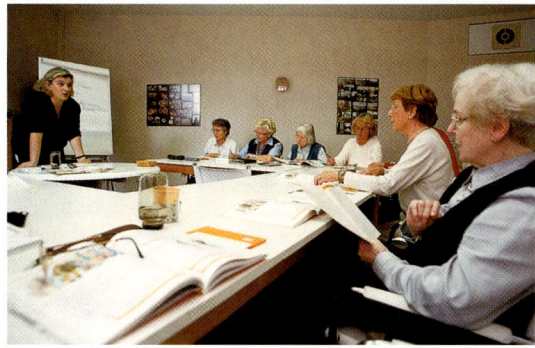

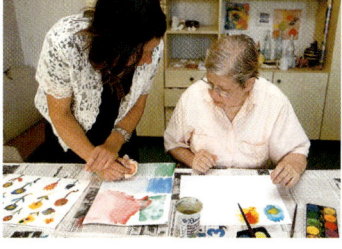

Abb. 3.36: Egal ob Seniorenakademie, Malen oder (mäßiger) Sport in einer Gruppe – wichtiger noch als die Art der Aktivität ist, dass der ältere Mensch überhaupt Interessen hat und aktiv bleibt. In jedem Fall können Angehörige und Pflegende versuchen, lenkend einzugreifen, damit sowohl Körper als auch Geist beweglich bleiben.
[K157] [W184]

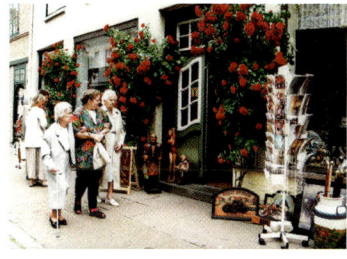

Leben als sinnlos und leer empfunden. Hoffnung richtet sich an die Zukunft und wirkt bei Bewältigungsprozessen entlastend. Vor allem jüngere Menschen glauben, dass ältere Menschen nicht mehr hoffen können. Sie können sich nicht vorstellen, dass Hoffnung bei unheilbaren Krankheiten oder angesichts einer nur noch kurzen Lebenserwartung noch möglich ist. Hoffnung ist aber nicht gleichbedeutend mit „Hoffnung auf Heilung". Hoffnung umfasst auch die Hoffnung, den Geburtsort noch einmal zu besuchen, die Geburt des nächsten Enkels zu erleben oder an einer Familienfeier teilnehmen zu können.

Die Fähigkeit zu hoffen wird durch verschiedene Faktoren beeinflusst, z.B. individuelle Erfahrungen oder religiöse, kulturelle und gesellschaftliche Einflüsse. Insbesondere Vorurteile haben einen negativen Einfluss auf die Hoffnungsfähigkeit des älteren Menschen. Es ist daher wichtig, die individuellen Einstellungen aller Teammitglieder, der Angehörigen und der alten Menschen selbst zu überprüfen und gegebenenfalls zu korrigieren. Positive Erfahrungen älterer Menschen bei der Bewältigung kritischer Lebensereignisse sollten erfragt und in der Pflege berücksichtigt werden.

Hoffnungen zu wecken, die unerfüllbar sind (z.B. auf Heilung bei weit fortgeschrittenem Tumorleiden), ist dagegen falsch, denn die zwangsläufig folgende Enttäuschung untergräbt das Vertrauen zwischen dem Patienten und seinen Betreuern und kann den körperlichen und psychischen Verfall beschleunigen.

3.3 Medizinisch-pflegerische Hauptprobleme des alten Patienten

Dekubitus ☞ 7.2.4

3.3.1 Schwäche

💊 (Plötzlich auftretende) **Schwächezustände** sind unabhängig vom Alter des Patienten als Hinweis auf körperliche oder psychische Erkrankungen zu werten. Bei jüngeren Menschen sind eher akute Erkrankungen die Ursache, bei älteren dagegen eher chronische. Schwäche ist nie belanglos!

Eine neu auftretende oder sich verstärkende **Schwäche** ist im Alter häufig erstes Symptom einer organischen Krankheit oder weist auf eine Verschlimmerung einer bereits bekannten (chronischen) Erkrankung hin. Häufige Ursachen sind etwa:
- Herzinsuffizienz (☞ 6.6.1)
- Pneumonie (☞ 8.5.3)
- Chronische Bronchitis (☞ 8.6.2)
- Diabetes mellitus (☞ 12.7.3)
- Dehydratation (☞ 11.17.2)
- Schilddrüsenfunktionsstörungen (☞ 12.4)
- Demenz (☞ 3.5)
- Depression
- Anämie (☞ 13.6.1).

Das diagnostische und therapeutische Vorgehen richtet sich nach der zugrunde liegenden Ursache.

Unterstützung bei den ATL ☞ 3.2.2

3.3.2 Immobilität

📋 **Mobilität:** Fähigkeit, sich in seiner Umgebung frei zu bewegen und die Aktivitäten des täglichen Lebens unabhängig auszuführen.
Immobilität: Unfähigkeit, sich frei zu bewegen. Zwischen beiden Polen existieren viele Stufen von **Bewegungseinschränkungen.**

Es ist falsch, Immobilität mit der Unfähigkeit zu *gehen* gleichzusetzen. So kann z.B. ein Rollstuhlfahrer wesentlich mobiler als ein Fußgänger (mit Gehhilfen) sein, hingegen sich ein älterer Mensch, der plötzlich nicht mehr Auto fahren darf, trotz vorhandener Gehfähigkeit (zunächst) völlig immobil fühlen.

Zum anderen können Bewegungseinschränkungen auch Folge psychischer Probleme sein (☞ unten) oder durch eine „behindernde" Umgebung bedingt sein. Alle Formen der Immobilität bedrohen die Unabhängigkeit und damit die *Autonomie* (Selbstbestimmung) älterer Menschen.

Körperliche Ursachen für Immobilität

Die *körperlichen Ursachen* für Immobilität sind zahlreich:
- Zu den häufigsten Ursachen bei älteren Menschen gehören Veränderungen des Bewegungsapparates wie *Arthrose* (☞ 3.9), *Osteoporose* (☞ 3.10) oder Frakturen im Hüftbereich. Diese Erkrankungen beeinträchtigen die Beweglichkeit direkt (z.B. durch Versteifungen) oder indirekt (z.B. durch schmerzbedingte Schonung). Vielfach bestehendes Übergewicht wirkt sich zusätzlich ungünstig aus
- Durch die vornübergeneigte Körperhaltung vieler alter Menschen wird der Körperschwerpunkt nach vorne verlagert, was eine latente Gangunsicherheit verstärkt
- Im neurologischen Bereich sind insbesondere Störungen der Gehirndurchblutung (*TIA, Schlaganfall* mit Lähmungsfolgen ☞ 7.8), das *Parkinson-Syndrom* (☞ 3.6) sowie Gangunsicherheiten als Folge einer *Polyneuropathie* (Schädigungen der Nerven ☞ z.B. 12.7.6) zu nennen
- Auch eine Minderdurchblutung der Beine (*pAVK*, ☞ 7.7.2) sowie ausgeprägte Beinödeme bei *Herzinsuffizienz* schränken die Beweglichkeit ein
- Schwere Herz- und Lungenerkrankungen (☞ Kapitel 6 und 8) vermindern die allgemeine Belastbarkeit des Patienten so sehr, dass er sich kaum noch bewegen kann
- Sehbehinderungen, z.B. durch ungeeignete Brillen, Linsentrübung (*grauer Star* ☞ auch 3.1.3) oder als Folge eines Diabetes mellitus, erschweren die Orientierung im Raum und führen zu einer erhöhten Gefährdung
- Immobilität kann auch *iatrogen*, d.h. durch ärztliche Maßnahmen, bedingt sein. An erster Stelle steht hier die Einnahme von Beruhigungsmitteln, die – wie auch Alkohol – eine Gangunsicherheit auslösen können. Die von den Patienten zum abendlichen Einschlafen gewünschte Schlaftablette kann noch am Folgetag „nachhängen". Aber auch Arzneimittel gegen einen Bluthochdruck können über zu niedrigen Blutdruck und Blutdruckregulationsstörungen zu Schwindel und Problemen beim Stehen und Gehen führen

Psychische Ursachen für Immobilität

Psychische Veränderungen, die eine Immobilität nach sich ziehen können, sind allgemeine Unsicherheit (z.B. Angst vor Stürzen), mangelndes Selbstvertrauen und Depressionen (z.B. nach Verlust des Partners), bei denen der Patient das Interesse gegenüber seiner Umgebung verliert und sich selbst vernachlässigt. Auch die psychische Grundhaltung des Patienten („schon immer bequem") und ein übertrieben besorgtes Verhalten von Familienangehörigen sind maßgebend dafür, wie schnell ein Kranker immobil wird.

Einfluss der Umgebung auf die Mobilität

Eine ungünstige Umgebung fördert die Immobilität ganz entscheidend:
- Der Patient kann das Zimmer nicht verlassen, weil er den Gehwagen nicht über die hohe Türschwelle heben kann
- Eine zu tiefe Badewanne oder die zu hohe Stufe des Duscheinstiegs behindern die selbstständige Körperpflege des Patienten
- Kleider mit Reißverschluss am Rücken sind ungünstig, weil viele ältere Patienten diesen nicht mehr alleine öffnen und schließen können
- Der Patient kann kaum oder gar nicht an geselligen Veranstaltungen oder Theaterbesuchen teilnehmen, weil die Treppenstufen ein (scheinbar) unüberwindbares Hindernis darstellen oder öffentliche Verkehrsmittel nicht benutzt werden können und Taxifahrten zu teuer sind.

Folgen der Immobilität

Immobilität wirkt sich auf alle Aktivitäten des täglichen Lebens aus:
- Immobilität (auch langes Sitzen) vergrößert das Risiko eines Dekubitus, einer Kontraktur, Thrombose oder Pneumonie
- Obstipation kann ebenfalls Folge einer Immobilität sein
- Oft ist die Sturzgefahr erhöht
- Immobilität bedeutet auch, dass viele freudebringende Beschäftigungen (z.B. Spazierengehen) nicht mehr möglich sind und Immobilität so zu einer Sinnfindungskrise führen kann. Die psychischen Reaktionen des Betroffenen reichen von aggressivem Verhalten gegenüber sich selbst oder anderen bis zu Passivität und einem Rückzug in kindliche Verhaltensmuster. Sehr häufig sind depressive Verstimmungen, die ihrerseits wieder die Immobilität fördern und das Entstehen eines Teufelskreises begünstigen.

> 🖾 Die Folge einer Immobilität sind Selbstpflegedefizite, z.B. bei der Körperpflege, beim An- und Auskleiden, beim Ausscheiden, beim Essen und Trinken.

Aus diesen Gründen sollte unabhängig vom Alter des Patienten stets die Ursache der Immobilität gesucht und möglichst behandelt werden. Ganz wichtig sind in diesem Zusammenhang krankengymnastische Übungsprogramme und eine aktivierende Pflege (☞ 3.2.2).

3.3.3 Stürze

Mit eingeschränkter Mobilität sind oft **Stürze** verbunden, die – abgesehen von den Verletzungsfolgen – die Unsicherheit und Immobilität des Patienten weiter verstärken und nicht selten die Einweisung in ein Krankenhaus oder den Umzug in ein Altenheim begründen.

> ⚠ **Vorsicht!**
> **Die ersten Tage sind die riskantesten!**
> Im Krankenhaus ereignen sich die meisten Stürze in der ersten Woche nach der Aufnahme. Zu hohe oder zu niedrige Betten sowie übersteigbare Bettgitter erhöhen das Risiko.

Die Ursachen häufiger Stürze entsprechen im Wesentlichen denen der Immobilität. Darüber hinaus sind Schwindel (☞ 3.3.5), Synkopen (☞ 6.3.3), Blutdruckregulationsstörungen (☞ 7.5) und der Wechsel in eine ungewohnte Umgebung hervorzuheben.

Entscheidende Hinweise auf die Ursache des Stürzens gibt die Anamnese (Stolpern? Wegrutschen der Beine? Schwarzwerden vor den Augen?).

> 🗫 Stürze sind oft folgenschwer und/oder Ausdruck eines ohnehin schlechten Allgemeinzustandes des Patienten: Von jenen älteren Patienten, die zu Hause stürzen und ins Krankenhaus aufgenommen werden müssen, verstirbt die Hälfte innerhalb von 12 Monaten, und von jenen, die vom Heim aus ins Krankenhaus verlegt werden, ist die Hälfte bereits nach sechs Monaten verstorben.

3.3.4 Verwirrtheit

> ⊡ **Verwirrtheit:** Bewusstseinsstörung mit komplexem Symptombild aus **Desorientiertheit** (Störung des normalen Selbst-, Raum- und Zeitempfindens), **Denkstörungen** (z.B. verlangsamtes Denken, Wahnvorstellungen) und **Gedächtnisstörungen.**

Bei vielen älteren Patienten ist die **Verwirrtheit** das zentrale Problem, vor allem auch für Angehörige oder Pflegende.

Leicht verwirrte Personen sind auf den ersten Blick unauffällig, können aber auf Nachfrage z.B. nicht das aktuelle Datum oder den Wochentag nennen.

Schwer Erkrankte dagegen erkennen nicht einmal mehr die nächsten Angehörigen, laufen rast- und ziellos durch den Raum und zeigen ernste Störungen des Schlaf-Wach-Rhythmus mit nächtlicher Wachheit und langen Schlafperioden über Tag.

Besonders belastend ist es für die Pflegenden, wenn die verwirrten Patienten, z.B. aus Angst oder Wahnvorstellungen heraus, aggressiv werden und ihre Mitmenschen wiederholt beleidigen oder sogar mit Gegenständen bedrohen.

Leicht werden Patienten aber auch zu Unrecht als verwirrt bezeichnet, etwa wenn sie „nicht gehorchen", sich nicht in den Krankenhausalltag einfügen oder aufgrund einer Hörstörung unangemessen reagieren.

Akute Verwirrtheit

Setzt eine Verwirrtheit *plötzlich* ein, so spricht man von **akuter Verwirrtheit** *(akuter Verwirrtheitszustand, Delirium, Durchgangssyndrom)*.

Die akute Verwirrtheit dauert oft nur Stunden oder Tage und wird meist durch ein Zusammenspiel *mehrerer* ungünstiger Faktoren hervorgerufen. Hier sind an erster Stelle zu nennen:

- *Medizinische Ursachen* wie Hormonstörungen oder Dehydratation (manchmal äußerlich nicht erkennbar), Störungen des Elektrolythaushaltes (insbesondere Natriummangel = *Hyponatriämie,* ☞ 11.17.2), Sauerstoffmangel des Gehirns (z.B. bei TIA oder Schlaganfall ☞ 7.8), außerdem durch zu niedrigen Blutdruck, eine Herzschwäche oder Ateminsuffizienz bei Lungenentzündung oder Asthma (☞ 8.5.3 bzw. 8.6.1), akute Infekte wie z.B. Atemwegs- oder Harnwegsinfekte (wobei die lokalen Symptome praktisch völlig fehlen können) oder Stoffwechselentgleisungen (z.B. bei Diabetes mellitus)
- *Iatrogene Ursachen* wie Arzneimittelnebenwirkungen oder längere Narkosen
- *Vergiftungen*, insbesondere durch Alkohol oder Arzneimittel (☞ 5.5)
- *Soziale Ursachen*, z.B. ein Ortswechsel (Umzug in ein Altersheim oder Einweisung in ein Krankenhaus), Verlust enger Bezugspersonen (z.B. Tod des Partners) oder Stress.

Diese Faktoren gilt es durch eine sorgfältige Anamnese (meist Fremdanamnese ☞ 1.2.1) sowie körperliche und technische Untersuchungen herauszufinden.

Können die Ursachen beseitigt werden, verschwindet die akute Störung oft. Allerdings beruht ein großer Teil der akuten Verwirrtheitszustände auf einer bis dahin maskierten (unheilbaren) Demenz.

> **⚠ Vorsicht!**
> **Akut verwirrte Menschen sind Notfallpatienten!**
> Akute Verwirrtheitszustände sind medizinische Notfälle, die sorgfältiger Klärung, Überwachung und Betreuung bedürfen. Nahrungsverweigerung, Unfähigkeit zur Kooperation, Weglauftendenzen und aggressive Handlungen sind häufig und gefährden den Patienten. Sie begründen ggf. eine Zwangseinweisung und -behandlung.

Akute Verwirrtheit als Folge einer Krankenhauseinweisung

Vielen älteren Menschen bereitet die Einweisung in ein Krankenhaus große Probleme. Als Reaktion auf die Grundkrankheit *und* den Umgebungswechsel kommt es zu einer Phase akuter Verwirrtheit. Prophylaktisch empfehlen sich daher folgende Pflegemaßnahmen (☞ auch Orientierungshilfen in 3.5.3):

- Günstig sind wenige, konstante Bezugspersonen. Zimmerpflege ist der Funktionspflege also vorzuziehen. Die Pflegenden sollten sich dem Patienten nicht nur namentlich vorstellen, sondern auch ein Namensschild tragen und ihren Namen auf einen Zettel schreiben
- Je unruhiger die Umgebung, desto mehr „Stress" für den Patienten und desto höher das Risiko, dass eine gerade noch kompensierte Verwirrung manifest wird. Die Pflegemaßnahmen müssen gut geplant werden, um die Ruhephasen des Patienten nicht durch häufige, wenn auch kurzandauernde Pflegetätigkeiten unterbrechen zu müssen
- Die älteren Patienten sollten ihre Brille oder ihr Hörgerät immer bei sich haben und auch tragen, da der Umgebungswechsel bei unzureichendem Seh- oder Hörvermögen noch schwerer zu verkraften ist.

Chronische Verwirrtheit

Entsteht eine Verwirrtheit langsam und nimmt über Monate oder Jahre immer weiter zu, spricht man von **chronischer Verwirrtheit.** Ursache ist fast immer eine *Demenz* (☞ 3.5), weshalb viele Autoren chronische Verwirrtheit mit Demenz gleichsetzen.

Unterstützung bei den ATL ☞ 3.2.2
Pflege bei Demenz ☞ 3.5.3

3.3.5 Schwindel

> 🔅 **Schwindel:** Akut gestörte Orientierung im Raum, oft zusammen mit Übelkeit, Erbrechen und anderen vegetativen Symptomen. Schwindel gefährdet den Patienten durch Immobilität und erhöhte Sturzgefahr. Der Patient fühlt sich „taumelig" und muss sich überall festhalten. Bei stärkerem Schwindel stürzt der Patient bereits bei geringsten Anlässen.

Unsystematischer Schwindel

Der **unsystematische Schwindel** tritt außer im Alter bei kreislauflabilen Patienten mit zu niedrigem Blutdruck, seltener auch bei Bluthochdruck, auf. Es besteht ein unbestimmtes Unsicherheitsgefühl beim Stehen, Sitzen oder Gehen. „Schwarzwerden" vor den Augen kann hinzutreten. Häufiger Auslöser ist das plötzliche Aufstehen aus der Hocke oder aus dem Bett, z.B. während einer Infektionskrankheit.

Abzugrenzen von unsystematischen Schwindelattacken sind Ohnmachtsanfälle *(Synkopen)*, die oft Folge einer kurzzeitig aussetzenden Herztätigkeit sind (☞ 6.3.3).

Systematischer Schwindel

Dagegen hat der **systematische Schwindel** als *Dreh-, Schwank-* oder *Liftschwindel* eine bestimmte Richtung. Der Patient fühlt sich z.B. wie im Karussell oder immer zu einer Seite hin gezogen. Begleitend tritt ein **Nystagmus** *(Augenzittern* durch unwillkürliche Augenbewegungen) auf. Mögliche Ursachen für diesen Schwindel sind beispielsweise Erkrankungen des Gleichgewichtsorgans oder Durchblutungsstörungen im Versorgungsgebiet der hinteren Hirnarterie *(A. vertebralis)*. Der systematische Schwindel tritt oft zusammen mit *Innenohrstörungen* auf.

> 👈 Vielen Schwindelpatienten kann nicht befriedigend geholfen werden. Oft ist sogar nicht einmal eine klare Ursache zu finden.

3.3.6 Tremor

> 📋 **Tremor:** Rhythmisches, unwillkürliches Zittern durch abwechselnde Kontraktionen gegensätzlich wirkender Muskelgruppen. Meist Folge einer neurologischen oder internistischen Erkrankung.

Je nachdem, wie häufig und ausladend das Zittern ist, wird ein **Tremor** als *grob-, mittel-* oder *feinschlägig* bezeichnet. Ein Tremor macht es dem Patienten schwer oder unmöglich, feine Arbeiten zu verrichten (z.B. Ankleiden, Essen). Oft isoliert sich der Kranke; er wagt sich z.B. nicht mehr zu Bekannten, weil er nicht aus einer Tasse oder einem Glas trinken kann, ohne etwas zu verschütten.

Die wichtigsten Arten des Tremors sind Ruhetremor und Intentionstremor:

Der **Ruhetremor** tritt in Ruhe vor allem an den körperfernen Armabschnitten auf, kann aber prinzipiell auch Gesichts-, Rumpf- und Beinmuskulatur betreffen. Bei gezielten Bewegungen wird er oft geringer. Besonders typisch ist der sog. *Pillendreher-* oder *Münzenzählertremor* des Parkinsonkranken (☞ 3.6).

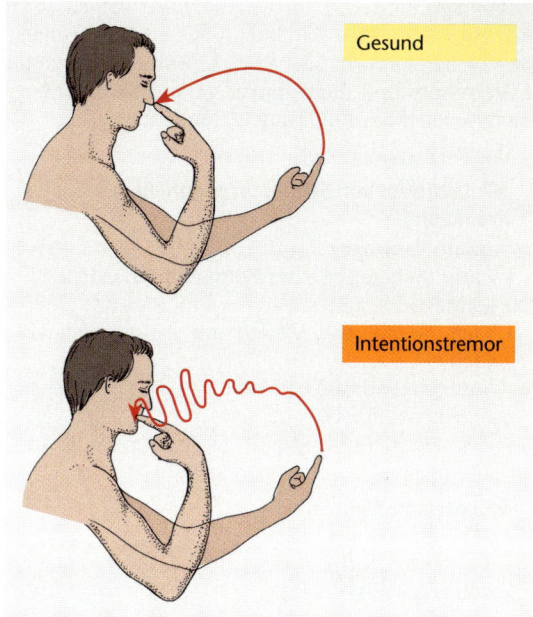

Abb. 3.37: Ein Intentionstremor lässt sich durch den sog. Finger-Nase-Versuch leicht nachweisen. [A400-190]

Hierbei betrifft der Tremor vor allem die Daumen- und Zeigefingermuskeln; die entstehenden Bewegungen erinnern an diejenigen beim „Pillendrehen" oder Geldzählen. Auch beim senilen Tremor des älteren Patienten handelt es sich meist um einen Ruhetremor, der vor allem im Kopf- und Gesichtsbereich auftritt (ständiges „Kopfnicken" mancher älterer Leute).

Der **Intentionstremor** tritt bei zielgerichteten Bewegungen auf, wird mit näher kommendem Ziel immer heftiger und ist typisch für Kleinhirnerkrankungen.

3.3.7 Schlafstörungen

Die moderne Schlafforschung geht von einem stark veränderten Schlafverhalten im Alter aus:
- Die notwendige *Schlafdauer* nimmt leicht ab. Durchschnittlich reichen 6 – 7 Stunden, im Einzelfall schwankt sie zwischen 4 und 10 Stunden
- Die *Schlafqualität* ändert sich deutlich. Die Tiefschlafphasen sind verkürzt oder verschwinden, kurze Aufwachperioden *(micro arousals)* nehmen zu, so dass der Schlaf leichter störbar wird (z.B. durch Lärm, Spannungen oder Erkrankungen)
- Parallel zum kürzeren und fragmentierten Nachtschlaf kommt es tagsüber zu kurzen Einschlafphasen

Ein Drittel der über 60-Jährigen klagt deshalb über **Schlafstörungen;** zum einen über **Einschlaf-** und **Durchschlafstörungen,** zum andern über Zustände ausgeprägter **Tagesschläfrigkeit,** wobei diese meist zusammen auftreten. Im Krankenhaus klagen sogar fast zwei Drittel der Patienten über Schlafstörungen, da sich bereits vorhandene Schlafprobleme durch die ungewohnte und nicht immer geräuscharme Umgebung sowie die Erkrankung verschlimmern.

⌣ Ursachen von Schlafstörungen im Krankenhaus

Äußere Faktoren:
- Lärm (Schnarchen des Bettnachbarn, Medizingeräte)
- Licht (nächtliche Visiten mit Anschalten des Lichts)
- Raumtemperatur (zu kaltes oder zu warmes Krankenzimmer)
- Zeitverschiebung (durch Verlegung ins Krankenhaus).

Körperliche Faktoren:
- Zu hoher oder zu niedriger Blutdruck (☞ 7.5)
- Schmerz (Arthrose, Tumor)
- Schlafapnoe (☞ 8.13)
- Schilddrüsenhormonstörungen (☞ 12.4)
- Herzerkrankungen
- Bewegungsmangel (durch Inaktivität im Krankenhaus)
- Arzneimittelnebenwirkungen (Herz-Kreislauf-Arzneimittel, ungeeignete Schlafmittel).

Psychische Faktoren:
- Spannungen (Geld, Ehe, Krankenhauspersonal, Bettnachbar)
- Ängste (unklare Diagnose)
- Lebenskrisen („life event")
- Unterforderung (im Krankenhaus).

Psychiatrische Erkrankungen:
- Depression (auch „larviert" = verdeckt), manische Zustände, Schizophrenie
- Demenz (☞ 3.5).

Allerdings ist nicht jedes gestörte *Schlafempfinden* tatsächlich behandlungsbedürftig. Vielfach wachen die Patienten nachts mehrfach für kurze Zeit auf und haben am nächsten Morgen das Gefühl, „sie hätten die ganze Nacht wachgelegen", obwohl dies nur subjektiv der Fall war. Wichtig ist bei entsprechenden Klagen von Patienten, durch häufiges Nachsehen festzustellen, ob wirklich eine tiefgreifende Schlafstörung vorliegt.

⌣ Eine tief greifende Schlafstörung ist anzunehmen, wenn die Schlafstörung die Dauer von drei Wochen übersteigt und situationsbedingte Einflüsse wie beispielsweise ein Krankenhausaufenthalt ausgeschlossen sind. Meist liegen psychische (häufig) oder körperliche (seltener) Probleme zugrunde.

Therapiekonzepte bei Schlafstörungen

Als Erstes sollte versucht werden, die Ursache der Schlafstörung herauszufinden und zu beseitigen (z.B. Schmerzbehandlung, Besprechen von Problemen, Trennung vom Bettnachbarn). Ist keine eindeutige Ursache eruierbar, helfen oft Änderungen der Lebensgewohnheiten (**Schlafhygiene** ☞ Abb. 3.38), welche zum Teil bereits im Krankenhaus umgesetzt werden können. Arzneimittel sollten zuletzt und nur kurzzeitig eingesetzt werden, da die Gefahr der Gewöhnung und das Risiko nächtlicher Stürze (etwa beim Toilettengang) hoch sind und ein „Nachhängen" bis in den Folgetag hinein häufig ist.

⌣ Einige wertvolle Ernährungstipps unterstützen den Schlaf. Abends sollte der Patient nur noch eine kleine, leicht verdauliche und nichtblähende Mahlzeit zu sich nehmen. Da Nahrungsmittel mit hohem Gehalt der Aminosäure Tryptophan erfahrungsgemäß die Schlafqualität verbessern, ist es sinnvoll, Bananen, Milch und Milchprodukte, Eier und Sojaprodukte zu sich zu nehmen. Darüber hinaus ist der Zeitpunkt der letzten Mahlzeit wichtig: Sie sollte spätestens vier Stunden vor dem Schlafengehen eingenommen werden.

Schlafprobleme bei dementen älteren Patienten ☞ 3.5.3

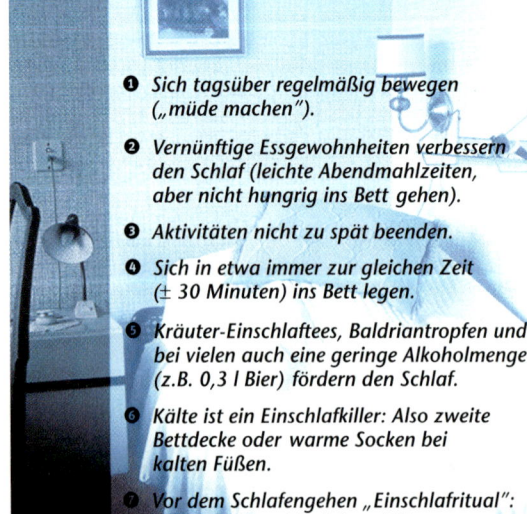

❶ *Sich tagsüber regelmäßig bewegen („müde machen").*

❷ *Vernünftige Essgewohnheiten verbessern den Schlaf (leichte Abendmahlzeiten, aber nicht hungrig ins Bett gehen).*

❸ *Aktivitäten nicht zu spät beenden.*

❹ *Sich in etwa immer zur gleichen Zeit (± 30 Minuten) ins Bett legen.*

❺ *Kräuter-Einschlaftees, Baldriantropfen und bei vielen auch eine geringe Alkoholmenge (z.B. 0,3 l Bier) fördern den Schlaf.*

❻ *Kälte ist ein Einschlafkiller: Also zweite Bettdecke oder warme Socken bei kalten Füßen.*

❼ *Vor dem Schlafengehen „Einschlafritual": Zimmer lüften, Umziehen, Zähne putzen, Toilettengang.*

Abb. 3.38: Die Prinzipien gesunder Schlafhygiene lassen sich mit Einschränkungen auch auf den Alltag im Krankenhaus übertragen. [N326] [A400]

✒ Pharma-Info 3.39 Hypnotika und Sedativa

25 % der alten Menschen, die sich noch selbst versorgen oder von ihren Angehörigen gepflegt werden, und 90 % der stationär untergebrachten Betagten nehmen **Hypnotika** *(Schlafmittel)* oder **Sedativa** *(Beruhigungsmittel),* am häufigsten **Benzodiazepine.** Letztere gehören in Deutschland zu den meistverkauften Arzneimitteln überhaupt.

Benzodiazepine sind in der Psychiatrie zur kurzzeitigen Behandlung von Angst, z.B. bei schwersten Depressionen, indiziert. Außerdem sind sie zur Therapie akuter Anspannung (z.B. vor einer Herzkatheteruntersuchung), als Antiepileptikum und zur Sedierung etwa des Herzinfarktpatienten geeignet.

Doch als Schlafmittel angewandt, ist ihr Nutzen fraglich: Zwar sind Benzodiazepine in aller Regel gut verträglich und ist ihre Toxizität relativ gering, doch besteht bei Langzeiteinnahme ein Suchtpotenzial, das auch heute noch vielfach unterschätzt wird. Viele Patienten brauchen immer höhere Dosen, einige von ihnen entwickeln Verwirrtheitszustände. Auch das (plötzliche) Absetzen, z.B. bei Krankenhausaufenthalt, ist nicht problemlos. Es

kommt nicht selten zu Entzugssymptomen wie Schlaflosigkeit, Unruhe, Zittern, Angstzuständen und Alpträumen, in schweren Fällen z.B. zu zerebralen Krampfanfällen.

Daher sollten Benzodiazepine und andere Schlaf- und Beruhigungsmittel nur zeitlich begrenzt im Rahmen einer (angstbesetzten) Ausnahmesituation eingesetzt werden, etwa bei Schlafstörungen vor einer Gastroskopie.

Überblick über die Benzodiazepine (Auszug)	
Wirkdauer	**Substanz (Bsp. Handelsnamen)**
Kurzwirksame Benzodiazepine (unter 6 Std.)	Brotizolam (z.B. Lendormin®), Midazolam (z.B. Dormicum®), Triazolam (z.B. Halcion®)
Mittellangwirksame Benzodiazepine (6 – 24 Std.)	Bromazepam (z.B. Lexotanil®), Lorazepam (z.B. Tavor®), Oxazepam (z.B. Adumbran®, Noctazepam®, Sigacalm®)
Langwirksame Benzodiazepine (über 24 Std.)	Clorazepat (z.B. Tranxilium®), Diazepam (z.B. Diazepam-ratiopharm®, Valiquid®, Valium®)

3.4 Diagnostik und Therapie bei alten Menschen

3.4.1 Diagnostik bei alten Menschen

📖 Prinzipiell ist der Weg zur Diagnosefindung bei älteren Menschen der gleiche wie bei jüngeren. Allerdings wird bei stark eingeschränkter Lebenserwartung und/oder entsprechendem Willen des Patienten auf manche invasive Untersuchung verzichtet.

Die **Anamneseerhebung** erfordert bei älteren Patienten viel Zeit – manchmal braucht der Untersucher eine volle Stunde, um die vielen Vorerkrankungen und akuten Beschwerden zu ordnen und zu dokumentieren. Schwerhörige Patienten sollten ihr Hörgerät tragen. Wichtig ist, sich dem Patienten namentlich vorzustellen (Namen evtl. aufschreiben) und ihm zu erklären, was man vorhat und warum so viele Fragen nötig sind. Mangelnde Konzentrationsfähigkeit des Kranken darf nicht zu Ungeduld verleiten. Es ist dann besser, sich zunächst auf die aktuelle Anamnese (☞ 1.2) zu beschränken und die frühere Anamnese später zu erheben oder einer alten Krankenakte zu entnehmen. Zu ausschweifende Erzählungen können taktvoll durch genaue Fragen beendet werden. Häufig muss die *Eigenanamnese* durch eine *Fremdanamnese* ergänzt werden.

Wichtige Inhalte der Anamnese bei älteren Patienten sind:
- Der körperliche Zustand *vor* der aktuellen Erkrankung (hat er sich noch selbst versorgt oder war er schon länger kaum noch in der Lage zu gehen)
- Die soziale Situation (wohnt er alleine oder bei Angehörigen, ist überhaupt jemand da, der sich um ihn kümmert)
- Die bisher eingenommenen Arzneimittel (am besten mitbringen lassen).

Technische Untersuchungen sollten bei einem älteren Patienten nur angeordnet werden, wenn die Untersuchung für ihn zumutbar ist und angesichts der Gesamtsituation des Kranken Konsequenzen hat.

📖 **Angehörige bei der Aufklärung einbeziehen**
Auch wenn verwirrte ältere Patienten ärztlichen und pflegerischen Informationen und Aufklärungsgesprächen kaum zu folgen scheinen, ist bei ihnen genauso die Einwilligung zu invasiven Maßnahmen einzuholen wie bei anderen Patienten. Hier ist es sinnvoll, zur Aufklärung Angehörige hinzuzubitten, die dem Patienten später alles noch einmal erklären können. Bestehen begründete Zweifel an der Geschäftsfähigkeit des Patienten, muss der behandelnde Arzt ggf. einen Antrag beim Vormundschaftsgericht auf Genehmigung der Maßnahme stellen *(Betreuungsgesetz).*

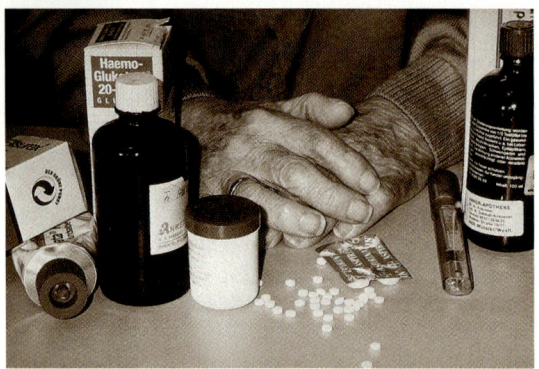

Abb. 3.40: Zum „Normalprogramm" vieler alter Menschen gehört die tägliche Einnahme verschiedener Arzneimittel. [N313]

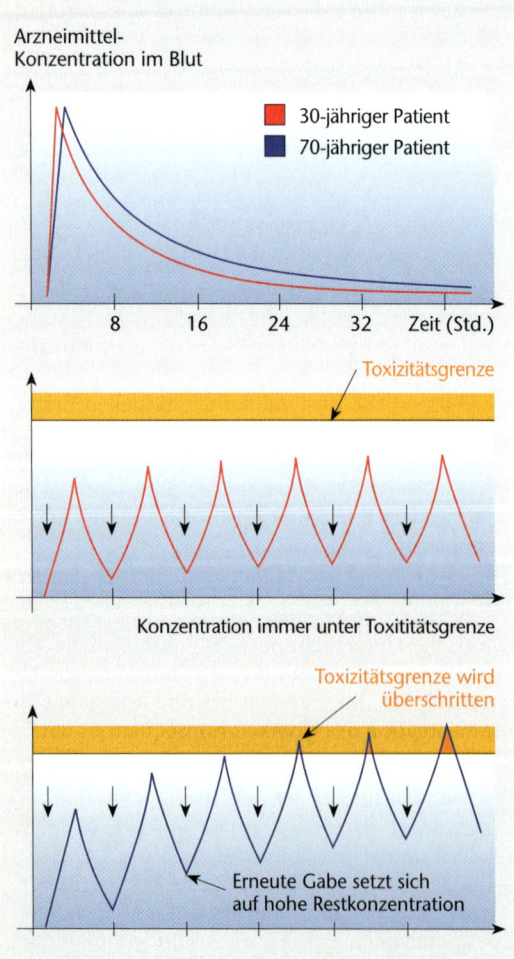

Abb. 3.41: Die verlängerte Ausscheidungszeit von Arzneimitteln bei älteren Menschen ist bei der einmaligen Gabe eines Arzneimittels unwichtig (oben). Gefährlich ist jedoch die Anreicherung des Arzneimittels, wenn regelmäßig Einzeldosen gegeben werden – beim jüngeren Menschen reicht das z.B. achtstündige Intervall, um die Substanz weitgehend abzubauen (Mitte), beim älteren jedoch nicht (unten). [A400]

3.4.2 Pharmakologische Therapie bei alten Menschen

Aufgrund ihrer höheren Erkrankungshäufigkeit und Multimorbidität nehmen alte Menschen durchschnittlich mehr Arzneimittel ein als jüngere Menschen, und zwar meist mehrere Präparate nebeneinander.

Gleichzeitig reagieren Ältere nicht nur *quantitativ*, sondern auch *qualitativ* anders auf zahlreiche Arzneimittel, so dass sich die Probleme mit *Arzneimittelnebenwirkungen* und *Arzneimittelinteraktionen* (Arzneimittelwechselwirkungen) im Alter häufen.

Gemäß einer Studie verbraucht ein Mensch 50 % seiner Lebensarzneimittelmenge in den letzten sechs Monaten seines Lebens.

Physiologische Einflüsse auf die Pharmakotherapie im Alter

Während beim gesunden Betagten die Resorption von Arzneimitteln aus dem Magen-Darm-Trakt nur bei wenigen Substanzen (z.B. Kalzium) beeinträchtigt ist, kann sie z.B. bei einer Rechtsherzinsuffizienz (☞ 6.6) durch den Blutrückstau in den Körperkreislauf vermindert sein.

Bei den meisten alten Menschen ist der Anteil des Körperfettes höher und der Anteil des Körperwassers sowie der Muskelmasse niedriger als bei jüngeren Menschen vergleichbaren Körpergewichts. Arzneimittel mit ungleichmäßiger Verteilung in den Körpergeweben können also im Alter anders verteilt sein als in jungen Jahren und somit stärker oder schwächer wirken.

Viele Arzneimittel werden im Blut an Eiweiße gebunden. Bei alten Menschen sind weniger Eiweiße vorhanden als bei jüngeren. Deswegen kann es bei gleichzeitiger Gabe von mehreren Arzneimitteln durch die „verschärfte" Konkurrenz um diese Eiweiße zu Wirkungserhöhungen kommen. Besonders typisch ist die Wirkungsverstärkung von „Blutzuckertabletten" wie Euglucon® mit nachfolgender Hypoglykämiegefahr (☞ 12.7.8).

Durch die Alterungsvorgänge der Nieren (☞ 3.1.3) werden nierengängige Arzneimittel verzögert ausgeschieden. Bei diesen Arzneimitteln ist die Gefahr einer Anreicherung *(Kumulation)* mit entsprechenden Nebenwirkungen bis hin zur Arzneimittelvergiftung erhöht.

Auch die Stoffwechseltätigkeit der Leber lässt nach, was zu einem reduzierten Arzneimittelum- und abbau *(Metabolismus)* führt. Dies ist jedoch im klinischen Alltag insgesamt von geringerer Bedeutung.

🖉 Vor allem Arzneimittelausscheidung verzögert

Die *Pharmakokinetik* (☞ 2.2.6) ist beim älteren Menschen sowohl in Bezug auf die *Arzneimittelausscheidung* (Elimination) als auch in Bezug auf die erzielte klinische Wirkung (abgeschwächt oder – häufiger – verstärkt) verändert.

Manche Arzneimittel, z.B. Beruhigungsmittel, wirken nicht nur *stärker,* sondern bei einigen alten Menschen auch *qualitativ* anders. Es kann durchaus sein, dass die Gabe eines Schlafmittels (z.B. einer Valium®-Tablette) nicht zum Einschlafen, sondern zu Erregungszuständen führt. Als Ursache dieser **paradoxen Wirkungen** werden vor allem Veränderungen des Rezeptorengefüges im Gehirn vermutet.

Praktische Konsequenz: Besondere Vorsicht

Durch einige praktische Vorsichtsmaßnahmen kann meist verhindert werden, dass Arzneimittel dem älteren Patienten mehr schaden als nützen:
- Werden Arzneimittel neu verordnet oder ihre Dosierung erhöht, wird der Patient sorgfältig beobachtet, um unerwünschte Wirkungen frühzeitig zu erfassen. Günstig ist, immer nur ein Arzneimittel zu verändern, um den „Verursacher" besser feststellen zu können
- Bei vielen Arzneimitteln lässt sich die Blutkonzentration laborchemisch messen (*drug monitoring,* wichtig z.B. bei Digitalistherapie ☞ Pharma-Info 6.55)
- Werden einem Patienten „Schlafmittel" oder andere das ZNS beeinflussende Präparate abends gegeben (z.B. gegen Erbrechen), sollte der Patient nachts nicht alleine aufstehen, da die Sturzgefahr durch die Arzneimittelwirkung erheblich erhöht ist.

🖉 Faustregel für den Tagesplan

Möglichst wenige Arzneimittel zu möglichst wenigen Tageszeiten.

3.5 **Demenz**

🔆 **Demenz:** Organisch bedingter, fortschreitender Verlust geistiger Fähigkeiten. Komplexes Symptombild eines *chronischen Verwirrtheitszustandes* (☞ 3.3.4) mit Gedächtnis-, Wahrnehmungs- und Denkstörungen (z.B. Wahnvorstellungen), Desorientiertheit, Persönlichkeitsveränderungen und in der Folge auch körperlichem Abbau. Betrifft vor allem Patienten nach dem 50. Lebensjahr. In Deutschland schätzungsweise 720 000 – 850 000 Betroffene mit mäßiger bis schwerer Demenz.

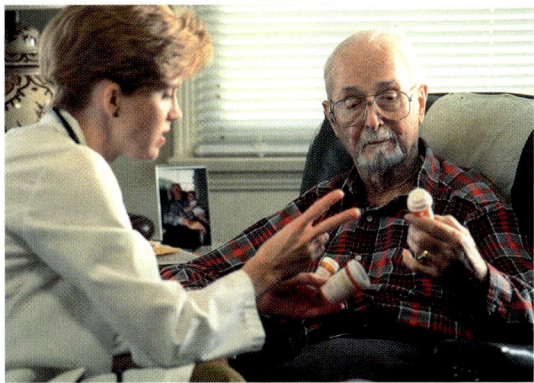

Abb. 3.42: Vor der Entlassung sollte geklärt werden, wie zu Hause eine zuverlässige Arzneimitteleinnahme erreicht werden kann. Evtl. müssen die Angehörigen des Kranken auf dieses Problem angesprochen werden. Mobile Hilfsdienste können z.B. morgens den Tagesbedarf in Dosierhilfen bereitstellen. Dosierhilfen, die einen kompletten Wochenbedarf enthalten, sind wegen der Gefahr einer übermäßigen Einnahme problematisch. Auf jeden Fall sollte ein schriftlicher Arzneimittelplan bei der Entlassung mitgegeben werden. [J520-229]

Ca. 50 – 60 % der Betroffenen leiden an der nach dem Neurologen *Alois Alzheimer* benannten *Alzheimer-Demenz* (☞ 3.5.1), der häufigsten Form der ursächlich ungeklärten **primär degenerativen Demenzen.** Von den **sekundären Demenzen,** d.h. solchen mit bekannter Grunderkrankung, ist in der geriatrischen Altersgruppe die *vaskuläre Demenz* (☞ 3.5.2) mit 15 – 20 % am häufigsten. Schätzungsweise 15 % der Demenzen älterer Menschen werden als Mischform der Alzheimer- und der vaskulären Demenz angesehen. Die Übrigen verteilen sich auf zahlreiche seltene Ursachen. Die Einteilung der Demenzen ist aber nicht einheitlich.

Auch wenn die Demenz ganz klar alterskorreliert ist (die Häufigkeit der Demenz nimmt mit steigendem Alter exponenziell zu), ist sie dennoch keine „normale Alterserscheinung", sondern eine Erkrankung.

🩺 Typische Symptome einer Demenz
Intellektueller und kognitiver Bereich:
- Zerstreutheit, Konzentrationsstörung
- Massive Störungen der Merkfähigkeit
- Räumliche und zeitliche Orientierungsstörungen mit Verlust des Tag-Nacht-Rhythmus
- Probleme in Sprachverständnis und sprachlichem Ausdruck.

Stimmung und Befindlichkeit:
- Interesselosigkeit
- Affektiver Rückzug (keine Gefühlsregungen mehr erkennbar)
- Ängstlichkeit
- Unruhe

- Stimmungslabilität
- Neigung zu diffuser Verstimmtheit.

Verhalten:
- Apathie
- Reizbarkeit und Aggressivität.

Körperliche Funktionen:
- Gangstörungen (kleinschrittiges Trippeln)
- Stuhl- und Harninkontinenz.

Die Demenz ist die häufigste Einzelursache von Pflegebedürftigkeit im Alter. Ca. 30 % der über 80-Jährigen leiden an einer Demenz.

3.5.1 Alzheimer-Demenz

Alzheimer-Demenz (*Demenz vom Alzheimer-Typ*, kurz *DAT*): Häufigste primär degenerative Demenz ungeklärter Ursache. Schätzungsweise 5 % der über 60-Jährigen und 20 % der über 80-Jährigen sind betroffen, Frauen häufiger als Männer.

Früher wurde eine *Alzheimer-Krankheit (präsenile Demenz, präsenile Demenz vom Alzheimer-Typ)* mit einem Krankheitsbeginn vor dem 65. Lebensjahr von der *senilen Demenz (senile Demenz vom Alzheimer-Typ)* mit einem Beginn nach dem 65. Lebensjahr unterschieden. Heute werden diese beiden Demenzformen als zwei Varianten der gleichen Erkrankung aufgefasst.

Krankheitsentstehung

Die Krankheitsentstehung ist bis heute ungeklärt. Diskutiert werden vor allem genetische Faktoren und Störungen im Neurotransmitterhaushalt (vor allem im Azetylcholinstoffwechsel). So wurden bei Alzheimer-Kranken genetische Veränderungen auf den Chromosomen 1, 14 und 19 entdeckt. Ihre konkrete Bedeutung ist jedoch unklar. Ungeklärt ist auch, ob die bei der histologischen Untersuchung des Gehirns darstellbaren *Amyloidablagerungen (senile Plaques,* Amyloid ist eine Eiweißstruktur) Ursache oder – wahrscheinlicher – Folge der Erkrankung sind. Typisch ist, dass das Gehirn der Patienten im Laufe der Erkrankung immer mehr schrumpft *(Hirnatrophie)* und große, liquorgefüllte Hohlräume entstehen.

Symptome und Untersuchungsbefund

Überblick über die Symptome bei Demenz ☞ 3.5

Die Krankheit beginnt – zunächst kaum merklich – mit Gedächtnisstörungen wie Vergessen von Erledigungen oder Verabredungen, die der Kranke z.B. durch das Schreiben von „Merkzettelchen" auszugleichen versucht. Auch zunehmende Passivität und Stimmungslabilität sowie emotionaler Rückzug zäh-

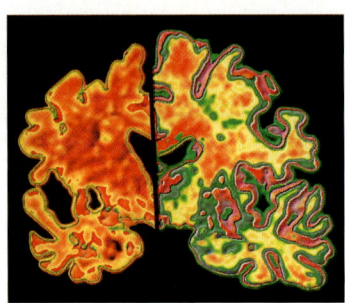

Abb. 3.43: Bei Alzheimer-Kranken kommt es zu degenerativen Gehirnveränderungen. Deutlich ist der Unterschied zu erkennen: links das geschrumpfte Gehirn eines Alzheimer-Kranken, rechts das eines Gesunden. [J600-123]

len zu den Frühzeichen der Erkrankung. In diesem Stadium sind dem Patienten nicht selten seine Defizite bewusst, und viele dieser Kranken entwickeln deshalb Ängste und versuchen, die Defizite herunterzuspielen und zu kaschieren, indem sie z.B. andere Gründe für ihr Versagen angeben oder Überforderungssituationen vermeiden.

Die Gedächtnisstörungen nehmen in der Folge stetig zu, Hilfen wie etwa die oben genannten Merkzettel nützen immer weniger. Typischerweise ist zuerst das Kurzzeitgedächtnis beeinträchtigt, das Langzeitgedächtnis wird erst später betroffen. Desorientiertheit zu Zeit, Ort, Situation und Personen tritt hinzu, z.B. Verkennen der Krankenschwester als längst verstorbene Mutter. Sowohl das Sprachverständnis als auch die eigene Sprache verfallen, Lesen, Rechnen und Schreiben sind nicht mehr möglich, und der Kranke scheitert zunehmend an alltäglichen Aufgaben (z.B. Kaffee kochen, Anziehen). Grundlegende Persönlichkeitszüge und Umgangsformen bleiben meist lange erhalten. Viele Kranke zeigen gehäufte Erregungs- und Unruhezustände, sie laufen z.B. unentwegt suchend durch den Raum. Krankheitseinsicht ist nicht mehr vorhanden.

Im Endstadium ist der Patient völlig hilflos und sowohl harn- als auch stuhlinkontinent. Die meisten Patienten versterben nach ca. 8 – 10 Jahren an Sekundärerkrankungen, nicht selten an Infekten, z.B. einer Lungenentzündung.

Schweregrade einer Demenz

Leichte Demenz: Obwohl Arbeit und soziale Aktivitäten deutlich beeinträchtigt sind, bleibt die Fähigkeit erhalten, unabhängig zu leben, mit entsprechender persönlicher Hygiene und intaktem Urteilsvermögen.
Mäßige Demenz: Eine selbstständige Lebensführung ist nur mit Schwierigkeiten möglich und ein gewisses Ausmaß an Aufsicht erforderlich.
Schwere Demenz: Die Aktivitäten des täglichen Lebens sind weitgehend zusammenhanglos, so dass eine kontinuierliche Aufsicht benötigt wird (z.B. Unfähigkeit, minimale persönliche Hygiene aufrechtzuerhalten, sinnlose Aktivitäten oder Apathie).

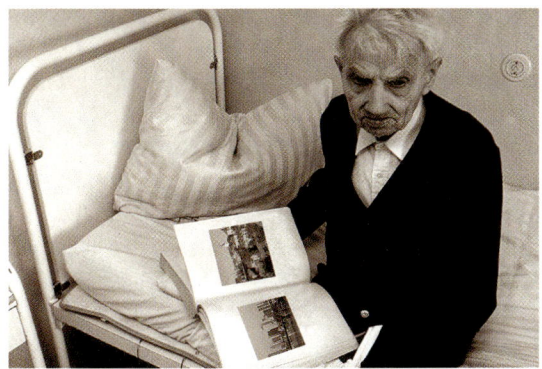

Abb. 3.44: Demenzkranke sind stark in der Vergangenheit verhaftet, da sie die Gegenwart weitgehend orientierungslos und passiv erleben. Bücher mit Bildern des Heimatortes können helfen, verschüttete Erinnerungen zurückzuholen. Dies bietet Anknüpfungspunkte für Gespräche und aktivierende Maßnahmen. [K303]

Die körperliche Untersuchung ist in den Anfangsstadien der Erkrankung nur wenig ergiebig. Erst in fortgeschrittenen Krankheitsstadien lassen sich diskrete neurologische Auffälligkeiten feststellen.

🔍 Diagnostik und Differenzialdiagnose

> ☞ Die Diagnose einer Alzheimer-Demenz ist eine Ausschlussdiagnose.

Durch Blutuntersuchungen und bildgebende Verfahren (z.B. CCT ☞ 1.6.3) müssen vor allem eine vaskuläre Demenz (☞ 3.5.2), Hirntumoren, chronische Hirnblutungen als Folge kleinerer Traumen, Arzneimittelnebenwirkungen oder ein früherer Alkoholismus als Ursache der Hirnleistungsschwäche ausgeschlossen werden.

Eine psychiatrische Untersuchung dient dem Ausschluss von *Depressionen*, die eine Demenz vortäuschen können **(Pseudodemenz),** aber anders behandelt werden.

📋 Behandlungsstrategie

Eine kausale Therapie der Alzheimer-Demenz ist bis heute nicht möglich.

Im Zentrum der symptomatischen medikamentösen Behandlung stehen heute vier Therapiesäulen:
- **Internistische Basistherapie** (☞ 3.5.2 Behandlungsstrategie bei vaskulärer Demenz)
- **Nootropika** *(Neurotropika),* d.h. Arzneimittel zur Verbesserung der Hirnleistung. Sie sind wegen ihrer fraglichen Wirkung umstritten, aber zumindest bei einem Teil der Patienten hilfreich. Daher ist ein Therapieversuch durchaus gerechtfertigt. Relativ gut untersucht ist Piracetam (etwa in Nootrop® oder Normabrain®). Auch der Einsatz von Kalziumantagonisten (Nimodipin, z.B. Nimotop® ☞ Pharma-

Info 7.52) hat in Studien positive Effekte gezeigt. Der Stellenwert von Cholinesterasehemmern wie Tacrin (Cognex®) oder Rivastigmin (Exelon®) sowie anderen Substanzen, die in den Azetylcholinhaushalt eingreifen und cholinerg (hier: wie Azetylcholin) wirken, kann noch nicht endgültig beurteilt werden
- Ggf. gezielter Einsatz von **Psychopharmaka.** Beispielsweise kann bei einem Verlust des Tag-Nacht-Rhythmus mit nächtlichem „Umherwandern" die Gabe von Promethazin (z.B. Atosil®), Pipamperon (Dipiperon®) oder evtl. auch Clomethiazol (Distraneurin®) angezeigt sein. Gegen Wahnvorstellungen hilft oft die (zeitlich befristete) Verabreichung z.B. von Haloperidol (z.B. Haldol®). Benzodiazepine (☞ auch Pharma-Info 3.39) sind hingegen bei Wahnvorstellungen und bei einem gestörten Tag-Nacht-Rhythmus wegen der Gefahr paradoxer Reaktionen (☞ 2.9.2) weniger geeignet.

Pflege von Demenzkranken ☞ 3.5.3

🩺 Prognose

Die Prognose der Erkrankung ist schlecht. Zwar können die Hirnleistungsstörungen durch Behandlung und Pflege oft für eine gewisse Zeit gebessert werden, doch wird der Patient meist innerhalb weniger Jahre (bei jüngeren Patienten gelegentlich nach maximal 20 Jahren) von der Fürsorge anderer abhängig und verstirbt dann nach weiteren 1 – 3 Jahren.

📖 Literaturtipp
Jürgs, Michael: Alzheimer. Spurensuche im Niemandsland. List Verlag, München, 1999

Funke, Alex: Mit einer Alzheimerkranken leben. Ein Erfahrungsbericht. Luther-Verlag, Bielefeld, 1998

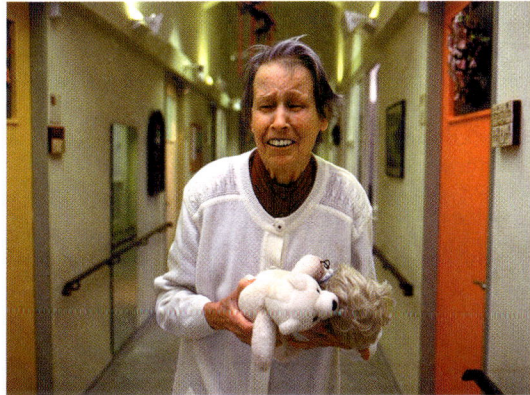

Abb. 3.45: Menschen mit einer weit fortgeschrittenen Alzheimer-Demenz erkennen selbst die engsten Angehörigen nicht mehr. Ersatzweise klammern sie sich wie ein Kind an Gegenstände. [K157]

3.5.2 Vaskuläre Demenz

> 🔲 **Vaskuläre Demenz:** Sammelbezeichnung für solche Demenzen, die auf Gefäßerkrankungen zurückzuführen sind. Ist die Demenz durch viele kleine Schlaganfälle (☞ 7.8) bedingt und Spätfolge einer ausgeprägten *Arteriosklerose* der Hirngefäße (☞ 7.7.1), spricht man auch von **Multiinfarkt-Demenz.**

💠 Symptome und Untersuchungsbefund

Typisch für die vaskuläre Demenz ist ein wechselhafter, oft auch schubweiser Verlauf (plötzliche Verschlechterung durch erneute Phasen der Mangeldurchblutung). Bei der körperlichen Untersuchung zeigen sich häufig neurologische Auffälligkeiten wie etwa Gangstörungen, Sensibilitätsstörungen (z.B. Taubheitsgefühle) oder Lähmungen.

Diagnostik und Differenzialdiagnose ☞ *3.5.1*

📊 Behandlungsstrategie

Die Behandlung der vaskulären Demenz entspricht im Wesentlichen derjenigen der Alzheimer-Demenz. Allerdings hat die *internistische Basistherapie* größere Bedeutung.

Die Therapie der zugrunde liegenden Gefäßerkrankung soll erneute Mangeldurchblutungen des Gehirns mit Verschlechterung der Hirnleistung verhindern. Hierzu gehört die Behandlung einer Herzrhythmusstörung (☞ 6.7) und eines Hypertonus (☞ 7.5.1). Dabei darf der Blutdruck aber nur langsam und mäßig gesenkt werden, um Hypotonien (vor allem *nächtliche* Blutdruckabfälle) und eine dadurch bedingte Minderdurchblutung des Gehirns zu vermeiden. Außerdem werden Arzneimittel zur Hemmung der Blutplättchenaggregation gegeben (z.B. niedrigdosiert Azetylsalizylsäure, etwa in Aspirin 100®). Marcumar® (☞ Pharma-Info 7.88) wird nur bei hoher Emboliegefahr und zuverlässiger Arzneimitteleinnahme mit regelmäßiger Gerinnungskontrolle gegeben, da die Patienten sonst zu sehr durch Blutungen gefährdet werden. Zur internistischen Basistherapie zählen ferner:
- Die kritische Überprüfung der Arzneimittel, die das Demenzbild negativ beeinflussen können
- Die Gabe von Antiepileptika bei entsprechenden Anfällen
- Ggf. eine medikamentöse Therapie der Harninkontinenz (welche jedoch in erster Linie durch Kontinenztraining ☞ 3.7, zu behandeln ist).

Pflege ☞ *3.5.3*

🔖 Prognose

Die vaskuläre Demenz schreitet im Gegensatz zur Alzheimer-Demenz nicht zwangsläufig immer weiter fort. Bei einer erfolgreichen Therapie der Risikofaktoren versterben viele Betroffene an anderen Erkrankungen und nicht an ihrer vaskulären Demenz.

3.5.3 Pflege von Demenzkranken

Die Pflege von Demenzkranken erfordert viel Geduld und Einfühlungsvermögen. Ein zentrales und schon früh im Krankheitsverlauf auftretendes Problem des Demenzkranken ist die gestörte Kommunikation, die Ausgangspunkt der folgenden Ausführungen ist.

Das in der Folge Gesagte bezieht sich in erster Linie auf die Arbeit mit Alzheimer-Kranken, kann aber prinzipiell bei allen chronisch verwirrten Patienten angewendet werden.

😊 Kommunizieren
🧩 Sich beschäftigen

Allgemein gültige Handlungsanweisungen für die Kommunikation und den Umgang mit dementen Patienten gibt es nicht. Die Pflege von Demenzkranken wird individuell auf den Patienten abgestimmt, denn was dem einen Patienten hilft, kann bei einem anderen Patienten erfolglos bleiben, und was in einer Situation richtig ist, kann in einer anderen Situation sogar schaden. Allerdings lassen sich Richtlinien formulieren, die den Umgang mit dementen Patienten erleichtern und den Pflegenden den Weg zu richtigem Verhalten zeigen können:

Pflege im Anfangsstadium: Orientierungshilfen

Das Anfangsstadium einer Demenz ist gekennzeichnet durch (zunehmende) Beeinträchtigung vor allem des Kurzzeitgedächtnisses. Die Betroffenen suchen nach realitätsorientierenden Hilfen wie Merkzetteln, Tür- und Namensschildern, Wegweisern oder Uhren. Diese werden den Betroffenen möglichst unauffällig angeboten, um das Selbstwertgefühl durch eine offensichtliche Hilfestellung nicht noch zusätzlich zu mindern.

	Alzheimer-Demenz	Vaskuläre Demenz
Beginn	Unmerklich	Meist plötzlich
Verlauf	Sich langsam verschlechternd	Sich schubweise verschlechternd
Schlaganfälle	Meist keine	Häufig in der Vorgeschichte
Lähmungen/ Taubheitsgefühle	Fehlen normalerweise	Häufig vorhanden
EEG	Nur Allgemeinveränderungen	Umschriebene Veränderungen
CCT	Globale Hirnschrumpfung	Umschriebene Defekte

Tab. 3.46: Unterschiede zwischen Alzheimer- und vaskulärer Demenz.

Weitere Orientierungshilfen sind:
- Fest strukturierter Tagesablauf mit ausreichend Aktivitäten, z.B. können die Mahlzeiten der Orientierung dienen (morgens immer Marmelade, mittags immer warmes Essen, abends immer Käse und/oder Wurst als Belag)
- Wenige, dafür aber konstante Bezugspersonen
- Namensschilder an der Kleidung aller Mitarbeiter, bei Besuchern namentliches Vorstellen des Gastes
- Uhr und Kalender mit Datum des Tages in sichtbarer Nähe, Aktivitäten und Dekoration passend zur Jahreszeit (Adventskranz, Osterstrauß)
- Stets greifbare Merkzettel und Stift für Notizen
- Hinweisschilder auf dem Weg zur Toilette mit Bezug zur Biographie des Patienten, z.B. mit dem früher für Toilettentüren üblichen Herz statt der Aufschrift „WC" oder mit schematisierten Zeichnungen von Männern und Frauen
- Gut sichtbare Symbole an der Zimmertür des Patienten sowie an seinem Bett, seinem Schrank und seinen Waschutensilien, z.B. Klebepunkt mit der dem Patienten zugewiesenen bzw. von ihm erwünschten Farbe
- Persönliche Gegenstände in der Umgebung, so dass der Patient diese wieder erkennen kann (z.B. Familienbilder)
- In fester Reihenfolge abgelegte Kleidung zur Förderung des selbstständigen Anziehens.

> Unangemessene Äußerungen oder Verhaltensweisen des Kranken sind nie Ausdruck von Böswilligkeit, sondern Folge der Erkrankung, die typischerweise mit einer fortschreitenden Kommunikationsstörung und einem zunehmenden Realitätsverlust einhergeht. Dies führt beim Kranken zu Unsicherheit und Angst – wer hätte nicht Angst in einer Welt, die er nicht mehr versteht, und in einer Umgebung, die ihm unbekannt ist?

Pflege in fortgeschrittenen Stadien: Validierendes Arbeiten

Mit Fortschreiten der Erkrankung können Orientierungshilfen nicht mehr verstanden werden. Die Verständigung zwischen Patient und Pflegenden wird immer schwieriger. Dies ist meist an verzweifeltem, abweisendem, aggressivem Verhalten und/oder einem Rückzug des verwirrten Menschen in seine eigene Erlebniswelt zu erkennen. In diesem Fall ist **validierendes Arbeiten** nach *Naomi Feil* ein geeignetes Mittel, die Kommunikation zu verbessern bzw. neu entstehen zu lassen. Validieren bedeutet hier „annehmen" und „wertschätzen". Die Pflegenden bemühen sich, die Gefühle und Motive des Patienten zu erspüren und zu akzeptieren, um so eine Vertrauensbasis herzustellen, die den Zugang zum chronisch verwirrten Menschen erleichtert und zu seinem Wohlbefinden

beiträgt. Dazu verlassen sie ihre eigene Realität und eigene Wertvorstellung und begeben sich (zeitweilig) in die Realität des Kranken.

Das validierende Arbeiten wurde in den sechziger Jahren von Naomi Feil entwickelt und dann ausgebaut, um:
- Die Kommunikation mit alten Menschen zu verbessern
- Ihre Grundbedürfnisse nach Sicherheit, Geborgenheit und Wertschätzung zumindest teilweise zu befriedigen
- Auf diese Weise einen weiteren Rückzug des alten Menschen zu verhindern
- Sein Wohlbefinden und seine Lebensqualität zu steigern.

> **Validation bedeutet:**
> - Respekt vor dem Erleben des Verwirrten; ihn nicht in die Realität zurückzuzwingen
> - Achtung der Gefühle des Verwirrten; sie nicht zu vernachlässigen oder abzuschwächen
> - Akzeptanz der Aussagen des Verwirrten; „Falsches" nicht zu korrigieren
> - Vermeiden von Fragen auf der Inhaltsebene
> - Ernstnehmen der Mitteilungen des Verwirrten, ohne dessen Aussage zu interpretieren.

Erfahrungsgemäß bereiten in fortgeschrittenen Erkrankungsstadien immer die gleichen Situationen Probleme:

Leben in der Vergangenheit. Wesentliches Merkmal der Alzheimer-Demenz ist der fortschreitende Gedächtnisverlust, wobei zuerst das Kurzzeitgedächtnis und erst später das Langzeitgedächtnis beeinträchtigt ist. Personen, Rollen und Fähigkeiten, die spät im Leben kennen gelernt bzw. erworben wurden, gehen dementsprechend als Erstes verloren, aus der Kindheit Bekanntes oder jahrzehntelang Ausgeübtes meist zuletzt (man spricht auch von **Gedächtnisinseln**).

Mögliche Folge ist, dass der Demente zeitweise oder ständig „in der Vergangenheit lebt". Dann ist die Versuchung groß, ihn in die Gegenwart zurückzuholen – in eine Gegenwart, die nicht mehr die seine ist und die er nicht mehr verstehen kann. Möchte eine ältere Dame jeden Vormittag für das Mittagessen einkaufen gehen, weil es jahrzehntelang zu ihrem Alltag gehörte, führen Äußerungen wie „Mutter, du lebst doch jetzt schon sein zehn Jahren bei mir, du brauchst nicht mehr einkaufen zu gehen" oder „Vater ist doch seit fünf Jahren tot, für wen willst du denn kochen" in aller Regel nur zu nervenaufreibenden, sinnlosen Diskussionen, an deren Ende beide verzweifelt sind: Der Kranke versteht die Welt noch weniger als vorher, die Betreuungsperson ist völlig mutlos und mit den Nerven fertig.

Pflegende können diesen „Missverständnissen" vorbeugen, indem sie sich in die Situation des Dementen hineinversetzen und sich fragen, welches Gefühl in der auf den ersten Blick unangemessenen Aktion zum Ausdruck kommt. Bemerken die Patienten, dass ihr Fühlen und Tun ernst genommen wird und

Pflegende darauf eingehen (etwa „ich weiß, Sie sind gewissenhaft und möchten ihre Pflicht tun"), fühlen viele Patienten sich verstanden und werden ruhiger. Vielleicht ist es auch möglich, eine Beschäftigung zu finden, in der der Kranke sich wieder findet, durch die er sich gebraucht und geschätzt fühlt. Im Fall der oben genannten Patientin könnte dies etwa eine Beschäftigung aus dem Bereich des Kochens sein (☞ auch „ziellose Aktivität"). Dabei wenden die Pflegenden aber nicht die Maßstäbe Gesunder an, indem sie z.B. nur auf das Ergebnis schauen und nicht die Einschränkung des Dementen berücksichtigen. Hilft dies alles nicht, kann es auch richtig sein, dem Kranken zuzustimmen und ihn in seiner als Gegenwart verstandenen Vergangenheit zu lassen (z.B. „du hast noch Zeit, Vater hat gerade angerufen – er hat noch etwas Wichtiges zu tun und kommt heute später").

Aus diesem Beispiel wird die Bedeutung der Biographie des Kranken für die Pflegenden deutlich, z.B. Familienstand, Kinderzahl, Beruf, Hobbys, Charakter. Denn wer die Vergangenheit des Kranken kennt, kann sich besser in ihn einfühlen, seine Äußerungen verstehen und deuten und an Altes, dem Kranken noch Vertrautes, anknüpfen. Außerdem wird verständlich, dass es kein Patentrezept zur Bewältigung einer bestimmten Situation geben kann. Denn was der eine Patient als vertraut, angenehm und tröstend empfindet, kann den anderen aufgrund seiner unterschiedlichen Biographie aufbringen oder in Angst versetzen.

> 🛏 Die Tatsache, dass die Vergangenheit lange erhalten bleibt, bedeutet für die Betreuung Dementer, dass ein verwirrter Patient, der scheinbar „nichts mehr versteht", nicht wie ein Kind behandelt werden darf: Im Gegensatz zu einem Kind hat ein älterer, verwirrter Mensch eine Lebensgeschichte hinter sich, die ihm auch in der Krankheit noch Selbstwertgefühl verleiht und die respektiert werden muss!

Ständiges Suchen und Fragen. Neben dem Leben in der Vergangenheit ist ständiges Suchen und Fragen ein weiteres häufiges Problem, z.B. ständiges Suchen nach Hausschlüssel, Geld oder Ausweis, oder permanentes Fragen, wann z.B. der Sohn endlich komme. Hier führt der Versuch, den Patient von der Sinnlosigkeit seines Wunsches („sie brauchen hier kein Geld, sie sind doch im Krankenhaus") zu überzeugen, nur selten zum Ziel, sondern eher dazu, dass der Patient den Betreuer beschuldigt, sein Geld oder seinen Ausweis gestohlen zu haben.

Das ständige Suchen und Fragen ist oftmals Ausdruck einer tiefen Verunsicherung durch die Gedächtnisstörung – der Kranke sucht nicht nur sein Geld, sondern materielle Sicherheit, nicht nur den Ausweis, sondern

seine Identität. Aufgabe der Pflegenden ist es dann, die vom Kranken verzweifelt gesuchte Sicherheit zu geben, z.B. ein wenig Geld oder eine Ausweiskopie in die Handtasche zu stecken oder einen roten Klebepunkt auf die 4 der Uhr zu kleben, wenn der Sohn zugesagt hat, um vier Uhr zu kommen. Solche realitätsorientierenden Hilfen machen aber nur dann einen Sinn, wenn der Kranke sie noch verstehen kann. Werden die realitätsorientierenden Hilfen nicht mehr verstanden, wiederholen die Pflegenden die Aussagen des Patienten bzw. deren Sinn (z.B. „Sie finden Ihren Ausweis nicht, und da sind Sie nun in der Klemme") und berühren den Patienten evtl. liebevoll, um Verständnis zu vermitteln.

Zorn und Aggression. Besonders belastend für Pflegende und Angehörige ist es, wenn der Patient ihnen gegenüber zornig und aggressiv wird, oft scheinbar ohne Grund („ich mache doch wirklich alles für ihn – und dann will er mich schlagen"). Auch wenn Zorn und Aggression bei Dementen prinzipiell viele Ursachen haben können, sind ihre Auslöser meist unbeabsichtigte Kränkungen (unter anderem durch gut gemeinte Hilfestellungen), Verletzung des Intimbereichs (z.B. beim Baden) oder Überforderungssituationen mit daraus entstehender Angst und Bedrohungsgefühl (Abweichen von einem bestimmten Ritual, Versuch, den Kranken in die Realität zurückzuholen). Der Kranke kann seine Gefühle nicht mehr in Worte fassen und reagiert aggressiv auf die vermeintliche Bedrohung. Dann ist es am besten, den Kranken z.B. durch seine Lieblingsmusik zunächst abzulenken. Nachfragen und Diskutieren werden vom Kranken nicht mehr verstanden und heizen die Situation eher an.

Im Nachhinein versuchen die Pflegenden, den Auslöser der Aggression festzustellen und in Zukunft zu vermeiden. Bringt auch dies keine Hilfe, müssen ggf. nach Rücksprache mit dem Arzt Arzneimittel zur Beruhigung gegeben werden.

Zunehmende Unselbstständigkeit und Fehlhandlungen. Im Verlauf der Erkrankung „vergisst" der Kranke immer mehr Alltagshandlungen (☞ auch ATL Für Sicherheit sorgen). Die Pflegenden versuchen so lange wie möglich, die Selbstständigkeit des Patienten zu erhalten, zumal dies sein Selbstwertgefühl und seine Zufriedenheit steigert und so auch den Pflegealltag erleichtert. Möchte der Kranke etwas machen, weiß aber nicht mehr, wie es geht, können ihm die Pflegenden z.B. taktvoll anbieten, es mit ihm gemeinsam zu tun.

Bei Anweisungen sind kurze Sätze ohne Nebensätze und mit nur einer Information am günstigsten. Werden Anweisungen nicht mehr verstanden, können die Pflegenden durch Berührungen oder Gesten versuchen, dem Kranken das Gewünschte zu vermitteln. Soll der Kranke z.B. den Arm senken, wird ihm dies durch leichten Druck auf den Arm signalisiert.

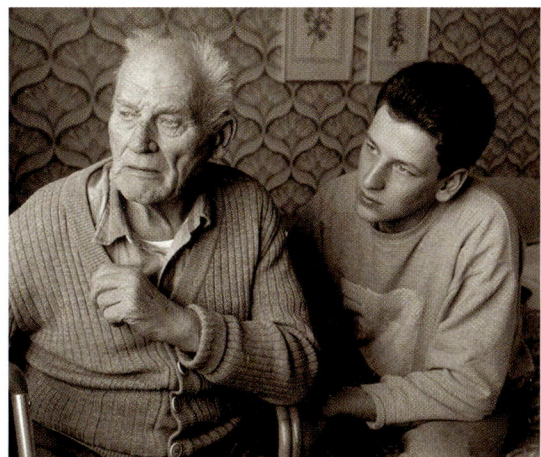

Abb. 3.47: Demente Patienten brauchen noch mehr als psychisch gesunde Menschen kontinuierliche Zuwendung von Pflegenden und Angehörigen, damit Lebensfreude und -orientierung wenigstens ein Stück weit erhalten bleiben. [K151]

Viele Kranke bemerken zumindest zeitweise ihre Defizite, z.B. dass sie ihr Hobby nicht mehr ausüben können, und werden depressiv. Hier hilft es, an Altes anzuknüpfen, wobei aber die Anforderungen den tatsächlichen Möglichkeiten angemessen sein sollten (z.B. grobe statt feine Stickerei). Dadurch hat der Kranke Erfolgserlebnisse und wird aktiviert, aber nicht überfordert.

Das oft propagierte „Gehirnjogging" etwa durch Rätsel oder Konzentrationsaufgaben hingegen überfordert den Kranken meist: Das Gehirn ist nicht mehr in der Lage, sich schnell auf Neues einzustellen.

„Ziellose" Aktivität. Mit Fortschreiten der Erkrankung und zunehmender Unfähigkeit, sinnvolle Handlungen auszuführen, zeigen viele Kranke eine „ziellose" Aktivität, packen z.B. unentwegt ein und aus oder räumen hin und her. Nicht selten stehen auch diese scheinbar ziellosen Aktivitäten in Zusammenhang mit dem früheren Leben des Kranken, etwa ständiges Wischen bei einer früher sehr auf Sauberkeit bedachten Hausfrau. Der immer noch vorhandene Beschäftigungsdrang des Kranken kann z.B. durch (begleitete) Spaziergänge oder Schaffen eines Zimmers, das „Räumen" zulässt, in für die Umgebung erträgliche Bahnen gelenkt werden.

Hören ohne Verstehen. Zu Beginn der Erkrankung kann der Patient Sprache noch verstehen, ordnet die Inhalte aufgrund der Gedächtnisstörung aber nicht mehr richtig ein. Im weiteren Verlauf nimmt das Sprachverständnis immer weiter ab, bis auch der Sinn einfacher Worte nicht mehr erfasst wird. Parallel dazu vermindert sich das sprachliche Ausdrucksvermögen des Patienten, er findet die richtigen Worte nicht mehr. Gesten und Körperkontakt werden jedoch sehr lange verstanden, so dass damit das Gemeinte unterstützt

werden kann, beispielsweise indem man das Bein des Patienten sanft nach unten drückt, wenn er dies auf den Boden stellen soll. Bei vielen Patienten wirken z.B. ein liebevolles In-den-Arm-nehmen oder Streicheln beruhigend und erleichtern so den Umgang. Auch früher geliebte Musik oder beispielsweise positiv besetzte Gerüche, etwa Kirchenlieder oder Weihrauchduft bei gläubigen Menschen, werden vom Patienten noch lange wiedererkannt und geschätzt und können von den Pflegenden bewusst eingesetzt werden, um das Wohlbefinden des Patienten zu steigern.

> **Faustregeln für den Umgang mit Demenzkranken:**
> - Nicht zwangsweise in die Realität zurückführen wollen, realitätsorientierende Hilfen nur so weit einsetzen, wie der Kranke sie erfassen kann
> - Ablenken statt korrigieren, keine Vorhaltungen und Diskussionen, denn der Kranke kann sie nicht mehr verstehen. Dafür Richtiges loben
> - Aktivieren ohne zu überfordern; Aktivierung verzögert den Verfall, Überforderung aber macht dem Kranken Angst und verschlimmert die Situation
> - Anweisen ohne zurechtzuweisen, dabei kurze Sätze benutzen und das Gesagte evtl. durch Gestik oder Mimik unterstreichen, denn komplizierte Anweisungen überfordern den Kranken
> - Bewusst Mimik und Gestik einsetzen, dies versteht der Kranke länger als Worte
> - An Altes anknüpfen, Vertrautes beibehalten, denn der Kranke kann sich kaum oder gar nicht mehr auf Neues einstellen. Konstanz hingegen vermittelt ihm Sicherheit, z.B. konstante Bezugspersonen.

Essen und Trinken

Verwirrte Patienten vergessen oft zu essen oder zu trinken, oder aber sie essen übermäßig viel. Deshalb achten die Pflegenden auf eine vernünftige und ausgewogene Ernährung. Neigt ein Patient z.B. dazu, zu viel zu essen, kann ihm eher kalorienarme Kost mit reichlich Obst angeboten werden, isst ein Patient zu wenig, lassen sich fehlende Kalorien und Nährstoffe evtl. durch flüssige Zusatzkost (☞ 2.3.1) ergänzen.

Bei allen Bemühungen um „gesunde" Ernährung sollte aber nicht vergessen werden, dass Essen für viele Patienten eines der wenigen noch verbliebenen Vergnügen des Lebens ist und der Patient aufgrund der eingeschränkten Lebenserwartung manche Komplikationen „ungesunder" Ernährung nicht mehr erleben wird. Hier ist jeweils im Einzelfall zu entscheiden, welche Diätvorschriften unbedingt eingehalten werden müssen und bei welchen Kompromisse möglich sind.

📖 Ausscheiden

Häufiges und oft sehr belastendes Problem bei Demenzkranken sind Urin- und insbesondere Stuhlinkontinenz. Oft setzt der Kranke ein- bis zweimal täglich Stuhl in Bett oder Kleidung ab, nicht selten unmittelbar nach den Mahlzeiten. Zu diesem Zeitpunkt sorgen starke Kolonbewegungen für eine Füllung des Rektums. Bei vielen Kranken kann der „unkontrollierte" Stuhlgang oder „unkontrolliertes" Wasserlassen dadurch „abgefangen" werden, dass die Pflegenden den Betroffenen regelmäßig und in nicht zu langen Abständen die Toilette aufsuchen lassen. Ansonsten müssen Inkontinenzhilfen eingesetzt werden, die aber von einigen Kranken kaum toleriert werden.

📖 Wach sein und Schlafen

Viele Demenzkranke verlieren im Laufe der Erkrankung das Gefühl für Zeit und den normalen Tag-Nacht-Rhythmus: Sie stehen beispielsweise mitten in der Nacht auf, versuchen sich anzuziehen und möchten frühstücken, in der festen Überzeugung, es sei Morgen und Zeit aufzustehen. Nach stundenlangem nächtlichen „Umherwandern" verschlafen sie dann den Tag. Dies ist für die Betreuenden insbesondere im häuslichen Bereich außerordentlich anstrengend, denn sie werden nach der durchwachten Nacht am folgenden Tag durch Familie und/oder Beruf gefordert – eine Belastung, die kein Mensch über längere Zeit durchhält.

In vielen Fällen bringen relativ einfache tagesstrukturierende Maßnahmen bereits Erfolg:

- Solange der Patient sie versteht, können realitätsorientierende Maßnahmen eingesetzt werden, z.B. gut lesbare, große Uhren oder der Hinweis auf Helligkeit oder Dunkelheit
- Günstig sind außerdem Beständigkeit und Routine im Tagesablauf (z.B. Besuch stets nachmittags). Dabei bieten auch die Mahlzeiten Orientierungspunkte (☞ oben)
- Tagsüber sollte der Patient aktiviert werden, möglichst durch Bewegung, am besten an der frischen Luft. Reizüberflutung, etwa Lärm, großes Gedränge oder unruhige Fernsehsendungen, wirken aber ungünstig und sind insbesondere in den Abendstunden zu vermeiden
- Nachts kann es helfen, das Schlafzimmer richtig abzudunkeln (verhindert oft nächtliches Umherwandern). Ist dies aus Sicherheitsgründen nicht vertretbar, ist „volles Licht" besser als „Schummerlicht", da letzteres Halluzinationen und Nachtaktivitäten erfahrungsgemäß fördert.

Führen diese Maßnahmen nicht zu dem gewünschten Erfolg, kann der Arzt medikamentös, z.B. mit sedierenden Neuroleptika wie etwa Atosil®, nachhelfen.

📖 Für Sicherheit sorgen

In fortgeschrittenen Stadien der Erkrankung gefährdet der Patient nicht selten sich und evtl. andere, beispielsweise wenn er unbemerkt die Station verlässt

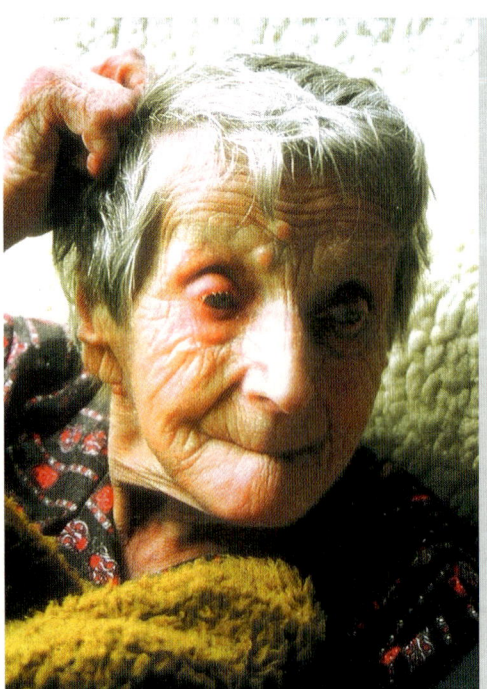

Was seht ihr Schwestern?

Was seht ihr Schwestern, was seht ihr?
Denkt ihr, wenn ihr mich anschaut:
Eine mürrische, alte Frau, die nicht besonders schnell,
verunsichert in ihren Gewohnheiten, mit abwesendem Blick,
die ständig beim Essen kleckert, die nicht antwortet
wenn ihr mit ihr meckert, weil sie wieder nicht pünktlich fertig wird.
Die nicht so aussieht als würde sie merken, was ihr mit ihr macht.
Die willenlos alles mit sich machen läßt:
„Füttern, waschen und alles was dazugehört".
*Denkt ihr denn so von mir, **Schwestern**, wenn ihr mich seht, sagt?*
Öffnet die Augen und schaut mich an!

Ich will Euch erzählen wer ich bin, die hier so still sitzt,
die macht was ihr möchtet, die isst und trinkt, wenn es Euch passt.

Die Natur ist grausam,
wenn man alt und krumm ist und verrückt wirkt.

Ich bin jetzt eine alte Frau, die ihre Kräfte dahinsiechen sieht
und der Charme verschwindet.
Aber in diesem alten Körper wohnt noch immer ein junges
M ä d c h e n, ab und zu wird mein mitgenommenes Herz erfüllt.
Ich erinnere mich an meine Freuden, ich erinnere mich
an meine Schmerzen und ich liebe und lebe mein Leben noch einmal.
*Wenn ihr Eure Augen aufmacht **Schwestern** so seht ihr nicht*
nur eine mürrische, alte Frau.

Kommt näher seht mich!

Abb. 3.48: Gedicht einer alten schottischen Frau, die als Demenzpatientin behandelt wurde. [N332]

und sich verirrt oder wenn er eine Kerze ansteckt und sie vergisst. Motorische Probleme und sehr häufig ein kleinschrittig-trippelnder Gang, ähnlich dem des Parkinson-Kranken (☞ 3.6), treten hinzu und gefährden den Patienten ebenfalls.

In diesem Stadium muss die Umgebung des Patienten möglichst sicher gestaltet werden, und der Patient braucht zunehmende Aufmerksamkeit:

- Gegenstände, die den Patienten oder andere gefährden könnten, wegräumen (z.B. auch Desinfektionsmittel)
- Stolperfallen (z.B. Infusionsständer) und besonders scharfkantige Gegenstände entfernen. Hierbei muss aber darauf geachtet werden, dass Umgebungsänderungen behutsam erfolgen, da die konstante Umgebung dem Patienten Halt gibt und Änderungen die Verwirrtheit steigern können
- Unbemerktes Entfernen des Patienten verhindern
- Prophylaxen sorgfältig durchführen.

Für Sicherheit sorgen bedeutet aber gerade bei Demenzkranken auch, das Gefühl der Sicherheit zu vermitteln, Halt zu geben. Dies erfolgt vor allem durch einen der Krankheit angepassten Umgang mit dem Patienten.

Angehörigenberatung

Die Pflege von Patienten mit einer Demenz ist vor allem *psychisch* sehr belastend. Dies gilt insbesondere für Angehörige, die den Patienten aus guten Tagen kennen und nun die allmähliche Verschlechterung miterleben müssen, ohne den Prozess aufhalten zu können.

Meist ruht die Hauptlast der Betreuung in der Familie auf den Schultern *einer* Person (meist des Ehepartners, der Tochter oder der Schwiegertochter), die oft selbst schon älter und auf Dauer der enormen Belastung nicht gewachsen ist. Daher sollten frühzeitig Hilfen für die Angehörigen organisiert werden (z.B. ambulante Dienste), denn ständige Überforderung führt zu Unzufriedenheit, Hektik und Aggressionen und schadet dadurch auch dem Kranken. Helfen kann auch der Gedankenaustausch mit den Angehörigen anderer Betroffener (z.B. *Alzheimer-Gesellschaft*, verschiedene Gesprächskreise pflegender Angehöriger).

📖 Literaturtipp

Feil, Naomi: Validation. Ein Weg zum Verständnis alter Menschen. Reinhardt Verlag, München, 1999

Berghoff, Ingrid. Förderpflege mit Dementen. Ullstein Medical, Wiesbaden, 1998

Schaller, Anita: Umgang mit chronisch verwirrten Menschen. Leitfaden und Ratgeber für die tägliche Praxis. Brigitte Kunz Verlag, Hagen, 1999

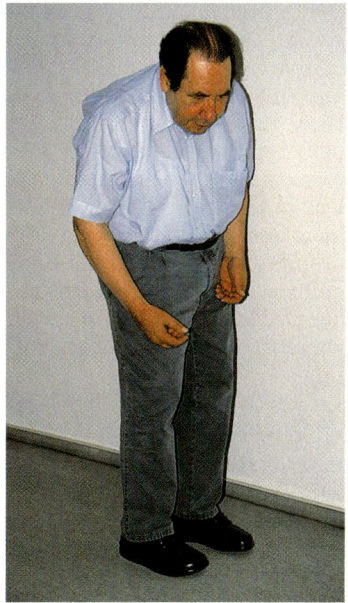

Abb. 3.49: Charakteristische Körperhaltung beim Morbus Parkinson. Typischerweise werden die Arme beim Gehen nicht mitbewegt. Der Gang ist schlurfend bei gebeugter Haltung, das Gesicht ausdruckslos. [T174]

✉ Kontaktadresse

Alzheimer Forschung Initiative e.V.
Grabenstraße 5
40213 Düsseldorf
www.alzheimer-forschung.de

Deutsche Alzheimer Gesellschaft e.V.
Kantstraße 152
10623 Berlin
030/31505733
www.deutsche-alzheimer.de

3.6 Parkinson-Syndrom

> 🔲 **Parkinson-Syndrom** *(Schüttellähmung):* Häufige neurologische Erkrankung vornehmlich des älteren Menschen mit typischer Symptomkombination aus **Akinese** (Bewegungsarmut), **Rigor** (Erhöhung der Muskelgrundspannung, „Steife") und **Ruhetremor** (Zittern, vor allem in Ruhe). Betrifft ca. 1 % aller über 60-Jährigen, Männer häufiger als Frauen.

⇨ Krankheitsentstehung

Dem **Parkinson-Syndrom** liegt ein Dopaminmangel in den Basalganglien (tief gelegene Kerngebiete des Groß- und Zwischenhirns) zugrunde, der durch einen Untergang dopaminproduzierender Zellen im Mittelhirn hervorgerufen wird. Folge ist der Verlust des Gleichgewichts zwischen Dopamin (zu wenig) und Azetylcholin, dem Gegenspieler von Dopamin (relativ zu viel).

Die Ursache für diesen Prozess bleibt in der Regel ungeklärt (**Morbus Parkinson,** *Parkinson-Krankheit, idiopathisches Parkinson-Syndrom, primäres Parkinson-Syndrom, Paralysis agitans*). Selten führen Hirnarteriosklerose, Entzündungen, Vergiftungen oder bestimmte, vor allem in der Psychiatrie gebräuchliche Arzneimittel, die so genannten Neuroleptika, zu den Zeichen des Morbus Parkinson (**sekundäres** oder *symptomatisches* **Parkinson-Syndrom**). Da die Unterscheidung zwischen diesen Formen aus Pflegesicht nicht bedeutsam ist, wird in der Definition und im Folgenden vereinfachend nur vom Parkinson-Syndrom gesprochen.

🔲 Symptome, Untersuchungsbefund und 🔎 Diagnostik

Beim Parkinson-Syndrom kommt es nicht zu Lähmungen, sondern zu Störungen der normalen Bewegungsabläufe. Drei Symptome treten v.a. hervor:

- **Hypo-** oder **Akinese:** allgemeine Bewegungsarmut mit starrer Mimik *(Maskengesicht)*, Fehlen der normalen Mitbewegungen (Patient schwingt beim Gehen die Arme nicht mit), kleinschrittigem Gang (Patient trippelt), immer kleiner werdender Schrift *(Mikrographie)* und leiser, monotoner Stimme
- **Rigor:** Erhöhung der Muskelspannung, die sich bei passiver Bewegung des Patienten durch einen erhöhten Widerstand ähnlich dem beim Biegen einer Kerze zeigt
- **Tremor** (☞ 3.3.6): grobschlägiges, relativ langsames Ruhezittern vor allem der Hände, das wegen seiner Ähnlichkeit zu den Bewegungen des Geldzählens auch *Münzenzählertremor* genannt wird.

Die Haltung des Parkinson-Patienten ist typisch. Der Kranke geht gebückt mit leicht gebeugten Armen und Beinen (☞ Abb. 3.49).

Weitere Anzeichen der Erkrankung bestehen in:

🖉 Pharma-Info 3.50 Überblick über häufig eingesetzte Parkinson-Medikamente

Präparat	Handelsname (Bsp.)	Wirkmechanismus	Nebenwirkungen	Besonderes
MAO-B-Hemmmer (MAO = Enzym Monoaminooxidase)				
Selegilin	Movergan®	Verminderung des Dopamin-Abbaus	☞ L-Dopa	
Dopaminagonisten				
Bromocriptin Lisurid Ropinirol	Pravidel® Dopergin® Requip®	Angriff an Dopaminrezeptoren, bessern Rigor und Akinese	Magen-Darm-Beschwerden, Hypotonie, Unruhe Ropinirol: Einschlafattacken?	Einschleichende Dosierung
L-Dopa				
L-Dopa	Madopar®, Nacom®	Dopamin-Ersatz. Da Dopamin selbst nicht vom Blut ins Gehirn übertreten kann, wird die Vorstufe L-Dopa zugeführt	Dyskinesien*, Hypotonie, Herzrhythmusstörungen, Übelkeit, psychische Störungen, erhöhter Augeninnendruck	Einschleichende Dosierung
NMDA-Rezeptor-Antagonisten (NMDA = Rezeptor für bestimmte Aminosäuren im ZNS)				
Amantadin	PK-Merz®, Symmetrel®	Durch Blockierung von NMDA-Rezeptoren Verbesserung des Verhältnisses zwischen Hemmung und Stimulation cholinerger Nervenzellen	Psychische Störungen, Magen-Darm-Beschwerden. Wirkung lässt nach 2 – 3 Monaten nach	Einschleichende Dosierung
Budipin	Parkinsan®		Vor allem ☞ Anticholinergika	Deutliche anticholinerge Wirkung
COMT-Hemmer (COMT = Enzym Catechol-O-Methyltransferase)**				
Entacapon	Comtess®	Periphere Hemmung des L-Dopa-Abbaus, dadurch bessere Bioverfügbarkeit von L-Dopa	Dyskinesien, Diarrhoe, Leberfunktionsstörung?	Zusätzliches Arzneimittel
Anticholinergika				
Biperiden Metixen	Akineton® Tremarit®	Hemmung des (zu starken) cholinergen Systems	Mundtrockenheit, Obstipation, Harnverhalt, Herzrhythmusstörungen, psychische Störungen	

* Dyskinesien = unwillkürliche, nicht unterdrückbare Fehl-Bewegungen, z.B. Grimassenschneiden, Schmatzen, Kauen
** Der therapeutische Stellenwert der COMT-Hemmer kann aufgrund der noch fehlenden Langzeiterfahrungen nicht endgültig beurteilt werden. Das erste Präparat (Tolcapon = Tasmar®) ist nach dem Auftreten schwerer, teils tödlicher Nebenwirkungen (vor allem Leberfunktionsstörungen) in Europa wieder vom Markt genommen worden.

- Vegetativen Störungen: Speichelfluss, Schwitzen, abnorme Talgsekretion (*Salbengesicht*, das Gesicht des Patienten sieht immer aus wie gerade eingecremt)
- Psychischen Störungen: Stimmungsschwankungen (insbesondere Depressionen), Überempfindlichkeit und Gereiztheit sowie geistige Verlangsamung.

Umstritten ist, ob die psychischen Störungen zum Krankheitsbild gehören oder eine Reaktion des Patienten auf seine zunehmende Invalidität darstellen.

Die Verdachtsdiagnose wird anhand des klinischen Bildes gestellt. Labordiagnostik und technische Untersuchungen (allen voran die kraniale Computertomographie) dienen der Unterscheidung von Morbus Parkinson und (evtl. kausal therapierbaren) sekundären Parkinson-Syndromen sowie dem Ausschluss z.B. von Gehirntumoren oder Durchblutungsstörungen. Diagnostische Schwierigkeiten können die Anfangsstadien bereiten, wenn z.B. häufige Stürze (☞ 3.3.3) infolge beeinträchtigter reflektorischer Ausgleichsbewegungen einziges Symptom der Erkrankung sind.

◢ Behandlungsstrategie

Eine Heilung ist beim Morbus Parkinson und den meisten sekundären Parkinson-Syndromen nicht möglich. Ausnahme ist die Besserung eines medikamentös bedingten Parkinson-Syndroms nach Absetzen des Arzneimittels.

Die medikamentöse Therapie hat zum Ziel, das Ungleichgewicht im Gehirn zwischen Dopamin und Azetylcholin zu bessern. Einen Überblick über wichtige Parkinson-Medikamente gibt Pharma-Info 3.50.

▦ Pflege

Die Pflege Parkinson-Kranker ist wegen der Verlangsamung der Patienten und der häufigen depressiven Verstimmungen nicht einfach. Bei den meisten Kranken lässt die Wirksamkeit der Arzneimittel mit der Zeit nach.

Daher sind Krankengymnastik und ständiges Üben für den Erhalt der Selbstständigkeit von herausragender Bedeutung:
- Krankengymnastik allein durch die Physiotherapeutin reicht bei weitem nicht aus. Der Patient muss auch mit dem Pflegepersonal und den Angehörigen mehrfach täglich üben. Dabei immer erst überlegen, welche Bewegung schwer fällt, um dann den Bewegungsablauf mit dem Patienten durchzusprechen. Nach kurzer Pause soll sich der Patient auf die Durchführung der Bewegung konzentrieren und sie dann ausführen. Evtl. den Bewegungsablauf mitsprechen (lassen), ggf. vor dem Spiegel üben. Stets realistische Ziele setzen, um den Patienten nicht durch vorhersehbare Misserfolge zu frustrieren und zu demotivieren. Bei Er-

folg Patienten bestärken und loben, aber kein „unehrliches" und übertriebenes Verhalten an den Tag legen
- Patienten beim Üben, aber auch bei allen Verrichtungen des täglichen Lebens, nicht unter (Zeit-)Druck setzen, da es durch die Aufregung zu einer Verstärkung des Tremors und damit zum Misserfolg der Übungen kommt, wodurch der Patient noch hektischer wird. Es entsteht ein Teufelskreis mit immer stärkerer Behinderung des Patienten. Ermüdet der Patient während des Trainings, Ruhepause einlegen, danach wieder anfangen. Bei Ablenkung mit der Übung aufhören und erst weiter üben, wenn die Konzentrationsfähigkeit des Patienten wiederhergestellt ist
  - Beispiel Gehtraining: Patient soll aufrecht stehen, Fersen fest auf den Boden. Beim Laufen berühren die Fersen den Boden zuerst, die Beine sollen leicht gespreizt sein. Patient darf nicht „schlurfen"
  - Beispiel Kommunikationstraining: täglich mit dem Patienten das Schreiben üben, darauf achten, dass die Schrift des Patient nicht kleiner wird (typische *Mikrographie* des Parkinson-Kranken)
- Dem Patienten in allen Bereichen des täglichen Lebens nur so viel abnehmen wie unbedingt nötig, dafür immer wieder zur selbstständigen Ausführung anleiten und ermutigen
- Der Patient braucht für alles viel Zeit. Daher Geduld haben, evtl. technische Hilfen bereitstellen, z.B. Warmhalteteller
- Die Intelligenz der oft teilnahmslos aussehenden Patienten ist meist erhalten, daher Patienten nie wie ein Kind behandeln. Häufige und angemessene Gespräche bessern auch die depressive Verstimmung
- Beim Essen ausprobieren, bei welcher Kost sich der Patient am wenigsten verschluckt (ggf. spezielles Besteck, Fleisch klein schneiden). Nach den Mahlzeiten Mundpflege durchführen
- Auf ausreichende Flüssigkeitszufuhr achten
- An die entsprechenden Prophylaxen denken
- Angehörige ausführlich bezüglich des Bewegungs- und Kommunikationstrainings schulen
- Vor Entlassung Kontakt zu Selbsthilfegruppen vermitteln.

⚕ Prognose

Da die Therapiemaßnahmen den weiteren Abbauprozess nicht verhindern können, führt die Krankheit über die Jahre zur steigenden Pflegebedürftigkeit der meist älteren Patienten.

Im fortgeschrittenen Stadium entwickeln einige Parkinson-Patienten zudem eine Demenz (☞ 3.5). Diese *Parkinson-assoziierte Demenz* lässt sich histopathologisch deutlich von der Alzheimer-Demenz abgrenzen, klinisch und im Behandlungsansatz (☞ 3.5.1) bestehen aber keine Unterschiede.

3.7 (Harn-)Inkontinenz

> :black_medium_square: **Harninkontinenz:** Unwillkürlicher Urinab-
> gang. Insbesondere bei älteren Patienten häufige
> Erkrankung. Oft aus Scham verschwiegen.

Die Inkontinenz belastet die Patienten oftmals so
sehr, dass sie das Haus kaum noch verlassen und sich
völlig isolieren. Medizinische Folgen einer Inkontinenz sind z.B. gehäufte Harnwegsinfekte (☞ 11.7)
und Hautprobleme.

Eine Stuhlinkontinenz tritt häufig in fortgeschrittenen Stadi-
en von Demenzen (☞ 3.5) auf, ist sonst jedoch eher selten.

Formen der Inkontinenz

Je nach Ursache der Störung werden unterschieden:
- **Stressinkontinenz** *(Belastungsinkontinenz):* Bei
  Druckerhöhung im Bauchraum, z.B. bei körperlicher Anstrengung, beim Husten, Niesen oder Pressen, verlieren die Betroffenen Urin, ohne Harndrang zu verspüren. Meist handelt es sich um Frau-
  en über 50 Jahren. Ursache ist ein Missverhältnis
  zwischen Belastbarkeit und tatsächlicher Belastung
  der Blasenschlussmechanismen, am häufigsten bedingt durch Östrogenmangel nach der Menopause
  in Kombination mit einer Beckenbodenschwäche
  nach Gebärmutter- sowie Blasensenkung nach Geburten. Bei Männern ist die Stressinkontinenz selten und dann meist Folge einer Prostataoperation
  (☞ 3.8)
- **Urge-Inkontinenz** *(Dranginkontinenz):* Der Patient verspürt plötzlich einen so starken, zwanghaf-
  ten Harndrang *(imperativer Harndrang)*, dass er
  die Toilette nicht mehr rechtzeitig aufsuchen und
  ein Einnässen nicht verhindern kann. Ursache ist
  eine gesteigerte Blasensensibilität **(sensorische
  Urge-Inkontinenz),** z.B. bei Harnwegsinfekten,
  oder eine Übererregbarkeit des *M. detrusor vesicae*, dessen Kontraktionen zu einer Verminderung
  der Blasenkapazität führen und physiologischerweise die Blasenentleerung einleiten **(motorische
  Urge-Inkontinenz)**
- **Reflexinkontinenz** *(neurogene Inkontinenz, neurogene Blase):* Bei der Reflexinkontinenz ist die
  Verbindung zwischen dem Gehirn und den für die
  Blasenfunktion verantwortlichen Rückenmarks-
  zentren gestört, z.B. bei einer Querschnittslähmung. Es kommt zu einer abnormen Reflexaktivität
  im Rückenmark. Der Betroffene hat überhaupt kein
  Gefühl mehr für die Blasenregion. Die Blasenentleerung ist nur noch reflektorisch, nicht aber willkürlich möglich
- **Überlaufinkontinenz:** Bei Verengung des Blasen-
  ausgangs, etwa bei Prostatavergrößerung (☞ 3.8),
  oder bei bestimmten Schädigungen des Rückenmarks, weitet sich die Blase aus und kann sich nicht

mehr zusammenziehen. Bei maximaler Füllung
„läuft die Blase über"
- **Extraurethrale Inkontinenz:** Hierbei liegen der In-
  kontinenz Harnkanäle außerhalb von Blase und
  Harnröhre zugrunde. Dabei handelt es sich oft um
  Fisteln zwischen Harnleiter und Vagina oder Blase
  und Vagina, die neben der Inkontinenz auch häufig
  Harnwegsinfekte verursachen.

> :memo: **Schweregrade der Stressinkontinenz**
>
> **Grad I:** Urinabgang nur in aufrechter Haltung bei
> starkem Husten, Niesen oder Lachen
>
> **Grad II:** Urinabgang in aufrechter Haltung be-
> reits bei leichter körperlicher Anstrengung (Trep-
> pensteigen, Laufen, Tragen)
>
> **Grad III:** Urinabgang auch im Stehen oder Lie-
> gen.

:mag: Diagnostik

Meist ermöglicht schon die Anamnese die Zuordnung
der Inkontinenz zu einer der definierten Formen (Frage nach genauen Begleitumständen der Inkontinenz,
Geburten und Verletzungen). Bei der körperlichen
Untersuchung fallen z.B. eine Prostatavergrößerung
oder eine Gebärmuttersenkung auf. Technische
Untersuchungen wie Urinstatus (☞ 11.4.3), Ultraschalluntersuchung, urodynamische Messmethoden
(☞ 11.4.10) oder Blasenspiegelung (☞ 11.4.11) dienen der genauen Differenzierung und der Bestimmung des Schweregrades, um eine ursachengerechte
Behandlung zu ermöglichen.

:chart: Behandlungsstrategie

> :memo: Inkontinenz gehört nicht zu den normalen
> Alterungsvorgängen und darf daher nie als „al-
> tersbedingt" hingenommen werden.

Die Behandlung richtet sich nach der Ursache der Inkontinenz. So werden bei einem Harnwegsinfekt
(☞ 11.7) oder einer Prostatavergrößerung (☞ 3.8) zunächst diese Erkrankungen therapiert.
- Bei *Stressinkontinenz* zunächst konservative Therapie mit Beckenbodengymnastik sowie Behebung
  des meist vorliegenden (relativen) Östrogenmangels
  bei Frauen über 50 Jahren durch vaginale Einlage
  von Östrogenzäpfchen (z.B. Ovestin® Ovula) oder
  orale Gabe von Hormonpräparaten, z.B. Preso-
  men® comp. Ist eine Blasenschließmuskelschwäche
  festgestellt worden, Stimulation der glatten Muskulatur z.B. mit Etilefrin (etwa in Effortil®, nicht bei
  Bluthochdruck!). Bei Erfolglosigkeit sowie bei
  gleichzeitiger Gebärmuttersenkung kommen unterschiedliche Operationen in Betracht, die meist mit
  einer Gebärmutterentfernung kombiniert werden.
  Auch bei Männern sind Operationen möglich

- Bei *Urge-Inkontinenz* zur „Beruhigung" der Blase krampflösende Schmerzmittel (*Spasmoanalgetika*, z.B. N-Butylscopolamin, etwa in Buscopan®) oder direkte Muskelrelaxantien (z.B. Propiverin, etwa in Mictonorm®). Auch am Zentralnervensystem angreifende Arzneimittel sind wirksam, z.B. trizyklische Antidepressiva, etwa Tofranil®. Versagt die medikamentöse Therapie, kann nur in seltenen Fällen eine Operation helfen
- *Reflexinkontinenz:* Evtl. krampflösende Arzneimittel
- *Überlaufinkontinenz:* Je nach zugrunde liegender Ursache Versuch mit Cholinergika (z.B. Carbachol, etwa in Doryl®), α-Blockern (z.B. Phentolamin, etwa in Regitin®) oder Baclofen (etwa in Lioresal®). Ansonsten Blasenentleerung durch suprapubische oder transurethrale Harnableitung (☞ 11.5) oder operatives Anlegen einer künstlichen Harnableitung
- *Extraurethrale Inkontinenz:* Nach Möglichkeit operativer Verschluss der Harnfisteln.

🈴 Pflege bei Harninkontinenz

ATL Ausscheiden ☞ *3.2.2*

Ältere Menschen sollten die Toilette schnell erreichen können. Manche „Inkontinenz" ist nämlich dadurch bedingt, dass der Betroffene zwar den Harndrang verspürt, die Toilette aber nicht schnell genug erreichen kann.

Sorgfältige physikalische und krankengymnastische Maßnahmen können eine Harninkontinenz oft so weit bessern, dass eine medikamentöse oder operative Behandlung unnötig wird. Besondere Maßnahmen bei:

- *Stressinkontinenz:* Insbesondere bei leichten Formen älterer Frauen führt konsequente *Beckenbodengymnastik* (Schulung durch Physiotherapeutin) zur Besserung
- *Urge-Inkontinenz:* In leichten Fällen kann ein **Toiletten-(Kontinenz-)Training** helfen. In einem *Miktionsprotokoll* vermerkt der Betroffene zunächst, wann er seine Blase willkürlich und unwillkürlich entleert und wann er wie viel getrunken hat. Im nächsten Schritt versucht der Betroffene zu festgelegten Zeiten, die anfangs den Entleerungszeiten des Miktionsprotokolls entsprechen, auf die Toilette zu gehen. Gelingt das Wasserlassen zu diesem Zeitpunkt nicht, versucht es der Betroffene eine halbe Stunde später noch einmal. Ist er nicht in der Lage, selbst an die Termine zu denken oder selbstständig die Toilette aufzusuchen, helfen ihm die Pflegenden. Gelingt das Wasserlassen zu den festgelegten Zeiten und geht über einen Zeitraum von zehn Tagen kein Urin mehr unwillkürlich ab, werden die Zeitabstände zwischen den Toilettengängen alle vier Tage um ca. 15 Minuten verlängert

- *Reflexinkontinenz:* Meist ist eine intermittierende Einmalkatheterisierung erforderlich
- *Überlaufinkontinenz:* Oft ist eine intermittierende Einmalkatheterisierung nötig. Dauerkatheter sind zu vermeiden, da sie zwar die Pflegenden entlasten, aber die Gefahr chronischer Harnwegsinfekte mit sich bringen. Stellt sich heraus, dass die Überlaufinkontinenz nicht beseitigt werden kann, sollte der Patient die Einmalkatheterisierung selbst erlernen.

> **⚠ Vorsicht!**
> **Inkontinenzkranke trinken (zu) wenig!**
> Viele Inkontinente reduzieren mehr oder minder bewusst ihre Trinkmenge, um so den psychisch belastenden Harnabgang zu „reduzieren". Auch Diuretika werden aus dem gleichen Grund nicht eingenommen.
> Als Konsequenz droht nicht nur eine Dehydratation (behandlungspflichtige Austrocknung bis hin zum Koma ☞ 11.17.2), sondern auch eine stärkere Konzentration des Urins. Dadurch häufen sich zum einen Hautprobleme im Genitalbereich, zum anderen nimmt die Neigung zu Harnwegsinfekten durch den verminderten Harnfluss zu.

Kann die Inkontinenz durch alle genannten Maßnahmen nicht oder nicht völlig beseitigt werden, hilft nur eine individuell zugeschnittene Inkontinenzversorgung (☞ 3.2.2, ATL Ausscheiden).

3.8 **Prostatahyperplasie**

> 📖 **Prostatahyperplasie** (*benigne Prostatahyperplasie*, kurz *BPH*, *Prostataadenom*, „*Altherrenkrankheit*"): Gutartige Vergrößerung der Vorsteherdrüse. Eine der häufigsten Erkrankungen des älteren Mannes (ungefähr 50 % der über 50-Jährigen sind betroffen).

⇨ Krankheitsentstehung

Bei der **Prostatahyperplasie** vergrößern sich allmählich vor allem die harnröhren- und blasennahen Drüsenabschnitte, so dass die Harnröhre zunehmend eingeengt wird. Als Ursache des Prozesses werden hormonelle Veränderungen und ein „Wiedererwachen" embryonaler Eigenschaften des prostatischen Bindegewebes diskutiert.

🔅 Symptome und Untersuchungsbefund

Die Symptome entstehen durch die zunehmende Verengung der Harnröhre mit daraus resultierender Harnabflussbehinderung. Man unterscheidet meist drei Krankheitsstadien:

- Im **Stadium 1** *(Reizstadium)* ist der Harnstrahl abgeschwächt und es dauert länger, bis die Miktion beginnt. Der Betroffene muss häufig auf die Toilette gehen (auch nachts = *Nykturie*) und muss die Bauchpresse einsetzen („drücken"), damit sich die Blase vollständig entleert
- Im **Stadium 2** *(Restharnstadium)* ist die Harnröhre so stark eingeengt, dass sich *Restharn* (☞ 11.4.5) bildet, d.h., eine vollständige Entleerung der Blase ist nicht mehr möglich. Der Patient hat fast ständig Harndrang, kann aber immer nur geringe Mengen Urin lassen. Der in der Blase zurückbleibende Harn fördert die Entstehung von *Harnwegsinfekten*
- Im **Stadium 3** *(Dekompensationsstadium)* kommt es zur *Überlaufblase* mit Harnrückstau bis zu den Nieren und Nierenfunktionsschädigung.

Bei der rektalen Untersuchung ist die Prostata vergrößert tastbar.

🔎 Diagnostik und Differenzialdiagnose

- Urinuntersuchung: Bakterien im Urin als Hinweis auf einen Harnwegsinfekt?
- Sonographie: zur Größenbestimmung der Prostata, Suche nach Tumoren und Restharnbestimmung (☞ 11.4.5)
- Blutuntersuchung: Einschätzung der Nierenfunktion, Tumormarker zur Unterscheidung vom Prostatakarzinom (*vor* der Palpation abnehmen, da sonst falsche positive Befunde)
- Uroflow (nichtinvasive Messung der Stärke des Harnstrahles ☞ 11.4.10): deutliche Harnstrahlabschwächung
- Urogramm (☞ 11.4.6) und Urethrozystoskopie (☞ 11.4.11): zum Ausschluss anderer Ursachen der Harnröhrenverengung und von Blasentumoren sowie zum exakten Ausmessen der Prostata
- Bei Karzinomverdacht: Prostatapunktion/-biopsie.

📊 Behandlungsstrategie

Die Behandlung ist stadienabhängig. Im Stadium 1 stehen Pflegemaßnahmen und geregelte Lebensführung im Vordergrund. Wirksam sind auch pflanzliche Präparate, z.B. Prostagutt®, oder β-Sitosterin, z.B. Harzol®. Ab Stadium 2 muss die vergrößerte Prostata entfernt werden. Dabei wird entweder endoskopisch (*transurethrale Elektroresektion der Prostata*, kurz **TUR-Prostata**) oder in einer offenen Operation das Prostatagewebe ausgeschält und so die freie Harnröhrenpassage wiederhergestellt.

Ein Harnverhalt kann in jedem Stadium der Erkrankung auftreten. Dieser erfordert eine *transurethrale Katheterisierung* (☞ 11.5) oder eine *suprapubische Harnableitung* (☞ 11.5). Dabei empfiehlt sich bei großem Harnvolumen über 800 ml eine fraktionierte Entleerung der Harnblase, da sonst eine Blutung aus der Harnblasenwand möglich ist.

Oft ist auch vor der Operation eine Entlastung der Harnblase durch Dauerkatheter oder suprapubische Harnableitung nötig. Bei allgemeiner Inoperabilität des Patienten ist dies die einzig mögliche Behandlungsmaßnahme.

🏥 Pflege

Patienten im Stadium 1 der Erkrankung werden meist auf internistischen Stationen betreut. Die Beratung ist vor allem bezüglich der Lebensführung wichtig:
- Nicht zu lange sitzen und keine zu enge Unterwäsche tragen sowie eine Überdehnung der Blase (z.B. durch Trinken großer Flüssigkeitsmengen auf einmal oder Nicht-auf-die-Toilette-gehen bei Harndrang) vermeiden, da eine Blutüberfüllung der Prostata die Miktion verschlechtert
- Kalte oder hochprozentige alkoholische Getränke sowie Kälteexposition vermeiden, da diese ebenfalls das Risiko eines Harnverhaltes steigern
- Lokal Wärme anwenden (erleichtert die Miktion).

🖥 Patienteninformation

Die Prostatavergrößerung ist eine häufige Erkrankung. Sie schreitet ohne Behandlung immer weiter fort, in vielen Fällen allerdings so langsam, dass der Patient selbst in hohem Alter keine wesentlichen Beschwerden hat. Auch im Falle einer Operation ist die Prognose gut. Allerdings kann es nach der Operation vorübergehend zu einer Inkontinenz kommen.

3.9 Arthrose

> 📋 **Arthrose** *(Arthrosis deformans):* Schmerzhafte, degenerative Gelenkerkrankung mit Zerstörung des Gelenkknorpels und Entzündung der Innenschicht der Gelenkkapsel, die zur völligen Versteifung eines Gelenks führen kann. Bei älteren Menschen sind vor allem die Hüftgelenke und Kniegelenke betroffen (*Cox-* bzw. *Gonarthrose*).

➡ Krankheitsentstehung

Ursache der Arthrose ist ein Missverhältnis zwischen der Belastungsfähigkeit eines Gelenks und seiner tatsächlichen Belastung:
- Bei der häufigeren **primären Arthrose** ist keine Ursache feststellbar
- Die **sekundäre Arthrose** ist Folge angeborener oder erworbener Deformierungen und daraus resultierender unphysiologischer Gelenkbelastung (z.B. bei X- oder O-Beinen).

Begünstigende Faktoren sind vor allem Übergewicht, bestimmte Sportarten oder körperliche Schwerarbeit.

Die Gelenkknorpeloberflächen werden rau, reißen auf und werden durch Entzündungen der Gelenkkapselinnenfläche zerstört. Manchmal lösen sich sogar Knorpelteile völlig ab *(freie Gelenkkörper)*.

🔹 Symptome und Untersuchungsbefund

Anfangs fällt dem Patienten ein Steifegefühl an den befallenen Gelenken auf. Es folgen Schmerzen *zu Beginn* einer Belastung (*Anlaufschmerz, "eingerostete Gelenke"*), die sich über einen *ständigen* Belastungsschmerz zu einem *Dauerschmerz* auch in Ruhe und während der Nacht steigern. Die Schmerzen können sehr stark sein.

🔍 Diagnostik und Differenzialdiagnose

Die Diagnose wird klinisch und anhand von Röntgenuntersuchungen gestellt. Das Röntgenbild zeigt eine Verschmälerung des Gelenkspaltes und typische Knochenveränderungen im betroffenen Gelenk. Durch Blutuntersuchungen werden andere, z.B. rheumatische Erkrankungen (☞ Kapitel 15) ausgeschlossen.

📊 Behandlungsstrategie

Ziel der Behandlung ist die Beschwerdefreiheit oder Beschwerdearmut des Patienten bei möglichst guter Gelenkfunktion.

Zunächst werden konservative Therapiemaßnahmen eingesetzt (☞ Pflege). Medikamentös kommen vor allem *nichtsteroidale Antiphlogistika* zur Schmerzlinderung und Entzündungshemmung zur Anwendung, z.B. Voltaren®, Imbun® oder Felden® (☞ Pharma-Info 15.21). Die Einnahme knorpelschützender Präparate (**Chondroprotektiva**) ist nur in Frühstadien erfolgversprechend. In fortgeschrittenen Fällen können Arzneimittel vom Arzt unter sterilen Bedingungen direkt in das Gelenk gespritzt werden (Infektionsgefahr ☞ auch 15.4.4). Sind die Beschwerden weiterhin sehr stark, wird bei älteren Patienten und Inoperabilität des Kranken auch eine *Strahlentherapie* erwogen, die den Teufelskreis aus Entzündung und zunehmender Gelenkknorpelschädigung unterbricht. Sie kann bei gutem Erfolg nach frühestens 2 – 3 Jahren wiederholt werden.

In sehr schweren Fällen ist eine Operation notwendig. Ob dabei eine gelenkerhaltende Operation oder der Einsatz eines künstlichen Gelenkes (**Gelenkendoprothese**) die bessere Lösung für den Patienten darstellt, ist jeweils im Einzelfall zu entscheiden.

🛏 Pflege

Unterstützung bei den ATL ☞ 3.2.2

Wie schnell die Gelenkzerstörung fortschreitet, hängt auch von der Lebensführung des Patienten und vom Einsatz physikalischer Maßnahmen ab:

- Wichtig ist eine *Anpassung der Belastung* an den Gelenkzustand bei gleichzeitig *ausreichender Bewegung* des Gelenkes. Dies bedeutet die Reduktion eines vorhandenen Übergewichts, regelmäßige krankengymnastische Übungen und die Auswahl geeigneter Sportarten (z.B. Schwimmen, Fahrrad fahren). Prinzipiell ist Gehen auf weichen Böden besser als auf harten Böden, also besser ein Spaziergang im Wald statt „Pflastertreten". Auch durch Gummi-, Krepp- oder Luftpolster-Sohlen wird das Gehen weicher
- Die Benutzung von Gehstöcken kann die Gelenke der unteren Extremität entlasten. Dabei soll der Gehstock gleichzeitig mit dem erkrankten Bein aufgesetzt werden. Manchmal sind speziell angefertigte Absätze (z.B. Pufferabsätze, Abrollhilfen) zur Belastungsregulierung empfehlenswert
- Eine Ruhigstellung des Gelenkes ist nur während hochakuter Schübe sinnvoll, da sie eine Versteifung des Gelenks begünstigt
- Treten im arthrotischen Gelenk Entzündungen auf, dürfen diese physikalisch mit Kälte behandelt werden, z.B. durch kalte Wickel (☞ 2.8.4) oder Eispackungen (☞ 2.8.5). Gibt es keine Anzeichen für Entzündungen, bekommen dem Betroffenen Wärmeanwendungen gut, z.B. Moorpackungen oder warme Bäder (☞ 2.8.5). Weiter können Massagen (☞ 2.8.3) und Elektrotherapie (☞ 2.8.6) sinnvoll sein
- Ist durch oben genannte Maßnahmen Beschwerdefreiheit erzielt worden, darf der Patient das betroffene Gelenk trotzdem nicht mehr voll belasten
- Nimmt der Patient nichtsteroidale Antiphlogistika ein, erhöht sich die Gefahr eines Magengeschwürs (☞ 9.6.3). Deswegen ist auf Blut im Stuhl zu achten.

📄 Patienteninformation

Die Erkrankung schreitet in aller Regel unaufhaltsam fort, oft – vor allem bei richtiger Lebensführung – aber nur so langsam, dass der meist ältere Patient bis zu seinem Lebensende durch konservative Maßnahmen beschwerdearm bleibt.

3.10 Osteoporose

> 🔲 **Osteoporose:** Systemische Skeletterkrankung mit krankhafter Verminderung der Knochenmasse und nachfolgend erhöhtem Frakturrisiko.

Die sozialen Folgen der Osteoporose sind enorm: Schätzungsweise 65 000 Schenkelhalsfrakturen sind jährlich in Deutschland Folge der Osteoporose, und viele der meist älteren Patienten bleiben in ihrer körperlichen Beweglichkeit eingeschränkt oder sogar dauerhaft pflegebedürftig.

⇨ Krankheitsentstehung

Die Ursache der häufigen **primären Osteoporose** ist bislang ungeklärt. Zwei Typen werden differenziert:

- **Typ I** mit hohem Knochenumsatz *(High-turnover-Osteoporose)* befällt vor allem Frauen relativ kurz nach den Wechseljahren (schätzungsweise 25 % aller Frauen über 60 Jahren sind betroffen). Wichtigster Faktor bei der Krankheitsentstehung ist wahrscheinlich der Östrogenmangel der Frau nach der Menopause, der unter anderem zu einer gesteigerten Osteoklastenaktivität führt
- **Typ II** mit niedrigem Knochenumsatz *(low-turnover-Osteoporose)* tritt bei ca. 50 % aller über 70-Jährigen auf und nimmt meist einen schleichenden Verlauf
- Mischformen sind möglich.

Im gesunden Knochen findet ein ständiger Knochenumbau statt, wobei sich Knochenauf- und -abbau die Waage halten. Eine Verminderung der Knochenmasse kann sowohl bei gesteigertem Umbau (Umsatz) mit Überwiegen des ostoklastären Abbaus, bei normalen Aufbau oder bei geringem Umbau mit zu geringem osteoblastären Aufbau entstehen.

Die **sekundäre Osteoporose** ist seltener, tritt allerdings bei Männern häufiger auf. Hier ist die Ursache der Osteoporose bekannt. Die wichtigsten Ursachen sind eine Langzeitbehandlung mit Glukokortikoiden

(☞ Pharma-Info 12.33), ein Diabetes mellitus (☞ 12.7), eine Schilddrüsenüberfunktion (☞ 12.4.3), Alkoholismus, Mangelernährung, Tumoren und Bewegungsmangel *(Inaktivitätsosteoporose)*.

Die Verminderung der Knochenmasse führt zu einer erhöhten Knochenbrüchigkeit mit Frakturgefahr bereits bei geringen Traumen oder sogar spontan.

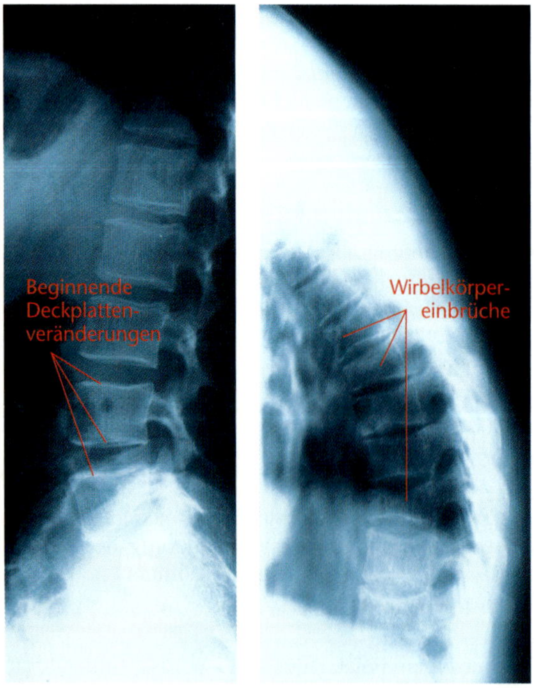

🔬 Symptome, Befund und 🔍 Diagnostik

Viele Osteoporose-Erkrankte sind beschwerdefrei, bis sie durch eine sonst harmlose Verletzung einen Knochenbruch erleiden, typischerweise eine Wirbelkörper- oder Schenkelhalsfraktur. Andere berichten über Rückenschmerzen, die durch Wirbelkörperverformungen mit reaktiven Muskelverspannungen und Fehlhaltungen bedingt sind. Auch der „Witwenbuckel" älterer Frauen, „der Tannenbaumeffekt" durch schlaffe, quere Hautfalten am Rücken und scheinbar zu lange Arme (durch Rumpfverkürzung) sind Zeichen einer Osteoporose.

In der normalen Röntgenaufnahme des Knochens ist eine Osteoporose erst bei einem Knochenverlust von ca. 30 % erkennbar. Sie eignet sich deshalb nicht zur Früherkennung. Hierzu ist eine **Knochendichtemessung** *(Knochendensitometrie)* erforderlich, die durch verschiedene röntgendiagnostische Methoden möglich ist und für Risikopatienten empfohlen wird. Laboruntersuchungen ergeben bei der Osteoporose in aller Regel keine pathologischen Befunde.

Der Abgrenzung von **Osteomalazie** (zu weicher Knochen mit Verbiegungstendenz, meist durch Störung des Vitamin-D-Stoffwechsels), Knochentumoren und anderen Gelenkerkrankungen dienen Blutuntersuchungen (vor allem Bestimmung von Kalzium, Phosphat, Alkalischer Phosphatase und Parathormon), Skelettszintigraphie (☞ 1.6.5), CT und Kernspintomographie.

📊 Behandlungsstrategie bei primärer Osteoporose

Eine kausale Therapie der primären Osteoporose ist nicht bekannt. Durch Gabe von Östrogenen (☞ unten bei Prophylaxe), Fluoriden (z.B. Mono-Tridin®) in Kombination mit Kalzium, Calcitonin (z.B. Karil® s.c.) und evtl. Anabolika oder Biphosphonaten wird versucht, die Knochenbildung zu fördern und den Knochenabbau zu hemmen. Bei den sekundären Osteoporosen wird, wenn irgend möglich, die zugrunde liegende Ursache beseitigt.

Bei einer klinisch manifesten Osteoporose, vielleicht sogar schon mit Knochenbrüchen, ist eine medikamentöse Schmerzbekämpfung, z.B. mit nichtsteroidalen Antiphlogistika (etwa Voltaren® ☞ Pharma-Info 15.21), oft nicht zu umgehen. Auch lokale Infiltrationen mit einem Lokalanästhetikum-Glukokortikoid-Gemisch (z.B. Carbostesin® und Fortecortin®) können den Schmerz lindern. Physikalische Maßnahmen (z.B. Massagen, warme Bäder), krankengymnastische

Abb. 3.51: Osteoporose der Lendenwirbelsäule (links) und der Brustwirbelsäule (rechts) in der seitlichen Röntgenaufnahme. Die Wirbelkörper erscheinen fein und durchsichtig, und in der Brustwirbelsäule sind sie so porös, dass sie teilweise in sich zusammengefallen sind. [T170]

Beginnende Deckplattenveränderungen

Wirbelkörpereinbrüche

Übungen zur Muskelstärkung und das Anpassen eines Mieders oder Korsetts bei Wirbelsäulendeformierungen und instabilen Frakturen sind weitere Maßnahmen. Die sehr häufigen osteoporosebedingten Schenkelhalsfrakturen werden in der Regel operativ versorgt, während Wirbelsäulenfrakturen meist konservativ behandelt werden.

≣ Pflege

Die Betroffenen sind vor allem vor Verletzungen, insbesondere vor Stürzen, zu schützen und zum Durchhalten der Therapie zu motivieren. Dabei sollten sie sich aber viel bewegen, da Immobilität die Osteoporose fördert.

Unterstützung bei den ATL ☞ 3.2.2

⚕ Prognose

Ist die Osteoporose einmal vorhanden, lässt sich der Knochen nur unvollständig wieder aufbauen. Daher ist die Osteoporoseprophylaxe besonders wichtig.

⬚ Prophylaxe und ⬚ Patienteninformation

Nur eine frühe Prophylaxe kann die (primäre) Osteoporose verhindern. Nach heutigen Erkenntnissen ist hierzu (bei Frauen) am besten eine niedrigdosierte Östrogenprophylaxe nach den Wechseljahren geeignet, da der Körper ohne das Hormon nur wenig Kalzium in die Knochen einbauen kann. Kombination mit einem Gestagen beugt einer Erhöhung des Gebärmutterkarzinomrisikos vor. Durch die Hormontherapie wird nicht nur das Osteoporoserisiko eingedämmt, sondern auch der Entwicklung arteriosklerosebedingter Erkrankungen (wie z.B. dem Herzinfarkt) vorgebeugt. Kontraindikation einer Östrogengabe sind z.B. bestimmte östrogenabhängige Tumoren.

Risiken der Östrogenprophylaxe. Allerdings bleibt bei der Östrogengabe eine geringe Erhöhung des Thromboserisikos und eine mögliche Erhöhung des Brustkrebsrisikos. Auch muss die Östrogensubstitution wahrscheinlich mindestens zehn Jahre, evtl. auch über 25 Jahre erfolgen.

Wer soll eine Östrogenprophylaxe durchführen? Die vorbeugende Gabe von Östrogenen an *alle* Frauen (obwohl „nur" ein Teil von ihnen an der Osteoporose erkranken würde) wird zwar von einigen Experten abgelehnt. Die vorherrschende Meinung ist jedoch, dass die günstigen Wirkungen die negativen so weit übertreffen, dass eine Prophylaxe für alle Frauen empfohlen wird. Eine Ausnahme bilden Frauen mit positiver Brustkrebs-Familienanamnese, bei denen der Gesamtnutzen der Langzeitprophylaxe nicht eindeutig ist.

Außerdem kann jeder einer Osteoporose vorbeugen, indem er Zeit seines Lebens für genügend körperliche Bewegung sorgt und auf eine ausreichende Kalziumzufuhr achtet (reichlicher Verzehr von Milch und Milchprodukten; täglich z.B. 1 l Milch oder 100 g Hartkäse, entsprechend 1 000 mg Kalzium).

Wiederholungsfragen

1. Welche Besonderheiten treten bei der Pflege alter Menschen auf? (☞ 3.2.1)

2. Welche Grundregeln gelten im Umgang mit schwerhörigen Patienten? (☞ 3.2.2)

3. Wie werden Hörgeräte richtig bedient? (☞ 3.2.2)

4. Worauf ist vor dem Beginn körperlicher Bewegungsübungen bei alten Menschen zu achten? (☞ 3.2.2)

5. Wie sollte die Haut bei alten Menschen gepflegt werden? (☞ 3.2.2)

6. Welche Probleme können aufgrund der im Alter oft gestörten Körpertemperaturregulation auftreten? (☞ 3.2.2)

7. Wie sollte die Nahrung älterer Menschen zusammengesetzt sein? (☞ 3.2.2)

8. Welche Maßnahmen vermindern das Sturz- und Unfallrisiko des alten Menschen? (☞ 3.2.2)

9. Welche Möglichkeiten gibt es, Schlafstörungen zu behandeln? (☞ 3.3.7)

10. Welche Aspekte sind im Umgang mit dementen Patienten zu beachten, und welche Richtlinien empfiehlt die Validation nach Naomi Feil speziell für die Kommunikation mit dementen Patienten? (☞ 3.5.3)

11. Welche Orientierungshilfen können Pflegende geben, um Verwirrtheit vorzubeugen? (☞ 3.3.4)

12. Wie kann die Selbstständigkeit von Parkinsonkranken pflegerisch gefördert werden? (☞ 3.6)

13. Welche Maßnahmen sollten von Pflegenden bei den verschiedenen Inkontinenzformen angewendet werden? (☞ 3.7)

14. Worauf sollten Pflegende bei Arthrosepatienten achten, und welche Empfehlungen zur Lebensführung kann man ihnen geben? (☞ 3.9)

15. Welche prophylaktischen Maßnahmen können eine Osteoporose verhindern? (☞ 3.10)

4

Pflege von Schmerzpatienten

4.1 Einführung in die Pflege von Schmerzpatienten

Schmerzen sind seit jeher Wegbegleiter des Menschen. Auf Schritt und Tritt begegnet der Schmerz allen, die im medizinischen Bereich tätig sind: Schmerzen führen zur Notaufnahme des Mannes mit einem Herzinfarkt oder nehmen der Frau mit einer Gallenkolik den Schlaf, Angst vor Schmerzen lässt die Blutentnahme beim Kind zum Drama werden.

Was ist Schmerz?

Obwohl Schmerz ein allgegenwärtiges Phänomen ist, entzieht er sich einfachen und eindeutigen Definitionen.

Zunächst lässt er sich – rein physiologisch – als *Sinneswahrnehmung* beschreiben, als die Wahrnehmung, dass der Körper an irgendeiner Stelle Schaden nimmt oder zu nehmen droht. Ist diese Wahrnehmung gestört (etwa nach einer Querschnittslähmung), kann aus einer kleinen Hautverletzung eine bedrohliche Entzündung werden, weil die banale Gewebeschädigung nicht bemerkt und daher nicht versorgt wurde. Schmerzen sind also lebensnotwendige Alarmgeber zum Selbstschutz des Organismus.

Die Definition als reine Sinneswahrnehmung wird der Komplexität des Schmerzes aber nicht gerecht. Hinzu treten *emotionale* und *bewertende* Elemente, die den Schmerz z.B. als bedrohlich oder quälend, als bedeutend oder nebensächlich einordnen und den Umgang mit ihm bestimmen.

Schmerz ist demnach ein *psycho-physisches Erlebnis*, in das persönliche Schmerzerfahrungen und der soziale, ökonomische und kulturelle Hintergrund einfließen. Daher ist Schmerz ein individuelles Ereignis, das nur bedingt mitteilbar ist.

Die klinische Erfahrung zeigt außerdem, dass Schmerzen auch ohne eine (drohende) Gewebeschädigung auftreten können (☞ auch 4.2.3, 4.5.3).

Diese Überlegungen haben zu folgender Kurzdefinition des Schmerzes geführt:

> Schmerz ist ein unangenehmes Sinnes- und Gefühlserlebnis, das mit aktueller oder potenzieller Gewebeschädigung verknüpft ist oder mit Begriffen einer solchen Schädigung beschrieben wird.

Der Schmerzkranke

Manchmal werden Schmerzen so bedeutend, dass sie das ganze Leben des Kranken bestimmen. Ziel der Behandlung und Pflege dieser **Schmerzkranken** ist die Beseitigung oder zumindest Linderung der Schmerzen und die emotionale Unterstützung durch Trost, Zuwendung und menschliche Wärme.

Eine optimale Betreuung von Schmerzkranken ist nur *interdisziplinär* möglich: Angehörige mehrerer Berufsgruppen (z.B. Internisten, Neurologen, Psychologen, Orthopäden, Anästhesisten, Physiotherapeuten und Pflegende) versuchen zunächst, die Schmerzursache herauszufinden, um dann unter Berücksichtigung der verschiedenen Therapieansätze ein individuelles Therapiekonzept zu erstellen.

Wenn auch die Versorgung von chronisch Schmerzkranken noch nicht befriedigend ist, so hat sie sich doch in den letzten Jahren unter anderem durch besseres Wissen der beteiligten Ärzte und Pflegenden sowie die Einrichtung von Schmerzpraxen, Schmerzambulanzen und Schmerzkliniken erheblich verbessert.

Mit dem Schmerz konfrontiert sein

Die Konfrontation mit Schmerzen führt häufig zur Auseinandersetzung mit der eigenen Angst vor Schmerz, Krankheit und Tod. Daher ist ein neutraler Umgang mit den Schmerzen anderer nicht immer möglich. Die Haltung des Einzelnen wird immer beeinflusst von der eigenen Not und Hoffnung, Schwäche und Stärke, der Fähigkeit, Leid zu akzeptieren und dem Vermögen, es zu bekämpfen. Eigene Schmerzerfahrungen bilden den ersten Zugang zur Lebenswirklichkeit Schmerzkranker. Gleichzeitig stößt man an Grenzen: Schmerz ist nicht direkt erfassbar. So wie der Betroffene kann ein Außenstehender den Schmerz nicht erleben.

Grundregeln im Umgang mit Schmerzkranken

Unabhängig von der (mutmaßlichen) Ursache des Schmerzes gilt im Umgang mit Schmerzkranken:

- **Nur der Patient nimmt den Schmerz wahr.** Nur er weiß, wann, wo und in welcher Weise er Schmerzen hat. Alle seine Schmerzangaben sind ernst zu nehmen, auch wenn sie zunächst nicht nachvollziehbar sein mögen
- **Schmerz bedroht.** Er bedroht die Integrität des Menschen und ist häufig begleitet von Angst und Depression. Es gilt, sich diesen Gefühlen zu stellen und den Patienten damit nicht allein zu lassen
- **Schmerz hat eine kulturelle Dimension.** Schmerz wird von Menschen aus unterschiedlichen gesellschaftlichen Gruppen verschieden erlebt und mitgeteilt. Dies wird besonders deutlich bei der Pflege von Schmerzpatienten aus anderen Kulturkreisen oder bei der Geburtsbegleitung. Wichtig ist, schmerzleidenden Patienten vorurteilslos zu begegnen und zu versuchen, deren eigene Vorstellungen zu erkunden und darauf einzugehen
- **Schmerz teilt etwas mit.** Die Schmerzmitteilung kann eine zielorientierte Funktion haben: Das schreiende Kind, das sich neben den Schmerzen noch verlassen und einsam fühlt, möchte Aufmerk-

samkeit und Zuwendung; der Schmerzpatient im Krankenhaus, der von seinen Schmerzen eingenommen ist und den die Anwesenheit anderer stört, wünscht sich ein Einzelzimmer. In einem solchen Fall ist es am besten, den Patienten auf vermutete Wünsche anzusprechen.

4.2 Physiologie und Psychologie des Schmerzes

4.2.1 Schmerzentstehung, Schmerzleitung und Schmerzverarbeitung

Die Schmerzrezeption

Als **Schmerzrezeptoren** dienen vor allem freie Nervenendigungen, die überall in der Haut, in Eingeweiden, Muskeln, Blutgefäßen und Gelenken vorkommen. Sie reagieren auf chemische Stoffe, die bei Gewebeschädigung durch zerstörte Zellen oder bei Entzündungsreaktionen durch gefährdetes Gewebe freigesetzt werden (z.B. *Prostaglandine* oder *Histamin*). Welche Ursache der Gewebeschädigung zugrunde liegt, ist dabei *nicht* maßgeblich. Schmerzrezeptoren zeigen keine **Adaptation** (Gewöhnung). Dies bedeutet, dass sich keiner an Schmerzen gewöhnen kann.

Die Schmerzleitung im Rückenmark

Das Schmerzsignal gelangt über periphere Nerven zunächst zum Rückenmark. Dort werden **Substanz P** und **Glutamat** als *Neurotransmitter* (Überträgerstoffe des Nervensystems) ausgeschüttet; sie vermitteln die Weiterleitung des Schmerzsignals über die Nervenzellen des Rückenmarks. Die Erregung gelangt dann über die Vorderseitenstrangbahn des Rückenmarks zum Thalamus und von dort zur Großhirnrinde.

Schutzreflexe des Rückenmarks sorgen dafür, dass man sich der Ursache eines schmerzhaften Reizes entzieht, noch bevor man ihn bewusst wahrnimmt – so zuckt die Hand von der Herdplatte zurück, bevor der Verbrennungsschmerz zu spüren ist.

Der Körper verfügt auch über körpereigene Mechanismen zur Schmerzhemmung: Beim **absteigenden Hemmsystem** beispielsweise werden vom Gehirn aus über absteigende Bahnen, die **Serotonin** als Transmitter benutzen (ein Überträgerstoff mit histaminähnlicher Wirkung, der auch mit der Migräne in Zusammenhang gebracht wird ☞ 4.5.1), bestimmte Neurone im Rückenmark aktiviert. Diese schütten daraufhin **Endorphine** *(endogene Morphine)* aus, welche durch Unterdrückung der Wirkung von Substanz P die schmerzleitenden Synapsen hemmen. Auf dem gleichen Wirkmechanismus beruht auch die

Schmerzhemmung durch **Enkephaline,** einer weiteren Neuropeptidgruppe. Solche Regulationsmöglichkeiten sind sinnvoll, damit Schmerzreize nicht zur Unterbrechung lebensnotwendiger Handlungsabläufe (z.B. Fluchtreaktionen) führen.

Die zentrale Schmerzwahrnehmung

Im Großhirn erreichen die Schmerzsignale über den Thalamus die sensorischen Rindenfelder. Jetzt erst dringt der Schmerz ins Bewusstsein. Die begleitende Gefühlsqualität – fast immer unangenehme Gefühle wie Angst, Ekel, Panik oder Aufregung – wird aus anderen Kerngebieten „beigesteuert".

Daneben führt Schmerz zu einer Aktivierung der *Formatio reticularis* (ein Nervenzellverband, der vom Hirnstamm bis zum Zwischenhirn reicht und bei der Steuerung des Wach-Schlaf-Rhythmus und der Bewusstseinslage eine entscheidende Rolle spielt). Darum schlafen Schmerzgeplagte meistens schlecht. Über den Hirnstamm verändert der Schmerz auch Kreislauf und Atmung.

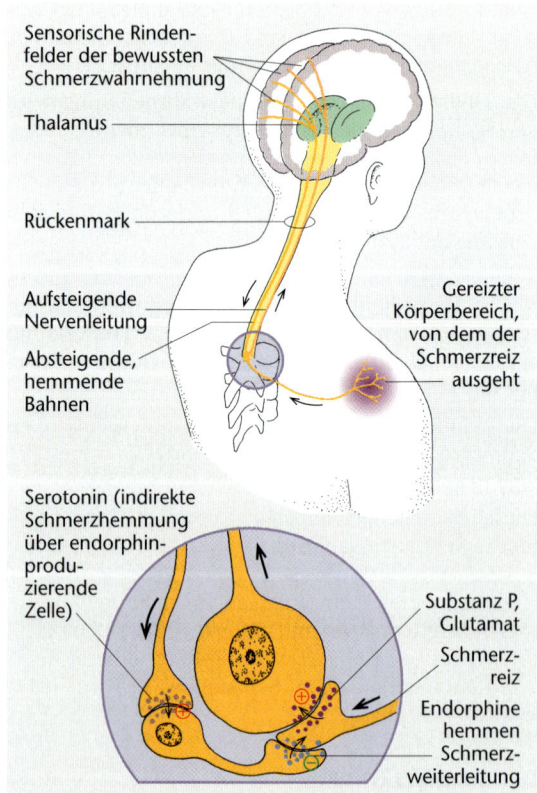

Abb. 4.1: Vom Schmerzreiz bis zur Schmerzwahrnehmung. Die Schmerzsignale werden über die Vorderseitenstrangbahn im Rückenmark und den Thalamus zur Großhirnrinde geleitet. Die Weiterleitung unterliegt unter anderem hemmenden Einflüssen durch Neurone des absteigenden Hemmsystems (☞ Detailzeichnung). [A400-190]

Schmerzgedächtnis

Mittlerweile gilt als gesichert, dass Schmerzen das Nervensystem verändern: Länger andauernde oder in kurzen Abständen wiederholte Schmerzreize führen nach heutigem Kenntnisstand über kaskadenförmige molekulare Mechanismen zu Langzeitveränderungen des Nervensystems mit der Folge einer gesteigerten Schmerzempfindlichkeit und evtl. einer Verselbstständigung des Schmerzes. Man spricht auch von **Schmerzgedächtnis** oder „Gedächtnisspur des Schmerzes". Diese Auffassung vom Schmerz als *Lernprozess* hat wichtige Konsequenzen für die Klinik. Zum einen gewinnt die Therapie akuter Schmerzen zumindest bei bestimmten Krankheitsbildern damit präventive Aspekte (der chronische Schmerz wird erst gar nicht „erlernt"), zum anderen könnten sich hieraus in der Zukunft neue therapeutische Ansätze des (chronischen) Schmerzes ergeben.

4.2.2 Schmerzschwelle und Schmerztoleranz

> ☐ **Schmerzschwelle:** Schwelle, oberhalb derer ein Schmerzreiz ins Bewusstsein dringt.
>
> **Schmerztoleranz:** Fähigkeit, Schmerz zu ertragen.

Während die **Schmerzschwelle** bei allen Menschen ungefähr gleich ist, ist die **Schmerztoleranz** sehr unterschiedlich. Einige Menschen empfinden bereits geringe Schmerzreize als unerträglich, andere dagegen halten selbst starke Schmerzen aus.

Bei der Messung der Schmerztoleranz werden dem Patienten Schmerzreize gesetzt, und er soll angeben, ab welcher Intensität er den Schmerz nicht mehr aushalten kann und der Schmerzreiz abgebrochen werden soll. Die Schmerztoleranz wird unter anderem vom individuellen Schmerzerleben, vom kulturellen Schmerzkonzept (☞ unten) sowie von Persönlichkeit und Alter des Betroffenen beeinflusst (☞ 4.2.5).

4.2.3 Die verschiedenen Schmerzformen

Der somatische Schmerz

Schäden an Haut, Muskeln, Knochen, Gelenken und Bindegewebe führen zum somatischen Schmerz.

Dabei unterscheidet man den **Oberflächenschmerz,** der in der Haut entsteht, vom **Tiefenschmerz,** der von Muskeln, Gelenken, Knochen und Bindegewebe ausgeht.

Der Oberflächenschmerz wiederum hat zwei Anteile: Als Erstes empfindet man einen kurzen, hellen, scharfen, gut lokalisierbaren **1. Oberflächenschmerz.**

Nach kurzer Pause folgt der **2. Oberflächenschmerz,** ein diffuser, dumpfer oder brennender Schmerz, der nur langsam abklingt.

Der 1. Oberflächenschmerz wird über markhaltige, der 2. Oberflächenschmerz über marklose Nervenfasern geleitet. Er entspricht neurophysiologisch dem Tiefenschmerz. Ein typischer Tiefenschmerz ist der Kopfschmerz.

Der viszerale Schmerz

Schmerzen aus den Eingeweiden bezeichnet man als **viszerale Schmerzen** (*Eingeweideschmerzen*).

Der viszerale Schmerz entsteht z.B. durch Dehnung von Hohlorganen, Spasmen von glatter Muskulatur, Durchblutungsstörungen oder Entzündungen. Er wird ebenfalls als dumpf beschrieben und kann sich als *Dauerschmerz* (z.B. „Magenschmerzen") oder als *periodisch wiederkehrender Schmerz,* z.B. bei Koliken (☞ 10.6.1, 11.14), äußern.

Der neurogene Schmerz

Beim **neurogenen Schmerz** führen Schädigungen an Nerven zu quälenden, oft blitzartig einschießenden Schmerzempfindungen.

Der Körper erkennt nicht, woher der Schmerz kommt: Die Schmerzen werden so empfunden, als kämen sie aus dem Körperteil, wo die *Nervenendigungen* liegen, obwohl die Schädigung *irgendwo* im Nervenverlauf lokalisiert ist. Man nennt diese Schmerzen auch **projizierte Schmerzen,** da sie wie ein Dia in die Körperperipherie abgebildet werden. Am bekanntesten sind die ausstrahlenden, ziehenden Schmerzen im Bein bei Bandscheibenschäden im Lendenwirbelsäulenbereich und die Neuralgien (☞ 4.5.2).

Der psychogene Schmerz

Nicht jeder Schmerz hat seine Ursache in gereizten Schmerzrezeptoren. Es kann – insbesondere bei chronischen Schmerzbildern – auch eine *psychosomatische Störung* vorliegen, bei der die Patienten ihre psychischen Konflikte nicht anders als über das Symptom „Schmerz" verarbeiten können. Die psychische Störung findet also in einer somatischen Erscheinung, einem Schmerz, ihren Ausdruck. Zu beachten ist, dass die Patienten ihre Schmerzen nicht vorgeben, sondern sie wirklich empfinden und teils erheblich unter ihnen leiden.

Die Diagnose „psychogener Schmerz" darf aber nicht leichtfertig gestellt werden. Immer ist ein sorgfältiger Ausschluss organischer Ursachen erforderlich. Chronische Schmerzen mit primär organischer Ursache, die aber nicht rechtzeitig gefunden und behandelt wird, können *reaktiv* zu schweren psychischen Störungen führen.

4.2.4 Akuter und chronischer Schmerz

Ganz entscheidend für Behandlung, Pflege und Prognose ist die Differenzierung zwischen akutem und chronischem Schmerz.

Der akute Schmerz

Der **akute Schmerz** ist ein Warnsignal des Körpers. Der Betroffene kann den akuten Schmerz in aller Regel gut lokalisieren, wobei die Schmerzlokalisation oft dem Ort der Schädigung entspricht.

> ⚠ **Vorsicht!**
> Der plötzlich auftretende Schmerz ist ein Alarmzeichen. Akute Schmerzereignisse deshalb nicht nur in der Krankenakte dokumentieren, sondern unverzüglich den Arzt informieren.

Wichtig ist bei akuten Schmerzen, die Ursache zu finden und diese gezielt zu behandeln.

Der chronische Schmerz

Von **chronischen Schmerzen** spricht man, wenn die Schmerzen über einen Zeitraum von mindestens sechs Monaten (fast) ständig vorhanden sind oder häufig wiederkehren. Die enge Beziehung zur fassbaren Gewebeschädigung, wie sie beim akuten Schmerz besteht, ist beim chronischen Schmerz meist nicht (mehr) vorhanden. Nicht selten sind psychische und soziale Komponenten beteiligt.

Chronische Schmerzen sind nur schwer zu ertragen. Sie zermürben den Kranken und bestimmen sein Leben. Diagnostik und Therapie chronischer Schmerzen sind schwierig und oftmals für Patienten wie Therapeuten enttäuschend.

> 🕮 Epidemiologische Daten über die Zahl chronisch Schmerzkranker sind rar. Schätzungen gehen von mindestens vier Millionen Menschen mit chronischen Schmerzen in Deutschland aus, wobei Kopf- bzw. Gesichtsschmerzen und Rückenschmerzen am häufigsten sind. Ungefähr 600 000 dieser Betroffenen bedürfen einer speziellen Schmerztherapie. Solche Zahlen unterstreichen, welch große Bedeutung einer angemessenen Diagnostik und Therapie zukommt und wie wichtig eine patientenorientierte, situationsgerechte Pflege ist.

4.2.5 Psychische und kulturelle Einflüsse auf das Schmerzerleben

Psychische Einflüsse

Aus der psychologischen Forschung sind heute viele Einflüsse auf das bewusste Schmerzerlebnis bekannt. *Schmerzverstärkende Faktoren* sind z.B. Angst, Einsamkeit, Abhängigkeit, Sorgen oder Depressionen. Dagegen wirken ein Gefühl der Sicherheit, Zuwendung und Verständnis durch nahe stehende Menschen, Selbstbestimmung, Hoffnung, Freude (etwa

Ängste des Patienten	Pflegemaßnahmen
Angst vor Schmerzen	• Schmerzprotokoll/-tagebuch anlegen, um die schmerzauslösenden Faktoren herauszufinden (☞ 4.3.2) • Patienten über prophylaktische Maßnahmen gegen den Schmerz informieren (z.B. Meiden von Schonhaltungen, die zu erneuten Schmerzen führen) • (Medikamentöse) Schmerzprophylaxe durchführen
Angst, mit dem Schmerz alleine gelassen zu werden	• Gesprächsbereit sein und sich Zeit für den Patienten und seine Bedürfnisse nehmen, Pflegemaßnahmen ohne Hektik ausführen • Patienten nicht (lange) warten lassen, wenn er klingelt • Ggf. nach Beschäftigungsmöglichkeiten suchen, die den Patienten vom Schmerz (und der Angst davor) ablenken
Angst, von medizinischer Versorgung abhängig zu werden	• Patienten auf Maßnahmen hinweisen, die er selbstständig gegen die Schmerzen einsetzen kann (z.B. Entspannungsübungen, physikalische Maßnahmen) und ihn ggf. dazu anleiten • Unabhängigkeit des Patienten fördern, z.B. durch selbstbestimmte Arzneimitteleinnahme (☞ 4.4.7)
Angst, als „überempfindlich" zu gelten	Äußerungen des Patienten ernst nehmen (nicht nur vorgeben, dies zu tun) und ihn dies auch spüren lassen (z.B. durch Trost, Zuwendung)
Angst, nicht mehr als individuelle Persönlichkeit betrachtet zu werden	Patienten ganzheitlich pflegen und nicht auf den Schmerzaspekt reduzieren, d.h. zu geeigneten Zeitpunkten z.B. auf seine privaten Interessen eingehen
Angst vor der Zukunft (Familie, Beruf)	• Familienangehörige aufklären (lassen), was die Schmerzen für den Patienten bedeuten und welche Auswirkungen sie auf die Persönlichkeit, das Familien- und Berufsleben haben können • Ggf. Sozialarbeiter des Krankenhauses hinzuziehen, Rehabilitationsmaßnahmen einleiten oder häusliche Versorgung sicherstellen

Tab. 4.2: Pflegende haben einen engen Kontakt zu den Patienten. Durch Zuwendung können sie zu einer Schmerzlinderung beitragen.

nach einer Geburt) und Ablenkung *schmerzlindernd.* Wie Tab. 4.2 zeigt, kann die Kenntnis dieser psychologischen Einflussgrößen unmittelbar in die Pflege von Schmerzpatienten umgesetzt werden.

> 📖 Fühlen sich die Patienten im Krankenhaus „wohl", soweit dies im Rahmen ihrer Erkrankung möglich ist, bewältigen sie den Schmerz besser.

Individuelles Schmerzkonzept

Auch die Einstellung des Einzelnen zu Schmerzen, das **individuelle Schmerzkonzept,** wirkt sich auf die Schmerzwahrnehmung und den Umgang mit Schmerzen aus.

Schmerz als Schulderlebnis. Patienten, die sich selbst die Schuld an den Schmerzen geben, nehmen den Schmerz meist sehr intensiv wahr.

Der unverstandene Schmerz. Wenn der Schmerz dem Kranken völlig unerklärlich ist und schicksalhaft über ihn hereingebrochen zu sein scheint, eskaliert der Schmerz zur „Katastrophe". Die Patienten haben oft außerordentliche Angst vor der Zukunft und entwickeln kaum Bewältigungsstrategien, weil ihnen das Verständnis für ihr Leiden fehlt.

Charakter und Schmerz. Ängstlichkeit, Neigung zu Panik, der Wunsch und die Fähigkeit, Unangenehmes zu verdrängen, und vieles andere nehmen Einfluss auf den Umgang mit Schmerzen. Menschen, die Unangenehmes, z.B. eine mögliche Krankheit, nicht wahrhaben wollen, halten oft erhebliche Schmerzen aus. So werden selbst größere Tumoren, die „normalerweise" erhebliche Schmerzen auslösen würden, nicht „bemerkt".

Alter und Schmerz. Auch alte Menschen, die „schon viel erlebt und erlitten" haben, neigen dazu, kein Aufheben um ihre Beschwerden zu machen und sind dadurch möglicherweise gefährdet.

Kulturelle Schmerzkonzepte

Die verschiedenen Kulturen haben ein unterschiedliches Verständnis vom Schmerz und vom „angemessenen Umgang" mit Schmerzen. Da diese **kulturellen** Schmerzkonzepte die Entwicklung des individuellen Schmerzkonzeptes stark beeinflussen, hilft die Kenntnis der kulturellen Deutung von Schmerz oft, den einzelnen Kranken besser zu verstehen.

Ein in unserer Gesellschaft verbreitetes Konzept ist etwa, dass Jungen weniger empfindlich sind (und sein dürfen) als Mädchen. Schmerz offen zuzugeben, gilt haufig als Zeichen von Schwäche. Schmerzkonzepte können auch von Gesellschaftsschicht zu Gesellschaftsschicht unterschiedlich sein und einander widersprechen.

Zu den Schmerzkonzepten unserer medizinisch informierten Gesellschaft gehört auch, dass Schmerzen

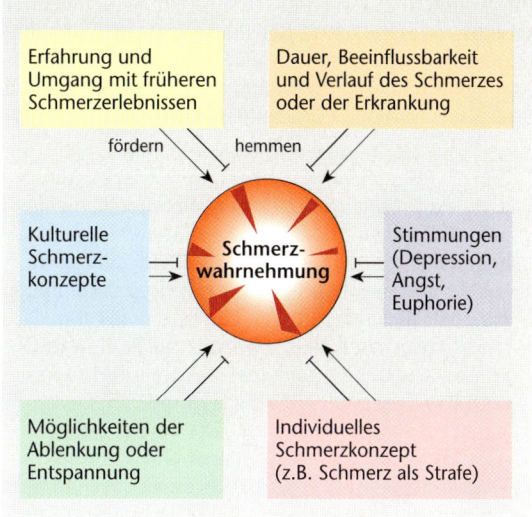

Abb. 4.3: Viele Faktoren beeinflussen die Schmerzwahrnehmung. [L157]

auf eine *körperliche* Krankheit hindeuten und die Verantwortung für ihre Beseitigung somit bei den Spezialisten des Medizinsystems liegt. Dieses Schmerzkonzept verdrängt die psychische Dimension des Schmerzes und bringt vor allem chronisch Schmerzkranke in Bedrängnis.

4.2.6 Schmerz und Sinn

Die *heutige* Medizin stößt bei der Frage, welchen Sinn das Leiden im Leben der Menschen haben könnte, an ihre Grenze.

Philosophen weisen auf die Bereicherung der Menschen durch Schmerzerfahrung hin und sprechen davon, dass Schmerz Wandlungs- und Reifungsprozesse einleiten und unterstützen kann.

Auch die *Religionen* bemühen sich um die Erklärung des Sinns menschlichen Leides. Nach dem traditionellen christlichen Verständnis beispielsweise nimmt der Mensch durch persönliches Leid teil am erlösenden Leiden Jesu Christi. Jesus wiederum erscheint in den biblischen Erzählungen als Überwinder von Krankheit und Tod. Er heilt Kranke und erteilt seinen Nachfolgern den Auftrag zur Krankenheilung. Dieses traditionelle religiöse Verständnis ermöglicht gleichermaßen die *Annahme* von Schmerz und Krankheit wie auch den energischen *Kampf,* sie zu überwinden.

Es gibt keine allgemein akzeptierten Antworten mehr

Viele Menschen sind heute allerdings nicht mehr in eine traditionelle Glaubensgemeinschaft eingebunden, sie finden keinen Zugang zu dem Trost, den eine Religion ihnen anbieten könnte.

Im Krankenhaus werden Menschen verschiedener Weltanschauungen und Religionszugehörigkeiten behandelt. Sie alle sollten ihren (religiösen) Bedürfnissen nachkommen können und dabei Verständnis von Seiten der Ärzte und Pflegenden erfahren.

> 🖾 Als Pflegender wird man immer wieder gefordert, den Menschen, dessen Schmerzen man nicht beseitigen und dessen Krankheit man nicht heilen kann, in seiner Not nicht alleine zu lassen. Im vertrauensvollen Kontakt mit dem Patienten müssen Pflegende mit dem Patienten die oft quälende Frage nach dem „Warum" aushalten und können versuchen, gemeinsam Antworten zu finden, die allgemeinverbindlich in unserer Gesellschaft nicht mehr existieren. Die eigene Religion oder Weltanschauung mag dabei eine Hilfe sein. Wichtig ist aber, dass man sich im Gespräch immer bemüht, das Weltverständnis des anderen zu erfahren: Sinn kann nicht von außen „übergestülpt" werden.

4.3 Klinik und Diagnostik des Schmerzes

4.3.1 Anamnese und körperliche Untersuchung

Schmerz ist einem Außenstehenden nicht direkt zugänglich und nicht messbar wie etwa Fieber. Der Untersucher ist also auf die Angaben des Patienten angewiesen.

> 🖑 Schmerz ist, was der Patient als Schmerz empfindet!

Schmerzanamnese

Erster diagnostischer Schritt ist die Erhebung der **Schmerzanamnese.** Erfragt werden:
- *Lokalisation des Schmerzes:* Streng lokalisiert (z.B. an Narben und Wunden), diffus (z.B. Gliederschmerzen bei Grippe), ausstrahlend (z.B. in den linken Arm bei Herzinfarkt)?
- *Art des Schmerzes:* Stechend (z.B. bei Pleurareizung), brennend (z.B. bei Hautabschürfungen), ziehend (z.B. bei Rückenschmerzen), klopfend (z.B. bei eitriger Entzündung), bohrend (z.B. bei einem Tumor), krampfartig (z.B. bei Nierenkolik), wehenartig (z.B. bei Menstruationsbeschwerden), beklemmend (z.B. bei Angina pectoris)?
- *Zeitpunkt und Auslöser des Schmerzes:* Nach dem Essen (z.B. bei einem Ulcus ventriculi), nach Anstrengung (z.B. bei Herzerkrankungen), witterungsabhängig (z.B. bei Rheuma)?

- *Dauer des Schmerzes:* Konstant (z.B. bei einem Tumor), in Intervallen (z.B. bei Koliken)?
- *Stärke* (Intensität ☞ auch 4.2.2): Erträglich, überwältigend, unerträglich?
- *Begleitsymptome:* z.B. Schwellung und Rötung bei einer Entzündung?

Weiter wird nach bisherigen Therapieversuchen und deren Erfolg gefragt. Zum einen gewinnt man Zusatzinformationen, zum anderen kann der Patient sich seine eventuellen Enttäuschungen von der Seele reden.

Die *psychosoziale Anamnese* kann Probleme in Beruf oder Privatleben aufdecken. Die Reaktionen der Angehörigen und anderer wichtiger Bezugspersonen haben erheblichen Einfluss auf die Schmerzkrankheit.

Auch die Stimmung des Patienten (hoffnungsvoll, verzweifelt, mutlos, ängstlich, wütend) und seine persönliche Einstellung zu der Krankheit und den Schmerzen geben wertvolle Informationen.

Beobachtung des Schmerzpatienten

Während der Anamneseerhebung beobachtet der Untersucher den Patienten aufmerksam, da zwar nicht der Schmerz selbst, aber einige mit Schmerz assoziierte Erscheinungen der Beobachtung zugänglich sind. Er achtet auf Mimik, Gestik und Haltung des Patienten, z.B. auf ein schmerzverzerrtes Gesicht, eine gekrümmte Haltung oder das Schonen bestimmter Gliedmaßen. Häufig sind Schmerzen auch von sichtbaren vegetativen Reaktionen wie Schweißausbruch, Blässe, Tachykardie und Tachypnoe begleitet.

Schmerzbeobachtung gelingt am besten im pflegerischen Alltag, indem die Pflegenden dem Patienten in den verschiedensten Situationen nahe kommen. Beispielsweise äußern sich Schmerzen oft durch schlechtes Schlafen oder mangelnden Appetit.

Körperliche Untersuchung

An die Erhebung der Anamnese schließt sich die körperliche Untersuchung an. Sie umfasst neben einer gründlichen internistischen Untersuchung eine orientierende Untersuchung von Muskulatur und Bewegungsapparat und eine neurologische Untersuchung (einschließlich des vegetativen Nervensystems). Weitere (Konsiliar-)Untersuchungen und technische Verfahren sind von der mutmaßlichen Ursache der Schmerzen abhängig.

4.3.2 Schmerzprotokoll und Schmerztagebuch

Eine präzise Schmerzbeschreibung gibt Hinweise auf mögliche Ursachen des Schmerzes und ist wesentlicher Teil der Therapieplanung. Daher ist die *Schmerzdokumentation* von großer Bedeutung. Hilfestellung gibt ein *Schmerzprotokoll*, bei dem der Kranke mehrfach täglich seine Schmerzen mit einer Schmerzskala schätzt, die meist von 0 – 10 oder 0 – 100 reicht, und diese Einschätzung zusammen mit besonderen Begebenheiten (schlechter Schlaf, körperliche Anstrengung, Ruhe) in einem **Schmerzprotokoll** (☞ Abb. 4.4) dokumentiert.

Bei Patienten mit chronischen Schmerzen empfiehlt sich die Anlage eines **Schmerztagebuchs.** Es dient der Selbstbeobachtung und Verhaltensanalyse und soll die bewusste Wahrnehmung schulen, Zusammenhänge zwischen Alltagssituationen und Schmerz transparent machen und die Notwendigkeit und Wirkung der Medikation klären. Das selbstständige Führen eines Schmerzprotokolls oder -tagebuchs befreit den Schmerzpatienten darüber hinaus aus einer Passivi-

tät, in die ihn insbesondere der chronische Schmerz oft drängt: Durch das systematische Beobachten und Mitteilen des persönlichen Schmerzerlebnisses trägt der Patient selber zu seiner Therapie bei und kann dadurch verlorene Selbstständigkeit zurückgewinnen.

4.4 **Therapie des Schmerzes**

4.4.1 **Allgemeine Grundsätze der Schmerztherapie**

Vor Einleitung einer Schmerztherapie muss immer nach der Ursache der Schmerzen gesucht werden. Bei alten Menschen kann sich hinter der scheinbaren Arthrose eine Knochenmetastase, bei der Kopfschmerz-

Tagesprotokoll   Datum:

Skalen für die Schmerzstärke

Uhrzeit   keine Schmerzen   stärkste vorstellbare Schmerzen

Schmerzbehandlung
(Medikamente, Massagen, Ablenkungen, was tun Sie gerade? ...)

.... Uhr
.... Uhr
.... Uhr
.... Uhr
.... Uhr
.... Uhr

Tagesablauf (am Abend auszufüllen)

Wie war heute Ihr allgemeines Wohlbefinden?

sehr schlecht   sehr gut

War Ihre nächtliche Schlafdauer
❏ ausreichend   ❏ nicht ausreichend?

Hatten Sie heute Dauerschmerzen?
❏ nein   ❏ ja

Wurden Sie heute durch Ihre Schmerzen in Ihren Tätigkeiten und in Ihrer Stimmung eingeschränkt?
❏ nein   ❏ ein wenig   ❏ deutlich   ❏ stark   ❏ fast völlig

Hatten Sie das Gefühl, die Schmerzen lindernd beeinflussen zu können?
❏ nein   ❏ ein wenig   ❏ deutlich   ❏ stark   ❏ sehr stark

Sonstige Beschwerden:
❏ Müdigkeit   ❏ Niedergeschlagenheit   ❏ Übelkeit   ❏ Schlafstörungen
❏ Appetitlosigkeit   ❏ Magenbeschwerden   ❏ Lustlosigkeit   ❏ Andere ....

Schmerzbezogene Ereignisse und andere Bemerkungen:

Abb. 4.4: Tagesprotokoll aus dem *Heidelberger Schmerz-Tagebuch* [gekürzt nach Flöter et al., Schmerztherapeutisches Kolloquium, Kronberg 1994].

patientin hinter dem Kopfschmerz ein Familienproblem verbergen. Solche Probleme werden durch eine (symptomatische) Schmerztherapie nicht gelöst, sondern verschleppt und verschlimmert.

Kausale und symptomatische Therapie

Zuerst wird versucht, die dem Schmerz zugrunde liegende Ursache zu beseitigen (**kausale Therapie** ☞ auch 2.1).

Gelingt dies nicht, so lassen sich dennoch oft durch *gezielte* Maßnahmen Schmerzen lindern oder beseitigen. Hierzu gehören zum Beispiel Bestrahlungen zur Tumorverkleinerung.

Erst wenn diese gezielten Therapien nicht greifen oder zu aufwendig, riskant oder belastend werden, sind **symptomatische Schmerztherapien** angezeigt.

Diese theoretische Trennung zwischen kausalem und symptomatischem Vorgehen ist im klinischen Alltag oft unscharf. Häufig ermöglicht die Schmerzausschaltung erst eine kausale Therapie oder ist Teil einer kausalen Therapie. Deutlich wird das bei muskulären Verspannungen, die oft Schonhaltungen zum Schutz vor schmerzhaften Bewegungen sind, gleichzeitig aber neue Schmerzen verursachen. Hier müssen Schmerzen und Verspannungen beseitigt werden, bevor durch Krankengymnastik oder Rückenschule die „eigentliche" Krankheit behandelt werden kann.

Ganzheitliche Schmerztherapie

Das Schmerzerleben wird durch die verschiedensten körperlichen und psychischen Faktoren beeinflusst (☞ 4.2.5).

Ganzheitliche Schmerztherapien setzen diese Faktoren gezielt zu therapeutischen Zwecken ein. Sie zeichnen sich dadurch aus, dass sie sich nicht nur *einer* Therapieform bedienen (z.B. nur Tablettengabe oder nur Entspannungsübungen), sondern sich auf mehrere Säulen stützen:

- Beispielsweise erhält der Patient durch *Schmerzbewältigungsstrategien* Hilfe zur Selbsthilfe
- Durch *Aktivitätstraining* soll der verbliebene Spielraum ausgeweitet werden
- Die *Einbeziehung von Angehörigen* soll das soziale Umfeld so verbessern, dass die Familie nicht zwischen (übertriebener) Fürsorge, Resignation, Unwillen und Ungeduld hin und her pendelt
- Gleichzeitig gehören aber auch „konventionelle" *physikalische Therapieformen* (☞ 4.4.9) und *Schmerzmittel* (☞ 4.4.2) zur ganzheitlichen Schmerztherapie.

📖 Literaturtipp
Mc Caffery, Margo et al.: Schmerz. Ein Handbuch für die Pflegepraxis. Ullstein Mosby, Wiesbaden, 1997

4.4.2 Einführung in die medikamentöse Schmerztherapie

Schmerzstillende Arzneimittel (**Analgetika**) stehen bei Selbstmedikation und ärztlicher Verordnung an der Spitze des Arzneimittelverbrauchs: Zurzeit werden in Deutschland pro Jahr schmerzstillende Arzneimittel für knapp zwei Milliarden Mark verordnet. Damit stellt die Gruppe der Analgetika/Antirheumatika die verordnungsstärkste Indikationsgruppe überhaupt dar (☞ auch 2.2.13).

Analgetika greifen sowohl in die Vorgänge der *Schmerzentstehung* als auch der *Schmerzwahrnehmung* ein. Nach ihrer Wirkungsweise werden sie in *Nicht-Opioid-Analgetika* (☞ Pharma-Info 4.5) und *Opioid-Analgetika* (☞ 4.4.5) eingeteilt.

4.4.3 Missbrauchgefahr von Analgetika

In unserer Gesellschaft mit ihrem Ideal vom sportlichen, gesunden und stets leistungsfähigen Menschen greifen viele auch bei kleinen Unpässlichkeiten zur (rezeptfreien) Schmerztablette, um „keine Schwäche zu zeigen". Die Schmerzen werden meist rasch gelindert, ohne dass der Betroffene viel Zeit aufwenden oder unbequeme Veränderungen der Lebensgewohnheiten auf sich nehmen muss.

Besonders bei *Kombinationspräparaten*, die zusätzlich zum Analgetikum aufputschende (z.B. Koffein) oder beruhigende Substanzen (z.B. Codein, Barbiturate) enthalten, besteht die Gefahr eines **Arzneimittelmissbrauchs** bis hin zur **Arzneimittelabhängigkeit.** Die Kranken nehmen die Tabletten nicht mehr nur zur Schmerzlinderung, sondern brauchen sie, um „sich wohl zu fühlen", und erhoffen sich von ihnen die Lösung sozialer und psychischer Probleme.

Das Risiko für einen Arzneimittelmissbrauch wird bei den starken Schmerzmitteln (Opioid-Analgetika ☞ 4.4.5) häufig überschätzt, bei den einfachen Schmerzmitteln (☞ 4.4.4) oft unterschätzt!

Schmerzmittelabhängigen Patienten drohen nicht nur die in Pharma-Info 4.5 genannten Nebenwirkungen, sondern es können auch wichtige Diagnosen verpasst und somit Therapiechancen nicht genutzt werden.

Außerdem können Schmerzmittel selbst ein Schmerzsyndrom hervorrufen (vor allem den sog. **Analgetika-Kopfschmerz** ☞ auch 4.5.1), das der Patient wiederum mit immer höheren Dosen zu bekämpfen versucht, wodurch er – häufig unbemerkt – in einen Teufelskreis gerät.

 Wegen dieser Gefahren sollten Patienten mit Schmerzsyndromen möglichst früh zu ganzheitlichen Therapieformen und aktiver Mitarbeit am Heilungsprozess motiviert werden. Dies schließt eine *bewusste* Schmerzmittelgabe nicht aus.

4.4.4 Systemische medikamentöse Schmerztherapie: Nicht-Opioid-Analgetika

 Nicht-Opioid-Analgetika (*Nichtopioide, kleine Analgetika*): Schmerzmittel unterschiedlicher chemischer Struktur, die hauptsächlich über eine Synthesehemmung der schmerzvermittelnden *Prostaglandine* in der Körperperipherie wirken. Besonders bei leichten bis mäßigen Schmerzen und zum Teil auch als Antirheumatika (☞ Pharma-Info 15.21) geeignet.

Früher wurden die Nicht-Opioid-Analgetika auch als *periphere Analgetika* bezeichnet. Neuere Untersuchungen lassen allerdings vermuten, dass die Prostaglandinsynthesehemmer auch über *zentrale* Angriffspunkte wirken. Außerdem wurde mit Flupirtin (☞ Pharma-Info 4.5) ein zentral wirksames, nicht-opioides Analgetikum entwickelt, so dass die Bezeichnung „periphere Analgetika" nicht mehr zutrifft und deshalb auch nicht mehr benutzt werden sollte.

Zu den wichtigsten schmerzvermittelnden Substanzen im menschlichen Körper gehören die **Prostaglandine,** die im geschädigten Gewebe freigesetzt werden und Schmerzen, Fieber und Entzündungsreaktionen hervorrufen. Außerdem vermindern Prostaglandine die Sekretion der Magensäure, stimulieren die Schleimproduktion im Magen und regen die Uterusmuskulatur zu Wehen an.

Die *Hauptwirkung* fast aller **Nicht-Opioid-Analgetika** besteht in einer Hemmung der Prostaglandinsynthese, weshalb solche Substanzen auch als **Prostaglandinsynthesehemmer** bezeichnet werden. Prostaglandinsynthesehemmer wirken schmerzlindernd *(analgetisch)*, fiebersenkend *(antipyretisch)* und teil-

Pharma-Info 4.5 Nicht-Opioid-Analgetika

Azetylsalizylsäure und Paracetamol: die Klassiker

Azetylsalizylsäure *(Acetylsalicylsäure)*, kurz *ASS*, (z.B. Aspirin®, ASS-ratiopharm®) gehört zu den meistverkauften Arzneimittel überhaupt. Da Azetylsalizylsäure seit über 90 Jahren industriell hergestellt wird, sind Nutzen und Gefahren gut bekannt.

Azetylsalizylsäure ist ein typischer Prostaglandinsynthesehemmer und vor allem für die Behandlung leichter bis mäßiger Schmerzen, insbesondere Kopf-, Zahn- oder Gliederschmerzen, geeignet. Ihre fiebersenkende Wirkung ist relativ gering. Azetylsalizylsäure wirkt außerdem gerinnungshemmend, da sie die Entstehung von **Thromboxan A$_2$** in den Blutplättchen hemmt (Thromboxan A$_2$ fördert die Agglutination der Thrombozyten und die Vasokonstriktion kleiner Blutgefäße). Therapeutisch wird dies bei der Gefahr arterieller Gefäßverschlüsse ausgenutzt (z.B. bei koronarer Herzkrankheit ☞ 6.5.1 oder einem drohenden Schlaganfall bei Einengung der A. carotis ☞ 7.8). Die wichtigsten Nebenwirkungen der Azetylsalizylsäure sind gastrointestinale Beschwerden und allergische Reaktionen (☞ Tab. unten).

Bei Kindern kann im Anschluss an virale Infekte das zwar seltene, aber meist tödliche **Reye-Syndrom** auftreten, das durch akute Leber- und Gehirnschädigungen gekennzeichnet ist. Wahrscheinlich erhöht Azetylsalizylsäure das Risiko eines Reye-Syndroms. Deshalb sollte sie Kindern vor der

Pubertät nicht zur symptomatischen Schmerz- und Fieberbekämpfung gegeben werden. In diesen Fällen greift man besser zum ebenfalls lange bewährten Paracetamol.

Paracetamol (z.B. ben-u-ron®, Doloreduct®) wirkt schmerzlindernd und fiebersenkend, aber nur gering entzündungshemmend. Bei Kindern ist es das Mittel der Wahl gegen Schmerzen und Fieber. Aber auch bei Erwachsenen ist es zur Behandlung leichter und mittelschwerer Schmerzen gut geeignet.

Nebenwirkungen sind sehr selten. Am bedeutsamsten sind allergische Hautausschläge, Leber- und Nierenschäden. Da sich Paracetamol in hoher Dosis zum Suizid „eignet", sollte es suizidgefährdeten Patienten *nie* zur Selbstmedikation empfohlen werden.

Metamizol

Metamizol (*Novaminsulfon*, z.B. Novalgin®) ist ein gutes Analgetikum und Antipyretikum und wirkt außerdem *spasmolytisch* (krampflösend). Es wirkt besonders zuverlässig bei viszeralen Schmerzen (☞ 4.2.3), z.B. bei Nieren- oder Gallenkoliken.

Metamizol geriet wegen des Risikos anaphylaktischer Schocks (☞ 16.4.1) und toxischer Knochenmarkschädigungen wiederholt in die Schlagzeilen. Nach heutigem Kenntnisstand sind schwere Knochenmarkschädigungen aber seltener als bisher angenommen, so dass Metamizol bei bestimmten Indikationen weiterhin angewendet werden kann.

Nichtsteroidale Antiphlogistika

☞ *auch Pharma-Info 15.21*

Nichtsteroidale Antiphlogistika (in der Rheumatologie meist bezeichnet als *nichtsteroidale Antirheumatika*, kurz *NSAR*, im Gegensatz zu Glukokortikoiden = *Kortikosteroiden,* die ebenfalls antiphlogistisch wirken ☞ Pharma-Info 15.21) unterscheiden sich zwar in ihrem chemischen Aufbau, weisen aber alle das gleiche Spektrum an unerwünschten und erwünschten Wirkungen auf.

Zu dieser Gruppe gehören beispielsweise:
- Diclofenac, z.B. Voltaren®
- Ibuprofen, z.B. Anco®
- Naproxen, z.B. Proxen®
- Piroxicam, z.B. Felden®
- Indometacin, z.B. Amuno®.

Unterschiede bestehen jedoch in Häufigkeit und Stärke der Nebenwirkungen. So kommt es z.B. bei Ibuprofen deutlich seltener zu gastrointestinalen Beschwerden als bei Diclofenac.

Nichtsteroidale Antiphlogistika sind in den hohen Dosierungen, wie sie zur Therapie von Entzündungen erforderlich sind, oft besser verträglich als Azetylsalizylsäure. Auf die entzündungshemmende Wirkung muss man im Gegensatz zur analgetischen aber einige Wochen warten. Hierüber werden die Patienten aufgeklärt, da viele das Arzneimittel sonst nach kurzer Zeit eigenmächtig absetzen.

Sonderstellung: Flupirtin

Ein verhältnismäßig neues Nicht-Opioid-Analgetikum ist Flupirtin, z.B. Katadolon®. Es wirkt über Angriffspunkte im ZNS (jedoch nicht über Opioid-Rezeptoren) analgetisch und muskelentspannend. Daher sind Rückenschmerzen mit Muskelverspannungen eine der Hauptindikationen. Bedeutende Nebenwirkungen neben Magen-Darm-Beschwerden sind Müdigkeit und Leberschäden. Bei Patienten mit vorbestehender Leberschädigung oder einer *Myasthenia gravis* (mit Muskelschwäche einhergehende Autoimmunerkrankung ☞ auch 16.5) darf Flupirtin nicht gegeben werden.

> ℧ Viele frei verkäufliche Analgetikapräparate enthalten nicht nur den schmerzstillenden Wirkstoff, sondern zusätzlich beruhigende oder anregende Substanzen. Diese Kombinationen sind wegen der erhöhten Missbrauchsgefahr (☞ 4.4.3) nicht sinnvoll!

Häufig verwendete Nicht-Opioid-Analgetika			
Substanz (Bsp. Handelsname)	**Indikationen Dosierung in der Schmerztherapie (Einzeldosis)**	**Wirkdauer**	**Wichtigste Nebenwirkungen (NW) Kontraindikationen (KI)**
Azetylsalizylsäure (ASS), z.B. Aspirin®, ASS-ratiopharm®	Kopf-, Zahn- und Gliederschmerzen, beginnende Tumorschmerzen (v.a. bei Knochenmetastasen), Fieber, entzündliche Erkrankungen (v.a. Rheuma), Thrombozytenaggregationshemmung 0,5 – 1 g oral, i.v.	4 Std.	**NW:** Gastrointestinale Beschwerden bis hin zur Ulkusbildung (nach den Mahlzeiten einnehmen, auf Oberbauchbeschwerden und Teerstuhl achten). Allergische Haut- und Blutbildveränderungen, Asthmaanfälle **KI:** Magen- und Duodenalulzera, Asthma bronchiale, Blutgerinnungsstörungen, Antikoagulantientherapie, Heranwachsende vor der Pubertät, Schwangerschaft
Paracetamol, z.B. ben-u-ron®, Doloreduct®	In der Schmerztherapie im Wesentlichen wie Azetylsalizylsäure, Fieber 0,5 – 1 g oral, rektal	4 – 6 Std.	**NW** (insgesamt geringer als bei Azetylsalizylsäure): Gastrointestinale Beschwerden, Allergien. Bei Überdosierung Leber- und Nierenschäden **KI:** Schwere Leber- und Nierenfunktionsstörungen, Suizidgefahr
Nichtsteroidale Antiphlogistika (NSAR), z.B. Diclofenac (etwa Voltaren®) oder Ibuprofen (etwa Anco®, Imbun®)	Mäßige Schmerzen, beginnender Tumorschmerz, Menstruationsbeschwerden, rheumatische Entzündungen Diclofenac: 25 – 50 mg oral, rektal, i.m. Ibuprofen: 0,2 – 0,4 g oral, rektal; 0,4 g i.m.	4 – 8 Std.	**NW:** Gastrointestinale Beschwerden, Bronchialverengung bei disponierten Patienten, ZNS-Störungen (z.B. Kopfschmerz, Depressionen, Müdigkeit), Allergie **KI:** Magen- oder Duodenalulzera, schwere Leber- und Nierenschäden, Blutgerinnungsstörungen, Schwangerschaft
Metamizol, z.B. Novalgin®	Schmerzen, insbesondere mit spastischer Komponente (z.B. Nierenkoliken), sowie Fieber, wenn andere Maßnahmen nicht ansprechen 0,5 – 1 g oral, rektal; 0,5 – 2,5 g i.m., i.v.	4 Std.	**NW:** Leichte gastrointest. Beschwerden, Allergie; sehr selten: tödliche Agranulozytose. Strengste Indikationsstellung in der Schwangerschaft. Wegen der Gefahr schwerer anaphylaktischer Reaktionen und eines Blutdruckabfalls v.a. bei Fieber langsame i.v.-Injektion (1 ml/min) verdünnt oder als Kurzinfusion. (Harmlose) Rotfärbung des Urins möglich

weise auch entzündungshemmend *(antiphlogistisch)*. Die verminderte Prostaglandinsynthese verringert aber auch den Schutz der Magenschleimhaut, so dass Magenulzera und -blutungen begünstigt werden. Außerdem führen Prostaglandinsynthesehemmer oft zu einer Verschlechterung allergischer Erkrankungen wie Heuschnupfen oder Asthma.

Die verschiedenen Prostaglandinsynthesehemmer unterscheiden sich trotz prinzipiell gleicher Eigenschaften sowohl in ihrem Wirkungs- als auch in ihrem Nebenwirkungsprofil. So wirkt das eine Arzneimittel stärker fiebersenkend (z.B. Metamizol), das andere stärker entzündungshemmend (z.B. Azetylsalizylsäure). Daher hängt die Präparatewahl von der Indikation ab, und es ist durchaus sinnvoll, bei Nebenwirkungen ein anderes Präparat auszuprobieren.

4.4.5 Systemische medikamentöse Schmerztherapie: Opioid-Analgetika

> 🔅 **Opioid-Analgetika** *(Opioide Analgetika)*: Vom klassischen Rauschmittel *Opium* abgeleitete, stark wirksame Schmerzmittel, die ihre Wirkung nach heutigem Kenntnisstand über die **Endorphinrezeptoren** *(Opiatrezeptoren)* des ZNS entfalten. Unterliegen der *Betäubungsmittelverschreibungsverordnung* und dem *Betäubungsmittelgesetz* (☞ 2.2.12).

Die früher übliche Bezeichnung *zentrale Analgetika* sollte aus den in 4.4.4 dargestellten Gründen nicht mehr verwendet.

Die Rohsubstanz **Opium** (griech.: Mohnsaft) ist seit über 6 000 Jahren bekannt und war wohl während vieler Jahrhunderte das wirksamste Schmerzmittel, das die Menschen kannten. Wichtigster Bestandteil des Stoffgemisches Opium ist das **Morphin.** Morphin und die anderen Bestandteile des Opiums mit morphinartiger Wirkung werden als **Opiate** bezeichnet; halb- und vollsynthetische Schmerzmittel, die über die Endorphinrezeptoren des ZNS wirken, werden **Opioide** genannt.

Wirkprofil der Opioide

Alle Opiate und Opioide besitzen im Wesentlichen die gleichen Wirkungen:
- *Starke Schmerzstillung* (Analgesie)
- *Sedation.* Eine sedierende Wirkung ist insbesondere bei Therapiebeginn zu beobachten und lässt meist nach einigen Tagen nach
- *Hemmung des Atemzentrums.* Die atemdepressive Wirkung der Opiate ist vor allem bei einer Überdosierung gefährlich. Da das Atemzentrum durch Schmerzen stimuliert wird, hat die atemdepressive Wirkung bei der Schmerztherapie klinisch oft nur geringe Bedeutung

- *Hemmung des Hustenreflexes.* Deshalb findet man oft Codein, ein schwach wirksames Opiat, in Hustensäften
- *Reizung des Brechzentrums im Stammhirn.* Übelkeit und Erbrechen sind zwei besonders unangenehme Nebenwirkungen zu Beginn einer Opioidtherapie
- *Tonuserhöhung der glatten Muskulatur des Magen-Darm-Traktes und der ableitenden Harnwege.* Klinisch wichtig sind insbesondere eine behandlungsbedürftige spastische Obstipation (☞ Pflege) und ein Harnverhalt
- *Einfluss auf die Stimmung.* Meist wirken Opioide euphorisierend (bei Schmerzpatienten oft nur entspannend), manchmal aber auch angstauslösend und niederschlagend. Der Einfluss auf die Stimmung ist bei intravenöser Zufuhr besonders intensiv, wodurch das Risiko einer Abhängigkeit steigt
- *Histaminfreisetzung* mit Juckreiz, Bronchialverengung und Gefäßweitstellung
- *Toleranzentwicklung.* Die Toleranzentwicklung gegenüber den Wirkungen und Nebenwirkungen der Opiate ist unterschiedlich. Die Toleranzentwicklung gegenüber der analgetischen Wirkung wird häufig überschätzt.

Morphin und seine Abkömmlinge eignen sich zur Bekämpfung starker Schmerzen, z.B. postoperativ, beim akuten Herzinfarkt, beim Lungenödem, bei Tumorpatienten (☞ auch 14.5.7) und bei schweren, nicht tumorbedingten Schmerzzuständen.

Schwache und starke Opioide

Nach ihrer Wirkungsstärke werden **schwache** und **starke Opioide** unterschieden (☞ Pharma-Info 4.7). Ihr Wirkprinzip und ihre Nebenwirkungen sind aber grundsätzlich gleich. Leider ist es bisher nicht gelungen, durch Synthese neuer Substanzen die erwünsch-

	Kurzfristige Opioidtherapie	Langfristige Opioidtherapie
(Erwünschte) Wirkungen		
Analgesie	+++	++
Sedierung	++	(+)
Nebenwirkungen		
Atemdepression	+++	(+)
Obstipation	+	+++
Euphorie	+	(+)
Übelkeit, Erbrechen	+	(+)
Abhängigkeit:		
• physisch	+	+++
• psychisch	nein	fraglich

(+) = gering, + = mäßig, ++ = deutlich, +++ = stark

Tab. 4.6: Überblick über Wirkungen und Nebenwirkungen bei kurz- und langfristiger Opioidtherapie.

te schmerzstillende Wirkung von den unerwünschten Nebenwirkungen (Obstipation, Abhängigkeitspotenzial) zu entkoppeln.

Vorurteile behindern den vernünftigen Gebrauch von Opioiden

Opioide sind von einer Aura des Bösen und Gefährlichen umgeben. Sie erinnern an Opiumhöhlen, Schmuggel und Drogenszene und gelten als Gifte (bezeichnender Sprachgebrauch: Giftschrank, -buch). Als Folge werden sie Schmerzpatienten vorenthalten, die somit bei Tumorerkrankungen oder nach Operationen unnötig Schmerzen erleiden müssen. Es sind vor allem folgende *Vorurteile*, die bei Ärzten, Pflegenden und Angehörigen verbreitet sind:

> ✐ „Opioide machen süchtig und führen zu körperlichen und psychischen Schäden."

Richtig ist, dass alle Opioide ein Abhängigkeitspotenzial besitzen. Die Gefahr *psychischer Abhängigkeit* ist jedoch bei Schmerzpatienten gering, wenn die Opioide nicht nach Bedarf, sondern regelmäßig nach Zeitplan gegeben werden (☞ 4.4.7). Die wohl entstehende *physische Abhängigkeit* ist nur beim Absetzen des Arzneimittels relevant (langsam ausschleichen).

> ✐ „Opioide verursachen eine schwere Atemdepression und verkürzen das Leben."

Da der Schmerz das Atemzentrum reizt und damit der Atemdepression durch Opiate entgegenwirkt, ist die atemdepressorische Wirkung in erster Linie bei gleichzeitiger Gabe weiterer atmungsdämpfender Arzneimittel oder bei Opiatüberdosierung wichtig.

> ✐ „Opioide sedieren und machen soziale Kontakte unmöglich."

Eine Sedierung tritt insbesondere bei Therapiebeginn auf. Bei länger andauernder Opiatgabe – etwa bei Tumorpatienten – tritt sie in den Hintergrund. Richtig ist vielmehr, dass die Opiate durch die Schmerzfreiheit oder -armut dem Patienten soziale Kontakte oft erst ermöglichen.

✐ Pharma-Info 4.7 Übersicht über die Opioid-Analgetika

Substanz (Bsp. Handelsname)	BTM*	Dosierung und Darreichungsform	Wirk-dauer	Nebenwirkungen und Kontraindikationen
Schwache Opioide				Alle Substanzen
Dihydrocodein retard (z.B. DHC 60/90/120 Mundipharma®)	nein	60 – 120 mg oral	8 – 12 Std.	**Nebenwirkungen:** Obstipation
Pentazocin (z.B. Fortral®)	ja	25 – 50 oral, rektal; 30 mg i.m., i.v., s.c.	2 – 4 Std.	Atemdepression Übelkeit, Erbrechen
Tilidin-Naloxon (z.B. Valoron® N)	nein	50 – 100 mg oral	2 – 4 Std.	Schwindel, Benommenheit Sedierung
Tramadol (z.B. Tramal®)	nein	50 – 100 mg oral, rektal, s.c., i.m., i.v.	2 – 4 Std.	Mundtrockenheit
Starke Opioide				**Kontraindikationen:**
Pethidin (z.B. Dolantin®)	ja	25 – 150 mg oral, s.c., i.m.; 25 – 100 mg i.v.	2 – 4 Std.	Störungen der Atmung Gallenkoliken
Piritramid (z.B. Dipidolor®)	ja	15 – 30 mg i.m.; 7,5 – 22,5 mg i.v.	4 – 8 Std.	Strengste Indikationsstellung in Schwangerschaft, Stillzeit und bei Alkoholkranken
Morphin • Nicht-retardiertes Morphin (z.B. Morphin Merck® 10/20, Sevredol® 10/20, MSR® 10/20/30)	ja	Initial 10 – 30 mg s.c., i.m., oral, rektal; 5 – 10 mg i.v.; Dosierung bei Langzeitgabe teils erheblich höher	4 Std.	
• Retardiertes Morphin (z.B. MST 10/30/ 60/100/200 Mundipharma®, MST Continus® 30/60)	ja		8 – 24 Std.	
Buprenorphin (z.B. Temgesic®)	ja	0,2 – 0,4 mg sublingual; 0,3 mg i.m., i.v.		

Fentanyl-Membranpflaster (Durogesic®) sind nur für die Bekämpfung von Tumorschmerzen zugelassen und werden deshalb in 14.5.7 behandelt.

* BTM = Verordnung erfordert Betäubungsmittelrezept (☞ 2.2.12)

> ✏️ „Die notwendigen Dosissteigerungen gehen durch Gewöhnung ins Unvertretbare."

Richtig ist, dass im Laufe einer Opioidbehandlung eine Dosissteigerung notwendig werden kann. Dies ist aber nicht unbedingt Folge einer Toleranzentwicklung gegenüber der schmerzlindernden Wirkung (diese Toleranzentwicklung ist relativ gering), sondern eher durch Fortschreiten der Grunderkrankung (z.B. des Tumorleidens) bedingt. Aufgrund der Toleranzentwicklung auch gegenüber den Nebenwirkungen stellt eine schmerzbedingte Dosiserhöhung klinisch jedoch kein Problem dar.

> ✏️ „Nach den Opioiden kommen keine Therapiereserven mehr."

Richtig ist, dass Opioide zu den stärksten verfügbaren Schmerzmitteln gehören. Ihre Wirkung kann jedoch durch weitere Therapiemethoden ergänzt werden.

> ✏️ „Wer Opioide erhält, für den gibt es keine Hoffnung mehr, er wird bald sterben."

Opioide werden nicht nur Tumorpatienten verabreicht, sondern sind gegen bestimmte starke Schmerzen unverzichtbar. Auch bei unheilbar Kranken bedeutet der Beginn einer Opioidbehandlung nicht unbedingt das nahe Ende, da die Therapie über lange Zeit möglich ist.

> ✏️ „Die Verschreibung von Opioiden ist wegen zahlreicher bürokratischer Hemmnisse praktisch unmöglich."

Zwar unterliegt die Verschreibung von Opioidanalgetika besonderen Beschränkungen, die einen Missbrauch verhindern sollen (☞ 2.2.12), doch darf das kein Grund sein, einem Schmerzkranken Opioide vorzuenthalten.

🛏️ Pflege

Umgang mit Betäubungsmitteln ☞ 2.2.12
Pflege bei Übelkeit und Erbrechen ☞ 9.3.1
Obstipationsprophylaxe ☞ 9.3.8
Pflege bei Schlafstörungen ☞ 3.3.7

Bei der Pflege von Patienten mit Opioidmedikation ist Folgendes zu beachten:
- Opioidwirkung genau überwachen, insbesondere zu Beginn der Behandlung und bei Dosiserhöhung
- Da Opioide bei chronischen Schmerzen nach einem genauen Zeitplan gegeben werden, auf regelmäßige Einnahme achten, ggf. Patienten nachts wecken

- Patienten über die Notwendigkeit aufklären, den Zeitplan genau einzuhalten (Konstanz des Wirkspiegels)
- Puls, Blutdruck und Atmung kontrollieren
- Blasenentleerung überwachen (Möglichkeit eines Harnverhaltes)
- Auf regelmäßigen Stuhlgang achten (Obstipationsprophylaxe)
- Ggf. Pneumonieprophylaxe durchführen (☞ 8.2.2)
- Bei Sedation, vor allem zu Beginn der Medikation, Patienten nicht alleine aufstehen lassen
- Auf Anzeichen eines Missbrauchs bzw. auf das Sammeln von Arzneimitteln zu Suizidversuchen oder zur Weitergabe (-verkauf) an Bekannte achten
- Dem Patienten erklären, dass eine Zunahme der Medikation nicht automatisch eine Verschlechterung der Krankheit bedeutet.

> 🛏️ Patienten, die ständig starke Schmerzmedikamente erhalten, werden sowohl durch die (Rest-) Schmerzen als auch durch die Behandlung selbst an ihre Krankheit erinnert und entwickeln oft ein Gefühl der Machtlosigkeit gegenüber der Krankheit oder Zorn auf die Gesunden in ihrer Umgebung. Daher stoßen Pflegende in der Betreuung von Schmerzpatienten nicht selten an ihre psychischen Grenzen. Ist ihnen aber bewusst, dass z.B. Aggressionen Ausdruck des Schmerzerlebens der Kranken sind, können Pflegende manche Reaktion besser verstehen und darauf eingehen.

Von großer Bedeutung sind das Gespräch und der Austausch der Pflegenden untereinander, damit die eigene Betroffenheit und Hilflosigkeit mitgeteilt und aufgefangen werden können.

> ⚠️ **Vorsicht! Zeichen einer Opiatvergiftung**
> Zeichen einer Opiatvergiftung sind:
> - Bewusstseinsstörungen bis hin zum Koma, zerebrale Krämpfe
> - Zyanose durch zentrale Atemlähmung, Ansammlung von Bronchialsekret in den Atemwegen wegen Dämpfung des Hustenreflexes, toxisches Lungenödem bei Heroin
> - Übelkeit, Erbrechen
> - Darmatonie
> - Hypothermie
> - Anfangs Pupillenverengung *(Miosis)*, bei Sauerstoffmangel und Blutdruckabfall in fortgeschrittenen Stadien jedoch Pupillenerweiterung *(Mydriasis)*.

Zur Therapie steht als *Antidot* (Gegenmittel) **Naloxon** (Narcanti®) zur Verfügung, das in kurzen Abständen intravenös gespritzt wird. Eventuell ist eine Beatmung erforderlich.

4.4.6 Systemische medikamentöse Schmerztherapie: Co-Analgetika und Begleitmedikamente

Co-Analgetika

> ☺ **Co-Analgetika** (*Adjuvantien* = „helfende Substanzen"): In der medikamentösen Schmerztherapie unterstützend zu den Analgetika eingesetzte Substanzen, die z.B. durch Abschwellung eines Ödems oder Beeinflussung der Schmerzverarbeitung schmerzlindernd wirken.

Psychopharmaka

Die analgetische Potenz der klassischen Schmerzmittel lässt sich durch den Einsatz von **Psychopharmaka** (Arzneimittel mit Einfluss auf die ZNS-Aktivität und auf psychische Funktionen) steigern. Psychopharmaka unterstützen die Schmerzverarbeitung und besitzen zum Teil eigene analgetische Effekte. Diese Wirkungen sind *unabhängig* von ihrem antipsychotischen (oder antidepressiven) Effekt. Es ist wichtig, dass der Patient über diesen Sachverhalt informiert wird – sonst fühlt er sich nicht ernst genommen, eventuell sogar zum psychisch Kranken „abgestempelt".

Antidepressiva (z.B. Amitriptylin, etwa in Saroten®) mildern besonders Kopf- und Nervenschmerzen. Die Dosierung in der Schmerztherapie ist geringer als die bei Depressionen.

Neuroleptika (z.B. Haloperidol, etwa in Haldol®) wirken bei nahezu allen Schmerzzuständen. Weil sie gegen Übelkeit und Erbrechen helfen, werden sie oft in Kombination mit Opioid-Analgetika gegeben.

Benzodiazepine (z.B. Diazepam, etwa in Valium®) haben eine muskelentspannende Wirkung und sind daher bei Muskelschmerzen von Nutzen. Daneben ermöglichen sie dem Patienten einen besseren Nachtschlaf. Wegen der Suchtgefahr sollten sie aber vorsichtig eingesetzt werden. Schlafanstoßend wirken beispielsweise auch Antidepressiva.

Weitere Co-Analgetika

Viele Schmerzzustände gehen mit entzündlichen Reaktionen (z.B. rheumatische Erkrankungen) oder Gewebeschwellungen (z.B. Ödem um einen Tumor) einher. In diesen Fällen lindern **Glukokortikoide** (☞ Pharma-Info 12.33) den Schmerz.

Weitere, je nach Schmerzursache eingesetzte Co-Analgetika sind:
- **Kalzitonin** (z.B. Karil®) und **Biphosphonate** (z.B. Ostac®) bei Knochenschmerzen, z.B. infolge Tumormetastasen
- **Antiepileptika** wie **Carbamazepin** (Tegretal®) bei Nervenschmerzen.

Begleitmedikamente

Neben Analgetika und Co-Analgetika sind häufig noch Arzneimittel erforderlich, die in erster Linie die Nebenwirkungen der Analgetika mildern sollen (**Begleitmedikamente**). Am wichtigsten sind Laxantien gegen eine opioidbedingte Obstipation, Antiemetika gegen Übelkeit und Erbrechen oder Mittel zur Vorbeugung von Magenulzera bei Gabe von Prostaglandinsynthesehemmern.

Der schöne Schein: Placebos

Auch Arzneimittel ohne Wirkstoff, so genannte *Scheinmedikamente* oder **Placebos** (☞ auch 2.2), haben bisweilen erstaunliche analgetische Effekte. Dies verführt manchmal dazu, gerade Patienten, deren Schmerzangaben nicht so recht Glauben geschenkt wird, ein Placebo zu „verpassen" und so zu „beweisen", dass ihre Schmerzen auf Einbildung beruhen.

Heute wird angenommen, dass Placebos über die Freisetzung von *Endorphinen* (☞ 4.2.1) im ZNS Schmerzen lindern *können*. Ihre Wirkung ist also durchaus physiologisch erklärbar und beweist keineswegs, dass die Patienten in Wirklichkeit keine Schmerzen haben.

> ☞ Es ist nur sehr selten richtig, (Schmerz-)Patienten Placebos zu geben. Der Patient wird durch Placebogabe entmündigt, und das Vertrauensverhältnis zu ihm wird möglicherweise schwer gestört.

4.4.7 Grundsätze der systemischen medikamentösen Schmerztherapie

Schmerzen bedeuten für den Patienten einen Verlust an Lebensqualität. Starke Schmerzen bestimmen das ganze Leben des Patienten und können – vor allem wenn sie chronisch sind – den Patienten zum Suizid(versuch) treiben. In Deutschland sind schätzungsweise 2 000 – 3 000 Suizide jährlich auf ein chronisches Schmerzproblem zurückzuführen.

> ✏ **Ziel der Schmerztherapie** ist nicht, dass der Patient lernt, seinen Schmerz heroisch zu ertragen, sondern dass er ein schmerzfreies oder zumindest schmerzarmes und selbstbestimmtes Leben führen kann. Wünscht ein Patient trotz seiner Schmerzen keine Analgetika, so sollte man dies akzeptieren, aber den Umgang mit dem Kranken von Anfang an so gestalten, dass er seine Entscheidung jederzeit ohne Gesichtsverlust revidieren kann.

Therapie akuter Schmerzen

Akute Schmerzen treten z.B. bei schweren Erkrankungen wie einem Herzinfarkt, bei Verletzungen sowie als postoperativer Wundschmerz auf. Das therapeutische Ziel ist die schnelle Schmerzbeseitigung, auch um gefährliche vegetative Nebeneffekte des Schmerzes wie Blutdrucksteigerungen zu vermeiden. Meistens ist die Therapie nur einige Tage lang notwendig. Therapeutisch werden kurzwirksame Arzneimittel in Standarddosis und meist i.v. oder i.m. verabreicht. Ein i.v.-Bolus führt häufig schon nach wenigen Minuten zur Schmerzstillung oder deutlichen Schmerzlinderung.

> ▨ Die Pflegenden beobachten den Patienten auf Nebenwirkungen (Übelkeit, Atemdepression) und fragen ihn regelmäßig, ob die verordnete Medikation ausreicht. Da stets mit erneuten „Schmerzdurchbrüchen" zu rechnen ist, bitten die Pflegenden den Arzt, im Dokumentationssystem die Arzneimittel zu vermerken, die die Pflegenden im Bedarfsfall verabreichen dürfen, und auch anzugeben, nach welchem Zeitraum sie die Schmerzmittelgabe wiederholen dürfen.

Therapie chronischer Schmerzen

Bei **chronischen Schmerzen** bestehen prinzipielle Unterschiede in der Behandlung **nicht-tumorbedingter** und **tumorbedingter Schmerzen** (☞ 14.3.2).

Bei **nicht-tumorbedingten chronischen Schmerzen** (z.B. Migräne, Kopfschmerzen, Arthritis, Neuralgie) weist die medikamentöse Schmerztherapie oft nur geringe Erfolge auf. Außerdem drohen bei Dauereinnahme von Analgetika eine Reihe von Nebenwirkungen, und es besteht – vor allem außerhalb des Krankenhauses – ein nicht zu vernachlässigendes Missbrauchspotenzial. Daher sollten vor und neben der medikamentösen Therapie alle therapeutischen Alternativen nichtmedikamentöser Art ausgenutzt werden (☞ unten).

Sparsamer Umgang mit Arzneimitteln heißt aber nicht, dass der Patient zur Gewissensberuhigung seiner Therapeuten dem Schmerz ausgeliefert wird. Jeder vergebliche Therapieversuch führt zur Chronifizierung der Schmerzen.

Was, Wann, Wie: Entscheidung mit dem Patienten

Über die (medikamentöse) Schmerztherapie wird *zusammen mit dem Patienten* entschieden. Zur Ermittlung des individuellen Arzneimittelbedarfs und als Erfolgskontrolle der Therapie sollten alle chronisch Schmerzkranken ein Schmerztagebuch führen, dessen Angaben ernst zu nehmen sind, auch wenn starke Schwankungen auftreten.

Als Darreichungsform ist meist die *orale* Analgetikagabe am günstigsten. Sie wird nicht nur von der Mehrzahl der Patienten bevorzugt, sondern vermindert

auch die Abhängigkeit des Kranken von den Pflegenden, da der Patient das Schmerzmittel selbstständig einnehmen kann, und wirkt bei chronisch Schmerzkranken der Suchtgefahr erfahrungsgemäß eher entgegen.

Suppositorien werden von vielen Patienten toleriert, doch ist die Resorption insgesamt unsicherer als nach oraler Medikation.

Injektionen schaffen nicht nur Abhängigkeit von Pflegenden und Ärzten, sondern führen auch zu stark schwankenden Blutspiegelwerten: Nach einem raschen Anfluten des Schmerzmittels mit hohem Blutspiegel, der zwar zu einer effektiven Schmerzlinderung führt, aber auch ein hohes Nebenwirkungsrisiko birgt, sinkt der Blutspiegel rasch ab und die Schmerzen kommen wieder. Bei *Infusionen* werden solche Schwankungen zwar vermieden, doch ist der Patient in Mobilität und Unabhängigkeit stark eingeschränkt. Parenterale Verabreichungsformen sind daher vor allem für Patienten sinnvoll, die nicht schlucken können (z.B. bei Ösophaguskarzinom ☞ 9.5.5), oder bei starkem Erbrechen.

Um eine optimale, dem unterschiedlichen Schmerzempfinden genau angepasste Schmerzmitteldosierung zu erreichen, wurden Pumpen zur parenteralen Gabe von Schmerzmitteln entwickelt, die die Patienten selbst bedienen können. Diese Verfahren bezeichnet man als *pumpengesteuerte on-demand-Analgesie* (**PCA = patient controlled analgesia**, Patientenkontrollierte-Analgesie). Auf Knopfdruck kann der Patient eine vorprogrammierte Schmerzmitteldosis

	Akuter Schmerz	Chronischer Schmerz
Ziel	Therapie vorhandener Schmerzen	Schmerzprophylaxe, d.h. Verhinderung einer Schmerzwiederkehr
Wirkungsbeginn	Rasch	Eher langsam
Wirkdauer	Kurz	Möglichst lang
Applikationsweg	Bevorzugt i.v., i.m., s.c., spinal, peridural; ggf. rektal, oral	Oral, rektal
Applikationsintervalle	Nach Bedarf	In festen Intervallen, bevor sich die Schmerzen wieder bemerkbar machen
Schmerzmittel als	Einzelmedikament	Kombinationstherapie
Begleittherapie	Nein	Ja
Therapiedauer	Stunden – Tage	Wochen – Jahre
Therapiekontrollintervall	Stündlich – täglich, Auslassversuche	Wöchentlich – monatlich

Tab. 4.8: Grundsätze der medikamentösen Therapie akuter und chronischer Schmerzen. [A300]

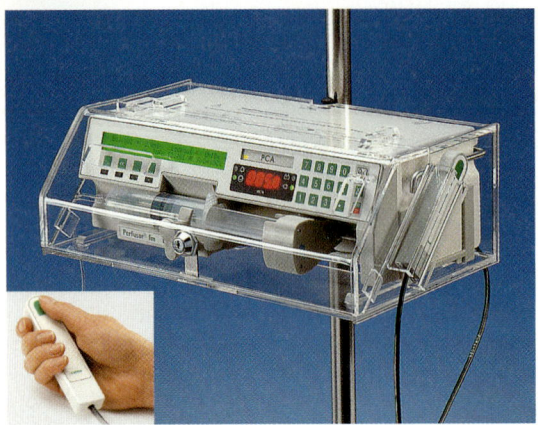

Abb. 4.9: PCA-Pumpe mit Bedienelement. [U223]

abrufen. Nach einer vom Arzt festgelegten „Sperrzeit" kann die nächste Dosis angefordert werden. Die Erfahrungen haben gezeigt, dass die Patienten keineswegs hemmungslos „zugreifen", sondern dass eher Arzneimittel eingespart werden. Die PCA wird heute sowohl bei akuten als auch bei chronischen Schmerzen eingesetzt.

Für eine effektive Analgesie ist eine Medikation *in regelmäßigen Zeitabständen* wichtig. Diese werden präparatabhängig so gewählt, dass der Blutspiegel des Schmerzmittels immer im therapeutischen Bereich liegt und der Schmerz kontinuierlich unterdrückt wird. Bei MST-Tabletten (kurz für *morphin-slow-releasing-tablet*) beträgt das Dosierungsintervall 8 – 12

Stunden. Die Tabletten können also während der Wachzeit der Patienten eingenommen werden. Im Gegensatz dazu müssen Morphin-Tropfen alle vier Stunden eingenommen werden, und der Patient muss dafür nachts geweckt werden. Der Patient wird angeleitet, die Arzneimittel selbstständig in der vereinbarten Dosis und zum richtigen Zeitpunkt zu nehmen. Im Krankenhaus kann man ihm die nächste Schmerzmitteldosis zur selbstständigen Verwaltung anvertrauen. Eine *Bedarfsmedikation* erfordert höhere Dosierungen, lässt den Patienten zum Bittsteller werden und steigert die Suchtgefahr.

4.4.8 Lokale medikamentöse Schmerztherapie: Lokalanästhetika

> ⊡ **Lokalanästhetika:** Substanzen, die *reversibel* (d.h. für eine bestimmte Zeit) und *lokal* (d.h. örtlich begrenzt) die Signalleitung durch die Nervenfasern hemmen und so zu Schmerzlinderung oder -freiheit führen.

Zur medikamentösen Schmerztherapie zählt nicht nur die systemische Gabe von Schmerzmitteln, sondern auch die lokale Anwendung von **Lokalanästhetika.** Die schmerzleitenden Fasern reagieren auf Lokalanästhetika besonders empfindlich. Daher fällt nach der Injektion zuerst die Schmerzempfindung aus und dann erst die Empfindung von Temperatur, Berührung und Druck. Bedeutendste Kontraindikation ist eine Allergie des Patienten gegen die Substanz.

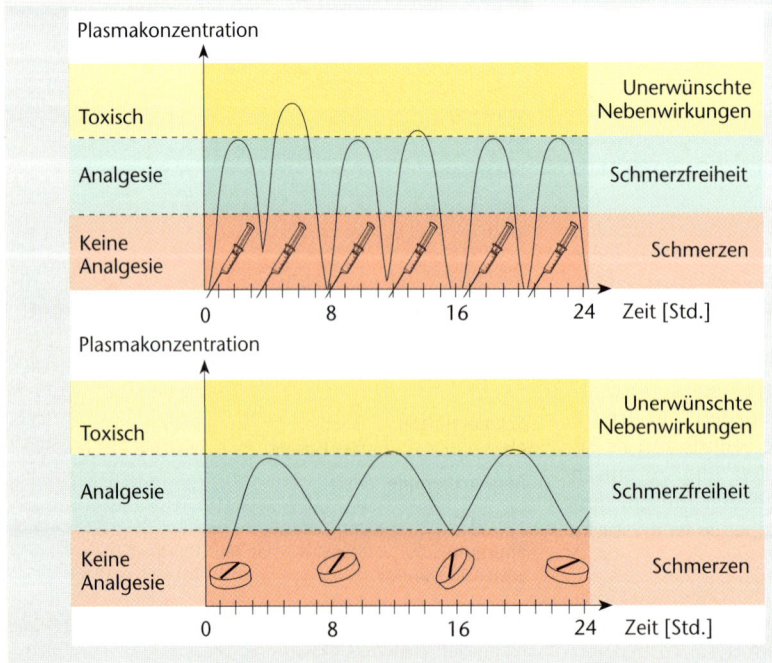

Abb. 4.10: Vergleich der Bedarfsmedikation (oben) von s.c.-Morphin mit der Schmerzprophylaxe (unten; orales Retard-Morphin). Bei der Bedarfsmedikation wird dem Patienten dann Morphin gespritzt, wenn der Patient Schmerzen äußert. Er ist abhängig von der Verabreichung der Spritze und muss zwischen den schmerzfreien Intervallen Schmerzen aushalten. Bei der Schmerzprophylaxe nimmt der Patient in regelmäßigen Abständen Morphin oral, auch ohne dass er Schmerzen verspürt. Er ist anhaltend von Schmerzen befreit. Allerdings: Hat der Patient erst einmal Schmerzen, helfen ihm Injektionen viel schneller als Tabletten. Dies zeigt auch die Graphik: Oben steigt die Wirkstoffkonzentrationskurve nach Arzneimittelgabe viel steiler (d.h. schneller) an als unten.

Folgende Verfahren der Lokalanästhesie sind für die Therapie akuter oder chronischer Schmerzen bedeutsam:

- **Oberflächenanästhesie.** Die Nervenendigungen in der Haut oder Schleimhaut werden durch Auftragen des Lokalanästhetikums betäubt. Typisches Beispiel ist das Aufsprühen von Lidocain-Spray im Rachenbereich vor einer Endoskopie
- **Infiltrationsanästhesie.** Das gewünschte Areal wird durch intradermale, subkutane oder intramuskuläre Injektion eines Lokalanästhetikums betäubt. Die Infiltrationsanästhesie wird beispielsweise bei kleineren chirurgischen Eingriffen genutzt
- **Periphere Leitungsanästhesien** *(periphere Nervenblockaden):* Das Lokalanästhetikum wird möglichst nahe an periphere Nerven oder Nervengeflechte injiziert. Insbesondere bei chirurgischen Eingriffen, aber auch zur Therapie schwerer Nervenschmerzen wird eine Leitungsanästhesie angewendet
- **Rückenmarknahe Leitungsanästhesien** *(zentrale Nervenblockaden):* Bei der **Spinalanästhesie** wird das Lokalanästhetikum in den liquorhaltigen Subarachnoidalraum um das Rückenmark appliziert. Damit das Lokalanästhetikum nicht zum Hirnstamm aufsteigt und hier die lebenswichtigen Zentren lähmt, wird meist ein hyperbares (hier: schwerer als Liquor) Lokalanästhetikum gewählt und das Arzneimittel im Sitzen appliziert.
Die Spinalanästhesie wird bei chirurgischen Eingriffen an den unteren Extremitäten, im Dammbereich, im Unterbauch und in der Geburtshilfe verwendet.
Bei der *Periduralanästhesie* (**PDA,** *Epiduralanästhesie*) wird das Lokalanästhetikum in den Epiduralraum des Rückenmarks (auch Periduralraum genannt) injiziert und hemmt dort die Schmerzleitung in den Nervenwurzeln.
Die Periduralanästhesie ist breiter anwendbar als die Spinalanästhesie und wird zunehmend auch zur Therapie *chronischer* Schmerzen eingesetzt. Bei starken chronischen Schmerzen kann ein Katheter in den Periduralraum gelegt werden, der eine kontinuierliche Arzneimittelgabe ermöglicht. Über einen solchen Katheter können auch Opioid-Analgetika verabreicht werden. Die Nebenwirkungen der periduralen Opioidtherapie, die auch bei ambulanten Patienten möglich ist, sind geringer als bei systemischer Gabe. Allerdings besteht die Gefahr einer ZNS-Infektion über den Katheter, so dass der Patient über den sterilen Umgang mit dem Katheter unterrichtet werden muss.

> Bei Patienten mit Gerinnungsstörungen dürfen rückenmarknahe Anästhesien nicht eingesetzt werden.

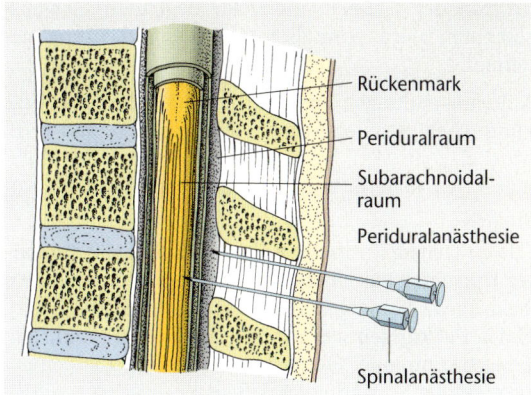

Abb. 4.11: Injektionsorte bei der Spinal- und der Periduralanästhesie. [A400-190]

📠 **Kontaktadresse**
Deutsche Gesellschaft zum Studium des Schmerzes e.V.
DGSS-Geschäftsstelle
c/o Klinik für Anaesthesiologie, Universität Köln
Joseph-Stelzmann-Str. 3, 50924 Köln
Tel.: 0221/4786686
http://www.medizin.uni-koeln.de/projekte/dgss

4.4.9 Physikalische Therapien

Physikalische Therapien (☞ auch 2.8) durchbrechen den Kreislauf „Schmerz – Muskelverspannung – Durchblutungsstörung – Schmerz", indem sie den erhöhten Muskeltonus senken und die Durchblutung fördern. Die mit ihrer Anwendung verbundene menschliche Zuwendung ist außerdem Balsam für wunde Seelen und unterstützt so die psychische Schmerzverarbeitung. Viele physikalische Therapien werden von den Pflegenden durchgeführt.

Berührung

Nur weniges wirkt so lindernd, wärmend und beruhigend wie die bewusste *Berührung mit der Hand.* Die Wirkung der Hautstimulation wird auch bei der **Vibrationstherapie** ausgenützt, die sich für die Behandlung von Amputations-, Nerven- und Muskelschmerzen eignet.

Kälte

Kälte (☞ 2.8.5) wirkt durch Hemmung entzündlicher Stoffwechselprozesse und Reduzierung der Freisetzung von Entzündungsmediatoren entzündungshemmend und schmerzlindernd und verhindert zudem den Austritt von Flüssigkeit und Zellen aus Blut- und Lymphgefäßen *(antiexsudativ).* Außerdem kommt es durch die lokale Unterkühlung des Gewebes zur direkten Hemmung der Schmerzrezeptoren. Beim Eindringen der **Kälte** in die tiefer liegenden Gewebsschichten wird zusätzlich die Schmerzleitung gehemmt.

Kälteanwendungen gehören besonders bei akut-entzündlichen Schmerzformen wie Verletzungen (z.B. Muskelzerrungen), aktivierten Arthrosen oder rheumatischen Gelenkveränderungen zum Therapieprogramm.

Die einfachste Form der Kälteanwendung ist ein **kalter Umschlag** aus einem zusammengefalteten, nassen Tuch (etwa bei Kopfschmerzen auf die Stirn gelegt). **Kalte Packungen** werden z.B. aus kalt angerührtem Fango, Lehm oder Quark hergestellt. Wird Eis eingesetzt (☞ 2.8.5), sind regelmäßige Kontrollen auf Kälteschäden erforderlich (erstes Anzeichen: wächserne Blässe der Haut durch Gefäßkrampf).

> 🔲 Eis und Kühlelemente nicht direkt auf die Haut legen, immer sollte ein Stück Stoff dazwischen liegen (z.B. ein Handtuch).

Wärme

Durch **Wärme** (☞ 2.8.5) erweitern sich die Gefäße und entspannt sich die Muskulatur. Indikationen für eine Wärmebehandlung sind z.B. chronische Gelenkerkrankungen, Koliken, muskuläre Verspannungen, Ischialgien und Kopfschmerzen. Bei akuten entzündlichen Veränderungen ist Wärmebehandlung kontraindiziert.

Feuchte Wärme lässt sich beispielsweise durch warme Teil- oder Vollbäder, Moor- oder Schlickbäder, heiße Umschläge oder Schlammpackungen applizieren, trockene durch eine Wärmflasche oder ein Heizkissen.

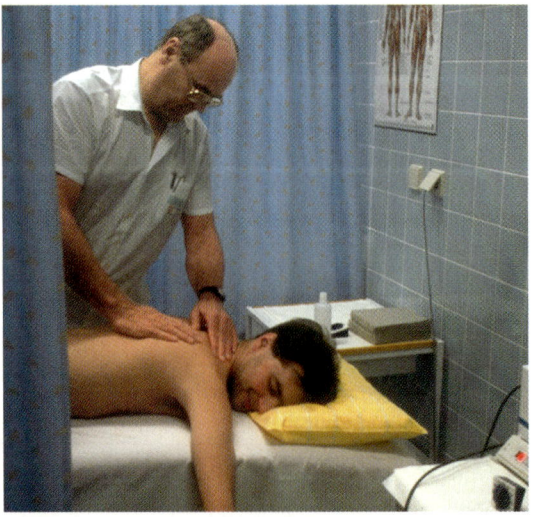

Abb. 4.12: Klassische Massage kann viel zur Schmerzlinderung beitragen. [K199]

Massage

Die **klassische Massage** (☞ 2.8.3) unterstützt die allgemeine Entspannung und wird erfolgreich bei muskulären Verspannungen (z.B. als Folge von Haltungsfehlern, falschen Bewegungsmustern oder reflektorisch bei Erkrankungen) eingesetzt.

Massage ist bei vielen Patienten beliebt, da sie keine Aktivität verlangt und wohltuenden Körperkontakt vermittelt. Sie ist auch ein ideales Medium, um sich dem Kranken zuzuwenden. Massage darf aber nicht an Stelle von aktiver und passiver Bewegungstherapie treten, sondern soll diese vorbereiten und unterstützen.

Bei akuten *Kopfschmerzen* finden sich oft Hautverspannungen im Gesicht, die sehr gut einer sanften Massage mit kreisenden Bewegungen zugänglich sind. Da das Gesicht für den Patienten gut erreichbar ist, stellen chronische Kopfschmerzen eine Indikation zur Selbstbehandlung dar. Auch bei anderen chronischen Erkrankungen können die Patienten Druckmassagen oder Dehnungstechniken erlernen.

Körperliches Training

Körperliches Training erzeugt über eine Aktivierung des körpereigenen Endorphinsystems positive Gefühle und stützt so das Selbstwert- und Lebensgefühl. Es gibt Ansätze, dies systematisch zur Therapie auszunutzen, indem man beispielsweise Kopfschmerzpatienten bei Anfallsbeginn Trimmrad fahren lässt.

Im Klinikalltag kann man diese Effekte ausnützen, indem man die Patienten zum Patientensport, Konditionstraining, Schwimmen oder Spazierengehen motiviert. Manchmal ist allerdings Vorsicht geboten: Körperliche Anstrengung kann z.B. Migräneanfälle auslösen. Hinweise dafür gibt die Schmerzanamnese. Für den Langzeiterfolg ist außerdem wichtig, dass die Patienten langsam beginnen und nicht „übermotiviert" in wenigen Wochen nachholen wollen, was sie seit Jahren versäumt haben.

Haltungstraining, Rückenschule

Rücken- oder Nackenschmerzen beruhen oft auf Fehlhaltungen oder falschen Bewegungsabläufen. Durch Schulung der Patienten soll der Kreislauf „Fehlhaltung – Verspannung – Schmerz" durchbrochen werden. Hierzu dienen **Haltungstraining, Rückenschule** und andere **krankengymnastische Verfahren.**

Besonders wichtig ist die Anleitung zum wirbelsäuleschonenden Bücken: Die Wirbelsäule bleibt während des ganzen Bewegungsablaufs *gestreckt*. Mit einem leichten Hohlkreuz und aus dem Hüftgelenk heraus nach vorn geneigtem Oberkörper geht man tief in die Knie und richtet sich dann mit weiter gestreckter Wirbelsäule wieder auf (☞ Abb. 2.74).

Bei längerem Stehen schützt das kräftige Anspannen der Glutäalmuskulatur vor Schmerzen im Kreuzbereich.

Zum Entspannen empfiehlt sich für Patienten mit Rückenschmerzen die **Stufenlagerung,** die sich auch zu Hause problemlos durchführen lässt. Der Betroffene legt sich für mindestens zehn Minuten auf den Boden, lagert den Kopf auf ein flaches Kissen und legt die Unterschenkel bei gebeugten Knie- und Hüftgelenken auf ein Sofa oder einen niedrigen Stuhl.

☑ Manchmal hilft gegen chronische Rückenschmerzen ein neues Bett oder ein besserer Arbeitsstuhl.

Mit Strom gegen den Schmerz

Bei zahlreichen Schmerzformen werden *elektrotherapeutische Verfahren* verwendet (☞ auch 2.8.6). **Niederfrequenter elektrischer Strom** verändert beim Durchfließen des Körpers vermutlich das Ionenmilieu an den Membranen, beeinflusst dadurch die Reizleitung in den sensiblen Nerven und wirkt so analgetisch. **Hochfrequenzstrom** wirkt in erster Linie durch die Erzeugung von Wärme.

Ein weiteres bedeutendes elektrotherapeutisches Verfahren ist die *transkutane elektrische Nervenstimulation,* kurz **TENS.** In dem schmerzenden Bereich werden Elektroden auf die Haut geklebt, die nichtschmerzhafte Stromimpulse aus einem handtellergroßen Stimulationsgerät zum Patienten leiten. Selten werden die Elektroden dauerhaft implantiert. Die Wirkung der TENS wird – je nach Stromfrequenz – durch Hemmung der Schmerzübermittlung vor allem im Rückenmark und durch Ausschüttung von Endorphinen erklärt. Indikationen sind besonders lokale, neurogen oder muskulär bedingte Schmerzen wie Neuralgien oder Wirbelsäulensyndrome. TENS kann vom Patienten selbst angewendet werden und verbessert so dessen Unabhängigkeit.

✋ Für Patienten mit einem Herzschrittmacher ist TENS nicht geeignet.

Strahlentherapie

Ionisierende Strahlen haben in kleinen Einzeldosen ebenfalls eine antiphlogistische und analgetische Wirkung. Dies macht man sich vor allem bei der **Strahlentherapie** (☞ auch 2.6) arthrotischer Reizzustände zunutze. Die Veränderungen am Gelenk werden durch die Bestrahlung zwar nicht beeinflusst, aber es kommt oft zu einer Besserung oder zum Verschwinden der Schmerzen. Wegen des *genetischen Risikos* durch Keimzellschädigung wird die Indikation bei Patienten im fortpflanzungsfähigen Alter sehr streng gestellt.

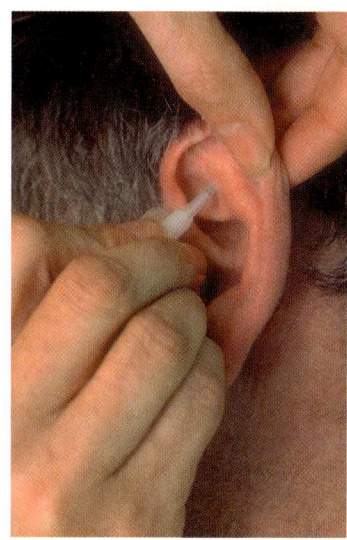

Abb. 4.13: Bei vielen Schmerzzuständen ist Akupunktur eine sinnvolle Ergänzung der medikamentösen Schmerztherapie oder kann sie sogar ersetzen. [K199]

4.4.10 „Alternative" Schmerztherapie

Viele Schmerzkranke sind mit der sog. *Schulmedizin* unzufrieden. *Alternativen Behandlungsverfahren* (☞ auch 2.10) geht der Ruf voraus, weniger „giftig", aussichtsreicher und der menschlichen Natur angemessener zu sein als die Verfahren der klassischen Schulmedizin. Dabei wird gerne übersehen, dass ihre Wirkung oft nur schwer vorhersehbar (z.B. Homöopathie) ist, keine klaren Therapiestandards existieren, wie sie in der Schulmedizin gefordert werden, und sehr wohl Nebenwirkungen auftreten können.

Die Beurteilung der Chancen und Risiken solcher Therapieangebote ist schwierig und von Fall zu Fall unterschiedlich. Medizinisch geschultes Personal sollte dem Patienten als Stütze bei der Suche nach der richtigen Therapie zur Seite stehen und ihn, wenn möglich, vor Schäden an Leib und Geldbeutel bewahren. Der Patient darf aber nicht in die eine oder andere Richtung gedrängt werden, sondern sollte über alle Verfahren angemessen aufgeklärt werden, so dass er *allen* Arten von Therapien kritisch gegenübersteht und vorurteilsfrei seine Entscheidung treffen kann.

Akupunktur: Stich um Stich zur Schmerzfreiheit

Zu den Bereicherungen der westlichen Medizin gehört die **Akupunktur** (☞ 2.10.2).

Die Wirkung der Akupunktur wird von *naturwissenschaftlich orientierten Forschern* durch Endorphinproduktion und eine Aktivierung zentraler schmerzhemmender Mechanismen erklärt. Dagegen wirkt Akupunktur nach *traditionellem (chinesischem) Verständnis* durch Harmonisierung der Lebensenergie, die ein ausgewogenes Zusammenspiel der Organe ermöglicht.

Es gibt mehrere Schulen, die unterschiedliche Akupunkte, verschiedene Stichtiefen (2 mm bis 8 cm!) und zum Teil widersprüchliche Behandlungskonzepte lehren. Meist wird eine Kombination von Punkten am Schmerzort mit fern liegenden Punkten gewählt.

Mit einer Erfolgsquote von 50 – 80 % ist die Akupunktur eine wichtige therapeutische Möglichkeit bei akuten Verspannungen des Bewegungsapparates. Sie wird auch bei Migräne, Kopfschmerzen und Neuralgien angewandt. Dabei sind die Erfolgsaussichten aber geringer.

Ist nach 3 – 5 Sitzungen kein Erfolg eingetreten, ist die Behandlung wohl aussichtslos.

Für Patienten, die sich Hilfe durch Akupunktur erhoffen, ist es nicht einfach, den richtigen Therapeuten zu finden. Zum einen ist die Situation durch die miteinander konkurrierenden Schulen unübersichtlich und eine wissenschaftliche Überprüfung der Behandlungsvarianten (z.B. Gold- im Vergleich zu Silbernadeln) dadurch sehr schwierig. Zum anderen werden die Therapeuten unterschiedlich intensiv geschult. Eine geregelte Ausbildung und/oder eine ärztliche Zusatzbezeichnung existieren (noch) nicht. Daher gleicht die Suche, bis der „richtige Akupunkteur" gefunden ist und die erhoffte Schmerzlinderung eintreten kann, manchmal der Suche nach der berühmten Nadel im Heuhaufen.

Homöopathie in der Schmerztherapie

Die **Homöopathie** (☞ 2.10.4) ist bei vielen Patienten außerordentlich beliebt und auch erfolgreich. Dies wird häufig mit einem Placeboeffekt erklärt. Andere Wissenschaftler halten Homöopathie für eine besonders erfolgreiche Form der Psychotherapie, deren Wirksamkeit auf die Persönlichkeit und die Zuwendung des Therapeuten zurückzuführen sei. Auf jeden Fall sind homöopathische Behandlungen nur mit geringen Risiken behaftet und können besonders bei chronischen Schmerzerkrankungen eine wertvolle Zusatztherapie sein.

Apotheke der Natur: Phytotherapie

Die **Phytotherapie** (*Pflanzenheilkunde* ☞ 2.10.6) verwendet Pflanzen als Heilmittel. Wissenschaftliche Untersuchungen konnten bei vielen Pflanzen deren analgesierende Wirksamkeit bestätigen. Bei einigen ist sie wahrscheinlich, bei anderen beruht sie vermutlich auf Einbildung (und manche sind auch schädlich bzw. giftig).

Phytotherapeuten gehen davon aus, dass die Wirkung einer ganzen Pflanze größer sein kann als die Wirkung der Summe ihrer Teile, so dass man nicht in jedem Fall den wirksamen Inhaltsstoff isolieren und dann als Tablette verabreichen kann. Daher werden meist ganze Pflanzen oder Pflanzenteile getrocknet und z.B. als Teeaufguss verwendet. **Phytopharmaka,**

also industriell hergestellte Pflanzenextrakte, enthalten oft nur geringe Mengen der wirksamen pflanzlichen Inhaltsstoffe, und ihre Qualität kann von Hersteller zu Hersteller schwanken.

> ✎ Phytotherapeutika sind oft geeignete Alternativen oder Ergänzungen zur klassischen Schulmedizin.

Arnikablüten, Paprikafrüchte, Heublumen, Kiefernsprossen und *Guajakholz* eignen sich zur Schmerzbehandlung bei Erkrankungen des Bewegungsapparates. Sie werden häufig mit physikalischen Maßnahmen wie Wärmebehandlung kombiniert. *Kamillenblüten* sind ein bekanntes Hausmittel bei Magenschmerzen und fördern als Badezusatz die Wundheilung. *Keuschlammfrüchte* helfen bei Regelschmerzen. *Baldrian, Hopfen* und *Melisse* beruhigen – z.B. vor einem gefürchteten Krankenhausaufenthalt oder vor einer Abschlussprüfung. *Johanniskraut* wirkt gegen Angst und Depressionen, die oft in Verbindung mit chronischen Schmerzen auftreten.

4.4.11 Psychologische Ansätze zur Schmerzbekämpfung

Wirksam: Musik

In Studien konnte der schmerzlindernde Einfluss von Musik bei Krebskranken belegt werden. Das Organisieren einer „professionellen" Musiktherapie mit Musikern und Instrumenten wird nur selten realisierbar sein. Dafür gibt es aber die einfache und doch wirkungsvolle Möglichkeit, Patienten nach ihrer Lieblingsmusik zu fragen und sie zum Hören zu motivieren (z.B. Angehörige bitten, einen Walkman oder Kassettenrecorder mitzubringen).

> 📖 **Literaturtipp**
> Neander, Klaus-Dieter (Hrsg.): Musik und Pflege. Urban & Fischer, München, 1999

Verschlimmernd: Angst

Eine wesentliche Rolle bei der Schmerzverarbeitung spielt die **Angst.** Drohende Operationen und Bestrahlungen lösen oft Horrorvisionen aus, jede Umstellung der Arzneimittel verbindet der Patient mit einem Fortschreiten der Krankheit. Verlust der Selbstständigkeit und zunehmende körperliche Einschränkungen gefährden die Integrität des Kranken. Wichtig sind in dieser Situation aufklärende und einfühlsame Gespräche, durch die sich die Angst häufig verringern lässt.

Oft aber ist die Angst durch Informationen nicht auszuräumen. Wenn große Verluste (z.B. Amputationen) oder insbesondere der Tod den Kranken bedrohen, gilt es, so weit wie irgend möglich Angst und Hilflosigkeit im Gespräch oder gemeinsamen Schweigen auszuhalten. Gerade Patienten mit schweren Erkrankungen sollte man in ihren Mitwirkungsmöglichkeiten stärken und ihre Selbstständigkeit und ihr Selbstwertgefühl fördern und erhalten. Das gelingt aber nur auf der Grundlage eines vertrauensvollen Verhältnisses zwischen dem Patienten und den Angehörigen des medizinischen „Apparates", dem er weitgehend ausgeliefert ist.

> 📺 Basis für die Verarbeitung von Angst ist das Gespräch. Es ermöglicht den Kranken, sich Angst und Schmerz „von der Seele zu reden".

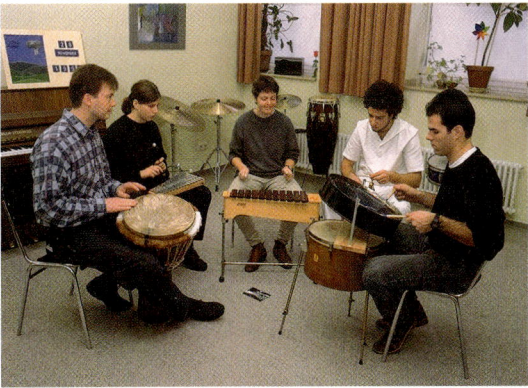

Abb. 4.14: Musiktherapie. [K183]

Schmerz verdunkelt die Seele: Depressionen

Chronische Schmerzsyndrome führen neben Angst häufig zu *Depressionen.* Umgekehrt gibt es auch Depressionen, die sich als Schmerzerkrankung äußern. Oft ist es gar nicht mehr möglich zu entscheiden, was zuerst da war.

Von Depressionen bestimmtes Verhalten und Erleben kann den Schmerz weiter verschlimmern – beispielsweise wenn infolge der Depression Schlafstörungen auftreten oder wenn der Patient in der grauen Welt der Depression auch die Therapie als sinnlos empfindet und aufgibt. Depressionen schließen oft freudige oder lustvolle Ereignisse aus und verhindern so Selbstheilungsprozesse.

Meist keine Lösung: Schmerzakzeptanz

Auch *Akzeptanz des Schmerzes* führt selten zu den erhofften Effekten wie Annahme der Erkrankung und aktiver Mitarbeit. Oft kommt es – je nach Primärpersönlichkeit des Patienten – zu Hoffnungslosigkeit, Hilflosigkeit oder zur Übernahme einer passiven *Opferrolle.* So kann der Schmerz auch zur Bewältigungsstrategie werden, und der Betroffene ist im Lauf der Zeit auf ihn angewiesen: Der Schmerz liefert dann die Gesprächsthemen, den Grund für häusliche Entlastungen oder die Entschuldigung, warum bestimmte Probleme nicht (mehr) bearbeitet werden.

Erwägenswert: Psychotherapie

Bei Patienten mit chronischen Schmerzen sollte man daher auch den Einsatz von Psychotherapien überlegen. Begreift man den chronischen Schmerz als ein Geschehen, an dem sowohl organische wie auch psychische Faktoren beteiligt sind, machen psychologische Verfahren als Ergänzung einer medikamentösen Schmerztherapie durchaus Sinn. „Wunderheilungen" sind nicht zu erwarten, aber der Nutzen mancher Psychotherapieformen ist bei den verschiedensten Schmerzsyndromen gut belegt. Ihr gemeinsames Ziel ist es, den Schmerzkranken zu Selbstständigkeit im Umgang mit dem Schmerz zu befähigen. Viele Elemente dieser Therapien lassen sich auch auf den Stationsalltag übertragen. Die wichtigsten sind:

- **Operante Konditionierung** (☞ 2.9.2): Die operante Konditionierung basiert auf dem Konzept, dass sich Verhalten als Reaktion auf die Umwelt entwickelt. So erwartet beispielsweise ein Schmerzpatient als Reaktion auf seine Klagen Zuwendung und Arzneimittel. Das Ziel der Therapie wäre dann, Medikation und Klagen zu entkoppeln (z.B. Arzneimittel regelmäßig geben, so dass es nicht zur Klage kommt) und positive, gesunde Verhaltensweisen systematisch zu verstärken („Oh, wie schön, Sie haben sich ja selbst angezogen!")
- **Kognitive Verhaltenstherapie:** Bei dieser Therapie versucht man, falsche Vorstellungen und Erwartungen der Patienten zu korrigieren. Ziel der Therapie ist, dass die Patienten Faktoren erkennen lernen, die auf ihre Schmerzen Einfluss haben und sie die Fähigkeit erwerben, ihr Verhalten entsprechend anzupassen
- **Entspannungstechniken** (☞ auch 2.9.2): Das *Autogene Training nach Schultz* und die *Progressive Muskelrelaxation nach Jacobson* sind von großer Bedeutung, weil sie wirksam und leicht zu erlernen sind (auch in Gruppen) und bereits nach wenigen Wochen selbstständig zu Hause durchgeführt werden können.
  Das Autogene Training beruht auf *Selbstsuggestion.* Man konzentriert sich auf Körpergefühle wie Schwere oder Wärme, und nach einer Weile stellen sich diese Empfindungen tatsächlich ein.
  Bei der progressiven Muskelrelaxation lernt der Kranke, bestimmte Muskelgruppen stark anzuspannen und dann die Spannung zu lösen. So erlebt er die Entspannung besonders intensiv und bewusst. Sinnvoll sind Entspannungstechniken z.B. bei muskulären Verspannungen, Kopfschmerzen, Migräne und vielen anderen chronischen Schmerzzuständen
- **Biofeedback:** Ziel des Biofeedbacks ist der bewusstere Umgang mit dem Körper. Die Ergebnisse physiologischer Messungen (Blutdruck, muskuläre

Verspannung) werden dem Patienten mitgeteilt und er lernt, seinen Körper beispielsweise durch Entspannungstechniken zu beeinflussen. Dieser Ansatz eignet sich z.B. zur Bekämpfung von Spannungskopfschmerzen. Biofeedback ist teuer, da eine aufwendige Ausrüstung eingesetzt werden muss, und es birgt die Gefahr, dass sich die Patienten nur auf die somatische Seite ihrer Erkrankung konzentrieren. Die Ergebnisse sind nicht besser als bei der alleinigen Anwendung von Entspannungstechniken.

Bei allen Psychotherapiestudien lassen sich immer wieder „unspezifische" Elemente (Erwartungen der Patienten, Zuwendung durch den Therapeuten) beschreiben, die für den Therapieerfolg wesentlich sind. Gerade diese diffusen, schwer greifbaren Einflüsse zwischen Menschen können Pflegende im Pflegealltag nutzen, um den Leidenden zu helfen, indem sie sie ernst nehmen, ihre Befürchtungen und Vorstellungen erkennen und so weit als möglich auf sie eingehen. Die Patienten sollen erfahren, dass sie sicher und geborgen sind.

4.5 Häufige chronische Schmerzsyndrome in der Inneren Medizin

Obwohl viele Erkrankungen mit Schmerz einhergehen können, gibt es einige Krankheitsbilder, bei denen die Schmerzbekämpfung besonders häufig in den Vordergrund tritt. Auf internistischen Stationen spielen Schmerzkranke mit bösartigen Tumoren, Kopfschmerzen, „Nervenschmerzen", aber auch mit psychosomatisch bedingten Schmerzen die größte Rolle.

Schmerzen bei Arthrose ☞ *3.9*
Schmerzen bei malignen Tumoren ☞ *14.3.2*

4.5.1 Kopfschmerzen: Migräne und Spannungskopfschmerz

Immer wiederkehrender Kopfschmerz ist besonders bei Frauen eine häufige Erkrankung, die in der Umgebung oft belächelt und bagatellisiert wird. Auch das (Halb-)Wissen über psychosomatische Zusammenhänge wird oft verwendet, um die Betroffenen zu diskriminieren („die stellt sich nur so an", „die ist doch neurotisch").

Man geht heute davon aus, dass alle Kopfschmerzformen auch *somatische* Ursachenkomponenten haben und dass das mechanistische psychosomatische Konzept „Probleme machen Sorgen machen Kopfschmerzen" zu einfach ist. Psychische Veränderungen sind oft sekundäre Folgen der dauernden Schmerzproblematik.

Die wichtigsten Kopfschmerzformen sind die *Migräne* und der *Spannungskopfschmerz*.

Migräne

> :: **Migräne:** Kopfschmerzerkrankung mit rezidivierenden, typischerweise halbseitigen Kopfschmerzanfällen und vegetativen Symptomen. Dauer eines Anfalls Stunden bis Tage. Häufigkeit ca. 10 – 15 % der Bevölkerung, Frauen häufiger betroffen als Männer.

Die genaue Ursache der Migräne ist unklar. Eine organische (Mit-)Ursache gilt heute als sicher, psychische Faktoren können aber die einzelnen Anfälle *auslösen*.

⌖ Symptome, Befund und Diagnostik

Die Patienten leiden immer wieder unter halbseitigen Kopfschmerzanfällen. Bei der **Migräne ohne Aura** (früher *einfache Migräne*) bestehen lediglich vegetative Begleitsymptome, vor allem Übelkeit, Erbrechen, Licht- und Geräuschüberempfindlichkeit. Bei der **Migräne mit Aura** (früher *klassische Migräne, Migraine accompagnée*) kommt es vor dem Kopfschmerz zu kurzzeitigen neurologischen Ausfällen wie etwa Sehstörungen.

Oft wird der einzelne Anfall durch bestimmte Auslöser provoziert, z.B. Wetterumstellung oder besondere Belastungen, aber auch freudige Ereignisse oder Entlastung („Wochenendmigräne").

Der neurologische Befund ist unauffällig, die Diagnosestellung meist anhand von Anamnese (oft positive Familienanamnese) und Klinik möglich.

Behandlungsstrategie und Pflege

Bei leichten Migräneanfällen reichen Allgemeinmaßnahmen: Während des Migräneanfalls ist der Kranke möglichst reizabgeschirmt in einem dunklen und ruhigen Raum unterzubringen. Schlaf und lokale Kälteanwendungen bringen vielen Patienten Linderung.

Als erste Stufe der medikamentösen Behandlung wird die Gabe eines Antiemetikums (z.B. Paspertin®) in Kombination mit Azetylsalizylsäure (etwa Aspirin®), Paracetamol (etwa ben-u-ron®) oder Ibuprofen (etwa Dolormin®, Ibuprof®), möglichst in rasch resorbierbarer Form, empfohlen. Bei schweren Anfällen können Ergotaminabkömmlinge (z.B. Dihydergot®) oder Serotoninagonisten (z.B. Imigran®, AscoTop®, Naramig®) eingesetzt werden, die jedoch beide wegen ihrer Nebenwirkungen umstritten sind.

Bei häufigen Migräneattacken gibt es die Möglichkeit einer medikamentösen Prophylaxe z.B. mit Metoprolol (z.B. Beloc®), Flunarizin (z.B. Sibelium®) oder Pizotifen (z.B. Sandomigran®). Bei guter Wirksamkeit wird das Präparat über 6 – 9 Monate verabreicht und dann ausschleichend abgesetzt.

🖐 Patient und Arzt sollten wie bei allen chronischen Erkrankungen vor dem Griff zur Tablette überlegen, ob nicht durch eine geregelte Lebensweise mit dem Vermeiden bekannter Auslöser, Ruhe und Entspannungsübungen auf Arzneimittel verzichtet werden kann. Erfahrungsgemäß wird eine einmal begonnene Behandlung über Jahre beibehalten, und es besteht ein hohes Gewöhnungs- und Nebenwirkungsrisiko auch oder gerade bei den sog. „harmlosen" Schmerzmitteln. Vor allem die Ergotaminabkömmlinge können selbst zu einem Dauerkopfschmerz führen! Oft helfen auch alternativmedizinische Therapien, z.B. Akupunktur (☞ 2.10.2 und 4.4.10).

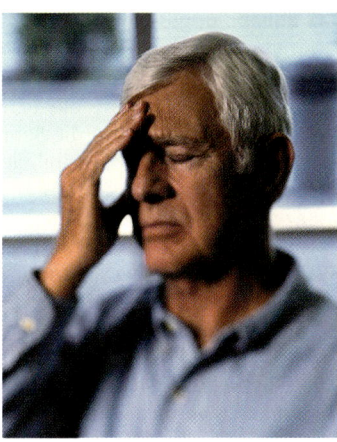

Abb. 4.15: Schätzungen zufolge leiden fast 30 Millionen Menschen in Deutschland unter häufigen Kopfschmerzen, die Wohlbefinden und Arbeitsfähigkeit der Betroffenen teils erheblich beeinträchtigen. [J666]

Spannungskopfschmerz

🖐 **Spannungskopfschmerz:** Dumpfdrückender Kopfschmerz im gesamten Kopf ohne vegetative Begleiterscheinungen mit oft abendlichem Maximum. Häufigste Form des *vasomotorischen* (gefäßbedingten) Kopfschmerzes.

Zur Behandlung werden z.B. Paracetamol (z.B. ben-u-ron®) oder Azetylsalizylsäure (z.B. Aspirin®) eingesetzt. Diese dürfen aber maximal 10 – 15 mal im Monat genommen werden, da sie sonst als Nebenwirkung neue Kopfschmerzen (Analgetika-Kopfschmerz) verursachen können. Kombinationspräparate z.B. mit Koffein oder Kodein sind wegen der Gefahr der Suchtbildung abzulehnen (☞ auch 4.4.3). Prophylaktisch werden – nur teilweise erfolgreich – trizyklische Antidepressiva (z.B. Saroten®) verwendet.

Noch wichtiger als bei der Migräne ist die Anleitung des Patienten zu allgemeinem Gefäßtraining (z.B. Wechselduschen), geregelter Lebensweise (auch mit Sport an schmerzfreien Tagen) und Stressbewältigung (z.B. autogenes Training). Da dies für die Patienten zunächst nicht der bequemste Weg ist, ist zu ihrer Überzeugung viel Aufklärungsarbeit nötig.

📝 Chronische Kopfschmerzen sind nicht selten durch zu häufige Schmerzmitteleinnahme bedingt. Auch wenn die Patienten Angst vor einer Zunahme ihrer Kopfschmerzen haben – es hilft nur das Absetzen des Schmerzmittels.

📧 Kontaktadresse

Deutsche Migräne- und Kopfschmerz-Gesellschaft (DMKG)
c/o: Dr. Arne May
Neurologische Universitätsklinik
Universitätsstraße 84, 93053 Regensburg
http://www2.dmkg.org/dmkg

4.5.2 Nervenschmerzen: Polyneuropathien und Neuralgien

So genannte **Nervenschmerzen** werden durch Schädigung peripherer Nerven oder zentralnervöser Strukturen und nicht durch Entzündungsstoffe infolge einer Gewebeschädigung (☞ 4.2.1) hervorgerufen. Daher reagieren Nervenschmerzen meist nicht auf die üblichen Analgetika. Manchmal ist eine medikamentöse Therapie mit Carbamazepin (Tegretal®) oder Kalzitonin (z.B. Karil®) erfolgreich.

Zu den wichtigsten Formen von Nervenschmerzen gehören die *Polyneuropathien* und die *Neuralgien*.

Polyneuropathien

📖 **Polyneuropathie** *(PNP)*: Nicht-verletzungsbedingte Schädigung *mehrerer* peripherer Nerven oder des ganzen peripheren Nervensystems. Häufig toxisch bedingt (z.B. bei Alkoholmissbrauch), Folge einer Stoffwechselstörung (z.B. Diabetes mellitus ☞ 12.7) bzw. eines Vitaminmangels (☞ 12.8.5) oder im Rahmen einer Tumorerkrankung auftretend.

🔲 Symptome, Befund und 🔍 Diagnostik

Die wichtigsten Symptome neben Schmerzen sind Störungen der Berührungs-, Schmerz- und Temperaturempfindung, schlaffe Lähmungen, Schäden an Haut und Nägeln, schlechte Wundheilung sowie Magen-, Blasen- und Darmentleerungsstörungen bei Beteiligung des vegetativen Nervensystems

Die Diagnosestellung ist meist anhand von Anamnese, Symptomen, neurophysiologischen Untersuchungen (z.B. Messung der Nervenleitgeschwindigkeit) und Labordiagnostik möglich. Weitere Untersuchungen können z.B. zum Tumorausschluss erforderlich sein.

◢ Behandlungsstrategie

Wenn immer möglich sollte die Ursache der Polyneuropathie beseitigt werden, denn nur dann ist eine (langsame) Rückbildung der neurologischen Auffälligkeiten möglich. Gegen die Schmerzen und die teils sehr unangenehmen Sensibilitätsstörungen werden insbesondere α-Liponsäure (z.B. Thioctacid®), Carbamazepin (z.B. Tegretal®) und Psychopharmaka (z.B. Neurocil®) eingesetzt. Die oft praktizierte Vitamin-B-Gabe ist nach heutigem Kenntnisstand nur bei einem echten Vitaminmangel indiziert.

▨ Pflege des Polyneuropathiepatienten

Die Pflege eines Polyneuropathiepatienten hängt von Art und Schwere der Symptome ab. Bei nicht bettlägerigen Patienten stehen oft die Krankengymnastik mit ständigem Üben der im Alltag notwendigen Bewegungen und die Beschäftigungstherapie zur Verbesserung von Feinmotorik und Koordination im Vordergrund.

Bei Magenentleerungsstörungen sind mehrere kleine Mahlzeiten günstiger als wenige große.

Leidet der Patient unter einer orthostatischen Hypotonie (☞ 7.5.3), üben die Pflegenden mit ihm das langsame Aufstehen (Liegen → Sitzen → Aufstehen), manchmal ist das Tragen von Kompressionsstrümpfen oder das Wickeln der Beine empfehlenswert. Bei der Fußpflege von Patienten mit einer Beteiligung des vegetativen Nervensystems gelten die gleichen Richtlinien wie bei Diabetikern (☞ 12.7.9).

Bei bettlägerigen Patienten werden alle notwendigen Prophylaxen durchgeführt. Dabei verdient die Haut besondere Beachtung, da infolge der Sensibilitätsstörungen Druckstellen vom Patienten oft nicht bemerkt werden.

> ▨ Unbedingt erforderlich ist es, den Patienten immer wieder zur Beseitigung der Ursache zu motivieren, v.a. auf Alkohol zu verzichten und einen Diabetes mellitus einstellen zu lassen, und dabei auch die Angehörigen einzubeziehen. Dabei ist der Appell an die Ausdauer des Patienten wichtig; denn oft werden Patienten durch die anfänglich fehlenden Erfolge entmutigt und fallen in ihr altes Verhaltensmuster zurück. Hier hilft die Aufklärung, dass die Erholung eines geschädigten Nerven sehr lange dauern kann und ein Erfolg erst nach gewisser Zeit zu erwarten ist.

Neuralgien

> ⊡ **Neuralgien:** Auf das Ausbreitungsgebiet *einzelner* peripherer Nerven, Nervenwurzeln oder Nervengeflechte beschränkte Schmerzsyndrome.

Idiopathische Trigeminustherapie

Am bekanntesten ist die ursächlich noch immer nicht ganz geklärte **idiopathische Trigeminusneuralgie,** die durch blitzartig einsetzende, heftige und brennende Schmerzen meist im Ober- und Unterkieferbereich gekennzeichnet ist. Die Schmerzattacken werden oft durch bestimmte Bewegungen (Kauen, Sprechen) oder Berührung bestimmter Gesichtspartien, der so genannten **Triggerzonen,** ausgelöst. Die Schmerzen dauern zwar nur Sekunden an, können sich aber alle paar Minuten wiederholen. Sie sind so schwer zu ertragen, dass sich die Patienten manchmal im betroffenen Teil des Gesichtes nicht mehr waschen und sogar Sprache und Nahrungsaufnahme aufs Äußerste einschränken. Der neurologische Befund ist normal.

Hauptmedikament bei der Behandlung von Trigeminusneuralgien ist das Antiepileptikum Carbamazepin, z.B. Tegretal®.

Zoster-Neuralgie

Auf internistischen Stationen relativ häufig sind Patienten mit einer **Zoster-Neuralgie** als Folge einer *Gürtelrose* (*Herpes zoster* ☞ 17.7.4). Die wochen- bis monatelang anhaltenden, oft brennenden Schmerzen können die meist älteren Patienten sehr quälen.

Die Therapie gestaltet sich häufig unbefriedigend. Am ehesten sind Carbamazepin (z.B. Tegretal®), Psychopharmaka, Vibrationsmassagen und TENS erfolgversprechend.

4.5.3 Psychosomatisch bedingte Schmerzzustände

Wenn man sich die vielen Einflüsse verdeutlicht, die die Psyche auf das Schmerzerlebnis hat, kann man verstehen, dass es gelegentlich auch zu chronischen Schmerzen kommt, die ihren Ursprung nicht im Körper, sondern in der Psyche haben.

Für diese Schmerzen ist typisch, dass sie keiner bekannten Erkrankung oder anatomischen Struktur zugeordnet werden können, einfach „nicht passen wollen". Vielfach haben die Patienten bereits viele unangenehme Untersuchungen, (langfristig vergebliche) Behandlungsversuche und Arztwechsel („Koryphäenkiller-Syndrom") hinter sich. Die Kranken machen oft einen depressiven Eindruck und sind in ihrem täglichen Leben beeinträchtigt.

Die Behandlung psychosomatisch bedingter Schmerzzustände ist in aller Regel schwierig und erfordert ein interdisziplinäres Vorgehen. Welche Form der Psychotherapie am ehesten angezeigt ist, muss im Einzelfall entschieden werden.

Wiederholungsfragen

1. Welche Aspekte sollte man sich im Umgang mit Schmerzkranken vor Augen führen? (☞ 4.1)

2. Welche verschiedenen Schmerzformen gibt es? (☞ 4.2.3)

3. Welchen Ängsten ist der Schmerzkranke ausgesetzt, und wie kann pflegerisch darauf eingegangen werden? (☞ 4.2.5)

4. Welche Bedeutung hat ein Schmerztagebuch? (☞ 4.3.2)

5. Welche Arzneimittel gehören zu den Nicht-Opioid-Analgetika? (☞ 4.4.4)

6. Bei welchen Patienten ist die Gabe von Azetylsalizylsäure kontraindiziert? (☞ 4.4.4)

7. Welche Wirkungen haben Opiate und Opioide? (☞ 4.4.5)

8. Welche Vorurteile existieren gegenüber der Gabe von Opioiden? (☞ 4.4.5)

9. Was versteht man unter Co-Analgetika? (☞ 4.4.6)

10. Wodurch unterscheidet sich die Therapie akuter und chronischer Schmerzen? (☞ 4.4.7)

11. Welche Verfahren der Physikalischen Therapie werden zur Schmerzlinderung eingesetzt? (☞ 4.4.9)

12. Welche Möglichkeiten der Analgesie bietet die „Alternative" Schmerztherapie? (☞ 4.4.10)

13. Wie kann man psychologisch auf Schmerzen einwirken? (☞ 4.4.11)

14. Was ist bei der Pflege von Patienten mit Polyneuropathien zu beachten? (☞ 4.5.2)

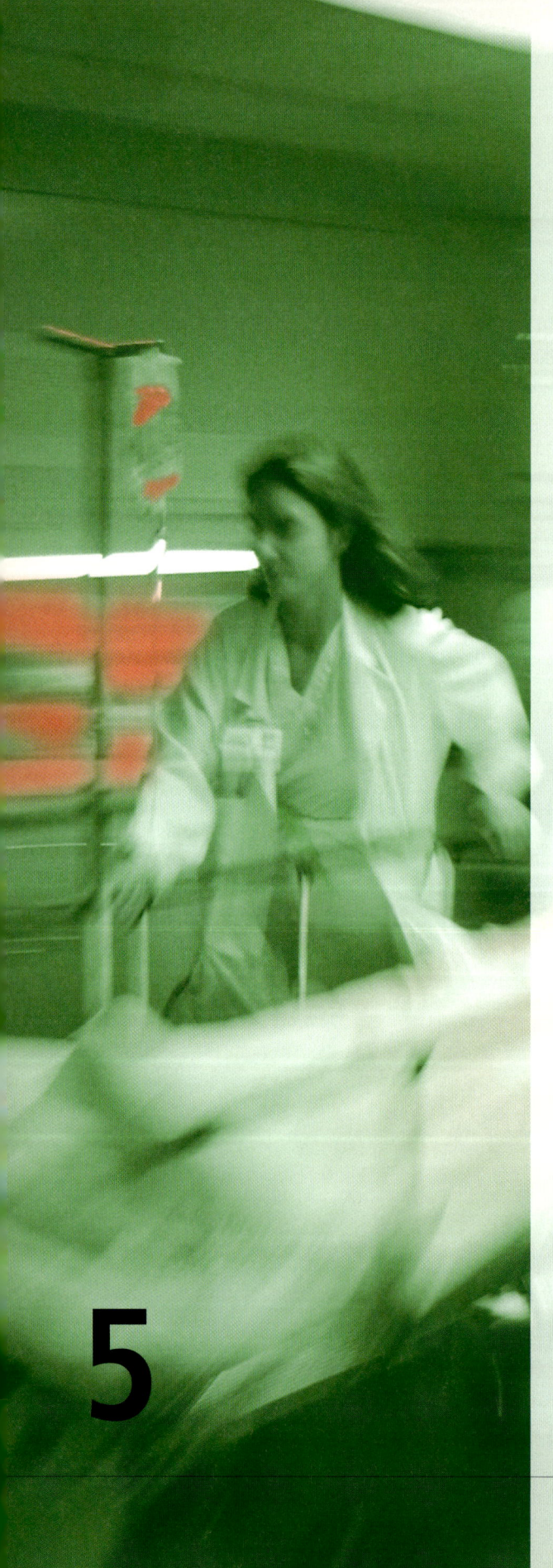

5

Pflege in Notfallsituationen

Übersicht über häufige Notfälle in der Inneren Medizin ☞ letzte Buchseite

Medizinische Notfälle führen oft in den Grenzbereich zwischen Leben und Tod. Oftmals entscheidet das rechtzeitige Einsetzen adäquater Erstmaßnahmen darüber, ob ein Notfall für den Betroffenen folgenlos bleibt, Dauerschäden hinterlässt oder der Kranke verstirbt.

Um adäquat handeln zu können, ist ein umfassendes Wissen erforderlich; in Anbetracht des psychischen Druckes, unter dem die Erste Hilfe stattfinden muss, außerdem ein durch häufige Übung *eingeschliffenes, strukturiertes Vorgehen.*

Oft sind es die Pflegenden, die als Erste zu einem Notfall kommen. Ihr Handeln hat dann maßgeblichen Anteil an der Bewältigung der Notfallsituation. Deshalb ist neben der Kenntnis und dem Training lebensrettender Erstmaßnahmen eine Vertrautheit mit der vorhandenen Notfall-Ausrüstung (z.B. Notfallwagen, Sauerstoffanschlüsse) und das Wissen über die zu ergreifenden weiteren Maßnahmen, etwa den Transport auf die Intensivstation, notwendig.

> 🖼 Auszubildende in der Pflege müssen bei jedem neuen Stationseinsatz frühzeitig mit der Notfallausstattung der Station vertraut gemacht werden. Dazu zählt auch die Einweisung in die stationsüblichen Notfallabläufe, etwa der Hinweis auf eine hausinterne Notfallnummer (z.B. 999), durch die ein Notfallteam (aus der Anästhesie- oder Intensivabteilung) direkt benachrichtigt wird.

5.1 Was ist ein Notfall?

> 🔲 **Notfall:** Akut lebensbedrohlicher Zustand, bei dem die Vitalfunktionen des Patienten gestört sind oder eine solche Störung unmittelbar droht.
>
> **Vitalfunktionen:** Lebenswichtige Körperfunktionen. Nicht einheitlich gebrauchter Begriff, der in der Notfallmedizin meist die Atmung, die Herz-Kreislauf-Funktion und das Bewusstsein bezeichnet.

Einem Notfall können nicht nur Verletzungen, sondern auch eine plötzliche Krankheit (z.B. Herzinfarkt), eine Verschlechterung vorbestehender Erkrankungen (z.B. Dekompensation einer Herzinsuffizienz) oder eine Vergiftung (Intoxikation ☞ 5.5) zugrunde liegen.

Die Einschränkung der Vitalfunktionen kann sich zeigen durch:
- **Störungen des Bewusstseins,** z.B. infolge Ausfalls der Atmung oder des Kreislaufs, Gewalteinwirkung auf den Kopf (Schädel-Hirn-Trauma), Schlaganfalls, hirnbedingter Krampfanfälle oder Vergiftungen
- **Störungen der Herzaktion,** z.B. infolge Herzinfarkts, Herzinsuffizienz, Blutungen in die Perikardhöhle oder schwerwiegender Herzrhythmusstörungen
- **Störungen des Kreislaufs,** z.B. infolge eines hämorrhagischen Schocks (☞ 7.6), aber auch als Folge eines Pumpversagens des Herzens
- **Störungen der Atmung,** z.B. infolge Verlegung der Atemwege (Zurückfallen der Zunge beim Bewusstlosen, Aspiration, Insektenstich), bei Brustkorbverletzungen oder als Folge von Herz-Kreislauf-Störungen

„Psychische Erste Hilfe"

Im Notfall, d.h. in einem Zustand äußerster Hilflosigkeit, wird auch der Erwachsene wieder zum Kind. Psychische Stressreaktionen wie Angst und Panik können z.B. einen Schock verschlimmern und durch gesteigerten Sauerstoffverbrauch zum Versagen der Vitalfunktionen beitragen. Die Pflegenden versuchen dann, dem Patienten insbesondere das Gefühl der Angst und des Alleinseins zu nehmen.

> 🖼 Beruhigung und Beistand sind auch dann unabdingbar, wenn der Patient so weit eingeschränkt ist, dass er keine Reaktionen mehr zeigt. Sein psychisches Erleben kann noch erhalten sein, auch wenn sein Reaktionsvermögen stark vermindert ist!

Erkennen eines Notfalls

Häufig ist es nicht einfach, eine lebensbedrohliche Veränderung im Gesundheitszustand eines Patienten zu erkennen. Beispielsweise kann ein Notfallpatient zunächst durchaus noch „normal" aussehen.

Zwei Fragen, deren Beantwortung auch ohne technische Hilfsmittel möglich ist, helfen bei der Erkennung eines Notfalls:
- **Wie sieht der Patient aus?** Warnzeichen sind ausgeprägte Blässe, Zyanose (Blaufärbung von Haut oder Schleimhäuten ☞ 6.3.4), Marmorierung (fleckige, netzartige Hautzeichnung) sowie graue, „aschene" Hautverfärbung
- **Was tut der Patient?** Warnzeichen sind Bewusstseinstrübung oder Bewusstlosigkeit (fehlende Reaktion auf Ansprache ☞ 5.2.1), plötzliche Verwirrung, zerebrale Krampfanfälle (☞ 5.7), Streck- oder Beugekrämpfe sowie Tonusverlust der Muskulatur (Muskelerschlaffung).

Bei jedem Verdacht auf das Vorliegen eines Notfalls werden die Vitalfunktionen systematisch geprüft und der Arzt verständigt.

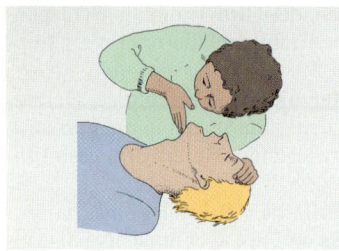

Abb. 5.1 (links): Prüfung der Atmung. [A400-190]

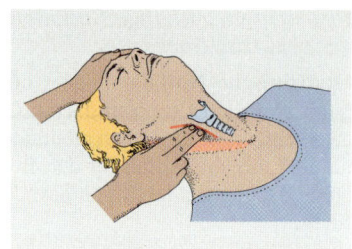

Abb. 5.2 (rechts): Pulskontrolle an der Halsschlagader (A. carotis communis). [A400-190]

5.2 Prüfung der Vitalfunktionen

Liegt ein Notfall vor, z.B. bei einem aus dem Bett gestürzten Patienten, verschafft sich die ersthelfende Pflegekraft zunächst einen Überblick über die lebenswichtigen Körperfunktionen des Patienten. Diese Prüfung der Vitalfunktionen geschieht in der angegebenen Reihenfolge durch:
- Prüfung des Bewusstseins (☞ 5.2.1)
- Prüfung der Atmung (☞ 5.2.2)
- Prüfung des Pulses und damit der Kreislaufsituation (☞ 5.2.3).

Die Prüfung der Vitalzeichen bildet die Entscheidungsbasis für die eventuell zu ergreifenden Wiederbelebungsmaßnahmen. In der Praxis ist eine strenge Trennung von Vitalzeichenkontrolle und Sofortmaßnahmen jedoch nicht möglich, vielmehr greifen sie ineinander (☞ Abb. 5.14).

5.2.1 Prüfung des Bewusstseins

> ⊡ **Bewusstlosigkeit:** Schwere Bewusstseinsstörung, bei der der Mensch nicht ansprechbar ist, das heißt, er hat die Fähigkeit der räumlichen und zeitlichen Orientierung verloren und reagiert weder auf Fragen zur Person (z.B. nach dem Namen) noch auf Reize (z.B. Schmerzreize). Reagiert ein angesprochener, mutmaßlich bewusstloser Patient nicht, so sollte er direkt angefaßt werden. Erfolgt auch bei kräftigem Anfassen keine Reaktion, ist der Patient bewusstlos.

Die Ursache der **Bewusstlosigkeit** ist in der Regel zunächst unklar. Einer Bewusstlosigkeit können zahlreiche Störungen innerhalb des Zentralnervensystems zugrunde liegen:
- Durchblutungsstörungen oder Blutungen des Gehirns (etwa beim Schlaganfall ☞ 7.8)
- Entzündungen des Gehirns oder der Hirnhäute (Enzephalitis oder Meningitis ☞ 17.13)
- Schädel-Hirn-Verletzung infolge eines Sturzes
- Hirntumoren und -metastasen
- Epileptische Krampfanfälle.

Aber auch Störungen, die primär nicht im Gehirn liegen, können zu Bewusstlosigkeit führen, z.B.:

- Vergiftungen (etwa mit Alkohol oder Schlaftabletten)
- Stoffwechselentgleisungen, z.B. bei Funktionsstörungen der Leber, der Niere, der Schilddrüse und beim Diabetes mellitus
- Ateminsuffizienz
- Schock (z.B. bei Herzinfarkt ☞ 6.5.2).

Eine besondere Form der Bewusstlosigkeit ist die *Synkope*. Von einer Synkope spricht man bei einem kurzzeitigen, reversiblen Bewusstseinsverlust infolge einer vorübergehenden Minderversorgung des Gehirns mit Sauerstoff oder Glukose. In der Regel sind Synkopen nicht akut lebensgefährlich, sie können aber Indiz einer ernsthaften Erkrankung sein (☞ 6.3.3).

5.2.2 Prüfung der Atmung

Um die **Atemfunktion** zu prüfen, beugt der Ersthelfer seine Wange über Mund und Nase des Notfallopfers und blickt gleichzeitig auf dessen Brustkorb. Um sicherzustellen, dass die oberen Luftwege für den Luftstrom frei passierbar sind, hebt er dabei das Kinn des Patienten an und überstreckt dessen Kopf leicht (☞ Abb. 5.1).

> ☟ **Atemfunktion sehen, hören und fühlen**
> Atmet der Patient, so kann der Helfer dies *sehen* (Heben und Senken des Brustkorbes), *hören* (Atemgeräusche) und *fühlen* (Luftbewegung an seiner Wange).

5.2.3 Prüfung des Kreislaufs

Zur Prüfung des Kreislaufs eignet sich am besten die **Pulskontrolle.** Am zuverlässigsten ist die Palpation der Halsschlagader (A. carotis communis ☞ Abb. 5.2), da z.B. bei einem Schock der Kreislauf eingeschränkt und infolgedessen die Körperperipherie nur wenig durchblutet ist, so dass der Puls am Handgelenk womöglich „fehlt". Zur sicheren Palpation des Karotispulses tasten Zeige- bis Ringfingerkuppen seitlich am Kehlkopf entlang und rutschen dann in die seitliche Halsgrube.

Der Herzschlag kann auch durch ein Stethoskop direkt über dem Herzen auskultiert werden (☞ Abb. 6.20). Dies setzt allerdings Übung voraus, da z.B. bei einem schweren Lungenemphysem die Herztöne nur sehr leise zu hören sind, die Kreislaufversorgung aber durchaus noch ausreichen kann.

Die **Blutdruckmessung** gibt zwar ebenfalls Auskunft über die Kreislaufsituation, insbesondere zur Feststellung eines Herzstillstandes ist sie aber ungeeignet, da beispielsweise bei der oben erwähnten Zentralisation des Kreislaufs im Schock der Blutdruck trotz vorhandener Herzaktionen nicht sicher gemessen werden kann.

> ⚠ **Vorsicht beim Tasten der Halsschlagadern!**
> Niemals sollen beide Halsschlagadern gleichzeitig getastet werden; die Zufuhr von Blut zum Gehirn wird dadurch evtl. eingeschränkt. Auch ein zu starkes Drücken auf die Halsschlagader ist gefährlich – es können bedrohliche Kreislaufreflexe ausgelöst werden, die im Extremfall zum Herzstillstand führen.

5.3 Vorgehen bei Notfällen auf Station

Nach der Prüfung der Vitalfunktionen (☞ oben) löst im Krankenhaus jeder, der einen Patienten in bedrohlichem Zustand vorfindet, zunächst *Stationsalarm* aus bzw. verständigt weitere Helfer (etwa den Stationsarzt). Die dann folgenden Maßnahmen hängen davon ab, ob sofort reanimiert (wieder belebt) werden muss oder nicht.

Maßnahmen, wenn nicht reanimiert werden muss

Muss der Notfallpatient nicht reanimiert werden, schließen sich die folgenden Maßnahmen an:
• Dem Patienten gegenüber beruhigend und sicher auftreten, das Bett evtl. „umschieben" (Sauerstoffanschluss, Vermeidung von Störungen der Mitpatienten)
• Arbeitskollegen und Arzt vom Dienst verständigen. Bei vitaler Bedrohung (Bewusstlosigkeit, Zyanose, massive Blutung) Notfallteam über Notrufnummer verständigen (hausinterne Richtlinien beachten)
• Infusionen vorbereiten (z.B. 0,9 % NaCl), Notfallkoffer mit Notfallmedikamenten in Griffweite stellen oder Notfallwagen in die Nähe des Patientenzimmers, wenn nötig auch ins Zimmer fahren (lassen)
• Bei Atemnot O_2-Gabe vorbereiten (Nasensonde) und selbstständig durchführen (z.B. 4 Liter pro Minute)
• Bewusstlose Patienten mit ausreichender Atmung und Herz-Kreislauf-Funktion funktionsgerecht in stabiler Seitenlage lagern
• Regelmäßig Vitalzeichen kontrollieren: RR, Puls, Bewusstseinslage (mindestens alle 5 Minuten bis Hilfe kommt). Patienten möglichst nicht alleine lassen

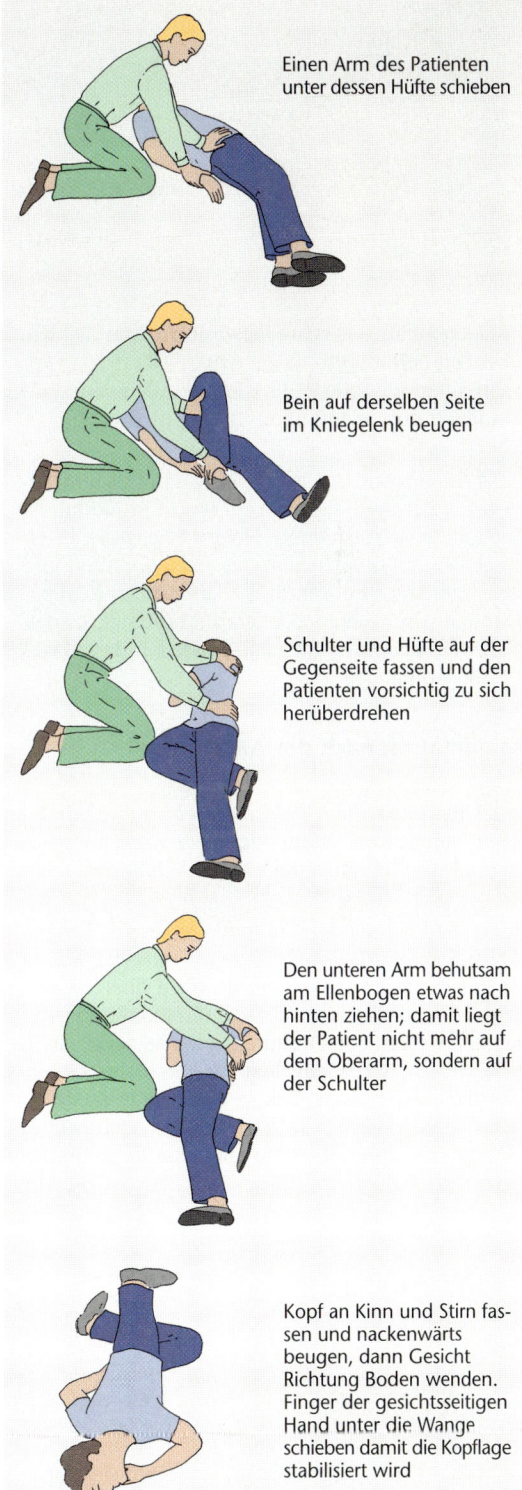

Einen Arm des Patienten unter dessen Hüfte schieben

Bein auf derselben Seite im Kniegelenk beugen

Schulter und Hüfte auf der Gegenseite fassen und den Patienten vorsichtig zu sich herüberdrehen

Den unteren Arm behutsam am Ellenbogen etwas nach hinten ziehen; damit liegt der Patient nicht mehr auf dem Oberarm, sondern auf der Schulter

Kopf an Kinn und Stirn fassen und nackenwärts beugen, dann Gesicht Richtung Boden wenden. Finger der gesichtsseitigen Hand unter die Wange schieben damit die Kopflage stabilisiert wird

Abb. 5.3: Bewusstlose Patienten mit ausreichender Atmung und Herz-Kreislauf-Funktion werden in die stabile Seitenlage gebracht. [A400-190]

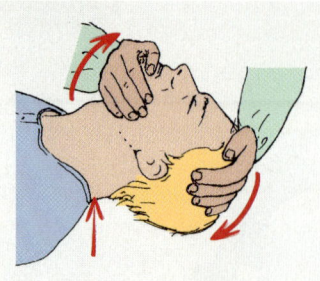

Abb. 5.4: Überstrecken des Halses zur Schaffung freier Atemwege. [A400-190]

- Krankenblatt zur schnellen Information am Krankenbett bereitlegen
- Verlauf sowie alle Maßnahmen auf einem Protokollblatt dokumentieren.

⚕ Sauerstoff (O_2) ist ein Arzneimittel und bedarf daher ärztlicher Anordnung. Ein Notfall ist jedoch eine Ausnahme. Haben Pflegende an einer Reanimationsfortbildung teilgenommen und hat ein Arzt ihre Kenntnisse über die Komplikationen einer Sauerstofftherapie bestätigt, dürfen sie dem Patienten bis zum Eintreffen des Arztes Sauerstoff geben.

Reanimation nach der ABCD-Regel

⊡ **Reanimation** *(Wiederbelebung):* Sofortmaßnahmen bei Atem- oder Herz-Kreislauf-Stillstand zur Wiederherstellung der Vitalfunktionen.

Führt die Prüfung der Vitalfunktionen zur Diagnose „Herz-Kreislauf-Stillstand", wird unverzüglich mit der Reanimation begonnen, da die Dauer zwischen Kreislaufstillstand und effektiven Erstmaßnahmen für das Überleben des Patienten entscheidend ist: Begrenzend ist die **Wiederbelebungszeit** des Gehirns, also die Zeit, die das Gehirn ohne Sauerstoffzufuhr folgenlos überstehen kann. Vergehen mehr als fünf Minuten bis zur Aufnahme einer kardiopulmonalen Reanimation, muss mit bleibenden Hirnschäden ge-

rechnet werden. Die Wiederbelebungszeit anderer Organe ist von nachgeordneter Bedeutung, da sie weniger empfindlich gegenüber Sauerstoffmangel sind als das Gehirn.

Die Buchstaben der **ABCD-Regel** stehen für das stufenweise Vorgehen bei der kardiopulmonalen Reanimation (Herz-Lungen-Wiederbelebung ☞ 5.3.3).

A: Atemwege freimachen ☞ 5.3.1

B: Beatmung ☞ 5.3.2

C: Circulation = Herz(druck)massage ☞ 5.3.3

D: Defibrillation, **D**rugs (= Arzneimittel) ☞ 5.3.4.

Die Maßnahmen A – C werden auch als **Basismaßnahmen** *(basic life support,* kurz *BLS)* bezeichnet, da sie in ihrer einfachsten Form ohne technische Hilfsmittel durchgeführt werden können. Defibrillation und Arzneimitteltherapie werden demgegenüber als **erweiterte Maßnahmen** *(advanced cardiac life support,* kurz *ACLS)* abgegrenzt.

5.3.1 A = Atemwege freimachen

Nur wenn die Atemwege des Patienten frei sind, kann die Luft aus dem Mund-Rachen-Raum in die Lunge gelangen. Verlegte Atemwege müssen deshalb als Erstes freigemacht werden:
- Der Helfer entfernt alle sichtbaren Fremdkörper, z.B. Erbrochenes, aus dem Mund (Ausräumung mit dem Finger, bei Verfügbarkeit auch mit Kornzange und Tupfer oder durch Absaugen). Fest sitzende Zahnprothesen werden belassen, lockere herausgenommen
- Beim Bewusstlosen sackt die Zunge oft nach hinten und verlegt die Atemwege. **Überstrecken des Kopfes nackenwärts** und zusätzliches Anheben des Unterkiefers beseitigen das Hindernis (☞ Abb. 5.4). Die Überstreckung des Kopfes sollte am besten schon bei der Prüfung der Atmung durchgeführt werden
- Reichen diese Maßnahmen nicht aus, um eine Spontanatmung in Gang zu setzen, kann durch einen speziellen Griff, den sog. **Esmarch-Handgriff** (☞ Abb. 5.5), der Unterkiefer weit nach vorne ge-

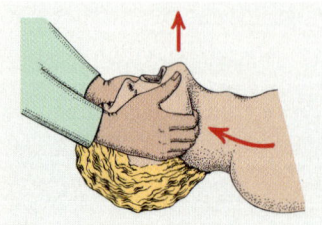

Abb. 5.5: Esmarch-Handgriff: Beide Hände fassen das Kinn und schieben den Unterkiefer so nach vorne, dass die untere Zahnreihe vor die obere kommt. Gleichzeitig wird der Hals überstreckt. [A400-190]

Abb. 5.6: Intubation: Kopf leicht überstrecken. Mund mit der rechten Hand öffnen. Laryngoskop (blau) mit der linken Hand vom rechten Mundwinkel her einführen und Zunge nach links vorne wegschieben (nicht mit dem Laryngoskop die oberen Schneidezähne verletzen!). Stimmritze ist jetzt sichtbar. Tubus (gelb) mit der rechten Hand in Trachea vorschieben und Ballon blocken. Tubuslage durch Abhören der Lungen bei gleichzeitiger Beatmung (z.B. mit Beutel) überprüfen, anschließend Tubus mit Pflaster oder Tubusband fixieren. [A300-157]

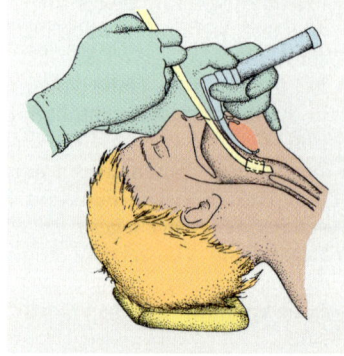

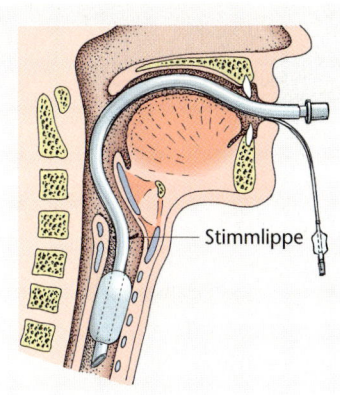

Abb. 5.7: Korrekte Tubuslage. [A400-190]

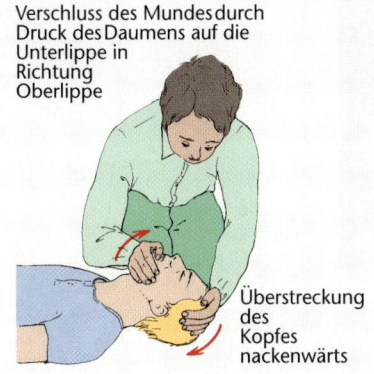

Verschluss des Mundes durch Druck des Daumens auf die Unterlippe in Richtung Oberlippe

Überstreckung des Kopfes nackenwärts

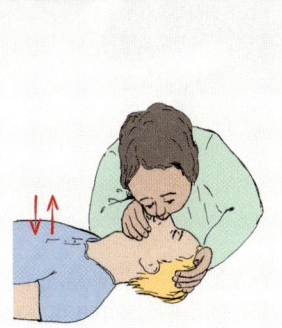

Einblasen der Ausatemluft in die Nase

Abb. 5.9: Mund-zu-Nase-Beatmung. Das leichte Anheben des Brustkorbs ist ein sicheres Zeichen dafür, dass die eingeblasene Luft auch die Lunge erreicht. [A400-190]

schoben und eine mögliche Atemwegsverlegung beseitigt werden.

> ⚠ **Vorsicht bei HWS-Verletzungen!**
>
> Bei Verdacht auf eine Halswirbelsäulenverletzung darf der Kopf des Patienten weder überstreckt noch zur Seite gedreht werden. Eine (vorsichtige) Durchführung des Esmarch-Handgriffes ist in einer Mittelposition des Kopfes aber möglich.

5.3.2 B = Beatmung

Setzt nach Freimachen der Atemwege keine Spontanatmung ein, wird der Puls kontrolliert und mit der **Atemspende** begonnen. Behelfsweise erfolgt diese zunächst durch **Mund-zu-Nase-** oder **Mund-zu-Mund-Beatmung.** Letztere ist vor allem dann vorteilhaft, wenn die Nase verletzt oder nicht durchlässig ist. Bei Pulslosigkeit erfolgt die kardiopulmonale Reanimation.

Im Krankenhaus üblich ist die Beutel-Masken-Beatmung mit Maske und Beatmungsbeutel, z.B. Ambu®-Beutel. Sie ist nicht nur wegen der geringeren Infektionsgefahr, sondern vor allem wegen ihrer größeren Effektivität einer Mund-zu-Nase- oder Mund-zu-Mund-Beatmung vorzuziehen. In einzelnen Fällen ist ein direkter Körperkontakt bei der Atemspende sogar gefährlich: Bei Patienten mit Alkylphosphatvergiftung (z.B. E 605) beispielsweise darf auf keinen Fall eine Mund-zu-Nase- oder Mund-zu-Mund-Beatmung durchgeführt werden, da es sich um ein Kontaktgift (☞ 5.5.1) handelt und somit Gefahr für den Helfer besteht.

Sobald wie möglich wird der Patient vom Arzt intubiert, d.h. mit der **Intubationsbeatmung** begonnen, die in vielen Fällen die effektivste Form der Beatmung darstellt. Sie beugt zusätzlich einer Aspiration

(☞ 8.15) vor, kann sie jedoch nicht ganz ausschließen (sog. *stille Aspiration* ist auch bei Intubation möglich).

Mund-zu-Nase- und Mund-zu-Mund-Beatmung

Durchführung der Mund-zu-Nase-Beatmung
- Als Erstes überstreckt der Helfer den Kopf des Patienten
- Der Helfer verschließt den Mund durch Druck des Daumens auf die Unterlippe in Richtung Oberlippe. Ist der Mund nicht richtig verschlossen, kann die in die Nase eingeblasene Luft wieder entweichen
- Ist der Mund verschlossen, bläst der Helfer seine Ausatemluft vorsichtig in die Nase des Patienten ein

		Ersthelfer	Arzt
A	Atemwege frei machen	• Mechanische Reinigung von Mund und Rachen • Überstrecken des Kopfes, evtl. Esmarch-Handgriff	• Gezieltes Absaugen mit Gerät • Endotracheale Intubation
B	Beatmung	• Mund-zu-Nase-Beatmung oder Mund-zu-Mund-Beatmung	• Beutelbeatmung mit Maske • Beutelbeatmung über Endotrachealtubus • Maschinelle Beatmung
C	Cirkulation herstellen	• Herzdruckmassage	• Infusion (Volumenersatzmittel)
D	Defibrillation Drugs (Arzneimittel)		• Defibrillation • Gabe von Notfallmedikamenten, z.B. Adrenalin, evtl. Lidocain, Atropin, Dopamin

Tab. 5.8: Das ABCD der Reanimation.

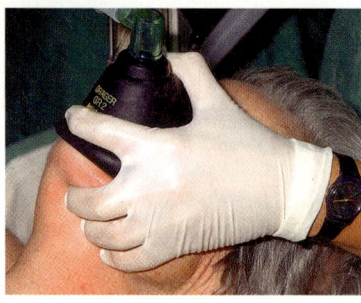

Abb. 5.10: Beutel-Masken-Beatmung mit C-Griff. [D200]

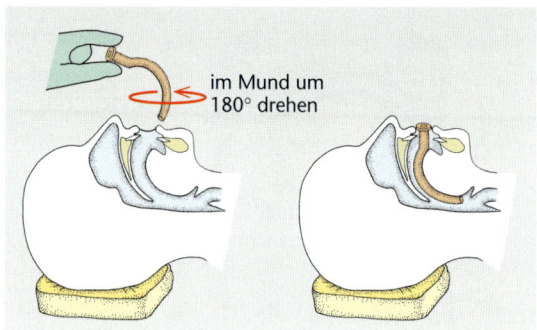

im Mund um 180° drehen

Abb. 5.11: Einlegen eines Guedel-Tubus und korrekte Lage. Die distale Öffnung des Guedel-Tubus zeigt beim Einlegen des Tubus Richtung Gaumen. Erst wenn der Tubus zu zwei Drittel in den Mund eingeführt ist, wird er gedreht und so weit vorgeschoben, dass die proximale Platte mit den Lippen abschließt. [A300-157]

- Dann löst er die Mund-zu-Nase-Verbindung und wartet die Exspiration ab (Brustkorb des Patienten senkt sich)
- Danach setzt er die Beatmung nach seinem eigenen Atemrhythmus (entspricht ca. 15-mal pro Minute beim Erwachsenen) fort.

Durchführung der Mund-zu-Mund-Beatmung

- Als Erstes überstreckt der Helfer den Kopf des Patienten
- Er verschließt dann die Nase. Dies geschieht mit Daumen und Zeigefinger der auf der Stirn liegenden Hand
- Der Helfer setzt seinen Mund fest um den Mund des Betroffenen herum auf. Durch die Zahnreihen oder den leicht geöffneten Mund bläst er nach seinem eigenen Atemrhythmus Luft ein
- Bei richtiger Beatmungstechnik hebt und senkt sich der Brustkorb. Ist dies nicht der Fall, liegt eventuell eine (erneute) Verlegung der Atemwege vor. Der Helfer macht dann die Atemwege erneut frei (☞ 5.3.1).

Beutel-Masken-Beatmung

Die **Beutel-Masken-Beatmung** ist in ihrer Wirksamkeit der Mund-zu-Nase- oder Mund-zu-Mund-Beatmung deutlich überlegen. Dies liegt vor allem daran, dass sich das Beutelsystem an eine Sauerstoffquelle (z.B. Wandanschluss oder mobile Sauerstoffflasche) anschließen lässt, so dass der Patient mit hohen Sauerstoffkonzentrationen beatmet werden kann. Vor der Masken-Beatmung bietet sich das Einführen eines **Guedel-Tubus** an, der das Verlegen der Atemwege durch ein Zurückfallen der Zunge verhindert.

Durchführung der Beutel-Masken-Beatmung

- Individuelle Auswahl der Maskengröße (Maske muss Nase und Mund dicht umschließen)
- Lagerung auf Kopfkissen mit leicht überstrecktem Kopf („Schnüffelstellung")
- Esmarch-Handgriff (☞ Abb. 5.5) mit Vorziehen des Unterkiefers
- Evtl. Einlegen des Guedel-Tubus (☞ Abb. 5.11)
- Fixation des Kiefers mit 3. bis 5. Finger, Aufsetzen der Maske, „C-Griff" mit Zeigefinger und Daumen (☞ Abb. 5.10).

Risiken bei der Beutel-Masken-Beatmung

Ein Teil der insufflierten (eingeblasenen) Luft gerät zwangsläufig über die Speiseröhre in den Magen und bläht diesen auf. Dies geschieht insbesondere bei ungeübten Helfern, die den Beutel zu schnell und mit zu hohem Druck zusammenpressen. Durch die ballonartige Magenfüllung wird:

- Das Zwerchfell nach oben gedrückt, was die Lungenausdehnung und damit die Atemfunktion behindert
- Der Mageninhalt in die Speiseröhre gepresst, was eine Aspiration begünstigt.

Das Risiko der Aspiration kann dadurch vermindert werden, dass der Beatmungsbeutel langsam (etwa über zwei Sekunden) zusammengedrückt wird. Auch kann bei entsprechender Ausbildung das sog. **Sellick-Manöver** angewendet werden; dabei wird der Ringknorpel mit Daumen und Zeigefinger seitlich umfasst und nach posterior (hinten) gedrückt, wodurch der Ösophagus komprimiert wird.

Bedeutung des Sauerstoffs bei der Reanimation

Sowohl beim Herz-Kreislauf- als auch beim Lungenversagen ist die Sauerstoffversorgung der Körperzellen lebensbedrohlich eingeschränkt. Die rasche Bereitstellung hoher Sauerstoffkonzentrationen in der eingeatmeten Luft erhöht den Sauerstoffpartialdruck im Blut und verbessert dadurch das Sauerstoffangebot an die Zelle. Aus diesem Grunde sollte bei allen Notfällen mit eingeschränkter Herz-Kreislauf- oder Atemfunktion für eine effektive Erhöhung der Sauerstoffkonzentration in der Einatemluft gesorgt werden.

Bei erhaltener Spontanatmung kann eine Erhöhung der Sauerstoffkonzentration durch Nasensonden, Atemmasken (mit oder ohne Rückatmungsbeutel) oder durch bloßes „Zufächeln" von Sauerstoff über einen Schlauch erreicht werden. Ist die Spontanatmung ausgefallen, so wird das Luft-Sauerstoff-Gemisch über einen Beatmungsbeutel oder einen in die Trachea eingelegten Tubus appliziert.

Lediglich bei Patienten mit chronisch-obstruktiven Atemwegserkrankungen (☞ 8.6) ist bei der Sauerstoffverabreichung Vorsicht geboten. Bei diesen Patienten funktioniert der Atemantrieb evtl. nur noch über einen herabgesetzten Sauerstoffpartialdruck im Blut, so dass hier ein Arzt die Sauerstoffgabe überwachen sollte (☞ auch 8.2.3).

Beenden der Beatmung

Die Beatmung muss so lange fortgeführt werden, bis sie entweder erfolgreich ist, d.h. der Patient wieder selbst atmet, fachliche Hilfe eintrifft oder ein approbierter Arzt abbrechen lässt.

5.3.3 C = Herzdruckmassage

Präkordialer Faustschlag ☞ 5.3.4

Ist die Spontanatmung ausgefallen und auch kein Karotispuls tastbar, führt der Helfer die *Herzdruckmassage*, kurz **Herzmassage,** durch (☞ auch Abb. 5.12). Da die Herzmassage immer gleichzeitig mit der Atemspende ablaufen muss, spricht man auch von **kardiopulmonaler Reanimation** *(Herz-Lungen-Wiederbelebung).*

> ⚠ **Unerlässlich: Harte Unterlage!**
>
> Voraussetzung für die erfolgreiche Herzmassage ist eine harte Unterlage (Fußboden, Bettbrett), da auf einer weichen Unterlage (z.B. Bett) die Kompressionsbewegungen des Helfers „verpuffen".

Abb. 5.13: Wirkung der Herzmassage. Schnitt durch den Brustkorb. [A400-190]

Außerdem muss der Brustkorb frei gemacht werden, um den richtigen Druckpunkt für die Herzmassage aufzufinden (☞ Abb. 5.12). Ist der Druckpunkt zu hoch angesetzt, besteht die Gefahr einer Brustbeinfraktur, liegt er zu tief, können Leber und Milz geschädigt werden. Ein seitlich des Brustbeins angesetzter Druckpunkt kann zu Rippenbrüchen mit Verletzung der darunter liegenden Organe führen.

Für eine erfolgreiche Herzmassage bei einem Erwachsenen muss mit einer Frequenz von etwa 100 pro Minute „gedrückt" werden (wegen der für die Beatmung erforderlichen Pausen ergibt sich dabei eine Gesamtzahl von etwa 80 Kompressionen pro Minute). Der

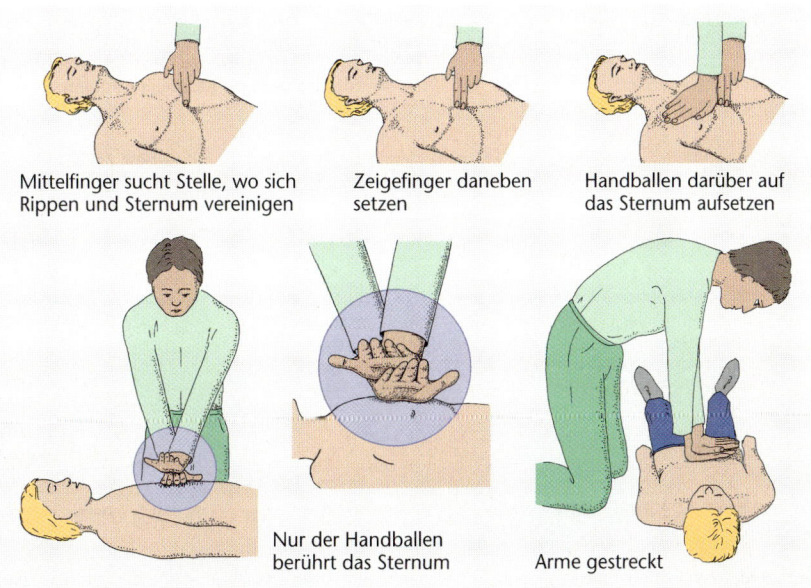

Abb. 5.12: Herzmassage. Der Druckpunkt liegt beim Erwachsenen im unteren Sternumdrittel. Er wird aufgesucht, indem der Mittelfinger die Stelle lokalisiert, wo sich Rippen und Brustbein vereinigen; kopfwärts wird nun der Zeigefinger daneben gesetzt und der Handballen wiederum kopfwärts davor aufgesetzt. Die Finger dieser Hand sind nach oben gestreckt. Der andere Handballen legt sich auf den Handrücken der ersten Hand. Die Finger dieser Hand sind ebenfalls gestreckt. Wie der Ausschnitt zeigt, überträgt nur der Handballen den mit gestreckten Armen ausgeübten Druck. [A400-190]

Mittelfinger sucht Stelle, wo sich Rippen und Sternum vereinigen

Zeigefinger daneben setzen

Handballen darüber auf das Sternum aufsetzen

Nur der Handballen berührt das Sternum

Arme gestreckt

Helfer muss dabei das Brustbein etwa 4 – 5 cm tief eindrücken (was einige Kraft erfordert). Ebenso wesentlich ist es (bei zwei Helfern), dass er den Druck danach vollkommen lockert (allerdings ohne den Kontakt zum Körper zu verlieren), damit das Herz sich wieder mit Blut füllen kann und der beatmende Helfer nicht gegen einen hohen Widerstand beatmen muss (Ineffektivität der Atemspende).

Herzmassage und Beatmung müssen immer im rhythmischen Wechsel erfolgen. Dabei wird grundsätzlich mit der Atemspende begonnen (☞ auch Abb. 5.15).

Ein-Helfer-Methode

Steht nur ein Helfer zur Verfügung, beginnt er die Reanimation mit zwei Beatmungen und führt anschließend 15 Kompressionen durch (Verhältnis 2 : 15). Danach wieder zweimal Atemspende und wieder 15 Kompressionen usw.

Da die **Ein-Helfer-Methode** sehr anstrengend ist, sollte möglichst schnell ein zweiter Helfer gefunden werden (z.B. durch Rufe) und zur Zwei-Helfer-Methode übergegangen werden.

Zwei-Helfer-Methode

Bei der **Zwei-Helfer-Methode** beatmet der eine Helfer und der andere führt die Herzmassage durch. Die beiden Helfer stimmen sich dabei so ab, dass auf jeweils einen Atemstoß fünf Herzmassagen folgen (Verhältnis 1 : 5). Da die Herzmassage über längere Zeit sehr anstrengend ist, sollten sich die beiden Helfer abwechseln. Um sich nicht gegenseitig zu behindern, platzieren sie sich jeweils auf einer Seite. Zur Effekti-

vitätskontrolle kann der Beatmer während der Herzdruckmassage die erzeugte Pulswelle an der A. carotis fühlen.

> Die geglückte Wiederbelebung erkennt der Helfer daran, dass der Puls am Hals tastbar wird und die Atmung wieder einsetzt. Daher wird der Puls an der A. carotis nach je vier Zyklen (oder einmal pro Minute) überprüft. Die Hautfarbe des Reanimierten sollte sich normalisieren und die Pupillen eng bleiben bzw. werden.

5.3.4 D = Defibrillation und Drugs

D = Defibrillation

Fast alle Erwachsenen, die einen Herzkreislaufstillstand überleben, verdanken dies der rechtzeitigen Defibrillation. Der Einsatz von „Strom" kann daher mit Fug und Recht als die wichtigste erweiterte Rettungsmaßnahme angesehen werden.

So bald wie möglich wird ein EKG (☞ 6.4.5) abgeleitet, da es in vielen Fällen Auskunft über Form und Ursache des Kreislaufstillstandes gibt (Asystolie? Bradykardie? Kammerflimmern?) und eine Kontrolle der Therapiebemühungen erlaubt. Eine EKG-Ableitung ist zeitsparend über die Elektroden des Defibrillators möglich.

Bei Kammerflimmern oder Kammerflattern (☞ 6.7.2) muss unverzüglich defibrilliert werden. Dabei soll ein elektrischer Stromschlag die Herzmuskelerregungen wieder koordinieren und dadurch einen effektiven

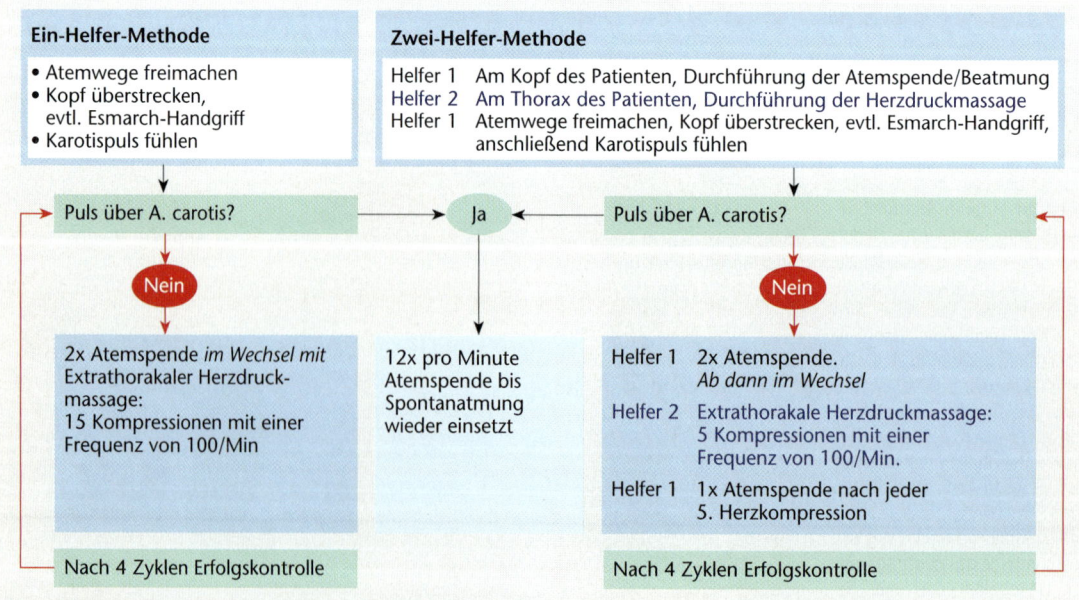

Abb. 5.14: Übersicht über die kardiopulmonale Reanimation beim Erwachsenen mit der Ein- bzw. Zwei-Helfer-Methode. [A400]

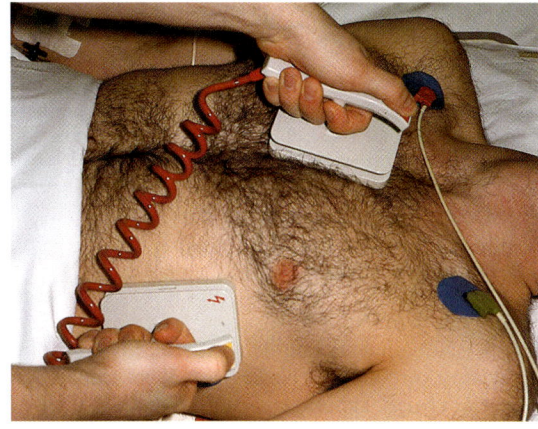

Abb. 5.16: Defibrillation eines Patienten mit Kammerflimmern (Gerät ☞ Abb. 5.19). Um die Stromüberleitung an der Haut zu verbessern, bestreicht man die Elektroden zunächst mit Elektrodenpaste. Dann setzt man die Elektroden unter Druck unterhalb des rechten Schlüsselbeines und unterhalb der linken Brustwarze auf. Man defibrilliert zunächst mit der Stärke 200 Joule, dann abermals mit 200 Joule und danach mit 360 Joule, bis der Patient auf die Therapie anspricht. Während der Defibrillation jede direkte Berührung mit dem Patienten oder dem Bett vermeiden!
Bemerkung: **Joule** ist eine Einheit für die Energie – sowohl bei der Berechnung des Energiegehaltes von Nahrungsmitteln (4,1 Joule = 1 Kcal [Kalorie]) als auch in der Elektrizitätslehre (1 J = 1 W [Watt] x 1 Sek.). [M161]

Blutausstoß aus dem Herzen ermöglichen (☞ Abb. 5.16). Auch bei der pulslosen ventrikulären Tachykardie (☞ 6.7.2) kann durch die Gabe eines elektrischen Impulses (synchronisierter, R-Zacken-gesteuerter Stromschlag) wieder ein normaler Rhythmus erreicht werden.

Zu den Maßnahmen der kardiopulmonalen Reanimation zählt auch der **präkordiale Faustschlag,** ein Schlag aus ca.

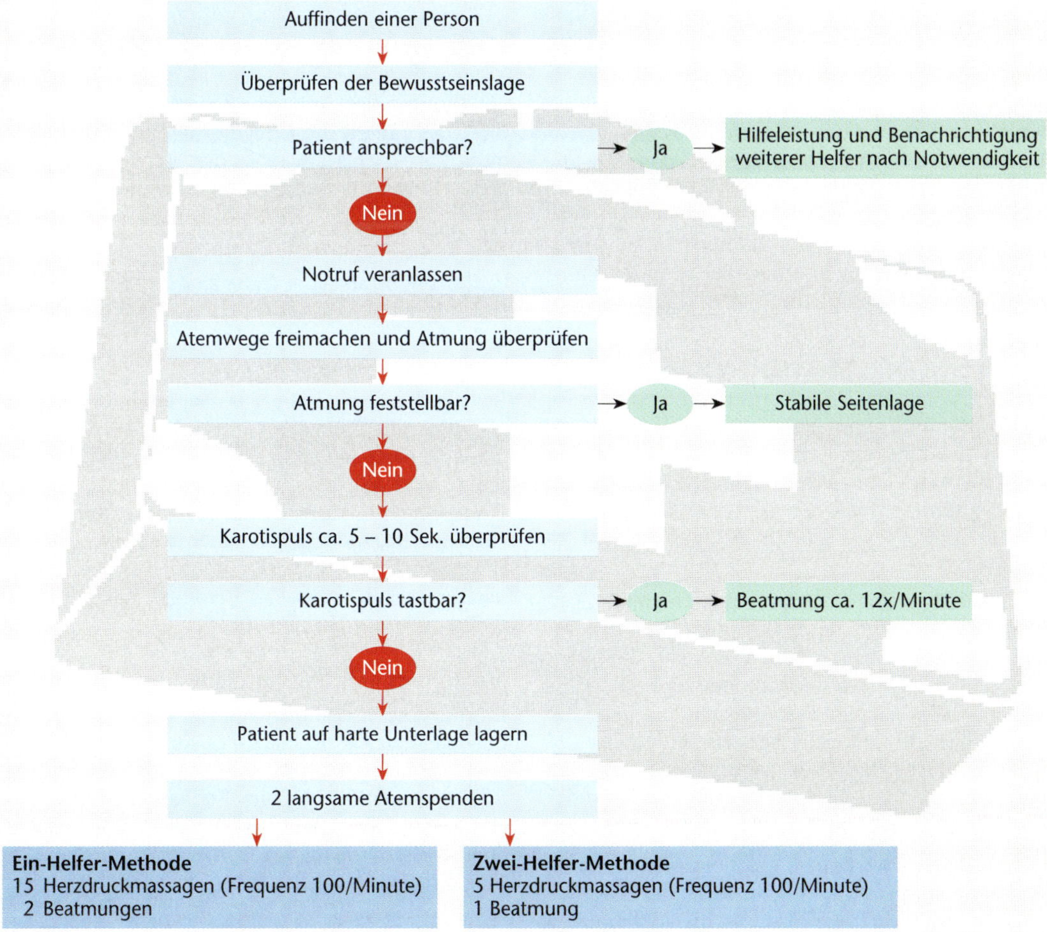

Auffinden einer Person
↓
Überprüfen der Bewusstseinslage
↓
Patient ansprechbar? → Ja → Hilfeleistung und Benachrichtigung weiterer Helfer nach Notwendigkeit
↓ Nein
Notruf veranlassen
↓
Atemwege freimachen und Atmung überprüfen
↓
Atmung feststellbar? → Ja → Stabile Seitenlage
↓ Nein
Karotispuls ca. 5 – 10 Sek. überprüfen
↓
Karotispuls tastbar? → Ja → Beatmung ca. 12x/Minute
↓ Nein
Patient auf harte Unterlage lagern
↓
2 langsame Atemspenden
↓

Ein-Helfer-Methode
15 Herzdruckmassagen (Frequenz 100/Minute)
 2 Beatmungen

Zwei-Helfer-Methode
5 Herzdruckmassagen (Frequenz 100/Minute)
1 Beatmung

Abb. 5.15: Vorgehen beim Auffinden eines Notfallopfers.

20 – 30 cm Höhe mit der Handkante auf die Sternummitte. Der präkordiale Faustschlag sollte nach neueren Empfehlungen nur dann durchgeführt werden, wenn der Kreislaufstillstand unmittelbar beobachtet wurde und der Defibrillator nicht sofort verfügbar ist. In allen anderen Fällen verbietet sich der präkordiale Faustschlag, da er unter Umständen zu weiteren Komplikationen führen kann.

D = Drugs (Arzneimittel für die kardiopulmonale Reanimation)

Um rasch Arzneimittel geben zu können, legt der Arzt einen venösen Zugang.

Einige Notfallmedikamente (Adrenalin, Atropin, Lidocain) können, mit NaCl 0,9 % verdünnt, auch direkt über den Tubus gegeben werden. Sie werden dann von der Bronchialschleimhaut resorbiert.

Die wichtigsten Notfallmedikamente in der Inneren Medizin zeigt Pharma-Info 5.18.

Abbruch der Reanimation

Der Abbruch der Reanimationsbemühungen kann grundsätzlich nur von einem approbierten Arzt angeordnet werden. Abbruchkriterien können sein:
- Länger als 30 Minuten nach Beginn einer ordnungsgemäß durchgeführten Reanimation bestehender zerebraler Kreislaufstillstand (weite, lichtstarre Pupillen, Bewusstlosigkeit, fehlende Spontanatmung). Ausnahme ist die Reanimation bei Unterkühlung oder Intoxikation, da hier die Überlebenszeit des Körpers länger ist
- Länger als 30 Minuten bestehende Zeichen des Herztodes im EKG (Asystolie).

✐ Pharma-Info 5.18 Arzneimittel für die kardiopulmonale Reanimation

Die wichtigsten Arzneimittel, die im Rahmen einer kardiopulmonalen Reanimation benötigt werden und daher auf jeder internistischen Station in kürzester Zeit verfügbar sein sollten, sind:

Adrenalin

Adrenalin (z.B. Suprarenin®) stimuliert das sympathische Nervensystem und fördert dadurch die Schlagkraft, die Schlagfrequenz, die Reizleitung und die Erregbarkeit des Herzens. Alle diese Effekte sind erwünscht, um das Herz maximal zu stimulieren. Zusätzlich führt Adrenalin zu einer Vasokonstriktion der peripheren Gefäße und zu einer Erweiterung der Bronchien.

Zur intravenösen Gabe wird 1 Ampulle Suprarenin® à 1 mg mit NaCl 0,9 % auf 10 ml Gesamtvolumen verdünnt. Es kann auch endotracheal, d.h. direkt in die Luftröhre, verabreicht werden. Dann werden 3 Ampullen zu je 1 mg mit NaCl 0,9 % auf 10 ml verdünnt.

Atropin

Bei einer Bradykardie oder einem hochgradigen AV-Block (☞ 6.7.3) wird **Atropin** (z.B. Atropinsulfat Braun® 0,5 mg) gegeben, das den dämpfenden Einfluss des Parasympathikus vermindert. Es steigert dadurch die Erregungsüberleitung vom Herzvorhof zur Herzkammer. Außerdem erhöht es die Frequenz im Sinusknoten, macht das Herz aber auch für Herzrhythmusstörungen empfindlicher.

Die Einzeldosis im Rahmen einer kardiopulmonalen Reanimation beträgt 0,5 (– 1) mg, bei Asystolie 3 mg. Bei endotrachealer Gabe werden 3 Ampullen zu je 0,5 mg benötigt (mit NaCl verdünnen).

Lidocain

Ergibt das EKG die Diagnose eines Kammerflimmerns oder einer pulslosen ventrikulären Tachykardie, so wird das Arzneimittel **Lidocain** (z.B. Xylocain®) eingesetzt. Dieses Arzneimittel gehört zur Gruppe der Antiarrhythmika (☞ Pharma-Info 6.60). Es dämpft die Erregungsleitung und die Bildung von Extrasystolen in der Herzkammer. Der Herzschlag wird dadurch normalisiert.

Für einen 70 kg schweren Erwachsenen sind für die intravenöse Gabe 100 mg als erste Einzeldosis nötig, bei endotrachealer Gabe ist die dreifache Dosis erforderlich.

Natriumbikarbonat 8,4 %

Bei einem Herz-Kreislauf-Stillstand gerät der Patient zwangsläufig in eine metabolische Azidose. Da diese die Chancen einer erfolgreichen Reanimation senkt, wird bei einer länger als 20 Minuten dauernden Reanimation 0,5 mval/kg KG **Natriumbikarbonat 8,4 %** (z.B. Natriumhydrogenkarbonat-Lösung 8,4 %®) intravenös infundiert. Da Natriumbikarbonat mit Adrenalin inkompatibel ist, ist ein zweiter venöser Zugang erforderlich.

Indifferente Infusionslösungen

Indifferente Infusionslösungen wie etwa Ringer-Lösung, isotone Kochsalz-Lösung (NaCl 0,9 %) oder Glucose-Lösung 5 % dienen als Trägerlösung für Arzneimittel bzw. zum Freihalten venöser Zugänge. Wird ein Arzneimittelbolus über einen periphervenösen Zugang gegeben, werden ca. 50 ml der Trägerlösung nachgespritzt oder nachinfundiert, um das Arzneimittel in Herznähe zu bringen.

Sauerstoff ☞ *5.3.2 und 8.2.3*

5.3.5 Notfallausstattung einer internistischen Station

Die Notfallausstattung einer Station muss an einem guten, zentral gelegenen Platz aufbewahrt werden. Bewährt haben sich **Notfallwagen** (☞ Abb. 5.19), die sich im Bedarfsfall rasch in ein Krankenzimmer fahren lassen.

> **Ausstattung eines Notfallwagens**
>
> **Arzneimittel und Infusionen**
> (Details ☞ Pharma-Info 5.18)
> - Adrenalin, z.B. Suprarenin®
> - Natriumbikarbonat 8,4 %
> - Lidocain, z.B. Xylocain® 2 %
> - Hypnotika, z.B. Disoprivan®
> - Sedativa, z.B. Diazepam®
> - Ringerlösung und/oder andere Infusionslösungen wie z.B. NaCl 0,9 %
> - Sauerstoff (Sauerstoffflasche und Anschluss).
>
> Cave: Regelmäßig das Verfallsdatum der Arzneimittel überprüfen.
>
> **Materialien und Geräte**
> - Handschuhe
> - Spritzen und Kanülen
> - Materialien zum Legen eines venösen Zugangs
> - Beatmungsbeutel mit Reservoir
> - Guedel-Tubus
> - Gegenstände zur Intubation
> - Absauggerät mit sterilen Kathetern
> - Schrittmachersonde und Herzschrittmacheraggregat zur externen Stimulation (☞ 5.9.4)
> - Defibrillator.

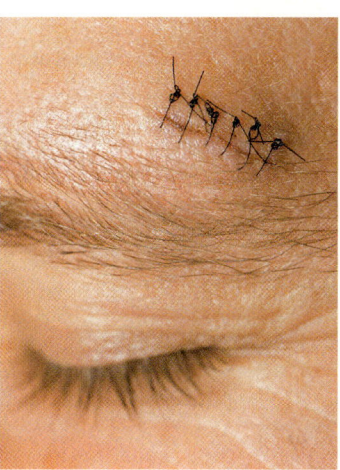

Abb. 5.20: Häufig kommt es in der Inneren Medizin durch nächtliches Aufstehen von (verwirrten) Patienten zu Stürzen, oft verbunden mit Kopfplatzwunden. Nicht immer sind diese so leicht zu erkennen wie auf diesem Bild. Häufig sind sie unter den Haaren der Patienten verborgen. [J666]

5.4 Suche nach Verletzungen

Verletzungen können sichtbar sein, sie können aber auch unter der Kleidung oder am Kopf unter den Haaren verborgen bzw. ganz verdeckt sein. So ist z.B. der geschlossene Schenkelhalsbruch von außen oft nur an einer Fehlstellung der betroffenen Gliedmaße oder an einer Schwellung über der Fraktur zu erkennen. Bei der Suche nach Verletzungen muss deshalb der ganze Körper abgesucht und eventuell Kleidung entfernt werden.

5.5 Erste Hilfe bei Vergiftungen

> **Vergiftung** *(Intoxikation):* Akute oder chronische Schädigung des Körpers durch Gifte.
>
> **Gift:** Substanz, die in einer bestimmten Dosis oder Konzentration den menschlichen Körper schädigen kann.
> Einige Substanzen können den Organismus bereits in minimalen Mengen schwer beeinträchtigen oder gar zum Tode führen, für viele andere Substanzen und insbesondere auch Arzneimittel gilt aber nach wie vor der Satz von *Paracelsus:* „Alles ist Gift und nichts ist Gift – allein die Dosis macht das Gift."

5.5.1 Überblick

Gift kann über die Verdauungswege *(Ingestionsgift)*, über die Atemwege *(Inhalationsgift)*, über die Haut *(perkutanes Gift*, auch als *Kontaktgift* bezeichnet) oder auch direkt durch Injektion in die Blutbahn aufgenommen werden. Auf allen vier Wegen gelangt die giftige Substanz in das Blut, so dass eine Schädigung des gesamten Organismus möglich ist.

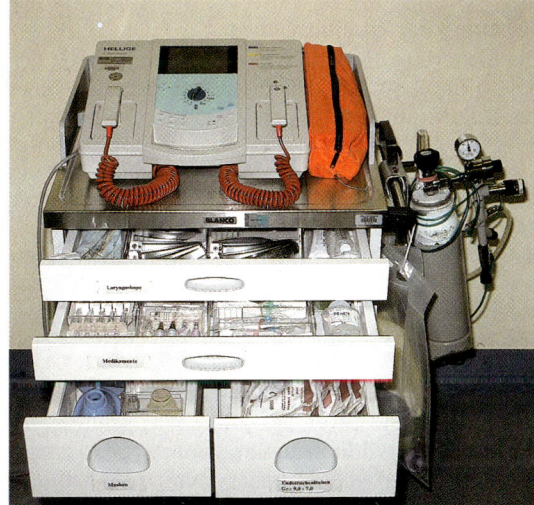

Abb. 5.19: Notfallwagen. [M161]

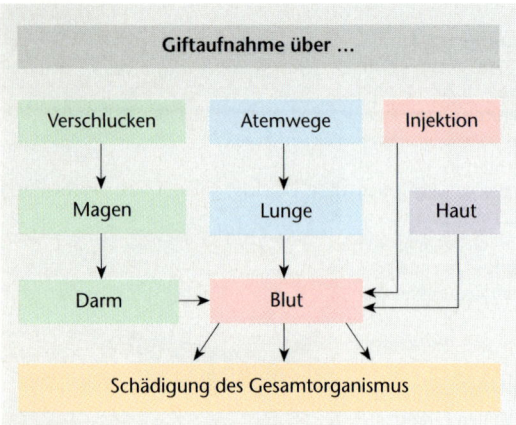

Abb. 5.21: Möglichkeiten der Giftaufnahme. [A400]

Das Gift wird entweder in Selbsttötungsabsicht (ca. 80 % der Fälle), versehentlich oder bei Kindern aus Neugier (12 % der Fälle) oder aber bei einem Arbeitsunfall (ca. 5 % der Fälle) aufgenommen. Häufig sind Vergiftungen auch durch Überdosierung von Rausch- und Genussmitteln (z.B. Alkohol) bedingt.

Akute Vergiftungserscheinungen

Folgende Symptome weisen auf eine Vergiftung hin:
- *Zentrale Störungen:* Erregungszustand oder Bewusstseinstrübung bis hin zum **Koma** (tiefe Bewusstlosigkeit), Krämpfe, Lähmungen, Kopfschmerzen, Schwindel
- *Psychische Störungen:* Aggressivität, Phantasieren, Depressionen, Gefühl des „High-Seins"
- *Gastrointestinale Störungen:* Übelkeit, Erbrechen, Durchfall
- *Leberschäden:* Durch ihre zentrale Stellung bei Entgiftungsvorgängen ist die Leber oft mitbetroffen. Die Schäden reichen von einer (toxischen) Hepatitis bis zum tödlichen Leberzerfall *(akute Leberdystrophie)*
- *Atem- und Kreislaufstörungen:* Schock, Kreislaufstillstand, Atemlähmung, EKG-Veränderungen, Pulsbeschleunigung oder -verlangsamung.

Hinzu treten lokale Schäden durch die toxische Substanz wie beispielsweise eine Ösophagusverätzung nach oraler Aufnahme von Säuren.

> Die Kombination von Bewusstseinsstörungen und Erbrechen kann für den Vergifteten gefährlich werden: Durch die Bewusstlosigkeit und die gleichzeitige Verminderung der Schutzreflexe kann es zur *Aspiration* von Erbrochenem kommen. So drohen dem durch Genussmittel Vergifteten zentrale (hirnbedingte) oder periphere (durch Verlegung der Atemwege bedingte) Atemstörungen, evtl. sogar ein Atemstillstand.

Spätschäden einer akuten Vergiftung

Durch die toxische (giftige) Wirkung der eingenommenen Substanzen drohen neben der *akuten Störung* der Vitalfunktionen oft auch *Spätschäden* beispielsweise der Leber, des Gehirns oder der Nieren.

Schweregrad einer Vergiftung

Vor allem die Abschätzung der **Komatiefe,** also des Grades des Bewusstseinsverlustes, erlaubt eine Beurteilung des aktuellen Stadiums einer Vergiftung.

Die Bedrohlichkeit einer Vergiftung ist nicht immer leicht abzuschätzen, da manche Giftstoffe wie etwa eisenhaltige Präparate erst mit zeitlicher Verzögerung wirken, andere wiederum nur schwer erkennbare aber dennoch gefährliche Erscheinungen (z.B. Herzrhythmusstörungen) verursachen.

Es ist für den Arzt deshalb unerlässlich, das „toxische Potenzial" einer Substanz genau zu kennen, was wiederum die Bedeutung der Diagnosesicherung (☞ unten) unterstreicht. Bei Giftstoffen, welche das zentrale Nervensystem unterdrücken, kann evtl. die Komatiefe die Beurteilung des Vergiftungsgrades ermöglichen.

Behandlungsstrategie bei Vergiftungen

Die **Elementartherapie** bei Vergiftungen besteht aus sechs Elementen:

> **Elementartherapie bei Vergiftungen**
> - Sicherung der Vitalfunktionen
> - Anruf bei einer Giftinformationszentrale
> - Verringerung der Giftresorption und Dekontaminierung
> - Gabe eines Antidots
> - Beschleunigung der Giftausscheidung
> - Diagnosesicherung.

Sicherung der Vitalfunktionen

Die **Sicherung der Vitalfunktionen** erfolgt nach der ABCD-Regel (☞ 5.3). Hierzu gehört auch die Gabe des Opioid-Antagonisten Naloxon, der bei unklaren Bewusstseinsstörungen routinemäßig i.v. gespritzt wird, um eine evtl. bestehende Opioid-Überdosierung rasch zu behandeln. Zusätzlich werden bei unklarer Bewusstlosigkeit eine hochkonzentrierte Glukoselösung und das Vitamin B_6 (= Thiamin) infundiert, um eine evtl. Hypoglykämie oder eine vor allem bei Alkoholkranken auftretende, durch Vitamin-B_6-Mangel bedingte Hirnfunktionsstörung zu behandeln.

Anruf bei einer Giftinformationszentrale

Nach Sicherung der Vitalfunktionen wird Rücksprache mit einer **Giftinformationszentrale** genommen. Diese kann wertvolle Informationen zu Verlauf und Therapie spezieller Vergiftungen geben, die z.B. per Fax übermittelt werden.

✉ Kontaktadresse

Telefonnummern von Giftinformationszentralen

Berlin	030/19240
Erfurt	0361/730730
Mainz	06131/19240
Göttingen	0551/19240
München	089/19240
Wien	(0043)1/4064343
Zürich	(0041)0/2515151

Verringerung der Giftresorption und Dekontaminierung

Maßnahmen zur **Verringerung der Giftresorption und Dekontaminierung** dienen dazu, die Giftwirkung und Giftaufnahme an Haut, Augen und Magen-Darm-Trakt zu minimieren.

Eine Dekontamination der Haut durch Hautwaschungen erfolgt nur bei Kontaktgiften (☞ oben, z.B. Organophosphate), eine Dekontamination der Augen bei Augenverätzungen (☞ 5.6).

Die Verringerung der Giftaufnahme im Magen-Darm-Trakt wird vor allem durch die Gabe von Aktivkohle erreicht, welche die giftige Substanz adsorbiert („bindet"). Nach heutigem Kenntnisstand von untergeordneter Bedeutung sind induziertes Erbrechen und Magenspülung (☞ unten). In Ausnahmefällen, etwa nach Einnahme von Eisenpräparaten, kommt eine Darmirrigation mit großen Volumina einer Polyäthylenglykol-Lösung (z.B. Golytely®) zum Einsatz. Das Herbeiführen von Durchfall durch die Gabe salinischer Abführmittel ist wenig effektiv.

Gabe von Aktivkohle. Die Gabe von Aktivkohle als Mittel der gastrointestinalen Dekontamination ist weitaus effektiver und weniger gefährlich als das induzierte Erbrechen und die Magenspülung. Aktivkohle besitzt eine adsorbierende Oberfläche von etwa 1 000 m^2 pro Gramm Wirkstoff und kann dadurch die meisten Gifte wirksam binden; Ausnahmen sind Hydrokarbone wie z.B. Kerosin oder Benzin sowie Alkohole, Zyanide, Metalle (z.B. Eisen) und Mineralien (z.B. Lithium). Aktivkohle wird in einer Dosis von bis zu 60 g oral oder über eine Magensonde gegeben.

Induziertes Erbrechen. Während früher generell zum Auslösen von Erbrechen geraten wurde, wird diese Maßnahme heute sehr kritisch betrachtet. Insbesondere bei Bewusstlosigkeit, Vergiftungen mit Säuren, Laugen, fettlöslichen Substanzen (z.B. Pflanzenschutzmitteln) oder Schaumbildnern ist das induzierte Erbrechen absolut kontraindiziert.

Ordnet der Arzt im Einzelfall das induzierte Erbrechen an, stehen zwei Möglichkeiten zur Verfügung:
• Mechanische Reizung der Rachenhinterwand durch „Finger in den Hals stecken"

• Pharmakologische Auslösung durch Ipecacuanha-Sirup (Orpec®): Erwachsene erhalten sechs Messlöffel Orpec® und trinken sofort danach 2 – 3 Gläser Saft oder Wasser.

Magenspülung. Wie das induzierte Erbrechen, so hat auch die Magenspülung nach heutigem Kenntnisstand eher eine geringe Effektivität bei der Entfernung des aufgenommenen Giftes. Versuche mit Freiwilligen ergaben, dass in der Regel nur weniger als 35 % der aufgenommenen Substanz aus dem Magen gespült werden kann. Die Magenspülung darf wie das induzierte Erbrechen bei Vergiftungen mit Hydrokarbonen und Korrosiva (z.B. Rohrreinigern) nicht durchgeführt werden. Bei Vorliegen einer Bewusstseinsstörung muss der Patient zuvor intubiert werden, um eine Aspiration von Spüllösung oder Mageninhalt zu verhindern (☞ 9.2.5).

Gabe eines Antidots

Für einige Vergiftungen, etwa Benzodiazepinvergiftungen, stehen spezielle **Antidote** *(Gegengifte)* zur Verfügung, welche das Gift inaktivieren oder seine Wirkung an den Organen vermindern oder gar aufheben.

Beschleunigung der Giftausscheidung

Eine **Beschleunigung der Giftausscheidung** bereits resorbierter Gifte ist z.B. möglich durch Hämofiltration oder Hämodialyse (☞ 11.13.1), forcierte Diurese (☞ 11.17.4) oder Blutaustauschtransfusion. Ob eine Beschleunigung der Giftausscheidung möglich ist und welches Verfahren gewählt wird, hängt ganz wesentlich von den physikalischen und chemischen Eigenschaften des Giftes und seiner Verstoffwechselung im Körper ab.

Diagnosesicherung

Nicht zuletzt gehört auch die **Diagnosesicherung** zu den Elementarmaßnahmen bei Vergiftungen. Durch die Untersuchung von Materialien wie etwa Tablettenresten, Gläsern und Flaschen, aber auch Urin oder Erbrochenem können nicht selten zusätzliche Erkenntnisse über die Art der Vergiftung (und damit z.B. über die noch zu erwartenden Komplikationen) gewonnen werden.

Häufige Vergiftungen

In Deutschland besonders häufig sind Alkohol- und Benzodiazepinvergiftungen sowie Vergiftungen mit ätzenden Substanzen (Korrosiva, z.B. Rohrreiniger). Sie werden deshalb unten ausführlich dargestellt. Einen Überblick über weitere häufige Vergiftungen und die jeweiligen Sofortmaßnahmen gibt Tab. 5.23.

5.5.2 Alkoholvergiftung

Alkoholvergiftungen kommen sehr häufig vor und können unbehandelt zum Tode führen.

⚙ Symptome

Der alkoholvergiftete Patient ist an folgenden Zeichen zu erkennen:
- Bei mäßiger Vergiftung erhöhtes Selbstbewusstsein, das bei weiterer Alkoholzufuhr in eine hypnoseähnliche Bewusstseinstrübung bis zum narkotischen Stadium übergehen kann
- Störung der motorischen Koordination, Verschlechterung der Konzentrationsfähigkeit, verlangsamte Reaktionen, Gedächtnisverlust für die zurückliegenden Stunden
- Geruch nach Alkohol (*Alkoholfötor*)
- Erhöhte Wärmeabgabe durch Erweiterung der peripheren Gefäße (gerötetes Gesicht), häufig mit nachfolgender Unterkühlung
- Erbrechen.

Substanz	Symptome	Spezifische Therapie
Paracetamol	Zunächst Erbrechen. Nach symptomfreiem Intervall von 1 – 2 Tagen evtl. akutes Leberversagen mit Ikterus und Koma sowie Nierenfunktionsstörungen	Je nach Paracetamol-Serumspiegeln Gabe von N-Acetylcystein oral oder i.v.
Salizylate, z.B. Azetylsalizylsäure, etwa in Aspirin®	Hyperventilation, Hyperthermie, Hypoglykämie, Erbrechen, Tinnitus (Ohrgeräusche), evtl. Koma	Zur besseren Ausscheidung der Salizylsäure Alkalisierung von Serum und Urin durch Infusion von Natriumbikarbonat, engmaschige BZ-Kontrollen, in schweren Fällen Hämodialyse
Alkohole, z.B. Äthanol (in Spirituosen), Isopropanol, Methanol, Äthylenglykol (in Frostschutzmitteln)	Krampfanfälle, Bewusstseinsstörungen, Hypoglykämie, bei Methanol Erblindung	Engmaschige BZ-Kontrollen. Bei Methanol- oder Äthylenglykolvergiftung Gabe von Äthanol oral oder i.v., da dies die Produktion hochgiftiger Stoffwechselprodukte verhindert. Seit kurzem Antidot gegen Äthylenglykol verfügbar
Anticholinergika, z.B. Antihistaminika, Scopolamin, Phenothiazine oder Antiparkinson-Mittel	Mundtrockenheit, Schluckstörungen, Mydriasis, gerötete und trockene Haut, Sehstörungen, Fieber, Halluzinationen, Kreislaufstörungen	Meist nur Beobachtung. In lebensbedrohlichen Fällen Gabe des Antidots Physostigmin
Barbiturate, z.B. Phenobarbital, etwa in Luminal®	Gangstörungen, Schwindel, Bewusstseinsstörungen bis zum Koma, Atemdepression, Herz-Kreislauf-Störungen bis zum Schock	Häufig Intubation erforderlich. Evtl. Alkalisierung des Urins durch Gabe von Bikarbonat zur besseren Ausscheidung des Barbiturats
Benzodiazepine, z.B. Diazepam, etwa in Valium®	Schwindel, Bewusstseinsstörungen bis zum Koma, Atemdepression, Herz-Kreislauf-Störungen bis zum Schock	Häufig Intubation erforderlich. In schweren Fälle Gabe des Antidots Flumazenil
Digitalis-Präparate, z.B. Digoxin, etwa in Lanicor®	Herzrhythmusstörungen, Übelkeit, Erbrechen, Benommenheit, zerebrale Krampfanfälle, verändertes Farbensehen (z.B. gelbe Ringe um Lichter herum)	Therapie einer evtl. Hypokaliämie, da diese die Digitalistoxizität erhöht. Verhinderung einer Hyperkaliämie, da diese die Rhythmusstörungen verstärken kann. In schweren Fällen Gabe digoxin-spezifischer Antikörper (Antidot)
Eisenhaltige Präparate	Zunächst Bauchschmerzen, Übelkeit, Erbrechen und Durchfall. Nach einem Intervall der Besserung Leberversagen, Hypoglykämie, Darmblutungen, Schock und zerebrale Krampfanfälle	In schweren Fällen Gabe des Komplexbildners Desferrioxamin i.v.
Narkotika, Opiate, z.B. Morphium, Heroin	Bewusstseinstrübung bis zum Koma, Miosis („Stecknadelkopf-Pupillen"), Atemdepression	Gabe des Opioid-Rezeptor-Antagonisten Naloxon (evtl. wiederholt)
Theophyllin, etwa in Solosin®	Erbrechen (evtl. blutig), Durchfall (evtl. blutig), Tachykardie, Herzrhythmusstörungen, Blutdruckabfall, Kreislaufstillstand, zerebrale Krampfanfälle, Erregungszustand, Koma	Monitoring, symptomatische Behandlung. In schweren Fällen Hämoperfusion mit Aktivkohlefiltern
Trizyklische Antidepressiva, z.B. Imipramin, Desipramin, Amitryptilin, etwa in Tofranil®, Pertofran®, Saroten®	☞ Anticholinergika, zusätzlich Herzrhythmusstörungen, QRS-Verbreiterung im EKG, Atemdepression	In schweren Fällen Alkalisierung des Serums, da dies das Arrhythmierisiko vermindert. Bei arterieller Hypotonie Gabe von Norepinephrin. Kein Physostigmin!
Hydrokarbone, z.B. Kerosin, Mineralöl, Terpentin, Teer, Fließöle, Benzin	Bei Aspiration in die Lunge Atemnot, Husten, Zyanose. Durch ZNS-Toxizität zerebrale Krampfanfälle, Bewusstseinsstörungen bis zum Koma	Wegen Aspirationsrisikos Erbrechen vermeiden, keine Magenspülung! Gabe von Aktivkohle ist wirkungslos. Bei Atemstörungen O$_2$-Gabe, evtl. Intubation

Tab. 5.23: Überblick über die Substanzen, die häufig zu Vergiftungen führen, ihre Vergiftungserscheinungen und die jeweiligen spezifischen Therapiemaßnahmen. Die für fast alle Vergiftungen gültige Elementartherapie wird hier nicht aufgeführt.

Behandlungsstrategie

Die Behandlung von alkoholvergifteten Patienten läuft nur auf den ersten Blick immer nach dem gleichen Schema ab. Abgesehen von der sehr unterschiedlichen Alkoholtoleranz der Patienten (das klinische Stadium kann also über den tatsächlichen Vergiftungsgrad des Organismus täuschen) bestehen bei Alkoholkranken sehr oft gleichzeitig weitere Ursachen für ein Koma – insbesondere kommen Hypoglykämien, Mischintoxikationen (z.B. mit Tabletten oder Rauschgift) oder traumatisch bedingte Hirnblutungen vor.

Entsprechend sind die folgenden Maßnahmen zu modifizieren:
- Bei ansprechbaren Patienten evtl. induziertes Erbrechen
- Bei bewusstlosen Patienten Magenspülung nach Stabilisierung der Vitalfunktionen und ggf. Intubation
- Bei drohender Atemlähmung Intubation und Beatmung
- Bei Volumenmangel Infusionstherapie mit einem Volumenersatzmittel mit Glukosezusatz
- Bei Übererregung oder aggressivem Verhalten Haloperidol i.v.

Besteht nicht nur eine akute Alkoholvergiftung, sondern zugleich eine Alkoholabhängigkeit, bilden sich innerhalb von Stunden die Symptome des *Alkoholentzugsdelirs* aus (Behandlung ☞ 10.5.4).

5.5.3 Benzodiazepinvergiftung

Benzodiazepine wie Valium® und Adumbran® gehören zu den meistverordneten Arzneimitteln in der Allgemeinmedizin und der Psychiatrie. Sie werden nicht selten in Suizidabsicht überdosiert eingenommen.

Symptome

Der Patient mit einer **Benzodiazepinvergiftung** erscheint benommen, seine Muskeln sind schlaff und entspannt, er läuft (soweit noch möglich) ataktisch (also unkoordiniert, schlacksig).

Bei starker Überdosierung treten Bewusstlosigkeit, Atemdepression und Blutdruckabfall hinzu.

Behandlungsstrategie

Eine Magenspülung ist aufgrund der langsamen Resorption noch sechs Stunden nach Einnahme sinnvoll. Als Antidot steht der Benzodiazepinantagonist Flumazenil (Anexate®) zur Verfügung, der i.v. gegeben wird.

Die weiteren Maßnahmen richten sich nach dem Zustand des Patienten.

5.6 Erste Hilfe bei Verätzungen

Verätzungen werden durch *Laugen* und *Säuren* hervorgerufen. Sie treten vor allem im Bereich des Mundes, der Speiseröhre und des Magens sowie an den Augen und auf der Haut auf.

Symptome

Beim Trinken einer ätzenden Substanz kommt es zu heftigen Schmerzen und Speichelfluss. Die Schleimhäute sind durch Beläge, Verquellungen oder Blutungen verändert.

Verätzungen der Haut, z.B. durch Chemikalien, zeigen sich in leichten Fällen durch schmerzhafte Schwellung und Rötung der betroffenen Hautbezirke. Manche Substanzen führen auch zu anderen charakteristischen Hautverfärbungen. In schweren Fällen kommt es zu Nekrosen der Haut und evtl. darunter liegender Gewebeschichten.

Behandlungsstrategie

Als Erstmaßnahme wird dem Verunglückten bei Verätzungen des oberen Magen-Darm-Traktes Flüssigkeit, z.B. Leitungswasser oder Tee, in kleinen Schlucken zu trinken gegeben. Niemals den Betroffenen zum Erbrechen bringen! Dies würde die Schädigungen der Schleimhäute, insbesondere der Speiseröhre, nur verschlimmern.

Bei Verätzungen der Haut werden alle benetzten Kleider entfernt. Daraufhin muss der betroffene Bereich unter fließendem Wasser ausgiebig gespült werden. Ist kein Wasser vorhanden, wird der Schadstoff abgetupft. Dabei ist darauf zu achten, dass die Finger des Helfers den Ätzstoff nicht berühren und die Tupfer möglichst oft gewechselt werden.

5.7 Erste Hilfe bei hirnorganischen Krampfanfällen

Symptome

Hirnorganische Krampfanfälle können zum einen im Rahmen eines (vorbestehenden) zerebralen Anfallsleidens *(Epilepsie)* auftreten. Zum anderen können sie durch zahlreiche weitere Erkrankungen innerhalb oder außerhalb des Gehirns bedingt sein, etwa durch eine Enzephalitis (Gehirnentzündung ☞ 17.13.2) oder Stoffwechselentgleisungen.

> **Notfall!**
> **Zeichen des hirnorganischen Krampfanfalls**
> Erkennungsmerkmale hirnorganischer (z.B. epileptischer) Krampfanfälle sind:
> - Plötzliches Hinfallen

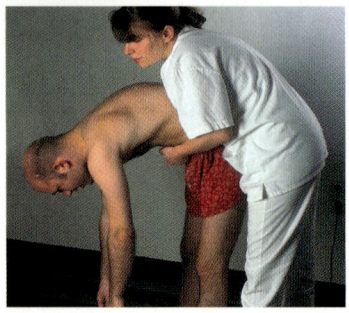

Abb. 5.24 (links): Heimlich-Handgriff am stehenden Patienten. [K183]

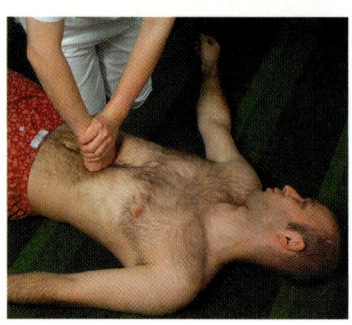

Abb. 5.25 (rechts): Heimlich-Handgriff am liegenden Patienten. [K183]

- Zuckende Bewegungen oder Verkrampfungen (tonisch oder klonisch)
- Bewusstlosigkeit.

Behandlungsstrategie

Ziel der Erstmaßnahmen bei hirnorganischen Krampfanfällen ist die Vermeidung von Verletzungen während des Krampfes. Dazu werden Hindernisse wie beispielsweise Stühle weggeräumt. Muss der Krampfende unbedingt transportiert werden (z.B. von einer Treppe weg), wird der Kopf von hinten gehalten und geführt. Die krampfenden Arme und Beine dürfen wegen der Verletzungs- und Frakturgefahr nicht festgehalten werden. Auch sollten dem Betroffenen nach heutiger Auffassung keine Fremdkörper wie etwa Mullbinden oder Gummikeile in den Mund geschoben werden, da sie einen Zungenbiss nur selten verhindern, jedoch zu bedrohlichen Verlegungen der Atemwege führen können.

Die Injektion krampflösender Arzneimittel (z.B. Diazepam = Valium®) ist bei einem *einzelnen* Krampfanfall umstritten, bei *Krampfserien* oder langem, ununterbrochenem Krampfen (sog. *Status epilepticus*) aber zwingend erforderlich. Bei schweren Atemstörungen mit Zyanose (☞ 6.3.4) muss intubiert und beatmet werden.

5.8 Erste Hilfe beim Verschlucken

Verschluckt sich eine Person, so gelangt der Fremdkörper, z.B. ein Fleischstück, entweder in die Speiseröhre oder in die Atemwege. Man spricht in letzterem Fall von **Aspiration** (☞ 8.15).

Symptome

Man erkennt das Verschlucken u.a. daran, dass sich die betroffene Person mit der Hand an den Hals greift und nicht mehr sprechen kann. Außerdem tritt oft ein starker Hustenreiz zusammen mit einem pfeifenden Atemgeräusch auf.
- Der Fremdkörper in der **Speiseröhre** löst Schluckbeschwerden und Schmerzen aus

- Der in die **Luftröhre** aspirierte Fremdkörper führt zu krampfhaften Atemversuchen und bei mangelhafter Lungenbelüftung zu blau-roter Verfärbung der Haut (*Zyanose* ☞ 6.3.4).

Behandlungsstrategie

Die Pflegekraft versucht, durch energische Schläge mit der flachen Hand zwischen die Schulterblätter Hustenstöße beim Betroffenen auszulösen. Dazu beugt sich der Verunglückte vornüber, so dass sein Oberkörper herunterhängt.

Ist das Opfer bewusstlos:
- Notruf tätigen
- Mund des Patienten öffnen und die oberen Atemwege inspizieren. Sichtbare Fremdkörper mit dem gebogenen Zeigefinger entfernen, bei nicht sichtbaren Fremdkörpern kann ein „blindes" Entfernen mit den Fingern versucht werden
- Bei Atemstillstand Atemwege freimachen und mit Reanimation (Beatmung) beginnen.

Umstritten: Heimlich-Handgriff

Früher wurde bei Erfolglosigkeit dieser Maßnahmen der **Heimlich-Handgriff** empfohlen, bei dem durch Druck mit der Faust in den epigastrischen Winkel der Fremdkörper aus den Atemwegen hinausbefördert werden sollte.

In Deutschland soll der Heimlich-Handgriff nach neueren Empfehlungen nicht mehr angewendet werden, da er mit einem hohen Risiko einer Verletzung innerer Organe behaftet ist. Die im Rahmen einer Reanimation durchgeführten Brustkorbkompressionen werden als ausreichend angesehen, eine eventuelle Verlegung der Atemwege durch Fremdkörper zu beheben.

International ist die Haltung diesbezüglich aber nicht einheitlich. In den USA beispielsweise wird der Heimlich-Handgriff bei drohendem Erstickungstod des Betroffenen nach wie vor angeraten. Deshalb soll er an dieser Stelle kurz dargestellt werden.

Beim Patienten mit erhaltenem Bewusstsein wird der Heimlich-Handgriff im Stehen durchgeführt: Der Ersthelfer umfasst den Patienten von hinten, legt eine

zur Faust geballte Hand zwischen Nabel und Rippenbogen und umfasst die Faust mit der anderen Hand. Dann drückt er die Hand kräftig, notfalls mehrfach, auf den Oberbauch in Richtung Zwerchfell.
Beim bewusstlosen Patienten kniet der Helfer in Hüfthöhe über dem auf dem Rücken liegenden Patienten. Er platziert seine Hände zwischen Nabel und Rippenbogen und drückt (ggf. mehrfach) in Richtung Zwerchfell. Die Sequenz Atemwege freimachen – zwei Beatmungen – Heimlich-Handgriff wird so lange wiederholt, bis eine erfolgreiche Beatmung möglich ist.

Wiederholungsfragen

1. Was ist ein Notfall, und wie können Pflegende ihn erkennen? (☞ 5.1)

2. Was gehört zur Prüfung der Vitalfunktionen? (☞ 5.2)

3. Wo wird die Pulskontrolle zur Prüfung des Kreislaufs durchgeführt? (☞ 5.2.3)

4. Welche Maßnahmen sind bei einem Notfall auf Station einzuleiten, wenn nicht reanimiert werden muss? (☞ 5.3)

5. Wofür stehen die Buchstaben der ABCD-Regel bei der Reanimation? (☞ 5.3)

6. Wie werden die Atemwege freigemacht? (☞ 5.3.1)

7. Welche Möglichkeiten der Beatmung gibt es, und wann werden sie jeweils angewendet? (☞ 5.3.2)

8. Wie wird eine Mund-zu-Nase-Beatmung korrekt durchgeführt? (☞ 5.3.2)

9. Wie wird die Herzdruckmassage korrekt durchgeführt? (☞ 5.3.3)

10. Welche Maßnahmen treffen die Pflegenden, wenn sie einen Patienten auf dem Krankenhausflur liegend vorfinden? (☞ Abb. 5.15 und Abb. 5.14)

11. Welche Arzneimittel kommen bei der Reanimation zum Einsatz? (☞ 5.3.4)

12. Welche Materialien und Geräte gehören zur Notfallausstattung einer Station? (☞ 5.3.5)

13. Welche Symptome eines Notfallopfers lassen Pflegende an eine Vergiftung als mögliche Ursache denken? (☞ 5.5.1)

14. Welche Schritte umfasst die Elementartherapie bei Vergiftungen? (☞ 5.5.1)

15. Wie zeigt sich eine Benzodiazepinvergiftung? (☞ 5.5.3 und Tab. 5.23)

16. Welche Erstmaßnahmen sind bei Verätzungen durch Trinken einer ätzenden Substanz sinnvoll? (☞ 5.6)

17. Was unternehmen die Pflegenden, wenn sich ein Patient verschluckt hat? (☞ 5.8)

6

Pflege bei
Herzerkrankungen

Die medizinischen Fachgebiete

⬚ **Kardiologie:** Teilgebiet der Inneren Medizin, das sich mit den Erkrankungen des Herzens und der herznahen Gefäße befasst. Hierzu gehören die Prophylaxe und die Diagnostik dieser Erkrankungen einschließlich der Durchführung von Herzkatheteruntersuchungen sowie die medikamentöse Therapie von Herzerkrankungen und die Therapie mit katheterinterventionellen Verfahren (z.B. Ballondilatation von Herzkranzgefäßen). Bei der Implantation von Herzschrittmachern und Kardioverter-Defibrillatoren arbeiten Internisten bzw. Kardiologen und Allgemein- bzw. Herzchirurgen eng zusammen.

Erfordert eine Herzerkrankung eine Operation am Herzen selbst, so wird diese – meist in spezialisierten Zentren – von **Herzchirurgen** *(Kardiochirurgen)* durchgeführt.

Im medizinischen Alltag spielen Herzerkrankungen aufgrund ihrer weiten Verbreitung und der Tatsache, dass eine Funktionsstörung des Herzens den gesamten Organismus des Menschen beeinträchtigen kann, in allen Gebieten der Medizin eine große Rolle. Daher zählen Kenntnisse der wichtigsten Herzerkrankungen zum Basiswissen aller Pflegenden. Beispielsweise werden Pflegende in der Nephrologie mit den Problemen eines herzkranken Patienten konfrontiert, wenn aufgrund der nephrologischen Erkrankung reichliches Trinken zum „Spülen" der Harnwege angezeigt ist, dieses jedoch das vorgeschädigte Herz zu überfordern droht. In diesem Fall beobachten die Pflegenden den Patienten engmaschig auf die Symptome einer (dekompensierenden) Herzinsuffizienz.

6.1 Anatomie und Physiologie des Herzens

Das beim Menschen etwa faustgroße und ca. 300 g schwere **Herz** *(Cor)* ist die zentrale Pumpe des Kreislaufs. Blutgefäße und Herz bilden zusammen das Herz-Kreislauf-System oder **kardiovaskuläre System,** das den ganzen Körper mit Sauerstoff und Nährstoffen versorgt und Stoffwechselprodukte abtransportiert. Das Herz arbeitet ohne Pause, denn bereits ein Stillstand von wenigen Minuten führt zu unumkehrbaren Gehirnschäden (☞ auch 5.3).

Die vier Innenräume des Herzens und ihre Aufgaben

Jedes der beiden Teilsysteme des Herzens (*linke* bzw. *rechte Herzhälfte*) hat zwei Innenräume:
- Einen kleinen, muskelschwachen **Vorhof** *(Atrium),* der das Blut aus Körper oder Lunge „einsammelt"

- Eine muskelstarke **Kammer** *(Ventrikel)*, die das Blut aus dem Vorhof erhält und es wieder in den Lungen- bzw. Körperkreislauf presst.

Der **rechte Vorhof** *(Atrium dextrum)* nimmt das sauerstoffarme Blut aus der *oberen* und *unteren Hohlvene* (**Vena cava superior** und **inferior**) auf und gibt es an die **rechte Herzkammer** *(rechter Ventrikel, Ventriculus dexter)* weiter. Diese presst das Blut über den *Lungenarterienstamm* (**Truncus pulmonalis**) und die linke und rechte **Lungenarterie** (linke und rechte *A. pulmonalis*) in Richtung Lunge, wo es mit Sauerstoff angereichert und über die **Lungenvenen** *(Vv. pulmonales)* zum **linken Vorhof** *(Atrium sinistrum)* geführt wird (**Lungenkreislauf,** auch *kleiner Kreislauf* genannt).

Der linke Vorhof leitet das Blut in die muskelstarke **linke Herzkammer** *(linker Ventrikel, Ventriculus sinister)*, die nun das sauerstoffreiche Blut über die **Aorta** *(große Körperschlagader)* in den **Körperkreislauf** *(großen Kreislauf)* auswirft.

Die Herzscheidewand

Die **Herzscheidewand** *(Septum cardiale)* trennt rechte und linke Herzhälfte voneinander. Sie hat zwei Abschnitte: das **Vorhofseptum** *(Septum interatriale)* zwischen dem linken und dem rechten Vorhof und das **Kammerseptum** *(Septum interventriculare)* zwischen linker und rechter Kammer.

Vor der Geburt ist diese Trennung der Herzhälften noch unvollständig – eine ovale Öffnung in der Vorhofscheidewand (**Foramen ovale**) verbindet rechten und linken Vorhof und erlaubt so die weitgehende „Umleitung" des für den späteren Lungenkreislauf vorgesehenen Blutes zurück in den Körperkreislauf. Erst wenn nach der Geburt die Lungen belüftet

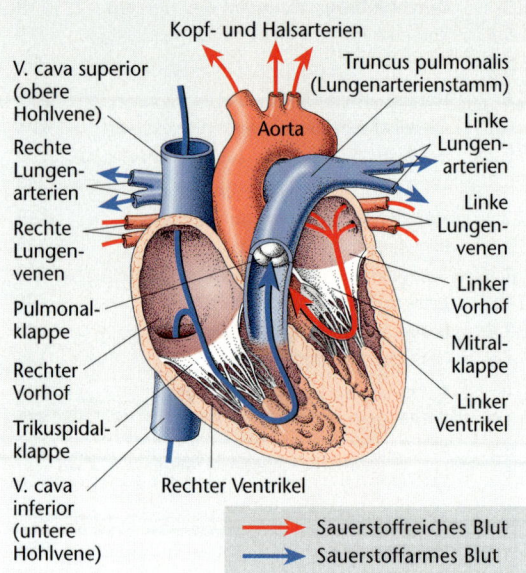

Abb. 6.2: Längsschnitt durch das Herz. Die Pfeile geben die Strömungsrichtung des Blutes an. Sauerstoffarmes Blut (blaue Pfeile) gelangt über die Vena cava superior und inferior in den rechten Vorhof und von dort aus über die rechte Kammer in die Lunge. Dort wird es mit Sauerstoff angereichert und strömt als sauerstoffreiches Blut (rote Pfeile) über die Lungenvenen in den linken Vorhof, von dort aus in die linke Kammer und dann über die Aorta in den Körperkreislauf. [A400-190]

sind und die Sauerstoffversorgung des Körpers übernehmen, verschließt sich das Foramen ovale zunächst funktionell und später auch anatomisch, und das Blut gelangt aus der rechten Kammer in die Lunge.

Der Aufbau der Herzwand

Die Herzwand besteht aus drei Schichten, die einzeln oder zusammen erkranken können:
- Die *Herzinnenhaut*, das **Endokard,** kleidet den gesamten Innenraum des Herzens aus und überzieht die Herzklappen
- Die *Muskelschicht des Herzens*, das **Myokard,** ist die „arbeitende" Schicht des Herzens. Sie ist in den Vorhöfen dünn und in der linken Herzkammer am dicksten
- Das **Epikard,** vielfach auch als *Herzaußenhaut* bezeichnet, liegt dem **Myokard** dicht auf. Zusammen mit dem darüber liegenden zweischichtigen **Perikard** (eine seröse Schicht zum Herzen hin und eine derbe Bindegewebsschicht nach außen hin) bildet das Epikard den **Herzbeutel.** Zwischen Epikard und (serösem) Perikard befindet sich ein schmaler, mit wenig Flüssigkeit gefüllter Spalt, die *Herzbeutelhöhle* (**Perikardhöhle).**

Die Nomenklatur ist aber nicht einheitlich: Manchmal wird auch der gesamte Herzbeutel als Perikard bezeichnet und z.B. in Epikard und Perikard in engerem Sinne unterteilt.

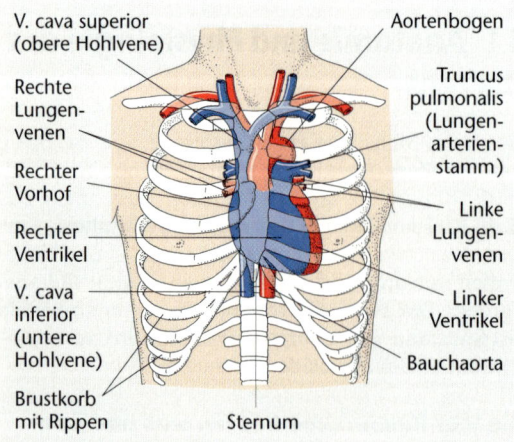

Abb. 6.1: Lage des Herzens im Mediastinum. Zwei Drittel befinden sich in der linken Thoraxhälfte, ein Drittel rechts. Das Herz grenzt hinten an Ösophagus und Aorta, vorne an die Hinterfläche des Sternums, links und rechts an die Lungen, und unten sitzt es dem Zwerchfell auf. [A400-190]

Das Klappensystem

Die beiden Herzkammern haben je einen Eingang und einen Ausgang. Damit das Blut stets in die richtige Richtung fließt, sind spezielle **Herzklappen** vorhanden. Alle Klappen werden von einem Bindegewebsgerüst zusammengehalten, dem **Herzskelett.**

Segelklappen

Die **Segelklappen** zwischen Vorhöfen und Kammern (*Atrio-Ventrikular-Klappen,* kurz **AV-Klappen** genannt) bestehen aus dünnen, weißen Bindegewebs-„Segeln", die durch feine Sehnenfäden über kleine **Papillarmuskeln** (☞ Abb. 6.5) mit dem Myokard in Verbindung stehen:
- Die linke Segelklappe zwischen dem linken Vorhof und der linken Kammer hat zwei Segel. Da ihre Form an die einer Bischofsmütze (= Mitra) erinnert, wird sie auch **Mitralklappe** genannt
- Die rechte Segelklappe heißt **Trikuspidalklappe,** weil sie dreizipflig ist (lat.: tri = drei, cuspis = Spitze).

Taschenklappen

Die beiden Klappen zwischen den Kammern und den großen Arterien bestehen aus taschenartigen Mulden. Die **Taschenklappe** zwischen linker Kammer und Aorta heißt **Aortenklappe,** die zwischen rechter Kammer und dem Truncus pulmonalis **Pulmonalklappe.**

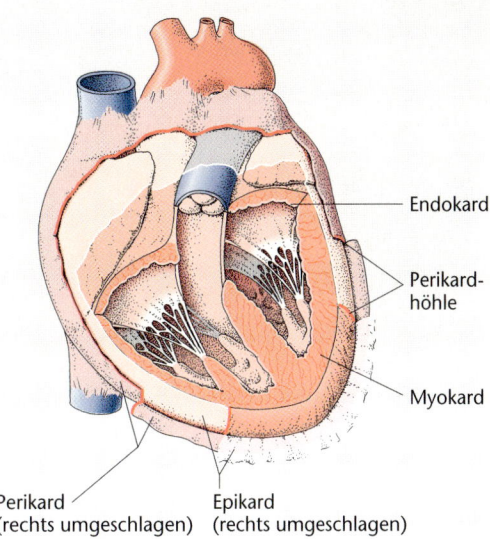

Endokard

Perikardhöhle

Myokard

Perikard
(rechts umgeschlagen)

Epikard
(rechts umgeschlagen)

Abb. 6.4: Aufbau der Herzwand. Die Herzklappen bestehen aus einer doppelten Endokardschicht. [A400-190]

Der Herzzyklus

Zu unterscheiden sind *Vorhof-* und *Kammerzyklus.* Kontrahiert sich die Vorhofmuskulatur, strömt Blut aus den Vorhöfen in die Kammern. Anschließend

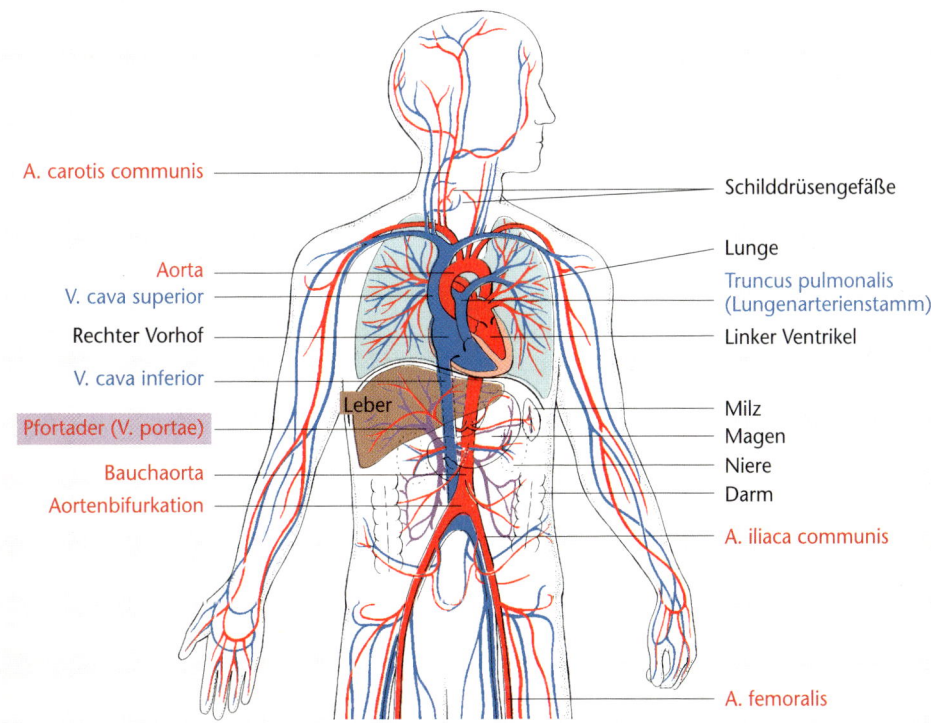

A. carotis communis

Aorta
V. cava superior

Rechter Vorhof

V. cava inferior

Pfortader (V. portae)

Bauchaorta
Aortenbifurkation

Schilddrüsengefäße

Lunge

Truncus pulmonalis
(Lungenarterienstamm)

Linker Ventrikel

Milz
Magen
Niere
Darm

A. iliaca communis

A. femoralis

Leber

Abb. 6.3: Übersicht über den Körper- und den Lungenkreislauf. [A400-190]

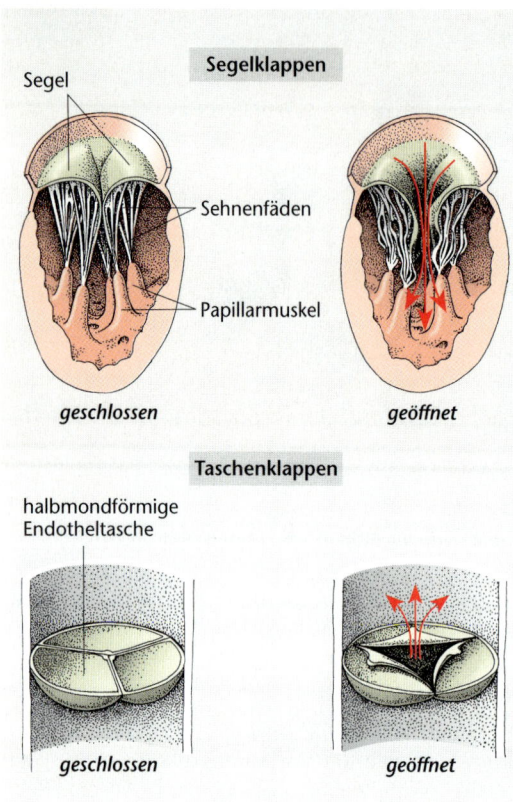

Segelklappen

Segel

Sehnenfäden

Papillarmuskel

geschlossen   *geöffnet*

Taschenklappen

halbmondförmige
Endotheltasche

geschlossen   *geöffnet*

Abb. 6.5: Segelklappen und Taschenklappen im Vergleich. Die Segelklappen werden durch den Blutdruck in der Kammer verschlossen. Die Sehnenfäden, die an den Papillarmuskeln der Kammer ansetzen, verhindern ein Zurückschlagen der Segel in die Vorhöfe. Die Taschenklappen sind muldenförmig mit knopfähnlichen Bindegewebsverdickungen zur Mitte hin. Sie schließen durch den Blutdruck, der in den Arterien herrscht. [A400-190]

kontrahiert sich die Kammermuskulatur bei gleichzeitiger Erschlaffung der Vorhofmuskulatur. Dadurch wird das Blut aus den Kammern in den Lungen- und Körperkreislauf gepumpt, und die Vorhöfe füllen sich mit Blut aus den Hohlvenen bzw. den Lungenvenen.

Durch die dann folgende Erschlaffung der Kammermuskulatur sowie durch elastische Rückstellkräfte erweitern sich die Kammern wieder und füllen sich in einer ersten Phase durch das entstandene Druckgefälle (anschaulich, aber nicht ganz korrekt auch als „Sog" bezeichnet) und dann in einer zweiten Phase durch die erneute Kontraktion der Vorhöfe mit Blut. Das Herz arbeitet also nicht nur als *Druck-,* sondern auch als *Saugpumpe.*

> Die Kontraktionsphase der Herzhöhlen nennt man **Systole.** Sie dauert gut 0,25 Sekunden. Die Erschlaffungsphase heißt **Diastole.** Ihre Dauer ist stark frequenzabhängig und liegt bei einer Herzfrequenz von 70 Schlägen/Minute bei ca. 0,55 Sekunden.

Erregungsbildung und Erregungsleitung

Jeder Muskel benötigt einen Impuls, um sich zu kontrahieren. Während die Skelettmuskulatur beispielsweise durch einen vom Rückenmark kommenden Nerv erregt wird, kommen die Impulse zur Kontraktion des Herzmuskels aus dem Herzen selbst. Es besitzt ein *autonomes* (unabhängiges) **Erregungsbildungs-** und **Erregungsleitungssystem,** das aus spezialisierten *Herzmuskelzellen* besteht. Zusätzlich erhält das Herz Impulse vom ZNS (über den Sympathikus und den N. vagus). Diese haben aber nur einen begrenzt regulierenden, nicht jedoch taktgebenden Einfluss.

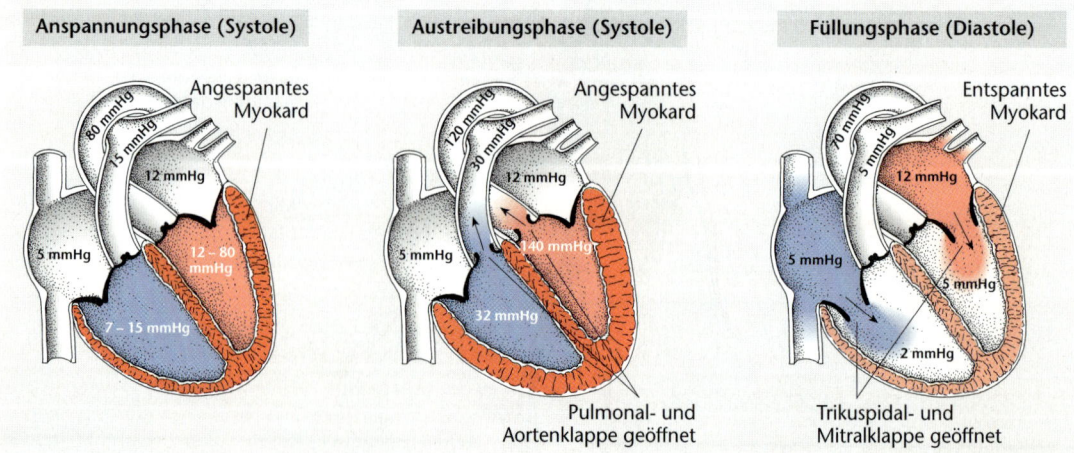

Anspannungsphase (Systole)

80 mmHg

15 mmHg

Angespanntes
Myokard

12 mmHg

5 mmHg   12 – 80 mmHg

7 – 15 mmHg

Austreibungsphase (Systole)

120 mmHg

30 mmHg

Angespanntes
Myokard

12 mmHg

5 mmHg   140 mmHg

32 mmHg

Pulmonal- und
Aortenklappe geöffnet

Füllungsphase (Diastole)

70 mmHg

5 mmHg

Entspanntes
Myokard

12 mmHg

5 mmHg   5 mmHg

2 mmHg

Trikuspidal- und
Mitralklappe geöffnet

Abb. 6.6: Druckverhältnisse (Mittelwerte) in den verschiedenen Herzhöhlen bei Systole und Diastole. Bei der Kammersystole kann man die Anspannungsphase (in der alle Klappen geschlossen sind) von der Austreibungsphase (mit geöffneten Taschenklappen) unterscheiden, bei der Kammerdiastole die Entspannungsphase (alle Klappen geschlossen) von der Füllungsphase. In der Füllungsphase der Kammerdiastole strömt das Blut über die Vorhöfe durch Trikuspidal- bzw. Mitralklappe in die Kammern. [A400-190]

Beim Gesunden gehen alle Erregungen des Herzens vom **Sinusknoten** aus, der in der Wand des rechten Vorhofs liegt und gewissermaßen der *Schrittmacher* des Herzens ist. Vom Sinusknoten aus gelangt die Erregung über die Vorhofmuskulatur zu einem weiteren Schrittmacherzentrum, dem **AV-Knoten** *(Atrio-Ventrikular-Knoten)* nahe der Grenze zwischen Vorhof und Kammer. Da das oben erwähnte Herzskelett die Vorhöfe und die Kammern elektrisch gegeneinander isoliert, stellt der AV-Knoten für die Vorhoferregungen physiologischerweise den einzigen Weg zu den Kammern dar. Über das sehr kurze **His-Bündel,** die **Kammerschenkel** *(Tawaraschenkel)* und die **Purkinje-Fasern** (Endaufzweigungen der Tawaraschenkel) wird die Erregung dann zur Kammermuskulatur geleitet.

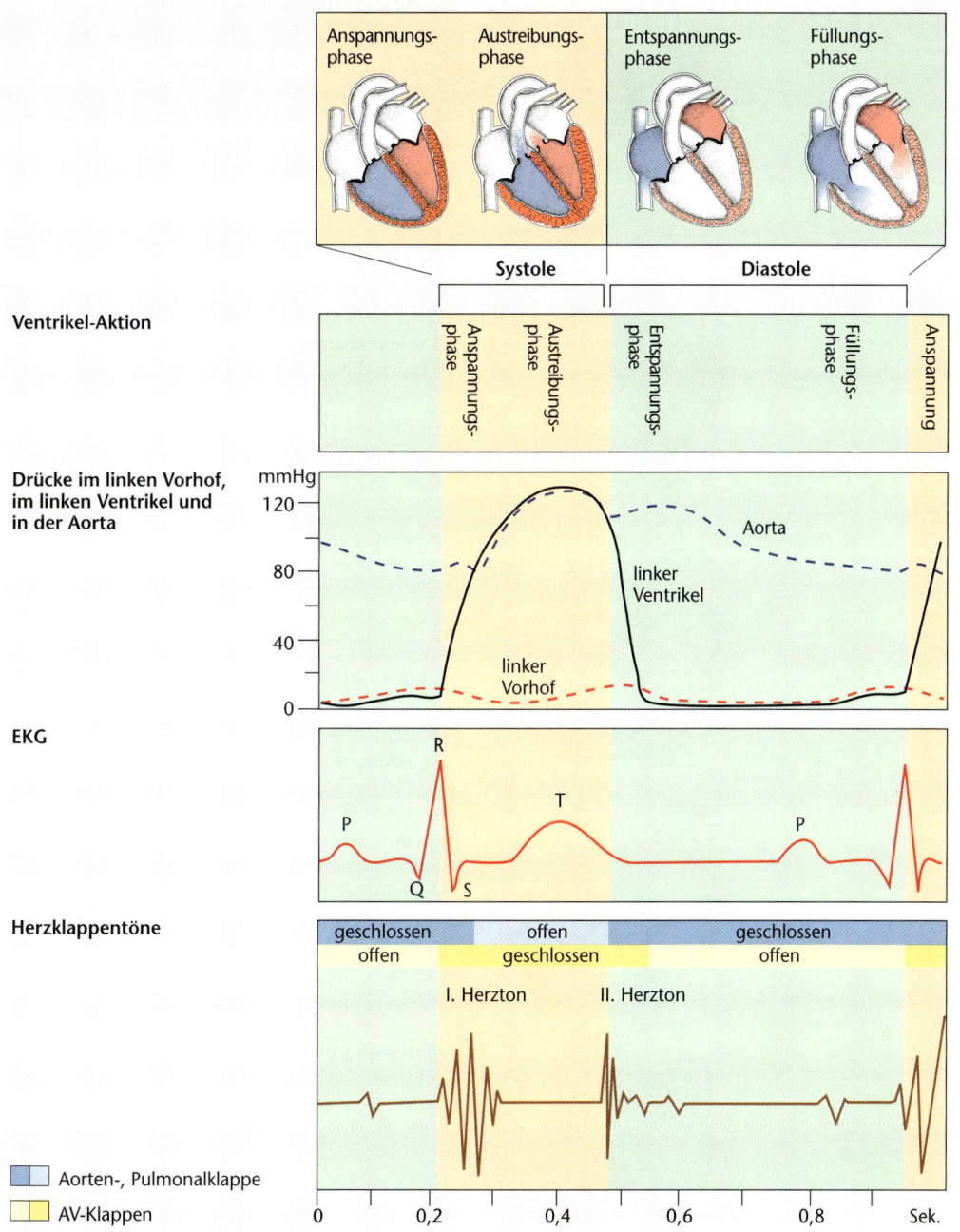

Abb. 6.7: Zusammenfassende Darstellung des Herzzyklus mit Druckverläufen im linken Vorhof, linken Ventrikel und Aorta. Außerdem sind das EKG und die Herztöne wiedergegeben. [A400-190]

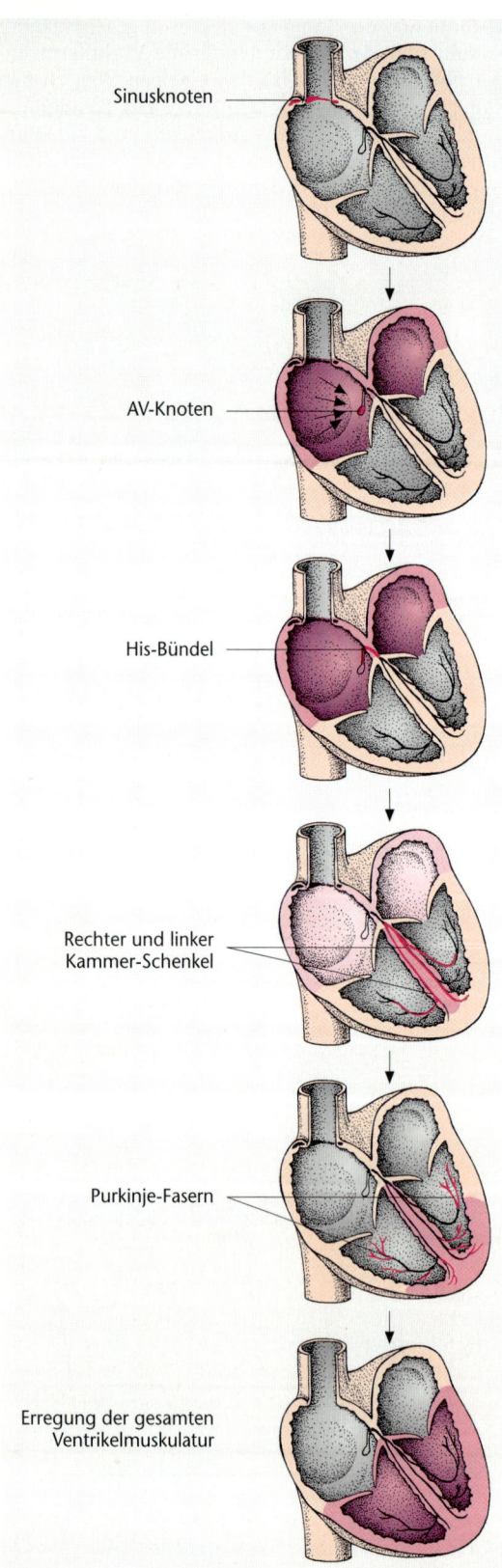

Sinusknoten

AV-Knoten

His-Bündel

Rechter und linker
Kammer-Schenkel

Purkinje-Fasern

Erregung der gesamten
Ventrikelmuskulatur

Aufgabe des Erregungsleitungssystems ist es, die Erregung mit *hoher Geschwindigkeit* über den ganzen Herzmuskel zu verteilen und so eine fast *zeitgleiche* und damit effektive Kontraktion aller Herzmuskelzellen zu ermöglichen. Lediglich im AV-Knoten erfährt die Erregung eine kurze Verzögerung. Diese Verzögerung ist notwendig, damit sich erst die Vorhöfe und dann die Kammern kontrahieren.

Die Herzleistung und ihre Regulation

Unter Ruhebedingungen pumpt das Herz etwa 5 l Blut pro Minute in den Lungen- und Körperkreislauf. Unter Belastung kann das Herz seine Leistung durch Zunahme von *Herzfrequenz* und *Schlagvolumen* auf bis zu 25 l pro Minute steigern.

> **Herzfrequenz** *(HF, Herzschlagfrequenz, Schlagfrequenz):* Anzahl der Herzschläge pro Minute. Ohne körperliche Belastung schlägt das Herz beim gesunden Erwachsenen ca. 70-mal/Minute.
>
> **Schlagvolumen:** Blutmenge, die während einer Kontraktion aus beiden Herzkammern ausgestoßen wird. Beim Erwachsenen beträgt das Schlagvolumen 70 – 80 ml.
>
> **Herzminutenvolumen** *(HMV, Herzzeitvolumen, HZV, Minutenvolumen):* Blutmenge, die in einer Minute aus beiden Herzkammern ausgestoßen wird. Es errechnet sich aus Schlagvolumen mal Herzfrequenz und beträgt beim gesunden Menschen ohne körperliche Belastung 4,5 – 5 Liter/Min.

Regulierung durch das vegetative Nervensystem

Die Anpassung der Herztätigkeit an den *momentanen Bedarf* wird insbesondere durch das vegetative Nervensystem, also durch *Sympathikus* und *Parasympathikus*, gesteuert. Dabei wirkt der Sympathikus durch Erhöhung der Schlagfrequenz **(positive Chronotropie),** Steigerung der Kontraktionskraft **(positive Inotropie)** und Beschleunigung der Erregungsleitung **(positive Dromotropie)** leistungsfördernd, der Parasympathikus eher leistungshemmend. Die Wirkung des Parasympathikus auf das Herz ist allerdings recht gering, da der N. vagus nur mit dem rechten Vorhof verbunden ist.

Regulierung über den Frank-Starling-Mechanismus

Die Herztätigkeit wird aber nicht nur über das vegetative Nervensystem gesteuert, sondern auch über den **Frank-Starling-Mechanismus:** Steigt der Füllungs-

Abb. 6.9 (links): Erregungsausbreitung im Herzen. Die violetten Flächen kennzeichnen die erregten Myokardanteile. Zunächst kontrahiert sich die Vorhofmuskulatur, anschließend das Kammerseptum und dann die restliche Kammermuskulatur. [A400-190]

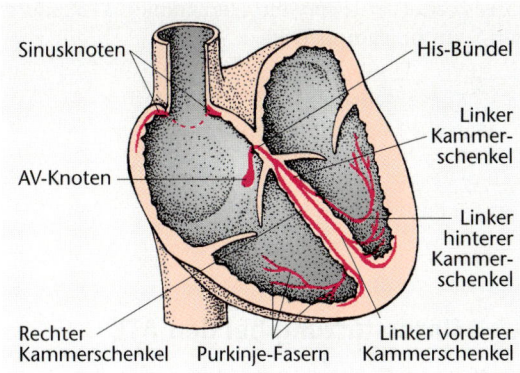

Abb. 6.8: Erregungsleitungssystem des Herzens. [A400-190]

druck in den Venen, füllen sich die Herzkammern in der Diastole mit mehr Blut (Anstieg der **Vorlast** oder der *Preload*). Daraufhin dehnen sich die Muskelfasern stärker (vergleichbar einem gespannten Gummi) mit der Folge, dass die Kontraktionen des Herzens kräftiger ausfallen und das Schlagvolumen zunimmt. Dennoch bleibt nach der Systole ein etwas größeres Restvolumen in der Kammer zurück.

Auch der Widerstand, gegen den die Herzkammer das Blut auswerfen muss (die **Nachlast** oder *Afterload*), kann ansteigen. Erhöht sich z.B. der Druck in der Aorta, erzeugt auch der linke Ventrikel einen höheren Druck. Trotzdem nimmt sein Schlagvolumen ab und es verbleibt am Ende der Systole und letzlich auch am Ende der Diastole mehr Blut im linken Ventrikel. Die Herzmuskelfasern werden wiederum stärker vorgedehnt, sie kontrahieren sich kräftiger, das Schlagvolumen steigt weiter an.

Beim Gesunden sind diese Mechanismen vor allem bei plötzlich veränderter Venenfüllung (z.B. beim Hinlegen) und bei der exakten Abstimmung der Herzzeitvolumina von Bedeutung. Würde beispielsweise die linke Kammer weniger Blut fördern als die rechte, so käme es zu einem Blutstau in der Lunge mit nachfolgendem Lungenödem (☞ 6.6.3).

Unbegrenzt wirksam ist der Frank-Starling-Mechanismus allerdings nicht: Wird die Herzmuskelfaser zu stark gedehnt (zu veranschaulichen durch ein überdehntes Gummi), so nimmt ihre Kontraktionsfähigkeit wieder ab.

> 🖉 Um zu verstehen, wie und warum die gegen Herzinsuffizienz eingesetzten Arzneimittel wirken, ist das Wissen um die *Kontraktilität* des Herzens (Fähigkeit des Herzens zur Kontraktion), um Vor- und Nachlast sowie um den Frank-Starling-Mechanismus unabdingbar.

Ein Parameter für die Kontraktilität des Herzmuskels ist die **Ejektionsfraktion** (kurz *EF*, auch *Auswurffraktion*). Die Ejektionsfraktion ist der prozentuale Anteil der systolischen Auswurfmenge an der enddiastolischen Ventrikelfüllung.

Beim Gesunden liegt die Ejektionsfraktion bei ca. 65 %, d.h. ca. 65 % der enddiastolischen Ventrikelfüllung werden in der Systole in die Aorta ausgeworfen. Die Ejektionsfraktion kann im Rahmen einer Herzkatheterunersuchung ermittelt werden (☞ 6.4.6) und gibt Auskunft über eine vorhandene Herzmuskelschädigung.

Die Blutversorgung des Herzens

Der Energiebedarf des Herzens ist hoch. Allein für die Durchblutung des Herzmuskels *ohne* körperliche oder psychische Belastung werden etwa 5 % des Herzminutenvolumens (also ca. 250 ml/Min.) benötigt. Unter maximaler Belastung steigt der Blutbedarf des Herzmuskels auf über 1 000 ml/Min. an.

Das Herz wird über zwei Arterien mit Blut versorgt, die direkt von der Aorta abzweigen. Da sie mit ihren Verzweigungen das Herz wie einen Kranz umschließen, werden sie als **Koronararterien** oder *Herzkranzgefäße* bezeichnet:

- Die **rechte Koronararterie** (*rechte Herzkranzarterie, A. coronaria dextra,* kurz *RCA*) versorgt bei den meisten Menschen den rechten Vorhof, die rechte Kammer, die Herzhinterwand und einen kleinen Teil der Kammerscheidewand mit Blut
- Die **linke Koronararterie** (*linke Herzkranzarterie, A. coronaria sinistra*) teilt sich kurz nach ihrem Abgang aus der Aorta in zwei starke Äste (*Ramus circumflexus,* kurz *RCX,* und *Ramus interventricularis anterior,* kurz *RIVA*), die im Normalfall für die Durchblutung des linken Vorhofes, der linken Kammer und eines Großteils der Kammerscheidewand sorgen
- Bei der Blutversorgung des Herzens können Normvarianten *ohne Krankheitswert* auftreten.

Der Blutabfluss des Herzmuskels erfolgt über die Herzvenen, die etwa parallel zu den Arterien verlaufen und in einer Sammelvene, dem **Sinus coronarius** *(Koronarsinus),* in den rechten Vorhof münden.

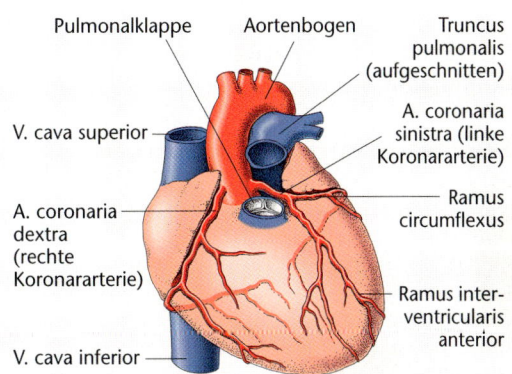

Abb. 6.10: Verlauf der Koronararterien. Die linke Koronararterie zieht zur Herzvorderseite, wo sie sich in einen vorderen Ast, den Ramus interventricularis anterior, und einen seitlichen Ast, den Ramus circumflexus, aufteilt. [A400-190]

6.2 Pflege in der Kardiologie

Herzerkrankungen können *angeboren* oder im Laufe des Lebens *erworben* sein. Entsprechend unterschiedlich geht der Betroffene mit seiner Krankheit um. Während der Lebensstil eines Kranken mit angeborenem Herzfehler (☞ 6.12) meist von Kindheit an auf Schonung ausgerichtet ist, er also keinen anderen persönlichen Lebensstil kennt, muss sich ein Kranker mit einer erworbenen Herzerkrankung, die womöglich urplötzlich über ihn hereingebrochen ist, erst an eine veränderte Lebensweise gewöhnen. Die oft notwendigen grundlegenden – und konsequent durchzuhaltenden – Änderungen in den Lebensgewohnheiten fallen vielen Patienten sehr schwer. Auf jeden Fall sollte der Kranke darüber aufgeklärt sein, warum die Veränderungen in seinem Leben nötig sind, denn nur ein aufgeklärter Patient kann an seiner Gesundung wirksam mitarbeiten. Die Aufklärung übernehmen Ärzte, Pflegende, Physiotherapeuten, Diätassistenten und Psychologen als Angehörige des therapeutischen Teams.

Akute Notfälle wie auch die häufigen akuten Verschlechterungen bereits bekannter Herzerkrankungen fordern von den Pflegenden in der Kardiologie rasches Eingreifen, Flexibilität sowie fundierte Kenntnisse in Pflege und Medizin(-technik).

Sind Patienten zur kardiologischen Überwachung auf der Station, liegt das Hauptaugenmerk der pflegerischen Betreuung auf der Kontrolle und ggf. Sicherung der Vitalzeichen und der Organisation der kardiologischen Diagnostik (☞ 6.4). Daneben führen die Pflegenden die notwendigen Prophylaxen durch, die sich aus dem Schweregrad der Herzerkrankung ergeben.

Die Aufenthaltsdauer der Patienten auf Station schwankt zwischen wenigen Tagen (z.B. bei einer Herzkatheteruntersuchung ☞ 6.4.6) und mehreren Wochen (z.B. bei medikamentöser Einstellung oder vor Operationen am „offenen" Herzen).

Unerlässlich in der kardiologischen Pflege: die Rehabilitation

Oft wird der Herzkranke jäh aus seinem Leben mit all seinen Aktivitäten herausgerissen und braucht Zeit, sich in der für ihn neuen Situation als Patient/Kranker zurechtzufinden. Die Betroffenen werden von Zukunftsängsten geplagt. Um den Patienten so schnell wie möglich wieder in das Berufsleben und sein sonstiges Umfeld integrieren zu können, sollte die *rehabilitative Pflege* so früh wie möglich einsetzen, d.h. bereits im Akutkrankenhaus und nicht erst in der Reha-Klinik.

Auch die rasche Kontaktaufnahme zu Selbsthilfegruppen, Koronarsportgruppen oder der *Deutschen Herzstiftung* hilft dem Patienten oft. Sie bieten unter anderem Sprechstunden, Zeitschriften, Herz-Seminare/Vorträge, Reisen für Herzkranke, Gesprächs- und Selbsthilfegruppen an.

> ✉ **Kontaktadresse**
> **Deutsche Herzstiftung e.V.**
> Vogtstraße 50
> 60322 Frankfurt
> Tel.: 069/955128-0
> http://www.herzstiftung.de

6.2.1 Unterstützung bei den ATL

Die Konsequenzen, die aus einer (drohenden) Herzerkrankung zu ziehen sind, beeinträchtigen alle Aktivitäten des Lebens. An dieser Stelle sollen die bedeutendsten ATL für herzkranke Patienten angesprochen werden.

☞ Sich bewegen

Der gesunde Herzmuskel passt sich den jeweiligen Belastungen an. Kurz andauernde Belastungen wie rasches Laufen auf den letzten Metern zur Bushaltestelle führen zu einer kurzzeitigen Steigerung der Herzarbeit mit einem erhöhten Sauerstoffbedarf. Bei wiederholten, länger andauernden Belastungen, z.B. regelmäßigem Ausdauertraining, werden die einzelnen Muskelfasern länger und dicker. Diese *Hypertrophie* ermöglicht dem Herzen, höhere körperliche Leistungen zu erbringen. Im Gegensatz dazu verkürzen sich die Muskelfasern bei Bewegungsmangel und werden dünner. Das Herz ist weniger leistungsfähig, Puls und Blutdruck steigen bereits bei geringer körperlicher Anstrengung an, und es kommt zu Atemnot. Daher gilt (länger andauernder) Bewegungsmangel als ein Risikofaktor für die Entstehung von Herzerkrankungen.

In der Akutphase einer Herzerkrankung soll der Kranke hingegen ruhen und auf körperliches Training verzichten, um das Herz zu entlasten. Nach Abklingen der akuten Beschwerden entscheidet dann der Arzt in Abhängigkeit von Art und Schwere der Erkrankung, welche körperliche Belastung der Patient sich zumuten darf. Häufig wird zusammen mit einem Physiotherapeuten ein individueller Trainingsplan erstellt, um die Herzleistung und die allgemeine Leistungsfähigkeit des Kranken wieder zu steigern.

Muss ein Patient mit eingeschränkter Herzfunktion strenge Bettruhe einhalten, empfindet er meist die Oberkörperhochlagerung bis hin zur **Herzbettlage** (☞ Abb. 6.11) als angenehm, bei der er sowohl Füße als auch Hände abstützen kann. Die Oberkörperhochlagerung bietet eine größtmögliche Atemfläche für die Lunge, gleichzeitig entlastet die Beintieflage das Herz. Je nach Zustand des Betroffenen sind Dekubitus-, Thrombose-, Pneumonie- und/oder Kontrakturenprophylaxe erforderlich.

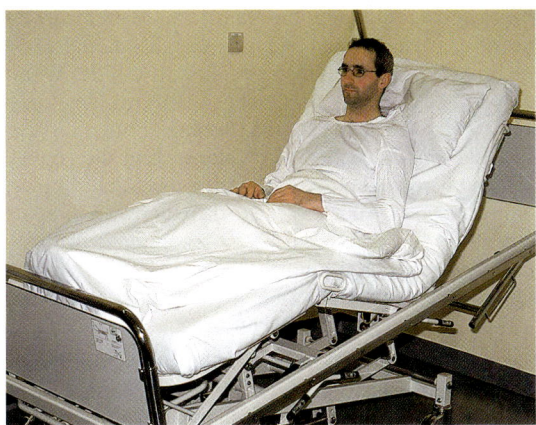

Abb. 6.11: Herzbettlage. Diese Lagerung kann in den Standard-Krankenbetten nicht durchgeführt werden. Dafür geeignet sind Sitzwagen oder Herzbetten (Besonderheit: Fußende ist nach *unten* verstellbar). [M161]

Atmen

Herzkranke Patienten leiden oft unter *Atemnot*, obwohl Atemzentrum und Atemwege nicht beeinträchtigt sind. Daher werden Herzkranke auf Atembeschwerden, z.B. bei Belastung, beobachtet. Atemunterstützende Maßnahmen verschaffen dem Kranken oft Linderung.

Körpertemperatur regulieren

Bei entzündlichen Herzerkrankungen (☞ 6.8) wird die Körpertemperatur (☞ 17.3.1) engmaschig überprüft, da sie rasch ansteigen und sehr hohe Werte erreichen kann. Zum Nachweis bakterieller Krankheitserreger werden Blutkulturen (☞ 17.5.4) abgenommen.

Auch beim Herzinfarkt ist eine Erhöhung der Körpertemperatur auf subfebrile oder febrile Werte möglich. Dieser Temperaturanstieg ist eine physiologische Reaktion auf das Krankheitsgeschehen und muss nur behandelt werden, wenn die mit der Temperaturerhöhung einhergehende Steigerung der Herzarbeit den Kranken gefährdet.

Essen und trinken

Viele Risikofaktoren für kardiovaskuläre Erkrankungen sind ernährungsabhängig (z.B. Übergewicht ☞ 12.8.1, Hyperlipoproteinämie ☞ 12.8.4, Nikotinabusus) und können durch eine Ernährungsumstellung positiv beeinflusst werden. Die Aufklärung des Patienten über diese Zusammenhänge, die Vermittlung des zur Ernährungsumstellung erforderlichen Wissens über die verschiedenen Nahrungsbestandteile und die Anleitung zur Umsetzung der Regeln im praktischen Alltag erfordern eine enge Zusammenarbeit von Ärzten, Pflegenden und Diätassistenten.

Ausscheiden

Die bei Herzkranken oft erforderliche körperliche Schonung und eine evtl. nötige Trinkmengenbeschränkung begünstigen das Entstehen einer Obstipation. Diese ist für den Patienten nicht nur unangenehm, sondern unter Umständen auch gefährlich: Durch eine abdominale Druckerhöhung während des obstipationsbedingten Pressens steigt der Widerstand in der Aorta, und das Herz muss mehr Kraft aufwenden, um das Blut aus der linken Kammer auszuwerfen. Die intrathorakale Druckerhöhung kann (zusätzliche) Atemnot auslösen. Zur Erleichterung der Defäkation ist daher eine Obstipationsprophylaxe (☞ 9.3.8) durchzuführen. Bei bestehender Obstipation werden Abführmittel (*Laxantien* ☞ Pharma-Info 9.37), Klistiere oder Einläufe verabreicht.

Für viele Patienten ist es sehr belastend, Blase und Darm im Bett entleeren zu müssen und unter Umständen sogar auf die Hilfe Dritter angewiesen zu sein. Hier beachten und schützen die Pflegenden die Intimsphäre des Patienten. Schonende Ausscheidungshilfen wie Wickel (z.B. ein Kartoffelwickel auf den Unterbauch), Auflagen oder orale Laxantien sind belastenden und mit möglichen Komplikationen verbundenen Maßnahmen wie Einläufen oder Katheterisierung vorzuziehen.

In den meisten Fällen ist eine Flüssigkeitsbilanzierung (☞ 11.2) notwendig, um bei einer Herzinsuffizienz das Ausmaß der Flüssigkeitseinlagerungen bestimmen zu können. Dies geschieht durch die Protokollierung der Ein- und Ausfuhrmenge und/oder durch tägliches Wiegen. Bei einer schweren Herzinsuffizienz mit erforderlichen engmaschigen Verlaufskontrollen kann eine Katheterisierung nötig sein, um die stündliche Urinmenge kontrollieren zu können.

Für Sicherheit sorgen

Viele akut Herzkranke leben in ständiger Sorge um ihr Leben. Daher sollten herzkranke Patienten niemals das Gefühl haben, alleingelassen zu sein. Zwar mag es manchen Patienten auf der einen Seite lästig sein, wegen Pflegemaßnahmen gestört zu werden, doch sind sie in dieser Phase gleichzeitig dankbar für eine fortwährende Überwachung. Die Unsicherheit der Betroffenen ist groß, auftretende Symptome in ihrer Bedeutung richtig einzuschätzen. Sie möchten subjektiv empfundene Störungen mitteilen und auf ihre Gefährlichkeit hin beurteilt wissen. Die Pflegenden können dem Patienten Sicherheit und Geborgenheit vermitteln. Die von herzkranken Patienten geschilderten Symptome wie Schmerzen hinter dem Sternum, Atemnot, Herzklopfen oder -stolpern werden stets ernst genommen, da sie eine plötzliche, evtl. lebensbedrohliche Zustandsverschlechterung ankündigen können. Dann informieren die Pflegenden unverzüglich den Arzt.

⚕ Sich beschäftigen und
⚕ Sinn finden

Herzkrank zu sein bedeutet für die meisten Betroffenen, sich in ihren Aktivitäten einschränken bzw. sich neue Beschäftigungsfelder suchen zu müssen, weil die Krankheit bisherige Beschäftigungen für einige Zeit oder auch auf Dauer unmöglich macht. Viele Kranke reagieren auf diese Situation zunächst mit Phasen des Nicht-Wahrhaben-Wollens, der Auflehnung und Aggression sowie der Depression. In dieser Zeit helfen die Pflegenden dem Patienten durch ihre Anteilnahme und Gesprächsbereitschaft; sie beziehen ihn in die Therapie- und Pflegemaßnahmen aktiv mit ein und treffen mit ihm *gemeinsam* Entscheidungen.

Da der Verlust der Arbeit ebenfalls eine Sinn- und Lebenskrise auslösen kann, sollten rehabilitative Maßnahmen zur beruflichen, sozialen und medizinischen Wiederherstellung bereits im Krankenhaus einsetzen, damit der Patient so früh wie möglich wieder in sein gewohntes Umfeld eingegliedert werden kann. Dabei ist es sinnvoll, die Umgebung des Patienten wohnlich zu gestalten. Angehörige dürfen z.B. Bilder, Fotos oder kleinere Einrichtungsgegenstände von zu Hause mitbringen, die dem Patienten wichtig sind und ihn an daheim erinnern. So wird er zur Mitarbeit am Genesungsprozess motiviert, um bald wieder in seinem vertrauten Umfeld sein zu können.

☺ Kommunizieren

Angesichts ihres Zustandes empfinden sehr viele Patienten mit Herzerkrankungen Angst und Unsicherheit, die sich in akut lebensbedrohlichen Situationen zu panischer Todesangst steigern können. Nicht alle Patienten aber können diese Gefühle in Worte fassen, auch Apathie, Aggression oder andere Verhaltensweisen können Ausdruck dieser tiefen Krise sein. Um die Gefühle des Patienten zu verstehen und um mit solchen Emotionen umgehen zu können, brauchen Pflegende fundierte kommunikative Kompetenzen. Durch Zuhören, Sich-Einfühlen, Ernst-Nehmen, Verstehen, Beraten und Aufklären helfen Pflegende dem Patienten, seine Angst zu akzeptieren und mit ihr umzugehen.

Eine gleichberechtigte Kommunikation ermöglicht die Entwicklung einer partnerschaftlichen Beziehung zwischen Pflegenden und Patient. In einer solchen Beziehung fällt es weitaus leichter, Pflegeziele und -maßnahmen mit dem Patienten gemeinsam zu erarbeiten und zu verfolgen.

⚕ Ruhen und schlafen

Das Herz ist für viele *das* zentrale und lebenswichtige Organ schlechthin. Dementsprechend wird eine Herzerkrankung (mehr als andere, vielleicht ebenso gefährliche Erkrankungen) gleichgesetzt mit einer akuten Bedrohung der Lebensfähigkeit. Nicht wenige

herzkranke Patienten fürchten sich deshalb davor, abends einzuschlafen und am Morgen darauf nicht mehr aufzuwachen. Andere wiederum hält das Wahrnehmen des eigenen, vielleicht sogar unregelmäßigen Herzschlages wach. Darüber hinaus können die Geräusche medizinischer Apparaturen und die engmaschigen Kontrollen der Pflegenden die Nachtruhe beeinträchtigen. Alle diese Störfaktoren werden am Abend und in der Nacht besonders intensiv wahrgenommen, weil dann die Hektik, die Geräuschkulisse und die Ablenkung des Tages fehlen und dadurch den „leisen Tönen" Raum gegeben wird.

Bevor in solchen Situationen auf schlaffördernde Arzneimittel zurückgegriffen wird, sollten erst schonendere Maßnahmen ausprobiert werden. Oft können auch ein warmes Fußbad, eine beruhigende Teil- oder Ganzwaschung, Ohrenstöpsel oder Abschalten des Tons der Geräte (sofern sie nicht dringend notwendig sind) die Schlafprobleme des Patienten lösen.

6.2.2 Pulskontrolle

⚕ **(Arterien-)Puls:** Anstoßen der durch den systolischen Blutauswurf des Herzens bedingten Blutwelle an den (arteriellen) Gefäßwänden. Gehört wie Blutdruck (☞ 7.1) und Atmung (☞ 8.1) zu den Vitalzeichen und gibt Auskunft über die aktuelle Herz- und Kreislaufsituation. Das Pulsieren der Arterien kann gelegentlich mit bloßem Auge gesehen werden, zur Messung wird der Puls jedoch ertastet.

Als **Venenpuls** werden die in die großen Venen fortgeleiteten, vom Herzschlag abhängigen Druck- und Volumenschwankungen des rechten Vorhofs bezeichnet. Der Venenpuls ist beim Gesunden an der V. jugularis externa sichtbar.

Pulsfrequenz: Anzahl der Pulswellen pro Minute. Entspricht beim Gesunden der Herzfrequenz.

Ermitteln der Pulsfrequenz

Der Puls kann überall da getastet werden, wo eine oberflächliche Arterie gegen einen Knochen gedrückt werden kann, üblicherweise an der A. radialis, aber auch an der A. carotis am Hals oder der A. femoralis in der Leistenbeuge. Zum Tasten werden Zeige-, Mittel- und Ringfinger parallel auf die Haut über der Arterie gelegt und leicht aufgedrückt.

Zum *Ermitteln der Pulsfrequenz* wird eine Uhr mit Sekundenzeiger oder eine Pulsuhr (ähnlich einer Sanduhr) benötigt. Die Pulswellen werden 15 Sekunden lang gezählt und mit 4 multipliziert. Bei Patientenneuaufnahmen, postoperativ oder bei Pulsarrhythmien werden 60 Sekunden durchgezählt. Pulsarrhythmien sind bei der Dokumentation in der Patientenkurve besonders zu kennzeichnen.

> ☝ **Normalwerte der Pulsfrequenz für Erwachsene**
> - Männer: 60 – 70 Schläge/Min.*
> - Frauen: 70 – 75 Schläge/Min.*
> - Hohes Lebensalter: 80 – 85 Schläge/Min.
>
> * Leistungssportler in Ruhe erheblich weniger

Liegt die Herzfrequenz beim Erwachsenen über 100 Schlägen/Minute, spricht man von einer **Tachykardie** (☞ Tab. 6.12 und 6.7.2). Eine Herzfrequenz beim Erwachsenen unter 60 Schlägen/Minute wird als **Bradykardie** (☞ Tab. 6.12 und 6.7.4) bezeichnet.

Bei einem **Pulsdefizit** kommen nicht alle vom Herz ausgehenden Pulswellen in der Peripherie an. Die *peripher* ermittelte Pulsfrequenz liegt unter der *zentralen*, im EKG (☞ 6.4.2) oder durch Auskultation nachweisbaren Herzfrequenz. Meist handelt es sich um zu *schwache* Muskelkontraktionen. Ein Pulsdefizit muss stets durch den Arzt überprüft und bestätigt werden. In aller Regel wird bei einem Pulsdefizit die (zentrale) Herzfrequenz dokumentiert und als solche gekennzeichnet.

Pulsrhythmus

Beim Gesunden ist der Puls regelmäßig, d.h. der Abstand zwischen zwei Herzschlägen ist immer gleich. Physiologisch sind aber geringe Schwankungen mit der Atmung (beim Einatmen wird der Puls schneller, beim Ausatmen wieder langsamer, **respiratorische Arrhythmie** genannt). Andere Unregelmäßigkeiten des Pulses, also **Arrhythmien**, *können* Zeichen krankhafter Herzrhythmusstörungen sein. Daher informieren die Pflegenden bei neu aufgetretenen Puls-

arrhythmien stets den Arzt. Tabelle 6.12 beschreibt wichtige Herzrhythmen mit ihren Besonderheiten.

Pulsqualität

Die **Pulsqualität** umfasst Spannung und Füllung des Pulses:
- Die **Spannung** *(Härte)* ist von der Intensität der Kammerkontraktion abhängig. Je nachdem, welchen Widerstand die Pulswelle dem Druck der Fingerkuppen entgegensetzt, handelt es sich um einen *weichen* oder einen *harten* Puls. Gering ist der Widerstand bei Hypotonie, Fieber oder Herzinsuffizienz. Ein harter Puls kommt z.B. bei Hypertonie und Arteriosklerose vor. Als *Druckpuls* wird der harte, langsame Puls bei Hirndrucksteigerung bezeichnet
- Die **Füllung** der Pulswelle hängt vom Schlagvolumen und der Elastizität der Arterienwände ab. Voll (und hart) fühlt er sich beim Druckpuls an, schlecht gefüllt bei Hypotonie, *fadenförmig* bei Schock und Kreislaufversagen.

Der Puls des Gesunden ist weich und gut gefüllt. Die korrekte Ermittlung der Pulsfrequenz und die richtige Beurteilung von Pulsqualität und -rhythmus erfordern intensive Übung.

6.2.3 Messung des zentralen Venendruckes

> ⊡ *Zentraler Venendruck* (kurz **ZVD**): Blutdruck im intrathorakalen Hohlvenensystem. Maß für die Funktion des rechten Herzens und den Füllungszustand des venösen Systems.

	Beschreibung	Besonderheiten
Sinusrhythmus	Regelmäßig, durch Sinusknoten gesteuert	
Extrasystole	Zusätzlicher Herzschlag, evtl. mit anschließender kompensatorischer Pause	Die kompensatorische Pause wird als Aussetzen des Herzschlags oder Herzstolpern empfunden
Bradykarder Rhythmus	Frequenz < 60/Min. (bei Erwachsenen)	Oft liegt eine Rhythmusstörung vor
Tachykarder Rhythmus	Frequenz > 100/Min. (bei Erwachsenen)	Eine Tachykardie ist physiologisch bei Stress und Sport
Supraventrikuläre Tachykardie	100 – 250 Vorhofkontraktionen/Min.	Durch Überleitung aller Erregungen auf die Kammer resultiert auch ein schneller Kammerrhythmus
Vorhofflattern	250 – 350 Vorhofkontraktionen/Min.	Bei Vorhofflattern und -flimmern werden die Vorhoferregungen nur teilweise an die Kammern weitergegeben; bei Vorhofflattern resultiert oft eine regelmäßige Pulsbeschleunigung auf ca. 140/Min. (durch 2 : 1 Überleitung)
Vorhofflimmern (absolute Arrhythmie)	350 – 600 Vorhofkontraktionen/Min.	Bei Vorhofflimmern besteht ein unregelmäßiger peripherer Puls mit langsamen, normalen oder erhöhten Frequenzen
Kammertachykardie	100 – 250 Kammerkontraktionen/Min.	Bei bis zu 200 Pulsschlägen/Min. ist der Puls noch tastbar, darüber hinaus spürt man keinen Puls mehr
Kammerflattern Kammerflimmern	250 – 350 Kammerkontraktionen/Min. 350 – 600 Kammerkontraktionen/Min.	Das in die Gefäße ausgestoßene Herzminutenvolumen ist minimal. Ohne rasches Eingreifen stirbt der Betroffene

Tab. 6.12: Herzrhythmusstörungen. Für detailliertere Informationen ☞ 6.7.

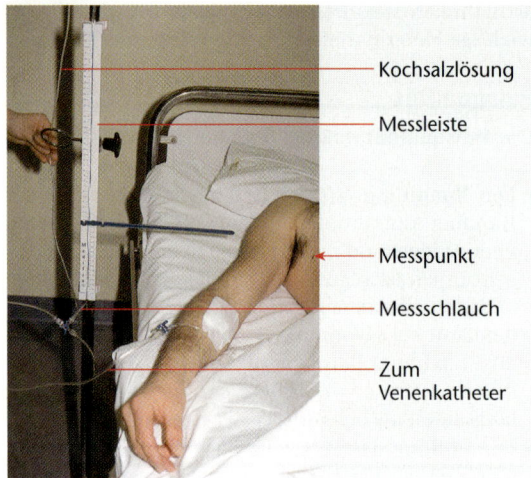

Abb. 6.13: Komplettes ZVD-Messsystem mit Messleiste. [M161]

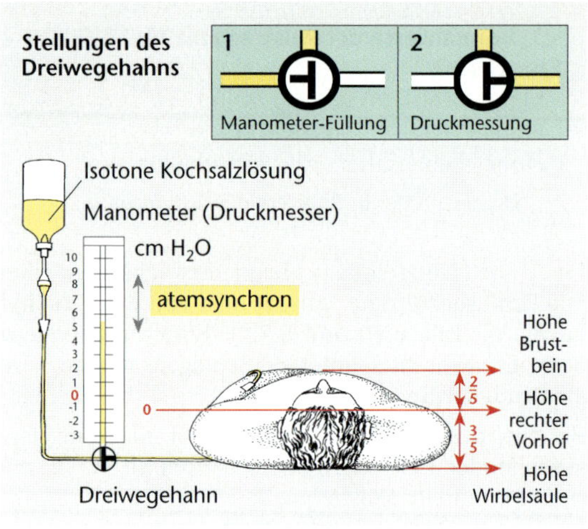

Abb. 6.17: Messprinzip der ZVD-Messung. [A400]

Gemessen wird der ZVD in der V. cava superior unmittelbar vor dem rechten Vorhof. Voraussetzung ist ein korrekt liegender zentraler Venenkatheter (ZVK ☞ 2.5.10).

Hauptindikationen der ZVD-Messung sind die Überwachung des Flüssigkeitshaushaltes von Schwerkranken (z.B. bei Schockgefahr, hochgradiger Herzinsuffizienz oder ausgedehnten Verbrennungen), während einer Infusionstherapie sowie die Ergänzung der Diagnostik mechanischer Störungen des Blutstroms zum oder im Herzen (z.B. bei Erkrankungen des Perikards). Die ZVD-Messung gehört zu den Aufgaben der Pflegenden und geschieht auf ärztliche Anordnung.

Der normale ZVD beträgt 2 – 12 cm H_2O bzw. 1,5 – 9 mmHg. Atemabhängig treten geringe Schwankungen auf. Bei Hypovolämie (Volumenmangel) ist der ZVD erniedrigt, bei Hypervolämie, Herzinsuffizienz (vor allem Rechtsherzinsuffizienz ☞ 6.6.1, 6.6.2), Lungenembolie (☞ 8.10.1) oder **Perikardtamponade** (*Herzbeuteltamponade*, Flüssigkeitsansammlung im Herzbeutel mit Kompression des Herzens) erhöht.

Elektronische Messung des ZVD

Verschiedene Monitoranlagen und Druckwandler auf Intensivstationen bieten die Möglichkeit, den ZVD kontinuierlich zu messen. Die Maßeinheit ist dann meist mmHg. Angaben über Verwendung der benötigten Materialien und Durchführung der Messung werden von den jeweiligen Firmen herausgegeben.

Die elektronische Messung setzt eine Einweisung gemäß des *Medizinproduktegesetzes* (MPG) voraus.

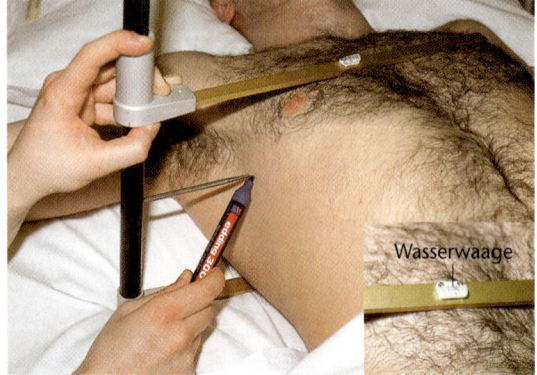

Abb. 6.14: Bestimmung des ZVD-Messpunkts mit der Thoraxschublehre. Der untere Schenkel der Thoraxschublehre wird unter den Thorax des Patienten geschoben, der obere Schenkel auf die vordere Thoraxwand gesenkt. Befindet sich die Wasserwaage im Lot (Ausschnittsfoto), so zeigt der Stahlstift auf den Messpunkt, der mit einem Stift auf der Thoraxwand markiert wird. [M161]

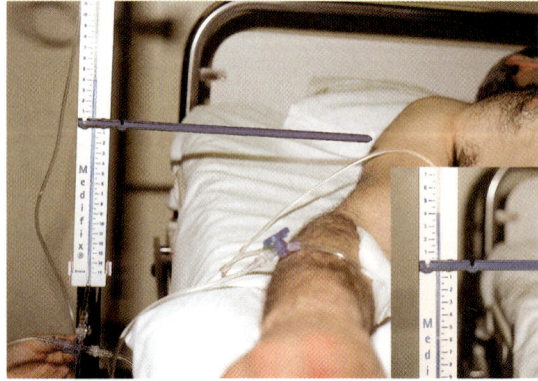

Abb. 6.15: Ablesen des Messwertes. Der Dreiwegehahn ist in Richtung Patient – Messschenkel geöffnet. Der Messwert lässt sich an der Oberkante des Flüssigkeitsspiegels ablesen.
Das Detailfoto zeigt, wie der Messwert abgelesen wird: der Messwert ist hier + 8,0 cm H_2O.
[M161]

Durchführung der ZVD-Messung mit einer Wassersäule

Benötigtes Material	• Händedesinfektionsmittel, Desinfektionsspray • Thoraxschublehre mit eingebauter Wasserwaage (☞ Abb. 6.14) oder Metermaß • Wasserfester Markierungsstift • ZVD-System (☞ Abb. 6.13), bestehend aus Dreiwegehahn, Verbindungsschlauch zum ZVK, Verbindungsschlauch zur Infusion (mit Tropfkammer, Luftfilter und Einstichdorn) sowie Verbindungsschlauch zur Messleiste (☞ unten) mit Bakterienfilter	• Infusionsständer und Messleiste (in cm H_2O graduiert) • NaCl 0,9 % zur Infusion (möglichst 100- oder 200-ml-Flasche, da dies wegen des geringen Verbrauchs wirtschaftlicher ist)
Vorbereitungen	• Bereithängende NaCl-Infusion überprüfen, ggf. neue Infusion vorbereiten • Messleiste an den Infusionsständer klemmen (Nullpunkt etwa in Patientenniveau) • Stopfen der Infusionsflasche desinfizieren, Einwirkzeit beachten • Hände desinfizieren • Sterile Verpackung des ZVD-Sets öffnen • Dorn des Infusionssystems in die Infusionsflasche einstechen • Rollenklemme des Infusionssystems schließen • Infusionsflasche am Infusionsständer aufhängen • Messschlauch mit Filterende nach oben in die dafür vorgesehenen Halterungen der Messleiste klemmen, dabei Verbindungsleitung zum Patienten nicht auf den Boden fallen lassen	• Luftfilter an der Tropfkammer schließen, Flüssigkeitsspiegel in der Tropfkammer schaffen • Entlüften von Infusionssystem, Verbindungsleitung zum Patienten und Messschlauch durch Umschalten des Dreiwegehahns, Öffnen der Rollenklemme und Öffnen des Luftfilters an der Tropfkammer (Messschlauch bis ca. zum Oberrand der Messleiste füllen, Bakterienfilter nicht benetzen). Rollenklemme schließen • Dreiwegehahn in Richtung Infusion – Patient öffnen, in Richtung Patient – Messschlauch muss der Dreiwegehahn geschlossen sein • Verbindungsleitung zum Patienten an der Rollenklemme festklemmen • Patienten informieren, in flache Rückenlage bringen und Thoraxbereich aufdecken
Bestimmung des äußeren Nullpunktes (Der Nullpunkt entspricht der Höhe des rechten Vorhofes)	Mit Thoraxschublehre: • Messpunkt ertasten: 3 – 4 Querfinger oberhalb des Processus xiphoideus (Schwertfortsatz des Brustbeins) • Thoraxschublehre in gleicher Höhe ansetzen und unteren Schenkel unter den Oberkörper des Patienten schieben • Oberen Schenkel der Schublehre an vordere Thoraxwand anlegen und austarieren (☞ Abb. 6.14) • Zeiger zwischen oberem und unterem Schenkel zeigt den Nullpunkt an • Nullpunkt mit wasserfestem Stift markieren, Schublehre entfernen	Mit Maßband: • Messpunkt ertasten (☞ links) • Maßband in gleicher Höhe ansetzen und Abstand zwischen Thoraxoberseite und Matratze messen • Gemessenen Abstand durch 5 teilen • Der äußere Nullpunkt liegt zwischen den oberen 2/5 und den unteren 3/5 • Nullpunkt mit wasserfestem Stift markieren, Maßband entfernen
Messvorgang	• Den Zeiger an der Messleiste mit dem äußeren Nullpunkt auf gleiche Höhe bringen. Dazu die Messleiste am Infusionsständer verschieben oder das Bett in der Höhe verstellen • Verbindungsleitung des ZVD-Sets zum Patienten mit dem Dreiwegehahn des Venenkatheters verbinden • Parallellaufende Infusionen unterbrechen (z.B. durch Schließen der Rollenklemme) • Dreiwegehahn des Venenkatheters in Richtung Patient – ZVD-Set öffnen • Rollenklemme kurz öffnen, um den Venenkatheter mit NaCl-Infusion langsam durchzuspülen • Rollenklemme schließen • Dreiwegehahn des ZVD-Systems in Richtung Patient – Messleiste öffnen • Flüssigkeitssäule im Messschenkel beobachten. Hat sie sich unter atemsynchronen Schwankungen um einen Messwert eingependelt, entspricht das obere Ende der Flüssigkeitssäule im Messschenkel dem ZVD-Wert (Wert in Augenhöhe ablesen)	• Dreiwegehahn des Venenkatheters zum ZVD-Set schließen und alle gestoppten Infusionen wieder laufen lassen • Dreiwegehahn des ZVD-Systems wieder in Richtung Infusion – Messschenkel öffnen und diesen zur Wiederverwendung auffüllen • Das ZVD-Set sollte zur Infektionsprophylaxe nach Möglichkeit am Dreiwegehahn des Venenkatheters angeschlossen bleiben. Ist dies nicht möglich, ZVD-Set vom Patienten abkoppeln und den Dreiwegehahn des Venenkatheters sowie das Systemende des ZVD-Sets mit sterilen Stöpseln verschließen. Verbindungsleitung zum Patienten unter Wahrung der Sterilität wieder an der Rollenklemme befestigen
Nachsorge	• Patienten bequem lagern • ZVD-Wert und Besonderheiten der Messung (z.B. keine flache Rückenlage des Patienten) dokumentieren	• Materialien entsorgen

Tab. 6.16: Benötigte Materialien und Vorgehen bei der ZVD-Messung.

☲ Vier wichtige Tipps zum richtigen ZVD-Messen

- Zur Infektionsprophylaxe wird das ZVD-Set zusammen mit der Kochsalzlösung im gleichen Intervall wie die übrigen Infusionssysteme gewechselt, also alle 24 – 48 Stunden
- Ein einzelner ZVD-Wert hat eher geringe Aussagekraft, da er von einer nicht überschaubaren Zahl von Einzelfaktoren beeinflusst wird. Erst durch die Beurteilung im Vergleich mehrerer ZVD-Werte und anderer Vitalwerte kann eine Tendenz abgeschätzt werden
- Vor jeder ZVD-Messung wird der Patient in dieselbe Lage (möglichst flache Rückenlage) gebracht, der Nullpunkt überprüft und der Zeiger der Messleiste mit dem angezeichneten Nullpunkt abgestimmt, da die Ergebnisse sonst nicht vergleichbar sind. Abweichungen von der flachen Rückenlage immer dokumentieren
- Ist eine flache Rückenlage für den Patienten nicht möglich, kann auch in einer anderen Lage (immer die gleiche) gemessen werden. Es ist dann jedoch nur eine Verlaufsbeobachtung des ZVD (gleichbleibend, ansteigend oder absinkend) möglich
- Die laufenden Infusionen werden zur ZVD-Messung so kurz wie möglich unterbrochen. Unmittelbar nach der Messung werden die Infusionen fortgesetzt.

6.3 Hauptbeschwerden und Leitbefunde des Herzpatienten

Atemnot (Dyspnoe) ☞ 8.3.1

6.3.1 Schmerzen im Thorax („Herzschmerzen")

⊡ „Herzschmerzen": Im allgemeinen Sprachgebrauch alle Schmerzen in der linken Thoraxhälfte oder hinter dem Sternum *(retrosternal)*.

Nicht nur durch Herzerkrankungen, sondern beispielsweise auch durch Erkrankungen der Wirbelsäule, der Rumpfmuskulatur, des Ösophagus, der Pleura (☞ 8.11) oder des Abdomens (☞ Kapitel 9) bedingt.

Sorgfältige Anamnese und eingehende körperliche Untersuchung erlauben dem (erfahrenen) Arzt zwar eine recht präzise Ursacheneinschätzung. Insbesondere bei erstmaligem Auftreten der Schmerzen ist aber eine Klärung der Ursache ohne Hilfsmittel (z.B. EKG, Ultraschall, Labor, Röntgen) oft nicht möglich.

Die Schmerzanamnese umfasst die aktuellen Beschwerden, das zeitliche Auftreten (Seit wann? Allmählich oder plötzlich einsetzend? Dauerschmerz? Morgenschmerz?), Lokalisation und Ausstrahlung, Schmerzcharakter (z.B. stechend oder dumpf?), Intensität, Verlauf (akut oder chronisch?) und Begleitumstände (Abhängig von Tageszeit, psychischer oder körperlicher Belastung?).

Die wichtigsten Krankheitsbilder, die sich in **retrosternalen Schmerzen** äußern können, sind:

- *Koronare Herzkrankheit* (kurz *KHK* ☞ 6.5.1): Führt eine Verengung der Herzkranzgefäße zu einer Unterversorgung des Herzmuskels mit Sauerstoff, treten vor allem unter körperlicher und psychischer Belastung Herzschmerzen und Engegefühl in der Brust (*Angina pectoris* ☞ 6.5.1) sowie Atemnot auf. Typischerweise strahlen die Angina-pectoris-Schmerzen in den linken Arm oder in den Hals, seltener in den rechten Arm, den Rücken oder den Oberbauch aus und bessern sich auf Gabe von Nitraten (☞ Pharma-Info 6.41) oder bei körperlicher Ruhe. Leitsymptom für den *Herzinfarkt* (☞ 6.5.2) ist bei 2/3 aller Patienten das plötzliche Auftreten heftigster, anhaltender retrosternaler Schmerzen, häufig kombiniert mit Vernichtungsgefühl (Todesangst) und starker Unruhe. Die Schmerzen lassen sich auch durch Ruhe oder Nitratgabe nicht beseitigen
- *Perikarditis* (☞ 6.8.3): Die Schmerzen sind oft ähnlich wie beim Herzinfarkt, aber stärker atem- und lageabhängig (Schmerzverstärkung beim Einatmen und im Liegen). Der Patient berichtet häufig über eine vorausgegangene Erkältungskrankheit, evtl. besteht noch Fieber
- *Lungenembolie* (☞ 8.10.1): Wird ein Gefäß im Lungenkreislauf durch einen Thrombus akut verschlossen, leidet der Patient unter plötzlich einsetzenden, atemabhängigen Brustschmerzen (meist inspiratorisch stärker werdend), Atemnot, Zyanose (☞ unten) und evtl. Schocksymptomatik
- *Aortendissektion* (☞ auch 7.7.9): Der akute Einriss der innersten Schicht der Aortenwand mit nachfolgendem Einbluten in die anderen Wandschichten wird als **Aortendissektion** bezeichnet. Eine Aortendissektion zeigt sich durch einen plötzlichen, reißenden Brustschmerz, häufig in den Rücken ausstrahlend und gelegentlich mit einem kurzen Bewusstseinsverlust oder Kollaps einhergehend. Weitere Zeichen können neurologische Ausfälle, teilweise fehlende Extremitätenpulse oder ein zu niedriger Blutdruck sein, gelegentlich besteht aber der (dann ursächliche) Bluthochdruck fort
- *Hypertone Blutdruckentgleisung* mit *Lungenödem:* Neben einer Angina-pectoris-Symptomatik (☞ oben) sind Blutdruckwerte von mehr als 200 mmHg systolisch bzw. mehr als 100 mmHg diastolisch typisch. Im Vordergrund stehen die Atemnot,

gelegentlich mit Zyanose, und ein schon ohne Stethoskop hörbares, rasselndes oder röchelndes Atemgeräusch
- *Pneumothorax* (☞ 8.9): Neben der Atemnot und den Brustschmerzen sind asymmetrische Atembewegungen und einseitig eingeschränkte oder fehlende Atemgeräusche richtungweisend
- *Erkrankungen des Magen-Darm-Traktes:* In den Thorax ausstrahlende Schmerzen sind möglich bei einer *Ösophagitis* (☞ 9.5.1) oder *Gastritis* (☞ 9.6.2), bei einem *Ulcus ventriculi* oder *duodeni* (☞ 9.6.3) sowie bei *Gallenwegs-* und *Bauchspeicheldrüsenerkrankungen* (☞ 10.6, 10.7).

> ⏳ Jeder akute „Herzschmerz" wird bis zum Beweis des Gegenteils als bedrohlich eingestuft.

Erstmaßnahmen bei akuten retrosternalen oder linksthorakalen Schmerzen

- Arzt benachrichtigen, pflegerische Unterstützung anfordern, Patienten möglichst nicht alleine lassen
- Patienten beruhigen und Vitalzeichen ermitteln: Puls, Blutdruck, Atmung, Hautfarbe, Bewusstsein
- Beengende Kleidungsstücke entfernen und Patienten nach Wunsch lagern (meist Oberkörper-Hochlagerung)
- Ausreichende Sauerstoffzufuhr gewährleisten: evtl. Fenster öffnen, Sauerstoff nach Arztanordnung verabreichen (☞ 8.2.3)
- Bei einem systolischen Blutdruck von mindestens 100 mmHg 1 – 2 Hübe Nitroglycerin-Spray (z.B. Nitrolingual-Spray®) auf Arztanordnung verabreichen. Bei Patienten mit bekannten Herzerkrankungen ist dieses Arzneimittel oft bei der Bedarfsmedikation aufgeführt, so dass nicht bei jeder Schmerzattacke erneut eine ärztliche Anordnung nötig ist
- Vitalzeichen des Patienten weiterhin beobachten und dokumentieren
- EKG (☞ 6.4.2) anmelden oder durch zweite Pflegekraft ableiten lassen (hausinterne Richtlinien beachten), Materialien zur Blutabnahme (☞ 1.5.1) richten.

6.3.2 Herzklopfen, Herzrasen, Herzstolpern

Der Mensch verspürt seinen eigenen Herzschlag nur, wenn er bewusst darauf achtet oder wenn sich Rhythmus, Frequenz oder Qualität der Herzschläge (☞ 6.2.2) auffallend verändern. Dies kann physiologisch sein, etwa bei körperlicher oder psychischer Belastung, kann aber auch auf eine Herzerkrankung hinweisen:
- Als **Herzklopfen** *(Palpitation)* bezeichnet man ganz allgemein das (unangenehme) Spürbarwerden des eigenen Herzschlages

- Beim **Herzrasen** schlägt das Herz zu schnell (Tachykardie). Die Zeit reicht für eine vollständige Füllung und Entleerung der Kammern nicht mehr aus, wodurch sich das Schlagvolumen verringert. Hält das Herzrasen länger an, wird dem Betroffenen schwindelig, evtl. wird er sogar bewusstlos (☞ 6.7.2)
- Mit dem Begriff **Herzstolpern** umschreiben die Betroffenen meist Extrasystolen (☞ 6.7.1).

Erstmaßnahmen bei Herzrasen und -stolpern

Die pflegerischen Erstmaßnahmen entsprechen denen bei unklaren Herzrhythmusstörungen (☞ 6.7):
- Benachrichtigung des Arztes. Patienten möglichst nicht alleine lassen und beruhigen
- Beobachtung und Dokumentation von Pulsfrequenz, -rhythmus, -qualität, Blutdruck, Hautfarbe und Bewusstseinslage. EKG ableiten (lassen) oder Patienten, sofern auf der Station vorhanden, an einen EKG-Monitor anschließen und zur Dokumentation einen langen Streifen ausdrucken lassen (hausinterne Richtlinien beachten)
- Vermeidung von körperlicher Anstrengung
- Bei Atemnot atemunterstützende Maßnahmen (☞ 8.2.2)
- Bei drohendem Herz-Kreislauf-Stillstand (Puls extrem schwach, nicht zählbar oder > 180/Min.) Reanimationsvorbereitung, ggf. unverzügliche Reanimation (☞ 5.3).

6.3.3 Synkopen

> 📇 **Synkope** (griech.: plötzlicher Kräfteverlust): Plötzlich auftretender, reversibler, kurzdauernder Bewusstseinsverlust infolge einer vorübergehenden Minderversorgung des Gehirns mit Sauerstoff oder Glukose.

Die häufigsten und zugleich harmlosesten Formen der Synkope sind die vasovagale und die orthostatische Synkope: Die **vasovagale Synkope** kann z.B. durch Schreck, Angst, Hysterie (häufig zu beobachten auf Rockmusik-Konzerten) oder Aufregung hervorgerufen werden. Häufige Vorboten sind Übelkeit, Schwäche- oder Kältegefühl, Sehstörungen und Schwindel.

Die **orthostatische Synkope** kommt vor allem bei jungen Menschen (Frauen häufiger als Männer) mit niedrigem Blutdruck nach längerem Stehen oder schnellem Aufstehen (besonders bei gleichzeitiger Wärme) vor. Sie ist der vasovagalen Synkope sehr ähnlich. Bei beiden ist die Prognose meist gut, der Kreislauf normalisiert sich in der Regel innerhalb von Sekunden.

Synkopen können aber auch Zeichen ernstzunehmender Erkrankungen sein, z.B.:

- Kardiale Synkopen beim *Adams-Stokes-Anfall* (☞ 6.7.3) oder beim *Herzinfarkt* (☞ 6.5.2)
- Synkopen beim *Karotissinus-Syndrom* (☞ 6.7.4)
- Zerebro-vaskuläre Synkopen bei TIA *(transitorisch ischämische Attacke ☞ 7.8.2)*
- Synkopen durch Stoffwechselstörungen wie etwa bei einer Hypoglykämie (☞ 12.7.5).

Auch bei zerebralen Krampfanfällen kommt es zu einem Bewusstseinsverlust. Dieser wird gelegentlich auch als *zerebrale Synkope* bezeichnet, obwohl es sich strenggenommen nicht um eine Synkope handelt (andere Ursache).

> ᬀ Unabhängig von der Häufigkeit ihres Auftretens muss *jede* Synkope diagnostisch geklärt werden.

Erstmaßnahmen bei Synkopen

- Patienten sofort hinlegen (nicht hinsetzen), dabei Kopf tief und Beine hochlagern *(Schocklage)*
- Pulsfrequenz, -rhythmus und -qualität, Blutdruck, Hautfarbe und Bewusstseinslage überwachen und dokumentieren, nach Möglichkeit EKG ableiten (hausinterne Richtlinien beachten)
- Arzt und weitere Pflegekräfte informieren, dabei Patienten nicht allein lassen
- Konnte der Betroffene nicht rechtzeitig hingelegt werden und ist gestürzt, ihn auf Verletzungen oder Folgeerkrankungen untersuchen (Kopfplatzwunde? Gehirnerschütterung?). Verletzungen ggf. im Rahmen der Ersten Hilfe versorgen.

6.3.4 Zyanose

> ▢ **Zyanose:** Bläulich-rote Verfärbung der Haut und/oder Schleimhäute durch verminderten Sauerstoffgehalt des Blutes. Besonders gut sichtbar im Bereich der Lippen und der Akren (Fingerspitzen, Zehenspitzen, Nasenspitze).

Häufiges Begleitsymptom ist Atemnot. Der „Zyanotiker" leidet oft unter Kopfschmerzen, Müdigkeit und Konzentrationsschwäche, häufig ist ihm kalt.

Zwei häufige Formen der Zyanose werden unterschieden:

- **Zentrale Zyanose** *(pulmonale Zyanose):* Die arterielle O_2-Sättigung ist vermindert, d.h., die Erythrozyten sind nicht vollständig mit Sauerstoff beladen. Häufige Ursachen sind Lungenerkrankungen mit Behinderung des Gasaustausches oder Verlegungen der Lungenstrombahn (z.B. bei der Lungenembolie). Auch Herzfehler, bei denen es über einen Shunt (☞ 6.12.1) zu einer Vermischung von venösem (sauerstoffarmem) und arteriellem (sauerstoffreichem) Blut kommt oder die mit einer Lungenstauung einhergehen, können eine zentra-

le Zyanose hervorrufen. Typisch ist, dass auch gut durchblutete Organe wie etwa die Zunge zyanotisch sind

- **Periphere Zyanose:** Dem Blut wird im Gewebe vermehrt Sauerstoff entzogen (erhöhte Sauerstoffausschöpfung). Sie tritt bei Erkrankungen auf, die mit einer verlangsamten Blutzirkulation einhergehen (z.B. Herzinsuffizienz, Schock), sowie bei einem erhöhten Sauerstoffbedarf der Gewebe. Ein lokal verringertes Sauerstoffangebot, etwa bei einem durch pAVK (☞ 7.7.2) minderdurchbluteten Fuß, führt zu einer lokalen Zyanose. Auch Kälte führt durch Vasokonstriktion zu einer Zyanose.

Da eine Zyanose erst dann sichtbar wird, wenn das Blut mindestens (30 –)50 g/l reduziertes (nicht mit Sauerstoff beladenes) Hämoglobin enthält, entwickeln Patienten mit einer Polyglobulie (☞ 13.6.8) häufig, solche mit einer Anämie (☞ 13.6.1) selten eine Zyanose.

▤ Pflegerische Maßnahmen bei Zyanose

Insbesondere bei gefährdeten Patienten achten die Pflegenden bei allen Pflegemaßnahmen auf eine (zunehmende) Zyanose. Am besten können Veränderungen der Haut und Schleimhäute während der Ganzkörperwäsche beurteilt werden.

Da Patienten mit einer Zyanose häufig frieren, sorgen die Pflegenden für ausreichende Wärme. Weitere Pflegemaßnahmen richten sich nach der Grunderkrankung, die zu der Zyanose geführt hat.

Atemunterstützende Maßnahmen ☞ 8.2.2
Maßnahmen bei akuter Atemnot ☞ 8.3.1

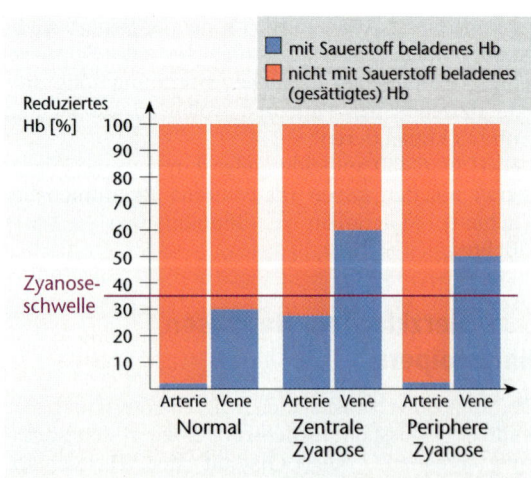

Abb. 6.18: Gehalt des Blutes an reduziertem Hämoglobin (Hb). Zu einer Zyanose kommt es, wenn mehr als ein Drittel der Hämoglobinmoleküle der Erythrozyten nicht mit Sauerstoff beladen sind, entweder durch erhöhte Sauerstoffausschöpfung im Gewebe (periphere Zyanose) oder durch unvollständige Sauerstoffbeladung in der Lunge (zentrale Zyanose). Die Zyanoseschwelle gilt für einen normalen Gesamthämoglobingehalt des Blutes (Details ☞ Text).

6.4 Der Weg zur Diagnose in der Kardiologie

6.4.1 Anamnese und körperliche Untersuchung

Anamnese

Viele Symptome eines Herzkranken können vorübergehend auch beim Gesunden oder bei anderen Erkrankungen auftreten und werden deshalb nicht sofort mit dem Herzen in Verbindung gebracht. Häufig nehmen die Betroffenen die Veränderungen zudem nicht wahr, weil sie langsam über Monate entstehen. Fragen zur Vorgeschichte sollten sich daher nicht nur auf die Leitsymptome (☞ 6.3.1 – 6.3.4) erstrecken, sondern auch auf weitere Symptome wie:

- Beinödeme oder Gewichtszunahme als Zeichen von Wassereinlagerungen (z.B. bei Herzinsuffizienz ☞ 6.6)
- Vermehrtes nächtliches Wasserlassen (z.B. bei Herzinsuffizienz, aber auch bei Prostatavergrößerung ☞ 3.8 oder großer Trinkmenge am Abend)
- Verminderte Belastungsfähigkeit und vermehrte Atemnot, die nicht nur Symptom zahlreicher Herzerkrankungen sind, sondern beispielsweise auch bei Infekten auftreten können.

Außerdem erfragt der Untersucher gezielt die kardiovaskulären Risikofaktoren, allen voran Rauchen, Fettstoffwechselstörungen, Diabetes mellitus und arterielle Hypertonie.

Körperliche Untersuchung

Bei der allgemeinen körperlichen Untersuchung achtet der Untersucher besonders auf Ödeme oder eine Lebervergrößerung als Zeichen einer Herzinsuffizienz. Wichtig sind auch Hautfarbe, Atemfrequenz, Tolerieren des flachen Liegens und (Hals-)Venenfüllung. Gezielte Untersuchungen bei Verdacht auf Herzerkrankungen sind Inspektion und Palpation des Thorax, Auskultation von Herz und Lunge, Fühlen des Pulses (☞ 6.2.2) und Blutdruckmessung (☞ 7.4.2).

Inspektion und Palpation des Thorax

Der Brustkorb eines herzkranken Patienten ist äußerlich meist unauffällig.

Bei der *Palpation* des Thorax wird nach dem **Herzspitzenstoß** getastet. Da die Längsachse des Herzens nach links, vorne und unten zeigt, liegt die Herzspitze sehr nah an der Thoraxwand, und jeder Herzschlag überträgt sich als Stoß von der Herzspitze auf die Thoraxwand. Durch Betasten der Thoraxwand lässt sich die ungefähre Lage der Herzspitze feststellen. Der Herzspitzenstoß sollte dort liegen, wo eine von der linken Schlüsselbeinmitte *(Medioklavikularlinie)* nach unten gezogene Linie den

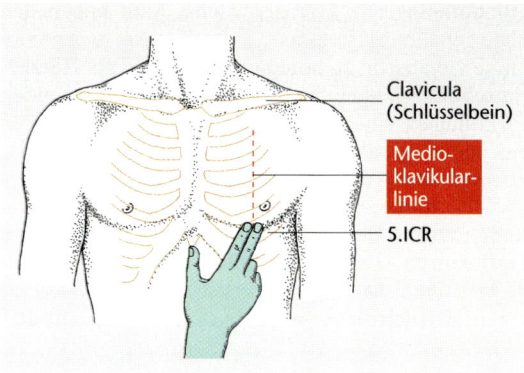

Abb. 6.19: Palpation des Herzspitzenstoßes. Die erste tastbare Rippe unter der Clavicula ist die 2. Rippe, darunter liegt der 2. Interkostalraum. [A400-190]

5. Zwischenrippenraum *(Interkostalraum)* kreuzt. Ist er weiter lateral oder über eine Breite von mehr als 2 cm zu spüren, ist das Herz möglicherweise krankhaft vergrößert.

Durch Abklopfen der Wirbelsäule und Palpation der prävertebralen Muskulatur und der Thoraxwand lassen sich Hinweise auf andere Ursachen der „Herzbeschwerden" finden, z.B. von der Wirbelsäule ausgehende Nervenreizungen, die zum Herzbereich ausstrahlen *(Interkostalneuralgie)*. Bei einem lokal auslösbaren Schmerz ist eine Herzerkrankung unwahrscheinlich.

Die Auskultation des Herzens

Physiologisch: die beiden Herztöne. Das Herz arbeitet nicht lautlos. Die bei der Herztätigkeit erzeugten Schwingungen werden auf den Brustkorb übertragen, wo sie von außen mit einem Stethoskop zu hören sind (☞ Abb. 6.20). Als **Herztöne** werden dabei in der Regel die kurzen Schallphänomene bezeichnet, die bei jeder Herzaktion auftreten.

Beim Erwachsenen lassen sich am gesunden Herzen *zwei* Herztöne auskultieren:

- Den **ersten Herzton** hört man in der Anspannungsphase der Kammern (Kammersystole), deswegen heißt er auch *Anspannungston.* Er kommt durch den Schluss der Mitral- und Trikuspidalklappe sowie die ruckartigen Kontraktionen des Kammermyokards zustande, durch die das Blut in den Kammern in Schwingungen gerät
- Der **zweite Herzton** entsteht durch das „Zuschlagen" der Aorten- und der Pulmonalklappe. Er kennzeichnet das Ende der Systole.

Bei Kindern und Jugendlichen lässt sich gelegentlich ein **dritter Herzton** während der Füllungsphase der Kammern (Diastole) auskultieren, dem im Gegensatz zum dritten Herzton des (älteren) Erwachsenen kein Krankheitswert zukommt.

Oft pathologisch: Herzgeräusche. Sind neben den oben genannten Herztönen weitere, meist länger dauernde Geräusche zu hören, werden diese als **Herzgeräusche** bezeichnet. Sie können auch beim Gesunden vorkommen, sind jedoch oft krankhaft und weisen auf einen gestörten Blutfluss hin. Beispielsweise „zwängt" sich das Blut bei einer *Klappenstenose* (☞ 6.11) durch eine zu enge Öffnung. Dadurch entstehen Wirbel, die – ähnlich wie bei einer Flussenge – Turbulenzen erzeugen. Schließt eine Klappe nicht dicht, kommt es zum „Zurückschwappen" *(Reflux)* von Blut. Auch dies erzeugt abnorme Herzgeräusche.

> 🕮 Lässt sich ein Herzgeräusch während der Kammersystole auskultieren, handelt es sich um ein **Systolikum,** ist es während der Kammerdiastole zu hören, um ein **Diastolikum.**

Wichtig ist nicht nur, ob ein Geräusch während der Systole oder Diastole hörbar ist, sondern auch, ob es im zeitlichen Verlauf lauter oder leiser wird, wo genau es am lautesten zu hören ist *(Punctum maximum)* und wie es sich verhält, wenn der Patient seine Körperlage verändert.

Aufgrund der zeitlichen Zuordnung der Herzgeräusche kann der Arzt oft bereits den Verdacht auf einen bestimmten Herzklappenfehler äußern.

Nach ihrer Lautstärke werden die Herzgeräusche von 1/6 (sehr leises Herzgeräusch, das nur in einer Atempause in geräuschloser Umgebung hörbar ist) bis 6/6 (sehr lautes, ohne Stethoskop hörbares *Distanzge-*

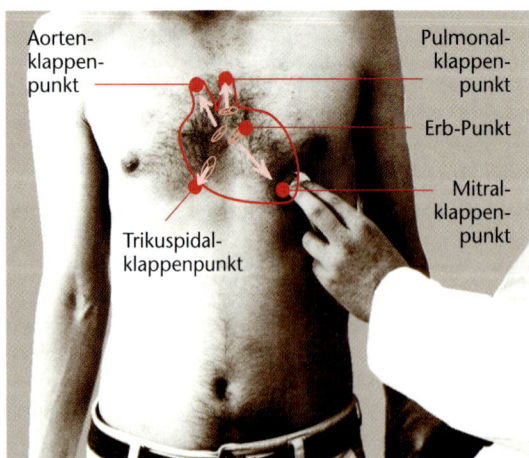

Abb. 6.20: Auskultationspunkte des Herzens. Eingezeichnet sind die Abbildungen **(Projektionen)** der Klappen auf die Thoraxwand und die besten Abhörstellen für die einzelnen Klappen. Die Pfeile markieren die Richtung des Blutstroms, der das Klappengeräusch fortleitet. Am **Erb-Punkt,** der sich im 3. ICR links neben dem Sternum befindet, kann man am besten alle Herztöne gleichzeitig hören und sich so einen ersten Überblick über die Herzaktionen verschaffen. [A400]

räusch) eingeteilt. Dabei ist die Lautstärke des Geräusches kein Maß für die Schwere der Herzerkrankung.

6.4.2 Elektrokardiogramm (EKG)

Bei der Weiterleitung des elektrischen Impulses über das Herz (☞ 6.1) entsteht ein geringer Stromfluss, der sich über die Herzoberflächen hinaus bis auf die Körperoberflächen ausbreitet und sich an der Thoraxwand oder an Armen und Beinen messen lässt. Diese Stromflusskurve des Herzens heißt *Elektrokardiogramm* oder kurz **EKG.**

Das EKG gibt zum einen Auskunft über den Herzrhythmus, zum anderen über die Erregung der Arbeitsmuskulatur des Herzens (Myokard). Ist z.B. ein Teil des Muskelgewebes abgestorben (etwa nach einem Herzinfarkt ☞ 6.5.2), wird hier der Strom nicht mehr weitergeleitet. Das betroffene Gebiet ist elektrisch stumm.

Wird in der Klinik von einem „EKG" gesprochen, so ist das von der Körperoberfläche abgeleitete **Oberflächen-EKG** gemeint, das in den Folgeabschnitten genauer dargestellt werden soll. Bei besonderen Fragestellungen kann ein EKG unter entsprechenden räumlichen, apparativen und personellen Voraussetzungen auch von der Speiseröhre aus (**Ösophagus-EKG,** heute kaum noch durchgeführt) oder von den Höhlen des rechten Herzens aus (**intrakardiales EKG** ☞ 6.4.6) registriert werden.

Meist wird ein **Ruhe-EKG** abgeleitet, bei dem der Patient ruhig auf einer Liege oder im Bett liegt. Sonderformen des EKGs sind das **Belastungs-EKG** und das **Langzeit-EKG** (☞ 6.4.3 und 6.4.4). Bei einem **Monitor-EKG** wird das EKG zur Überwachung des Patienten kontinuierlich abgeleitet. Die Herzströme sind auf dem Monitor sichtbar und können bei Bedarf ausgedruckt werden.

Indikationen für ein EKG

Ein EKG wird abgeleitet bei Verdacht auf Herzerkrankungen, zur Herzschrittmacherkontrolle (☞ 6.7.5), bei der Gesundheitsvorsorge durch den Hausarzt, zur Überprüfung vor Operationen und als Monitor-EKG bei Notfall-Patienten, Intensiv-Patienten und während jeder Operation.

Vorbereitung eines EKGs
Benötigtes Material
- EKG-Gerät mit 10 Elektrodenkabeln und einer Rolle EKG-Papier
- Klemm- oder Saugelektroden oder selbstklebende Einmal-Elektroden
- Ggf. EKG-Monitor
- Ggf. Elektrodengel und/oder Elektrodenpapier
- Ggf. Einmalrasierer für die Brustbehaarung.

Elektrode	Ableitungsort	Elektrodenfarbe
1. Elektrode	Rechter Arm	🟥
2. Elektrode	Linker Arm	🟨
3. Elektrode	Linkes Bein	🟩
4. Elektrode (Erdung)	Rechtes Bein	⬛

Merkregel für 1. – 3. Elektrode: Ampelfarben im Uhrzeigersinn, beginnend mit rot beim rechten Arm

Tab. 6.21: Farbvereinbarungen der Elektroden bei der bipolaren Extremitätenableitung nach Einthoven.

Der Patient soll den Oberkörper, die Unterarme und die Unterschenkel freimachen. Seine Füße sollen Metallteile des Bettgestells nicht berühren, da hierdurch die Impulsübertragung gestört wird.

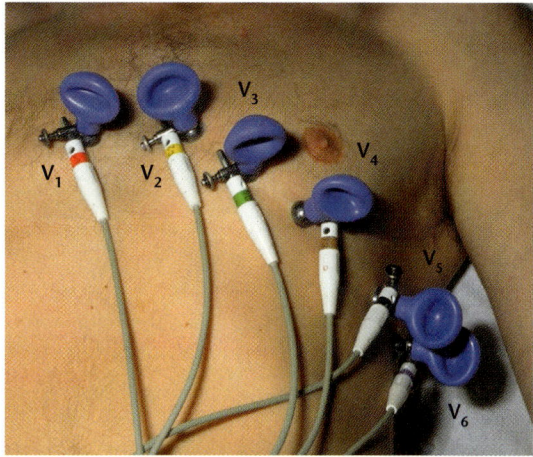

Abb. 6.22: Korrekt angelegte Brustwandableitungen mit Saugelektroden. [D200]

Durchführung eines EKGs

Um standardisierte und damit auswertbare Ergebnisse zu erhalten, sind die Punkte zur Ableitung der Herzströme genau definiert. Auf diesen Punkten werden die Elektroden angebracht. Zur Steigerung der Leitfähigkeit werden bei Klemmelektroden feuchte Elektrodenpapierstreifen zwischengelegt, auf Saugelektroden wird Elektroden-Gel oder eine andere leitfähige Flüssigkeit aufgetragen. Selbstklebende Einmal-Elektroden enthalten das Gel unter der Folie. Haften alle Elektroden gut, werden sie mit den Ableitungen des Gerätes verbunden. Dann kann das Gerät eingeschaltet und die Herzstromkurve abgeleitet werden. Der *Elektrokardiograph* zeichnet die Ströme auf einem Streifen Papier auf.

Es gibt unterschiedliche Ableitungssysteme. Die beiden gebräuchlichsten sind hier genannt, und zwar die *Extremitätenableitungen* und die *unipolaren Brustwandableitungen*.

Extremitätenableitungen nach Einthoven und Goldberger

Für die **Extremitätenableitungen** werden die Elektroden ca. 2 cm oberhalb der Fuß- oder Handgelenke angebracht und mit den Ableitungen des Gerätes verbunden. Der genaue Ort spielt hier im Gegensatz zu den Brustwandableitungen keine entscheidende Rolle. Die verschiedenfarbenen Kabel sind folgendermaßen anzuschließen:

Bei den **bipolaren Extremitätenableitungen nach Einthoven** wird jeweils die Spannung zwischen zwei Extremitäten registriert. Die Ableitungen werden definitionsgemäß als Ableitungen I, II und III bezeichnet (☞ Abb. 6.23). Bei den **unipolaren Extremitätenableitungen nach Goldberger** wird die Spannung zwischen einer Extremität und einem „elektrischen Nullpunkt" gemessen. Der elektrische Nullpunkt wird durch Zusammenschluss von zwei Elektroden

erreicht, benannt wird die jeweilige Ableitung nach der dritten, „empfindlichen" Elektrode (aVR = rechter Arm, aVL = linker Arm, aVF = linker Fuß, a = augmented = verstärkt ☞ Abb. 6.23).

Unipolare Brustwandableitungen nach Wilson

Für die **unipolaren Brustwandableitungen nach Wilson** werden die Elektroden genau an den unten genannten Punkten angebracht und mit den Ableitungen des Gerätes verbunden (☞ Abb. 6.24). Die Brustwandableitungen werden mit V_1 bis V_6 bezeichnet und folgendermaßen angelegt:

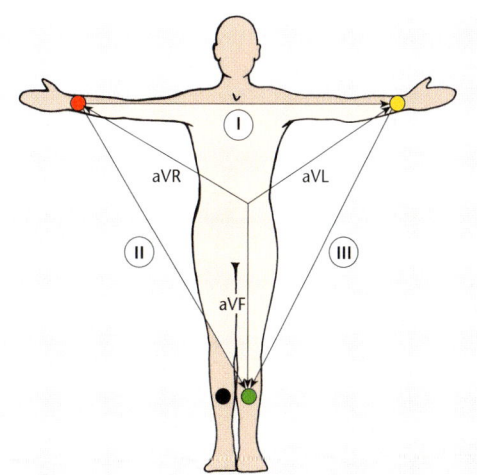

Abb. 6.23: Extremitätenableitungen.
Ableitungen I, II, III: Bipolare Extremitätenableitungen nach Einthoven.
Ableitungen aVR, aVL, aVF: Unipolare Extremitätenableitungen nach Goldberger. [L157]

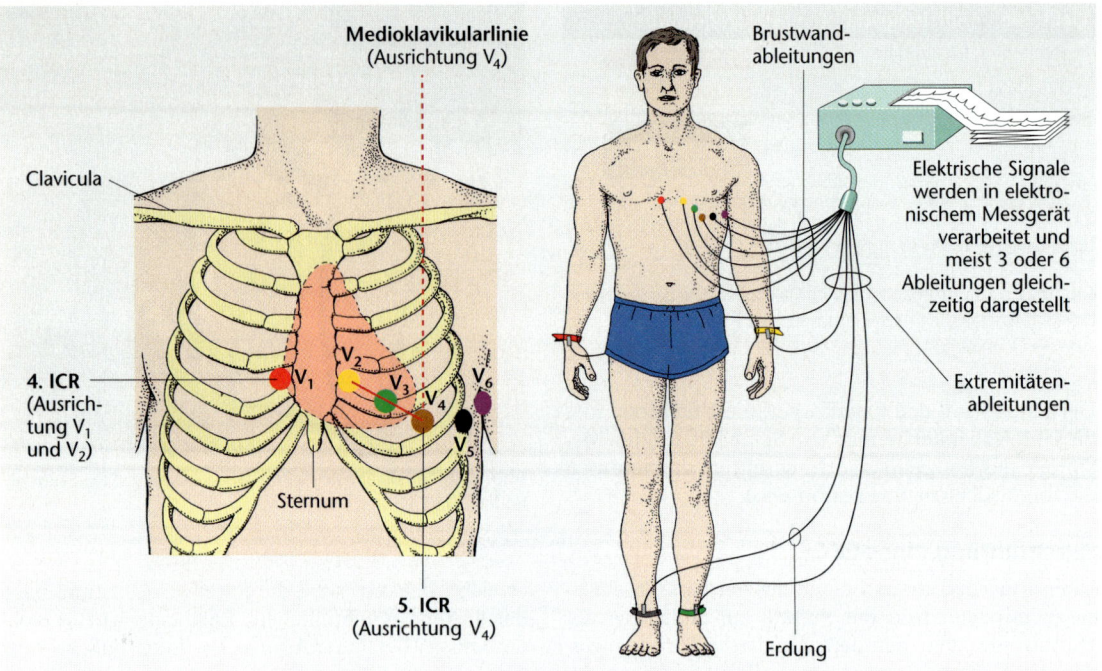

Abb. 6.24: Platzierung der EKG-Elektroden an der Brustwand und den Extremitäten. Man unterscheidet die 6 Extremitätenableitungen I, II, II, aVR, aVL und aVF von den 6 Brustwandableitungen V_1 bis V_6. Üblicherweise werden beide Verfahren gemeinsam durchgeführt. [A400]

- V_1 = rechts parasternal (am Sternumrand) im 4. ICR (Interkostalraum)
- V_2 = links parasternal im 4. ICR
- V_3 = auf der 5. Rippe zwischen V_2 und V_4 (etwas oberhalb der Herzspitze)
- V_4 = in der linken Medioklavikularlinie (MCL) im 5. ICR links (Herzspitze, bei Patientinnen mit großen Brüsten wird die Elektrode unter der Brustfalte befestigt)
- V_5 = vordere Axillarlinie (am vorderen Rand der Achselhöhle) links in Höhe V_4

- V_6 = mittlere Axillarlinie links in Höhe V_4.

Bei speziellen Fragestellungen, etwa zur genauen Beurteilung der Herzhinterwand oder des rechten Herzens, können noch weitere Ableitungen angelegt werden:

- V_7 auf der gleichen Höhe wie V_6, jedoch in der hinteren Axillarlinie
- V_8 in gleicher Höhe wie V_7 in der Mitte des Schulterblatts
- V_9 in gleicher Höhe wie V_7 links neben der Wirbelsäule
- $V_{3R} - V_{6R}$ auf der rechten Körperhälfte spiegelbildlich zu $V_3 - V_6$.

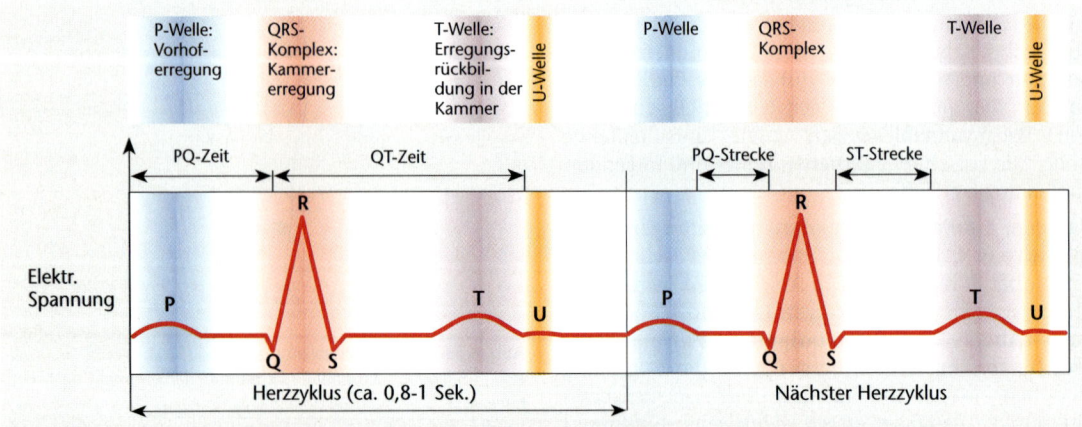

Abb. 6.25: Zacken, Wellen, Strecken und Komplexe im EKG (Ableitung II). [A400]

Diese Ableitungen werden vom Arzt ausdrücklich angeordnet.

Üblicherweise werden auf der ersten Seite des EKGs die Extremitätenableitungen mit einem Papiervorschub von 50 mm/Sekunde geschrieben, auf einer weiteren Seite die unipolaren Brustwandableitungen nach Wilson und als letztes zwei weitere Seiten der Extremitätenableitungen, diesmal mit 25 mm/Sekunde (hausinterne Richtlinien beachten). Auf mindestens einer Seite sollte eine Eichzacke (standardisierte Vergleichszacke) mitgeschrieben werden. Der Patient darf sich während der Ableitung des EKGs nicht bewegen.

Nachsorge
- Qualität des EKGs beurteilen (Linien in der richtigen Position? Verwackelt? Wechselstromsignale durch Kontakt von Händen/Füßen des Patienten zum Metallbettrahmen?)
- Ableitungen entfernen, dem Patienten Tücher zum Abwischen des Gels geben (evtl. helfen) und ihn bitten, sich wieder anzuziehen (evtl. helfen)
- Auf dem EKG-Streifen Namen und Geburtsdatum des Patienten sowie Datum und Uhrzeit notieren, Ableitungsmodus kennzeichnen, Besonderheiten vermerken
- EKG an den Arzt weiterleiten
- Saugelektroden reinigen und desinfizieren, Einmalelektroden in den Müll entsorgen
- Durchführung des EKGs dokumentieren.

Auswertung des EKGs

Die beim Gesunden regelmäßig wiederkehrenden *Zacken, Wellen, Strecken* und *Komplexe* im EKG beziehen sich auf eine Einteilung von *Einthoven:* Die **P-Welle,** mit der der elektrische Herzzyklus beginnt, entspricht der *Vorhoferregung.* Die **PQ-Zeit,** die mit der P-Welle beginnt und mit Beginn des QRS-Komplexes aufhört, gibt die *atrioventrikuläre Überleitungszeit* an.

Der **QRS-Komplex** entspricht der *Kammererregung,* die **T-Welle** der *Erregungsrückbildung* in der Kammer. Die Erregungsrückbildung in den Vorhöfen wird vom QRS-Komplex überlagert und ist daher nicht sichtbar. Die **Q-Zacke** zeigt die Erregung des Kammerseptums, die **R-Zacke** die Erregung des größten Anteils des Kammermyokards und die **S-Zacke** die Erregung der „letzten Ecke" des Myokards, der linken Kammer. Die **QT-Zeit** deckt die gesamte elektrische Kammersystole ab. Eine **U-Welle,** die am ehesten als Ausdruck der Erregungsrückbildung in den Purkinje-Fasern gedeutet wird, kommt nicht in jedem EKG zur Darstellung.

Aus Form, Amplitude („Höhe") und Dauer der Zacken und Wellen ergeben sich neben Pulsfrequenz und Rhythmusqualität Hinweise auf die Funktion des Reizleitungssystems, Hypertrophie, abnorme Belas-

tung der rechts- oder linksventrikulären Muskulatur, das Vorliegen eines frischen oder älteren Herzinfarktes, einer entzündlichen Herzerkrankung, einer Elektrolytstörung oder auch einer Lungenembolie. Auch in *welchen* Ableitungen die Veränderungen zu sehen

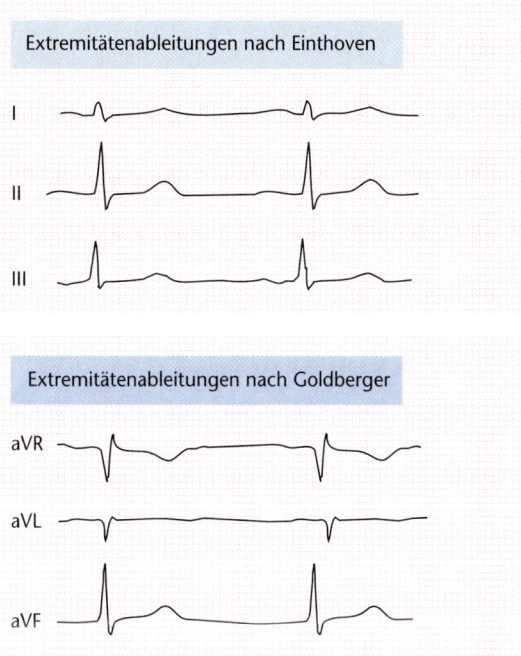

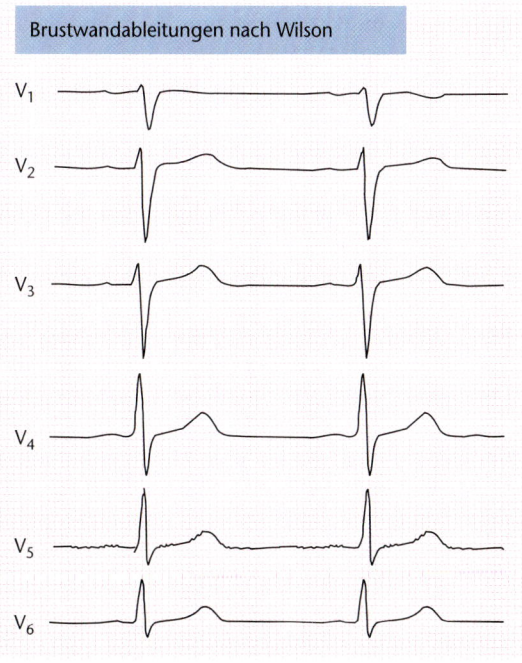

Abb. 6.26: Das Standard-EKG besteht aus den Standard-Ableitungen I, II, III, aVR, aVL, aVF und V_1-V_6. Hier der Normalbefund einer 27-jährigen Frau. [B152]

sind, ist für den Arzt von Bedeutung, da hieraus Rückschlüsse auf die Lokalisation der Erkrankung möglich sind, z.B. Vorder- oder Hinterwandinfarkt.

6.4.3 Belastungs-EKG

Ein unauffälliges Ruhe-EKG schließt eine Herzerkrankung nicht aus. Es kann z.B. bei einer Verengung der Herzkranzgefäße (☞ 6.5.1) unauffällig sein, obwohl die Durchblutung des Herzens unter Anstrengung und erhöhtem Sauerstoffverbrauch nicht mehr ausreicht. Um die Verschlechterung der Durchblutungssituation des Herzens bei Belastung zu erkennen, muss ein **Belastungs-EKG** *(Ergometrie)* erfolgen. Beim Belastungs-EKG versucht man, durch eine an der Herzfrequenz orientierte Belastung einen erhöhten Sauerstoffverbrauch und damit möglicherweise EKG-Veränderungen zu provozieren.

Indikationen des Belastungs-EKGs

Da ein Belastungs-EKG relativ einfach durchzuführen und zugleich aussagekräftig ist, stellt es die am häufigsten angewandte nichtinvasive Untersuchungsmethode auf der Suche nach einer koronaren Herzkrankheit (☞ 6.5.1) dar. Darüber hinaus kann ein Belastungs-EKG angezeigt sein zur:
- Verlaufskontrolle einer koronaren Herzkrankheit oder einer Hypertonie während/nach Therapie
- Beurteilung der körperlichen Leistungsfähigkeit nach einem Herzinfarkt und/oder einem invasiven Eingriff am Herzen (Dilatation, Bypass-Operation)
- Diagnostik und Therapiekontrolle belastungsabhängiger Herzrhythmusstörungen
- Kontrolle der Leistungsfähigkeit von Gesunden bzw. des Trainingszustandes von Sportlern.

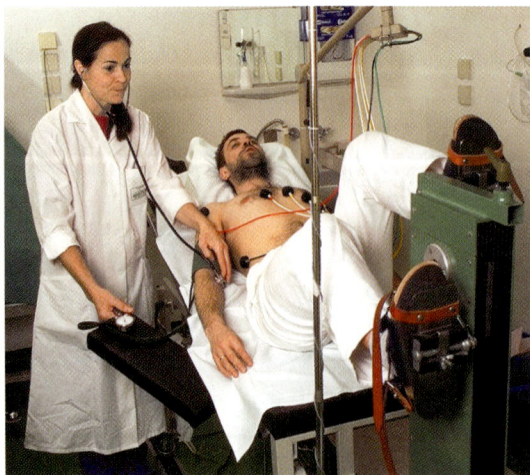

Abb. 6.27: Fahrrad-Ergometrie im Liegen. In festen Intervallen wird der Blutdruck des Patienten gemessen, ohne die Belastung zu unterbrechen. [K183]

Kontraindikationen

Ein Belastungs-EKG darf nicht durchgeführt werden bei ausgeprägter Hypertonie (☞ 7.5.1), schwerer Herzinsuffizienz (☞ 6.6), frischem Herzinfarkt (☞ 6.5.2), instabiler Angina pectoris (☞ 6.5.1), entzündlichen Herzerkrankungen (☞ 6.8), schweren Herzrhythmusstörungen (☞ 6.7), hochgradiger Aortenklappenstenose (☞ 6.11.4) und bei fieberhaften Erkrankungen.

Vorbereitung des Patienten

Bei einigen Arzneimitteln ist eine Medikationspause vor dem Belastungs-EKG erforderlich, sofern es sich nicht um eine Verlaufskontrolle während der Therapie handelt. So sollten entsprechend der Arztanordnung β-Blocker 4 Tage (Cave: Rebound-Hypertonie ☞ Pharma-Info 7.52), Digoxin 8 Tage und Digitoxin 14 Tage vor der Ergometrie abgesetzt werden (☞ Pharma-Info 6.55). Vor der Untersuchung ist der Patient über den Sinn der Vorbereitung sowie Zweck und Ablauf des Belastungs-EKGs zu informieren.

> Unmittelbar vor jeder Ergometrie muss ein vollständiges Ruhe-EKG aufgezeichnet werden, um z.B. einen frischen Herzinfarkt oder eine Mangeldurchblutung auszuschließen. Nur wenn dieses in Ordnung ist, erfolgt die Ergometrie.

Durchführung des Belastungs-EKGs

Weit verbreitet ist die **Fahrrad-Ergometrie** im Liegen oder Sitzen, bei der der Patient während der gesamten Belastungszeit mit einer vorgeschriebenen Geschwindigkeit in die Pedalen treten muss. Seltener wird die **Laufband-Ergometrie** eingesetzt, bei der der Patient auf einem Laufband geht oder läuft.

Begonnen wird meist mit einer Belastung von 25 oder 50 Watt. Die Belastung wird dann alle zwei Minuten um 25 – 50 Watt erhöht, bis der Patient 80 – 90 % der altersabhängigen maximalen Herzfrequenz (220 minus Lebensalter) erreicht hat.

Die Ergometrie muss sofort abgebrochen werden bei Erschöpfung, stark zunehmender Atemnot, Erreichen der maximalen Herzfrequenz, Schwindel, Kopfschmerz, Zyanose, Angina pectoris, EKG-Veränderungen, die eine akute Schädigung des Herzens anzeigen, ausgeprägten Herzrhythmusstörungen, Blutdruckanstieg über 250/130 mmHg oder Blutdruckabfall.

Material
- (Fahrrad-)Ergometer
- EKG-Gerät mit Elektrodenkabeln und EKG-Papier
- EKG-Monitor
- Saugelektroden
- Blutdruckmessgerät und Stethoskop
- Vorgefertigtes Formular zum Protokollieren.

Abb. 6.28: Langzeit-EKG. Farblich markiert sind ausgewählte Rhythmusstörungen (Details zu den Rhythmusstörungen ☞ Tab. 6.12 und 6.7). [M183]

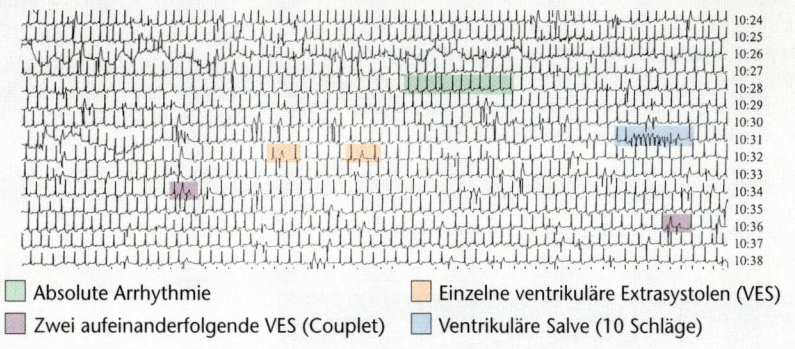

10:24
10:25
10:26
10:27
10:28
10:29
10:30
10:31
10:32
10:33
10:34
10:35
10:36
10:37
10:38

☐ Absolute Arrhythmie

☐ Zwei aufeinanderfolgende VES (Couplet)

☐ Einzelne ventrikuläre Extrasystolen (VES)

☐ Ventrikuläre Salve (10 Schläge)

> ⚠ **Vorsicht!**
>
> Da bei jeder Ergometrie lebensbedrohliche Zwischenfälle auftreten können, müssen Notfallkoffer/-wagen, Defibrillator und Sauerstoffgerät immer bereitstehen.
>
> Das Belastungs-EKG darf nur in ständiger Anwesenheit eines Arztes durchgeführt werden.

Die Punkte zur Ableitung der Herzströme entsprechen im Prinzip denen des normalen Ruhe-EKGs. Damit der Patient aber beim Fahrradfahren nicht durch Kabel behindert wird, werden die Elektroden für die Extremitätenableitungen meist am Rumpf statt an Armen und Beinen fixiert. Während der gesamten Belastung und 5 – 10 Minuten danach wird:

- Das EKG des Patienten (und damit auch seine Herzfrequenz) kontinuierlich aufgezeichnet
- In regelmäßigen Abständen (*ohne* Belastungsunterbrechung) ein EKG-Streifen ausgedruckt. Beschwerden des Patienten müssen zum entsprechenden Zeitpunkt auf dem EKG-Streifen vermerkt werden
- Der Blutdruck des Patienten engmaschig kontrolliert.

Nachsorge

Da auch nach Beendigung des Belastungs-EKGs Beschwerden auftreten können, ist der Zustand des Patienten weiterhin regelmäßig zu kontrollieren. Ggf. muss noch einmal ein (Ruhe-)EKG angefertigt werden.

6.4.4 Langzeit-EKG

Häufig treten Herzrhythmusstörungen nur zeitweise auf und werden deshalb im Ruhe-EKG nicht erfasst. Dann ist es sinnvoll, die Herzströme über einen längeren Zeitraum, meist 24 Stunden, in einem **Langzeit-EKG** *(Holter-EKG)* abzuleiten. Da der Patient in dieser Zeit mobil sein und seinen gewohnten Tätig-

keiten nachgehen soll, werden tragbare Langzeit-EKG-Rekorder verwendet, die die Herzströme kontinuierlich ableiten und auf Kassetten oder Disketten aufzeichnen. Die Aufzeichnungen werden anschließend mit einem Computer ausgewertet.

Indikationen des Langzeit-EKGs

Das Langzeit-EKG dient vor allem:
- Der Erkennung und Klassifizierung von Herzrhythmusstörungen
- Der Abklärung von Synkopen
- Der Überwachung und Beurteilung einer antiarrhythmischen Therapie
- Der Schrittmacherkontrolle.

Moderne Geräte, welche über eine ST-Strecken-Analyse-Funktion verfügen, können darüber hinaus eingesetzt werden zum Nachweis stummer myokardialer Ischämien. Diese Durchblutungsstörungen werden von Patienten selbst nicht bemerkt, führen jedoch zu ST-Strecken-Veränderungen im EKG.

ST-Strecke ☞ Abb. 6.25

Vorbereitung

Benötigt werden:
- Langzeit-EKG-Rekorder mit Befestigungsgurt, Ableitungen und Kassette/Diskette
- Klebeelektroden
- Einmalrasierer
- Alkohol zum Entfetten der Haut
- Pflaster.

An den Ableitungspunkten wird die Haut des Patienten ggf. rasiert, mit Alkohol entfettet und die Klebeelektroden angebracht. Vor der sicheren Fixierung der Elektroden und Kabel (Kabel in Schleifen legen, damit ein geringer Zug durch Bewegungen des Patienten nicht gleich zum Abreißen der Elektrode führt) wird die Übertragung der Herzströme geprüft. Erst dann wird der Rekorder eingeschaltet.

Der Patient soll sich während der Ableitzeit völlig normal verhalten (lediglich während der Ableitungszeit nicht duschen oder baden). Er erhält einen Protokollbogen, auf dem er besondere Belastungen oder Beschwerden (z.B. Herzrasen, Herzstolpern, Schwindel) unter Angabe der Uhrzeit vermerkt. Bei manchen Geräten kann er über Knopfdruck eine entsprechende Markierung im EKG setzen.

Echokardiographie des Herzens

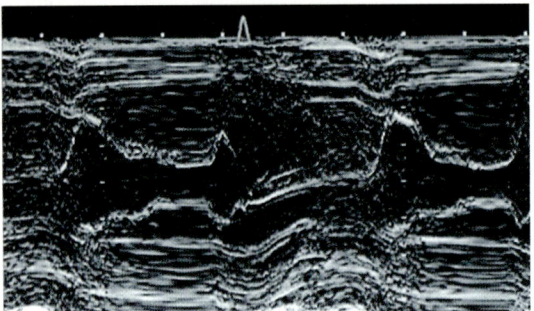

Abb. 6.30a: M-Mode der Mitralklappe. Unterschiedliche Linien und Zwischenräume entsprechen den verschiedenen Herzstrukturen und ihren Bewegungen. [A300]

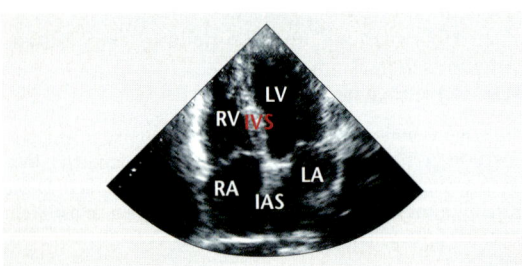

Abb. 6.30b: 2-D-Echokardiographie. RV = rechter Ventrikel, LV = linker Ventrikel, RA = rechter Vorhof, LA = linker Vorhof, IVS = Kammerseptum, IAS = Vorhofseptum. [A300]

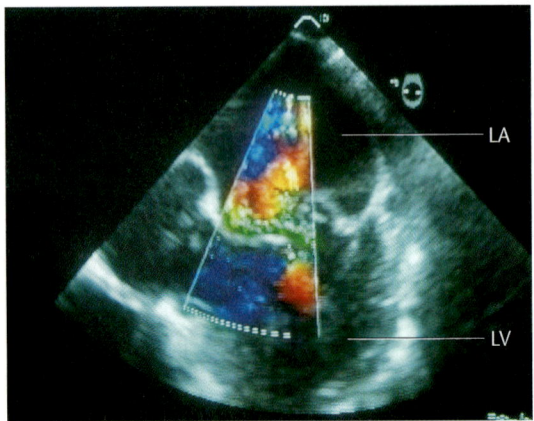

Abb. 6.30c: Farb-Doppler-Darstellung, hier einer hochgradigen Mitralklappeninsuffizienz bei Mitralklappenprolaps (☞ auch 6.11). [M202]

Auswertung des Langzeit-EKGs

Die Auswertung der EKG-Aufzeichnung erfolgt mit Hilfe eines computergestützten Systems. Dieses analysiert alle Aktionen bezüglich ihrer Konfiguration und Schlagfolge. Sind Abweichungen vom normalen Muster (z.B. verbreiterte QRS-Komplexe, Pausen oder Phasen über einer zuvor festgelegten Pulsfrequenz) aufgetreten, werden diese angezeigt und können vom Arzt kontrolliert werden. Er kann auch das ganze EKG oder Ausschnitte davon auf dem Computer-Monitor oder als Ausdruck beurteilen.

6.4.5 Echokardiographie

Die **Echokardiographie** *(Echo, Ultraschallkardiographie, UKG)* ist heute eine der wichtigsten nichtinvasiven Untersuchungsmethoden in der Kardiologie. Eine Vielzahl von Herzkrankheiten lässt sich mit ihrer Hilfe diagnostizieren und bezüglich ihres Schweregrades einordnen. Sie hat unter anderem die früher gebräuchliche *Phonokardiographie* (Herzschallschreibung) vollständig und die im Unterschied zu Ultraschallverfahren risikobehaftete Katheterdiagnostik bei der Untersuchung von Herz*fehlern* weitgehend verdrängt. Die Koronararterien sind allerdings nur abgangsnah darstellbar, so dass die Echokardiographie hier lediglich begrenzt einsetzbar ist.

Formen

Bei der **transthorakalen Echokardiographie** *(TTE)* wird ein Ultraschallkopf auf den Thorax aufgesetzt. Die Bewegungen der Herzwände und -klappen sowie die Blutströme (Dopplertechnik) können in Echtzeit betrachtet und als Film (Video- oder Digitalaufzeichnung) aufgenommen werden. Unterschieden werden die *eindimensionale, zweidimensionale* und *dreidimensionale Darstellung*, die *konventionelle Doppleruntersuchung* und die *Farb-Doppler-Darstellung*.

Bei der **M-Mode-Echokardiographie** (☞ Abb. 6.30a) handelt es sich um eine *eindimensionale* Darstellung. Ähnlich wie beim EKG wird durch einen Zeitvorschub Bewegung entlang eines einzigen Schallstrahls aufgezeichnet. Im Bild zu sehen sind Dicke der Herzwände, Weite der Herzkammern und Bewegungsabläufe der Herzklappen und Herzwände.

Durch die *zweidimensionale* Darstellung, die **2-D-Echokardiographie** (☞ Abb. 6.30b), kann ein größerer Ausschnitt des Herzens erfasst und in Graustufen flächenhaft dargestellt werden. Je nach dem verwendeten Schallkopf sind die Bilder rechteckig oder sektorförmig. In ihrem Aussehen ähneln sie den Bildern der „normalen" Oberbauchsonographie. Aufbau und Bewegung der Herzkammern und Herzklappen sind deutlich zu erkennen.

Eine neue Entwicklung ist die *dreidimensionale* Darstellung durch **3-D-Echokardiographie**. Dabei wird zunächst eine 2-D-Echokardiographie in definierten Schritten durchgeführt: Der Schallkopf wird motorgesteuert millimeterweise vorwärtsbewegt, die Bildaufnahmen erfolgen EKG- und atmungsgetriggert und dauern nur wenige Minuten. Erst nach der eigentlichen Untersuchung setzt ein Computer die zwei-dimensionalen Bilder zusammen, so dass eine räumliche Darstellung des Herzens aus jedem gewünschten Blickwinkel möglich wird. Hierzu benötigt der Rechner zur Zeit noch bis zu 90 Minuten. Da die Bilder in Echtzeit dargestellt werden können, wird manchmal auch von *4-D-Echokardiographie* gesprochen (3-D plus Zeit). Die 3-D-Echokardiographie ist wegen ihres hohen Aufwands noch wenig verbreitet.

Bei den **konventionellen Doppleruntersuchungen** sendet ein Schallkopf kontinuierlich (*continuous-wave-Methode*, **cw-Methode**) oder schnell hintereinander (*pulsed-wave-Methode,* **pw-Methode**) Ultraschallwellen aus. Treffen die ausgesandten Ultraschallwellen auf die sich bewegenden Blutkörperchen, werden die Ultraschallwellen mit veränderter Frequenz zurückgeworfen (reflektiert), wobei die Frequenzänderung (unter anderem) von der Strömungsgeschwindigkeit abhängt. Strömungen werden ober- bzw. unterhalb einer Nulllinie als Flächen dargestellt, und es ist eine Bestimmung der Strömungsrichtung und -geschwindigkeit möglich (wichtig z.B. bei Herzklappenfehlern).

Die **Farb-Doppler-Darstellung** *(farbkodierter Doppler),* eine Weiterentwicklung des pw-Dopplers, zeigt Geschwindigkeit und Richtung des Blutstromes durch das Herz auf einem zweidimendimensionalen Bild in verschiedenen Farben an (☞ Abb. 6.30 unten): Rot bedeutet Fluss in Richtung auf den Schallkopf, blau bedeutet Fluss vom Schallkopf weg. Helle Farbtöne zeigen eine schnelle, dunkle eine langsame Strömung. Die Darstellung ist sowohl ein- als auch zweidimensional möglich. Damit erlaubt die Farb-Doppler-Darstellung Aussagen über die Schwere von angeborenen oder erworbenen Herzfehlern. Beispielsweise kann das Ausmaß einer Klappenstenose oder -insuffizienz (☞ 6.11) bestimmt und eine Fehlbildung direkt nachgewiesen werden.

Bei der **transösophagealen Echokardiographie** *(TEE)* wird ein Schallkopf in die Speiseröhre eingeführt, um die Vorhöfe, die Aorten- und Mitralklappe sowie die Aorta besser beurteilen zu können. Kleine Gerinnsel und eine Endokarditis (☞ 6.8.1) können mit großer Genauigkeit gezeigt werden. Im Gegensatz zu den obigen Verfahren muss der Patient nüchtern sein und eine Einverständniserklärung unterzeichnen. Bei den meisten Patienten reicht eine Lokalanästhesie im Rachenbereich aus, bei manchen ist darüber hinaus eine leichte Sedierung nötig. Um eine Aspiration zu vermeiden, darf der Patient zwei Stunden nach der Untersuchung nichts essen und trinken.

Die **Kontrastmittelechokardiographie** mit i.v.-Injektion spezieller Echo-Kontrastmittel kann Defekte in der Herzscheidewand oder ein offenes Foramen ovale (☞ 6.1) mit großer Zuverlässigkeit aufdecken.

Die **Stress-Echokardiographie** wird unter körperlicher oder pharmakologischer Belastung (z.B. Dobutamin) durchgeführt, um eine Durchblutungsstörung des Herzens zu erkennen, zu lokalisieren und in ihrer Schwere einzuschätzen.

Indikationen

Indikationen der Echokardiographie sind insbesondere:
- Bestimmung der Größe der Herzhöhlen und des herznahen Anteils der Aorta
- Beurteilung von Struktur und Beweglichkeit des Myokards

Echokardiographische Befunde [M202]

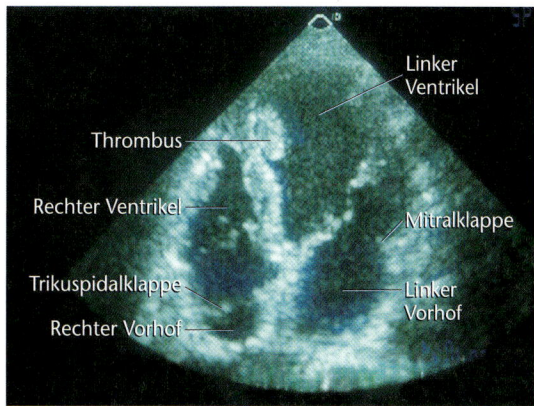

Abb. 6.29a: Schnitt durch alle vier Herzkammern eines Patienten nach Vorderwandinfarkt und Ausbildung eines Herzwandaneurysmas der Spitzenregion.

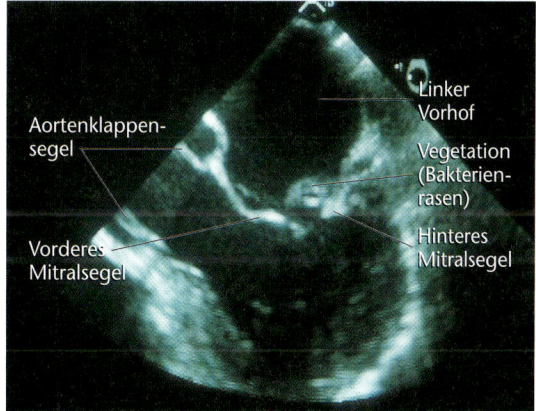

Abb. 6.29b: Transösophageale Darstellung einer durch eine Endokarditis zerstörte Mitralklappe mit aufgelagerten Vegetationen (Bakterienrasen) und einem krankhaften systolischen Rückstrom von der linken Kammer in den linken Vorhof.

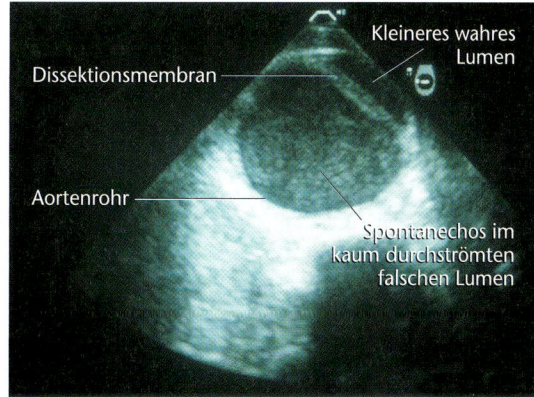

Abb. 6.29c: Transösophageale Darstellung einer disseziierten Aorta descendens (☞ 7.7.7) mit den eingerissenen, frei im Lumen flatternden innersten Gefäßwandschicht.

- Beurteilung von Struktur und Beweglichkeit der Herzklappen, Suche nach einer Endokarditis (☞ 6.8.1)
- Suche nach einem Perikarderguss (☞ 6.8.3)
- Suche nach einer Emboliequelle
- Verdacht auf Aortendissektion (☞ 7.7.9)
- Verdacht auf eine Durchblutungsstörung des Herzens oder Herzinfarkt
- Bestimmung des Herzzeitvolumens.

6.4.6 Herzkatheterdiagnostik

Die **Herzkatheterdiagnostik** ermöglicht die genauesten Aussagen über viele wichtige Erkrankungen des Herzens. Für die koronare Herzerkrankung beispielsweise ist sie bislang unersetzlich und erlaubt über die Diagnostik hinaus auch die Erweiterung zum therapeutischen Eingriff (**interventionelle Therapie,** ☞ 6.5.1). Ihr Nachteil liegt in einem erheblichen Gefährdungspotenzial bis hin zu Todesfällen, so dass die Indikation vor allem zu Linksherzkatheteruntersuchungen sehr streng gestellt wird.

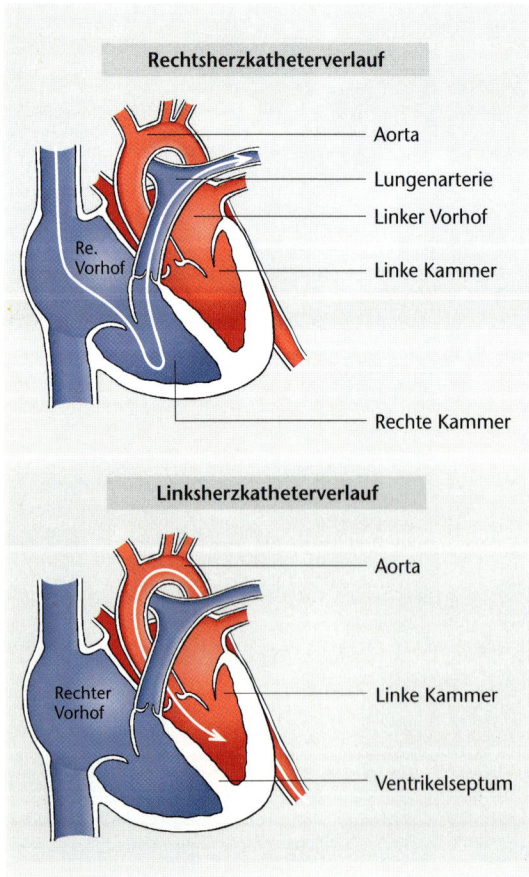

Rechtsherzkatheterverlauf

— Aorta
— Lungenarterie
— Linker Vorhof
Re. Vorhof
— Linke Kammer

— Rechte Kammer

Linksherzkatheterverlauf

— Aorta
Rechter Vorhof
— Linke Kammer
— Ventrikelseptum

Abb. 6.31: Katheterverlauf bei Rechts- und Linksherzkatheteruntersuchung. [A400-190]

Rechtsherzkatheteruntersuchung

Bei der **Rechtsherzkatheteruntersuchung** (oft kurz *Pulmonaliskatheter* genannt) werden mit einem speziellen Herzkatheter *(Einschwemm-Katheter, Vielzweckkatheter, Angiographiekatheter)* Messungen oder Kontrastmitteldarstellungen im *rechten Herzen* vorgenommen.

Der Rechtsherzkatheter wird unter fortlaufendem EKG-Monitoring eingeführt. Nach Punktion einer Vene (V. basilica, V. jugularis interna, V. subclavia oder V. femoralis) wird der Katheter bis zum rechten Vorhof vorgeschoben und (im Falle der häufig durchgeführten *Einschwemmkatheteruntersuchung*) der an seinem Ende befindliche Ballon mit Luft gefüllt, so dass er über den rechten Vorhof und die rechte Kammer in eine Lungenarterie eingeschwemmt wird. Auf ihrem Weg durch das rechte Herz und bis zu ihrer Position in der Lungenarterie misst die Katheterspitze den Druck im rechtem Vorhof, in der rechten Kammer und in der A. pulmonalis. Bei geblocktem Ballon kann darüber hinaus der distal des Ballons herrschende **pulmonalarterielle Verschlussdruck** (*pulmonary capillary wedge pressure,* kurz *PCWP,* engl. wedge = Keil) gemessen werden, der in etwa dem Druck im linken Vorhof entspricht. Bei Verwendung spezieller, mit Temperaturfühlern ausgestatteter Katheter *(Swan-Ganz-Katheter)* kann durch die Injektion einer genau definierten Menge von gekühltem NaCl 0,9 % und der hieraus resultierenden Abkühlung des Blutes das Herz-Zeit-Volumen berechnet werden.

Die Rechtsherzkatheteruntersuchung ist technisch einfacher als die Linksherzkatheteruntersuchung und wird auf vielen Intensivstationen zur Kreislaufüberwachung eingesetzt, z.B. beim Herzinfarkt. Der Katheter hat dann mehrere Lumina und kann neben der Druckmessung gleichzeitig auch als ZVK für eine Infusionstherapie genutzt werden. Bei einer einmaligen Rechtsherzkatheteruntersuchung wird er nach Dokumentation der Messwerte wieder entfernt.

Komplikationen der Rechtsherzkatheteruntersuchung sind Hämatome, Thrombosen, Lungenembolien, Infektionen, Herzrhythmusstörungen, Perikardtamponade bei Perforation des Myokards und ein Lungenarterienverschluss, wenn der Ballon zu lange aufgeblasen bleibt.

Die Untersuchung erfordert das (schriftliche) Einverständnis des Patienten.

Aufgaben der Pflegenden bei liegendem Rechtsherzkatheter

- Die Pflegenden wechseln alle 24 – 48 Stunden den Verband. Dabei achten sie darauf, dass keine klebenden Materialien (z.B. Fixomull®, Pflaster) mit der Plastikumhüllung des Katheters in Berührung kommen, da die Hülle bei deren Entfernung einreißt und der Katheter unsteril wird

- Die Pflegenden ordnen die Katheterzuleitungen übersichtlich und fixieren sie
- Darüber hinaus kontrollieren sie regelmäßig die Einstichstelle auf Entzündungszeichen
- Die Ärzte und/oder Pflegenden hören den Patienten regelmäßig ab, um Komplikationen wie etwa einen Pneumothorax (☞ 8.9) frühzeitig zu erkennen
- Nach jeder Manipulation am Katheter (hierzu zählt z.B. auch Umlagern oder Mobilisation des Patienten) kontrollieren die Pflegenden die Lage des Katheters über den Monitor und benachrichtigen bei Lageveränderungen sofort den Arzt.

Linksherzkatheteruntersuchung und Koronarangiographie

Bei der wesentlich invasiveren **Linksherzkatheteruntersuchung** wird der Katheter nach Punktion der A. femoralis in der Leiste *retrograd,* also entgegen dem Blutstrom, über die Aorta bis in die linke Herzkammer oder eine Koronararterie vorgeschoben. Dabei kann neben einer Druckmessung unter Röntgendurchleuchtung Kontrastmittel in die proximale Aorta, in die linke Herzkammer oder in die Koronararterien gespritzt werden **(Aortographie, Laevokardiographie, Koronarangiographie),** um festzustellen, wie gut das Herz pumpt, wie stark die Herzkranzgefäße bei einer koronaren Herzkrankheit (☞ 6.5.1) verengt sind oder welches Herzkranzgefäß bei einem Herzinfarkt (☞ 6.5.2) verschlossen wurde. Die kontrastmittelgefüllten Gefäße stellen sich dar (☞ Abb. 6.34), Stenosen oder Verschlüsse werden als

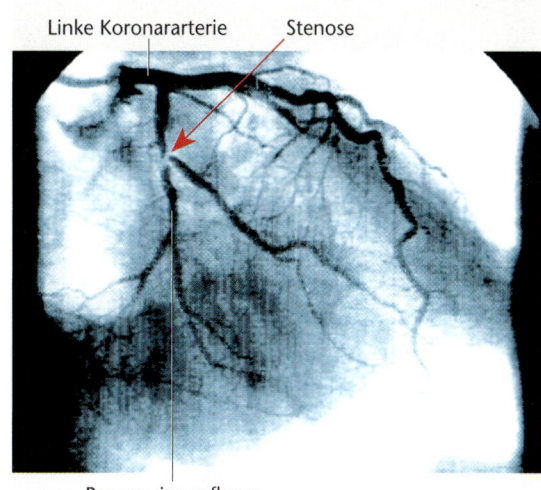

Linke Koronararterie   Stenose

Ramus circumflexus

Abb. 6.34: Koronarangiographie eines Patienten mit schwerer koronarer Herzerkrankung. Man erkennt einen fast vollständigen Verschluss des Ramus circumflexus der linken Koronararterie (☞ auch Abb. 6.10). [X112]

Kontrastmittelaussparungen bzw. -abbrüche sichtbar.

Mittlerweile sind sogar winzige Ultraschallköpfe zum Einführen in die Koronararterien verfügbar. Bei welchen Fragestellungen diese **Koronarsonographie** (auch *intravaskulärer Ultraschall,* kurz *IVUS*) der Koronarangiographie überlegen ist, kann aber noch nicht abschließend beurteilt

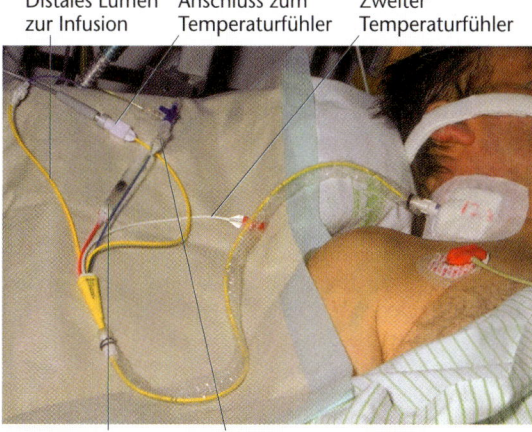

Distales Lumen   Anschluss zum   Zweiter
zur Infusion   Temperaturfühler   Temperaturfühler

Spritze zum   Proximales Lumen zur Infusion
Blocken des Ballons   und zur kontinuierlichen
    ZVD-Messung

Abb. 6.32: Intensivpatient mit liegendem Rechtsherzkatheter. Die Hülle des Katheters ist am venösen Zugang fixiert, der Katheter in ihr beweglich, so dass er beispielsweise für die Messung des Herzminutenvolumens jedes Mal korrekt positioniert werden kann. [K183]

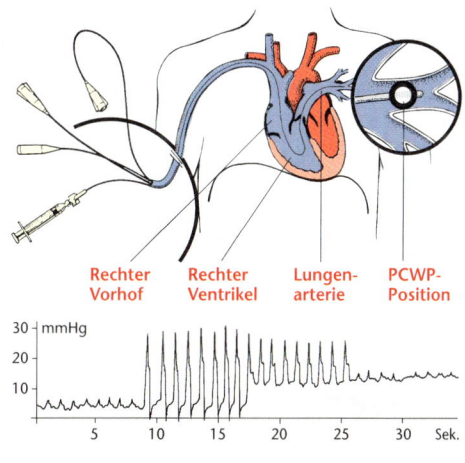

Rechter   Rechter   Lungen-   PCWP-
Vorhof   Ventrikel   arterie   Position

Abb. 6.33: Rechtsherzkatheteruntersuchung mit einem Swan-Ganz-Ballonkatheter zur Messung der Drücke im kleinen Kreislauf und zur Bestimmung des Herz-Zeit-Volumens. Das charakteristische Aussehen der jeweiligen Druckkurven ermöglicht außerdem eine Lagekontrolle des Katheters (PCWP ☞ Text). [A300-190]

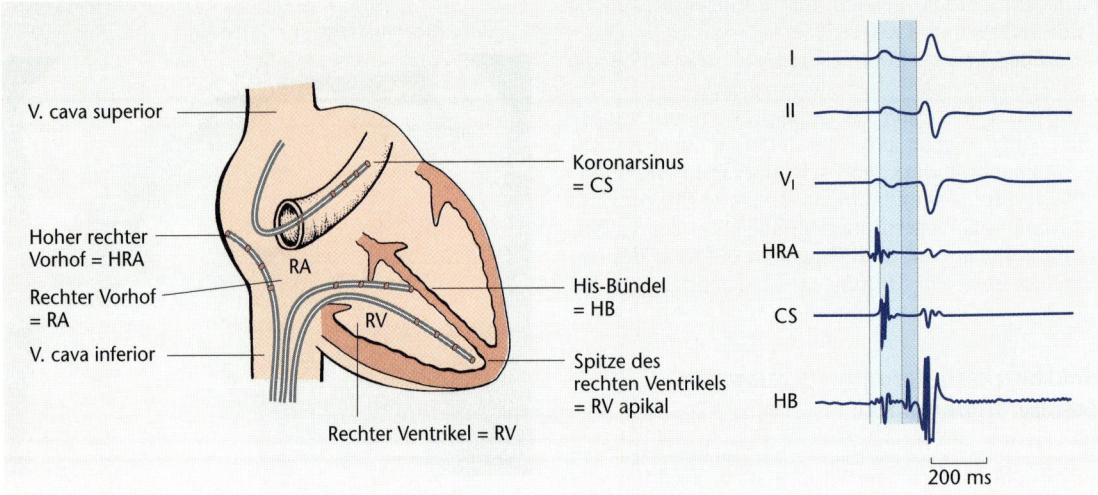

Abb. 6.35: Standardpositionen der Elektrodenkatheter bei der elektrophysiologischen Untersuchung und einige intrakardiale EKG-Ableitungen im Vergleich zum Oberflächen-EKG. [A300]

werden. Bisher wird die Koronarsonographie vornehmlich zur Kontrolle unmittelbar nach interventionellen Therapien an den Koronararterien angewandt (☞ 6.5.1).

Für eine Linksherzkatheteruntersuchung bzw. Koronarangiographie muss der Patient vom Arzt aufgeklärt werden und schriftlich einwilligen.

Komplikationen der Linksherzkatheteruntersuchung

Je schwerer die Herz- und Begleiterkrankungen des Patienten sind, desto risikoreicher ist der Eingriff. Die Komplikationen der Linksherzkatheteruntersuchung bestehen in:
- Kontrastmittelzwischenfällen (z.B. anaphylaktischer Schock ☞ 7.6 und 16.4.1)
- Herzrhythmusstörungen (z.B. Kammerflimmern)
- Infarkt bei Koronarangiographie
- Perikardtamponade bei Perforation des Myokards (☞ 6.5.2)
- Blutungen und Thrombosen im Bereich der Punktionsstelle
- Arteriellen Embolien.

Aufgaben der Pflegenden bei der Linksherzkatheteruntersuchung

Vor der Untersuchung:
- Blutgruppe bestimmen und Blutgerinnung kontrollieren lassen sowie Lungenfunktionsprüfung organisieren
- Materialien für einen peripthervenösen Zugang vorbereiten (☞ 2.5.9)
- Rechte Leistengegend des Patienten von Unterbauch bis Mitte Oberschenkel rasieren, gleichzeitig auf Hautveränderungen (z.B. Eiterpusteln) sowie Leisten- und Fußpulse achten

- Patienten wegen möglicher Zwischenfälle mit nachfolgender Narkose nüchtern lassen (hausinterne Richtlinien beachten)
- Patienten unmittelbar vor der Gabe des ärztlich verordneten Beruhigungsmittels (meist 10 mg Diazepam oral eine Stunde vor der Untersuchung) noch einmal die Toilette aufsuchen und ihn dann ein Flügelhemd anziehen lassen
- Patienten im Bett mit allen Patientenunterlagen (aktuelles EKG, Ergebnisse vorheriger Herzkatheteruntersuchungen, Einverständniserklärung, Kurve) in das Untersuchungszimmer bringen

> Vor einer Linksherzkatheteruntersuchung die Fußpulse an beiden Füßen aufsuchen und die Palpationsstellen mit einem wasserfesten Stift markieren. So können sie nach der Untersuchung bei der (seitenvergleichenden) Fußpulskontrolle zuverlässig wiedergefunden werden.

Nach der Untersuchung:
- Muss der Patient mit Druckverband für eine vom Arzt festzulegende Zeit strenge Bettruhe einhalten (Flachlagerung). Der Druckverband wird vom Arzt nach 24 Stunden entfernt
- Werden die Vitalzeichen engmaschig überprüft
- Wird der Druckverband zunächst halbstündlich, dann stündlich auf Zeichen einer Blutung kontrolliert
- Werden die Fußpulse zur Früherkennung einer Durchblutungsstörung anfangs halbstündlich, dann stündlich getastet und dabei auch die Haut des punktierten Beines beurteilt (Blässe, Kälte?)
- Darf der Patient meist sofort trinken und essen (Arztanordnung). Ist keine Flüssigkeitsbeschrän-

kung (etwa bei Herzinsuffizienz) angeordnet, soll der Patient reichlich trinken, um die Kontrastmittelausscheidung zu beschleunigen.

Elektrophysiologische Untersuchung

Die **elektrophysiologische Untersuchung** *(EPU)* ist eine invasive Untersuchungsmethode zur Abklärung unklarer Synkopen (☞ 6.3.3) sowie brady- und tachykarder Herzrhythmusstörungen, falls andere, weniger invasive Verfahren keinen ausreichenden Aufschluss über die Ursache der Herzrhythmusstörungen geben konnten.

Bei ventrikulären Rhythmusstörungen (☞ 6.7) ermöglicht die elektrophysiologische Untersuchung eine Aussage über die voraussichtliche Beeinflussbarkeit der Rhythmusstörung durch Arzneimittel. Bei Überlebenden des „plötzlichen Herztodes" (☞ 6.5.1) wird wegen der ohne Behandlung sehr schlechten Prognose immer eine elektrophysiologische Untersuchung durchgeführt.

Bei der EPU werden spezielle Elektrodenkatheter über die V. femoralis und/oder andere große Venen bis in das rechte Herz vorgeschoben. Dort wird an mehreren genau definierten Stellen ein intrakardiales EKG abgeleitet. Simultan wird ein normales Oberflächen-EKG geschrieben. Die Auswertung erlaubt dem Arzt dann die Bestimmung z.B. der Leitungszeiten zwischen Vorhof, AV-Knoten und His-Bündel und damit Rückschlüsse auf die Entstehung der Rhythmusstörung.

Um zusätzliche Informationen zu erhalten, können während der EPU auch elektrische Reize gesetzt und somit Herzrhythmusstörungen provoziert werden (**programmierte Vorhof-** oder **Ventrikelstimulation**).

Konnte ermittelt werden, woher die zu Rhythmusstörungen führenden Erregungen kommen, können diese Lokalisationen auf einem Bild des Herzens eingezeichnet werden; man spricht dann von **mapping** (engl. map = Karte).

Die EPU ist auch geeignet, um beispielsweise bei einer ventrikulären Tachykardie (☞ 6.7.2) die Wirkung von Arzneimitteln zu testen.

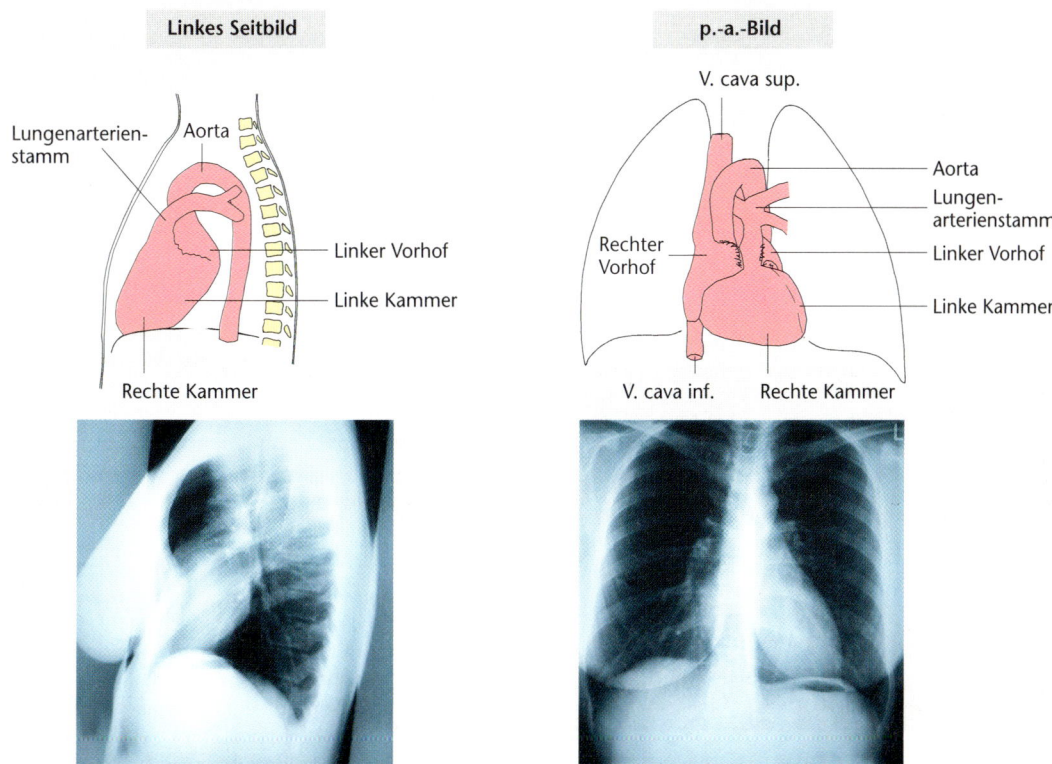

Abb. 6.36: Röntgenbild des Brustkorbs von vorn (sog. p.-a.-Bild = posterior-anterior) und von der Seite. Die Herzform im Röntgenbild gibt einen groben Anhalt über die Größe der einzelnen Herzabschnitte. Abweichungen von der Norm deuten auf eine Herzerkrankung, z.B. Herzinsuffizienz oder Klappenfehler, hin. Die normale Struktur der Lunge ist als feine Zeichnung sichtbar, bei Lungenstauung ist sie vermehrt. [A300-190] [O177]

Die Komplikationen der Untersuchung entsprechen denen anderer Herzkatheteruntersuchungen. Am häufigsten sind Komplikationen durch die Gefäßpunktion (z.B. Hämatombildung, Nachblutung).

Vor der Untersuchung bleibt der Patient nüchtern, Arzneimittel werden je nach Arztanordnung vorher abgesetzt. Nach der Untersuchung muss der Patient

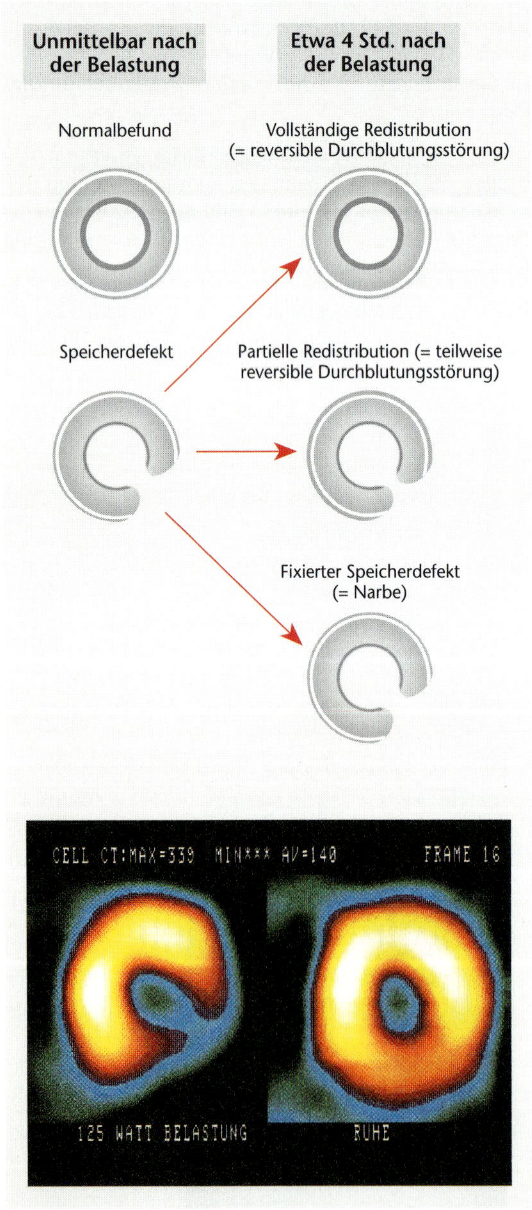

Abb. 6.37: Myokardszintigraphie mit [201]Thallium bei einer Minderdurchblutung des Herzmuskels unter Belastung. Oben Schemazeichnung, unten Befund eines Patienten mit teilweise reversibler Durchblutungsstörung des Myokards. Unter Belastung zeigt sich ein deutlicher Speicherdefekt, der in Ruhe teilweise wieder aufgefüllt ist. [L157] [E179–168]

Bettruhe einhalten (Dauer nach Arztanordnung). Die Vitalzeichen des Patienten werden engmaschig überwacht, Druckverband und Fußpulse regelmäßig kontrolliert.

6.4.7 Laboruntersuchungen

Generell aussagekräftige laborchemische Untersuchungsmethoden für Herzkrankheiten gibt es nicht. Ausnahme ist der Nachweis oder Ausschluss eines Herzinfarkts (Muskelenzymdiagnostik ☞ 6.5.2).

6.4.8 Konventionelle radiologische Untersuchungen

Die röntgenologische Darstellung von Herz und Lunge (☞ 8.4.2) gehört neben dem EKG zu den unerlässlichen diagnostischen Maßnahmen bei Herz-Kreislauf-Erkrankungen. **Röntgen-Aufnahmen des Thorax** (kurz: Rö-Thorax) ermöglichen Aussagen über Herzgröße und -form sowie über benachbarte Strukturen wie Ösophagus, Lunge, Mediastinum und Aorta.

Eine besondere Vorbereitung des Patienten für diese Untersuchungen ist nicht erforderlich.

6.4.9 Nuklearmedizinische Untersuchungen

Grundlagen der Szintigraphie ☞ *1.6.5*

Myokardszintigraphie

Die **Myokardszintigraphie** dient der bildhaften Darstellung von Myokardvitalität und (indirekt) Myokarddurchblutung. Je nach verwendeter radioaktiver Substanz kann dabei entweder lebendes (vitales) Myokard oder infarziertes Gewebe markiert werden:

Markierung des vitalen Myokards

Soll das *vitale* Myokard markiert werden, wird z.B. [201]Thallium-Chlorid oder [99m]Technetium-Sestamibi als Radiopharmakon gewählt.

Es gibt mehrere gebräuchliche Untersuchungsschemata. Meist wird die radioaktive Substanz am Ende einer körperlichen Belastung, z.B. nach einer Fahrradergometrie im Liegen, intravenös injiziert und verteilt sich dann entsprechend der Durchblutung im Herzgewebe. Während ein normal durchbluteter Herzmuskel eine gleichmäßige Anfärbung zeigt, kommt es bei einer Minderdurchblutung oder beim Herzinfarkt zu Bezirken verminderter bzw. fehlender Speicherung. Nach einigen Stunden oder am nächsten Tag (selten später) erfolgt eine zweite Aufnahme in Ruhe (*Ruhe-* oder *Redistributionsszintigramm*). Bei [99m]Technetium-Sestamibi ist hierzu stets, bei

[201]Thallium-Chlorid in einem Teil der Fälle eine zweite Injektion erforderlich. Haben sich die unter Belastung sichtbaren Defekte in Ruhe „aufgefüllt", liegt eine reversible Durchblutungsminderung unter Belastung vor; sind die Defekte in Ruhe unverändert vorhanden, handelt es sich um einen Narbenbezirk.

Für einen Teil der Untersuchungsschemata mit [201]Thallium-Chlorid muss der Patient nüchtern bleiben; hier sind die hausinternen Richtlinien zu beachten.

„Goldstandard" unter den nuklearmedizinischen Methoden zur Vitalitätsprüfung des Myokards ist derzeit die *Positronen-Emissions-Tomographie (PET)* mit F-18-Deoxyglukose. Dieses Verfahren ist aber sehr aufwendig und teuer und im Gegensatz zur [201]Thallium-Chlorid-Myokardszintigraphie nur an großen Zentren verfügbar. Es wird daher vornehmlich zu wissenschaftlichen Zwecken eingesetzt.

Markierung des infarzierten Myokards

Im Gegensatz zu den oben genannten Substanzen reichert sich [99m]Technetium-Zinn-Pyrophosphat nach intravenöser Injektion in *infarziertem* Gewebe an und ermöglicht so die Darstellung von Nekrosen.

> Die Myokardszintigraphie weist relativ zuverlässig infarktbedrohte oder bereits geschädigte Herzmuskelbezirke nach.

Radionuklidventrikulographie

Bei der **Radionuklidventrikulographie** (kurz *RNV,* auch *Herzbinnenraumszintigraphie* genannt) wird [99m]Technetium intravenös im Bolus gegeben. Kommt dieser Bolus in der linken Kammer an, werden EKG-getriggerte Aufnahmen angefertigt. Das Verteilungsmuster in der linken Herzkammer erlaubt Aussagen über die Auswurf- und Kontraktionsleistung der Herzmuskulatur. Auch vor dieser Untersuchung muss der Patient nüchtern bleiben.

6.5 Durchblutungsstörungen des Herzens

6.5.1 Koronare Herzkrankheit (KHK)

> ⊡ *Koronare Herzkrankheit* (kurz **KHK**): Mangeldurchblutung *(Ischämie)* und dadurch Sauerstoffmangel *(Hypoxie)* des Herzmuskels durch stenosierte oder verschlossene Koronararterien. Mögliche Folgen sind **Angina-pectoris-Anfälle** und – bei schwerer, anhaltender Mangeldurchblutung – ein **Herzinfarkt.**

Die KHK ist eine häufige Erkrankung. Schätzungsweise 5 – 10 % der männlichen Bevölkerung sind betroffen. Bei Frauen ist eine KHK vor der Menopause

selten, danach steigt das Risiko aber rasch an. Je nachdem, wie viele der insgesamt drei Koronararterien von der koronaren Herzkrankheit betroffen sind, spricht man von einer *1-, 2-* oder *3-Gefäß-Erkrankung.*

> 🖐 Die KHK kann sich äußern in:
> - Herzrhythmusstörungen (☞ 6.7)
> - Herzinsuffizienz (☞ 6.6)
> - Angina-pectoris-Anfällen (☞ unten)
> - Herzinfarkt (☞ 6.5.2)
> - **Plötzlichem Herztod** (*akutem Herztod, Sekundenherztod*, meist infolge Kammerflimmerns, das ohne sofortige Reanimation zum Tod des Patienten führt).

⇨ Krankheitsentstehung

Ursache der KHK ist in der Regel eine fortschreitende arteriosklerotische Verengung der Koronararterien, die zu einer Minderdurchblutung und in der Folge zu einem Sauerstoffmangel des Herzmuskels führt (Missverhältnis zwischen O_2-Angebot und O_2-Bedarf).

Symptome – am häufigsten Angina-pectoris-Anfälle – treten meistens erst auf, wenn die Gefäßverengung 75 % oder mehr beträgt.

Wichtige Risikofaktoren für eine KHK sind:
- Hypercholesterinämie (☞ 12.8.4), dabei insbesondere die Erhöhung des LDL-Cholesterins
- Rauchen (bei 20 Zigaretten pro Tag steigt das Risiko auf das Dreifache von Nichtrauchern)
- Arterielle Hypertonie (☞ 7.5.1)
- Diabetes mellitus (☞ 12.7)
- Familiär gehäuftes Auftreten einer KHK
- Die Kombination der genannten Risikofaktoren mit Übergewicht (insbesondere stammbetonten Fettpolstern ☞ 12.8.1), Hyperurikämie (☞ 12.9), Bewegungsmangel und Stress.

Weitere Risikofaktoren sind z.B. ein erhöhter Lipoprotein-A- oder Fibrinogenspiegel.

Seit wenigen Jahren weiß man, dass arteriosklerotische Gefäße wesentlich häufiger als gesunde mit dem Bakterium *Chlamydia pneumoniae* (☞ auch 17.6.23) besiedelt sind. Ob die Besiedelung jedoch Ursache oder Folge der Gefäßerkrankung ist, ist nach wie vor unklar. Es gibt Wissenschaftler, die KHK, Herzinfarkt und teils auch Schlaganfall als chronische infektionsbedingte Gefäßentzündung ansehen, die durch die „klassischen" Risikofaktoren getriggert bzw. gefördert wird, und Wissenschaftler, die diese Infektionshypothese strikt ablehnen. Auch eine fehlgeleitete Immunreaktion (Gefäßschäden als Folge einer Kreuzreaktion der gegen Chlamydien gebildeten Antikörper mit körpereigenen Strukturen) wird diskutiert. Eine Antibiotikatherapie aller Herzinfarktpatienten oder gar eine prophylaktische Antibiotikatherapie wird derzeit aber abgelehnt (Resistenzbildung, bislang keine schützende Wirkung gesichert).

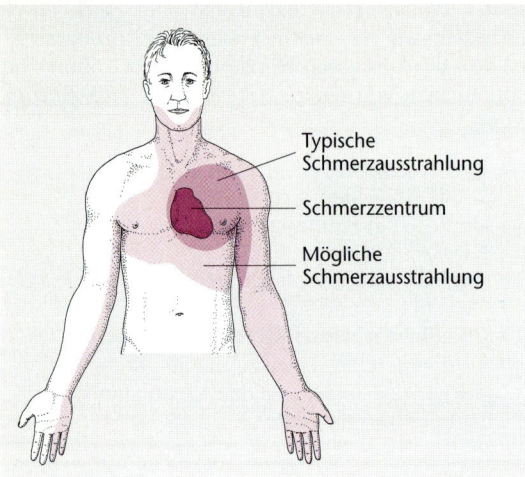

Typische
Schmerzausstrahlung

Schmerzzentrum

Mögliche
Schmerzausstrahlung

Abb. 6.38: Charakteristische Ausbreitung des Angina-pectoris-Schmerzes. [A400-190]

📱 Leitsymptom der KHK: Angina-pectoris-Anfälle

Führt die Verengung der Koronararterien zu einer Unterversorgung des Herzmuskels mit Sauerstoff, so bekommt der Patient typischerweise **Angina-pectoris-Anfälle**. Dabei handelt es sich um Sekunden bis Minuten anhaltende, meist dumpf-drückende Schmerzen im Brustkorb, die mit Beklemmung und Engegefühl (Angina pectoris = Brustenge) einhergehen und vom Patienten als äußerst bedrohlich empfunden werden (viele Patienten haben sogar Todesangst). Meist strahlen die Schmerzen in den linken Arm aus, seltener in den Rücken, den Oberbauch, den rechten Arm, den Hals, den Unterkiefer oder den Oberkiefer (☞ Abb. 6.38). Häufigste Auslöser der Schmerzanfälle sind körperliche oder psychische Belastungen. Auch Kälte oder schwere Mahlzeiten können einen Anfall provozieren.

Von einer **stabilen Angina pectoris** spricht man, wenn der Schmerzcharakter der Anfälle stets gleich ist, sie immer bei gleicher Belastung auftreten und die Beschwerden durch entsprechende Gegenmaßnahmen (körperliche Ruhe, Arzneimittel) nachlassen.

Eine **instabile Angina pectoris** *(Crescendo-Angina, Präinfarktangina)* liegt vor, wenn Anfallsdauer, Anfallshäufigkeit und Schmerzintensität rasch zunehmen und Arzneimittel von Mal zu Mal schlechter helfen. Auch bei Anfällen in Ruhe und bei erstmaligem, heftigem Einsetzen einer Angina pectoris muss Instabilität unterstellt werden.

> **⚠ Vorsicht!**
> Eine instabile Angina pectoris bedeutet immer Herzinfarktgefahr.

Eine seltene Sonderform des Angina-pectoris-Anfalls ist die **Prinzmetal-Angina** oder *vasospastische Angina* mit Anfällen vor allem in Ruhe. Sie beruht auf Spasmen der Koronararterien und kann sowohl bei normalen als auch bei arteriosklerotischen Koronararterien auftreten. Bei länger andauerndem Spasmus kann sich sogar ein Herzinfarkt entwickeln.

Die belastungsabhängige Angina pectoris lässt sich – vergleichbar dem Vorgehen bei der Herzinsuffizienz – in vier Schweregrade einteilen (**CCS-Klassifikation** der *Canadian Cardiovascular Society* ☞ Tab. 6.39).

🔎 Diagnostik und Differenzialdiagnose

Bei einem schweren, länger als wenige Minuten dauernden Angina-pectoris-Anfall muss zuerst ein akuter Herzinfarkt (☞ 6.5.2) ausgeschlossen werden. Hierzu sind wiederholte Ruhe-EKGs während und nach dem Anfall, Blutentnahmen mit Bestimmung der Herzmuskelenzyme (☞ 6.5.2) und ein Echokardiogramm am besten geeignet.

Wenn ein Infarktereignis sicher ausgeschlossen ist, folgen weiter gehende Funktionsuntersuchungen wie Belastungs-EKG, Myokardszintigraphie mit Belastung oder Stress-Echokardiographie. Der definitiven Klärung und Therapieplanung dient die Koronarangiographie. Die Blutfette werden bestimmt, um abzuklären, ob eine Hypercholesterinämie als Risikofaktor vorliegt.

Die KHK ist abzugrenzen von **funktionellen Herzbeschwerden,** bei denen atypische und wechselnde Symptome auftreten können, die sich auf Nitrogabe nicht oder viel zu spät (z.B. nach einer halben Stunde) bessern. Bei manchen herzgesunden Patienten entsteht eine **Herzneurose,** bei der die Betroffenen fest davon überzeugt sind, eine organische Herzkrankheit zu haben, obwohl die Untersuchungen keinen Anhalt dafür bieten.

Weitere Differenzialdiagnosen ☞ *6.3.1*

Grad	Symptome
I	Keine Beeinträchtigung bei alltäglicher körperlicher Aktivität. Jedoch Auftreten von Angina pectoris bei sehr anstrengenden oder sehr lang andauernden körperlichen Belastungen
II	Geringe Beeinträchtigung bei alltäglicher körperlicher Aktivität. Auftreten von Angina pectoris z.B. bei schnellem Treppensteigen, Bergaufgehen sowie bei körperlichen Belastungen bei Kälte, psychischem Stress oder nach Mahlzeiten
III	Deutliche Beeinträchtigung bei alltäglicher körperlicher Aktivität. Auftreten von Angina pectoris z.B. beim Treppensteigen in den ersten Stock bei normaler Geschwindigkeit
IV	Angina pectoris bereits bei geringsten körperlichen Belastungen oder in Ruhe

Tab. 6.39: Einteilung der Angina pectoris in vier Schweregrade (CCS-Klassifikation der Canadian Cardiovascular Society).

Behandlungsstrategie im akuten Angina-pectoris-Anfall

(☞ *auch Pflege*)

Ziel aller Maßnahmen ist, die Sauerstoffversorgung des Herzens zu verbessern. Dazu muss einerseits der *Sauerstoffbedarf* des Herzmuskels gesenkt und andererseits die *Sauerstoffzufuhr* zum Myokard erhöht werden.

Der Sauerstoffbedarf des Herzens wird akut am wirksamsten gesenkt durch körperliche Ruhe, Vermeidung von Aufregung (Sedierung) und medikamentöse Herzentlastung. In der Akuttherapie des Angina-pectoris-Anfalls ist das Medikament der Wahl Nitroglycerin, das als Zerbeißkapsel oder Spray sublingual sowie intravenös gegeben werden kann (☞ Pharma-Info 6.41). Die Sauerstoffversorgung des Herzens wird im Rahmen der Erstversorgung durch die Zufuhr von Sauerstoff über eine Nasensonde (☞ 8.2.3) gebessert.

Bei der instabilen Angina pectoris werden zusätzlich Azetylsalizylsäure oral oder i.v. und Heparin i.v. gegeben, um weiteres Thrombenwachstum in den Koronararterien (und damit einen Herzinfarkt) zu verhindern. Schmerzen werden ggf. mit Morphin bekämpft.

Langzeitbehandlung der KHK

Jeder Patient mit einer KHK ist von Herzinfarkt, Ausbildung einer Herzmuskelschwäche (Herzinsuffizienz ☞ 6.6) und Herzrhythmusstörungen bedroht. Neben medikamentöser Langzeittherapie und/oder invasiven Eingriffen (PTCA, Koronarchirurgie ☞ unten) ist es besonders wichtig, dass der Betroffene seinen Lebensstil auf die Erhaltung oder Wiederherstellung seiner Gesundheit ausrichtet. Hierzu zählen das Aufgeben des Rauchens, die Reduktion von Übergewicht, eine Senkung erhöhter Cholesterinwerte (☞ 12.8.4), maßvolle sportliche Betätigung (soweit möglich) und ein veränderter Umgang mit Belastungen des Alltags (z.B. Stressabbau durch einen ver-

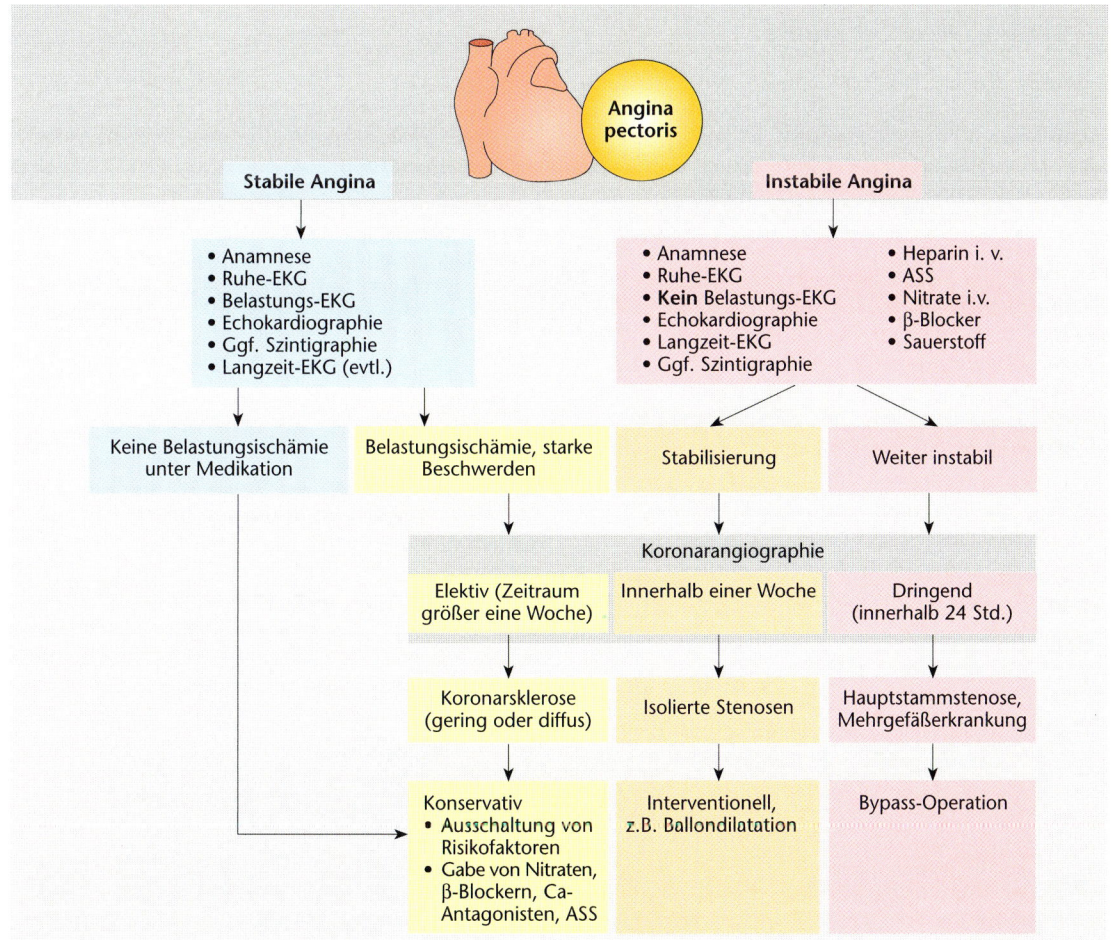

Abb. 6.40: Diagnose und Therapie bei Angina pectoris. ASS = Azetylsalizylsäure [L157]

nünftigen Lebensrhythmus und Zeitplanung, ggf. auch Entspannungsübungen).

Medikamentöse Langzeitbehandlung

Eine medikamentöse Langzeitbehandlung kann häufig die Beschwerden der Patienten bessern und einen Herzinfarkt verhindern:

- Nitrate werden nicht nur beim akuten Angina-pectoris-Anfall verwendet, sondern senken Schwere und Häufigkeit der Anfälle auch in der Langzeittherapie (☞ Pharma-Info 6.41)
- Die Gabe von β-Blockern (☞ Pharma-Info 7.52) senkt ebenfalls durch eine Reduzierung des myokardialen O_2-Verbrauchs Anfallshäufigkeit und Anfallsschwere. Darüber hinaus besitzen β-Blocker eine schützende antiarrhythmische Wirkung
- Reichen Nitrate und β-Blocker nicht aus, können alternativ oder zusätzlich Kalziumantagonisten (☞ Pharma-Info 7.52) eingesetzt werden, die direkt erweiternd auf die Herzkranzgefäßen wirken

- Niedrig dosierte Azetylsalizylsäure (z.B. Aspirin®100), Ticlopidin (z.B. Tiklyd®) oder Clopidogrel (Iscover®, Plavix®) können eine Thrombenbildung in den Herzkranzgefäßen mit nachfolgendem Herzinfarkt verhindern.

Therapie bei (arterieller) Hypertonie ☞ 7.5.1

Koronarinterventionelle Verfahren: PTCA und Stents

Bei den **koronarinterventionellen Verfahren** wird versucht, die Koronargefäßverengung durch spezielle Katheter oder über Katheter vorgeschobene Instrumente möglichst weitgehend zu vermindern oder gar zu beseitigen. Koronarinterventionelle Verfahren sind heute aus der Behandlung der KHK nicht mehr wegzudenken: Jährlich werden allein in Deutschland weit über 100 000 koronarinterventionelle Eingriffe vorgenommen!

Koronarinterventionelle Verfahren finden aber nicht nur Anwendung bei Verengungen der Herzkranzgefäße. Bei-

---

✎ Pharma-Info 6.41 Nitrate

Nitrate werden insbesondere bei der Koronaren Herzkrankheit eingesetzt. Sie sind sowohl zur Anfallsbehandlung („Kupierung") als auch zur Anfallsprophylaxe geeignet. Ihre Wirkung beruht auf einer Entspannung der glatten Gefäßmuskulatur:

- Nitrate erweitern die venösen Kapazitätsgefäße *(venöses Pooling)*. Dadurch wird der Blutrückstrom zum Herzen geringer, die Vorlast und damit auch die Wandspannung des Herzmuskels sowie der Druck auf die auf und im Herzmuskel verlaufenden Herzkranzgefäße sinkt
- Nitrate dilatieren die peripheren Gefäße im arteriellen System. Dadurch sinkt die Nachlast, also der Widerstand, gegen den das Herz anpumpen muss
- Es kommt zu einer direkten Erweiterung der Herzkranzgefäße.

Das erkrankte Herz muss insgesamt weniger Arbeit leisten und wird besser mit Sauerstoff versorgt.

Die hauptsächlich verwendeten Substanzen sind:

- Zur *Anfallsbehandlung* **Glyceroltrinitrat** (Nitroglycerin), z.B. Nitrolingual® oder Coro Nitro®, beides als Spray oder Zerbeißkapseln
- Zur *Anfallsprophylaxe* **Isosorbidmononitrat** (z.B. Ismo®, Mono-Mack®, Corangin®) oder **Isosorbiddinitrat**, kurz *ISDN* (z.B. Isoket®, ISDN-Stada®, Iso-Mack®).

Hauptnebenwirkung der Nitrate sind Kopfschmerzen („Nitratkopfschmerzen"), die aber häufig nach 2 – 3 Tagen wieder verschwinden. Weitere Nebenwirkungen sind Gesichtsröte und, vor allem bei höherer Dosierung, Blutdruckabfall bis hin zum Kollaps sowie als Gegenregulation ein Frequenzanstieg *(Reflextachykardie)*.

Beim akuten Angina-pectoris-Anfall werden vorzugsweise Zerbeißkapseln und Dosiersprays verabreicht. Die Resorption des Wirkstoffes erfolgt über die Mundschleimhaut. Die Wirkung tritt bereits nach 1 – 5 Minuten ein und hält ca. eine halbe Stunde an. Werden die Kapseln ohne Aufbeißen geschluckt, kann die Wirkung erst nach Auflösung der Kapselhülle einsetzen, also zur Anfallsbehandlung viel zu spät.

Für die Dauerbehandlung werden Tabletten bevorzugt, deren Wirkung ungefähr 4 – 6 Stunden anhält. Problematisch ist, dass bei wiederholter Gabe von Nitraten bereits nach wenigen Tagen eine Gewöhnung eintritt und die Wirkung auf das Herz nachlässt. Eine nächtliche „Nitratpause" reicht zumeist wieder aus, um die Wirksamkeit wiederherzustellen (Dosierung z.B. Ismo® 20 1-1-0). Bei anhaltendem Nitratkopfschmerz oder zur Überbrückung der nächtlichen „Nitratpause" kann Nitrat durch **Molsidomin** (z.B. Corvaton®) ersetzt werden, eine chemisch völlig andere Substanz, die ebenfalls über eine Gefäßerweiterung wirkt.

Bei Patienten beliebt sind *Nitratpflaster* und *-salben* (z.B. Nitroderm® TTS). Auch hier muss die nächtliche „Nitratpause" eingehalten werden, d.h. das Pflaster nach 12 Stunden (abends) abgezogen werden.

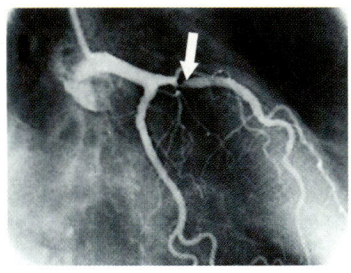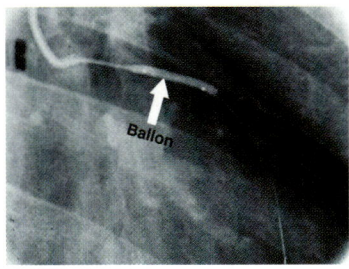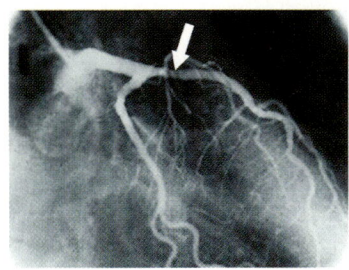

Abb. 6.43: PTCA. Im linken Bild deutlich zu erkennen ist eine proximale (abgangsnahe) Stenose des Ramus interventricularis anterior. Das mittlere Bild zeigt den aufgedehnten Ballon im verengten Gefäß. Nach der PTCA (rechtes Bild) ist keine signifikante Reststenose mehr zu sehen. [E179–168]

spielsweise kann auch eine verengte Mitralklappe durch Ballondilatation erweitert werden.

PTCA. Wichtigstes Verfahren ist die *perkutane transluminale koronare Angioplastie* (kurz **PTCA,** oft auch als *koronare Ballondilatation* bezeichnet). Sie kommt seit einigen Jahren wesentlich häufiger als die Bypass-Operation zur Anwendung, da die Gefährdung des Patienten und der zeitliche Aufwand bei oft vergleichbaren Ergebnissen deutlich geringer sind.

Bei der PTCA wird unter Röntgendurchleuchtung ein dünner Ballonkatheter von der A. femoralis aus in das erkrankte Koronargefäß vorgeschoben, der Ballon in der Engstelle „aufgeblasen" (☞ Abb. 6.43)

und dadurch die Stenose aufgedehnt. Unmittelbar nach der Aufdehnung wird der Erfolg kontrolliert. In ca. 90 % der Fälle gelingt es, den Grad der Verengung so zu verringern, dass die Durchblutung wieder (weitgehend) normalisiert werden kann. Nach einer PTCA treten jedoch bei etwa 20 – 40 % der Patienten innerhalb von sechs Monaten erneute Verengungen *(Restenosen)* mit Angina-pectoris-Symptomatik auf.

Das Verfahren kann auch an anderen Arterien durchgeführt werden, z.B. an Beinarterien, und heißt dann allgemein **PTA** *(perkutane transluminale Angioplastie* ☞ 7.4.6).

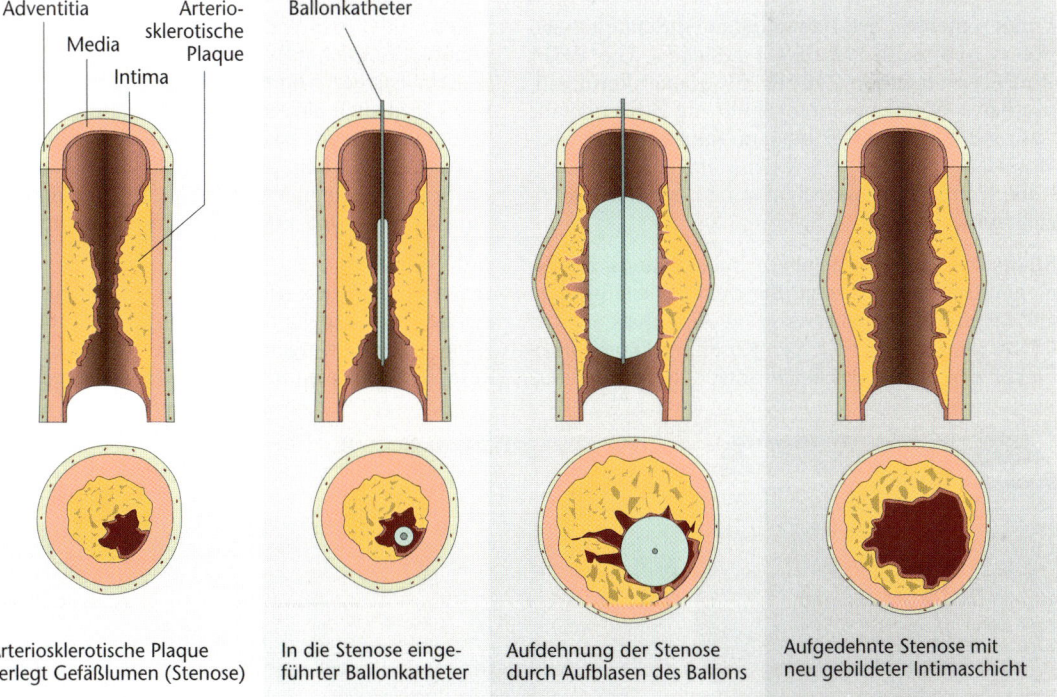

Abb. 6.42: Durchführung der perkutanen transluminalen (koronaren) Angioplastie. Nach Aufdehnung der Stenose wächst über die Plaquereste eine neue Intimaschicht. [A400-190]

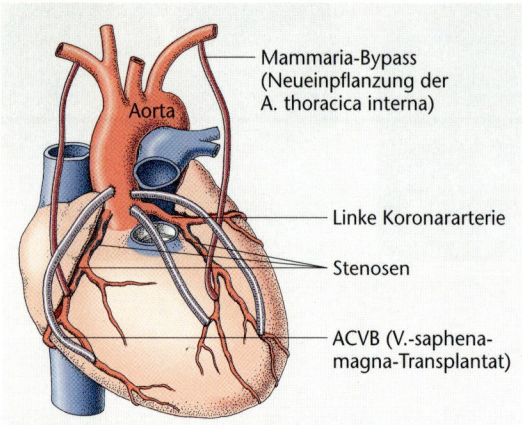

Abb. 6.45: Umgehung von zwei hochgradig verengten Koronararterien durch einen aorto-koronaren Venen-Bypass (ACVB) und durch Neueinpflanzung der A. thoracica interna (Mammaria-Bypass). [A400-190]

Meist kann die therapeutische PTCA direkt im Anschluss an eine diagnostische Koronarangiographie durchgeführt werden **(Primavista-PTCA).** Gelegentlich wird aber ein zweizeitiges Vorgehen gewählt, etwa um den Befund im Team (auch mit Kardiochirurgen) besprechen zu können.

Die PTCA vermag die Lebensqualität der Patienten deutlich zu verbessern, ein prognostischer Vorteil im Sinne einer Lebensverlängerung ist aber nur für spezielle Indikationen (z.B. bei Patienten mit einer proximalen Stenose des Ramus interventricularis anterios ☞ Abb. 6.10, Abb. 6.43) gesichert. Die PTCA wird überwiegend in Zentren mit eigener kardiochirurgischer Abteilung durchgeführt, da Zwischenfälle während des Eingriffs eine notfallmäßige Bypass-Operation (☞ unten) erfordern können. Die übrigen Komplikationen entsprechen denen der Koronarangiographie (☞ 6.4.6).

Stents. In den letzten Jahren haben **Stents** zunehmende Bedeutung erlangt. Stents sind Gefäßstützen aus Metall, die üblicherweise im Anschluss an eine PTCA an der Engstelle des Koronargefäßes eingebracht werden und das Gefäß sowohl bei drohendem Verschluss in der Akutsituation stabilisieren als auch Restenosen verhindern sollen. Beispielsweise sinkt das oben genannte Risiko einer Restenose nach einer PTCA mit Stentimplantation auf 15 – 25 %. Zur Vermeidung von Koronarthrombosen – früher ein großes Problem – werden Azetylsalizylsäure und Ticlopidin gegeben.

Weitere koronarinterventionelle Verfahren. Bei der **Rotablation** *(hochfrequente Rotationsangioplastie, Rotationsatherektomie)* werden (verkalkte) Stenosen, die für einen Draht passierbar sind, jedoch nicht gedehnt werden können, mit einem winzigen Diamantbohrer ausgefräst. Unter der **direktionalen Atherektomie** *(DCA)* versteht man das Abhobeln atheromatösen Gewebes durch ein spezielles, in einem Metallgehäuse gelagertes Messer. Auch durch verschiedene **Lasertechniken** kann die Lichtung verengter Gefäße wieder erweitert werden. Alle genannten Verfahren sind speziellen Indikationen vorbehalten und können zum jetzigen Zeitpunkt noch nicht allgemein empfohlen werden.

Koronarchirurgie: Bypass

Falls die Aufdehnung der Herzkranzstenose durch ein katheterinterventionelles Verfahren nicht gelingt oder nicht möglich ist, wird operativ eine „Umleitung", ein **Bypass,** angelegt. Die verengten oder verschlossenen Koronararterien verbleiben im Körper:

- Beim *aorto-koronaren Venen-Bypass,* kurz **ACVB,** werden dem Patienten ein oder mehrere Venenstücke (meist aus der V. saphena magna) entnommen und zwischen dem herznahen Abschnitt der Aorta und den Koronararterien distal der Engstelle oder des Verschlusses eingesetzt (☞ Abb. 6.45). Ein solcher Bypass hat eine durchschnittliche „Lebensdauer" von etwa sieben Jahren
- Oft wird auch die rechts und links hinter dem Sternum verlaufende paarige A. thoracica interna distal abgetrennt und hinter der Engstelle der Koronararterie neu eingepflanzt. Ein solcher **Mammaria-Bypass** *(IMA-Bypass)* kann ein ganzes Patientenleben lang halten.

Beide Operationen erfordern den Einsatz einer Herz-Lungen-Maschine und können nur in kardiochirurgischen Zentren vorgenommen werden. Die Letalität einer Bypass-Operation liegt insgesamt bei unter 4 %.

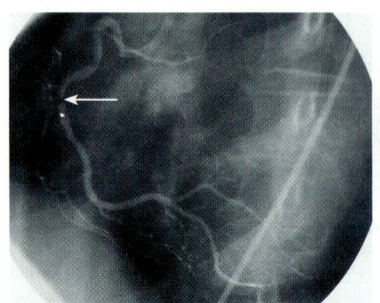 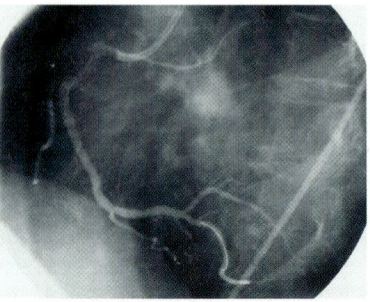 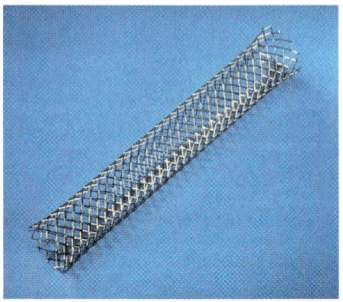

Abb. 6.44: Stenosierung der RCA. Links: vor Intervention. Mitte: nach PTCA und Stenteinlage. Rechts: Stent. [M183] [U220]

Pflege bei KHK

Da die bei der KHK typischen Angina-pectoris-Anfälle die Vorstufe zum Herzinfarkt sind, ist alles zu unternehmen, damit kein Herzinfarkt eintritt.

> **Notfall!**
>
> **Erstmaßnahmen bei akuter Angina pectoris**
> - Patienten nicht alleine lassen, ihm das Gefühl von Ruhe und Geborgenheit vermitteln
> - Patienten ins Bett bringen und mit erhöhtem Oberkörper lagern
> - Beengende Kleidung entfernen
> - Vitalzeichen kontrollieren
> - Sauerstoff geben. Häufig existieren in einem Krankenhaus Standards für besondere Notfallsituationen, z.B. Angina-pectoris-Anfälle. Enthalten diese die Sauerstoffgabe mit Menge und Verabreichungsform, muss keine zusätzliche Arztanordnung eingeholt werden
> - Bei einem systolischen Blutdruckwert über 100 mmHg 2 Hübe Nitro-Spray verabreichen
> - Evtl. EKG schreiben (lassen)
> - Je nach Verlauf und EKG-Befund Verlegung auf die Intensivstation vorbereiten bzw. veranlassen.

Krankenbeobachtung im Angina-pectoris-Anfall

- Vitalzeichenkontrolle (Blutdruckabfall bei Nitro-Gabe? Herzrhythmusstörungen? Tachykardie?)
- Ggf. Monitoring mit kontinuierlicher Überprüfung von EKG, Blutdruck und Sauerstoffsättigung des Blutes
- Schmerz (Schmerzen führen zu einem erhöhten Sauerstoffbedarf und sollten allein schon deswegen medikamentös behandelt werden).

Weitere Aufgaben der Pflegenden bei Angina pectoris
- Patienten Bettruhe nach Arztanordnung einhalten lassen. Je nach Strenge der Bettruhe bei der Körperpflege helfen und notwendige Prophylaxen durchführen
- Patienten nach Arztanordnung mobilisieren
- Obstipationsprophylaxe durchführen, um Pressen bei der Defäkation zu vermeiden (☞ ATL Ausscheiden)
- Patienten vor Kälte schützen, da diese einen Anfall provozieren kann
- Ggf. Reduktionskost (cholesterinarm) bestellen. Blähende Speisen vermeiden, da der Zwerchfellhochstand bei Blähungen die Herzbeschwerden oft verstärkt. Mehrere kleine Mahlzeiten sind besser als wenige große, da große Mahlzeiten Angina-pectoris-Anfälle auslösen können
- Patienten immer wieder auf die Wichtigkeit absoluter Nikotinkarenz hinweisen und darauf achten, dass diese eingehalten wird

- Für Gespräche mit dem Patienten und seinen Angehörigen über die Erkrankung und die damit verbundenen Ängste offen sein
- Kontakte zu Selbsthilfegruppen ermöglichen.

Pflege bei Herzinsuffizienz ☞ *6.6*
Pflege bei Herzrhythmusstörungen ☞ *6.7*
Pflege bei Bluthochdruck ☞ *7.5.1*
Pflege bei Dyspnoe ☞ *8.3.1*

> Solange ein Herzinfarkt nicht ausgeschlossen ist: Pflege wie bei Herzinfarkt (☞ 6.5.2).

Kontaktadresse
Deutsche Gesellschaft für Prävention und Rehabilitation von Herzkreislauferkrankungen e.V.
Friedrich-Ebert-Ring 38
56068 Koblenz
Tel.: 0261/309231
http://www.dgpr.de

Prognose

Die Langzeitprognose der KHK ist entscheidend davon abhängig, ob es gelingt, das Fortschreiten der arteriosklerotischen Veränderungen der Herzkranzgefäße aufzuhalten und die Entstehung von Infarkten zu vermeiden.

6.5.2 Herzinfarkt

> **Herzinfarkt** *(Myokardinfarkt):* Akute und schwere Manifestation der KHK mit umschriebener *Nekrose* (Gewebsuntergang) des Herzmuskelgewebes infolge langanhaltender *Ischämie* (Mangeldurchblutung).

Der Herzinfarkt ist eine der häufigsten Todesursachen in Deutschland. Ca. 13 % aller Männer und 8 % aller Frauen versterben daran. Der nekrotische Myokardbezirk ist nicht mehr funktionsfähig. Herzrhythmusstörungen, Nachlassen der Pumpfunktion oder ein Riss in der Herzwand können die Folge sein und je nach Ausdehnung der Nekrose rasch zum Tod führen. Die Letalität steigt, wenn schon frühere Herzinfarkte das Myokard geschädigt haben.

Krankheitsentstehung

Der weit überwiegenden Zahl der Herzinfarkte liegt der Verschluss einer oder mehrerer Koronararterien oder ihrer Äste zugrunde, meist infolge einer Thrombusbildung in arteriosklerotisch veränderten Gefäßabschnitten. Das distal des Verschlusses gelegene

Myokard wird nicht mehr (ausreichend) mit Sauerstoff versorgt. 20 – 30 Min. nach Unterbrechung des Blutflusses beginnen die Herzmuskelzellen abzusterben, zunächst subendokardial (d.h. unterhalb des Endokards). Nach ungefähr 3 – 6 Std. hat sich eine irreversible Nekrose des betroffenen Muskelgewebes ausgebildet. Die Nekrose kann alle Wandschichten erfassen (**transmuraler Herzinfarkt,** schlechtere Prognose) oder auf Teilschichten begrenzt bleiben (**nicht transmuraler Herzinfarkt,** *Innenschichtinfarkt, Non-Q-Infarkt*, bessere Prognose).

Infarkte betreffen oft den Ramus interventricularis anterior der linken Koronararterie (**Vorderwandinfarkt**). Bei einem **Hinterwandinfarkt** sind die rechte Koronararterie oder der Ramus circumflexus der linken Koronararterie verschlossen.

Chlamydien-Hypothese ☞ 6.5.1

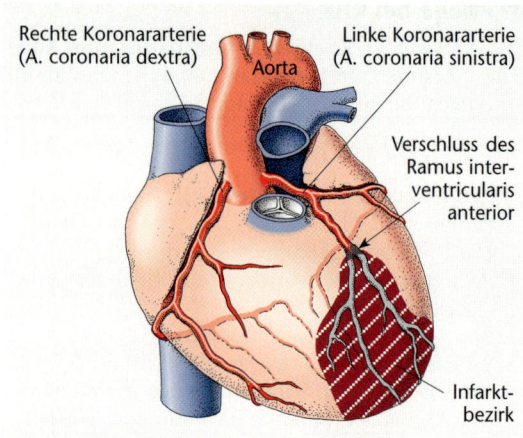

Abb. 6.46: Herzinfarkt. Durch Verschluss einer Koronararterie stirbt das von dieser Arterie versorgte Herzmuskelgewebe ab. [A400-190]

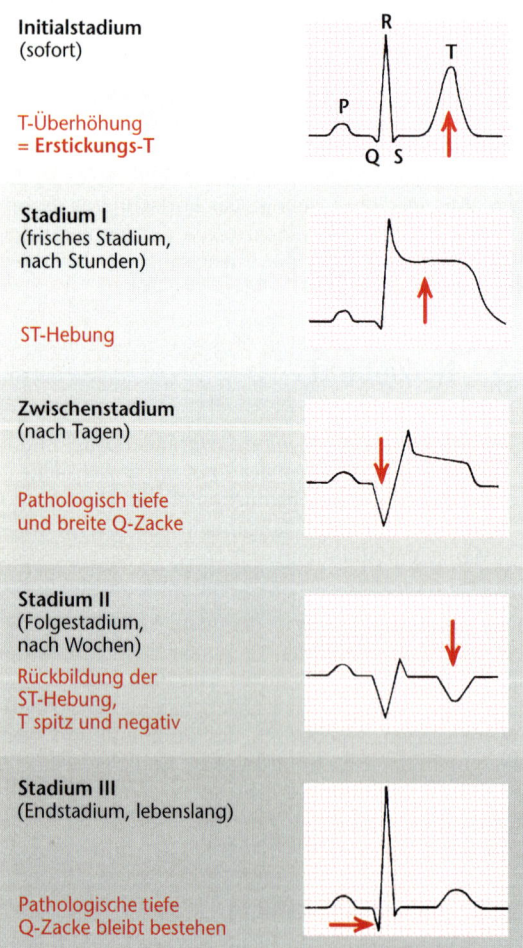

Abb. 6.47: Zeitlicher Verlauf typischer EKG-Veränderungen beim Herzinfarkt. Die EKG-Veränderungen ermöglichen bei vielen Patienten Aussagen bezüglich Alter, Lokalisation und Ausdehnung eines Herzinfarkts. [A400]

🫀 Infarkt-Symptome

Bei $^2/_3$ aller Patienten treten plötzlich heftige retrosternale Schmerzen auf, häufig mit starkem Engegefühl, Todesangst und Unruhe. Diese Schmerzen sprechen typischerweise auf Ruhe und Gabe von Nitropräparaten kaum oder gar nicht an. Ca. 20 % der Herzinfarktpatienten, insbesondere Diabetiker und ältere Menschen, haben jedoch nur wenig oder gar keine Schmerzen (*stummer Herzinfarkt*).
In ca. 60 % sind sich häufende Angina-pectoris-Anfälle Vorstadium des Herzinfarkts.

Weitere Infarkt-Anzeichen sind:
- Schmerzausstrahlung in die Arme, den Bauch, zwischen die Schulterblätter oder in den Unterkiefer
- Übelkeit, Erbrechen
- Blasse, fahl-graue Gesichtsfarbe und kalter Schweiß im Gesicht (meist auf der Stirn und über der Oberlippe)
- Ein durch die Todesangst bis zur Fremdheit verzerrter Gesichtsausdruck
- Dyspnoe, die zum Sitzen oder Liegen zwingt
- Plötzlicher Kreislaufzusammenbruch (kardiogener Schock), teils mit Bewusstlosigkeit, Zyanose oder Krampfanfall einhergehend (☞ unten).

🔎 Diagnostik und Differenzialdiagnose

Faustregel: Bei Vorliegen von zwei der drei folgenden Kriterien ist von einem Herzinfarkt auszugehen:
- Typisches Infarkt-EKG
- Typische klinische Symptome
- Typische Herzmuskelenzymerhöhung.

EKG-Diagnostik

Bei Verdacht auf einen Herzinfarkt muss sofort ein Ruhe-EKG abgeleitet werden, das bei ca. 80 % der Infarktpatienten infarkttypische Veränderungen zeigt (☞ Abb. 6.47). Gerade in der ersten Stunde kann das EKG jedoch noch unauffällig sein. Je nach Haus werden dann oft zusätzliche EKG-Ableitungen durchgeführt, die vor allem die Herzhinterwand beurteilen helfen sollen (☞ 6.4.2). Bei unauffälligem EKG und klinisch weiterbestehendem Verdacht kann eine Kontrolle nach ca. 30 Minuten sinnvoll sein. Für die Vergleichbarkeit ist es wichtig, dass die Elektroden immer an denselben Stellen platziert werden (ggf. mit Stift auf der Haut markieren oder Klebeelektroden belassen).

Labordiagnostik

Zweite Säule der Herzinfarktdiagnostik ist die Blutuntersuchung. Aus den geschädigten Herzmuskelzellen gelangen vermehrt Enzyme ins Blut und können dort in erhöhter Konzentration nachgewiesen werden. Während **Troponin T** und die Kreatinphosphokinase der Untergruppe MB (kurz **CK-MB**) herzmuskelspezifisch sind, kommen Gesamt-CK, GOT (neuere Bezeichnung: Aspartataminotransferase, kurz ASAT), HBDH und Myoglobin auch in anderen Or-

ganen vor, so dass ihre (alleinige) Erhöhung nicht beweisend für einen Herzinfarkt ist. Allerdings steigen die Werte erst nach einigen Stunden messbar an. Sind sechs Stunden nach dem Schmerzereignis EKG und CK normal, ist ein Herzinfarkt unwahrscheinlich.

Zum sicheren Infarktausschluss werden die Untersuchungen ca. 12 – 24 Std. nach dem Schmerzereignis wiederholt.

> ⚠ **Vorsicht!**
> Auch Muskelschädigungen durch Sturz oder eine i.m.-Injektion führen zum CK-Anstieg!

> 👆 Verdacht auf akuten Herzinfarkt besteht bei:
> • Gesamt-CK > 80 U/l
> • Positivem Troponin-Schnelltest.
>
> Ein Herzinfarkt ist sehr wahrscheinlich bei:
> • CK-MB > 6 – 8 % einer erhöhten Gesamt-CK.

Weitere Diagnostik

Um das Vorhandensein und Ausmaß des Herzinfarkts und somit des funktionsgestörten Myokards feststellen zu können, wird möglichst frühzeitig eine

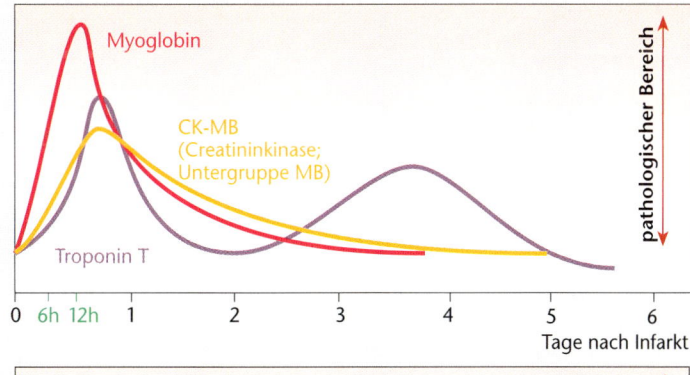

Frühindikatoren des Herzinfarktes

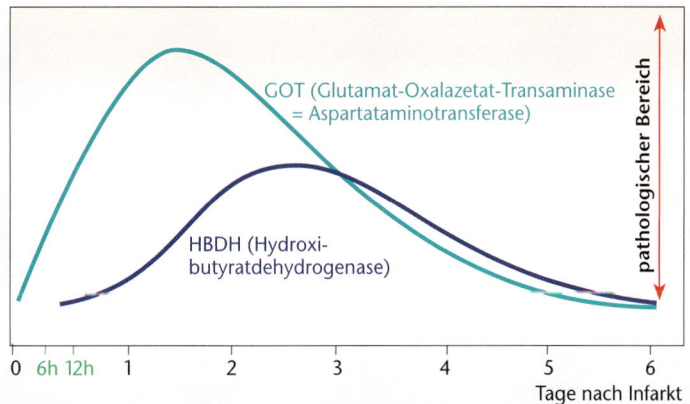

Spätindikatoren des Herzinfarktes

Abb. 6.48: Herzmuskelenzyme im Blut bei Herzinfarkt. [A400]

Echokardiographie (☞ 6.4.5) vorgenommen. In größeren kardiologischen Kliniken wird mittlerweile zunehmend im Akutstadium eine sofortige Koronarangiographie mit Akut-PTCA (☞ 6.5.1) durchgeführt, weil sich hierdurch die Gefäßsituation rascher abklären lässt und Gefäße schneller und mit länger anhaltendem Erfolg wieder eröffnet werden können.

Differenzialdiagnose des akuten Brustschmerzes ☞ 6.3.1

Komplikationen

Insbesondere in den ersten Stunden und Tagen nach dem Infarkt können folgende lebensbedrohliche Komplikationen auftreten:

Herzrhythmusstörungen

Ca. 80 % der Herzinfarktpatienten entwickeln Herzrhythmusstörungen. In 10 % kommt es zum Kammerflimmern, das auch bei sofortiger Reanimation oft tödlich endet. Herzrhythmusstörungen sind die häufigste Todesursache des Infarktpatienten bis zu seinem Eintreffen auf der Intensivstation!

Linksherzinsuffizienz

Je größer die Nekrosen und damit die nicht-funktionellen Muskelanteile sind, desto eher kommt es zu einer (Links-)Herzschwäche mit Lungenstauung bis hin zum akuten Lungenödem (☞ 6.6.3) und kardiogenen Schock.

Kardiogener Schock

> ⋮ **Kardiogener Schock:** Lebensbedrohliches Kreislaufversagen mit schwerem Sauerstoffmangel des Organismus, hervorgerufen durch ein primäres Herzversagen („Pumpversagen").

Bei ungefähr 10 – 15 % der Herzinfarktpatienten pumpt das Herz nur noch so wenig Blut, dass ein **kardiogener Schock** mit schwerem Sauerstoffmangel lebenswichtiger Organe entsteht (häufigste Todesursache bei Infarktpatienten *während* der Intensivbehandlung). Ein kardiogener Schock kann außerdem bei Herzrhythmusstörungen (☞ 6.7) oder einer Lungenembolie (☞ 8.10.1) komplizierend hinzutreten.

Symptome des kardiogenen Schocks sind:
- Zeichen einer Herzinsuffizienz (z.B. „Brodeln" über der Lunge und Stauung der Halsvenen, Patient bekommt nur noch im Sitzen Luft)
- Tachykardie, evtl. mit unregelmäßigem Puls, seltener auch Bradykardie
- Systolischer Blutdruck ≤ 90 mmHg
- Veränderte Bewusstseinslage (Somnolenz, Koma), Unruhe, Angst
- Kaltschweißigkeit
- Fahle, blasse Haut, evtl. Zyanose
- Oligurie.

Dressler-Syndrom

Insbesondere nach großen Infarkten kann sich (meist nach 1 – 4 Wochen) eine diffuse Perikarditis (☞ 6.8.3) mit Fieber, Abgeschlagenheit und Brustschmerzen entwickeln. Eine Pleuritis kann hinzutreten (☞ 8.11.1). Dieses **Dressler-Syndrom** oder *Post(myokard)infarktsyndrom* kann meist durch Gabe von Azetylsalizylsäure beherrscht werden. Selten sind Glukokortikoide (☞ Pharma-Info 12.33) notwendig.

Herzwandaneurysma und Myokardruptur

Große Narbenzonen werden durch den im linken Ventrikel vorherrschenden, relativ hohen Druck nach außen gedrückt, so dass eine Aussackung der Herzwand (**Herzwandaneurysma** ☞ auch Abb. 6.29 oben) entsteht. Ein Aneurysma kann zu schwerwiegenden Komplikationen führen: durch ein „Versacken" des zur Austreibung in den Körperkreislauf bestimmten Blutes schränkt es die Pumpleistung ein, darüber hinaus kann es Entstehungsort von Thromben sein (mit der Gefahr einer arteriellen Embolie) und nicht zuletzt kann ein Aneurysma auch perforieren.

Doch auch ohne Bildung eines Aneurysmas kann die Myokardnarbe reißen (**Myokardruptur,** meist knapp eine Woche, selten später als zwei Wochen nach Infarkt) und durch Austritt von Blut aus dem Herzen (in der Regel der linken Kammer) in den kaum dehnbaren Herzbeutel zu einer **Perikardtamponade** führen. Insbesondere die Herzabschnitte mit niedrigem Binnendruck werden rasch zusammengedrückt; sie können sich nicht mehr füllen, und es entwickelt sich innerhalb von Minuten bis Stunden ein Kreislaufzusammenbruch.

Re-Infarkt

Knapp ein Drittel der Herzinfarktpatienten erleidet einen zweiten Infarkt mit insgesamt schlechter Prognose.

Behandlungsstrategie bei Herzinfarkt

Bei etwa 50 % der verstorbenen Herzinfarktpatienten ist der Tod innerhalb der ersten 15 Minuten nach dem Infarktereignis eingetreten. Diese 15 Minuten beeinflussen den Verlauf der Erkrankung also ganz wesentlich. Deswegen sollte jeder Patient mit Herzinfarktverdacht unter notärztlicher Transportbegleitung *unverzüglich* in ein Krankenhaus eingeliefert und dort intensivmedizinisch betreut werden.

Erstmaßnahmen bei Herzinfarkt

Bei den Erstmaßnahmen ist eine Abgrenzung zwischen ärztlichen und pflegerischen Aufgaben schwer möglich. Wichtig ist eine gute und koordinierte Zusammenarbeit zwischen Ärzten, Rettungssanitätern und Pflegenden:
- Ggf. sofort reanimieren (☞ 5.3)
- Arzt über die Rufanlage benachrichtigen

- Patienten nicht alleine lassen, ihm das Gefühl von Ruhe und Geborgenheit vermitteln. Ist er ansprechbar, ihm alle Maßnahmen erklären
- Mit erhöhtem Oberkörper lagern
- Beengende Kleidung entfernen
- Vitalzeichen kontrollieren. Nach Möglichkeit Monitoring mit kontinuierlicher Überwachung von Puls, Blutdruck und Sauerstoffsättigung des Blutes (zuverlässige Messung der O_2-Sättigung nur bei nicht zentralisiertem Kreislauf möglich ☞ Schockformen)

- Sauerstoff geben (2 – 4 l/Min.)
- Bei systolischem Blutdruck > 110 mmHg 1 – 2 Hübe Nitroglycerin-Spray verabreichen, anschließend Nitroglycerin-Gabe über Perfusor
- Venenzugang legen
- Schmerzen bekämpfen, um den Vernichtungsschmerz auszuschalten und den Sauerstoffverbrauch des Organismus zu senken. Mittel der Wahl ist Morphin, jedoch nie i.m., da dies die Laborwerte verfälscht und eine spätere Lysetherapie unmöglich macht (☞ unten)

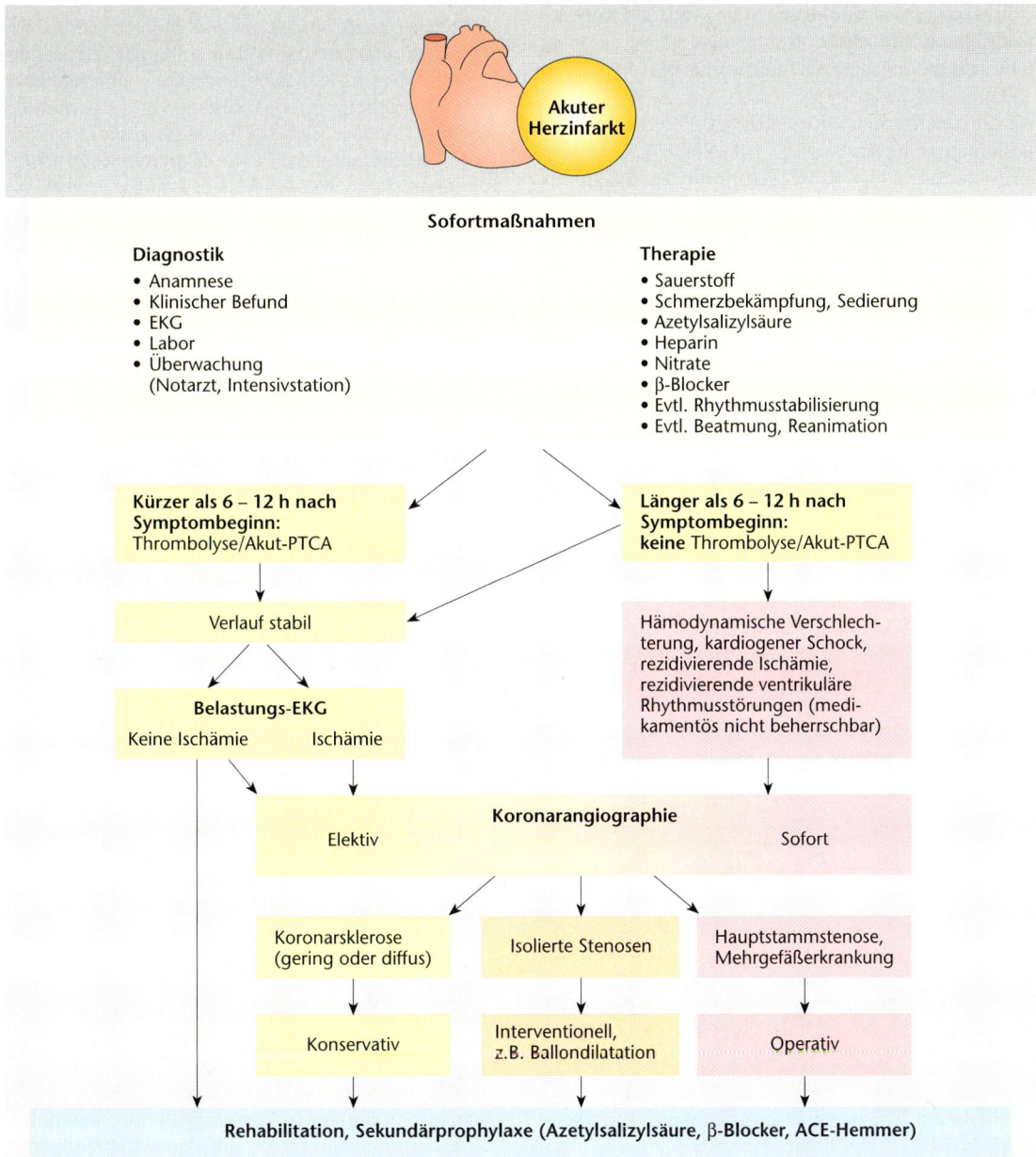

Abb. 6.49: Diagnose und Therapie bei Herzinfarkt. [L157]

- Patienten sedieren (Mittel der Wahl: Diazepam, z.B. Valium® oder Diazepam-ratiopharm®). Dadurch wird der Sauerstoffverbrauch des Organismus gesenkt, das ZNS gedämpft und die Empfänglichkeit für äußere Reize reduziert
- Bei fehlender Vormedikation 500 mg Azetylsalizylsäure i.v. verabreichen
- Heparin i.v. geben zur Vermeidung von (weiteren) Thrombosierungen in Herzkranz- und anderen Gefäßen (z.B. Beinvenen)
- Bei Schocksymptomatik evtl. die Katecholamine Dopamin und/oder Dobutamin über Perfusor zur Steigerung von Blutdruck und Kontraktionskraft des linken Ventrikels verabreichen
- Bei Bluthochdruck medikamentös Blutdruck senken
- Evtl. Herzrhythmusstörungen regulieren
- Blutentnahme vorbereiten (BGA ☞ 8.4.5, Kalium, Blutzucker, CK, CK-MB, Troponin T, Myoglobin, GOT, LDH, Kreatinin, Leukozyten; Blutbild, Gerinnungsstatus, Blutgruppe)
- Patienten auf die Intensivstation verlegen (genaue Übergabe durch behandelnden Arzt), ggf. dort Lysetherapie durchführen, alternativ Transport ins Herzkatheterlabor zur Akut-PTCA.

> ⚠ **Vorsicht!**
> Keine i.m.-Injektionen bei Herzinfarkt oder Herzinfarktverdacht.
> I.m.-Injektionen verfälschen die Enzymwerte (CK) und machen eine Lysetherapie unmöglich.

Lysetherapie

Auf der Intensivstation werden die Erstmaßnahmen fortgesetzt. Außerdem kann dort eine **Lysetherapie** *(Thrombolyse)* durchgeführt werden, die aber nur in den ersten Stunden nach dem Infarkt erfolgversprechend ist. Bei der häufigsten Form, der *systemischen Lyse*, wird intravenös eine gerinnselauflösende Substanz verabreicht. Ziel ist, den Thrombus in der Koronararterie aufzulösen und so die Durchblutung wiederherzustellen. Häufig gelingt es hierdurch, das Infarktareal zu begrenzen.

Die am häufigsten verwendeten Substanzen sind Streptokinase, Urokinase und rt-PA (kurz für *recombinant tissue plasminogen activator*). Bei der Gabe von rt-PA ist eine *gleichzeitige* Vollheparinisierung erforderlich, bei Streptokinase- und Urokinase-Behandlung erst *nach* der Lysetherapie.

Die Lysetherapie ist für den Patienten nicht ungefährlich. Hauptkomplikationen sind Blutungen (gefürchtet sind insbesondere intrazerebrale Blutungen ☞ auch 7.8.1), Embolien, Herzrhythmusstörungen und Überempfindlichkeitsreaktionen. Absolute Kontraindikationen einer Lysetherapie sind frische i.m.-

Injektionen oder Operationen sowie Gerinnungsstörungen. Zu den relativen Kontraindikationen gehören vorangegangene Punktionen von Arterien, V. subclavia oder V. jugularis interna innerhalb der letzten Woche, Schwangerschaft und Einschränkungen der Nieren- und Leberfunktion. Bei einem ausgedehnten Infarkt überwiegen die Vorteile einer Lysetherapie jedoch im Einzelfall gegenüber den Risiken von Komplikationen.

Weiterführende Maßnahmen

Akut-PTCA ☞ *oben (Weitere Diagnostik)*

Meist wird nach der Akut- und Mobilisationsphase eine Belastungsprüfung und in Abhängigkeit von deren Ergebnis eine Koronarangiographie durchgeführt, um festzustellen, ob das Risiko eines Reinfarktes durch PTCA oder Bypass-Operation gesenkt werden kann. Risikofaktoren, z.B. Hypercholesterinämie oder Hypertonie, werden konsequent behandelt.

Die langfristige Therapie mit β-Blockern und 100 mg Azetylsalizylsäure täglich senkt das Risiko eines erneuten Infarkts. Die Gefahr einer Herzinsuffizienz kann durch die Einnahme von ACE-Hemmern (☞ Pharma-Info 7.52) verringert werden. Evtl. wird der Patient mit Antikoagulantien behandelt, wenn (wie nach großen Vorderwandinfarkten) ein Risiko der intrakardialen Gerinnselbildung besteht.

⊟ Pflege des Infarktpatienten

Pflege bei erhöhter Blutungsneigung ☞ *13.2.2*
Thromboseprophylaxe ☞ *7.10.3*

👁 Krankenbeobachtung und Überwachung

- Vitalzeichenkontrolle: Anfangs über Monitor, dann je nach Zustand des Patienten, den verordneten Arzneimitteln und den gemessenen Werten alle 30 – 60 Minuten
- Kontroll-EKG: Nach Arztanordnung, bei Lyse-Therapie meist engmaschige Kontrolle, ansonsten am Infarkttag alle 4 – 8 Stunden sowie bei erneuten Beschwerden
- ZVD-Messung: Alle 4 – 12 Stunden (in Abhängigkeit von der Infarktschwere)
- Evtl. Messung des Füllungsdrucks der linken Kammer über einen Rechtsherzkatheter (☞ 6.4.6)
- Flüssigkeitsbilanzierung (beim kardiogenen Schock über Blasendauerkatheter)
- Regelmäßige Temperaturkontrolle, um Infektionen wie Pneumonien oder Kathetersepsen rechtzeitig erkennen und behandeln zu können. Außerdem kann es in der Postinfarktphase durch Resorptionsvorgänge zu Temperaturerhöhungen kommen. Eine Fiebersenkung ist in diesem Fall nur bei hohen Temperaturen angezeigt, um den Sauerstoffbedarf des Organismus zu reduzieren
- Bewusstseinslage

- Schmerz
- Haut (Farbe, Schweißbildung)
- Psychisches Befinden.

Der Herzinfarktpatient wird in den ersten Tagen auf einer Intensivstation gepflegt.

Ernährung

Am ersten Tag bleibt der Patient in der Regel nüchtern. Nur auf Arztanordnung darf der Patient einige Schlückchen Wasser oder Tee trinken, ggf. auch Zwieback oder Weißbrot essen. Danach wird die Er-

Stufe	Bewegung	Körperpflege	Essen und Trinken	Ausscheidung	Krankengymnastik (auf Arztanordnung)
1	Strenge Bettruhe in herzentlastender Oberkörperhoch-, Beintieflage	Körperpflege wird von den Pflegenden übernommen	• Trinken mit Schnabelbecher oder Strohhalm • Essen wird Pat. gereicht	• Urinflasche und/oder Steckbecken benutzen • Ggf. Blasendauerkatheter	• Bewegungsübungen im Bett, z.B. Faustschluss oder Füße kreisen • Atemübungen, z.B. tief einatmen und mit Lippenbremse (☞ 8.2.2) ausatmen lassen • Entspannungsübungen • Thromboseprophylaxe (☞ 7.10.3)
2	Strenge Bettruhe mit geringen Eigenaktivitäten	Im Bett liegend wäscht sich der Patient Gesicht und Oberkörper selbstständig	• Langsamer Kostaufbau • Mahlzeiten mundgerecht zubereiten		• Erweiterte Bewegungsübungen (Beuge- und Streckübungen) im Bett • Atemübungen • Entspannungsübungen
3	Sitzen am Bettrand zu Bewegungsübungen	Patient wäscht sich im Bett liegend mit Unterstützung	Selbstständige Nahrungsaufnahme		• Leichtere Bewegungsübungen am Bettrand sitzend • Atemvertiefende Übungen, z.B. gezieltes Atmen mit taktilen Reizen (☞ 8.2.2)
4	Selbstständiges Aufsetzen im Bett	Patient wäscht sich im Bett sitzend mit Unterstützung		Toilettenstuhl (neben dem Bett) in Begleitung einer Pflegekraft benutzen	• Pressatmung (z.B. beim Stuhlgang) vermeiden • Entspannungsübungen
5	Selbstständiges Sitzen am Bettrand	Patient wäscht sich mit Unterstützung am Bettrand sitzend	Essen und Trinken am Bettrand sitzend		• Erweiterte Bewegungsübungen am Bettrand sowie Spannungsübungen der gesamten Körpermuskulatur (einschließlich Bauch- und Rückenmuskulatur) • Erstes Aufstehen in Begleitung, Pressen vermeiden
6	• Gelockerte Bettruhe • Häufiges Sitzen am Bettrand	Patient wäscht sich selbstständig am Bettrand sitzend			• Erweiterung der aktiven Übungen in Dauer und Schnelligkeit • Bewegungsabläufe üben: Hinsetzen, Aufstehen, Gehen, An- und Ausziehen, Bücken
7	• Gelockerte Bettruhe • Selbstständiges Aufstehen	Patient wäscht sich mit Unterstützung am Waschbecken	Essen und Trinken am Tisch	Toilette in Begleitung einer Pflegekraft benutzen	• Erweiterung der aktiven Übungen • In Begleitung auf der Station herumgehen
8	• Ausreichende Bettruhe • Selbstständiges Aufstehen • 2 Std./Tag außerhalb des Bettes verbringen	Patient wäscht sich selbst, Duschen nach Absprache mit Arzt erlaubt		Selbstständig zur Toilette gehen	• Gruppengymnastik im Sitzen • Erstes Treppensteigen in Begleitung • Gehen im Freien
9	• Ausruhen im Bett • Sonst überwiegend aufstehen				• Gruppengymnastik im Stehen • Selbstständiges Treppensteigen
10	Nur noch Mittagsruhe im Bett				• Treppensteigen fortführen

Tab. 6.50: Beispiel eines 10-stufigen Mobilisationsplans nach Herzinfarkt (verändert nach dem Plan der kardiologischen Abteilung, Allgemeines Krankenhaus Celle).

nährung langsam aufgebaut. Da der Patient wegen der oft bestehenden Übelkeit keinen großen Appetit hat, fragen die Pflegenden ihn nach seinen Wünschen. Zu Anfang werden die Mahlzeiten dem Patienten mundgerecht zubereitet und gereicht.

Mobilisation

In den ersten 24 Stunden muss der Patient zumindest bei größeren Infarkten Bettruhe einhalten. Je nach Infarktausdehnung und Symptomatik wird während dieser Phase auf alle nicht unbedingt notwendigen Pflegemaßnahmen verzichtet.

Danach erfolgt die Mobilisation nach detaillierter Arztanordnung. In einigen Kliniken existieren *Mobilisationspläne* (oft auch *Stufenpläne* genannt), die als Richtschnur festlegen, was dem Patienten zugemutet werden darf (☞ Tab. 6.50). Die Entscheidung über Steigerung der Mobilisation fällt der Arzt. Er beurteilt auch, ob von dem festgelegten Plan abgewichen werden darf. Beispielsweise kann eine frühe Benutzung des Toilettenstuhls (auch wenn der Stufenplan eigentlich Bettruhe vorsieht) für manche Patienten weniger belastend sein, als das Steckbecken zu benutzen.

Der *Belastungskontrolle* dienen Blutdruck- und Pulskontrollen vor, während und unmittelbar nach der Belastung sowie drei Minuten danach. Blutdruckabfall oder Herzrhythmusstörungen während der Mobilisation machen den sofortigen Abbruch des Trainings, kontinuierliche Kontrollen und Benachrichtigung des Arztes erforderlich. Ist die Herzfrequenz während der Belastung angestiegen und bis drei Minuten nach Belastungsende nicht deutlich zurückgegangen, weist dies auf eine zu hohe Belastung und/ oder eine geringe Leistungsfähigkeit des kardiopulmonalen Systems hin. Der Patient sollte sich dann hinlegen, und Puls und Blutdruck werden weiter engmaschig kontrolliert. Bleibt der Puls deutlich erhöht, wird der Arzt hinzugezogen. Außerdem achten die Pflegenden bzw. Physiotherapeuten während und nach den Übungen auf Warnsymptome wie z.B. Blässe, Tachypnoe oder Schweißausbruch und fragen den Patienten mehrfach nach seinem Befinden (Schmerzen, Luftnot). Gelegentlich verharmlosen Patienten subjektiv empfundene Beschwerden, um die Zeit der Bettruhe zu verkürzen.

> 🖥 Durch selbstständige Pulskontrollen vor, während und nach einer Belastung kann der Patient seinen Genesungsprozess mitverfolgen und lernt, seine Belastbarkeit einzuschätzen.

Allgemeine Maßnahmen

Keine Aufregung: Besucher, Telefongespräche, Radio- und Fernsehsendungen können für den Patienten Aufregung bedeuten. Da Stress die Kreislaufsituation verschlechtert, sind hier Einschränkungen nötig.

Prophylaxen: Alle notwendigen vorbeugenden Maßnahmen einschließlich der Obstipationsprophylaxe werden sorgfältig durchgeführt. Bei der Pneumonieprophylaxe ist auf das Abklatschen bzw. Abklopfen zu verzichten. Der Patient sollte in den ersten Tagen nach dem Infarkt nicht zum Husten aufgefordert werden (Erhöhung des intrathorakalen Drucks).

Persönliche Zuwendung

Ein Infarkt stellt einen tiefen Einschnitt ins Leben des Patienten dar. Das bisherige Leben wird überdacht, und häufig taucht die Frage nach dem Sinn des (Weiter-)Lebens auf.

Die Pflegenden sind in dieser Phase wichtige Ansprechpartner für die Fragen und Ängste der Patienten. Zwar können sie nicht alle Fragen beantworten, die die Patienten bewegen, aber durch ihr Zuhören und ihre Anteilnahme findet der Patient einen Raum, in dem er seine Gedanken äußern kann. Dadurch ist oft ein erster Schritt in Richtung Problemlösung getan. Ggf. können auch Seelsorger oder Psychologen hinzugezogen werden. Manchen Patienten hilft die Kontaktvermittlung zu Selbsthilfegruppen (☞ 6.5.1 Kontaktadressen).

Gesundheitsberatung

Gesundheitsberatung ☞ auch 6.2, 6.2.1

Im Zentrum der Gesundheitsberatung von Patienten nach einem Herzinfarkt steht das gemeinsame Erarbeiten eines neuen Lebensstils. Von großer Bedeutung ist, dass sich der Herzinfarktpatient bewusst wird, direkten Einfluss auf seine Heilung und Rehabilitation zu haben und damit mitverantwortlich für den weiteren Verlauf seiner Erkrankung zu sein. In der Veränderung des persönlichen Lebensstils kommt dem Ausschalten von Risikofaktoren Vorrang zu; dies kann auch bedeuten, dass bisherige Beschäftigungen der neuen Situation angepasst oder, falls nicht möglich oder erwünscht, dass neue Beschäftigungsfelder gesucht werden müssen.

Der Patient erhält einen Herzpass oder Notfallausweis, auf dem sein Name mit Geburtsdatum und Adresse, die Diagnose, seine derzeit einzunehmenden Arzneimittel, sein behandelnder Arzt (mit Telefonnummer) und die Notarzt-Rufnummer festgehalten sind. Sollte der Patient einmal bewusstlos aufgefunden werden, so wissen die Helfer, dass sie einen Herzinfarktpatienten vor sich haben und wie der Notarzt am leichtesten erreicht werden kann.

🩺 Prognose und 🖹 Patienteninformation

Vor dem Eintreffen im Krankenhaus versterben ca. 15 % der Infarktpatienten, im Krankenhaus ca. 10 % und in den 12 Monaten danach weitere 10 %.

Die Prognose nach einem Herzinfarkt wird entscheidend beeinflusst durch den Anteil noch funktionsfähigen Herzmuskelgewebes sowie das Fortbestehen von Risikofaktoren (Rauchen, Hypertonie, Fettstoffwechselstörungen, Übergewicht, Stress).

Einleitung einer Anschlussheilbehandlung

Daher ist es ganz wichtig, den Patienten zur Änderung seiner bisherigen Lebensgewohnheiten zu motivieren. Eine sorgfältige **Patientenschulung,** die die Familie des Patienten integriert, ist dem Patienten in der nötigen Umstellung seiner Lebensumstände eine gute Hilfe. Sie findet beispielsweise im Rahmen einer *Anschlussheilbehandlung* (kurz **AHB**) statt, die sich direkt an den Krankenhausaufenthalt anschließt. Hier kann der Patient spezielle Entspannungstechniken erlernen, die in Phasen besonderer Beanspruchung Stress abbauen helfen; darüber hinaus bietet die AHB den Rahmen, unter fachlicher Überwachung ein Bewegungsprogramm zu entwickeln, das den körperlichen Belastungsgrenzen des Patienten entspricht und ihm nach Entlassung aus der AHB Richtschnur körperlicher Anstrengung sein kann. Während der Anschlussheilbehandlung werden schließlich auch Entscheidungen erörtert, die in der nahen Zukunft des Patienten aktuell werden: bei noch erwerbstätigen Patienten sollten die beruflichen Belastungen überdacht werden, bei Patienten mit schwer geschädigtem Herzen ist die Berentung in Erwägung zu ziehen.

6.6 Herzinsuffizienz

> :) **Herzinsuffizienz** *(Herzmuskelschwäche):* Unvermögen des Herzens, das zur Versorgung des Körpers erforderliche Blutvolumen zu fördern.

Die **Herzinsuffizienz** ist keine eigenständige Krankheit, sondern eine Folge verschiedener Herz-Kreislauf-Erkrankungen. Dabei ist entweder die Auswurfleistung der linken Herzkammer **(Linksherzinsuffizienz),** der rechten Herzkammer **(Rechtsherzinsuffizienz)** oder des gesamten Herzens (**Globalinsuffizienz,** *biventrikuläre Herzinsuffizienz*) herabgesetzt.

Nach der Zeitdauer der Entwicklung der Herzinsuffizienz unterscheidet man die **akute Herzinsuffizienz** (☞ 6.6.2) von der **chronischen Herzinsuffizienz** (☞ 6.6.1).

In der Klinik spricht man von einer **kompensierten Herzinsuffizienz,** wenn die Pumpleistung des Herzens durch Gegenregulationen wie Herzmuskelhypertrophie (☞ 6.6.1), Steigerung der Herzfrequenz, Erhöhung des Gefäßtonus und Aktivierung des Renin-Angiotensin-Aldosteron-Mechanismus (☞ 7.1) so weit verbessert wird, dass ein ausreichendes Herzzeitvolumen gefördert werden kann. Bei der **dekompensierten Herzinsuffizienz** reichen diese Mechanismen nicht mehr aus.

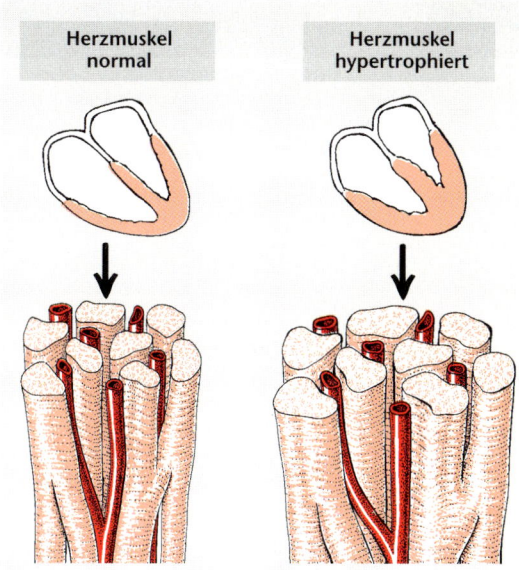

Abb. 6.51: Hypertropher Herzmuskel im Vergleich zum normalen, nicht hypertrophen Herzen. Das linke Bild zeigt die Ernährungssituation für ein normales, ca. 300 g schweres Herz. Bei der Herzmuskelhypertrophie werden die einzelnen Muskelfasern dicker, und es verlängert sich daher die Transportstrecke für Sauerstoff und Nährstoffe. Ab einem sog. *kritischen Herzgewicht* von ca. 500 g kann das Innere der Herzmuskelfaser nicht mehr ausreichend ernährt werden, so dass Zellen absterben. Kritische Folgen sind oft eine Herzerweiterung und eine Pumpschwäche. [A400-190]

Je nach den pathogenetischen Mechanismen wird zwischen **Rückwärtsversagen** *(backward failure)* mit Stau des Blutes vor der geschwächten Herzkammer und **Vorwärtsversagen** *(forward failure)* mit den Zeichen einer unzureichenden Organdurchblutung differenziert.

6.6.1 Chronische Herzinsuffizienz

Bei der **chronischen Herzinsuffizienz** nimmt die Auswurfleistung des Herzens *langsam* ab.

⇨ Krankheitsentstehung

Am häufigsten beruht die chronische Herzinsuffizienz auf einer Druckerhöhung im kleinen oder großen Kreislauf (*chronische Rechtsherz- bzw. Linksherzinsuffizienz*), bei der der Herzmuskel gegen einen erhöhten Gefäßwiderstand anpumpen, die Kammer also mehr Leistung erbringen muss. Um diese Leistungssteigerung zu erreichen, verändern sich die Muskelfasern, sie werden länger und dicker. Es entwickelt sich eine **Herzmuskelhypertrophie** (☞ Abb. 6.51). Hält die Mehrbelastung des Herzens länger an, ist das Herz überfordert, seine Auswurfleistung nimmt ab. Das nach jeder Systole im Herzen verbleibende Volu-

Insuff.-Stadium	Beschwerden
I	Keine Beschwerden bei normaler Belastung, aber Nachweis einer beginnenden Herzerkrankung durch (technische) Untersuchungen
II	Leichte Beschwerden bei normaler Belastung, mäßige Leistungsminderung
III	Erhebliche Leistungsminderung bei normaler Belastung
IV	Ruhedyspnoe

Tab. 6.52: Stadieneinteilung der Herzinsuffizienz (gemäß der *New York Heart Association,* kurz **NYHA**).

men erhöht sich, und die Herzkammern „leiern aus" **(Dilatation).** Oft besteht gleichzeitig eine KHK, die die Herzleistung zusätzlich begrenzt.

Neben der Herzmuskelhypertrophie versucht der Körper noch durch andere Mechanismen, Herzleistung und Blutdruck wieder anzuheben: Hier sind in erster Linie eine Aktivierung des Sympathikus und eine erhöhte Katecholaminausschüttung zu nennen, die zu einer Steigerung von Herzfrequenz, Herzkraft und Blutdruck führen. Das Renin-Angiotensin-Aldosteron-System (☞ 7.1) wird stimuliert, auch ADH wird vermehrt ausgeschüttet. Die hieraus resultierende Vasokonstriktion und Wasserretention bewirken eine erhöhte Vor- und Nachlast (☞ 6.1) und damit – zunächst einmal – eine Steigerung von Herzleistung und Blutdruck. Aber mit der Zeit verlieren die genannten, anfänglich sinnvollen Kompensationsmechanismen an Wirksamkeit, teilweise tragen sie nun sogar zum Erhalt der Herzinsuffizienz bei: Die Zahl der β-Rezeptoren am Herz nimmt ab **(Down-Regulation),** so dass die Sympathikusaktivierung hauptsächlich die Arterien verengt. Da die Herzmuskelfasern mittlerweile jedoch überdehnt sind, lässt die Kontraktionskraft des Herzens nach (☞ Frank-Starling-Mechanismus 6.1). Oberhalb einer gewissen Schwelle wirkt sich auch eine weitere Zunahme der Herzfrequenz negativ auf die Herzkraft aus. Die gewissermaßen „überreizten" Regulationsmechanismen müssen (medikamentös) durchbrochen werden, damit sie dem Kranken nicht noch mehr schaden.

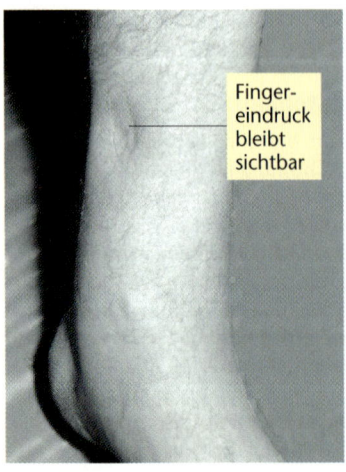

Finger-eindruck bleibt sichtbar

Abb. 6.53: Knöchel-ödem bei Herzinsuffizienz. [T127]

Andere Ursachen der chronischen Herzinsuffizienz sind Kardiomyopathien (☞ 6.9), Herzklappenfehler (☞ 6.11), Herzinfarkt (☞ 6.5.2), Herzwandaneurysmen (☞ 6.5.2), Herzrhythmusstörungen (☞ 6.7) und entzündliche Herzerkrankungen (☞ 6.8).

📷 Symptome und Untersuchungsbefund

Die Symptome einer Herzinsuffizienz sind vor allem **Stauungszeichen** durch den Blutstau *vor* der geschwächten Kammer (Rückwärtsversagen ☞ oben):

Bei der *Linksherzinsuffizienz* staut sich das Blut in den kleinen Kreislauf zurück. Flüssigkeit aus den Blutgefäßen wird in das Lungeninterstitium und in die Alveolen gepresst. Hauptbeschwerden des Patienten sind Ruhe- und Belastungsdyspnoe bis zur Orthopnoe (☞ 8.3.1), Zyanose, Hustenreiz mit rostbraunem Sputum, Tachykardie und Herzrhythmusstörungen. Bei der Auskultation sind *Rasselgeräusche* (☞ 8.4.1) über der Lunge zu hören.

Bei der *Rechtsherzinsuffizienz* staut sich das Blut im Körperkreislauf. Sichtbare Zeichen sind lagerungsabhängige Ödeme, zunächst an Knöcheln und Unterschenkeln, später auch am Körperstamm **(Anasarka),** Halsvenenstauung und Zyanose. Leber und Milz sind vergrößert tastbar, im Ultraschall lässt sich Aszites nachweisen, auch Pleuraergüsse sind häufig. Durch den Rückstau in den Magenvenen leiden die Patienten unter Appetitlosigkeit und Übelkeit. Evtl. ist bei einer Gastroskopie eine Entzündung der Magenschleimhaut festzustellen *(Stauungsgastritis).*

Eine isolierte Rechtsherzinsuffizienz ist selten. Meist ist die Rechtsherzinsuffizienz Folge einer Linksherzinsuffizienz, da der Blutrückstau in den Lungenkreislauf für das muskelschwache rechte Herz eine (auf Dauer zu hohe) Druckbelastung bedeutet.

Die Nachtruhe des Patienten ist sowohl bei der Rechts- als auch bei der Linksherzinsuffizienz gestört, da er nachts mehrfach aufstehen muss, um Wasser zu lassen **(Nykturie).** Nachts ist einerseits das geschwächte Herz durch die Bettruhe entlastet, andererseits gelangt durch die höhere Lagerung der Beine „versacktes" Blutvolumen wieder in den Kreislauf; somit werden die meist in ihrer Leistungsfähigkeit eingeschränkten Nieren wieder besser durchblutet, so dass Ödeme leichter ausgeschwemmt werden können. Der Patient ist in seiner körperlichen Leistungsfähigkeit erheblich beeinträchtigt.

Hauptkomplikationen der chronischen Herzinsuffizienz sind neben einer weiteren Verschlechterung der Herzfunktion insbesondere Herzrhythmusstörungen (☞ 6.7). Das Thrombose- und damit auch Embolierisiko ist erhöht.

🔍 Diagnostik und Differenzialdiagnose

Die Diagnose einer Herzinsuffizienz wird *klinisch* gestellt. Das EKG kann erste Hinweise auf die Grunderkrankung geben (z.B. unbemerkte Infarkte). Die

Röntgenaufnahme des Thorax zeigt eine Herzvergrößerung und evtl. Zeichen einer Lungenstauung. Die Echokardiographie ermöglicht die Beurteilung von Größe und Funktion der Herzkammern (z.B. regionale Wandbewegungsstörungen, Pumpleistung) und die Diagnose von Herz(klappen)fehlern.

Ergänzend können Herzkatheteruntersuchung, Myokardszintigraphie, CT oder eine Herzmuskelbiopsie (z.B. bei Verdacht auf Myokarditis oder Amyloidose des Herzens) angezeigt sein.

Differenzialdiagnostisch sind andere Ursachen der Ödeme auszuschließen, etwa Eiweißmangel (☞ 11.17.1) oder Venenerkrankungen (☞ 7.10).

🔲 Behandlungsstrategie

Behandlung des akuten Lungenödems ☞ 6.6.3

Ziel der Therapie ist zunächst die Milderung der meist stauungsbedingten Symptome durch körperliche Schonung (bei schwerer Herzinsuffizienz sogar Bettruhe), Flüssigkeitsbeschränkung und Arzneimittel, dann möglichst die Beseitigung der Ursache der Herzinsuffizienz, z.B. durch eine Operation bei Herzklappenfehlern.

Medikamentöse Therapie der Herzinsuffizienz

Folgende Wirkstoffgruppen werden einzeln oder in Kombination zur medikamentösen Therapie der Herzinsuffizienz eingesetzt:

- **ACE-Hemmer** (☞ Pharma-Info 7.52): ACE-Hemmer (z.B. Lopirin®, Pres®) wirken gefäßerweiternd

und werden bei der Herzinsuffizienz oft zusammen mit Diuretika gegeben.

Anders als früher werden ACE-Hemmer heute bereits bei einer leichten Herzinsuffizienz verabreicht, da sich in Studien eine erhebliche Prognoseverbesserung gezeigt hat

- **Diuretika** (☞ Pharma-Info 11.52): Diuretika schwemmen die Ödeme aus und entlasten so durch Senkung der Vor- und Nachlast das geschwächte Herz
- **β-Blocker** (☞ Pharma-Info 7.52): β-Blocker verhindern ein Herunterregulieren der Katecholaminrezeptoren am Herzmuskel (☞ Krankheitsentstehung)
- **Digitalisglykoside** (☞ Pharma-Info 6.55): Digitalisglykoside wirken kontraktionsverstärkend am Herzmuskel. Ihre Anwendung wird allerdings durch zahlreiche, auch schon in therapeutischer Dosierung auftretende und zum Teil gefährliche Nebenwirkungen eingeschränkt
- **Nitrate** (☞ Pharma-Info 6.41): Nitrate erleichtern die Herzarbeit durch ihre gefäßerweiternde Wirkung
- **Phosphodiesterasehemmer** (z.B. Perfan®, Wincoram®) und **Katecholamine** (z.B. Dobutrex®, Dopamin) sind Substanzen, die auf Intensivstationen für kürzere Zeiträume überbrückend (etwa bis zu einer Herztransplantation) eingesetzt werden können, um die Schlagkraft zu verbessern. Sie können nur intravenös gegeben werden. Bei längerer Behandlung kommt es zu einem weitgehenden Wirkungsverlust.

Linksherzinsuffizienz		Rechtsherzinsuffizienz
Häufige Ursachen: Arterielle Hypertonie, Klappenfehler (v.a. des linken Herzens), KHK, Herzinfarkt, Rhythmusstörungen	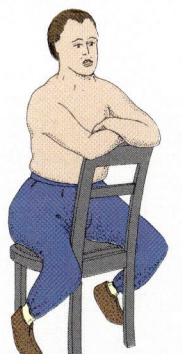 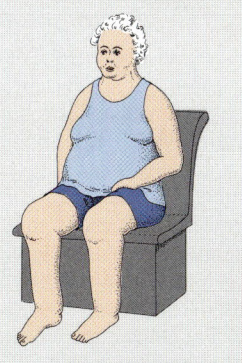	**Häufige Ursachen:** Linksherzinsuffizienz, Herzklappenfehler (v.a. des rechten Herzens), Lungenerkrankungen

Symptome bei Linksherzinsuffizienz	Gemeinsame Symptome	Symptome bei Rechtsherzinsuffizienz
• Belastungs-, Ruhedyspnoe, Orthopnoe • Rasselgeräusche über Lunge, Husten • Lungenödem • Zyanose • Einsatz der Atemhilfsmuskulatur	• Eingeschränkte Leistungsfähigkeit, Schwäche und Ermüdbarkeit • Nykturie • Tachykardie bei Belastung, Herzrhythmusstörungen • Herzvergrößerung, Pleura- und Perikarderguss • Im Spätstadium niedriger Blutdruck	• Gestaute, erweiterte Halsvenen • Ödeme (Bauch, Unterschenkel, Füße) • Gewichtszunahme • Leber- und Milzvergrößerung • Aszites • „Magenbeschwerden"

Abb. 6.54: Häufige Ursachen und unterschiedliche wie auch gemeinsame Symptome von Links- und Rechtsherzinsuffizienz. Weitere Details ☞ Text. [A400-190]

Herztransplantation

Lässt sich eine dekompensierte Herzinsuffizienz weder durch medikamentöse noch durch chirurgische Maßnahmen wie z.B. eine Klappenoperation bessern, kann bei Patienten unter ca. 60 Jahren („biologisches Alter" ☞ 3.1.2) eine Herztransplantation erwogen werden. Zwar ist eine Herztransplantation auch heute noch ein riskanter Eingriff, doch hat sich in den letzten Jahren die 5-Jahres-Überlebensrate auf ca. 70 % erhöht. Voraussetzung für eine Herztransplantation ist wie bei anderen Transplantationen auch, dass keine weiteren prognostisch ungünstigen oder einer immunsuppressiven Therapie entgegenstehenden Erkrankungen, beispielweise eine Krebserkrankung, vorliegen. Da eine Herztransplantation immer eine psychische Belastung darstellt und regelmäßige ärztliche Kontrollen einschließlich invasiver Untersuchungen sowie eine zuverlässige Arzneimitteleinnahme zur Verhinderung von Abstoßungsreaktionen erfordert, sollten Patient und nächste Angehörige sicher sein, dieser Belastung standhalten zu können.

> 🖐 Nach einer geglückten Herztransplantation ist der Patient nicht gesund im Sinne von geheilt, sondern weiterhin als chronisch krank zu betrachten. Viele Patienten bleiben berufsunfähig.

📖 Pflege bei chronischer Herzinsuffizienz

Pflege bei Dyspnoe ☞ 8.3.1
Pflege bei Pleurapunktion ☞ 8.4.6
Pflege bei Zyanose ☞ 6.3.4
Unterstützung bei der Sekretentleerung ☞ 8.2.2

- Bei Appetitlosigkeit Wunschkost ermöglichen. Dabei auf niedrigen Kochsalzgehalt und – je nach Arztanordnung – Beschränkung der Trinkmenge achten, um die Entstehung von Ödemen nicht zu begünstigen. Erlaubte Trinkmenge möglichst gleichmäßig über den Tag verteilen, bei starkem Durst z.B. Eiswürfel zum Durstlöschen anbieten. Kaffee und Tee sind in geringen Mengen gestattet. Mehrere kleine, eiweißreiche Mahlzeiten sind üppigen Mahlzeiten vorzuziehen. Auf blähende, fettreiche und schwer verdauliche Nahrungsmittel sollte der Patient verzichten. Das Rauchen sollte der Patient unbedingt aufgeben
- Darmtätigkeit anregen, z.B. mit Laktulose oder Weizenkleie (☞ ATL Ausscheiden)
- Lang andauernde Kälteeinwirkung vermeiden, da Kälte zu einer Verengung der peripheren Gefäße führt und damit den Widerstand erhöht, gegen den das Herz arbeiten muss
- Körperliche Schonung ermöglichen, evtl. Bettruhe (Arztanordnung), um den Sauerstoffbedarf zu reduzieren. Besteht keine strenge Bettruhe, darf der Kranke sich nur entsprechend seiner Leistungsfähigkeit belasten. Patienten je nach seiner Belastbar-

keit und Mobilität bei den täglichen Verrichtungen unterstützen, ggf. die entsprechenden Prophylaxen (wie Thrombose-, Pneumonie- und Dekubitusprophylaxen) durchführen
- Patienten nötigenfalls mit erhöhtem Oberkörper lagern, optimale Schlafbedingungen schaffen (frische Luft, angenehme Raumtemperatur, Dunkelheit, Ruhe, keine schwere Mahlzeit vor dem Schlafengehen), da Atemnot und Nykturie den Schlaf des Betroffenen schon genug stören
- Durch Anteilnahme (Zuhören und Gespräche) auf die Nöte und Sorgen des Patienten eingehen und dadurch seine seelischen Widerstandskräfte stärken, vor allem vor einer Herztransplantation
- Medikamentöse Therapie überwachen (☞ Pharma-Info 6.55 und Pharma-Info 11.52).

> 👁 **Krankenbeobachtung bei chronischer Herzinsuffizienz**
> - Vitalzeichen, insbesondere Puls, Blutdruck, Atmung (ggf. Monitoring)
> - Haut (erhöhte Dekubitusgefahr bei Ödemen)
> - Flüssigkeitsbilanzierung
> - Körpergewicht
> - Beachtung des Sputums (☞ 8.3.9)
> - ZVD (☞ 6.2.3).

⚖ Prognose und 🗐 Patienteninformation

Die Prognose einer Herzinsuffizienz ist nur dann gut, wenn es *im Anfangsstadium* der Erkrankung gelingt, die Ursache der Erkrankung zu beseitigen. Aus diesem Grund sollten Patienten mit Hypertonie und KHK für die Mitarbeit bei der Behandlung und für einen gesunden Lebensstil gewonnen werden, auch wenn dies angesichts der noch geringen Beschwerden schwer fällt. Die Prognose von Patienten mit einer Herzinsuffizienz der Stadien III und IV ist schlecht. Etwa ein Drittel stirbt innerhalb eines Jahres.

6.6.2 Akute Herzinsuffizienz

Bei der **akuten Herzinsuffizienz** entwickelt sich durch plötzliche Ereignisse im Herzen selbst oder im Kreislauf eine Druck- oder Volumenbelastung des Herzens, die es nicht mehr vollständig durch Kompensationsmechanismen wie Steigerung der Herzfrequenz und der Kontraktionskraft ausgleichen kann.

Akute Linksherzinsuffizienz

Ursachen der **akuten Linksherzinsuffizienz** sind vor allem der Herzinfarkt (☞ 6.5.2) und die hypertensive Krise (☞ 7.5.2), aber auch der plötzliche Abriss von (Teilen der) Herzklappen. Folge ist ein akutes *Lungenödem* (☞ 6.6.3) oder ein *kardiogener Schock* (☞ 6.5.2).

✍ Pharma-Info 6.55 Digitalisglykoside

Digitalisglykoside *(Herzglykoside, herzwirksame Glykoside)* sind Wirkstoffe, die in der Fingerhutpflanze (lat. *Digitalis*) und in Meerzwiebeln, Strophantusarten und Maiglöckchen vorkommen und seit Jahrhunderten zur Herzkraftstärkung eingesetzt werden. Heute werden in der Medizin nicht mehr die Pflanzenauszüge, sondern synthetische Reinsubstanzen verwendet.
Digitalisglykoside:

- Steigern die Kontraktionskraft des Herzmuskels *(positive Inotropie)*
- Verlangsamen die Herzschlagfrequenz *(negative Chronotropie)*
- Verzögern die Erregungsleitung *(negative Dromotropie)*
- Steigern die Reizbildung *(positive Bathmotropie)*.

Das geschwächte Herz kann mehr Blut auswerfen, d.h. es arbeitet ökonomischer und die Organe werden besser durchblutet. Die Digitalisglykoside unterscheiden sich v.a. hinsichtlich ihrer Resorption und Ausscheidung. Allen gemeinsam ist aber die *geringe therapeutische Breite*, d.h. das Auftreten ernster Nebenwirkungen bereits bei geringfügiger Überdosierung:

- *Übelkeit* und *Erbrechen* können bereits bei therapeutischen Dosierungen auftreten
- *Sehstörungen* (vor allem Farbensehen, Augenflimmern), Kopfschmerzen und Halluzinationen oder Verwirrtheit sind Zeichen einer Digitalisüberdosierung und zwingen zum Absetzen des Präparates
- Das Auftreten von (vor allem bradykarden) *Herzrhythmusstörungen* wird durch die Digitalistherapie begünstigt.

Nebenwirkungen treten vermehrt bei Hypokaliämie, Hyperkalzämie und Hypomagnesiämie (☞ 11.17.3 – 11.17.5) auf. Ältere Menschen reagieren empfindlicher als jüngere. Besondere Vorsicht ist bei gleichzeitiger Gabe von β-Blockern (☞ Pharma-Info 7.52, Verstärkung der negativen Chronotropie) oder Theophyllinen (☞ Pharma-Info 8.66, Auftreten von vermehrten Extrasystolen) angebracht.

Zum Einsatz kommen **Digitoxin** und **Digoxinabkömmlinge**. Meist wird in den ersten Tagen eine Mehrfachdosis zur „Aufsättigung" gegeben, um rasch einen wirksamen Digitalisspiegel im Blut und damit einen schnelleren Wirkungseintritt zu erzielen. Danach wird die Dosis auf die *Erhaltungsdosis* abgesenkt.

- Digitoxin (z.B. Digimerck®) wird am wenigsten über die Niere ausgeschieden. Deshalb wird es von vielen Ärzten bei älteren Patienten bevorzugt, da bei diesen häufig eine zumindest latente Niereninsuffizienz vorliegt (☞ 3.1.3). Allerdings braucht es am längsten, bis es seine Wirkung erreicht hat, und bei einer Überdosierung klingen die Erscheinungen aufgrund der langen Halbwertzeit von ca. einer Woche nur langsam ab. Bei Funktionsstörungen der Leber darf Digitoxin wegen der Kumulationsgefahr nicht eingesetzt werden (auch nicht bei einer Stauungsleber, die bei Rechtsherz- und Globalinsuffizienz häufig auftritt)
- Digoxin und -abkömmlinge (z.B. Methyldigoxin, etwa in Lanitop®, oder Acetyldigoxin, etwa in Novodigal®) werden zu einem Großteil über die Nieren ausgeschieden. Ihre Wirkung tritt schneller ein und klingt auch rascher wieder ab als die des Digitoxins. Aus diesem Grund ist die Behandlung mit Digoxinpräparaten besser steuerbar, allerdings für Patienten mit eingeschränkter Nierenfunktion wegen der Kumulationsgefahr (☞ 2.2.6) ungeeignet.

Zur Vermeidung einer *Digitalisintoxikation* gehören regelmäßige klinische Kontrolluntersuchungen mit ausführlicher Anamnese, EKG-Kontrolle, Kontrolle von Serum-Kreatinin (nur bei Einsatz von Digoxin) und -Kalium sowie evtl. des Digitalisspiegels im Blut.

🛏 Pflege bei Therapie mit Herzglykosiden

- Pulsfrequenz und -qualität (regelmäßig? Extrasystolen?) kontrollieren und dokumentieren
- Auf mögliche Nebenwirkungen achten:
  - Allergische Reaktionen (Erythem? Urtikaria?)
  - Störungen des ZNS und der Psyche (z.B. Alpträume, Verwirrtheit, Halluzinationen, Depressionen, Kopfschmerzen, Müdigkeit, Schlaflosigkeit, allgemeine Leistungsminderung)
  - Störungen des Verdauungstraktes (Inappetenz, Übelkeit bis hin zum Erbrechen, Diarrhoe, abdominelle Beschwerden ☞ Kapitel 9)
- Bei veränderten Pulseigenschaften und beim Auftreten von Nebenwirkungen: Arzt informieren.

Wirkstoff	Handels-name (Bsp.)	Wirkungseintritt nach i.v.-Gabe	Abkling-dauer (Tage)	Ausscheidung v.a. über	Bemerkungen
Digoxin	Lanicor®, Lenoxin®	Rasch	1 – 2	Nieren	Gut steuerbar, bei eingeschränkter Nierenfunktion ungeeignet
β-Acetyl-digoxin	Digotab®, Novodigal®	Rasch	1 – 2	Nieren	
β-Methyl-digoxin	Lanitop®	Sehr rasch	1 – 2	Nieren	
Digitoxin	Digimerck®	Langsam	6 – 8	Leber, Nieren	Schlecht steuerbar, nicht bei Lebererkr., aber bei Niereninsuff. Mittel der Wahl

Bei der ärztlichen Untersuchung steht die Lungenstauung mit starker Dyspnoe, Orthopnoe und evtl. ohne Stethoskop hörbaren Rasselgeräuschen über der Lunge im Vordergrund. Der Blutdruck des Patienten ist niedrig bei gleichzeitig erhöhter Herzfrequenz. Der Patient ist sehr ängstlich, unruhig und vielleicht sogar verwirrt.

Therapie und Pflege ☞ 6.6.3

Akute Rechtsherzinsuffizienz

Zur **akuten Rechtsherzinsuffizienz** führen am häufigsten die Lungenembolie mit plötzlichem Druckanstieg im Lungenkreislauf (☞ 8.10.1) und der rasch auftretende Perikarderguss (**Perikardtamponade** ☞ auch 6.2.3).

Aus der Unfähigkeit des Herzens, das erforderliche Blutvolumen zu transportieren, entwickeln sich:
- Ein Blutrückstau in den Körperkreislauf, der sich durch Halsvenenstauung und später auch durch periphere Ödeme zeigt
- Ein unzureichendes Blutangebot an die linke Kammer (und damit den Körperkreislauf), was zu Tachykardie, Blutdruckabfall und Schocksymptomatik führt.

Therapie und Pflege ☞ 8.10.1

6.6.3 Lungenödem

> 🔅 **Lungenödem:** Ansammlung von (seröser) Flüssigkeit im Lungeninterstitium oder den Lungenalveolen mit lebensbedrohlicher Atemstörung.

➯ Krankheitsentstehung

Häufigste Ursache eines Lungenödems ist die dekompensierte Linksherzinsuffizienz, etwa im Rahmen eines Herzinfarktes (☞ 6.5.2) oder einer Kardiomyopathie (☞ 6.9). Die Pumpschwäche des linken Herzens führt zum einen zu einem Blutrückstau im Lungenkreislauf. Durch den deshalb erhöhten hydrostatischen Druck in den Lungengefäßen wird Flüssigkeit

in das umgebende Bindegewebe und weiter in die Alveolen gepresst. Zum anderen werden die peripheren Organe nicht mehr ausreichend durchblutet.

Weitere Ursachen eines Lungenödems sind Überwässerung oder Proteinmangel (beides z.B. bei Nierenerkrankungen ☞ Kapitel 11), Infekte (z.B. Pneumonie ☞ 8.5.3), anaphylaktischer Schock (☞ 7.6) oder toxische Reaktionen (z.B. beim Einatmen von Reizgasen).

⊡ Symptome, Befund und ⌕ Diagnostik

Zur Anfangsphase des Lungenödems gehören Husten und Atemnot (*Asthma cardiale*). Die Atemnot nimmt im weiteren Verlauf rasch zu, und es sind ohne Stethoskop „brodelnde" feuchte Rasselgeräusche hörbar (*Distanzrasseln*). Der Kranke hustet schaumig-rotes Sputum ab, er ist zyanotisch, und die Herzfrequenz steigt (evtl. bei gleichzeitig sinkendem Blutdruck) schnell an. Der Patient ist unruhig und hat Todesangst.

Die Diagnose eines Lungenödems wird klinisch gestellt. Das EKG kann Hinweise auf die Ursache geben, z.B. auf Herzrhythmusstörungen (☞ 6.7) oder einen Herzinfarkt (☞ 6.5.2). Methode der Wahl zur raschen Feststellung einer (kardialen) Ursache ist die Echokardiographie. Eine Blutgasanalyse (☞ 8.4.5) hilft bei der Einschätzung der Schwere des Sauerstoffmangels. Die Röntgenuntersuchung des Thorax beweist das Vorliegen eines Lungenödems.

▦ Behandlungsstrategie

Beim Lungenödem ist der sofortige Behandlungsbeginn (also vor Vorliegen z.B. der Röntgenaufnahme) lebensrettend. Dabei arbeiten Ärzte und Pflegende Hand in Hand:
- Möglichst Ruhe ausstrahlen, Hektik vermeiden
- Oberkörper des Patienten hoch, Beine tief lagern (Herzbettlage ☞ Abb. 6.11)
- Atemwege freimachen (ggf. absaugen)
- Sauerstoff (2 – 8 l/Min.) über Nasensonde oder Maske verabreichen (☞ 8.2.3)

- 2 Hübe Nitroglycerin sublingual geben, danach meist Fortsetzung der Behandlung mittels Perfusor
- Venösen Zugang legen
- 20 – 80 mg Furosemid (z.B. Lasix®) i.v. injizieren
- Evtl. 5 – 10 mg verdünntes Morphin fraktioniert verabreichen (schmerzlindernd, angstlösend und drucksenkend im Lungenkreislauf durch Öffnung intrapulmonaler Shunts)
- Bei niedriger Herzauswurfleistung (echokardiographisch zu diagnostizieren) und stark erniedrigtem Blutdruck zur Verstärkung der myokardialen Kontraktion Dobutamin, zur Anhebung des Blutdrucks Dopamin über Perfusor verabreichen
- Bei starker Unruhe zusätzlich niedrigdosiert Diazepam (etwa Diazepam-ratiopharm® oder Valium®) geben
- Bei ausbleibender Besserung der Atemlage unter diesen Maßnahmen Patienten intubieren und beatmen.

Eine kausale Behandlung schließt sich baldmöglichst an.

⊞ Pflege bei Lungenödem

> **◎ Krankenbeobachtung bei Lungenödem**
> - Vitalzeichen, Monitoring (Tachykardie? Hypotonie? Bewusstseinstrübung?)
> - Haut: Zyanose? Blässe? Kaltschweißigkeit?
> - Flüssigkeitsbilanzierung
> - ZVD
> - Beobachten von Sputum (☞ 8.3.9).

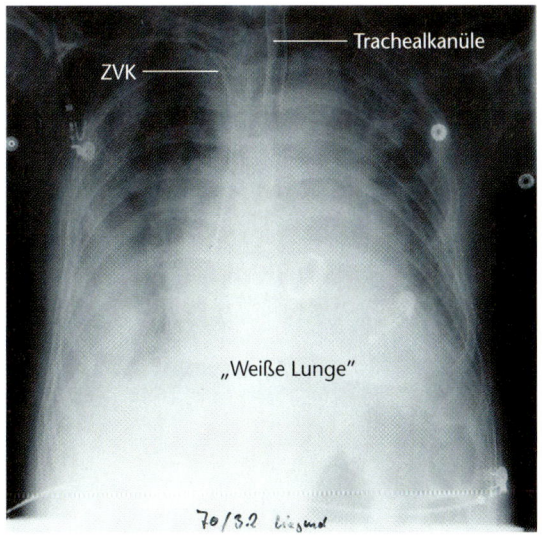

Abb. 6.56: Röntgen-Thorax eines Patienten mit dekompensierter Herzinsuffizienz bei Mitralklappeninsuffizienz. Die nahezu „weiße Lunge" ist Ausdruck der hochgradigen Lungenstauung mit nachfolgendem alveolärem Lungenödem. Außerdem sind ein ZVK und eine Trachealkanüle zu erkennen. [E179–168]

Weitere Maßnahmen
- Bettruhe einhalten lassen
- Blasendauerkatheter zur Flüssigkeitsbilanzierung legen, stündlich Ausscheidung dokumentieren
- In der Akutphase, die meist nach ein paar Stunden vorbei ist, Patienten nüchtern lassen
- Nach der Akutphase Trinkmengenbeschränkung (Arztanordnung) einhalten lassen. Mundpflege sorgfältig durchführen
- Bei den ATL unterstützen, notwendige Prophylaxen durchführen
- Kochsalzarme Kost geben.

Pflege bei Dyspnoe ☞ 8.3.1

6.7 Herzrhythmusstörungen

> ⊡ **Herzrhythmusstörung:** Störung der Herzfrequenz oder der Regelmäßigkeit des Herzschlags.
>
> **Tachykardie:** Die Herzfrequenz liegt bei Erwachsenen über 100 Schlägen/Minute.
>
> **Bradykardie:** Die Herzfrequenz liegt bei Erwachsenen unter (50 –)60 Schlägen/Minute.
>
> **Arrhythmie:** Das Herz schlägt unregelmäßig.
>
> **Tachyarrhythmie:** Das Herz schlägt unregelmäßig und zu schnell.
>
> **Bradyarrhythmie:** Das Herz schlägt unregelmäßig und zu langsam.

Herzrhythmusstörungen können beim Gesunden vorkommen oder einen Krankheitswert haben. Die Differenzierung erfolgt anhand der Situation, in der die Herzrhythmusstörung auftritt (z.B. physiologische Tachykardie nach sportlicher Anstrengung), und anhand der Diagnostik.

Die Diagnose wird oft schon durch das Oberflächen-EKG gesichert. Eine Klassifikation der Herzrhythmusstörungen erfolgt durch Ruhe-EKG mit langem Rhythmusstreifen, Langzeit-EKG und evtl. Belastungs-EKG. In schwierigeren Fällen ist eine (invasive) elektrophysiologische Untersuchung (Details ☞ 6.4.6) erforderlich.

6.7.1 Extrasystolen

> ⊡ **Extrasystole** (kurz *ES*): Außerhalb des regulären Grundrhythmus auftretender Herzschlag.

Extrasystolen können vorzeitig oder verspätet, einzeln oder gehäuft auftreten. Ist der Abstand zwischen einer (vorzeitig einfallenden) Extrasystole und der nächsten regulären Herzaktion größer als derjenige zwischen zwei normalen Herzaktionen, wird dies als

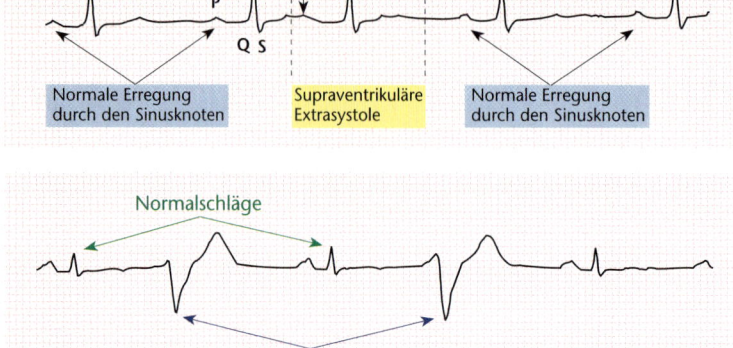

Abb. 6.57: EKG-Bild bei supraventrikulärer Extrasystole. Jeder Kammererregung (QRS-Komplex) geht eine Vorhoferregung (P-Welle) voraus. Da die Erregungswelle der Extrasystole in den Vorhöfen einen anderen Weg nimmt als bei einer vom Sinusknoten ausgehenden Erregung, sieht die P-Welle der Extrasystole abnorm aus. Sie ist deformiert oder auch negativ. [B152]

Abb. 6.58: EKG-Bild bei ventrikulärer Extrasystole. Typisch ist, dass dem verbreiterten und deformierten QRS-Komplex keine P-Welle vorangeht. In diesem Fall folgt jedem Normalschlag eine Extrasystole (Bigeminus). [B152]

kompensatorische (ausgleichende) **Pause** bezeichnet.

Supraventrikuläre Extrasystolen

Eine **supraventrikuläre Extrasystole** (kurz *SVES*) hat ihr Erregungszentrum oberhalb des His-Bündels im AV-Knoten oder Vorhofmyokard. Sie kommt sowohl bei Gesunden als auch bei Herzkranken vor. Der Betroffene hat oft keine Beschwerden, kann aber auch Herzklopfen, Herzjagen oder „Aussetzer" bemerken.

Eine Behandlung ist nur bei erheblicher (subjektiver) Beeinträchtigung des Patienten oder bei gehäuftem Auftreten direkt hintereinander („in Salven") erforderlich, da dann Vorhofflattern oder Vorhofflimmern drohen. Arzneimittel der Wahl sind β-Blocker (☞ Pharma-Info 7.52).

Klasse	Kurzcharakterisierung	EKG-Bild
0	Keine VES	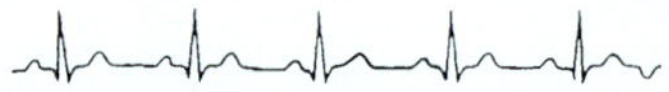
I	Weniger als 30 **monomorphe VES** (d.h. im EKG immer gleich aussehende und von gleicher Quelle ausgehende VES) pro Stunde	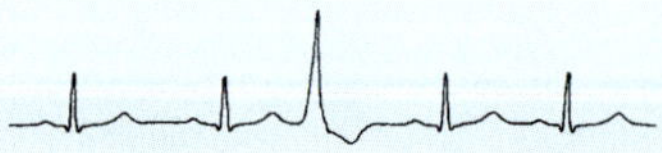
II	Mehr als 30 monomorphe VES pro Stunde	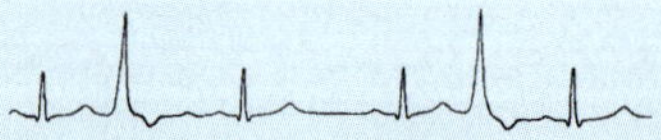
IIIa	**Polymorphe VES** = multiforme VES, d.h. im EKG unterschiedlich aussehende und in der Regel von mehreren Quellen ausgehende VES	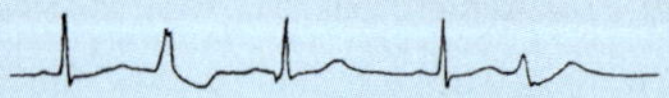
IIIb	**Bigeminus,** d.h. abwechselnd eine Normalaktion und eine VES	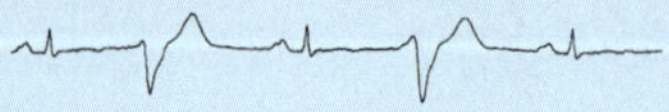
IVa	**Couplet,** d.h. zwei VES unmittelbar nacheinander	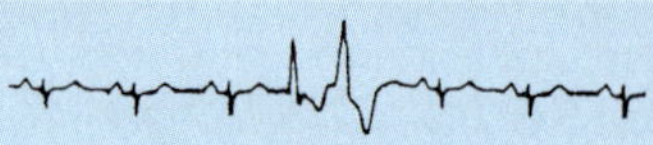
IVb	**Salve,** d.h. drei oder mehr VES unmittelbar nacheinander	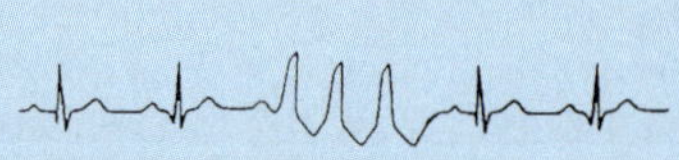
V	R/T-VES = **R-auf-T-Phänomen,** d.h. sehr frühzeitig nach einer Normalaktion einfallende VES mit hohem Risiko einer Kammertachykardie (☞ Text)	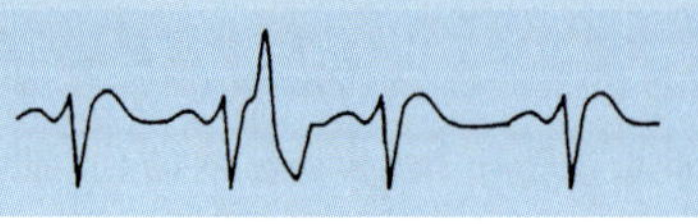

Tab. 6.59: Lown-Klassifikation der ventrikulären Extrasystolen (VES). Die Klassen III – V werden auch als **komplexe Extrasystolen** zusammengefasst. Zusammen mit der Beurteilung der Grunderkrankung erlaubt die Lown-Klassifikation eine grobe Abschätzung der Gefährdung des Patienten.

🖉 Pharma-Info 6.60 Antiarrhythmika

Unter dem Begriff **Antiarrhythmika** werden verschiedene Substanzgruppen zur medikamentösen Behandlung von Herzrhythmusstörungen zusammengefasst.

Insbesondere *tachykarde* Herzrhythmusstörungen, die trotz einer Behandlung der Grundkrankheit rezidivieren, werden mit Antiarrhythmika behandelt. Bei den meisten *bradykarden* Herzrhythmusstörungen ist dagegen die Implantation eines Schrittmachers (☞ 6.7.5) Therapie der Wahl.

Einen Überblick über die am häufigsten verwendeten Antiarrhythmika gibt unten stehende Tabelle.

Die Antiarrhythmika werden nach *Vaughan/Williams* je nach ihrem Wirkmechanismus in vier Klassen eingeteilt:
- **I A – C:** Na^+-Antagonisten mit unterschiedlicher Wirkung auf das Aktionspotenzial der Herzmuskelzellen: z.B. Chinidin, Disopyramid, Ajmalin
- **II:** β-Blocker
- **III:** K^+-Antagonisten: Amiodaron, Sotalol (mit gleichzeitiger β-Blockierung)
- **IV:** Ca^{2+}-Antagonisten (Kalziumantagonisten).

Digitalisglykoside werden ebenfalls noch gelegentlich zur Behandlung der Tachyarrhythmia absoluta verwendet, zählen aber nicht zu den klassischen Antiarrhythmika. Bei nicht wenigen Patienten müssen nacheinander mehrere Antiarrhythmika ausprobiert werden, bis ein wirksames Präparat gefunden ist. Gelegentlich ist eine Kombinationstherapie erforderlich.

Antiarrhythmika sind nebenwirkungsreiche Substanzen mit z.T. hohem Gefährdungspotenzial:

- Die meisten Antiarrhythmika schwächen die Kontraktionskraft des Herzens *(negative Inotropie)*. Hierdurch kann eine bis dahin gerade noch kompensierte Herzinsuffizienz entgleisen
- Alle Antiarrhythmika können selbst zu lebensbedrohlichen Herzrhythmusstörungen führen. Welche Patienten davon betroffen sein werden, kann nicht zuverlässig vorausgesagt werden.

Der Therapieerfolg wird anhand von (Langzeit-)EKGs kontrolliert, um den Patienten, die nicht von der Therapie profitieren, die Risiken des Arzneimittels zu ersparen und ggf. weiter gehende Behandlungsformen einzusetzen.

Verschiedene Studien haben ergeben, dass Antiarrhythmika zwar oft das EKG-Bild verbessern, nicht aber die Prognose der zugrunde liegenden Störung. Deshalb werden sie zurückhaltend eingesetzt.

👁 Krankenbeobachtung und Überwachung bei Antiarrhythmika-Therapie
- Erfolg der Therapie: Rückbildung der Rhythmusstörung und der Symptome (Pulsfrequenz, -qualität, Blutdruck, Dyspnoe, allg. Leistungsfähigkeit)
- Auftreten von Nebenwirkungen oder neuen Beschwerden
- Therapieinduzierte neue Herzrhythmusstörungen
- Bei i.v.-Therapie mit Antiarrhythmika in jedem Fall EKG-Monitorüberwachung, ebenso bei Neueinstellungen auf ein anderes Präparat (insbesondere bei höheren Dosierungen).

Substanz/ Substanzgruppe	Handelsname (Bsp.)	Bevorzugt bei ... Störungen* * sv = supraventrikulär, v = ventrikulär	Vorteile, spezifische Nebenwirkungen (NW)
Adenosin (ohne Gruppenzuordnung)	Adrekar®	sv; zur Beendigung von AV-Knoten-Reentry-Tachykardien (☞ 6.7.2), Differenzialtherapie sv/v Tachykardien	NW: Synkope!
Ajmalin (Gruppe I ☞ Text)	Gilurytmal®	Notfallmedikament der ersten Wahl, wenn die (tachykarde) Herzrhythmusstörung nicht genau klassifiziert werden kann	NW: Gastrointest. Beschwerden, Kopfschmerzen, Cholestase, Leberschädigung
Amiodaron (Gruppe III ☞ Text)	Cordarex®	Auf andere Antiarrhythmika nicht ansprechende lebensbedrohliche Herzrhythmusstörungen (v, sv)	Vorteil: keine negative Inotropie. NW: Hornhauttrübung, Schilddrüsenfunktionsstörungen, Photosensibilisierung, Lungenfibrose
β-Blocker, z.B. Metoprolol (Gruppe II ☞ Text)	Beloc®	sv, v	Vorteil: anders als die anderen Antiarrhythmika geringes Potenzial, selbst Herzrhythmusstörungen hervorzurufen (☞ Text). NW: Bronchokonstriktion, negative Inotropie, Bradykardie, Müdigkeit, Depression
Chinidin (Gruppe I ☞ Text)	Chinidin duriles®	Besonders wirksam zur Kardioversion von Vorhofflimmern	NW: Ventrikuläre Herzrhythmusstörungen bis hin zum Kammerflimmern, gastrointest. Beschwerden, Ohrensausen, Synkopen, Knochenmark-Depression, anticholinerge Nebenwirkungen

Substanz/ Substanzgruppe	Handels- name (Bsp.)	Bevorzugt bei ... Störungen* * sv = supraventrikulär, v = ventrikulär	Vorteile, spezifische Nebenwirkungen (NW)
Disopyramid (Gruppe I ☞ Text)	Rhythmodul®	sv, v	NW: Gastrointest. Beschwerden, Müdigkeit, Cholestase, Mundtrockenheit, Miktionsstörung
Flecainid (Gruppe I ☞ Text)	Tambocor®	sv, v; gut geeignet zur medikamentösen Rhythmisierung bei Vorhofflimmern	NW: Doppelsehen, Schwindel, Kopfschmerzen
Lidocain (Gruppe I ☞ Text)	Xylocain®	v; erste Wahl bei ventrikulären Herzrhyth-musstörungen im Rahmen eines akuten Myokardinfarkts	NW: Benommenheit, Schwindel, zerebrale Krampfanfälle
Mexiletin (Gruppe I ☞ Text)	Mexitil®	v	NW: Hypotonie, gastrointest. Beschwerden, ZNS-Störungen
Propafenon (Gruppe I ☞ Text)	Rytmonorm®	sv, v	NW: Mundtrockenheit, Salz-Geschmack, gastroin-test. Beschwerden, Kopfschmerzen
Sotalol (Gruppe III ☞ Text)	Sotalex®	sv, v; besonders wirksam in der Rezidivpro-phylaxe von Vorhofflimmern	NW: Wie β-Blocker; ventrikuläre Tachykardien
Verapamil (Gruppe IV ☞ Text)	Isoptin®	sv; auch zur Verlangsamung von schnell übergeleitetem Vorhofflattern	NW: Hypotonie, gastrointest. Beschwerden

Ventrikuläre Extrasystolen

Ventrikuläre Extrasystolen (kurz *VES*) können von allen Teilen des Kammermyokards oder dem His-Bündel ausgehen. Einzelne VES haben meist keinen Krankheitswert. Wiederholen sich die VES häufiger, liegt oft eine organische Herzkrankheit (z.B. KHK ☞ 6.5.1) vor; lebensgefährliche ventrikuläre Tachy-kardien (☞ unten) können die Folge sein. Ventrikulä-re Extrasystolen werden in aller Regel nach der **Lown-Klassifikation** (☞ Abb. 6.59) eingeteilt.

Bei behandlungsbedürftigen VES müssen zum einen die Grunderkrankungen diagnostiziert und behandelt und zum anderen die VES mit Antiarrhythmika un-terdrückt werden. Nach einmal erforderlicher Reani-mation und bei anhaltenden ventrikulären Tachykar-dien ist die Implantation eines automatischen Defi-brillators (☞ unten) angezeigt.

6.7.2 Tachykarde Herzrhythmusstörungen

> 🔅 **Tachykarde Herzrhythmusstörung:** Herz-rhythmusstörung mit einer Herzfrequenz über 100 Herzmuskelkontraktionen/Minute.

Bis zu einer bestimmten Herzfrequenz steigt das Herzzeitvolumen mit der Herzfrequenz. Wird diese Frequenz jedoch überschritten oder muss das Herz zu lange unter einer nur kurzzeitig tolerierten Pulsfolge schlagen, wird immer weniger Blut in das Kreislauf-system gepumpt, weil den Kammern nicht genügend Zeit zur Erschlaffung und Neufüllung verbleibt oder die Herzkontraktionen zu schwach und unkoordi-niert sind.

Supraventrikuläre Tachykardien

> 🔅 **Supraventrikuläre Tachykardie** (lat. supra: über; lat. ventriculus: Kammer): Tachykardie, bei denen das Erregungsbildungszentrum im Bereich der Vorhöfe liegt.

Sinusknotentachykardie

Bei der **Sinusknotentachykardie** *(Sinustachykardie)* gehen die Erregungen – wie beim Gesunden – vom Si-nusknoten aus. Die Frequenz liegt bei 100 – 160 Herzschlägen/Minute, der Herzschlag ist meist regel-mäßig.

Die Sinusknotentachykardie kommt vor bei:
- Erhöhung des Sauerstoffbedarfs infolge eines er-höhten Stoffwechsels (bei psychischer oder körper-licher Belastung, Hyperthyreose oder erhöhter Temperatur)
- Verschlechterung des Sauerstoffangebots an die Zellen durch verringerte Sauerstoffkonzentration der Atemluft (z.B. in großen Höhen), hohen Blut-verlust, verminderte Herzleistung (Herzinsuffizi-enz) oder Vergiftungen
- Reizung des Sympathikus nach Koffein- oder Niko-tingenuss sowie nach Arzneimitteleinnahme (z.B. Adrenalin oder β-Sympathomimetika bei Asthma bronchiale ☞ 8.6.1).

Die Behandlung der Sinusknotentachykardie besteht in der Beseitigung der Ursache, nur selten in der symptomatischen Gabe von β-Blockern.

Paroxysmale supraventrikuläre Tachykardien

Bei den **paroxysmalen supraventrikulären Tachykardien** (paroxysmal = in Anfällen auftretend) hat der Patient plötzlich einsetzende *Anfälle* von Herzrasen (160 – 200 Schläge/Min.), evtl. begleitet von Schwindel und kurzzeitigem Bewusstseinsverlust.

Eine paroxysmale supraventrikuläre Tachykardie kann durch zwei Mechanismen entstehen:

- **Gesteigerte Automatie.** Ein außerhalb des Sinusknotens gelegener Herd bildet abnorme Erregungen, „überholt" den Sinusknoten und wird frequenzbestimmend. Liegt dieser Herd im Bereich der Vorhöfe, spricht man auch von **Vorhoftachykardie**
- **Reentry,** anschaulich vorzustellen als „Kreisen" der Erregungen. Häufigste Form der paroxysmalen supraventrikulären Tachykardie überhaupt ist die **AV-Knoten-Reentry-Tachykardie,** bei der *innerhalb des AV-Knotens* oder in seiner unmittelbaren Nachbarschaft zwei unterschiedlich schnelle Bahnen existieren, so dass die Erregung über die eine Bahn vom Vorhof zur Kammer und über die andere von der Kammer wieder zurück in Richtung Vorhof gelangen kann, wo der Kreislauf aufs Neue beginnt. Bei **Präexzitationssyndromen** wie z.B. dem **WPW-Syndrom** *(Wolff-Parkinson-White-Syndrom)* gibt es *außerhalb des AV-Knotens* eine zusätzliche, anatomisch nachgewiesene Leitungsbahn zwischen Vorhof und Kammer.

Die Behandlung besteht in der Beruhigung des Betroffenen, Maßnahmen zur reflektorischen Steigerung des Vagotonus (z.B. kaltes Wasser trinken lassen, Karotisdruckversuch durch den Arzt ☞ 6.7.4) sowie in der Gabe von Adenosin (z.B. Adrekar®), Verapamil (z.B. Isoptin® ☞ Pharma-Info 6.60) oder β-Blockern (☞ Pharma-Info 7.52) im Fall der AV-Knoten-Reentry-Tachykardien, bzw. Ajmalin oder Propafenon bei einer WPW-Tachykardie. Die Differenzierung zwischen den speziellen Tachykardieformen aus dem Oberflächen-EKG kann sehr schwierig sein; stets muss damit gerechnet werden, dass sich die Tachykardie durch die Therapiemaßnahme sogar noch beschleunigt und im Extremfall durch eine Elektrokardioversion (☞ unten, Vorhofflimmern) behandelt werden muss.

Wegen der Nebenwirkungen der medikamentösen Langzeittherapie muss eine Durchtrennung des zusätzlichen Leitungswegs (bei WPW-Syndrom) oder eines Teils des AV-Knotens (bei AV-Knoten-Reentry-Tachykardie) erwogen werden, die durch Anwendung von Hochfrequenzsströmen über einen speziellen Elektro-Herzkatheter möglich ist **(Katheterablation).**

Vorhofflattern

Von **Vorhofflattern** spricht man bei 250 – 350 Vorhofkontraktionen/Minute. Meist wird nur jede 2.

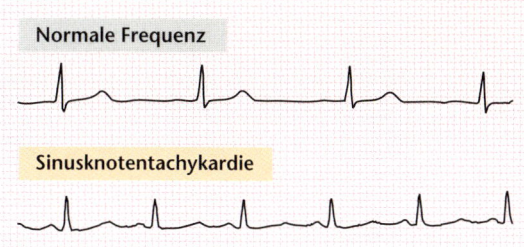

Abb. 6.61: EKG-Bild bei Sinusknotentachykardie (oben: normale Herzfrequenz). Jedem P folgt ein normaler QRS-Komplex. Bei einer sehr schnellen Sinusknotentachykardie sind die P-Wellen manchmal nur sehr schwer zu erkennen. [B152]

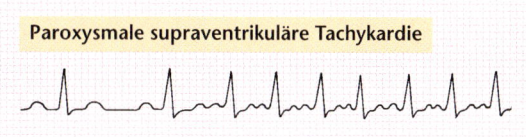

Abb. 6.62: EKG-Bild bei paroxysmaler supraventrikulärer Tachykardie. [A300]

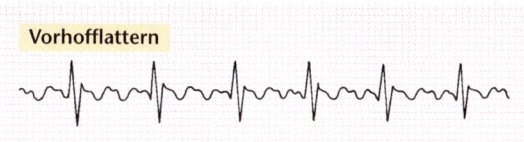

Abb. 6.63: EKG-Bild bei Vorhofflattern mit 3:1-Überleitung, d.h. die Vorhoffrequenz ist dreimal so hoch wie die Kammerfrequenz. Typisch ist das Auftreten von sägezahnförmigen Vorhofwellen anstelle der normalen P-Wellen. [A300]

oder 3. Vorhoferregung auf die Kammern übergeleitet (*2 : 1-* oder *3 : 1-Überleitung*), d.h. die Kammerfrequenz liegt typischerweise bei 125 – 150 Schlägen/Minute.

Die Ursache des Vorhofflatterns ist in der Regel eine vorbestehende Herzerkrankung. Das vorgeschädigte Herz kann die erhöhte Kammerfrequenz oft nicht lange kompensieren (Herzinsuffizienz ☞ 6.6). Gefahr für den Patienten besteht dann, wenn *alle* Vorhofaktionen auf die Herzkammern übergeleitet werden (1 : 1-Überleitung), da bei solch raschen Kammerkontraktionen keine ausreichende Blutmenge mehr gefördert wird (*Kammerflattern* bzw. *Kammerflimmern* ☞ unten).

Das Vorhofflattern wird medikamentös vor allem mit Verapamil, β-Blockern oder Digitalisglykosiden behandelt. Alternativ kann eine intrakardiale Hochfrequenz-Überstimulation („overdrive") über eine in den rechten Herzvorhof eingebrachte Schrittmachersonde oder eine Elektrokardioversion (☞ unten) in Kurznarkose durchgeführt werden. Eine neuere Therapieoption, die das Vorhofflattern bei vielen Patienten

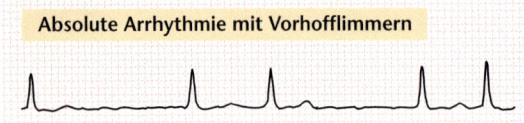

Abb. 6.64: EKG-Bild mit absoluter Arrhythmie bei Vorhofflimmern. Die völlig unkoordinierten Vorhofaktionen zeigen sich nur noch durch eine „unruhige" Null-Linie im EKG. [B152]

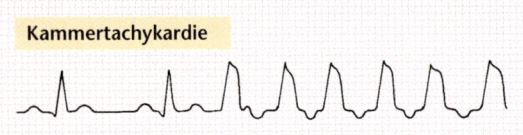

Abb. 6.65: EKG-Bild bei ventrikulärer Tachykardie. Auf zwei normale, vom Sinusknoten ausgehende Erregungen folgt eine Kammertachykardie. Alle Kammerkomplexe sind verbreitert. [A300]

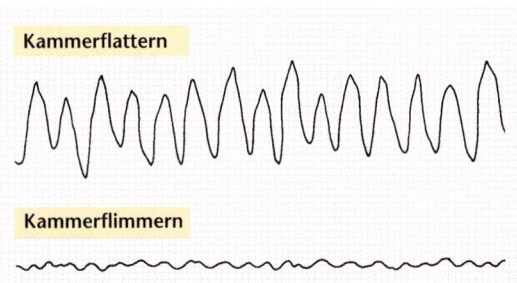

Abb. 6.66: Oben: EKG-Bild bei Kammerflattern mit einer Frequenz von ca. 200/Min. Die Kammerkomplexe sind haarnadelförmig deformiert. Unten: EKG-Bild bei Kammerflimmern. Die einzelnen Kammerkomplexe können im EKG nicht mehr voneinander getrennt werden. [A300]

dauerhaft beendet, ist auch hier die Katheterablation (☞ oben).

Vorhofflimmern

Beim **Vorhofflimmern** liegt die Vorhoffrequenz bei 350 – 600 Kontraktionen/Minute. Da die Vorhofaktionen völlig unregelmäßig auf die Kammern übergeleitet werden, kontrahieren sich diese ebenfalls unregelmäßig **(absolute Arrhythmie).**

Ursache kann eine Überdehnung und Überlastung des Vorhofs sein, z.B. bei länger bestehendem Bluthochdruck oder einer Mitralklappenstenose (☞ 6.11.1), aber auch bei einer KHK (☞ 6.5.1).

Als Komplikation können sich Thromben insbesondere im linken Vorhof bilden. Wenn diese sich lösen, können sie zu einer arteriellen Embolie im großen Kreislauf (☞ 7.7.3) führen. Die meisten Betroffenen haben über Jahre hinweg aber nur geringe Beschwerden wie Herzklopfen und Atemnot bei Belastung.

Soll versucht werden, die Vorhofaktionen wieder zu rhythmisieren (d.h. den normalen Sinusrhythmus wiederherzustellen), muss der Patient drei Wochen vor der **Kardioversion** (☞ unten) und mindestens sechs Wochen danach mit Antikoagulantien behandelt werden (Marcumar-Behandlung ☞ Pharma-Info 7.88), um die Wahrscheinlichkeit einer thromboembolischen Komplikation zu minimieren. Ein solcher Versuch ist aber nur in den ersten Monaten nach Eintreten des Vorhofflimmerns überhaupt sinnvoll.

Vor einer *medikamentösen Rhythmisierung* **(medikamentöse Kardioversion)** wird ggf. durch Gabe von β-Blockern oder Kalziumantagonisten vom Verapamiltyp die Frequenz gesenkt und erst dann das eigentliche (Gruppe-I-)Antiarrhythmikum eingesetzt.

Während der Therapie sollte sich der Patient körperlich schonen, entsprechend ärztlicher Anweisung unter Umständen sogar Bettruhe einhalten. Vitalzeichen und EKG sind engmaschig zu kontrollieren (idealerweise telemetrische Monitorüberwachung, bei Bettruhe auch kabelgebundenes Monitoring).

Alternativ wird durch **Elektrokardioversion** versucht, wieder einen Sinusrhythmus herzustellen. Hierzu wird dem Patienten in Kurznarkose über großflächige Brustwand-Elektroden ein EKG-getriggerter Gleichstromstoß zugefügt, beginnend mit einer relativ niedrigen Energiedosis z.B. von 100 Joule. Dieses Verfahren ist bei allen kreislaufinstabilen Patienten vorzuziehen und hat eine höhere Erfolgsquote als die medikamentöse Rhythmisierung.

Bei schon über lange Zeit bestehendem Vorhofflimmern, ungünstigen strukturellen Voraussetzungen (echokardiographisch zu erkennen) oder Misslingen der Rhythmisierung wird lediglich eine frequenzkontrollierende Behandlung neben einer Antikoagulation auf Dauer angesetzt.

Ventrikuläre Tachykardien

> ⊡ **Ventrikuläre Tachykardie** *(Kammertachykardie):* Tachykardie, bei der das Erregungsbildungszentrum in den Herzkammern liegt.

Die Patienten empfinden eine **ventrikuläre Tachykardie** als Herzjagen. Sie fühlen sich schwach und einem Kollaps nahe, viele werden auch bewusstlos. Ursächlich liegt der ventrikulären Tachykardie in aller Regel eine schwere organische Herzerkrankung zugrunde.

Jede ventrikuläre Tachykardie ist für den Patienten potentiell lebensgefährlich und muss medikamentös oder durch elektrische **Defibrillation** (Verabreichung eines Gleichstromstoßes ohne EKG-Triggerung, Durchführung ☞ Abb. 5.16) behandelt werden. Danach soll eine Dauerbehandlung mit Antiarrhythmika erneute Tachykardien verhindern, in manchen Fällen muss sogar ein interner Defibrillator (☞ unten) implantiert werden.

Kammerflattern und Kammerflimmern

Kammerflattern und **Kammerflimmern** sind Extremformen einer ventrikulären Tachykardie. Die Kammerfrequenz beim Kammerflattern liegt bei 250 – 350 Kontraktionen/Minute, die des Kammerflimmerns bei mehr als 350 Kontraktionen/Minute.

> **⚠ Notfall!**
> Kammerflattern und Kammerflimmern entsprechen funktionell einem Herz-Kreislauf-Stillstand. In beiden Fällen ist sofort zu reanimieren und zu defibrillieren, damit der Patient überhaupt eine Überlebenschance hat.

Langfristig muss die Grunderkrankung behandelt und eine antiarrhythmische Dauertherapie durchgeführt werden. Bei medikamentös nicht therapierbaren ventrikulären Tachykardien ist die Implantation eines **[A]ICD** (*[a]utomatic implantable cardioverter defibrillator, implantierbarer Kardioverter-Defibrillator*) angezeigt, ein Gerät ähnlich einem Herzschrittmacher, das Kammertachykardien sowie Kammerflattern und -flimmern selbstständig erkennt und durch Abgabe von Elektroschocks behandelt.

Bei zusätzlicher antibradykarder Funktion spricht man von einem **PCD** (*pacer cardioverter defibrillator*).

6.7.3 Reizleitungsstörungen des Herzens

Reizleitungsstörungen des Herzens liegen dann vor, wenn die normale Erregung aus dem Sinusknoten nicht auf normalem Weg und in normaler Geschwindigkeit bis zum Myokard weitergeleitet wird.

Präexzitationssyndrome ☞ 6.7.2

Reizleitungsverzögerungen
Sinuatrialer Block

> :: *Sinuatrialer Block* (kurz **SA-Block**): Verzögerte oder unterbrochene Erregungsleitung vom Sinusknoten zur Vorhofmuskulatur.

Beim **SA-Block** ist die Erregungsleitung vom Sinusknoten zur Vorhofmuskulatur verzögert oder unterbrochen.

Während sich eine verzögerte Erregungsleitung im Oberflächen-EKG nicht zu erkennen gibt, kommt es bei einer teilweisen Leitungsunterbrechung zum Ausfall einzelner Herzaktionen. Bei der vollständigen Leitungsunterbrechung wird gar keine Erregung mehr vom Sinusknoten zum Vorhofmyokard übertragen.

Da den AV-Knoten keine Erregung mehr erreicht, übernimmt dieser nach einer gewissen Pause die Erregungsbildung (**Knotenrhythmus** mit einer Frequenz von 40 – 60/Min.). Ist diese Pause zu lang, kann es zur Synkope (☞ 6.3.3) kommen. Gibt es keine behebbaren Grunderkrankungen, ist die Implantation eines (Vorhof- oder Zweikammer-)Herzschrittmachers angezeigt.

Atrioventrikuläre Blockierungen

> :: *Atrioventrikulärer Block* (kurz **AV-Block**): Verzögerte oder unterbrochene Erregungsleitung von den Vorhöfen zu den Kammern.

- Beim **AV-Block I. Grades** ist die Überleitung verzögert, aber nicht aufgehoben. Im (Oberflächen-)EKG ist die PQ-Zeit verlängert. Eine Behandlung ist meist nicht erforderlich
- Beim **AV-Block II. Grades** ist die Überleitung nicht nur verzögert, sondern intermittierend werden Vorhofaktionen überhaupt nicht zu den Kammern übergeleitet. Beim **Typ I** (*Mobitz I, Wenckebach-Periodik*) verzögert sich die Überleitung immer mehr, bis schließlich eine Überleitung ausfällt. Der Puls des Patienten ist unregelmäßig. Beim **Typ II** (*Mobitz II*) werden die Vorhoferregungen in einem bestimmten Rhythmus übergeleitet: Bei der 2 : 1-Überleitung nur jede zweite, bei der 3 : 1-Überleitung nur jede dritte Vorhoferregung usw. (☞ Abb. 6.67). Bei wechselndem Überleitungsverhältnis ist der Puls des Patienten unregelmäßig, sonst regelmäßig und eher bradykard. Arzneimittelüberdosierungen müssen als Ursache unbedingt ausgeschlossen werden. Eine (Herzschrittmacher-)Behandlung ist

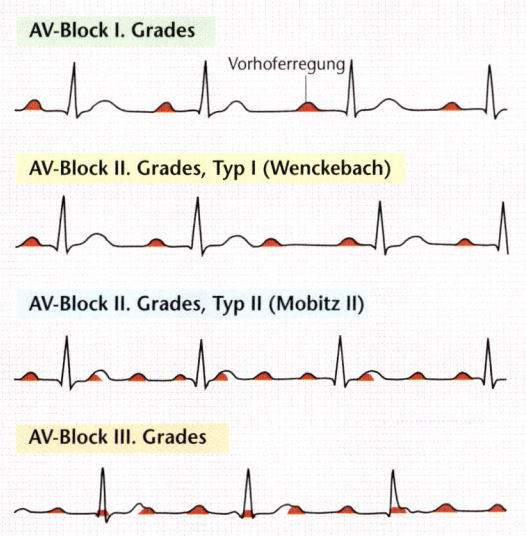

Abb. 6.67: EKG-Bild bei den verschiedenen AV-Blöcken.

erforderlich, falls der Patient Symptome wie Synkopen oder Belastungsdyspnoe zeigt (meist bei Mobitz II)

- Beim **AV-Block III. Grades** ist die Überleitung der Vorhoferregung auf die Kammern aufgehoben, so dass Vorhöfe und Kammern unabhängig voneinander schlagen **(AV-Dissoziation).** Die Kammerfrequenz ist mit meist weniger als 40 Schlägen/Min. sehr niedrig; es können sich Zeichen einer Herzinsuffizienz entwickeln. Darüber hinaus besteht die Gefahr der zerebralen Durchblutungsminderung mit Synkopen **(Adams-Stokes-Anfall).** Daher muss der AV-Block III. Grades durch Einsetzen eines (permanenten) Schrittmachers behandelt werden (☞ 6.7.5). Die medikamentöse Therapie mit Atropin oder Orciprenalin wie auch der passagere Schrittmacher haben nur den Stellenwert einer überbrückenden Behandlung, falls eine Verbesserung (z.B. nach Beheben einer Stoffwechselentgleisung oder Abklingen einer Arzneimittelüberdosierung) zu erwarten ist oder die operative Versorgung mit einem permanenten Schrittmacher aus personellen Gründen nicht sofort durchgeführt werden kann.

Schenkelblockierungen

> 🔲 **Schenkelblock** *(intraventrikulärer Block, faszikulärer Block):* Verzögerte oder unterbrochene Reizleitung in rechtem und/oder linkem Kammerschenkel **(Rechtsschenkelblock,** kurz *RSB,* bzw. **Linksschenkelblock,** kurz *LSB).*

Die Blockade *eines* Schenkels ist meist asymptomatisch, da die etwas verzögerte Erregung der betroffenen Kammer ohne hämodynamische Konsequenzen bleibt. Bei Blockade *beider* Schenkel besteht funktionell ein AV-Block III. Grades (☞ oben) Die Therapie besteht dann in der Implantation eines Schrittmachers (☞ unten).

6.7.4 Bradykarde Herzrhythmusstörungen

> 🔲 **Bradykarde Herzrhythmusstörung:** Herzrhythmusstörung mit Herzfrequenz < 60 Kammerkontraktionen/Min.

AV-Block III. Grades, Schenkelblock ☞ *6.7.3*

Sinusbradykardie

Die **Sinusbradykardie** ist gewissermaßen das Gegenstück zur Sinustachykardie. Alle Erregungen gehen vom Sinusknoten aus, die Herzfrequenz liegt unter 60 Kontraktionen/Min.

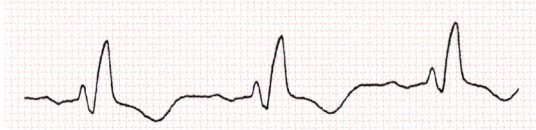

Abb. 6.68: Bei einem Schenkelblock ist der QRS-Komplex verbreitert und in charakteristischer Weise deformiert – hier ein Rechtsschenkelblock mit der typischen M-förmigen Aufsplitterung des QRS-Komplexes in V_1 und V_2. [B152]

Sinusbradykardien werden meist zufällig diagnostiziert, eine Behandlung ist bei asymptomatischen und – häufig bei Sportlern – nur in Ruhe auftretenden Bradykardien nicht erforderlich.

Sinusknoten-Syndrom

Als **Sinusknoten-Syndrom** *(Sick-Sinus-Syndrom,* kurz *SSS, Syndrom des kranken Sinusknotens,* kurz *SKS)* fasst man eine Reihe von Herzrhythmusstörungen durch gestörte Sinusknotenfunktion zusammen, oft im Rahmen einer KHK.

Meist zeigt sich das Sinusknoten-Syndrom durch anhaltende Sinusknotenbradykardie, Sinusknotenstillstand **(Sinusarrest)** unterschiedlicher Dauer oder einen Wechsel von brady- und tachykarden Herzrhythmusstörungen **(Bradykardie-Tachykardie-Syndrom).** Leitsymptome des Patienten bei Bradykardien sind Schwindel und Synkopen, bei Tachykardien z.B. Herzklopfen und Angina pectoris.

Die Behandlung besteht in einer Herzschrittmacherimplantation. Oft ist zusätzlich eine medikamentöse Therapie erforderlich.

Karotissinus-Syndrom

Beim **Karotissinus-Syndrom** *(hypersensitiver Karotissinus)* werden durch Druck auf den **Sinus caroticus** (Erweiterung an der Gabelung der A. carotis communis mit Druckrezeptoren) reflektorisch eine Bradykardie bis hin zum Herzstillstand und eine Gefäßweitstellung ausgelöst. Typisch ist, dass die Patienten bei bestimmten Kopfbewegungen, v.a. einer Kopfdrehung oder -neigung nach hinten (Rasieren, Autofahren), Schwindel angeben oder sogar bewusstlos werden. Die Diagnose wird durch einen **Karotis-Druckversuch** gestellt. Dabei wird die Karotisgabelung vom Arzt unter EKG-Kontrolle und in Reanimationsbereitschaft massiert und die Herz-Kreislauf-Reaktionen des Patienten beobachtet. Einzig wirksame Behandlung ist die Implantation eines Herzschrittmachers.

6.7.5 Herzschrittmachertherapie

Ein **künstlicher Herzschrittmacher** (kurz *Schrittmacher*) ist immer dann erforderlich, wenn das Herz des

Patienten durch Erregungsbildungs- oder Erregungsleitungsstörungen so langsam schlägt, dass der Sauerstoffbedarf des Körpers nicht mehr gedeckt wird. Die kritische Herzfrequenz liegt bei ungefähr (25 –)40 Schlägen/Min. Herzschrittmacher stimulieren die Herzmuskulatur durch elektrische Impulse zur Kontraktion und führen so wieder zu einem regelmäßigen Herzschlag. Die häufigste Indikation für eine Schrittmacherimplantation ist ein höhergradiger AV-Block (☞ oben).

Temporäre Herzschrittmacher

Temporäre *(passagere)* **Herzschrittmacher** gelangen in Notfallsituationen zum Einsatz, etwa bei kurzzeitigen Bradykardien im Rahmen von Vergiftungen oder zur Überbrückung bis zur Implantation eines permanenten Herzschrittmachers. Die Elektrodenkabel werden nach Punktion einer größeren Vene steril unter Röntgendurchleuchtung bis in die rechte Herzkammer vorgeführt, der Impulsgeber liegt *außerhalb* des Körpers. Um eine Dislokation (Verschiebung) der Sonde im rechten Ventrikel zu vermeiden, muss der Patient strenge Bettruhe einhalten und darf den Arm nicht bewegen, sofern über dessen Vene (z.B. V. basilica) der temporäre Schrittmacher eingeführt wurde.

Permanente Herzschrittmacher

Ein **permanenter Herzschrittmacher** wird dem Patienten operativ implantiert. In Lokalanästhesie (sehr selten Vollnarkose) wird das Schrittmacheraggregat subkutan meist im Bereich des linken M. pectoralis major eingesetzt (☞ Abb. 6.71). Die Elektrode(n) für die Impulsübermittlung wird/werden über die V. subclavia und die V. cava superior in das rechte Herz vorgeschoben und dort verankert, je nach Schrittmachertyp mit nur einer Elektrode in Vorhof oder Kammer oder mit je einer Elektrode in beiden Herzhöhlen. Danach werden Schrittmacheraggregat und -elektrode miteinander verbunden. Schon vor der Operation wird die Funktion des Schrittmachers eingestellt, während und nach der Operation überprüft und ggf. die Einstellung verfeinert.

Schrittmachertypen

Heutige Schrittmacher verfügen trotz ihrer geringen Größe über eine ausgefeilte Technik und können daher auf die Bedürfnisse des einzelnen Patienten abgestimmt werden.

Grundsätzlich werden **Demand-Schrittmacher** *(Bedarfs-Schrittmacher)* eingesetzt, die das Herz nicht starrfrequent (also in immer gleichen zeitlichen Ab-

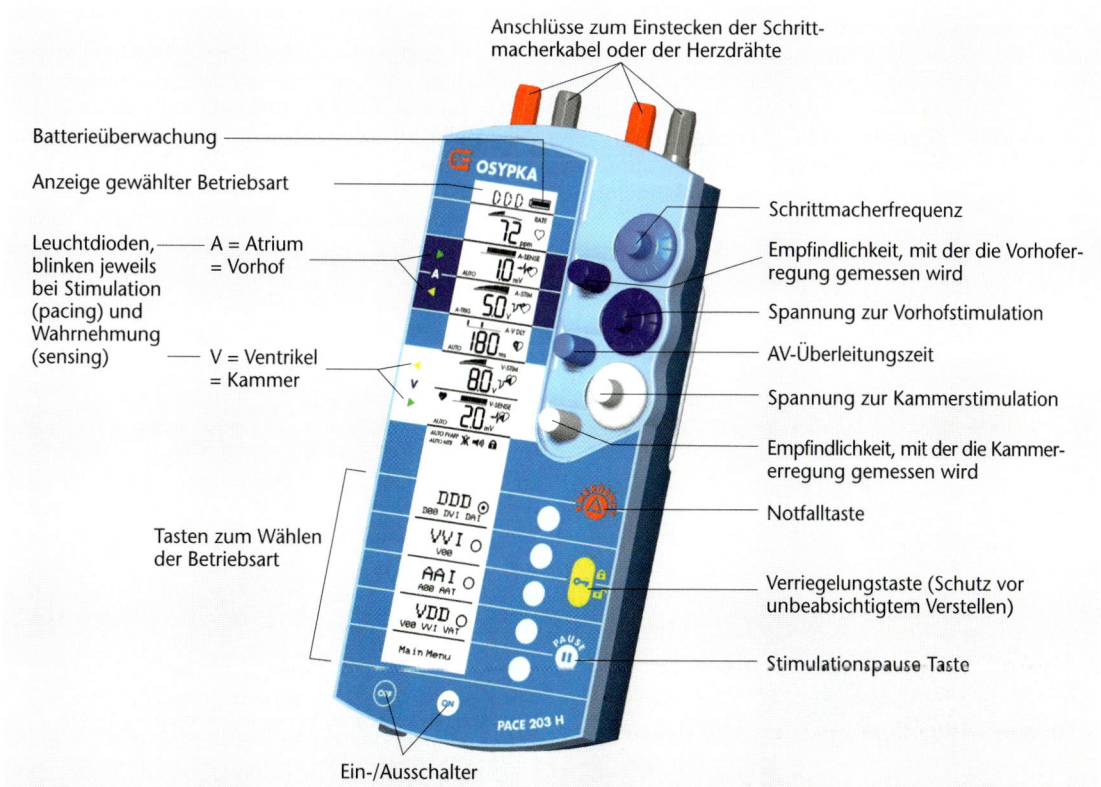

Abb. 6.69: Temporärer Herzschrittmacher. Er wird in Notfallsituationen eingesetzt. Sein Aggregat liegt *außerhalb* des Körpers. [V113]

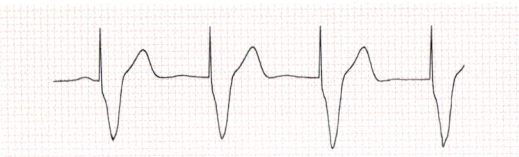

Abb. 6.72: Schrittmacher-EKG bei regelrechter Schrittmacher-Funktion. Jeder Schrittmacherimpuls wird durch eine Kammeraktion beantwortet; zu erkennen an dem Schrittmacher-Spike (spitze EKG-Zacke) und dem nachfolgenden Kammerkomplex. [B152]

ständen) stimulieren, sondern die Eigenaktionen des Herzens registrieren und – beim häufigsten Typ – nur dann einen Impuls abgeben, wenn nach einer festgesetzten Zeit keine Eigenaktion erfolgt ist. Außerdem lassen sich heute Vorhöfe und Kammern durch Zweikammer-Schrittmacher zeitlich koordiniert anregen, damit die Vorhofaktionen zur Kammerfüllung beitragen. Eine Annäherung an das natürliche Frequenzverhalten gelingt durch **rate-responsive-Modelle,** bei denen entsprechend dem vom Schrittmacher registrierten Atem- oder Bewegungsverhalten des Patienten eine allmähliche Pulssteigerung oder -absenkung auf vorher eingestellte Werte vorgenommen wird.

Schrittmacher-Code

Welchen Schrittmachertyp man vor sich hat, ist am **Schrittmacher-Code** erkennbar, der aus 3 – 5 Buchstaben besteht (z.B. DDDR):
- Der 1. Buchstabe gibt den Ort der Stimulation an (rechter Vorhof = rechtes Atrium = A, rechte Kammer = rechter Ventrikel = V, beides = dual = D)
- Der 2. Buchstabe vermittelt den Ort der Wahrnehmung, d.h. der Reiz-Registrierung (Abkürzungen wie beim 1. Buchstaben)

- Der 3. Buchstabe gibt die Arbeitsweise des Schrittmachers an (Hemmung des Schrittmachers bei Eigenaktionen = Inhibition = I, Triggerung = T, Inhibition und Triggerung = dual = D)
- Der 4. Buchstabe informiert über die Programmierbarkeit des Schrittmachers, z.B. Vorhandensein einer Frequenzanpassungsfunktion = rate-response = R, multiprogrammierbar = M
- Der 5. Buchstabe gibt Auskunft über eine evtl. Antitachykardiefunktion.

Komplikationen

Frühkomplikationen sind insbesondere elektrodenbedingte Komplikationen wie etwa ein Verrutschen der Elektrode, Nachblutungen, Herzrhythmusstörungen oder Wundinfektionen.

An wichtigen Spätkomplikationen sind vor allem Infektionen der Schrittmachertasche und/oder der Elektroden zu nennen. Fehlfunktionen des Schrittmachers (z.B. Elektrodenbrüche, Elektrodenverschiebungen oder Batterieerschöpfung) sind relativ selten, aber für den Patienten aufgrund der Grunderkrankung gefährlich.

Pflege bei Schrittmacherimplantation

- Zur Schrittmacherimplantation bleibt der Patient nüchtern. Die Rasur umfasst Hals, oberen Thorax (bis Mamillenhöhe), Schulter und Oberarm
- Unmittelbar nach der Operation wird eine Röntgenaufnahme des Thorax zur Lagekontrolle von Schrittmacheraggregat und -sonden angefertigt und ein Ruhe-EKG geschrieben. Dann wird der Schrittmacher von dem Internisten, der bereits während der Implantation anwesend war, programmiert. Die Pflegenden begleiten und überwachen den Patien-

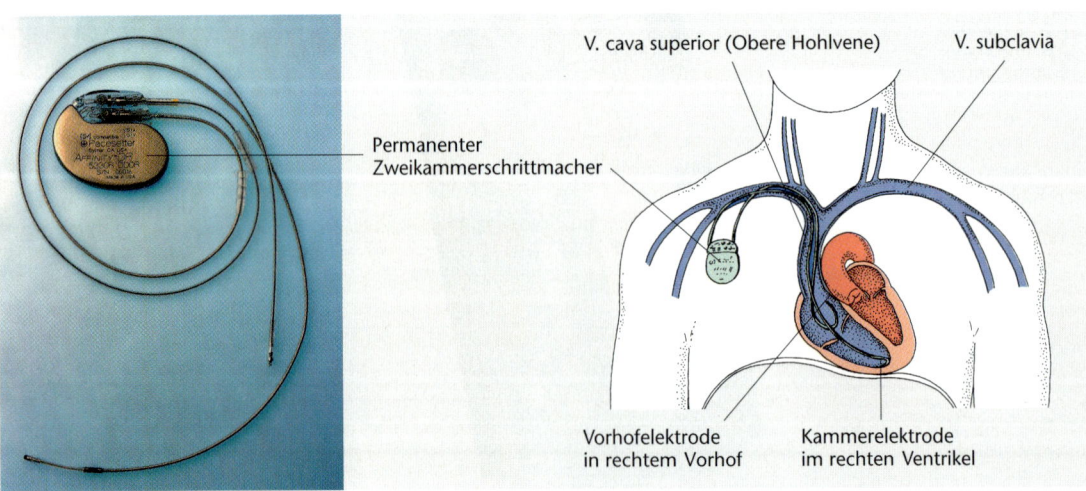

Permanenter Zweikammerschrittmacher

V. cava superior (Obere Hohlvene)

V. subclavia

Vorhofelektrode in rechtem Vorhof

Kammerelektrode im rechten Ventrikel

Abb. 6.70 – 6.71: Permanenter Herzschrittmacher. Links: Bei diesem Modell handelt es sich um einen DDD-Zweikammer-Schrittmacher. [V137]. Rechts: Lage eines permanenten Herzschrittmachers im Körper. Die Elektroden liegen hier in der rechten Herzkammer und im rechten Vorhof. Das Schrittmacheraggregat wird in aller Regel in Lokalanästhesie subkutan implantiert. [A400-190]

ten während dieser postoperativen Diagnostik von der OP-Schleuse bis zu seinem Zimmer (Kontrolle der Vitalzeichen und des Wundverbandes). Auch auf Station sind engmaschige Kontrollen nötig

- Die Pflegenden achten darauf, dass der Patient die vom Arzt verordnete Bettruhe einhält
- Hat sich der Patient von der Operation erholt, klären Arzt und Pflegende den Patienten über die Notwendigkeit regelmäßiger Nachuntersuchungen und einige Verhaltenseinschränkungen auf (☞ unten)
- Oft haben Patienten nach der Implantation ein hartnäckiges Zucken im Brust-Halsbereich, welches als äußerst störend empfunden wird und durch Umprogrammierung des Schrittmachers durch den Arzt behoben werden kann. Viele Patienten glauben aber, das Zucken „gehöre dazu" und erwähnen es lange Zeit nicht von sich aus. Daher achten die Pflegenden auf diese Reaktion und benachrichtigen ggf. den Arzt
- Bis zum Entfernen der Fäden wird der Verband regelmäßig gewechselt und die Wunde auf Entzündungszeichen kontrolliert
- Vor der Entlassung wird ein Schrittmacherausweis ausgestellt, den der Patient stets bei sich tragen soll.

◩ Patienteninformation

Heute leben viele Menschen mit einem Herzschrittmacher, ohne im Alltag durch das Gerät beeinträchtigt zu sein. Die meisten Patienten fühlen sich nach dem Eingriff sogar wesentlich wohler, da die Leistungsminderung (durch die eingeschränkte Fördermenge des Herzens) behoben wurde. Welche Sportarten möglich sind, ist vom Einzelfall abhängig. Sportarten, bei denen der Schrittmacher starken mechanischen Belastungen ausgesetzt ist (z.B. Turnen), sind aber ungünstig.

Aufpassen müssen die Patienten im Bereich von starken Magnetfeldern, da die Magnetfelder die Funktion des Schrittmachers beeinträchtigen. Diese Gefahr besteht beispielsweise beim Gebrauch tragbarer Telefone sowie (wenn auch nicht so stark ausgeprägt) bei Personenkontrollen am Flughafen durch Magnetanlagen oder Diebstahlsicherungen am Ausgang von Kaufhäusern.

> **⊘ Vorsicht!**
> Patienten mit Herzschrittmachern oder implantierbaren Kardiovertern dürfen nicht im Kernspintomographen untersucht werden!

Bei den regelmäßigen ärztlichen Kontrollen wird die Funktion des Schrittmachers durch das Schreiben eines *Schrittmacher-EKGs* überprüft. Moderne Schrittmacher können durch Verwendung eines Magneten von außen abgefragt, vermessen und ggf. neu eingestellt werden.

6.8 Entzündliche Herzerkrankungen

> ☷ **Entzündliche Herzerkrankungen:** Entzündung der Herzinnenhaut **(Endokarditis),** der Muskelschicht **(Myokarditis),** der Herzaußenhaut **(Perikarditis)** oder aller Herzschichten **(Pankarditis).** Bedingt durch eine Vielzahl von Ursachen (Bakterien, Viren, Autoimmunphänomene, oft auch nicht erkennbar).

6.8.1 Endokarditis

> ☷ **Endokarditis:** Entzündung der Herzinnenhaut *(Endokard)* mit drohender Zerstörung der Herzklappen.

⇨ Krankheitsentstehung

Bei einer **bakteriellen Endokarditis** besiedeln Bakterien, die im Rahmen einer Bakteriämie oder Sepsis in die Blutbahn gelangt sind, die Herzklappen und schädigen diese. Besonders gefährdet sind vorgeschädigte Herzklappen. Ein Befall der Klappen des rechten Herzens ist selten und in erster Linie bei Drogenabhängigen zu beobachten. Bei Immungeschwächten können auch Pilze zu einer Endokarditis führen.

Eine heutzutage seltene Ursache für eine Endokarditis ist das **rheumatische Fieber,** eine Folgekrankheit nach Infektionen mit Streptokokken (☞ auch 17.6.4). Die gegen die Streptokokken gebildeten Antikörper richten sich gegen strukturähnliche Anteile des Endokards und können zu Veränderungen der Herzklappenränder mit Funktionsbeeinträchtigung führen **(Endocarditis verrucosa rheumatica).** Besonders häufig ist die Mitralklappe betroffen (☞ Abb. 6.29).

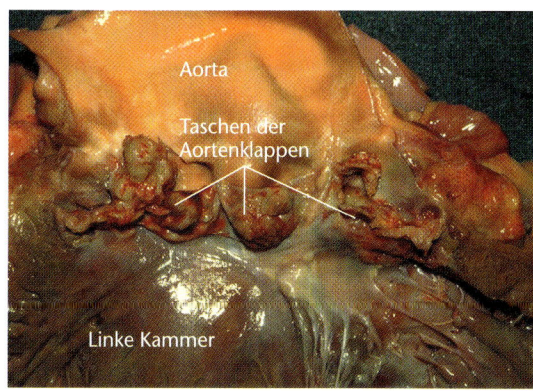

Abb. 6.73: Endokarditis der Aortenklappe mit ulzerativen (geschwürigen) Veränderungen, hervorgerufen durch eine bakterielle Infektion. [T173]

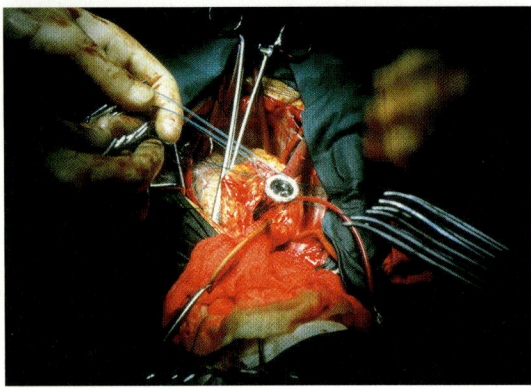

Abb. 6.74: Herzklappenersatz. Hier fixiert der Herzchirurg gerade die neue Klappe. [J610-201]

Symptome
Diagnostik und
Komplikationen

Eine *bakterielle Endokarditis* kann – je nach Erreger und Abwehrsituation des Patienten – hochakut, aber auch langsam beginnen. Die subakute Verlaufsform wird auch als **Endocarditis lenta** bezeichnet.

Typische Symptome sind:
• Fieber
• Schwäche
• Gewichtsverlust
• Nachtschweiß
• Anämie
• Herz- und Gelenkbeschwerden, petechiale Blutungen
• Bei akuten sowie subakuten Formen nach längerem Verlauf: Linksherzinsuffizienz infolge Mitral- oder Aortenklappenzerstörung, Einflussstauung bei Perikardtamponade (☞ 6.2.3, 6.5.2).

Hauptkomplikation der bakteriellen Endokarditis ist neben der Klappenzerstörung das Ablösen der Ablagerungen auf den Herzklappen mit nachfolgendem Einschwemmen in den Kreislauf. Es bilden sich Embolien in Gehirn, Nieren und anderen Organen („septische Metastasen"), die die Entzündung dorthin verschleppen und durch Gefäßverschlüsse ischämische Läsionen setzen. Weitere Komplikationen sind das Ausreißen der Klappe mit plötzlichem Auftreten einer Klappeninsuffizienz (☞ 6.10) und die Abszessbildung im Klappenbereich. Beide erfordern einen sofortigen Herzklappenersatz.

Typisch für das wie oben bereits erwähnte, heute seltene *rheumatische Fieber* sind:
• Fieber
• Gelenkschmerzen (Polyarthritis der großen Gelenke mit starkem Berührungsschmerz)
• Hauterscheinungen (ringförmige Hautausschläge, kleine subkutane Knötchen)

• Allgemeine Schwäche und Krankheitsgefühl bei unterschiedlich ausgeprägten, im akuten Erkrankungsstadium oft auch fehlenden Herzbeschwerden. Die Herzbeteiligung wird aber trotz anfänglicher Symptomarmut im späteren Verlauf prognosebestimmend („Das rheumatische Fieber leckt die Gelenke, aber beißt das Herz").

Die Anamnese ergibt meist einen (Streptokokken-)Infekt 1 – 3 Wochen vor Beginn der Beschwerden, z.B. eine Tonsillitis oder Scharlach.

Bei der Untersuchung des Kranken ist häufig ein bis dahin noch nicht diagnostiziertes Herzgeräusch und bei der bakteriellen Endokarditis zusätzlich eine Milzvergrößerung festzustellen. Zur Diagnosesicherung sind bei bakterieller Endokarditis Blutkulturen und Echokardiographie (TEE) notwendig. Bei der akuten rheumatischen Karditis sind die Blutkulturen negativ, dafür kann ein erhöhter Anti-Streptolysintiter nachgewiesen werden.

Behandlungsstrategie

Die bakterielle Endokarditis erfordert eine sofortige Antibiotikatherapie. Meist wird die Behandlung mit einer Antibiotika-Kombination begonnen (*kalkulierte* Antibiotikatherapie) und nach Vorliegen des Antibiogramms umgestellt. Die Antibiotikabehandlung muss über mehrere Wochen intravenös und dann evtl. noch einige Zeit oral durchgeführt werden. Bei Klappendestruktion mit (akuter) Linksherzinsuffizienz, Abszessbildung, Perforationen, embolischen Komplikationen, sehr großen (emboliegefährdenden) Vegetationen oder entzündeten Kunstklappen ist bereits im Akutstadium eine Operation erforderlich.

Bei der rheumatischen Endokarditis wird zur Beseitigung des (chronischen) Streptokokkeninfekts Penicillin gegeben. Die rheumatischen Beschwerden werden mit Azetylsalizylsäure, evtl. auch mit Glukokortikoiden behandelt.

Pflege bei Endokarditis

• Patienten (ggf. strenge) Bettruhe einhalten lassen und für körperliche Schonung sorgen. Patienten entsprechend bei den täglichen Verrichtungen unterstützen und Prophylaxen durchführen. Patienten im weiteren Verlauf je nach Befinden auf Arztanordnung mobilisieren
• Im Stadium der Diagnostik Blutkulturen vorbereiten (☞ 17.5.4)
• Richtlinien der Infektionsprophylaxe gewissenhaft beachten, insbesondere Venenverweilkanülen regelmäßig inspizieren und wechseln lassen, da die Rezidivgefahr sehr groß ist (☞ auch Endokarditisprophylaxe)
• Bei starkem Schwitzen (Nachtschweiß v.a. bei bakterieller Endokarditis) häufig die Bettwäsche wechseln und frische Kleidung anziehen (lassen). Patien-

ten vorher kühl waschen, kalte Waden- oder Bauchwickel oder fiebersenkende Ganzkörperwäsche durchführen.

⊚ Krankenbeobachtung

- Vitalzeichen (evtl. Monitoring): Rhythmusstörungen? Dyspnoe?
- Temperaturkontrollen mehrmals täglich, im Akutstadium kontinuierliche elektronische Messung mit spezieller Messsonde über Monitor
- Haut/Schleimhaut: Anämie? Zyanose? Exsikkose? Ödeme? Gelenkschwellungen? Rheumaknötchen bei rheumatischer Endokarditis? Mikroembolien bei bakterieller Endokarditis, die sich durch kleine Gefäßverschlüsse und kleine, schmerzhafte Knötchen an Fingern und Zehen äußern? Nachtschweiß?
- Schmerzen: Herz-, Gelenkschmerzen
- Augen: Sehstörungen durch „septische Metastasen" bei bakterieller Endokarditis
- Ausscheidung: Flüssigkeitsbilanzierung vor allem bei Herzinsuffizienz und vermuteter Nierenschädigung
- Körpergewicht: Flüssigkeitseinlagerungen aufgrund von Nierenschädigungen und Herzinsuffizienz?

Pflege bei Antibiotikaeinnahme ☞ Pharma-Info 17.29
Pflege bei Herzinsuffizienz ☞ 6.6

⚒ Prognose

Die Letalität der Endokarditis beträgt auch heute noch ca. 30 %. Bei Überlebenden bleiben häufig schwere Klappenschäden zurück, die einen herzchirurgischen Eingriff erforderlich machen.

▱ Patienteninformation

Nach einem rheumatischen Fieber ist zur Vermeidung von Rezidiven eine langjährige Penicillin-Prophylaxe notwendig. Krankengymnastik ist nicht erforderlich, da an den Gelenken trotz heftiger Akutsymptomatik keine bleibenden Schäden entstehen.

Nach einer bakteriellen Endokarditis muss der Patient zwar nicht dauernd, wohl aber bei besonderen Risiken (z.B. Zahnsanierung, endoskopischen Eingriffen, Operationen) vorbeugend Antibiotika erhalten **(Endokarditisprophylaxe),** da eine für den Gesunden harmlose, kurzzeitige Bakteriämie zu einer abermaligen Endokarditits führen kann.

6.8.2 Myokarditis

> ⊡ **Myokarditis:** Akute oder chronische Entzündung der Muskelschicht des Herzens.

Häufigste Ursache einer **Myokarditis** sind Virusinfektionen, z.B. durch das Coxsackie-Virus oder Zytome-

galie-Virus. Sie kann aber auch bakteriell oder toxisch bedingt oder Folge einer Kollagenose (☞ 15.7) sein.

Die Beschwerden des Patienten sind sehr unterschiedlich und manchmal völlig unspezifisch. Sie reichen von allgemeiner Schwäche, Leistungsminderung und Fieber über Atemnot, Herzschmerzen und Herzrhythmusstörungen bis hin zu allen Schweregraden einer Herzinsuffizienz (im Extremfall mit kardiogenem Schock).

Die Diagnose wird durch Blutuntersuchungen (BSG, BB, Autoantikörper, Virusserologie), EKG und Echokardiographie gestellt. Soll eine immunsuppressive oder virustatische Therapie durchgeführt werden, ist eine Herzmuskelbiopsie angezeigt.

Therapiert wird meist symptomatisch (Bekämpfung von Herzinsuffizienz und Herzrhythmusstörungen). Bei schwerer Herzinsuffizienz ist eine Antikoagulation erforderlich. Der Nutzen einer immunsuppressiven Therapie ist noch Gegenstand von kontrollierten Studien. Bei einer bakteriellen Myokarditis (die so gut wie nie isoliert, sondern meist in Verbindung mit einer Endokarditis oder Perikarditis auftritt) ist eine kausale Behandlung mit Antibiotika möglich.

Der Patient muss strenge Bettruhe einhalten. Wegen der Gefahr von Herzrhythmusstörungen ist eine Monitorüberwachung angezeigt. Auch sollte eine lange Rekonvaleszenz eingeplant werden, um den Übergang in eine chronische Verlaufsform (*Kardiomyopathie* ☞ 6.9) zu verhindern.

6.8.3 Perikarditis

> ⊡ **Perikarditis:** Entzündung des Herzbeutels. Oft einhergehend mit einem
> **Perikarderguss:** Flüssigkeitsansammlung in der Perikardhöhle.

Eine **Perikarditis** kann bedingt sein durch Bakterien (z.B. durch Staphylokokken, Streptokokken, Pneumokokken), Viren (z.B. durch Coxsackie-Viren, Influenza-Viren, Masern- oder Mumpsviren) oder eine Autoimmunerkrankung (z.B. bei Lupus erythematodes ☞ 15.7.1). Auch Erkrankungen der Nachbarorgane (z.B. Herzinfarkt, Pleuritis) oder Stoffwechselentgleisungen (z.B. eine Urämie) können zu einer Perikarditis führen. In 70 % der Fälle bleibt die Ursache jedoch unklar (*idiopathische Perikarditis*). Häufigste Ursache eines *blutigen* Perikardergusses ist ein bösartiges Tumorleiden, z.B. ein Bronchialkarzinom.

Zu Beginn der Erkrankung (Stadium der **Pericarditis sicca** oder *Pericarditis fibrinosa*) klagt der Patient über allgemeine Schwäche, Atemnot, zunehmendes Beklemmungsgefühl im Liegen und einen retrosternalen, oft lage- und atemabhängigen Schmerz. Der Untersucher hört bei der Auskultation ein charakteristisches *Perikardreiben*. Häufig bildet sich im Folgestadium ein entzündlicher Erguss im Herzbeutel (**Pericarditis exsudativa** oder *feuchte Perikarditis*). Typischerweise klingen die Schmerzen dann ab. Da der Herzbeutel nur wenig dehnbar ist, werden zuerst die unter niedrigerem Druck stehenden Höhlen des rechten Herzens eingeengt und fassen somit weniger Blut. Die Folge ist eine verminderte Auswurfleistung des Herzens und damit eine Herzinsuffizienz. Das Perikardreiben ist in diesem Stadium verschwunden, die Herztöne sind wegen des Ergusses nur noch leise hörbar.

Die Diagnose stützt sich auf Auskultation (Perikardreiben), Echokardiographie (Perikarderguss?), EKG, Röntgenbefund und Laboruntersuchungen (Entzündungszeichen, Befunde der ursächlichen Erkrankung). Manchmal ist eine **Perikardpunktion** erforderlich, die das Herz vom Erguss entlastet. Gleichzeitig ist durch die zytologische und biochemische Untersuchung des Punktats die Ursache der Perikarditis besser zu diagnostizieren.

Bettruhe, Schmerzbekämpfung, Entzündungshemmung und evtl. der gezielte Einsatz von Antibiotika oder Glukokortikoiden stehen im Vordergrund der therapeutischen Maßnahmen.

Die günstigste Prognose hat die idiopathische Perikarditis, die nach 4 – 6 Wochen meist folgenlos abheilt. Ansonsten hängt die Prognose ganz entscheidend von der Grunderkrankung ab. Bei häufigen Rezidiven mit Ergussbildung kann eine **Perikardfensterung** notwendig sein, um den Erguss abzuleiten und die Herzfunktion zu verbessern. Chronische Perikardergüsse können zu Kalkablagerungen und zu einem **Panzerherz** führen, bei dem sich die Herzhöhlen kaum noch füllen können. Auch dann ist eine Operation erforderlich.

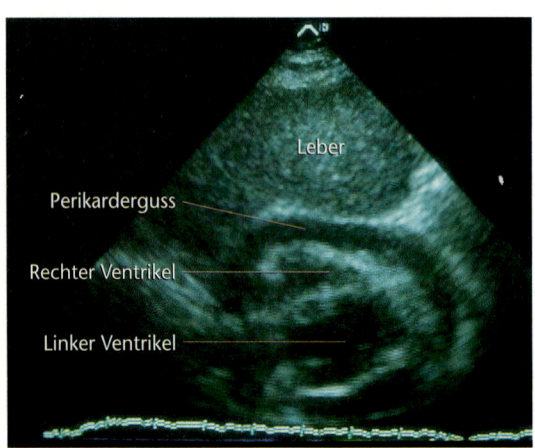

Abb. 6.75: Echokardiographische Darstellung eines großen Perikardergusses bei Perikarditis der wegen Symptomen der Perikardtamponade punktiert werden musste. [M202]

6.9 Kardiomyopathien

> **Kardiomyopathie:** Herzmuskelerkrankung mit Funktionsstörung des Herzens, die keine Reaktion auf andere Herz- oder Gefäßleiden (z.B. KHK, Herzklappenfehler) darstellt.

Die Klassifikation der Kardiomyopathie befindet sich zurzeit im Umbruch. Bis 1995 wurden **primäre Kardiomyopathien** (**dilatative, hypertrophe** und **restriktive Kardiomyopathie**) mit ungeklärter Entstehung von **sekundären** oder *spezifischen* **Herzmuskelerkrankungen** mit bekannter Ursache unterschieden. Letztere wurden zwar oft ebenfalls als „Kardiomyopathie" bezeichnet, strenggenommen war dies jedoch nicht zulässig.

In einer neuen Klassifikation von 1995 wurde die Differenzierung in dilatative, hypertrophe und restriktive Kardiomyopathie beibehalten, die Unterteilung in primäre Kardiomyopathien und sekundäre Herzmuskelerkrankung jedoch verlassen und der Kardiomyopathiebegriff auf *alle Herzmuskelerkrankungen* ausgedehnt, die nicht Folge einer anderen Herz- oder Gefäßerkrankung sind. Kardiomyopathien mit bekannter Ursache (z.B. Stoffwechselerkrankung, Kollagenose) werden je nach ihrer Morphologie z.B. unter der dilatativen Kardiomyopathie mit behandelt und von einigen Autoren als **spezifische Kardiomyopathien** bezeichnet.

Zur Zeit sind beide Klassifikationen nebeneinander (und durcheinander) in Gebrauch.

Dilatative Kardiomyopathie

Die **dilatative** *(kongestive)* **Kardiomyopathie,** kurz *DCM* oder *CCM*, ist gekennzeichnet durch Kammererweiterung *(Ventrikeldilatation)*, evtl. mangelnden Verschluss der AV-Klappe und eine eingeschränkte Pumpleistung. Heute geht man davon aus, dass ca. 40 % der Fälle viral oder autoimmun bedingt sind und bei bis zu 20 % eine familiäre Form vorliegt. Auch Alkohol kann zu einer dilatativen Kardiomyopathie führen. Bei nicht wenigen Patienten bleibt die Ursache aber nach wie vor unklar.

Patienten, bei denen Symptome auftreten, klagen über retrosternales Engegefühl, Herzstolpern und kurzzeitige Bewusstseinsstörungen (Synkopen) und zeigen Zeichen einer Links- und/oder Rechtsherzinsuffizienz.

Die Diagnosesicherung erfolgt durch EKG, Röntgenaufnahme des Thorax, Echokardiographie, Herzkatheteruntersuchung (zur Abgrenzung von einer KHK-bedingten Herzinsuffizienz mit Koronarangiographie) und Endomyokardbiopsie (Immunhistologie, Suche nach Virus-DNA oder -RNA).

Die Behandlung besteht hauptsächlich in der symptomatischen Therapie von Herzinsuffizienz und Herzrhythmusstörungen. Da ca. 20 % der Patienten an arteriellen Embolien durch Vorhofthromben versterben, ist in fortgeschrittenen Krankheitsstadien eine orale Antikoagulation (☞ Pharma-Info 7.88) erforder-

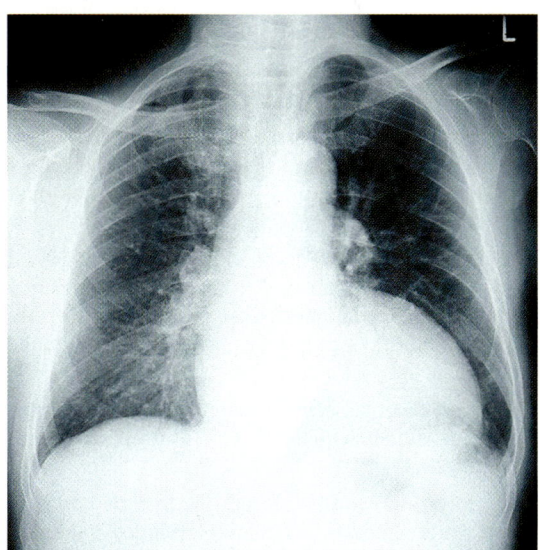

Abb. 6.77: Röntgenaufnahme des Thorax (p.a.-Bild) bei einem Patienten mit schwerer Herzinsuffizienz aufgrund einer dilatativen Kardiomyopathie. Das Herz ist massiv verbreitert, die zentralen Lungengefäße deutlich erweitert. Zum Vergleich: Abb. 6.36 zeigt einen Normalbefund. [E179–168]

lich. Ob eine immunsuppressive (bei Autoimmunphänomenen) oder virustatische Behandlung (bei Nachweis von Virus-RNA/DNA) die Prognose verbessert, ist zur Zeit Gegenstand von Untersuchungen. Bei Patienten, die aufgrund ihres Alters und ihres Allgemeinzustandes eine gute postoperative Prognose haben, muss eine Herztransplantation erwogen werden.

Hypertrophe Kardiomyopathien

Bei der **hypertrophen Kardiomyopathie** (kurz *HCM*) kommt es zu einer Herzmuskelverdickung, ohne dass hieraus eine Zunahme der Leistungsfähigkeit resultiert. Die Herzmuskelverdickung ist nicht überall gleich stark. Man unterscheidet die **hypertroph-obstruktive Kardiomyopathie** (kurz *HOCM*), bei der eine Verdickung im Septumbereich die Ausflussbahn des Blutes in Richtung Aorta behindert, von der **hypertroph-nicht obstruktiven Kardiomyopathie** ohne diese Verengung. Es handelt sich bei beiden Formen oft um ein erbliches Leiden mit veränderter Feinstruktur des Herzmuskels.

Leitsymptome beider Formen sind Atemnot bei Belastung, pektanginöse Beschwerden, Herzklopfen, Schwindel und Synkopen. Die Diagnose wird durch EKG, Echokardiographie und Herzkatheteruntersuchung gestellt.

Bei der medikamentösen Therapie gelangen vor allem β-Blocker und frequenzsenkende Kalziumantagonisten (Verapamil, z.B. Isoptin®) zur Anwendung. Evtl. kann die hypertrophe Muskulatur operativ abge-

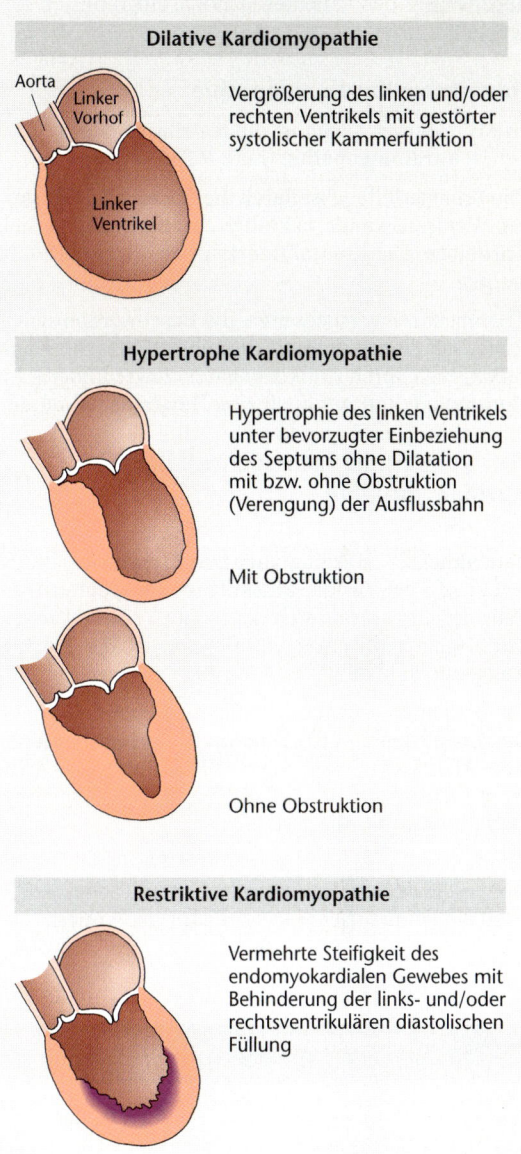

Dilative Kardiomyopathie

Aorta
Linker Vorhof

Linker Ventrikel

Vergrößerung des linken und/oder rechten Ventrikels mit gestörter systolischer Kammerfunktion

Hypertrophe Kardiomyopathie

Hypertrophie des linken Ventrikels unter bevorzugter Einbeziehung des Septums ohne Dilatation mit bzw. ohne Obstruktion (Verengung) der Ausflussbahn

Mit Obstruktion

Ohne Obstruktion

Restriktive Kardiomyopathie

Vermehrte Steifigkeit des endomyokardialen Gewebes mit Behinderung der links- und/oder rechtsventrikulären diastolischen Füllung

Abb. 6.76: Einteilung und Kurzcharakterisierung der Kardiomyopathien. [A400-190]

tragen werden. Alternativ kann die gezielte katheterinterventionelle Verödung der den „Muskelwulst" versorgenden Herzkranzgefäße einen umschriebenen Infarkt herbeiführen und so das obstruierende Herzmuskelgewebe ausdünnen.

Generell soll sich der Patient körperlich schonen. Hauptkomplikation der hypertrophen Kardiomyopathie ist der plötzliche Herztod durch Rhythmusstörungen.

Da die hypertrophe Kardiomyopathie in ca. 50 % der Fälle familiär auftritt, sollten die leiblichen Familienangehörigen des Patienten echokardiographisch untersucht werden.

Restriktive Kardiomyopathie

In Mitteleuropa selten ist die **restriktive** oder *obliterative* **Kardiomyopathie** (kurz *RCM, OCM*).

Die Kammerfüllung ist durch die fibrose-bedingt starren Ventrikelwände behindert, vielfach bilden sich Thromben. Die Kontraktionskraft des Herzens bleibt normal.

Therapeutisch versucht man, die Beschwerden symptomatisch zu bessern und thromboembolische Komplikationen durch Antikoagulation zu verhindern. Im Endstadium hilft nur noch eine Herztransplantation.

Arrhythmogene rechtsventrikuläre Kardiomyopathie

Ebenfalls eher selten ist die **arrhythmogene rechtsventrikuläre Kardiomyopathie/Dysplasie** (kurz *ARVCM*), bei der die Muskulatur des rechten Herzens degeneriert und sich der rechte Ventrikel erweitert. Nach heutigem Kenntnisstand ist die Erkrankung erblich bedingt.

Die Patienten entwickeln eine zunehmende Rechtsherzinsuffizienz (☞ 6.6.1) sowie teils lebensbedrohliche Herzrhythmusstörungen. Die Diagnose wird durch klinischen Befund, EKG, Echokardiographie und Myokardbiopsie gestellt.

Die Behandlung ist symptomatisch. Bei Patienten mit hohem Risiko für lebensbedrohliche Tachykardien wird ein automatischer Defibrillator implantiert.

Pflege bei Herzinsuffizienz ☞ *6.6.1*

6.10 Herztumoren

6.10.1 Benigne Herztumoren

Benigne *(gutartige)* **Herztumoren** sind selten. Mit ca. 40 % am häufigsten sind die vom Endokard ausgehenden **Myxome,** die zu 75 % im linken Vorhof lokalisiert sind.

Die Beschwerden des Patienten hängen von Lage und Größe des Tumors ab und können dem klinischen Bild einer Mitralklappenstenose sehr ähneln. Bei Abriss von Tumorgewebe kann eine arterielle Embolie die Folge sein.

Wichtigste diagnostische Maßnahmen sind die Echokardiographie einschließlich TEE und die Kernspintomographie.

Vorhofmyxome werden wegen des Risikos von Embolien oder eines plötzlichen Herztodes baldmöglichst nach Diagnosestellung in einer offenen Herzoperation entfernt. Die Prognose ist dann sehr gut.

6.10.2 Maligne Herztumoren

Primäre maligne Herztumoren

Primäre maligne *(bösartige)* **Herztumoren,** fast immer vom Bindegewebe ausgehende **Sarkome,** sind Raritäten. Die Symptome sind auch hier abhängig von Lokalisation und Größe des Tumors. Im Vordergrund stehen eine Herzinsuffizienz, Herzrhythmusstörungen, Angina-pectoris-ähnliche Beschwerden, die Imitation von Klappenfehlern, Embolien und ein Perikarderguss. Die Diagnostik entspricht derjenigen bei benignen Herztumoren.

	Mitralklappenstenose	Mitralklappeninsuffizienz	Aortenklappenstenose	Aortenklappeninsuffizienz
Befund bei der Auskultation	Diastolisches Geräusch, niederfrequent, am deutlichsten an Herzspitze und 4. ICR li., betonter erster Herzton	Systolisches Geräusch während der gesamten Systole, hochfrequent, am deutlichsten an der Herzspitze	Systolisches Geräusch, hochfrequent, am deutlichsten im 2. ICR re., leise bis fehlende Herztöne	Diastolisches Geräusch, kontinuierlich leiser werdend, am deutlichsten im 3. ICR re. Meist zusätzliches systol. Geräusch
Diagnosesicherung	EKG, Röntgenaufnahme des Thorax, Echokardiographie, Herzkatheteruntersuchung			
Therapie	Zunächst Behandlung der Herzinsuffizienz und der Rhythmusstörung. Bei absoluter Arrhythmie Antikoagulation. In fortgeschrittenen Stadien interventionelle Erweiterung der Klappe (Valvuloplastie mit Ballonkatheter) oder Klappenersatz durch eine künstliche Herzklappe	Bei Mitralklappeninsuffizienz nach rheumatischem Fieber zunächst konservative Behandlung, später operativer Klappenersatz. Bei akuter dekompensierter Mitralklappeninsuffizienz durch Endokarditis schnellstmöglicher Ersatz. Bei behandlungsbedürftigem Prolaps möglichst operative Rekonstruktion	Rechtzeitiger operativer Klappenersatz.	Klappenersatz in Abhängigkeit von Beschwerden und Ventrikelfunktion

Tab. 6.78: Diagnostik und Therapie der vier häufigsten erworbenen Herzklappenfehler. Details zu Krankheitsentstehung und Symptomatik sowie Mitralklappenprolaps ☞ Text.

Die Prognose ist schlecht, da eine komplette operative Entfernung des Tumors nur selten möglich ist und auch Chemo- und Radiotherapie bisher erfolglos sind.

Sekundäre maligne Herztumoren

Sekundäre maligne Herztumoren *(metastatische Herztumoren, Herzmetastasen)* sind wesentlich häufiger als die primären malignen Herztumoren, verursachen aber oft keine Beschwerden. Treten Symptome auf, so entwickeln sie sich typischerweise rasch, wobei ein Perikarderguss das häufigste Symptom überhaupt ist. Die Prognose ist sehr schlecht.

6.11 Herzklappenfehler

> 🔲 **Herzklappenfehler:** Krankhafte Veränderung und Funktionsstörung einer Herzklappe.

Herzklappenfehler können *angeboren* oder *erworben* sein.
- **Angeborene Herzklappenfehler** treten isoliert oder in Kombination mit anderen Herzfehlern (☞ 6.12) auf. Meist handelt es sich um Aorten- oder Pulmonalklappenstenosen (☞ Tab. 6.81)
- **Erworbene Herzklappenfehler** sind in der Regel Folge einer Endokarditis (☞ 6.8.1). Am häufigsten ist die Mitralklappe betroffen (Mitralklappenstenose nach rheumatischem Fieber, Mitralklappeninsuffizienz nach bakterieller Endokarditis ☞ unten), am zweithäufigsten Mitral- und Aortenklappe kombiniert.

Es werden zwei Formen von Herzklappenfehlern unterschieden: *Klappenstenosen* und *Klappeninsuffizienzen*. Sie können einzeln oder kombiniert auftreten.

Klappenstenosen

Wenn sich die Segel bzw. Taschen nicht weit genug öffnen, ist die Lichtung der Klappe zu eng. Man spricht dann von einer **Klappenstenose.** Bei einer Klappenstenose müssen die vorgeschalteten Herzabschnitte einen höheren Druck aufbringen, um das Blut durch die kleinere Öffnung zu pressen. Übersteigt dies die Leistungsfähigkeit des Herzens, entsteht eine Herzinsuffizienz.

Klappeninsuffizienzen

Wenn die Sehnenfäden oder die Papillarmuskeln reißen oder Entzündungsprozesse Teile der Herzklappe „zerfressen", können die Segel nicht mehr „gehalten" werden: Die Klappe schließt nicht mehr dicht, ihre Ventilfunktion geht verloren, und bei jedem Herzschlag wird ein Teil des Blutes in die „stromaufwärts"

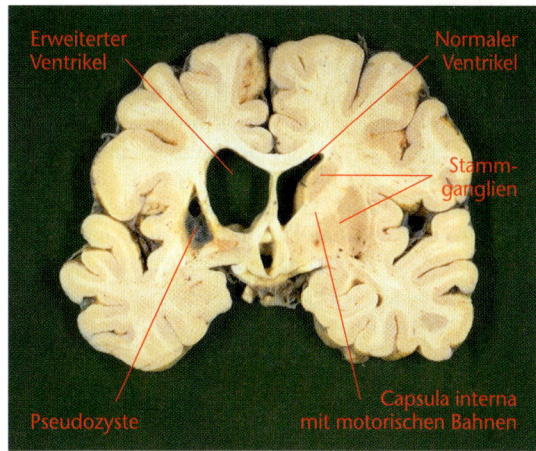

Abb. 6.79: Z.n. Hirnembolie bei Mitralstenose. Ein Vorhofthrombus hatte sich gelöst und zum Verschluss der Hirnarterie geführt, die Stammganglien und Capsula interna versorgt. Neben einer Pseudozyste erkennt man auch eine Erweiterung des Ventrikels infolge des Verlustes von Hirnsubstanz. [M207]

liegende Kammer zurückgepresst. Folge dieser **Klappeninsuffizienzen** ist – ähnlich wie bei den Septumdefekten (☞ 6.12) – eine Herzinsuffizienz, da das hin- und herpendelnde Blut eine schließlich kaum mehr zu leistende Mehrarbeit erfordert.

> 🛏 Patienten mit einem Herz- oder Herzklappenfehler sollten bei jedem neuen Arztkontakt (v.a. auch Zahnärzte) auf ihre Erkrankung aufmerksam machen, da viele diagnostische und therapeutische Eingriffe mit einer Bakteriämie und damit einem hohen Endokarditisrisiko einhergehen. In diesen Fällen ist eine Endokarditisprophylaxe mit Antibiotika erforderlich.

6.11.1 Mitralklappenstenose

Die **Mitralklappenstenose** entsteht nahezu immer als Spätfolge einer rheumatischen Endokarditis mit Befall der Mitralklappe (☞ Abb. 6.29).

⇨ Krankheitsentstehung

Die verklebten Mitralklappensegel engen die Öffnung zwischen linkem Vorhof und linker Kammer ein. Dadurch kann sich der linke Vorhof schlechter entleeren und erweitert sich mit der Zeit. Das Herz-Zeit-Volumen wird durch die geringere Füllung des linken Ventrikels herabgesetzt.

Symptome und Untersuchungsbefund

Patienten mit einer Mitralklappenstenose haben oft eine typische *Fazies mitralis,* d.h. eine Rötung beider Wangen *(Mitralbäckchen)* bei gleichzeitiger Lippenzyanose. Durch den Blutrückstau in den Lungenkreislauf bekommen die Patienten Atemnot und Husten mit oft blutigem Sputum, im schlimmsten Fall droht ein Lungenödem (☞ 6.6.3). Die Dehnung und der veränderte Blutstrom im linken Vorhof begünstigen Vorhofflimmern und Vorhofthromben, die zu arteriellen Embolien (z.B. Gehirnembolien mit dem klinischen Bild eines Schlaganfalls ☞ Abb. 6.79, und 7.8) führen können. Retrosternales Engegefühl und Zeichen einer Rechtsherzinsuffizienz (☞ 6.6.1) treten später hinzu.

Diagnose und Therapie ☞ Tab. 6.78

6.11.2 Mitralklappeninsuffizienz

Bei der **Mitralklappeninsuffizienz** schließt sich die Mitralklappe bei der Ventrikelsystole nur ungenügend. Durch das entstehende Pendelblut vergrößern sich der linke Vorhof und der linke Ventrikel.

Die *chronische* Mitralklappeninsuffizienz tritt in ca. 40 % der Fälle in Kombination mit einer Mitralklappenstenose z.B. nach rheumatischem Fieber auf. Die *akute* Mitralklappeninsuffizienz entsteht durch die plötzliche Ruptur eines Teils des Mitralklappenapparates, etwa bei einem Herzinfarkt oder einer bakteriellen Endokarditis.

Dadurch, dass der muskelstarke linke Ventrikel trotz des Pendelblutes lange Zeit ein ausreichendes Herzminutenvolumen aufrechterhalten kann, zeigen sich bei langsamer Entstehung oft erst nach vielen Jahren Belastungsdyspnoe, Schwindel und die Zeichen einer Rechtsherzinsuffizienz. Bei der akuten Form droht dagegen rasch ein lebensbedrohliches Lungenödem.

Diagnose und Therapie ☞ Tab. 6.78

6.11.3 Mitralklappenprolaps

Beim **Mitralklappenprolaps** *(MKP)* ist die Mitralklappe im Verhältnis zur Öffnungsfläche zu groß angelegt. Dadurch wölbt sich das Mitralsegel während der Ventrikelsystole in den linken Vorhof vor. Der Mitralklappenprolaps ist relativ häufig; ca. 6 % aller Erwachsenen sind davon betroffen. Er bereitet aber nur sehr selten Beschwerden und wird von daher meist nur zufällig diagnostiziert. Bei Patienten mit Symptomen spricht man von einem **Mitralklappenprolaps-Syndrom.** Patienten mit ausgeprägtem Prolaps können die Symptome der Mitralinsuffizienz aufweisen.

Die Diagnose wird durch Auskultation (systolischer Click mit anschließendem systolischen Herzgeräusch) und Echokardiographie gestellt.

Eine Behandlung ist nur bei schwerwiegenden Symptomen erforderlich (☞ Tab. 6.78). Eine wichtige Konsequenz aus der gestellten Diagnose ist, wie immer bei vorgeschädigten Herzklappen, die Durchführung einer Endokarditisprophylaxe.

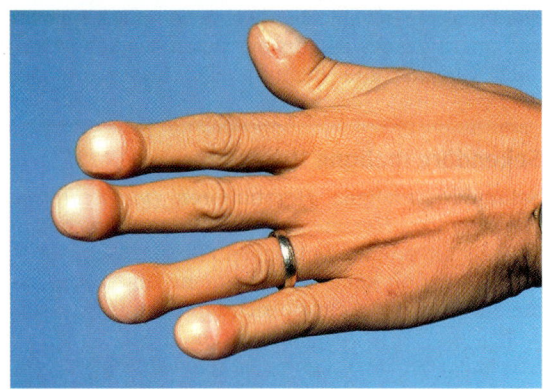

Abb. 6.80: Trommelschlegelfinger (kolbige Auftreibung der Fingerendglieder) und Uhrglasnägel (große, abnorm stark gewölbte Nägel) sind typische Zeichen eines chronischen Sauerstoffmangels z.B. infolge zyanotischer Herzfehler. [K183]

6.11.4 Aortenklappenstenose

Bei der **Aortenklappenstenose** ist der Blutausstrom aus der linken Kammer durch die Klappenverengung behindert. Häufigste Ursache für die Aortenklappenstenose ist heute die altersbedingte Degeneration einer bereits bei Geburt leicht veränderten Klappe, seltener das rheumatische Fieber. Der linke Ventrikel kann eine Aortenstenose durch Erhöhung des Drucks lange Zeit kompensieren.

Beschwerden im oft rasch voranschreitenden Spätstadium der Erkrankung sind schnelle Ermüdbarkeit, Schwindel und Synkopen (v.a. unter Belastung) durch das abnehmende Herzminutenvolumen, Angina pectoris und Zeichen der Linksherzinsuffizienz (☞ 6.6.1). Die Patienten sind durch den plötzlichen Herztod (☞ 6.7.2) gefährdet.

Diagnose und Therapie ☞ Tab. 6.78

6.11.5 Aortenklappeninsuffizienz

Bei der z.B. durch eine Fehlbildung oder ein rheumatisches Fieber verursachten **Aortenklappeninsuffizienz** schließt sich die Aortenklappe während der Ventrikeldiastole nicht vollständig, und es kommt zu einem Blutrückstrom in die linke Kammer. Die linke Kammer wird durch das zu große Blutvolumen langfristig überfordert, sie vergrößert sich und wird zunehmend insuffizient.

Häufigste Ursache einer Fehlbildung ist die **Bikuspidalität** (bikuspidale, also zweiseegelige Klappe), bei der sich zwei statt drei taschenartige Mulden gebildet haben.

Hauptbeschwerden des Patienten sind eine Belastungsdyspnoe, leichte Ermüdbarkeit, Angina pectoris und (Links-)Herzinsuffizienz.

Diagnose und Therapie ☞ Tab. 6.78

6.12 Angeborene Herzfehler

Ungefähr 6 – 10 von 1 000 Neugeborenen haben eine **angeborene Fehlbildung des Herzens oder der großen Gefäße.** Die Ursache bleibt in der Regel unklar. Wahrscheinlich spielt ein Zusammenspiel von genetischen Schäden und exogenen Faktoren (z.B. Infektionen der Mutter während der Schwangerschaft) eine Rolle.

Viele Herzfehler führen schon im Säuglingsalter zu Symptomen, einige, z.B. der Vorhofseptumdefekt (☞ unten), erst im Erwachsenenalter. Die meisten angeborenen Herzfehler sind operabel, so dass die rechtzeitige Diagnosestellung lebensrettend sein kann. In ca. einem Drittel der Fälle liegen weitere Fehlbildungen, vor allem des Urogenitalsystems (☞ 11.6), vor.

Einen Überblick über häufige angeborene Herzfehler gibt Tab. 6.81. Die beiden häufigsten davon, der *Vorhofseptumdefekt* und der *Ventrikelseptumdefekt*, seien im Folgenden näher besprochen.

6.12.1 Vorhofseptumdefekt

�_____ Krankheitsentstehung

Beim **Vorhofseptumdefekt** (*Atriumseptumdefekt*, kurz *ASD*) hat sich die Scheidewand im Bereich der Vorhöfe nicht völlig verschlossen. Durch das Loch in der Vorhofwand strömt Blut von dem unter höherem Druck stehenden linken Vorhof in den dehnbareren rechten Vorhof. Durch diesen *Links-Rechts-Shunt* (**Shunt** = Kurzschlussverbindung zwischen arteriellen und venösen Herzteilen bzw. Gefäßschen-

Defekt	Anatomie und Physiologie des Defekts	Klinik	Therapie
Angeborene Herzfehler ohne Zyanose			
Vorhofseptumdefekt (ASD ☞ 6.12.1)			
Ventrikelseptumdefekt (VSD ☞ 6.12.2)			
Persistierender Ductus arteriosus	Ausbleibender Verschluss des Ductus arteriosus Botalli → Blutfluss aus der Aorta zurück in die Lungenarterie	Je nach Shuntgröße Entwicklungsverzögerung des Kindes, Infekte, später Shuntumkehr (☞ Text)	Endokarditisprophylaxe, Operation, bei Frühgeborenen evtl. medikamentöser Verschluss möglich
Pulmonalstenose	Druckbelastung des rechten Herzens durch Verengung der Pulmonalklappe	Atemnot, Rechtsherzinsuffizienz	Endokarditisprophylaxe, Operation
Aortenisthmusstenose	Einengung der Aorta vor oder nach dem Abgang des Ductus arteriosus Botalli (prä- bzw. postduktale Form)	• **Postduktale Form** (häufig): Bei Kindern und Jugendlichen oft asymptomatisch oder beschwerdearm. Später Hypertonie im Kopf-Arm-Bereich bei gleichzeitiger Abschwächung der Fußpulse und Zeichen der (Links-)Herzinsuffizienz • **Präduktale Form** (selten): Hypertonie im Kopf-Arm-Bereich bereits im Neugeborenenalter, Linksherzbelastung, Zyanose der unteren Körperhälfte, die durch den meist offenen Ductus arteriosus Botalli mit venösem Blut versorgt wird	Endokarditisprophylaxe, Operation
Aortenklappenstenose ☞ 6.11.4			
Angeborene Herzfehler mit Zyanose			
Fallot-Tetralogie	Pulmonalstenose + Ventrikelseptumdefekt + Nach rechts verlagerte Aorta + Rechtsherzhypertrophie	Zyanose, Gedeihstörung, Atemnot, hypoxämische Anfälle, evtl. mit Bewusstlosigkeit. Typische Hockstellung der Kinder zur Verbesserung der Sauerstoffversorgung	Endokarditisprophylaxe, Operation
Transposition der großen Gefäße	Ursprung der Aorta aus dem rechten, der Pulmonalarterie aus dem linken Ventrikel (nur lebensfähig, wenn gleichzeitig Shunt, z.B. durch persistierenden Ductus oder offenes Foramen ovale)	Zyanose, Atemnot, Herzinsuffizienz	Endokarditisprophylaxe, Operation

Tab. 6.81: Übersicht über die häufigsten angeborenen Herzfehler.

keln) wird der Lungenkreislauf langfristig überlastet. Folge sind Lungengefäßveränderungen und eine Rechtsherzhypertrophie, die über eine Druckerhöhung im rechten Herzen schließlich zu einer Umkehrung der Shuntfließrichtung führt. Das Blut fließt nunmehr vom rechten in den linken Vorhof (**Shuntumkehr** zum Rechts-Links-Shunt, sog. *Eisenmenger-Reaktion*).

Symptome, Befund und Diagnostik

Der Krankheitsverlauf hängt von Größe und Lage des Defektes ab. Häufig treten erst im 3. – 6. Lebensjahrzehnt vermehrt bronchitische Infekte oder Pneumonien, Atemnot unter Belastung und eine allgemeine Leistungsminderung auf. Eine Zyanose kommt erst im Spätstadium der Erkrankung hinzu.

Die Diagnose wird durch Auskultation (Systolikum als Ausdruck einer relativen Pulmonalstenose, der Defekt macht selbst kein Herzgeräusch! ☞ 6.4.1), EKG, Röntgenaufnahme des Thorax, Echokardiographie und Herzkatheteruntersuchung gestellt.

Behandlungsstrategie

Kleine Vorhofseptumdefekte verschließen sich in den ersten Lebensjahren oft von selbst. Bei einem großen Shuntvolumen muss der Defekt möglichst noch im Vorschulalter operativ verschlossen werden. Nach einer Shuntumkehr ist eine Operation nicht mehr möglich.

6.12.2 Ventrikelseptumdefekt

Krankheitsentstehung

Bei einem **Ventrikelseptumdefekt** (kurz *VSD*) besteht ein „Loch" zwischen linkem und rechtem Ventrikel. Die Öffnung kann unterschiedlich groß sein. Über 80 % der Ventrikelseptumdefekte liegen direkt unterhalb des Aortenabgangs. Oft bestehen weitere Fehlbildungen am Herzen. Durch diesen Defekt strömt Blut von dem linken Ventrikel in den schwächeren rechten. Es entsteht eine Volumenbelastung des rechten Ventrikels und der Lungengefäße und letztlich wie beim Vorhofseptumdefekt eine Rechtsherzhypertrophie, die schließlich zu einer Umkehrung des Blutflusses führt.

Symptome, Befund und Diagnostik

In Abhängigkeit von Größe und Lage des Herzfehlers können Symptome schon früh vorhanden sein oder ganz fehlen. Betroffene Kinder gedeihen schlecht, haben wiederholt bronchitische Infekte und zeigen die Symptome einer Herzinsuffizienz. Die technischen Untersuchungen entsprechen denen bei einem Vorhofseptumdefekt.

Behandlungsstrategie

Größere Ventrikelseptumdefekte werden möglichst früh operativ verschlossen, bei kleineren kann dagegen zunächst abgewartet werden. Dann ist aber eine Endokarditisprophylaxe mit Antibiotika erforderlich.

Wiederholungsfragen

1. Was versteht man unter dem Herzminutenvolumen? (☞ 6.1)

2. Wie funktioniert der Frank-Starling-Mechanismus? (☞ 6.1)

3. Welche Koronararterie versorgt welchen Anteil des Herzens? (☞ 6.1)

4. Warum ist es wichtig, bei Herzpatienten eine Obstipationsprophylaxe durchzuführen? (☞ 6.2.1)

5. Worüber kann die Pulskontrolle Auskunft geben? (☞ 6.2.2)

6. Welche Materialien werden zur ZVD-Messung benötigt? (☞ 6.2.3)

7. Welche pflegerischen Maßnahmen sind bei akuten linksthorakalen Schmerzen zu ergreifen? (☞ 6.3.1)

8. Welche Maßnahmen sind wichtig bei Herzrasen/-stolpern? (☞ 6.3.2)

9. Was versteht man unter einer Synkope, und was unternehmen die Pflegenden bei einem Patienten mit einer Synkope? (☞ 6.3.3)

10. Wie werden die EKG-Elektroden für ein Ruhe-EKG mit Extremitäten- und Brustwandableitungen angelegt? (☞ 6.4.2)

11. Aus welchen Gründen werden Belastungs-EKGs durchgeführt? (☞ 6.4.3)

12. Wie wird ein Langzeit-EKG angelegt? (☞ 6.4.4)

13. Welche Aufgaben übernehmen Pflegende bei der Linksherzkatheteruntersuchung? (☞ 6.4.6)

14. Wozu dient die Myokardszintigraphie? (☞ 6.4.9)

15. Welche Risikofaktoren sind für die KHK bekannt? (☞ 6.5.1)

16. Wann spricht man von instabiler Angina pectoris? (☞ 6.5.1)

17. Welche Arzneimittel werden zur Langzeittherapie der KHK eingesetzt? (☞ 6.5.1)

18. Welche invasiven Methoden werden zur Therapie der KHK eingesetzt? (☞ 6.5.1)

19. Welche Erstmaßnahmen stehen beim Angina-pectoris-Anfall im Vordergrund? (☞ 6.5.1)

20. Welche Symptome weisen auf einen Herzinfarkt hin, und welche Untersuchungen werden daraufhin durchgeführt? (☞ 6.5.2)

21. Welche Komplikationen können infolge eines Herzinfarktes auftreten? (☞ 6.5.2)

22. Welche pflegerischen Maßnahmen sind wichtig beim Herzinfarkt? (☞ 6.5.2)

23. Wie werden Patienten mit chronischer Herzinsuffizienz gepflegt? (☞ 6.6.1)

24. Welche Symptome können auf eine Digitalisüberdosierung hinweisen? (☞ Pharma-Info 6.55)

25. Welche Therapiemaßnahmen stehen bei Patienten mit Lungenödem im Vordergrund? (☞ 6.6.3)

26. Worauf ist bei Patienten unter Antiarrhythmika-Therapie zu achten? (☞ Pharma-Info 6.60)

27. Wie zeigt sich ein AV-Block III. Grades, und wie wird er behandelt? (☞ 6.7.3)

28. Was versteht man unter einem Schenkelblock? (☞ 6.7.3)

29. Was ist wichtig bei der Pflege von Patienten nach Schrittmacherimplantation? (☞ 6.7.5)

30. Wie werden Patienten mit Endokarditis gepflegt, und worauf ist bei der Krankenbeobachtung zu achten? (☞ 6.8.1)

31. Wodurch wird bei der dilatativen, hypertrophen und restriktiven Kardiomyopathie die Herzleistung beeinträchtigt? (☞ 6.9)

32. Welche Symptome zeigen Patienten mit Mitralklappenstenose? (☞ 6.11.1)

33. Welche Probleme treten langfristig bei einem größeren Vorhofseptumdefekt auf? (☞ 6.12.1)

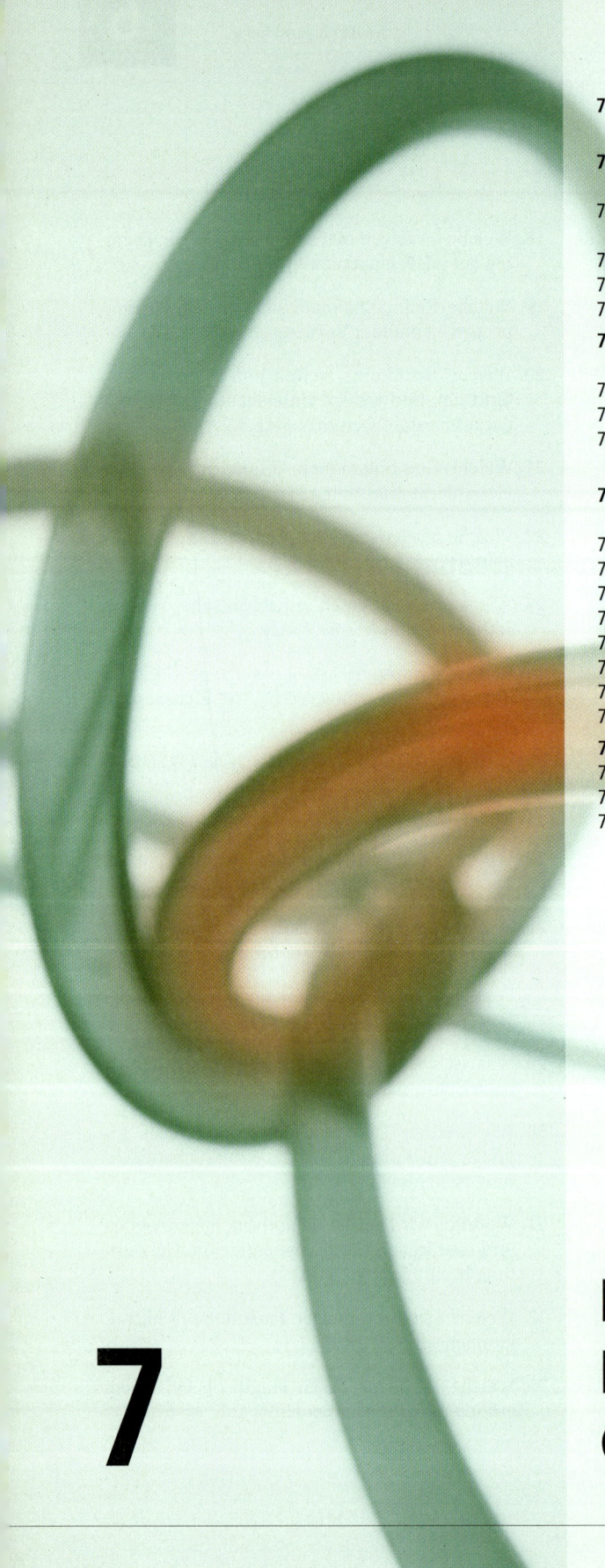

7

Pflege bei
Kreislauf- und
Gefäßerkrankungen

Die medizinischen Fachgebiete

> **Angiologie:** Teilgebiet der *Inneren Medizin*, das sich mit den Erkrankungen von Arterien, Kapillaren, Venen und Lymphgefäßen befasst. Hierin eingeschlossen sind unter anderem Krankheitsentstehung, Diagnostik, konservative Behandlung, Indikationsstellung zu operativen und interventionellen Therapieverfahren und Rehabilitation des Patienten.
>
> **Gefäßchirurgie:** Teilgebiet der *Chirurgie*, das die Diagnostik und die operative Therapie von Gefäßerkrankungen einschließlich der Gefäßverletzungen und Gefäßfehlbildungen sowie die postoperative Nachsorge und die Rehabilitation des Patienten umfasst.

Häufig wird der erste Verdacht auf eine Gefäßerkrankung vom Hausarzt oder Internisten geäußert. Die genaue diagnostische Abklärung erfolgt in internistischen Krankenhausabteilungen, und viele Patienten werden dann – evtl. nach internistischer Vorbehandlung – zu einer Gefäßoperation in die (Gefäß-)Chirurgie verlegt.

7.1 Anatomie und Physiologie des Kreislaufsystems und der Gefäße

Die Blutgefäße gehören zu den wichtigsten Transportwegen des menschlichen Körpers. Zusammen mit dem Herzen bilden sie das *Herz-Kreislauf-* oder **kardiovaskuläre System.** Dieses besteht aus zwei großen Abschnitten: dem **Körperkreislauf** *(großer Kreislauf)* und dem **Lungenkreislauf** *(kleiner Kreislauf)*. Eingeschaltet in den venösen Schenkel des Körperkreislaufs ist der **Pfortaderkreislauf.** Die **Pfortader** *(V. portae* ☞ Abb. 10.1) leitet das nährstoffreiche Blut aus den Verdauungsorganen zur Leber, wo es in ein zweites Kapillarsystem mündet.

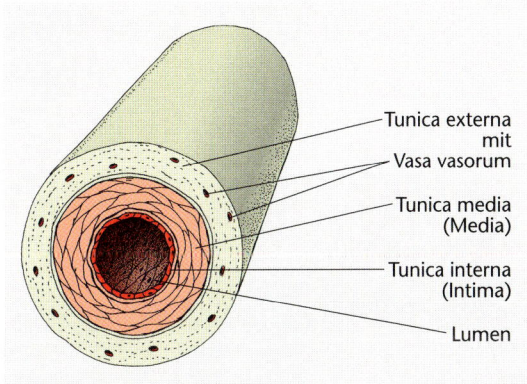

Abb. 7.1: Schichtaufbau einer Arterie. [A400-190]

Arterien und Arteriolen

> 🔅 **Arterien:** Gefäße, in denen das Blut *vom Herzen weg* strömt. Im Körperkreislauf führen die Arterien sauerstoffreiches, hellrot gefärbtes Blut, im Lungenkreislauf hingegen fließt in ihnen sauerstoffarmes, dunkelrotes Blut.

Arterien sind aus drei Wandschichten aufgebaut, die das **Gefäßlumen** *(Gefäßlichtung)* umgeben:

- Die innere Schicht (*Tunica interna,* kurz **Intima**) setzt sich zusammen aus dem **Gefäßendothel** sowie darunter liegenden Bindegewebsfasern und einer elastischen Membran. Das Gefäßendothel spielt eine Schlüsselrolle bei der Arteriosklerose (☞ 7.7.1)
- In der mittleren und kräftigsten Schicht (*Tunica media* oder kurz **Media** genannt) verlaufen glatte Muskelzellen und elastische Fasern
- Die äußere Schicht (*Tunica externa,* kurz **Externa** oder *Adventitia*) besteht aus elastischen Fasern

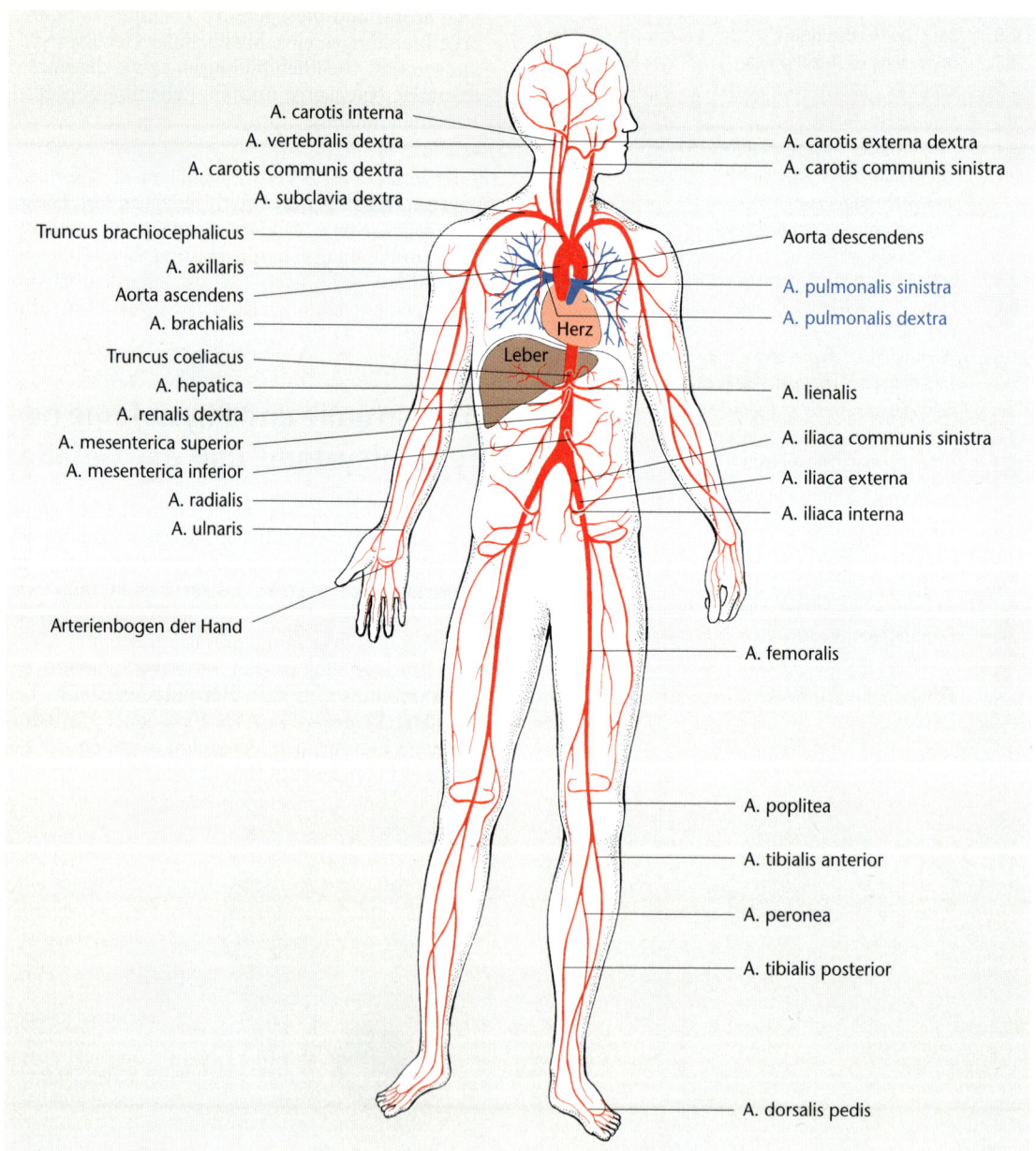

Abb. 7.2: Wichtige Arterien des Menschen. Die Lungenarterien (Aa. pulmonales) führen sauerstoffarmes Blut vom Herzen zur Lunge. Die übrigen Arterien bringen sauerstoffreiches Blut zu den Organen des Körpers. [A400-190]

und Bindegewebe. In ihr verlaufen die **Vasa vasorum** (Blutgefäße, die die Arterienwand selbst versorgen).

Je nachdem, ob in der Media die elastischen oder die muskulären Anteile überwiegen, werden zwei Arterientypen differenziert:

• In herznahen Arterien überwiegen die elastischen Fasern. Diese **Arterien vom elastischen Typ** sorgen durch ihre Windkesselfunktion (☞ Abb. 7.4) für einen gleichmäßigen Blutstrom

• In den Arterien der Körperperipherie dominieren die glatten Muskelzellen **(Arterien vom muskulären Typ).** Je nach Anspannung der glatten Muskelzellen variiert die Gefäßweite erheblich – dementsprechend verändern sich der Strömungswiderstand und die Durchblutung der nachgeschalteten Organe.

Als **Arteriolen** werden die kleineren Arterien am Übergang zu den Kapillaren bezeichnet. Ihre Wand besteht nur aus dem Endothel, einem Gitterfasernetz und *einer* Schicht glatter Muskelzellen.

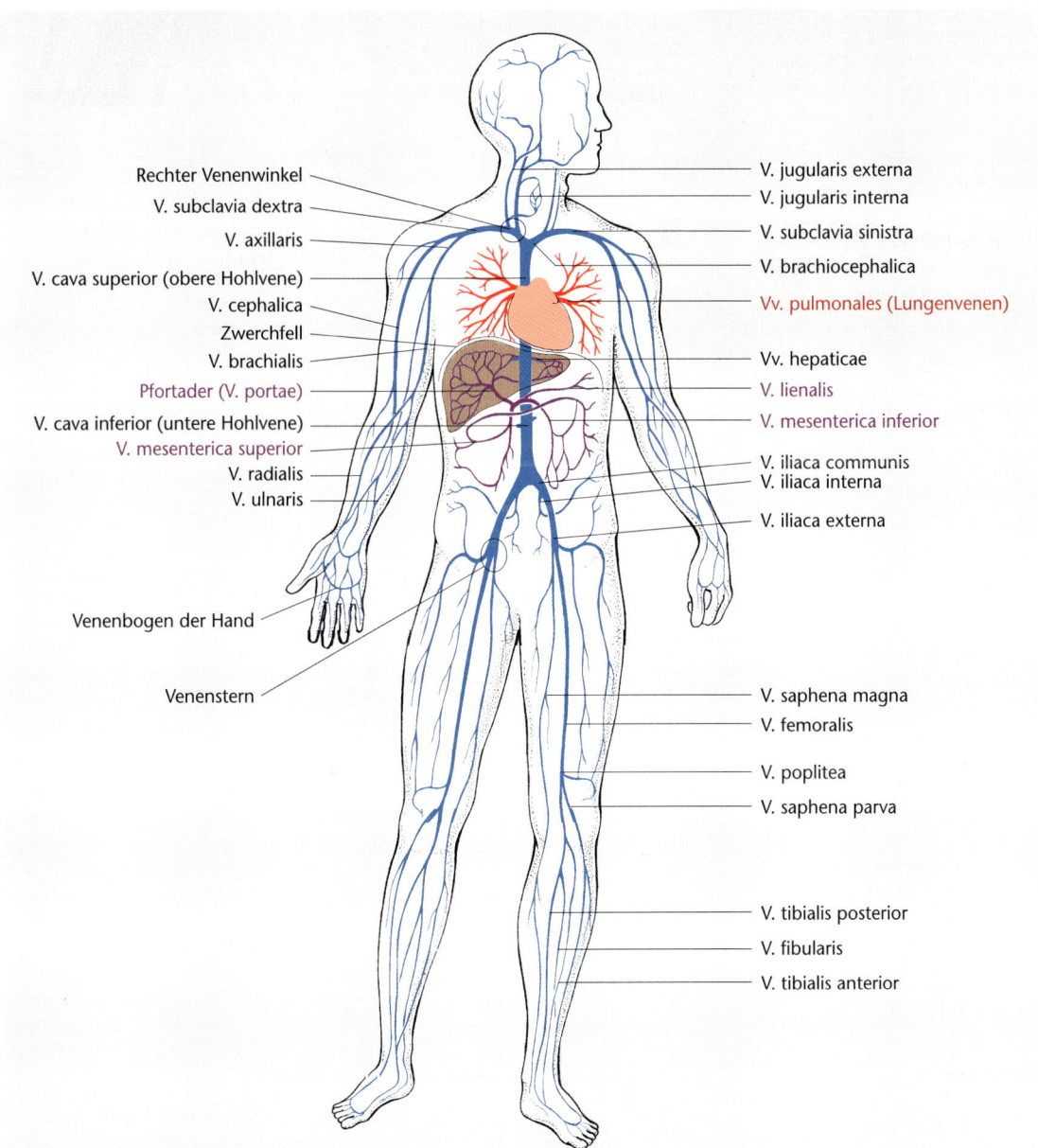

Abb. 7.3: Die wichtigsten Venen des Menschen in der Übersicht.
Die Lungenvenen (Vv. pulmonales) führen sauerstofffreies Blut von der Lunge zum Herzen. [A400-190]

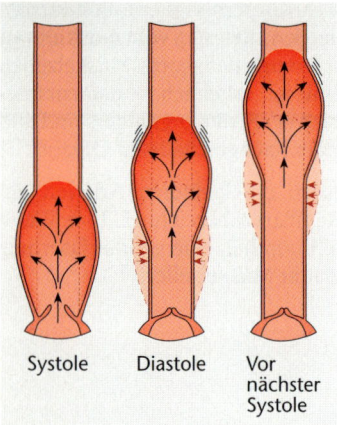

Abb. 7.4 (links): Windkesselfunktion der Arterien vom elastischen Typ. Während der Systole wird die Arterienwand gedehnt. In der Diastole zieht sich die Gefäßwand wieder zusammen und drückt das „gespeicherte" Blut vorwärts. So breitet sich die Pulswelle kontinuierlich über die elastischen Arterien aus. [A400-190]

Systole   Diastole   Vor nächster Systole

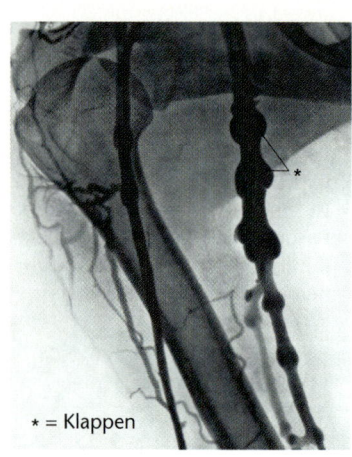

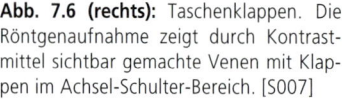

Abb. 7.6 (rechts): Taschenklappen. Die Röntgenaufnahme zeigt durch Kontrastmittel sichtbar gemachte Venen mit Klappen im Achsel-Schulter-Bereich. [S007]

* = Klappen

Kapillaren

> ⊡ **Kapillaren:** Feine Blutgefäße, die – von wenigen Ausnahmen (z.B. Hornhaut) abgesehen – im ganzen Körper ein dichtes Netz zwischen Arterien und Venen bilden. Je stoffwechselaktiver ein Gewebe ist, desto mehr Kapillaren enthält es.

Die Wand der **Kapillaren** ist porös und besteht nur noch aus der Endothelschicht und einer dünnen Basalmembran. Die Kapillarwand bildet eine *semipermeable* (halb durchlässige, z.B. für Mineralstoffe,

aber nicht für Blutkörperchen oder Eiweiß durchlässige) *Membran,* die den Stoffaustausch zwischen Gefäßen und Geweben ermöglicht: Die Zellen werden mit Sauerstoff und Nährstoffen versorgt, Kohlendioxid und andere Stoffwechselprodukte werden abtransportiert.

Venen und Venolen

> ⊡ **Venen:** Gefäße, die das Blut *zum Herzen zurück* leiten und im Körperkreislauf sauerstoffarmes, dunkelrot gefärbtes Blut enthalten, während sie im Lungenkreislauf sauerstoffreiches, hellrot gefärbtes Blut transportieren.

Nach Durchströmen der Kapillaren gelangt das Blut in kleine Venen, die **Venolen,** die das Blut sammeln und es größeren **Venen** zuleiten, die zum Herzen zurückführen. Da sich im venösen Schenkel des Kreislaufs mehr als zwei Drittel des gesamten Blutvolumens befinden, werden die Venen auch **Kapazitätsgefäße** genannt. Der Druck in den Venen ist deutlich niedriger als in den Arterien.

Der Aufbau einer Venenwand entspricht im Wesentlichen dem Aufbau einer Arterienwand. Die äußere Schicht der Venenwand ist jedoch dicker, die Muskulatur dagegen schwächer, und die innere Schicht bildet in den kleinen und mittelgroßen Venen *Taschenklappen*, die den Blutstrom nur *in Richtung* Herz ermöglichen. Unterstützt wird dieses Klappensystem durch die **Muskelpumpe:** Kontraktionen der umliegenden Skelettmuskulatur (z.B. beim Gehen) drücken die Venen zusammen und pressen dadurch Blut zum Herzen hin.

Am Bein finden sich neben **tiefen Venen** und den unterhalb der Haut gelegenen **oberflächlichen Venen** noch **Perforansvenen,** die das Blut aus den oberflächlichen Venen in die tiefen Beinvenen leiten.

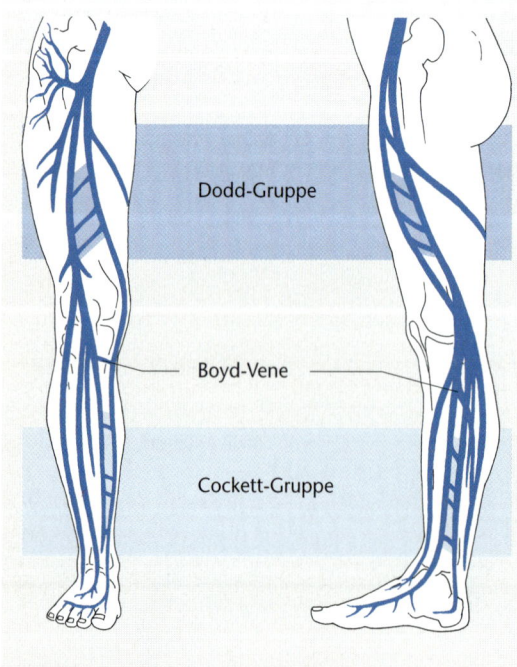

Dodd-Gruppe

Boyd-Vene

Cockett-Gruppe

Abb. 7.5: Die wichtigsten Perforansvenen. [A400-215]

Blutdruck und Blutdruckregulation

Als **Blutdruck** wird ganz allgemein die Kraft bezeichnet, die das Blut auf die Gefäßwände ausübt. Diese Kraft ist abhängig von Herz-Zeit-Volumen, Blutvolumen und Gefäßwiderstand; sie ist in den Arterien deutlich höher als in den Venen. Im klinischen Sprachgebrauch bezeichnet der Begriff Blutdruck den Druck in den *größeren Arterien* (☞ 7.4.2).

Da sowohl ein zu hoher als auch ein zu niedriger Blutdruck zu Schäden des ganzen Organismus führt (☞ 7.5.1 und 7.6), messen druckempfindliche Zellen, sog. **Pressorezeptoren,** in Aorta, Halsschlagadern und anderen großen Arterien in Brustkorb und Hals die Dehnung der Arterienwand. Dehnt ein höherer Druck die Wand, so hemmen Impulse aus den Pressorezeptoren das *vasomotorische Zentrum* im Gehirn und senken so die Aktivität des Sympathikus. Als Folge erschlaffen die Gefäße, Schlagvolumen und Schlagfrequenz des Herzens sinken, und der Blutdruck fällt ab.

Umgekehrt führt ein niedriger Blutdruck über eine *Kontraktion* von Arteriolen und Venolen und einer Zunahme von Schlagfrequenz und Schlagvolumen zu einem Blutdruckanstieg. Auch Adrenalin und Noradrenalin sowie Renin, Angiotensin und Aldosteron (Renin-Angiotensin-Aldosteron-System, kurz RAAS ☞ Abb. 7.8) erhöhen den Blutdruck.

Lokale Durchblutungsregulation

Die **lokale Durchblutungsregulation** erfolgt in erster Linie durch Änderung des Gefäßdurchmessers (Weit- oder Engstellung der Arteriolen). Sie hält bei wechselndem Blutdruck die Organdurchblutung konstant bzw. passt sie dem Bedarf der einzelnen Organe an.

Die Gefäßweite reguliert sich zum einen durch die Stoffwechselaktivität des Organs und die anfallenden Stoffwechselprodukte (Gefäßweitstellung und dadurch vermehrte Durchblutung bei Sauerstoffmangel, Anstieg von Kohlendioxid, Laktat, Wasserstoffionen oder Kalium), zum anderen durch Hormone, Nervenimpulse und durch eine Eigenregulation der Gefäßmuskulatur. Diese Steuerung der Durchblutung durch die Gefäßmuskulatur selbst heißt auch *Selbst-* oder **Autoregulation der Gefäße.** Organe mit einer

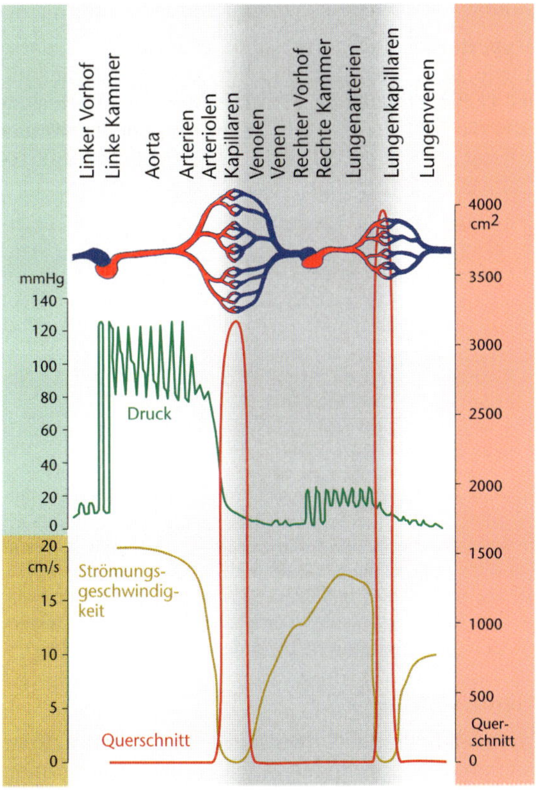

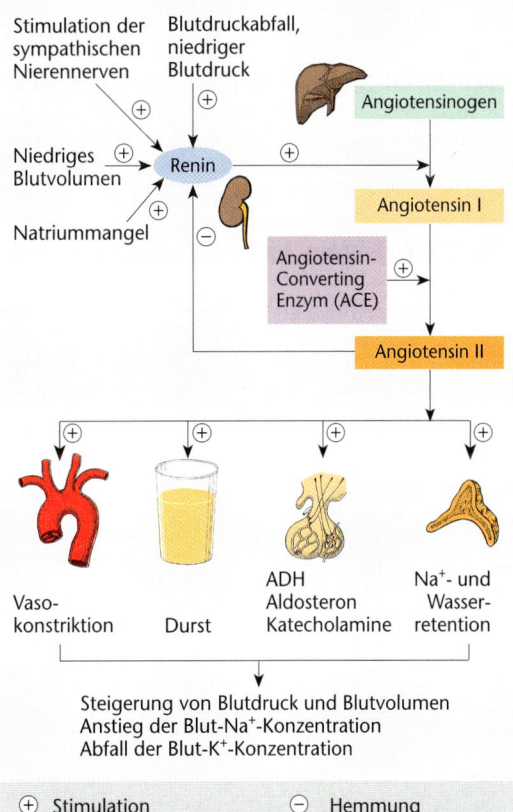

Abb. 7.7: Veränderung von Blutdruck, Strömungsgeschwindigkeit und Gefäßquerschnitt entlang der verschiedenen Gefäßabschnitte. Im Kapillargebiet nimmt der Gefäßgesamtquerschnitt stark zu und der Blutdruck fällt ab. Die resultierende verlangsamte Strömung ermöglicht einen besseren Stoffaustausch mit dem umliegenden Gewebe. [B171]

Abb. 7.8: Faktoren des Renin-Angiotensin-Aldosteron-Systems. Eine Aktivierung des Systems z.B. durch niedrigen Blutdruck oder Salzmangel führt zu Blutdruckanstieg sowie einer Erhöhung des Serumnatriumspiegels und des Blutvolumens.

ausgeprägten Autoregulation der Durchblutung sind die Nieren und das Gehirn.

Lymphatisches System

Details zum lymphatischen System ☞ *13.1.5*

Als **lymphatisches System** bezeichnet man die Gesamtheit aller **Lymphbahnen** sowie die **lymphatischen Organe** *Milz, Thymus,* den *lymphatischen Rachenring* mit Rachen-, Zungen- und Gaumenmandeln, *Lymphknoten* und das *lymphatische Gewebe des Darms* (z.B. die *Peyer-Plaques* des Dünndarms).

7.2 Pflege bei Kreislauf- und Gefäßerkrankungen

Todesursache Nr. 1

Kreislauf- und Gefäßerkrankungen nehmen an Häufigkeit zu und stellen inzwischen mit 54 % aller Todesursachen einen entscheidenden begrenzenden Faktor für die Lebenserwartung in den Industriestaaten dar. Außerdem schränken sie in fortgeschrittenen Stadien die Lebensqualität der Betroffenen erheblich ein.

In der Regel entwickeln sich Kreislauf- und Gefäßerkrankungen allmählich und nehmen einen chronischen Verlauf. Seltener handelt es sich um ein plötzlich einsetzendes Geschehen wie z.B. eine Thrombophlebitis (☞ 7.10.2) oder eine akute Venenthrombose (☞ 7.10.3).

Mitverursacher: „Moderner" Lebensstil

Viele Gefäßerkrankungen werden durch die heutige Lebensweise mit ihrem hohen Nikotin- und Alkoholkonsum, unausgewogener Ernährung, mangelnder Bewegung und/oder Stress begünstigt. Bereits Jahrzehnte vor dem Auftreten der ersten Symptome werden durch falschen Lebensstil die Grundlagen für spätere Erkrankungen geschaffen.

7.2.1 Pflegeziele und Gesundheitsberatung

Pflege bei Lyse ☞ *Pharma-Info 7.90*
Pflege bei Ulcus cruris ☞ *7.2.3*
Thromboseprophylaxe ☞ *7.10.3*
Pflege bei Dekubitus ☞ *7.2.5*

> 📖 Voraussetzungen für eine erfolgreiche Vorbeugung oder Behandlung von Kreislauf- und Gefäßerkrankungen sind das eigene Bemühen und Mitwirken der gefährdeten oder bereits betroffenen Person. Um dies zu erreichen, werden die Patienten über ihre Krankheit und deren Zusammenhänge aufgeklärt und über eine gesunde Lebensführung informiert. Die **Gesundheitsbe-** **ratung** und **-erziehung** ist deshalb ein wesentliches Aufgabengebiet der Pflege in der Angiologie.

Gesundheitsberatung und -erziehung werden im Folgenden ausführlich besprochen. Die einzelnen Pflegeziele unterscheiden sich teilweise stark zwischen den einzelnen Gefäßpatientengruppen (☞ Tab. 7.11). Deshalb weist das einführende fett gedruckte Stichwort darauf hin, welche Patientengruppe von den nachfolgend geschilderten Maßnahmen am meisten profitiert. Weitere, detaillierte Pflegehinweise finden sich bei den Krankheitslehre-Texten.

Ernährung

Alle Kreislauf- und Gefäßerkrankungen. Allen Kreislauf- und Gefäßerkrankten wird geraten, ein bestehendes Übergewicht abzubauen, da (deutliches) Übergewicht einen Risikofaktor für Kreislauf- und Gefäßerkrankungen darstellt.

Venöse Erkrankungen. Um den venösen Rückfluss im Becken durch eine Obstipation nicht zu erschweren, empfiehlt sich der reichliche Verzehr von Ballaststoffen, ausreichendes Trinken und Bewegung.

Hypertonie. Die Kost sollte cholesterin-, fettarm sowie evtl. kochsalzarm sein, da Hyperlipidämie (☞ 12.8.4) ein wichtiger Risikofaktor der Arteriosklerose (☞ 7.7.1) ist und eine kochsalzreiche Ernährung zumindest bei einem Teil der Bevölkerung die Entstehung einer Hypertonie (☞ 7.5.1) begünstigt.

Wird vom Arzt eine Kochsalzreduktion angeordnet, unterscheidet man:

- *Kochsalzreduzierte* oder *natriumbeschränkte Kost,* bei der 6 g NaCl (entsprechend 2,4 g Natrium) täglich erlaubt sind (der Durchschnittsverbrauch in Deutschland liegt bei 15 g NaCl)
- *Kochsalz-* oder *natriumarme Kost* mit 3 g NaCl (1,2 g Natrium) täglich
- *Streng kochsalz-* oder *natriumarme Kost* mit 1 g NaCl (0,4 g Natrium) täglich.

Im häuslichen Alltag realisierbar und dem Patienten auf längere Zeit zuzumuten ist eigentlich nur die kochsalzreduzierte Kost, für die jedoch nicht nur der weitgehende Verzicht auf Salz beim Kochen, sondern auch das Meiden von „verstecktem Salz", z.B. in Salami, Schinken, vielen Mineralwässern und Käsesorten sowie Fertigprodukten (z.B. Konserven, Fertigsuppen und -saucen), erforderlich ist.

Genussmittel

Arteriell bedingte Gefäßkrankheiten. Nikotin, Kohlenmonoxid und andere Tabakbestandteile vermindern die körperliche Leistungsfähigkeit, führen zu chronischer Bronchitis (☞ 8.6.2) und einer Erhöhung des Karzinomrisikos (nicht nur der Lunge). Zudem verschlechtert Nikotin auch die bereits reduzierte Gefäßdurchblutung in den erkrankten Gebieten durch *zusätzliche* Engstellung der Gefäße.

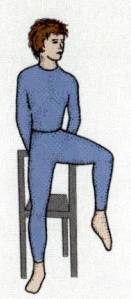 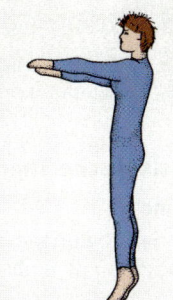 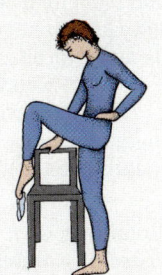 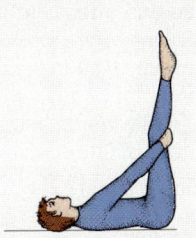

Hinterrücks festhalten; Knie heben (Zehen zeigen zum Boden), Bein zur Seite und wieder nach vorn drehen, 4 – 5 Wiederholungen; dann das andere Bein

Erst auf Zehenspitzen mit durchgestreckten Knien gehen, dann auf den Fersen

Gegenstände (z.B. Tuch) mit den Zehen vom Boden auf einen Stuhl heben

Weit ausholend Rad fahren, anschließend Beine strecken, Fußspitzen abwechselnd zur Zimmerdecke und zum Körper bewegen

Abb. 7.9: Vier wichtige Übungen zum Gefäßtraining. [A300]

📖 *Rauchen* begünstigt die Entwicklung und das Fortschreiten einer peripheren arteriellen Verschlusskrankheit (☞ 7.7.2) und die Manifestation weiterer arteriosklerosebedingter Erkrankungen, besonders Schlaganfall und Herzinfarkt.

Hypotoniker und Venenkranke. *Alkohol* wirkt sich bei dieser Patientengruppe negativ aus, da er die Blutgefäße erweitert, so dass z.B. beim Stehen noch mehr Blut in den Venen „versackt" als üblich.

Lagerung

Arteriell bedingte Krankheiten. Nach Möglichkeit sollte sich der Patient gelegentlich an den Bettrand setzen und die Beine herunterhängen lassen.

⚠ **Vorsicht!**

Bei Patienten mit arteriell bedingten Gefäßkrankheiten darf das betroffene Bein nicht hochgelagert werden: dadurch würden sich die Durchblutungsstörungen verstärken. Vielmehr wird das Bein leicht abwärts gelagert.

Venös bedingte Krankheiten. Patienten mit venösen Gefäßkrankheiten werden mit leicht erhöhten Beinen gelagert.

Gleichzeitiges Bestehen arteriell und venös bedingter Erkrankungen. Bei gleichzeitigem Vorliegen von arteriell und venös bedingten Gefäßerkrankungen ist eine Flachlagerung der Beine mit kurzen Einschüben einer Tieflagerung (keine Hochlagerung) sinnvoll.

Stressbewältigung

Hypertonie. Stress ist in unserer Gesellschaft zu einem Schlüsselproblem geworden. Nahezu jeder fühlt sich gestresst, belastet und unter Druck. Hetze und

Stress zu vermeiden ist besonders für Patienten mit Bluthochdruck wichtig. Dieser Rat ist leichter zu erteilen, als in die Tat umzusetzen.

Folgende Verhaltensweisen können helfen:
- Ärger nicht anstauen lassen, sondern ausdrücken, ruhig mal „mit der Faust auf den Tisch schlagen" oder darüber reden, bis der Ärger „verpufft" ist
- Situationen herbeiführen, in denen Gefühle ausgelebt werden können, in denen man sich „gehen lassen" und entspannen kann, da auch der ständige Zwang, sich benehmen zu müssen, zu Anspannung führt
- Entspannungsübungen durchführen, z.B. Muskel- oder Atemanspannung oder Autogenes Training (☞ 2.9.2).

Körperliche Bewegung und Gefäßtraining

Alle Kreislauf- und Gefäßerkrankungen. Bewegungs- und Gefäßtraining sind für alle Gefäßkranken enorm hilfreich, falls die für den Betroffenen adäquate Form und die richtige Dosierung gewählt werden.

Hervorzuheben ist vor allem das *Ausdauertraining*, das bei konsequenter Durchführung nach einiger Zeit zu einer Entlastung des Herz-Kreislauf-Systems führt, indem der mit dem Blut herbeigeführte Sauerstoff besser ausgenutzt wird. Außerdem beeinflusst das Ausdauertraining die Fließeigenschaften des Blutes positiv; es wird dünnflüssiger, so dass sich nicht so leicht Thromben bilden können. Zusätzlich hilft Ausdauertraining, die Blutfettwerte zu senken und das Körpergewicht zu regulieren. Geeignete Sportarten sind Wandern, Schwimmen, Dauerlauf, Rad fahren, Tanzen, Skilanglauf und Gymnastik.

Gefäßtraining im Krankenhaus

Arteriell bedingte Krankheiten. Hier eignen sich die Übungen zum Gefäßtraining der Abb. 7.9 oder die sog. **Rollübung nach Ratschow:** Der Patient liegt auf dem Rücken, streckt seine Beine senkrecht in die Luft und führt nun 30 – 40 kreisende Bewegungen mit den Füßen aus oder hebt den Vorfuß auf und ab. Anschließend setzt er sich auf und lässt die Beine hinunterhängen. Dadurch kommt es zu einer stoßartigen Mehrdurchblutung, die Strömungsgeschwindigkeit des Blutes nimmt zu, und die natürlichen Umgehungskreisläufe erweitern sich.

Analog können bei arteriellen Erkrankungen im Bereich der oberen Extremität **Faustschlussübungen** durchgeführt werden.

Patienten mit Venenerkrankungen sollten längeres Sitzen, vor allem mit übereinander geschlagenen Beinen, oder Stehen möglichst meiden. Günstig sind Liegen (insbesondere mit etwas hochgelagerten Beinen) und Gehen.

Ist längeres Stehen einmal unvermeidlich, fördern „Gehen auf der Stelle" oder zwischenzeitliches Anspannen der Beinmuskulatur den venösen Rückfluss.

> „S-L-Faustregel" für Venenkranke
> * **S** wie **S**tehen und **S**itzen ist schlecht –
> * **L** wie **L**aufen und **L**iegen ist gut.

Physikalische Therapie

Wärme

Arteriell bedingte Erkrankungen. Das erkrankte Bein kann mit Wollsocken, einer Wolldecke, Wattepackungen oder indirekter Wärmezufuhr durch heiße Getränke warm gehalten werden.

Von *lokalen* Wärmeanwendungen wie Heizkissen und Wärmflaschen ist bei arteriell bedingten Gefäßerkrankungen abzuraten, da diese nur die gesunden, nicht aber die erkrankten arteriellen Gefäße erweitern und so die Durchblutung in den minderversorgten Bezirken zusätzlich verschlechtern *(Steal-Phänomen)*. Außerdem steigert die direkte Wärme den Gewebsstoffwechsel und damit den Sauerstoffbedarf, der bei arteriellen Erkrankungen ohnehin schon

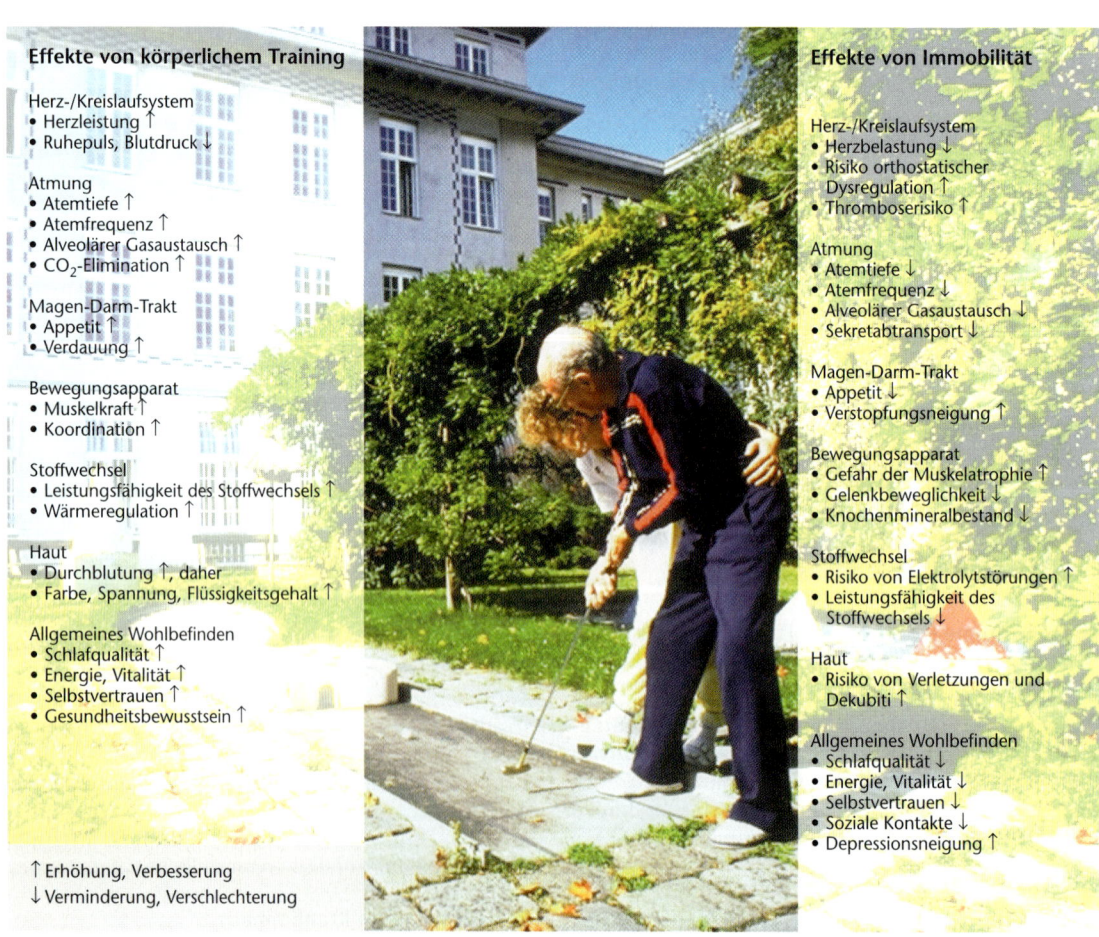

Effekte von körperlichem Training

Herz-/Kreislaufsystem
• Herzleistung ↑
• Ruhepuls, Blutdruck ↓

Atmung
• Atemtiefe ↑
• Atemfrequenz ↑
• Alveolärer Gasaustausch ↑
• CO_2-Elimination ↑

Magen-Darm-Trakt
• Appetit ↑
• Verdauung ↑

Bewegungsapparat
• Muskelkraft ↑
• Koordination ↑

Stoffwechsel
• Leistungsfähigkeit des Stoffwechsels ↑
• Wärmeregulation ↑

Haut
• Durchblutung ↑, daher
• Farbe, Spannung, Flüssigkeitsgehalt ↑

Allgemeines Wohlbefinden
• Schlafqualität ↑
• Energie, Vitalität ↑
• Selbstvertrauen ↑
• Gesundheitsbewusstsein ↑

Effekte von Immobilität

Herz-/Kreislaufsystem
• Herzbelastung ↓
• Risiko orthostatischer Dysregulation ↑
• Thromboserisiko ↑

Atmung
• Atemtiefe ↓
• Atemfrequenz ↓
• Alveolärer Gasaustausch ↓
• Sekretabtransport ↓

Magen-Darm-Trakt
• Appetit ↓
• Verstopfungsneigung ↑

Bewegungsapparat
• Gefahr der Muskelatrophie ↑
• Gelenkbeweglichkeit ↓
• Knochenmineralbestand ↓

Stoffwechsel
• Risiko von Elektrolytstörungen ↑
• Leistungsfähigkeit des Stoffwechsels ↓

Haut
• Risiko von Verletzungen und Dekubiti ↑

Allgemeines Wohlbefinden
• Schlafqualität ↓
• Energie, Vitalität ↓
• Selbstvertrauen ↓
• Soziale Kontakte ↓
• Depressionsneigung ↑

↑ Erhöhung, Verbesserung
↓ Verminderung, Verschlechterung

Abb. 7.10: Effekte von körperlichem Training und von Immobilität auf wichtige Funktionskreise des Organismus. Wie die Übersicht zeigt, droht bei Immobilität die Verschlechterung sehr vieler physiologischer, aber auch psycho-sozialer Lebensaktivitäten. [A400] [K199]

nicht gedeckt werden kann, so dass Nekrosen die Folge sein können.

Venös bedingte Erkrankungen. Hier führt die Wärme über die Erschlaffung der Gefäße zu einer Venenstauung und damit zu einer Bildung von Varizen. Gegen eine Wärmezufuhr mittels Heizkissen oder Infrarotlampe in der Kreuz- und Lendengegend ist dagegen nichts einzuwenden, denn von hier geht das Wärmegefühl in die Beine über.

Kälte

Arteriell bedingte Erkrankungen. Von sich aus meiden Patienten unnötige Kältexposition ihrer minderdurchbluteten Körperteile.

Hypotoniker und Venenerkrankte. Nutzbringend sind kalte Wasseranwendungen wie Knie- und Schenkelgüsse, Waschungen, Lehmwickel, Wasser- und Tautreten oder Schwimmen in mäßig warmem Wasser (22 – 28 °C), die die Gefäße straffen und den Kreislauf in Schwung bringen. Sie dürfen jedoch nur bei warmem Körper und warmen Beinen durchgeführt werden. Bei kalten Beinen sind höchstens Wechselgüsse erlaubt (erst warm, dann kalt). Je kälter das Wasser ist, desto kürzer sollte die Anwendung sein.

Körperpflege und Bekleidung

Baden und Duschen

Venenkranke. Von warmen oder heißen Voll- und Fußbädern ist generell abzuraten (☞ physikalische Therapie). Abgesehen davon, dass die Haut davon

nicht profitiert, erschlaffen die Gefäße. Durch Überwärmung bei Vollbädern oder in der Sauna erweitern sie sich zusätzlich. Günstiger ist zügiges Abduschen.

Für alle gut: Wechselduschen. Für Patienten beider Krankheitsgruppen bewirken *Wechselduschen* ein effektives Gefäßtraining.

Pediküre und Hautpflege

Sowohl bei arteriellen als auch bei venösen Gefäßerkrankungen heilen selbst kleine Wunden nur schlecht, und Infektionen breiten sich in dem minderdurchbluteten Gewebe rasch aus. Deswegen ist bei der *Pediküre* darauf zu achten, dass keine Verletzungen gesetzt werden, die sehr schnell z.B. zu Nagelbettvereiterungen führen können (statt Scheren also lieber Feilen verwenden).

Kleine Hautrisse, wie sie etwa durch trockene Haut entstehen können, stellen ebenfalls eine mögliche Eintrittspforte für Erreger dar. Daher ist eine sorgfältige Hautpflege mit Salben oder Cremes wichtig.

Häufig sind auch Pilzinfektionen (☞ 17.9), v.a. zwischen den Zehen. Pilzinfektionen entstehen bevorzugt auf warmer, feuchter und aufgequollener Haut. Da warmes Wasser und Seife das Aufquellen der Haut begünstigen und zudem den natürlichen Säureschutzmantel der Haut zerstören, werden die Füße morgens und abends nur mit kaltem bis lauwarmem Wasser und ohne Reinigungszusatz abgewaschen und gut abgetrocknet. Zusätzlich wird die Pilzerkrankung mit *Antimykotika* (☞ Pharma-Info 17.61), z.B. Cane-

	Arteriosklerosebedingte arterielle Gefäßerkrankung: Periphere arterielle Verschlusskrankheit (☞ 7.7.2)	Venöse Gefäßerkrankung: Chronisch-venöse Insuffizienz (☞ 7.10.5)
Wichtigstes Pflegeziel	Verbesserung der Gewebsdurchblutung	Verbesserung des venösen Blutrückflusses
Wichtige Pflegemaßnahmen		
• Ernährung	Cholesterinarme Kost	Abbau von Übergewicht
• Genussmittel	Nikotinverzicht	Alkoholverzicht
• Stressbewältigung	• Stress abbauen • Entspannungstechniken	
• Körperliche Bewegung	• Gehtraining • Gefäßtraining	• Gefäßtraining
• Physikalische Therapie	• Warmhalten der Beine, aber keine direkte Wärmeapplikation • Tieflagerung der Beine	• Wechselduschen • Kaltwasseranwendungen • Hochlagerung der Beine (leicht gebeugt) • Vermeiden von Stehen und Sitzen („S-L-Regel")
• Kleidung	• Keine engen Schuhe • Keine einschnürende Wäsche	• Keine dicken Strümpfe • Tragen von Kompressionsstrümpfen • Keine hohen Absätze • Keine einschnürende Wäsche
• Verhütung von Schäden	• Sorgfältige Hautpflege (trocken, sauber halten) • Vorsicht beim Nägelschneiden (Feile benutzen) • Kein Barfuss gehen	

Tab. 7.11: Pflegeziele und -maßnahmen am Beispiel des jeweils häufigsten arteriellen und venösen Gefäßleidens, der arteriellen Verschlusskrankheit und der chronisch-venösen Insuffizienz.

sten®, behandelt. Die Strümpfe werden täglich gewechselt.

Kleidung

Beide Patientengruppen. Aufgabe der Bekleidung ist es, den Körper warm zu halten, die Feuchtigkeit des Körpers aber nicht zu speichern, sondern an die Außenluft abzugeben. Hier bieten sich Naturfasern wie Wolle oder Seide an. Da die Kleidung die Blutzirkulation nicht behindern darf, sind Strümpfe oder Unterwäsche mit einengenden Gummibändern nicht geeignet.

Arterielle Gefäßerkrankungen. Bei höhergradigen arteriellen Durchblutungsstörungen sind – etwa zum Zweck der Thromboseprophylaxe – Kompressionsmaßnahmen durch Kompressionsstrümpfe („Gummistrümpfe") oder Druckverbände kontraindiziert.

Venöse Gefäßerkrankungen. Dagegen sollten Patienten mit Venenerkrankungen zumindest bei längerem Sitzen oder Stehbelastung zur Förderung des venösen Rückflusses Kompressionsstrümpfe tragen. Da die Bauchatmung mitverantwortlich ist für den Blutabfluss aus den Beckenvenen, sind einengende Kleidungsstücke oder Gürtel ungünstig.

7.2.2 Pflege bei Gangrän

> ⊡ **Nekrose:** Lokal begrenztes Absterben von Zellen oder Geweben im lebenden Organismus.
>
> **Gangrän:** Ischämische, d.h. durch Minderdurchblutung bedingte Nekrose.

⊟ Pflege bei trockener Gangrän

Die **trockene Gangrän** ist ein blauschwarz bis schwarz aussehender, scharf abgegrenzter Gewebedefekt; das Gewebe ist trocken und hart.

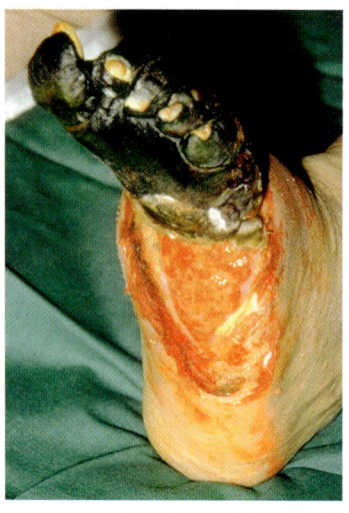

Abb. 7.12: Feuchte Gangrän des gesamten Vorfußes bei Arterienverschluss. Das Versorgungsgebiet der entsprechenden Arterie ist an der scharfen Abgrenzung des abgestorbenen, schwarzen Bezirks zu sehen (Demarkation). Zusätzlich besteht ein großer Weichteildefekt der Fußsohle mit infektiösem Belag. [T195]

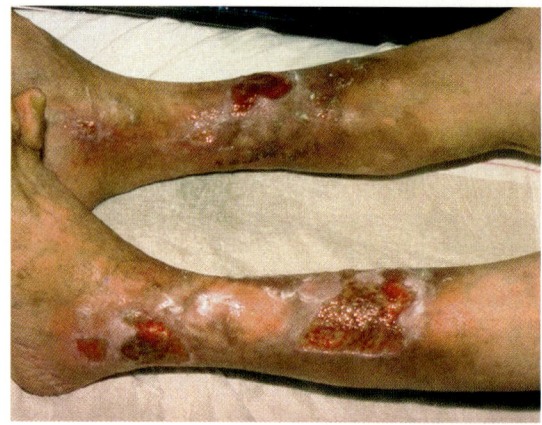

Abb. 7.14: Venöse Ulcera cruris mit typischen braun-gelben Verfärbungen der Haut. Die langsame Wundheilung mit Narbenbildung vom Wundrand her ist erkennbar. [T195]

Die trockene Gangrän entsteht vor allem bei Patienten mit schwerer peripherer arterieller Verschlusskrankheit sowie bei Diabetikern nach kleineren Verletzungen (z.B. durch nicht fachgerechte Fußpflege) oder an Druckstellen (z.B. durch zu enge Schuhe), vorzugsweise im Bereich der Zehen und des Vorfußes.

Aufgabe der Pflegenden bei der trockenen Gangrän ist das Trockenhalten und das Vermeiden von Infektionen. Gelingt dies, mumifiziert das Gewebe (zu Beginn meist ein Zeh), fällt ab und das darunter liegende granulierende Gewebe wird sichtbar.

> ✋ Jede noch so kleine Gangrän muss dem Arzt gezeigt und (chirurgisch) behandelt werden.

⊟ Pflege bei feuchter Gangrän

Besiedeln Bakterien die Nekrose (vorzugsweise Anaerobier ☞ 17.6.1), zersetzen diese allmählich das abgestorbene Gewebe. Es kommt zum Bild der **feuchten Gangrän** mit matschig-schmierigem Aussehen und übel-fauligem Geruch der Wunde.

Eine feuchte Gangrän ist lebensbedrohlich für den Patienten – es drohen eine Sepsis und insbesondere bei Abwehrschwäche und Diabetes mellitus auch eine Gasbrandinfektion (☞ 17.6.19).

Bei der feuchten Gangrän kann aus pflegerischer Sicht nicht viel getan werden. Sie wird trocken behandelt, meist wird nur ein lockerer Verband aus Mullbinden angelegt.

Da die Bakterien den Organismus mit ihren Toxinen überschwemmen, wird therapeutisch eine systemische Antibiotikatherapie durchgeführt (☞ 17.6.2). Damit sich die Gangrän nicht weiter ausbreiten kann, erfolgt so früh wie möglich eine Amputation.

7.2.3 Pflege bei Ulcus cruris

> 🔅 **Ulcus cruris** *(Unterschenkelulkus, Unter-*
> *schenkelgeschwür):* Hautdefekt am Unterschen-
> kel, der mindestens bis in die Lederhaut reicht.
> Einzeln oder mehrfach auftretend, in bis zu 85 %
> venös, seltener arteriell oder polyneuropathisch
> bedingt. Kombinierte Formen *(Ulcus mixtum)*
> kommen vor. In Deutschland schätzungsweise
> 800 000 – 1 Million Betroffene.

🔬 Symptome und Formen

Typische Hautveränderungen bei Ulcera cruris sind:
- Glänzende, dünne und leicht verletzbare Haut
  durch Elastizitätsverlust
- Braun-gelbe und/oder livide Hyperpigmentierung,
  besonders bei venösem Grundleiden
- Verletzungsbedingte *unregelmäßige,* kleine Narben
  am Bein des Patienten infolge der schlechten Hei-
  lungstendenz
- Entzündliche Veränderungen (Rötung, Wärme,
  Schmerz) bei bakterieller oder mykotischer Folgein-
  fektion
- Nagelveränderungen, z.B. Rillenbildungen oder
  Mykosen
- Harte, rote, schmerzhafte „Platten", kurz bevor sich
  ein Ulcus cruris entwickelt.

Venöses Ulcus cruris

Venös bedingte Ulzera im Rahmen einer *chronisch-
venösen Insuffizienz (CVI* ☞ 7.10.5) sind vor allem
am Innenknöchel und medialen Unterschenkel lokalisiert. Sie sind münz- bis handtellergroß und können
bis auf die Faszie oder den Knochen reichen. Der Ge-
schwürgrund ist in der Regel infolge einer bakteriellen
Folgeinfektion schmierig-eitrig belegt, die Ulkusrän-
der sind wulstig und verhärtet.

Arterielles Ulcus cruris

Arteriell bedingte Hautdefekte sind meist Endzu-
stand einer *peripheren arteriellen Verschlusskrankheit (pAVK* ☞ 7.7.2), selten Folge einer ausgeprägten
Polyneuropathie (☞ 12.7.6). Sie sitzen vor allem an
den Zehen und an Druck ausgesetzten Körperstellen,
z.B. der Ferse. Oft messen sie nur wenige Millimeter
im Durchmesser, sie können aber auch ganze Zehen
oder Vorfußabschnitte erfassen. Fast immer sind
Haut und Weichteile (Muskeln, Faszie, Sehnen) und
auch der Knochen zerstört.

Viele Diabetiker haben ebenfalls arteriell (mit-)be-
dingte Ulzera, die außer an Zehen und Fersen häufig
auch tiefreichend unter den Mittelfußköpfchen sitzen
(☞ auch 12.7.6 und Abb. 12.46).

Am häufigsten ist das venöse Ulcus cruris *(Ulcus cruris venosum).*

🛏 Pflege bei venösem Ulcus cruris

Unterstützung des Blutstroms

Damit ein Ulcus cruris venosum abheilen kann, muss
zunächst die zugrunde liegende venöse Stauung beseitigt werden, z.B. durch Anlage eines Kompressi-
onsverbandes. Statt Bettruhe einzuhalten, sollte der
Patient viel herumlaufen, damit das gestaute Blut ab-
gepumpt wird. Dies dient gleichzeitig der Thromboseprophylaxe. Bettruhe mit Beinhochlagerung würde
zwar den Rückfluss des Blutes vorübergehend erleichtern, doch würden sich die durch die Bettruhe
erschlafften Gefäße beim Aufstehen sofort wieder erweitern und mit Blut füllen, so dass der alte Stauungs-
zustand schnell wiederhergestellt wäre.

Wundversorgung

Neben der Unterstützung des Blutstroms ist für die
Abheilung eines Ulcus cruris venosum die Wundversorgung von herausragender Bedeutung: Sie schützt
die Wunde nicht nur vor mechanischer Schädigung,
bakterieller Kontamination und Infizierung, sondern
schafft auch ein optimales Milieu für eine Reepithelisierung und damit Heilung.

Am Beginn der Behandlung steht die Entfernung von
Nekrosen oder Belägen durch den Arzt, da sie eine

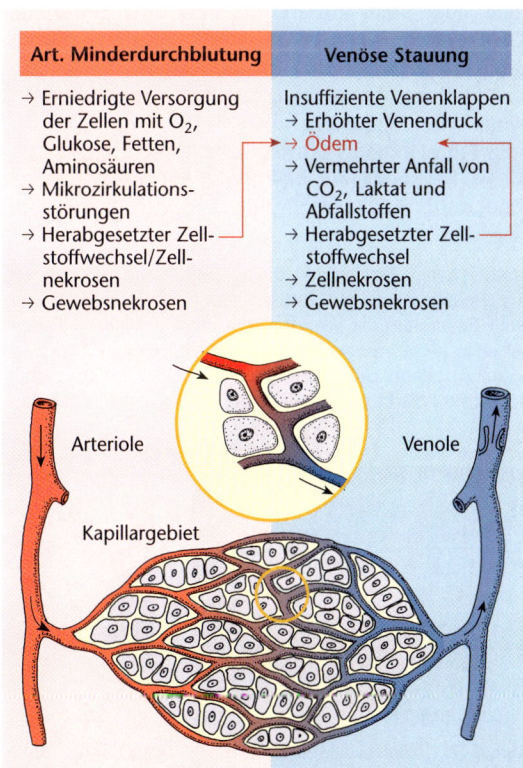

Abb. 7.15: Entstehungsmechanismus arterieller und venöser Ulcera cruris. Ein arterielles Ulkus kann durch die Ödembildung ein venöses Ulkus zur Folge haben. [A400-190]

	Venöses Ulcus cruris	**Arterielles Ulcus cruris**
Bevorzugte Lokalisation	Innenknöchel, medialer Unterschenkel	Druckausgesetzte Körperstellen, z.B. Ferse, Zehen
Beobachtbare Veränderungen	Stauungsdermatose, evtl. Ödeme	Kühle Haut, evtl. livide verfärbt, Fußpulse meist fehlend
Schmerzen	Evtl. Spannungsgefühl	Ja

Tab. 7.16: Die Zuordnung eines Ulcus cruris lässt sich nach bevorzugter Lokalisation, Veränderungen des umgebenden Gewebes und der Schmerzintensität treffen (Polyneuropathisches Ulkus ☞ 12.7.6). [A400-190]

Heilung behindern. Gereinigt wird das Geschwür mit Ringer-Lösung: die Wunde kann damit vorsichtig gespült oder auch mit in Ringer-Lösung getränkten Kugeltupfern (sog. „Pflaumen") ausgetupft werden. Beispielsweise bei einer Infektion der Wunde reicht eine Spülung aber nicht aus. Dann kommen eine enzymatische Wundbehandlung etwa mit Varidase® oder Fibrolan® oder chirurgische Maßnahmen in Betracht. Bei schweren Infektionen kann eine systemische Antibiotikatherapie mit Erregernachweis indiziert sein.

Studien haben gezeigt, dass die früher vielfach geübte intensive Lokaltherapie mit Antiseptika, Bädern oder pflanzlichen Präparaten die Wundheilung nicht unbedingt fördert; bei einer nicht unerheblichen Zahl der Patienten führte sie sogar zu allergischen Reaktionen. Darüber hinaus beeinträchtigen gefärbte Antiseptika wie Betaisodona® oder Kaliumpermanganat durch Wundverfärbungen eine Beurteilung der Wunde.

In der Wahl des Wundverbandes setzt sich in der Praxis zunehmend der Gebrauch **hydrokolloider Wundverbände** (z.B. Comfeel Plus®) durch. Während trockene Wundverbände wie textile Verbandstoffe dazu neigen, mit der Wundfläche zu verkleben mit der Folge, dass bei einem Verbandswechsel frisch gebildetes Gewebe oder auch intaktes Gewebe am Wundrand mit entfernt wird, gewährleisten hydrokolloide Wundauflagen einen atraumatischen Wechsel. Zusätzlich sorgen sie für ein feuchtes Wundmilieu, das eine Reepithelisierung und Abheilung beschleunigt. Sie absorbieren überschüssiges Wundsekret, lösen Nekrosen auf, aktivieren den Selbstreinigungsprozess der Wunde und beschleunigen dadurch die Regeneration des Gewebes. Durch die Aufnahme des Wundsekrets quillt der Verband auf, und es entsteht ein Gel, das das neu gebildete Granulationsgewebe schützt. Dabei entwickelt sich eine Blase unter dem Verband. Gleichzeitig verhindert die Aufnahme von Wundsekret, insbesondere bei stark sezernierenden Wunden, eine Mazeration der umliegenden Haut.

Zu Beginn der Wundbehandlung ist ein Verbandwechsel alle ein bis zwei Tage angezeigt. Die Zeitspanne zwischen den Wechseln kann in der Folge rasch verlängert werden. In der Epithelisierungsphase reicht oft ein Verbandwechsel einmal in der Woche. Bei einer Wundbehandlung mit einem hydrokolloiden Wundverband zeigt die sich unter dem Verband entwickelte Blase an, wann ein Verbandwechsel nötig wird: Wenn sich die Blase dem Rand des Verbandes nähert, sollte er gewechselt werden.

Beim Verbandwechsel achten die Pflegenden auf hygienisches Arbeiten, um einer Infektion der Wunde vorzubeugen. Ehe sie den neuen Verband anlegen, spülen sie die Wunde mit Ringer-Lösung, nach Anlegen des Verbandes wird das Bein gewickelt. Durch Unterlegen eines Polsters aus Schaumgummi lässt sich der lokale Druck auf das venöse Ulcus cruris stei-

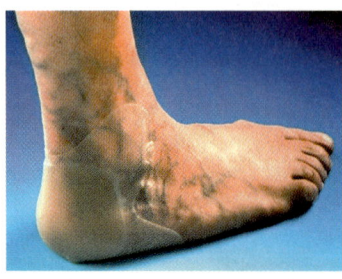

Abb. 7.17: Hydrokolloide Verbände können auch bei sonst schwer zu verbindenden Wunden wie hier an der Ferse genutzt werden. [V130]

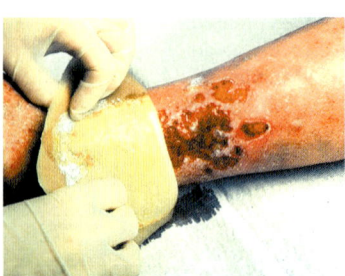

Abb. 7.18: Beim Abziehen eines hydrokolloiden Verbandes verbleibt aufgesaugtes Sekret im Verband. Das Wundbett wird nicht aufgerissen, da der Verband nicht mit der Wunde verklebt. [V130]

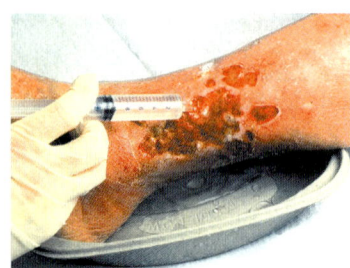

Abb. 7.19: Nach Spülen mit Ringer-Lösung und Abtrocknen der umliegenden Haut kann der neue Verband aufgelegt werden. [V130]

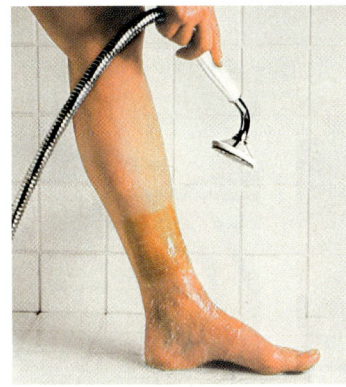

Abb. 7.20: Mit dem hydrokolloiden Verband kann z.B. geduscht werden, ohne dass besondere Vorsicht oder hinterher ein Wechsel nötig wäre, weil der Verband aufgeweicht ist. [V130]

gern, was viele Patienten als wohltuend beschreiben (nicht bei arteriellen Ulzera).

Nach Abheilung des Ulcus cruris können bei instabilen Narben Hautplastiken oder Hauttransplantationen vorgenommen werden. Heilt das Ulcus trotz konsequent durchgeführter Therapie nicht ab, kommen die Gabe von Wachstumsfaktoren oder der Einsatz von Keratinozytenkulturen (hornbildende Epithelzellen der Epidermis) in Betracht. Beide Verfahren befinden sich aber noch in der Erprobungsphase.

Hautpflege

Die Umgebung um das Ulcus cruris herum sollte gereinigt und mit Bepanthen® oder Linola Fett® gepflegt, bei einer enzymatischen Wundversorgung (Varidase®, Fibrolan®, Iruxol®) zum Schutz zusätzlich mit einer Zinkpaste abgedeckt werden.

Allgemeinmaßnahmen

Ein intaktes Immunsystem und eine ausgewogene Ernährung (☞ 7.2.1) unterstützen die Ulkusheilung.

Liegen Faktoren vor, die die Wundheilung hemmen, werden diese wenn irgend möglich beseitigt. Sind bei einem Diabetiker z.B. die Blutzuckerwerte nicht in Ordnung, bemühen sich die Ärzte um eine optimale Blutzuckereinstellung.

> 📖 Ein Ulcus cruris heilt nur langsam ab. Viele Patienten verlieren den Mut, wenn sie trotz intensiver Bemühungen keine „nennenswerten" Fortschritte bemerken. Die Pflegenden klären dann den Patienten über die lange Heilungsdauer auf und bemühen sich, die Patienten zur weiteren Mitarbeit zu motivieren.

📖 Pflege bei arteriellem Ulcus cruris

Die Pflege eines arteriellen Ulkus cruris orientiert sich an den Richtlinien zur Pflege bei arteriellen Gefäßerkrankungen (☞ 7.2.1). Kompressionsverbände und eine Beinhochlagerung sind hier kontraindiziert.

7.2.4 Pflege bei Dekubitus

> 📖 **Dekubitus** *(Druckgeschwür, Dekubitalulkus):* Schlecht und langsam heilende Wunde als Folge einer Minderdurchblutung der Haut. Keine eigenständige (Gefäß-)Krankheit, sondern vor allem durch Immobilität und der damit fehlenden Druckentlastung mit nachfolgender Störung der Mikrozirkulation verursacht *(kompressiv-ischämische Hautläsion).*

Entstehung eines Dekubitus

Bei der Entstehung eines **Dekubitus** sind die Faktoren *Druck, Dauer* und *Disposition* von entscheidender Bedeutung.

Druck

Der physiologische Kapillardruck ist mit ca. 25 – 35 mmHg sehr niedrig und wird daher im Liegen oder Sitzen leicht vom Auflagedruck überstiegen. Allein der Auflagedruck führt dann zu einer Kompression der Kapillaren im druckbelasteten Hautareal und nachfolgend zu einer Minderdurchblutung. Die Ver-

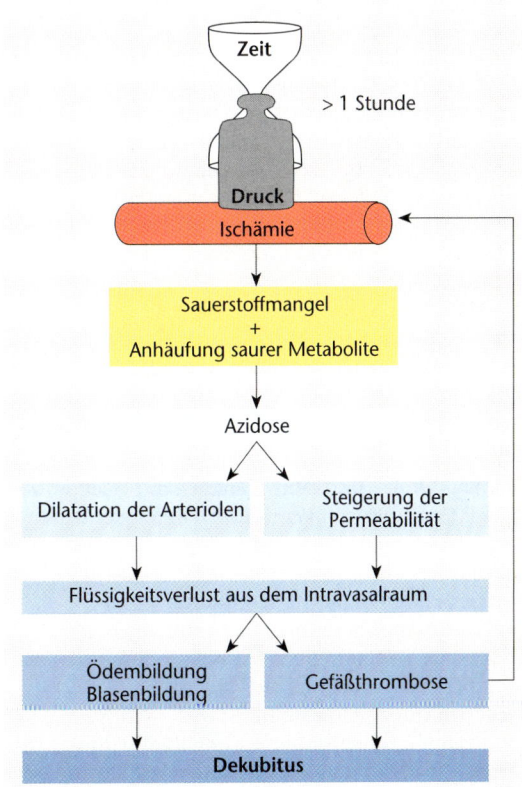

Abb. 7.21: Die Schritte von der andauernden Druckeinwirkung bis zur Dekubitusentstehung.

Gradeinteilung beim Dekubitus [V220]

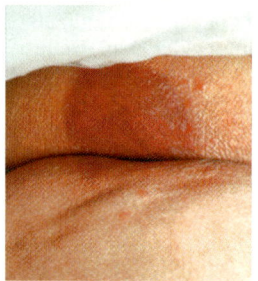

Abb. 7.23: Grad I: Begrenzte Rötung ohne Hautläsion.

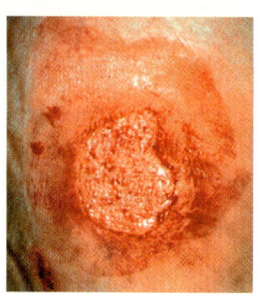

Abb. 7.24: Grad II: Schädigung der Epidermis.

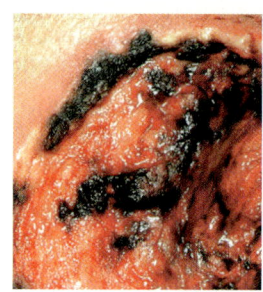

Abb. 7.25: Grad III: Schädigung aller Hautschichten.

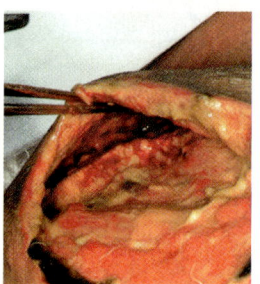

Abb. 7.26: Grad IV: Hautdefekt, der bis auf den Knochen reicht.

sorgung des Hautgewebes mit Sauerstoff und Nährstoffen sowie der Abtransport von Kohlendioxid und Stoffwechselendprodukten wird unterbrochen.

Diesen Zustand können die Zellen für eine gewisse Zeit durch einen anaeroben Zellstoffwechsel kompensieren, hält die Kompression jedoch länger an, sterben Zellen ab.

Dauer

Dem Gesunden signalisieren „Kribbeln" oder Schmerzen, dass der Druck in einem Hautbezirk zu groß ist und es Zeit für einen Lagewechsel zur Verhütung von Hautschäden ist. Eine Lageveränderung entlastet das Hautareal und macht die Durchblutung wieder möglich. Bleibt dieser Lagewechsel aus, etwa weil der „Alarmgeber" Schmerz ausgefallen ist (z.B. bei einer Querschnittslähmung) oder sich der Betroffene nicht selbst umlagern kann, nimmt die Haut ernsten Schaden.

Disposition

Zu irreversiblen Hautschäden kommt es nach etwa zwei Stunden, wobei diese Zeitdauer von Mensch zu Mensch variiert und durch die Disposition des Einzelnen mit bestimmt wird.

Risikofaktoren, die den Hautzustand weiter verschlechtern, begünstigen die Dekubitusentstehung zusätzlich. Hierzu zählen:

- **Fieber** mit starkem Schwitzen (Flüssigkeitsverlust) und erhöhtem Sauerstoffverbrauch
- **Inkontinenz.** Diese führt nicht nur zur Mazeration der Haut, sondern greift zusätzlich durch den sauren pH-Wert des Urins die Haut an
- **Reduzierter Allgemeinzustand** infolge einer schweren Grunderkrankung (etwa Infektionen, maligne Prozesse), durch eine Mangelernährung oder durch Exsikkose
- **Mangeldurchblutung** bei Diabetis mellitus (☞ 12.7), Arteriosklerose, Herzinsuffizienz oder Anämie.

> ⚠ **Vorsicht!**
> Die Zeit bis zum Eintreten irreversibler Schäden kann deutlich unter zwei Stunden liegen, wenn die Haut vorgeschädigt ist, z.B. durch Krankheiten, welche:
> - Die Haut zusätzlich schädigen
> - Die Durchblutung der Haut beeinträchtigen
> - Die Druckentlastung behindern.

Dekubituslokalisationen

Die Dekubitusgefahr ist an jenen Körperstellen am größten, an denen dem äußeren Auflagedruck zusätzlich ein Druck von innen durch Knochen entgegengesetzt wird, die ohne Muskel- und Fettpolster direkt unter der Haut liegen (☞ Abb. 7.22). Darüber hinaus können Dekubiti auch an anderen Körperpartien lokalisiert sein, wenn es zu einer lokalen Druckerhöhung von außen kommt, etwa durch *unter* dem Patienten liegende Katheter und Sonden, Falten im Laken oder sogar Krümel im Bett.

Schweregrad eines Dekubitus

Die Schwere eines Dekubitus lässt sich nach Ausdehnung und Tiefe in vier Stadien einteilen (☞ auch Abb. 7.23 – 7.26):

- **Grad I:** Scharf begrenzte Rötung ohne Hautläsion, die sich nach Druckentlastung zurückbildet
- **Grad II:** Blasenbildung mit Schädigung der Epidermis; nach möglichem Aufplatzen der Blasen droht eine Infektion des Wundgebiets
- **Grad III:** Schädigung aller Hautschichten. Die Schädigung reicht bis auf die Faszien. Bänder und Sehnen sind zu sehen, oftmals auch noch intaktes Periost (Knochenhaut)
- **Grad IV:** Nekrotisierender Hautdefekt, der bis zu den Knochen reicht, nicht selten mit Osteomyelitis (Knochenmarkentzündung) einhergehend.

🔲 Behandlung und
📋 Pflege bei Dekubitus

Behandlung und Pflege eines Dekubitus erfordern viel Geduld und Disziplin, denn nicht selten erstreckt sich die Abheilung der Wunde über Monate. Sie orientieren sich an folgenden Prinzipien:

- **Konsequente Druckentlastung** des betroffenen Hautareals durch regelmäßige, engmaschige Umlagerung und/oder Mobilisation (☞ Dekubitusprophylaxe)
- **Wundreinigung,** etwa durch Spülen mit Ringer- und Kochsalzlösung. Bevorzugt wird Ringer-Lösung verwendet, da es sonst zu Elektrolytverschiebungen in der Wunde und Wundheilungsstörungen kommen kann. Bei Dekubiti Grad III und IV wird das nekrotisierte Gewebe chirurgisch entfernt, ggf. kommt auch eine enzymatische Wundreinigung in Betracht. Bei einer Infektion der Wunde, die sich im schlimmsten Fall sogar zu einer lebensbedrohlichen Sepsis steigern kann, erfolgt eine lokale oder systemische Antibiotikagabe
- Phasengerechte **Wundbehandlung.** Ab einem Dekubitus Grad II mit Schäden der Epidermis ist eine konsequente feuchte Wundbehandlung die beste Voraussetzung für eine Heilung. Durch die feuchte Wundbehandlung entsteht ein physiologisches Wundheilungsmilieu, das die Wundreinigung und den Granulationsaufbau unterstützt (☞ auch 7.2.3). Bei größeren Wunden wird ggf. Haut transplantiert
- **Hautpflege** ☞ Dekubitusprophylaxe
- **Ausschalten der Risikofaktoren,** etwa Flüssigkeitszufuhr bei Exsikkose oder Verbesserung eines reduzierten Allgemeinzustandes durch nährstoffreiche Ernährung, z.B. durch ein gesteigertes Eiweiß- und Vitaminangebot.

Dekubitusprophylaxe

> 🔅 **Dekubitusprophylaxe:** Pflegerische Maßnahmen zur Verhütung eines Dekubitus. Reicht von der Einschätzung der Dekubitusgefährdung (z.B. mittels der **Norton-Skala**) über die Hautbeobachtung und -pflege bis zur Druckentlastung gefährdeter Körperstellen durch Lagerung des Patienten.

Erkennen der Dekubitusgefahr

Zur Einschätzung des Dekubitusrisikos eines Patienten hat sich in der Praxis die Anwendung von Skalen bewährt, über welche die Gefährdung durch die Zusammenschau einzelner Risikofaktoren bestimmt wird. Weite Verbreitung hat die erweiterte **Norton-Skala** gefunden. Die Norton-Skala bestimmt folgende Faktoren:

- Körperlicher und geistiger Zustand
- Inkontinenz
- Aktivität
- Beweglichkeit
- Bewusstseinslage
- Kooperation, Motivation
- Alter
- Hautzustand
- Zusätzliche Erkrankungen.

In den letzten Jahren wird zunehmend die **Braden-Skala** im Pflegealltag angewandt. Sie ist ein in den USA entwickeltes und erprobtes Instrument zur Ermittlung der individuellen Dekubitusgefährdung, das sich nicht nur für die Pflegenden in den USA als sehr hilfreich erwiesen hat; auch in Deutschland erfassen immer mehr Pflegende das Risiko eines Dekubitus mit

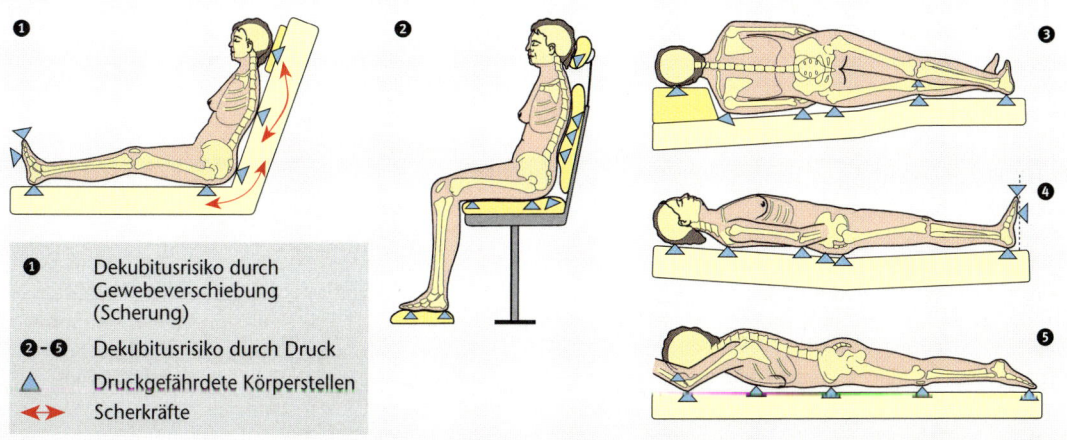

- ❶ Dekubitusrisiko durch Gewebeverschiebung (Scherung)
- ❷-❺ Dekubitusrisiko durch Druck
- 🔺 Druckgefährdete Körperstellen
- ↔ Scherkräfte

Abb. 7.22: Dekubitusrisiko durch Druck und Scherung sowie besonders gefährdete Körperstellen in Abhängigkeit von der Lagerung. Neben der Einflussgröße Druck können auch Scherkräfte zu einer Dekubitusentstehung beitragen, etwa wenn durch falsches Sitzen oder durch Umlagerung des Patienten die Haut geschädigt – „abgeschert" – wird. [A400-157]

Hilfe der Braden-Skala. Bei der Braden-Skala orientiert sich die Dekubitusgefährdung an folgenden sechs Faktoren:

- Sensorische Wahrnehmung
- Belastung durch Feuchtigkeit
- Aktivität
- Mobilität
- Ernährung
- Reibungs- und Scherkräfte.

Maßnahmen zur Dekubitusprophylaxe

Ausschlaggebende Ursache für die Entstehung eines Dekubitus ist die anhaltende Druckbelastung eines Hautareals. Von daher ist die erste und wichtigste Maßnahme von Dekubitusprophylaxe und -behandlung die Entlastung gefährdeter Körperstellen durch **Mobilisation** und **Lagerung.**

Bei der Lagerung des Patienten ist der Lage*wechsel* einer Weich- oder Hohllagerung vorzuziehen: Ein La-

gewechsel dient nicht nur der Dekubitusprophylaxe oder -behandlung, sondern fördert darüber hinaus die Mobilität des Bettlägerigen und beugt dem Verlust des eigenen Körpergefühls vor. Der Patient wird mindestens alle zwei Stunden, bei hoher Gefährdung noch häufiger, umgelagert. Durch Einbeziehung möglichst vieler Lagerungsarten (30°-Lagerung links oder rechts, Rückenlage, 135°-Lagerung) wird bei der Dekubitusprophylaxe in keinem Hautbezirk die Zeit überschritten, die die Haut druckbelastet toleriert, oder es kann ein Dekubitus völlig druckentlastet werden.

Die **Hautpflege** gefährdeter Hautareale ist eine ergänzende prophylaktische Maßnahme, die jedoch keinesfalls alleinige Maßnahme zur Vermeidung eines Dekubitus sein kann. Sie dient dem Schutz der Haut vor schädigenden Einflüssen, wie sie bei starker Feuchtigkeitsentwicklung durch Fieber oder bei adipösen Patienten, vor allem aber bei stuhl- oder

Skalen zur Ermittlung der Dekubitusgefährdung

Punkte	Körperlicher Zustand	Inkonti- nenz	Aktivität	Beweglich- keit	Bewusst- seinslage	Kooperation, Motivation	Alter [Jahre]	Haut- zustand	Zusätzliche Erkrankungen
4	Gut	Keine	Geht ohne Hilfe	Voll	Klar	Voll	< 10	Normal	Keine
3	Leidlich	Manchmal	Geht mit Hilfe	Kaum ein- geschränkt	Apathisch, teilnahms- los	Wenig	< 30	Schuppig- trocken	• Fieber • Diabetes • Anämie
2	Schlecht	Meistens Urin	Rollstuhl- bedürftig	Sehr ein- geschränkt	Verwirrt	Teilweise	< 60	Feucht	• Multiple Sklerose • Karzinom • Kachexie • Adipositas
1	Sehr schlecht	Urin und Stuhl	Bett- lägerig	Voll ein- geschränkt	Stuporös	Keine	> 60	Allergie, Risse	• Koma • Lähmung

Tab. 7.27a: Die **Norton-Skala** zur Einstufung der Dekubitusgefährdung. Mit Hilfe dieser standardisierten Skala kann täglich neu die Gefährdung eines Patienten eingeschätzt werden. Jeder Kategorie wird eine Punktzahl zwischen 1 und 4 zugewiesen. Die Summe der Punkte gibt Auskunft über das Dekubitusrisiko. Eine Dekubitusgefahr liegt bei 25 und weniger Punkten vor, bei 14 und weniger Punkten ist sie hoch.

	1 Punkt	2 Punkte	3 Punkte	4 Punkte
Sensorisches Empfindungs- vermögen Fähigkeit, adäquat auf druckbedingte Beschwerden zu reagieren	**Fehlt** • Keine Reaktion auf schmerzhafte Stimuli, z.B. bei Bewusstlosig- keit, Sedierung Oder • Störung der Schmerz- empfindung durch Lähmungen, die den größten Teil des Körpers betreffen	**Stark eingeschränkt** • Eine Reaktion erfolgt nur auf starke Schmerz- reize • Beschwerden können kaum geäußert werden, etwa nur durch Stöhnen oder Unruhe Oder • Störung der Schmerz- empfindung durch Lähmung, wovon die Hälfte des Körpers betroffen ist	**Leicht eingeschränkt** • Reaktion auf Ansprache oder Kommandos • Beschwerden können aber nicht immer ausge- drückt werden, z.B., dass die Position geändert werden soll Oder • Störung der Schmerz- empfindung durch Läh- mung, wovon eine oder zwei Extremitäten be- troffen sind	**Vorhanden** • Reaktion auf Anspra- che, Beschwerden werden geäußert Oder • Keine Störung der Schmerzempfindung

	1 Punkt	2 Punkte	3 Punkte	4 Punkte
Feuchtigkeit Ausmaß, in dem die Haut Feuchtigkeit ausgesetzt ist	**Ständig feucht** • Ständig feuchte Haut durch Urin, Schweiß oder Kot • Immer wenn der Patient gedreht wird, liegt er im Nassen	**Oft feucht** • Die Haut ist oft feucht, aber nicht immer • Bettzeug- oder Wäschewechsel mindestens einmal pro Schicht	**Manchmal feucht** • Die Haut ist manchmal feucht; etwa einmal pro Tag wird neue Wäsche benötigt	**Selten feucht** • Die Haut ist meist trocken • Neue Wäsche wird selten benötigt
Aktivität Ausmaß der physischen Aktivität	**Bettlägerig** • Vollständige Bettlägerigkeit	**Sitzt auf** • Kann mit Hilfe etwas laufen • Kann das eigene Gewicht nicht allein tragen • Braucht Hilfe, um aufzusitzen (Bett, Stuhl, Rollstuhl)	**Geht wenig** • Geht am Tag allein, aber selten und nur kurze Distanzen • Braucht für längere Strecken Hilfe • Verbringt die meiste Zeit im Bett oder im Stuhl	**Geht regelmäßig** • Geht regelmäßig 2 – 3-mal pro Schicht • Bewegt sich regelmäßig
Mobilität Fähigkeit, die Position zu wechseln und zu halten	**Komplett immobil** • Kann auch keinen geringfügigen Positionswechsel ohne Hilfe ausführen	**Mobilität stark eingeschränkt** • Bewegt sich manchmal geringfügig • Kann sich aber nicht regelmäßig allein ausreichend umlagern	**Mobilität gering eingeschränkt** • Macht regelmäßig kleine Positionswechsel des Körpers und der Extremitäten	**Mobil** • Kann allein seine Position umfassend verändern
Ernährung Ernährungsgewohnheiten	**Sehr schlechte Ernährung** • Isst kleine Portionen nie auf, sondern etwa nur $^2/_3$ • Isst nur zwei oder weniger Eiweißportionen (Milchprodukte, Fisch, Fleisch) • Trinkt zu wenig • Nimmt keine Ergänzungskost zu sich Oder • Darf oral keine Kost zu sich nehmen Oder • Nur klare Flüssigkeiten Oder • Erhält Infusionen länger als fünf Tage	**Mäßige Ernährung** • Isst selten eine normale Essensportion auf, isst aber im Allgemeinen etwa die Hälfte der angebotenen Nahrung • Isst etwa 3 Eiweißportionen • Nimmt unregelmäßig Ergänzungskost zu sich Oder • Erhält zu wenig Nährstoffe über Sondenkost oder Infusionen	**Adäquate Ernährung** • Isst mehr als die Hälfte der normalen Portionen • Nimmt vier Eiweißportionen zu sich • Verweigert gelegentlich eine Mahlzeit, nimmt aber Ergänzungskost zu sich Oder • Kann über Sonde oder Infusionen die meisten Nährstoffe zu sich nehmen	**Gute Ernährung** • Isst immer die gebotenen Mahlzeiten auf • Nimmt vier oder mehr Eiweißportionen zu sich • Isst auch manchmal zwischen den Mahlzeiten • Braucht keine Ergänzungskost
Reibung und Scherkräfte	**Problem** • Braucht viel Unterstützung bei Lagewechsel • Anheben ist ohne Schleifen über die Laken nicht möglich • Rutscht ständig im Bett oder im (Roll-)Stuhl herunter, muss immer wieder hochgezogen werden • Hat spastische Kontrakturen • Ist sehr unruhig, scheuert z.B. auf dem Laken	**Potenzielles Problem** • Bewegt sich etwas allein oder braucht wenig Hilfe • Beim Hochziehen schleift die Haut nur wenig über die Laken, Pat. kann sich etwas anheben • Kann sich über längere Zeit in einer Lage halten (Stuhl, Rollstuhl) • Rutscht nur selten vom (Roll-)Stuhl herunter	**Kein Problem zurzeit** • Bewegt sich in Bett und Stuhl alleine • Hat genügend Kraft, sich anzuheben • Kann eine Position über lange Zeit halten, ohne herunterzurutschen	

Tab. 7.27b: Braden-Skala zur Bewertung eines Dekubitusrisikos. Die Pflegenden ermitteln anhand der Pflegeprobleme und ihrer Einordnung in die Skala das Dekubitusrisiko des einzelnen Patienten. Je höher die Punktezahl, desto geringer die Dekubitusgefährdung. Ab 15 Punkten insgesamt ist ein Patient dekubitusgefährdet, ab 9 Punkten liegt ein hohes Dekubitusrisiko vor (nach Potter, P.A. et. al.: Basic Nursing. Mosby 1994).

urininkontinenten Patienten auftreten. Zur Hautpflege eignen sich Cremes oder Lotionen auf Wasser-in-Öl- oder Öl-in-Wasser-Basis. Ungeeignet sind reine Fette wie Vaseline oder reine Öle wie Babyöle, die den physiologischen Wärme- und Wasseraustausch unmöglich machen.

Zusätzliche Maßnahmen einer Dekubitusprophylaxe sind eine geeignete **Ernährung,** Wäschewechsel bei starkem Schwitzen und bei Inkontinenz (keine Gummi- oder Plastik-Unterlagen) und die **Durchblutungsförderung** der Haut durch Massagen oder warme Vollbäder mit Kohlensäurezusatz.

> 📖 **Dokumentationspflicht**
>
> Ein Dekubitus ist eine gefürchtete Komplikation längerer Immobilität und mit erheblichen Beeinträchtigungen des Patienten, zum Teil sogar mit Lebensgefahr, verbunden. Daher hat die Dekubitusprophylaxe größte Bedeutung und sollte von den Pflegenden im eigenen Interesse unbedingt in einem Dokumentationssystem nachgewiesen werden. Zur Dokumentationspflicht der Pflegenden zählen aber nicht nur die Durchführung der Prophylaxen, sondern auch die Einschätzung der Risiken und, sofern ein Dekubitus vorliegt, die pflegerische Behandlung des Dekubitus und deren Erfolg.

7.3 Hauptbeschwerden bei Kreislauf- und Gefäßerkrankungen

7.3.1 Beinschmerzen

Schmerzen treten bei *unvollständigen* oder *vollständigen* Gefäßverschlüssen auf. Bei einem arteriellen Verschluss werden sie durch die Minderdurchblutung der betroffenen Organe bzw. Körperabschnitte ausgelöst, bei Verschlüssen von Venen durch die Stauung des Blutes und der Gewebeflüssigkeit. Aufgrund der Lokalisation der betroffenen Arterien kommt es besonders häufig zu **Beinschmerzen.**

Punkte	Dekubitus-risiko	Material und Lagerung
> 25 Punkte	Gering	Keine Dekubitusprophylaxe notwendig
20 – 25 Punkte	Mittel	Um- und Weichlagerung, z.B. mit Schaumstoffwürfelmatratze
15 – 19 Punkte	Mittel – Hoch	Zweistündliche, regelmäßige Umlagerung
9 – 14 Punkte	Hoch	z.B. Spezialbett, Umlagerung

Tab. 7.28: Norton-Skala: Je nach Gefährdung geeignete Maßnahmen planen.

Akute Beinschmerzen

Schmerzintensität und -entwicklung **akuter Beinschmerzen** lassen oft Rückschlüsse auf die Ursache zu:

- Beim klassischen Fall eines *Arterienverschlusses* am Bein hat der Patient starke Schmerzen in der betroffenen Extremität, das Bein ist blass und kalt, und die Fußpulse sind nicht mehr tastbar. Bei ausgedehnten Verschlüssen besteht außerdem eine Schocksymptomatik (☞ 7.6)
- Schmerzen durch *Venenverschlüsse* beginnen eher schleichend und sind in der Regel nicht so stark wie die arterieller Verschlüsse. Insbesondere Schmerzen in der Wadenmuskulatur, die beim Auftreten zu- und bei Hochlagerung abnehmen, weisen auf eine tiefe Beinvenenthrombose hin. Eine Thrombophlebitis ist v.a. auf Druck schmerzhaft.

> 📕 **Notfall! Akuter Beinschmerz**
>
> Der akut einsetzende, heftige und nicht nachlassende Beinschmerz ist als Leitsymptom des kompletten Arterienverschlusses (☞ 7.7.3) ein Notfall!

> 📖 **Maßnahmen bei akuten Beinschmerzen**
>
> Plötzlich einsetzende oder sich verschlimmernde Beinschmerzen sind typisch für den akuten Verschluss einer Extremitätenarterie. Sie können aber auch bei venösen Verschlüssen auftreten. Für die Pflegenden gilt:
> - Bei blasser, kalter Haut und Fehlen der Fußpulse: Es besteht dringender Verdacht auf einen arteriellen Gefäßverschluss. Arzt benachrichtigen
> - Vitalzeichen kontrollieren
> - Dann auf Arztanordnung Patienten Nahrungskarenz und Bettruhe einhalten lassen, betroffene Extremität tief lagern, Wattepackung anlegen und/oder Wollstrümpfe anziehen. Venösen Zugang für die Schmerztherapie und die intravenöse Heparinisierung vorbereiten. Evtl. Patienten für eine Operation vorbereiten
> - Bei livider, warmer Haut: Wahrscheinliche Ursache ist eine Thrombose. Dann (auf Arztanordnung) Patienten Bettruhe einhalten lassen, Bein mit Beinschienen hoch lagern und Materialien für venösen Zugang stellen
> - Bei akutem Gefäßverschluss einer Extremität Dekubitusprophylaxe vor allem an der betroffenen Extremität durchführen
> - Schmerzlokalisation und Schmerzintensität, Hautfarbe und Hautwärme, Bein- und Fußpulse, Beinumfang, Sensibilität und Motorik beobachten und dokumentieren. Je nach ärztlicher Anordnung Vitalzeichen engmaschig kontrollieren (bei beginnendem Schock durch ausgedehnten arteriellen Verschluss muss der Patient

rasch operiert oder intensivtherapiert werden)
• Den Patienten auf zu erwartende technische Untersuchungen (☞ 7.4.4 – 7.4.8) vorbereiten.

Intermittierende Beinschmerzen

Intermittierende, d.h. wiederkehrende **Beinschmerzen** treten charakteristischerweise unter Belastung auf und verschwinden in Ruhe. Im Gegensatz zum akuten, nicht nachlassenden Schmerz zeigen sie zwar meist keinen Notfall an, sind aber ein wichtiges Alarmsignal.

Typisches Beispiel ist die **Claudicatio intermittens** (*intermittierendes Hinken),* auch „Schaufensterkrankheit" genannt: Patienten mit einer höhergradigen Stenosierung der Beinarterien (☞ 7.7.2) können etwa 100 – 150 Meter gehen, bevor Schmerzen in den Beinen sie zum Ausruhen – Schaufenster gucken – zwingen: Die Belastung führt zu einer Minderdurch-

blutung und dadurch zu einem ungenügenden Abtransport der Stoffwechselprodukte. Durch das ruhige Stehen verbessert sich die Durchblutung, die Schmerzen lassen nach, und der Patient kann ein Stück weitergehen.

7.3.2 Schwellung und Ödem

☞ Die **akute Schwellung** der Extremität ist Leitsymptom eines *venösen* Verschlusses.

Im klinischen Alltag ist die akute Beinschwellung (innerhalb von Stunden bis Tagen) infolge einer tiefen Bein- oder Beckenvenenthrombose am häufigsten. Meist ist die Haut gleichzeitig verfärbt (Rötung, mäßige Zyanose) und überwärmt. Auf Druck gibt der Patient Schmerzen an (weitere Thrombosezeichen ☞ 7.10.3).

Beinumfangsmessung [K183]

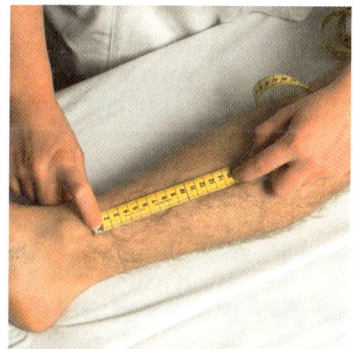

Abb. 7.29: Der erste Messpunkt für die Beinumfangsmessung liegt 15 cm oberhalb des Oberrandes des Innenknöchels.

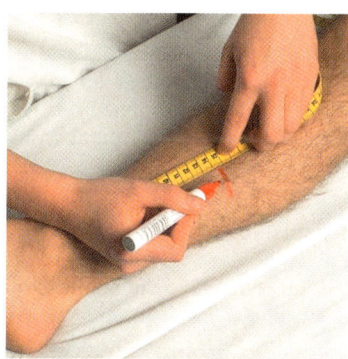

Abb. 7.30: Dann wird eine Markierung am Messpunkt und eine weitere 1 cm oberhalb angezeichnet, damit bei allen folgenden Kontrollen stets auf gleicher Höhe gemessen wird.

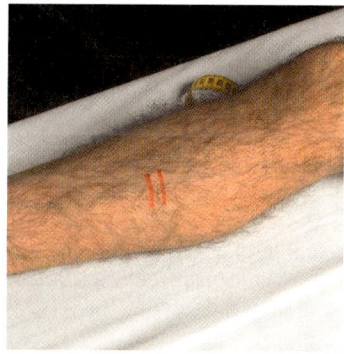

Abb. 7.31: Bei nur einer Markierung würden verschiedene Personen einmal oberhalb und einmal unterhalb der Markierung messen und unterschiedliche Messwerte erhalten.

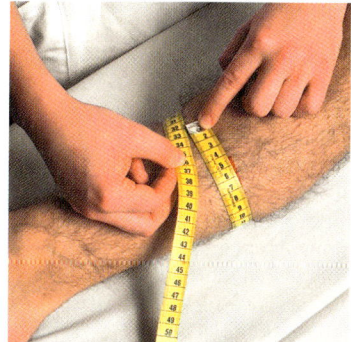

Abb. 7.32: Das Maßband wird zwischen beiden Markierungen angelegt und der Umfang gemessen.

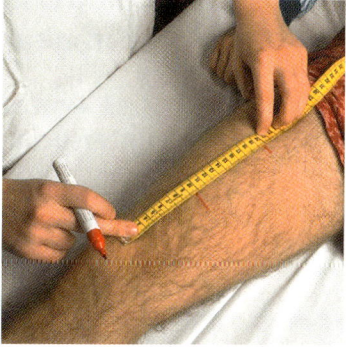

Abb. 7.33: In vergleichbarer Weise werden die Messpunkte 10 und 20 cm oberhalb der Kniescheibe ermittelt.

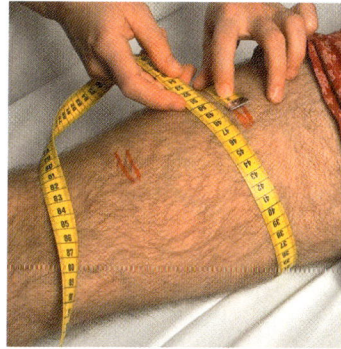

Abb. 7.34: Zuletzt misst die Pflegekraft den Umfang an beiden Oberschenkelmesspunkten.

Andere Ursachen einer Beinschwellung sind:

- Varizen ohne tiefe Beinvenenthrombose (☞ 7.10.1)
- Lymphödeme (chronische, derbe Schwellung, die nicht druckschmerzhaft ist ☞ 13.10.2)
- Rechtsherzinsuffizienz (chronische, beidseitige, weiche Beinschwellungen, in die sich Dellen hineindrücken lassen ☞ 6.6.1)
- Einseitige Verletzungen, z.B. Muskelrisse als Sportverletzung.

☑ Viele Menschen haben eine physiologische, meist geringe Beinumfangsdifferenz.

Messen des Umfangs einer Extremität

Bei Verdacht auf eine Thrombose, aber auch bei Gelenkerkrankungen müssen die Extremitätenumfänge, meist die Beinumfänge, gemessen werden. Nur korrekte Messungen unter möglichst identischen Bedingungen führen zu vergleichbaren Ergebnissen und ermöglichen eine Verlaufskontrolle. Daher gilt:

- Messhöhe (z.B. Ober- und Unterkante des Maßbandes) am Patienten mit wasserfestem Stift markieren, damit immer auf gleicher Höhe gemessen wird. Dabei hausinterne Richtlinien beachten, z.B. bei Verdacht auf tiefe Beinvenenthrombose 15 cm oberhalb des Innenknöchels sowie 10 und 20 cm oberhalb der Kniescheibe oder des tastbaren Spaltes am Kniegelenk
- Stets im Seitenvergleich messen
- Maßband eng, aber ohne Zug anlegen
- Messung stets in der gleichen Position des Patienten (z.B. im Liegen) vornehmen
- Bei Veränderungen, v.a. zunehmender Schwellung, Arzt informieren.

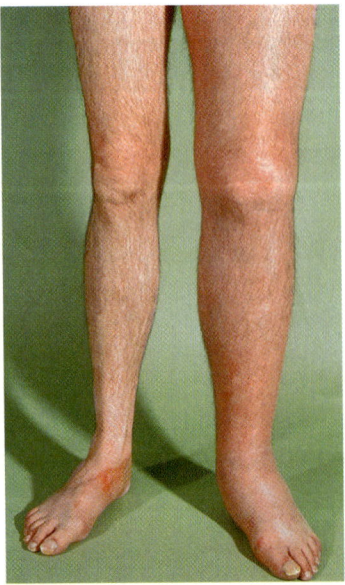

Abb. 7.35: Klinisches Bild bei ausgeprägter Bein- und Beckenvenenthrombose links mit Schwellung der gesamten Extremität. [M180]

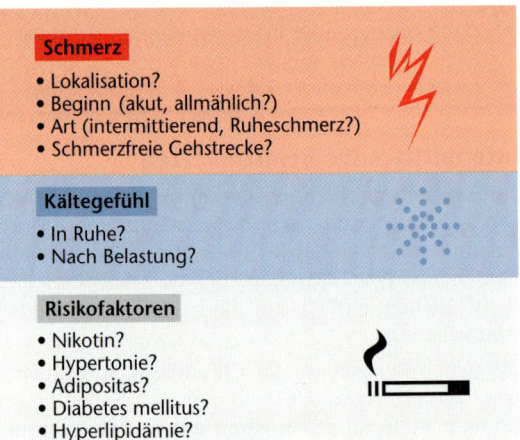

Schmerz
- Lokalisation?
- Beginn (akut, allmählich?)
- Art (intermittierend, Ruheschmerz?)
- Schmerzfreie Gehstrecke?

Kältegefühl
- In Ruhe?
- Nach Belastung?

Risikofaktoren
- Nikotin?
- Hypertonie?
- Adipositas?
- Diabetes mellitus?
- Hyperlipidämie?
- Gicht?

Abb. 7.36: Wichtige Fragen, die bei der „Gefäßanamnese" erste Hinweise auf die Erkrankungsursache geben können. [A400]

7.3.3 Chronische Hautveränderungen und trophische Störungen

Sowohl arterielle als auch venöse Gefäßleiden führen über einen herabgesetzten Zellstoffwechsel zu Störungen der Ernährung *(Trophik)* in den betroffenen Körperabschnitten bis hin zu Zellnekrosen.

Am ausgeprägtesten und augenfälligsten sind die **Veränderungen der Haut,** weil die Haut das relativ am schlechtesten versorgte Organ ist („letzte Wiese") und zudem in ständigem Kontakt zur Außenwelt steht. Da die Schwerstformen Gangrän, Ulcus (cruris) und Dekubitus von herausragender Bedeutung für die Pflege sind, werden sie in jeweils eigenen Abschnitten (☞ 7.2.2 – 7.2.4) behandelt.

7.4 Der Weg zur Diagnose bei Kreislauf- und Gefäßerkrankungen

7.4.1 Anamnese und körperliche Untersuchung

Bei der **Anamneseerhebung** gibt die Darstellung von Art und Lokalisation der Schmerzen sowie früheren ähnlichen Schmerzereignissen erste Hinweise auf die Erkrankung. Außerdem fragt der Arzt gezielt nach den Risikofaktoren der Arteriosklerose (☞ 7.7.1), den häufigsten Gefäßkrankheiten (z.B. Herzinfarkt, Schlaganfall) und ihren Leitsymptomen.

Bei der **Inspektion** der Haut achtet der Untersucher besonders auf Seitenunterschiede im Extremitätenumfang, Blässe oder Marmorierungen, Rötung und Zyanose, Hyperpigmentierungen, schlecht verheilte oder infizierte Wunden, Pilzinfektionen (☞ 17.9), Varizen und Ulzera.

Bei der **Palpation** hervorzuheben sind das Tasten der Pulse (immer im Seitenvergleich), das Abtasten von Varizen, die Suche nach Verhärtungen, z.B. bei Verdacht auf Thrombophlebitis (☞ 7.10.2), und die Prüfung von Schmerzzeichen bei Verdacht auf tiefe Beinvenenthrombose (☞ 7.10.3).

Hört der Arzt bei der **Auskultation** der größeren Gefäße reibende oder schabende Stenosegeräusche, weist dies auf Einengungen des Arterienlumens hin.

> ☞ Viele Gefäßkrankheiten treten nicht *lokalisiert*, sondern *generalisiert* auf. Deshalb leiden zahlreiche Patienten mit einer arteriosklerotisch bedingten Einengung der hirnversorgenden Gefäße (☞ 7.8.1) auch an einer KHK (☞ 6.5.1) oder AVK der Extremitätenarterien (☞ 7.7.2). Oft können eine sorgfältige Anamnese und körperliche Untersuchung diese Manifestationen aufdecken, bevor es zu schweren Komplikationen – beispielsweise einem Herzinfarkt – kommt.

7.4.2 Blutdruckmessung

Die **Blutdruckmessung** dient der Kontrolle der Herz-Kreislauf-Situation des Patienten und kann erste Hinweise auf (arterielle) Erkrankungen liefern. Der Blutdruck wird in der traditionellen Maßeinheit *Millimeter Quecksilbersäule* (**mmHg**) angegeben.

Die neue Maßeinheit **Pascal** (1 Pa = 0,0075 mmHg; 1 Hektopascal = 100 Pascal = 0,75 mmHg) konnte sich bisher nicht durchsetzen.

Indirekte Blutdruckmessung

Bei der **indirekten Blutdruckmessung** wird der Blutdruck *unblutig*, d.h. nicht-invasiv, gemessen. Sie ist im klinischen Alltag am häufigsten (☞ auch Abb. 7.37).

Zu beachten ist, dass für Kinder sowie Erwachsene mit sehr dicken Armen entsprechende Spezialmanschetten benutzt werden, da mit den 13 cm breiten Standardmanschetten falsche Werte gemessen werden.

> ⚠ **Vorsicht! Keine Blutdruckmessung**
> Bei venösen oder arteriellen Gefäßzugängen, Lymphödem (☞ 13.10.2) oder Shunt (für die Dialyse ☞ 11.13.1) darf am betroffenen Arm kein Blutdruck gemessen werden, da Blutungen drohen.

Direkte Blutdruckmessung

Die **direkte** *(blutige)* **Blutdruckmessung** ist nur selten notwendig, etwa während großer Operationen oder bei manchen intensivmedizinisch betreuten Patienten. Über eine *arterielle* Verweilkanüle (meist in der A. radialis) und ein flüssigkeitsgefülltes Schlauchsystem wird der Blutdruck kontinuierlich gemessen und als fortlaufende Grafik oder als Zahlenwerte dargestellt. Komplikationen dieser sehr genauen Messmethode sind Blutungen sowie Infektion oder Thrombosierung der Arterie.

Ein Sonderfall ist die direkte Druckmessung zu diagnostischen Zwecken in den Herzvorhöfen und -kammern sowie in der arteriellen Lungenstrombahn (☞ 6.4.6).

Normalwerte

Beim Gesunden liegt der Blutdruck etwa bei 120/80 mmHg (☞ Kasten). Insbesondere jüngere Frauen haben aber auch niedrigere Werte. Bei älteren Menschen können etwas höhere systolische Drücke toleriert werden (sie sind durch den Elastizitätsverlust der großen Gefäße bedingt). Ansonsten sollte der Blutdruck systolisch 130 mmHg und diastolisch 85 mmHg nicht überschreiten. Bei der Beurteilung des Blutdruckwertes ist zu beachten, dass der Blutdruck physiologischerweise durch zahlreiche Faktoren, z.B. vorangegangene körperliche Anstrengung oder Erregung, beeinflusst werden kann. Bei zu hohen Blutdruckwerten spricht man von einer **Hypertonie**

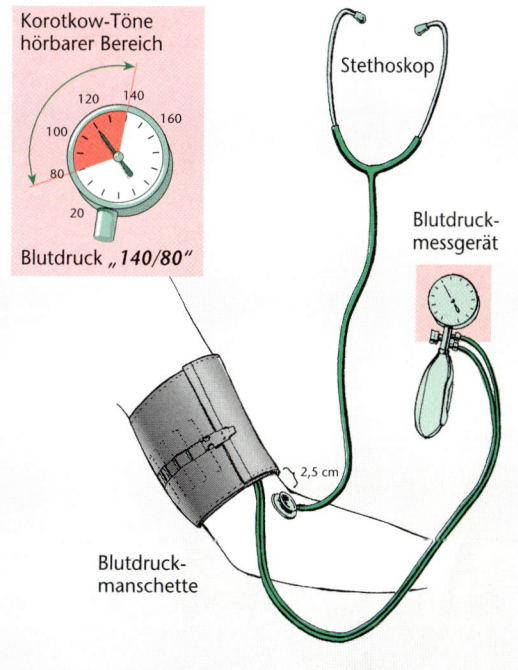

Abb. 7.37: Blutdruckmessung nach Riva-Rocci. [A400-190]

Test	Ausführung	Bewertung	
		normal	pathologisch
Gehversuch	Zügiges Gehen, konstantes Tempo, ebener Boden	Unbegrenzte Gehstrecke ohne Beschwerden	Einschränkung der Gehstrecke durch Beinschmerzen
Lagerungsprobe nach Ratschow	30 – 40-mal Fußkreisen bei erhobenen Beinen	Keine oder nur geringe Blässe der Fußsohle	Deutliche und anhaltende Blässe der Füße, Schmerzen der Wadenmuskulatur
	Hinsetzen, Beine hängen lassen	Deutliche reaktive Hyperämie in 5 – 10, Venenfüllung in 15 – 20 Sek.	Rötung und Venenfüllung deutlich verzögert
Faustschlussprobe	20 – 30-mal Faustschluss bei erhobenen Armen, Untersucher komprimiert die Arterien am Handgelenk	Sofortige Rötung nach Versuchsende	Weißbleiben der Hand oder verzögerte Rötung
Allen-Test	Kompression beider Handgelenksarterien durch Untersucher, dann Loslassen einer Arterie von beiden	Rötung und Venenfüllung bei fortbestehender Kompression einer Arterie	Weißbleiben der Hand, Ausbleiben der Venenfüllung beweist Verschluss der anderen Handarterie

Tab. 7.38: Klinische Funktionsprüfungen bei arteriellen Gefäßerkrankungen.

(☞ 7.5.1), bei zu niedrigen von einer **Hypotonie** (☞ 7.5.3).

Abnorme Blutdruckdifferenzen zwischen rechtem und linkem Arm weisen auf eine (einseitige) Verengung der A. subclavia hin, solche zwischen Armen und Beinen auf eine Aortenisthmusstenose (☞ 6.12). Daher sollte der Blutdruck bei neu aufgenommenen Patienten immer seitenvergleichend an Armen und möglichst auch Beinen gemessen werden.

Die **Blutdruckamplitude** ist die Differenz zwischen systolischem und diastolischem Blutdruck (z.B. bei einem Blutdruck von 120/80 mmHg: 120 mmHg – 80 mmHg = 40 mmHg). Alte Menschen haben durch den Elastizitätsverlust der Gefäße oft eine große Amplitude.

> **Blutdrucknormalwerte (A. brachialis)**
> 10 – 30 J.   110/75 mmHg
> 30 – 40 J.   125/80 mmHg
> 40 – 60 J.   130/85 mmHg
> Über 60 J.   140/90 mmHg

> Bei körperlicher Anstrengung oder psychischen Belastungen (Aufregung, z.B. vor der Arztvisite oder vor bestimmten Pflegemaßnahmen) steigt der Blutdruck an. Deshalb sollte bei hohen Werten durch wiederholtes Kontrollieren, u.U. von verschiedenen Personen, festgestellt werden, ob erhöhte Werte tatsächlich dem Ruheblutdruck des Patienten entsprechen.

7.4.3 Klinische Funktionsprüfungen

Schellong-Test ☞ *7.5.3*

Bereits einfache klinische Funktionsprüfungen, die den Patienten nicht belasten, erlauben die Einschätzung des Schweregrads einer Gefäßerkrankung.

Funktionsprüfungen bei arteriellen Erkrankungen

Gehtest. Der **Gehtest** dient der weiteren Differenzierung einer peripheren arteriellen Verschlusskrankheit

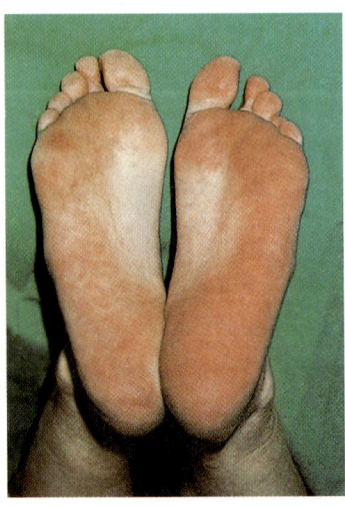
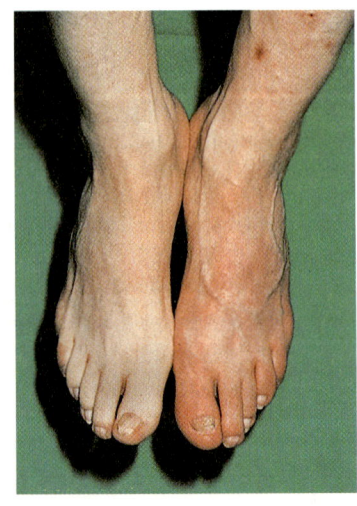

Abb. 7.39: Ratschow-Lagerungsprobe bei rechtsbetonter pAVK. Links hält der Patient in der ersten Phase des Tests beide Beine hoch. Deutlich zu erkennen ist die Blässe der rechten Fußsohle. Das rechte Bild zeigt die Unterschenkel und Füße des Patienten kurz nach Herabhängen der Füße: Während der linke Fuß schon wieder gut durchblutet ist, ist der rechte immer noch blass. [E179-168]

(pAVK ☞ 7.7.2) im Stadium II, d.h. einer AVK mit Belastungsschmerz. Der Patient geht in zügigem Tempo auf ebenem Boden (möglichst ein Doppelschritt pro Sekunde nach Metronom) oder auf einem Laufband (Gehgeschwindigkeit und Steigung einstellbar). Die schmerzfreie und die maximal mögliche Gehstrecke werden in Metern, manchmal auch in Minuten gemessen. Die Aussagekraft des Gehtests wird eingeschränkt durch Begleiterkrankungen, welche die Geh- oder allgemeine Leistungsfähigkeit des Patienten einschränken (z.B. Arthrose, Herzinsuffizienz).

Lagerungsprobe nach Ratschow. Bei der **Lagerungsprobe nach Ratschow** soll der Patient in Rückenlage die Beine senkrecht in die Höhe halten und mit den Füßen kreisen (ca. 30-mal in ungefähr zwei Minuten). Bei arteriellen Verengungen oder Verschlüssen blasst die Haut an Fußrücken und Fußsohle stark ab, evtl. hat der Patient auch Schmerzen.

Dann setzt sich der Patient auf und lässt die Füße herabhängen. Während sich beim Gesunden die Haut nach 5 – 10 Sekunden rötet und sich die Venen nach 15 – 20 Sekunden füllen, treten diese Reaktionen bei einer pAVK erst verzögert auf.

Faustschlussprobe. Die **Faustschlussprobe** testet die Durchblutung der oberen Extremität. Der Patient schließt die Hand mit erhobenem Arm 20 – 30-mal kräftig zur Faust, während der hinter ihm stehende Untersucher die arterielle Blutzufuhr durch Handgelenkskompression unterbindet.

Beim Gesunden rötet sich die Haut an Handinnenfläche und Fingern unmittelbar nach Ende der Kompression, bei einer Durchblutungsstörung rötet sie sich entweder verzögert oder gar nicht.

Allen-Test. Der **Allen-Test** prüft die Blutversorgung der Hand. Zum Nachweis von Durchblutungsstörungen der Hand komprimiert der Untersucher die A. radialis *oder* A. ulnaris am Handgelenk des Patienten, währenddessen der Patient ca. zehnmal die Faust öffnet und schließt. Wird die Handfläche weiß, so ist das *nicht komprimierte* Gefäß verengt.

Vor einer Punktion der A. radialis (etwa zur invasiven Blutdruckmessung) werden beide Arterien gleichzeitig komprimiert (ohne Faustschluss), bis die Hand nach ca. einer Minute abblasst. Dann lässt der Untersucher die A. ulnaris los, die A. radialis bleibt komprimiert. Rötet sich die Hand innerhalb von 15 Sekunden, sind die Gefäße des Hohlhandbogens in Ordnung *(Allen-Test positiv)*; die A. radialis darf punktiert werden. Rötet sich die Hand verspätet oder bleibt sie gar blass, darf die A. radialis nicht punktiert werden *(Allen-Test negativ)*.

Funktionsprüfungen bei venösen Erkrankungen

Trendelenburg-Test. Der **Trendelenburg-Test** prüft die Funktionsfähigkeit der Venenklappen der V. saphena magna. Am liegenden Patienten werden die Varizen ausgestrichen und eine Staubinde distal der Leiste an der Mündungsstelle der V. saphena magna in die V. femoralis angelegt. Dann soll der Patient aufstehen. Bei intakten Venenklappen füllt sich die V. saphena magna nicht oder nur langsam und von unten her, der Trendelenburg-Test ist negativ. Sind die Perforansvenen funktionsunfähig, so füllen sich die Varizen innerhalb von ca. 20 Sekunden, der Trendelenburg-Test ist positiv. Erst dann wird die Stauung gelöst. Kommt es danach zu einer raschen Füllung der V. saphena magna, ist deren Mündungsklappe in die V. femoralis insuffizient, und man spricht von einem doppelt positiven Trendelenburg-Test.

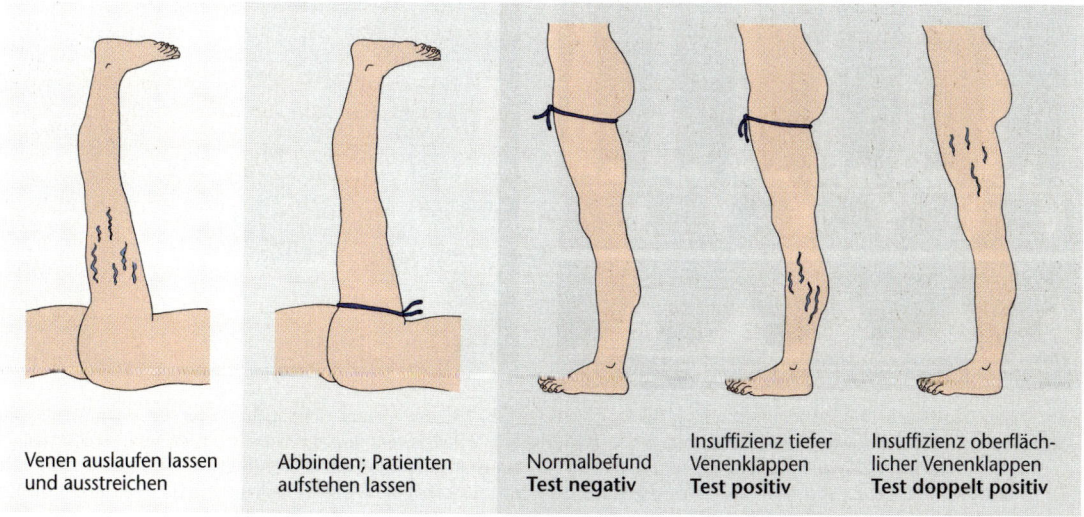

| Venen auslaufen lassen und ausstreichen | Abbinden; Patienten aufstehen lassen | Normalbefund **Test negativ** | Insuffizienz tiefer Venenklappen **Test positiv** | Insuffizienz oberflächlicher Venenklappen **Test doppelt positiv** |

Abb. 7.40: Der Trendelenburg-Test ist eine einfache Methode, die Funktion der Venenklappen der V. saphena magna zu prüfen. [A400-215]

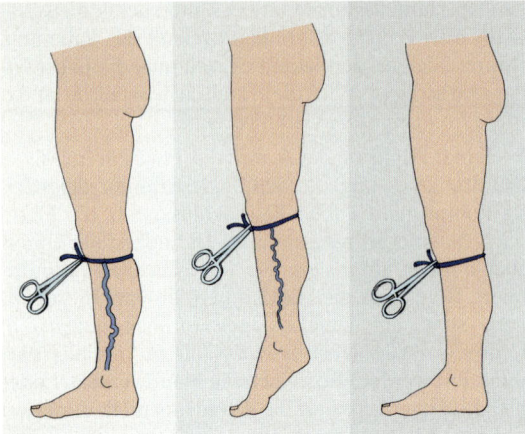

Abb. 7.41: Perthes-Test (☞ Text). [A400-215]

Perthes-Test. Mit dem **Perthes-Test** wird die Durchgängigkeit der tiefen Beinvenen bei Patienten mit einer Varikosis (☞ 7.10.1) geprüft. Am stehenden Patienten wird eine Staubinde oberhalb der Varizen angelegt. Entleeren sich die Venen nach Umhergehen (Betätigung der Muskelpumpe) des Patienten, so sind die tiefen Beinvenen durchgängig und die Perforansvenen funktionsfähig.

7.4.4 Doppler-Sonographie

Doppler-Sonographien (*Doppler-Ultraschall-Untersuchung,* kurz *Doppler* ☞ 1.6.6, 6.4.5) belasten den Patienten nicht und können beliebig oft wiederholt werden. Strömungsgeschwindigkeit und Strömungsrichtung des Blutes sowohl in Arterien als auch in Venen werden nicht-invasiv erfasst und als Kurve oder Ton dargestellt.

Doppler-Ultraschalluntersuchungen eignen sich:
- Zur Diagnose und Schweregradeinschätzung arterieller Stenosen sowohl der Extremitätenarterien als auch der großen hirnversorgenden Gefäße
- Zum Nachweis einer tiefen Arm- oder Beinvenenthrombose, eines postthrombotischen Syndroms oder Venenklappeninsuffizienzen.

An den Extremitäten wird häufig gleichzeitig der Blutdruck gemessen, um Aufschluss über die Höhe des arteriellen Druckes in den veränderten Gefäßabschnitten zu bekommen.

Doppler-Ultraschalluntersuchungen erfordern keine besondere Vorbereitung oder Nachkontrolle des Patienten.

7.4.5 Duplex-Sonographie

Die **Duplex-Sonographie** stellt eine Weiterentwicklung des Dopplerverfahrens dar und ist wie dieses nicht-invasiv und nebenwirkungsfrei. Sie kombiniert das Ultraschall-Bildverfahren zur Darstellung von Gefäßstenosen und -ablagerungen mit dem Dopplerultraschall zur Darstellung der Strömungsgeschwindigkeit des Blutes.

Eine Farbkodierung modernster Geräte erlaubt mittlerweile auch die *direkte* Darstellung der Strömungsrichtung und Turbulenzen (**Farb-Duplex-Sonographie).**

Die Indikationen der Duplex-Sonographie entsprechen weitgehend denen der Doppler-Sonographie, wobei insbesondere das Farb-Duplex der Doppler-Sonographie bei der Diagnose von Gefäßerweiterungen, Aneurysmen, Ablagerungen in den Gefäßen, Thrombosen und auch Shuntverschlüssen (☞ 11.13.1) überlegen ist.

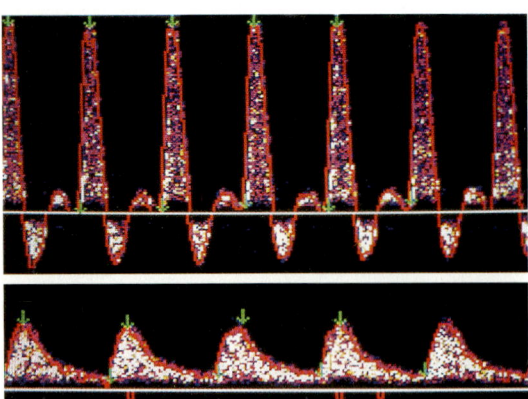

Abb. 7.42: Darstellung der Strömungsgeschwindigkeit durch Doppler-Sonographie: Farbkodierte Spektrumanalyse der A. femoralis superior. Oben mit normalem Strömungssignal, unten mit einem pathologischen Strömungssignal bei vorgeschaltetem Strombahnhindernis. [M180]

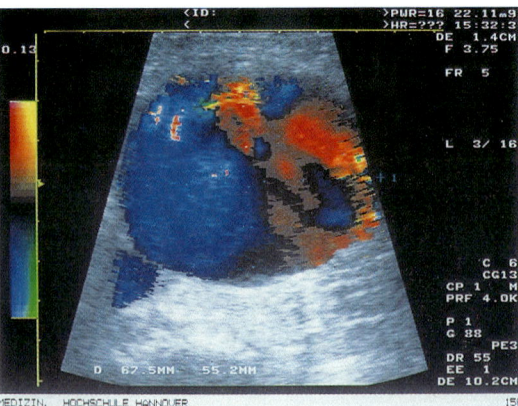

Abb. 7.43: Farb-Duplex-Sonographie einer dilatierten Arterie. Der größte Teil des Blutflusses ist von der Sonde weg gerichtet (blau), ein geringerer Anteil des Blutes fließt auf die Sonde zu (rot). Die Farbzwischentöne zeigen den turbulenten Fluss, die grauen Stellen zeigen, dass in diesen Bereichen kein Fluss vorhanden ist (Thrombusanteile). [E179-168]

7.4.6 Angiographie: Arteriographie

> 🔲 **Angiographie:** Bezeichnet im weiteren Sinne die röntgenologische Darstellung von *Gefäßen* durch Injektion eines Röntgenkontrastmittels mit nachfolgender rascher Anfertigung von Röntgenaufnahmen.
> Im engeren Sinne Synonym von **Arteriographie,** d.h. der röntgenologischen Kontrastmitteldarstellung von *Arterien*.

Üblicherweise wird bei der (arteriellen) Angiographie das Kontrastmittel über einen Katheter in den krankheitsverdächtigen Gefäßbezirk injiziert.

Am häufigsten wird der Katheter über die A. femoralis eingebracht und unter Röntgenkontrolle nach proximal vorgeschoben. Man spricht von **transfemoraler Katheterangiographie.** Sie ist insbesondere zur Vorbereitung einer Gefäßoperation sowie vor oder nach anderen Maßnahmen zur Wiedereröffnung eines verengten oder verschlossenen Gefäßes notwendig.

Interventionelle Angiographie

Bei der Katheterangiographie lässt sich die Gefäßdarstellung mit therapeutischen Maßnahmen *(Interventionen)* verbinden:

- So können unter Röntgenkontrolle Stenosen gedehnt werden, indem ein am Katheter angebrachter Ballon aufgeblasen wird *(perkutane transluminale Angioplastie,* kurz **PTA).** Die Methode lässt sich sowohl an Extremitäten- als auch Koronararterien (*PTCA* ☞ 6.5.1) anwenden
- Aufgedehnte Stenosen können mit einer über einen Spezialkatheter eingebrachten Gefäßstütze *(Stent)* offen gehalten werden
- Als *lokale Lyse* wird die Injektion thrombenauflösender Arzneimittel direkt an den Ort des Gefäßverschlusses bezeichnet (☞ Pharma-Info 7.90). Auf diese Weise können sehr hohe lokale Konzentrationen des Arzneimittels erreicht werden, die bei systemischer Gabe nicht möglich wären.

🔗 Komplikationen

Die Angiographie ist eine invasive Methode, die für den Patienten mit Risiken behaftet ist. Die wichtigsten Komplikationen sind:

- (Nach-)Blutungen und Hämatome an der Punktionsstelle
- Infektionen
- Gefäßverletzungen beim Vorschieben des Katheters, Thromboembolien durch Ablösung von Gefäßablagerungen und
- Kontrastmittelunverträglichkeit bis hin zum anaphylaktischen Schock (☞ 7.6).

Pflege bei Angiographie ☞ *1.6.2*

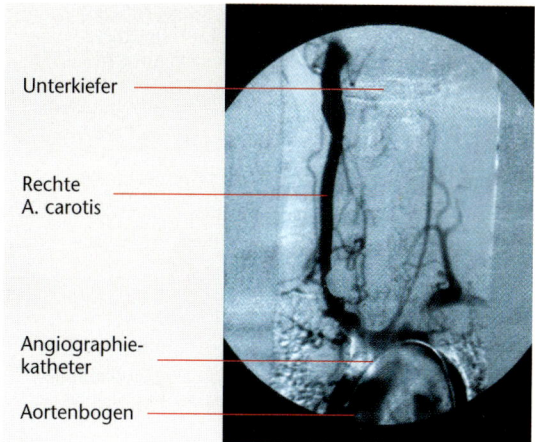

Unterkiefer

Rechte
A. carotis

Angiographie-
katheter

Aortenbogen

Abb. 7.44: Digitale Subtraktionsangiographie (DSA) des Aortenbogens und der von ihm abgehenden Gefäße.
Die Patientin leidet an einem Takayasu-Syndrom (chronische Arterienentzündung mit Gefäßverschlüssen ☞ 15.7.6). Während sich z.B. die rechte A. carotis communis mit Kontrastmittel füllt, lässt sich die verschlossene linke A. carotis communis nicht darstellen. [T170]

7.4.7 Digitale Subtraktionsangiographie

Die *digitale Subtraktionsangiographie,* kurz **DSA,** stellt eine technische Weiterentwicklung der konventionellen Arteriographie dar und bietet insbesondere in der Hirngefäßdarstellung große Vorteile.

Dabei werden sowohl *vor* als auch *nach* der Kontrastmittelapplikation Röntgenbilder erstellt und die Nativaufnahmen (Nativ = „natürlich" = vor Kontrastmittelgabe) von den Kontrastmittel-Aufnahmen mit Hilfe eines Computers gewissermaßen subtrahiert (abgezogen), so dass die Gefäße nahezu überlagerungsfrei von anderen Strukturen abgebildet werden.

Meist wird eine intraarterielle DSA durchgeführt, bei der das Kontrastmittel in eine Arterie gespritzt wird. Zwar ist die Punktion technisch schwieriger und mit mehr Komplikationen behaftet als bei einer intravenösen DSA, doch liefert die intraarterielle DSA bessere Bilder (insbesondere bei Herzinsuffizienz), und es wird weniger Kontrastmittel benötigt.

Pflege ☞ *1.6.3*

7.4.8 Phlebographie

Die **Phlebographie,** d.h. die Darstellung der Venen mit Röntgenkontrastmittel, ist nach wie vor die sicherste Methode zur Beurteilung der tiefen Venen, insbesondere zum Nachweis oder Ausschluss von Thrombosen. Bei der medikamentösen (Lyse-)Therapie von Thrombosen dient sie der Verlaufskontrolle (☞ Abb. 7.97).

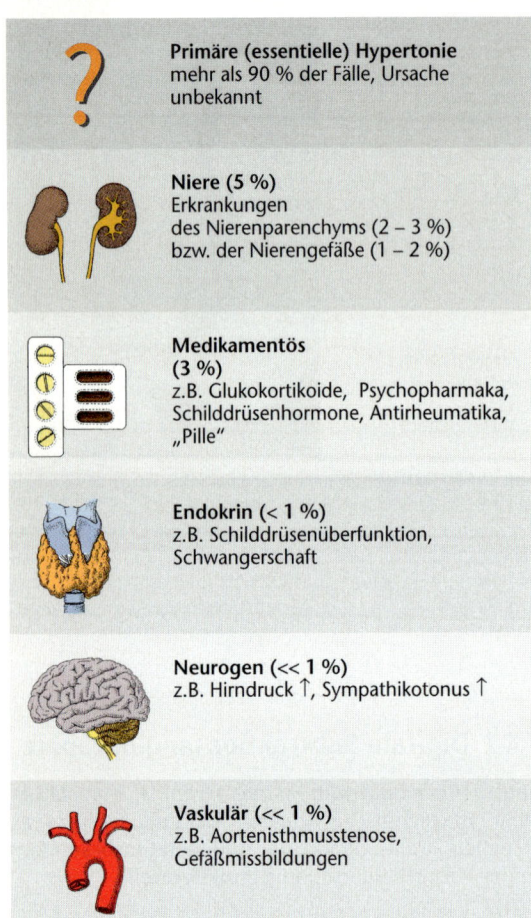

Primäre (essentielle) Hypertonie
mehr als 90 % der Fälle, Ursache
unbekannt

Niere (5 %)
Erkrankungen
des Nierenparenchyms (2 – 3 %)
bzw. der Nierengefäße (1 – 2 %)

Medikamentös
(3 %)
z.B. Glukokortikoide, Psychopharmaka,
Schilddrüsenhormone, Antirheumatika,
„Pille"

Endokrin (< 1 %)
z.B. Schilddrüsenüberfunktion,
Schwangerschaft

Neurogen (<< 1 %)
z.B. Hirndruck ↑, Sympathikotonus ↑

Vaskulär (<< 1 %)
z.B. Aortenisthmusstenose,
Gefäßmissbildungen

Abb. 7.45: Ursachen der Hypertonie und ihre Häufigkeit. Es dominieren die primären Hypertonien, die ursächlich nicht zugeordnet
werden können. [A400]

Nachteilig ist, dass die Untersuchung für den Patienten schmerzhaft sein kann und die Sondierung einer
geeigneten Fußrückenvene gelegentlich nicht gelingt.

Das Kontrastmittel wird in eine Fußrücken- oder
Handvene injiziert und dann das venöse Abflussge-
biet dargestellt.

Das Hauptrisiko der Phlebographie ist eine Kontrastmittelunverträglichkeit bzw. -allergie. Außerdem ist
die Strahlenbelastung durch die Untersuchung relativ
hoch.

Pflege ☞ 1.6.3

> 🖥 Bei schlechten Venenverhältnissen können
> ein vor dem Transport durchgeführter feuchtwar-
> mer Umschlag oder ein warmes Fußbad die Fuß-
> gefäße erweitern und so die Punktion in der
> Röntgenabteilung erleichtern.

7.5 Blutdruckregulations-
störungen

7.5.1 Hypertonie

> 📋 **Arterielle Hypertonie** *(Bluthochdruck):*
> Dauerhafte, nicht situationsabhängige Blut-
> druckerhöhung über 140/90 mmHg. Eine der
> häufigsten Erkrankungen überhaupt. Hat durch
> ihre Spätkomplikationen große soziale Bedeu-
> tung (etwa 25 % aller Todesfälle sind Folgen der
> Hypertonie).

Schätzungsweise jeder vierte Deutsche erkrankt in
seinem Leben an Bluthochdruck, von den über 65-
Jährigen ist sogar fast jeder Zweite betroffen!

⇨ Krankheitsentstehung

Ätiologisch werden die primäre Hypertonie und die
sekundären Hypertonieformen unterschieden.

Bei der **primären** *(essentiellen)* **Hypertonie,** die über
90 % der Fälle ausmacht, ist die Ursache der Blut-
druckregulationsstörung unbekannt. Insbesondere
werden Zusammenhänge zu einem erhöhten Insulinspiegel (☞ auch metabolisches Syndrom in 12.7.3)
und einer veränderten Reaktion der Widerstandsgefä-
ße diskutiert. Vermutlich führen äußere Einflüsse
(z.B. Übergewicht, salzreiche Kost, reichlicher Alkoholkonsum) bei entsprechend veranlagten Menschen
zu einer Manifestation der Hypertonie. Eine besondere Rolle spielt auch die heutige Lebensform, bei der
ein natürlicher Wechsel von Erholungs- und Leis-
tungsphasen vielfach von einer Daueranspannung abgelöst wurde.
Mit der Zeit erkennt der Organismus den erhöhten
Blutdruck als „normal" an, so dass Gegenregulations-
mechanismen wie eine Gefäßweitstellung oder eine
erhöhte Natriumausscheidung über die Nieren beim
Hypertoniker erst bei höheren Blutdruckwerten eingeleitet werden als beim Gesunden.

Bei den **sekundären Hypertonieformen** (weniger als
10 % der Fälle) ist der Bluthochdruck Folge anderer
Grunderkrankungen. Die wichtigsten Ursachen sind:
- Erkrankungen des Nierenparenchyms (z.B. chronische Pyelonephritis und Glomerulonephritis, diabetische Glomerulosklerose)
- Erkrankungen der Nierengefäße (z.B. Nierenarterienstenose)
- Die Einnahme bestimmter Arzneimittel, z.B. von
  Glukokortikoiden, Schilddrüsenhormonen oder
  der „Pille", und
- Hormonstörungen, z.B. Überfunktion der Nebennierenrinde (☞ 12.6.1), Phäochromozytom (☞ 12.6.3)
  oder Schilddrüsenüberfunktion.

✳ Symptome und Untersuchungsbefund

Die meisten Patienten mit essentieller Hypertonie haben überhaupt keine Beschwerden, die Blutdruckerhöhung wird nur zufällig diagnostiziert. Einige Patienten klagen über Kopfdruck oder Kopfschmerzen, Ohrensausen, Herzklopfen, Schwindel oder Schweißausbrüche, besonders bei Belastung. Bei Patienten mit einer sekundären Hypertonie bestehen zusätzlich die Symptome der Grunderkrankung.

Bei der körperlichen Untersuchung sind die Blutdruckwerte erhöht. Ansonsten ist der körperliche Untersuchungsbefund bei der primären Hypertonie anfangs normal. Ein verbreitert tastbarer Herzspitzenstoß (☞ 6.4.1) oder Strömungsgeräusche über den großen Arterien bei der Auskultation sind in der Regel Ausdruck von Folgeerkrankungen.

Eine augenärztliche (Konsiliar-)Untersuchung mit Spiegelung des Augenhintergrundes erfasst eine hypertoniebedingte Netzhautschädigung (*Retinopathie*).

Spätkomplikationen

Je länger eine Hypertonie besteht und je höher der Blutdruck ist, desto größer ist die Gefahr von Komplikationen.

Endorganschäden sind insbesondere an folgenden Organen zu befürchten:
- **Gefäße:** Der Bluthochdruck beschleunigt stark die Arterioskleroseentwicklung aller arteriellen Gefäße. Der Schweregrad dieser hypertoniebedingten Gefäßveränderungen ist gut durch die Betrachtung

(Netzhaut-Spiegelung) der Gefäße des *Augenhintergrundes* (☞ Abb. 7.46 und 7.47) zu beurteilen
- **Auge:** Die hypertoniebedingten Netzhautschäden reichen über Netzhautblutungen bis hin zur völligen Erblindung
- **Herz:** Da die linke Herzkammer gegen den erhöhten Widerstand im Körperkreislauf anpumpen muss, entwickelt sich eine Linksherzhypertrophie. Oberhalb des *kritischen Herzgewichtes* von 500 g wird der Herzmuskel nur noch unzureichend durchblutet, zusätzlich besteht häufig eine KHK durch eine Arteriosklerose der Herzkranzgefäße. Folgen sind Angina pectoris (☞ 6.5.1), Herzinfarkt (☞ 6.5.2), Linksherzinsuffizienz (☞ 6.6.1) und plötzlicher Herztod
- **Niere:** Bei langjähriger Hypertonie bildet sich auf dem Boden der erwähnten Gefäßveränderungen eine sog. *arteriosklerotische Schrumpfniere* mit Niereninsuffizienz bis hin zum Nierenversagen (☞ 11.12) aus
- **Gehirn:** Wichtigste Komplikation des Hypertonus am Gehirn ist der Schlaganfall (durch arteriosklerotisch bedingte Minderdurchblutung des Gehirns oder Blutung in das Gehirn hinein ☞ 7.8).

🔎 Diagnostik und Einteilung

Die Diagnostik verfolgt mehrere Ziele:
- Die Diagnosesicherung der Hypertonie, ihre Schweregradeinschätzung und die Abgrenzung der verschiedenen Hypertonieformen (einige Formen der sekundären Hypertonie sind gut behandelbar!)
- Die Erfassung von Folgeschäden

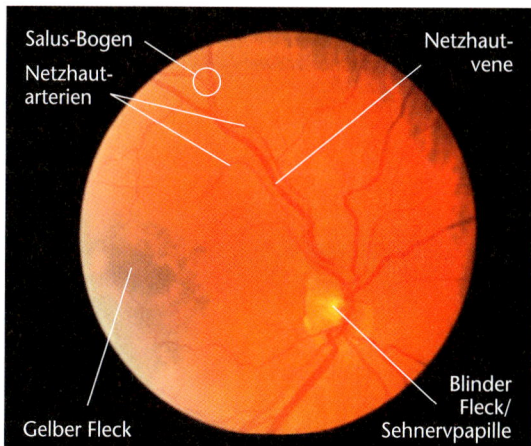

Abb. 7.46: Augenhintergrund eines Patienten mit beginnenden Hypertoniezeichen. Der „blinde Fleck" ist eine Aussparung in der Netzhaut, durch die der Sehnerv und die Netzhautgefäße eintreten bzw. das Auge verlassen. Der „gelbe Fleck" ist der Ort schärfsten Sehens mit der größten Ansammlung an Zapfen und ohne Stäbchen. Hinweise auf die Hypertonie sind schmale, geschlängelte Venen, die im Kreuzungsbereich mit Arterien bogenförmig über die Arterien hinwegziehen (Salus-Bogen). [E143]

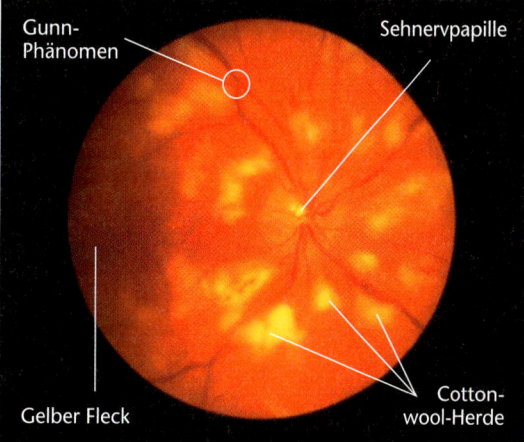

Abb. 7.47: Augenhintergrund bei erheblichen Hypertonieschäden. Weiße, wattige (Cotton-wool-)Herde rund um die Papille sind Zeichen von Infarkten der Netzhaut, die bei Gefäßverschlüssen entstehen. Ein weiteres Hypertonie-Zeichen sieht man im Kreuzungsbereich von Arterien und Venen: Die Blutsäule der Vene ist dort kaum sichtbar, weil sie vom hohen Druck in der Arterie fast ganz verdrängt wird (Gunn-Phänomen). [E143]

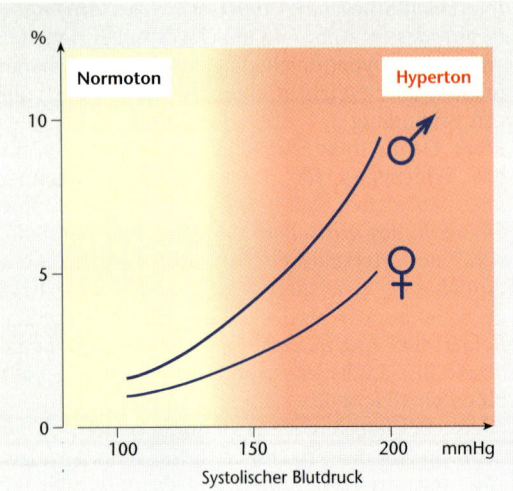

Abb. 7.48: Beziehung zwischen systolischem Blutdruck und kardiovaskulärem Risiko. Diese Graphik veranschaulicht, dass kein Schwellenwert für den Blutdruck definiert werden kann, oberhalb dessen das kardiovaskuläre Risiko zu steigen beginnt. Bereits bei einem systolischen Wert von 140 mmHg ist das kardiovaskuläre Risiko insbesondere bei Männern wesentlich höher als bei einem Wert von 120 mmHg. [L157]

• Die Feststellung weiterer kardiovaskulärer Risikofaktoren, da diese unter anderem für den medikamentösen Therapieentscheid wichtig sind.

Die Richtlinien zur Hypertoniediagnostik sind von Klinik zu Klinik unterschiedlich. Das Basisprogramm wenig belastender Untersuchungen umfasst z.B.:

• Blutdruckmessungen: Während Patienten mit einer primären Hypertonie bei wiederholten Blutdruckmessungen relativ konstante Blutdruckerhöhungen zeigen, sind für Kranke mit einem Phäochromozytom krisenhafte Entgleisungen des Blutdrucks typisch. Ein diastolischer Blutdruckwert von über 105 mmHg kann auf eine renale Ursache des Hypertonus hinweisen. In Zweifelsfällen sind wiederholte Messungen durch den Patienten selbst (nach entsprechender Anleitung) und/oder eine *ambulante 24-Stunden-Blutdruckmessung* (**ABDM**) sinnvoll

☞ Unerlässlich ist die Messung des Blutdrucks zumindest einmal an *beiden* Armen *und* Beinen.

• Blutuntersuchungen:
  – Schilddrüsenwerte (Schilddrüsenüberfunktion?, *vor* Kontrastmitteluntersuchungen bestimmen)
  – Elektrolyte (typische Veränderungen, v.a. Hypokaliämie bei Aldosteronüberproduktion)
  – Kreatinin (Nierenschäden)
  – Blutbild (Polyglobulie?)
  – Blutzucker (diabetische Stoffwechsellage bei Cushing-Syndrom?)
  – Zur Erstellung eines Risikoprofils außerdem Blutfette (☞ 12.8.4) und Harnsäure (☞ 12.9)
• Urinuntersuchung (☞ 11.4.3): z.B. Proteinurie als Zeichen einer Nierenschädigung?
• Röntgenaufnahme des Thorax, EKG und Echokardiographie (☞ 6.4.5) v.a. zur Erfassung hypertoniebedingter Herzschäden
• Augenärztliche Untersuchung mit Spiegelung des Augenhintergrundes zur Gefäßbeurteilung.

	Systolischer RR	Diastolischer RR
Optimaler Wert	< 120 mmHg	< 80 mmHg
Normwert	< 130 mmHg	< 85 mmHg
Hochnormaler Wert	130 – 139 mmHg	85 – 89 mmHg
Hypertonie Grad 1 (milde Hypertonie)	140 – 159 mmHg	90 – 99 mmHg
Untergruppe: Grenzwerthypertonie	140 – 149 mmHg	90 – 94 mmHg
Hypertonie Grad 2 (mittelschwere Hypertonie)	160 – 179 mmHg	100 – 109 mmHg
Hypertonie Grad 3 (schwere Hypertonie)	≥ 180 mmHg	≥ 110 mmHg
Isolierte systolische Hypertonie	≥ 140 mmHg	< 90 mmHg
Untergruppe: Grenzwerthypertonie	140 – 149 mmHg	< 90 mmHg
Maligne Hypertonie		≥ 120 mmHg
	Schwere Netzhautschäden (Retinopathie Grad III – IV) und Niereninsuffizienz	
Hypertensive Krise	Krisenhafter RR-Anstieg, meist auf > 220/120 mmHg, mit lebensbedrohlichen neurologischen und/ oder kardialen Symptomen	

Tab. 7.49: Schweregrade der Hypertonie nach den Richtlinien der WHO 1999. Die Einteilung gilt letztlich nur für eine unbehandelte Hypertonie. Fallen systolischer und diastolischer Blutdruck eines Patienten in unterschiedliche Kategorien (Schweregrade), gilt die höhere Einstufung.

Stadium I	Ohne Organveränderungen
Stadium II	Organbeteiligung: Linksherzhypertrophie und/oder hypertoniebedingte Veränderungen der Netzhaut
Stadium III	Hypertone Organschäden: Herz (Linksherzinsuffizienz), Gehirn (z.B. Hirnblutung, hypertensive Enzephalopathie) und Auge (z.B. Netzhautblutungen).

Tab. 7.50: Stadien der Hypertonie nach den evtl. Endorganschäden.

Zur weiterführenden Diagnostik bei Verdacht auf sekundäre Hypertonie gehören:
- Bildgebende Diagnostik
  - Sonographie der Bauchorgane, um Nierenveränderungen zu erfassen, die sowohl Ursache als auch Folge der Hypertonie sein können
  - Evtl. Dopplersuntersuchung (☞ auch 1.6.6, 6.4.5) der Nierenarterien, Nierenszintigramm (☞ 11.4.9) und DSA (☞ 11.4.7)
  - Bei Verdacht auf Nebennierenveränderungen (insbesondere das adrenalinproduzierende **Phäochromozytom**) Angiographie und CT

> 🛌 Patienten vor allen Untersuchung nüchtern lassen, evtl. entblähen (z.B. 2 x 2 Tbl. Lefax® oder Sab simplex® Tropfen geben).

- Hormonanalysen
  - Bei Verdacht auf M. Cushing Kortisolbestimmung im Blut und evtl. Dexamethason-Kurztest (☞ 12.6.1)
  - Bei Verdacht auf Conn-Syndrom Renin- und Aldosteronbestimmung im Blut und Messung der K⁺-Ausscheidung im 24-Stunden-Urin (Diuretika, ACE-Hemmer und β-Blocker auf Arztanordnung vorher absetzen)
  - Bei Verdacht auf Phäochromozytom Untersuchung des 24-Stunden-Urins auf Katecholamine und Vanillinmandelsäure („VMS" = Abbauprodukt des Adrenalin).

> 🛌 Drei Tage vor einer Hormonanalyse „VMS-Kost" ohne Bananen, Zitrusfrüchte, Nüsse, Käse, schwarzen Tee, Kaffee, Vanille. Arzneimittel auf Arztanordnung absetzen (z.B. Reserpin, α-Methyldopa, Clonidin mindestens vier Tage vorher). 24-Stunden-Urin in dunklem Gefäß unter Zusatz von Salzsäure sammeln (☞ 11.4.2).

Die Schweregrade der Hypertonie nach den Richtlinien der WHO von 1999 zeigt Tab. 7.49. In diesen Richtlinien wurde zwar die Einteilung nach den evtl. Endorganschäden verlassen, diese ist jedoch nach wie vor im Gebrauch und wird deshalb in Tab. 7.50 aufgeführt.

Von einer **malignen Hypertonie** spricht man, wenn neben viel zu hohen Blutdruckwerten (diastolisch über 120 mmHg) eine (fortschreitende) Nierenfunktionseinschränkung sowie schwere Veränderungen des Augenhintergrundes vorliegen. Hier muss der Blutdruck innerhalb von Tagen bis maximal Wochen wirksam gesenkt werden, da die Komplikationsgefahr groß ist.

Hypertensive Krise ☞ 7.5.2

📋 Behandlungsstrategie

Bei den sekundären Hypertonieformen wird – falls möglich – die Grunderkrankung behandelt. Hier sind in erster Linie die Entfernung von endokrin aktiven Tumoren (☞ 12.6.1., 12.6.3), die Beseitigung einer Nierenarterienstenose durch Aufdehnung oder direkte Gefäßoperation (☞ 11.15) und die Operation von Aortenisthmusstenosen (☞ Tab. 6.81) zu nennen.

Bei der Mehrzahl der Patienten mit einer primären Hypertonie und den Patienten mit einer sekundären Hypertonie, die nicht operabel sind oder bei denen der Bluthochdruck auch nach der Behandlung der Grunderkrankung weiterbesteht, ist neben blutdruckregulierenden Allgemeinmaßnahmen (☞ Pflege und Patienteninformation) eine medikamentöse Therapie erforderlich.

Die medikamentöse Therapie richtet sich nach dem Schweregrad der Hypertonie. Richtlinie für die essentielle Hypertonie ist heute das in Tab. 7.51 dargestellte Stufenschema der medikamentösen Bluthochdruck-Therapie, das je nach Begleiterkrankungen des Patienten (z.B. Herzinsuffizienz, Diabetes, Nierenin-

---

Stufenschema der medikamentösen Hypertoniebehandlung

Stufe 1: Monotherapie

Diuretikum oder β-Blocker oder ACE-Hemmer oder Kalziumantagonist

Stufe 2: Zweierkombination
- Diuretikum plus
- β-Blocker oder Kalziumantagonist oder ACE-Hemmer

oder

- Kalziumantagonist plus
- β-Blocker oder ACE-Hemmer

Stufe 3: Dreierkombination

Zahlreiche Kombinationsmöglichkeiten, z.B. Diuretikum plus ACE-Hemmer plus Kalziumantagonist

Stufe 4: Viererkombination

Zahlreiche Kombinationsmöglichkeiten

Stufe 5: Minoxidil

Einsatz von Minoxidil zusammen mit anderen Arzneimitteln

Tab. 7.51: Stufenschema der medikamentösen Hypertonietherapie. Weitere Informationen zu den Arzneimitteln ☞ Pharma-Info 7.52.

suffizienz, AVK, Asthma) modifiziert werden muss. Generell sind bei älteren Patienten Diuretika und Kalziumantagonisten, bei jüngeren dagegen β-Blocker oder evtl. ACE-Hemmer zu bevorzugen. Das Behandlungsschema sollte möglichst einfach sein, da die Patientencompliance mit zunehmender Zahl der Tabletten abnimmt.

> 🕮 Das Behandlungsziel beim Hypertoniker ist eine Reduktion des kardiovaskulären Risikos durch Senkung des Bluthochdrucks und durch Abbau weiterer Risikofaktoren. Je höher der Anfangsblutdruck ist und je mehr weitere Risikofaktoren vorliegen, desto eher wird man sich für eine medikamentöse Therapie entscheiden.

🛏 Pflege und
🗐 Patienteninformation

Neben der Überwachung der medikamentösen Therapie und des Blutdrucks besteht die Aufgabe der Pflege vor allem in der *Gesundheitsberatung* (☞ 7.2.1), denn nur ein informierter Patient wird sich auf die Dauer (oft lebenslang!) an die Therapiemaßnahmen halten. Die Behandlung des Hypertonus braucht in besonderem Maße die Mitarbeit und Motivation des Patienten. Die Prognose der Erkrankung ist nur dann gut, wenn es gelingt, den erhöhten Blutdruck *dauerhaft* zu normalisieren und so die Spätkomplikationen zu vermeiden oder wenigstens hinauszuzögern.

> 🛏 Grundvoraussetzung im Umgang mit Hochdruckkranken ist ein gutes Vertrauensverhältnis. Typischerweise hat der Hypertoniker keine Symptome durch die Erkrankung, hat aber v.a. zu Beginn der Behandlung Beschwerden durch die Nebenwirkungen der Arzneimittel (☞ Pharma-Info 7.52). Nur bei einem guten Vertrauensverhältnis zu Pflegenden und ärztlichem Personal wird der Patient diese Nebenwirkungen ansprechen (sonst vielleicht sogar seine Tabletten „entsorgen").

- Bei vielen Patienten steht die Reduktion von Übergewicht (☞ 12.8.1) an erster Stelle. Nach Erreichen des Normalgewichts kann versucht werden, die Medikation zu reduzieren oder sogar abzusetzen
- Das Rauchen sollte der Patient unbedingt einstellen, den täglichen Alkoholkonsum auf maximal 20 – 30 g (Männer) bzw. 10 – 20 g (Frauen) reduzieren
- Die Blutdruckreaktion des Organismus auf Salzaufnahme mit der Nahrung ist zwar unterschiedlich. Patienten mit Hypertonie profitieren aber auf jeden Fall von einer Einschränkung des Salzkon-

sums, da dies die Wirksamkeit insbesondere der Diuretika verbessert. Auch ein geringer Fettverzehr und reichlich Obst und Gemüse scheinen sich günstig auf den Blutdruck auszuwirken (ganz abgesehen davon, dass sie andere Risikofaktoren positiv beeinflussen)
- Sport steigert zwar kurzfristig den Blutdruck, wirkt aber langfristig blutdruckregulierend. Besonders geeignet für Hypertoniker ist ein mildes Ausdauertraining wie schnelles Gehen, Radfahren oder Schwimmen (alle 2 – 3 Tage $^1/_2$ – 1 Std.). Hingegen sind Kraftsportarten wie Gewichtheben oder Bodybuilding sowie Wettkampfsportarten nicht geeignet
- Auch ein Stressabbau, etwa durch Entspannungsübungen, wirkt sich positiv auf den Bluthochdruck aus
- Viele Patienten profitieren von einer regelmäßigen **Blutdruckselbstkontrolle.** Die im Handel erhältlichen Geräte sind einfach zu bedienen. Die Werte werden in ein Tagebuch eingetragen, in dem auch Besonderheiten (z.B. Kopfschmerzen, Sport) notiert werden. Entgegen früherer Befürchtungen entwickeln nur wenige Patienten neurotische Fehlhaltungen durch die Blutdruckselbstkontrolle
- Der Hypertoniker sollte, auch wenn er sich wohl fühlt, regelmäßig den Arzt aufsuchen, damit Spätkomplikationen und weitere Risikofaktoren für Gefäßerkrankungen möglichst frühzeitig diagnostiziert werden. Hierzu gehören auch regelmäßige augenärztliche Kontrollen, da bluthochdruckbedingte Netzhautschäden nur in Anfangsstadien gut behandelbar sind.

7.5.2 **Hypertensive Krise**

> ☐ **Hypertensive Krise:** Krisenhafte Entgleisung des Bluthochdrucks mit Blutdruckwerten meist über 220/120 mmHg. Notfall, der umgehender Behandlung bedarf. Es drohen vor allem Hirnblutungen (☞ 7.8 und 7.7.10), zerebrale Krampfanfälle und eine akute Linksherzinsuffizienz (☞ 6.6.2).

Bei einer **hypertensiven Krise** steigt der Blutdruck binnen kurzer Zeit so an, dass es zu einer evtl. lebensbedrohlichen Beeinträchtigung insbesondere von Herz, Gehirn und Nieren und entsprechender Symptomatik kommt. Leitsymptome sind Kopfschmerzen, verschwommenes Sehen, Unruhe, Schwindel, Übelkeit sowie evtl. neurologische Störungen (z.B. Bewusstseinsstörungen, Sprachstörungen) oder Angina pectoris. Der Blutdruck liegt meist über 220/120 mmHg.

Als Komplikationen drohen vor allem Hirnblutungen (☞ 7.8 und 7.7.10) oder ein ischämischer Hirninfarkt

🖉 Pharma-Info 7.52 Antihypertensiva

Antihypertensiva (*Antihypertonika*) senken einen pathologisch erhöhten Blutdruck. Die wichtigsten Antihypertensiva sind Diuretika zur Steigerung des Harnflusses, β-Blocker, ACE-Hemmer und Kalziumantagonisten.

Regelmäßige Blutdruckmessungen dienen der Kontrolle des Therapieerfolges und der Dosisfindung. Je nach Arzneimittel kann es mehrere Wochen dauern, bis der Therapieerfolg zuverlässig beurteilt werden kann.

Allen Substanzen gemeinsam sind folgende Nebenwirkungen:
- Eine (zu schnelle) Blutdrucksenkung kann insbesondere bei älteren Patienten die Gehirndurchblutung verschlechtern und zu Verwirrtheit, Lethargie und Antriebslosigkeit führen
- Vor allem zu Therapiebeginn sind Orthostase-Probleme (☞ 7.5.3) häufig. Wichtig ist, dass der Patient langsam aufsteht und vor dem Stehen erst auf der Bettkante sitzt. Mitunter ist es angezeigt, dass der Patient nach Therapiebeginn so lange nur in Begleitung aufsteht (z.B. zum Toilettengang), bis er sicher stehen und gehen kann
- Der Patient darf die Medikation nie eigenmächtig abbrechen: Es drohen ein überschießender Blutdruckanstieg *(Rebound-Effekt)* und Herzrhythmusstörungen
- Müdigkeit und Magen-Darm-Beschwerden treten meist nur zu Beginn der Behandlung auf.

Diuretika ☞ Pharma-Info 11.52

β-Blocker

β-Blocker sind für junge Patienten und für Patienten mit einer gleichzeitigen KHK Mittel der Wahl.

β-Blocker führen durch eine Blockade der $\beta_{(1)}$-Rezeptoren am Herzen über eine Verminderung von Herzfrequenz und Herzkraft zu einer Senkung des Herzzeitvolumens und damit des Blutdrucks. Wahrscheinlich hemmen β-Blocker auch die Reninsekretion (☞ 7.1) und wirken über eine Beeinflussung der Kreislaufregulationszentren im ZNS blutdrucksenkend.

β-Blocker zeigen außerdem eine *organoprotektive Wirkung*, d.h. sie beeinflussen eine evtl. Linksherzinsuffizienz und Gefäßschäden positiv. Ein weiteres Anwendungsgebiet der β-Blocker ist die KHK (☞ 6.5.1).

Oft eingesetzte Substanzen sind:
- Atenolol (z.B. Tenormin®)
- Metoprolol (z.B. Beloc®, Lopresor®)
- Pindolol (z.B. Visken®)
- Propranolol (z.B. Dociton®).

Eine neuere Substanz ist Carvedilol (z.B. Dilatrend®), das sowohl als β-Blocker als auch als (peripherer) α_1-Blocker wirkt (Details ☞ unten), so dass es zusätzlich zu einer Vasodilatation kommt.

Wichtigste Nebenwirkungen der β-Blocker sind eine Bradykardie und ein AV-Block, außerdem durch eine Blockade der $\beta_{(2)}$-Rezeptoren anderer Organe eine Zunahme des Atemwegswiderstandes (Vorsicht bei Asthmatikern), eine Gefäßengstellung mit evtl. Verschlechterung einer arteriellen Verschlusskrankheit sowie eine erhöhte Hypoglykämiegefahr bei Diabetikern mit gleichzeitiger Abschwächung der Hypoglykämie-Warnsymptome.

🖾 Pflege bei Therapie mit β-Blockern
- Insbesondere zu Beginn einer Behandlung mit β-Blockern häufig Puls kontrollieren, um starke Herzfrequenzabfälle frühzeitig zu erkennen
- Bei Diabetikern Blutzucker häufiger als sonst überprüfen, um Hypoglykämien rechtzeitig zu erfassen.

ACE-Hemmer und Angiotensin-II-AT₁-Rezeptor-Antagonisten

ACE-Hemmer hemmen das *Angiotensin converting enzyme*, so dass aus Angiotensin I nicht mehr Angiotensin II gebildet werden kann (☞ auch Abb. 7.8). Dadurch wird unter anderem der periphere Gefäßwiderstand vermindert, was zur Blutdrucksenkung sowie zur Entlastung des Herzens führt. Aufgrund ihrer organprotektiven Wirkung, insbesondere auf Herz und Nieren, sind ACE-Hemmer zu Antihypertensiva der ersten Wahl geworden, vor allem bei Patienten mit Diabetes mellitus und Herz- und Nierenerkrankungen.

Hauptvertreter dieser Substanzgruppe sind:
- Captopril (z.B. Lopirin®, Tensobon®)
- Enalapril (z.B. Pres®, Xanef®)
- Lisinopril (z.B. Acerbon®, Coric®).

Nebenwirkungen von ACE-Hemmern sind chronischer Reizhusten (in ca. 10 %), ein angioneurotisches Ödem (*Quincke-Ödem* = akutes, vor allem im Mund-Rachen-Bereich lokalisiertes Ödem mit evtl. lebensbedrohlicher Verlegung der Atemwege), Blutbildstörungen (Abfall der weißen Blutkörperchen), Geschmacksstörungen, Obstipation und Hautausschläge. Da ACE-Hemmer auch die Aldosteronsekretion hemmen, sollten sie wegen der Gefahr einer Hyperkaliämie (☞ 11.17.3) nicht mit kaliumsparenden Diuretika oder Kaliumpräparaten kombiniert werden.

- Wegen evtl. besonders starker Blutdrucksenkung nach der *ersten* Gabe anfangs Blutdruck engmaschig kontrollieren. Diuretika möglichst 1 – 2 Tage vorher absetzen (lassen). Falls dies nicht möglich ist, zu Therapiebeginn Bettruhe (Gefahr zu starker Blutdruckabfälle beim Aufstehen)
- Auf Zeichen einer Hyperkaliämie, Sensibilitätsstörungen oder Obstipation achten.

Erst seit verhältnismäßig kurzer Zeit auf dem Markt sind **Angiotensin-II-AT$_1$-Rezeptor-Antagonisten** (z.B. Losartan, in Lorzaar®), die das Renin-Angiotensin-System hemmen, indem sie Angiotensin II von seinem Typ-1-Rezeptor verdrängen. Angiotensin-II-AT$_1$-Rezeptor-Antagonisten werden in ihrer Wirkung ähnlich beurteilt wie die ACE-Hemmer, scheinen jedoch besser verträglich zu sein. Eine organprotektive Wirkung auf Herz, Gefäße und Nieren wird vermutet.

Die Wirkung des Angiotensin II wird über zwei Rezeptortypen vermittelt, den AT-1- und den AT-2-Rezeptor. Über den AT-1-Rezeptor entfaltet Angiotensin II die bekannten Wirkungen auf die Gefäße und den Wasserhaushalt, die Effekte des AT-2-Rezeptors sind noch nicht genau bekannt. Im Gegensatz zu den ACE-Hemmern hemmen die Angiotensin-II-AT$_1$-Rezeptor-Antagonisten nicht den Bradykinin-Abbau, so dass bradykininvermittelte Nebenwirkungen der ACE-Hemmer (Reizhusten) seltener auftreten.

Kalziumantagonisten

Kalziumantagonisten *(Kalziumkanal-Blocker, Ca^{2+}-Antagonisten)* erweitern die peripheren Blutgefäße und senken dadurch den Widerstand im Gefäßsystem und den Blutdruck. Außerdem verringern sie die Herzkraft und damit die Herzarbeit sowie den Sauerstoffverbrauch des Herzens, weshalb sie auch in der Behandlung der KHK einen festen Platz haben.

Gefäß- und Herzwirkung sind bei den verschiedenen Präparaten unterschiedlich gewichtet. Kalziumantagonisten gelangen eher bei älteren Patienten (evtl. mit gleichzeitiger KHK) zur Anwendung.

In der Bluthochdrucktherapie werden (länger wirksame) Tabletten, Kapseln oder Dragees bevorzugt. Für die Behandlung akuter Blutdruckentgleisungen oder Angina-pectoris-Anfälle gibt es rasch wirksame Sublingual-Kapseln zum Zerbeißen oder Ampullen zur Injektion.

Weitere Antihypertensiva im Überblick

Substanz	Wirkmechanismus	Handelsname (Bsp.)	Nebenwirkungen, Besonderheiten und Pflege
Sympatholytika			
Clonidin	Zentrale Hemmung der Sympathikusaktivität	Catapresan®	Müdigkeit, Bradykardie, Blutdruckabfall im Stehen, Mundtrockenheit → häufige RR- und Pulskontrollen, sorgfältige Mundpflege. Potenzstörungen. Zu Beginn der Behandlung (insbesondere nach i.v.-Inj.) und bei plötzlichem Absetzen des Arzneimittels krisenhafte Blutdruckentgleisung möglich. Wegen hoher Nebenwirkungsrate trotz guter Blutdrucksenkung heute Reservemedikament
Moxonidin	Zentrale Hemmung der Sympathikusaktivität	Cyn®, Physiotens®	Nebenwirkungen wie Clonidin, jedoch insgesamt deutlich schwächer ausgeprägt
α-Methyldopa	Zentrale Hemmung der Sympathikusaktivität	Presinol®	Müdigkeit, Mundtrockenheit, Potenzstörungen. Bedeutung v.a. in der Hypertonietherapie Schwangerer
Urapidil	Hemmung der Sympathikusaktivität über zentralen und peripheren Angriff	Ebrantil®	Gut geeignet für die Behandlung hypertensiver Krisen, i.v.-Gabe möglich
Vasodilatatoren			
Dihydralazin	Vasodilatation durch direkte Wirkung auf die Gefäßmuskulatur	Nepresol®	Reflektorischer Herzfrequenzanstieg sowie Natrium- und Wasserretention, daher in der Monotherapie insgesamt eher geringe Wirkung auf den Blutdruck und meist mit β-Blockern und Diuretika kombiniert. Hauptnebenwirkungen Kopfschmerz, Schwitzen und Magen-Darm-Beschwerden, zur Linderung einschleichende Dosierung
Minoxidil	Vasodilatation durch direkte Wirkung auf die Gefäßmuskulatur	Lonolox®	Stark wirksamer Vasodilatator, der mit β-Blockern und Diuretika kombiniert wird. Wesentliche Zunahme der Körperbehaarung (auch im Gesicht!), was vor allem Frauen psychisch belastet. Gabe nur bei sonst nicht beherrschbarer Hypertonie

Auch Kalziumantagonisten haben in der Regel nur geringe Nebenwirkungen, vor allem Kopfschmerz, Hitzegefühl und Beinödeme sowie Magen-Darm-Beschwerden (Appetitlosigkeit, Übelkeit) und Herzrhythmusstörungen. Bei einer Herzinsuffizienz dürfen Kalziumantagonisten nur mit besonderer Vorsicht gegeben werden, da sie die Herzkraft weiter schwächen.

> **⌨ Pflege bei Therapie mit Kalzium-antagonisten**
>
> Wegen des relativ schnellen Wirkungseintritts sind häufige Blutdruckkontrollen empfehlenswert. Bei Gabe von Verapamil ist zusätzlich eine Obstipationsprophylaxe nötig, da das Präparat zu hartnäckiger Verstopfung führen kann.

Häufig eingesetzte Substanzen sind:
- Nifedipin (z.B. Adalat®)
- Nitrendipin (z.B. Bayotensin®)
- Amlodipin (z.B. Norvasc®)

- Diltiazem (z.B. Dilzem®)
- Verapamil (z.B. Isoptin®).

α_1-Blocker

(Periphere) α_1-Blocker hemmen über eine Blockade postsynaptischer Rezeptoren in der Körperperipherie die Wirkung von Noradrenalin und Adrenalin, zählen also wie die oben erwähnten β-Blocker zu den **Sympatholytika** *(Sympathikolytika)*. Wichtige Substanzen dieser Gruppe sind Prazosin (etwa Minipress®) und Doxazosin (etwa Diblocin®).

Prazosin führt zu einem reflektorisch bedingten Anstieg der Herzfrequenz; insbesondere bei älteren Patienten und gleichzeitiger Gabe gefäßerweiternder Arzneimittel kann es, vor allem im Stehen, zu einem Blutdruckabfall kommen (Kollapsgefahr!). Daher wird es einschleichend dosiert. Häufige Blutdruck- und Pulskontrollen (auch im Stehen) helfen, diese Nebenwirkung möglichst früh zu entdecken. Das neuere Doxazosin ist besser verträglich und beeinflusst Fett- und Glukosestoffwechsel (in geringem Ausmaß) günstig. Nachdem α_1-Blocker einige Jahre lang zunehmend eingesetzt wurden, wurden sie aufgrund ungünstiger Studienergebnisse im Jahre 2000 wieder aus den Therapieempfehlungen zur Monotherapie und Zweierkombination gestrichen.

(☞ 7.8), ein Herzinfarkt (☞ 6.5.2) oder eine akute Linksherzinsuffizienz (☞ 6.6.2), die Dissektion eines Aortenaneurymas (☞ 7.7.8 und 7.7.9) sowie ein akutes Nierenversagen.

Behandlungsziel ist zunächst eine Blutdrucksenkung auf Werte um 170/100 mmHg. Besonders bei älteren Menschen darf der Blutdruck nicht zu rasch gesenkt werden, um eine Minderdurchblutung des Gehirns zu vermeiden.

> **⚠ Notfall! Hypertensive Krise**
> - Bei einem diastolischen Druck über 120 mmHg einen Arzt benachrichtigen
> - Den Patienten beruhigen und Bettruhe einhalten lassen (30°-Oberkörperhochlagerung). Je nach Zustand des Patienten bei ihm bleiben, auf jeden Fall Vitalzeichen (RR, Puls, Bewusstsein) engmaschig kontrollieren
> - 10 – 20 mg Nifedipin (z.B. Adalat®-Kapsel) oder Nitrendipin (z.B. Bayotensin® akut) auf Arztanordnung geben (nicht bei Angina pectoris). Bei Bedarf nach 30 Minuten wiederholen
> - Bei Überwässerung oder (drohendem) Lungenödem 20 – 40 mg Furosemid (z.B. Lasix®) intravenös spritzen (Arzt) und 2 – 3 Hübe Glyceroltrinitrat (z.B. Nitrolingual®) sublingual geben
> - Bei Erfolglosigkeit der bisherigen Maßnahmen Nitroperfusor vorbereiten (50 mg auf 50 ml NaCl 0,9 %, 1 – 6 ml/Std.)

> - Bei Tachykardie (Herzfrequenz über 120/Min.) Clonidin (z.B. Catapresan®) i.m. oder i.v. spritzen (Arzt), bei Bradykardie (Herzfrequenz unter 60/Min.) Dihydralazin (z.B. Nepresol®). Frequenzneutral ist Urapidil (z.B. Ebrantil®).

Nach Beseitigung der akuten Gefahr besteht die weitere Pflege in der regelmäßigen Kontrolle der Vitalzeichen, der Überwachung der medikamentösen Behandlung und der Mobilisation nach Anordnung. Anfangs ist eine Unterstützung bei der Körperpflege erforderlich.

7.5.3 Hypotonie

> **⚃ Hypotonie:** Dauernde Blutdruckerniedrigung auf Werte unter 105/60 mmHg bei *gleichzeitigen Beschwerden* des Patienten durch die Minderdurchblutung der peripheren Organe. Ein Mensch, der sich bei hypotonen Blutdruckwerten wohl fühlt, ist nicht behandlungsbedürftig!
>
> **Orthostatische Dysregulation** *(orthostatische Hypotonie):* Wiederkehrender Blutdruckabfall beim Lagewechsel vom Liegen zum Stehen oder bei längerem Stehen. Durch die kurzzeitige Minderdurchblutung des Gehirns wird dem Patienten schummrig und schwarz vor Augen, er kann stürzen und ohnmächtig werden. Die orthostati-

sche Dysregulation tritt oft zusammen mit einer Hypotonie auf. Insbesondere ältere Patienten leiden aber isoliert an Orthostase-Problemen. Ursachen sind eine allgemeine Gefäßsklerose mit nachlassender Reaktivität der Gefäßwände oder die Einnahme bestimmter Arzneimittel (v.a. Herz-, Hochdruck- und psychiatrische Arzneimittel).

Krankheitsentstehung

Ätiologisch werden folgende Hypotonieformen unterschieden:
- **Essentielle Hypotonie:** Hier hat die Hypotonie keine erkennbare Ursache. Diese Hypotonieform ist sehr häufig, insbesondere bei jüngeren Frauen, und hat nur fraglichen Krankheitswert
- **Symptomatische Hypotonien:** Sie sind Ausdruck einer Grunderkrankung, etwa einer Herzinsuffizienz

(☞ 6.6.1), einer Aortenklappenstenose (☞ 6.11.4), einer Nebennierenrindeninsuffizienz (☞ 12.6.2), einer Neuropathie (Nervenschädigung) mit Beteiligung des vegetativen Nervensystems oder einer Hypovolämie sowie Folge von Bettlägerigkeit oder Arzneimitteleinnahme (z.B. Diuretika, Psychopharmaka, gefäßerweiternde Arzneimittel).

Symptome und Untersuchungsbefund

Die Patienten klagen typischerweise über Abgeschlagenheit, Leistungs- und Konzentrationsschwäche sowie Schwindel mit Schwarzwerden vor den Augen, besonders morgens beim Aufstehen (lange „Anlaufzeit") oder längerem Stehen. (Kurze) Bewusstlosigkeiten sind dabei möglich. Nicht selten sind auch depressive Verstimmungen, Frösteln, Blässe und Stiche oder Beklemmungsgefühl in der Herzgegend.

Bei der essentiellen Hypotonie handelt es sich sehr häufig um sehr schlanke Patienten mit einem ansonsten unauffälligen Untersuchungsbefund. Bei den sekundären Hypotonieformen stehen die Befunde der Grunderkrankung im Vordergrund.

Diagnostik

Die Diagnose wird durch mehrfache Blutdruckmessungen und durch einen **Schellong-Test** gestellt.

Durchführung eines Schellong-Tests
Der Patient soll unter Kontrolle von Puls und Ruheblutdruck ca. zehn Minuten ruhig auf dem Rücken liegen.

Dann steht er (rasch) auf und bleibt möglichst zehn Minuten lang stehen, ohne sich abzustützen. Während des Stehens werden jede Minute oder zumindest alle zwei Minuten (unterschiedliche hausinterne Regelungen) Puls und Blutdruck gemessen und sofort auf einem vorgefertigten Diagramm eingetragen. Nach zehn Minuten legt sich der Patient wieder hin, und Puls und Blutdruck werden so lange gemessen, bis die Ausgangswerte wieder erreicht sind. Die häufigsten Formen eines pathologischen Schellong-Tests zeigt Abb. 7.54.

Behandlungsstrategie

> ⚠ Nicht selten kollabiert der Patient mit einer (orthostatischen) Hypotonie, z.B. bei einer längeren Stehbelastung. Im typischen Fall verspürt der Patient zunächst Vorboten wie Schwindel oder Schwarzwerden vor den Augen und sackt dann langsam zu Boden. Folgende Maßnahmen führen meist innerhalb kürzester Zeit zum Erwachen:
> - Patienten hinlegen, nicht hinsetzen, und Beine hoch lagern
> - Arzt benachrichtigen (lassen)
> - Vitalzeichen kontrollieren

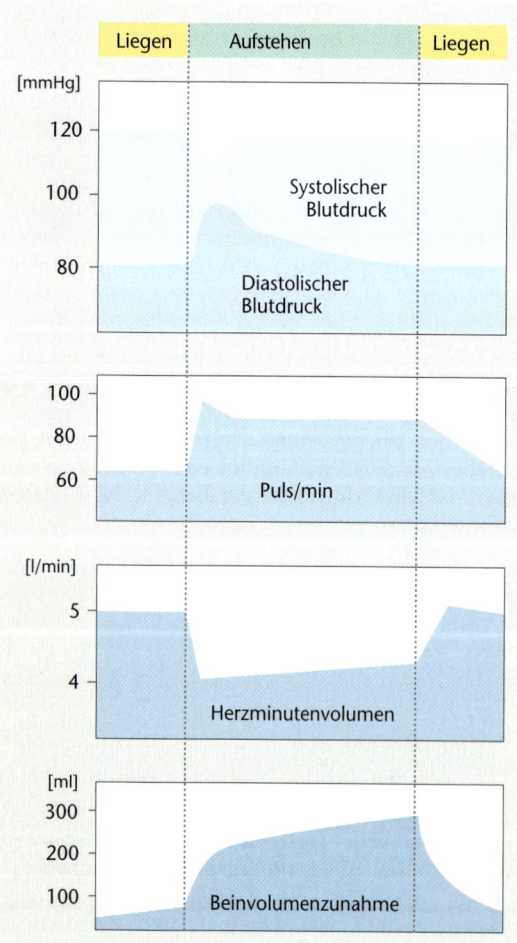

Abb. 7.53: Normale Veränderungen von Blutdruck, Puls, Herzzeit- und Beinvolumen beim Aufrechtstehenden und beim Liegenden. [A400]

- Arzneimittel, z.B. Sympathomimetika, nach ärztlicher Anordnung geben
- Tipp: Bei Diabetikern und Alkoholikern kann auch eine Hypoglykämie vorliegen. BZ-Stix durchführen, falls Patient nicht prompt aufklart.

Bei symptomatischen Hypotonien wird die ursächliche Erkrankung behandelt. Viel häufiger aber ist die essentielle Hypotonie, die nur in schweren Fällen einer medikamentösen Behandlung bedarf, z.B. mit Dihydroergotamin (z.B. Dihydergot®) oder Sympathomimetika (z.B. Effortil®). Für Patienten mit einer essentiellen Hypotonie ist es wichtig, dass sie von dem Arzt über die Harmlosigkeit ihrer Erkrankung aufgeklärt werden.

🔲 Pflege und
🗂 Patienteninformation

Vielfach können insbesondere die essentielle Hypotonie und Orthostase-Probleme durch einfache, nebenwirkungsfreie Maßnahmen gebessert oder beseitigt werden:
- Gefäßtraining durch Wechselduschen, Bürstenmassagen oder klimatische Reize sind bei konsequenter Durchführung wirksam. Vorsicht ist allerdings beim Saunabaden geboten, da es durch die Wärme zu einer starken Gefäßerweiterung mit nachfolgendem Kollaps kommen kann
- Der Patient sollte reichlich trinken, falls keine Kontraindikationen bestehen
- Regelmäßige körperliche Betätigung wirkt auch bei der Hypotonie blutdruckregulierend. Die Haltung vieler Patienten, sich wegen ihrer Leistungsschwäche zu schonen, verstärkt die Kreislaufstörung
- Der Patient sollte nicht abrupt aus dem Liegen aufstehen, sondern sich zunächst aufsetzen und z.B. mit den Füßen kreisen oder die Beine anziehen
- Bei längerem Stehen sind Wippen auf dem Zehenballen, Betätigung der Bauchpresse oder andere Muskelbetätigungen hilfreich.

7.6 Schock

🔲 **Schock:** Akutes, lebensbedrohliches Kreislaufversagen mit kritischer Verminderung der Organdurchblutung und nachfolgender Schädigung der Zellfunktionen.

Vier Hauptursachen sind im Hinblick auf unterschiedliche Behandlungsstrategien möglichst frühzeitig zu unterscheiden:
- Hypovolämischer Schock
- Kardiogener Schock
- Septischer Schock
- Anaphylaktischer Schock.

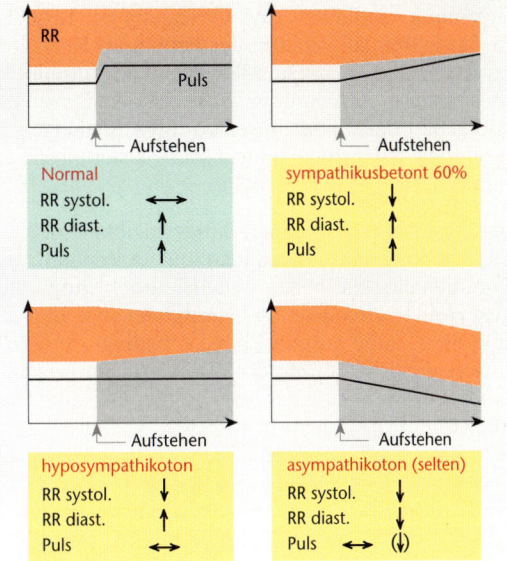

Abb. 7.54: Schellong-Test beim Gesunden (links oben) und mögliche Untersuchungsbefunde bei verschiedenen Formen der orthostatischen Hypotonie. [A300]

⇨ Krankheitsentstehung

Der **hypovolämische Schock** entsteht durch eine Verminderung des intravasalen Volumens, etwa durch Blutverluste (über ca. 10 % des Gesamtblutvolumens) sowie andere Plasma- oder Flüssigkeitsverluste, z.B. bei Verbrennungen, Durchfall, Erbrechen, Bauchspeicheldrüsen- oder Bauchfellentzündung.

Dem **kardiogenen Schock** liegt eine stark verringerte Pumpleistung des Herzens zugrunde, beispielsweise durch einen Herzinfarkt (☞ 6.5.2), eine akut dekompensierte Herzinsuffizienz (☞ 6.6.2), Herzrhythmusstörungen (☞ 6.7), entzündliche Herzerkrankungen (☞ 6.8) oder eine Lungenembolie (☞ 8.10.1).

Zum **septischen Schock** kommt es bei schweren bakteriellen Infektionen, wenn die Freisetzung von Bakterientoxinen (☞ 17.6.1) zu einer Gefäßweitstellung und damit zu einem *relativen* Flüssigkeitsmangel in den Gefäßen führt. Ausgangspunkt sind oft Infektionen der ableitenden Harnwege (☞ 11.7), Gallenwegsinfektionen (☞ 10.6.3), Bauchfellentzündung (*Peritonitis* ☞ 9.8), Lungenentzündung (*Pneumonie* ☞ 8.5.3) oder Katheterinfektionen, z.B. eines ZVK. Besonders gefährdet sind Patienten mit Diabetes mellitus (☞ 12.7), Verbrennungen, Tumoren (☞ Kap. 14), Abwehrschwäche, nach großen Operationen oder bei Einnahme bestimmter Arzneimittel (z.B. Glukokortikoide, Zytostatika).

Der **anaphylaktische Schock** ist die schwerste Form einer allergischen Reaktion Typ I (☞ 16.4.1). Die enorme Histaminfreisetzung führt unter anderem zu

Gefäßweitstellung mit Blutdruckabfall, Abnahme des Herzminutenvolumens und Verengung der Bronchien. Im Extremfall verstirbt der Patient an Herz- und Atemstillstand. Häufige Allergene sind Antibiotika oder andere Arzneimittel (z.B. Lokalanästhetika), Röntgenkontrastmittel, Insekten- oder Schlangengifte oder die Allergene bei Hyposensibilisierungstherapien.

Der Körper reagiert auf den Blutdruckabfall mit einer Ausschüttung der Katecholamine Adrenalin und Noradrenalin. Sie heben den Blutdruck durch Anstieg von Herzfrequenz und Herzkraft sowie Engstellung der Gefäße an und führen – bedingt durch die unterschiedliche „Rezeptorausstattung" der verschiedenen Organe – zu einer bevorzugten Durchblutung lebenswichtiger Organe auf Kosten „weniger wichtiger" Organe wie etwa der Haut **(Zentralisation des Kreislaufs)**. Dieser Mechanismus ist anfangs sinnvoll. Wird die Schockursache aber nicht bald beseitigt, entwickelt sich ein Teufelskreis aus zunehmendem Sauerstoffmangel, Azidose, Gefäß- und Organschäden (☞ Abb. 7.55).

🔲 Symptome und Untersuchungsbefund

Ein Teil der Krankheitszeichen ist bei allen Schockformen gleich:

- Die Bewusstseinslage ändert sich: Zunächst wird der Patient meist unruhig und ängstlich, dann folgen Apathie, Somnolenz und Koma
- Tachykardie mit einer Pulsfrequenz > 100/Min.
- Trotz der hohen Herzfrequenz ist der Blutdruck niedrig, meistens systolisch unter 90 mmHg. Der **Schockindex** ist > 1.

🖐 **Berechnung des Schockindex:**

Schockindex = $Puls/RR_{systolisch}$

Bewertung:
- Schockindex beim Gesunden ~ 0,5
- Schockindex bei Schock > 1.

- Die Extremitäten sind aufgrund der *Zentralisation des Kreislaufs* im Schock kalt-feucht und blassgrau (Ausnahme: Frühphase des septischen Schocks ☞ oben)

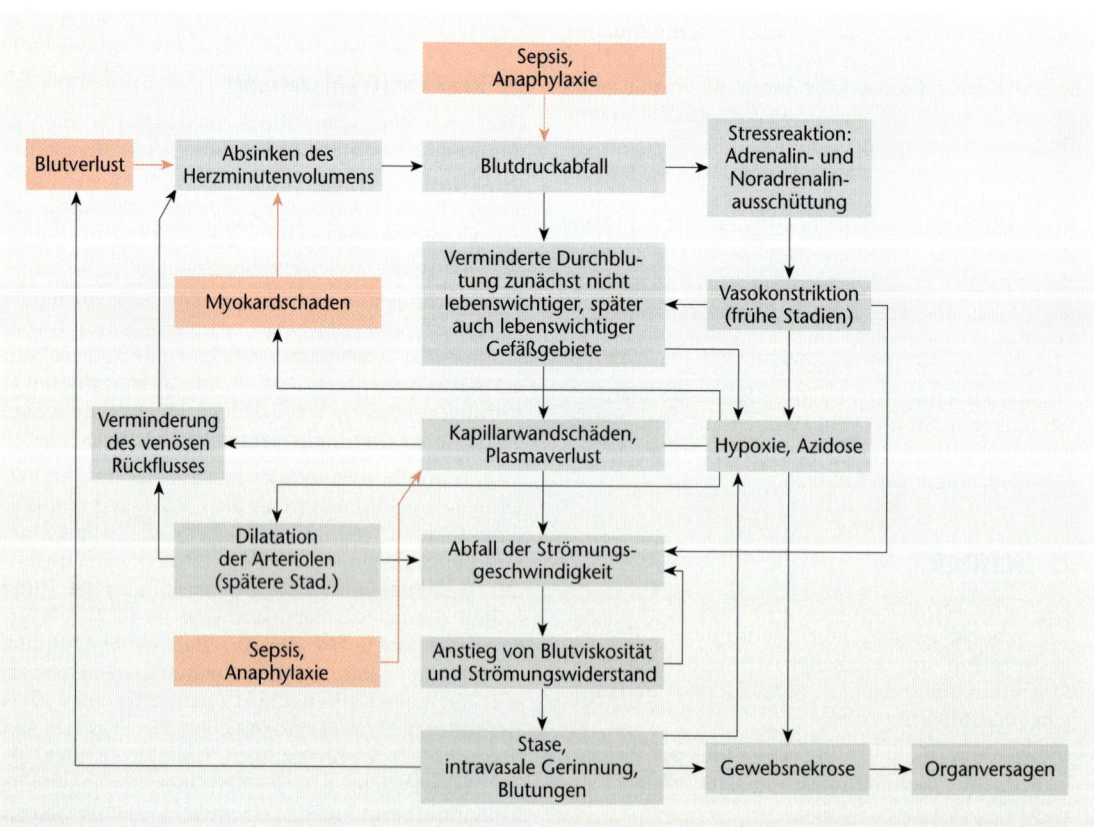

Abb. 7.55: Pathophysiologische Mechanismen beim Schock (vereinfachte Schemazeichnung). Die Anfangsstadien der verschiedenen Schockformen verlaufen zwar unterschiedlich, bei ausbleibender Behandlung münden sie jedoch über positive Rückkoppelungsmechanismen in das gleiche Endstadium: Es entwickeln sich mehrere „Teufelskreise", der Schock ist nun therapeutisch kaum noch oder gar nicht mehr zu beeinflussen.

- Haut und Schleimhäute sind durch den Sauerstoffmangel *zyanotisch* (Ausnahme: Kohlenmonoxid-Vergiftung und Frühphase des septischen Schocks)
- *Atemstörungen*, in erster Linie Tachypnoe (☞ 8.3.3) oder Dyspnoe (☞ 8.3.1)
- *Oligurie* (☞ 11.3.1), d.h. Verminderung der Urinmenge auf unter 20 – 25 ml/Std.

Differenzierung der einzelnen Schockformen

Zusätzlich gibt es einige Krankheitszeichen, die nur bei bestimmten Schockformen auftreten:
- Typisch für den *hypovolämischen Schock* sind kollabierte Halsvenen und starker Durst durch den Flüssigkeitsmangel
- Ein Patient im *kardiogenen Schock* liegt in der Regel nicht, sondern er sitzt (Orthopnoe ☞ 8.3.1) und ringt nach Luft. Häufig bestehen außerdem Zeichen einer Herzinsuffizienz (☞ 6.6) wie „Brodeln" über der Lunge, Beinödeme, Halsvenenstauung oder Herzrhythmusstörungen (☞ 6.7)
- Der Patient im *septischen Schock* hat oft hohes Fieber, evtl. mit Schüttelfrost. Anfangs ist seine Haut noch warm und gut durchblutet; dadurch sieht der Kranke gesünder aus, als er es tatsächlich ist. Auch der ZVD liegt zu Beginn noch im Normbereich. Im weiteren Verlauf kommt es durch Gerinnungsstörungen zu typischen Hautblutungen
- Der *anaphylaktische Schock* beginnt rasch nach dem Allergenkontakt mit Unruhe, Juckreiz, Niesen und Quaddelbildung auf der Haut. Es folgen Schwindel, Übelkeit, Erbrechen, Durchfall, Fieber, Schüttelfrost, Angstgefühl sowie Luftnot mit Bronchospasmus (☞ 8.6.1) und Kehlkopfödem.

🔎 Diagnostik und Differenzialdiagnose

Vielfach wird der Patient bereits im Schock eingeliefert; die Diagnostik hat dann zum Ziel, so rasch wie möglich die Ursache des Schocks herauszufinden, um eine *kausale* Therapie beginnen zu können. Nach Anamnese und körperlicher Untersuchung folgen:
- EKG: Herzinfarkt, Herzrhythmusstörungen?
- Röntgenaufnahme des Thorax: Lungenödem, Pneumonie, Pneumo- oder Hämatothorax (☞ 8.9, 8.11.2)?
- Röntgenleeraufnahme des Abdomens: Spiegel als Zeichen eines Ileus (☞ 9.7.1), freie Luft im Bauchraum bei Perforation eines Hohlorgans?
- Sonographie: Gallenblasenentzündung, Harnaufstau, Abszesse, Milzgröße, Aortenaneurysma?
- Blutuntersuchung:
  - (großes) BB, Gerinnung, Blutgruppe und Kreuzblut, Kreatinin, Elektrolyte, BZ, CK, GOT, LDH, HBDH, Lipase, Amylase, Laktat, evtl. Alkoholspiegel
  - Evtl. zusätzliche Röhrchen für toxikologische Untersuchungen
  - Evtl. Blutkultur
- ZVD: bei Rechtsherzversagen und Lungenembolie erhöht, bei Volumenmangelschock erniedrigt

- Urinstatus, Urinkultur: Harnwegsinfekt?
- Evtl. Liquorpunktion und -untersuchung.

📊 Behandlungsstrategie

Erstmaßnahmen bei Schock ☞ *Kasten*

> **⚠ Notfall! Erstmaßnahmen beim Schock**
>
> Die sofortige Behandlung ist lebensrettend:
> - Lagerung: Patienten hinlegen und Beine hochlagern. Ausnahme: Oberkörperhochlagerung bei Herzinsuffizienz und Verdacht auf Herzinfarkt sowie bei Blutungen im Bereich von Kopf, Lunge und oberem Magen-Darm-Trakt
> - Sauerstoffgabe (4 – 6 l/Min. ☞ 8.2.3), evtl. Intubation und Beatmung
> - Legen von mehreren großlumigen venösen Zugängen, evtl. eines ZVK (☞ 2.5.10)
> - Schmerzbekämpfung (Opioid wie z.B. Piritramid, etwa in Dipidolor®), evtl. auch medikamentöse Sedierung (z.B. Diazepam, etwa in Valium®)
> - Korrektur von Elektrolytstörungen (☞ 11.17) und einer evtl. bestehenden metabolischen Azidose (☞ 11.18.1)
> - Bei Herz-Kreislauf-Stillstand Reanimation (☞ 5.3).

Hinzu treten spezifische Maßnahmen in Abhängigkeit von der Ursache des Schocks:
- Bei *Volumenmangelschock* ausreichende Flüssigkeitszufuhr (möglichst Plasmaexpander, z.B. HAES® ☞ 2.5.7) unter ZVD-Kontrolle, bei hochgradigem Blutverlust Gabe von Erythrozytenkonzentraten
- Bei *kardiogenem Schock* Nitratgabe (zunächst als Sprühstöße sublingual, dann über Perfusor), Dopamin- und/oder Dobutaminperfusor, Schleifendiuretika i.v. (z.B. Lasix®) sowie Behandlung der Grunderkrankung
- Bei *septischem Schock* Antibiotika und Vollheparinisierung zur Prophylaxe einer Verbrauchskoagulopathie (☞ 13.9.4)
- Bei *anaphylaktischem Schock* Allergenzufuhr sofort stoppen (z.B. Injektion, Infusion, Transfusion unterbrechen), Volumenzufuhr, Adrenalin langsam i.v. (0,25 – 1 mg verdünnt in 10 ml NaCl 0,9 %), hochdosiert Glukokortikoide i.v., Antihistaminika i.v. (z.B. Tavegil®), bei Bronchospasmus Theophyllin i.v. (z.B. Euphyllin®).

📋 Pflege bei Schock

Für alle Schockformen gilt:
- Vitalzeichen je nach Zustand des Patienten engmaschig oder kontinuierlich per Monitor kontrollieren, insbesondere Bewusstseinszustand, RR, Puls (EKG-Monitoring), Atmung
- Haut des Patienten beobachten (Blässe, Zyanose)

- Regelmäßig Körpertemperatur messen, bei starker Zentralisation Patienten warm halten (etwa durch eine zweite Decke), im septischen Schock bei hohem Fieber kalte Waschungen zur Fiebersenkung durchführen
- Flüssigkeitshaushalt bilanzieren, dafür Blasendauerkatheter legen. Stündliche Urinmenge messen
- ZVD kontrollieren (☞ 6.2.3)
- Evtl. oben aufgeführte Therapiemaßnahmen vorbereiten.

Pflege bei Sauerstoffgabe ☞ 8.2.3

> ⚠ **Vorsicht!**
> **Analgetika bei Schock**
> Beim anaphylaktischen Schock keine Analgetika geben, die wie z.B. Opioide Übelkeit und Erbrechen hervorrufen können (dem Patienten ist ohnehin schon schlecht).

7.7 Erkrankungen der Arterien

Vaskulitiden (Gefäßentzündungen) ☞ 15.7.6

7.7.1 Arteriosklerose: Atherosklerose

> 🔲 **Arteriosklerose** (umgangssprachlich *Arterienverkalkung*): Sammelbezeichnung für verschiedene chronische Arterienerkrankungen, die mit einer Verhärtung und Verdickung der Arterienwand einhergehen.
> Im engeren Sinne (und in diesem Buch so benutzt) Synonym für die häufigste dieser Erkrankungen, die **Atherosklerose.** Hier ist vor allem die *Intima der großen Arterien* verändert mit der Folge einer Einengung des Gefäßlumens und daraus resultierenden Durchblutungsstörungen. Die Atherosklerose ist in unserer Wohlstandsgesellschaft die häufigste Gefäßerkrankung überhaupt.

➡ Krankheitsentstehung und Risikofaktoren

Krankheitsentstehung

Es gibt verschiedene Theorien zur Krankheitsentstehung der Arteriosklerose. Nach der *Response-to-injury-Theorie* steht eine durch verschiedene Faktoren hervorgerufene Endothelschädigung am Beginn der Erkrankung, die zur Ausbildung eines Intimaödems und zur Anlagerung von Blutzellen (Thrombozyten, Monozyten) und Lipiden (**Fettstreifen**) führt. Die Zellen in der Gefäßwand proliferieren (wuchern), es bildet sich eine Fibrose mit fibrösen **arteriosklerotischen Plaques** (Plaque = plattenförmige Gewebeveränderung), Nekrosen und Verkalkungen aus. Reißen die Plaques ein, so bilden sich an der entstandenen rauen Gefäßläsion oft Thromben, die das Gefäß teilweise

oder vollständig verlegen und Ausgangspunkt von Embolien in nachgeschalteten Arterien sein können. Durch Organminderdurchblutung und Sauerstoffmangel (**Hypoxie**) bekommt der Patient in diesem Stadium die für die Arteriosklerose typischen Beschwerden. Darüber hinaus bilden arteriosklerotische Wandveränderungen den Boden für die Ausbildung von Gefäßaneurysmen (Gefäßaussackung ☞ 7.7.7).

Diese Theorie wird heute durch weitere Thesen modifiziert und ergänzt. Zurzeit wird die Rolle der Thrombozyten betont und neben einer genetischen Disposition eine entzündliche Gefäßschädigung etwa durch Immunkomplexe oder Chlamydien-Infektion (☞ 6.5.1) diskutiert.

Risikofaktoren

Trotz neuer theoretischer Ansätze hat das alte Konzept der Risikofaktoren nach wie vor Gültigkeit. Risikofaktoren für Arteriosklerose sind:

- Nikotinabusus
- Hypertonie (☞ 7.5.1)
- Fettstoffwechselstörungen (☞ 12.8.4)
- Diabetes mellitus (☞ 12.7) sowie
- Gicht, Übergewicht und Bewegungsmangel.

Hingegen kommt den weiblichen Geschlechtshormone eine Schutzfunktion zu: bis zur Menopause sind Frauen deutlich seltener betroffen als Männer.

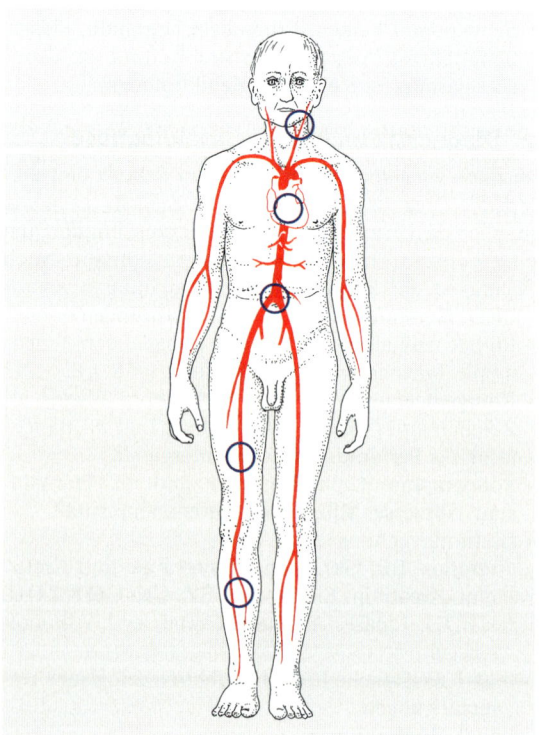

Abb. 7.56: Bevorzugte Lokalisation der Arteriosklerose. [A400-190]

Folgen der Arteriosklerose

🔖 Über arterielle Gefäßverengungen bzw. -verschlüsse kommt es zu Durchblutungsstörungen bis hin zum Gewebsuntergang (**Infarkt**) in den nachgeschalteten Organen.

Je nach Lokalisation der Gefäßverengungen entwickeln sich folgende Krankheitsbilder:

- Die **periphere arterielle Verschlusskrankheit** der Leisten- und Beinarterien (*pAVK* ☞ 7.7.2)
- **Akute arterielle Verschlüsse** v.a. von Bauch-, Leisten- und Beinarterien (☞ 7.7.3, 7.7.4)
- Vor allem in Bauch und Gehirn **arteriosklerotische Aneurysmen,** die platzen und zu tödlichen Blutungen führen können (☞ auch 7.7.7 – 7.7.10)
- **Zerebrovaskuläre Insuffizienz** mit dem klinischen Bild des **Schlaganfalls** (☞ 7.8) oder der **Multiinfarkt-Demenz** (☞ 3.5.2)
- Insuffizienz der Eingeweidearterien (☞ 7.7.4)
- Am Herzen die **Koronare Herzkrankheit** (*KHK* ☞ 6.5.1) mit ihren unterschiedlichen Manifestationen.

Ein Patient mit *einem* dieser Krankheitsbilder hat meist ein *generalisiertes* Gefäßleiden und leidet daher (früher oder später) sehr oft auch an den anderen genannten Erkrankungen.

🔖 Die Folgeerkrankungen der Arteriosklerose bilden nicht nur die Todesursache Nummer eins in den Industriestaaten, sondern sie schränken die Lebensqualität der betroffenen Patienten erheblich ein und haben enorme soziale und volkswirtschaftliche Bedeutung (etwa durch hohe Zahlen von Frühberentungen).

7.7.2 Periphere arterielle Verschlusskrankheit (pAVK)

📋 **Periphere arterielle Verschlusskrankheit** *(pAVK)*: Chronische Verengungen und Verschlüsse der Extremitätenarterien, in über 90 % der unteren Extremität. Meist Männer betreffend.

In vielen Lehrbüchern, kaum jedoch im medizinischen Alltag, wird der pAVK eine „allgemeine" AVK gegenübergestellt, welche alle mit arteriellen Gefäßverschlüssen einhergehenden Krankheitsbilder zusammenfasst.

➽ Krankheitsentstehung

Der pAVK liegt in der weit überwiegenden Zahl der Fälle eine Arteriosklerose zugrunde. Andere Ursachen, insbesondere Gefäßentzündungen, sind demgegenüber mit weniger als 5 % selten. Deshalb beschrän-

ken sich die folgenden Ausführungen auf die arteriosklerotisch bedingte pAVK.

🔲 Symptome und Untersuchungsbefund

Da ganz überwiegend die unteren Extremitäten betroffen sind, sucht der Patient den Arzt meist wegen Beinschmerzen auf. Typisch ist die **Claudicatio intermittens** (☞ 7.3.1), d.h. der Schmerz durch Minderdurchblutung der Extremität bei Belastung. Weitere Krankheitszeichen sind belastungsabhängige Schwäche der betroffenen Extremität, Kältegefühl, Gefühlsstörungen und eine livide Verfärbung der Extremität bei Tieflagerung. In diesem Stadium besteht bei Belastung ein Sauerstoffmangel (daher *belastungsabhängiger* Schmerz), während der Sauerstoffbedarf in Ruhe noch gedeckt wird (*kein* Ruheschmerz).

Eine Verschlimmerung der Erkrankung wird durch einen dauerhaftem **Ruheschmerz** signalisiert. In diesem Stadium ist die Durchblutung auch in Ruhe nicht mehr ausreichend. Die Haut der erkrankten Extremität ist blass, marmoriert und kühl, und die Pulse sind abgeschwächt oder fehlen. Nekrosen und Ulzera können auftreten.

Einteilung der pAVK

Im klinischen Alltag hat sich eine Einteilung der pAVK nach *Lokalisation* und *Schweregrad* bewährt:

- Bei der Einteilung nach der Lokalisation werden bei der unteren Extremität eine **pAVK vom Becken-, Oberschenkel- und Unterschenkeltyp** unterschieden. Die Schmerzen des Patienten sind jeweils eine Etage tiefer als die befallene Arterie lokalisiert, also im Hüft-Oberschenkelbereich, im Unterschenkel (Wade!) und im Fuß. Ist nur ein Gefäßabschnitt erkrankt, spricht man von einer **Ein-**

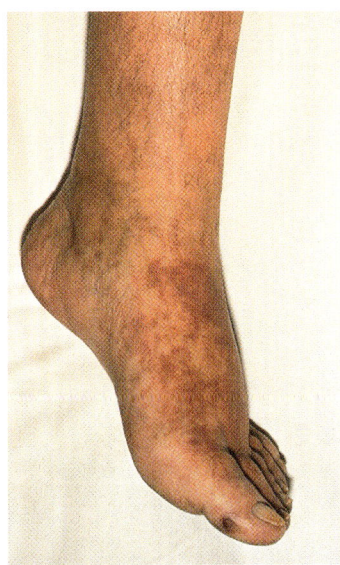

Abb. 7.57: Schwere pAVK. Fleckig-livide Verfärbung des Fußes. [M180]

etagenerkrankung, beim Befall mehrerer Gefäßabschnitte von einer **Mehretagenerkrankung**
- Für den Schweregrad der Erkrankung hat sich für die untere Extremität die **Stadieneinteilung nach Fontaine** etabliert (☞ Tab. 7.58).

🔎 Diagnostik und Differenzialdiagnose

Eine Verdachtsdiagnose ist in der Regel durch einfache klinische Untersuchungen wie Tasten der Pulse und der Hauttemperatur, seitenvergleichende Blutdruckmessung an Armen *und* Beinen, Auskultation der Arterien, Überprüfung der schmerzfreien Gehstrecke, Lagerungsprobe nach Ratschow und andere klinische Funktionsprüfungen (☞ 7.4.3) möglich.

Doppler- und Duplex-Sonographie zeigen Lokalisation und Ausmaß der Stenosen auf. Vor rekanalisierenden Maßnahmen (PTA, Operation ☞ unten) sind eine (arterielle) DSA und evtl. ein Angio-CT (Kombination aus CT und Angiographie) erforderlich.

Die Mehrzahl der Patienten sind Raucher (deshalb wird die pAVK häufig auch als „Raucherbein" bezeichnet) und/oder langjährige Diabetiker. Da häufig weitere Gefäßregionen von der Erkrankung betroffen sind, wird nach weiteren Manifestationen gesucht: Die Anamnese fragt gezielt nach den Symptomen einer Angina pectoris (☞ 6.5.1) oder einer zerebralen Durchblutungsstörung (☞ 7.8). Zur weiteren Diagnostik gehören Blutuntersuchungen (BB, Gerinnung, BZ, Lipide, Harnsäure, Nieren- und Leberwerte), EKG, evtl. Belastungs-EKG und die Doppleruntersuchung der extrakraniellen Hirngefäße (☞ 7.4.4).

📊 Behandlungsstrategie

Die Therapie der pAVK richtet sich nach Lokalisation und Kompensationsgrad des Verschlusses.

Grundsätzlich gilt, dass unabhängig vom Stadium der pAVK Grunderkrankungen bzw. Risikofaktoren behandelt werden müssen (vor allem durch Nikotinkarenz, medikamentöse Einstellung eines Bluthochdrucks, Senkung erhöhter Blutfette).

I	Keine Beschwerden, aber nachweisbare Veränderungen (Stenose, Verschluss)	
II	Claudicatio intermittens („Schaufensterkrankheit")	**II a:** Schmerzfreie Gehstrecke > 200 m
		II b: Schmerzfreie Gehstrecke < 200 m
		Kompliziertes Stadium II: nichtheilende Verletzung
III	Ruheschmerz in Horizontallage	
IV	Ruheschmerz, Ulkus bzw. Nekrose/Gangrän	

Tab. 7.58: Stadieneinteilung der pAVK nach Fontaine.

Konservative Therapie

Die konservative Therapie wird insbesondere in den Stadien I und II angewendet. Sie umfasst folgende Maßnahmen:
- Am wichtigsten ist das **Gehtraining,** das zwar nicht die Gefäßverengung beseitigt, aber durch wiederholte Beanspruchung der Muskulatur *hinter* der Stenose zur Ausbildung von **Kollateralen** führt. Dies sind kleine („seitliche" = kollaterale) Arterien, die das gleiche Versorgungsgebiet wie die stenosierte Arterie erreichen und so einen Umgehungskreislauf um die Gefäßverengung bilden. Der Patient soll dabei 70 – 90 % der ausgetesteten Maximalgehstrecke zügig gehen oder bestimmte fußgymnastische Übungen ausführen – also fast bis zur Schmerzgrenze –, dann anhalten und nach einer Pause weitergehen. Ein Weitergehen trotz Schmerz ist nicht sinnvoll, da dies zu Zellschädigungen und damit einer Abnahme der Trainierbarkeit führt. Das Gehtraining ist nur erfolgversprechend, wenn der Patient über eine längere Zeit *mindestens* 1 Std. pro Tag übt. Zehenstand, Rollübungen nach Ratschow (☞ 7.2.1) und – falls möglich – Treppensteigen, Rad fahren oder Schwimmen sind zusätzlich sinnvoll
- Die Gabe sog. **Rheologika** (z.B. Trental®), die die Durchblutung verbessern sollen, ist zwar üblich, aber in ihrer Wirkung umstritten
- Bei hohem Hämatokrit wird ein Aderlass von 400 – 500 ml unter gleichzeitiger Infusion von Hydroxyäthylstärke 10 % durchgeführt (**isovolämische Hämodilution** = Blutverdünnung zur Verbesserung der Fließeigenschaften des Blutes bei gleich bleibendem Volumen), bis der Hämatokrit unter 38 % liegt
- Eine Durchblutungsverbesserung wird auch durch **hypervolämische Hämodilution** erzielt. Dabei wird Hydroxyäthylstärke 10 % oder – bei Vorliegen einer Herzinsuffizienz – 6 % (z.B. HAES-steril®) infundiert. Alternativ werden niedermolekulare Dextranlösungen eingesetzt
- Die Gabe von täglich 100 mg ASS soll die Thrombenbildung in den Arterien verhindern. Bei ASS-Unverträglichkeit können Tiklopidin (z.B. Tiklyd®) oder Clopidogrel (z.B. Plavix®) gegeben werden.

In den Stadien III und IV können bei Inoperabilität Prostaglandine intravenös zur Gefäßerweiterung gegeben werden.

Rekanalisierende Maßnahmen

Die Stadien III und IV (evtl. bereits das Stadium II b) erfordern meistens *rekanalisierende Maßnahmen.* Haben sich bereits Nekrosen entwickelt, ist die Amputation des betroffenen Extremitätenabschnittes oft unumgänglich, um das Leben des Patienten zu retten.

Lokale Lyse. Bei der **lokalen Lyse** werden Streptokinase, Urokinase oder Plasminogenaktivator (rt-PA) mit einem *arteriellen* Katheter direkt an den Thrombus gebracht, um diesen aufzulösen und so das Gefäß wieder zu öffnen.

Angioplastie. Bei der **PTA** (*perkutane transluminale Angioplastie*) wird die Stenose durch einen kleinen, aufblasbaren Ballon aufgedehnt, der an einem Katheter bis zur Stenose vorgeschoben wird (☞ Abb. 6.43). Die PTA wird hauptsächlich bei isolierten, kurzstreckigen Stenosen angewendet und kann mit der lokalen Lyse kombiniert werden. Wegen der Komplikationsgefahr darf sie nur in Operationsbereitschaft durchgeführt werden. Neuere Verfahren sind die *Rotations-* oder *Laser-Angioplastie*. Auch Stentimplantationen sind möglich (☞ 6.5.1).

Operative Verfahren. Bei der **TEA** (*Thrombendarteriektomie, Desobliteration*) wird der Thrombus zusammen mit der krankhaft veränderten Gefäßinnenwand „ausgeschält". Da die Gefahr einer erneuten Stenose- oder Verschlussbildung mit der Länge des operierten Gefäßabschnittes steigt, bleibt die TEA kurzen Stenosen vorbehalten.

TEA der gehirnversorgenden Arterien ☞ 7.8.3

Bei langstreckigen oder multiplen Stenosen sind **Bypass**-Operationen (☞ auch 6.5.1) besser geeignet. Dabei wird der verengte oder verschlossene Gefäßabschnitt durch Implantation einer Prothese aus körperfremdem Material oder eines körpereigenen Gefäßes umgangen.

🔲 Pflege

Weitere Verhaltensregeln ☞ 7.2.1

- Zur Ausschaltung von Risikofaktoren wird dem Patienten bei Übergewicht zu einer Reduktionskost und bei erhöhten Blutfettwerten zu einer fettarmen Diät geraten. Das Rauchen sollte der Patient unbedingt einstellen. Bei Diabetikern wird eine möglichst normnahe Stoffwechseleinstellung angestrebt
- Die Pflegenden motivieren den Patienten zur Einhaltung des Gehtrainings, da hierdurch das Fortschreiten der Erkrankung verzögert und oft eine deutliche Besserung der Symptome erzielt werden kann
- Verletzungen der Füße sind wegen der schlechten Heilungstendenz der Wunden und der Infektionsgefahr unbedingt zu vermeiden. Daher sorgfältige Pediküre, ggf. durch medizinische Fußpflege, kein Barfußlaufen, keine engen oder drückenden Schuhe (Drucknekrosen). Füße trocken halten (Gefahr von Pilzinfektionen). Keine einschnürende Kleidung, die die Durchblutung weiter verschlechtert
- Vor allem bei Ruheschmerzen hat sich eine Wechsellagerung bewährt: Der Patient streckt die Beine erst 10 – 15 Minuten lang flach im Bett aus, dann werden die Beine für kürzere Zeit (warm eingepackt) auf einem etwas niedrigeren Hocker gelagert
- Vor einer PTA werden die Röntgenbilder besorgt, die Laborwerte bestimmt und die Leistenregion des

Patienten rasiert. Heparingabe erfolgt nach Arztanordnung. Der Patient bleibt für den Eingriff nüchtern. Nach der PTA werden die Vitalzeichen und die korrekte Lage von Druckverband und Sandsack auf die Punktionsstelle engmaschig kontrolliert. Der Patient wird heparinisiert und muss Bettruhe einhalten (nach Anordnung). Er soll flach liegen (keine Oberkörperhochlagerung). Beim Essen ist ein kippbares Bett günstig, mit dem eine schiefe Ebene gebildet werden kann.

7.7.3 Akuter arterieller Verschluss einer Extremitätenarterie

> 🔅 **Akuter arterieller Verschluss einer Extremitätenarterie:** Durch plötzliche Verlegung einer Arterie – meist der unteren Extremitäten – bedingter Durchblutungsstopp mit akuter Gefährdung der abhängigen Organe bzw. Gewebe. Gefäßchirurgischer Notfall!

⇨ Krankheitsentstehung

Ungefähr 80 % der akuten arteriellen Verschlüsse sind Folge einer Embolie, am häufigsten aus dem linken Herzen, z.B. bei Vorhofflimmern (☞ 6.7.2), Herzinfarkt (☞ 6.5.2) oder Endokarditis (☞ 6.8.1). Im Herzen entstandene Thromben lösen sich und verschließen eine periphere Arterie. Ursprung einer Embolie können auch vorgeschaltete arteriosklerotische Gefäße (meist die Aorta) sein.

Die übrigen 20 % haben andere Ursachen, z.B. eine aufgepfropfte Thrombose bei Arteriosklerose (etwa Beinarterienverschluss bei zuvor bereits bestehender Stenose und pAVK).

🔳 Symptome und Untersuchungsbefund

> 🔖 Typisch für einen akuten arteriellen Verschluss sind die „6 englischen P's":
> - **P**ain: (plötzlich einsetzender) stärkster Schmerz
> - **P**aleness: Blässe des betroffenen Körperteiles
> - **P**araesthesia: Gefühlsstörungen
> - **P**ulslessness: Pulslosigkeit der Extremität
> - **P**aralysis: Bewegungseinschränkungen oder -unfähigkeit
> - **P**rostration: Schock.

Bei einem thrombotischen Verschluss auf dem Boden einer Arteriosklerose können die Symptome aber langsam entstehen und evtl. einzelne Symptome fehlen, da sich vielfach Kollateralen ausgebildet haben.

🔎 Diagnostik

Die Diagnose wird klinisch gestellt. Doppler-Ultraschall- und Duplexuntersuchung sichern die Lokali-

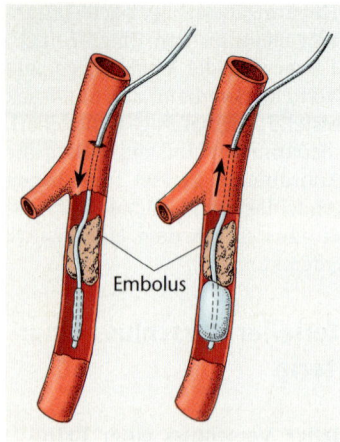

Abb. 7.59: Embolektomie mit einem Fogarty-Ballonkatheter. Der Katheter wird nach Inzision in die Arterie eingeführt (links) und mit entblocktem Ballon durch den Embolus geschoben. Dann wird der Ballon geblockt und beim Herausziehen des Katheters der Embolus mit entfernt. [A400-190]

sation des Verschlusses. Eine Arteriographie erleichtert die OP-Planung. EKG, Röntgenaufnahme des Thorax und Echokardiographie erlauben die Feststellung bzw. den Ausschluss einer kardialen Emboliequelle. Eine vorbestehende AVK legt einen thrombotischen Verschluss nahe.

Behandlungsstrategie

Erstmaßnahmen bei einem arteriellen Gefäßverschluss sind:
- Sofortige Gabe von 5 000 – 10 000 IE Heparin i.v., um eine weitere Embolisierung und Thrombosierung zu verhindern
- Schmerzbekämpfung, meist mit Opiaten (z.B. Dolantin®)
- Ggf. Hämodilutions-Infusionen, z.B. HAES-steril® (Vorsicht bei gleichzeitiger Herzinsuffizienz, da diese dadurch dekompensieren kann).

Die weitere Behandlung richtet sich in erster Linie nach der Ursache des Verschlusses:
- Beim *embolischen Verschluss* ist die Operation innerhalb der ersten sechs Stunden Methode der Wahl. Da das „eingeschleppte" Gerinnsel (noch) keine feste Verbindung zur Gefäßwand hat, ist die **Embolektomie** *(Thrombektomie)* in der Regel unkompliziert. Häufig ist keine direkte Eröffnung des Gefäßes notwendig, sondern der Embolus kann *indirekt* über einen Ballonkatheter (z.B. Fogarty-Katheter) entfernt werden. Der Katheter wird über ein gut zugängliches peripheres Gefäß bis zum embolischen Thrombus vor- und durch ihn hindurchgeschoben. Sobald der Ballon hinter dem Thrombus liegt, wird er aufgefüllt und mit dem Thrombus zurückgezogen. Diese Operationsmethode erfordert nur eine Lokalanästhesie. Bei einer inkompletten Ischämie peripherer Arterien kommt auch eine Lysetherapie in Betracht
- Beim *thrombotischen Verschluss* kommen je nach Thrombuslokalisation, Allgemeinzustand des Pati-

enten und Erfahrungen der Klinik Lyse (☞ 7.9), TEA (☞ 7.7.2) oder Bypass-OP (☞ 6.5.1) in Frage. Eine Operation ist jedoch schwieriger, da die Thrombose auf veränderten Gefäßwänden entstanden ist.

Im Anschluss an die Operation schließt sich oft eine Antikoagulation, z.B. mit Cumarinderivaten (☞ Pharma-Info 7.88), an.

Gelingt es nicht, innerhalb weniger Stunden die Durchblutung wiederherzustellen, kann die Extremität wegen mittlerweile irreversibler Gewebe- und Gefäßschäden und daraus resultierender Bedrohung des Gesamtorganismus nicht mehr erhalten werden.

Pflege

Vor der Entscheidung über die endgültige Therapie:
- Soll der Patient strengste Bettruhe einhalten, wobei die betroffene Extremität tiefgelagert und in einen Watteverband eingeschlagen wird; dies schützt vor Wärmeverlust und beugt einem Dekubitus vor
- Bleibt der Patient nüchtern
- Werden die Vitalzeichen und die Durchblutung der betroffenen Extremität (Pulse, Wärme, Sensibilität, Umfang) kontrolliert
- Geben die Pflegenden Arzneimittel (Analgetika, Heparin) nach Arztanordnung.

Pflege bei Lyse ☞ Pharma-Info 7.90

> ⚠ **Vorsicht! Vorsicht bei Arterienverschluss**
> - Keine i.m.-Injektionen, da diese eine Kontraindikation für eine evtl. Lyse darstellen!
> - Keine AT-Strümpfe, keine schnürenden Socken oder Kompressionsverbände!

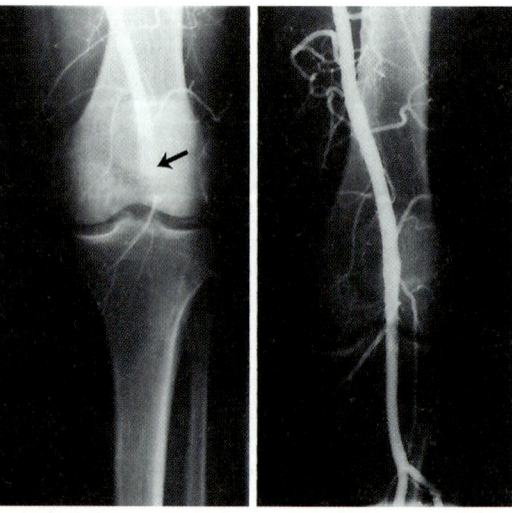

Abb. 7.60: Akuter embolischer Verschluss der A. femoralis vor (links) und nach (rechts) Therapie (hier einer lokalen Lyse). [E179-168]

🔎 Prognose

Abgesehen von den seltenen und prognostisch viel günstiger verlaufenden Verschlüssen von Armarterien ist die Prognose ernst: Ca. ein Drittel der Patienten verstirbt in der Akutphase, 7 % verlieren die betroffenen Gliedmaßen.

7.7.4 Arterielle Durchblutungsstörungen der Eingeweidearterien

Akute arterielle Durchblutungsstörungen

> 📋 **Mesenterialinfarkt:** Thrombotischer oder embolischer Verschluss einer Mesenterialarterie.

➡️ Krankheitsentstehung

Ursächlich zugrunde liegen lokale arteriosklerotische Gefäßveränderungen mit aufgepfropfter Thrombose des arteriosklerotischen Gefäßes oder eine arterielle Embolie, z.B. bei Herzrhythmusstörungen oder einer Endokarditis.

🔬 Symptome, Befund und 🔍 Diagnostik

Symptome der akuten Ischämie sind zu Beginn starke Bauchschmerzen bis hin zum Vernichtungsschmerz und in schweren Fällen ein Schock. Nach einer „fatalen Pause" von ca. 12 Stunden, in denen die Bauchschmerzen nachlassen, folgen ein paralytischer Ileus (☞ 9.7.1) und meist eine Peritonitis (☞ 9.8).

Die Diagnostik ist durch den oft reduzierten Zustand der älteren Patienten schwierig. Bei der Blutuntersuchung zeigt sich eine Leukozytose. Die Abdomenleeraufnahme zum Nachweis eines Ileus ist noch am wenigsten unangenehm. Dagegen ist die Angiographie (☞ 7.4.6) zur Darstellung der Mesenterialgefäße *(Mesenterikographie)* ein invasives Verfahren mit hoher Belastung für den Patienten, aber neben der Doppler- und Duplex-Sonographie (☞ 7.4.4 und 7.4.5) die einzige Untersuchungsmethode, die die Thrombose direkt darstellt. Oft ist sogar eine Probelaparotomie erforderlich.

📊 Behandlungsstrategie

Wird die Diagnose rechtzeitig gestellt (dies ist leider selten), besteht die Behandlung in der chirurgischen Entfernung des Embolus bzw. des Thrombus. Sind bereits Darmnekrosen vorhanden, müssen die betroffenen Darmabschnitte reseziert werden. Nach der Operation wird der Patient auf einer Intensivstation betreut.

Die Prognose ist mit einer Letalität um 70 % ernst.

Chronische Durchblutungsstörungen

Bei **chronischen Durchblutungsstörungen,** am häufigsten bei älteren Patienten mit arteriosklerotischen

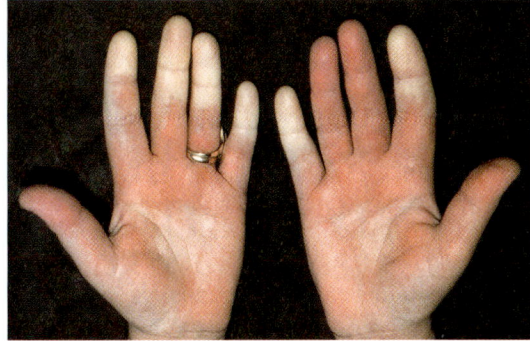

Abb. 7.61: Durch Kälte ausgelöste Ischämie-Attacke eines primären Raynaud-Syndroms. Deutlich zu erkennen sind die scharf abgegrenzten Ischämiebezirke. [M180]

Gefäßen, entsteht durch die langsam zunehmende Gefäßeinengung das Krankheitsbild der **Angina abdominalis** *(Angina intestinalis).*

Die Patienten klagen vor allem über Bauchschmerzen nach dem Essen, weil der Darm zur Verdauung vermehrt Blut und Sauerstoff benötigt, diese aber aufgrund der verengten Gefäße nicht ausreichend zur Verfügung gestellt werden können. Essensvermeidung (wegen der Schmerzen) und Malabsorptionssyndrom (☞ 9.7.2) aufgrund der Darmischämie führen zu Gewichtsverlust. Weitere Symptome sind Dauerschmerzen, Blut im Stuhl und Ileus (☞ 9.7.1).

Die Diagnostik entspricht der bei akuten peripheren Durchblutungsstörungen.

Die Behandlung besteht in der Verabreichung mehrerer kleiner Mahlzeiten, so dass die Beschwerden nach dem Essen geringer ausgeprägt auftreten. Die Blutversorgung des Darmes wird wenn irgend möglich verbessert, z.B. durch eine Ballondilatation zur Weitung der Engstelle oder durch die operative Umgehung der Engstelle mit einem Interponat.

7.7.5 Raynaud-Syndrom

> 📋 **Raynaud-Syndrom:** Anfallsweise Minderdurchblutung der Finger, seltener auch der Zehen. Zu 80 % Frauen betreffend.

Das **primäre Raynaud-Syndrom** *(Morbus Raynaud)* ist funktionell bedingt, d.h., es ist keine organische Ursache für die vorübergehenden Spasmen der Gefäße zu finden. Bei den Anfällen werden die Finger der Patienten durch die Ischämie zunächst blass und kalt, dann zyanotisch und schließlich folgt eine Rötung durch die reaktive Mehrdurchblutung am Ende des Anfalls. Der Daumen ist selten betroffen. Oft ist es Kälte, die die Anfälle auslöst. Diese Art des Raynaud-Syndroms ist harmlos, Organschäden bleiben nicht zurück.

Hingegen tritt das **sekundäre Raynaud-Syndrom** im Rahmen bestimmter Grunderkrankungen auf, beispielsweise einer Sklerodermie (☞ 15.7.2), eines systemischen Lupus erythematodes (☞ 15.7.1), einer Arteriosklerose mit Gefäßverschlüssen an den Akren oder bei einigen Arzneimitteln. Die Anfälle sind öfter und dauern länger an, die Rötung des letzten Stadiums fehlt häufig. Durch die Ernährungsstörung entwickeln sich punktförmige Nekrosen an den Kuppen.

Die **Therapie** besteht bei den funktionellen Durchblutungsstörungen im Vermeiden von Kälte sowie strikter Nikotinkarenz. Im akuten Anfall hilft Erwärmung der betroffenen Körperteile, etwa durch Handschuhe bzw. Wollsocken, hohe Raumtemperatur, warme Getränke oder vorsichtige äußere Wärmeanwendung.

Medikamentös werden Kalziumantagonisten (z.B. Adalat®), Nitrate (auch lokal) und Guanethidin (ein Sympatholytikum, etwa in Ismelin®) eingesetzt. Die intraarterielle Gabe von Reserpin und die *Grenzstrangresektion*, die Unterbrechung sympathischer Fasern im Thorakal- oder Lumbalbereich (der Sympathikus führt zu einer Gefäßverengung), können in fortgeschrittenen Fällen des sekundären Raynaud-Syndroms die Beschwerden bessern.

7.7.6 Thrombangiitis obliterans

> ⊡ **Thrombangiitis obliterans** *(Endangiitis obliterans, Winiwarter-Buerger-Syndrom):* Chronisch-entzündliche, typischerweise an den distalen Extremitätenarterien auftretende Gefäßerkrankung mit Gefäßverschlüssen. Betroffen sind meist junge Männer, die stark rauchen.

Weitere entzündliche Gefäßerkrankungen ☞ 15.7.6

	Thrombangiitis obliterans	Arteriosklerotisch bedingte pAVK
Lokalisation der Verschlüsse	Lokalisiert, segmental	Generalisiert
Beteiligung der Koronararterien	Selten	Häufig
Venenbeteiligung	Häufig Thrombophlebitiden (☞ 7.10.2)	Keine
Alter bei Erstmanifestation	< 40 Jahre	> 40 Jahre
Claudicatio intermittens	Gelegentlich	Meistens
Spontanverlauf	Schubweise	Langsam fortschreitend

Tab. 7.62: Unterschiede zwischen Thrombangiitis obliterans und arteriosklerotisch bedingter pAVK.

⇨ Krankheitsentstehung

Die Ursache der Thrombangiitis obliterans ist unbekannt. Diskutiert wird vor allem eine durch Rauchen ausgelöste und aufrechterhaltene Autoimmunreaktion.

Das betroffene Gefäß ist entzündet und durch einen Thrombus verschlossen. Am häufigsten sind die distalen Extremitätenarterien befallen, in fortgeschrittenen Stadien auch (oberflächliche) Venen.

▣ Symptome, Befund und ⌕ Diagnostik

Leitsymptome sind:
- Hitze-, Taubheit, Kältegefühl oder Sensibilitätsstörungen der Hände und Füße ähnlich dem Raynaud-Syndrom
- Schmerzen
- Trophische Störungen und Nekrosen im Bereich der Akren.

Die Verdachtsdiagnose wird klinisch gestellt und durch eine Angiographie gesichert. Wichtigste Differenzialdiagnose ist die (viel häufigere) arteriosklerotisch bedingte pAVK (Unterscheidungskriterien ☞ Tab. 7.62).

▤ Behandlungsstrategie

Wichtigste Maßnahme ist der absolute Verzicht aufs Rauchen (aktiv wie passiv). Hierunter kommt es bei fast allen Patienten zum Stillstand der Erkrankung. Medikamentös können Prostaglandine oder Thrombozytenfunktionshemmer gegeben werden. Häufig sind Amputationen im Bereich von Händen und Füßen notwendig.

7.7.7 Aneurysmen (Übersicht)

> ⊡ **Aneurysma:** Umschriebene Arterienausweitung. Zurückzuführen auf angeborene (selten) oder erworbene (häufig) Gefäßveränderungen. Für den Patienten durch Blutungen und Durchblutungsstörungen (lebens-)gefährlich.

Einteilung

Folgende Formen werden unterschieden (☞ Abb. 7.63):
- **Aneurysma verum** *(echtes Aneurysma):* Alle drei Schichten der Gefäßwand sind ausgesackt
- **Aneurysma spurium** *(falsches Aneurysma):* Nach Gefäßverletzungen tritt Blut aus und bildet ein Hämatom um das Gefäß. Dieses wird narbig umgebaut und bildet dann die Aneurysmawand
- **Aneurysma dissecans** *(disseziierendes Aneurysma* ☞ 7.7.9): Durch einen Riss in der Intima strömt Blut zwischen Intima und Media. Folge ist eine fort-

schreitende Aufsplittung der Gefäßwand mit ständiger Vergrößerung des Aneurysmas. Evtl. strömt das Blut durch einen zweiten Intimariss auch wieder in das ursprüngliche Gefäß zurück *(Reentry)*.

Eine Sonderform ist das **arteriovenöse Aneurysma,** eine sackförmige **Fistel** *(Kurzschlussverbindung)* zwischen Arterie und Vene, die angeboren, traumatisch oder operativ bedingt sein kann.

🖐 Komplikationen

Gleich vielfach bedroht jedes Aneurysma den Patienten:

- Durch **Ruptur** mit Blutaustritt in die Nachbarschaft: Die aufgeweitete Aneurysmawand ist nur noch dünn, so dass sie bei Blutdruckerhöhungen, etwa bei körperlicher Anstrengung, platzen kann und das Blut mit arteriellem Druck (!) in die Umgebung strömt. Bei einem Aortenaneurysma kann der Patienten innerhalb von zehn Minuten innerlich verbluten. Bei zerebralen Aneurysmen droht eine tödliche Einblutung ins Gehirn
- Durch **Größenzunahme** mit Verdrängung benachbarter Strukturen: Je nach Größe und Lokalisation des Aneurysmas können Nachbarorgane durch Druck beeinträchtigt werden
- Durch **Thrombose:** Das Aneurysma verändert die Strömungsverhältnisse des Blutes, weshalb die Thrombosegefahr in aneurysmatisch veränderten Gefäßabschnitten größer ist als in intakten Gefäßen. Bei einem vollständigen Gefäßverschluss ist die Durchblutung der nachgeschalteten Organe gefährdet
- Durch **arterielle Embolie** mit akutem Gefäßverschluss (☞ z.B. 7.7.3) durch Verschleppung thrombotischen Materials in distal gelegene Arterien: Auch eine Thrombose, die das Aneurysma nur teilweise verlegt, gefährdet den Patienten, da sich Teile des Thrombus lösen und mit dem Blutstrom in kleinere Arterien verschleppt werden können, wo sie „stecken bleiben" und einen akuten Gefäßver-

schluss hervorrufen können *(arterio-arterielle Embolie)*
- Beim Aneurysma dissecans können außerdem die Arterienabgänge im Bereich des Aneurysmas verlegt werden, was eine Ischämie der abhängigen Organe nach sich zieht.

7.7.8 **Bauchaortenaneurysma**

> 🗒 **Bauchaortenaneurysma** *(BAA):* Aneurysma der Aorta zwischen Durchtritt durch das Zwerchfell und Aufgabelung der Aorta (ungefähr auf Höhe von LWK 4), am häufigsten unterhalb des Abganges der Nierenarterien *(infrarenal)*. Meist arteriosklerotisch bedingt mit einem Erkrankungsgipfel nach dem 50. Lebensjahr.

🔬 Symptome und Untersuchungsbefund

Viele Patienten mit einem Aortenaneurysma haben überhaupt keine Beschwerden, und nur zufällig wird das Aneurysma, z.B. bei einer Ultraschalluntersuchung, diagnostiziert. Andere Patienten haben Rücken- und Bauchschmerzen.

Das infrarenale Bauchaortenaneurysma lässt sich häufig als „pulsierender Tumor" bei der körperlichen Untersuchung ertasten. Gelegentlich sind Stenosegeräusche auskultierbar.

> 🔺 **Notfall! Bauchaortenaneurysmaruptur**
> Lebensbedrohliche Komplikation des Bauchaortenaneurysmas ist die Ruptur, die sich als „akutes Abdomen" (☞ 9.3.5) mit starken Schmerzen und Schockzustand zeigt. Während die Rupturstelle bei der *gedeckten Perforation* z.B. durch Darmschlingen oder Mesenterium etwas abgedichtet wird, fließt das Blut bei der *freien Perforation*

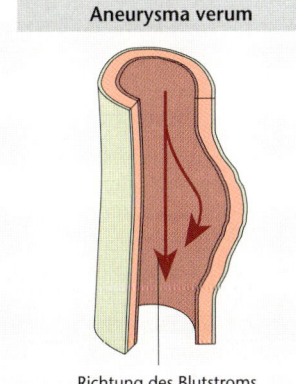

Aneurysma verum

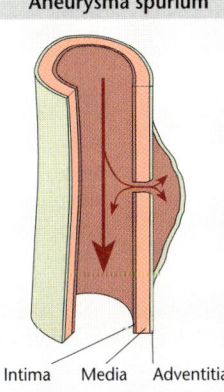

Aneurysma spurium

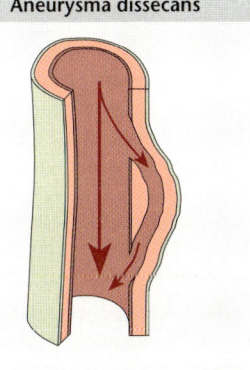

Aneurysma dissecans

Richtung des Blutstroms

Intima   Media   Adventitia

Abb. 7.63: Die drei häufigsten Aneurysmaformen. [A400-115]

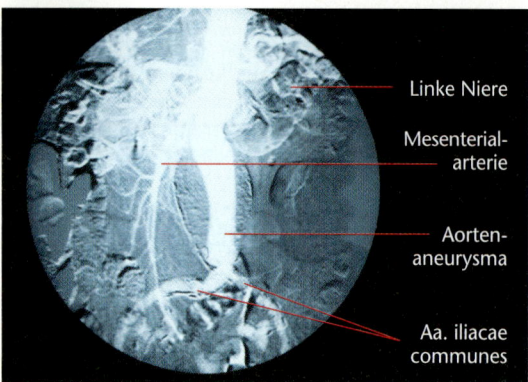

Abb. 7.64: Bauchaortenaneurysma in der DSA. Die gesamte Bauchaorta ist bis zu ihrer Gabelung in die Aa. iliacae communes (dort als Einschnürung zu sehen) etwa auf das Doppelte erweitert. [T170]

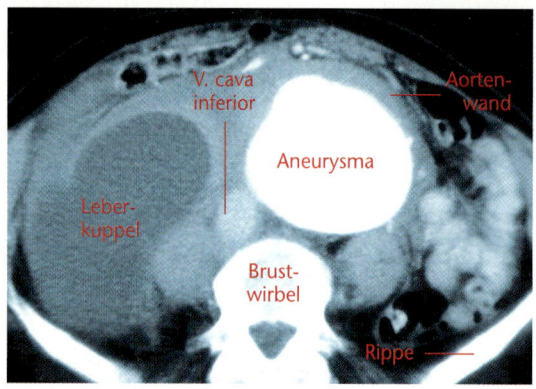

Abb. 7.65: Großes Aneurysma der oberen Bauchaorta im CT. Normalerweise hat die Aorta hier etwa den gleichen Durchmesser wie die V. cava inferior. Die massive Gefäßaussackung dieses Patienten lässt sich durch die Bauchdecke als pulsierender Tumor tasten. [T170]

völlig ungehindert in die Bauchhöhle. 70 % der Patienten versterben vor Operationsbeginn, von den Operierten weitere zwei Drittel während oder nach der Operation, bei der der betroffene Gefäßabschnitt durch eine Gefäßprothese überbrückt wird.

🔍 Diagnostik

Die Diagnose wird durch Sonographie oder – besser – durch Duplex-Sonographie des Abdomens, (Kontrastmittel-)CT und evtl. Angiographie (insbesondere auch zur Operationsplanung) gesichert.

🔧 Behandlungsstrategie und 🏥 Pflege

Bei kleinen Aneurysmen mit ausreichend dicker Wand, die dem Patienten keine Beschwerden bereiten, oder bei schweren Begleiterkrankungen des Patienten und daher sehr hohem Operationsrisiko kann unter vierteljährlichen sonographischen Kontrollen (zunächst) abgewartet werden. Bei einem Aneurysmadurchmesser über 5 cm, rascher Aneurysmavergrößerung oder Beschwerden des Patienten wird operiert und eine Gefäßprothese eingesetzt. Die Sterblichkeit eines solchen Wahleingriffes mit sorgfältiger Vorbereitung des Patienten ist mit ca. 5 % erheblich niedriger als die eines Notfalleingriffes. Weniger invasive Verfahren (Einbringen eines Aorten-Stents) sind zurzeit Gegenstand von Studien.

Für die Pflege ist neben der allgemeinen Operationsvorbereitung besonders wichtig:

- Aufklärung des Patienten, dass ein Blutdruckanstieg z.B. beim Heben sowie ruckartige Bewegungen zur Aneurysmaruptur führen können

- Obstipationsprophylaxe, da auch die Bauchpresse das Aneurysma zum Platzen bringen kann
- Häufige RR-Kontrollen und Überwachung einer evtl. antihypertensiven Medikation
- Gewichtsreduktion zur Senkung des OP-Risikos.

👉 Bei Leistenaneurysma keine Gymnastik und kein Belastungs-EKG mit Fahrradergometer!

7.7.9 Disseziierende Aneurysmen

Disseziierende Aneurysmen (☞ Abb. 7.63) beginnen am häufigsten in der thorakalen Aorta (meist im aufsteigenden Teil) und reichen in bis zu 50 % der Fälle bis zur Bauchaorta.

Meist liegt eine Arteriosklerose zugrunde. Weitere Ursachen sind Aortenentzündungen (z.B. bei der Syphilis) oder das **Marfan-Syndrom**, eine erbliche Bindegewebserkrankung, die u.a. mit einer angeborenen Gefäßwandschwäche einhergeht. Auch ärztliche Eingriffe wie Katheteruntersuchungen können zu einem disseziierenden Aneurysma führen.

📋 Symptome und Untersuchungsbefund

Meist hat der Patient bei Einbruch des Blutes in die Gefäßwand stärkste Schmerzen, vor allem im Brustkorbbereich und zwischen den Schulterblättern. Je nach Ausmaß des inneren Blutverlustes entwickelt sich rasch ein Schockzustand. Gelegentlich besteht aber der dann ursächliche Bluthochdruck weiter fort. Die Abgänge der Aortenäste im Dissektionsbereich werden durch das Hämatom komprimiert, so dass Durchblutungsstörungen mit den Komplikationen Herzinfarkt, Schlaganfall, Nierenversagen oder Darmnekrosen die Folge sind.

Patienten mit einem Marfan-Syndrom können oft an ihrem charakteristischen Körperbau mit Hochwuchs, langen, schmalen Gliedmaßen und Trichterbrust erkannt werden.

Diagnostik ☞ Bauchaortenaneurysma

■ Behandlungsstrategie

Je nach Lage und Größe des Aneurysmas wird entweder eine Gefäßprothese eingesetzt (technisch schwieriger als beim Bauchaortenaneurysma) oder abgewartet, ob das Blut durch einen zweiten Intimariss von selbst wieder in das Ursprungsgefäß zurückgelangt. Auf jeden Fall muss der Patient absolute Bettruhe einhalten und engmaschig kontrolliert werden.

7.7.10 Zerebrale Aneurysmen

Zerebrale Aneurysmen sind am häufigsten in den vorderen Abschnitten des Circulus arteriosus Willisii (☞ Abb. 7.67) lokalisiert. Ursächlich liegt meist eine anlagebedingte Gefäßwandschwäche zugrunde, die bis zum 40. – 50. Lebensjahr so weit ausgesackt ist, dass bereits eine geringe Blutdruckerhöhung das Aneurysma platzen lässt.

▨ Symptome und Untersuchungsbefund

Im typischen Fall erleidet der Patient beim Platzen des Aneurysmas eine **Subarachnoidalblutung** (Hirnhäute ☞ Abb. 7.68), die sich durch folgende Symptome zeigt:
- Plötzliches Auftreten stärkster Kopfschmerzen („solche Kopfschmerzen habe ich noch nie zuvor in meinem Leben gehabt")

- Verbunden mit Übelkeit und Erbrechen
- Sowie in zwei Drittel der Fälle eine rasche Bewusstseinstrübung bis hin zur Bewusstlosigkeit.

Im neurologischen Untersuchungsbefund fällt ein **Meningismus** (typischer Symptomenkomplex bei Reizung der Hirnhäute mit Nackensteife, der aber bei Bewusstlosen fehlen kann) auf. Neurologische Ausfälle wie Lähmungen sind insbesondere bei schweren Verlaufsformen zu beobachten. Eventuell bestehen Zeichen eines Hirndrucks.

Es kann aber auch direkt in das Gehirngewebe hinein bluten **(intrazerebrale Blutung);** dann entspricht das klinische Bild dem eines Schlaganfalls (☞ 7.8).

Bereits vor der Blutung können bestimmte Warnsymptome, z.B. kurzzeitiges Doppeltsehen, bestanden haben, die aus der Kompression benachbarter Strukturen durch das Aneurysma herrühren.

⌕ Diagnostik

Die Erstdiagnostik umfasst eine CT des Gehirns (Blutung sofort sichtbar), evtl. eine Lumbalpunktion (nicht bei Hirndrucksteigerung und nur wenn im CT keine Blutung darstellbar ist) und vor allem bei Patienten in gutem Zustand eine zerebrale Angiographie, die eine Darstellung der Blutungsquelle (Voraussetzung für eine Operation) in ca. 90 % ermöglicht.

■ Behandlungsstrategie: Früh- oder Spät-OP

Die besten Erfolge bringt die frühzeitige Gefäßoperation. Falls die Früh-OP nicht innerhalb der ersten 72 Stunden möglich ist, z.B. wegen des schlechten Zu-

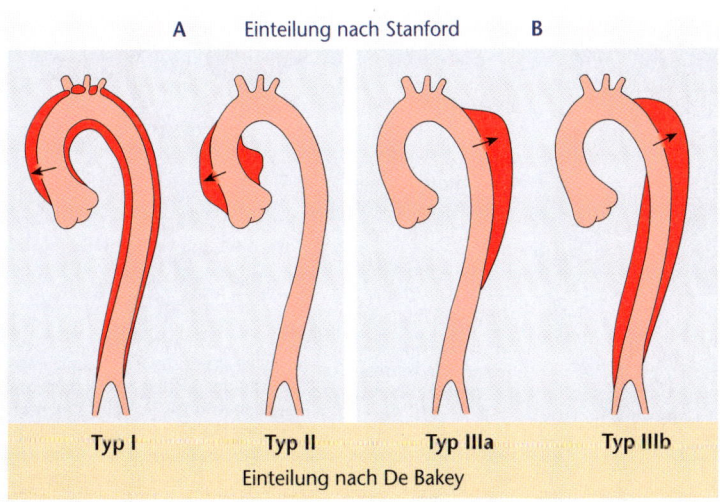
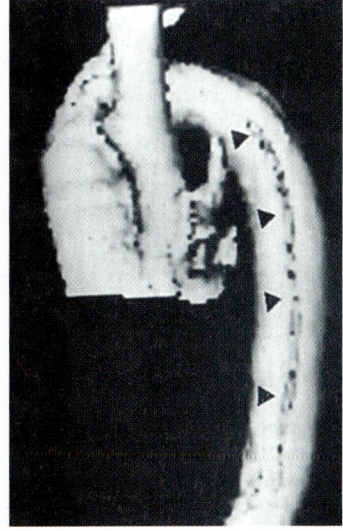

Abb. 7.66: Links: Einteilung der disseziierenden Aortenaneurysmen nach Stanford und nach de Bakey in der Schemazeichnung. Rechts: Aneurysma dissecans vom Typ III nach de Bakey im Spiral-CT. Die Pfeile markieren die Intima, dahinter hat sich ein zweites Lumen gebildet. [L157] [E211-100]

Darstellung in der Abbildung: A Einteilung nach Stanford B — Typ I, Typ II, Typ IIIa, Typ IIIb — Einteilung nach De Bakey

standes eines Patienten, muss mindestens 12 Tage gewartet werden, weil während dieser Zeit krampfartige Hirngefäßverengungen die Hirndurchblutung weiter verschlechtern und dadurch das Operationsrisiko, insbesondere das Risiko eines Schlaganfalls, unvertretbar erhöhen. In diesem Falle erfolgt bis zur Operation eine konservative Behandlung mit *Kalzium-antagonisten* (☞ Pharma-Info 7.52, bevorzugt Nimodipin, etwa in Nimotop®) sowie Infusionen zur *hypervolämischen Hämodilution* (Blutverdünnung bei gleichzeitiger Erhöhung des Blutvolumens), um die Durchblutung so weit wie möglich aufrechtzuerhalten. Der Stellenwert interventioneller Verfahren kann noch nicht endgültig beurteilt werden.

☞ Pflege

Patienten mit einer Subarachnoidalblutung werden möglichst auf neurologisch-neurochirurgischen Intensivstationen gepflegt, bei fehlender Verlegungsmöglichkeit auf einer internistischen Intensivstation:

- Vitalzeichen (Blutdruck, Puls, Atmung) und Temperatur kontrollieren, Flüssigkeitsbilanz führen, ZVD nach Arztanordnung messen
- Bewusstseinslage überwachen (Reaktionsvermögen!). Außerdem auf Pupillendifferenzen, Nackensteifigkeit und vegetative Symptome achten
- Oberkörper hoch lagern (30 – 40°), um den Hirndruck zu senken. Dabei darauf achten, dass sich der Kopf des Patienten in Mittelstellung befindet und nicht zur Seite abkippt, da dann die Vv. jugulares

komprimiert werden und so der venöse Abfluss behindert wird

- Patienten zur Thromboseprophylaxe regelmäßig durchbewegen und ihm Antithrombosestrümpfe anziehen (eine Heparinisierung ist in der Akutphase nicht möglich)
- Patienten auf Zeichen einer erneuten Blutung oder Gefäßspasmen beobachten: z.B. Verschlechterung des Allgemeinbefindens, abermaliger Kopfschmerz, Übelkeit oder weitere neurologische Ausfälle.

> **☞ Komplette Übernahme der Grundpflege**
> Sowohl bei konservativ behandelten Patienten als auch bei operierten Patienten muss je nach Arztanordnung für mindestens zwei Wochen wegen der sonst erhöhten Nachblutungsgefahr jegliche körperliche Anstrengung vermieden werden, d.h. die Pflegenden übernehmen die Grundpflege komplett.

Unverzichtbar ist die Obstipationsprophylaxe, da der Patient beim Stuhlgang nicht pressen darf. Bei der Pneumonieprophylaxe wird der Patient nicht abgeklopft, abgeklatscht oder zum Husten aufgefordert.

Da auch psychischer Stress den Blutdruck und damit das Nachblutungsrisiko erhöht, kann eine Besuchsbeschränkung sinnvoll sein. Aus dem gleichen Grund sollte der Patient auf koffeinhaltige Getränke verzichten (evtl. Besucher aufklären).

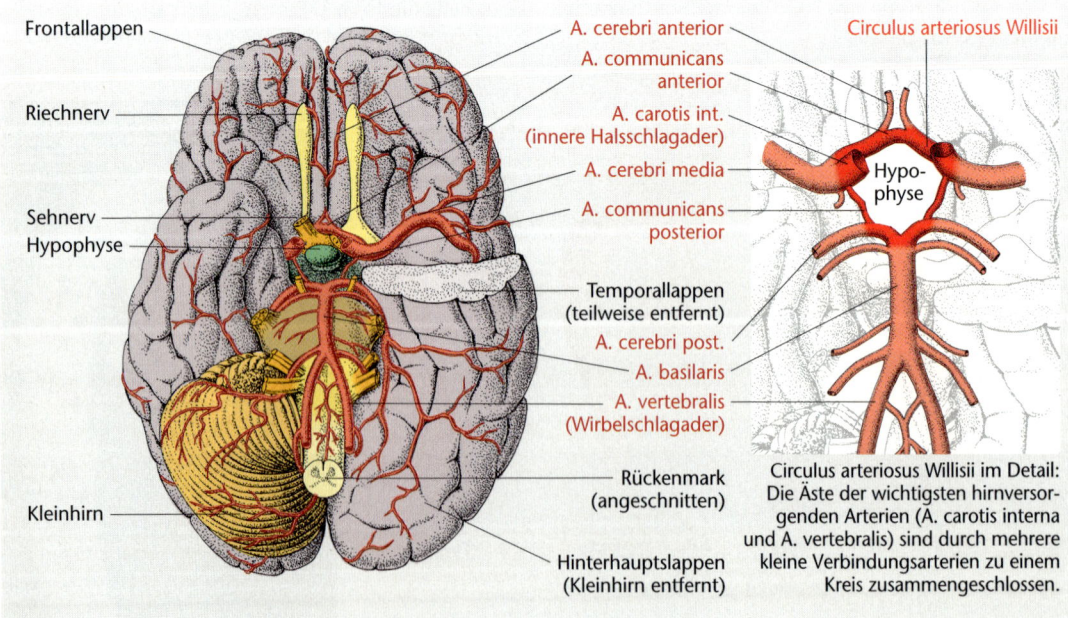

Abb. 7.67: Der Blick von unten auf das Gehirn zeigt die Hirnarterien im Bereich der Hirnbasis mit dem Circulus arteriosus Willisii. Die Durchblutung des Gehirns erfolgt über die beiden inneren Halsschlagadern (Arteriae carotides internae) sowie (in geringerem Umfang) über die Wirbelschlagadern (Arteriae vertebrales). [A400-190]

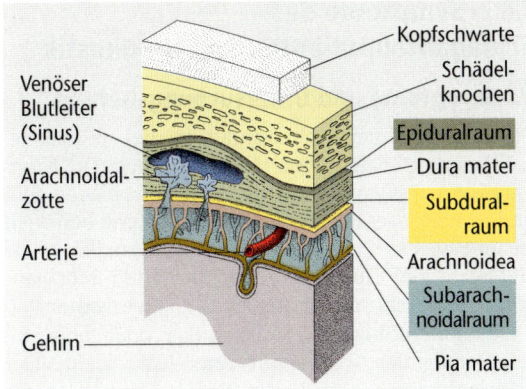

Abb. 7.68: Hirnhäute im Schädelraum. Die beiden Blätter der Dura mater (harte Hirnhaut) sind im Hirnbereich verwachsen, ein breiter Epiduralraum wie im Rückenmarkbereich existiert praktisch nicht. Zwischen Dura mater und Arachnoidea (Spinnwebenhaut) liegt der Subduralraum, zwischen Arachnoidea und Pia mater (zarte innere Hirnhaut) der Subarachnoidalraum. [A400-190]

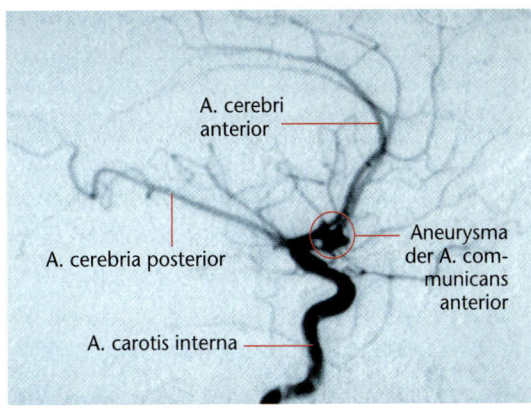

Abb. 7.69: Hirnarterien-Aneurysma in der Angiographie (Ansicht von der Seite). Im Bereich der A. communis anterior (☞ Abb. 7.67), die normalerweise sehr schmal ist, ist eine Gefäßerweiterung zu sehen. Zerreißt dieses Aneurysma, kann es zu einer lebensbedrohlichen Hirnblutung kommen. [T170]

🐢 Prognose

Die Prognose ist insgesamt ernst: Gut 10 % der anfangs wachen und mehr als 70 % der anfangs komatösen Patienten versterben.

Auch nach geglückter Operation kann sich ein *Hydrozephalus* (krankhafte Erweiterung der Liquorräume im Gehirn, möglicherweise mit Verlust von Hirnsubstanz) entwickeln. Oft bleibt eine Hirnleistungsschwäche mit Leistungsminderung und Konzentrationsschwäche zurück.

7.8 Schlaganfall

> **ⓘ Schlaganfall** (*zerebraler Insult, Apoplex, Gehirnschlag,* engl. *stroke*): Akute Durchblutungsstörung des Gehirns mit neurologischen Ausfällen (Bewusstseinstrübung, Lähmungen, Sensibilitätsstörungen). Fast immer Folge arteriosklerotischer Prozesse der hirnversorgenden Arterien oder der Hirngefäße.
>
> **Zerebrovaskuläre Insuffizienz:** Sammelbegriff für alle Durchblutungsstörungen des Gehirns. Umfasst also nicht nur den Schlaganfall, sondern auch die „Vorstadien" TIA und PRIND (☞ 7.8.2) sowie die durch Durchblutungsstörungen bedingte Verwirrtheit und Gedächtnisverlust (☞ auch 3.3.4). Meist durch Arteriosklerose, seltener z.B. durch Gefäßentzündungen oder veränderte Blutzusammensetzung bedingt.
> Im klinischen Sprachgebrauch meint der Begriff vielfach nur die *chronischen* Durchblutungsstörungen.

Der Schlaganfall ist eine sehr häufige Erkrankung (15 % aller Todesfälle sind Folge eines Schlaganfalls). Sechs Monate nach einem Schlaganfall sind ca. 50 % der Patienten verstorben, und von den Überlebenden sind 30 % dauerhaft pflegebedürftig.

7.8.1 Krankheitsentstehung und Risikofaktoren

➡ Krankheitsentstehung

Dem klinischen Bild eines Schlaganfalles liegt in ca. 80 % der Fälle eine verminderte Blutversorgung *(Ischämie)* des Gehirns zugrunde, die zum nekrotischen Untergang von Hirngewebe *(Hirninfarkt)* führt. Mögliche Ursachen einer Hirnischämie sind:
- Thrombotischer Gefäßverschluss einer Hirnarterie oder einer hirnversorgenden Arterie bei Arteriosklerose, gelegentlich auch erheblicher Blutdruckabfall bei hochgradiger (arteriosklerotischer) Arterienverengung
- Arterio-arterielle Embolie: Blutgerinnsel oder atheromatöses Material aus arteriosklerotisch geschädigten Arterien (häufig aus der A. carotis) können sich lösen, mit dem Blutstrom in das Gehirn verschleppt werden und dort Hirngefäße verstopfen
- Embolie aus dem Herzen, z.B. bei Vorhofflimmern (☞ 6.7.2), die ebenfalls zu einer Verlegung von Hirngefäßen führt
- Selten, z.B. entzündliche Gefäßerkrankungen

In ungefähr 15 % der Fälle ist der Schlaganfall Folge einer geplatzten Hirnarterie mit nachfolgender Blutung in das Gehirn *(intrazerebrale Blutung, Hirnmassenblutung).* Schätzungsweise 5 % der Schlaganfälle sind durch eine Subarachnoidalblutung (☞ auch

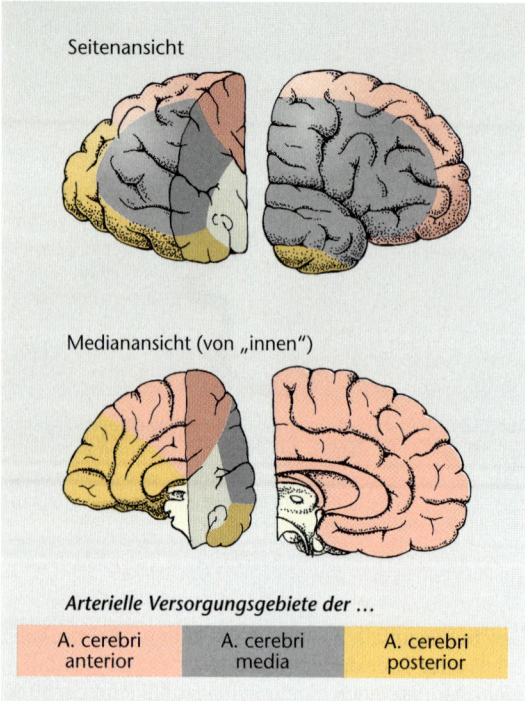

Seitenansicht

Medianansicht (von „innen")

Arterielle Versorgungsgebiete der ...

| A. cerebri anterior | A. cerebri media | A. cerebri posterior |

Abb. 7.70: Arterielle Versorgung der Großhirnabschnitte. Während A. cerebri anterior und media von der A. carotis interna gespeist werden, erhält die A. cerebri posterior ihr Blut überwiegend aus der A. vertebralis (☞ auch Abb. 7.67). Entsprechend der Versorgungsgebiete der Hirnarterien bilden sich beim Verschluss der einzelnen Arterien ganz unterschiedliche neurologische Ausfallerscheinungen aus. [A400-190]

7.7.10) bedingt. Andere Ursachen wie etwa Gefäßentzündungen oder Hirnvenen- oder Sinusthrombosen sind demgegenüber weit seltener.

Risikofaktoren

Risikofaktoren für eine thrombotisch bedingte Hirnischämie sind:
- Arterielle Hypertonie
- Diabetes mellitus
- Rauchen
- Fettstoffwechselstörungen
- Ovulationshemmer („Pille").

Hauptrisikofaktor für einen Schlaganfall durch Gehirnblutung ist die arterielle Hypertonie.

📰 **Kontaktadresse**

Stiftung Deutsche Schlaganfall-Hilfe
Pressestelle
Postfach 104
33311 Gütersloh
Tel.: 05241/9770-0
http://www.schlaganfall-hilfe.de

7.8.2 Symptome des Schlaganfallpatienten und Diagnostik

✴ Symptome und Untersuchungsbefund

Typisch für einen Schlaganfall ist der plötzliche, „schlagartige" Ausfall von Hirnfunktionen. Die Kombination der Symptome kann sehr verschieden sein und ist abhängig davon, welche Hirnarterie betroffen ist und welche Hirnzentren deshalb ausfallen. Eine Übersicht gibt Tab. 7.71. Beim häufigsten Schlaganfall, dem Cerebri-media-Infarkt, sind zu erwarten:

- **Halbseitenlähmung:** Vollständige oder teilweise Lähmung der Muskulatur einer Körperseite. Der Patient kann z.B. nach dem Schlafen plötzlich nicht mehr aufstehen. Ist die Lähmung vollständig, spricht man von einer **Hemiplegie,** ist sie unvollständig, von einer **Hemiparese.** Beim Schlaganfallpatienten ist die Lähmung meist unvollständig, trotzdem spricht man in der Klinik üblicherweise vom „Hemiplegiker". Die Lähmung ist anfangs *schlaff* und wird nach Tagen bis Wochen *spastisch*.

Betroffene Arterie	Dominierende neurologische Ausfälle*
A. cerebri media oder A. carotis interna	• Hemiparese/Hemiplegie, gesichts- und armbetont • Halbseitige Empfindungsstörungen • Auge: Halbseitiger Gesichtsfeldausfall • Bei Befall der linken** Arterie: Aphasie
A. cerebri anterior	• Hemiparese/Hemiplegie, beinbetont • Inkontinenz
A. cerebri posterior	• Halbseitiger Gesichtsfeldausfall • Bei Befall der linken** Arterie: Dyslexie (Unfähigkeit zu lesen)
A. basilaris	• Drehschwindel • Übelkeit und Erbrechen • Drop attacks (plötzliches Hinfallen) • Schluck- und Sprechstörungen, Sehstörungen • Bei komplettem Basilarisverschluss: Para- und Tetraparese (untere Extremität bzw. alle vier Extremitäten gelähmt)
A. cerebelli inferior posterior	Wallenberg-Syndrom: Drehschwindel, Erbrechen, Heiserkeit, Nystagmus, Trigeminusparese, Gaumensegelparese, Schmerz- und Temperaturempfindungsstörung

* Bei allen Gefäßen: Bewusstseinstrübung unterschiedlichen Ausmaßes, psychische Veränderung des Patienten
** Korrekter wäre, vom Befall der Arterie der dominanten Hirnseite zu sprechen, da dort in aller Regel das Sprachzentrum lokalisiert ist. Dies ist bei Rechtshändern meist die linke, bei Linkshändern meist die rechte Hirnhälfte

Tab. 7.71: Schlaganfall ist nicht gleich Schlaganfall. Die neurologischen Ausfälle unterscheiden sich stark, je nachdem, welches Gefäßversorgungsgebiet betroffen ist und welche Hirnleistungszentren ausfallen. Die Ausführungen im Text konzentrieren sich auf den häufigsten Typ, den Cerebri-media-Schlaganfall.

Der pathologische **Babinski-Reflex** (Anheben der Großzehe und Beugung der übrigen Zehen bei Bestreichen des seitlichen Fußrandes) ist meist von Anfang an auslösbar
- **Sensibilitätsstörungen** wie Taubheitsgefühl, Kribbelparästhesien („Ameisenlaufen")
- **Aphasie** (*Sprachstörung* durch Schädigung des ZNS) bei Verschluss der linken A. cerebri media: Störung des Sprachverständnisses und/oder der Sprachproduktion, die abzugrenzen sind von *Sprechstörungen* bei behinderter Artikulation durch Lähmungen
- **Apraxien** (Unfähigkeit zu zweckgerichteten Handlungen trotz erhaltener Beweglichkeit)
- **Bewusstseinstrübung** bis zu tagelanger Bewusstlosigkeit *(Koma)*
- Akute **Verwirrtheit** mit Orientierungsverlust und Teilnahmslosigkeit
- **Harninkontinenz** oder **-verhalt.**

Aufgrund der Kreuzung sowohl der (absteigenden) Pyramidenbahn als auch der (aufsteigenden) sensiblen Bahnen ist bei einem Verschluss der rechten A. cerebri media die linke Körperhälfte betroffen und umgekehrt.

Eine zuverlässige Unterscheidung von Hirninfarkt und Hirnblutung aufgrund der Symptome ist nicht möglich.

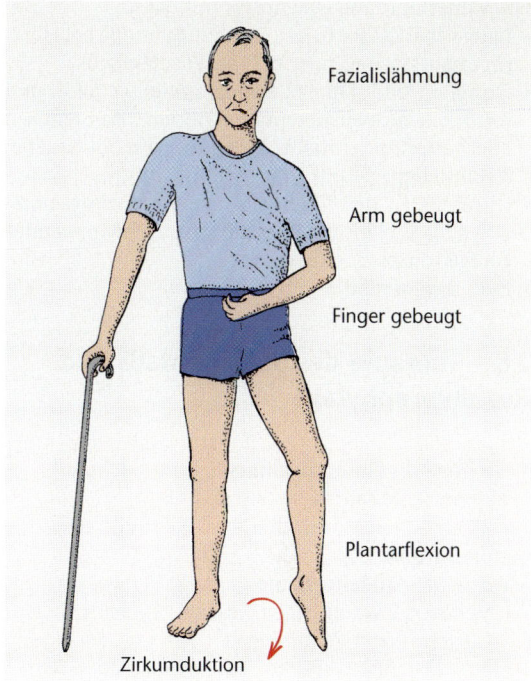

Abb. 7.72: Linksseitige Hemiparese nach Schlaganfall. [A400-190]

> 🕮 Ein *„rechtshirniger"* Schlaganfall führt zur *linksseitigen* Lähmung und sensiblen Störung (und umgekehrt).

Warnzeichen: TIA und PRIND
Bei nur kurzzeitig gestörter Hirndurchblutung zeigen sich Schlaganfallsymptome (zunächst) lediglich stunden- bis tageweise (je nachdem, wie lange die Durchblutungsstörung anhält):
- Häufigstes und wichtigstes Warnzeichen für einen drohenden Schlaganfall ist die *transitorische ischämische Attacke* (**TIA**). Hierunter versteht man neurologische Ausfälle, die sich nach Minuten bis höchstens 24 Stunden völlig zurückbilden
- Bei einem *prolongierten ischämischen neurologischen Defizit* (**PRIND**) dauert die Rückbildung der Symptome länger als 24 Stunden, ist aber ebenfalls noch vollständig.

Häufige Ausfälle bei einer TIA sind beispielsweise Sehstörungen auf einem Auge für wenige Minuten *(Amaurosis fugax)*, aber auch Sensibilitätsstörungen (temporäres „Einschlafen" z.B. eines Armes) und kurzzeitige Lähmungen („gestern Morgen fiel mir irgendwie die Tasse aus der Hand, und kurz danach war wieder alles in Ordnung"). Diese Episoden werden vom Patienten oft in ihrer Bedeutung unterschätzt. Da aber knapp die Hälfte der Betroffenen innerhalb der nächsten fünf Jahre einen Schlaganfall erleiden wird, ist bei einer TIA eine weitergehende Diagnostik unbedingt angezeigt. Oft kann ein Schlaganfall durch eine Gefäßoperation oder durch die Gabe von Thrombozytenaggregationshemmern (☞ Pharma-Info 7.89) verhindert werden.

🔎 Diagnostik
Zur Erstdiagnostik bei Schlaganfallsymptomen gehören neben der (Gefäß-)Anamnese und neurologischen Untersuchung:
- BZ-Stix, da auch ein **hypoglykämisches Koma** (☞ 12.7.5) zu Bewusstlosigkeit und Zeichen einer (vorübergehenden) Halbseitenlähmung führen kann und außerdem eine behandlungsbedürftige Hyperglykämie (☞ 12.7.2) ausgeschlossen werden muss
- EKG, um z.B. Vorhofflimmern (☞ 6.7.2), das die Gerinnselbildung im Herzen begünstigt, zu erkennen
- CT des Gehirns (**CCT** = kraniales CT) zum Ausschluss einer Hirnblutung: Eine Blutung ist sofort als Bereich erhöhter Dichte im CCT erkennbar. Bei einem Hirninfarkt ist das sofort angefertigte CCT noch unauffällig. Nach wenigen Stunden sind bereits erste Veränderungen zu beobachten, im weiteren Verlauf bildet sich im betroffenen Hirngebiet eine Zone verminderter Dichte (dunkle „Höhle") aus.

Die weiterführende Diagnostik besteht in:
- Langzeit-EKG (☞ 6.4.4), um eine Synkope bei Herzrhythmusstörungen (☞ 6.7) auszuschließen
- Doppler- und Duplex-Sonographie (☞ 7.4.4 und 7.4.5) der hirnversorgenden Arterien, um Stenosen oder arteriosklerotische Plaques (Emboliequelle) festzustellen
- Ultraschall des Herzens (*Echokardiographie* ☞ 6.4.5), um in den Herzhöhlen „schwimmende" Blutgerinnsel zu erfassen
- Evtl. Angiographie.

7.8.3 Therapie des Schlaganfalls und Rezidivprophylaxe

> 🔳 **Notfall! Erstmaßnahmen bei Verdacht auf akuten Schlaganfall**
> - Vitalzeichen kontrollieren, Atmung sichern (☞ 5.2 und 5.3)
> - Arzt verständigen (lassen)
> - Venösen Zugang legen (lassen), Infusion (z.B. Ringer®-Lösung) anhängen
> - Notfall-Labor: Blutbild, BZ, Krea, E'lyte, Gerinnungsstatus (Quick, PTT); BZ-Stix auf Station
> - EKG (Rhythmusstörungen?)
> - CCT (CT des Gehirns)
> - Rö-Thorax.

🔲 Behandlungsstrategie

Die Therapie des ischämisch bedingten Schlaganfalls (auf den sich die folgenden Ausführungen konzentrieren) befindet sich zurzeit in einem fundamentalen Umbruch. Der therapeutische Nihilismus der letzten Jahrzehnte („wir müssen abwarten, man kann da medizinisch nicht viel machen") ist einer allgemeinen Aufbruchstimmung gewichen. Die Hoffnungen konzentrieren sich in der Inneren Medizin vor allem auf die verschiedenen Methoden der *Fibrinolysetherapie*

Stadium	Symptome
I	Gefäßstenose ohne Beschwerden
IIa	**TIA** (transistorische ischämische Attacke): Neurologische Ausfälle, die sich innerhalb von Minuten bis max. 24 Std. vollständig zurückbilden
IIb	**PRIND** (prolongiertes ischämisches neurologisches Defizit): Neurologische Ausfälle, deren Rückbildung ≥ 24 Std. dauert, aber vollständig ist
III	**PS** (progressive stroke): Manifester, fortschreitender Hirninfarkt, neurologische Ausfälle teilweise reversibel
IV	**CS** (complete stroke): Schlaganfall mit nicht reversiblen neurologischen Defiziten unterschiedlicher Ausprägung

Tab. 7.73: Schweregrade der zerebralen Ischämie. Die Nomenklatur diesbezüglich ist aber nicht einheitlich.

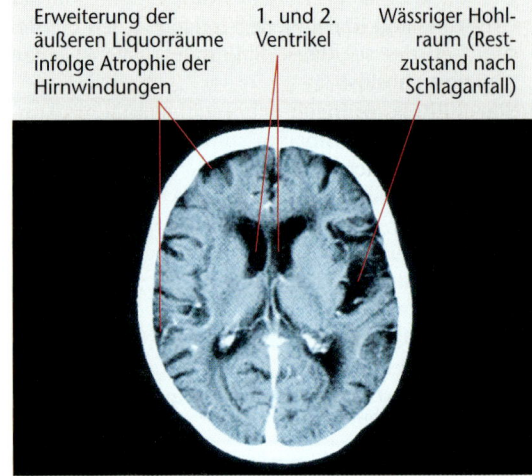

Erweiterung der äußeren Liquorräume infolge Atrophie der Hirnwindungen — 1. und 2. Ventrikel — Wässriger Hohlraum (Restzustand nach Schlaganfall)

Abb. 7.75: Ausgedehnter Schlaganfall im CCT. Die rechtsseitige dunkle „Höhle" entspricht abgestorbenem Hirngewebe infolge eines Schlaganfalls. Als weiteren Befund erkennt man eine Erweiterung der äußeren Liquorräume infolge einer Atrophie der Großhirnrinde. [B117]

(medikamentöse Auflösung von Blutgerinnseln). Prinzipiell muss jede Therapie so früh wie möglich, das heißt innerhalb der ersten drei Stunden nach Symptombeginn, eingeleitet werden, weil dies großen Einfluss auf die Überlebenschance des Patienten und die Rückbildung der neurologischen Ausfälle hat.

> 🔲 **Jeder Schlaganfall ist ein Notfall!**
> Ein Schlaganfall ist stets als Notfall zu betrachten und erfordert umgehende Einweisung des Patienten in eine (neurologische) Klinik mit CT oder eine spezielle Schlaganfallstation **(stroke unit).** Diese werden seit wenigen Jahren flächendeckend in Deutschland aufgebaut und gewährleisten rund um die Uhr die räumlichen, apparativen und personellen Voraussetzungen zur Durchführung einer Fibrinolysetherapie und intensiven Betreuung von Schlaganfallpatienten einschließlich der Frührehabilitation.

Basistherapie

Um das abgestorbene Gewebe herum gibt es eine Zone (*Perinfarktgebiet* oder **Penumbra**), in der die Minderdurchblutung zwar so erheblich ist, dass die Funktion der Nervenzellen binnen kurzer Zeit gestört ist, die Zellen aber noch nicht unwiderruflich geschädigt sind. Wird die Durchblutungsstörung rechtzeitig behoben, erholen sich diese Nervenzellen wieder, hält sie jedoch an, sterben sie ab. Demzufolge ist die Basistherapie insbesondere in den ersten 24 Stunden nach Symptombeginn für das Überleben dieser Nervenzellen und damit für die Prognose des Patienten ganz entscheidend.

- **Sicherung der Atmung:** Die Atmung des Patienten wird in den ersten Tagen engmaschig überwacht. Die Patienten erhalten in den ersten 24 Stunden 2l/Min. Sauerstoff über eine Sonde zur Verbesserung der Sauerstoffversorgung des Gehirns. Bei Ateminsuffizienz sind eine Intubation und Beatmung erforderlich

- **Sicherung der Herz- und Kreislauftätigkeit:** Eine eventuelle Herzinsuffizienz und Herzrhythmusstörungen müssen unbedingt behandelt werden, da sonst eine Verschlechterung der Hirndurchblutung droht.

  Zu hohe Blutdruckwerte werden, falls keine anderen Begleiterkrankungen vorliegen, nur bei einem systolischen Druck über 200 – 220 mmHg oder diastolischen Werten über 100 – 120 mmHg *vorsichtig* gesenkt, da eine abrupte Senkung des Blutdrucks die Hirndurchblutung ebenfalls verschlechtert und sich die Hypertonie vielfach innerhalb einer Woche von selbst zurückbildet. Erst danach wird über eine antihypertensive Dauermedikation entschieden.

Umgekehrt wirkt sich aber auch ein niedriger Blutdruck ungünstig auf die Zellen in den Infarktrandgebieten aus. Deshalb wird in der Akutphase ein systolischer Blutdruck von mindestestens 140 mmHg (in Einzelfällen auch mehr) angestrebt. Ursachenabhängig können hierzu beispielsweise Hydroxyäthystärke (HAES) oder Dopamin (über Perfusor) infundiert werden

- **Regulation des Blutzuckers:** Da sich gezeigt hat, dass ein erhöhter Blutzuckerspiegel mit einer schlechteren Prognose verbunden ist, wird der Blutzuckerspiegel in den ersten drei Tagen engmaschig kontrolliert und durch (Alt-)Insulingabe möglichst auf Werte um 160 mg/dl eingestellt. Dies ist auch der Grund, weshalb Glukoseinfusionen zum Flüssigkeitsausgleich vermieden werden sollen

- **Normalisierung der Körpertemperatur:** Fieber steigert den Sauerstoffbedarf und wirkt sich ungünstig auf das Überleben der Zellen in den Infarktrandgebieten aus. Deshalb werden Temperaturen oberhalb ca. 38 °C (hausinterne Richtlinien beachten) durch Wadenwickel oder medikamentös (z.B. Paraceta-

Spastisches Muster	Typische Haltung
Kopf	
Lateralflexion	Kopf zur stärker betroffenen Seite geneigt
Rotation	Kopf zur weniger betroffenen Seite gedreht
Extension	Kopf gestreckt
Schulterblatt	
Retraktion	Schulterblatt der stärker betroffenen Seite nach hinten an die Wirbelsäule gezogen
Depression	Schulterblatt der stärker betroffenen Seite heruntergezogen
Schultergelenk	
Adduktion	Oberarm der stärker betroffenen Seite an den Körper herangezogen
Innenrotation	Oberarm der stärker betroffenen Seite nach innen gedreht
Flexion	Oberarm der stärker betroffenen Seite etwas nach vorne angebeugt
Ellenbogen	
Flexion	Unterarm der stärker betroffenen Seite gebeugt
Pronation	Unterarm der stärker betroffenen Seite zur Kleinfingerseite gedreht
Handgelenk	
Flexion	Hand der stärker betroffenen Seite gebeugt
Ulnarabduktion	Hand der stärker betroffenen Seite zur Kleinfingerseite abgeknickt
Fingergelenke	
Flexion	Finger der stärker betroffenen Seite gebeugt
Daumen	

Spastisches Muster	Typische Haltung
Flexion	Daumen der stärker betroffenen Seite gebeugt
Adduktion	Daumen der stärker betroffenen Seite zur Handinnenfläche gezogen
Rumpf	Verkürzt
Becken	
Retraktion	Becken der stärker betroffenen Seite nach hinten gedreht
Elevation	Becken der stärker betroffenen Seite hochgezogen
Hüftgelenk	
Adduktion	Oberschenkel der stärker betroffenen Seite an den Körper herangezogen
Innenrotation	Oberschenkel der stärker betroffenen Seite nach innen gedreht
Extension	Oberschenkel der stärker betroffenen Seite gestreckt
Knie	
Extension	Knie der stärker betroffenen Seite gestreckt
Sprunggelenk	
Plantarflexion	Fußspitze der stärker betroffenen Seite nach unten gestreckt
Inversion/ Supination	Fußfläche der stärker betroffenen Seite nach innen gedreht
Zehen	
Flexion	Zehen der stärker betroffenen Seite gebeugt
Adduktion	Zehen der stärker betroffenen Seite zur Fußsohle gezogen

Tab. 7.74: Das typische spastische Muster bei Schlaganfall (Wernicke-Mann-Muster). Varianten sind häufig!

mol nach Arztanordnung) gesenkt. Gleichzeitig wird nach der Ursache der Temperaturerhöhung gesucht und diese möglichst beseitigt

- **Kontrolle des Wasser- und Elektrolythaushaltes, Sicherstellen der Ernährung:** Störungen des Wasser- und Elektrolythaushaltes werden ausgeglichen. Um diese zu erkennen, kann zur Flüssigkeitsbilanzierung das Legen eines Blasendauerkatheters nötig sein. In den ersten 24 Stunden werden mindestens 1 000 ml einer Elektrolytlösung infundiert (keine Glucose).

  Eine enterale Ernährung ist anzustreben. Bei Bewusstseinstrübung und/oder Schluckstörung wird der Kranke zunächst über eine Sonde oder durch Infusionen ernährt, bei einer länger dauernden Beeinträchtigung wird heute zumeist eine PEG (☞ 2.3.2) gelegt

- **Thromboseprophylaxe** (☞ Kasten in 7.10.3) durch Low-dose-Heparinisierung. Bei einem Teil der Patienten ist auch eine Vollheparinisierung (☞ Pharma-Info 7.87) angezeigt

- **Ggf. Hirndruckbehandlung:** Vor allem Patienten mit einem großen Hirninfarkt entwickeln ein Hirnödem mit nachfolgendem Anstieg des Hirndrucks. Dann wird der Oberkörper des Patienten um ca. 30° hochgelagert; dabei befindet sich der Kopf in Mittelstellung, um den venösen Rückfluss aus dem Kopf zu verbessern. Medikamentös können osmotisch wirksame Substanzen wie etwa Mannit oder Sorbit gegeben werden, die Wirksamkeit dieser Maßnahme ist aber nach wie vor umstritten. Auch eine Beatmung mit *kontrollierter Hyperventilation*, also einem absichtlichen Zu-niedrig-Halten des Kohlendioxidpartialdrucks im Blut, oder eine *kontrollierte Hypothermie*, ein absichtliches Senken der Körpertemperatur, können den Hirndruck senken. In schwersten Fällen kann eine neurochirurgische Dekompression zur Druckentlastung des Gehirns versucht werden

- **Ggf. Gabe von Antiepileptika:** Im Rahmen eines Schlaganfalls können zerebrale Krampfanfälle auftreten, die zum Teil einer medikamentösen Therapie z.B. mit Phenhydan® bedürfen

- **Ggf. durchblutungsfördernde Infusionen:** Kommt ein Patient mit einem ischämisch bedingten Schlaganfall nicht für eine Lysetherapie in Frage (☞ unten), wird in manchen Kliniken versucht, durch Infusion von Hydroxyethylstärke (HAES) die Durchblutung in den noch nicht irreversibel geschädigten Infarktrandgebieten zu verbessern. Wegen fehlendem Wirksamkeitsnachweis wird diese früher übliche Therapie jedoch zunehmend verlassen

- **Intensive Frührehabilitation:** Ebenso wichtig wie die genannten medikamentösen Maßnahmen ist eine intensive Frührehabilitation des Patienten, die bereits kurz nach der Krankenhausaufnahme beginnt. Eine neurophysiologisch ausgerichtete Pflege, die sich an dem Bobath-Konzept orientiert (☞ 7.8.5 – 7.8.9), Krankengymnastik (ebenfalls auf neurophysiologischer Grundlage) sowie ggf. Logopädie und Ergotherapie sollen die bleibenden neurologischen Ausfälle und die spastische Tonuserhöhung der Muskulatur mit typischem Haltungsmuster (☞ Tab. 7.74) möglichst gering halten

- **Verhinderung weiterer Komplikationen:** Vorgebeugt werden muss durch die entsprechenden Prophylaxen bzw. Therapiemaßnahmen insbesondere einer Pneumonie, einem Dekubitus und einer (bleibenden) Harninkontinenz.

Maßnahmen zur Wiederherstellung der Gehirndurchblutung

Seit langem forschen die Mediziner nach einer kausalen Behandlung der häufigsten Schlaganfallform, des ischämischen Hirninfarkts, dessen häufigste Ursache der thrombotische Gefäßverschluss einer hirnversorgenden Arterie ist. Sie suchen nach immer neuen Wegen, das verhängnisvolle Blutgerinnsel medikamentös aufzulösen (☞ Pharma-Info 7.90 und Lysetherapie in 7.9) oder zu entfernen und so die Gefäßdurchblutung wiederherzustellen, zumal solche Verfahren beim Herzinfarkt bereits seit längerem gute Erfolge zeigen.

Lange Zeit war bei den Versuchen der medikamentösen Thrombusauflösung das Risiko durch Blutungskomplikationen höher als der Gewinn für den Pati-

	Zerebrale Ischämie	Intrazerebrale Blutung	Subarachnoidalblutung	Hirnvenen- oder -sinusthrombose
Klinische Leitsymptome	Neurologische Ausfälle, Bewusstseinsstörung	Neurologische Ausfälle, Bewusstseinsstörung, Kopfschmerzen. Auslöser oft körperliche Anstrengung	Plötzliche stärkste Kopfschmerzen, Übelkeit, Erbrechen, Meningismus, Bewusstseinsstörung. Auslöser oft körperliche Anstrengung	Sich in Stunden entwickelnde Kopfschmerzen, evtl. zerebrale Krampfanfälle, neurologische Ausfälle
Therapie	Konservativ (☞ Text)	Meist konservativ (Basismaßnahmen ähnlich denen bei zerebraler Ischämie), evtl. operative Hämatomausräumung (v.a. im Kleinhirnbereich)	Möglichst Frühoperation zur Ausschaltung des Aneurysmas	Konservativ (Vollheparinisierung)

Tab. 7.76: Krankheiten, die unter dem Bild eines „Schlaganfalls" verlaufen können. In der Diagnostik spielen in allen Fällen die im Text genannten bildgebenden Verfahren die Hauptrolle.

enten. Seit kurzer Zeit aber bietet die *Fibrinolysetherapie* zumindest einem Teil der Patienten reelle Chancen.

Nach heutigem Kenntnisstand kann die Fibrinolysetherapie mit **rt-PA** (☞ Pharma-Info 7.90) die Prognose eines ischämisch bedingten Schlaganfalls verbessern. Sie wird in Deutschland zurzeit im Rahmen klinischer Studien durchgeführt. Voraussetzungen sind ein sicherer Blutungsausschluss durch CT, ein rascher Therapiebeginn (die Behandlung muss bei Infarkten im Gebiet der A. carotis interna sechs Stunden nach Symptombeginn bereits beendet sein!) und fehlende Kontraindikationen von Seiten des Patienten wie etwa hohes Alter oder eine nur kurz zurückliegende Operation. Auch Patienten, deren Zustand sich seit Symptombeginn fortlaufend bessert, werden nicht lysiert, da sie höchstwahrscheinlich eine gute Prognose haben.

Unterschieden werden die *systemische Lyse* mit intravenöser Infusion von rt-PA und die *lokale Lyse*, bei der das Arzneimittel nach vorheriger Angiographie über einen Katheter in unmittelbare Nähe des Verschlusses gebracht wird. Beide Methoden haben Vor- und Nachteile, eine endgültige Wertung ist noch nicht möglich.

Nach der Lysetherapie wird der Patient auf einer neurologischen Intensivstation betreut und sein Zustand engmaschig kontrolliert. Wie nach anderen Lysetherapien auch ist eine anschließende Vollheparinisierung erforderlich.

Eine Gefäßoperation ist im Akutstadium selten indiziert.

Verhütung von Rezidivschlaganfällen

Die konsequente Behandlung von Grunderkrankungen und die Beseitigung von Risikofaktoren vermindern das Wiederholungsrisiko erheblich:

- Um einer Thrombozytenaggregation und somit weiteren Durchblutungsstörungen entgegenzuwirken, erhalten praktisch alle Patienten Azetylsalizylsäure, meist 100–300 mg/Tag (z.B. Aspirin® 100). Bei ernsten Unverträglichkeitserscheinungen (z.B. Magenblutung ☞ 9.3.6) kann auf Ticlopidin (Tyklid®) ausgewichen werden
- Bei erhöhtem Blutdruck ist eine *Blutdrucksenkung* zwingend erforderlich, da eine Hypertonie einen erneuten Schlaganfall begünstigt
- Die Behandlung von Herzrhythmusstörungen (☞ 6.7) verringert das Risiko der Gerinnselbildung in den Herzhöhlen
- Bestehen Blutgerinnsel in den Herzhöhlen, wird eine langfristige orale Hemmung der Blutgerinnung eingeleitet, z.B. mit Marcumar®
- Bei Carotisstenosen wird abhängig vom Ausmaß der Verengung und der aufgetretenen neurologischen Symptome sowie vom Allgemeinzustand des

Patienten eine *perkutane transluminale Angioplastie der Carotis* (**Carotis-PTA**) oder eine *Carotis-Thrombendarteriektomie* (**Carotis-TEA**) vorgenommen.

Im Anschluss an die stationäre Pflege im Krankenhaus ist oft ein Aufenthalt in einer Reha-Klinik angezeigt. Durch intensive Bewegungs- und Sprachübungen gelingt es häufig, die Fähigkeiten der Patienten so zu verbessern, dass eine Rückkehr nach Hause (evtl. mit Unterstützung durch ambulante Dienste oder Angehörige) möglich ist. Dem Patienten bleibt so die Einweisung in ein Pflegeheim erspart. Alternativ kommt eine Förderung im Rahmen einer geriatrischen rehabilitativen Tagesklinik in Wohnortnähe in Frage.

7.8.4 Komplikationen

Durch den häufig weit reichenden Ausfall der Hirnfunktionen drohen eine Vielzahl schwerer und oft irreversibler Folgeprobleme.

Ateminsuffizienz ☞ *8.1.8*
Pneumonie ☞ *8.5.3*
Harnverhalt und/oder -inkontinenz ☞ *11.3.2*
Dehydratation ☞ *11.17.2*

Die subluxierte Schulter

Beim Gesunden wird das Schulterblatt durch den Ruhetonus aller ansetzenden Muskelgruppen in seiner physiologischen Lage gehalten. Da bei einem Schlaganfall anfänglich auch die Schultergürtelmuskulatur (schlaff) gelähmt ist, fehlt dieser aktive Muskelzug: Das Schulterblatt steht nicht mehr parallel zur Wirbelsäule, das *Ligamentum coracohumerale* (Verstärkungsband der Schultergelenkskapsel) erschlafft, und der Humeruskopf rutscht unter Einwirkung der Schwerkraft teilweise aus der Gelenkpfanne (☞ Abb. 7.77). Dieses Phänomen heißt **subluxierte Schulter** und tritt bei ca. 80 % aller halbseitengelähmten Patienten auf der stärker betroffenen Seite (☞ 7.8.5) auf. Sichtbar ist die subluxierte Schulter durch eine Abflachung des Oberarmes am Schulterdach, tastbar durch eine Lücke zwischen Schulterdach und Humeruskopf.

Die subluxierte Schulter ist im Allgemeinen nicht schmerzhaft. Werden die Richtlinien des Bobath-Konzeptes beachtet, bedarf sie keiner weiteren besonderen Therapie. Mit der Rückkehr von Hand- und Armfunktionen bildet sich die Subluxation meist zurück.

▱ Pflege bei subluxierter Schulter

Pflegefehler und falsche Verhaltensweisen des Patienten können Mikrotraumen setzen und zu einer **schmerzhaften Schulter** führen.

Folgende Regeln sind bei der Pflege von Schlaganfallpatienten hinsichtlich der Schulter zu beachten:
- Den Arm einer subluxierten Schulter erst bewegen, wenn der Humeruskopf zentral in der Gelenkpfanne sitzt
- Den stärker betroffenen Arm in alle Bewegungsabläufe einbeziehen und den Patienten hierzu auch anleiten
- Um zu verhindern, dass der stärker betroffene Arm durch sein Eigengewicht der Schwerkraft entsprechend aus der Gelenkpfanne rutscht, den Patienten anleiten, den stärker betroffenen Arm beim Anheben am Ellenbogen zu unterstützen und ihn beim Sitzen z.B. auf einem Tisch aufzulegen. Für Rollstühle gibt es spezielle Rollstuhltische, die über die Armlehnen des Rollstuhls geschoben werden können
- Liegt der (erheblich bewegungseingeschränkte) Patient auf der stärker betroffenen Seite im Bett, ihn so lagern, dass das Gewicht seines Oberkörpers nicht allein auf dem Schultergelenk lastet, sondern auch auf dem Oberarm und dem Schulterblatt, und dass sich die beiden Schulterdächer auf gleicher Höhe befinden. Beim Vorziehen der stärker betroffenen Schulter darauf achten, dass das Schulterblatt parallel zur Wirbelsäule über den knöchernen Thorax gleitet und diesem plan aufliegt. Auf keinen Fall die Schulter so weit wie möglich vorziehen, da es sonst zu einer Überdehnung der Schultergürtelmuskulatur kommt mit anschließend eingeschränkter Stabilisierungsfunktion
- Den stärker betroffenen Arm nur in Außenrotation und mit Unterstützung im Achselbereich anheben. Gefährlich ist das Auflegen des stärker betroffenen Armes bei Transfers auf die Schulter der Pflegenden. Der Arm kann hierbei herunterfallen oder der Humeruskopf bei einer ungeschickten Bewegung des Patienten förmlich aus der Pfanne gehebelt werden.

📋 Bilaterale Armführung
Die bilaterale Armführung in Form des Händefaltens findet im Pflegealltag keine Anwendung mehr, da es dabei zu abnormen Bewegungen etwa beim Aufstehen des Patienten kommt (der Oberkörper wird gebeugt statt gestreckt). Stattdessen lernt der Patient zur Vorbeugung von Schulterschmerzen oder einer Subluxation, den betroffenen Arm beim Anheben am Ellenbogen zu unterstützen. Die bilaterale Armführung wird nur noch in der physio- oder ergotherapeutischen Behandlung eingesetzt.

Das Schulter-Hand-Syndrom
Die stärker betroffene Hand neigt aus noch nicht in allen Einzelheiten bekannten Gründen (Veränderungen von Muskeltonus und Innervation, Mikrotraumen?) zum ödematösen Anschwellen. Diese Schwel-

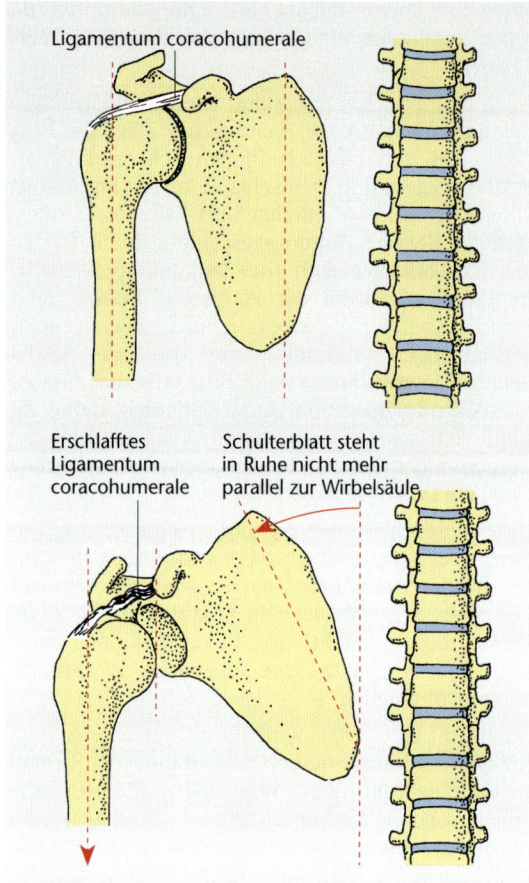

Abb. 7.77: Stellung von Schulterblatt und Humerus beim Gesunden (oben) und bei einem hemiplegischen Schlaganfallpatienten mit Subluxation der Schulter (unten). Bei einem Gesunden hält der Ruhetonus das Schulterblatt parallel zur Wirbelsäule, während bei einem Hemiplegiker der physiologische Muskelzug fehlt: Das Schulterblatt steht nicht mehr parallel zur Wirbelsäule, das Ligamentum coracohumerale erschlafft und die Schwerkraft zieht den Humeruskopf aus der Gelenkpfanne. [L190]

lung bildet sich bei korrekter Lagerung des Armes am Tisch oder im Bett zurück. Unter ungünstigen Bedingungen entsteht ein **Schulter-Hand-Syndrom** mit irreversibler Schädigung der Hand. Gefährdet sind vor allem Patienten, die Schmerzen nicht mehr spüren.

📋 Pflege bei einem Schulter-Hand-Syndrom
Ein wichtiges Ziel bei der Pflege ist die Förderung des venösen und lymphatischen Rückflusses. Aus diesem Grund achten die Pflegenden darauf, dass
- Die Hand des Patienten nicht zur Handinnenfläche abgeknickt wird (Volarflexion)
- Die Kleidung des Patienten keine Gefäße einschnürt, z.B. durch zu enge Bündchen am Ärmel einer Bluse oder zu enge Kleidung im Achselbereich

- Am stärker betroffenen Arm keine Infusionen gelegt werden, da sie zu Paravasaten und Hämatomen führen können
- Es am stärker betroffenen Arm zu keinen Verletzungen kommt, etwa durch das Herunterhängen des Armes im Rollstuhl mit Einklemmung in den Speichen.

Das Pusher-Syndrom

Bei ca. 30 % aller linksseitig gelähmten Patienten tritt das **Pusher-Syndrom** (engl. to push = drücken, schieben) auf. Die Patienten drücken sich mit ihrer weniger betroffenen rechten Seite auf die stärker betroffene linke Seite. Befragt man einen Pusher-Patienten, wann eine ihm gegenüberstehende Person einen Stab (Besenstiel) senkrecht hält, glaubt er erst bei einer Neigung von ca. 7°, dass der Stab senkrecht steht. Der Patient empfindet also eine objektiv aufrechte Haltung als schief und eine Neigung der Körperlängsachse um ca. 7° nach links als aufrecht. Deshalb drücken sich die Patienten im Liegen, Sitzen, Stehen und Gehen nach links, um ihre subjektive Vertikale zu erreichen.

Weitere Merkmale des Pusher-Syndroms sind:
- Überaktivität der weniger betroffenen rechten Seite. Der Kranke hält sich überall fest oder stößt sich mit der hyperaktiven Seite ab
- Häufiges Herausrutschen aus dem Rollstuhl, weil sich der Patient im Sitzen nach links (zur stärker betroffenen Seite) drückt
- Häufige Stürze, da der Kranke im Stehen das stärker betroffene linke Bein in Beugestellung anzieht, ohne das Gewicht mit dem rechten Bein zu übernehmen
- Unfähigkeit, im Liegen den Kopf abzulegen (der Patient liegt wie ein großes „C" im Bett). Durch das ständige Wegdrücken besteht die Gefahr eines Dekubitus an Trochanter, Knie und Fersen auf beiden Seiten.

> 🖐 Pusher-Patienten haben in der Regel erhebliche neuropsychologische Störungen, die sich bemerkbar machen durch:
> - Fehlendes Wahrnehmen und Erkennen der stärker betroffenen linken Körperhälfte **(Neglect-Phänomen)**
> - Mangelnde Krankheitseinsicht **(Anosognosie)**
> - Gestörte Orientierung im Raum
> - Konzentrations-, Gedächtnis- und Planungsstörungen.

📋 Rehabilitation des Pusher-Patienten

Die Rehabilitation eines Pusher-Patienten ist infolge der fehlenden Krankheitseinsicht und der Komplexität der Störungen schwierig. Am wichtigsten sind folgende Grundsätze:

- Beim Pusher-Patienten sind mehr noch als bei den übrigen Schlaganfallpatienten *beide* Seiten betroffen. Zu Beginn richten sich die therapeutischen Aktivitäten auf die weniger betroffene Seite: Reduktion der Hyperaktivität, Lernen der Gewichtsübernahme, z.B. durch Transfer über die weniger betroffene Seite. Später erfolgt die Hilfestellung dann wie bei den anderen Schlaganfallpatienten von der stärker betroffenen Seite aus
- In der Anfangsphase ist ein tiefer Transfer (☞ 7.87) über die weniger betroffene Seite notwendig. Sobald der Pusher-Patient in der Lage ist, kontrolliert Gewicht auf der weniger betroffenen Seite zu übernehmen, ist ein teil- bzw. auch aktiver Transfer möglich
- Zu Beginn benötigt der Patient insbesondere auf der weniger betroffenen Seite Hilfen zur Orientierung. Beispielsweise dient es seiner Orientierung, wenn er beim Sitzen auf der Bettkante mit seiner weniger betroffenen Hand mehrmals auf der Matratze entlang fährt, damit er Stück für Stück mehr Gewicht auf seine weniger betroffene Seite bekommt. Beim Sitzen im Stuhl wird die Orientierung gefördert, wenn er mit der weniger betroffenen Seite zur Wand sitzt. Noch besser ist es, wenn der Stuhl parallel zum Bett steht (weniger betroffene Seite zum Bett hin) und die Betthöhe so angepasst wird, dass der Kranke sich mit seinem weniger betroffenen Arm auf die Matratze aufstützen kann. Dagegen bringt es in aller Regel keinen Erfolg, dem Patienten auf der stärker betroffenen Seite ein Kissen anzubieten
- Kommandos wie „1 – 2 – 3" scheitern, weil der Patient durch seine Hyperaktivität und Planungsstörung die Handlung bereits bei 1 nach dem Alles-oder-Nichts-Prinzip startet, ohne die notwendigen Zwischenschritte zu berücksichtigen. Besser ist körpernahes, nonverbales Arbeiten in kleinen Schritten und mit kurzen Arbeitsaufträgen statt ausführlichen Erklärungen (Einzelschritte kann der Patient besser ausführen).

7.8.5 Pflege des Schlaganfallpatienten nach dem Bobath-Konzept

Bis in die 40er Jahre bestand die Lehrmeinung, dass die sich beim Schlaganfall entwickelnde Spastik unvermeidlich sei. Dementsprechend wurde bei Schlaganfallpatienten kompensatorisch die weniger betroffene, „gesunde" Seite trainiert. Die Folge war, dass Schlaganfallpatienten häufig rollstuhlabhängig blieben, sich nicht selbstständig ankleiden konnten und bei den meisten täglichen Aktivitäten Hilfe benötigten.

Durch Zufall entdeckte die Krankengymnastin *Berta Bobath*, dass die Spastizität bei bestimmten Stellungen und Lagerungen nachließ oder ganz verschwand. Ihre Erfahrungen wurden durch ihren Ehemann, *Ka-*

rel Bobath, wissenschaftlich untermauert. Er lieferte als Neurologe die neurophysiologischen Grundlagen des inzwischen weltweit anerkannten **Bobath-Konzeptes.**

Bis Ende der 80er Jahre stand die Spastizität beim Bobath-Konzept im Vordergrund. Heute bilden die physiologischen Bewegungen die Grundlage des Bobath-Konzeptes. Ziel ist es, dass der Patient wieder eine *normale* Haltung einnimmt und möglichst viele physiologische Bewegungsabläufe wieder erlernt. Deshalb wird heute auch auf das Händefalten beim Aufstehen verzichtet, weil es nicht einer normalen Bewegung entspricht.

> ☐ Weltweit entwickeln die in der **IBITA** *(International Bobath Instructors/Tutors - Adult)* organisierten Bobath-Instruktoren das Bobath-Konzept weiter. In Deutschland haben sich Bobath-Instruktoren aus der Pflege in der **BIKA** *(Bobath-Initiative für Kranken- und Altenpflege e.V.)* zusammengeschlossen. Ihr Anliegen ist es, in enger Zusammenarbeit mit der IBITA insbesondere die pflegerischen Aspekte des Bobath-Konzeptes fortzuentwickeln.

✉ Kontaktadresse

BIKA *(Bobath-Initiative für Kranken- und Altenpflege e.V.)*
Kontakt: Gabriele Jacobs
Wikingerstraße 28
76307 Karlsbad-Langensteinbach
http://www.bika.de

Physiologische Grundelemente des Bobath-Konzeptes

Konzept der normalen Bewegung

Das **Konzept der normalen Bewegung** stellt einen wichtigen Grundpfeiler des Bobath-Konzeptes dar. Ohne das Wissen, wie sich ein gesunder Mensch bewegt, und ohne die Kenntnis um den physiologischen Muskeltonus sowie die ihn beeinflussenden Faktoren ist es nicht möglich, zielgerichtet auf die Probleme, insbesondere die pathologischen Bewegungsmuster, eines Patienten mit erworbenen Hirnschädigungen einzugehen.

Unterstützungsfläche. Die Unterstützungsfläche ist meist mit der Kontaktfläche zwischen Körper und Umwelt identisch. Der Körper kann sich auch teilweise selbst Unterstützung geben, z.B. wenn der Kopf mit der eigenen Hand gestützt wird. Beim Gehen besteht die Unterstützungsfläche aus der Kontaktfläche der Füße zum Boden. Beim angelehnten Sitzen mit Bodenkontakt der Füße bilden die Kontaktflächen der Füße, der Oberschenkel, des Gesäßes (also die Sitz-

fläche) und Teile des Rückens die Unterstützungsfläche. Je größer die Unterstützungsfläche ist, desto weniger **Haltungstonus** ist notwendig. So ist beim Gesunden der Haltungstonus im Liegen in Rückenlage aufgrund der großen Unterstützungsfläche sehr niedrig, im Stand oder erst recht auf Zehenspitzen stehend sehr viel größer, um den Körper gegen die Schwerkraft aufzurichten und ihn über der Unterstützungsfläche im Lot zu halten.

Das Wissen um die tonusbeeinflussende Wirkung der Unterstützungsfläche wird im Pflegealltag vielfältig eingesetzt. Soll der Patient z.B. entspannen und zur Ruhe kommen, reduzieren die Pflegenden seinen Haltetonus, indem sie ihm eine größtmögliche Unterstützungsfläche bieten, ihn zum Beispiel im Bett lagern und darauf achten, dass möglichst große Körperpartien der Matratze oder einem Kissen aufliegen. Möchten die Pflegenden den Patienten hingegen aktivieren und den Haltetonus des Patienten erhöhen, verringern sie die Unterstützungsfläche, indem sie den Patienten z.B. in einen Stuhl setzen oder einige Schritte mit ihm gehen.

Schwerkraft. Die Rolle der Schwerkraft ist vor allem dann von Bedeutung, wenn es darum geht, sich zwischen verschiedenen Ausgangspositionen für Pflegeaktivitäten zu entscheiden. Obwohl das Trinken im Bett in halb hoher Rückenlage genau dieselbe Bewegung darstellt wie das Trinken in aufrechter Sitzhaltung am Tisch, werden durch die Schwerkraft und die Ausgangsposition unterschiedliche Muskelgruppen beansprucht: Während das Trinken am Tisch eher leicht fällt, weil für diese Bewegung hauptsächlich die Nackenmuskulatur arbeitet, ist das Trinken im Bett anstrengender, weil der Kopf durch die vordere Halsmuskulatur angehoben werden muss. Die Spannung der vorderen Halsmuskulatur behindert das leichte Bewegen des Kehlkopfes, wodurch das Schlucken erschwert wird.

Schlüsselpunkte. Bei den Schlüsselpunkten handelt es sich um Körperzonen mit einer hohen Dichte von *Propriorezeptoren* (Presso- und Mechanorezeptoren), die für die Wahrnehmung und Kontrolle der aktuellen Lage des Körpers im Raum zuständig sind. Die Schlüsselpunkte beeinflussen den Haltetonus und bahnen physiologische Bewegungen an. Der **zentrale Schlüsselpunkt** befindet sich in der Region um und hinter dem Sternum, die **proximalen Schlüsselpunkte** werden jeweils von den beiden Schulterregionen sowie den beiden Beckenhälften gebildet (☞ Abb. 7.78).

Die proximalen Schlüsselpunkte sind beispielsweise bei der Lagerung eines Hemiplegikers von Bedeutung. Liegt ein Patient auf dem Rücken, liegen diese dorsal des Sternums; dies ist das Kennzeichen einer Streckung. Liegt der Hemiplegiker auf seiner stärker betroffenen Seite, befindet sich die stärker betroffene Schulter ventral des Sternums, was zu einer – in diesem Fall erwünschten – Beugung führt. Erfahrungsgemäß weisen die diagonal gegenüberstehenden proximalen Schlüsselpunkte (Becken und Schultern) denselben Tonus auf. Deshalb ist der Oberkörper des Patienten bzw. seine stärker betroffene Schulter gegen das weniger betroffene Becken rotiert. Diese Rotation ist aufgrund ihrer tonusregulierenden Wirkung erwünscht und wird durch die Lagerung des Beckens (☞ Abb. 7.80) zusätzlich gefördert.

Über die **distalen Schlüsselpunkte** Füße und Hände können ganze Muskelgruppen und Körperteile beeinflusst werden. Ein Reiz in der Handinnenfläche kann zu einer (Beuge-)Spastik der Hand führen, die wiederum eine (Beuge-)Spastik des Ellenbogens und der Schulter provozieren kann. Deshalb ist z.B. ein Dauerreiz, den eine Binde in der Hand des Patienten auslöst, nicht sinnvoll. Zu vermeiden ist auch der Reiz, den eine Bettkiste den Füßen bietet. Durch diesen Reiz am Fuß(-ballen) kann eine (Streck-)Spastik des Fußes und nachfolgend der gesamten Extremität hervorgerufen werden. Zu empfehlen sind hingegen sich abwechselnde Reize wie sie beim Anheben des Beckens **(Bridging)** entstehen.

Ein Beispiel verdeutlicht, wie die verschiedenen Aspekte im Pflegealltag ineinander greifen: Das Aufstehen von einem Stuhl fällt dem Patienten leichter, wenn er vor dem Aufstehen sein Becken nach vorne kippt. Pflegende können ihn unterstützen, indem sie das Kippen nach vorne links und rechts am Becken fazilitieren (erleichtern). Durch die Stimulation der proximalen Schlüsselpunkte des Beckens (ein nach vorn gekipptes Becken führt zur Streckung) lässt sich die Bewegung vom Sitz in den Stand einleiten.

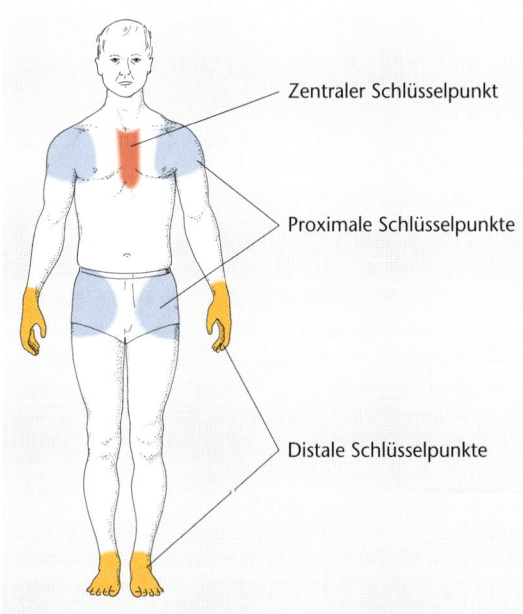

Abb. 7.78: Konzept der Schlüsselpunkte. [A400-190]

Zentraler Schlüsselpunkt

Proximale Schlüsselpunkte

Distale Schlüsselpunkte

Nutzen Pflegende dieses Wissen beim Transfer eines Patienten vom Sitz in den Stand, indem sie diese Bewegung nach vorne fazilitieren, so hat der Patient nicht nur weniger Mühe aufzustehen, sondern er vollzieht darüber hinaus die normale Bewegung nach, seine Mobilisation wird insgesamt beschleunigt. Gleichzeitig ist ein solches Vorgehen für die Pflegenden rückenschonender, weil die Unterstützung des Patienten weniger anstrengend ist.

Weitere physiologische Grundlagen

Das Bobath-Konzept geht weiter von folgenden Überlegungen aus:

- Die linke motorische Hirnrinde gibt Impulse für bewusste Bewegungen der rechten Körperseite, die rechte Hirnhälfte für Bewegungen der linken. Die Planung selbst einseitiger Bewegungen (z.B. linken Arm anheben) erfordert jedoch das Zusammenspiel *beider* Hirnhälften. Deshalb können Bewegungsabläufe in der weniger betroffenen Körperseite beeinträchtigt sein, auch wenn diese nicht „gelähmt" ist. Beispielsweise sind Mobilität und Stabilität gegensätzliche Zustände, die sich jedoch wechselseitig bedingen. Beim Gehen müssen z.B. Rumpf und Standbein ausreichende Stabilität geben, damit das Spielbein mobil ist – also einen Schritt machen kann. Da bei einer schweren Hemiplegie das betroffene Bein und die betroffene Rumpfseite keine ausreichende Stabilität geben können, ist auch das Spielbein nicht in der Lage, einen Schritt durchzuführen

> Der Schlaganfallpatient hat keine „gesunde" Seite. In der Regel wird die anfänglich *gelähmte Seite* als *stärker betroffene,* die andere als *weniger betroffene Seite* bezeichnet.

- Das Gehirn speichert Bewegungen als zusammengesetzte Information ab, wobei Motorik und Sensorik eine funktionelle Einheit bilden. So wird verständlich, dass ein Kranker mit Wahrnehmungsstörungen auch Schwierigkeiten hat, sich normal zu bewegen
- Das menschliche Gehirn ist nicht vollständig ausgenutzt und auch beim Erwachsenen noch innerhalb gewisser Grenzen „flexibel". Verloren gegangene Funktionen können zum Teil außerhalb der geschädigten Bereiche neu „angesiedelt" werden *(Plastizität des Gehirns)*
- Das Gehirn ist lebenslang lernfähig *(fortgesetztes neuronales Lernen).* Es unterscheidet jedoch nicht zwischen positiven und negativen Lerninhalten, also ausgewogenen, „günstigen" Bewegungsmustern und „ungünstigen", insbesondere spastischen Bewegungsmustern. Unter der Vorstellung, dass sich Gehirnstrukturen reorganisieren, indem neue synaptische Verbindungen entstehen, sollte der Patient möglichst häufig und gezielt ausgewogene

(letztlich also die normalen) Bewegungsabläufe trainieren. Das Gehirn läuft ansonsten Gefahr, spastische Bewegungsmuster als „normal" zu erlernen und anzuwenden. Wie schnell und erfolgreich der Kranke lernt, hängt von Ausmaß und Lokalisation der Schädigung und dem Allgemeinzustand ab.

Weitere Elemente des Bobath-Konzeptes

Das Bobath-Konzept basiert aber nicht nur auf physiologischen Grundlagen, sondern auch auf folgenden Elementen:

- **Wahrnehmungsförderung**
- **Normalisierung des Muskeltonus** (insbesondere Hemmung der Spastizität)
- **Förderung der normalen Bewegung:** Jede Bewegung des Halbseitengelähmten wird unter Berücksichtigung des normalen, *beid*seitigen Bewegungsmusters durchgeführt. Das bedeutet, dass die stärker betroffene Seite in den Bewegungsablauf mit einbezogen wird, indem Bewegungen *fazilitiert* werden. Einseitige Bewegungen wie das Hochziehen am Bettbügel oder am Bettgitter werden vermieden
- **24-Stunden-Management:** Da Lernprozesse ununterbrochen stattfinden, wird das Bobath-Konzept rund um die Uhr angewendet. Die konsequente und kontinuierliche Anwendung des Bobath-Konzeptes hat maßgeblichen Anteil an der Gesundung des Patienten. Somit sind die Pflegenden die wichtigsten Therapeuten des Schlaganfallpatienten
- **Therapeutisches Team:** Eine optimale Wirkung kann nur erzielt werden, wenn alle Berufsgruppen das Konzept anwenden. So muss auch der Arzt darauf achten, dass er keine Infusionen am gelähmten Arm anlegt, da sonst ein *Schulter-Hand-Syndrom* (☞ 7.8.4) droht. Probleme und Fortschritte des Patienten sowie pflegerisch-therapeutische Maßnahmen werden in gemeinsamen Besprechungen des *therapeutischen Teams* erörtert, damit alle mit dem Patient einheitlich umgehen. Auch die Angehörigen werden über den richtigen Umgang mit dem Patienten aufgeklärt, um nicht durch Fehlverhalten den Erfolg bisheriger Bemühungen zu gefährden
- **Frührehabilitation des Schlaganfallpatienten:** Die ersten Tage und Wochen entscheiden darüber, ob die in unmittelbarer Nähe des Infarktes funktionslos gewordenen, aber noch vitalen Nervenzellen reaktiviert werden können. Das „Erwecken" dieser Nervenzellen verkürzt die Dauer des Rehabilitationsprozesses entscheidend – das Neu-Einprägen von Funktionen in anderen Hirnarealen ist langwieriger als ihre Reaktivierung!

In der Pflegepraxis taucht immer wieder die Frage auf, ob bei Schlaganfallpatienten neben dem Bobath-Konzept auch weitere Pflegekonzepte wie beispielsweise das der *Basalen Stimulation* oder der *Kinästhetik* angewandt werden können. Diese Frage kann so pauschal nicht beantwortet werden. Sobald eine solide Basis im Handling nach dem Bobath-

Konzept erworben wurde, können im Einzelfall auch Elemente der anderen Konzepte sinnvoll genutzt werden. Dazu bedarf es aber fundierter Kenntnisse, in welchen Situationen die anderen Konzepte nicht greifen oder sogar kontraindiziert sind.

7.8.6 Wahrnehmungsförderung

Die **Wahrnehmungsförderung** des Patienten (v.a. der stärker betroffenen Seite) ist unabdingbar. Die wichtigsten Maßnahmen sind:

- **Lagerung auf der stärker betroffenen Seite** (☞ 7.8.7)
- **Regelmäßiger Lagerungswechsel:** Eine regelmäßiger Lagerungswechsel ist bedeutsam, weil gleichförmige Reize über eine längere Zeit dem Gehirn keinen Stimulus bieten
- Durchführung der **Transfers** (Umlagerung, Lagewechsel) über die stärker betroffene Seite.

7.8.7 Lagerung des Schlaganfallpatienten

Die **Lagerung des Schlaganfallpatienten** ist von größter Bedeutung. Dabei wird dem Weg zur Lagerung heute ebenso viel Bedeutung beigemessen wie der Lagerung an sich. Wird der Weg zur Lagerung nicht therapeutisch gestaltet, entstehen nicht selten Probleme bei der Lagerung, die dazu führen können, dass der Patient die Lagerung wieder auflöst.

Als oberstes Ziel der Lagerung (dem sich die übrigen Ziele unterordnen müssen) wird heute das Wohlbefinden des Patienten angesehen. Darüber hinaus verfolgt das Bobath-Konzept außer den allgemeinen Zielen der Lagerung (Dekubitus-, Pneumonie-, Kontrakturen- und Thromboseprophylaxe) besondere Ziele:

- Förderung der Wahrnehmung
- Regulierung des Muskeltonus
- Verhinderung der schmerzhaften Schulter und des Schulter-Hand-Syndroms
- Vorbereitung von normalen Bewegungen.

Bei *multimorbiden* Patienten (Patienten mit Mehrfacherkrankungen ☞ 3.2) kann es notwendig sein, von den beschriebenen Methoden abzuweichen.

> In der Akutphase muss der Patient alle 2 – 3 Stunden umgelagert werden. Die verschiedenen Lagerungsarten werden dabei je nach Toleranz und Belastbarkeit des Patienten unterschiedlich intensiv und häufig eingesetzt.

Ein Patient mit einem ischämischen Hirninfarkt kann bereits am Aufnahmetag in den Stuhl gesetzt werden, sofern es sein Allgemeinzustand erlaubt und keine Kontraindikationen wie etwa eine Herzinsuffizienz oder eine Kreislaufdysregulation bestehen. Dabei orientiert sich die Mobilisation an den Belastungsgrenzen des Patienten. Weil er in der Akutphase nur eingeschränkt belastbar ist, ermüdet er rasch. Er muss dann wieder ins Bett gebracht werden, da das Schlafen im Stuhl unbequem ist und einen abnormen Tonus und nachfolgend Fehlhaltungen fördert.

Als Lagerungsmaterial eignen sich 3 – 4 große Federkissen, weil sie gut modellierbar sind. Zur Beinlagerung ist eine zusammengelegte Steppdecke vorteilhaft. Im Bett soll der Patient annähernd parallel zur Bettkante liegen, um seine verminderte räumliche Orientierung zu verbessern. Es wird heute als normal angesehen, wenn der Oberkörper dabei leicht in Beugung kommt. Mit zunehmender Eigenaktivität lernt der Patient schließlich, sich selbst zu lagern. Dann weisen die Pflegenden ihn darauf hin, beim Hochziehen weder Bettbügel oder Gitter noch Strickleitern zu benutzen, da er auf diese einseitige Belastung mit Spastizität reagieren könnte. Außerdem würde er dadurch lernen, seine stärker betroffene Seite nicht einzusetzen (*erlernter Nichtgebrauch, learned non-use*).

Kontrakturenprophylaxe

Die distalen Schlüsselpunkte (☞ 7.8.5) kommunizieren mit der Umwelt, indem die Hände Gegenstände *be-greifen* und die Füße die Erde *be-treten*. Situationsabhängig wird der dafür notwendige Muskeltonus aufgebaut:

- Um Gegenstände in der Hand festhalten zu können, wird ein bestimmter Muskeltonus benötigt. Es wird vermutet, dass beim Hemiplegiker eine in die Hand gelegte Binde selbst in der schlaffen Phase sog. *Nervennetze* im ZNS in Richtung Festhalten vorprogrammiert. Spätfolge kann eine überschießende Fingerbeugung mit Problemen beim Loslassen sein. Heute wird es als notwendig erachtet, die ganze Hand einschließlich Finger und Handinnenfläche durch bewusste Berührung mit gezielter Spürinformation zu versorgen. So kann es im Einzelfall sinnvoll sein, einem Patienten mit spastisch geschlossenen Händen stundenweise größere Gegenstände in die Hand zu geben, wenn sich der Muskeltonus in der Hand daraufhin normalisiert
- Eine Kontrakturenprophylaxe im Bereich der Hüftbeuger wird bei auf der Seite liegenden, noch nicht gehfähigen Patienten dadurch erzielt, dass ihre Beine in unterschiedlichen Schrittstellungen gelagert werden
- Einer drohenden Verkürzung des M. pectoralis kann durch Außenrotation des Oberarmes bei der Lagerung im Bett vorgebeugt werden

Spitzfußprophylaxe ☞ *unten*

Spitzfußprophylaxe

Die normale Haltung in entspannter Rückenlage ist ein Fallenlassen des Fußes zur Fußsohle hin und nach außen. Schon aufgrund dieser Tatsache erscheinen passive Maßnahmen der Spitzfußprophylaxe im Bett, z.B. das Einbringen einer Bettkiste oder eines Sandsackes, fragwürdig. Außerdem ist ein verstärkter Reiz am Fußballen bei der normalen Bewegung verbunden mit dem Abheben der Ferse zum Zehenstand. Wird nun über längere Zeit ein passiver Reiz am Fußballen gesetzt, werden die Nervennetze auf Zehenstand programmiert – Folge kann ein ausgeprägter Spitzfuß sein. Deshalb sollte immer der ganze Fuß einschließlich Zehen und Fußsohle mit gezielter Spürinformation versorgt werden.

Bereits im Bett gibt es zahlreiche Gelegenheiten, Pflegemaßnahmen so zu modifizieren, dass der Fuß ohne größeren Zeitaufwand passiv durchbewegt und so eine Spitzfußprophylaxe durchgeführt wird:

- Beim Drehen auf die Seite stellen die Pflegenden die Beine auf oder unterstützen den Patienten darin, bevor er sich selbstständig oder mit Hilfe der Pflegenden über das Becken zur Seite dreht. Ein zusätzlicher, wenige Sekunden dauernder Druck auf die Knie verstärkt den spitzfußprophylaktischen Effekt beim Drehen
- Effektiv ist auch, wenn die Pflegenden in den Bewegungsablauf während des Drehens ein Bridging einfließen lassen, indem sie den Patienten bitten, das Becken anzuheben oder ihn darin unterstützen
- Zum Waschen bitten die Pflegenden den Patienten, das Bein aufzustellen, bzw. unterstützen ihn darin. Dies dient nicht nur der Spitzfußprophylaxe, sondern vermeidet zusätzlich ein Überstrecken des Kniegelenks und erfordert weniger Kraft von Seiten der Pflegenden.

Noch effektiver ist das Sitzen des Patienten im Stuhl. Die Füße müssen allerdings großflächig auf dem Boden stehen. Bei kleinen Patienten werden die Füße entsprechend unterlegt. Sitzt der Patient in einem Rollstuhl, sind seine Füße nur für die Dauer des Transportes auf den Trittbrettern. In der übrigen Zeit stehen die Füße auf dem Boden; das Abstellen der Füße auf den Trittbrettern belastet die Füße nicht gleichmäßig und würde die Spastizität fördern.

Lagerung auf dem Rücken

Nur wenige gesunde Menschen schlafen zu Hause auf dem Rücken: In Rückenlage liegt der Schultergürtel beidseitig auf der Unterstützungsfläche, das Becken kippt etwas nach vorne, so dass der zentrale Schlüsselpunkt Sternum hoch gestellt ist und der Rücken gestreckt wird. Um diese Lage gegen die Schwerkraft beizubehalten, muss ein großer Haltetonus aufgebaut werden. Deshalb stellen gesunde Menschen in Rückenlage ein oder beide Beine auf: das Becken kippt dadurch etwas weiter nach hinten, die Rückenstreckung lässt nach, so dass die Unterstützungsfläche größer wird und die Körperspannung sich verringert. Daher bevorzugen die meisten Menschen zum bequemen Schlafen auch eher die Seiten- oder Bauchlage.

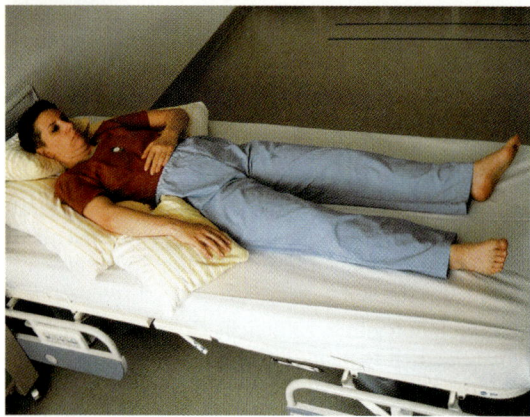

Abb. 7.79: Lagerung auf dem Rücken. [M159]

Ein Kranker mit einer erworbenen Hirnschädigung kann nicht wie ein Gesunder seine Lage adäquat verändern; er reagiert auf die Rückenlage evtl. mit einem erhöhten Strecktonus. Dieser zeigt sich durch einen hoch gestellten Rippenbogen, ein Hohlkreuz, das bis zur Brustwirbelsäule reichen kann und einen nach hinten (in Retraktion) gezogenen Schultergürtel, wodurch reflektorisch Schultergelenke, Arme und Hände in das spastische Muster ziehen. Der Kopf wird nach hinten überstreckt, das Becken noch mehr nach vorne gekippt mit der Folge, dass die Beine adduziert, innenrotiert und gebeugt werden.

Die Rückenlage sollte daher bei Patienten mit erworbenen Hirnschädigungen auf das absolut notwendige Minimum beschränkt bleiben. Darüber hinaus führt sie leicht zu Dekubiti am Kreuzbein, an der Ferse und am Knöchel. Ist eine **Lagerung auf dem Rücken** dennoch notwendig, wird der Patient so gelagert, dass durch das beidseitige Anheben der Schultern das Sternum absinkt und das Becken in einer Mittelposition ruht, so dass sich die Unterstützungsfläche für den Patienten vergrößert.

- Zwei Kissen (80 x 40 cm) A-förmig übereinander legen. Dabei die Öffnung so gestalten, dass die Schultern gut unterstützt werden und die Brustwirbelsäule gleichzeitig so viel Platz hat, dass sie nach unten sinken kann. Reicht die Überlappung der Kissen für eine Unterlagerung des Kopfes nicht aus (je nach Größe des Patienten), zusätzliches kleines Kissen für den Kopf benutzen
- Durch Aufstellen der Beine diese maximal beugen. In dieser Haltung kommt das Becken aus der Kippung nach vorne. Beine dann unter sachtem Zug in leichter Außenrotation ablegen.
Um dem Körper eine möglichst große Unterstützungsfläche zu bieten und damit eine Tonusreduktion zu erreichen, ggf. noch einmal jeweils beide Schultern und Hüften anheben und mit leichtem Zug nach außen erneut ablegen

- Stärker betroffenen Oberarm leicht außenrotieren und ihn so unterlagen, dass er vollständig auf einer Unterstützungsfläche aufliegt. Um einer Spastik vorzubeugen, empfiehlt es sich oft, den Unterarm mit einem kleinen Kissen oder Handtuch leicht anzuheben, damit die Bizepssehne nicht stark angespannt ist (weiche Bizepssehne in der Ellenbeuge zur Kontrolle tasten)
- Wenn das stärker betroffene Bein in erhebliche Außenrotation fällt, zusätzliche Handtuchrolle seitlich vom Becken bis zum Trochanter major anlegen und dadurch das Bein schienen
- Stärker betroffenes Becken nicht routinemäßig unterlagen, da dies eine Kontraktur der Hüftbeuger begünstigt und weder die Wahrnehmung fördert noch die Spastizität hemmt. Müssen die Beine zur Entlastung der sichtbar gefährdeten Fersen unterlagert werden, gesamtes Bein großflächig unterlagen. Bestehen jedoch bereits Kontrakturen der Hüftbeuger, Beine mit großflächiger Unterpolsterung so weit hoch lagern, dass die Muskulatur entspannt ist, da durch eine ständige Haltearbeit der Muskulatur Spastizität gefördert wird.

Sitzen im Bett

Das Sitzen im Bett im Pilotsitz bzw. Langsitz ist eine Kompromisslösung, wenn der Patient noch nicht in den Stuhl oder Rollstuhl mobilisiert werden darf. Auch wenn diese Lagerung die Atmung und das Schlucken erleichtert, fördert sie selbst bei korrekter Durchführung die Spastizität.

Erst recht sind spastische Reaktionen vorprogrammiert, wenn sich der Patient in halb hoher Lage befindet, etwa wenn das Kopfteil nicht senkrecht steht oder der Patient tiefer gerutscht ist.

Viele Patienten haben (noch) nicht genügend Haltungstonus, um ihren Oberkörper gegen die Schwerkraft in Streckung zu bringen und sich aufzurichten **(Langsitz).** Ihr Oberkörper bleibt gebeugt. Ihren Kopf können sie dann nur mit kurzem Nacken nach vorne strecken. In dieser Position ist das Schlucken erheblich beeinträchtigt.

Abhilfe schafft hier der sogenannte **Pilotsitz,** eine Abwandlung der Herzbettstellung. Der Pilotsitz eignet sich in der Akutphase zum Trinken und Essen oder auch zur Kommunikation (Besuche, Aufklärungsgespräche).

- Der Patient wird an das obere Kopfende bewegt
- Die Beine werden etwas gespreizt
- Das Fußteil des Bettes wird angehoben, so dass die Knie gebeugt sind; danach wird das gesamte Bett zum Fußende gekippt (*Anti*-Trendelenburg-Position) und das Kopfteil so weit angehoben, dass der Patient aufrecht sitzt
- Zur Stabilisierung wird ein Kissen im LWS-Bereich eingebracht, evtl. ist ein weiteres Kissen zum Stützen von BWS und Schultern notwendig

- Damit der Patient lernt, seinen Kopf selbst zu halten und zu kontrollieren, wird sein Kopf nicht abgestützt
- Zuletzt wird der Auszug des Nachttisches über das Bett geschoben und der stärker betroffene Arm in gestreckter Außenrotation darauf gelagert (auch im Sitzen gilt: stärker betroffenen Arm nicht herunterhängen lassen ☞ Schulter-Hand-Syndrom).

Lagerung auf der stärker betroffenen Seite

> 🖼 Aus therapeutischer Sicht ist die **Lagerung auf der stärker betroffenen Seite** unverzichtbar.

Die stärker betroffene Seite wird durch den Auflagedruck stimuliert. Kopf, Schulter und Arm werden aus dem spastischen Muster herausgeholt. Die Gegenrotation von Oberkörper und Becken wirkt tonusregulierend. Durch die Schrittstellung der Beine wird im unten liegenden (stärker betroffenen) Bein eine Kontrakturenprophylaxe durchgeführt; dadurch lässt sich auch das spätere Gehen vorbereiten. Durch die Lagerung auf der stärker betroffenen Seite bleibt der Patient aktiv, da er die oben liegende, weniger betroffene Seite frei bewegen kann.

- Bevor der Patient von der Rückenlage auf die stärker betroffene Seite gedreht werden kann, muss er bei flach gestelltem Kopfteil so nah wie möglich an der Bettkante der weniger betroffenen Seite liegen, damit genügend Platz für die Lagerung des stärker betroffenen Armes bleibt. Um die Schulter bei der Drehung nicht zu verletzen, wird der stärker betroffene Arm bereits vor dem Drehen abgewinkelt (☞ Abb. 7.80)
- Das Kopfkissen wird bereits jetzt so platziert, dass der Patient am Ende der Drehung immer noch auf dem Kissen liegt
- Die Pflegekraft hilft dem Patienten, das stärker betroffene Bein aufzustellen; während sie mit der einen Hand das weniger betroffene Bein aufstellt bzw. den Patienten dabei unterstützt, stabilisiert sie

mit der anderen durch Druck das Knie des stärker betroffenen Beines (Spastizitätsprophylaxe)
- Die Drehung wird über die Beine eingeleitet, dann folgt der Oberkörper
- Anschließend wird der Patient nochmals passiv bis nahe an die Bettkante zurückgezogen (ggf. Kissen noch einmal modellieren)
- Bei der Lagerung auf der stärker betroffenen Seite wird die Maxime der Schulterentlastung berücksichtigt. Deshalb sollte der Patient nicht direkt auf dem Schultergelenk liegen. Dazu wird die stärker betroffene Schulter so gelagert, dass das Gewicht nicht auf dem Humeruskopf, sondern auf den seitlichen Anteilen des Armes und des Schulterblattes ruht. Kennzeichen einer entlasteten Schulter ist, dass der Abstand des Schulterdaches zum gleichseitigen Ohr auf beiden Seiten, also sowohl auf der stärker betroffenen als auch auf der weniger betroffenen Körperhälfte, gleich ist **(Alignment).** Sollte der Abstand variieren, hilft häufig, das Schulterdach auf der stärker betroffenen Seite bauchwärts zu korrigieren.

Hier lässt sich allerdings in der Praxis häufig ein Pflegefehler beobachten: der Versuch, die Schulter durch Zug am Arm zu korrigieren. Hierbei wird lediglich der Humeruskopf aus der Gelenkpfanne gezogen. Deshalb untergreift die eine Hand der Pflegekraft von der stärker betroffenen Seite aus die Schulter der stärker betroffenen Seite, die andere Hand ruht auf der Schulter der weniger betroffenen Seite. Nun wird die Schulter der stärker betroffenen Seite unter leichtem Gegendruck und durch Drehung des Oberkörpers nach unten gezogen. Anschließend werden die Kopfkissen nachgerückt.

Die Lagerung des Armes in Außenrotation und Ellenbogenstreckung ist eine wichtige Maßnahme zur Kontrakturenprophylaxe für den frühzeitig spastisch werdenden M. pectoralis. Für die meisten Patienten ist es hilfreich, den Unterarm mit einem kleinen Kissen oder Handtuch leicht anzu-

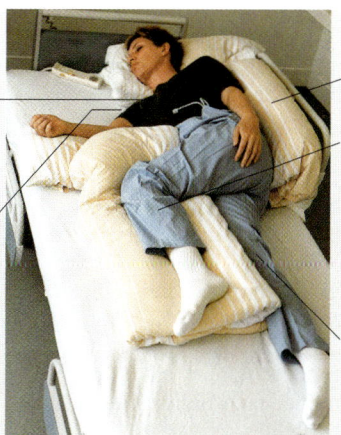

Abb. 7.80: Bobath-Lagerung auf der stärker betroffenen Seite. Die Unterstützungsflächen sind am Rücken, die Schulter ist leicht nach vorne korrigiert, damit das Gewicht nicht direkt auf dem Humeruskopf liegt. Das Becken ist gegen den Oberkörper rotiert, das Bein wird nur so hoch unterlagert, bis eine bequeme Lage erreicht wird. [M159]

Zur Schulterentlastung liegt das Gewicht auf den seitlichen Anteilen des Armes und auf dem Schulterblatt

Stärker betroffener Arm
- Körpernah abduziert
- Außenrotiert
- Unterarm leicht unterlagert

Rückenkissen parallel zur Bettkante

Weniger stark betroffenes Bein
- Liegt vor dem stärker betroffenen Bein (Oberschenkel und Fuß liegen auf)
- Hüfte und Knie gebeugt

Stärker betroffenes Bein
- In der Hüfte gestreckt
- Im Knie leicht gebeugt

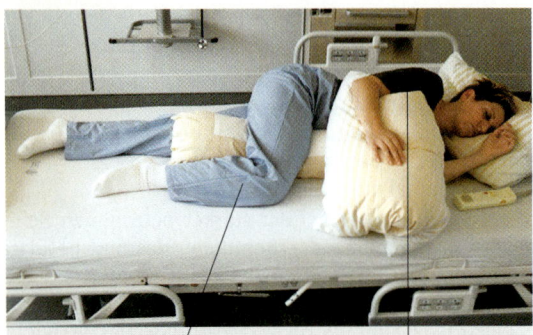

Stärker betroffenes Bein
- Mit zusammengefalteter Decke unterlagert
- Liegt vor dem weniger stark betroffenen Bein
- In Hüfte und Knie gebeugt

Stärker betroffener Arm
- Mit größerem Kissen unterlagert
- Hand geöffnet
- In Beugung gelagert

Abb. 7.81: Bauchbetonte Bobath-Lagerung auf der weniger betroffenen Seite. [M159]

heben, um Spannung von der Bizepssehne zu nehmen (Spastizitätsprophylaxe). Dennoch darf der Patient von Zeit zu Zeit seinen Unterarm mit dem weniger betroffenen Arm nehmen und auf den Bauch legen. Dies erhöht das Körpergefühl des Patienten und seine Eigenverantwortung für den stärker betroffenen Arm und verhindert, dass der Arm „einschläft".

Solange der stärker betroffene Arm nicht in das spastische Muster zieht, ist eine Abduktion von 90 – 100° nicht nötig, sondern der Arm kann körpernah gelagert werden. Bei einem spastisch innenrotierten und gebeugten Arm hingegen ist eine Abduktion von 90 – 100° sinnvoll, da sich in diesem Winkel die Schulter besser hervorziehen und dadurch die Spastizität reduzieren lässt. Wegen der häufig aufgetretenen Unfälle wird die früher favorisierte „Auslagerung" des stärker betroffenen Armes auf einen Stuhl oder ein Bettbrett heute nicht mehr angewandt. Stattdessen wird der Patient mit Bettgittern im Rücken an der Bettkante gelagert; Bettgitter sind einerseits aus Sicherheitsgründen und andererseits zur Stabilisierung des Lagerungskissens unabdingbar

- Zur Kontrakturenprophylaxe ist die Hüfte des stärker betroffenen Beines gestreckt gelagert, das Knie darf leicht angewinkelt sein
- Der Patient darf das weniger betroffene, oben liegende Bein bequem auf einer zusammengefalteten Decke ablegen, die dem Bein eine komplette Unterstützungsfläche von den Zehen bis zur Leiste bietet. Die Höhe dieser Decke hängt von der Rotationsfähigkeit des Beckens und der Beweglichkeit im LWS- und Hüftbereich ab. Patienten mit Rückenproblemen bevorzugen eher eine hohe Unterlagerung des oben liegenden Beines.

Die Lagerung auf der weniger betroffenen Seite

Auch die Lagerung auf der weniger betroffenen Seite wirkt tonusregulierend. Da es sich um eine bauchbetonte Lagerung handelt, werden eher die vorderen Rumpfbereiche stimuliert. Bei dieser Lagerung ist der Patient jedoch hilflos, weil er auf seiner aktiven Seite liegt.

- Der Patient liegt so nah wie möglich an der Bettkante der stärker betroffenen Seite. Das Kopfkissen wird bereits so positioniert, dass der Patient am Ende der Drehung immer noch auf dem Kissen liegt
- Die Pflegekraft hilft dem Patienten, das stärker betroffene Bein aufzustellen; während sie das weniger betroffene Bein aufstellt bzw. den Patienten dabei unterstützt, stabilisiert sie durch Druck das Knie des stärker betroffenen Beines (Spastizitätsprophylaxe)
- Die Drehung wird über die Beine eingeleitet, anschließend folgt der Oberkörper
- Zur Vermeidung von Schulterverletzungen schützt der Patient seinen stärker betroffenen Arm beim Drehen selbst. Alternativ übernimmt die Pflegekraft den Schulterschutz, indem sie den Arm während der gesamten Drehung führt
- Der stärker betroffene Arm wird auf einem Kissen zwischengelagert
- Je nach Vorliebe des Patienten kann der Patient eine eher seiten- oder eine eher bauchbetonte Lage einnehmen:
  – Die Beine werden in Schrittstellung gelagert. Bei der bauchbetonten Lagerung ruht das vorne liegende, stärker betroffene Bein direkt auf der Matratze, Unterstützungsflächen werden durch ein Kissen gegeben, das vor dem Bauch liegt und unter dem Oberschenkel hindurchgeht. In der bauchbetonten Position muss der stärker betroffene Arm nicht so hoch, aber dennoch komplett bis in den Achselbereich hinein unterstützt werden
  – Möchte der Patient eher seitenbetont ruhen, wird zusätzlich eine zusammengefaltete Decke unter das vorne liegende, stärker betroffene Bein gelegt und ein größeres Kissen für den stärker betroffenen Arm verwandt
- Der stärker betroffene Arm wird in Beugung gelagert, weil er in Streckung in das spastische Muster der Innenrotation fallen würde
- Bei sehr unruhigen Patienten kann es erforderlich sein, auch ein Kissen in den Rücken zu geben.

Sitzen im Stuhl (am Tisch) und im Rollstuhl

Das Sitzen im Stuhl am Tisch vermittelt Normalität, fördert das Interesse des Patienten an seiner Umwelt und ist die effektivste Form der *Spitzfußprophylaxe*. Streckspasmen werden durch die Hüftbeugung gehemmt.

- Der Patient sitzt mit dem Gesäß möglichst an der Rückenlehne. Ein Kissen im Lendenwirbelsäulenbereich unterstützt die Aufrichtung
- Die Füße stehen hüftbreit nebeneinander und mit der ganzen Sohle auf dem Boden
- Bei kleinen Patienten werden die Füße mit einer festen Unterlage unterstützt
- Eventuell ist ein großes Kissen unter der Achsel der stärker betroffenen Schulter notwendig, das, geschickt modelliert, die betroffene Seite stabilisiert und gleichzeitig den Thorax gegen die Tischkante abpolstert. Meistens reicht es jedoch aus, den stärker betroffenen Arm so mit kleinen Kissen zu unterlagern, dass er genügend Unterstützungsfläche hat, auf der das Gewicht des Armes liegt
- Bei einem drohenden oder bestehenden *Schulter-Hand-Syndrom* (☞ 7.8.4) wird grundsätzlich der stärker betroffene Arm auf dem Tisch abgelegt oder mit einem Kissen unterlagert.

Der *Rollstuhl* ist in erster Linie ein Transportmittel. Im Alltag wird er jedoch besonders bei immobilen Patienten häufig zum Sitzen verwendet. Die meisten Rollstühle haben eine flexible Rückenlehne und eine durchhängende Sitzfläche. Dies führt zu ungünstigen Sitzpositionen und bei spastischen Patienten zum Herausrutschen aus dem Rollstuhl.
- Der Patient hat seine Füße nur für Transporte auf den Trittbrettern. Ansonsten stehen die Füße auf dem Boden. Auf den Trittbrettern werden die Füße nicht gleichmäßig belastet, was die Spastizität fördert
- Um den Oberkörper bei flexiblen Rückenlehnen aufrecht zu halten, wird die Lendenwirbelsäule mit einem festen Kissen unterstützt
- Der stärker betroffene Arm wird vor dem Körper auf dem Rollstuhltisch gelagert, um Schulterproblemen vorzubeugen und durch die vorgezogene Schulter die Spastizität zu hemmen.

7.8.8 Bewegen und Bewegungsförderung des Patienten

Raumgestaltung

Die **Bewegungsförderung** und Mobilisierung des Schlaganfallkranken beginnt bereits mit der Raumgestaltung: Bett oder Stuhl des Patienten stehen so im Raum, dass die stärker betroffene Seite des Patienten zum Geschehen hin liegt, d.h. zur Tür und zum Zimmer. Auch der Nachttisch steht auf der stärker betroffenen Seite, ebenso wie jeder Kontakt über diese Seite erfolgen soll (Angehörige und Besucher informieren). Dadurch, dass sich dort „alles Interessante" abspielt, wird der Patient motiviert, den Kopf zur stärker betroffenen Seite zu drehen. Dies wirkt der Tendenz des Patienten entgegen, die hemiplegische Seite zu ignorieren.

Die genannten Maßnahmen stellen ein aktives Behandlungskonzept des Neglect-Phänomens (☞ 7.8.4) dar. Bei ausgeprägtem Neglect ist der Patient hierzu allerdings (noch) nicht in der Lage. Dann muss der Patient auf seiner weniger betroffenen Seite gewissermaßen abgeholt und seine Aufmerksamkeit Schritt für Schritt auf seine stärker betroffene Seite gelenkt werden. Man spricht auch von kompensatorischer Neglect-Behandlung. In diesem Sinne ist auch die bobathorientierte Ganzkörperwaschung (Basal stimulierende Ganzkörperwäsche bei Hemiplegie ☞ 7.8.9) zu verstehen, bei der zuerst die weniger betroffene Seite bewusst gemacht wird, um die Aufmerksamkeit dann auf die stärker betroffene Seite zu lenken.

Bewegen des Halbseitengelähmten im Bett

> 🛏 Bewegen des Patienten bedeutet, ihn so zu unterstützen, dass er mit Hilfe der Pflegenden eine normale Bewegung durchführen kann. Pflegende achten darauf, dem Patienten die Chance zu geben, eine Bewegung selbstständig durchzuführen.

Anheben des Beckens

Das **Anheben des Beckens** *(Bridging)* ist eine äußerst sinnvolle Möglichkeit, Bewegungen aktiv und als normale Bewegung zu gestalten, weil die stärker betroffene Seite in den Bewegungsablauf integriert ist.

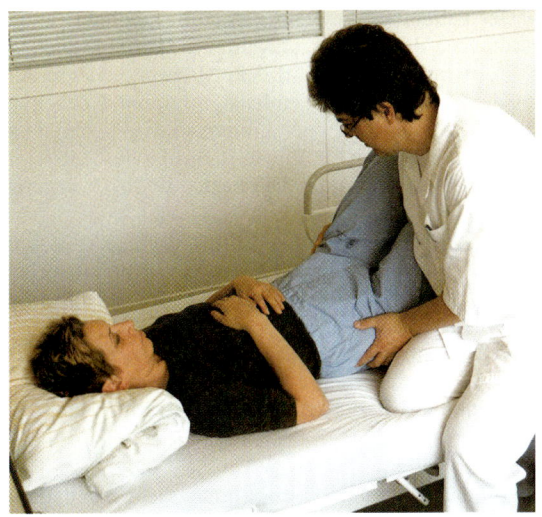

Abb. 7.82: Bewegen zur Seite durch Anheben des Beckens (bei fortgeschrittener Mobilität).
Das Becken wird nur minimal angehoben. Das weniger betroffene Bein trägt mehr Gewicht. Die Pflegekraft übt mit ihrer Achsel Druck auf das Knie des stärker betroffenen Beines aus, die Hände sind zur Bewegungsinformation am Becken links und rechts angelegt. [M159]

Außerdem ist das Anheben des Beckens eine sehr wirkungsvolle Maßnahme der Spitzfußprophylaxe.

Zudem lassen sich weitere Bewegungen und Pflegemaßnahmen anknüpfen:
- Bewegen an den Bettrand
- Hoch- und Tieferrutschen
- Drehen zur Seite und zum Sitz an den Bettrand
- Unterschieben des Steckbeckens
- Anziehen der Unterwäsche.

Durchführung:
- Der Patient liegt auf dem Rücken. Die Pflegekraft positioniert an dem stärker betroffenen Bein ihre eine Hand auf dem Fußrücken und die andere in der Knieregion des Patienten. In Abhängigkeit vom Unterstützungsbedarf reicht es bei leicht betroffenen Patienten aus, die Hand unterhalb des Knies zu positionieren, schwerer Betroffene benötigen eher seitlich und oberhalb der Kniekehle Unterstützung
- Die Pflegekraft fordert den Patienten auf, sein stärker betroffenes Bein aufzustellen. Dabei erspürt sie die Aktivität des Patienten und gibt gerade so viel Unterstützung wie der Patient benötigt. Beim Aufstellen achtet sie darauf, dass die Ferse nahe zum Gesäß gebracht wird
- Die Pflegekraft lehnt sich nun mit ihrer Achsel auf das obere Drittel des stärker betroffenen Oberschenkels. Dadurch wird der stärker betroffene Fuß belastet und kann nicht mehr wegrutschen. Mit dem gleichen Arm greift die Pflegekraft unter dem weniger betroffenen Bein hindurch und legt ihre Hand am Becken ab. Die zweite Hand liegt an der näher gelegenen, stärker betroffenen Beckenseite
- Der Patient soll sein Becken dann möglichst aktiv anheben. Die Pflegekraft wartet die Patientenaktivität ab und lehnt sich in dem Moment, in dem der Patient die Bewegung einleitet, mit ihrem Körpergewicht auf das Knie nach hinten, so dass neben dem Druck zusätzlich ein Zug in Richtung Fuß entsteht. Mit den Händen kann die Pflegekraft die Bewegung steuern.

In einem zweiten Schritt kann die Pflegekraft den Patienten bitten, sein Gesäß nach links oder rechts zu bewegen. Das Ablegen-lassen des Gesäßes ist keine Parallelbewegung, sondern eine Rotationsbewegung, und beugt deshalb der Spastizität vor.

Bewegen des Patienten an den Bettrand
- Die Pflegekraft greift flächig unter die Schulterblätter des Patienten
- Auf das Kommando „Kopf hoch" hebt der Patient seinen Kopf. Die Pflegekraft lehnt sich zurück und bewegt durch ihre eigene Gewichtsverlagerung den Oberkörper des Patienten
- Um möglichst rückenschonend zu arbeiten, sollte man bei schweren oder sehr inaktiven Patienten die Wege verkürzen. Die Bewegung wird dann mehrmals wiederholt.

Aufrichten des Patienten vom Liegen zum Sitzen auf der Bettkante
- Die Pflegekraft unterstützt den Patienten, sich mit aufgestellten Beinen über die stärker betroffene Körperhälfte zur Seite zu drehen (☞ oben)
- Die Knie dürfen nur wenig über die Bettkante herausragen, damit der Patient beim Erreichen der Bettkante nicht aus dem Bett fällt
- Das Bett wird tief gestellt. Diese Position bedeutet für die Pflegekraft zwar, verstärkt in den Knien zu arbeiten, jedoch ist es sicherer und rückenschonender, wenn der Patient sofort Bodenkontakt hat
- Die Pflegekraft platziert ihre eine Hand am Thorax der stärker betroffenen Seite, nahe dem Schulterblatt. Ihre zweite Hand ruht auf dem Schulterdach der weniger betroffenen Seite, sobald die Beine aus dem Bett gebracht worden sind
- Beim seitlichen Hochkommen verkürzt sich der Rumpf der weniger betroffenen Körperhälfte; Schulter und Hüfte nähern sich an. Diese Bewegung fazilitiert die Pflegekraft, indem sie bewusst stärkeren Druck am Schulterdach gibt
- Anschließend wird die Haltung des Patienten so korrigiert, dass er mit beiden Füßen komplett Bodenkontakt hat und beide Hände links und rechts auf der Matratze ruhen.

Transfer von der Bettkante in den Rollstuhl

Der **Transfer von der Bettkante** in den Rollstuhl verfolgt wichtige therapeutische Ziele. Der Patient soll mit Hilfe der Pflegenden eine normale Bewegung wiedererlernen. Dabei wird gleichzeitig die Wahrnehmung geschult und dem Spitzfuß vorgebeugt.

Bei schwer betroffenen Patienten wird der Transfer zuerst über das Schwenken durchgeführt **(tiefer Transfer)**. Setzt die Hüft- und Kniekontrolle wieder ein, kann zunehmend der **Transfer über den Stand** durchgeführt werden. Früher wurden die Patienten eher zu früh über den Stand umgesetzt – mit Sprunggelenksverletzungen und Bänderdehnungen als möglichen Folgen. Heute wird differenziert, über welche Seite – weniger oder stärker betroffene Seite – der Transfer stattfinden soll. Argument für den Transfer über die stärker betroffene Seite ist die Wahrnehmungsförderung und die Aktivierung der Muskelaktivität. Über die weniger betroffene Seite erfolgt der Transfer bei absolut schlaffen und verletzungsgefährdeten Beinen, wenn der stärker betroffene Fuß keine ausreichende Unterstützungsfläche hat (Spitzfuß) sowie beim Pusher-Patienten (☞ oben) zum Erlernen der Gewichtsübernahme auf der weniger betroffenen Seite.

Bei halbseitengelähmten und somit wahrnehmungsgestörten Patienten werden Transfers *nicht* mit einer Drehscheibe durchgeführt, weil die Patienten dadurch stark verunsichert werden. Es entsteht kein Lerneffekt, weil sie die Bewegung nicht nachvollziehen können. Dieser Effekt wird auch als *Magie der Umwelt* bezeichnet: Es geschieht etwas mit dem Patienten, und er weiß nicht wie.

Durchführung des tiefen Transfers:
- Der Patient sitzt am Bettrand (oder am Stuhlrand) und hat vollständigen Fußsohlenkontakt zum Boden. Er hat vorzugsweise seine normalen Straßenschuhe an, weil diese dem häufig labilen Fuß Halt geben. Turnschuhe behindern wegen ihres Gummiprofils die Drehung. Transfers in Strümpfen sind äußerst gefährlich. Als Kompromiss kann der Transfer barfuß durchgeführt werden
- Der Rollstuhl steht mit angezogenen Bremsen im 90°-Winkel auf der Seite, über die der Transfer stattfinden soll. Die Seitenlehne ist herausgenommen und die Fußrasten entfernt oder zur Seite geklappt (Sturzgefahr!)
- Da der Schwerpunkt des Patienten bei diesem Transfer über die Unterstützungsfläche (Füße) gebracht werden muss, sind die Füße möglichst weit zurückgestellt. Sie müssen jedoch Bodenkontakt haben
- Die Pflegekraft steht vor dem Patienten
- Der stärker betroffene Arm ruht am sichersten auf dem Schoß des Patienten
- Grundsätzlich wird immer das Drehbein stabilisiert. Wird über die stärker betroffene Seite tief transferiert, ist dies das stärker betroffene Bein, wird über die weniger betroffene Seite tief transferiert, ist es das weniger betroffene Bein. Bei schwerstbetroffenen Patienten kann auch die Stabilisierung beider Beine sinnvoll sein
- Die Pflegekraft steht in Schrittstellung so vor dem Patienten, dass ihr eines Bein das Drehbein von vorne und ihr anderes das Drehbein von der Seite stabilisiert. Durch die Schrittstellung behindert die Pflegekraft nicht die Vorwärtsbewegung des Patientenknies, und sie kann den gesamten Bewegungsablauf ohne Gleichgewichtsverlust bewältigen

- Die Pflegekraft greift mit einer Hand unter die Achsel der weniger betroffenen Seite hindurch auf das Schulterblatt und hilft dem Patienten, sein Gewicht auf diese Seite zu verlagern. Mit der anderen Hand unterstützt die Pflegende die stärker betroffene Gesäßhälfte unterhalb des Sitzbeinhöckers (Tuber ischiadicum)
- Die Pflegekraft fordert den Patienten verbal wie taktil zu einleitenden Beckenbewegungen auf. Dabei wird der Oberkörper weit nach vorne über die Unterstützungsfläche Füße gebracht. Pflegekraft und Patient bilden eine Bewegungseinheit
- Sobald die Pflegekraft die Patientenaktivität spürt, wird das Gesäß des Patienten einige Zentimeter zur Seite Richtung Rollstuhl bewegt und dann wieder abgesetzt
- Der gesamte Vorgang wird 2 – 3-mal wiederholt, bis der Patient in einem weiteren Schwenk in den Rollstuhl (oder ins Bett) gelangt.

Gehen mit dem Patienten

Das Gehen mit dem Patienten ist erst dann sinnvoll, wenn der Patient sein stärker betroffenes Bein (mit Hilfe der Pflegenden) belasten kann.
- Die Pflegekraft stellt sich an die stärker betroffene Seite und stützt mit beiden Händen flächig den Thorax des Patienten. Durch die Gewichtsabnahme können die Patienten häufig selektiv Schritte durchführen
- Das Gewicht wird auf das stärker betroffene Bein verlagert, worauf das weniger betroffene Bein vorangestellt wird (bei instabilem Kniegelenk stabilisiert eine zweite Person das stärker betroffene Bein während der Standbeinphase in Streckung). Mit leichtem Druck vom Thorax aus fazilitiert die Hände der Pflegenden die Bewegung
- Danach wird das Gewicht auf das weniger betroffene Bein verlagert, und das andere Bein schwingt nach vorne.

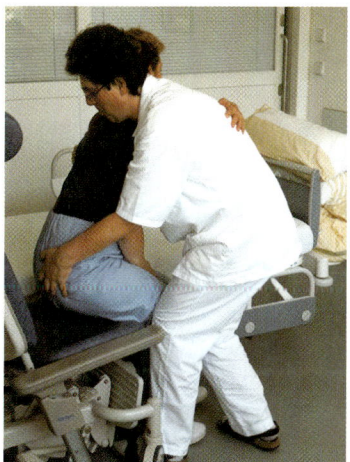

Abb. 7.83 (links): Tiefer Transfer vom Stuhl ins Bett. Die Patientin findet mit ihrem weniger betroffenen Arm Halt auf dem Rücken der Pflegekraft, der stärker betroffene Arm ruht auf dem Oberschenkel. [M159]

Abb. 7.84 (rechts): Bei fortgeschrittener Mobilität und zurückgewonnener Sicherheit nimmt die Unterstützung seitens der Pflegekraft kontinuierlich ab. Hier fazilitiert die Pflegekraft die Bewegung durch Druck beider Hände auf den Thorax. Die Bewegungen werden von Patientin und Pflegekraft simultan durchgeführt. [M159]

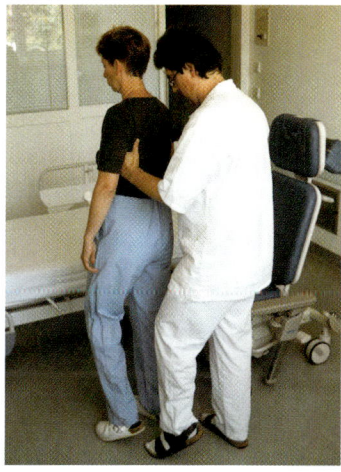

⚠ **Vorsicht! Keine vorzeitigen Gehversuche**
Nie den Patienten nur um des Gehens Willen mit je einem Pflegenden rechts und links in einem Gehwagen oder mit Gehstützen über den Flur „zerren"! Solche Versuche enden beim Patienten meist mit Frustration, spastischen Reaktionsmustern und Traumatisierung der stärker betroffenen Schulter.

7.8.9 Unterstützung bei weiteren ATL

🖼 Sich waschen und kleiden

Waschen und **Kleiden** haben einen hohen Stellenwert in der Rehabilitation des Schlaganfallpatienten. Die Rückkehr verloren gegangener Funktionen geschieht dabei nicht über das stupide Wiederholen von Einzelbewegungen, sondern durch das Einüben alltäglicher Handlungen wie Körperpflege und An- und Ausziehen. Deshalb sollte der Patient möglichst früh beginnen, diese Aktivitäten selbst auszuüben. Ziel ist jedoch nicht, dass er alles kompensatorisch mit der weniger betroffenen Seite durchführt. Im Gegenteil, er soll lernen, seine hemiplegische Seite in die Handlungsabläufe einzubeziehen. Nur dadurch ist *neuronales Lernen* (☞ 7.8.5) möglich. Kann der Patient die stärker betroffene Seite noch nicht mit einbeziehen, übernehmen die Pflegenden dies in Form des *therapeutischen Führens* (☞ unten). Soweit möglich, sollten kurze Selbsthilfesequenzen im Stehen erfolgen, weil dies die aktivierendste Form des Trainings darstellt.

Waschen

So früh wie möglich erfolgt das Waschen außerhalb des Bettes. Nicht selten dauert es allerdings einige Tage, bis eine Mobilisation an die Bettkante oder, noch besser, an das Waschbecken möglich ist. Die Zeit bis dahin kann aber auch für die Rehabilitation des Patienten genutzt werden, wenn Pflegende etwa nach Prinzipien der Basalen Stimulation den Patienten im Bett waschen oder ihn beim Waschen unterstützen (Gesamtkörperwäsche bei Hemiplegie ☞ Pflegekasten).

Beim Waschen am Waschbecken liegt der stärker betroffene Arm auf dem Schoß und wird in den Waschvorgang dadurch einbezogen, dass Pflegende Handfunktionen wie etwa das Halten einer Zahncremetube zum Öffnen therapeutisch führen. Wegen der Wahrnehmungsstörung sollte der Patient die Wassertemperatur immer zuerst mit der weniger betroffenen Hand kontrollieren.

Kleiden

Aufgrund der beeinträchtigten Gleichgewichtsreaktionen ist das Bett mit seiner weichen Matratze für das An- und Ausziehtraining ungeeignet. Die Übungen werden deshalb auf einem Stuhl sitzend durchgeführt.

Apraxien überwinden

Mehr als Lähmungen bereiten Handlungs- und Planungsstörungen (Apraxien ☞ 7.8.2) Schwierigkeiten bei der Körperpflege und beim Kleiden. So kann es z.B. sein, dass der Patient die Unterhose über den Kopf oder das Hemd mit der Innenseite nach außen

---

🛏 Basal stimulierende Ganzkörperwäsche bei Hemiplegie

Die **Basale Stimulation** ist ein von A. Fröhlich und C. Bienstein entwickeltes Konzept zur Wahrnehmungsförderung wahrnehmungsgestörter Patienten. Ursprünglich wurde dieses Konzept für die Therapie und Betreuung Schwerstbehinderter erarbeitet; es hat sich aber bald schon gezeigt, dass sich die Prinzipien der Basalen Stimulation sehr gut in die Pflege somnolenter, beatmeter oder auch desorientierter Patienten übertragen lassen. Dabei lassen sie sich in die verschiedensten Pflegemaßnahmen integrieren, u.a. in die Ganzkörperwäsche.
„Die konsequente, geduldige und auf den Patienten zugeschnittene Stimulation bietet ihm die Chance, wieder mehr von dem wahrnehmen zu können, was ihm verloren gegangen ist. Wahrnehmung jedoch ist die Grundvoraussetzung für Entwicklung und Gesundung." (Fröhlich/Bienstein 1993)

Die Basale Stimulation und das Konzept nach Bobath sind zwei verschiedene Konzepte, allerdings lassen sich Aspekte der Basalen Stimulation sehr gut in der Pflege von Schlaganfallpatienten anwenden. Eine basal stimulierende Ganzkörperwäsche greift etwa einen zentralen Gedanken der Pflege nach Bobath auf, wenn das Waschen das Gefühl für die körperliche Symmetrie und das Zusammenspiel beider Körperhälften fördert: Zuerst soll der Patient die weniger betroffene Körperseite spüren, um diese Empfindung zu speichern und sie dann auf die stärker betroffene Seite zu übertragen. Dadurch lässt sich die verloren gegangene Wahrnehmung „wieder finden" (☞ Abb. 7.85). Mag es in einem frühen Stadium der Erkrankung angezeigt sein, dass die Pflegenden die Ganzkörperwäsche vollständig durchführen, kann bei zunehmender Aktivität des Patienten das Waschen von den Pflegenden geführt werden. Durch geführte Waschbewegungen kann die Eigenaktivität und Rehabilitation des Patienten gezielt gefördert werden.

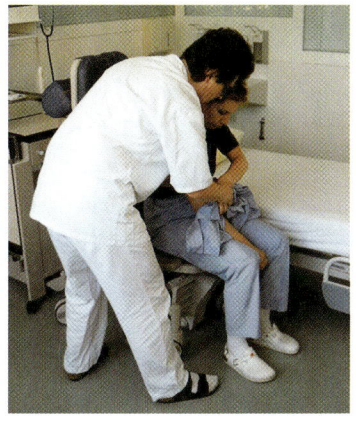

Abb. 7.86: Selbsthilfetraining zum Anziehen. Die Patientin sitzt in einem stabilen (Pflege-)Stuhl, die Füße haben flächig Bodenkontakt. Zuerst wird der betroffene Arm angezogen. Die Pflegekraft unterstützt das Anziehtraining durch Führen der Bewegung. [M159]

anzieht. Deshalb sollte das Selbsthilfetraining jeden Tag gleich ablaufen. Vorlieben und Gewohnheiten des Patienten sind dabei zu berücksichtigen. Beim Anziehen wird immer mit der stärker betroffenen Extremität begonnen. Bei Pullovern oder T-Shirts lässt der Patient seinen stärker betroffenen Arm in die vorbereitete Mulde des Ärmels gleiten, streift den Ärmel bis zur Schulter hoch und schlüpft mit dem weniger betroffenen Arm in den anderen Ärmel. Dann wird das Kleidungsstück über den Kopf gezogen. Zum Anziehen von Unterhose, Hose, Strümpfen und Schuhen werden die Beine nach Möglichkeit übereinander geschlagen. Sind Unterhose und/oder Hose über die Knie gezogen, stellt sich der Patient hin und zieht die Kleidungsstücke hoch. Pflegende achten auf den korrekten Sitz der Kleidung, da etwa einschnürende Kleidung im Achselbereich das Schulter-Hand-Syndrom fördert. Das Ausziehen erfolgt in umgekehrter Reihenfolge. Wegen der Rutschgefahr sollte der Patient nicht in Strümpfen, sondern barfuß oder mit Schuhen stehen. Eine Antirutschfolie auf dem Boden verhindert das Ausrutschen in Strümpfen.

📖 Literaturtipp
Fröhlich, Andreas; Bienstein, Christel: Basale Stimulation in der Pflege. Verlag Selbstbestimmtes Leben, Düsseldorf, 1991

> Wegen der erhöhten *Ablenkbarkeit* braucht der Patient beim Selbsthilfetraining Ruhe und soll nur die absolut notwendigen Anweisungen bekommen.

🗹 Essen und trinken

In der Akutphase ist die ausreichende Versorgung des Schlaganfallpatienten mit Nahrung und Flüssigkeit ein großes Problem. Behinderungen im Gesichts-, Mund- und Rachenraum äußern sich in:

- Der Unfähigkeit den Mund zu schließen (u.a. bei Fazialisparese)
- Der fehlenden Zungenbeweglichkeit. Bei Gesunden bewegt sich die Zunge im Mund hin und her und transportiert die Nahrung in den Rachen
- Der Unfähigkeit zu kauen und zu schlucken.

Das Trinken bereitet größere Schwierigkeiten als die Einnahme von breiiger oder fester Nahrung. Dabei soll der Patient zur Erleichterung der Atmung und des Schluckens seine Mahlzeiten im Sitzen essen. In der Akutphase ist die Kontrolle von Ein- und Ausfuhr (*Flüssigkeitsbilanz* ☞ 11.2) wegen der Exsikkosegefahr zwingend notwendig. Kann der Patient trinken, wird ihm zwischen den Mahlzeiten immer wieder Flüssigkeit angeboten. Unter Umständen ist es sinnvoller, dass der Patient feste Nahrung oral zu sich nimmt und die fehlende Flüssigkeit über Infusionen oder über eine PEG (☞ 2.3.2) zugeführt wird. Damit sich der Patient nicht verschluckt, werden keine Speisen mit unterschiedlicher Konsistenz gleichzeitig verabreicht (Flüssigkeit zum Nachspülen der Speisen). Der Patient wird informiert, auch auf der stärker betroffenen Seite zu kauen. Auf Breikost sollte so bald wie möglich verzichtet werden, weil sie das Kauen nicht fördert. Der Schluckakt kann durch Ausstreichen des Mundbodens vom Kinn zum Kehlkopf eingeleitet werden. Nach jeder Mahlzeit wird der Mund

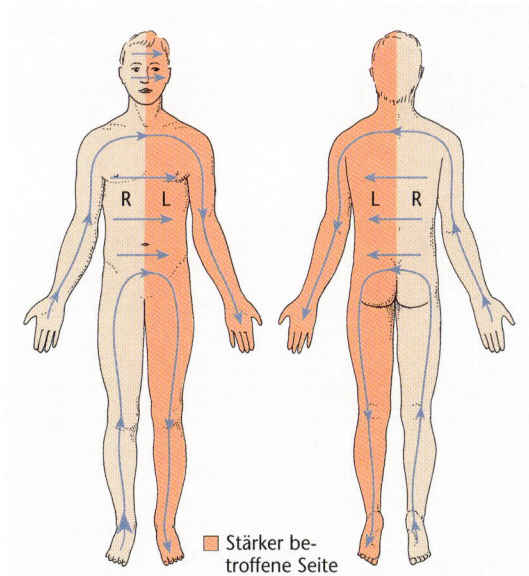

■ Stärker betroffene Seite

Abb. 7.85: Basal stimulierende Ganzkörperwäsche bei Hemiplegie. Zur Ganzkörperwäsche stehen die Pflegenden auf der stärker betroffenen Seite des Patienten, beginnen mit dem Waschen allerdings auf der empfindungsstärkeren, weniger betroffenen Seite. Um nachhaltige Reize zu setzen, bieten sich raue Waschlappen oder Handtücher an; darüber hinaus erfolgt das Waschen mit etwas Druck seitens der Pflegenden, damit der Patient seine Körperkonturen gut wahrnehmen kann. [A400-190]

auf Speisereste in den Backentaschen inspiziert. Anschließende Mundpflege, möglichst mit Zähneputzen, ist unabdingbar.

🗓 Ausscheiden

Stuhl- und (viel häufiger) Harninkontinenz sind meistens nur in der Akutphase ein Problem. Ursachen sind lähmungsbedingte Immobilität, die Unfähigkeit, infolge der Wahrnehmungsstörungen die volle Blase bzw. den vollen Enddarm zu spüren oder bei Aphasie das Unvermögen, den Ausscheidungsdrang zu artikulieren. Durch frühzeitige Mobilisation bildet sich die Inkontinenz meist rasch zurück. Zusätzlich kann der Patient nach den Mahlzeiten auf die Toilette geführt werden. Besteht die Harninkontinenz länger als einige Tage, ist ein suprapubischer Dauerkatheter (☞ 11.5) das geeignete Mittel zur Harnableitung.

Der transurethrale Dauerkatheter als „Dauerlösung" sollte der Vergangenheit angehören, da er die Wahrnehmungsstörung des Schlaganfallpatienten verstärkt. Einige Patienten berichten, dass sie noch Monate nach Entfernen des Katheters Miktionsprobleme hatten.

Obstipation tritt häufig bei unzureichender Mobilisation, Breikost und nicht ausreichender Flüssigkeitszufuhr auf. Als Obstipationsprophylaxe bewährt sich reichliches Trinken oder intravenöse Flüssigkeitsgabe (mit Flüssigkeitsbilanz), ballaststoffreiche Kost und Mobilisation.

⊘ Vorsicht! Häufige Fehler bei der Pflege von Schlaganfallpatienten

- Erlauben oder ermuntern, dass der Patient sich am Bettbügel(-galgen), Bettgitter oder an einer Strickleiter im Bett hochzieht
- Erlauben oder ermuntern, dass der Patient sich beim Aufstehen mit der weniger betroffenen Seite abdrückt
- Infusionen am stärker betroffenen Arm
- Rautek-Griff zum Hochziehen des Patienten
- Am stärker betroffenen Arm ziehen
- Gehen im Gehwagen oder den Patienten rechts und links untergehakt über den Gang schleifen
- Binde oder Tennisball in die Hand
- Patient läuft mit (nicht angepassten) Gehstock
- Spitzfußprophylaxe mit Bettkiste, Sandsack, weichem Kissen, Turnschuhen oder Moonboots
- Bettdecke unter den Füßen einrollen
- Den Arm über dem Kopf in Rückenlage lagern
- Das Becken (routinemäßig) in Rückenlage unterlagern.

📖 Literaturtipp

Vohs, Martina; Winter, Ilse (Hrsg.): Fachpflege Rehabilitation. Urban & Fischer, München, 1999

7.9 Antikoagulation und Lyse

⊡ Antikoagulation: Medikamentöse Gerinnungshemmung. Wird in der Klinik zur Vorbeugung der Entstehung von Thrombosen oder zur Verhinderung der Ausweitung bestehender Thrombosen eingesetzt. Spielt als Thromboseprophylaxe im täglichen Stationsablauf eine wichtige Rolle.

Lysetherapie (*Fibrinolysetherapie, Lyse* = Auflösung): Medikamentöse Wiederauflösung sowohl arterieller als auch venöser Blutgerinnsel (Thromben), z.B. bei Herzinfarkt oder Gefäßverschlüssen im Extremitätenbereich.

Aufgrund der großen Bedeutung dieser Therapiemethoden – auch für die Pflege – werden die wichtigsten Arzneimittel in Pharma-Info 7.87 – 7.90 ausführlich besprochen.

7.10 Erkrankungen der Venen

7.10.1 Varikosis

⊡ Varizen (*Krampfadern):* Geschlängelte und erweiterte (oberflächliche) Venen, am häufigsten an den Beinen auftretend.

Varikosis (*Krampfaderleiden):* Ausgedehnte Varizen der Beine.

Schätzungsweise jeder Dritte entwickelt im Laufe seines Lebens Varizen. Frauen erkranken 4-mal häufiger

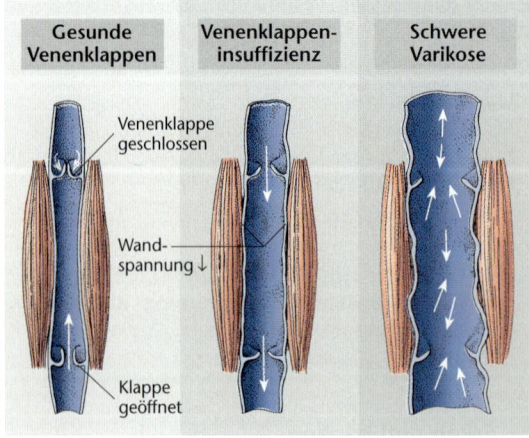

Abb. 7.91: Varikosis.
Links: Intakte Venenklappenfunktion. Mitte: Unvollständiger Klappenverschluss mit Blutrückstrom in die Körperperipherie bei erweiterten Venen. Rechts: Varikosis als Folge einer länger bestehenden Klappeninsuffizienz. [A400-190]

📝 Pharma-Info 7.87 – 7.90

Pharma-Info 7.87 Heparine

Heparin bildet im Blut einen Komplex mit Antithrombin III, der dann die Blutgerinnung an mehreren Stellen der Gerinnungskaskade (☞ Abb. 13.8) hemmt, vor allem aber die Umwandlung von Fibrinogen in Fibrin. Heparin ist ein körpereigener Stoff und besonders reichlich in Mastzellen und basophilen Granulozyten zu finden. In der therapeutischen Anwendung wird zwischen der niedrigdosierten prophylaktischen (Low-dose-) und der hochdosierten therapeutischen (High-dose-) Heparinisierung unterschieden.

Low-dose-Heparinisierung

Die *prophylaktische Heparinisierung* (**Low-dose-Heparinisierung**) dient der Vorbeugung venöser Thrombosen nach Operationen oder bei (überwiegend) bettlägerigen Patienten auf internistischen Stationen. Eine weitere Indikation ist die Embolieprophylaxe z.B. bei Vorhofflimmern oder Herzklappenerkrankungen, falls keine Cumarine gegeben werden dürfen. Kontraindikationen sind eine Heparinallergie oder ein heparininduzierter Thrombozytenabfall (HIT ☞ unten).

Bei **unfraktionierten Heparinen** (z.B. Liquemin®) müssen dreimal täglich 5 000 IE s.c. gespritzt werden (alternativ zweimal täglich 7 500 IE), bei Übergewicht des Patienten bis zu dreimal täglich 10 000 IE. **Niedermolekulare,** sog. *fraktionierte* **Heparine** (z.B. Fraxiparin®) erfordern dagegen nur eine Injektion täglich mit 2 500 – 5 000 IE. Beide Substanzen sind als Injektionslösung zum Aufziehen und als Fertigspritze erhältlich. Nachteilig sind die hohen Kosten der Fertigspritzen. Kontrollen der Blutgerinnung sind nicht erforderlich, da keine Blutungskomplikationen drohen, wenn vor der Therapie die Blutgerinnung intakt war. Wohl aber muss die Thrombozytenzahl anfangs überwacht werden (☞ unten). Insgesamt ist die prophylaktische Heparinisierung nebenwirkungsarm. Das Heparin wird am günstigsten subkutan in die Bauchdecke oder den Oberschenkel injiziert. Dabei wird ein Sicherheitsabstand von ca. 5 cm zum Bauchnabel eingehalten (dort ist die Gefahr, ein Gefäß zu treffen, größer).

👆 Die Low-dose-Heparinisierung ist die sicherste einzelne Vorbeugungsmaßnahme gegen Thrombosen bei Immobilisation. Sie ist deshalb bei allen Patienten indiziert, die täglich weniger als sechs Stunden das Bett verlassen.

High-dose-Heparinisierung

Die *therapeutische Heparinisierung* (**High-dose-Heparinisierung, Vollheparinisierung**) ist angezeigt z.B. bei thromboembolischen Erkrankungen (frische Venenthrombose, Lungenembolie), Herzinfarkt, Verbrauchskoagulopathie (☞ 13.9.4) oder extrakorporaler Zirkulation (Dialyse, Herz-Lungen-Maschine).

Kontraindikationen für eine Vollheparinisierung sind beispielsweise eine Heparinallergie, ein heparininduzierter Thrombozytenabfall, eine Operation innerhalb der letzten zehn Tage, frische Verletzungen, manifeste Blutungen, akute Magengeschwüre, ein schwerer Bluthochdruck oder bestimmte Gehirnerkrankungen (etwa Schlaganfall vor weniger als sechs Monaten oder Hirnarterienaneurysmen).

In der Regel wird das Heparin intravenös (nur selten s.c.) appliziert. Zu Beginn wird meist ein Bolus von 10 000 IE unfraktioniertem Heparin (z.B. Liquemin®) gespritzt. Dann wird die Behandlung über eine Dauerinfusion mittels Perfusor fortgesetzt (z.B. 20 000 IE unfraktioniertes Heparin auf 50 ml NaCl 0,9 % entsprechend 200 IE/ml). Die Wirkung setzt praktisch sofort ein. Therapieziel ist eine Verlängerung der PTT auf das 1,5 – 2fache (alternativ – je nach Labor – der Thrombinzeit [TZ] auf das 2 – 4fache) des Ausgangswertes. Daher müssen diese Gerinnungsparameter anfangs alle 4 – 8 Stunden und später 1 – 2-mal täglich kontrolliert werden. Bei einer zu starken Hemmung der Blutgerinnung ist eine Therapiepause von 1 – 2 Stunden mit nachfolgender Dosisreduktion erforderlich. Bei Blutungen kann als Antidot Protamin (z.B. Protamin „Roche"®) langsam i.v. gegeben werden.

🛏 Wichtigste Pflegeaufgabe: Achten auf Blutungen (auch Blut im Stuhl)!

Die Blutproben für die 8-, 12- oder 24-stündlichen Gerinnungskontrollen dürfen nicht aus der Extremität mit dem Heparinperfusor und erst recht nicht aus dem Zugang selbst entnommen werden. Nach der Blutabnahme wird die Punktionsstelle wegen der Gerinnungshemmung über mehrere Minuten komprimiert. Bei Schmerzen darf kein ASS (z.B. Aspirin®) gegeben werden, da dies die Blutungsgefahr weiter steigert.

Komplikation: Heparin-induzierte-Thrombozytopenie

Bei beiden Formen der Heparinbehandlung kann es nach wenigen Tagen bis zwei Wochen zu einem heparininduzierten Abfall der Blutplättchen kommen. Während die nicht immunologisch bedingte **Heparin-induzierte-Thrombozytopenie Typ I** *(HIT Typ I)* eine gute Prognose hat, sinken die Thrombozyten bei antikörperbedingten **Heparin-induzierten-Thrombozytopenie Typ II** *(HIT Typ II)* auf unter 100 000/ml Blut (= 100/nl) bzw. 50 % des Ausgangswertes ab, und es besteht die Gefahr von Thrombosen und Gefäßverschlüssen (Thrombose „trotz" Antikoagulation) mit hoher Letalität. Daher sind in den ersten drei Wochen einer Heparinbehandlung regelmäßige Kontrollen der Thrombozytenzahl erforderlich.

Weitere, z.T. sehr seltene Nebenwirkungen sind allergische Reaktionen, (reversibler) Haarausfall, Hautnekrosen, Anstieg der Leberwerte sowie bei länger dauernder Anwendung eine Osteoporose. Bei der Vollheparinisierung ist außerdem die Blutungsgefahr erheblich erhöht (schwere Blutungen bei 2 – 7 % der Patienten).

Pharma-Info 7.88 Cumarine

Wirkprinzip und Indikationen

Cumarine sind Vitamin-K-Antagonisten und hemmen die Synthese bestimmter Gerinnungsfaktoren in der Leber, indem sie das hierzu notwendige Vitamin K aus seiner Bindung verdrängen. Angezeigt sind sie ganz allgemein bei jeder *Langzeitantikoagulation,* z.B. bei Vorhofflimmern oder Thromben in den Herzhöhlen, nach Herzklappenersatz, bei dilatativer Kardiomyopathie (☞ 6.9), nach tiefen Bein- und Beckenvenenthrombosen (☞ 7.10.3) oder nach Lungenembolien (☞ 8.10.1).

Kontraindikationen

Kontraindikationen sind neben den Gegenanzeigen der Vollheparinisierung (☞ oben) eine Verbrauchskoagulopathie (☞ 13.9.4), schwere Leberschäden (☞ 10.5) mit Abfall des Quick-Wertes sowie Schwangerschaft (dann Ausweichen auf He-

---

℧ Patienteninformation: Leben mit Marcumar

Die Blutungsgefahr ist unter Langzeitantikoagulation erhöht. Deshalb sind besondere Schutzmaßnahmen nötig:

- Hierzu gehören der Verzicht auf Sportarten mit hohem Verletzungsrisiko, aber auch die Trockenrasur statt der Nassrasur. Fernreisen in Länder, wo Blutkonservengaben nicht gewährleistet oder risikoreich sind (☞ auch 13.5.1), sind abzulehnen
- Schwarzer Stuhl kann durch Blut im Stuhl bedingt sein und erfordert eine sofortige Vorstellung beim Arzt. Auch gehäufte „blaue Flecke" können auf eine zu starke Hemmung der Blutgerinnung hinweisen
- Bei jedem (neuen) Arztkontakt muss der Arzt über die Medikation mit Marcumar® informiert werden. Dies gilt insbesondere auch für Zahnarztbesuche. Umgekehrt sollte der Arzt, der die Marcumarbehandlung steuert, über alle weiteren Erkrankungen und Arzneimittel informiert werden, da evtl. Gerinnungskontrollen notwendig sind
- Der Patient erhält noch im Krankenhaus einen **Marcumar-Pass,** den er immer bei sich tragen sollte
- Der Patient soll seine Marcumar®-Tabletten immer zur gleichen Tageszeit nehmen. Hat er die Einnahme vergessen, darf er auf keinen Fall am Tag darauf die Dosis „nachholen", sondern soll seinen Arzt aufsuchen
- Da die Marcumarwirkung von dem Verhältnis

zwischen Vitamin K und seinem Antagonisten Marcumar® abhängt, ist eine möglichst konstante Vitamin-K-Zufuhr wichtig. Dies bedeutet, die besonders Vitamin-K-haltigen grünen Gemüse und Salate sowie Kohl nur in Normalportionen zu verzehren. Eine besondere Diät ist aber nicht erforderlich

- Viele auch frei verkäufliche Arzneimittel beeinflussen die Wirkung des Marcumar®. Der Patient sollte keinerlei Arzneimittel eigenmächtig einnehmen, sondern auch bei scheinbar leichten Befindlichkeitsstörungen beim behandelnden Arzt anrufen und fragen, was er machen kann und worauf er zu achten hat
- Ganz wichtig sind auch die regelmäßigen Kontrollen der Blutgerinnung mit nachfolgender individueller Dosierung der Tabletten nach dem aktuell gemessenen Quick- bzw. INR-Wert. In der Anfangszeit sind sie ca. zweimal pro Woche erforderlich, später wird das Intervall meist auf eine Kontrolle wöchentlich verlängert. Bei sehr stabilen Werten und zuverlässigen Patienten reichen Kontrollen alle zwei Wochen aus. Zunehmende Bedeutung insbesondere bei jüngeren Patienten erlangt die Selbstkontrolle der Blutgerinnung mit kleinen Testgeräten, die ohne Labor auskommen (z.B. CoaguCheck®), vergleichbar der Blutzuckerselbstkontrolle des Diabetikers
- Die „Pille" ist – für immer – kontraindiziert, da sie ganz erheblich das Thromboserisiko erhöht.

parin). Besondere Vorsicht ist außerdem bei solchen Patienten geboten, bei denen eine zuverlässige Tabletteneinnahme und regelmäßige Blutkontrollen nicht gewährleistet scheinen (z.B. verwirrte Patienten, Alkoholkranke), oder bei denen die Verletzungsgefahr hoch ist (z.B. nicht anfallsfreie Epileptiker).

Präparate und Dosierung

In Deutschland wird in erster Linie Phenprocoumon (z.B. Marcumar®) verwendet, in anderen Ländern wie den USA ist Warfarin (Coumadin®) gebräuchlicher. Die Wirkung setzt erst nach einigen Tagen ein, da zu Beginn der Behandlung noch genügend funktionsfähige Gerinnungsfaktoren im Blut vorhanden sind. In den ersten Tagen der Cumarintherapie kann die Blutgerinnbarkeit sogar gesteigert sein, weshalb in der Anfangsphase stets Heparin zusätzlich gegeben wird. Am ersten Tag werden vier Tabletten Marcumar® zu je 3 mg (also 12 mg Phenprocoumon), am zweiten drei Tabletten und am dritten Tag zwei Tabletten Marcumar® gegeben. Die weitere Dosierung richtet sich nach dem Quick-Wert (Zielbereich laborabhängig 20 – 25 %) bzw. INR-Wert (Zielwert je nach Grunderkrankung 2,0 – 4,5, ☞ auch 13.4.5). Die Erhaltungsdosis liegt meist bei 1 – 2,5 Tabletten Marcumar® täglich.

Bei *Überdosierung* (oder z.B. vor geplanten Operationen) wird das Arzneimittel abgesetzt. Zusätzlich kann Vitamin K (z.B. 5 – 10 Tropfen Konakion® oral) gegeben werden. Die Wirkung setzt aber erst nach 6 – 12 Stunden ein, da die Gerinnungsfaktoren erst in der Leber synthetisiert werden müssen. Ist ein sofortiger Wirkungseintritt erforderlich (etwa bei schweren Blutungen oder einer Notfalloperation), muss PPSB i.v. (☞ Tab. 13.39) gegeben werden. *Nebenwirkungen* der Cumarinbehandlung sind vor allem Blutungen, Allergien, „Marcumarnekrosen" (Hautnekrosen, meist in der ersten Woche der Cumarinbehandlung und vorzugsweise an Brüsten, Hüften, Gesäß und Oberschenkeln lokalisiert), Ikterus und Haarausfall.

🛏 Für die Pflege von Patienten unter Marcumarbehandlung gelten folgende Richtlinien:
- Wegen der Blutungsgefahr sind i.m.-Injektionen kontraindiziert
- Den Patienten informieren, dass er sorgfältig auf Blutungen achten und jede Blutung sofort den Pflegenden oder dem Arzt mitteilen muss
- Der Patient wird noch während des Krankenhausaufenthaltes sorgfältig über die notwendigen Vorsichtsmaßnahmen bei Langzeitantikoagulation informiert, denn ein gut aufgeklärter Patient ist in der Regel kooperativer, und die Komplikationsgefahr ist geringer als bei einem unzureichend informierten Patienten.

Pharma-Info 7.89
Thrombozytenaggregationshemmer

Thrombozytenaggregationshemmer hemmen in *Arterien* die Zusammenballung von Thrombozyten mit nachfolgender Thrombusbildung. Sie sind z.B. bei einem akuten oder abgelaufenen Herzinfarkt (☞ 6.5.2), Angioplastie oder koronarer Bypass-Operation (☞ 6.5.1), pAVK (☞ 7.7.2), TIA oder Schlaganfall (☞ 7.8) angezeigt. Zur Prophylaxe venöser Thrombosen eignen sie sich bei alleiniger Gabe *nicht*.

Gebräuchlichstes Präparat ist die als Schmerzmittel lange bekannte **Azetylsalizylsäure** (kurz *ASS*, z.B. Aspirin®). Meist werden zur Thrombozytenaggregationshemmung 100 – 300 mg täglich empfohlen.

Häufigste *Nebenwirkungen* sind Magen-Darm-Beschwerden bis hin zu Geschwüren oder Magen-Darm-Blutungen bei entsprechend Veranlagten, Allergien und Verengungen der Atemwege („ASS-Asthma" – deshalb Vorsicht bei Asthmatikern!).

Alternativpräparate sind Dipyramidol (z.B. Persantin®, in Kombination mit ASS in Asasantin®), Ticlopidin (z.B. Tyklid®) und Clopidogrel (Plavix®), welche ebenfalls die Thrombozytenfunktion hemmen.

Pharma-Info 7.90 Fibrinolytika
Wirkprinzip und Indikationen

Fibrinolytika *(Thrombolytika)* aktivieren die *Fibrinolyse,* d.h. den Abbau von Fibrin. In der Medizin werden sie zur **Thrombolyse** (medikamentöse Auflösung eines Thrombus oder eines Embolus) vor allem bei einem Herzinfarkt (☞ 6.5.2), einer massiven Lungenembolie (☞ 8.10.1), einer tiefen Bein- oder Beckenvenenthrombose (☞ 7.10.3) oder einem akuten Arterienverschluss (☞ 7.7.3) eingesetzt.

Kontraindikationen

Bei Störungen der Blutgerinnung, manifesten Blutungen, einigen entzündlichen Erkrankungen und Infektionen (Sepsis, Endokarditis, Pankreatitis), fortgeschrittenen Tumorleiden, Aneurysmen, nach einem Schlaganfall oder kurz nach Operationen, größeren Verletzungen und bestimmten Punktionen darf eine Lyse nicht durchgeführt werden, da unbeherrschbare Blutungen drohen.

Präparate und Vorbereitung der Lysetherapie

Unterschieden werden:
- Die **systemische Lyse,** bei der das Arzneimittel i.v. gespritzt wird und seine Konzentration im ganzen Körper gleich hoch ist
- Die **lokale Lyse,** bei der das Arzneimittel mit einem Katheter direkt an den Thrombus gebracht wird und dort die höchste Konzentration erreicht.

Derzeit zugelassene Fibrinolytika sind:
- **Streptokinase** (z.B. Streptase®)
- **Urokinase** (z.B. Actosolv®)
- **rt-PA** (*recombinant tissue plasminogen activator, Gewebeplasminogenaktivator,* z.B. Actilyse®)
- **APSAC** (*azetylierter Plasminogen-Streptokinase-Aktivator-Komplex,* z.B. Eminase®).

Welches Fibrinolytikum verwendet wird, entscheidet der Arzt unter Berücksichtigung der Erkrankung (APSAC z.B. ist nicht für tiefe Beinvenenthrombose zugelassen), Vorerkrankungen des Patienten (Streptokinase nicht bei vorausgegangenem Streptokokkeninfekt) und hausinterner Verfügbarkeit (hohe Kosten). Wegen der Gefahr schwerwiegender Nebenwirkungen, v.a. Blutungen und Unverträglichkeitsreaktionen, erfordert die Lysetherapie die eingehende Aufklärung des Patienten durch den Arzt und sein (schriftliches) Einverständnis. Vor Beginn der Lysetherapie müssen Blutbild, Blutgruppe und Gerinnungsstatus bestimmt und zwei Erythrozytenkonzentrate bereitgestellt werden. Gesteuert wird die Lysetherapie nach den zweimal täglich bestimmten Gerinnungswerten. Eine Lysetherapie wird möglichst auf einer Intensivstation durchgeführt.

> **Pflege bei Lysetherapie**
> - Arzneimittel in verordneter Verdünnung über Perfusor geben (hausinterne Richtlinien beachten)
> - Patienten während der Infusion nicht alleine lassen und genau auf Nebenwirkungen beobachten. Dies sind besonders allergische Reaktionen (z.B. Hautrötung), Blutungen (Bewusstseinsstörungen als Zeichen einer Hirnblutung!) und Temperaturanstieg. Bei V.a. Nebenwirkungen sofort Arzt informieren
> - Täglich Stuhl auf Blut untersuchen
> - Wegen der Gefahr lebensbedrohlicher Blutungen keine i.m.-Spritzen und keine nichtsteroidalen Antiphlogistika (z.B. Voltaren®) bei Schmerzen verabreichen!

als Männer. Im Gegensatz zur Meinung vieler Laien sind Varizen nicht nur ein *kosmetisches,* sondern durch die Folgeprobleme auch ein *medizinisches* Problem mit großer sozialer Bedeutung.

Krankheitsentstehung

Bei der **primären Varikosis** (*idiopathische Varikosis*) sind eine Venenwandschwäche oder eine Klappeninsuffizienz für die Venenerweiterung verantwortlich. Fast immer liegt eine familiäre Belastung vor. Begünstigt wird die Manifestation der Varikosis z.B. durch stehende Tätigkeit, Übergewicht und Schwangerschaft.

Die **sekundäre Varikosis** entsteht als Folge anderer Venenerkrankungen (z.B. nach einer tiefen Beinvenenthrombose ☞ 7.10.3), die zu einer Abflussbehinderung im tiefen Venensystem oder Zerstörung der Venenklappen führen. Die oberflächlichen Venen müssen dann mehr Blut transportieren und werden langfristig überlastet.

Selten sind Varizen Folge anderer Erkrankungen, etwa von (gefäßnahen) Tumoren, die den Blutrückfluss behindern.

Je nach Lokalisation der Varizen werden folgende Formen der Varikosis unterschieden:
- Sind nur ganz kleine, in der Haut gelegene Venen erweitert, spricht man von **Besenreiservarizen.** Typisch ist eine netz- oder kranzartige Anordnung
- **Retikuläre Varizen** liegen im Subkutangewebe. Die *Perforansvenen* (also die Verbindungsvenen zwischen tiefen und oberflächlichen Venen) sind intakt
- Sind die Seitenäste der oberflächlichen Venenhauptstämme, also der V. saphena magna und V. saphena parva, betroffen, spricht man von **Seitenastvarizen**
- Sehr häufig sind aber die V. saphena magna und V. saphena parva selbst varikös. Diese **Stammvarizen** liegen an der Innenseite von Ober- und Unterschenkel bzw. Rück- und Außenseite des Unterschenkels. Häufig sind auch die Perforansvenen oder die Mündungsklappe der V. saphena magna in die V. femoralis funktionsunfähig.

Stadium	Symptome/Befund
I	Leichte Varikosis ohne Beschwerden
II	Varikosis mit Beschwerden (☞ Text), jedoch ohne Komplikationen
III	Zusätzlich Komplikationen, z.B. Hautveränderungen, Thrombophlebitis
IV	Zusätzlich venöses Ulcus cruris

Tab. 7.93: Symptomorientierte Stadieneinteilung der Varikosis.

Symptome und Untersuchungsbefund

Eine Varikosis kann lange symptomlos bleiben und die Patienten nur in kosmetischer Hinsicht stören. Viele Patienten klagen aber über Schwellneigung, Schwere- und Spannungsgefühl der Beine (v.a. nach längerem Sitzen oder Stehen und abends) sowie nächtliche Muskelkrämpfe. Gelegentlich haben die Patienten auch stechende Schmerzen im Wadenbereich. Wichtig ist, den Patienten immer im Stehen zu untersuchen, da die Varizen im Liegen oft „leer laufen". Eine symptomorientierte Stadieneinteilung der Varikosis zeigt Tab. 7.93.

Bei Stammvarizen wird außerdem eine Stadieneinteilung nach dem **proximalen** und **distalen Insuffizienzpunkt** angewandt. Der proximale und distale Insuffizienzpunkt sind die Punkte, an denen die Varizen nach oben (proximal) bzw. unten (distal) durch eine intakte Venenklappe begrenzt werden. Liegt der proximale Insuffizienzpunkt in der Leiste, spricht man von einer **kompletten Stammvarikosis**, liegt er tiefer, handelt es sich um eine **inkomplette Stammvarikosis.**

Komplikationen

Bedeutsam sind die Komplikationen einer Varikosis:
- Trophische Hautveränderungen
- Thrombophlebitis (☞ 7.10.2)
- Blutung aus geplatzten Varizen *(Varizenruptur)*
- Bei langjähriger Varikosis eine chronisch-venöse Insuffizienz (☞ 7.10.5).

Diagnostik

Ziel ist die Unterscheidung zwischen primären und sekundären Varizen durch:
- Inspektion und Anamnese: Familiäre Belastung? Vorangegangene tiefe Beinvenenthrombose?

- Funktionstests (☞ 7.4.3): Perthes-Test (tiefe Beinvenen durchlässig?), Trendelenburg-Test (Venenklappen intakt?)
- Doppler-Sonographie (☞ 7.4.4), Duplex-Sonographie (☞ 7.4.5): Nachweis von Verschlüssen der tiefen Beinvenen, Nachweis von Klappeninsuffizienzen, Bestimmung des Ausmaßes des venösen Blutrückflusses
- Evtl. Phlebographie (☞ 7.4.8), insbesondere bei geplanter operativer Varizenentfernung.

Behandlungsstrategie

Behandelt wird ab einer Varikosis Stadium II, also letztlich bei jeder Varikosis, die dem Betroffenen mehr als nur geringfügige Beschwerden bereitet.

Konservative Therapie

Hauptpfeiler der konservativen Therapie sind die Kompressionstherapie (in der Langzeittherapie vorzugsweise durch Kompressionsstrümpfe) sowie eine geeignete Lebensführung des Patienten (☞ Patienten-

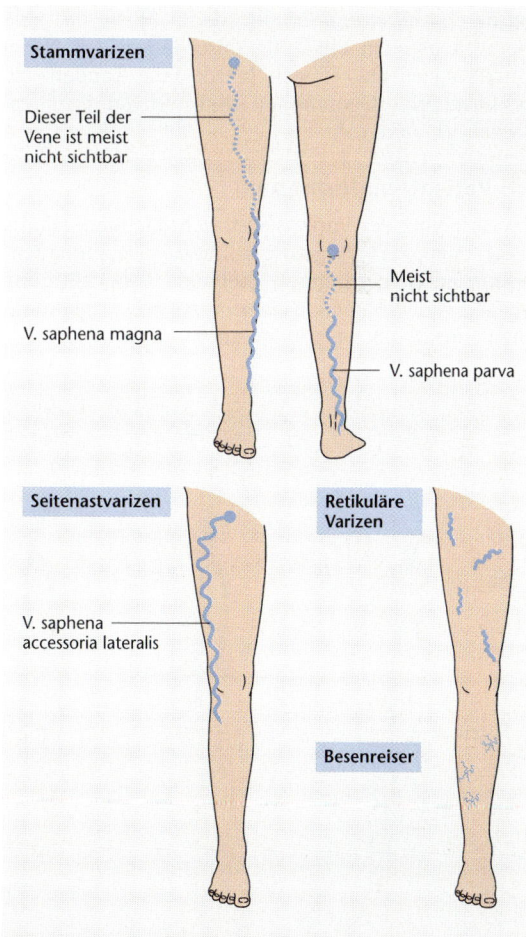

Stammvarizen

Dieser Teil der Vene ist meist nicht sichtbar

V. saphena magna

Meist nicht sichtbar

V. saphena parva

Seitenastvarizen

V. saphena accessoria lateralis

Retikuläre Varizen

Besenreiser

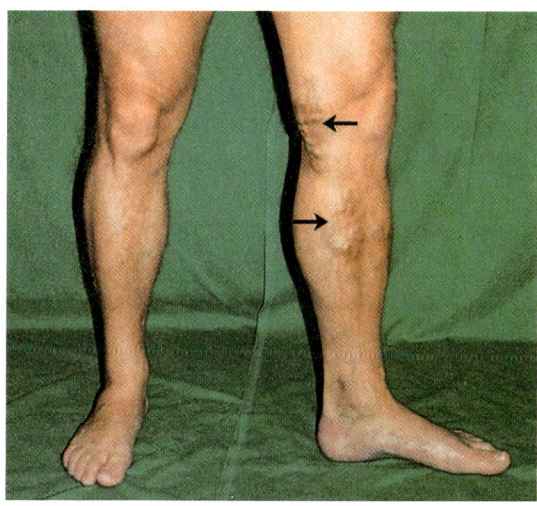

Abb. 7.94: Stammvarikose der V. saphena magna links. [E179-168]

Abb. 7.92: Formen der Varikosis. [L157]

information). Eine wirksame medikamentöse Therapie der Varikosis ist bisher nicht bekannt.

Sklerosierung

Die ambulant durchführbare **Sklerosierung** *(Verödung)* wird in erster Linie bei Besenreiservarizen, retikulären Varizen und kleinen Seitenastvarizen angewendet.

Ein Verödungsmittel, vorzugsweise *Aethoxysklerol*, wird in die Varizen eingespritzt. Das Verödungsmittel schädigt die Veneninnenwand und ruft eine lokale Entzündung hervor, in deren Folge die Gefäßlichtung „verödet". Anschließend wird ein Kompressionsverband angelegt, und der Patient geht zügig umher. Der Kompressionsverband wird für ca. zwei Wochen belassen.

Komplikationen der Sklerosierung sind Nekrosen bei paravenöser Injektion, Hautpigmentierungen und allergische Reaktionen.

Operative Varizenentfernung

Die operative Behandlung der Varikosis wird hauptsächlich bei der Stammvarikosis der V. saphena magna durchgeführt und ist nur erlaubt, wenn das tiefe Beinvenensystem eindeutig durchgängig ist. Dabei zeichnet sich seit einigen Jahren eine Tendenz zu schonenderen Operationen und weitestmöglichem Erhalt der Venen ab.

🖻 Patienteninformation

Eine Heilung der Varikosis ist nicht möglich. Häufig lässt sich die Progredienz eines (beginnenden) Krampfaderleidens durch geeignete Lebensführung aber so verlangsamen, dass keine invasiven Maßnahmen erforderlich werden (☞ auch 7.2.1):

- Frühzeitiges Tragen von Stütz- oder Kompressionsstrümpfen bzw. -strumpfhosen, insbesondere bei Patienten mit Stehberufen
- Vermeiden von längerem Sitzen oder Stehen (wenn unbedingt erforderlich, zwischendurch immer ein paar Schritte gehen oder zumindest Muskelpumpe betätigen). Häufiges Hochlagern der Beine („S-L-Regel" ☞ 7.2.1), ggf. nächtliches Hochstellen des Bettfußendes
- Vermeiden von Wärmeeinwirkung, z.B. durch Sauna, heißes Duschen oder Baden oder Sonnenbäder
- Kein Tragen schwerer Lasten
- Vermeiden von Pressen beim Stuhlgang
- Schließlich: Rauchen und Übergewicht erhöhen das Thromboserisiko!

7.10.2 Thrombophlebitis

⊡ Thrombophlebitis: Entzündung und Thrombose einer oberflächlichen Vene.

⇥ Krankheitsentstehung

Bei der **abakteriellen Thrombophlebitis** bildet sich ein Gerinnsel in einer oberflächlichen Vene, meist einer Varize **(Varikophlebitis).** In der Folge wandern Leukozyten ein, und es kommt zu einer *lokal begrenzten* Entzündung.

Die **bakterielle Thrombophlebitis** ist zumeist Folge eines Bagatelltraumas, Injektionen oder venösen Zugängen an nicht varikös veränderten Venen (im Krankenhaus also meist an einer Armvene lokalisiert). Als Komplikation droht eine hämatogene Aussaat der Bakterien.

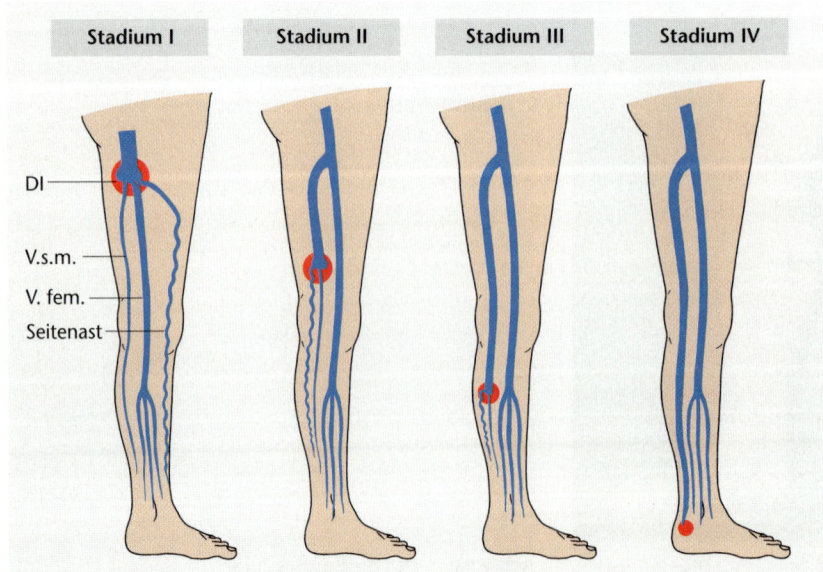

| Stadium I | Stadium II | Stadium III | Stadium IV |

DI
V.s.m.
V. fem.
Seitenast

Abb. 7.95: Stadien der kompletten Stammvarikose der V. saphena magna nach Hach in Abhängigkeit von der Lage des distalen Insuffizienzpunktes (DI). [L157]

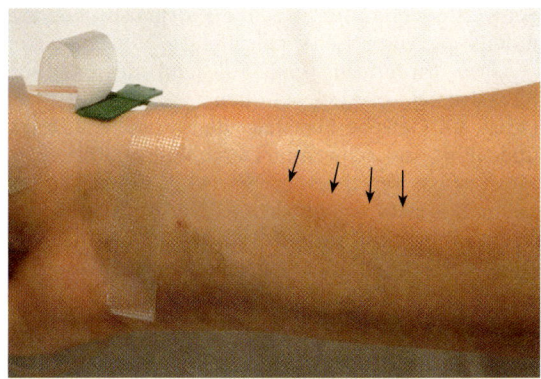

Abb. 7.96: Thrombophlebitis am Unterarm nach i.v.-Infusion über eine Butterfly-Kanüle. [M180]

⚙ Symptome und Untersuchungsbefund

Die *abakterielle Thrombophlebitis* an Krampfadern zeigt sich durch einen derben, druckschmerzhaften (Venen-)Strang, dessen Umgebung gerötet und überwärmt ist. Evtl. besteht auch eine lokale Schwellung. Das Allgemeinbefinden des Patienten ist nicht beeinträchtigt.

Die lokalen Symptome der *bakteriellen Thrombophlebitis* ähneln denjenigen der abakteriellen Thrombophlebitis, jedoch können Allgemeinsymptome wie Fieber, Schüttelfrost oder gar eitrige Einschmelzung des Entzündungsherdes hinzutreten.

🔍 Diagnostik

Die Diagnose einer Thrombophlebitis wird klinisch gestellt. Bei Verdacht auf bakterielle Beteiligung sollte ein Blutbild angefertigt und eine Blutkultur zur Erregeridentifizierung entnommen werden.

📋 Behandlungsstrategie und ⚕ Pflege

Bei einer Thrombophlebitis oberflächlicher Varizen:
- *Keine* Bettruhe, sondern Patienten mit Kompressionsverband viel umhergehen lassen
- Nachts Bein gewickelt lassen und hoch lagern
- Zur Linderung der Beschwerden lokal kalte Umschläge machen und Heparinsalben auftragen. Bei starken Schmerzen können Azetylsalicylsäure oder nichtsteroidale Antiphlogistika (z.B. Indometacin, etwa Amuno®, Diclofenac, etwa Voltaren®) indiziert sein.

Bei großem Gerinnsel ist evtl. eine Stichinzision mit Auspressen des Koagels erforderlich. Bei bettlägerigen Patienten ist eine Antikoagulation angezeigt. Wiederholte Thrombophlebitiden erfordern eine Varizensanierung durch Operation oder Sklerosierung nach Abheilen der Entzündung.

Bei bakterieller Thrombophlebitis:
- Kanüle bzw. Katheter entfernen, Katheterspitze (steril) abschneiden und zur bakteriologischen Prüfung ins Labor geben
- Lokale Maßnahmen wie bei abakterieller Thrombophlebitis durchführen
- Patienten bei Beteiligung tiefer Venen Bettruhe einhalten lassen
- Antibiotika und evtl. Heparin nach Anordnung verabreichen.

7.10.3 Tiefe Venenthrombose (Phlebothrombose)

> ⊡ **Thrombose:** Lokale *intravasale* und *intravitale* (während des Lebens auftretende) Gerinnung (Blutpfropfbildung).
>
> **Tiefe Venenthrombose** *(Phlebothrombose):* Verschluss einer tiefen Vene durch eine Thrombose. Zu 90 % in den tiefen Bein- und Beckenvenen auftretend, wobei in ca. 60 % die Beine und in ca. 30 % der Beckenbereich betroffen ist. Die tiefe Venenthrombose ist v.a. durch ihre Komplikationen gefährlich: Die Patienten sind akut durch die Gefahr der Lungenembolie (bei jedem dritten Patienten mit Beckenvenenthrombose!) und langfristig durch Thrombose-Rezidive und Entwicklung eines postthrombotischen Syndroms (☞ 7.10.5) bedroht.
>
> **Embolie:** Gefäßverschluss durch einen **Embolus,** d.h. in die Blutbahn verschleppter Substanzen, die sich nicht im Blut lösen, z.B. Thromben (*Thromboembolie,* häufigste Form), Luft, Fremdkörper oder Bakterien.

Lungenembolie ☞ *8.10.1*

➡ Krankheitsentstehung

Die Entstehung eines Thrombus wird vor allem durch drei Risikofaktoren begünstigt, die auch als **Virchow-Trias** bezeichnet werden:
- Veränderung der Blutströmung, v.a. Strömungsverlangsamung, beispielsweise bei Bettlägerigkeit, Ruhigstellung während einer Operation oder Lähmungen
- Gefäßwandschädigung, z.B. nach einer Operation, Frakturen oder Geburt, bei Entzündungen oder Tumoren
- Veränderte Blutzusammensetzung, z.B. **Hyperkoagulabilität** (erhöhte Gerinnungsneigung) bei Thrombozytose, bestimmten Tumorleiden (besonders Bronchial- und Pankreas-Karzinomen), Einnahme der „Pille", Schwangerschaft und Wochenbett. Eine erhöhte Gerinnungsneigung kann auch bedingt sein durch einen erblichen Mangel der phy-

siologischen Gerinnungshemmer AT III, Protein C und Protein S (☞ 13.1.3) sowie eine **APC-Resistenz,** bei welcher ein veränderter Gerinnungsfaktor V nicht wie physiologisch durch *APC* (aktiviertes Protein C) gespalten werden kann, so dass die gerinnungshemmende Wirkung des APC vermindert ist.

> Auf internistischen Stationen besonders thrombosegefährdet sind:
> - Ältere Patienten
> - Bettlägerige Patienten
> - Patienten mit Herzinsuffizienz
> - Patienten nach Schlaganfall
> - Patienten mit einer Thrombose in der Vorgeschichte oder mit erhöhter Gerinnungsneigung des Blutes.

Unbehandelt entsteht durch Einsprossen von Fibroblasten und Kapillaren mit der Zeit meist eine neue Gefäßlichtung *(Rekanalisation),* die jedoch in der Regel kleiner ist als die ursprüngliche und deren Wand verhärtet und nur wenig elastisch ist. Auch werden die Venenklappen im rekanalisierten Gefäßabschnitt meist funktionsunfähig. Dadurch ist der Blutrückfluss in den tiefen Beinvenen, der ja im Stehen gegen die Schwerkraft erfolgen muss, gefährdet. Das Blut fließt stattdessen über die Perforansvenen und das oberflächliche Venensystem ab. Langfristige Folge ist ein chronischer Stau venösen Blutes mit sekundärer Varikosis und chronisch-venöser Insuffizienz (☞ 7.10.5).

Symptome und Untersuchungsbefund

Als Erstes bemerkt der Patient meist ein Schwere- und Spannungsgefühl am betroffenen Bein, einen belastungsabhängigen Fußsohlen- oder Wadenschmerz und evtl. einen ziehenden Schmerz entlang der Venen. Häufig fühlt er sich auch allgemein unwohl. Mäßig hohes Fieber ist möglich.

Der Untersucher stellt eine Schwellung von Unterschenkel oder gesamtem Bein (Umfänge beider Beine messen!), evtl. aber nur ein diskretes Ödem der Knöchelregion fest. Bei einigen Patienten treten oberflächliche Hautvenen auffällig stark hervor (*Warn*- oder **Signalvenen**). Die Haut der betroffenen Extremität ist typischerweise bläulich-rot verfärbt, warm und glänzend. Evtl. sind die tiefen Beinvenen druckschmerzhaft. Weitere klinische Thrombosezeichen sind Schmerzen beim Beklopfen der Wade, bei der Dorsalflexion der Fußsohle *(Homans-Zeichen)* oder bei Druck auf die Fußsohle *(Payr-Zeichen).*

> Vielfach verläuft eine tiefe Bein-/Beckenvenenthrombose symptomarm und wird erst nach Auftreten einer Lungenembolie (☞ Komplikationen und 8.10.1) diagnostiziert.

Schwerste Verlaufsform ist die **Phlegmasia coerula dolens** mit (praktisch) vollständiger Verlegung der venösen Strombahn und Stillstand des venösen Rückstromes in der betroffenen Extremität. Der Druck im Gewebe übersteigt den arteriellen Druck und führt zu schweren Durchblutungsstörungen. Meist ist ein Verschluss großer Beckenvenen die Ursache. Das Bein nimmt rasch an Umfang zu und verfärbt sich blau-rot, die Pulse sind nicht mehr tastbar. Der Patient hat stärkste Schmerzen und gerät in einen Schock.

Komplikationen

Wichtigste und lebensgefährliche Komplikation einer tiefen Bein- oder Beckenvenenthrombose ist die *Lungenembolie* (☞ 8.10.1). Besonders in den ersten 3 – 5 Tagen hat der Thrombus noch keine feste Verbindung zur Gefäßwand, so dass er sich leicht lösen und mit dem Blutstrom herzwärts verschleppt werden kann. Im Lungenkreislauf bleibt das Gerinnsel stecken und führt zu einer Lungenembolie mit Thoraxschmerz, Luftnot, Husten und Unruhe bis hin zum tödlichen Rechtsherzversagen innerhalb von Minuten. Außerdem gefährdet die Phlebothrombose das betroffene Bein durch Verlegung des venösen Abstromes und führt bei ca. 40 – 50 % der Patienten als Spätkomplikation zur chronisch-venösen Insuffizienz (☞ 7.10.5). Thrombose-Rezidive sind häufig, da die vorgeschädigten Venenwände neue Thromboseherde darstellen.

Diagnostik

Zur Erhärtung und Sicherung der klinischen Verdachtsdiagnose sind erforderlich:
- (Farb-)Doppler- und (Farb-)Duplex-Sonographie (☞ 7.4.4 und 7.4.5)
- Bei fortbestehender Unklarheit und der Frage nach therapeutischen Konsequenzen (Lyse?) Phlebogra-

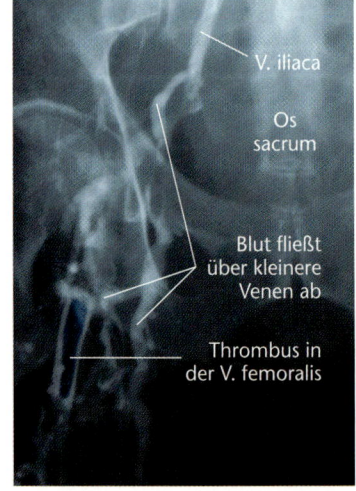

Abb. 7.97: Phlebothrombose der rechten V. iliaca und der V. femoralis. Das Kontrastmittel (und damit das Blut) fließt aus dem Bein über Umwege in den proximalen Abschnitt der V. iliaca ab. Die Konturen der V. iliaca sind gerade noch erkennbar. Da ihr Lumen fast völlig mit dem Thrombus ausgefüllt ist, fließt kaum Kontrastmittel durch die Vene. [T170]

V. iliaca

Os sacrum

Blut fließt über kleinere Venen ab

Thrombus in der V. femoralis

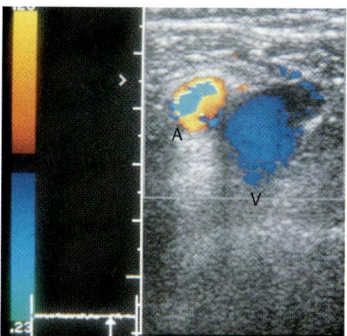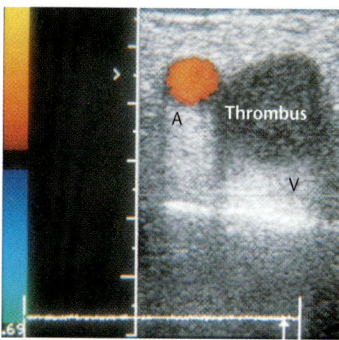

Abb. 7.98: Rechts Farb-Duplex-Sonographie bei Phlebothrombose der rechten V. femoralis, links Normalbefund. Im Vergleich zum Normalbefund ist das Lumen der Vene erweitert und ganz vom Thrombus ausgefüllt, so dass die blaue Farbkodierung fehlt. [M180]

phie (☞ 7.4.8), die nicht nur genaue Lokalisation und Ausdehnung der Thrombose zeigt, sondern auch die Unterscheidung zwischen einer frischen Thrombose mit Emboliegefahr und einer älteren, diesbezüglich ungefährlichen Thrombose ermöglicht

- „Großer" Gerinnungsstatus mit AT III, Protein C und Protein S (☞ Abb. 13.8), um eine erhöhte Gerinnbarkeit des Blutes zu erkennen oder auszuschließen
- Als neueres Verfahren steht die **D-Dimer-Bestimmung** im Blut zur Verfügung, für die mittlerweile auch Bedside-Schnelltests erhältlich sind (z.B. SimpliRED® D-Dimer): Im Körper vorhandenes Fibrin wird durch die körpereigene Fibrinolyse physiologischerweise wieder abgebaut (☞ 13.1.3); die dabei entstehenden Bruchstücke des Fibrins werden als D-Dimere bezeichnet. Ein normaler D-Dimer-Wert (≤ 0,5 mg/l) macht eine akute Bein- oder Beckenvenenthrombose sehr unwahrscheinlich. Ein erhöhter Wert zwingt zu weiter gehender Diagnostik, beweist die Thrombose aber nicht, da beispielsweise auch Tumoren zu einem erhöhten D-Dimer-Wert führen können.

Diagnostik bei V.a. Lungenembolie ☞ *8.10.1*

Behandlungsstrategie

Ziel der Behandlung ist es:
- Eine Lungenembolie zu verhindern
- Der Entstehung neuer Thromben entgegenzuwirken
- Die Auswirkungen der venösen Abflussbehinderung (Schmerzen, Ödem, spätere chronisch-venöse Insuffizienz) zu minimieren.

Dies wird durch folgende Therapiemaßnahmen und eine geeignete Pflege (☞ unten) erreicht:
- **Thrombolysetherapie:** Bei frischen, bis zu fünf Tage alten Thromben bestehen gute Erfolgschancen, den Thrombus medikamentös aufzulösen. Am häufigsten wird hierbei die *ultrahohe Streptokinase-Lyse* (1,5 Mio. E/Std. über 6 Stunden) angewandt. Leider bestehen zahlreiche Kontraindikationen (☞ Pharma-Info 7.90)

- Bei schweren, anders nicht beherrschbaren frischen Verschlüssen von Oberschenkel- und Beckenvenen kommt auch eine **Thrombektomie,** z.B. mittels eines Fogarty-Katheters, in Betracht
- Ist – etwa bei Patienten in schlechtem Allgemeinzustand oder bei einer schon älteren Thrombose – weder eine Lysetherapie noch eine Thrombektomie möglich bzw. sinnvoll, ist eine alleinige **Antikoagulation,** zunächst mit Heparin, dann mit Cumarinen angezeigt. Dabei hat sich gezeigt, dass die subkutane Gabe von Heparin der intravenösen ebenbürtig ist, falls die Dosis ausreichend hoch ist (Berechnung nach Körpergewicht)
- Eine medikamentöse Antikoagulation mit Heparin ist auch nach einer Lyse oder Thrombektomie erforderlich. Bei distalen Thrombosen wird schon ab dem ersten Tag, bei massiven Thrombosen oder Lungenembolie ab dem 3. – 7. Tag auf Marcumar® übergegangen. Diese Rezidivprophylaxe ist für mindestens 6 – 12 Monate notwendig.

Alle genannten Maßnahmen gelten insbesondere für die Oberschenkel- und Beckenvenenthrombose, bei denen die Gefahr einer Lungenembolie besonders groß ist. Bei Unterschenkelthrombosen wird auf einen Teil der Maßnahmen verzichtet (z.B. Marcumar®-Prophylaxe meistens nicht erforderlich).

Rezidivprophylaxe

Neben der Marcumarisierung sind zur Rezidivprophylaxe die Reduktion von Übergewicht, der Verzicht auf Rauchen und das Absetzen thrombosefördernder Arzneimittel, insbesondere der „Pille", angezeigt. Außerdem sollen die Patienten Kompressionsstrümpfe tragen (☞ auch Pflege und Patienteninformation).

Pflege bei tiefer Venenthrombose

Fehler vermeiden
- Bereits bei Verdacht auf Phlebothrombose keine i.m.-Injektionen (z.B. zur Schmerzbekämpfung), da diese eine Kontraindikation für eine Lyse darstellen. Das gleiche gilt auch für die Zeit der Antikoagulation

• Während der Bettlägerigkeit des Patienten auf die Lagerung der Fersen achten (Gefahr von Druckschäden)
• Bei Kompressionsverband Pflasterzug über Ferse und Knöchel anlegen, um ein Verrutschen der Bindentouren zu verhindern.

• Bei einer Lysetherapie (☞ 7.9) werden die Gerinnungsparameter regelmäßig überprüft und Pulse, Wärme und Farbe der Haut sowie Sensibilität engmaschig kontrolliert
• Bis vor kurzem mussten alle Patienten mit einer tiefen Beinvenenthrombose (abgesehen von solchen mit einer isolierten Unterschenkelvenenthrombose) für 7–10 Tage strenge Bettruhe einhalten. Diese Notwendigkeit wird zurzeit zunehmend in Frage gestellt. Sicher notwendig ist Bettruhe während einer Lysetherapie, bei durch Bettlägerigkeit entstandenen Thrombosen und beim Nachweis flottierender (beweglicher) Thromben im Oberschenkelbereich, da die Beweglichkeit Emboliegefahr signalisiert. Es gibt Krankenhäuser, in denen Patienten mit einer ambulant erworbenen tiefen Beinvenenthrombose unter adäquater Kompression und Antikoagulation mobilisiert werden. Eine endgültige Stellungsnahme diesbezüglich ist noch nicht möglich
• Regelmäßiges Messen des Beinumfangs (☞ 7.3.2)
• Wegen der Gefahr einer Lungenembolie sind abrupte Bewegungen und Pressen beim Stuhlgang ungünstig (Obstipationsprophylaxe)
• Bei einer tiefen Beinvenenthrombose wird die betroffene Extremität auf einer Schiene hochgelagert und mit Binden gewickelt. Der Verband wird zweimal täglich erneuert, um Hautschäden durch Einschnürung zu vermeiden. Durch die Kompression soll der Thrombus festgehalten und einer Embolisierung entgegengewirkt werden
• Unterstützung bei den ATL (insbesondere Körperpflege und Nahrungsaufnahme) ist allein schon aufgrund der Immobilität des Patienten erforderlich

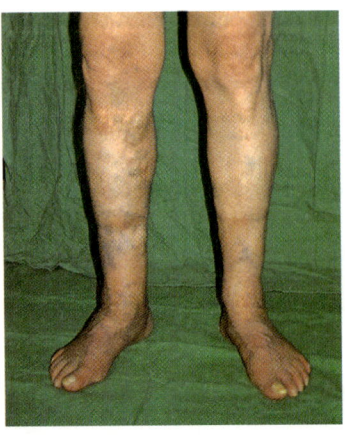

Abb. 7.100: Chronisch-venöse Insuffizienz beider Beine. Die Füße des Patienten sind zyanotisch, die Haut ist hyperpigmentiert – es handelt sich also um ein Stadium II der Erkrankung. Deutlich zu erkennen sind außerdem Einschnürungen durch die Sockenbündchen. [E179-168]

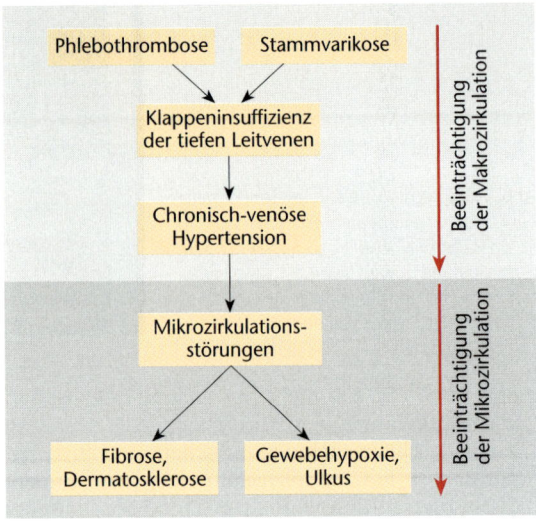

Abb. 7.99: Pathogenese der chronisch-venösen Insuffizienz. [L157]

• Noch während des Krankenhausaufenthaltes werden Kompressionsstrümpfe angepasst (Rezept ausstellen lassen und Angestellte eines Sanitätshauses um einen Besuch bitten), um eine lückenlose Versorgung zu gewährleisten.

🗏 Sechs Bausteine der Thromboseprophylaxe
• (Früh-)Mobilisation
• Lagerung
• Ausstreichen der Venen
• Venenkompression durch Antithrombose-(AT-)strümpfe und Kompressionsverbände
• Rückstromfördernde Gymnastik
• Heparinisierung.

🗐 Patienteninformation

Patienten, die eine Phlebothrombose durchgemacht haben, bleiben auch nach gutem Therapieerfolg erhöht thrombosegefährdet. Daher sollten Sie bei jedem neuen Arztkontakt auf die Erkrankung aufmerksam machen, da viele Arzneimittel die Thrombosegefahr zusätzlich vergrößern. Bei jeder Bettlägerigkeit muss eine Low-dose-Heparinisierung erwogen werden, die auch unter ambulanten Bedingungen möglich ist (z.B. Fragmin®-Fertigspritzen einmal täglich s.c.).

7.10.4 Paget-Schroetter-Syndrom

▣ Paget-Schroetter-Syndrom *(Paget-von-Schroetter-Syndrom):* Thrombose der V. axillaris oder der V. subclavia. Meist sind junge, muskulöse Männer betroffen.

Typischerweise tritt eine Thrombose der V. axillaris oder der V. subclavia nach (sportlichen) Belastungen der Arme auf, etwa Kegeln, Anstreichen oder Heben schwerer Lasten über den Kopf. Seltener ist eine chronische Venenkompression (Halsrippe, Mediastinaltumor, überschießende Knochenneubildung nach Schlüsselbeinfraktur) verantwortlich.

Die Patienten klagen über Schmerzen, Schweregefühl und Schwäche im Arm. In späteren Stadien ist der Arm livide verfärbt und ödematös geschwollen.

Die Therapie besteht in einer medikamentösen Thrombolyse oder in einer operativen Entfernung des Thrombus innerhalb der ersten fünf Tage.

7.10.5 Chronisch-venöse Insuffizienz (CVI)

> **Chronisch-venöse Insuffizienz** (*CVI*): Typische Kombination von Venen- und/oder Hautveränderungen bei länger bestehender primärer oder sekundärer Varikosis oder angeborenen Fehlbildungen der Venen/-klappen. Ist die chronisch-venöse Insuffizienz Folge einer Thrombose der tiefen Bein- oder Beckenvenen, spricht man auch von einem **postthrombotischen Syndrom.**

Stadium	Klinische Befunde	Behandlungsstrategie und Pflege
I	Varikosis ohne Hautveränderungen	Kompression, ggf. Varizensanierung ☞ auch 7.10.1
II	Varikosis, Hyper-/Depigmentierung, Stauungsdermatitis, weißfleckige Hautatrophie	Chirurgische oder sklerosierende Maßnahmen, Gefäßtraining, Kompression
III	Ulcus cruris	Ulkuspflege, i.d.R. keine Sklerosierung oder OP mehr möglich. Kompressionsverband

Tab. 7.101: Stadieneinteilung und stadienabhängige Therapie der chronisch-venösen Insuffizienz.

⇨ Krankheitsentstehung

Die Stauung des Blutes lässt den Blutdruck im venösen Schenkel der Kapillaren und in den Venolen ansteigen. Zunächst resultiert eine Ödemneigung, langfristig entsteht eine Sklerose (Verhärtung) der Haut und Unterhaut. Die Hautanhangsgebilde (Haare, Nägel, Drüsen) werden geschädigt, Pigmente lagern sich vermehrt ein, und im Endstadium bilden sich Ulzerationen und Nekrosen. Die Haut wird anfällig gegenüber Keimen und heilt nach Verletzungen nur schlecht.

Symptome, Befund und Diagnostik

Am häufigsten klagen die Patienten über Wadenschmerzen oder ein „Berstungsgefühl" im betroffenen Bein bei längerem Stehen oder Sitzen. Wadenkrämpfe können ebenfalls auftreten.

Abhängig vom Schweregrad der Erkrankung liegen Ödeme, Pigmentstörungen der Haut, Entzündungen, Narben, Varizen sowie vorzugsweise am Innenknöchel lokalisierte *Ulcera cruris* (☞ auch 7.2.3) vor.

Eine Diagnosestellung ist meist aufgrund von Anamnese und Klinik möglich. Die apparativen Untersuchungen entsprechen denen bei Varikosis (☞ 7.10.1).

Komplikationen

Hauptkomplikationen der chronisch-venösen Insuffizienz sind die Entwicklung eines Ulcus cruris und die Ausbildung eines Erysipels (☞ 17.6.4).

Behandlungsstrategie

Grundlage jeder Behandlung ist die Kompressionstherapie durch Kompressionsverbände oder Kompressionsstrümpfe der Klasse II oder III. Der Patient sollte unbedingt die allgemeinen Verhaltensregeln bei Varikosis beachten (☞ 7.10.1). Hinzu tritt möglichst eine Sanierung der Varikosis.

Behandlungsstrategie und Pflege bei Ulcus cruris ☞ *7.2.3*

Wiederholungsfragen

1. Aus welchen Schichten ist die Arterienwand aufgebaut? (☞ 7.1)

2. Was versteht man unter der Muskelpumpe? (☞ 7.1)

3. Was sollten Patienten mit Gefäßerkrankungen bei ihrer Ernährung beachten? (☞ 7.2.1)

4. Wie wird ein Patient mit einer arteriell bedingten Gefäßerkrankung gelagert, wie ein Patient mit einer venös bedingten? (☞ 7.2.1)

5. Was ist bei der Fußpflege von Gefäßkranken zu beachten? (☞ 7.2.1)

6. Wie wird die Wundversorgung bei Ulcus cruris durchgeführt? (☞ 7.2.3)

7. Welche Maßnahmen zählen zur Behandlung des Dekubitus? (☞ 7.2.4)

8. Welche Maßnahmen umfasst die Dekubitusprophylaxe? (☞ 7.2.4)

9. Welche Vorteile hat die feuchte Wundbehandlung? (☞ 7.2.3, 7.2.4)

10. Welche Maßnahmen sind zu ergreifen, wenn ein Patient über akute Beinschmerzen klagt? (☞ 7.3.1)

11. Wie wird der Beinumfang gemessen? (☞ 7.3.2)

12. Bei welchen Erkrankungen darf am betroffenen Arm kein Blutdruck gemessen werden? (☞ 7.4.2)

13. Welche Blutdruckwerte sind normal, und welche Faktoren können einen zu hohen Blutdruck vortäuschen? (☞ 7.4.2)

14. Wozu dient der Gehtest bei arteriellen Erkrankungen, und wie wird er durchgeführt? (☞ 7.4.3)

15. Welche pflegerischen Maßnahmen können eine Gefäßpunktion, z.B. der Fußgefäße zur Phlebographie, erleichtern? (☞ 7.4.8)

16. Wie ist die (arterielle) Hypertonie definiert, und welche Formen werden unterschieden? (☞ 7.5.1)

17. Welche Spätkomplikationen können vor allem bei lange bestehender Hypertonie auftreten? (☞ 7.5.1)

18. Welche Informationen umfasst die Gesundheitsberatung des Hypertoniepatienten? (☞ 7.5.1)

19. Was ist bei der Pflege von Patienten unter einer Behandlung mit β-Blockern zu beachten? (☞ Pharma-Info 7.52)

20. Welche Maßnahmen sind bei einer hypertensiven Krise zu ergreifen? (☞ 7.5.2)

21. Wie sollte sich ein Patient mit Orthostase-Problemen verhalten? (☞ 7.5.3)

22. Welche Schockformen werden differenziert, und wie geben sie sich klinisch zu erkennen? (☞ 7.6)

23. Welche Pflegemaßnahmen stehen bei Patienten mit Kreislaufschock im Vordergrund? (☞ 7.6)

24. Welches sind nach heutigem Kenntnisstand die wichtigsten Risikofaktoren für eine Arteriosklerose? (☞ 7.7.1)

25. Was ist das Leitsymptom einer peripheren arteriellen Verschlusskrankheit? (☞ 7.7.2)

26. Welche Maßnahmen gehören zur konservativen Therapie der pAVK? (☞ 7.7.2)

27. Welche Verhaltensregeln sollten Patienten mit einer pAVK beachten? (☞ 7.7.2)

28. Welche Symptome sind typisch für einen akuten arteriellen Beinarterienverschluss? (☞ 7.7.3)

29. Welche Komplikationen sind bei einem Aneurysma zu erwarten? (☞ 7.7.7)

30. Wie wird ein Patient mit einer Subarachnoidalblutung gepflegt? (☞ 7.7.10)

31. Welche Symptome lenken den Verdacht auf einen Schlaganfall? (☞ 7.8.2)

32. Welche Erstmaßnahmen sind bei Verdacht auf einen akuten Schlaganfall zu ergreifen? (☞ 7.8.3)

33. Welches sind die Grundelemente des Bobath-Konzepts? (☞ 7.8.5)

34. Welche Maßnahmen fördern die Wahrnehmung der Schlaganfallpatienten? (☞ 7.8.6)

35. Was ist bei Gehübungen mit dem Schlaganfall-patienten zu beachten? (☞ 7.8.8)

36. Was sind die Prinzipien der Basalen Stimulation? (☞ 7.8.9)

37. Welche Beschwerden hat ein Patient mit Varikosis charakteristischerweise? (☞ 7.10.1)

38. Welche allgemeinen Verhaltensregeln können Pflegende einem Patienten mit Varizen empfehlen? (☞ 7.10.1)

39. Was müssen Patienten unter Marcumar®-Therapie beachten? (☞ Pharma-Info 7.88)

40. Wie unterscheiden sich die Symptome einer Thrombophlebitis von denen einer tiefen Venenthrombose? (☞ 7.10.2, 7.10.3)

41. Wie werden Patienten mit tiefer Venenthrombose gepflegt? (☞ 7.10.3)

42. Was ist eine chronisch-venöse Insuffizienz, und wie wird sie ärztlich und pflegerisch behandelt? (☞ 7.10.5)

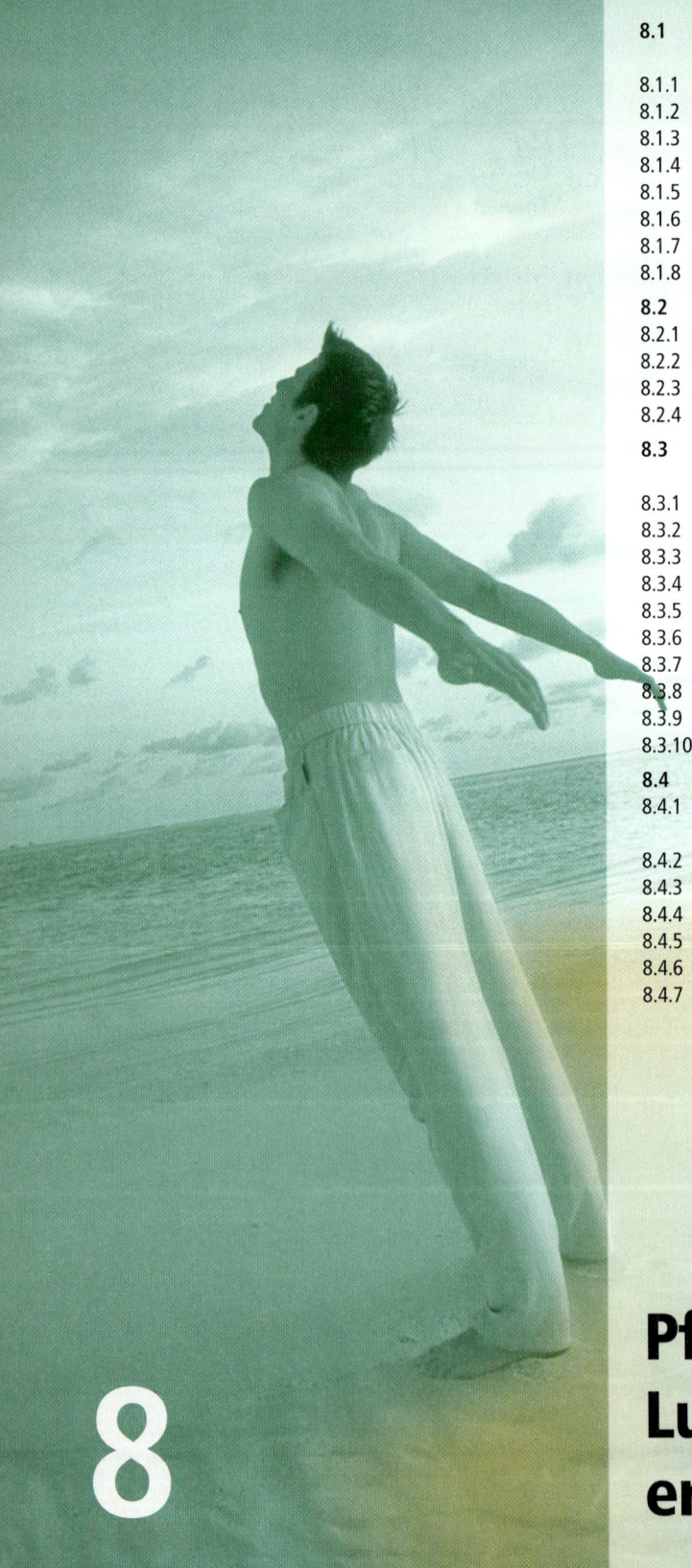

8

Pflege bei Lungenerkrankungen

Die medizinischen Fachgebiete

> 🛈 **Pneumologie** *(Lungen- und Bronchialheilkunde, Pulmologie):* Teilgebiet der Inneren Medizin, das sich mit Prophylaxe, Diagnostik und konservativer Therapie von Erkrankungen der unteren Atemwege und der Lungen befasst. Es beinhaltet außer den Erkrankungen der Bronchien und der Lunge die der Pleura und des Mediastinums.

Erkrankungen von Nase, Nasennebenhöhlen, Rachen und Kehlkopf dagegen werden vom *Hals-Nasen-Ohrenarzt* behandelt. Erfordert eine Lungen- oder Bronchialerkrankung eine Operation, ist dies Aufgabe des für Eingriffe in den Brustraum spezialisierten *Thoraxchirurgen.*

8.1 Anatomie und Physiologie der Atmungsorgane

8.1.1 Anatomie von Trachea, Bronchien und Lunge

Unterhalb des Kehlkopfes beginnt die **Trachea** *(Luftröhre).* Sie ist ein ca. 11 cm langer, muskulöser Schlauch, dessen Lichtung durch 16 – 20 C-förmige Knorpelspangen offen gehalten wird, damit sie durch den Unterdruck während der Einatmung nicht kollabiert. Die Hinterwand der Luftröhre grenzt an den **Ösophagus** *(Speiseröhre).*

An ihrem unteren Ende teilt sich die Trachea in die beiden **Hauptbronchien,** die ähnlich aufgebaut sind wie die Trachea. Bereits nach wenigen Zentimetern teilt sich jeder Hauptbronchus in kleinere Bronchien auf: der rechte Hauptbronchus in drei **Lappenbronchien** für die drei Lappen der rechten Lunge, der linke Hauptbronchus in zwei Lappenbronchien für die zwei Lappen der linken Lunge. Die Lappenbronchien wiederum teilen sich in **Segmentbronchien,** und vergleichbar dem Geäst eines Baumes entstehen immer kleinere und dünnwandigere Bronchien bis zu den **Bronchiolen.** Endstufe der Verzweigung sind die *Lungenbläschen,* die **Alveolen,** in denen der eigentliche Gasaustausch stattfindet.

Die **Lunge** *(Pulmo)* besteht aus zwei **Lungenflügeln,** die jeweils seitlich das Mediastinum umschließen. Nach außen werden sie von den Rippen, nach unten vom Zwerchfell begrenzt, und nach oben ragen die Lungenspitzen etwas über die Schlüsselbeine hinaus. Die Lunge teilt sich in fünf **Lungenlappen** auf (☞ Abb. 8.2), jeder Lungenlappen wiederum in 2 – 5 **Lungensegmente.** Im Bereich des **Lungenhilus** *(Lungenwurzel)* treten die Lymph- und Blutgefäße zusammen mit den Hauptbronchien in die Lungen ein.

Beide Lungenflügel werden von einer hauchdünnen Hülle, der **Pleura visceralis** *(Lungenfell)* überzogen. Die Pleura visceralis grenzt, nur durch einen flüssigkeitsgefüllten Spalt **(Pleuraspalt)** getrennt, an die **Pleura parietalis** *(Rippenfell)*, die Brustwand, Zwerchfell und Mediastinum bedeckt. Beide Pleurablätter werden zusammen als **Pleura** *(Brustfell)* bezeichnet und gehen am Lungenhilus ineinander über.

8.1.2 **Die Atemmechanik**

Die **Atmung** *(Lungenatmung, äußere Atmung)* dient dem Gasaustausch zwischen Körper und äußerer Umgebung.

Zellatmung *(innere Atmung)* hingegen bezeichnet die in der Zelle ablaufende Verbrennung von Nährstoffen zur Gewinnung von Energie.

Unter der **Atemmechanik** versteht man meist die rhythmischen, koordinierten Bewegungen des Thorax während der Ein- und Ausatmung:

- Bei der aktiven **Inspiration** *(Einatmung)* dehnt sich die Lunge aus, und von außen gelangt frische, sauerstoffreiche Atemluft in die **Alveolen** *(Lungenbläschen ☞ Abb. 8.3 und 8.5)*
- Bei der überwiegend passiven **Exspiration** *(Ausatmung)* hingegen zieht sich die Lunge wieder zusam-

men, und kohlendioxidreiche, sauerstoffarme Luft wird nach außen abgegeben.

Bewegt wird der Thorax von den **Atemmuskeln.** Dazu gehören das **Zwerchfell** *(Diaphragma)* als Hauptatemmuskel, die **Interkostalmuskeln** *(Zwischenrippenmuskeln)* und die **Atemhilfsmuskeln** (☞ 8.6.1), die jedoch nur in sehr geringem Umfang zur Atemmechanik beitragen.

8.1.3 **Die Lungen- und Atemvolumina**

Bei jedem Atemzug treten etwa 500 ml Luft **(Atemzugvolumen)** in den Respirationstrakt ein. Davon gelangen jedoch nur zwei Drittel in die Lungenalveolen. Der Rest verbleibt in den größeren Atemwegen wie Kehlkopf, Trachea und Bronchien. Die Luft in diesem **anatomischen Totraum** kann also nicht am Gasaustausch teilnehmen.

Bei 14 – 16 Atemzügen pro Minute atmet ein gesunder Erwachsener dementsprechend ungefähr 7,5 l Luft in der Minute ein und wieder aus (= **Atemminutenvolumen** = *Atemzeitvolumen* = Atemfrequenz x Atemzugvolumen).

Durch verstärkte Einatmung kann man je Atemzug zusätzlich weitere 2 (– 3) l Luft einatmen. Dieses Vo-

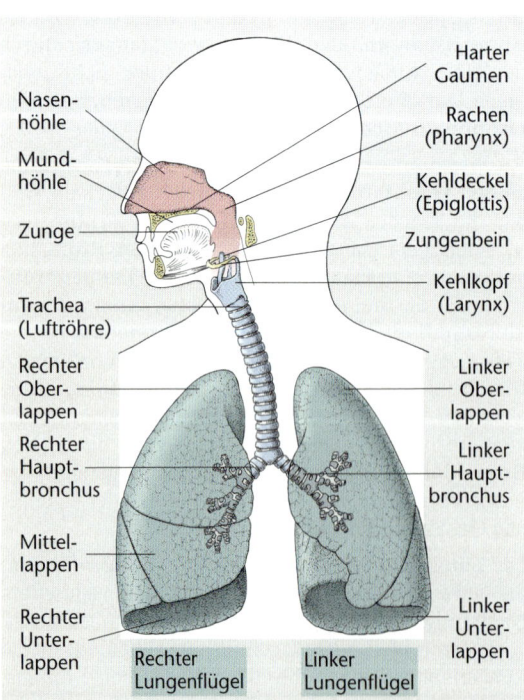

Abb. 8.1: Atmungssystem. Zum oberen Respirationstrakt (obere Luftwege) gehören Nase, Nasennebenhöhlen und Rachenraum. Zum unteren Respirationstrakt (untere Luftwege) zählen Kehlkopf, Luftröhre, Bronchien sowie die Lunge selbst. [A400-190]

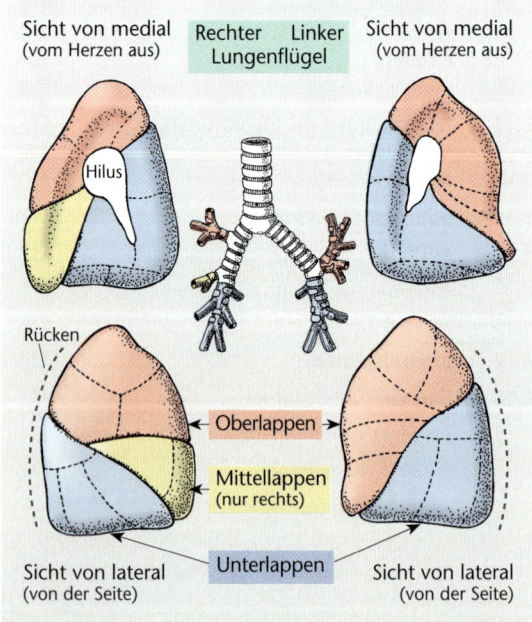

Abb. 8.2: Aufteilung der Lunge in die fünf Lappen. Die oberen beiden Abbildungen zeigen die Ansicht von medial, die unteren von lateral. Der rechte Lungenflügel besteht aus Ober-, Mittel- und Unterlappen, der linke aus Ober- und Unterlappen. Die gestrichelte Linie außerhalb der Lunge deutet den Rücken an, die gestrichelten Linien innerhalb der Lunge zeigen die Segmentgrenzen. [A400-190]

lumen, das *nach normaler Einatmung* zusätzlich eingeatmet werden kann, heißt **inspiratorisches Reservevolumen** (☞ Abb. 8.4).

Durch verstärktes Ausatmen *(nach der normalen Ausatmung)* kann eine weitere Luftmenge von ca. 1 l ausgeatmet werden, das **exspiratorische Reservevolumen.** Addiert man dazu das Atemzugvolumen und das inspiratorische Reservevolumen, so erhält man die **Vitalkapazität,** also die *maximal* ein- und ausatembare Luftmenge.

Aber auch nach stärkster Ausatmung bleibt noch Luft in den Lungen zurück. Diese Restluft wird **Residualvolumen** genannt.

Die Summe aus Vitalkapazität und Residualvolumen ergibt die **Totalkapazität,** das ist die maximal mögliche Luftmenge, die die Lunge aufnehmen kann.

Als **funktionelle Residualkapazität** *(FRC)* wird das Luftvolumen bezeichnet, das nach einer *normalen* Ausatmung noch in der Lunge ist, also die Summe aus exspiratorischem Reservevolumen und Residualvolumen. Die funktionelle Residualkapazität ist ein wichtiger Gradmesser für die Leistungsreserve der Lunge und daher für Internisten und Anästhesisten besonders wichtig.

8.1.4 **Der Gasaustausch**

Die Alveolen werden netzförmig von den Kapillaren des Lungenkreislaufs umsponnen. Während das Blut die Lungenkapillaren passiert, diffundiert der Sauerstoff (O_2) aus den Alveolen durch die Wände des Lungenbläschens in die Kapillare; Alveolen und Kapillare bilden zusammen die **Blut-Luft-Schranke.** Gleichzei-

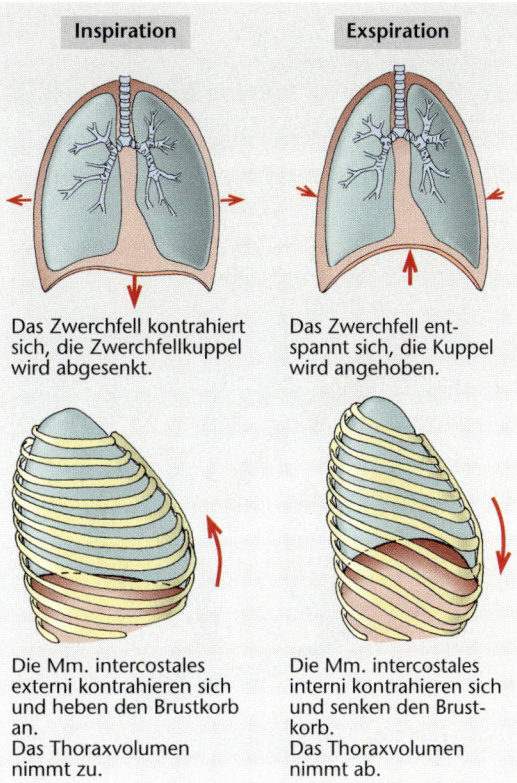

Das Zwerchfell kontrahiert sich, die Zwerchfellkuppel wird abgesenkt.

Das Zwerchfell entspannt sich, die Kuppel wird angehoben.

Die Mm. intercostales externi kontrahieren sich und heben den Brustkorb an.
Das Thoraxvolumen nimmt zu.

Die Mm. intercostales interni kontrahieren sich und senken den Brustkorb.
Das Thoraxvolumen nimmt ab.

Abb. 8.3: Mechanik der In- und Exspiration. Da die Lunge elastisch und selbst nicht aktiv beweglich ist, folgt sie den Atembewegungen des Brustkorbs passiv. Durch Zwerchfellkontraktion und gleichzeitiges Anheben des Brustkorbs vergrößert sich das Thoraxvolumen. Die Lunge wird gedehnt. Durch den entstehenden Sog gelangt frische, sauerstoffreiche Luft in die Lunge. [A400-190]

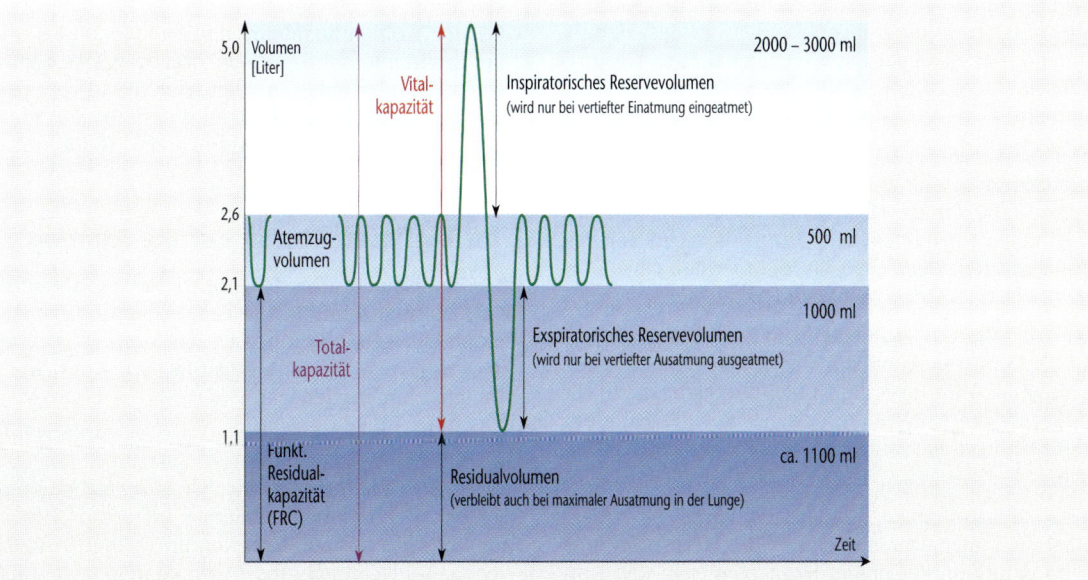

Abb. 8.4: Statische Atemvolumina des Gesunden bei Ruheatmung und bei vertiefter Ein- und Ausatmung. [A400]

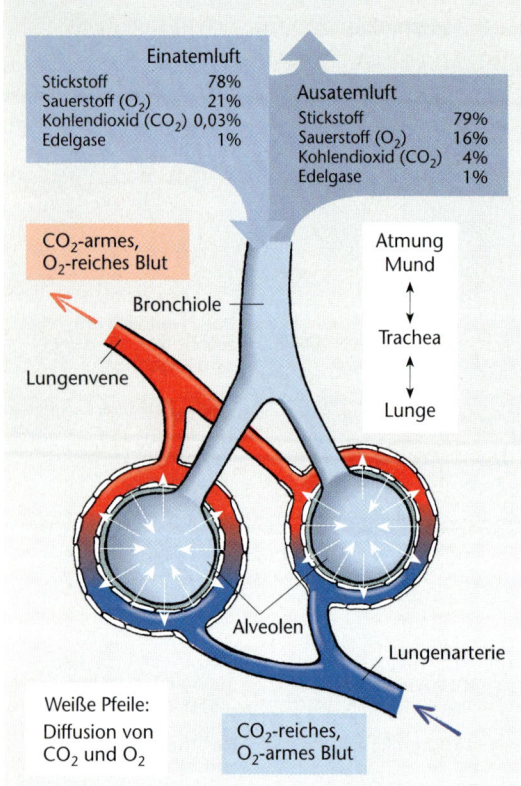

Einatemluft
Stickstoff	78%
Sauerstoff (O_2)	21%
Kohlendioxid (CO_2)	0,03%
Edelgase	1%

Ausatemluft
Stickstoff	79%
Sauerstoff (O_2)	16%
Kohlendioxid (CO_2)	4%
Edelgase	1%

CO_2-armes, O_2-reiches Blut

Bronchiole

Lungenvene

Atmung Mund

Trachea

Lunge

Alveolen

Lungenarterie

Weiße Pfeile: Diffusion von CO_2 und O_2

CO_2-reiches, O_2-armes Blut

Abb. 8.5: Gasaustausch in den Alveolen. Kohlendioxidreiches, sauerstoffarmes Kapillarblut umströmt die Alveolen, und es kommt durch Alveolarmembran, Basalmembran und Kapillarendothel hindurch zum Gasaustausch. Der ableitende Kapillarschenkel enthält sauerstoffreiches, kohlendioxidarmes Blut. [A400-190]

tig diffundiert in entgegengesetzter Richtung Kohlendioxid (CO_2) in die Lungenbläschen, so dass der ableitende Schenkel der Kapillare nach diesem **Gasaustausch** sauerstoffreiches, kohlendioxidarmes Blut enthält.

Der Gasaustausch setzt als passiver, d.h. nicht energieverbrauchender Diffusionsprozess ein Konzentrationsgefälle voraus. Der Gaswechsel erfolgt von Orten hohen **Partialdrucks** (*Teildruck* = Maß für den prozentualen Anteil eines Gases innerhalb eines Gasgemisches) zu Orten niedrigen Partialdrucks.

Ein Maß für die Geschwindigkeit des Gasaustausches ist die **Diffusionskapazität.** Sie gibt die Sauerstoffaufnahme ins Blut bzw. die Kohlendioxidabgabe in die Alveolen pro Minute an, bezogen auf die Differenz der jeweiligen Partialdrücke in Alveolen und Kapillaren.

Das sauerstoffreiche, kohlendioxidarme Blut fließt über die Lungenvenen in den linken Herzvorhof und wird dann von der linken Herzkammer in den Körperkreislauf gepumpt.

☑ Entsprechend den physiologischen Vorgängen ist ein regelrechter Gasaustausch also nur unter folgenden Voraussetzungen möglich:
- Ausreichende **Ventilation** (Belüftung) der Alveolen
- Ungehinderter Übertritt von O_2 und CO_2 aus der Alveolarluft in die Kapillaren bzw. umgekehrt durch **Diffusion**
- Intakte **Perfusion** (Durchblutung) der Kapillaren des Lungenkreislaufs.

8.1.5 Die Steuerung der Atmung

Der rhythmische Wechsel von In- und Exspiration wird durch das **Atemzentrum** in der *Medulla oblongata* (verlängertes Mark) gesteuert. Komplexe Regelkreise passen die Atmung den Bedürfnissen des Organismus an. Dabei spielen zahlreiche neurogene und chemische Faktoren eine Rolle. Beispielsweise wird bei *steigendem* Kohlendioxidpartialdruck, *sinkendem* Sauerstoffpartialdruck sowie *sinkendem* pH-Wert des arteriellen Blutes die Atmung *gesteigert*, der **Atemantrieb** nimmt zu. Zunächst werden die Atemzüge tiefer, d.h., das Atemzugvolumen steigt. Reicht dies nicht aus, erhöht das Atemzentrum zusätzlich die Atemfrequenz.

Ein erhöhter Kohlendioxidpartialdruck (p_aCO_2) ist aus zwei Gründen gefährlich:
- Bei hohen Kohlendioxidpartialdrücken führt eine Steigerung des pCO_2 nicht mehr zu einer Zunahme, sondern zu einer Abnahme der Atemantriebs, und es kann zu einer Eintrübung des Patienten kommen (sog. **CO_2-Narkose**). Die einzelne Druckgrenze hängt z.B. von eventuellen Lungenvorerkrankungen ab
- Ist der Kohlendioxidpartialdruck des Blutes wie bei bestimmten chronischen Atemwegserkrankungen ständig erhöht, „gewöhnt" sich der Körper daran. Die Atmung wird dann praktisch nur noch über den Sauerstoffpartialdruck des Blutes reguliert (☞ 8.2.3).

8.1.6 Einflussfaktoren auf die Atmung

Physiologische Einflussfaktoren. Hierzu gehören Alter, Konstitution und körperliche Arbeit. Mit zunehmender Bewegung erhöht sich der *Sauerstoffbedarf* des Organismus, der über eine Steigerung des Atemminutenvolumens gedeckt wird.

Psychische Einflussfaktoren. Zwischen Atmung und Gefühlsleben besteht ein enger Zusammenhang. So kann tiefes Einatmen von frischer Luft belebend und Seufzen oder tiefes Durchatmen befreiend wirken. Atemübungen können Entspannung bringen. Angst, Niedergeschlagenheit und Aggressionen gehen oft mit gesteigertem Atemantrieb (☞ 8.3.4) einher.

Umweltfaktoren. Unser Wohlbefinden ist abhängig von einer annähernd konstanten Konzentration von Stickstoff, Sauerstoff, Wasserstoff und Kohlendioxid in unserer Atmosphäre. Die Zunahme von Ozon oder Schadstoffen (Rauchen!) in der Luft kann die Atmung ebenso beeinflussen wie die Abnahme des Sauerstoffgehaltes in großen Höhen.

Eine Zunahme des CO_2-Gehaltes ist nur umgangssprachlich von Bedeutung („verbrauchte Luft"). Selbst in abgedichteten Innenräumen mit defekten Klimaanlagen und vielen Menschen können 0,5 % CO_2-Gehalt kaum überschritten werden. Eine Gefährdung beginnt aber erst über 3 % CO_2, die Ohnmachtsschwelle liegt bei 5 – 6 % CO_2. Grund der Missempfindungen bei „verbrauchter Luft" sind vielmehr Geruchsstoffe, die sich bei ungenügender Luftzirkulation anreichern.

8.1.7 Abwehrmechanismen der Atemwege

Die Luft, die der Mensch mit jedem Atemzug einatmet, ist alles andere als keim- und schadstofffrei. Dass die eingeatmeten Fremdorganismen und Schadstoffe nur selten zu manifesten Erkrankungen führen, liegt an den ausgefeilten **Abwehrmechanismen der Atemwege** (☞ auch 16.1.3):

- **Mechanische Barrieren:** Zu den mechanischen Barrieren zählen z.B. die Nase und der Nasopharynx (Nasenrachen), der Kehldeckel (Epiglottis), die Stimmritze und die Schleimhäute. Auch der **Hustenreflex** und die **mukoziliare Clearance,** d.h. der Transport von Schleim und Schadstoffen aus der Lunge heraus durch die Zilien des Bronchialepithels, können im weiteren Sinne hierzu gerechnet werden
- **Humorale Abwehrmechanismen,** z.B. Laktoferrin, IgA und Komplementfaktoren
- **Zelluläre Abwehrmechanismen:** Bei den zellulären Abwehrmechanismen sind in erster Linie die Alveolarmakrophagen, neutrophilen Granulozyten und Lymphozyten zu nennen.

8.1.8 Pathophysiologie der Lungenfunktion

Entsprechend den drei Grundvoraussetzungen eines regelrechten Gasaustausches können die Störungen der Lungenfunktion zunächst in drei große Gruppen eingeteilt werden: *Störungen der Lungenbelüftung, des Gasaustausches* (Diffusion) und *der Lungendurchblutung.* Zudem kann das Verhältnis von Lungenbelüftung und -durchblutung zueinander so stark verschoben sein, dass dadurch die Lungenfunktion beeinträchtigt wird – man spricht von einer *Verteilungsstörung* als vierter Gruppe.

Störungen der Lungenbelüftung (Ventilationsstörungen)

Störungen der Lungenbelüftung heißen **Ventilationsstörungen.** Klinisch wichtig ist die Unterscheidung zwischen obstruktiven und restriktiven Ventilationsstörungen, da beide unterschiedlich behandelt werden:

- Bei **obstruktiven Ventilationsstörungen** ist der Strömungswiderstand in den Atemwegen erhöht, wobei die Lunge zunehmend überbläht wird. Beispiele sind die chronisch-obstruktive Bronchitis (☞ 8.6.2) und die Bronchialverengung beim Asthma bronchiale (☞ 8.6.1)
- **Restriktive Ventilationsstörungen** dagegen bezeichnen eine krankhaft veränderte Dehnbarkeit der Lunge. Mögliche Ursachen sind etwa Pleuraschwarten (☞ 8.11.1) oder eine Lungenfibrose (☞ 8.7)
- Mischformen sind möglich.

Restriktive und obstruktive Ventilationsstörungen können durch eine Lungenfunktionsprüfung (☞ 8.4.3) differenziert werden.

Sowohl obstruktive als auch restriktive Ventilationsstörungen führen durch Unterbelüftung der Lunge zu einem Abfall des O_2- und einem Anstieg des CO_2-Partialdrucks in den Alveolen. Aufgrund der unterschiedlichen Bindungsfähigkeit des Hämoglobins für O_2 bzw. Lösungsfähigkeit des Blutes für CO_2 resultiert jedoch zunächst ein Anstieg des Kohlendioxidgehalts im Blut und erst bei schweren Störungen eine Abnahme des Sauerstoffgehaltes im Blut.

Störungen des Gasaustausches (Diffusionsstörungen)

Auch der Übertritt des Sauerstoffs aus den Alveolen in die Kapillaren kann beeinträchtigt sein:

- Beim Emphysem (☞ 8.6.3) ist die Oberfläche der Lungenkapillaren und damit die Austauschfläche für die Diffusion vermindert
- Eine Verdickung der Alveolar- und/oder Kapillarwand oder die Einlagerung von Flüssigkeit in den Alveolarwänden führt zu einer Vergrößerung der **Diffusionsstrecke.** Beispiele hierfür sind Lungenfibrosen (☞ 8.7), die Sarkoidose (☞ 8.7.1) oder eine Lungenstauung bei Herzerkrankungen (☞ 6.6.3).

Aufgrund der sehr viel schnelleren Diffusion des CO_2 führen **Diffusionsstörungen** nicht zu klinisch bedeutsamen Einschränkungen des CO_2-Austausches. Typisch für die Diffusionsstörung ist daher eine Abnahme des Sauerstoffgehaltes im arteriellen Blut.

Störungen der Lungendurchblutung (Perfusionsstörungen)

Zu einer Beeinträchtigung der *Lungendurchblutung* **(Perfusionsstörung)** kommt es beispielsweise bei einem verlangsamten Blutfluss durch die Lunge bei hochgradiger Herzinsuffizienz (☞ 6.6.1). Die Sauerstoffaufnahme sinkt praktisch linear mit der Verminderung der Durchblutung, der Kohlendioxidaustauch ist zunächst nur leicht beeinträchtigt. Dementsprechend fällt der Sauerstoffgehalt des arteriellen Blutes deutlich ab, während der Kohlendioxidgehalt nur mäßig ansteigt.

Verteilungsstörungen

Ganz wesentlich für einen regelrechten, effektiven Gasaustausch ist die feine Abstimmung von Ventilation und Perfusion innerhalb der verschiedenen Lungenanteile. Selbst beim Gesunden sind Ventilation und Perfusion nicht ganz gleichmäßig verteilt: Die oberen Lungenanteile werden besser belüftet als durchblutet, die unteren besser durchblutet als belüftet. Gewisse Unterschiede kann der gesunde Organismus aber dadurch ausgleichen, dass eine unzureichende Ventilation über eine reflektorische Engstellung der Gefäße die Durchblutung in diesem Bezirk drosselt, so dass das Blut in gut belüftete Areale umgeleitet wird.

Alle stärkeren Ventilations- und Perfusionsstörungen führen jedoch zu einem ausgeprägten **Ventilations-Perfusions-Missverhältnis** *(V-Q-Inhomogenität, V-Q-mismatch; Q = Lungenperfusion).* Bei großen regionalen Unterschieden im Ventilation-Perfusions-Verhältnis spricht man von einer **Verteilungsstörung.** Ist die Belüftung relativ zu niedrig (etwa bei einer Lungenentzündung), kommt es in dem entzündeten Bezirk zu einem Rechts-Links-Shunt (☞ 6.12.1), d.h. zur Beimischung venösen Blutes zum arteriellen Blut – der Sauerstoffgehalt des arteriellen Blutes nimmt ab.

> 🔖 Alle genannten Mechanismen sind eng miteinander verwoben und treten oft kombiniert auf. So liegt beispielsweise bei einer Lungenfibrose gleichzeitig eine Ventilations- und eine Diffusionsstörung vor. Zudem führt die Ventilationsstörung bei stärkerer Ausprägung zu einem Ventilations-Perfusions-Missverhältnis.

Respiratorische Insuffizienz

Ist die Lungenfunktion, egal aus welcher Ursache, *stark* beeinträchtigt, sinkt der Sauerstoffgehalt des arteriellen Blutes **(p_aO_2)** unter den unteren Normwert von 70 mmHg.

Ist der Kohlendioxidgehalt des Blutes dabei normal oder sogar erniedrigt *(Normo- bzw. Hypokapnie* ☞ 8.4.5), spricht man von einer **respiratorischen Partialinsuffizienz.** Sichtbares Zeichen eines stark verminderten Blutsauerstoffgehaltes ist die *Zyanose* (☞ 6.3.4).

Ist *zusätzlich* der Kohlendioxidpartialdruck **(p_aCO_2)** über 45 mmHg erhöht, liegt eine **respiratorische Globalinsuffizienz** vor.

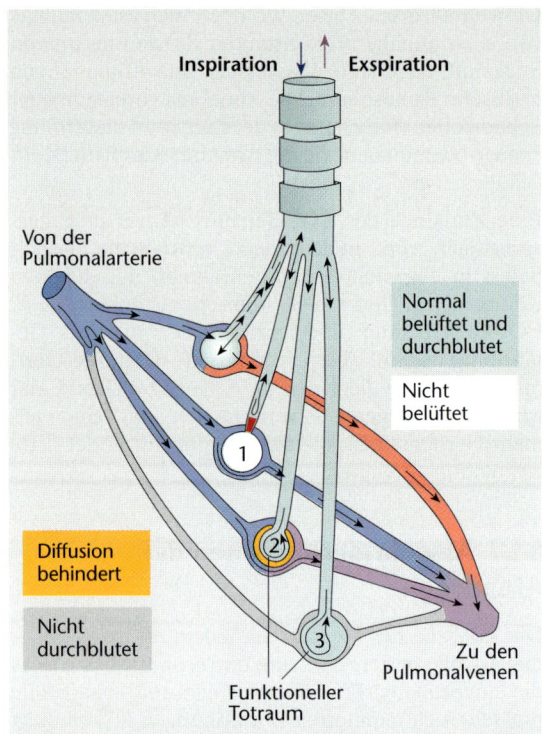

Abb. 8.6: Verteilungsstörungen der Lunge in der Schemazeichnung: Ventilationsstörung (1), Diffusionsstörung (2) und Perfusionsstörung (3). [L157]

Respiratorische Azidose und Alkalose

Ist die Abgabe von CO_2 aufgrund einer Lungenerkrankung gestört und steigt infolgedessen der pCO_2 im Blut an *(Hyperkapnie* ☞ 8.4.5), liegt eine **respiratorische Azidose** vor. Gelingt es dem Organismus durch körpereigene Regulationsmechanismen, den pH-Wert im Normbereich zu halten, spricht man von einer *kompensierten* respiratorischen Azidose, fällt der pH-Wert unter den Normbereich ab, handelt es sich um eine *dekompensierte* respiratorische Azidose.

Kommt es umgekehrt durch eine vermehrte Abatmung von CO_2 zum Absinken des pCO_2 *(Hypokapnie* ☞ 8.4.5), spricht man von einer (kompensierten oder dekompensierten) **respiratorischen Alkalose.**

Im Gegensatz hierzu heißen stoffwechselbedingte Abweichungen, z.B. beim diabetischen Koma, **metabolische Azidose** und **metabolische Alkalose.**

Blutgasanalyse ☞ 8.4.5
Details zum Säure-Basen-Haushalt ☞ 11.18

> 📋 Anatomie/Physiologie und Pathophysiologie der Lunge sind für Pflegende relevant, weil sich aus ihrer Kenntnis die richtige atemunterstützende Therapie – auch im Notfall – herleiten lässt.

8.2 Pflege bei Lungenerkrankungen

8.2.1 Krankenbeobachtung

Die Atmung gehört neben Puls, Blutdruck und Körpertemperatur zu den **Vitalzeichen.** Bei der Atmung handelt es sich um einen unbewussten, also nicht willkürlich gesteuerten Vorgang, der erst beim Auftreten von Störungen ins Bewusstsein dringt.

> Sobald sich der Mensch seiner Atmung bewusst wird, fängt er an, sie willkürlich zu beeinflussen. Daher beobachten die Pflegenden die Atmung des Patienten für ihn unbemerkt, da dieser sonst unbewusst oder bewusst seine Atmung verändert. Empfehlenswert ist beispielsweise, nach der Pulsmessung noch eine weitere Minute das Handgelenk des Patienten zu halten, während dieser Zeit aber gezielt seine Atmung zu beobachten.

Eine gezielte Atembeobachtung ist erforderlich bei:
- Allen neu aufgenommenen Patienten im Rahmen der Pflegeanamnese
- Patienten mit Lungen- oder Herzerkrankungen (mindestens einmal pro Schicht)
- Engmaschig oder sogar fortlaufend bei Sauerstoffbehandlung, bei instabiler Kreislaufsituation, während einer Behandlung mit atemdepressiven (die Atmung dämpfenden) Arzneimitteln (z.B. Opiaten), bei bewusstlosen, beatmeten oder gerade extubierten Patienten sowie während einer Narkose.

Für jeden Patienten sollte ein individueller Überwachungsmodus festgelegt werden, der entsprechend dokumentiert wird.

Die Beobachtung der Atmung umfasst:
- **Atemfrequenz** *(Atemhäufigkeit):* Zahl der Atemzüge pro Minute. Normal sind beim Erwachsenen ca. 12 – 16 Atemzüge pro Minute, bei Kindern altersabhängig mehr
  Veränderungen der Atemfrequenz ☞ 8.3.3
- **Atemrhythmus:** Physiologisch ist eine regelmäßige Abfolge ungefähr gleich tiefer Atemzüge, wobei die Ausatmung etwa doppelt so lang ist wie die Einatmung
  Pathologische Atemmuster ☞ 8.3.5
- **Atemintensität** ☞ 8.3.4
- Die normale Atmung ist außerdem fast geräusch- und geruchlos und nicht mit Beschwerden verbunden.
  Atemgeräusche ☞ 8.3.6
  Dyspnoe ☞ 8.3.1
  Pathologischer Atemgeruch ☞ 8.3.7

8.2.2 Atemunterstützende Maßnahmen

Mobilisation

Für eine ausreichende und gleichmäßige Belüftung aller Lungenpartien wird bei schweren Erkrankungen so früh wie möglich mit der Mobilisation begonnen. Der Kranke soll sich je nach seiner Belastbarkeit so oft wie möglich im Bett aufsetzen, (mit Hilfe) aufstehen, vor dem Bett auf der Stelle treten oder umhergehen und dabei tief durchatmen.

Krankengymnastische Übungen zur Erhaltung oder Förderung der Mobilität müssen ärztlich angeordnet werden.

Pneumonie- und Atelektasenprophylaxe

Pneumonie ☞ 8.5.3

> Die Pneumonie ist die zweithäufigste nosokomiale, d.h. im Krankenhaus erworbene, Infektion. Angesichts der großen Zahl der Erkrankungen und der relativ hohen Sterblichkeit der zumeist geschwächten Patienten ist die Pneumonieprophylaxe von überragender Bedeutung.

Risikofaktor Bettlägerigkeit

Ein Teil der Lungenbläschen wird bei geringer körperlicher Beanspruchung nicht belüftet. Bei einem gesunden, mobilen Menschen öffnen sich diese *Reservealveolen* durch den normalen Wechsel zwischen körperlicher Ruhe und körperlicher Anstrengung immer wieder, um die Gasaustauschfläche zu vergrößern. Darüber hinaus gewährleisten die zahlreichen Haltungs- und Lageänderungen im Laufe eines Tages, dass sich alle Lungenabschnitte – zumindest gelegentlich – optimal entfalten.

Bei Bettlägerigkeit werden aber vor allem in den Lungenabschnitten, die nur wenig an den Atembewegungen teilnehmen, ständig die gleichen Alveolen nicht belüftet. Diese Gebiete nicht belüfteter Alveolen (**Atelektasen** = nicht belüftete Lungenabschnitte mit kollabierten Alveolen) sind ideale Nährböden für Bakterien. Das Risiko eines Bakterienwachstums steigt weiter durch Sekretstau (viele Patienten sind so schwach, dass sie das Bronchialsekret nur unzureichend abhusten können) und/oder **Hypostase,** d.h. Blutfülle unten liegender Lungenabschnitte, etwa bei Herzschwäche (daher auch **hypostatische Pneumonie**).

Das Risiko einer Pneumonie ist besonders hoch für:
- Abwehrgeschwächte Patienten
- Patienten mit kardialen und pulmonalen Erkrankungen
- Schwerkranke, bewusstlose und komatöse Patienten
- Patienten mit (schmerzbedingter) Schonatmung
- Raucher.

Patienten im Krankenhaus sind also besonders gefährdet, an einer Pneumonie zu erkranken. Je mehr Risikofaktoren zusammentreffen, desto höher ist die Gefährdung. Eine gute Hilfe bei der Einschätzung des Pneumonierisikos bietet die Atemskala nach *C. Bienstein* (☞ Abb. 8.9).

Entsprechend der Pneumoniegefährdung und den Ressourcen des Kranken wird dann für jeden Patienten individuell ein Plan zur Pneumonieprophylaxe erarbeitet. Die häufigsten Probleme der Patienten sowie geeignete Maßnahmen zur Prophylaxe fasst Tab. 8.10 zusammen.

	Punkte	
Bereitschaft zur Mitarbeit	**0** Kontinuierliche Mitarbeit **1** Mitarbeit nach Aufforderung	**2** Nur nach Aufforderung **3** Keine
Vorliegende Lungenerkrankungen	**0** Keine **1** Leichter Infekt im Nasen-/Rachenraum **2** Bronchialinfekt **3** Lungenerkrankung	
Frühere Lungenerkrankungen	**0** Keine **1** Leichte, z.B. bronchopulmonale grippale Infekte **2** Schwere Verläufe **3** Schwere Lungenerkrankungen mit bleibender Atemfunktionseinschränkung	
Immunschwäche	**0** Keine **1** Leicht (z.B. lokale Infektion)	**2** Erhöht **3** Völlig
Raucher/Passivraucher	**0** Nichtraucher, geringfügiges Passivrauchen **1** Pro Tag 6 Zigaretten mit niedrigem Teer/Kondensatgehalt ≤ 10 mg oder regelmäßiges Passivrauchen **2** Pro Tag 6 Zigaretten mit 10 – 13 mg Teer/Kondensat oder regelmäßiges Passivrauchen (z.B. bei Rauchen des Partners) **3** Intensives Rauchen, mehr als 6 Zigaretten mit ≥ 15 mg Teer/Kondensat, ständiger passiver Rauchkonsum	
Schmerzen	**0** Keine **1** Leichte Schmerzen, Dauerschmerzen **2** Mäßige atmungsbeeinflussende Schmerzen **3** Starke atmungsbeeinflussende Schmerzen	
Schluckstörungen	**0** Keine **1** Bei flüssiger Nahrung	**2** Bei breiiger Nahrung **3** Komplette Schluckstörungen, auch beim Schlucken von Speichel
Manipulative oro-tracheale Maßnahmen	**0** Keine **1** Pflegemaßnahmen, z.B. Nasen- und Mundpflege **2** Oro-nasale Absaugung **3** Orale/nasale/endotracheale Absaugung ohne oder mit liegendem Tubus	
Mobilitätseinschränkung	**0** Keine **1** Eingeschränkte Mobilität, durch Gehhilfen kompensierbar **2** Hauptsächlich Bettruhe **3** Völlige Einschränkung	
Beruf	**0** Kein lungengefährdender **1** Arbeit in lungengefährdendem Beruf für 1 – 2 Jahre **2** Für 2 – 10 Jahre **3** > 10 Jahre	
Intubationsnarkose, Beatmung	**0** In den letzten drei Wochen keine **1** Kurze Intubationsnarkose (bis 2 Stunden) **2** Langdauernde Intubationsnarkose (> 2 Stunden) **3** Mehrere Intubationsnarkosen oder > 12 Stunden Beatmung	
Bewusstseinslage	**0** Keine Einschränkung **1** Leichte Einschränkung (reagiert auf Ansprache folgerichtig) **2** Reagiert auf Ansprache nicht folgerichtig **3** Keine Reaktion	
Atemanstrengung	**0** Zwerchfell- und Thoraxatmung ohne Anstrengung **1** Zwerchfell- oder Thoraxatmung mit Anstrengung **2** Zwerchfell- oder Thoraxatmung mit großer Hilfestellung **3** Keine Zwerchfell- oder Thoraxatmung möglich	
Atemfrequenz	**0** 14 – 20 Atemzüge/ Min. **1** Unregelmäßige Atmung **2** Regelmäßige bradypnoische oder tachypnoische Atmung **3** Regelmäßige, sehr tiefe oder auch oberflächliche Atemzüge oder zwischen tachypnoisch und bradypnoisch wechselnde Atmung	
Atemdepressive Arzneimittel	**0** Keine **1** Unregelmäßige Einnahme, geringe Atemdepression **2** Regelmäßige Einnahme, mäßige Atemdepression **3** Regelmäßige Einnahme spezifisch atemdepressiver Arzneimittel (z.B. Opiate, Barbiturate)	

Summe	Bewertung: **0 – 6** Punkte = Nicht gefährdet
	           7 – 15 Punkte = Gefährdet
	      16 – 45 Punkte = Hochgradig gefährdet, manifeste Atemstörung	

Abb. 8.9: Atemskala nach C. Bienstein.

Atemstimulierende Einreibung

Bei der **atemstimulierenden Einreibung** werden anregende oder durchblutungsfördernde Substanzen (Massageöle, W/O-Lotionen) mit kreisförmigen Bewegungen auf den Rücken aufgetragen. Dadurch wird die Körperwahrnehmung und die Konzentration auf die Atmung gefördert. Sie wird gleichmäßig und tief.

Für das ca. 5-minütige *einfache* Einreiben gilt:
- Ruhige, ungestörte Atmosphäre
- Saubere, warme Hände (ohne Schmuck), kurze Fingernägel, freie Unterarme
- Bequeme Lagerung des Patienten
- Aufdecken nur des Körperteils, das eingerieben werden soll. Anschließend sofortiges Zudecken, um die entstandene Wärme zu halten
- Einreibung in großen, leichten Kreisen ohne Druck und ohne Betonung der Auf- oder Abwärtsbewegung; die eigene Atmung gibt den Rhythmus vor. Die Hand liegt nur leicht auf dem einzureibenden Gebiet und darf das darunter liegende Gewebe nicht verschieben. Die Kreistouren am Rücken enden immer am Kreuzbein bzw. an den Hüften. Anschließend mit beiden Händen von oben nach unten beidseits entlang der Wirbelsäule streichen.

Atemunterstützende Lagerungen

Längeres Liegen ohne Lageveränderung führt in den unten liegenden Lungenabschnitten zu einer verminderten Belüftung und zu einer Ansammlung von Sekret, das der Patient meist nur schwer abhusten kann. Daher werden Patienten mit strenger Bettruhe regel-

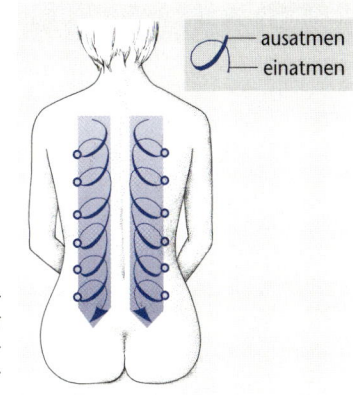

ausatmen
einatmen

Abb. 8.8: Bewegungsrichtung der Hände bei der Atemstimulierenden Einreibung. [A400-157]

mäßig umgelagert, so dass die jeweils freiliegende Lungenpartie belüftet wird und das Sekret in den Bronchien in Richtung Hauptbronchus abfließen kann.

Atemübungen und Atemgymnastik

Durch Atemübungen und Atemgymnastik werden Fehlatmungen behoben, die Belüftung der Lunge und die Selbstreinigungsmechanismen der Atemwege verbessert und das Atemzentrum angeregt. Das bewusste Atmen fördert außerdem Selbstwahrnehmung und Wohlbefinden. Durch bestimmte Atemübungen kann der Patient sich bei Luftnot selbst helfen, und oft reicht allein dieses Wissen, um Ängste zu reduzieren. Meist liegen die Durchführung von Atemübungen und -gymnastik sowie die Anleitung der Patienten im

Situationen mit erhöhter Pneumoniegefährdung	Pflegemaßnahmen zur Pneumonieprophylaxe
Unzureichende Lungenbelüftung	
• Eingeschränkte Atemmechanik, z.B. durch Bettruhe, Erschöpfung, Störungen des Atemzentrums (etwa bei Vergiftungen) • Schmerzbedingte Schonatmung • Atelektasen (durch Sekretverlegung oder nach OP)	• (Früh-)Mobilisation • Atemstimulierende Einreibung • Atemunterstützende Lagerungen • Atemübungen und Atemgymnastik • Frischluftzufuhr, Sauerstoffverabreichung
Vermehrte Sekretansammlung in den Atemwegen	
• Vermehrte Sekretproduktion (Rauchen, Bronchitis, Asthma bronchiale, nach Narkose) • Sehr zähes Sekret (Asthma bronchiale) • Mangelndes Abhusten bei Schmerzen, Erschöpfung, Bewusstseinsstörungen, Intubation	• Regelmäßige und ausreichende Flüssigkeitszufuhr • Schleimlösende Tees (z.B. Spitzwegerich) • Sekretlösende Maßnahmen • Unterstützung bei der Sekretentleerung
Absteigende Infektionen (aus der Mundhöhle)	
• Störung der normalen Mundflora • Mangelhafte Mundhygiene • Erkrankungen der Mundhöhle, z.B. Mundsoor • Immunschwäche	• Regelmäßige Schleimhautinspektion • Mund- und Nasenpflege • Aseptisches Arbeiten
Aspiration (☞ 8.15)	
• Unfähigkeit, richtig zu kauen und zu schlucken (z.B. nach Schlaganfall) • Bewusstseinsstörung	• Oberkörperhochlagerung • Angemessene Ernährung • Schlucktraining • Bei Risikopatienten: Absauggerät bereithalten

Tab. 8.7: Mögliche Ursachen einer erhöhten Pneumoniegefährdung und geeignete Maßnahmen zur Pneumonieprophylaxe.

Lagerung	Technik und Ziel

Oberkörper-hochlage	• Ziel: Erleichterung und Vertiefung der Atmung, effektiveres Abhusten
	• Ausgangsposition: Rückenlage
	• Technik:
	  – Kopfteil hochstellen, dabei darauf achten, dass der Oberkörper in der Hüfte gebeugt wird (nicht in LWS oder BWS, da dies die Atmung behindern würde)
	  – Evtl. ein Kissen einbringen, um ein Herunterrutschen zu verhindern
	  – Zur zusätzlichen Erleichterung beide Arme auf Kissen hoch lagern (mindert das Gewicht der Schultern auf den Brustkorb und unterstützt die Atemhilfsmuskulatur)

Drehdehn-lage	• Ziel: Bessere Entfaltung der Lunge (damit Vergrößerung der Atemfläche), Erhalt der Thoraxbeweglichkeit
	• Ausgangsposition: Seitlage, oben liegendes Bein etwas gebeugt vor dem unteren
	• Technik:
	  – Oberen Arm hinter den Kopf, Hand in den Nacken legen
	  – Ohne die Lage der Beine zu verändern, Oberkörper in Richtung Rückenlage kippen

Halbmond-lage	• Ziel: Bessere Entfaltung der Lunge (damit Vergrößerung der Atemfläche), Erhalt der Thoraxbeweglichkeit
	• Ausgangsposition: Rückenlage
	• Technik:
	  – Einen Arm hinter den Kopf, Hand im Nacken, Ellbogen liegt auf der Unterlage
	  – Die andere Hand und die gestreckten Beine auf der Gegenseite aufeinander zu bewegen, bis eine halbmondähnliche Lage erreicht ist
	  – Lage 5 – 10 Minuten beibehalten

Kutschersitz	• Ziel: Erleichterung bei Atemnot, Atemvertiefung, Vergrößerung der Atemfläche, tiefe Einatmung vor dem Abhusten • Ausgangsposition: Sitzen • Technik: Oberkörper vorbeugen, die gebeugten und leicht verschränkten Unterarme auf den distalen Oberschenkeln ablegen

A-Lagerung
 	
V-Lagerung
(☞ Text rechts)
	• Ziel: Dehnung und bessere Belüftung bestimmter Lungenabschnitte (bei der A-Lagerung der oberen Lungenabschnitte, bei der V-Lagerung Förderung der Flankenatmung)
	• Ausgangsposition: Rückenlage
	• Technik A-Lagerung:
	  – Zwei 80 x 80 cm große Kissen zu „Schiffchen" formen und so legen, dass sich die Spitzen überlappen; Kissen so platzieren, dass die Spitze des As im Nacken und die Wirbelsäule ab dem 4. Halswirbelkörper frei liegt
	  – Kopf durch ein separates Kissen stützen
	  – Lage zwei- bis dreimal täglich für 15 – 30 Minuten anwenden
	• Technik V-Lagerung: analog vorgehen, jedoch Spitze der Kissen unter dem Gesäß positionieren (kein A, sondern V)

T-Lagerung	• Ziel: Dehnung des gesamten Brustkorbs mit besserer Belüftung aller Lungenabschnitte
	• Ausgangsposition: Rückenlage oder Sitz
	• Technik:
	  – Zwei 80 x 80 cm große Kissen zu „Schiffchen" modellieren
	  – T-förmig so positionieren, das die Wirbelsäule und die Schultern unterstützt werden und die Rippen frei liegen

135°-Lagerung	• Ziel: Bessere Belüftung der hinteren unteren Lungenabschnitte
	• Ausgangsposition: Rückenlage nahe der Bettkante
	• Technik:
	  – Kissen vor der Drehung so positionieren, dass später ein großes Kissen unter dem Bauch, ein weiteres unter dem Bein und ein drittes, kleineres, unter dem Kopf liegt
	  – An der Bettkante liegendes Bein anwinkeln, über die andere Körperseite auf die vorbereiteten Kissen drehen

Tab. 8.10: Verschiedene Lagerungsformen zur Unterstützung der Atmung. [A400-190]

Verantwortungsbereich der Physiotherapie. Jedoch sind auch für Pflegende ihre Grundlagen interessant, da sich im Pflegealltag viele Möglichkeiten bieten, die Atmung des Patienten wirkungsvoll zu unterstützen.

SMI-Atemtrainer

Zur Atemgymnastik existieren darüber hinaus eine Reihe von Hilfsgeräten. Ziele der Atemgymnastik nach dem Prinzip der *anhaltend maximalen Inspiration* (*sustained maximal inspiration*, **SMI**) sind eine Erweiterung der Alveolen und eine verbesserte Sekretlösung. Verschiedene Atemtrainer stehen zur Verfügung:
- **Floworientierte Geräte,** bei denen eine bestimmte Strömungsgeschwindigkeit der Einatemluft erreicht werden muss, um einen oder mehrere Bälle in der Schwebe zu halten (☞ Abb. 8.12, z.B. Mediflow®)
- **Volumenorientierte Geräte,** bei denen der Patient durch Markierung des zu erreichenden Volumens ein konkretes Ziel hat (z.B. Voldyne®, Coach®)
- **IPPB-Geräte** (☞ unten).

Voraussetzung für das **SMI-Atemtraining** ist ein motivierter, kooperativer Patient, der die nötige Kraft für das Atemtraining aufbringen kann. Die Atemfrequenz des Patienten muss unter 25 Atemzügen/Min. liegen.

Durchführung: Der Patient sitzt zum Training möglichst aufrecht. Sehr zähes Sekret wird vor dem Training gelöst (☞ Tab. 8.13). Für floworientierte Atemtrainer mit *einem* Ball gelten folgende Grundsätze:
- Ausatmen
- Mundstück mit den Lippen fest umschließen
- Einatmen, so dass der Ball angehoben und möglichst lange oben gehalten wird
- Mundstück loslassen und ausatmen
- Die Übung 4 – 5-mal wiederholen.

Geräte mit mehreren Bällen ermöglichen ein stufenweises Training. Besteht keine andere Arztanordnung, wird die Übung mit dem SMI-Atemtrainer etwa 5-mal am Tag durchgeführt.

Der SMI-Trainer ist ein Einmalartikel und steht dem Patienten während des gesamten Krankenhausaufenthaltes zur Verfügung. Bei der Entlassung wird er entweder zum weiteren Üben mit nach Hause gegeben oder in den Müll entsorgt.

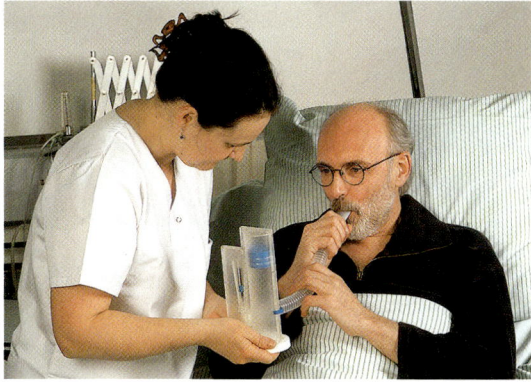

Abb. 8.12: Atemgymnastik mit einem floworientierten Gerät. Der Patient wird angehalten, den Ball möglichst weit nach oben zu atmen. Hierdurch wird die Belüftung insbesondere der basalen Lungenabschnitte verbessert. [K183]

> ⚠ **Vorsicht!**
> Bei zu eifrigem Üben besteht Hyperventilationsgefahr (☞ 8.3.4).

Sekretlösende Maßnahmen

Die einfachste **sekretlösende Maßnahme** besteht darin, regelmäßig und ausreichend zu trinken (mindestens 1 500 ml/Tag, sofern keine schwere Erkrankung wie eine Herzinsuffizienz dagegen spricht), so dass der Schleim verflüssigt wird und besser transportiert werden kann.

„Sitzt" das Sekret in den Atemwegen fest und kann nicht abgehustet werden, lässt sich die Sekretlösung durch die in Tab. 8.13 aufgeführten Maßnahmen erleichtern.

> 📖 **Literaturtipp**
> Paesler, Ursula: Pflege zum Einwickeln. Rezepte und Anleitungen für Wickel und Auflagen. Gustav Fischer, Stuttgart 1998

Übung	Durchführung
Einfache Atemübungen	Die einfachste Atemübung ist das regelmäßige, tiefe Durchatmen, zu dem der Patient immer wieder motiviert wird (z.B. beim Waschen, bei der Mobilisation oder bei Einreibungen)
Lippenbremse	Durch die Lippenbremse wird der Atemkanal verengt und damit der Atemwegswiderstand erhöht. Der Patient atmet bei geschlossenem Mund durch die Nase ein und lässt die Luft dann während der Ausatmung leicht und ohne Anstrengung langsam zwischen den locker aufeinanderliegenden Lippen ausströmen. Die Ausatmung bleibt dabei geräuschlos, insbesondere soll der Patient nicht „drücken" oder „blasen"
Kontaktatmen	Beim Kontaktatmen wird die Atmung des Patienten durch Handkontakt angeregt und gelenkt. Der Patient soll die Hände „wegatmen", dabei atmet er intensiver aus. Eine weitere Verstärkung der Ausatmung kann durch individuell angepassten Druck der aufliegenden Hände erreicht werden. Der Patient wird jeweils aufgefordert, „zu den Händen hin" zu atmen. Zur intensiveren Zwerchfellatmung werden die Hände auf den Bauch in Nähe des Zwerchfells gelegt, zur Förderung der Flankenatmung an die Basis der Lungenflügel

Tab. 8.11: Mögliche Atemübungen, die sich in die Pflege leicht einbauen lassen.

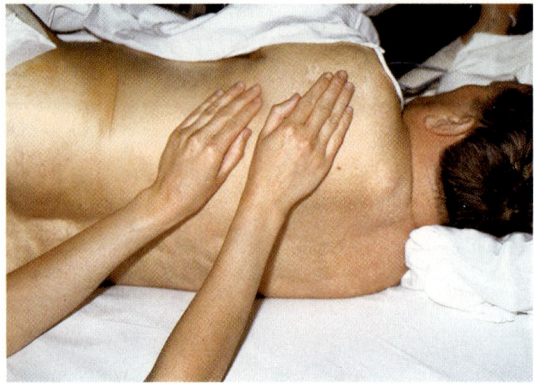

Abb. 8.14: Abklatschen mit der hohlen Hand. Die Anwendung erfolgt von peripher nach zentral (zum Lungenhilus hin) und von unten nach oben (vom Steiß in Richtung Kopf), wobei die Wirbelsäule und das Nierenlager ausgespart werden. Dabei atmet der Patient tief ein und aus. [M161]

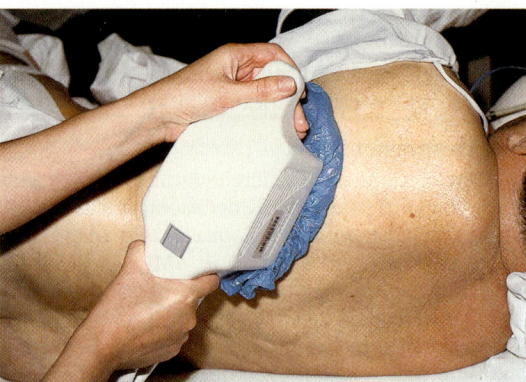

Abb. 8.15: Vibration mit einem Massagegerät. Vor der Vibration wird die Haut des Patienten mit einem Massageöl oder einer Lotion eingerieben. Vibrationsrichtung und -fläche entsprechen denen beim Abklatschen des Patienten. [M161]

Luftbefeuchtung und Inhalationen

Luftbefeuchtung und **Inhalationen** feuchten trockenes Sekret und die Schleimhäute des Patienten an und unterstützen dadurch den Selbstreinigungsmechanismus der Atemwege. Außerdem können durch Inhalationen Arzneimittel gezielt in die Atemwege gebracht werden, wobei ihre Wirkung von der Atemtiefe, der Atemfrequenz und der Tröpfchengröße des Inhalats abhängt: Eine stark beschleunigte oder flache Atmung reduziert die Wirkung der Inhalation erheblich.

Es gibt verschiedene Möglichkeiten zu inhalieren. Die technisch einfachste und eine bei Infektionen der oberen Atemwege sehr wirkungsvolle Form ist das (alt bewährte) **Wasserdampfbad.** Als Zusätze kommen z.B. Kamillenblüten (entzündungshemmend) oder ätherische Öle wie etwa Menthol- oder Thymianöl in Frage. Andere Inhalationsformen bedienen sich der Medizintechnik. **Aerosolapparate** *(Zerstäubergeräte)*, **Dampfinhalationsgeräte** und **Ultra-**

schallvernebler ermöglichen eine Anfeuchtung und Arzneimittelapplikation der unteren Atemwege. Eine Kombination von Inhalation und Atemgymnastik sind **IPPB-Geräte** (kurz für *i*ntermittent *p*ositive *p*ressure *b*reathing). Angetrieben durch Druckluft gibt das Gerät so lange Inhalat an den Patienten ab, bis er beginnt, gegen den Gasfluss (Flow) auszuatmen (Atmen gegen Widerstand). Um den Gasfluss auszulösen, muss der Patient einen bestimmten Mindestsog erzeugen, den man als Trigger- (Auslöser-) Schwelle bezeichnet.

> ⚠ **Vorsicht!**
> Vorsicht bei Inhalationen mit ätherischen Ölen. Ätherische Öle können allergische Reaktionen hervorrufen und bei zu hoher Dosierung zu Reizungen der Atemwege führen.

Inhalationen unterliegen der ärztlichen Anordnung (Inhalationsart, Inhalationshäufigkeit, Arzneimittel-

Maßnahmen	Vorgehen	Kontraindikationen
Einreibungen mit ätherischen Ölen	Einreibungen des Thorax mit ätherischen Ölen (z.B. Eukalyptus-, Thymian-, Pfefferminz- oder Anisöl) steigern den Schleimtransport und führen zu einer Hyperämisierung in oberflächlichen Gewebeschichten. Die Wirkstoffe werden inhaliert und zum (geringen) Teil perkutan resorbiert. (Einreibetechnik ☞ 8.2.2)	Ätherische Öle dürfen wegen der Gefahr von Hautreizungen und allergischen Reaktionen (evtl. mit Bronchospasmus!) nur sehr sparsam verwendet werden
Brustwickel	Feuchtwarme Umschläge um den Thorax (Brustwickel) fördern die Durchblutung und wirken entspannend, beruhigend und sekretlösend	
Abklopfen und Vibration	Durch Abklopfen (Abklatschen) mit der hohlen Hand oder der Kleinfingerkante und Vibration (mit entsprechenden Massagegeräten, etwa Vibrax® oder Vibramat®) werden Schwingungen am Brustkorb erzeugt, die zähes Sekret von den Wänden der Atemwege lösen, das Flimmerepithel der Atemwege stimulieren und so den Selbstreinigungsmechanismus anregen. Außerdem dient diese Behandlung der basalen Stimulation (☞ 7.8.9)	Kontraindikationen sind Lungenembolie, Herzinfarkt, Thrombose, Knochenmetastasen, Rippenfrakturen, Aneurysmen und Kopfverletzungen

Tab. 8.13: Maßnahmen zur Sekretlösung.

Inhalat	Tröpfchengröße	Wirkungsort	Anwendung
Dampf	≥ 30 µm	Mund-Nasen-Rachenraum bis Kehlkopf	Erkältungen, Schnupfen
Aerosol	10 – 30 µm	Trachea, Bronchien	Bronchitis, Asthma bronchiale
Nebel	≤ 10 µm	Bis zu den Alveolen	Anfeuchten der Atemluft

Tab. 8.16: Verschiedene Inhalate und ihre Anwendung.

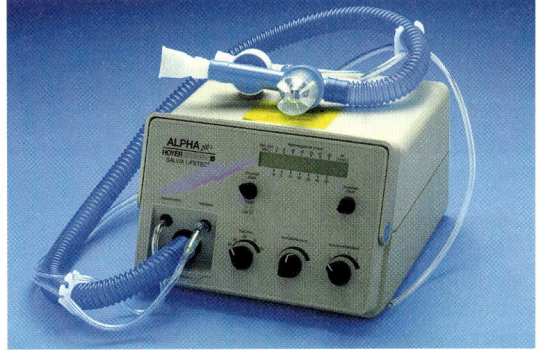

Abb. 8.20: IPPB-Gerät zur Inhalation und Atemgymnastik. Mittels Drehschalter können sowohl die Triggerschwelle, der Flow als auch die Druckgrenze eingestellt werden. Dadurch kann individuell auf die Konstitution und den „Trainingszustand" des Patienten eingegangen werden. Er selbst bestimmt Atemfrequenz und Atemtiefe. [K183]

zusätze). Mit aufrechtem Oberkörper werden sie etwa dreimal am Tag für ungefähr 10 – 15 Minuten durchgeführt. Als Inhalierlösung wird meist sterile physiologische Kochsalzlösung plus Zusatz von Broncholytika wie Berotec® oder Alupent® (☞ Pharma-Info 8.75) gewählt. Ein streng aseptischer Umgang mit Inhaliergeräten und Inhalierlösungen ist Voraussetzung, um den Patienten vor nosokomialen Infektionen (☞ 8.5.3, 17.1.1) zu schützen.

Unterstützung bei der Sekretentleerung

Abhusten von Sekret

Viele Patienten wissen nicht, wie sie ihr Bronchialsekret am besten abhusten sollen. Die Pflegenden leiten sie dann an, wie sie schonend und dennoch wirkungsvoll abhusten können:
- Durchführung sekretlösender Maßnahmen (wie Inhalationen)

- Oberkörperhochlagerung im Bett oder Sitzen im Stuhl
- Einatmen durch die Nase und Ausatmen von nur wenig Luft
- Verstärkung der Bauchmuskulatur durch Zusammendrücken der Knie und Anspannen des Gesäßes
- Husten in kurzen Stößen (allerdings nicht zu häufig und zu kräftig, da es sonst zu Schleimhautschäden kommen kann)
- Ggf. Wiederholung des Vorgangs nach Beruhigung der Atmung.

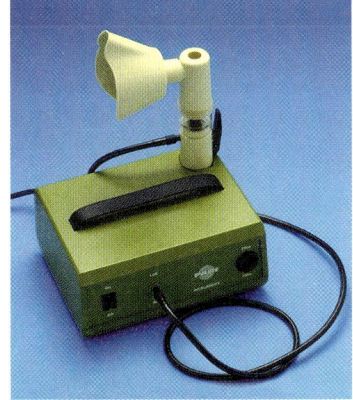

Abb. 8.17: Aerosolapparat zur Inhalation. Durch einen Membrankompressor oder durch Druckluft werden Tröpfchen mit einer Größe von 1 – 10 µm (je nach Einstellung des Gerätes) erzeugt, die bis in die unteren Atemwege gelangen. Aerosolapparate sind für die Anwendung zu Hause (etwa für Asthmatiker) wie auch für die Benutzung im Krankenhaus sehr gut geeignet. Im Krankenhaus erfolgt die Inhalation in der Regel mit Druckluft über einen Wandanschluss. [K183]

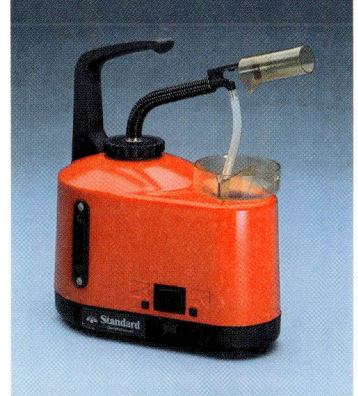

Abb. 8.18: Inhalationsgerät (hier der Firma Saluta®) zur Dampfinhalation mit oder ohne Arzneimittel (Tracheal-Standardinhalator). Unter Zufuhr elektrischer Energie wird in einem Kessel Wasser bis zum Siedepunkt erhitzt und verdampft. Der Dampf entweicht infolge eines leichten Überdrucks und wird durch einen Zerstäuber geleitet. Dort wird der Überdruck auf Umgebungsdruck abgebaut und der Dampf auf 37 °C abgekühlt. [V129]

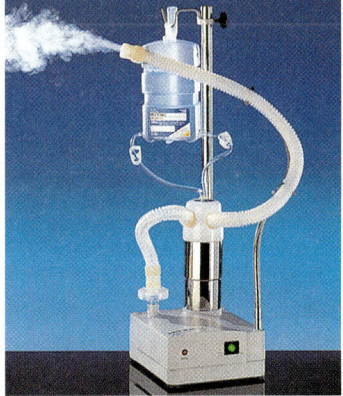

Abb. 8.19: Ultraschallvernebler der Firma Kendall®. Bei einem Ultraschallvernebler wird destilliertes Wasser durch Ultraschall in Schwingungen versetzt. Dabei entsteht ein feiner Nebel mit sehr kleinen Tröpfchen von 1 – 5 µm Größe. Vernebler mit nachfüllbarem Wasserbehälter sind Keimreservoire und können bei nicht fachgerechter Handhabung zu Nosokomial-Pneumonien (☞ 8.5.3, 17.1.1) führen; daher werden geschlossene Einmalsysteme (z.B. AquaPack®) bevorzugt. [U140]

Bei *Reizhusten* soll der Patient in Einatemstellung die Luft anhalten und dann oberflächlich weiteratmen. Bei sehr starkem Hustenreiz kann er gegen die geschlossenen Lippen anhusten. Schnelle und sehr tiefe Atemzüge sind im Anfall ungünstig. Hat der Patient beim Abhusten Schmerzen, so steht die Schmerzbehandlung an erster Stelle.

Lagerungsdrainagen

Neben den atemunterstützenden Lagerungen können bei starker Sekretansammlung (z.B. bei bakterieller Pneumonie ☞ 8.5.3 und Mukoviszidose ☞ 8.16) spezielle Lagerungen die Sekretentleerung erleichtern (**Lagerungsdrainagen** ☞ Abb. 8.21). Für ein gezieltes Vorgehen muss die Sekretlokalisation bekannt sein und der Patient regelmäßig umgelagert werden.

Absaugen von Atemwegssekret

In bestimmten Fällen kann es sein, dass Patienten ihr Atemwegssekret nicht oder nur unzureichend abhusten können. Bei stark geschwächten oder bewusstlosen Patienten, aber auch bei intubierten oder tracheotomierten Patienten ist dann das **Absaugen** *(Bronchialtoilette)* durch Pflegende notwendig, ebenso, wenn

zu diagnostischen Zwecken Bronchialsekret gewonnen werden soll. Als *nasales Absaugen* bezeichnet man das Entfernen des Sekrets durch die Nase, als *orales Absaugen* den Zugangsweg durch den Mund. Wird über einen Endotrachealtubus oder eine Trachealkanüle abgesaugt, spricht man von *endotrachealem Absaugen*.

Nasales, orales und endotracheales Absaugen wird in der Regel an *qualifizierte* Pflegende delegiert. Das *bronchoskopische Absaugen* ist hingegen eine ausschließlich ärztliche Tätigkeit und wird an dieser Stelle nicht abgehandelt.

Richtlinien für alle Formen des Absaugens

* Streng aseptisches Vorgehen schützt Patienten und Pflegende vor Infektionen
* Der Absaugvorgang darf nicht länger als 15 Sekunden dauern, um einen Sauerstoffmangel des Patienten zu vermeiden. Dies erfordert zügiges und gleichzeitig einfühlsames Vorgehen
* Die Häufigkeit des Absaugens hängt von der jeweiligen Situation des Patienten sowie von der Menge und Beschaffenheit des Sekretes ab, strenge zeitliche Richtlinien gibt es nicht (so oft wie nötig, so selten wie möglich). Intubierte und tracheotomierte

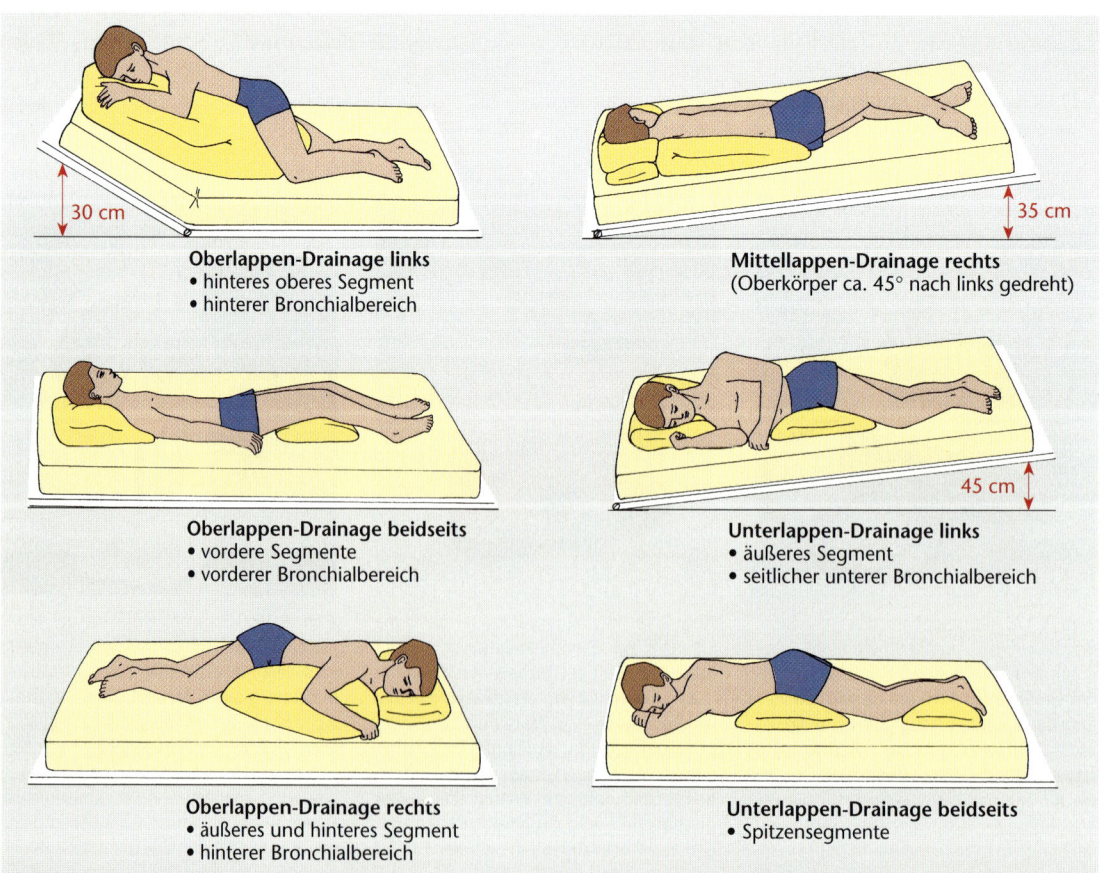

Oberlappen-Drainage links
* hinteres oberes Segment
* hinterer Bronchialbereich

30 cm

Mittellappen-Drainage rechts
(Oberkörper ca. 45° nach links gedreht)

35 cm

Oberlappen-Drainage beidseits
* vordere Segmente
* vorderer Bronchialbereich

Unterlappen-Drainage links
* äußeres Segment
* seitlicher unterer Bronchialbereich

45 cm

Oberlappen-Drainage rechts
* äußeres und hinteres Segment
* hinterer Bronchialbereich

Unterlappen-Drainage beidseits
* Spitzensegmente

Abb. 8.21: Verschiedene Lagerungsdrainagen. [A400-215]

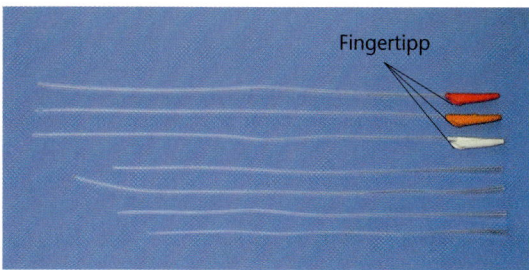
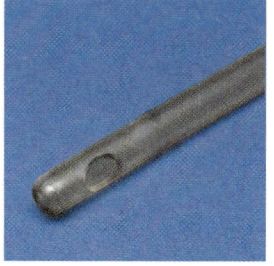
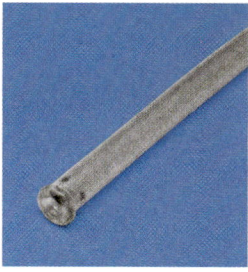

Abb. 8.23 – 8.25: Traumatische und atraumatische Absaugkatheter. Links: Die oberen drei Katheter haben einen integrierten Fingertipp, d.h., am Schlauch des Absauggerätes muss keiner vorhanden sein. Mitte: Detail eines traumatischen Katheters. Rechts: Detail eines atraumatischen Katheters, der sich aufgrund einer speziellen Anordnung der Öffnungen nicht an der Schleimhaut festsaugt. [K183]

Patienten sollten ungefähr einmal pro Schicht abgesaugt werden (von Haus zu Haus unterschiedlich).

Materialien für das Absaugen

- Absauggerät mit zentralem Vakuumanschluss, mit Anschluss an eine Gasflasche oder als Elektropumpe (☞ Abb. 8.22). Mindestens einmal täglich wird das Gerät auf seine Funktionsfähigkeit überprüft (die Pumpe muss einen Sog von mindestens 0,6 bar aufbauen). In das Auffanggefäß aus Glas wird Aqua dest. oder Desinfektionslösung gefüllt. Bei Einmalbehältern entfällt dies. Das Glasgefäß und der sterile Absaugschlauch mit Y-Zwischenstück oder sog. *Fingertipp* zur Sogregulierung werden einmal täglich gewechselt, der Einmalbehälter, wenn er voll ist. Als Spüllösung für den Absaugschlauch wird destilliertes Wasser oder Desinfektionslösung verwendet
- Absaugkatheter. Einzelverpackte, sterile Absaugkatheter aus durchsichtigem, knickfestem Kunststoff liegen patientennah in verschiedenen Größen bereit. Für orales Absaugen eignen sich Katheter von 14 – 20 Ch *(Charrière)* Durchmesser, für nasales Absaugen von 10 – 14 Ch und für endotracheales Absaugen von 12 – 16 Ch. *Atraumatische Katheter* (☞ Abb. 8.25) sind sinnvoll und werden zunehmend angewendet, da hierbei weniger Schleimhautverletzungen auftreten
- Sterile und unsterile Handschuhe, ggf. Mundschutz
- Abwurf (direkt neben dem Bett)
- Bei nasalem und oralem Absaugen: Mund- und Nasenpflegeutensilien, bei nasalem Absaugen Gleitmittel, möglichst mit anästhesierender Wirkung wie Xylocain-Gel®, Aqua dest. zum Anfeuchten des Katheters (täglich wechseln!)
- Bei beatmeten Patienten – für den Fall von Komplikationen – Beatmungsbeutel und Maske.

Orales und nasales Absaugen

Vorbereitung des Patienten. Vor jedem Absaugen wird der Patient über die bevorstehende Maßnahme und ihren Zweck informiert. Die Prozedur ist meistens so unangenehm, dass sie nicht „überfallartig"

und ohne Vorwarnung durchgeführt werden sollte. Dies gilt auch für bewusstlose Patienten. Sekretlösende Maßnahmen (☞ oben) vor dem Absaugen können die Effektivität steigern.

Bei liegender Magensonde sollte der Sekretbeutel unter Magenniveau hängen, damit der Mageninhalt bei evtl. Brechreiz ablaufen kann:

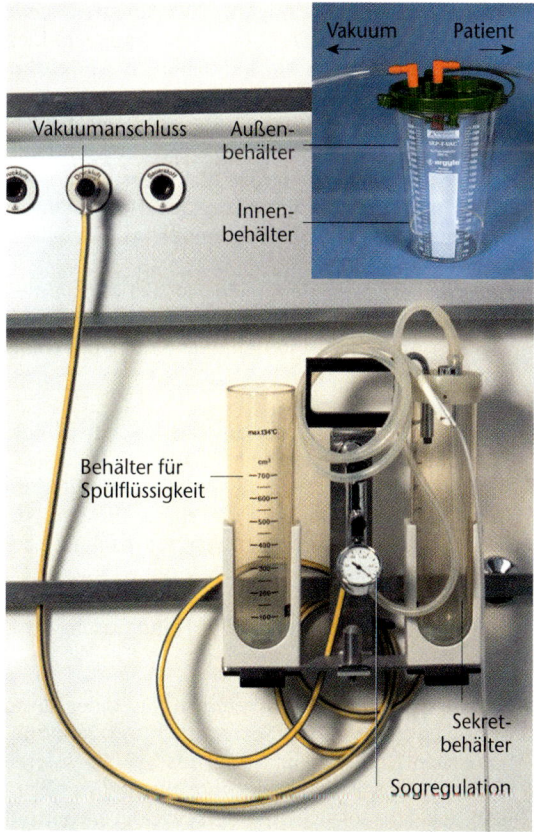

Abb. 8.22: Absauggeräte mit zentralem Vakuumanschluss. Im älteren Modell sammelt sich das Sekret in einem Kunststoffbehälter, der ausgeleert und gereinigt werden muss. Modernere Systeme (Bildausschnitt) bestehen aus einem Außen- und einem Innenbehälter, die mit dem Sekret in den Müll entsorgt werden. [K183]

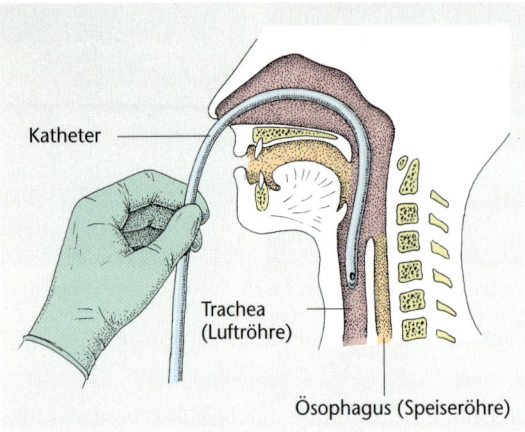

Katheter

Trachea
(Luftröhre)

Ösophagus (Speiseröhre)

Abb. 8.26: Weg des Absaugkatheters beim nasalen Absaugen.
[A400-190]

- Lagerung des Patienten in Oberkörperhochlage
  oder Seitenlage (Aspirationsprophylaxe), dabei auf
  eine bequeme Kopflagerung achten
- Information und Beruhigung des Patienten (etwa
  durch Halten der Hände von einer assistierenden
  Pflegekraft, die unter Umständen auch Abwehrbewegungen verhindern kann)
- Durchführung von Mund- und Nasenpflege, bei viel
  Sekret eventuell separates Absaugen aus Mund und
  Nase, damit keine Keime aus den oberen in die unteren Atemwege verschleppt werden. Bei geplantem
  nasalem Absaugen ggf. Gleitmittel ins Nasenloch
  einbringen
- Anweisen des Patienten, mehrmals tief einzuatmen
  oder Gabe von Sauerstoff nach Anordnung, damit
  vor dem Absaugen eine optimale Sauerstoffversorgung gewährleistet ist
- Händedesinfektion
- Aufstecken des Katheters auf das Zwischenstück,
  dabei Katheter in Packung belassen
- Anziehen der Handschuhe (sterilen Handschuh
  zum Patientenschutz über die Hand, die den Absaugkatheter hält, unsterilen zum Eigenschutz über
  die andere Hand)
- Aufnehmen des Zwischenstücks, Katheter aus Hülle gleiten lassen und mit steriler Hand fassen.

Durchführung:
- Einführen des sterilen Katheters in Nase oder Mund
  ohne Sog (bei starkem Sekretanfall und bei atraumatischen Kathetern mit Sog) bis in den unteren
  Rachen (Hypopharynx), der vom Nasen-/Mundein-
  gang ungefähr so weit entfernt ist wie die Nasenspit-
  ze vom Ohrläppchen (vorher ausmessen)
- Zurückziehen des Katheters unter Sog mit leicht
  drehenden Bewegungen. Der Vorgang darf nicht
  länger als 15 Sekunden dauern, da der Patient während dieser Zeit nicht atmen kann und zudem die

vorhandene Luft aus der Lunge mit abgesaugt wird.
Evtl. muss der Sog mit Hilfe des Fingertipps intermittierend unterbrochen werden, damit sich der Katheter nicht an der Schleimhaut festsaugt
- Kontrolle der Atmung des Patienten während des
  Absaugens, evtl. Pulsmessung durch assistierende
  Pflegekraft. Ist der Patient an einen EKG-Monitor
  angeschlossen, evtl. das akustische Pulssignal
  einschalten (zusätzliche Kontrolle der Herzfrequenz)
- Nach dem Absaugen: Wickeln des Katheters um die
  steril behandschuhte Hand, Überstülpen des Hand-
  schuhs über den Katheter und Entsorgung
- Durchspülen des Absaugschlauches
- Evtl. Wiederholung des Absaugevorgangs mit neuem, sterilem Katheter und Handschuhen nach einer
  angemessenen „Verschnaufpause" für den Patienten.

> 🕐 Da das eigentliche Absaugen nicht länger als
> 15 Sekunden dauern soll, ist es für Ungeübte zur
> Zeitschätzung hilfreich, vorher selbst einmal den
> Atem für diese Zeit anzuhalten.

Endotracheales Absaugen
Vorbereitung des endotrachealen Absaugens
☞ *orales und nasales Absaugen*
Durchführung:
- Vor dem Absaugen Patienten „präoxigenieren", d.h.
  100 %igen O_2 geben
- Alarm des Beatmungsgeräts inaktivieren
- Beatmungsschlauch vom Tubus bzw. von der Trachealkanüle lösen und auf einer sterilen Unterlage
  ablegen (mit der unsterilen Hand oder durch assistierende Pflegekraft)
- Absaugkatheter ohne Sog zügig einführen (nur bei
  erheblicher Sekretansammlung und/oder atrauma-
  tischem Katheter mit Sog), bis ein leichter Widerstand spürbar ist
- Katheter ca. 2 mm ohne Sog, dann unter langsam
  drehenden Bewegungen mit Sog zurückziehen. Dabei Gesamtdauer von maximal 15 Sekunden nicht
  überschreiten
- Atmung und Puls prüfen. Ist der Patient an einen
  Monitor angeschlossen, evtl. akustisches Pulssignal
  zur zusätzlichen Kontrolle der Herzfrequenz einschalten
- Beatmungsschlauch anschließen und Beatmungs-
  parameter kontrollieren
- Benutzten Katheter (im umgestülpten Handschuh)
  abwerfen
- Absaugschlauch durchspülen
- Vorgang ggf. nach einer kurzen Pause mit neuem
  sterilem Katheter und neuen Handschuhen wiederholen
- Alarmfunktion des Beatmungsgerätes wieder aktivieren.

Dokumentation des Absaugens

Dokumentiert werden:
- Häufigkeit des Absaugens
- Reaktionen des Patienten auf das Absaugen (z.B. Abwehrbewegungen, Zyanose, Bradykardie, Erbrechen)
- Menge, Farbe, Konsistenz sowie evtl. Beimengungen des abgesaugten Sekrets.

Komplikationen des Absaugens

- Infektionen der Atemwege, begünstigt durch unsteriles Arbeiten, Verschleppung von Erregern aus den oberen in die unteren Atemwege sowie durch Verletzungen der Schleimhaut
- Verletzungen der Atemwege wie beispielsweise Schleimhautverletzungen durch den Katheter bis hin zu Perforationen (etwa der Nasennebenhöhlen)
- Vagusreizung mit Bradykardie, Herzrhythmusstörungen oder Erbrechen (Aspirationsgefahr!)
- Sauerstoffmangel mit Zyanose und Unruhe des Patienten, entwickelt sich vor allem bei unsachgemäßem oder zu langsamem Absaugen oder bei besonders gefährdeten Patienten. Hierzu zählen beispielsweise Patienten mit hochgradigen Beatmungsstörungen, bei einer Beatmung mit einer Sauerstoffkonzentration über 50 % oder mit erhöhter Krampfneigung. Um einem Sauerstoffmangel vorzubeugen, wird hier vor dem Absaugen 2 – 3 Minuten mit reinem Sauerstoff beatmet.

Früher wurde bei diesen Patienten die Lunge nach dem Absaugen mit dem Beatmungsbeutel überbläht. Dies wird nicht mehr empfohlen, da die Wirkung fragwürdig ist und die Lunge geschädigt werden kann.

Problematisch ist auch die routinemäßige **Bronchiallavage**, d.h. das Einspülen und anschließende Absaugen von 10 – 20 ml NaCl 0,9 % in den Tubus. Die notwendige Sekretverflüssigung kann meist durch Anfeuchten der Atemluft erreicht werden, was dem Patienten die unangenehme Maßnahme erspart. Bei sehr zähem oder trockenem Sekret kann aber eine Lavage notwendig sein.

8.2.3 Pflege bei Sauerstofftherapie

Bei vielen (Lungen-)Erkrankungen ist es sinnvoll, die Sauerstoffkonzentration des Blutes durch Anreicherung der Einatemluft mit Sauerstoff zu erhöhen.

> **Sauerstoff (O$_2$)** ist ein Arzneimittel und wird nur auf ärztliche Anordnung verabreicht. Sie umfasst die Verabreichungsform der Sauerstofftherapie, die Menge und die Dauer. Der Notfall ist hingegen eine Ausnahmesituation: Dann verabreichen Pflegende Sauerstoff auch ohne direkte Anordnung.
> Wegen der *Explosionsgefahr* erfordert der Umgang mit reinem Sauerstoff besondere Sicherheitsvorkehrungen.

Sauerstoffquellen

Auf vielen Stationen ist Sauerstoff über ein **zentrales Reservoir** (Wandanschlüsse in den Patientenzimmern) verfügbar. Die Alternative sind transportable **Sauerstoffflaschen** von 10 – 50 l Rauminhalt, die komprimierten Sauerstoff enthalten. Der Druck einer vollen Flasche liegt bei 150 – 200 bar, der einer teilentleerten entsprechend niedriger. Der hohe Druck wird durch einen *Druckminderer* reguliert und ist am Manometer ablesbar.

In beiden Fällen handelt es sich um reinen Sauerstoff (100 %). Zum Vergleich: Die normale Raumluft enthält ca. 20 % Sauerstoff.

> Sauerstoffflaschen und Wandsteckkupplungen für Sauerstoff sind immer *blau*, Stecker und Wandanschlüsse *sechseckig*.

Sicherheitsmaßnahmen beim Umgang mit Sauerstoff(-flaschen)

- Flaschen dürfen nicht fallen! Volle Flaschen liegend oder stehend fixieren (z.B. anketten) und nicht in Treppenhäusern, Gängen oder Patientenzimmern lagern
- Vorsicht vor Feuer! Rauchverbot! Sauerstoff selbst ist zwar nicht brennbar, fördert aber die Verbrennung. Nur in Räumen mit Fenster, nicht aber in explosionsgefährdeten Räumen oder unter Sonneneinstrahlung (Fenster) bzw. Wärmeeinwirkung (Heizung) lagern
- Vorsicht vor Fett! Die Ventile dürfen nicht mit Fett oder Öl in Berührung kommen (Explosionsgefahr)
- Nur mit geschlossenem Ventil und befestigter Schutzkappe transportieren
- Beim Öffnen der Flaschen keine Gewalt anwenden
- Flaschen nicht im Patientenzimmer wechseln
- Flaschen immer betriebsbereit halten und vor jedem Gebrauch kontrollieren

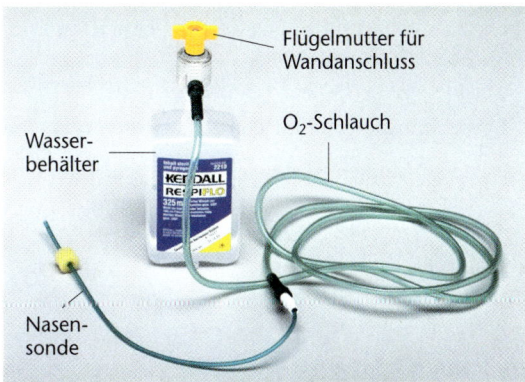

Abb. 8.27: System für einen Sauerstoffwandanschluss. Einmalbehälter mit destilliertem Wasser zur Befeuchtung und grünem Verbindungsschlauch sowie einer Nasensonde. [K183]

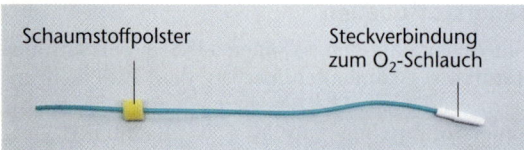

Schaumstoffpolster   Steckverbindung zum O₂-Schlauch

Abb. 8.28: Über eine Nasensonde können bis zu 5 l O₂/Min. gegeben werden, wodurch eine Sauerstoffkonzentration der Einatmungsluft von 30 – 40 % erreicht werden kann. Die Sonde wird nur ca. 1 cm in das Nasenloch vorgeschoben und durch das Schaumgummipolster fixiert. [K183]

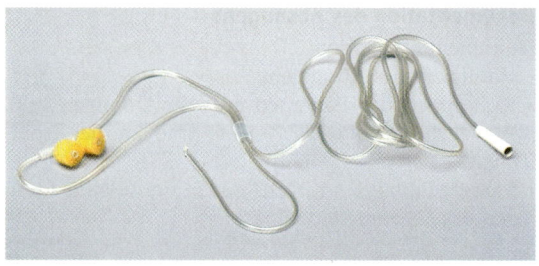

Abb. 8.29: O₂-Brille. [K183]

- Volle und leere Flaschen getrennt voneinander aufbewahren
- Bei Störungen Technischen Dienst rufen. Keine Selbstreparatur versuchen.

Darüber hinaus achten Pflegende darauf, dass sich die Sauerstoffflasche nicht vollständig entleert, sondern dass ein Restüberdruck von 0,5 bar bleibt. Andernfalls könnte von außen Luft in die Flasche eindringen, die Feuchtigkeit und Keime enthält. Würde die Flasche also ganz entleert, müsste sie aufwendig gereinigt und mit thermischen Verfahren aufbereitet werden, bleibt allerdings ein Restdruck in der Flasche, reicht das Nachfüllen.

Grundsätze der O₂-Therapie

- Da der Sauerstoff sowohl im zentralen Reservoir als auch in der Sauerstoffflasche trocken vorliegt, wird er zur Vermeidung von Schleimhautschäden mit destilliertem Wasser angefeuchtet (☞ Abb. 8.27). Bei einer Dosierung über 6 l/Min. muss der Sauerstoff zusätzlich angewärmt werden
- Streng aseptisches Arbeiten vermeidet Kontamination. Daher wird für jeden Patienten ein neues Schlauchsystem verwendet und täglich das sterile Aqua dest. in den Gefäßen gewechselt.

Ausnahme: Einmalartikel wie AquaPack® werden benutzt, bis sie leer sind
- Vor der Sauerstoffgabe sollte der Patient nach Möglichkeit seine Nase schneuzen.

Verabreichungsformen

Am häufigsten wird Sauerstoff über eine **O₂-Nasensonde** *mit Schaumgummipolster* (☞ Abb. 8.28) gegeben. Den Patienten stört diese Sondenform relativ wenig, er hat ausreichend Bewegungsfreiheit und kann essen und trinken. Vorteilhaft ist auch, dass die Einatmungsluft weiter durch die Nasenschleimhaut angefeuchtet wird, wenn der Patient wie gewohnt durch die Nase einatmet. Allerdings trocknet ein höherer Flow die Nasenschleimhaut aus, was für den Patienten sehr unangenehm ist. Mit **Sauerstoffbrillen** (☞ Abb. 8.30) können bis zu 8 l/Min. gegeben werden (Sauerstoffkonzentration der Einatmungsluft 30 – 50 %). Eine höhere O₂-Dosierung von 6 – 10 l/Min ermöglicht die **einfache O₂-Maske.** Die Ausatmungsluft entweicht durch die seitlichen Löcher in der Maske. Der Sauerstofffluss darf nicht unter 6 l/Min. absinken, da es ansonsten zu einem CO₂-Stau in der Maske kommen kann. Sauerstoffkonzentrationen bis annähernd 100 % sind nur durch **O₂-Masken mit Ventil** und **Reservoirbeutel** zu erzielen.

📠 **Berechnungsformel für den Inhalt von Sauerstoffflaschen (Restinhalt in Litern)**

Flaschenvolumen [l] x angezeigtem Druck auf dem Manometer [bar] = Vorrat [l] (bei normalem atmosphärischem Druck von 1 bar)

Beispiel: 50 l x 150 bar = 7 500 l (x 1 bar)

Berechnungsformel für den Sauerstoffvorrat einer Flasche in Minuten

$$\frac{\text{Flaschenvolumen [l] x angezeigtem Druck auf dem Manometer [bar]}}{\text{Sauerstoffverbrauch [l/Min.] x 1 bar}} = \text{Zeit [Min.]}$$

Beispiel:

$$\frac{10 \text{ l x } 90 \text{ bar}}{2 \text{ l/Min. x 1 bar}} = \frac{900 \text{ l}}{2 \text{ l/Min.}} = 450 \text{ Min.}$$

Der Vorrat in der Sauerstoffflasche reicht bei einem Verbrauch von 2 l/Min. also 450 Min. (= 7,5 Std.). Bei einem Verbrauch von 6 l/Min. reicht er nur noch 150 Min. (= 2,5 Std.).

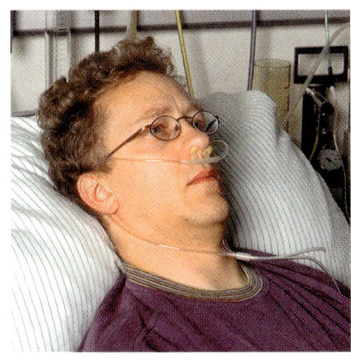

Abb. 8.30 (links): Angelegte O_2-Brille. Der Patient kann weiterhin durch Mund und Nase atmen. Viele empfinden jedoch die O_2-Brille als unangenehm und tolerieren sie nur kurz. Zudem führt sie bei längerem Liegen zu Druckstellen hinter den Ohren sowie in und unter der Nase. [K183]

Abb. 8.31 (rechts): Gummiband-fixierte O_2-Maske. Sie wird locker auf Nase und Mund aufgesetzt und am Hinterkopf befestigt (Vorsicht vor Druckstellen). Viele Patienten haben Angst und fühlen sich eingeengt, da das Sprechen behindert und die Nahrungsaufnahme nicht möglich ist. [K183]

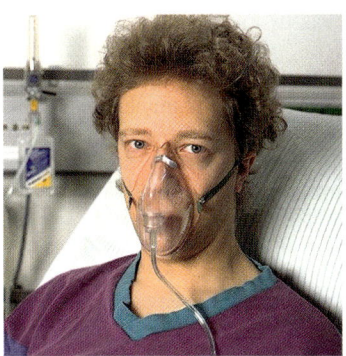

👁 Krankenbeobachtung und Überwachung unter Sauerstofftherapie

Patienten unter Sauerstofftherapie bedürfen besonderer Aufmerksamkeit.

Krankenbeobachtung und -dokumentation erstrecken sich auf:
- Atmung (-frequenz, -tiefe, -form, -rhythmus)
- Puls (Tachykardie?)
- Bewusstseinslage (Verwirrtheit, Eintrübung ☞ Kasten)
- Haut (Zyanose? Druckstellen?)
- Nasen- und Mundschleimhaut (Feuchtigkeitszustand, Läsionen?)
- Mund- und Nasenpflege
- Regelmäßige Kontrolle der Sauerstoffdosierung (O_2-Einstellung am Gerät), der Sondenlage und der Aqua-dest.-Menge.

> ⚠ **Vorsicht!**
> **Atemlähmung durch Sauerstoffgabe**
>
> Besondere Vorsicht ist bei Patienten mit chronisch-obstruktiven Atemwegserkrankungen geboten. Ihr Körper hat sich an den ständig erhöhten CO_2-Gehalt im Blut „gewöhnt". Den einzigen Atemantrieb stellt der Sauerstoffmangel im Blut dar. Wird dieser nun durch die Sauerstofftherapie behoben, entfällt der letzte Atemanreiz. Dies kann zu einem extremen CO_2-Anstieg und zur sog. CO_2-Narkose führen, die eine Intubation erforderlich macht und unbemerkt tödlich verlaufen würde. Trübt ein Patient unter Sauerstofftherapie zunehmend ein, muss dies als Zeichen eines CO_2-Anstiegs gewertet werden – sofort Sauerstoffgabe beenden und Arzt rufen!

8.2.4 Pflege bei Pleuradrainage

Prinzip der Pleuradrainage

Pleura- oder **Thoraxdrainagen** dienen der Ableitung von Blut (Hämatothorax ☞ 8.11.2), Sekreten (Pyo-, Serothorax ☞ 8.11.2) oder Luft (Pneumothorax ☞ 8.9) aus der Pleurahöhle. Synonym wird heute vielfach der Ausdruck **Bülau-Drainage** verwendet, der sich ursprünglich nur auf eine spezielle Technik der Pleuradrainage bezog.

Gelegt wird die Pleuradrainage in der Regel im 5. Interkostalraum *(ICR, Zwischenrippenraum)* in der vorderen bis mittleren Axillarlinie. In manchen Kliniken wird die Drainage zum Absaugen von Luft auch im 2. oder 3. ICR in der Medioklavikularlinie *(Monaldiposition)* eingebracht.

Der Drainageschlauch wird an das geschlossene Absaugsystem (z.B. Pleura-evac-System®, Thorax Drain III®) angeschlossen und das Sekret oder Blut in den Sammelkammern aufgefangen. Die Luft, z.B. bei einem Pneumothorax, entweicht in die Kammer mit dem destillierten Wasser **(Wasserschloss),** steigt im

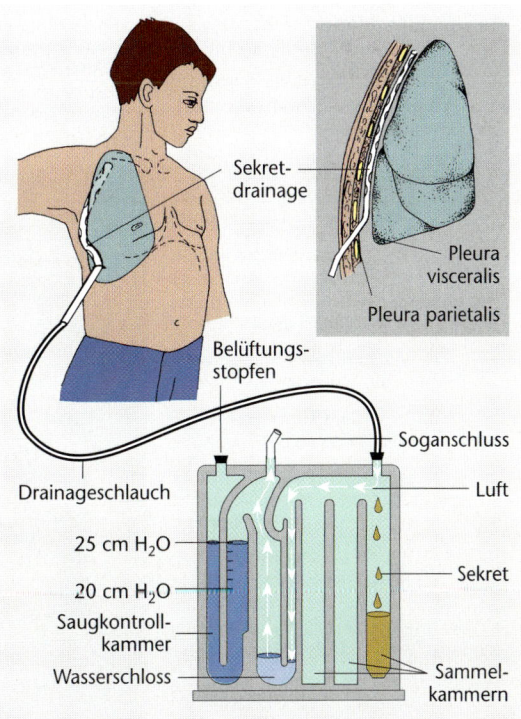

Abb. 8.32: Das Prinzip der Pleuradrainage. [A400-215]

Wasser auf und wird über die angeschlossene elektrische Saugpumpe oder einen Vakuum-Wandanschluss abgesaugt. Der Weg zurück durch das Wasser in die Sammelkammern bleibt der einmal entwichenen Luft verschlossen, d.h. sie kann nicht mehr in den Pleuraspalt zurückgelangen. Die Sogstärke wird entweder durch die Füllhöhe in der Saugkontrollkammer (bei *nasser* Saugung) oder durch das mechanische Manometer am Drainagesystem (bei *trockener* Saugung ☞ Abb. 8.33) reguliert. Meist werden 15 – 20 cm Wassersäule eingestellt. Die Summe aus der eingestellten Sogstärke und der Höhe der Wassersäule im Wasserschloss entspricht in etwa dem Unterdruck im Thorax des Patienten. Ist der Sog im Absaugsystem bzw. der Unterdruck im Thorax zu hoch, kann er durch Druck auf ein Ventil (Hochnegativitäts-Entlastungsventil) ausgeglichen werden (☞ Abb. 8.33).

Legen einer Pleuradrainage

Wegen der Gefahr ernsthafter Komplikationen wird eine Pleuradrainage meist auf der Intensivstation gelegt.

Vorbereitung

- *Benötigtes Material richten:* Hautdesinfektionsmittel, Lokalanästhetikum mit 10-ml-Spritze und Kanülen zur Infiltrationsanästhesie, Skalpell, steriles Lochtuch, sterile Handschuhe, Haube, Mundschutz, Thorax-Drainageschlauch (mit Mandrin), ggf. Kornzange, Saugpumpe (alternativ: Vakuumanschluss), geschlossenes Absaugsystem (☞ Abb. 8.32), Nahtmaterial, sterile Kompressen, 2,5 cm breites Pflaster (z.B. Omnipor® oder Omniplast®), Verbandsschere
- *Saugung vorbereiten:* Schläuche verbinden, Wasserschloss (2 cm Wasserpegel) und Saugkontrollkammer (bis zur 20-cm-Marke) mit sterilem Wasser auffüllen, Saugung überprüfen
- Aktuelle Röntgenaufnahme des Thorax bereitlegen
- *Patienten vorbereiten:* Evtl. Prämedikation und Hustendämpfer verabreichen sowie Punktionsstelle rasieren. Patienten mit leichter Oberkörperhochlage lagern. Den Arm der betroffenen Seite über den Kopf zur gegenüberliegenden Seite lagern. Patienten über Funktion der Saugung und die dabei entstehenden Geräusche informieren.

Durchführung

Während der Arzt die Pleuradrainage legt, achten die Pflegenden auf den Zustand des Patienten (Vitalzeichen, Unruhe und Ängste) und reichen benötigtes Material an.

Nachsorge

- Patienten in Rückenlage mit leicht erhöhtem Oberkörper lagern

Belüftungsöffnung (hinter der Blende): Dient der Luftzufuhr von außen

Schwimmerventil (Negativitäts-Sicherheitsventil): Dient der Aufrechterhaltung des Wasserschlosses bei stark negativen intrapleuralen Drücken (schließt sich bei hoher Negativität und öffnet sich, wenn die Negativität wieder absinkt)

Kurzer Saugschlauch: Dient dem Füllen des Wasserschlosses (bis zur angegebenen Markierung) und wird an die Saugquelle angeschlossen

Mechanisches Manometer: Für die Saughöheneinstellung

Saugkontrollanzeige: Ermöglicht die Kontrolle der Saughöhe

Selbstdichtende Membran: Ermöglicht die Entnahme von Flüssigkeit aus der Saugkontrollkammer

Luftleckmeter: Zeigt das ungefähre Maß eines Luftlecks an. Beobachtet wird das Sprudeln in den Säulen: Je höher die Zahl der nummerierten Säule (Skala von 1-7), in der das Sprudeln auftritt, desto größer das Ausmaß des Luftlecks

Positivitäts-Entlastungsventil (hinter der Blende): Öffnet sich bei positivem Druck in der Pleurahöhle. Schützt den Patienten vor einem Spannungspneumothorax bei Verlegung des Sauganschlussschlauches

Hochnegativitäts-Entlastungsventil (hinter der Blende): Ermöglicht die Ableitung zu hoher Negativität. Auf Knopfdruck strömt filtrierte Luft in die Einheit, so dass der Wasserpegel sinkt. Vorsicht! Bei zu langem Drücken des Knopfes wird der Unterdruck im Pleuraspalt vollständig ausgeglichen

Sammelkammern: Nehmen das vom Patienten kommende Sekret auf. Befindet sich in mehreren Kammern Sekret, werden die Skalen aller Kammern abgelesen, da beim Überfließen Sekret aus der ersten Kammer in die zweite „mitgerissen" wird

Wasserschloss-Druckskala: Zeigt Unterdruck im Thorax des Patienten an:
- Ohne Saugung: Direktes Ablesen des Wertes an der Skala (in cm H_2O)
- Mit Saugung: Addieren der Werte von Saugkontrollanzeige und Wasserschloss (z.B. beträgt die Patienten-Negativität bei einem Wert von -20 cm H_2O in der Saugkontrollkammer und -2 cm H_2O im Wasserschloss -22 cm H_2O)

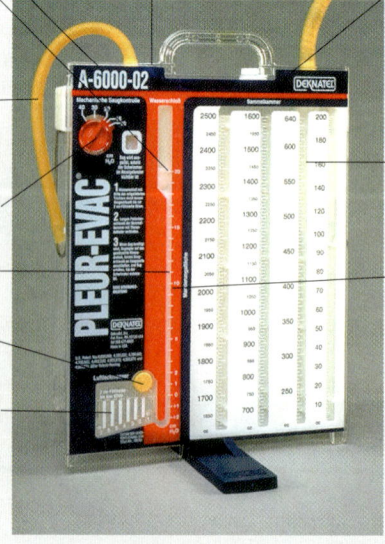

Abb. 8.33: Funktionen des Pleura-evac-System® der Firma Genzyme GmbH. [V120]

- Drainage steril verbinden: Dazu Schlitzkompressen versetzt um die Drainageeintrittstelle legen und mit elastischem Klebeverband, z.B. Fixomull®, fixieren
- Pflasterzügel anbringen, um Zug an der Drainage mit Schmerzen und evtl. Ausreißen des Fadens zu verhindern. Dabei zwischen Pflasterzügel und Wunde so viel Abstand lassen, dass der Verbandwechsel an der Drainage ohne Lösen des Pflasterzügels möglich ist
- Drainage vor Diskonnektion sichern, z.B. durch Kabelbinder oder längs über die Konnektionsstellen aufgeklebte Pflasterstreifen
- Sog der Drainage kontrollieren
- Vitalzeichen überprüfen
- Röntgenaufnahme des Thorax zur Lagekontrolle der Drainage organisieren
- Bei Schmerzen angeordnete Arzneimittel geben (Bedarfsmedikation)
- Patienten auf Nachblutungen kontrollieren

🔲 Pflege bei liegender Pleuradrainage

Allgemeine Maßnahmen

- Alle Prophylaxen, insbesondere Pneumonieprophylaxe
- Kontrolle von Atmung, Puls, Blutdruck, Temperatur und Allgemeinbefinden (Schmerzen)
- Unterstützung bei Mobilisation und Körperpflege.

Spezielle Maßnahmen

Unabhängig von der Art des Systems sind während der Liegezeit einer Pleuradrainage folgende Pflegemaßnahmen erforderlich:

- Die Drainageaustrittstelle wird zunächst täglich verbunden. Der Verbandwechsel erfolgt unter aseptischen Bedingungen. Dabei ist die Wunde auf Infektionszeichen (z.B. Rötung) und Zeichen einer Blutung oder eines Hautemphysems (Schwellung, auf Druck typisches Knistern) zu kontrollieren und die Befunde zu dokumentieren. Sind der Verband und die umliegende Haut unauffällig, genügt ein Verbandwechsel alle 2 – 3 Tage
- Das Absaugsystem wird am Bett befestigt. Es sollte immer unter Patientenniveau hängen, um ein Zurücklaufen von Sekret zu verhindern (hängt es über Patientenniveau, kann der hydrostatische Druck stärker sein als der Sog in der Drainage). Menge und Beschaffenheit des Sekretes (Wundsekret, Blut, Eiter) werden dokumentiert und die Sekretmenge bei einer Flüssigkeitsbilanzierung berücksichtigt
- Bei versehentlicher Diskonnektion der Verbindungsschläuche desinfizieren die Pflegenden sofort die Schlauchenden und stecken sie zusammen. Bei versehentlichem Herausrutschen der Drainage legen die Pflegenden sofort einen Verband (z.B. Kompressen mit Betaisodona®) an und decken ihn mit Folie oder breiten Pflasterstreifen luftdicht ab – allerdings nicht bei Patienten mit frischem Pneumo-

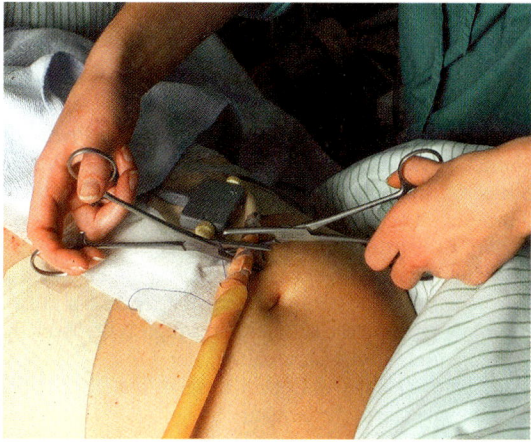

Abb. 8.34: Bei Störungen, Wechseln des Absaugsystems oder beim Transport des Patienten wird der Drainageschlauch aus zwei Richtungen versetzt mit zwei Klemmen abgeklemmt. Ausnahmen: Bei Spannungspneumothorax oder maschineller Beatmung darf der Schlauch nicht abgeklemmt werden. Bei Einmalsaugsystemen mit speziellen Ventilmechanismen braucht er nicht abgeklemmt zu werden, da der Sog bis zu zwei Stunden erhalten bleibt. [K183]

thorax oder während maschineller Beatmung: hier besteht die Gefahr eines Spontanpneumothorax. In beiden Fällen informieren sie unverzüglich den Arzt.

Folgende Parameter werden regelmäßig überprüft:

- **Sogstärke.** Bei angeschlossener Saugung und einem leichten Sprudeln ist der Flüssigkeitspegel in der Saugkontrollkammer (bei *nasser* Saugung) ein ungefähres Maß für die Saugleistung (normalerweise 20 cm Wassersäule). Bei *trockener* Saugung geben die Herstellerangaben der verschiedenen Systeme diesbezüglich Auskunft
- **Wasserstand im Wasserschloss und in der Saugkontrollkammer.** Ist der Wasserstand durch Verdunstung gesunken, Flüssigkeit nur bei unterbrochener Saugung auffüllen. Atemsynchrone Schwankungen des Wasserspiegels im Wasserschloss sind normal. Sind keine atemsynchronen Schwankungen im Wasserschloss zu beobachten, ist das System zwischen Patient und Wasserschloss verstopft oder abgeknickt. Dann den Drainageschlauch kontrollieren. Bei unauffälligem Schlauch probieren, ob Lagewechsel oder Atemübungen helfen
- **Durchgängigkeit des Systems.** Ein vernehmbares Blubbern im Wasserschloss bei einem Pneumothorax (oder bei älteren Absaugsystemen) ist normal. Blubbert das Wasserschloss in einem geschlossenen System, obwohl kein Pneumothorax vorliegt, ist die Schlauchverbindung zwischen Patient und Absaugsystem undicht, oder es besteht ein Leck innerhalb der Pleurahöhle ("Fistelbildung"). Dann körpernah abklemmen. Blubbert es danach nicht mehr, ist das Leck innerhalb der Pleurahöhle oder an der Punk-

tionsstelle (Arzt informieren). Blubbert es weiter, nach Leck im Schlauchsystem suchen.

Entfernen der Pleuradrainage

Der Arzt entfernt die Drainage nach einem Pneumothorax meistens zwischen dem 3. und 8. Tag. Wurde sie gelegt, um Sekret abzusaugen, wird sie bei geringer Förderleistung meist zwischen dem 7. und 14. Tag gezogen. Bevor der Arzt sie zieht, wird der Thorax des Patienten geröntgt. Bei einem unauffälligen Befund wird die Drainage in den meisten Häusern abgeklemmt und anschließend der Sog abgestellt. Nach einer erneuten Röntgenaufnahme der Lunge 24 Stunden später (Lunge weiterhin ausgedehnt?) wird die Drainage entfernt. In einigen Häusern wird die Drainage sofort entfernt.

Für das Entfernen der Pleuradrainage richten die Pflegenden folgende **Materialien:** Abwurf für gebrauchte Materialien, unsterile Kompressen und Wundbenzin zur Entfernung der Pflasterreste, Desinfektionsmittel, sterile Kompressen, sterile Watteträger, sterile Handschuhe, sterile Pinzette und Schere, Verbandsmaterial (Kompressen und Fixiervlies, z.B. Omnifix®, oder Pflaster für einen Dachziegelverband).

Bevor die Drainage gezogen wird, soll der Patient tief einatmen, während des Ziehens dann pressen oder aktiv ausatmen. Dies soll vermeiden, dass während des Entfernens der Drainage Luft in den Pleuraspalt gelangt. Evtl. wird das Pressen und Ausatmen auf Kommando vorher geübt. Nach dem Ziehen der Drainage wird die kleine Wunde mit einem sterilen Verband bedeckt, der drei Tage verbleibt. Darüber hinaus überprüfen die Pflegenden engmaschig die Vitalzeichen des Patienten, insbesondere seine Atmung. Kontrollröntgenaufnahmen der Lunge zeigen, ob die Lunge weiterhin ausgedehnt bleibt.

8.3 Hauptbeschwerden und Leitbefunde des Patienten mit Lungenerkrankungen

Zyanose ☞ *6.3.4*

8.3.1 Dyspnoe

> 🔅 **Dyspnoe:** Atemnot, also das (subjektive) Gefühl, „nicht genug Luft zu bekommen" und die Atemtätigkeit steigern zu müssen. Meist Ausdruck einer respiratorischen Insuffizienz unterschiedlicher Ursache und in der Regel mit sichtbar verstärkter Atemarbeit (z.B. zu hohe Atemfrequenz, Einsatz der Atemhilfsmuskulatur) einhergehend.

Patienten mit schwerer **Dyspnoe** sitzen mit aufgerissenen Augen und einem Gesichtsausdruck voller Panik und Todesangst im Bett und ringen nach Luft. Ist die Dyspnoe so schwer, dass der Patient sie nur durch aufrechte Haltung und Einsatz der Atemhilfsmuskulatur kompensieren kann, spricht man differenzierend oft von **Orthopnoe** (griech. ortho = gerade, aufrecht).

Einteilung und Ursachen

Die Dyspnoe wird in *vier Schweregrade* eingeteilt.

Belastungsdyspnoe	Grad I	Atemnot nur bei größeren körperlichen Anstrengungen wie etwa schnellem Gehen auf ebener Strecke, Bergaufgehen oder Treppensteigen
	Grad II	Atemnot schon bei mäßiger körperlicher Anstrengung, z.B. beim langsamen Gehen auf ebener Strecke
	Grad III	Atemnot bereits bei geringen körperlichen Anstrengungen wie An- und Ausziehen, leichten Verrichtungen im Haushalt oder Gehen „in eigenem Tempo"
Ruhedyspnoe	Grad IV	Atemnot auch in Ruhe (Ruhedyspnoe)

Tab. 8.35: Schweregrade der Dyspnoe. Grad I – III umfasst die Belastungsdyspnoe zunehmender Schwere und Grad IV die schwerste Form, die Ruhedyspnoe.

Die Ursachen für eine Dyspnoe sind vielfältig und reichen von Lungenkrankheiten über Herzerkrankungen, Stoffwechselstörungen (z.B. Azidose bei Diabetes mellitus ☞ 12.7.4) und Lähmungen der Atemmuskulatur bis hin zu psychischen Komponenten (Näheres ☞ Tab. 8.36).

Hilfreich ist es, auf Charakter und Begleitsymptome zu achten. Tritt die Dyspnoe z.B. anfallsweise auf, deutet dies auf Asthma bronchiale (☞ 8.6.1) hin. Eine zusätzliche saisonale Abhängigkeit spricht für eine allergische Ursache des Asthmas, z.B. durch Pollenflug, eine Besserung der Dyspnoe an arbeitsfreien Tagen für eine berufsbedingte Allergie, wie beim Bäcker das „Bäckerasthma". Atemnot im Liegen, die hauptsächlich nachts auftritt, ist häufig durch Herzerkrankungen (☞ Kapitel 6) bedingt. Geht die Dyspnoe mit Fieber und weiteren Zeichen einer Allgemeininfektion einher, ist an eine Pneumonie zu denken.

Psychische Betreuung der Patienten mit Atemnot

Patienten mit schwerer Dyspnoe werden von Todesangst gequält. Angst und Erregung verstärken die Atemnot weiter, und so kann – auch bei primär nicht lebensbedrohlichen Erkrankungen – ein Teufelskreis entstehen, aus dem der Patient alleine nicht mehr herausfindet.

- Über die Rufanlage Alarm auslösen. Patienten nicht alleine lassen, ihm das Gefühl von Ruhe und Geborgenheit vermitteln
- Möglichst atemunterstützende Lagerungen (☞ 8.2.2) einsetzen und Patienten zu ökonomischer Atmung anleiten
- Beengende Kleidung entfernen, evtl. Fenster öffnen
- Auf Arztanordnung Sauerstoff geben (☞ 8.2.3). **Vorsicht:** Wird der Patient dann plötzlich ruhiger, kann dies für eine Verbesserung der Atemnot sprechen, kann aber auch ein Hinweis auf einen Anstieg des pCO_2 (Kohlendioxidpartialdruck) sein, da durch die Sauerstoffgabe der Atemantrieb Sauerstoffmangel wegfällt. In diesem Fall trübt der Patient zunehmend ein
- Je nach Zustand Verlegung des Patienten auf die Intensivstation oder Intubation vorbereiten. Auf Arztanordnung Bronchialsekret absaugen (☞ 8.2.2)
- Bewusstseinslage, Hautfarbe, Atmung, Blutdruck und Pulsfrequenz engmaschig kontrollieren. Geschehen dokumentieren.

Atemnot wirkt sich auf alle Lebensbereiche der Betroffenen aus. So reduzieren sie ihre Bewegungen oft auf das Nötigste, wodurch sich eine eventuelle Thrombose- und Dekubitusgefahr verstärkt. Luftnot raubt dem Kranken den Schlaf, die zunehmende Erschöpfung wiederum verschlimmert die Atemnot. Einfachste Hilfe bei nächtlicher Luftnot ist die Oberkörperhochlagerung des Patienten und – falls der Patient dies als angenehm empfindet – die Zufuhr frischer Luft (Fenster öffnen).

Atemnotpatienten die Angst nehmen!
Zentrales Pflegeziel ist es, dem Patienten die Angst zu nehmen durch:
- Schaffen eines ruhigen Umfeldes ohne Hektik auch in „brenzligen" Situationen
- Vermittlung des Gefühls „Ich bin nicht allein" und von Geborgenheit
- Erleichterung der Atmung, z.B. durch Lageveränderungen. Jede Verbesserung der Atmung mindert die Angst des Patienten und steigert das Vertrauen in die Pflegenden, was sich auch bei künftigen Notfällen positiv auswirkt.

Schwere Atemnot kann Gespräche erschweren oder sogar unmöglich machen. Damit entfällt ein wichtiger Bestandteil der Krankheitsbewältigung. Manchmal kann der Patient überhaupt nicht mehr sprechen, etwa während eines starken Asthmaanfalls. Durch den Verlust der Sprache wird der Patient unsicher und hat große Angst, in einer Krisensituation keine Hilfe zu bekommen, weil er sich nicht mehr mitteilen kann. Hier sind die Kreativität und das Einfühlungsvermögen der Pflegenden gefragt, um auch ohne Worte miteinander kommunizieren zu können. Wichtig ist auf jeden Fall, immer wieder mit dem Patienten Blickkontakt aufzunehmen, so dass er spürt, es ist jemand da, der nach ihm schaut und bei Bedarf eingreift.

8.3.2 Apnoe

Schlafapnoesyndrom ☞ 8.13

Apnoe: Atemstillstand. Verlangt sofortiges Eingreifen.

Ursächlich können eine Verlegung der Atemwege, eine Lähmung des Atemzentrums und/oder eine Lähmung der Atemmuskulatur zugrunde liegen. Eine Apnoe bedeutet immer akute Lebensgefahr für den Patienten.

Pulmonale Ursachen

Atemwegswiderstand ↑
- Asthma bronchiale (☞ 8.6.1)
- Chron.-obstruktive Bronchitis (☞ 8.6.2)
- Fremdkörperaspiration (☞ 8.15)
- Zentrale Tumoren (☞ 8.8, 8.11.3)

Gasaustauschfläche ↓ und/oder Lungenbeweglichkeit ↓
- Pneumonie (☞ 8.5.3)
- Lungenfibrose (☞ 8.7)
- Pleuraerguss (☞ 8.11.2)
- Atelektasen (☞ 8.2.2)
- Lungenemphysem (☞ 8.6.3)
- Pneumothorax (☞ 8.9)
- Thoraxverletzungen
- Skoliose

Alveolendurchblutung ↓
- Lungenembolie (☞ 8.10.1)
- Lungeninfarkt (☞ 8.10.1)

Kardiale Ursachen

- Myokardinfarkt (☞ 6.5.2)
- Herzrhythmusstörungen (☞ 6.7)
- Myokarditis (☞ 6.8.2)
- Perikarditis, Perikarderguss (☞ 6.8.3)
- Angeborene Herzerkrankungen (☞ 6.12)

Extrathorakale Ursachen

Hyperventilation bei metabolischer Azidose
- Schock (☞ 7.6)
- Coma diabeticum (☞ 12.7.4)
- Urämie (☞ 11.12)

Störungen im Bereich des Atemzentrums
Anämie (☞ 13.6.1)
Adipositas (☞ 12.8.1)
Emotionale Faktoren
Physiologisch bei körperlicher Anstrengung

Tab. 8.36: Überblick über die wichtigsten Ursachen einer Dyspnoe (↑ erhöht, ↓ erniedrigt).

8.3.3 Veränderungen der Atemfrequenz

Apnoe ☞ *8.3.2*

Tachypnoe

> **⊡ Tachypnoe** (tachy = schnell): Beschleunigte Atmung, d.h. beim Erwachsenen Atemfrequenz > 16 Atemzüge/Minute, in schweren Fällen bis zu 100 Atemzüge/Minute.

Einer **Tachypnoe** können zahlreiche Ursachen zugrunde liegen.

Physiologische Ursachen sind beispielsweise:
- Körperliche Anstrengung
- Hitzeeinwirkung (Sauna, heißes Bad)
- Psychische Belastung.

Psychisch bedingt ist die Tachypnoe beim Hyperventilationssyndrom (☞ 8.3.4).

Eine Tachypnoe kann aber auch Anzeichen einer Erkrankung sein. Pathologische Ursachen sind beispielsweise:
- Mit erniedrigtem Sauerstoffangebot
  - Herz- und Lungenerkrankungen
  - Anämie (Blutarmut ☞ 13.6.1), Schock und Kohlenmonoxidvergiftung
- Mit erhöhtem Sauerstoffbedarf: z.B. Fieber.

Bradypnoe

> **⊡ Bradypnoe** (brady = langsam): Verlangsamte Atmung, beim Erwachsenen < 12 Atemzüge/Minute.

Physiologische Ursachen sind:
- Schlaf (herabgesetzter Stoffwechsel)
- Tiefe Entspannung (z.B. Meditation).

Pathologische Ursachen sind:
- Gehirnverletzungen mit Schädigungen des Atemzentrums
- Vergiftung durch zentral wirksame Schlafmittel (z.B. Benzodiazepine wie etwa Valium®)
- Stoffwechselerkrankungen mit Schädigung des Atemzentrums (z.B. Koma bei Diabetes mellitus).

8.3.4 Veränderungen der Atemintensität

Hypoventilation

> **⊡ Hypoventilation:** Im Verhältnis zum Stoffwechselbedarf des Körpers zu geringe Belüftung der Alveolen mit vermindertem Atemminutenvolumen und Anstieg von pCO_2 (*respiratorische Insuffizienz* ☞ 8.1.8). Bei ausgeprägter Hypoventilation zusätzlich Abfall der Sauerstoffsättigung.

Mögliche Ursachen einer **Hypoventilation** sind:
- Schmerzen in Brustkorb oder Abdomen, die zu einer *Schonatmung* führen (z.B. nach Operationen oder Verletzungen, bei Rippenfell- oder Lungenentzündungen)
- Schlechter Allgemeinzustand des Patienten (z.B. nach schweren Erkrankungen oder Operationen)
- Behinderung der Atmung durch Störungen des Atemzentrums, der Atemmuskulatur oder der Atemwege.

Hyperventilation

> **⊡ Hyperventilation:** Gesteigertes Atemminutenvolumen über die Stoffwechselbedürfnisse des Körpers hinaus mit zu niedrigem pCO_2 (**Hypokapnie** ☞ 8.4.5) bei normalem bis leicht erhöhtem pO_2.

Eine **Hyperventilation** kann psychogen, metabolisch (stoffwechselbedingt), zentral (ZNS-Schädigung), kompensatorisch (als Reaktion auf einen Sauerstoffmangel), hormonell oder medikamentös bedingt sein.

Bei der *psychogen bedingten Hyperventilation* kommt es zu einem Anstieg des pH-Wertes mit nachfolgender Abnahme der Kalziumionen im Serum. Diese äußert sich im **Hyperventilationssyndrom** *(Hyperventilationstetanie)* mit Muskelkrämpfen (typische *Pfötchenstellung* der Hände). Hält man dem Patienten eine kleine Plastiktüte so vor Mund und Nase, dass er seine Ausatemluft wieder einatmet, kann die Hyperventilation durchbrochen werden, da durch diese Rückatmung der pCO_2 wieder ansteigt.

8.3.5 Veränderungen des Atemmusters

Die (unbewusste) Atmung eines Gesunden ist regelmäßig und gleichmäßig tief **(Eupnoe),** wobei die Dauer der Einatmung etwas kürzer ist als die der Ausatmung. Folgende pathologische Atmungstypen lassen sich unterscheiden:

Kussmaul-Atmung

Bei der **Kussmaul-Atmung** handelt es sich um eine abnorm tiefe, aber regelmäßige Atmung. Sie tritt auf bei einer metabolischen Azidose (☞ 11.18.1), z.B. im diabetischen oder urämischen Koma (☞ 12.7.4 bzw. 11.12). Durch die tiefe Atmung versucht der Organismus, CO_2 abzuatmen und damit den zu niedrigen pH-Wert des Blutes zu korrigieren.

Cheyne-Stokes-Atmung

Für die **Cheyne-Stokes-Atmung** ist ein periodisches An- und Abschwellen der Atmung mit kurzen Pausen typisch: Flache Atemzüge werden zunächst immer tiefer und flachen dann wieder ab, bis die Atmung für ca. 10 – 20 Sekunden völlig aussetzt. Hierauf beginnt der Zyklus von neuem. Die Cheyne-Stokes-Atmung ist in der Regel pathologisch. Sie tritt beispielsweise bei einer schweren Schädigung des Atemzentrums, aber auch bei Herzerkrankungen infolge der verlangsamten Blutzirkulation auf.

Biot-Atmung

Bei der **Biot-Atmung** *(intermittierende Atmung)* wechseln mehrere gleich tiefe, kräftige Atemzüge periodisch mit plötzlichen Atempausen ab. Bei Erwachsenen kommt die Biot-Atmung bei Schädigung des Atemzentrums durch Gehirnverletzungen oder erhöhten Hirndruck vor.

Schnappatmung

Die **Schnappatmung** tritt vor allem kurz vor dem Tod auf *(agonale Atmung)*, oft im Gefolge einer Cheyne-Stokes-Atmung. Sie zeigt schwerste Schädigungen des Atemzentrums an und ist gekennzeichnet durch einzelne, schnappende Atemzüge, die von langen Pausen unterbrochen werden.

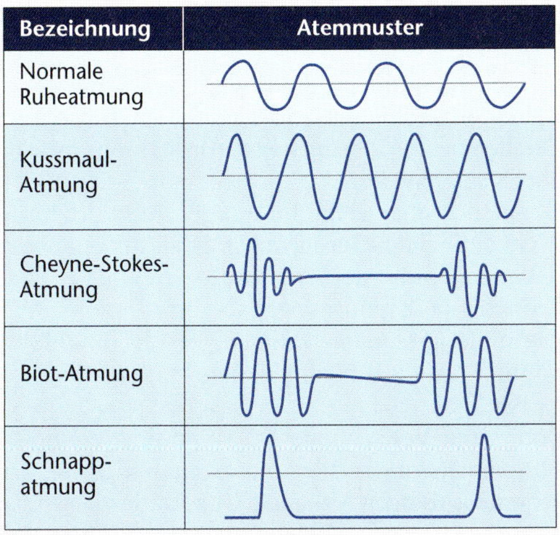

Bezeichnung	Atemmuster
Normale Ruheatmung	
Kussmaul-Atmung	
Cheyne-Stokes-Atmung	
Biot-Atmung	
Schnapp-atmung	

Abb. 8.37: Pathologische Atmungstypen in der Schemazeichnung. [A400]

8.3.6 Atemgeräusche

Pathologische Atemgeräusche sind Stridor, Husten (☞ 8.3.8) und Rasseln. Schnarchen ist dagegen meist harmlos.

Schnarchen

Das wohl häufigste Atemgeräusch ist das **Schnarchen** während des Schlafs. Es ist meist harmlos und entsteht durch atmungsbedingtes Flattern des Gaumensegels. Hat der Schnarcher allerdings längere Atempausen (> 10 Sek.), so besteht der Verdacht auf ein bedrohliches **Schlafapnoesyndrom** (☞ 8.13). Dann ist eine diagnostische Abklärung im *Schlaflabor* erforderlich.

Stridor

Ein **Stridor** (lat. Zischen, Pfeifen) ist ein pfeifendes Atemgeräusch infolge Verengung der Atemwege. Patienten mit Stridor leiden meist gleichzeitig unter Dyspnoe (☞ 8.3.1).

Ein Stridor gibt erste Hinweise auf die Krankheitslokalisation:
- Ein *inspiratorischer Stridor,* also ein Stridor während der *Einatmung,* tritt bei einer Verengung der *extrathorakalen* Luftwege auf, z.B. einem stenosierenden Tumor der oberen Trachea oder teilweiser Verlegung der Stimmritze (Glottis) bei Stimmbandlähmung oder Tumor
- Ein *exspiratorischer Stridor* ist während der *Ausatmung* zu hören. Er ist bedingt durch eine Verengung der *intrathorakalen* Luftwege, etwa durch eine Verengung der Bronchien beim Asthma bronchiale (☞ 8.6.1)
- Auch ein *gemischter Stridor* ist möglich.

Rasselgeräusche

Bei **Rasselgeräuschen** *(RG)* handelt es sich um pathologische Atemgeräusche, die im Bereich der Bronchien entstehen:
- **Trockene Rasselgeräusche** sind Folge schwingender Schleimfäden in den Luftwegen, etwa beim Asthma bronchiale (☞ 8.6.1) oder einer obstruktiven Bronchitis (☞ 8.6.2). Je nach Klangqualität werden *Pfeifen*, *Giemen* und *Brummen* unterschieden
- **Feuchte fein-, mittel- oder grobblasige Rasselgeräusche** sind durch Flüssigkeitsansammlung in Luftwegen oder Lungenbläschen bedingt. Durch die strömende Atemluft kommt es zur Blasenbildung. Feuchte Rasselgeräusche sind am ehesten mit dem Perlen von Mineralwasser zu vergleichen, können aber auch brodelnden Charakter haben.

Rasselgeräusche werden mit Hilfe der Lungenauskultation (☞ 8.4.1) differenziert und dokumentiert. Nur wenn sie sehr laut sind, sind sie mit dem bloßen Ohr zu hören.

8.3.7 Atemgeruch

Der Atem des Gesunden ist nahezu geruchlos. Ein (unangenehmer) **Atemgeruch** ist oft Hinweis auf eine Krankheit:

- **Azetongeruch** ist typisch für das *diabetische Koma* (☞ 12.7.4) und tritt dann häufig zusammen mit einer Kussmaul-Atmung (☞ 8.3.5) auf. Er kann aber auch auf langandauernden Hunger hinweisen. Vergleichbar ist er mit dem Geruch fauler Äpfel
- **Ammoniakgeruch** erinnert an den Geruch von Salmiakgeist. Er kommt z.B. beim Leberkoma (☞ 10.5.6) vor
- **Fade-süßlicher Geruch** (Eitergeruch) kennzeichnet bakterielle Infektionen wie etwa eine *Bronchitis* (☞ 8.5.2) oder *Pneumonie* (☞ 8.5.3)
- **Fäulnisgeruch** ist übelriechend und jauchig-stinkend und Hinweis auf Zerfallsprozesse im Atemsystem (z.B. bei *Bronchialkarzinom* ☞ 8.8.2)
- **Urinöser Geruch** tritt als Zeichen einer Urämie (☞ 11.12) im Endstadium einer *Niereninsuffizienz* auf.

Übler **Mundgeruch** *(Foetor ex ore)* kann auch durch Erkrankungen im Mund-Rachen-Raum (Angina, kariöse Zähne) oder im Verdauungstrakt (insbesondere bakterielle Besiedlung des Magens mit dem Bakterium *Helicobacter pylori*), durch Ernährung mit viel Knoblauch oder durch längeres Fasten bedingt sein.

8.3.8 Husten

> ☐ **Husten:** Heftige Ausatmung gegen die zunächst geschlossene, dann plötzlich geöffnete Stimmritze (Glottis), wobei der ausströmende Atem Geschwindigkeiten bis 1 000 km/Std. erreichen kann.

Der **Hustenreflex** ist ein Schutzreflex, der die Atemwege von Fremdkörpern und anderen schädigenden Reizen freihält. Auch das Aushusten von Sekret *(Sputum)* und das Räuspern beruhen auf diesem Reflexmechanismus.

> ☝ **Husten** kann Ausdruck einer harmlosen Erkältung, aber auch Anzeichen einer ernsten Erkrankung wie z.B. eines Bronchialkarzinoms sein. Daher solle jeder Husten, der länger als 3 – 4 Wochen anhält, diagnostisch abgeklärt werden.

Man unterscheidet den:

- **Akuten Husten** (z.B. bei einer akuten Bronchitis oder Lungenentzündung)
- **Chronischen Husten** (z.B. bei langjährigem Rauchen, Tuberkulose oder Bronchialkarzinom)
- Anfallsweise **rezidivierenden Husten** (z.B. bei Asthma bronchiale).

Ein trockener Reizhusten tritt vor allem zu Beginn einer Bronchitis und bei chronischen Reizungen auf, aber auch beim Keuchhusten und Bronchialkarzinom. Er wird auch als **unproduktiver Husten** bezeichnet. Wird beim Husten Sekret aus dem Bronchialbaum in die oberen Luftwege befördert, bezeichnet man diesen Husten als **produktiv.** Danach fühlt sich der Patient zumindest kurzzeitig erleichtert, während der unproduktive, „unnütze" Husten oft als besonders quälend empfunden wird.

8.3.9 Sputum

> ☐ **Sputum** *(Auswurf):* Ausgehustetes Bronchialsekret. Abgesehen von geringen Mengen gelegentlichen, glasig-hellen Sputums immer pathologisch.

Bei zahlreichen Erkrankungen wird vermehrt **Sputum** gebildet, oft mit Veränderung seiner Beschaffenheit. Zahlreiche Patienten können diesbezügliche Fragen jedoch nicht beantworten, da sie ihren Auswurf bewusst oder unbemerkt verschlucken. In diesem Fall wird der Patient zum Abhusten angehalten und das Sputum zur Begutachtung in einem Gefäß gesammelt.

Die Beobachtungen von Husten und Sputum sollten mindestens einmal pro Schicht dokumentiert werden. Neben Menge, Farbe und Geruch sind mögliche Beimengungen bedeutsam. Mit dem bloßen Auge können Blut, Gewebeteile, Eiter oder Nahrungsreste erkannt werden. Andere Beimengungen wie Bakterien oder Tumorzellen können nur mikroskopisch im Labor festgestellt werden.

Sputum kann folgende Veränderungen aufweisen:

- Zäh-fadenziehendes, glasiges Sputum ist beispielsweise beim Asthma bronchiale (☞ 8.6.1) zu beobachten
- Vor allem morgens auftretende größere Mengen weißlichen Schleims beim sog. Raucherhusten sind Zeichen einer chronischen Bronchitis (☞ 8.6.2) durch das Rauchen
- Gelblicher oder gelbgrün-eitriger Auswurf mit oft leicht süßlichem Geruch ist Hinweis auf eine bakterielle Infektion der Atemwege, z.B. eine eitrige Bronchitis oder ein Lungenabszess
- Dünnflüssiges oder schaumiges, leicht blutiges Sputum tritt z.B. beim akuten Lungenödem auf (☞ 6.6.3)
- Rotbraune Verfärbungen des Sputums deuten auf Blutbeimengungen hin und können z.B. bei Lungenentzündungen (☞ 8.5.3), Tuberkulose (☞ 8.5.4), blutigen Lungeninfarkten und insbesondere beim Bronchialkarzinom (☞ 8.8.2) auftreten
- Ein fade-süßlicher Geruch des Sputums spricht für bakteriell-entzündliche Erkrankungen, ein übelrie-

chend-fauliger Geruch für Gewebszerfall wie etwa bei einem Karzinom.

Die Menge des Sputums kann bei massiven Infekten oder Bronchiektasen (☞ 8.17) in Extremfällen bis zu 2 l täglich betragen. Dann muss evtl. die Sputummenge in einer Flüssigkeitsbilanz berücksichtigt werden.

Hämoptyse und Hämoptoe

> ⊡ **Hämoptyse:** Aushusten von blutigem Sputum oder geringen Blutmengen.
>
> **Hämoptoe:** Aushusten größerer Blutmengen.

Bereits eine starke Bronchitis oder eine Pneumonie können zu einer **Hämoptyse** führen, manchmal nur als rotbraune Fädchen sichtbar. Besonders bei älteren Menschen ist blutiges Sputum aber oft Zeichen einer schweren Erkrankung wie beispielsweise eines Bronchialkarzinoms oder eines Lungeninfarktes.

Bluthusten kann auch durch Erkrankungen außerhalb der Lunge bedingt sein. So können beispielsweise Herzerkrankungen mit Lungenstauung (☞ 6.6.3) oder Gerinnungsstörungen (☞ 13.9.1) zu blutigem Sputum führen.

Da blutiges Sputum die Patienten oft sehr beunruhigt, werden zumindest größere Blutbeimengungen meist den Pflegenden oder dem Arzt berichtet.

> 🚨 **Notfall! Erstmaßnahmen bei Hämoptoe**
>
> Jede **Hämoptoe** ist ein Notfall, da eine starke, lebensgefährliche Blutung, ein **Blutsturz,** droht:
> - Sofortige Benachrichtigung des Arztes, ggf. durch Auslösen des Alarms über die Rufanlage
> - Oberkörperhochlagerung
> - Beruhigung des Patienten
> - Auffangen des Blutes, etwa in einer Nierenschale, Bereitstellen von Zellstoff oder Papiertaschentüchern
> - Evtl. Absaugen des Sekrets
> - Mundpflege.

Das Bluthusten ist von der **Hämatemesis,** dem *Bluterbrechen* (☞ 9.3.6), abzugrenzen: Stammt das Blut aus dem Magen, so ist es durch Einwirkung des sauren Magensafts meist schwärzlich und erinnert an Kaffeesatz. Bei einer Ösophagusvarizenblutung (☞ 10.5.6) dagegen ist es hellrot-schaumig, und die Blutung ist meist erheblich. Auch Blutungen aus Nase oder Rachen können mit dem Aushusten von Blut verwechselt werden.

> 👐 Hämoptoe und Hämatemesis lassen sich mit einem Streifchen Indikatorpapier unterscheiden: Blut aus dem Magen reagiert sauer (pH < 7), Blut aus den Luftwegen dagegen alkalisch (pH > 7).

Umgang mit Sputum

Ein hygienischer Umgang mit Sputum schützt Mitpatienten, Besucher und Pflegende vor Ansteckung, da Sputum als potenziell ansteckend anzusehen ist. Deshalb:

- Tragen von Handschuhen bei jedem Umgang mit Sputum, um eine Selbstansteckung und eine Verschleppung von Keimen mit den Händen zu vermeiden
- Direktes Anhusten durch den Patienten vermeiden
- Desinfektion mit Haut- oder Flächendesinfektionsmitteln bei Kontamination mit Sputum
- Abhusten des Sputums in Papiertücher oder in spezielle Sputumbecher, denen Desinfektionslösung zugesetzt sein kann. Heute werden meist Einwegbecher mit Deckel benutzt. Bei der Verwendung von Papiertüchern ist eine Mülltüte am Bett oder Nachtkästchen zu befestigen (mehrmals am Tag wechseln!), damit der Patient die benutzten Tücher sofort entsorgen kann und sie nicht in oder neben dem Bett „zwischenlagern" muss. Die Beobachtung des Sputums ist bei der Benutzung von Bechern leichter als bei der Verwendung von Papiertüchern.

Sputumgewinnung

Zur Laboruntersuchung eignet sich am besten **Morgensputum** *(Nüchternsputum),* d.h. Sekret, das vor dem Frühstück und vor dem Zähneputzen ohne Speichel in einem sterilen, beschrifteten Gefäß aufgefangen wurde. Wichtig ist, dass der Patient nicht einfach Speichel ausspuckt, sondern mit Hilfe geeigneter Abhustetechniken (☞ 8.2.2) Sekret aus den unteren Abschnitten der Luftwege abhustet.

Kann nicht genug Sputum gewonnen werden, sind evtl. sekretlösende Maßnahmen (☞ 8.2.2) angezeigt, oder der Arzt verordnet entsprechende Arzneimittel. Ist auch dies erfolglos, wird ein bronchoskopisches Absaugen von Sekret in Betracht gezogen (☞ 8.4.4).

8.3.10 Schmerzen

Lungenerkrankungen führen in aller Regel nicht zu **Schmerzen.** Ein Bronchialkarzinom beispielsweise ruft, solange es auf die Lunge beschränkt ist, keine Schmerzen hervor – erst bei einer Pleurabeteiligung bekommt der Patient Schmerzen.

Wichtige Erkrankungen in der Pneumologie, die mit Schmerzen einhergehen, sind:
- *Pleuritis* (☞ 8.11.1): atemabhängige Schmerzen bis hin zu ausgeprägter Schonhaltung
- *Lungenembolie* (☞ 8.10.1): akute Schmerzen im Brustkorb, die bei Inspiration zunehmen. Gleichzeitig Husten, Dypnoe, Angstgefühl bis hin zur Todesangst
- *Pneumothorax:* häufig akut einsetzende, einseitige, stechende Schmerzen im Brustkorb, verbunden mit (plötzlicher) Atemnot.

8.4 Diagnostik bei Lungenerkrankungen

8.4.1 Anamnese und körperliche Untersuchung der Lunge

Anamnese

Der Kontakt zwischen Patient und Untersucher beginnt mit der Erhebung der **Anamnese.** Zunächst stehen die genauen Umstände der Beschwerden (☞ 8.3) des Patienten im Vordergrund. Da sich auch viele Herzerkrankungen durch Atemnot bemerkbar machen, wird der Kranke nach Herzfehlern, Herzschwäche und Beinödemen gefragt. Von Interesse sind außerdem frühere allergische Erkrankungen, Tuberkulose, Tumoren (Lungenmetastasen?) und tiefe Beinvenenthrombosen (neue Thrombose mit Embolie?). Nicht zuletzt ist für jede Diagnosestellung wichtig zu wissen, ob, seit wann und wie viel der Patient raucht (wenn auch häufig mit geschönten Angaben zu rechnen ist), da Rauchen einer der Hauptrisikofaktoren für das Bronchialkarzinom, die chronisch-obstruktive Bronchitis und das Emphysem ist.

Bereits während der Anamneseerhebung achtet der Arzt auf direkte oder indirekte Hinweise einer Lungenerkrankung. Dazu gehören neben den oben dargestellten Leitsymptomen beispielsweise eine Zyanose (☞ 6.3.4), große, stark gewölbte Uhrglasnägel oder Trommelschlegelfinger (Auftreibung der Fingerendglieder) sowie die für starke Raucher charakteristische Braunverfärbung von Zeige- und Mittelfinger.

Inspektion

Bei der körperlichen Untersuchung der Lunge beurteilt der Untersucher zunächst den äußeren Brust-

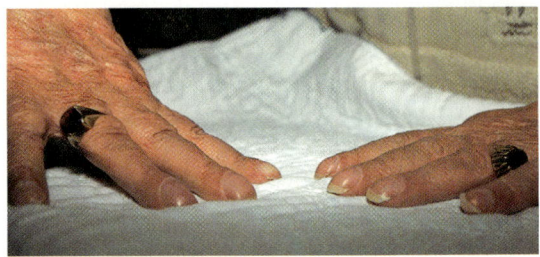

Abb. 8.38: Uhrglasnägel. [M104]

korb. Thoraxdeformitäten (z.B. Trichterbrust) zeigen sich dabei bereits auf den ersten Blick. Wichtig ist, ob die Atembewegungen auf beiden Thoraxseiten gleich sind oder ob sich eine Seite nur gering mitbewegt, beispielsweise bei einer Pleuritis (☞ 8.11.1). Bei der **paradoxen Atmung,** etwa bei Rippenserienbrüchen oder einem Pneumothorax, wird die betroffene Thoraxhälfte beim Einatmen kleiner und beim Ausatmen größer.

Perkussion

Bei der **Perkussion** („Abklopfen" mit den Fingerknöcheln) der gesunden Lunge ergibt sich ein typischer Klopfschall, der als **sonor** bezeichnet wird. Ist der Luftgehalt der Lunge erhöht (wie z.B. beim Emphysem oder Pneumothorax), so ist der Klopfschall lauter und tiefer **(hypersonor)** und erinnert an den Ton, den das Beklopfen einer leeren Schachtel erzeugt. Bei einer Lungenentzündung oder einem Erguss ist der Schall dagegen deutlich leiser **(gedämpft),** vergleichbar dem beim Beklopfen des Oberschenkels.

Außerdem können mit Hilfe der Perkussion die Lungengrenzen und ihre Atemverschieblichkeit (normal 4 – 6 cm) bestimmt werden. Beim Lungenemphysem

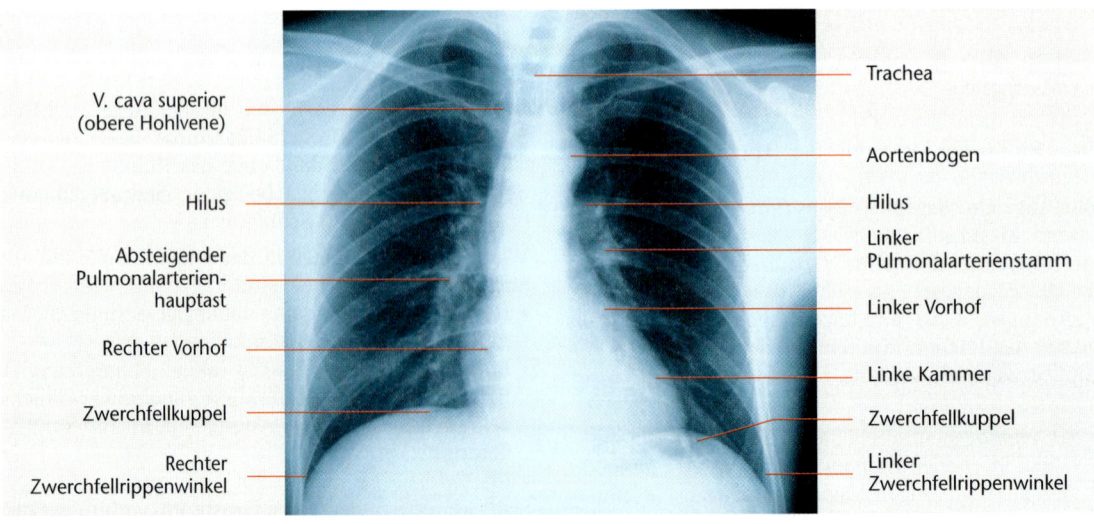

V. cava superior (obere Hohlvene)

Hilus

Absteigender Pulmonalarterienhauptast

Rechter Vorhof

Zwerchfellkuppel

Rechter Zwerchfellrippenwinkel

Trachea

Aortenbogen

Hilus

Linker Pulmonalarterienstamm

Linker Vorhof

Linke Kammer

Zwerchfellkuppel

Linker Zwerchfellrippenwinkel

Abb. 8.39: Röntgennativaufname des Thorax, p.a.-Aufnahme (posterior-anteriorer Strahlengang). Normalbefund. [D200]

beispielsweise stehen die Lungengrenzen zu tief, und die Atemverschieblichkeit ist beidseits etwa gleich stark vermindert.

Die Perkussion reicht nur wenige Zentimeter in die Tiefe. Daher kann sie bei einer tief innen liegenden Lungenentzündung unauffällig sein. Bei sehr adipösen Patienten ist die Perkussion nicht verwertbar.

Auskultation

Die **Auskultation** der Lunge (☞ 1.3) zeigt beim Gesunden während der Einatmung ein leises, rauschendes Atemgeräusch, das als **Vesikuläratmen** bezeichnet wird. Bei der Ausatmung ist beim Gesunden nur ein sehr leises Atemgeräusch zu hören. Pathologische Auskultationsbefunde sind:

- Über kollabierten Lungenpartien oder beim Emphysem ist das Atemgeräusch abgeschwächt, bei großen Ergüssen fehlt es völlig
- Ein fauchendes **Bronchialatmen** ist beim Gesunden nur über der Trachea und den Hauptbronchien zu hören; ansonsten spricht es z.B. für eine Lungenentzündung
- Ebenfalls pathologisch sind sämtliche *Neben-* oder **Rasselgeräusche** (RG ☞ 8.3.6)
- Das **Pleurareiben** ist bei einer Pleuraentzündung (☞ 8.11.1) zu hören und erinnert an das Knarren von Leder.

8.4.2 Bildgebende Diagnostik

Konventionelles Röntgen

Röntgennativaufnahme des Thorax

Die häufigste radiologische Untersuchung zur Diagnostik von Lungenerkrankungen ist die **Röntgennativaufnahme des Thorax** in zwei Ebenen (von hinten und von der Seite). Wenn irgend möglich, sollte der Patient bei der Röntgenaufnahme stehen, da dies die Beurteilbarkeit verbessert. Bei Schwerkranken ist eine orientierende Aufnahme im Liegen mittels mobiler Röntgengeräte möglich.

Flächige Verschattungen oder Verdichtungen, die im Röntgenbild hell erscheinen, können z.B. durch eine Pneumonie oder ein Lungenödem bedingt sein. Runde Gebilde haben oft einen Tumor oder eine Tuberkulose zur Ursache. Bei einem Pneumothorax ist der betroffene Bezirk völlig schwarz, und die feine Zeichnung der gesunden Lunge fehlt. Eine Verbreiterung des Lungenhilus ist häufig Folge von Tumoren oder Lymphknotenvergrößerungen.

Eine besondere Vorbereitung des Patienten ist nicht erforderlich. Mit älteren Patienten muss evtl. das Atem-Anhalten nach tiefer Einatmung geübt werden, da die Aussagekraft einer Aufnahme in größtmöglicher Inspiration am höchsten ist. Ausnahmen sind Röntgenaufnahmen bei Verdacht auf Pneumothorax (ein Pneumothorax ist bei Exspiration am besten erkennbar).

Tomographie

Bei der **Tomographie** *(Schichtaufnahme)* wird nicht der gesamte Thorax abgebildet, sondern nur auf eine Schicht „scharfgestellt". Vor und hinter dieser Schicht lokalisierte Strukturen werden durch die Aufnahmetechnik „verwischt" und führen daher nicht zu Überlagerungen.

Die Tomographie wurde vor allem bei Verdacht auf (tuberkulöse) Kavernen (☞ 8.5.4) oder Prozesse am Lungenhilus eingesetzt. Sie wird aber heutzutage mehr und mehr von der Computertomographie abgelöst.

Durchleuchtung

Bei einer **Durchleuchtung** werden die Thorax- und Lungenbewegungen während der Atmung kontinuierlich beobachtet. Trotz moderner Techniken ist die Strahlenbelastung aufgrund der langen Untersuchungsdauer verhältnismäßig hoch, so dass die Indikation zur Durchleuchtung eng gestellt werden sollte.

Für beide Untersuchungen ist keine besondere Vorbereitung des Patienten erforderlich.

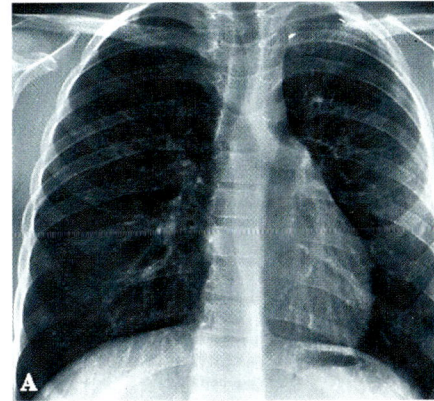 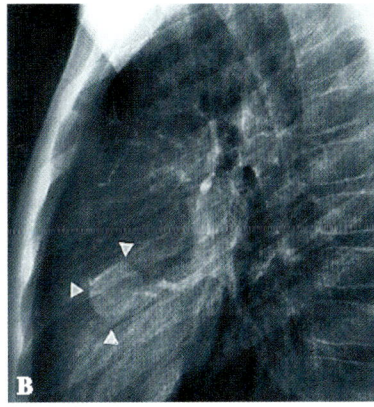

Abb. 8.40: Wie wichtig die Seitaufnahme ist, verdeutlichen diese Bilder. In der p.a.-Aufnahme (Bild A) ist kein Tumor zu erkennen. Erst die Seitaufnahme (Bild B) zeigt den Rundherd (hier eine Metastase). [E211-100]

CT und Kernspintomographie

Die **Computertomographie** (☞ auch 1.6.3) wird in erster Linie bei (mutmaßlich) malignen Tumoren zum *Tumorstaging* und zur Metastasensuche eingesetzt. Sie macht insbesondere kleine Lungenveränderungen sichtbar, die sich anderen bildgebenden Verfahren (weitgehend) entziehen. Bei einem CT mit Kontrastmittel gelten die Richtlinien bei Kontrastmittelgabe (☞ 1.6.2).

Haupteinsatzgebiet der **Kernspintomographie** ist heute die Darstellung des Mediastinums und der großen thorakalen Gefäße (ohne Kontrastmittel).

Nuklearmedizinische und Kontrastmitteluntersuchungen

Bronchographie ☞ Tab. 1.37

Drei Spezialuntersuchungen stellen die Lungendurchblutung bzw. Lungenbelüftung bildlich dar:

• Die **Lungenperfusionsszintigraphie** macht die Lungendurchblutung sichtbar und wird in erster Linie bei Verdacht auf Lungengefäßerkrankungen (z.B. Lungenembolie ☞ 8.10.1) angewandt. Dem Patienten wird intravenös eine radioaktive Substanz gespritzt, die sich in durchbluteten Lungenkapillaren absetzt. Diese winzigen künstlichen Mikroembolien sind für den Patienten unschädlich. Die Radioaktivität über der Lunge wird z.B. mit einer Gammakamera registriert. Durchblutete Bezirke stellen sich schwarz und nicht durchblutete Bezirke, in die keine radioaktive Substanz gelangt, weiß dar. Eine Vorbereitung des Patienten für die Untersuchung ist nicht erforderlich

• Da auch eine mangelhafte Belüftung der Lunge reflektorisch zu einer Minderdurchblutung der betreffenden Lungenabschnitte führt, ist manchmal zusätzlich eine **Lungenventilationsszintigraphie** zur Belüftungsdarstellung angezeigt, bei der der Patient die radioaktive Substanz einatmet. Während bei einer Embolie die Durchblutung, nicht aber die Belüftung der Lunge gestört ist, fallen beispielsweise bei einem zentral sitzenden Bronchialkarzinom (☞ 8.8.2) oder Bronchiektasen (☞ 8.17) beide Untersuchungen pathologisch aus

• Die **digitale Subtraktionsangiographie der A. pulmonalis** *(Pulmonalis-DSA)* ist eine invasive, aber die sicherste Methode zum Nachweis einer Lungenembolie (☞ 8.10.1). Dabei wird ein Katheter über eine Vene vorgeschoben und dann Kontrastmittel zur Gefäßdarstellung gespritzt (Pflege ☞ 1.6.2). Thromben stellen sich als Defekte im Kontrastmittelstrom dar.

Sonographie

Die **Sonographie** (☞ 1.6.6) erlaubt die Diagnose und anschließende Punktion von Pleuraergüssen und die gezielte Punktion von Tumoren der Thoraxwand (☞ 8.11.3). Auch brustwandnahe Lungentumoren sind oft gut darstellbar. Die Untersuchung ist für den Patienten nebenwirkungs- und schmerzfrei. Insgesamt hat die Sonographie in der Lungenheilkunde einen relativ geringen Stellenwert, verglichen beispielsweise mit der Untersuchung bei Erkrankungen der Bauch- und Beckenorgane.

8.4.3 Lungenfunktionsdiagnostik

Die **Lungenfunktionsprüfung** *(Lufu)* dient der genauen Messung der Leistungsfähigkeit der Lunge. Sie wird zur Diagnose und Verlaufskontrolle von Lungenerkrankungen und vor operativen Eingriffen eingesetzt.

Spirometrie

Mit Hilfe der **Spirometrie** können die verschiedenen Lungenvolumina und Ventilationsgrößen gemessen werden.

Die Spirometrie ist für den Patienten schmerzlos. Er sitzt auf einem Stuhl und hält ein kleines Gerät mit einem Mundstück in der Hand, durch das er während der Untersuchung atmet. Um eine Nasenatmung mit

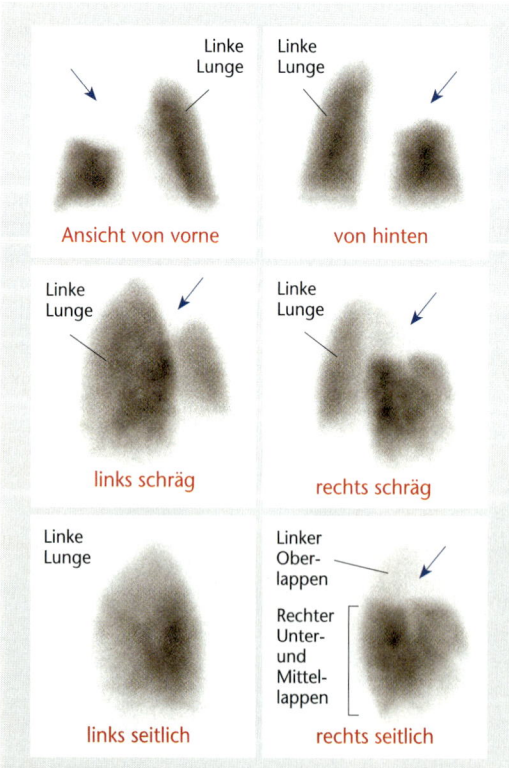

Abb. 8.41: Lungenperfusionsszintigraphie bei einem Patienten mit Lungenembolie. Nicht durchblutete Lungenbezirke stellen sich im Lungenszintigramm als weiße Flächen dar (Pfeile). In diesem Fall besteht eine Embolie der rechten Oberlappenarterie. [T165]

Ansicht von vorne — von hinten — Linke Lunge

links schräg — rechts schräg

links seitlich — rechts seitlich

Linker Oberlappen — Rechter Unter- und Mittellappen

entsprechender Verfälschung der Ergebnisse zu verhindern, wird die Nase mit einer Nasenklemme verschlossen. Vielen Patienten fällt das Atmen auf Kommando unter diesen Bedingungen noch schwerer als sonst, evtl. ist vorheriges Üben nötig. Die Ergebnisse sind stark abhängig von der Mitarbeit des Patienten.

Ein wichtiger Parameter neben den verschiedenen Lungenvolumina (☞ 8.1.3) ist das *forcierte exspiratorische Volumen (FEV$_1$ = **Einsekundenkapazität**)*. Es gibt an, wie viel Luft der Patient nach tiefer Einatmung in einer Sekunde maximal ausatmen kann. Wird das forcierte exspiratorische Volumen auf die Vitalkapazität bezogen (FEV$_1$/VC), ergibt sich der **Tiffeneauwert,** der beim Gesunden bei ca. 70 % liegt und mit höherem Alter abnimmt. Beide Werte sind insbesondere beim Lungenemphysem sowie bei Verengungen der Atemwege verändert, beispielsweise beim Asthma bronchiale. Durch Testwiederholung nach Inhalation eines β$_2$-Sympathomimetikums (z.B. Salbutamol® ☞ Pharma-Info 8.66) kann geprüft werden, ob sich die verengten Atemwege wieder erweitern können. Aus Abweichungen der einzelnen Lungenvolumina vom jeweiligen Normwert kann auf die Art der Lungenveränderung geschlossen werden (☞ Abb. 8.42).

Peak-flow-Meter

Ein einfaches Gerät, das oft auf Station vorhanden und für die Patientenselbstkontrolle zu Hause geeignet ist, ist der **Peak-flow-Meter.** Das ca. handgroße Gerät gleicht einem Blasröhrchen und misst den Höchstwert des Ausatmungsstroms bei forcierter Ausatmung (☞ Abb. 8.43). Dieser Wert kann auf dem Gerät abgelesen werden und ermöglicht damit eine einfache Therapiekontrolle, z.B. bei Asthmatikern.

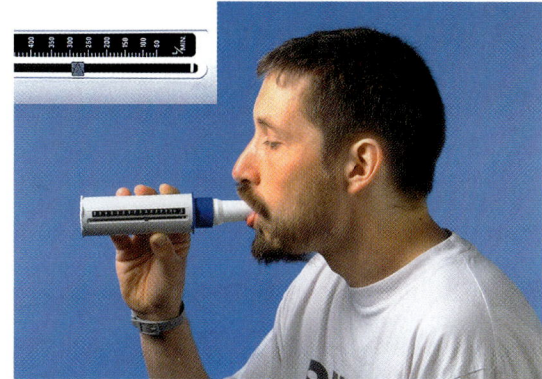

Abb. 8.43: Peak-flow-Meter. [K183]

Ganzkörperplethysmographie

Die **Ganzkörperplethysmographie** *(Bodyplethysmographie)* ist eine aufwendige Untersuchungsmethode, die nicht nur die Größen der Spirometrie ermittelt, sondern auch eine Berechnung des *Atemwegswiderstandes* **(Resistance)** und z.B. des Residualvolumens ermöglicht.

Der Patient sitzt in einer geschlossenen Kammer und ist nur über ein Mundstück mit der Außenwelt verbunden. Nach einer aufwendigen Eichung können aus den Kammerdruckschwankungen (bzw. Luftströmen) und dem gleichzeitig am Mund des Patienten gemessenen Atemstrom die Atemwegswiderstände und verschiedene Lungenvolumina berechnet werden.

Im Gegensatz zur Spirometrie ist die Ganzkörperplethysmographie weitgehend unabhängig von der Mitarbeit des Patienten.

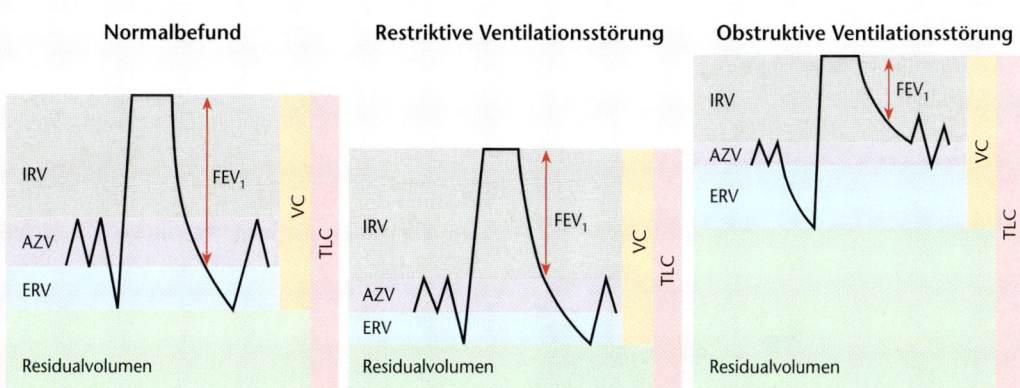

ERV: Exspiratorisches Reservevolumen, IRV: Inspiratorisches Reservevolumen, FEV$_1$: Forciertes exspiratorisches Volumen (1 sek), TLC: Totalkapazität, AZV: Atemzugvolumen, VC: Vitalkapazität.

Restriktive Ventilationsstörung: VC erniedrigt, FEV$_1$ erniedrigt, FEV$_1$/VC normal
Obstruktive Ventilationsstörung: VC normal oder – wie hier – durch gesteigertes Residualvolumen erniedrigt, FEV$_1$ erniedrigt, FEV$_1$/VC erniedrigt

Abb. 8.42: Spirometriekurven beim Gesunden, bei restriktiver und bei obstruktiver Ventilationsstörung. [L157]

Notwendig ist die genaue Dokumentation von Größe, Gewicht und Alter des Patienten, da alle genannten Lungenvolumina und damit die exakte Auswertung der Untersuchung von diesen Faktoren und zusätzlich vom Geschlecht der untersuchten Person abhängig sind.

8.4.4 Endoskopische Untersuchungen

Bronchoskopie

Bei der **Bronchoskopie** werden die Luftwege mit einem Spezialendoskop betrachtet. Die *diagnostische Bronchoskopie* (mit evtl. Biopsie) wird in erster Linie bei Verdacht auf maligne Tumoren durchgeführt. Bei einer *therapeutischen Bronchoskopie* werden Fremdkörper entfernt, Tumoren z.B. mittels Laser verkleinert oder Schleim aus den Atemwegen abgesaugt. Bei einem *flexiblen* Bronchoskop, wie es in der Regel zu diagnostischen Zwecken benutzt wird, ist meist eine Lokalanästhesie ausreichend. Dagegen erfordert eine Bronchoskopie mit einem *starren* Bronchoskop (z.B. zur Fremdkörperentfernung) eine Vollnarkose.

Hauptkomplikationen einer Bronchoskopie sind Hypoxämie, Herzrhythmusstörungen, Blutungen, Infektionen, Asthmaanfälle, Perforationen oder Pneumothorax.

Vor der Untersuchung müssen Röntgennativaufnahme des Thorax, Lungenfunktionsprüfung, arterielle BGA, Blutbild und Gerinnungsstatus vorliegen.

Aufgaben der Pflegenden

Allgemeine Richtlinien für endoskopische Untersuchungen ☞ 1.7

Vor dem Eingriff bleibt der Patient nüchtern. Kurz zuvor soll er eventuelle Zahnprothesen entfernen sowie Blase und Darm entleeren. Nach dem Eingriff ist meist eine Bettruhe von wenigen Stunden angebracht. Die Pflegenden kontrollieren engmaschig die Vitalzeichen und fragen den Patienten nach seinem Befinden. Bis zum völligen Abklingen der Lokalanästhesie (ca. zwei Stunden) darf der Patient wegen der Aspirationsgefahr nicht essen oder trinken. Nach einer Vollnarkose sind diesbezüglich die Anordnungen des Anästhesisten zu beachten.

Bronchoalveoläre Lavage

Im Rahmen einer Bronchoskopie ist eine **bronchoalveoläre Lavage** *(BAL, Bronchiallavage, bronchoalveoläre Spülung)* möglich. Dabei werden die Bronchien mit physiologischer Kochsalzlösung gespült und so Bronchialsekret und darin befindliche Zellen und Mikroorganismen gewonnen.

Eine *diagnostische* bronchoalveoläre Lavage wird z.B. durchgeführt, um einen Erreger bei Infektionen nachzuweisen oder Tumorzellen zu gewinnen. Bei Verdacht auf eine exogen-allergische Alveolitis gibt die bronchoalveoläre Lavage mit Differenzierung der Entzündungszellen wichtige diagnostische Hinweise. Auch eine *therapeutische* bronchoalveoläre Lavage kann manchmal notwendig sein, etwa um borkiges Sekret zu entfernen.

Mediastinoskopie

Eine **Mediastinoskopie** kann bei unklaren Lungenerkrankungen mit Vergrößerung der Lymphknoten am Lungenhilus oder bei Krankheiten des Mediastinums (☞ 8.12) angezeigt sein. Die Mediastinoskopie ist eine kleine Operation und erfordert eine Intubationsnarkose. Mögliche Komplikationen sind Blutungen, Rekurrensparese, Pneumothorax (☞ 8.9) oder Hämatothorax (☞ 8.11.2).

Das Mediastinoskop wird nach einem Hautschnitt etwas oberhalb des Jugulum (Kuhle oberhalb des Sternums) entlang der Trachea eingeführt. Die Mediastinoskopie ermöglicht neben der Betrachtung des Mediastinalraumes auch eine Lymphknotenbiopsie der mediastinalen Lymphknoten ohne eine große Operation.

Aufgaben der Pflegenden

- Die Vorbereitung zur Mediastinoskopie entspricht der zu einer kleinen Operation (Rasur, Nüchternlassen ab 22 Uhr am Vorabend, ggf. Prämedikation geben)
- Nach dem Eingriff wird der Patient in Oberkörperhochlage gelagert (mindestens 30°). Seine Vitalzeichen müssen zuerst halbstündlich und später stündlich kontrolliert werden
- Nach einigen Stunden (Arztanordnung) darf der Patient trinken
- Temperatur- und Wundkontrollen sind in den nächsten Tagen wichtig, um eine Infektion rechtzeitig zu erkennen.

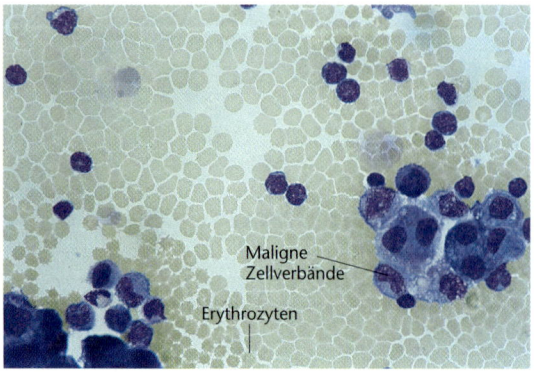

Maligne Zellverbände

Erythrozyten

Abb. 8.44: Zellbild einer bronchoalveolären Lavage (lichtmikroskopische Aufnahme) eines Patienten mit Bronchialkarzinom. [M104]

8.4.5 Blutgasanalyse

> ⊡ **Blutgasanalyse** *(BGA):* Messung der **Parti-aldrücke** (d.h. der *Teilkonzentrationen)* der Atemgase im arteriellen oder arterialisierten Blut. Zusätzlich werden meist der pH-Wert und das *Standardbikarbonat* (☞ 11.18) des Blutes bestimmt, da Blutgase und Säure-Basen-Haushalt eng zusammenhängen.

Die **Blutgasanalyse** erlaubt eine Beurteilung des Gasaustausches in der Lunge, was besonders für die Einschätzung von Lungenerkrankungen, die Indikationsstellung zur Beatmung und die Kontrolle beatmeter Patienten wichtig ist. Hierfür ist arterielles Blut oder arterialisiertes Kapillarblut (☞ 1.5.1) erforderlich.

Die Normwerte der Partialdrücke sind altersabhängig, einen Überblick gibt Tabelle 8.45.

Die Fachbegriffe für die Normwertabweichungen in Bezug auf die Lungenfunktion sind im nachfolgenden Kasten erklärt. Details zu Azidose und Alkalose, ihren Ursachen und Kompensationsmechanismen finden sich in Kapitel 11.

> ⊡ **Hypoxie:** Erniedrigung des Sauerstoffgehalts in einzelnen Körperregionen oder im Gesamtorganismus. Ursachen können z.B. Durchblutungsstörungen, Anämie oder Hypoxämie sein.
>
> **Hypoxämie:** Erniedrigung des Sauerstoffpartialdrucks im arteriellen Blut (p_aO_2) auf Werte unter 70 mmHg (9,5 kPa; altersabhängig).
>
> **Hypokapnie:** Erniedrigung des Kohlendioxidpartialdrucks im arteriellen Blut (p_aCO_2) unter 35 mmHg (4,7 kPa). Durch Hyperventilation (☞ 8.3.4) oder metabolische Azidose mit respiratorischer Kompensation (☞ 11.18.1) bedingt.
>
> **Hyperkapnie:** Erhöhung des Kohlendioxidpartialdrucks im arteriellen Blut (p_aCO_2) auf über 45 mmHg. Hervorgerufen durch respiratorische Insuffizienz mit Hypoventilation (☞ 8.3.4) oder metabolische Alkalose mit respiratorischer Kompensation (☞ 11.18.2).

Normwerte:	
pH art.	7,36 – 7,44
p_aO_2 (art. pO_2)	≥ 70 mmHg (9,5 kPa); altersabhängig
p_aCO_2 (art. pCO_2)	35 – 45 mmHg (4,6 – 6,1 kPa)
Standardbikarbonat (HCO_3^-)	22 – 26 mmol/l

Tab. 8.45: Normwerte des pH-Wertes, des arteriellen Sauerstoff-(p_aO_2) und Kohlendioxidpartialdrucks (p_aCO_2) sowie des Standardbikarbonats im arteriellen Blut.

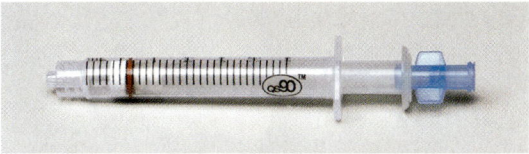

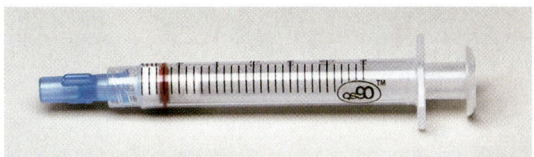

Abb. 8.46 – 8.47: Spezielles BGA-Röhrchen, dessen blauer Stopfen nach der Entnahme vom Kolben (oben) auf den Konus umgesteckt wird (unten). [K183]

Arterielle Blutentnahme

Für eine arterielle Punktion werden benötigt:
- Sterile Handschuhe, Tupfer und Hautdesinfektionsmittel
- Eine heparinisierte Spritze (2 – 5 ml mit 10 IE Heparin pro ml, 17er = lila Kanüle) oder ein spezielles BGA-Röhrchen (☞ Abb. 8.46)
- Tupfer oder Kompressen zum Komprimieren der Punktionsstelle, Verbandmaterial, bei Punktion der A. femoralis ein Sandsack.

Die Arterienpunktion ist eine ärztliche Aufgabe. Meist wird die A. radialis im Handgelenkbereich oder die A. femoralis im Leistenbereich punktiert. Nach der Punktion ist eine Kompression der Punktionsstelle für mindestens fünf Minuten erforderlich, da sich sonst große Blutergüsse bilden können. Auch danach wird die Punktionsstelle noch auf Nachblutungen kontrolliert.

An der punktierten Extremität müssen zunächst stündlich Puls und Hautdurchblutung geprüft werden. Das gefüllte BGA-Röhrchen wird nach der Punktion sofort luftdicht verschlossen und zum Labor oder auf eine Intensivstation gebracht (BGA-Geräte stehen auch auf vielen Intensivstationen).

Die Punktion wird in der Regel in Ruhe vorgenommen; sollte der Patient aber kurz zuvor noch mobilisiert worden sein oder ist er dauerhaft unruhig, wird dies bei der Auswertung der Ergebnisse berücksichtigt. Ebenso sind für eine korrekte Auswertung zusätzlich die O_2-Konzentration der Inspirationsluft (für Patienten unter Sauerstofftherapie) und (bei Fieber) die Körpertemperatur des Patienten zu notieren.

> ⚠ **Vorsicht! Blutspritzer bei Arterienpunktion**
> Während der Punktion sollte sich der/die Punktierende vor Blutspritzern schützen (Arteriendruck nicht unterschätzen).

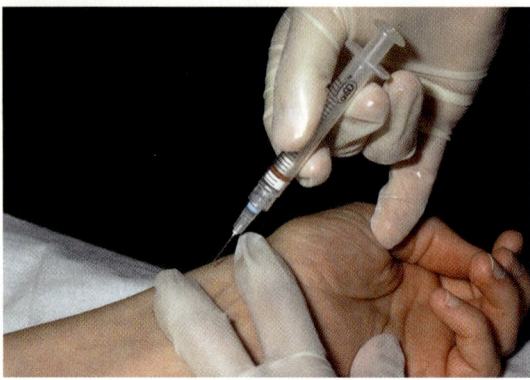

Abb. 8.48: Punktion der A. radialis. Die Arterie wird in schrägem Winkel (≥ 45°) punktiert. Das hier verwendete BGA-Röhrchen füllt sich durch die Pulsation des arteriellen Blutes. [D200]

Da die Arterienpunktion für den Patienten belastend und trotz aller Vorsicht mit Risiken (Nachblutung, Embolie) behaftet ist, wird meistens auf arterialisiertes Kapillarblut ausgewichen (☞ 1.5.1). Diese Messung ist jedoch bei Kreislaufstörungen wie etwa im Schock (☞ 7.6) wenig zuverlässig.

8.4.6 Pleurapunktion

Indikationen

Große Bedeutung in der Lungenheilkunde hat die **Pleurapunktion.** Eine *diagnostische Pleurapunktion* wird bei Pleuraergüssen durchgeführt, wenn die Art des Ergusses ermittelt werden soll (☞ Tab. 8.95). *Therapeutische Pleurapunktionen* dienen dem Ablassen des Ergusses oder der *Instillation* (dem Einbringen) von Arzneimitteln.

Vorbereitung

Die Aufklärung des Patienten über die Pleurapunktion ist Aufgabe des Arztes, doch tragen Gesprächsbereitschaft und Erklärungen der Pflegenden wesentlich zur Angstminderung und Kooperation des Patienten bei. Vor der Punktion wird die Punktionsstelle rasiert und dem Patienten die Gelegenheit geboten, Blase und Darm zu entleeren.

Materialien

An *Materialien* werden benötigt:
- Steril abgepacktes Punktionsset (falls nicht vorhanden, alternativ eine 50-ml-Spritze mit Dreiwegehahn, sterilen Schläuchen, Ablauf und zwei Punktionskanülen)
- Desinfektionsmittel (gefärbt), sterile Tupfer und Kompressen, steriles Abdecktuch
- Materialien für eine Lokalanästhesie
- Sterile Handschuhe, Mundschutz und Haube
- Drei beschriftete Untersuchungsröhrchen (je eins für Klinische Chemie, Pathologie und Mikrobiolo-

gie), nach Anordnung evtl. Blutkulturflaschen (anaerob und aerob)
- Evtl. Codein gegen Hustenreiz, Verbandmaterial (evtl. auch Nahtmaterial).

Durchführung

Zunächst stellt der Arzt die Ergusslokalisation sonographisch oder durch Perkussion fest. Dann sticht er nach vorheriger Desinfektion und Lokalanästhesie der Punktionsstelle am Oberrand einer Rippe ein. Am Unterrand einer Rippe darf nicht eingestochen werden, da dort die Interkostalnerven und -gefäße verlaufen. Die Punktionsstelle liegt am Rücken zwischen hinterer Axillarlinie und Skapularlinie, meist zwischen dem 5. und 7. Interkostalraum.

Pro Sitzung sollte nicht mehr als maximal 1 l Erguss abgelassen werden, da sonst durch die plötzliche Druckentlastung ein Lungenödem auftreten kann. Unmittelbar nach der Punktion wird die Stichstelle mit einem sterilen Verband versorgt.

⊟ Aufgaben der Pflegenden

Die Pflegenden unterstützen den Patienten bei der richtigen Haltung: Er sitzt mit angehobenen, aufgestützten Armen am Bettrand oder auf einem Stuhl. Der Oberkörper ist leicht vorgebeugt, so dass sich die Zwischenrippenräume dehnen. Während der Punktion sollte der Patient nicht husten oder pressen. Besonders günstig ist es, wenn die Pflegenden vor ihm stehen oder sitzen, damit er sich festhalten kann. Durch den Körperkontakt erfährt der Patient fühlbaren Zuspruch und Sicherheit.

ⓢ Komplikationen

Die Hauptkomplikationen einer Pleurapunktion sind Pneumothorax (☞ 8.9), Blutungen aus der Punktionsstelle oder Infektionen.

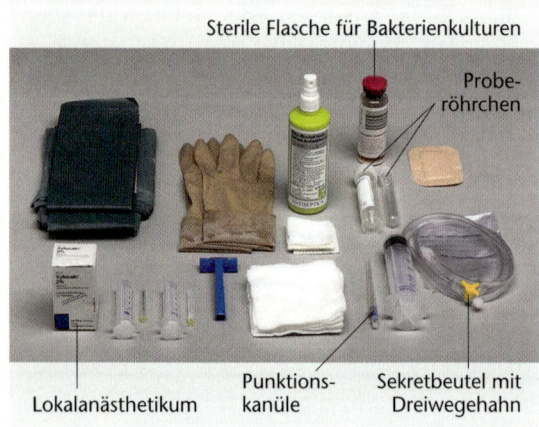

Abb. 8.49: Set Pleurapunktion. Aus Platzgründen nicht abgebildet sind die notwendigen Abwurfbehälter. [K183]

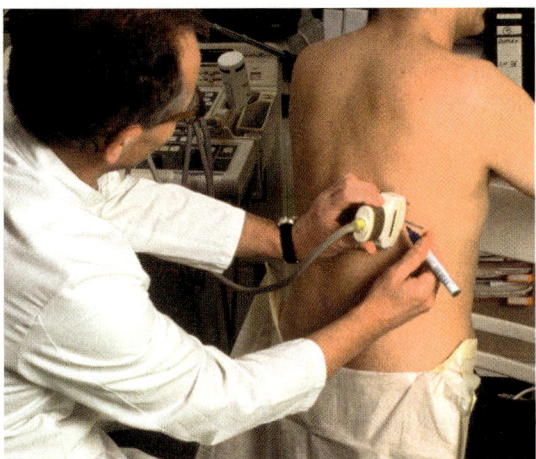

Abb. 8.51: Pleurapunktion. Hier werden gerade der Erguss und die optimale Punktionsstelle mit dem Ultraschallkopf lokalisiert und markiert. [K183]

Nachsorge

Nach der Untersuchung überwachen die Pflegenden Atmung, Puls und Blutdruck des Patienten engmaschig und kontrollieren regelmäßig den Wundverband (Verbandwechsel zunächst täglich, dann alle 2 – 3 Tage).

Die obligate Röntgenaufnahme des Thorax wird ärztlich angeordnet und dient dem Ausschluss eines Pneumothorax (☞ 8.9) und der Bestimmung des Restergusses.

8.4.7 Untersuchung im Schlaflabor

Eine **Untersuchung im Schlaflabor** wird bei Erwachsenen hauptsächlich zur Diagnosesicherung, Differenzierung und Therapiekontrolle bei einem *Schlafapnoesyndrom* (☞ 8.13) durchgeführt.

Durchführung

Der Patient begibt sich abends in das Schlaflabor, wo zunächst die für eine **Polysomnographie** (vollständige Schlafanalyse) notwendigen Elektroden angelegt werden. Gegen 22 Uhr geht er dann ins Bett. Ungefähr um 6 Uhr morgens ist die Untersuchung beendet, am darauffolgenden Tag wertet ein Arzt dann die Messergebnisse aus.

Folgende Messungen werden üblicherweise durchgeführt:

- *EEG* (*Elektroenzephalogramm* = Registrierung der Gehirnströme), *EOG* (*Elektrookulogramm* = Registrierung der Augenbewegungen) und *EMG* (*Elektromyogramm* = Registrierung der Muskelaktivität) zur Bestimmung der Schlafphasen
- *EKG* zur Herzfrequenzüberwachung
- *Pulsoximetrie* über einen an Finger oder Ohrläppchen befestigten Sensor zur Kontrolle der Sauerstoffsättigung des Blutes
- Messung des Luftstroms während der In- und Exspiration über einen unter der Nase platzierten Fühler
- Feststellung der Atembewegungen über an Thorax und Abdomen angebrachte Gurte
- Überwachung der Körperlage durch einen am Sternum angebrachten Sensor
- Kehlkopfmikrophon und Mikrophon an der Zimmerdecke zur Erfassung des Schnarchens
- Infrarot-Videoüberwachung des Patienten.

Vorbereitung des Patienten

- Da für die Messungen zahlreiche (Klebe-)Elektroden befestigt werden müssen, sollte der Patient am Tag vor der Untersuchung duschen, sich danach aber nicht eincremen
- Unmittelbar vor dem Befestigen der Elektroden sollte der Patient nochmals die Toilette aufsuchen, damit der Schlaf nicht durch Harndrang und Toilettengang gestört wird.

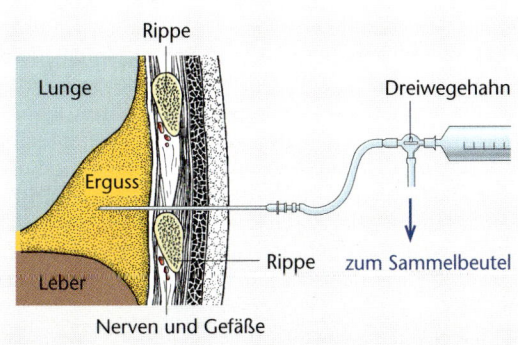

Abb. 8.50: Lage der Pleurapunktionsnadel nach der Punktion. Der Erguss wird hier mit der Spritze aspiriert und nach Umstellen des Dreiwegehahns in den Sammelbeutel gefüllt. [A400-190]

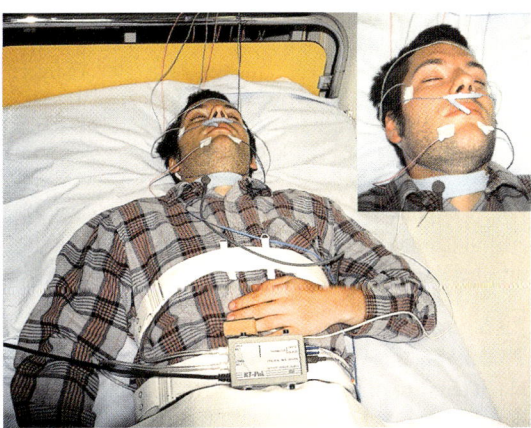

Abb. 8.52: „Verkabelter" Patient im Schlaflabor. [T167]

8.5 Infektiöse Erkrankungen der Atmungsorgane

8.5.1 Influenza und weitere virusbedingte „Erkältungskrankheiten"

Influenza

> 🔲 **Influenza** *(Virusgrippe, „echte Grippe"):*
> Akute Infektion der Atemwege, die den Patienten besonders durch ihre Komplikationen gefährdet. Influenzaviren werden in erster Linie durch Tröpfcheninfektion übertragen und schädigen nicht nur die Schleimhäute der Atemwege, sondern bereiten auch Toxinen und Bakterien den Weg.

Todesfälle durch **Influenza** sind meldepflichtig (☞ 17.15).

⇨ Krankheitsentstehung

Die Influenza wird durch *Influenzaviren der Typen A, B* oder *C* verursacht, die zu den *Myxoviren* gehören. Eine entscheidene Bedeutung sowohl bei der Infektion der Wirtszelle als auch bei der Ausbildung einer Immunität gegen das Virus kommt dabei zwei Glykoproteinen auf der Virusoberfläche zu, dem **Hämagglutinin** und der **Neuraminidase.**

> Charakteristisch für Influenzaviren vom Typ A sind relativ schnelle Veränderungen des Hämagglutinins und der Neuraminidase durch Mutationen **(Antigendrift)** oder Genaustausch zwischen zwei verschiedenen Viren bei Doppelinfektion einer Zelle **(Antigenshift).** Dadurch entstehen neue Virusuntertypen, gegen die die vorhandenen Antikörper nicht mehr greifen. Deshalb ist zum einen eine erneute Erkrankung bereits nach verhältnismäßig kurzer Zeit möglich, zum anderen erklärt diese Variabilität die periodisch wiederkehrenden Influenzaepidemien (ca. alle 3 – 4 Jahre) und -pandemien (ca. alle 15 – 20 Jahre). Die letzte Influenzapandemie war die *Hongkong-Grippe* 1968 – 1969, die damals in der BRD ca. 6 000 Tote forderte (Epidemie und Pandemie ☞ 17.1.1).

Die Viren werden durch Tröpfcheninfektion und direkten Kontakt (Händeschütteln, Küssen) übertragen und befallen dann die Epithelien des Atemtraktes.

🔳 Symptome, Befund und 🔎 Diagnostik

Nach einer Inkubationszeit von 1 – 3 Tagen bekommt der Patient innerhalb weniger Stunden hohes Fieber. Er fühlt sich schwer krank und hat Kopf-, Glieder-

und Rückenschmerzen. Schnupfen, Husten (oft verbunden mit einem retrosternalen Brennen), Halsschmerzen und Heiserkeit setzen meist erst 1 – 2 Tage später ein.

Die körperliche Untersuchung ist nur wenig ergiebig. Meist ist der Rachen des Patienten gerötet und evtl. sind wenige Rasselgeräusche über der Lunge auskultierbar.

Die Abgrenzung der Influenza von anderen schweren „Erkältungen" ist im Frühstadium der Erkrankung unmöglich. Ein direkter Virusnachweis im Rachenabstrich oder Rachenspülwasser kann bei gefährdeten Patienten versucht werden. Serologische Blutuntersuchungen sind erst ab der zweiten Krankheitswoche aussagekräftig und kommen damit zu spät.

🔯 Komplikationen

Besonders bei Abwehrgeschwächten, Älteren und Patienten mit Vorerkrankungen der Atemwege drohen Komplikationen:

- Gefürchtet sind Schädigungen praktisch aller Organe, insbesondere eine primäre Viruspneumonie (☞ 8.5.3), eine Herzbeteiligung (Myokarditis ☞ 6.8.2), eine Gefäßschädigung bis hin zum Kreislaufversagen, eine ZNS-Beteiligung (Meningoenzephalitis = Entzündung des Gehirns und der Gehirnhäute ☞ 17.13) und eine Nervenentzündung (Neuritis)
- Die Schädigung der Schleimhäute begünstigt bakterielle Folgeinfektionen. Besonders häufig sind Mittelohrentzündungen und bakterielle Pneumonien, die für einen Großteil der grippebedingten Todesfälle verantwortlich sind
- Vorerkrankungen der Atemwege (Asthma!) verschlimmern sich oft und können bis zur beatmungspflichtigen respiratorischen Insuffizienz führen (☞ 8.1.8).

🔲 Behandlungsstrategie

Bereits seit längerem steht das antivirale Amantadin (z.B. PK-Merz®) zur Verfügung, das bei systemischer Gabe in den ersten 48 Stunden nach Krankheitsausbruch den Krankheitsverlauf abschwächen kann. 1999 erstmalig zugelassen wurde das oral inhalierbare Zanamivir (Relenza®), ein Neuraminidasehemmer, der die Freisetzung neu produzierter Viren verhindert. Innerhalb der ersten 48 Stunden verabreicht, verkürzt es die Krankheitsdauer und reduziert die Komplikationshäufigkeit. Allerdings kann die Inhalation des Pulvers bei Asthmatikern einen Asthmaanfall provozieren. Eine evtl. Resistenzentwicklung der Viren gegen das Zanamivir scheint nach Laborbefunden möglich.

In der Praxis stellt sich die Frage einer antiviralen Therapie oft schon deshalb nicht, weil die Diagnose zu spät gestellt wird. Viele Patienten suchen den Arzt erst auf, wenn sich die Beschwerden nach 1 – 2 Tagen

Selbstmedikation nicht bessern. Dann ist die Behandlung symptomatisch mit fiebersenkenden und schmerzlindernden Arzneimitteln (z.B. Paracetamol, etwa in ben-u-ron®) sowie schleimlösenden oder hustendämpfenden Präparaten, je nachdem, ob der Patient Sputum aushustet oder von einem unstillbaren Reizhusten geplagt wird (☞ Pharma-Infos 8.75 und 8.89). Bei bakteriellen Sekundärinfektionen ist die Gabe von Antibiotika indiziert.

⊟ Pflege bei Influenza

Die meisten Patienten mit Influenza werden zu Hause versorgt. Nur schwer erkrankte Patienten mit Vorerkrankungen oder aus anderen Gründen stationär aufgenommene Patienten werden im Krankenhaus gepflegt:

- Sofern der Patient mit einer Influenza hohes Fieber hat und überwiegend Bettruhe einhält, sind eine Dekubitus-, Thrombose-, Pneumonie- und Obstipationsprophylaxe erforderlich
- Vor allem im Anfangsstadium der Erkrankung ist eine engmaschige Kontrolle der Vitalzeichen und der Temperatur nötig. Wichtig ist auch das Achten auf Husten und Sputum (z.B. grünliches Sputum als Zeichen einer bakteriellen Folgeinfektion)
- Die Patienten bedürfen der Hilfestellung bei den ATL (z.B. Teilwaschung)
- Da die Kranken stark schwitzen, müssen Bett- und Leibwäsche oft (wenn nötig mehrfach täglich) gewechselt werden
- Die Kost sollte leicht verdaulich und vitaminreich sein. Bei den meist appetitlosen Kranken ist eine Wunschkost empfehlenswert. Wichtig ist eine ausreichende Flüssigkeitszufuhr (Vorsicht bei Herzbeteiligung!)
- Die Besucher werden über die hohe Ansteckungsgefahr aufgeklärt
- Das hohe Infektionsrisiko für die Pflegenden kann durch Tragen eines Mundschutzes vermindert werden. Nach einem Patientenkontakt ist das Berühren von Mund und Augen (Bindehäute als Eintrittspforte) zu vermeiden. Bei Verlassen des Patientenzimmers oder vor Kontakt zu einem anderen Patienten müssen die Hände desinfiziert werden.

🕊 Prognose

Bei komplikationslosem Verlauf klingen die Krankheitserscheinungen nach wenigen Tagen bis einer Woche wieder ab. Es dauert dann aber noch einige Zeit, bis der Patient sich wieder völlig gesund fühlt. Schnelle Ermüdbarkeit mit Schwitzen bereits bei leichteren Anstrengungen und allgemeines Erschöpfungsgefühl können mehrere Wochen anhalten.

▨ Prophylaxe

Eine Schutzimpfung gegen die Influenza ist möglich, bietet aber keinen sicheren und zudem nur kurzzeitigen Schutz. Da sich die Viren rasch verändern, muss jedes Jahr mit den *wahrscheinlich* „aktuellen" Stämmen neu geimpft werden. Aus diesen Gründen wird die Impfung nur für besonders komplikationsgefährdete Patienten empfohlen, also ältere Patienten oder Kranke mit Vorschädigungen der Atemwege. Bei diesen vermag sie aber die influenzabedingte Sterblichkeit erheblich zu reduzieren.

Grippeähnliche „Erkältungskrankheiten"

> ⊡ **Sog. Erkältung** *(grippaler Infekt, „Grippe"):* Praktisch immer viral bedingte Infektion der oberen und unteren Luftwege. Eine der häufigsten Erkrankungen überhaupt mit Gipfel in den Wintermonaten. Für ansonsten Gesunde eher nur lästig, aber für Patienten mit Vorerkrankungen (v.a. der Lunge) oder Abwehrgeschwächte eine ernstzunehmende Gefahr.

⇨ Krankheitsentstehung

Bisher konnten Hunderte verschiedener „Schnupfenviren" identifiziert werden. Wichtige Erreger von Erkältungen sind *Adeno-, Myxo-, Echo-* und *Rhinoviren.* Besonders bei Kindern ruft das *RS-Virus* (kurz für *respiratory syncytial virus*) aus der Gruppe der Myxoviren schwere Entzündungen der Atemwege hervor.

Die Erreger werden durch Tröpfcheninfektion und direkten Kontakt (Händeschütteln!) übertragen. Der Schädigungsmechanismus entspricht demjenigen bei Influenza.

▣ Symptome, Befund und ⌕ Diagnostik

Nach kurzer Inkubationszeit von meist nur 1 – 2 Tagen bekommen die Patienten abhängig von der Art des Virus und der individuellen Veranlagung:

- Schnupfen (zunächst dünnflüssig-klar, später schleimig-eitrig)
- Niesen
- Halsschmerzen mit einem oft brennenden „Kratzen" im Rachen
- Heiserkeit
- Husten.

Viele Patienten sind durch Kopf- und Gliederschmerzen sowie Fieber erheblich in ihrem Allgemeinbefinden (und ihrer Arbeitsfähigkeit) beeinträchtigt. Insgesamt sind die Symptome leichter als bei der Influenza, doch sind die Übergänge im klinischen Bild fließend.

Die körperliche Untersuchung ist bei einer einfachen Erkältung bis auf eine mäßige Rötung der Rachenschleimhaut unauffällig.

Die Diagnose wird anhand des klinischen Bildes gestellt. Eine weitergehende Diagnostik (z.B. Virusnachweis im Rachenspülwasser) ist nur bei gefährdeten Patienten angezeigt. Stehen Halsschmerzen und hohes Fieber um 39 °C im Vordergrund der Beschwerden, kann ein *Streptokokkenschnelltest* die Abgrenzung zur beginnenden bakteriellen Angina erleichtern. Ein erneuter Fieberanstieg mit Husten und grünlichem Sputum ist nicht mehr Zeichen einer banalen Erkältung, sondern weist auf eine bakterielle Folgeinfektion der geschädigten Bronchialschleimhaut hin.

Behandlung und Pflege wie bei Influenza ☞ *oben*

🗐 Patienteninformation

Auch heute noch gilt, dass eine Erkältung unbehandelt sieben Tage und behandelt eine Woche dauert...

8.5.2 Akute (Tracheo-)Bronchitis

> 🔢 **Akute Bronchitis:** Entzündung der Bronchien. Häufige Erkrankung mit Jahresgipfel im Winter, meist mit einer Entzündung der Trachea **(Tracheitis)** einhergehend.

⇨ Krankheitsentstehung

Meist ist die **akute Bronchitis** Folgestadium einer viralen Infektion der oberen Luftwege, die sich nach „unten" ausbreitet. Manchmal ist die akute Bronchitis durch chemische Reize bedingt (z.B. Inhalation von Rauch oder Säuren) oder tritt im Rahmen allgemeiner Viruserkrankungen (z.B. Masern) auf.

🔲 Symptome, Befund und
🔎 Diagnostik

Bei der unkomplizierten Virusbronchitis hat der Patient zunächst für kurze Zeit Schnupfen, Hals-, Kopf- und Gliederschmerzen und allgemeines Krankheitsgefühl als Zeichen eines Infektes der oberen Luftwege. Dann beginnt ein trockener Husten, der bald produktiv wird. Das Sputum ist meist schleimig-eitrig. Oft klagt der Patient über Brustschmerzen. Fieber über 39 °C ist selten.

Die Auskultation der Lunge ergibt wenige Rasselgeräusche. Die Diagnose wird klinisch gestellt.

🔲 Behandlungsstrategie

Die Behandlung ist symptomatisch mit fiebersenkenden und evtl. schmerzlindernden Arzneimitteln (z.B. Azetylsalizylsäure, etwa in Aspirin®) und bei behinderter Nasenatmung mit Nasentropfen (z.B. Nasivin®). Bei einer (drohenden) bakteriellen Sekundärinfektion sind Antibiotika angezeigt. Hustendämpfende Arzneimittel (*Antitussiva*, z.B. Codeinpräparate ☞ Pharma-Info 8.89) sind nur selten angebracht (etwa bei sehr quälendem Husten nachts), da sie das erwünschte Abhusten des Bronchialsekrets hemmen.

▤ Pflege bei Tracheobronchitis

- Bei hohem Fieber und schlechtem Befinden soll der Patient Bettruhe einhalten
- Empfehlenswert ist eine leichte, vitaminreiche Kost. Bei Fieber oder starker Verschleimung der Atemwege ist auf reichliche Flüssigkeitszufuhr (ca. 3 – 4 l täglich) zu achten
- Bei trockenem, unproduktivem Husten hilft dem Patienten oft die Hustentechnik bei Reizhusten (☞ 8.2.2)
- Löst sich vorhandenes Bronchialsekret schlecht, kann durch Anfeuchten der Raumluft, Inhalationen, Vibrationsmassage oder durch eine atemstimulierende Einreibung die bronchiale Reinigung verbessert werden (☞ 8.2.2)
- Wichtig ist auch ausreichend Frischluft. Der Patient sollte nicht rauchen.

🗐 Patienteninformation und
📣 Prognose

Die akute Virusbronchitis heilt beim Gesunden in aller Regel folgenlos aus. Bei Patienten mit vorbestehenden Lungenerkrankungen dagegen ist die Gefahr einer Pneumonie erhöht (☞ unten). Außerdem kann sich eine schwere Beeinträchtigung des Gasaustausches entwickeln (respiratorische Insuffizienz). Asthmatiker können gehäufte und schwere Anfälle erleiden. Auf die Virusinfektion kann sich auch eine bakterielle Infektion aufpfropfen (sog. *Folge-* oder **Sekundärinfektion,** fälschlich auch *Superinfektion* genannt).

8.5.3 Pneumonie

> 🔢 **Pneumonie** *(Lungenentzündung):* Entzündung des Lungenparenchyms durch allergische, physikalisch-chemische oder infektiöse Ursachen. Pneumonien sind in vielen Industrieländern die häufigste zum Tode führende Infektionskrankheit. Schätzungen gehen für Deutschland von bis zu 400 000 Neuerkrankungen jährlich aus (insbesondere im Bereich der ambulant erworbenen Pneumonien hohe Dunkelziffer), von denen jedoch nicht alle stationär behandelt werden müssen.

Ältere Menschen, Patienten mit Abwehrschwäche, mangelhafter Belüftung der Lunge (z.B. bei Bettlägerigkeit) oder beeinträchtigter Drainage der Atemwege (etwa durch einen Tumor) sowie langjährige Raucher sind besonders gefährdet. Im Krankenhaus ist die Pneumonieprophylaxe (☞ 8.2.2) für die Prognose geschwächter und bettlägeriger Patienten oft entscheidend.

⇨ Krankheitsentstehung und Einteilung

Für die *Einteilung der Pneumonien* existieren verschiedene Prinzipien nebeneinander, die zum Teil historisch bedingt sind.

Sie dienen auch der Wahl einer geeigneten (vorläufigen) Therapie bis zum Vorliegen des mikrobiologischen Erregernachweises.

Einteilung nach Krankheitsentstehung

Je nach der Krankheitsentstehung wird zwischen nichtinfektiösen und infektiösen Pneumonien unterschieden.

Nichtinfektiöse Pneumonien sind z.B. allergisch oder durch physikalisch-chemische Reize (etwa Strahlen, Giftinhalation, Aspiration, Fremdkörper) bedingt. Sie werden häufig auch als *Pneumonitis* bezeichnet.

Infektiöse, d.h. *erregerbedingte* **Pneumonien** werden durch Bakterien, Viren, Pilze, Mykoplasmen oder Protozoen hervorgerufen. Das Erregerspektrum ist weit (☞ Tab. 8.53), und nicht alle dieser Pneumonien sind *kontagiös*, also ansteckend. Infektiöse Pneumonien werden begünstigt durch eine Schädigung der physiologischen Abwehrmechanismen (☞ 8.1.7), etwa durch Rauchen (schädigt die Zilien und steigert die Schleimproduktion), einen beeinträchtigten Hustenreflex oder eine Intubation (lässt die mechanischen Barrieren wegfallen).

Einteilung nach Befallstyp und Röntgenbefund

Nach dem hauptsächlichen Befallstyp und Röntgenbefund werden unterschieden:

- **Lobärpneumonie:** Ein ganzer Lungenlappen ist betroffen (häufigste Erreger: Pneumokokken). Sie tritt vor allem bei Kindern auf
- **Bronchopneumonie:** Die Entzündung betrifft herdförmig die Bronchiolen und das sie umgebende Gewebe
- **Interstitielle Pneumonie:** Hierbei ist in erster Linie das Lungeninterstitium und nur gering der Alveolarraum betroffen. Sie ist die häufigste Form der Pneumonie bei immungeschwächten Patienten, z.B. mit AIDS (☞ 16.3) oder bei immunsuppressiver Therapie (☞ Pharma-Info 16.30). Bei HIV-Patienten steht dabei die *Pneumocystis-carinii-Pneumonie* (PCP ☞ 16.3.4) im Vordergrund
- **Pleuropneumonie:** Neben der Lunge ist auch die Pleura entzündet (Pleuritis ☞ 8.11.1).

Einteilung nach vorherigem Gesundheitszustand

Eine dritte Einteilung differenziert **primäre** und **sekundäre Pneumonie,** je nachdem, ob der Patient zuvor völlig gesund war oder prädisponierende Vorerkrankungen wie Asthma, Herzerkrankung oder Abwehrschwäche bestanden. **Opportunistische Pneumonien** treten bei stark abwehrgeschwächten Menschen auf, etwa bei AIDS-Kranken. Die Erreger zeichnen sich dadurch aus, dass sie bei normaler Abwehrlage nur sehr selten zu Pneumonien führen.

Einteilung nach Ort der Infektion

Hat sich der Kranke in seinem häuslichen Umfeld infiziert, spricht man von einer **ambulant erworbenen Pneumonie.** Als **nosokomiale Pneumonie** wird eine im Krankenhaus erworbene Pneumonie bezeichnet. Meist sind nosokomiale Pneumonien durch gramnegative Erreger verursacht, nicht selten liegen antibiotikaresistente Problemkeime vor.

Einteilung nach den Symptomen

In Abhängigkeit von den Symptomen wird auch zwischen der **typischen,** hochakut einsetzenden, und der **atypischen Pneumonie** unterschieden, bei der die Krankheitszeichen langsam entstehen. Diese Einteilung ist für die Wahl der Initialtherapie verlassen worden, als „Kurzbeschreibung" des Verlaufes ist sie aber nach wie vor üblich.

▣ Symptome und Untersuchungsbefund

Typische Pneumonie

Bei einer *typischen Pneumonie* entwickelt sich innerhalb von 12 – 24 Stunden ein schweres Krankheitsbild. Der Patient bekommt plötzlich hohes Fieber und hat oft Schüttelfrost. Gleichzeitig tritt Husten auf, und nach kurzer Zeit hustet der Patient eitriges, gelbliches oder grünes Sputum aus. Blutbeimengungen färben den Auswurf rötlich-braun. Oft klagt der Patient über Dyspnoe (☞ 8.3.1) und Schmerzen beim Atmen (*pleuritischer Schmerz* ☞ 8.11.1).

Auffallend ist ein süßlicher oder auch übelriechender Mundgeruch. Einige Patienten atmen schnell und flach, wobei die Nasenflügel sich deutlich mitbewegen *(Nasenflügeln)* und die erkrankte Brustkorbhälfte deutlich weniger an der Atmung teilnimmt *(Schonatmung).* Manchmal ist der Kranke zyanotisch (☞ 6.3.4). Bei der physikalischen Untersuchung der Lunge ist bei der Perkussion der Klopfschall über

Aspergillus fumigatus ☞ 17.9.4	Influenzaviren ☞ 8.5.1	Pneumokokken ☞ 17.6.1
Candida albicans ☞ 17.9.3	Legionella pneumophila ☞ 17.6.11	Pseudomonas aeruginosa ☞ 17.6.10
Chlamydia pneumoniae ☞ 17.6.23	Mykoplasmen ☞ 17.6.22	Staphylococcus aureus ☞ 17.6.3
Hämophilus influenzae ☞ 17.6.15	Pneumocystis carinii ☞ 16.3.4	Zytomegalieviren ☞ 17.7.5

Tab. 8.53: Überblick über mögliche Erreger einer infektiösen Pneumonie.

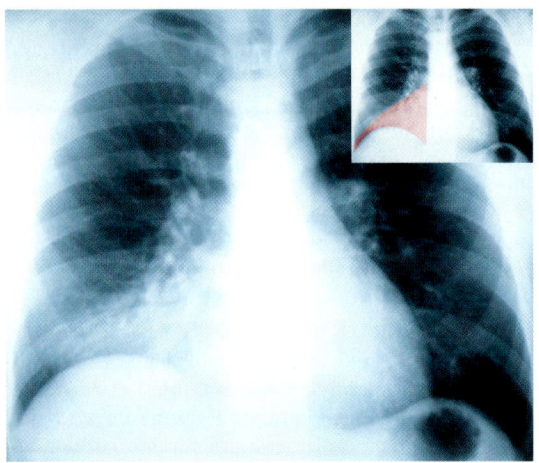

Abb. 8.54: Lobärpneumonie in der p.a.-Aufnahme. Der Röntgenbefund wird als Verschattung bezeichnet, erscheint aber im Röntgenbild als helle Fläche, da es sich um einen Röntgen-Negativfilm handelt. [T197]

dem betroffenen Lungenabschnitt gedämpft, und es sind Bronchialatmen und Rasselgeräusche auskultierbar.

Atypische Pneumonie

Atypische Pneumonien beginnen langsam und uncharakteristisch mit trockenem Husten und Fieber, das überwiegend unter 39 °C liegt. Das Allgemeinbefinden der Patienten ist meistens nur mäßig beeinträchtigt. Daher werden atypische Pneumonien häufig zunächst als „Grippe" fehldiagnostiziert. Die physikalische Untersuchung der Lunge ist meist wenig ergiebig.

🔎 Diagnostik und Differenzialdiagnose

Zentrale Bedeutung hat die Röntgenaufnahme des Thorax, die flächige oder herdförmige Verschattungen zeigt. Im Blutbild ist bei einer bakteriellen Pneumonie oft eine Leukozytose mit Linksverschiebung nachweisbar (☞ 17.5.6). Die BSG ist erhöht.

Bei allen unklaren Fällen ist vor Therapiebeginn ein Erregernachweis durch Untersuchung des Sputums (leider selten erfolgreich) oder Bronchoskopie mit Bronchiallavage (☞ 8.4.4) anzustreben. Zur Erregeridentifizierung können auch Blutkulturen und invasive Maßnahmen (Punktion, Biopsie) angezeigt sein. Zum Ausschluss einer Tuberkulose sind ein Tuberkulin-Test und eine Sputumuntersuchung auf Mykobakterien erforderlich (☞ 8.5.4).

Eine BGA zeigt den Schweregrad einer respiratorischen Insuffizienz, wenn eine Beatmung diskutiert wird.

Serologische Blutuntersuchungen können z.B. bei Viruspneumonien eine Hilfe sein, kommen aber für den Behandlungsentscheid meist zu spät (☞ auch 8.5.1).

⬛ Behandlungsstrategie

Grundlage der Behandlung infektiöser Pneumonien ist die *antiinfektiöse Therapie:* Dabei überlegt der Arzt, welche Keime unter Berücksichtigung des Ortes der Erkrankung (zu Hause oder im Krankenhaus), der Symptome, des Röntgenbildes, des Alters und der Vorerkrankungen des Patienten sowie der aktuellen Erregersituation am wahrscheinlichsten sind und wählt das Antibiotikum oder eine Kombination mehrerer dementsprechend aus (kalkulierte Antibiotikatherapie ☞ Tab. 8.57). Nach Vorliegen mikrobiologischer Untersuchungsergebnisse wird die Behandlung evtl. geändert.

Bei ambulant erworbenen Pneumonien erfolgt eine mikrobiologische Diagnostik vor allem bei schweren Pneumonien, abwehrgeschwächten Patienten, Verdacht auf Tuberkulose oder Versagen der anfänglichen (kalkulierten) Therapie. Bei nosokomialen Pneumonien sollte stets ein Erregernachweis angestrebt werden, wobei zum Teil invasive Methoden zur Materialgewinnung erforderlich sind.

Bei Pilzpneumonien müssen Antimykotika (z.B. Amphotericin B, etwa in Amphotericin B®, oder Fluconazol, etwa in Diflucan® ☞ Pharma-Info 17.61) i.v. und inhalativ gegeben werden.

Bei Viren kommt eine Behandlung mit Virustatika in der Regel zu spät, weil diese nur in ganz frühen Krankheitsstadien die Vermehrung der Viren verhindern können. Dann ist nur eine symptomatische Behandlung möglich.

Hinzu treten allgemeine Maßnahmen:
- Bei unstillbarem Husten ohne Sputum werden hustendämpfende Arzneimittel (etwa Codeinpräparate wie Tussipect® Codein Tropfen) verordnet

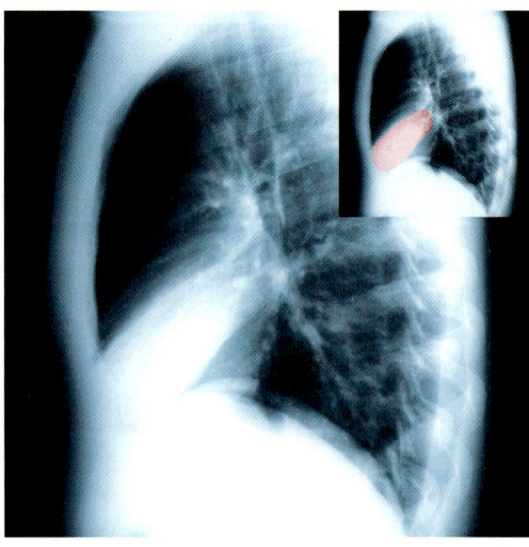

Abb. 8.55: Lobärpneumonie in der seitlichen Aufnahme. Anhand dieser und der p.a.-Aufnahme (☞ oben) lässt sich die Pneumonie dem rechten Mittellappen zuordnen. [T197]

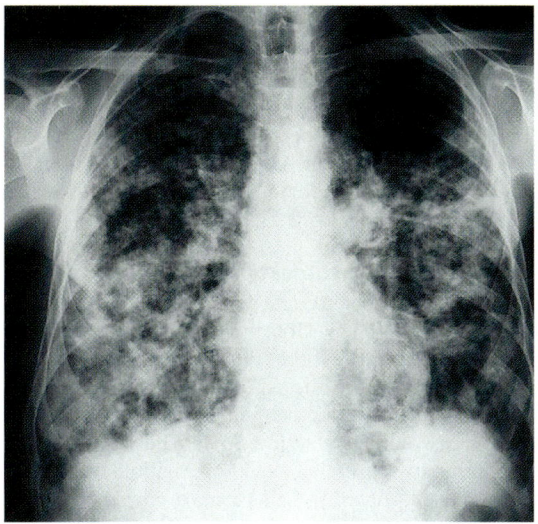

Abb. 8.56: Schwere Mykoplasmenpneumonie. Die Röntgenaufnahme des Thorax zeigt beidseits typische fleckförmige Infiltrate. [E179-168]

- Bei produktivem Husten unterstützen Expektorantien die Schleimlösung (☞ Pharma-Info 8.75)
- Bei starken Schmerzen oder hohem Fieber sind fiebersenkende und schmerzstillende Mittel angezeigt, beispielsweise Paracetamol (etwa ben-u-ron®)
- Bei fortgeschrittener respiratorischer Insuffizienz erfolgt eine Sauerstofftherapie bis hin zur Beatmung
- Eine Thromboseprophylaxe ist bei bettlägerigen Patienten erforderlich.

👂 Spricht die „Pneumonie" auf eine adäquate Behandlung nicht an, muss stets an eine Tuberkulose (☞ 8.5.4) oder ein Bronchialkarzinom (☞ 8.8.2) gedacht werden!

🖥 Pflege bei Pneumonie

Pflegeziele bei Pneumonie sind Verbesserung des Befindens, Förderung der Sekretlösung, eine möglichst gute Lungenbelüftung, Fiebersenkung und Verhinderung von Komplikationen.

Entscheidend: Atemtherapie

Eine gewissenhafte Atemtherapie trägt entscheidend zur raschen Gesundung des Patienten bei. Für die Pflege bedeutet dies die Anwendung aller pflegerischen Maßnahmen zur Unterstützung der Atmung (☞ 8.8.2).

👁 Krankenbeobachtung und Dokumentation

Die Pflegenden beobachten und dokumentieren folgende Parameter:
- Allgemeinzustand des Patienten: Müdigkeit, Angst, Wunsch nach Ruhe oder Bewegung, Mobilität, Appetit
- Regelmäßige Temperaturkontrollen, engmaschig bei Fieberanstieg und -abfall
- Atmung: ☞ 8.2.1 bis 8.2.7
- Sputum: ☞ 8.2.9
- Puls, Blutdruck, Ausscheidungen (Schweiß, Urin, Stuhl, evtl. Flüssigkeitsbilanz).

Patienten- und Verlaufscharakteristik	Wahrscheinlichste Erreger	Antibiotika der Wahl
Patient jünger als 60 Jahre, vorher gesund, ambulant erworbene Pneumonie	Pneumokokken, Chlamydien, Mykoplasmen, Haemophilus, Legionellen, Viren	Makrolidantibiotika, z.B. Clarithromycin (etwa Biaxin®, Klacid®), Moxifloxacin (Avalox®), bei Kontraindikationen Tetrazykline, z.B. Doxyzyklin (etwa Supracyclin®), Penicillin G
Patient älter als 60 Jahre, vorher gesund, ambulant erworbene Pneumonie oder Patient jünger als 60 Jahre, prädisponierende Vorerkrankungen, ambulant erworbene Pneumonie	Pneumokokken, Haemophilus, Chlamydien, Viren, Staphylokokken, weitere gramnegative Bakterien	Makrolidantibiotika (☞ oben) oder Cephalosporine, z.B. Cefuroxim (etwa Elobact®, Zinacef®), ggf. Kombination beider
Nosokomiale Pneumonie, wahrscheinlich leicht bis mäßig schwer*	Pneumokokken, Haemophilus, Legionellen, gramnegative Bakterien (z.B. Klebsiellen, Pseudomonaden), Staphylokokken	Makrolidantibiotika (☞ oben) oder Cephalosporine, z.B. Cefuroxim (☞ oben), ggf. Kombination beider
Nosokomiale Pneumonie, wahrscheinlich schwer*		Aminoglykosid, z.B. (etwa Gentamycin, z.B. Refobacin®) plus 1. Cephalosporin der 3. Generation, z.B. Cefotaxim (etwa Claforan®) oder 2. Carbapenem (Imipenem, etwa Zienam®, Meropenem, etwa Meronem®) oder 3. Chinolon (z.B. Ciprofloxacin, etwa Ciprobay®)
Immunsupprimierter Patient	Keine allgemeinen Empfehlungen möglich, hochgradig abhängig von Grunderkrankung (z.B. AIDS, Transplantation)	

* Anpassung teils erforderlich (Erregerspektrum der Klinik, Beatmung, Aspiration, Operation?)

Tab. 8.57: Anhaltspunkte für die kalkulierte antibiotische Therapie bei Pneumonie.

📧 In der Bevölkerung wie in den Kliniken steigt die Zahl älterer, oft multimorbider Menschen, die aus mehreren Gründen erhöht pneumoniegefährdet sind (Pneumokokkenpneumonien sind bei Älteren 5-mal häufiger als bei Jüngeren!). Damit steigt auch die Gefahr nosokomialer Pneumonien. Deshalb ist neben der konsequenten Durchführung der Atemgymnastik streng hygienisches Arbeiten (wie etwa die Händedesinfektion) unerlässlich.

🩺 Prognose

Bei vorher Gesunden ist die Prognose einer bakteriellen oder viralen Pneumonie heute meist gut. Bei vorbestehenden Herz-Lungen-Erkrankungen oder Immunschwäche sind Komplikationen häufiger. Hierzu gehören respiratorische Insuffizienz und ARDS (akutes Lungenversagen ☞ 8.14), eitrige Einschmelzung von Lungengewebe **(Lungenabszess),** Pleuraerguss und **Pleuraempyem** (eitriger Pleuraerguss), Herzinsuffizienz, Kreislaufsymptome bis hin zum Schock, Thrombosen mit Thromboemboliegefahr und systemische Erregerausbreitung (z.B. mit Meningitis).

8.5.4 Tuberkulose

📋 **Tuberkulose** *(Tb, Tbc, Schwindsucht):* Weltweit verbreitete, bakterielle Infektionskrankheit mit chronischem Verlauf. Meist in den Atmungsorganen lokalisiert, jedoch grundsätzlich Befall aller Organe möglich. Besonders gefährdet sind Ältere, Alkoholkranke und Abwehrgeschwächte (z.B. HIV-Infizierte).

Weltweit sind über 1 Milliarde Menschen infiziert, mindestens 3 Millionen versterben jährlich an der Tuberkulose.

Bis vor ungefähr 40 Jahren war die Tuberkulose auch in Mitteleuropa häufige Todesursache sowohl bei Kindern als auch bei Erwachsenen. Nach einem deutlichen Rückgang der Erkrankungszahlen und der Sterblichkeit durch bessere Hygiene und neue Chemotherapeutika verschwand die Tuberkulose weitgehend aus dem Bewusstsein der Menschen. In den letzten Jahren nimmt jedoch das Risiko einer Tuberkulose in Deutschland wieder zu, vor allem durch zunehmende Mobilität der Menschen (Zuwanderungen, Ferntourismus) und als HIV-assoziierte Infektion (☞ 16.3.4). Die Tuberkulose ist auch heute noch eine wichtige berufsbedingte Infektion medizinischer Berufe.

Erkrankungen und Todesfälle an Tuberkulose sind meldepflichtig (☞ 17.15).

⇨ Krankheitsentstehung und -verlauf

Erreger der Tuberkulose ist das sehr widerstandsfähige Stäbchenbakterium *Mycobacterium tuberculosis.* Tuberkulosebakterien werden in der Regel durch Tröpfcheninfektion übertragen, also durch Husten, Niesen oder Sprechen. Unbehandelt nimmt die Tuberkulose oft einen jahrzehntelangen, komplizierten Verlauf.

Die tuberkulöse Erstinfektion

Die Tuberkulosebakterien gelangen mit dem Atemstrom in die Lungen. Dort werden sie zwar von *Makrophagen* phagozytiert (aufgenommen), können sich aber sowohl in diesen als auch extrazellulär im Lungengewebe weiter vermehren. So bildet sich in den Folgewochen ein kleiner **Primärherd,** der zusammen mit den ebenfalls beteiligten regionalen Lymphknoten des Lungenhilus als **Primärkomplex** bezeichnet wird **(primäre Tbc).**

In Gebieten mit Rindertuberkulose erfolgt die tuberkulöse Erstinfektion oft über infizierte Milch. Dann ist der Primärkomplex im Darm lokalisiert. Dies ist in Deutschland extrem selten. Eine primäre Hauttuberkulose ist meist beruflich bedingt (z.B. bei Pathologen durch Schnittverletzungen).

Die Gewebereaktion

📋 **Granulome:** Zell- und gefäßreiche Bindegewebsknötchen. Entstehen meist aufgrund chronisch-entzündlicher Reize.

Typischer histologischer Befund ist der sog. **Tuberkel.** Dabei handelt es sich um Granulome mit zentraler Nekrose, die bei der Tuberkulose auch **Verkäsung** oder *tuberkulöser Käse* genannt wird. Das Granulom wird von Bindegewebe umgeben.

Der weitere Krankheitsverlauf

Der weitere Verlauf der Infektion hängt von der Abwehrlage des Infizierten ab (☞ Abb. 8.58).

Bei guter Abwehrlage heilt der Primärherd in der Lunge ab, häufig sogar ohne jegliche Krankheitssymptome. Einziger Ausdruck der abgelaufenen Infektion ist dann ein positiver Tuberkulin-Test (☞ Pflege). Während dieser Krankheitsphase können aber durch *hämatogene Streuung* der Tuberkulosebakterien zahlreiche kleine Herde im gesamten Körper gesetzt werden, die lebenslang ohne Krankheitswert bleiben, aber auch zur sog. *postprimären Tuberkulose* führen können (☞ unten).

Bei schlechter Abwehrlage breiten sich die Erreger weiter aus:
- Wird ein Bronchus in die tuberkulöse Nekrose mit einbezogen, so können sich die Tuberkulosebakterien *bronchogen* (über das Bronchialsystem) ausbreiten und bei konfluierendem Befall (d.h. Zusam-

menfließen der Herde) zum Bild der **käsigen Pneumonie** führen

- Die *lymphogene Streuung* führt zur Ausbildung tumorartiger Lymphknotenpakete vor allem im Mediastinum und am Hals **(Lymphknoten-Tbc)**
- Bei sehr schlechter Abwehrlage kommt es zur *hämatogenen* Frühgeneralisation. Die Erreger brechen in die Blutbahn ein und führen zur **akuten Miliartuberkulose** (miliar = hirsekorngroß) mit schweren tuberkulösen Entzündungen vorzugsweise der Lunge und/oder Hirnhäute. In den betroffenen Organen sind zahlreiche kleine Tuberkuloseherde zu finden. Im Extremfall bildet sich eine **tuberkulöse Sepsis** aus, die oft tödlich verläuft.

Die postprimäre Tuberkulose

Die **postprimäre Tuberkulose** ist in der Regel eine isolierte Organtuberkulose. Häufig entsteht sie in Zeiten der Abwehrschwäche durch *Reaktivierung* (Wiederaufflackern) der während der Frühphase gesetzten Organherde. Hauptsächlich betroffen sind:

- Die Lunge mit der Möglichkeit von Kavernenbildung (**Kaverne** = krankhafte Höhle) und Pneumonieentwicklung
- Das Urogenitalsystem *(Urogenitaltuberkulose)*
- Die Nebennieren *(Nebennierentuberkulose* mit Bild des M. Addison ☞ 12.6.2)
- Die Haut *(Hauttuberkulose)*
- Das Skelettsystem *(Knochen- und Gelenktuberkulose)* mit bevorzugtem Befall der Wirbelsäule sowie der Hüft- und Kniegelenke.

Bei einer sehr schlechten Abwehrlage kann es auch im Stadium der postprimären Tuberkulose wieder zur hämatogenen Streuung *(hämatogene Spätgeneralisation)* und zum Bild der Miliartuberkulose kommen.

Offene und geschlossene Tuberkulose

Die Unterscheidung zwischen offener und geschlossener Tuberkulose ist für die Einschätzung des Ansteckungsrisikos wichtig. Von einer **offenen Tuberkulose** spricht man, wenn in Sputum oder Magensaft

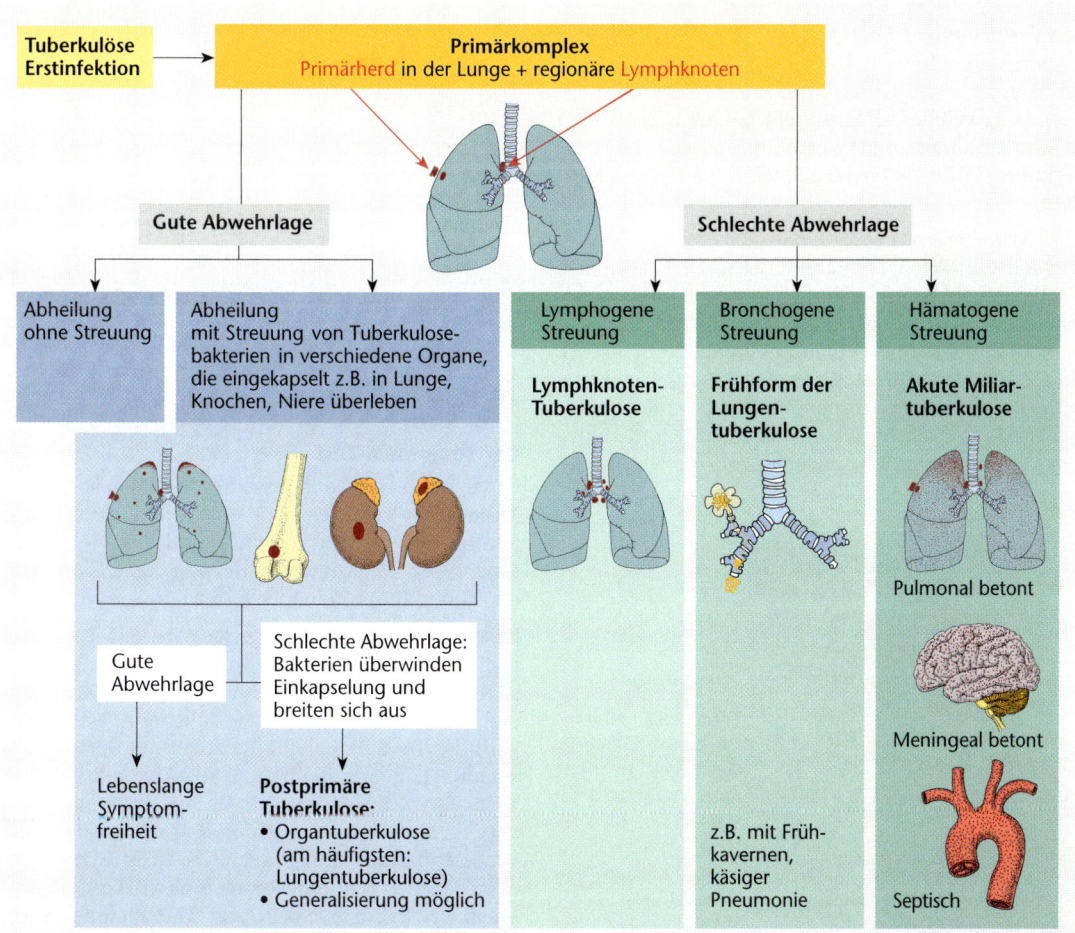

Abb. 8.58: Pathogenese der Tuberkulose. [A400-215]

des Patienten Tuberkulosebakterien („säurefeste" Stäbchen) nachweisbar sind (☞ Diagnose). Bei einer **geschlossenen Tuberkulose** ist dies nicht der Fall. Es liegen zwar Organherde vor, die aber keinen Anschluss nach außen gefunden haben. Eine offene Lungentuberkulose ist sowohl in der Früh- als auch in der Spätphase der Erkrankung möglich. Maßgeblich ist der Anschluss der Herde an die Bronchien und die Erregerausscheidung mit dem Sputum.

Die tuberkulöse Pleuritis, die Lymphknotentuberkulose und die Urogenitaltuberkulose werden nicht als ansteckend angesehen.

▣ Symptome und Untersuchungsbefund

Die *primäre Tuberkulose* verläuft meist symptomlos. Evtl. hat der Patient grippeähnliche Beschwerden. Selten treten Fieber, Nachtschweiß, Husten, Auswurf, Pleuritis, evtl. mit Pleuraerguss (☞ 8.11.1, 8.11.2) oder ein *Erythema nodosum* (bestimmte Form von rötlichen, druckschmerzhaften Hautknoten) auf. Die BSG zeigt in der Regel eine mäßige Beschleunigung, das CRP ist erhöht.

Insbesondere bei abwehrgeschwächten Patienten kann es zu einer *Miliartuberkulose* kommen. Die Patienten sind schwer krank mit Fieber, Kopfschmerzen, Dyspnoe und Husten. Die Milz ist vergrößert. Je nachdem, welches Organsystem bevorzugt betroffen ist, werden unter anderem eine *pulmonale* Miliartuberkulose und eine *meningitische* Miliartuberkulose unterschieden.

Die *postprimäre Tuberkulose der Lunge* verläuft ebenfalls zunächst uncharakteristisch. Oft bemerkt der Patient die Krankheitszeichen wegen ihrer schleichenden Entwicklung lange Zeit nicht. Typische Symptome der (postprimären) Lungentuberkulose sind Leistungsabfall, ständige Müdigkeit, Gewichtsverlust, subfebrile Körpertemperatur mit Nachtschweiß sowie chronischer Husten, evtl. mit (blutigem) Sputum und Thoraxschmerzen. Auch während

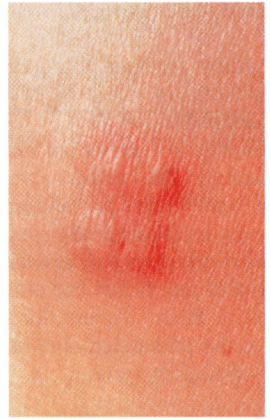

Abb. 8.60 – 8.61: Tuberkulintest. Links: Positive Reaktion. Vier Knötchen haben sich gebildet, davon zwei mit einem Durchmesser > 2 mm. Rechts: Negatives Testergebnis. Die Einstichstellen des Teststempels sind noch erkennbar, es haben sich aber keine Knötchen gebildet. Die Rötung alleine reicht nicht aus für eine positive Bewertung des Tests. [U210]

dieser Krankheitsphase können sich eine Pleuritis oder ein Pleuraerguss entwickeln.

⌕ Diagnostik und Differenzialdiagnose

Die Befunde bei der Röntgenaufnahme des Thorax (einschließlich Tomographie und ggf. Durchleuchtung oder CT) sind sehr variabel und reichen von Verschattungen und Verkalkungen bis hin zu Kavernen und Pleuraergüssen. Bei der Miliartuberkulose sind zahlreiche stecknadelkopfgroße Lungenherde sichtbar (☞ Abb. 8.59).

Lungenfunktionsprüfungen dienen der Einschätzung, wie weit die Leistungsfähigkeit der Lunge eingeschränkt ist.

Der Tuberkulin-Test

Unverzichtbar in der Tuberkulosediagnostik ist der **Tuberkulin-Test,** der ca. 5 – 6 Wochen nach einer Infektion positiv wird. Mit ihm wird die immunologische (Spät-)Reaktion des Körpers auf den Kontakt mit Tuberkuloproteinen getestet.

Durchführung: Am häufigsten wird das Tuberkuloprotein mit einem Stempel intrakutan an der Innenseite des Unterarms etwas unterhalb der Ellenbeuge eingebracht (z.B. Tine-Test®, Tubergen-Test®). Dabei wird der Teststempel auf die zuvor mit der Hand gespannte Unterarmhaut des Patienten gedrückt. Die Teststellen müssen danach als punktförmige Einstiche sichtbar sein. Als *Mendel-Mantoux-Test* wird das intrakutane Einspritzen der Testsubstanz bezeichnet. Bei Kindern kommen auch Pflastertests in Frage. Die Teststelle wird mit Fettstift oder Kugelschreiber markiert und darf bis zum Ablesen nicht gewaschen werden.

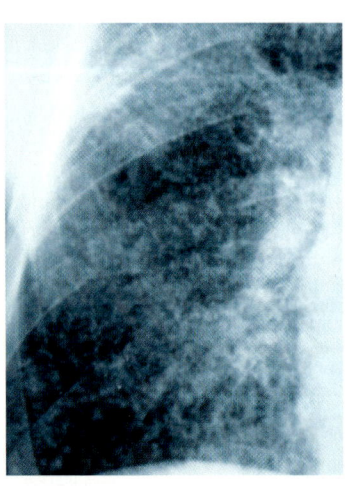

Abb. 8.59: Miliartuberkulose, Röntgenaufnahme der rechten Thoraxhälfte. Über die gesamte Lunge verteilt finden sich hirsekorngroße Verschattungen, auch bezeichnet als diffuse feinfleckige Lungenzeichnung. [T197]

Viele Patienten waschen die Markierung der Teststelle trotzdem ab. Daher stets an der gleichen Stelle testen (z.B. am linken Unterarm knapp unterhalb der Ellenbeuge) und dies auch in der Krankenakte vermerken.

Ablesen: Der Tuberkulintest wird meist am vierten Tag nach der Applikation, frühestens aber nach 72 Stunden abgelesen. Als positiv wird eine Rötung, Schwellung und Verhärtung bewertet. Dabei genügt ein einziges *tastbares* Knötchen.

Bewertung: Ein positiver Tuberkulin-Test ist Ausdruck einer erworbenen *zellulären Immunität* des Getesteten gegenüber den Tuberkuloseerregern. Diese kann sowohl durch eine „natürliche" Infektion mit den pathogenen Tuberkulosebakterien als auch durch eine „künstliche" Infektion mit Impfstämmen **(BCG-Impfung)** bedingt sein.

Ein positiver Test beweist keine *frische* Tuberkuloseinfektion oder eine Tuberkulose*erkrankung*, da auch ein lange zurückliegender Kontakt mit Tuberkulosebakterien zu einem positiven Testergebnis führen kann. Nach einer BCG-Impfung ist der Tuberkulin-Test meist für 3 – 5 Jahre positiv und während dieser Zeit diagnostisch nicht verwertbar.

Ein negativer oder positiver Tuberkulin-Test ist immer nur *Hinweis,* nicht aber Beweis. Im Zweifelsfall müssen andere Methoden zur Tuberkulosediagnostik angewendet werden.

Nachweis der Tuberkulosebakterien
Eine sichere Diagnose ist nur durch Erregernachweis in *Magensaft* und *Sputum* möglich (Gewinnung von Untersuchungsmaterial ☞ 8.3.9). Evtl. ist hierzu eine bronchoskopische Materialgewinnung (☞ 8.4.4) erforderlich. Die Tuberkulosebakterien sind mikroskopisch als sog. *säurefeste Stäbchen* sichtbar (☞ 17.6.20). Da es außer den Tuberkuloseerregern noch weitere säurefeste Stäbchen gibt, sollte immer eine Kultur angesetzt werden, die allerdings wegen des langsamen Wachstums der Bakterien mehrere Wochen dauert. Seit kurzem können Schnelltests die Wartezeit auf 1 – 2 Wochen verkürzen.

Behandlungsstrategie
Die Tuberkulose wird heute meist über 6 – 9 Monate (!) mit einer Dreier- oder Viererkombination **antituberkulöser Arzneimittel** behandelt (☞ Tab. 8.62). Kooperative Patienten können in der Regel bereits nach wenigen Wochen aus dem Krankenhaus entlassen werden. Die Medikation erfolgt einschleichend, um Nebenwirkungen besser zu erkennen.

Chirurgische Maßnahmen wie beispielsweise Segment- oder gar Lappenresektionen bei Kavernen sind heute nur noch in Ausnahmefällen erforderlich.

Pflege bei Lungentuberkulose
An erster Stelle der pflegerischen Maßnahmen stehen die Information des Patienten (Hygienemaßnahmen, Wirkung und Nebenwirkung der Arzneimittel) und die Überwachung der medikamentösen Therapie.

Tuberkulosepatienten sind anfangs oft durch die Diagnosestellung schockiert. Die Betonung der guten Prognose (weniger als 1 % Rezidive bei sensiblen Erregern) bei relativ kurzem Krankenhausaufenthalt steigert bei den meisten Patienten die Eigenverantwortlichkeit und ihre Kooperation.

Krankenbeobachtung und Dokumentation
- Vitalzeichen, Temperatur, Allgemeinbefinden
- Husten, Sputum
- Appetit, Gewicht (zweimal wöchentlich).

Allgemeine Maßnahmen
Pflege bei Pneumonie ☞ 8.5.3

Besonders wichtig sind bei der offenen Tuberkulose gewissenhafte Hygienemaßnahmen, um eine Ansteckung von Personal, Angehörigen und Mitpatienten zu verhindern. Bei ansteckenden Patienten ist in den ersten drei Wochen nach Behandlungsbeginn eine Isolierung notwendig (auch ☞ 17.2.2):
- Ein Patient mit offener Tuberkulose wird in einem Einzelzimmer untergebracht. Er darf sein Zimmer während dieser Zeit nicht verlassen, die Türen müssen geschlossen sein. Beim Husten oder Niesen soll der Patient Mund und Nase mit einem Papiertuch bedecken, damit möglichst wenig Keime in die

Substanz (Abk.)	Handelsname (Bsp.)	Wichtigste Nebenwirkungen	Besonderes
Isoniazid (INH)	Isozid®	Hepatotoxisch, sensible Polyneuropathie	Alkoholverbot, Leberenzymkontrollen
Rifampicin (RMP)	Rifa®	Hepatotoxisch	„Pille" evtl. unwirksam
Ethambutol (EMP)	Myambutol®	Optikusneuritis bis zur Erblindung	Regelmäßige Sehtests
Pyrazinamid (PZA)	Pyrazinamid® „Lederle"	Harnsäureanstieg, hepato- und nephrotoxisch	Leberenzymkontrollen
Streptomycin (SM)	Strepto-Fatol®	Nephro- und ototoxisch	Regelmäßige Gehörkontrollen

Tab. 8.62: Überblick über die wichtigsten antituberkulösen Arzneimittel (= gegen Tuberkulosebakterien wirksame Chemotherapeutika).

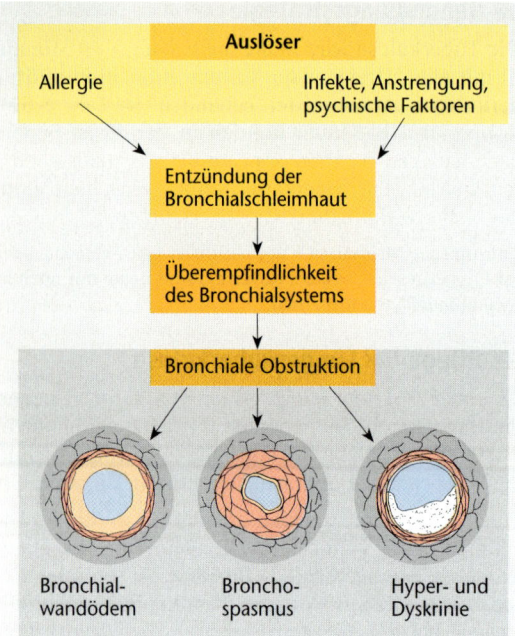

Abb. 8.63: Pathogenese und Pathophysiologie des Asthma bronchiale. Starke Schwellung der Bronchialschleimhaut (Ödem), Kontraktion der Bronchialmuskulatur (Bronchospasmus) sowie übermäßige und zähe Schleimbildung (Hyper- und Dyskrinie) führen zum Atemnotanfall. [A400]

Raumluft gelangen (ausgehustete Tröpfchen haben eine Reichweite von knapp fünf Metern). Diese Maßnahme ist manchmal nur schwer zu vermitteln („ich bin doch allein im Zimmer")

- Muss der Patient unbedingt transportiert werden, trägt er während des Transports einen Mundschutz
- Alle Gebrauchsgegenstände verbleiben im Zimmer
- Für das Geschirr des Patienten reichen die krankenhausüblichen Hygienemaßnahmen aus
- Nur Wäsche, die mit kontaminiertem Material in Berührung gekommen ist, wird separat als „infektiöse" Wäsche behandelt. Analoges gilt für Abfall
- Das Personal legt zum Eigenschutz immer Schutzkittel und Handschuhe an. Vor allem beim Umgang mit Sputum (☞ 8.3.9) ist größte Vorsicht geboten (Handschuhe tragen, sich nicht anhusten lassen). Das Tragen von Masken (möglichst Spezialmasken) wird überwiegend angeraten. Prinzipiell sollte möglichst wenig Personal das Zimmer betreten
- Zur Desinfektion dürfen nur Desinfektionsmittel benutzt werden, die nach der Liste der Deutschen Gesellschaft für Hygiene (Liste des Robert-Koch-Instituts) wirksam sind. In aller Regel werden eine laufende Desinfektion patientennaher Flächen und eine Schlussdesinfektion aller erreichbaren Flächen durchgeführt, meist aber nicht mehr eine Raumvernebelung mit Formalin

- Besucher (möglichst wenige) müssen sich vor Betreten des Patientenzimmers beim Stationspersonal melden und werden über Infektionsgefährdung und Hygienemaßnahmen informiert
- Alle genannten Maßnahmen werden dem Patienten erklärt, da informierte Patienten die Regeln besser einhalten.

🖥 Prognose

Noch vor wenigen Jahrzehnten starben viele Patienten an der Tuberkulose, heute können fast alle durch eine konsequente medikamentöse Behandlung geheilt werden. Eine Ausnahme sind stark abwehrgeschwächte Patienten, z.B. HIV-Infizierte.

> 💬 „Unsichere" Patienten vor eigenmächtigem Therapieabbruch warnen – sie gefährden sich und andere durch ein Wiederaufflackern der Tbc!

🔲 Prophylaxe und Sekundärprävention

Kontakt mit Tbc-Kranken sollte möglichst vermieden werden. Eine Impfung gegen Tuberkulose ist zwar verfügbar **(BCG-Impfung),** wird aber angesichts eines auf ca. fünf Jahre begrenzten und nur mäßigen Schutzes in Deutschland nicht mehr empfohlen (☞ auch Impfplan in 16.2.2).

Tuberkulintests, etwa vor dem Eintritt in Kindergarten oder Beruf, und Untersuchung der Kontaktpersonen von Tbc-Patienten sollen symptomlose oder -arme Tuberkuloseträger früh erfassen und durch rechtzeitige Behandlung Spätschäden bei den Betroffenen und eine Weiterverbreitung der Infektion verhindern. In Einzelfällen ist eine Chemoprophylaxe mit Isoniazid (INH) über sechs Monate zu erwägen, so z.B. bei Kontaktpersonen nachgewiesen Erkrankter oder tuberkulinpositiven, hochgradig gefährdeten Menschen (HIV-Infizierte, Patienten mit bestimmten bösartigen Erkrankungen oder hochdosierter Glukokortikoidtherapie).

8.6 Chronisch-obstruktive Atemwegserkrankungen

> 📖 **Chronisch-obstruktive Atemwegserkrankungen:** Sammelbegriff für lang andauernde entzündliche Erkrankungen der Bronchien und der Lunge, die mit einer Verengung (Obstruktion) der Atemwege einhergehen. Auch als *chronisch-obstruktive Lungenerkrankungen (COLE), chronic obstructive lung diseases (COLD)* oder *chronic obstructive pulmonary diseases (COPD)* bezeichnet.

Zu den chronisch-obstruktiven Atemwegserkrankungen zählen:
- Chronisch-obstruktive Bronchitis
- Asthma bronchiale
- (Obstruktives) Lungenemphysem.

Sowohl die verschiedenen Sammelbegriffe als auch die Zusammenfassung der drei Erkrankungen zu einer Gruppe (das Lungenemphysem ist eine Erkrankung des Lungenparenchyms) sind unter Wissenschaftlern umstritten. Sie sind aber in Klinik und Fachpublikationen üblich und sollen daher an dieser Stelle beibehalten werden.

8.6.1 Asthma bronchiale

> **Asthma bronchiale** (*Bronchialasthma*, oft kurz *Asthma*, griech.: Atemnot): Anfallsweise auftretende Atemnot durch vollständig oder teilweise reversible Atemwegsobstruktionen. 1 – 2 % der Erwachsenen und 2 – 4 % der Kinder sind betroffen. Schwerstes Bild ist der **Status asthmaticus** mit über 6 – 12 Stunden andauerndem Asthmaanfall.

⇨ Krankheitsentstehung

Es werden zwei Hauptformen des Asthma bronchiale unterschieden:
- Beim **exogen-allergischen Asthma** *(extrinsic-Asthma)* handelt es sich um eine allergische Typ-I-Reaktion (☞ 16.4.1), z.B. gegen Hausstaubmilben, Blütenpollen, Mehlstaub, Nahrungsmittel (etwa Nüsse) oder Tierhaare. Diese Form des Asthma ist

dem *atopischen Formenkreis* zuzurechnen (☞ 16.4.1). Häufig ist dann die Eigen- oder Familienanamnese für weitere atopische Erkrankungen (Heuschnupfen, Neurodermitis) positiv
- Beim **nicht-allergischen Asthma** *(intrinsic-Asthma, Infektasthma)* lösen Infekte, körperliche Anstrengungen, kalte Luft, psychische Faktoren (z.B. Stress) oder Inhalation atemwegsreizender Substanzen die Anfälle aus
- Mischformen sind häufig.

Eine zentrale Bedeutung in Pathogenese und Pathophysiologie des Asthma bronchiale (☞ Abb. 8.63) kommt der Entzündung der Bronchialwand zu, an der zahlreiche Entzündungszellen (v.a. Mastzellen und eosinophile Granulozyten) und Entzündungsmediatoren (z.B. Histamin, Leukotriene) beteiligt sind.

🔲 Symptome und Untersuchungsbefund

Leitsymptom des Asthma bronchiale ist der Atemnotanfall mit typisch *erschwerter und verlängerter Ausatmung* und giemenden, pfeifenden und brummenden Nebengeräuschen. Oft hat der Patient vor allem zu Beginn eines Anfalls auch Husten. Er wird von Erstickungs- und Todesangst gequält. Meist am Ende des Anfalls hustet der Patient zähen, glasigen Schleim aus. Fast alle Patienten nehmen im Anfall eine „Asthmatikerstellung" ein, d.h., sie sitzen aufrecht mit vornübergeneigtem Oberkörper und aufgestützten Armen.

Alarmsymptome sind der Gebrauch der Atemhilfsmuskulatur (☞ Abb. 8.64), verlangsamte, unregelmä-

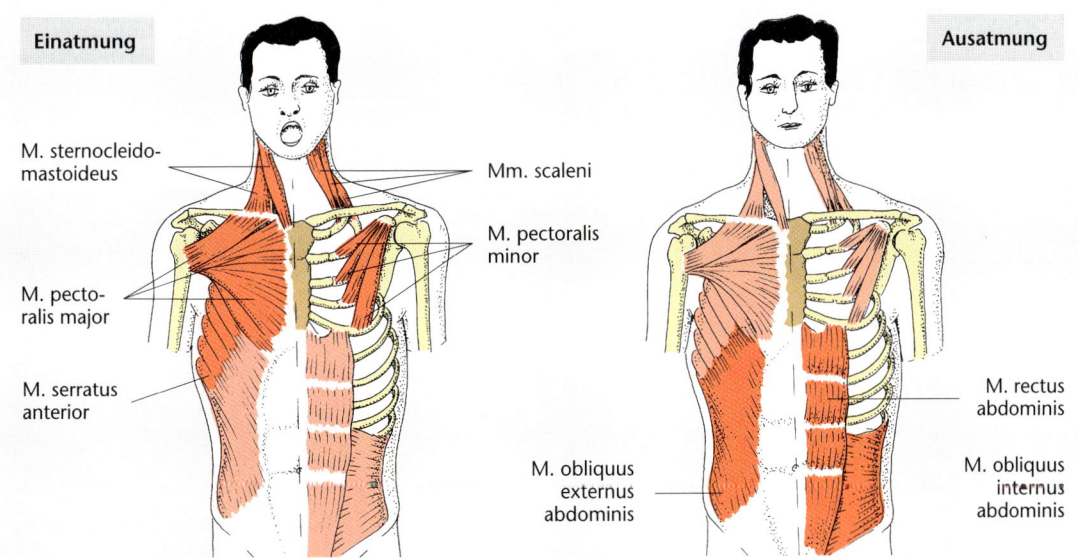

Abb. 8.64: Atemhilfsmuskulatur.
Links Hilfseinatmer: M. pectoralis major und minor, M. serratus anterior, Mm. scaleni, M. sternocleidomastoideus.
Rechts Hilfsausatmer: Die Bauchmuskeln M. rectus abdominis, M. obliquus internus und externus abdominis. [A400-190]

ßige Atmung, vermindertes Atemgeräusch oder Zyanose. Oft hat der Patient einen **paradoxen Puls,** d.h., der systolische Blutdruck ist bei der Einatmung niedriger als bei der Ausatmung. *Lebensgefahr* besteht bei allgemeiner Erschöpfung des Patienten, verminderter Ansprechbarkeit oder Abfall der Herzfrequenz.

🔎 Diagnostik und Differenzialdiagnose

Bei bekanntem Asthma bronchiale ist die Diagnose eines Asthmaanfalles in aller Regel offensichtlich. Zur Ursachenklärung und Einschätzung der Patientengefährdung sind erforderlich:
- Röntgenaufnahme des Thorax: Überblähung? Pneumonie? Pneumothorax als Komplikation?
- Lungenfunktionsprüfung: FEV_1, evtl. Broncholysetest
- EKG: Rechtsherzbelastung?
- Labor: BB (Leukozytose?), BGA (respiratorische Insuffizienz?), Elektrolyte
- Bei Erstmanifestation Allergietestung im anfallsfreien Intervall (z.B. Prick-Test ☞ 16.4.1).

Insbesondere wenn bei dem Patienten bisher kein Asthma bronchiale bekannt war, muss auch an ein Lungenödem (☞ 6.6.3), eine Lungenembolie (☞ 8.10.1), eine Fremdkörperaspiration (☞ 8.15) oder an ein Hyperventilationssyndrom (☞ 8.3.3) gedacht werden. Vor allem die letzte Diagnose darf jedoch nicht vorschnell gestellt werden, da ein erniedrigter pCO_2 auch zu Beginn eines Asthmaanfalls typisch ist (der pCO_2 steigt erst bei zunehmender Erschöpfung). Der pO_2 ist in der Regel erniedrigt.

📊 Behandlungsstrategie

Bei einem allergischen Asthma ist die wichtigste Maßnahme das Meiden der auslösenden Stoffe (Details ☞ 16.4.2). Vor allem bei jüngeren Patienten mit einer Allergie gegen nur eine Substanz kann eine Hyposensibilisierung (☞ 16.4.2) erfolgversprechend sein. Alle Patienten mit Asthma bronchiale sollten nicht rauchen, bekannte Auslöser von Anfällen meiden und sich möglichst vor Atemwegsinfektionen schützen.

Therapie beim akuten Asthmaanfall

- β_2-Sympathomimetika (entspannen die Bronchialmuskulatur und erweitern so die Bronchien ☞ Pharma-Info 8.66): 2 (– 10) Hübe Salbutamol (z.B. Sultanol®), evtl. Terbutalin (z.B. Bricanyl®) 0,25 – 0,5 mg s.c. Vorteil der β_2-Sympathomimetika ist ihr sofortiger Wirkungseintritt
- Theophyllin (z.B. Euphyllin®) 240 mg entweder als orale Theophyllinlösung oder als intravenöse Kurzinfusion unter Pulskontrolle
- Sauerstoff 2 – 4 l/Min. über Nasensonde oder 5 – 8 l/Min. über O_2-Maske unter Bewusstseins- und evtl. auch BGA-Kontrolle. Vorsicht bei erhöhtem pCO_2 ☞ 8.2.3
- Ausreichende Flüssigkeitszufuhr (oral oder i.v.), d.h. 2 – 4 l täglich
- Glukokortikoide (dämpfen die entzündliche Schwellung der Bronchien): z.B. 50 – 250 mg Prednison oral oder i.v. (etwa Decortin®). Sie wirken aber erst nach mehreren Stunden
- Möglichst keine sedierenden Arzneimittel (dämpfen den Atemantrieb). Werden sie doch nötig, müssen Arzneimittel mit geringstmöglicher atemdepressiver Wirkung wie Promethazin (z.B. Atosil®) eingesetzt werden
- Antibiotika, falls ein Atemwegsinfekt den Asthmaanfall provoziert hat
- Evtl. bronchoalveoläre Lavage zur Sekretentfernung (☞ 8.4.4)
- Intubation und Beatmung bei zunehmendem Anstieg des pCO_2 oder der Atemfrequenz, abfallendem pO_2 oder pH-Wert sowie zunehmender Erschöpfung oder Bewusstseinsstörung.

Schweregrad	Symptome		FEV_1 [% des Sollwerts]	Bedarfs-medikation	Dauermedikation
	Tags	Nachts			
1 **Intermittierendes Asthma**	Höchstens zweimal wöchentlich	Höchstens zweimal monatlich	> 80 %		Keine
2 **Leichtes Asthma**	Weniger als einmal täglich	Mehr als zweimal monatlich	< 80 %	Kurzwirksame β_2-Sympathomimetika, alternativ Anticholinergika	Inhalative Glukokortikoide*, alternativ Cromoglicinsäure oder Nedocromil
3 **Mittelgradiges Asthma**	Täglich	Mehr als einmal wöchentlich	60 – 80 %		Inhalative Glukokortikoide*, langwirksame β_2-Sympathomimetika, Theophyllin
4 **Schweres Asthma**	Ständig	Häufig	< 60 %		Zusätzlich zu Stufe 3* orale Glukokortikoide

* Mit zunehmendem Schweregrad steigende Dosierung der inhalativen Glukokortikoide

Tab. 8.65: Stufenschema der medikamentösen Behandlung des Asthma bronchiale nach den Empfehlungen der Deutschen Atemwegsliga 1998. Details zu den Substanzen ☞ Text und Pharma-Info.

Antiobstruktive Dauertherapie

Bei nur sehr seltenen Anfällen ist keine Dauermedikation notwendig. Dann reicht die Inhalation von β_2-Sympathomimetika bei Bedarf aus. Viele Patienten benötigen jedoch eine antiobstruktive Dauertherapie, die sich nach dem Schweregrad der Erkrankung richtet (☞ Tab. 8.65).

Entsprechend der großen Bedeutung der Entzündungsvorgänge für Pathogenese und Pathophysiologie nehmen in der Dauertherapie des Asthma bronchiale entzündungshemmende Substanzen, allen voran inhalative Glukokortikoide, eine Vorrangsstellung ein. Da bei rein inhalativer Anwendung nur eine geringe Glukokortikoidmenge in den Blutkreislauf gelangt, sind die systemischen Nebenwirkungen geringer als bei systemischer Glukokortikoidbehandlung. Lokale Nebenwirkungen, denen jedoch durch korrekte Anwendung (☞ Pflege) vorgebeugt werden kann, sind ein Befall des Mund-Rachen-Raumes mit *Candida albicans* und Heiserkeit.

Ein neuer Therapieansatz sind die ebenfalls antientzündlich und bronchodilatativ wirksamen **Leukotrien(rezeptor)antagonisten** *(Leukotrienhemmer, Antileukotriene)* wie etwa Montelukast (Singulair®), das einmal täglich oral eingenommen wird. Die Ergebnisse bisher sind ermutigend, Langzeiterfahrungen liegen jedoch noch nicht vor.

Insbesondere bei Patienten mit nicht-allergischem Asthma spielen auch psychosoziale Faktoren als Anfallsauslöser eine Rolle. Dann können stützende psychotherapeutische Behandlungsmaßnahmen hilfreich sein.

🖭 Pflege bei Asthma bronchiale

Pflegeziele

Bei einem akuten Asthmaanfall steht neben der Angstminderung die Erleichterung der erschwerten Atmung im Vordergrund. Voraussetzungen zur Anfallsvermeidung/-einschränkung sind Einsicht und Fähigkeit des Kranken zu einer entsprechenden Lebensführung und zur Beherrschung von Atem- und Bewegungstechniken sowie die korrekte Anwendung der Arzneimittel.

Pflege im akuten Anfall

Erstmaßnahmen bei Atemnot ☞ 8.3.1

Im akuten Anfall gilt es, durch ruhigen und einfühlsamen Umgang die Angst des Patienten zu mindern, da Angst die Atemnot verstärkt. Dies erfordert Erfahrung und Fachkompetenz.

Bis zum Eintreffen des Arztes werden, sofern die Anfallssituation es zulässt, die Materialien für die zu erwartenden Anordnungen vorbereitet:
- Arzneimittel: β_2-Sympathomimetika, Theophyllin, Glukokortikoide
- Materialien für einen venösen Zugang, Blutentnahmeröhrchen (BB, Elektrolyte, evtl. BGA)
- Alles Notwendige für eine Sauerstoffgabe (☞ 8.2.3), zum Absaugen (☞ 8.2.2) und für eine Intubation.

Weitere Pflegemaßnahmen nach Abklingen der Akutsituation hängen von Befinden und Bedürfnissen des Patienten ab. Viele Patienten empfinden beispielsweise eine erfrischende Waschung von Gesicht und Händen als angenehm. Anstrengung muss aber in jedem Fall vermieden werden, bis sich die Atmung stabilisiert hat.

Korrekte Anwendung von Dosieraerosolen

Vor allem durch β_2-Sympathomimetika und Parasympatholytika als Dosieraerosole kann sich der Patient rasch selbst mit wenigen Sprühstößen Erleichterung verschaffen. Prinzipiell ist zwischen Treibgas- und Pulver-Dosieraerosolen zu unterscheiden.

Treibgas-Dosieraerosole waren lange Zeit sehr verbreitet. Da viele von ihnen aber ökologisch bedenklich sind und sie zudem mit großen (und daher bei den Patienten wenig beliebten Spacern) benutzt werden sollen, werden sie zunehmend von den verschiedenen Pulver-Dosieraerosolen oder Pulverinhalatoren verdrängt. Aufgrund der verschiedenen Systeme sind die Herstellerangaben stets genau zu beachten.

Nachteil der leichten Anwendbarkeit der Dosieraerosole ist die oft erhebliche Überdosierung durch den Patienten („viel hilft viel").

Anwendung von Turbohalern ☞ Abb. 8.70 – 8.72

⟋ Pharma-Info 8.66 Bronchospasmolytika

> 🔅 **Bronchospasmolytika:** Substanzen, die über eine Erschlaffung der verengten Bronchialmuskulatur die Atemwege erweitern. Werden bei chronisch-obstruktiven Lungenerkrankungen (☞ 8.6) und allergischen Reaktionen mit Bronchospastik eingesetzt. Hauptvertreter sind β_2-Sympathomimetika, Parasympatholytika und Theophylline.

β_2-Sympathomimetika

Die Wirkung des Sympathikus wird durch α-, β_1- und β_2-Rezeptoren an der Oberfläche der Zielzellen vermittelt. Während am Herzen die β_1-Rezeptoren überwiegen und einen Pulsanstieg sowie eine Erhöhung der Kontraktionskraft bewirken, sind an den Bronchien in erster Linie β_2-Rezeptoren zu finden. Ihre Stimulation führt zu einer *Erschlaffung der Bronchialmuskulatur* und so zu einer Erweiterung der Atemwege. Auf die zugrunde liegende Entzündungsreaktion haben β_2-Sympathomimetika keinen Einfluss.

Es konnten zwar β-Sympathomimetika synthetisch hergestellt werden, die *bevorzugt* auf β_1- oder β_2-Rezeptoren wirken, doch werden – wenn auch in geringem Maße – stets auch die anderen β-Rezeptoren miterregt. Daher entfalten die in der Lungenheilkunde verwendeten β_2-**Sympathomimetika** immer auch Wirkungen auf das Herz, was zu Tachykardie, Herzklopfen, Herzrhythmusstörungen, Angina pectoris und Blutdruckkrisen führen kann. Weitere Nebenwirkungen der β_2-Sympathomimetika sind Unruhe, Zittern und Kopfschmerzen. Deshalb werden β_2-Sympathomimetika bei Patienten mit Bluthochdruck, Herzrhythmusstörungen, koronarer Herzkrankheit oder Schilddrüsenüberfunktion nur unter sorgfältiger Kontrolle eingesetzt.

Wichtigste Darreichungsform sind Pulver- oder Treibgas-**Dosieraerosole.** Mit einer Dosierung von 1 – 2 Sprühstößen bei Bedarf (in leichten Fällen) oder 4 x (1 –) 2 Sprühstößen täglich kommen die meisten Patienten gut zurecht. Inhalative Sympathomimetika wirken bei korrekter Anwendung (☞ Pflege) sekundenschnell, in geringer Dosierung und mit geringen Nebenwirkungen. Mittlerweile stehen mit Formoterol (z.B. Oxis Turbohaler®, Foradil®) und Salmeterol (Aeromax®, Serevent®) auch lang wirksame β_2-Sympathomimetika zur Verfügung. Sie sind besonders geeignet für Patienten mit nächtlichen Asthmaanfällen.

Parasympatholytika

Parasympatholytika *(Anticholinergika)* sind Atropinabkömmlinge, die durch Hemmung des Parasympathikus die Bronchien erweitern. Nebenwirkungen, die bei Dosieraerosolen jedoch in aller Regel gering sind, bestehen in Mundtrockenheit und einer verminderten Produktion von Bronchialsekret. Dosierung und Anwendung entsprechen denen der kurz wirkenden Sympathomimetika-Aerosole. Die Wirkung der Parasympatholytika ist insgesamt geringer als die der β_2-Sympathomimetika. Im akuten Asthmaanfall reichen sie meistens nicht aus.

Theophylline

Theophyllin und Theophyllinabkömmlinge erweitern unter anderem die Bronchien und Gefäße durch Erschlaffung der glatten Muskulatur, senken den Lungengefäßwiderstand und steigern den Atemantrieb.

Durch den Angriff an mehreren Organen erklären sich auch die Nebenwirkungen der Theophylline. Am häufigsten sind Herzbeschwerden (Tachykardie, Herzrhythmusstörungen), Magen-Darm-Beschwerden (Übelkeit, Erbrechen, Durchfall) und ZNS-Symptome wie Unruhe, Kopfschmerz und Muskelzittern. Eine Bestimmung des Serumtheophyllinspiegels kann die Dosisfindung erleichtern (Blutentnahme mittags um 12 Uhr bei letzter Einnahme um 8 Uhr). Die *therapeutische Breite* (☞ 2.7.7) der Theophylline ist gering, d.h. die Spanne zwischen „zu wenig" (= unwirksam) und „zu viel" (= Vergiftungserscheinungen) eng. Besonders betroffen sind Patienten mit Herzinsuffizienz oder Leberfunktionsstörungen. Hinzu kommt, dass zahlreiche Wechselwirkungen mit anderen Arzneimitteln zu beachten sind.

Theophylline werden grundsätzlich systemisch gegeben. Die verschiedenen Präparate (z.B. Afonilum®, Bronchoparat®, Bronchoretard®, Euphyllin® und Solosin®) stehen u.a. als (Retard-)Kapseln, Tabletten, Trinkampullen, Granulat zum Auflösen, Klysmen, Suppositorien und Injektionslösungen zur Verfügung.

Substanz (Bsp.)	Handelsname (Bsp.)	Darreichungsformen*
β_2-Sympathomimetika		
Fenoterol	Berotec®	DA, Inhalationslsg., Kps. zur Inhalation, Saft, Tbl.
Reproterol	Bronchospasmin®	DA, Injektionslsg., Tbl.
Salbutamol	Sultanol®, Volmac®	DA, Inhalationslsg., Fertiginhalat, Pulverinhalat, Injektionslsg., Supp., (Retard-)Tbl.
Terbutalin	Bricanyl®	DA, Inhalationslsg., Injektionslsg., (Retard-)Kps., (Retard-)Tbl.
Parasympatholytika		
Ipratropiumbromid	Atrovent®	DA, Inhalationslsg., Inhaletten
Oxitropiumbromid	Ventilat®	DA, Pulver zur Inhalation
Fenoterol plus Ipratropiumbromid	Berodual®	DA, Inhalationslsg.
* DA = Dosieraerosol, Lsg. = Lösung, Kps. = Kapsel, Tbl. = Tablette, Supp. = Suppositorien		

Antihistaminika, Cromoglicinsäure und Nedocromil ☞ *Pharma-Info 16.26*

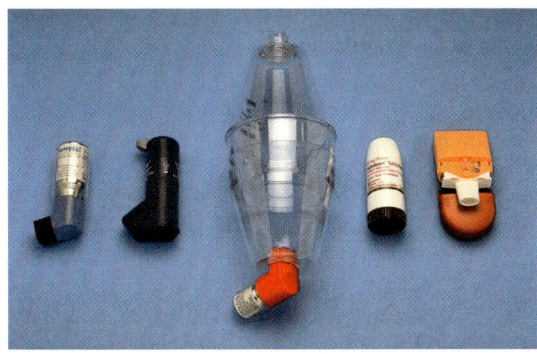

Abb. 8.67: Verschiedene Applikatoren für Dosieraerosole. V.l.n.r.: Applikator mit Treibgas, Autohaler®,Treibgasapplikator mit Spacer, Turbohaler® und Pulverapplikator. [K183]

Anwendung von Dosieraerosolen ohne Spacer:
• Aerosolbehälter gut schütteln
• Schutzkappe abnehmen
• Tief ausatmen
• Mundstück in den Mund führen (Medikamentenbehälter zeigt nach oben) und mit den Lippen fest umschließen
• Während langsamer, tiefer Einatmung Druck auf den Kanister ausüben (Arzneimittel wird freigesetzt)
• Ca. 5 Sekunden Luft anhalten
• Langsam wieder ausatmen (gegen Lippenbremse).

Anwendung von Dosieraersolen mit Spacer:
• Aerosolbehälter gut schütteln
• Verschlusskappe des Medikamentenbehälters abnehmen
• Spacer aufsetzen und mit Verschlusskappe verschließen
• Ausatmen und Spacer mit zwei Hüben füllen
• Verschlusskappe von Spacer entfernen und im Spacer befindliches Aerosol inhalieren
• Durch Lippenbremse ausatmen.

Korrekte Gabe inhalativer Glukokortikoide

Inhalative Glukokortikoide sind heute unverzichtbarer Bestandteil der Asthmatherapie. Folgende Maßnahmen beugen einem Candida-Befall vor:
• Glukokortikoide stets mit Spacer inhalieren, da dann eine geringere Menge des Arzneimittels im Mund-Rachen-Raum hängen bleibt und mehr Wirkstoff die tieferen Atemwege erreicht
• Vor den Mahlzeiten inhalieren
• Nach der Inhalation Zähne putzen oder zumindest Mund gründlich ausspülen.

✎ Kein Aspirin bei Asthma bronchiale

Die Patienten müssen wissen, dass sie bei Schmerzen oder Fieber keine Azetylsalizylsäure (z.B. Aspirin®) einnehmen dürfen, da diese Asthmaanfälle provozieren kann. Besser ist das ebenfalls rezeptfreie Paracetamol (z.B. ben-u-ron®). Außerdem müssen die Betroffenen bei jedem neuen Arztkontakt auf ihre Asthmaerkrankung hinweisen, da viele Arzneimittel bei Asthma kontraindiziert sind.

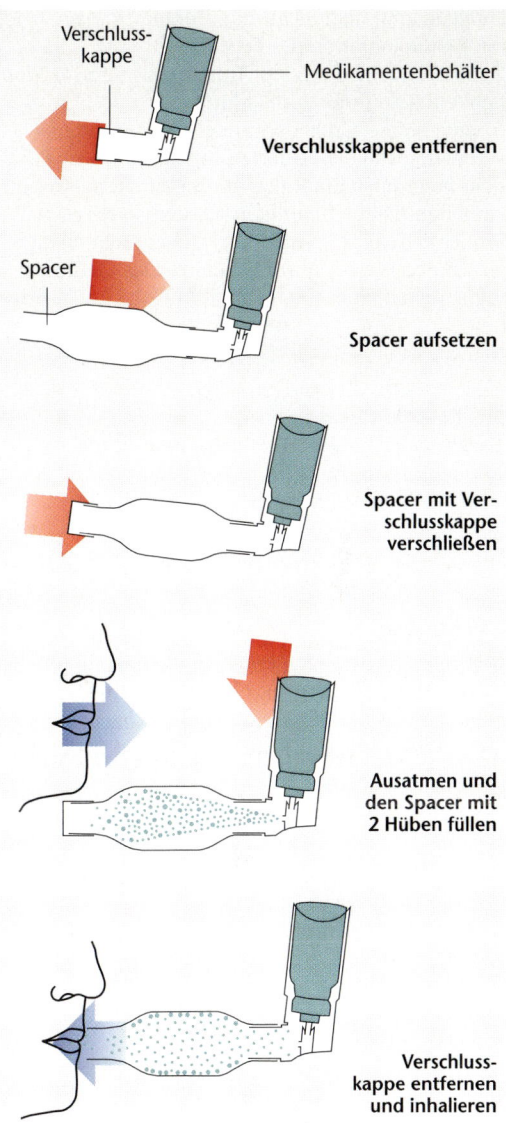

Abb. 8.68: Anwendung eines Spacers als Inhalationshilfe für ein Dosieraerosol.

⬚ Patientenschulung und Patienteninformation

Im anfallsfreien Intervall erfolgt die Schulung des Patienten. Mittlerweile gibt es an vielen Kliniken Schulungskonzepte, bei welchen der Asthmatiker lernt, seine Lebensführung anzupassen, auslösende Faktoren zu meiden, seine Atmung besser wahrzunehmen und rechtzeitig der Atemnot gegenzusteuern. Die Schulung folgt einem Stufenplan und ist mit der Diabetikerschulung vergleichbar (☞ 12.7.11).
Schwerpunkte sind:
• Einübung von Entspannungs- und Atemübungen zur besseren Wahrnehmung der Atmung

- Umgang mit dem Peak-flow-Meter (☞ Abb. 8.43) mit Dokumentation der Ergebnisse
- Kenntnis der wichtigsten Anfallsauslöser und Möglichkeiten zu ihrer Vermeidung
- Atemtechniken zur Verminderung der Atemwegsverengung wie die dosierte Lippenbremse (☞ 8.2.2) oder langsames Einatmen mit nachfolgendem Luft-Anhalten. Diese Techniken werden so lange geübt, bis der Patient sie sicher beherrscht und auch im beginnenden Anfall „abrufen" kann. Das Gefühl, sich selbst helfen zu können, gibt ihm Ruhe und Sicherheit
- Hinweise auf Selbsthilfegruppen.

📠 **Kontaktadresse**

Deutscher Allergie- und Asthmabund e.V.
Hindenburgstraße 110
41061 Mönchengladbach
Tel.: 02161/814940
http://www.daab.de

🪑 **Prognose**

Für Patienten mit mäßig häufigen Asthmaanfällen ist die Prognose gut. Allerdings kann ein schwerer Asthmaanfall auch tödlich sein. Die Langzeitprognose hängt davon ab, ob im Krankheitsverlauf irreversible Schädigungen wie eine chronisch-obstruktive Bronchitis (☞ 8.6.2) entstehen.

Trotz wirkungsvoller Therapiemöglichkeiten ist die Asthmamortalität weiterhin zu hoch. Eine wichtige Ursache hierfür ist der unkritische Umgang mit den Dosieraerosolen durch die Patienten. Jeder Patient muss wissen, dass im Asthmaanfall, wenn sich nach den ersten 3 – 4 Sprühstößen die Atemnot nicht gebessert hat, ein Arzt zu Rate gezogen werden sollte.

8.6.2 Chronische Bronchitiden

▯ **Chronische Bronchitis:** Gemäß der Weltgesundheitsorganisation (WHO) „Husten und Auswurf an den meisten Tagen von mindestens drei Monaten zweier aufeinanderfolgender Jahre":
- **Einfache chronische Bronchitis:** Schleimig-weißer Auswurf ohne bronchiale Obstruktion („Raucherhusten")
- **Chronisch-obstruktive Bronchitis:** Symptome der Bronchitis plus Obstruktion durch Bronchospasmus (☞ Abb. 8.63), zähes Sputum (Dyskrinie) und Schleimhautödem, die im Gegensatz zum Asthma bronchiale durch inhalative β_2-Sympathomimetika nur wenig beeinflusst wird.

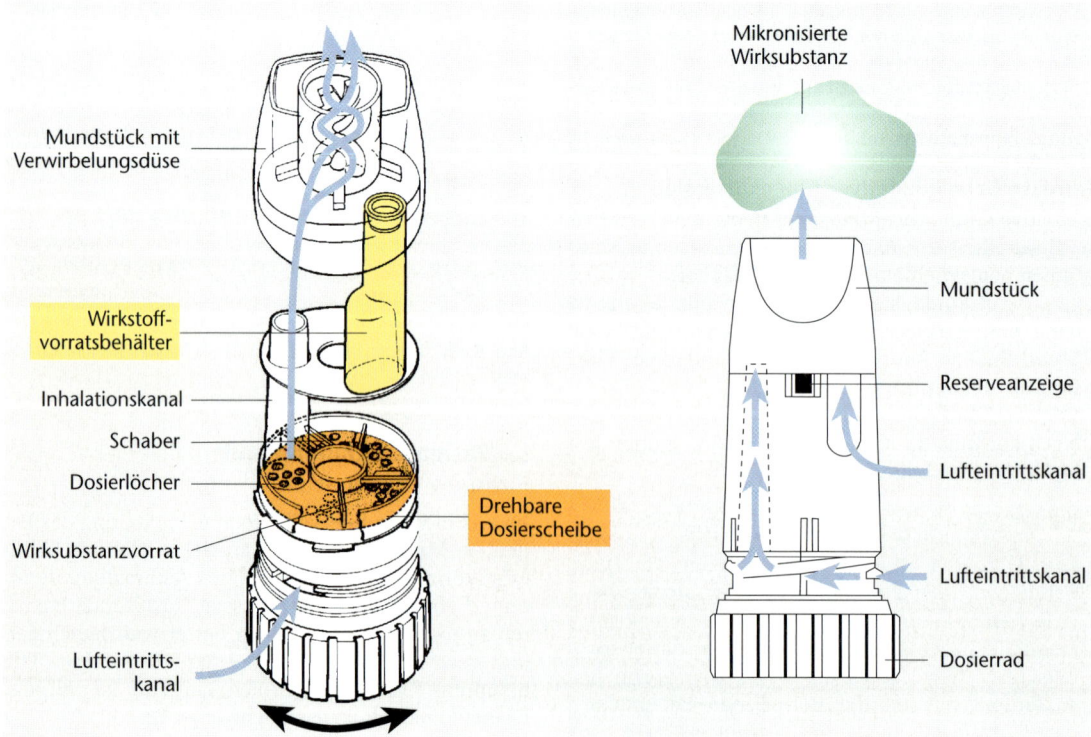

Abb. 8.69: Turbohaler-Funktionsweise. Bei jeder Drehung gelangt aus dem Vorratsbehälter eine Dosis Wirkstoff vor den Inhalationskanal und wird mit der Einatemluft inhaliert. [U124]

Turbohaler-Anwendung [U124]

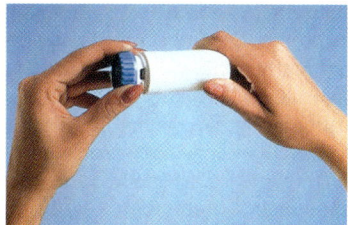

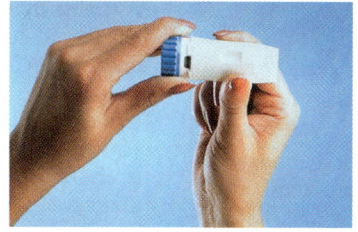

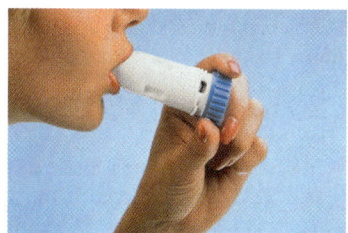

Abb. 8.70: Schutzkappe abnehmen.

Abb. 8.71: Dosierrad drehen.

Abb. 8.72: Inhalieren, anschließend Schutzkappe wieder aufsetzen.

> Bei weiterer Progredienz Entwicklung eines **obstruktiven Emphysems** mit zusätzlich vergrößertem Residualvolumen (☞ 8.1.3) und verminderter Gasaustauschfläche.

↪ Krankheitsentstehung

Der **primären chronischen Bronchitis** liegt oft langjähriges, regelmäßiges Zigarettenrauchen auf dem Boden einer genetischen Disposition zugrunde.

> 👍 Jeder zweite Raucher über 40 Jahren hat eine chronische Bronchitis. Umgekehrt sind mehr als 90 % der Patienten mit einer chronischen Bronchitis Raucher oder ehemalige Raucher!

Von einer **sekundären chronischen Bronchitis** spricht man, wenn andere Grunderkrankungen, z.B. Bronchiektasen (☞ 8.17), die Ursachen sind.

Am Beginn der Erkrankung steht eine Entzündung der Bronchialschleimhaut mit Hyper- und Dyskrinie sowie einer Funktionsstörung des Flimmerepithels, so dass das Sekret nicht ausreichend abgehustet werden kann. Im weiteren Verlauf häufen sich Infekte, die zu einer Verschlimmerung der Entzündung und einer Hyperreagibilität („Überreaktion") der Bronchien und so zu einer obstruktiven Komponente führen.

▣ Symptome und Untersuchungsbefund

Typischerweise hat der Patient zunächst jahrelang kaum Beschwerden. Der (morgendliche) Husten mit schleimig-weißem Auswurf wird von den meisten Patienten nicht ernst genommen („Raucherhusten"). Im weiteren Verlauf der Erkrankung bekommt der Patient eine oft anfallsartige Belastungsdyspnoe. Immer häufiger treten akute **infektiöse Exazerbationen** (infektbedingte Verschlimmerungen) der chronisch obstruktiven Bronchitis durch bakterielle Besiedelung des vorgeschädigten Gewebes auf. Im Endstadium der Erkrankung kommen Sauerstoffmangel *(Hypoxämie)* mit Tachypnoe, Dyspnoe und Zyanose sowie

eine Kohlendioxidanreicherung *(Hyperkapnie)* hinzu, die sich unter anderem durch Bewusstseinsveränderungen zeigt.

Die Hypoxämie führt zu einer Polyglobulie (☞ 13.6.8). Außerdem entwickelt sich als Folge einer Widerstandserhöhung in den Lungengefäßen eine Rechtsherzbelastung und später eine Rechtsherzinsuffizienz *(Cor pulmonale* ☞ 8.10.2).

Im Gegensatz zum Asthma liegt bei der chronisch-obstruktiven Bronchitis oft gleichzeitig ein Lungenemphysem vor. Bei der körperlichen Untersuchung zeigt sich also häufig ein Faßthorax. Der Klopfschall über der Lunge ist hypersonor. Bei der Auskultation sind Giemen und Brummen als Ausdruck der Obstruktion hörbar (Zeichen des Lungenemphysems ☞ 8.8.3).

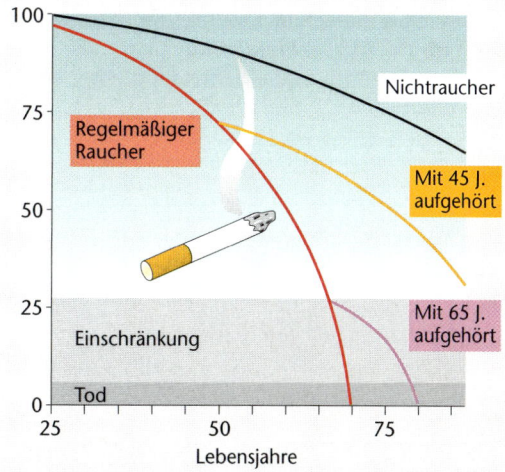

FEV_1 (% eines 25-jährigen gesunden Erwachsenen)

Abb. 8.73: Zusammenhang zwischen Rauchen und FEV_1 (☞ 8.4.3). Deutlich ist der Einfluss, den Rauchen auf die Entwicklung des FEVs hat: Bei Nichtrauchern ist der Rückgang des FEV mit dem Alter deutlich geringer, und auch, wenn das Rauchen aufgegeben wurde, werden die Werte eines Nichtrauchers nicht mehr erreicht. [L157]

🔍 Diagnostik und Differenzialdiagnose

Die Diagnosestellung ist in der Regel anhand des klinischen Bildes möglich. Zur Einschätzung des Schweregrades und zum Ausschluss weiterer Erkrankungen sind aber erforderlich:

- Mikrobiologische und zytologische Untersuchung des Sputums zum Ausschluss von Atemwegsinfekten und Bronchialkarzinomen
- Blutbilduntersuchung und BSG, da Leukozytose und BSG-Beschleunigung auf behandlungsbedürftige Infekte und eine Polyglobulie (☞ 13.6.8) auf Sauerstoffmangel hinweisen
- Röntgenaufnahme des Thorax zum Ausschluss einer Pneumonie oder eines Bronchialkarzinoms und zur Diagnose einer Überblähung
- Lungenfunktionsprüfung und in Spätstadien BGA zur Einschätzung der Leistungsfähigkeit der Lunge und der Gefährdung des Patienten.

🔧 Behandlungsstrategie

> 👆 Wichtigste Maßnahme in der Behandlung der chronischen Bronchitis ist die absolute Nikotinkarenz!

Die medikamentöse Therapie versucht, den Teufelskreis der chronischen Bronchitis (☞ Abb. 8.74) zu durchbrechen:

- Antiobstruktive Dauertherapie in Abhängigkeit von der Stärke der Symptome. Die Substanzen entsprechen denen der Asthmatherapie, jedoch mit anderer Gewichtung: Basis ist die Gabe von β_2-Sympathomimetika oder Anticholinergika (meist bei älteren Patienten), bei unzureichender Wirksamkeit Verabreichung von Theophyllinen. Insbesondere bei erkennbarer entzündlicher Komponente wird ein Therapieversuch mit inhalativen Glukokortikoiden unternommen
- Konsequente antibiotische Behandlung von Atemwegsinfekten
- Impfung gegen Pneumokokken und Influenza
- Sekretolytika wie Ambroxol (z.B. Mucosolvan®) oder Acetylcystein (z.B. Fluimucil®) zur besseren Schleimlösung. Ihre Wirksamkeit ist allerdings umstritten.

Hustendämpfende Mittel sind in aller Regel nicht indiziert, da sie verhindern, dass das Sekret aus den Atemwegen entfernt wird. Auf keinen Fall dürfen sie zusammen mit Expektorantien (☞ Pharma-Info 8.75) gegeben werden! Die Gabe von Azetylsalizylsäure

---

📝 Pharma-Info 8.75 Expektorantien

> 📋 **Expektorantien** *(Expektoranzien):* Chemisch uneinheitliche Gruppe von Arzneimitteln, welche:
> - Die Bronchialsekretion steigern
> - Den bereits gebildeten Schleim verflüssigen *(Mukolytika, Sekretolytika)*
> - Den Abtransport des Sekrets fördern *(Sekretomotorika).*

Das Wichtigste: Expektorantien wirken nur, wenn der Patient ausreichend (2 – 3 l täglich) trinkt (Vorsicht allerdings bei Herzinsuffizienz). Bei Patienten, die zu schwach zum Abhusten sind, dürfen Expektorantien nicht gegeben werden, da das Sekret dann in den Atemwegen verbleibt.

Für *Inhalationen* werden neben Acetylcystein und Ambroxol vor allem auch Tyloxapol (Tacholiquin®), Mesna (Mistabronco®) und Inhalationslösungen ätherischer Öle eingesetzt. Die Arzneimittel werden einzeln oder in Kombination mit NaCl 0,9 % oder destilliertem Wasser verdünnt und ein- bis viermal täglich inhaliert. Beachtet werden sollte, dass Inhalationen zu einem Bronchospasmus führen können.

Bei der *oralen Gabe* von Expektorantien können Magen-Darm-Beschwerden (vor allem Übelkeit) auftreten. Präparate, die in Flüssigkeit aufgelöst werden müssen, haben sich bei den Patienten als vorteilhaft erwiesen, die sonst nicht genug trinken.

Häufig verwendet werden Salben und Gele zum Auftragen auf die Haut, die hauptsächlich ätherische Öle wie etwa Eukalyptus-, Anis- oder Pfefferminzöl enthalten (z.B. Pinimenthol®, Transpulmin®, Wick VapoRub®). Ihre Wirkung erklärt sich durch die Inhalation und zum Teil auch die perkutane Resorption der wirksamen Substanzen.

Substanz	Handelsname (Bsp.)	Verabreichungsformen (Bsp.)*
Acetylcystein	Bromuc®, Fluimucil®, Mucolytikum „Lappe"®	Brausetbl., Granulat, Inhalationslsg., Injektionslsg., Kps., Saft, Tbl.
Ambroxol	Ambrohexal®, Mucosolvan®	Brausetbl., Inhalationslsg., Injektionslsg., (Retard-)Kps., Saft, Supp., Tbl., Tropfen
Carbocistein	Transbronchin®	Brausegranulat, Lsg. zum Einnehmen, Kps., Sirup

* Lsg. = Lösung, Kps. = Kapsel, Tbl. = Tablette, Supp. = Suppositorien.

(z.B. Aspirin®) verstärkt bei einem Teil der Patienten die Bronchialobstruktion und ist daher kontraindiziert.

Zwei verhältnismäßig neue Therapieoptionen können in Spätstadien das Befinden des Patienten oft erheblich verbessern:

- Die **O₂-Langzeittherapie** etwa mit Hilfe einer O₂-Nasenbrille über mindestens 12 – 16 Stunden täglich, die bei einem pO₂ unter 55 mmHg angezeigt ist
- Bei Erschöpfung der Atemmuskulatur und demzufolge steigendem pCO₂ die **intermittierende nichtinvasive Selbstbeatmung** über ein Mundstück oder eine Maske, die der Atemmuskulatur Gelegenheit gibt, sich zu erholen.

⊟ Pflege bei chronischer Bronchitis

Hauptpflegeziel bei der chronischen Bronchitis ist die Anleitung des Patienten zu gesundheitsbewusstem Verhalten. Das Vermeiden aller schädigenden Einflüsse ist entscheidend für die Erhaltung der Lungenfunktion, evtl. ist eine Berufsaufgabe oder Umschulung notwendig. Weitere Pflegeziele sind die Unterstützung der gestörten bronchialen Reinigung, die Hilfe bei der erschwerten Ausatmung sowie die Erhaltung von Thoraxbeweglichkeit und Zwerchfellkraft.

Der Patient muss zur Aufgabe des Rauchens motiviert werden, nicht nur, weil dies die Erkrankung in der Regel herbeigeführt hat, sondern weil langfristig nur so eine Besserung der Beschwerden zu erwarten ist. Ungünstig ist auch Passivrauchen (z.B. in Kneipen). Reichliche Flüssigkeitszufuhr fördert die Schleimlösung. Dabei muss bei älteren Patienten immer auf die Manifestation einer bis dahin latenten Herzinsuffizienz geachtet werden. Hierbei überlastet die hohe Flüssigkeitszufuhr das vorgeschädigte Herz, und die Atemnot des Patienten verschlimmert sich und/oder er bekommt Beinödeme (☞ 6.6.1). Weitere schädigende Einflüsse sind Kälte oder Nebel. Der Patient soll kalte Getränke und kalte Räume meiden, da sich hierdurch die Obstruktion verstärkt.

Atemunterstützende Maßnahmen ☞ 8.2.2

Weitere Maßnahmen sind:

- Anleitung des Patienten zur richtigen Arzneimittelanwendung, vor allem von Dosieraerosolen (☞ Pharma-Info 8.66)
- Gymnastische Übungen zum Erhalt oder zur Verbesserung der Thoraxbeweglichkeit
- Ausdauertraining (z.B. Gehen, leichtes Dauerlaufen und Radfahren in der Ebene bei insgesamt geringer bis mäßiger Belastung zum Erhalt der Mobilität)
- In fortgeschrittenen Stadien Sauerstoffgabe nach Anordnung (☞ 8.2.3).

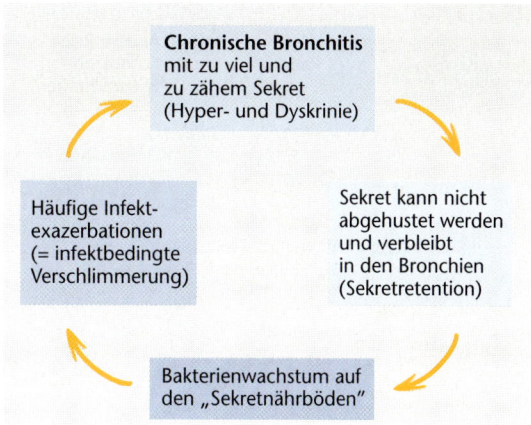

Abb. 8.74: Bei der chronischen Bronchitis entsteht ein Teufelskreis, der zur zunehmenden Verschlimmerung der Erkrankung führt.

- Hautfarbe, Puls und RR (v.a. bei Rechtsherzinsuffizienz), Ödeme
- Bewusstseinslage (Unruhe oder Somnolenz bei Hyperkapnie? Drohende CO₂-Narkose bei Sauerstoffgabe?).

⚓ Prognose

In Frühstadien der Erkrankung ist die Prognose recht gut, falls es gelingt, die Schädigungsursache auszuschalten. Meist aber führt die Erkrankung nach jahre- und jahrzehntelangem Verlauf zu einer Rechtsherzinsuffizienz (☞ 6.6.1) und respiratorischen Insuffizienz (☞ 8.1.8).

8.6.3 Lungenemphysem

⊡ Lungenemphysem: Überblähung des Lungengewebes mit Elastizitätsverlust und irreversibler Zerstörung von Alveolen. Dadurch Bildung immer größerer Emphysemblasen, Verminderung der Gasaustauschfläche und Totraumvergrößerung.

⇨ Krankheitsentstehung

Meist ist ein Lungenemphysem mit einer chronisch-obstruktiven Bronchitis – bei langjährigem Rauchen – verbunden. Bei jungen Patienten ohne Risikofaktoren kann auch ein erblicher Enzymmangel (α₁-Antitrypsin-Mangel) vorliegen, der ebenfalls zum Abbau des Lungengewebes führt. Nicht nur die Gasaustauschfläche, sondern auch die Lungengefäße sind beim Emphysem verringert. Es kommt deshalb im Spätstadium zu einer Druckerhöhung im Lungenkreislauf und infolgedessen zu einem *chronischen Cor pulmonale* (☞ 8.10.2).

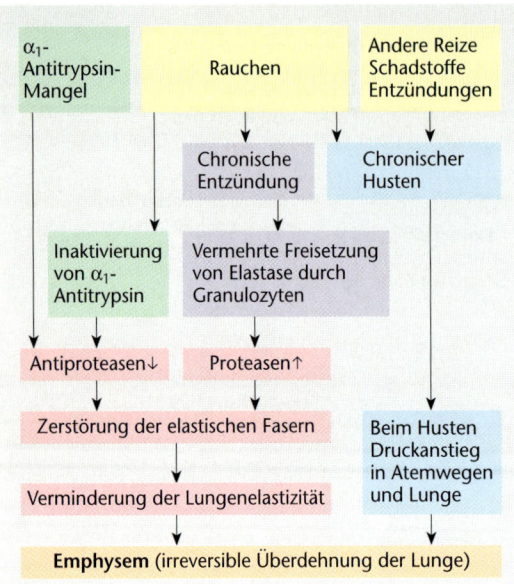

Abb. 8.76: Pathogenese und -physiologie des Lungenemphysems.

Zwei Theorien zur Entstehung stehen derzeit im Mittelpunkt der wissenschaftlichen Diskussion:

- Ein **Proteasen-Antiproteasen-Ungleichgewicht** mit Proteasenübergewicht, wobei das Zigarettenrauchen und Infekte zahlenmäßig die größte Bedeutung spielen (☞ Abb. 8.76). Diese Theorie wird von der Mehrheit der Forscher favorisiert. Proteasen sind Enzyme, die den Abbau von Proteinen und Peptiden beschleunigen und durch Antiproteasen gehemmt werden. Bei einem Proteasenübergewicht nun können die Proteasen die Lungengerüststrukturen vermehrt „andauen" und letztlich zerstören. Der erbliche α_1-Antitrypsin-Mangel hat ebenfalls ein Proteasen-Antiproteasen-Ungleichgewicht zur Folge, ist aber wesentlich seltener
- **Mechanisch-strukturelle Veränderungen** der kleinen Bronchien und der Alveolen, letztlich bedingt durch die Entzündung und Verengung (Obstruktion) der Atemwege.

Da es sich bei den meisten Patienten um Raucher mit gleichzeitig bestehender chronisch-obstruktiver Bronchitis handelt und der Tabakrauch die Lunge auf verschiedene Arten schädigt, sind beide Mechanismen bei der Mehrzahl der Patienten untrennbar miteinander verwoben. Abb. 8.76 versucht die Zusammenhänge darzustellen.

Symptome und Untersuchungsbefund

Patienten mit einem Lungenemphysem haben chronische Atemnot, vorwiegend bei Belastung. Manche zeigen eine Zyanose. Hinzutreten können die Symptome einer chronisch-obstruktiven Bronchitis (☞ 8.6.2).

Bei der körperlichen Untersuchung des Emphysematikers fällt bereits bei der Inspektion ein *Fassthorax* auf. Die Rippen stehen fast horizontal, d.h., der Brustkorb des Patienten verharrt ständig in Inspirationsstellung. Bei der Perkussion ist der Klopfschall durch den vermehrten Luftgehalt hypersonor, und die Per-

kussion bei In- und Exspiration zeigt, dass die Lungengrenzen kaum mehr verschieblich sind (2 – 4 cm im Vergleich zu ca. 4 – 6 cm beim Gesunden). Die Atem- und Herzgeräusche sind bei der Auskultation nur ganz leise hörbar. In Spätstadien der Erkrankung bestehen zusätzlich Zeichen einer Rechtsherzinsuffizienz (☞ 6.6.1).

Diagnostik und Differenzialdiagnose

Die Verdachtsdiagnose ist anhand des klinischen Bildes möglich. Lungenfunktionsprüfung und ggf. Computertomographie sichern die Diagnose. Röntgenaufnahmen des Thorax und Blutuntersuchungen (BB, BGA) sind zur Einschätzung der respiratorischen Situation und zum Ausschluss einer Pneumonie erforderlich. Das EKG zeigt in Spätstadien die Zeichen der Rechtsherzbelastung. Bei jüngeren Patienten ist zur Ursachenklärung die α_1-Antitrypsin-Bestimmung im Blut angezeigt.

Behandlungsstrategie

Eine Wiederherstellung der zerstörten Strukturen ist nicht möglich. Entscheidend ist also, die Progredienz der Emphysemerkrankung aufzuhalten. Schlüsselmaßnahme ist absolutes Rauchverbot (woran sich aber viele Patienten trotz erheblicher Beschwerden nicht halten).

Nur bei α_1-Antitrypsin-Mangel steht heute mit der Substitution des fehlenden Enzyms eine kausale Behandlungsmöglichkeit zur Verfügung. Eine antiobstruktive Therapie wird versucht.

O_2-Langzeittherapie und intermittierende Selbstbeatmung ☞ 8.6.2

Die Indikation zu einer Intubation und Beatmung wird sehr zurückhaltend gestellt, da mit einer schwierigen und langwierigen Entwöhnung zu rechnen ist und viele Patienten nach Wochen an den Komplikationen der Beatmung versterben. Chirurgische Maßnahmen kommen insgesamt nur für einen kleinen Teil der Patienten in Betracht.

Lungentransplantation

Sind im Endstadium einer chronischen Lungenerkrankung alle anderen therapeutischen Maßnahmen ausgeschöpft, kann eine ein- oder doppelseitige **Lungentransplantation** einem Teil der Patienten helfen. Hauptindikationen zur Lungentransplantation sind derzeit das Lungenemphysem, die Lungenfibrose (☞ 8.7) und die Mukoviszidose (☞ 8.16).

Pflege bei Lungenemphysem

Die Pflegeziele bei Patienten mit einem Lungenemphysem entsprechen im wesentlichen denen bei chronisch-obstruktiver Lungenerkrankung. Wie bei allen chronischen, fortschreitenden Erkrankungen ist übergeordnetes Ziel der Pflege die größtmögliche Selbstständigkeit des Kranken im täglichen Leben:

- Atemunterstützende Maßnahmen ☞ 8.2.2
- Sprechübungen mit gezielten Sprechpausen ökonomisieren die Atmung
- Bei körperlicher Belastung (z.B. langsamem Gehen) soll der Patient tief einatmen und beim Ausatmen die dosierte Lippenbremse anwenden
- Als gezieltes Ausdauertraining sind Gehen in der Ebene und Treppensteigen empfehlenswert. Beim Gehen in der Ebene soll der Patient das Tempo herausfinden, bei dem noch keine Atemnot auftritt und dann das Tempo unter Einsatz der dosierten Lippenbremse steigern. Zwischendurch soll er immer wieder kurze Pausen einlegen. Beim Treppensteigen soll der Patient bereits ab der ersten Stufe die dosierte Lippenbremse anwenden und bei Atemerschwerung eine Pause einlegen. In fortgeschrittenen Krankheitsstadien muss Treppensteigen aber auf das Nötigste beschränkt werden.

🗎 Patienteninformation und
📢 Prognose

Den meisten Patienten muss immer wieder vor Augen geführt werden, dass sie selbst durch Rauchen oder Nicht-Rauchen entscheidend mitbestimmen, wie rasch die Erkrankung fortschreitet.

8.7 Interstitielle Lungen-erkrankungen/ Lungenfibrosen

> **· Interstitielle Lungenerkrankungen:** Zusammenfassende Bezeichnung für zahlreiche chronische Entzündungen des Lungenparenchyms. Bei Fortschreiten der Erkrankungen Entwicklung zur Lungenfibrose.

> **Lungenfibrose:** Bindegewebiger Umbau (*Fibrosierung*) des Lungengerüsts und daraus resultierende *restriktive Ventilationsstörung* (☞ 8.1.8).

Neben der Bindegewebsvermehrung kommt es auch zur Zerstörung von Lungenalveolen. In der Lungenfunktionsprüfung ergibt sich somit das Bild einer restriktiven Lungenerkrankung mit reduzierter Diffusionskapazität (☞ 8.1.4).

8.7.1 Lungensarkoidose

> **· Sarkoidose** *(Morbus Boeck, M. Besnier-Boeck-Schaumann, gutartige Lymphogranulomatose):* Granulombildende, meist chronische Systemerkrankung mit Bevorzugung der Lymphknoten (meist Hiluslymphknoten), der Lunge, der Gelenke und der Haut. Altersgipfel 20. – 40. Lebensjahr.

> **Löfgren-Syndrom:** Akute Form der Sarkoidose, an der vor allem junge Frauen erkranken.

⇨ Krankheitsentstehung

Die Ursache der Erkrankung ist unklar. Diskutiert werden insbesondere immunologische Reaktionen auf ein noch unbekanntes Antigen.

👁 Symptome und Untersuchungsbefund
Pulmonale Sarkoidose

Die schleichend beginnende chronische Form der Lungensarkoidose verläuft in den Anfangsstadien häufig symptomlos oder symptomarm und wird oft nur zufällig diagnostiziert. In späteren Stadien der Erkrankung hat der Patient Husten, Fieber, Belastungsdyspnoe und Gelenkbeschwerden.

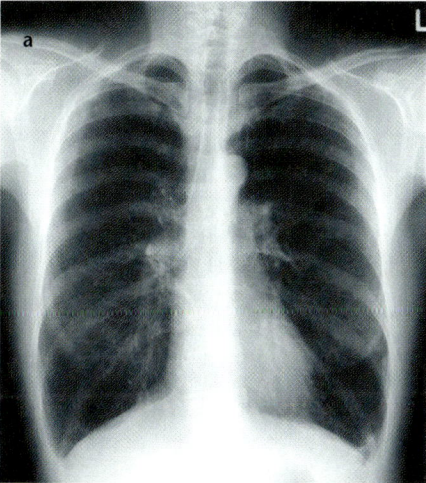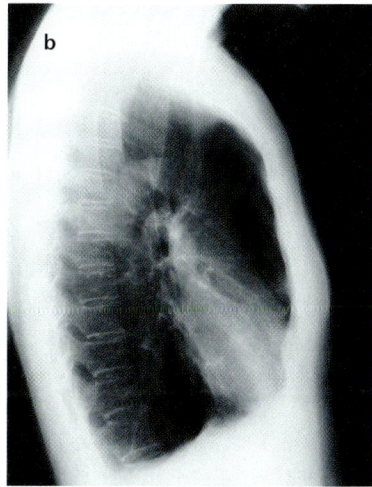

Abb. 8.77: Röntgen-Thorax einer 43-jährigen Patientin mit ausgeprägtem Emphysem. Gut zu erkennen die für ein Emphysem typische erhöhte Strahlentransparenz. [E179–168]

Das **Löfgren-Syndrom** ist seltener als die chronische Verlaufsform. Es beginnt akut mit Fieber, Erythema nodosum und Gelenkschmerzen. Besonders typisch sind Schmerzen in beiden Sprunggelenken. Die Röntgenaufnahme der Lunge zeigt eine Hiluslymphknotenvergrößerung.

Eine weitere Sonderform der Sarkoidose ist das **Heerfordt-Syndrom** mit Fieber, Augenbeteiligung, Parotitis und Fazialisparese.

Extrapulmonale Manifestationen

Prinzipiell kann die Sarkoidose alle Organe befallen. Einen Überblick gibt Abb. 8.78. Häufigste Ursache plötzlicher Todesfälle bei Sarkoidose ist eine Herzbeteiligung.

🔍 Diagnostik und Differenzialdiagnose

An erster Stelle der diagnostischen Maßnahmen steht die Röntgenaufnahme des Thorax, die auch eine Typeinteilung und Prognoseeinschätzung der Erkrankung erlaubt:

- **Typ 0:** Unauffälliger Röntgenbefund des Thorax bei isoliertem Befall außerhalb der Lunge
- **Typ I:** Hiluslymphknoten beidseits vergrößert, spontane Rückbildung der Symptome *(Spontanremission)* in 80 %

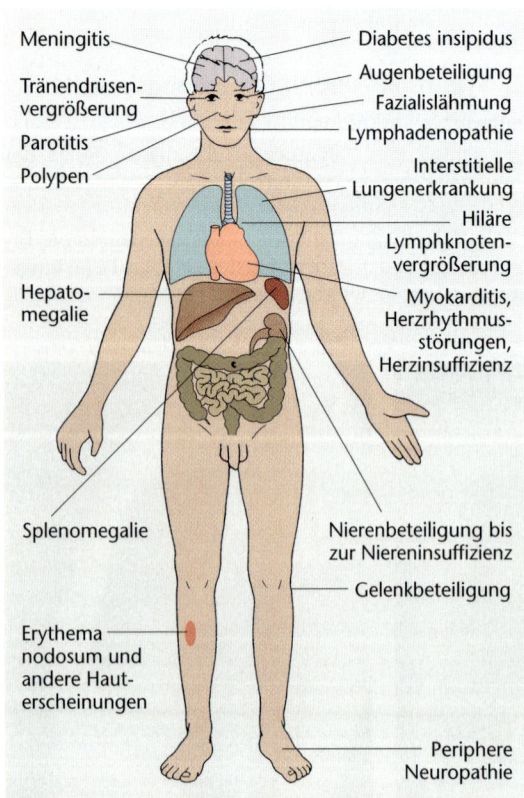

Abb. 8.78: Manifestationen der Sarkoidose. [L157]

Meningitis
Tränendrüsen-vergrößerung
Parotitis
Polypen
Hepato-megalie
Splenomegalie
Erythema nodosum und andere Hauterscheinungen

Diabetes insipidus
Augenbeteiligung
Fazialislähmung
Lymphadenopathie
Interstitielle Lungenerkrankung
Hiläre Lymphknoten-vergrößerung
Myokarditis, Herzrhythmus-störungen, Herzinsuffizienz
Nierenbeteiligung bis zur Niereninsuffizienz
Gelenkbeteiligung
Periphere Neuropathie

- **Typ II:** Zusätzlich streifige oder fleckige Zeichnungsvermehrung der Lunge, Spontanremission in 40 %
- **Typ III:** Irreversible Lungenfibrose, keine Spontanremission.

Die Lungenfunktionsprüfung zeigt in fortgeschrittenen Krankheitsstadien die typischen Zeichen einer restriktiven Ventilationsstörung. Der Serumspiegel des Hormons Angiotensin converting enzyme (kurz *ACE,* physiologische Funktion ☞ Abb. 7.8) ist bei vielen Patienten erhöht und als Aktivitätsparameter verwertbar. Ein Tuberkulin-Test (☞ 8.5.4) ist aufgrund einer gestörten T-Zell-Funktion charakteristischerweise negativ. Unbedingt erfolgen sollten eine Bronchoskopie mit bronchoalveolärer Lavage (☞ 8.4.4) und eine Lungenbiopsie, die typische entzündliche Veränderungen zeigen.

Ist die Diagnose dann noch unklar, muss eine Mediastinoskopie mit Lymphknotenbiopsie durchgeführt werden. Die histologische Untersuchung ergibt typische Granulome, die denen bei Tuberkulose ähneln, aber nicht „verkäsen", sondern fibrosieren.

Wichtigste Differenzialdiagnosen im Stadium I sind die Tuberkulose (☞ 8.5.4), Lymphknotenmetastasen z.B. von Bronchialkarzinomen (☞ 8.8.2) und maligne Lymphome (☞ 13.8). Bei Beteiligung der Lunge ist auch an eine Miliartuberkulose und alle anderen fibrosierenden Lungenerkrankungen (☞ unten) zu denken.

🔲 Behandlungsstrategie

Das Stadium I der Erkrankung ist wegen des günstigen Spontanverlaufs nur kontroll-, nicht aber therapiebedürftig. In späteren Stadien und bei bedrohlichem extrapulmonalem Befall werden in erster Linie Glukokortikoide eingesetzt. Das Löfgren-Syndrom wird symptomatisch behandelt.

📛 Pflege bei Lungensarkoidose

Die Pflege bei Lungensarkoidose hängt vom Krankheitsstadium ab und umfasst:

- Bei Ventilationsstörungen atemerleichternde und unterstützende Maßnahmen (☞ 8.2.2)
- Bei Verschleimung sekretlösende und sekretentleerende Maßnahmen (☞ 8.2.2).

✍ Patienteninformation und 🗣 Prognose

Da Spontanheilungen sehr häufig sind, ist die Prognose für die Mehrzahl der Patienten gut. Die Patienten müssen aber auf die Notwendigkeit regelmäßiger Kontrollen hingewiesen werden. Bei ca. 10 % der Patienten kommt es zu einer Lungenfibrose mit respiratorischer Insuffizienz und chronischem Cor pulmonale (☞ 8.10.2).

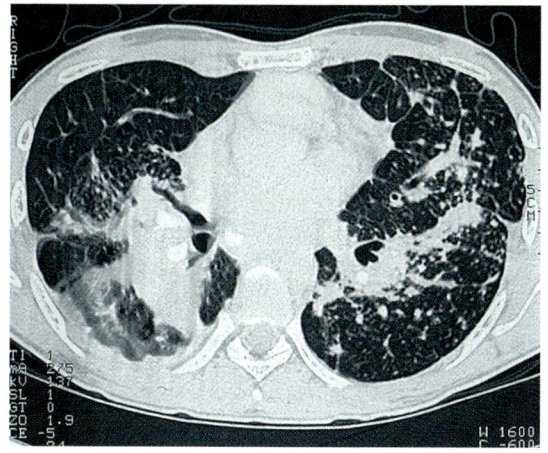

Abb. 8.79: Sarkoidose Typ III im hochauflösenden CT (☞ 1.6.3). Man erkennt die ausgeprägte Fibrosierung mit narbigen Einziehungen, aber auch frische entzündliche Infiltrate (besonders links). [M104]

8.7.2 Exogen-allergische Alveolitis

> ☐ **Exogen-allergische Alveolitis** (kurz *EAA, Hypersensitivitätspneumonie, allergische interstitielle Pneumonie*): Chronische, entzündliche Lungenerkrankung, die unbehandelt zu einer irreversiblen Lungenfibrose führt. Hervorgerufen durch die Inhalation organischer Stäube, die bei entsprechend veranlagten Menschen zu einer Typ-III- und Typ-IV-Immunreaktion (☞ 16.4.1) mit nachfolgender Entzündung der Lunge führt.

Leitsymptome der (akuten) **exogen-allergischen Alveolitis** sind rezidivierende Fieberschübe mit Schüttelfrost, Husten und Atemnot. Typischerweise beginnen die Beschwerden wenige Stunden nach Allergenkontakt.

Die Diagnose wird durch Röntgenaufnahme des Thorax, Lungenfunktionsprüfung, bronchoalveoläre Lavage und Blutuntersuchungen gestellt.

Die wichtigste Behandlungsmaßnahme ist das Meiden der auslösenden Substanz *(Antigenkarenz)*. Medikamentös werden Glukokortikoide (☞ Pharma-Info 12.33) und Immunsuppressiva, z.B. Azathioprin (etwa Imurek®), eingesetzt. Infektionen müssen antibiotisch behandelt werden.

8.7.3 Weitere Lungenfibrosen

Pneumokoniosen

Auch die Inhalation zahlreicher *anorganischer Stäube* kann zur Lungenfibrose führen. Man spricht von **Pneumokoniosen** oder *Staublungenerkrankungen*.

Häufig ist die Erkrankung beruflich bedingt (☞ oben). Hauptbeschwerden des Patienten sind Atemnot und trockener Husten. Zu den Pneumokoniosen zählen beispielsweise:

- Die **Silikose** durch Quarzstäube, bei der in 10 % eine Tuberkulose komplizierend hinzutritt
- Die **Asbestose** durch Asbeststaub, bei der ein Pleuramesotheliom oder – insbesondere bei Rauchern – zusätzlich ein Bronchialkarzinom entstehen kann.

Idiopathische Lungenfibrose

Nicht selten bleibt die Ursache einer Lungenfibrose ungeklärt. Die Diagnose dieser **idiopathischen Lungenfibrose** ist eine Ausschlussdiagnose, ihre Prognose insgesamt eher schlecht.

8.8 Bronchial- und Lungentumoren

Gutartige Bronchial- und Lungentumoren sind selten, maligne die häufigsten Tumoren überhaupt. Die malignen Lungentumoren werden in *primäre* und *sekundäre* (metastatische) Tumoren unterteilt.

8.8.1 Gutartige Lungentumoren

Gutartige Lungentumoren wie z.B. Fibrome, Lipome, Neurinome oder Teratome sind selten. Sie bleiben meist symptomlos und werden daher oft zufällig diagnostiziert. Gutartige Lungentumoren können aber zur Verlegung von Bronchien führen und so ständige Entzündungen begünstigen oder durch ihr Größenwachstum die Lungen-, Herz- oder Kreislauffunktion beeinträchtigen.

Erkrankung	Antigenquelle
Befeuchterfieber	Befeuchtungs- und Klimaanlagen
Byssinose	Baumwolle
Dachdeckerlunge	Organische Dachmaterialen (Stroh, Schilf)
Farmerlunge	Feuchtes, schimmeliges Material (Heu, Komposterde)
Holz- und Waldarbeiterlunge	Sägemehl von Eichen und Zedern
Käsewäscherlunge	Verschimmelter Käse
Kürschnerlunge	Pelztierhaare
Mälzerlunge	Verschimmelte Gerste und Malz
Müllarbeiterlunge	Biomüll
Taubenzüchter- und Vogelhalterlunge	Vogelexkremente (auch Tauben)

Tab. 8.80: Wichtige Formen der exogen-allergischen Alveolitis und die je nach Antigen hauptsächlich betroffenen Berufsgruppen.

Die diagnostischen Maßnahmen entsprechen denen bei malignen Lungentumoren. Therapie der Wahl ist, wenn möglich, die operative Entfernung des Tumors.

Die Prognose gutartiger Lungentumoren ohne Komplikationen ist gut.

8.8.2 Bronchialkarzinome und andere primäre Lungenmalignome

> **Bronchialkarzinom** *(bronchogenes Karzinom, Lungenkarzinom):* Primäres Lungenmalignom mit Ausgang vom Bronchialepithel.
>
> Andere primäre Lungenmalignome wie etwa das **Alveolarzellkarzinom** sind selten und daher hier nicht weiter ausgeführt.

Das **Bronchialkarzinom** ist der häufigste Tumor überhaupt und für rund 25 % aller Krebstodesfälle verantwortlich. Dies ist deprimierend, weil durch Einschränkung des Hauptrisikofaktors Rauchen ein Großteil dieser Todesfälle vermieden werden könnte. Noch sind bevorzugt Männer von der Erkrankung betroffen, doch „ziehen" die Frauen infolge zunehmenden Zigarettenkonsums „nach". Der Altersgipfel der Erkrankung liegt bei 55 – 65 Jahren.

Krankheitsentstehung und Einteilung

Krankheitsentstehung
Beim größten Teil der Bronchialkarzinome spielen eingeatmete Noxen für die Entstehung eine entscheidende Rolle. Dabei ist an erster Stelle das Tabakrauchen zu nennen. Nach 20-jährigem Rauchen von täglich 20 Zigaretten ist das Risiko, an einem Bronchialkarzinom zu erkranken, im Vergleich zu einem Nichtraucher auf ungefähr das Zehnfache erhöht.

Berufliche Karzinogene (z.B. Asbest, Chrom, Kohlenteer) können ebenfalls von Bedeutung sein. Bei gleichzeitigem Rauchen potenziert sich das Risiko.

Histologische Einteilung
Die WHO-Klassifikation unterteilt die Bronchialkarzinome in verschiedene histologische Typen. Wichtig für die Behandlungsstrategie ist vor allem die Unterscheidung zwischen **kleinzelligen Bronchialkarzino-**

men (*small cell lung cancer,* kurz *SCLC*) und **nichtkleinzelligen Bronchialkarzinomen** (*non small cell lung cancer,* kurz *NSCLC*).

Symptome und Untersuchungsbefund

> Die Erstsymptome des Bronchialkarzinoms sind in der Regel Spätsymptome!

Dem Patienten fallen zunächst länger anhaltender, eher trockener Husten oder Veränderungen seines „Raucherhustens" auf, z.B. vermehrtes nächtliches Husten. Auch blutiges Sputum (Hämoptyse) oder Dyspnoe können erste Zeichen der Erkrankung sein. Verlegt der Tumor einen Bronchus, so können sich dahinter gelegene Lungenabschnitte entzünden **(Retentionspneumonie),** was zu wiederholten „Atemwegsinfekten" führt. Später kommen Appetitlosigkeit, Gewichtsverlust und Leistungsknick hinzu.

Symptome invasiven Wachstums und Metastasierung
Heiserkeit durch Kompression oder Infiltration des N. laryngeus recurrens oder gestaute Halsvenen sind in der Regel Zeichen organüberschreitenden Wachstums und damit der Inoperabilität. Ein **Pancoast-Tumor,** der in der Lungenspitze liegt, führt typischerweise durch Einwachsen in die Thoraxwand und Nervenreizung zu hartnäckigen Thoraxschmerzen sowie durch Beeinträchtigung des sympathischen Nervensystems zu einem **Horner-Syndrom** mit Ptosis (Herabhängen des Oberlides), Miosis (enge Pupillen) und Enophthalmus (hier scheinbares – Zurücksinken des Augapfels in der Augenhöhle).

Manchmal geht der Patient auch wegen Rückenschmerzen, Kopfschmerzen oder Lähmungen zum Arzt, die Ausdruck einer bereits erfolgten Knochen- oder Gehirnmetastasierung sind.

Paraneoplastische Symptome
Viele Bronchialkarzinome, vor allem die kleinzelligen, verursachen **paraneoplastische Symptome** (☞ auch 14.3.3). Dies sind Erscheinungen in Zusammenhang mit bösartigen Erkrankungen, die weder durch direkte Tumorinfiltration noch durch Metastasen erklärbar sind und dem Tumornachweis sogar vorangehen können. Häufig produziert der Tumor hormonähnliche Stoffe.

Produziert der Tumor beispielsweise Substanzen mit ACTH-ähnlicher Wirkung, bekommt der Patient ein Cushing-Syndrom (☞ 12.6.1), bei Sekretion parathormonähnlicher Stoffe resultiert eine Hyperkalzämie und bei ADH-ähnlichen Substanzen ein Syndrom der **inadäquaten ADH-Sekretion** *(SIADH, Schwartz-Bartter-Syndrom)* mit unangemessen hoher Urinosmolalität bei erniedrigter Serumosmolalität. Erwähnenswert sind außerdem eine Schwäche insbesondere proximaler Muskeln und eine Thrombozytose.

Histologischer Tumortyp	Häufigkeit (ca.)
Kleinzelliges Karzinom	20 %
Nicht-kleinzellige Karzinome	
• Plattenepithelkarzinom	40 %
• Adenokarzinom	20 %
• Großzelliges Karzinom	10 %
• Sonstige	10 %

Tab. 8.81: WHO-Klassifikation der Bronchialkarzinome.

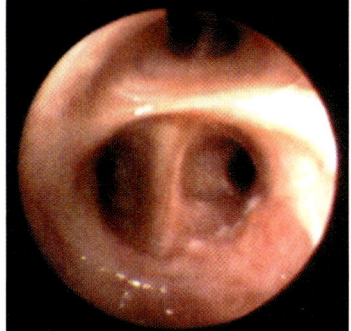
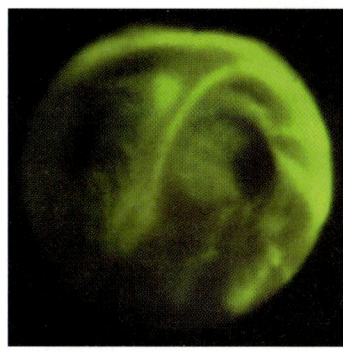

Abb. 8.82: Autofluoreszenz-Bronchosko-
pie. Links: Weißlicht-Bronchoskopie mit
kleinen weißlichen Sekretflocken aber intakter Schleimhaut im rechten Oberlappen. Rechts: Fluoreszenzbild mit ausgedehnter dunkler Verschattung der dorsalen
Wand bei ansonsten normaler grünlicher
Fluoreszenz. Histologisch ausgedehntes
Plattenepithelkarzinom. [T104]

Die körperlichen Untersuchungsbefunde sind in Abhängigkeit von Tumorlokalisation und Tumorausdehnung sehr variabel. Bei vielen Patienten sind Perkus-
sions- und Auskultationsbefund der Lunge normal.

🔍 Diagnostik und Stadieneinteilung

An erster Stelle der diagnostischen Maßnahmen stehen Röntgen-Thorax-Aufnahmen in zwei Ebenen
und das Thorax-CT mit Kontrastmittel. Auch die Spu-
tumzytologie als nichtinvasive Methode kann Auf-
schlüsse geben (Sputumgewinnung ☞ 8.3.9).

Tumormarker im Blut (☞ 14.4.2), insbesondere für die spätere Verlaufskontrolle, sind *NSE (Neuronspezifische Enola-
se*, vor allem bei kleinzelligen Karzinomen), *CYFRA 21-1*
(Zytokeratinfragment, vor allem bei nicht-kleinzelligen Karzinomen) und *CEA (Carcinoembryonales Antigen)*.

Eine Bronchoskopie mit Biopsie und bronchoalveolärer Lavage oder die Biopsie eines Hiluslymph-
knotens ermöglichen oft den direkten Tumornachweis, eine histologische Artdiagnose und erste Hinweise auf die Ausbreitung des Tumors. Dabei gilt,
dass eine bronchoskopische Biopsie bei den *zentralen Bronchialkarzinomen*, die in oder nahe den
großen Bronchien liegen, relativ gut möglich ist. Bei
peripheren Bronchialkarzinomen wird der Herd
bronchoskopisch unter Röntgendurchleuchtung sondiert. Falls dies erfolglos ist, kann eine **Thorakoskopie** (endoskopische Untersuchung der Pleurahöhle)
evtl. weiterhelfen. Gelingt bei einem operablen Patienten die Diagnosesicherung nicht, wird der Herd
ohne vorherige Diagnosesicherung durch den Thoraxchirurgen entfernt. Bei Inoperabilität kann in Ausnahmefällen eine CT-gesteuerte *transthorakale
Biopsie* (von außen durch die Brustwand hindurch)
erwogen werden. Auch die histologische Untersuchung geschwollener Lymphknoten kann weiterhelfen, da sie oft metastatische Tumorzellen enthalten.

Eine verhältnismäßig neue Möglichkeit zur Früherkennung
eines Bronchialkarzinoms (insbesondere von Plattenepithel-
karzinomen) bei Risikopatienten ist die **Autofluoreszenz-
Bronchoskopie.** Im Rahmen einer Bronchoskopie wird dabei vom „normalen" Weißlicht auf blaues Licht einer bestimmten Wellenlänge umgeschaltet. Die dann auftretende
spontane Fluoreszenz (☞ Abb. 8.82) gesunder Gewebe ist
wesentlich größer als diejenige maligner Gewebe, so dass

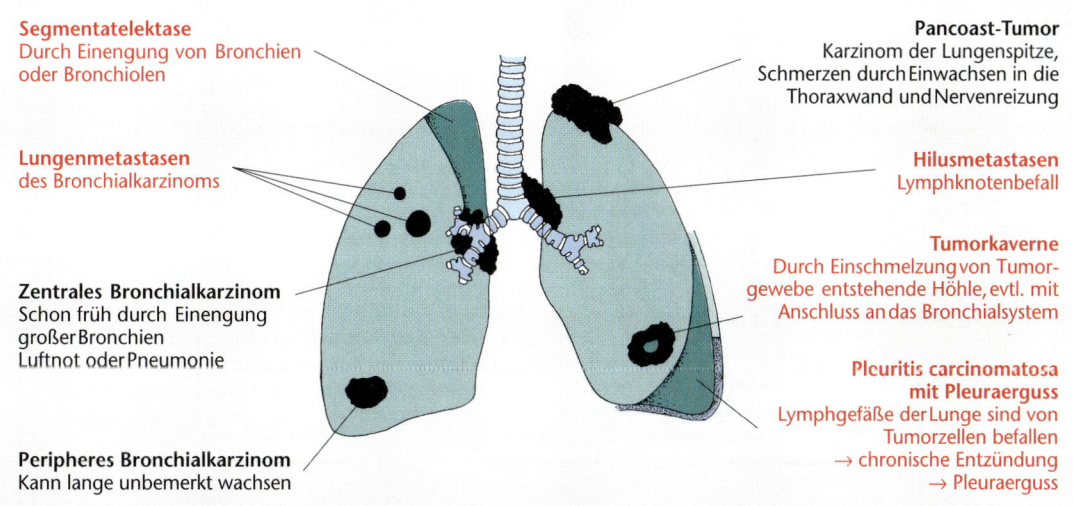

Abb. 8.83: Mögliche Befunde in der Röntgenaufnahme des Thorax bei einem Bronchialkarzinom. [A400-215]

Peripheres Bronchialkarzinom [T197]

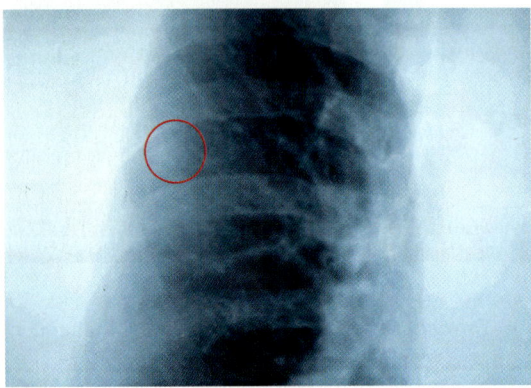

Abb. 8.84: Der Rundherd in der rechten Lunge ist fast nur zu erahnen.

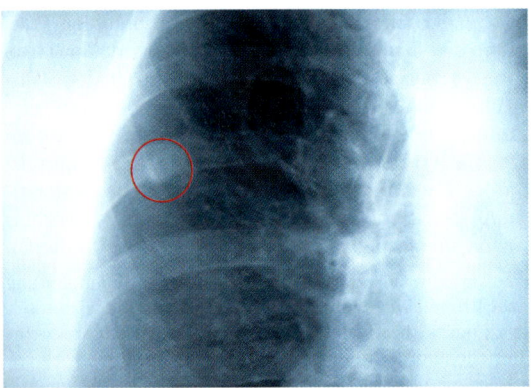

Abb. 8.85: Der Rundherd kann erst im Vergleich mit dieser drei Monate später angefertigten Aufnahme als Anfangsstadium eines Bronchialkarzinoms gedeutet werden.

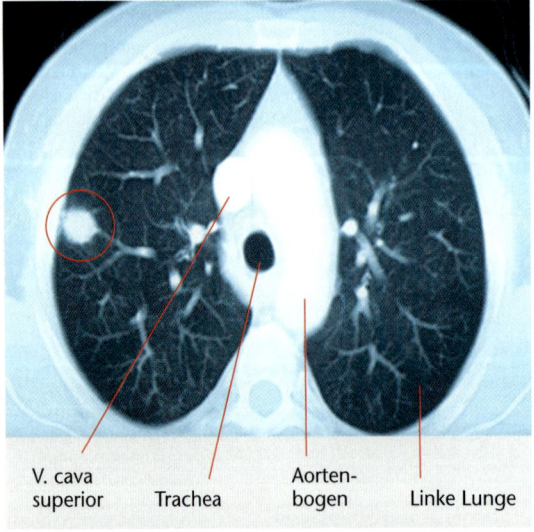

V. cava superior Trachea Aorten-bogen Linke Lunge

Abb. 8.86: Die Bestätigung eines Tumors liefert das CT.

normale Schleimhaut bei Verwendung einer speziellen Kamera hellgrün, tumorös veränderte Schleimhaut jedoch bräunlich-rot erscheint.

Erst wenn die Gewebeart des Bronchialkarzinoms genau bekannt ist, kann eine spezifische Tumortherapie erfolgen. Deshalb müssen zum Teil invasive diagnostische Maßnahmen durchgeführt werden. Wichtig ist, dass der Patient vor allem ärztlicherseits über die Notwendigkeit dieser für ihn belastenden Untersuchungen aufgeklärt wird.

Ist die Tumordiagnose gesichert, muss festgestellt werden, ob bereits Fernmetastasen vorliegen. Hierzu dienen CT von Schädel und Bauchorganen, Ultraschall, Knochenszintigramm und evtl. Mediastinoskopie und Knochenmarkpunktion.

Zur Beurteilung der Operabilität dienen Lungenfunktionsprüfung (☞ 8.4.3), BGA (☞ 8.4.5) und Lungenszintigraphie (☞ 8.4.2).

Stadieneinteilung bei nicht-kleinzelligem Bronchialkarzinom

Das nicht-kleinzellige Bronchialkarzinom wird nach der TNM-Klassifikation (☞ 14.4.6) eingeteilt, wobei bestimmte TNM-Gruppen zu *Stadien* zusammengefasst werden. Diese Stadiengruppierung hat sich in der Prognoseabschätzung als hilfreich erwiesen.

Stadieneinteilung bei kleinzelligem Bronchialkarzinom

Beim kleinzelligen Bronchialkarzinom wird wegen der frühen hämatogenen Metastasierung und damit Generalisierung des Tumors eine einfachere Klassifikation gewählt:
- **Limited disease:** Begrenzung des Karzinoms auf eine Lungenhälfte ohne Befall des Mediastinums (ausgenommen mediastinale Lymphknoten), ohne Befall der Pleura und ohne Pleuraerguss
- **Extended disease:** Alle Karzinome, welche die Bedingungen für „limited disease" nicht erfüllen.

Behandlungsstrategie

Kurative Therapieansätze

Ob ein kurativer, d.h. auf Heilung gerichteter, Therapieansatz möglich ist, hängt von Größe und Art des Tumors ab:
- Bei *nicht-kleinzelligen* Karzinomen ist die Behandlung bei kurativem Therapieansatz primär operativ. In der Regel muss zumindest ein Lungenlappen **(Lobektomie),** manchmal sogar eine Lungenhälfte entfernt werden **(Pneumektomie).** Dies ist aber nur möglich, wenn die (meist durch das Rauchen geschädigte) Restlunge einen ausreichenden Gasaustausch gewährleisten kann. Nach der Operation erfolgt je nach genauer Art des Tumors oft eine postoperative Strahlentherapie

• *Kleinzellige Karzinome* metastasieren sehr früh auf dem Blutweg, so dass zum Zeitpunkt der Diagnosestellung in aller Regel keine *lokale*, sondern eine *generalisierte* Tumorerkrankung anzunehmen ist, auch wenn zunächst noch keine Fernmetastasen nachgewiesen werden können. Eine kurative Zielsetzung ist also nur selten möglich. Therapie der Wahl ist eine Kombinationschemotherapie, gefolgt von einer Bestrahlung des Tumorbettes und einer Schädelbestrahlung wegen der häufigen Gehirnmetastasen.

Zunehmend gelangen im Rahmen klinischer Studien multimodale Therapiekonzepte (unter Beteiligung mehrerer medizinischer Disziplinen ☞ 14.5.1) zur Anwendung.

Palliative Therapieansätze

Bei der Mehrzahl der Patienten ist die Erkrankung zum Zeitpunkt der Diagnose schon so weit fortgeschritten, dass eine kurative Therapie nicht mehr möglich ist. Und bei vielen mit kurativer Zielsetzung behandelten Patienten kommt es nach anfänglichen Therapieerfolgen zu einem Tumorrezidiv oder Metastasen. Dann können **palliative Therapien** wie Laser-, Chemo- oder Strahlentherapie (☞ 14.5) den Tumor (nochmals) über Monate verkleinern und so zur Besserung von Beschwerden und Lebensqualität sowie zur Lebensverlängerung des Patienten führen. Dabei müssen aber immer die Nebenwirkungen der Therapie, z.B. Störungen des Allgemeinbefindens, Erbrechen oder Infektionsgefährdung, und die für die Chemotherapiezyklen notwendigen häufigen Krankenhausaufenthalte sorgfältig gegen den Nutzen der Therapie für den Patienten abgewogen werden. Manchmal ist auch eine *palliative Operation* ange-

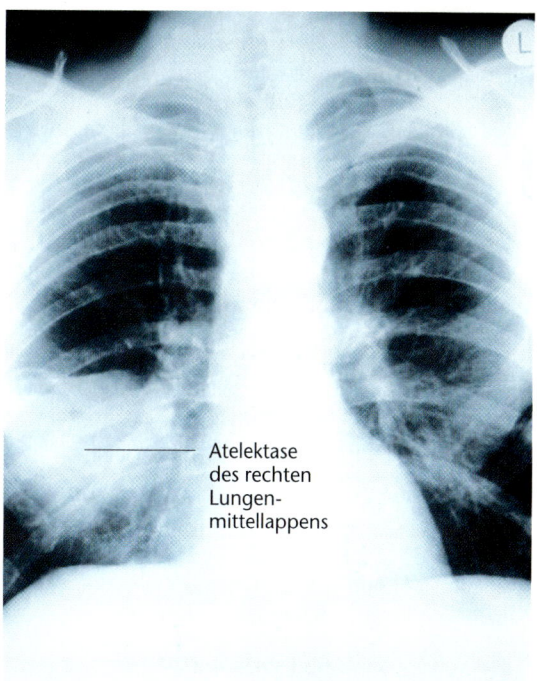

Atelektase des rechten Lungenmittellappens

Abb. 8.87: Röntgenaufnahme des Thorax bei einem 57-jährigen Patienten mit Bronchialkarzinom. Deutlich ist ein Kollaps (Atelektase) des rechten Mittellappens zu erkennen, der zu einer Verdichtung (im Röntgenbild Aufhellung) des entsprechenden Lungenareals führt. Die Atelektase ist Folge des tumorbedingten Verschlusses des dazugehörenden Bronchus. [T127]

zeigt. Der Einsatz bronchialer Endoprothesen aus Silikon oder Metall *(Stents)* kann verengte Bronchien offen halten.

TNM-Klassifikation		Stadieneinteilung	
Tx	Positive Zytologie	Stad. I A	T1 N0 M0
T1	Tumor < 3 cm, Hauptbronchus frei, kein Befall der Pleura		
T2	Tumor > 3 cm, Hauptbronchus betroffen, aber karinanah frei, Befall der Pleura visceralis oder Atelektase/Entzündung eines Teils des Lungenflügels	Stad. I B	T2 N0 M0
T3	Tumorinfiltration von Brustwand, Zwerchfell, mediastinaler Pleura, Perikard oder Ausbildung einer Atelektase/Entzündung des gesamten Lungenflügels	Stad. II A	T1 N1 M0
T4	Tumorinfiltration von Mediastinum, Herz, Trachea, Ösophagus, großen Gefäßen oder Ausbildung eines malignen Pleuraergusses	Stad. II B	T2 N1 M0 oder T3 N0 M0
N0	Kein Lymphknotenbefall		
N1	Befall peribronchialer LK oder gleichseitiger Hilus-LK	Stad. III A	T1/T2 N2 M0 oder T3 N1/N2 M0
N2	Befall gleichseitiger mediastinaler LK	Stad. III B	Jedes T N3 M0 oder T4 jedes N M0
N3	Befall gegenseitiger mediastinaler LK oder Skalenus- oder supraklavikulärer LK		
M0	Kein Nachweis von Fernmetastasen	Stad. IV	Jedes T jedes N M1
M1	Fernmetastasen		
LK = Lymphknoten			

Tab. 8.88: Eckpunkte der TNM-Klassifikation und Stadiengruppierung beim nicht-kleinzelligen Bronchialkarzinom.

🔖 **Pharma-Info 8.89 Antitussiva**

Husten ist ein Schutzreflex, der die Atemwege von schädigenden Substanzen reinigen soll. Manchmal aber ist ein Husten nutzlos, so etwa beim Bronchialkarzinom. Bei diesen Patienten oder bei Erschöpfung des Kranken durch den ständigen Husten kann eine medikamentöse Unterdrückung des Hustens sinnvoll sein.

Antitussiva *(Hustendämpfer, Hustenmittel)* blockieren über zentrale oder periphere Angriffspunkte den Hustenreflex und lindern so den Hustenreiz. Die meisten Antitussiva sind *Opiatabkömmlinge.* Sie haben deshalb die gleichen Nebenwirkungen wie Opioide (vor allem Obstipation, Atemdepression, Sedierung ☞ 4.4.5), wenn auch schwächer ausgeprägt. Suchtgefahr besteht zwar prinzipiell, ist aber bei Patienten mit nur noch kurzer Lebenserwartung (z.B. bei Bronchialkarzinom) vernachlässigbar. Ambulante Patienten werden auf eine Beeinträchtigung der Fahrtüchtigkeit hingewiesen.

Substanz-gruppe	Arznei-substanz	Handelsnamen (Bsp.)
Opiatab-kömmlinge	Codein	Codicaps mono®, Dicton®
	Dihydro-codein	Paracodin®, Remedacen®
	Hydrocodon	Dicodid®
	Dextro-methorphan	Contac® H, Wick Formel 44 Plus® Hustenstiller, Rhinotussal®
Andere Substanzen	Noscapin	Capval®
	Clobutinol	Silomat®

In Spätstadien der Erkrankung sind meist eine medikamentöse Schmerzbehandlung (☞ 4.4, 14.5.7) und eine umfangreiche Begleitmedikation erforderlich, etwa:

- Hustendämpfer zur Linderung des unstillbaren Hustenreizes (☞ Pharma-Info 8.89)
- Antiemetika (z.B. Vomex®, Paspertin®) gegen Übelkeit und Erbrechen
- Laxantien (z.B. Bifiteral®, Dulcolax®) gegen Obstipation
- Neuroleptika und Antidepressiva zur Unterstützung der medikamentösen Schmerztherapie
- Glukokortikoide (z.B. Fortecortin®) bei Hirnödem oder Leberkapselspannungsschmerz infolge von Metastasen, zur Verbesserung des Allgemeinbefindens oder zur Appetitsteigerung.

🗂 Pflege bei Bronchialkarzinom

Pflege bei Tumorerkrankungen ☞ *14.2*
Atemunterstützende Maßnahmen ☞ *8.2.2*

Die Pflege eines Patienten mit Bronchialkarzinom stellt hohe Anforderungen. Zum einen ist Fachkompetenz erforderlich, um den Patienten nach einer Lungenoperation oder während einer Chemo- oder Strahlentherapie (☞ 14.5.2, 14.5.4) optimal zu versorgen. Zum anderen stehen sowohl der Patient, der unter kurativer Zielsetzung behandelt wird, als auch der unheilbar Kranke unter einer enormen psychischen Belastung und bedürfen der einfühlsamen Betreuung und Begleitung durch die Pflegenden, die die Ängste und Sorgen der Angehörigen mit einschließt.

Bei der Betreuung von Patienten mit einem Bronchialkarzinom unterstützen die Pflegenden die Auseinandersetzung des Patienten mit seiner Erkrankung. Weitere Pflegeziele sind, dass er Vertrauen in das therapeutische Team und dessen Handeln gewinnt und bewahrt und seine Lebensqualität und Angstfreiheit (nach Möglichkeit) erhalten bleiben. Ganz wichtig ist in diesem Zusammenhang die Schmerzfreiheit oder zumindest Schmerzarmut des Patienten. Neben der Erhaltung der Mobilität und Selbstständigkeit bei den täglichen Verrichtungen ist auch die Vermeidung von Sekundärerkrankungen (z.B. Dekubitus, Thrombose, Infektionen vor allem der Mundhöhle) entscheidend. Besonders wichtig sind atemunterstützende Maßnahmen, die insbesondere Infektionen (z.B. eine Pneumonie) verhindern sollen, die die Lebensqualität des Patienten zusätzlich beeinträchtigen würden.

Im Endstadium der Erkrankung bestimmen Erhaltung und Schutz der Würde des Kranken das Handeln der Pflegenden.

📈 Prognose

Die Prognose eines Bronchialkarzinoms ist u.a. abhängig von histologischem Typ, Lokalisation und Ausbreitung des Tumors. Insgesamt ist sie sehr schlecht. Die 5-Jahres-Überlebensrate beträgt selbst bei kurativ behandelten Patienten nur 25 %. Für palliativ Behandelte liegt sie unter 5 %.

8.8.3 Sekundäre Lungenmalignome

🔲 **Sekundäre Lungenmalignome:** Durch Metastasierung anderer Karzinome (v.a. Mamma-, Nieren- und Prostatakarzinome) entstandene, maligne Lungentumoren.

Die Prognose einer Tumorerkrankung ist bei Vorliegen von Lungenmetastasen in der Regel infaust.

8.9 Pneumothorax

🔲 **Pneumothorax** *(„Pneu")*: Ansammlung von Luft im normalerweise luftleeren, spaltförmigen Raum zwischen den beiden Pleurablättern.

Krankheitsentstehung und Formen

Krankheitsentstehung

Beim **Pneumothorax** gelangt Luft in den kapillären Spalt zwischen Pleura visceralis und Pleura parietalis, so dass der physiologische Unterdruck im Pleuraspalt aufgehoben wird. Infolge der Eigenelastizität der Lunge kollabiert der betroffene Lungenflügel daraufhin teilweise oder komplett und nimmt nur noch vermindert oder gar nicht mehr am Gasaustausch teil.

Formen

Die häufigste Form des Pneumothorax ist der **Spontanpneumothorax.** Vom **idiopathischen Spontanpneumothorax** sind vor allem Männer zwischen dem 20. und 40. Lebensjahr betroffen. Meist liegt dem Krankheitsbild die Ruptur einer direkt unter der Pleura gelegenen Emphysemblase zugrunde. Manchmal ist keine Ursache zu finden. Der **symptomatische** oder *sekundäre* **Spontanpneumothorax** ist Folge anderer Lungenerkrankungen wie etwa einem Abszess oder einem Bronchialkarzinom.

Demgegenüber steht der **traumatische Pneumothorax.** Unterschieden werden:
- **Offener Pneumothorax** mit Brustwanddefekt (z.B. nach einer Stichverletzung)
- **Geschlossener Pneumothorax,** bei dem nur die Pleura selbst verletzt ist (z.B. nach Rippenfraktur oder Bronchusriss).

Ein Pneumothorax droht auch als Komplikation bei zahlreichen diagnostischen oder therapeutischen Maßnahmen (Pleurapunktion, Biopsien und Drainagen, intrakardiale oder interkostale Injektionen, Reanimation oder Überdruckbeatmung). Man spricht dann von einem **iatrogenen Pneumothorax** als Sonderfall des traumatischen Pneumothorax.

Die Nomenklatur ist aber nicht einheitlich. Vielfach wird nur der idiopathische Pneumothorax als Spontanpneumothorax bezeichnet. Alle anderen Formen zählen zum symptomatischen Pneumothorax.

Sonderform Spannungspneumothorax

Lebensbedrohlicher Notfall ist der **Spannungspneumothorax** *(Ventilpneumothorax),* bei dem die bei jeder Atembewegung in den Pleuraspalt eindringende Luft nicht mehr entweichen kann, weil z.B. ein Hautlappen an der Wunde als (Einweg-)Ventil wirkt. Die betroffene Pleurahöhle wird immer mehr aufgepumpt und das Mediastinum zur gesunden Lungenseite hin verdrängt. Blutrückfluss zum Herzen, Herzfunktion und Funktion des gesunden Lungenflügels werden mit jedem Atemzug stärker beeinträchtigt (☞ Abb. 8.91 und 8.92).

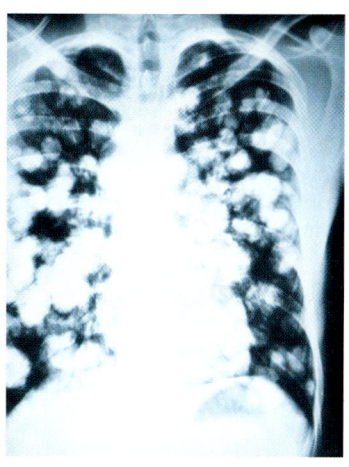

Abb. 8.90: Multiple Lungenmetastasen, wie sie z.B. beim Nierenkarzinom auftreten können. Das normale Lungengewebe ist durch die vielen Metastasen verdrängt, so dass dieser Patient an hochgradiger Luftnot leidet und mit großer Wahrscheinlichkeit nicht mehr lange leben wird. [T196]

Symptome und Untersuchungsbefund

Häufig hat der Patient akut einsetzende Atemnot, einseitige, stechende Schmerzen im Brustkorb und Husten. Dem Untersucher fallen Tachypnoe und asymmetrische Atembewegungen auf, oft auch Zyanose. Der Klopfschall ist einseitig hypersonor, und es sind mit dem Stethoskop nur sehr leise oder gar keine Atemgeräusche auskultierbar.

Während der Patient in leichten Fällen überhaupt keine Symptome zeigt, entwickelt sich bei einem Spannungspneumothorax oft innerhalb von Minuten ein lebensbedrohlicher Schock mit stärkster Atemnot, Zyanose, Tachykardie und Blutdruckabfall.

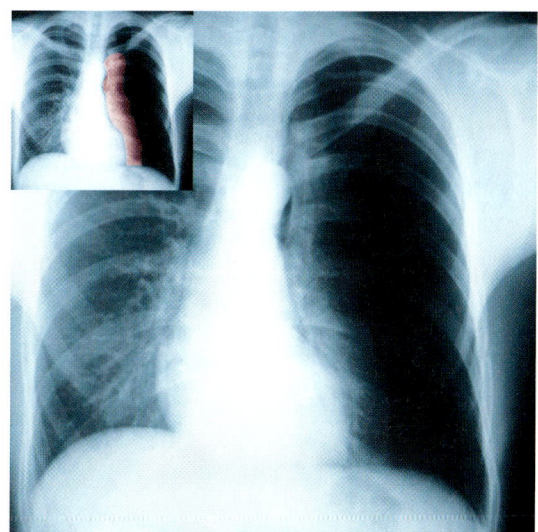

Abb. 8.91: Spannungspneumothorax links. Die linke Lunge ist völlig kollabiert und grenzt sich am linken Herzrand als Verschattung ab. Die Röntgenstrahlen werden nicht mehr (wie auf der rechten Thoraxseite) teilweise vom Lungengewebe absorbiert und schwärzen daher den Röntgenfilm mehr. Das Mediastinum und das Herz sind zur gesunden Seite hin verdrängt. [T197]

🔍 Diagnostik und Differenzialdiagnose

Die Diagnose wird durch eine Röntgenaufnahme des Thorax gesichert, die anstelle des typischen Lungengewebes einen Luftsaum zeigt. Die Aufnahme wird im Gegensatz zu den üblichen Regeln in Exspiration angefertigt. Ist der Luftsaum nur klein, so dass er die betroffene Lungenhälfte wie ein Mantel umhüllt, spricht man von einem **Mantelpneumothorax**.

Ein EKG ist zum Ausschluss kardialer Erkrankungen, eine BGA zur Einschätzung der respiratorischen Situation erforderlich. Zur Ursachensuche (Emphysemblasen?) kann ein Thorax-CT angezeigt sein.

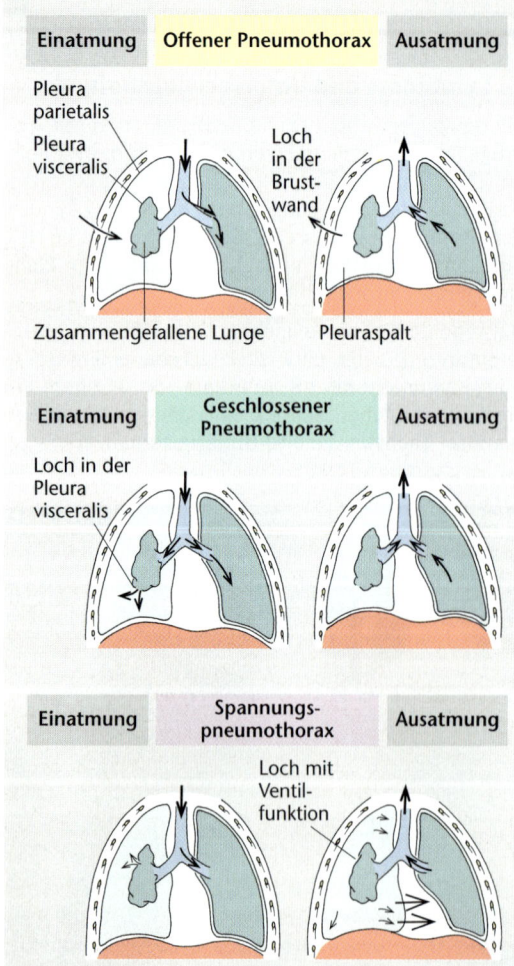

Abb. 8.92: Verschiedene Formen des Pneumothorax. Beim offenen Pneumothorax tritt Luft durch einen Brustwanddefekt in den Pleuraspalt ein. Atmet der Patient aus, so wird die Luft wieder nach außen gepresst. Im Gegensatz dazu kann die Luft beim lebensbedrohlichen Spannungspneumothorax nicht mehr entweichen. Es entsteht ein Überdruck im Pleuraraum der kranken Seite, der zur Verdrängung des Herzens und zu einer Kompression der gesunden Lunge führt. [A400-190]

📋 Behandlungsstrategie

Bei einem kleinen Spontanpneumothorax resorbiert sich die Luft innerhalb von 3 – 4 Tagen oft von selbst. Die Spontanresorption kann durch Sauerstoffgabe gefördert werden.

Ganz überwiegend wird die Luft jedoch durch eine **(Saug-)Drainage** entfernt (☞ 8.2.4). Der Sog wird so lange aufrechterhalten, bis Röntgenaufnahmen eine voll entfaltete Lunge zeigen. Dann wird die Drainage abgeklemmt und nach 24 Stunden nochmals kontrolliert. Ist auch dann keine Luft mehr nachweisbar, kann die Drainage gezogen werden.

Schließt sich die Verbindung zwischen Pleuraspalt und Bronchialsystem – unabhängig von der Ursache – nach Wiederausdehnung der Lunge nicht, muss sie operativ verschlossen werden (heute bevorzugt videoassistiert thorakoskopisch).

Auch beim wiederholt auftretenden Spontanpneumothorax auf der gleichen Seite sind invasive Maßnahmen, etwa eine Verklebung der Pleurablätter (Pleurodese ☞ auch 8.11.2) durch Einbringen z.B. von Tetrazyklin oder – thorakoskopisch – Talkum, angezeigt.

> **⚠ Notfall! Spannungspneumothorax**
> Lebensrettende Sofortmaßnahme bei einem Spannungspneumothorax ist die Umwandlung in einen offenen Pneumothorax: Falls kein spezielles Besteck zur Verfügung steht, wird mit einer möglichst großen Braunüle im 2. oder 3. ICR in der Medioklavikularlinie der betroffenen Seite eingestochen. Hierdurch kommt es zu einer sofortigen Entlastung des Überdrucks. Falls vorhanden, kann ein eingeschlitzter Fingerling aufgesetzt und so ein *Ventil* (sog. *Tiegel-Ventil*) geschaffen werden. Die endgültige Versorgung besteht in einer Dauersaugdrainage.

🛏 Pflege bei Pneumothorax

Die Erstmaßnahmen bei Pneumothorax entsprechen den Erstmaßnahmen bei Atemnot (☞ 8.3.1).

Pflege bei Pleuradrainage ☞ 8.2.4

📄 Patienteninformation und 💊 Prognose

Durch die Therapierbarkeit mit der Saugdrainage ist die Prognose des Spontanpneumothorax meist gut. Allerdings bekommt $^1/_3$ aller Patienten nach dem ersten Spontanpneumothorax ein Rezidiv. Ansonsten ist die Prognose von der Grunderkrankung abhängig.

In den ersten Wochen nach einem Pneumothorax sollte der Patient sich körperlich schonen, insbesondere keine schweren Lasten heben, außerdem nicht tauchen und nicht fliegen.

8.10 Erkrankungen des Lungenkreislaufs

Lungenödem ☞ 6.6.3

8.10.1 Lungenembolie

> ⊡ **Lungenembolie:** Plötzliche oder schrittweise Verlegung der Lungengefäße, ganz überwiegend durch Thromben aus dem venösen Gefäßsystem. Eine der häufigsten „plötzlichen" Todesursachen überhaupt. Meist Folge einer (nicht entdeckten) tiefen Bein- oder Beckenvenenthrombose (☞ 7.10.3).

⇨ Krankheitsentstehung

Meist entsteht eine Lungenembolie als Komplikation einer tiefen Bein- und Beckenvenenthrombose: Ein Teil des Blutgerinnsels löst sich, erreicht mit dem Blutstrom über die V. cava inferior und das rechte Herz die Lungenstrombahn und verlegt dort ein arterielles Gefäß. Selten stammen die Thromben aus der V. cava inferior, Venen der oberen Extremität oder dem rechten Herzen oder werden z.B. Tumorfragmente, Luft oder Fremdkörper in die Lungengefäße verschleppt. Die Risikofaktoren der Lungenembolie entsprechen aufgrund der Krankheitsentstehung denen der tiefen Beinvenenthrombose (☞ 7.10.3).

Folge der Verlegung der Lungenstrombahn ist eine akute Widerstandserhöhung im kleinen Kreislauf mit Entwicklung eines Pumpversagens *(Dekompensation)* der rechten Herzkammer **(akutes Cor pulmonale).** Das rechte Herz kann gegen diesen Druck kaum noch „anpumpen" und das Herzzeitvolumen fällt ab, in Extremfällen (bei ca. 5 % der Fälle so schnell, dass der Betroffene praktisch ohne jedes Warnzeichen stirbt.

▦ Symptome und Untersuchungsbefund

Die Symptome einer Lungenembolie hängen von dem Ausmaß der Strombahnverlegung ab. Typisch sind das plötzliche Auftreten von Atemnot, Zyanose und Husten (evtl. mit blutigem Sputum). Charakteristisch sind außerdem *atemabhängige Thoraxschmerzen,*

die beim Einatmen am stärksten sind. Der Patient ist sehr ängstlich und unruhig, seine Haut ist blass und schweißig, Herz- und Atemfrequenz sind erhöht, oft mit unregelmäßigem Puls.

Zusätzlich bestehen meist die Symptome einer tiefen Beinvenenthrombose (☞ 7.10.3), die vom Patienten oft aber nicht bemerkt oder nicht ernst genommen wurden.

Als Zeichen einer zentralvenösen Druckerhöhung sind die Halsvenen gestaut. Der Puls des Patienten ist oft arrhythmisch und tachykard. Dagegen ergeben Perkussion und Auskultation der Lunge oft normale Befunde.

> Ⓤ Eine Bradykardie bei Thoraxschmerzen spricht eher gegen eine Lungenembolie.

Komplikation: Lungeninfarkt

Das Lungengewebe selbst wird nicht nur durch die Pulmonalarterie und ihre Äste, sondern auch durch die aus der Aorta oder den Interkostalarterien entspringenden Bronchialarterien mit Sauerstoff versorgt, wobei zwischen den kleinen Pulmonal- und Bronchialarterienästen zahlreiche Anastomosen bestehen. Dementsprechend kommt es bei einer Verlegung der Pulmonalarterie bzw. ihrer Äste meist nicht zu Nekrosen. Insbesondere bei einer Linksherzinsuffizienz kann es aber durch Verlangsamung des Blutstroms im Körperkreislauf zu einem Sauerstoffmangel des Lungengewebes und damit zum (hämorrhagischen) **Lungeninfarkt** kommen. Meist zeigt sich der Lungeninfarkt durch eine **Infarktpneumonie.**

🔎 Diagnostik

Die Röntgenaufnahme des Thorax ist nur selten pathologisch, aber zum Ausschluss anderer Erkrankungen erforderlich. Das EKG zeigt meist Zeichen einer Rechtsherzbelastung und evtl. Rhythmusstörungen. Sicher kann die Rechtsherzbelastung nur durch eine Echokardiographie (☞ 6.4.5) festgestellt werden. Die Blutgasanalyse ergibt eine Hypoxämie ($p_aO_2 < 70$ mmHg) bei erniedrigtem p_aCO_2. Diagnostisch entscheidend sind das Lungenszintigramm (☞ Abb. 8.41) und bei zweifelhaftem Szintigramm

Schweregrad		Ausdehnung der Gefäßverschlüsse	Klinik	Blutdruck
I	**Klein**	Periphere Äste	Leichte Dyspnoe, Thoraxschmerz	Normal
II	**Submassiv**	Segmentarterien	Akute Dyspnoe, Thoraxschmerz, Tachypnoe, Tachykardie	Leicht erniedrigt
III	**Massiv**	Ein Pulmonalarterienast	Akute schwere Dyspnoe, Thoraxschmerz, Zyanose, Unruhe, Synkope	Stark erniedrigt
IV	**Fulminant**	Pulmonalarterienhauptstamm oder mehrere Lappenarterien	Dyspnoe, Schocksymptomatik, drohender Herz-Kreislauf-Stillstand	Schock

Tab. 8.93: Schweregradeinteilung der Lungenembolie anhand ihrer Symptome und Befunde.

oder Indikation zur Lyse (☞ Therapie) die Pulmonalisangiographie (☞ 8.4.2), mit der die Lungenembolie am sichersten nachgewiesen werden kann.

Weitere diagnostische Maßnahmen wie etwa eine Duplexsonographie der Beinvenen (☞ 7.4.5) dienen der Ursachenklärung.

Behandlungsstrategie

Medikamentöse Erstmaßnahmen bei einer Lungenembolie sind die Schmerzbekämpfung mit Opioiden i.v. (z.B. Fentanyl®), die Sedierung z.B. mit Diazepam (z.B. Valium®) und die intravenöse Gabe eines Heparinbolus (meist 10 000 IE). Bei Hypoxie sind Sauerstoffgabe und in Extremfällen Beatmung erforderlich.

Eine intravenöse Vollheparinisierung (☞ 7.9) über einen Perfusor verhindert relativ zuverlässig die weitere Ausbreitung der Lungenembolie. In kritischen Fällen, d.h. den Stadien III und IV, muss nach der initialen Schocktherapie die rasche Auflösung bzw. Entfernung des Embolus versucht werden: Die *Lysetherapie* mit Streptokinase, Urokinase oder rt-PA (☞ 7.9) über maximal sechs Tage ist aber nicht immer erfolgreich und zudem außerordentlich teuer (Tagestherapiekosten über DM 3 000). Manchmal kann der Embolus auch über einen Katheter entfernt werden. Eine offene Operation zur Entfernung des Embolus ist nur selten angezeigt.

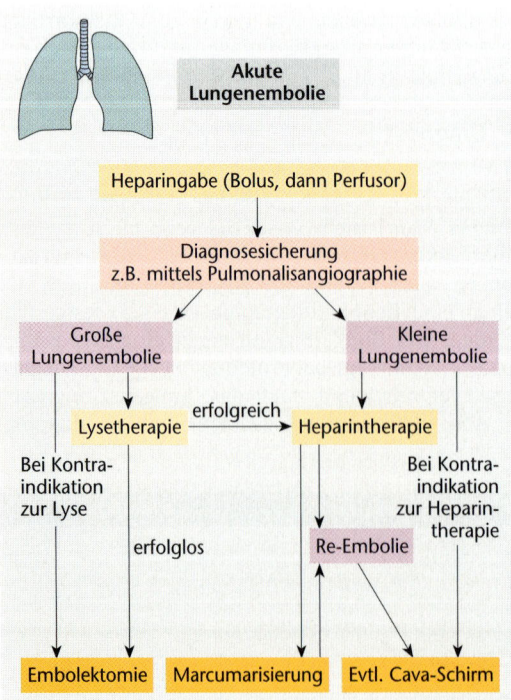

Abb. 8.94: Therapeutisches Vorgehen bei akuter Lungenembolie. [L157]

Rezidivprophylaxe

Nach Überwinden des Akutstadiums hat die medikamentöse Behandlung mit Antikoagulantien (z.B. Marcumar® ☞ Pharma-Info 7.88) die Rezidivverhütung zum Ziel. Sie ist aber nicht bei allen Patienten möglich. Die Dauer der Antikoagulation hängt von der zugrunde liegenden Erkrankung bzw. den Risikofaktoren ab. Rezidivierende Lungenembolien können zum chronischen Cor pulmonale (☞ 8.10.2) führen.

Bei wiederholten Lungenembolien trotz Antikoagulation oder Kontraindikationen gegen eine Antikoagulation kann das Einbringen eines **Cava-Schirmes** *(Cava-Filters)* in die V. cava inferior erwogen werden, der Thromben „abfangen" soll.

Pflege bei Lungenembolie

Überwachung bei Lysetherapie ☞ Pharma-Info 7.90
Pflege bei tiefer Beinvenenthrombose ☞ 7.10.3

Pflegeziele

In der Akutphase der Erkrankung steht die Sicherheit des Kranken im Vordergrund. Dies bedeutet insbesondere den Erhalt oder die Verbesserung der Atemfunktion und das frühzeitige Erkennen etwaiger Komplikationen.

Die Unterstützung bei den anderen eingeschränkten Lebensaktivitäten ist im weiteren Krankheitsverlauf von Bedeutung.

Erstmaßnahmen

- Patienten absolute Bettruhe einhalten lassen, um weitere Embolien zu vermeiden
- Oberkörper des Patienten hoch lagern, vor allem bei eingeschränkter Atmung
- Über die Rufanlage Hilfe holen. Den Arzt benachrichtigen. Patienten möglichst nicht alleine lassen
- Fenster öffnen, evtl. nach Arztanordnung O$_2$ über Nasensonde geben (2 – 3 l/Min.)
- Bei Atemnot entsprechende Hilfestellung leisten (☞ 8.3.1). Durch ruhiges Verhalten Sicherheit vermitteln
- Vitalzeichen kontrollieren. Bei Schockzeichen (Blutdruckabfall, Pulsanstieg) Beine auf Herzniveau anheben, dabei leichte Oberkörperhochlagerung belassen. Bei Atem- oder Herzstillstand mit Atemspende und Herzdruckmassage (☞ 5.3) beginnen. Keine Kopftieflage als Schocktherapie, da die Volumenverschiebung zu einem akuten Herzversagen führen kann
- Gleichzeitig die Materialien für einen venösen Zugang mit Blutabnahme, eine BGA, einen zentralvenösen Katheter und die oben genannten medikamentösen Maßnahmen richten (lassen)
- Analgetika nach ärztlicher Anordnung geben
- Ggf. Verlegung auf Intensivstation organisieren.

Vorsicht!

⚠ **Vorsicht!**

Bei Verdacht auf eine Lungenembolie keine i.m.-Injektionen (z.B. zur Schmerzbekämpfung), da diese eine Kontraindikation für die Lysetherapie darstellen!

🛏 Pflege im weiteren Krankheitsverlauf

Auch während der nächsten Tage bleibt der Patient pflegebedürftig:

- Bei einer Lysetherapie hat der Patient Bettruhe. Bewegungen des Kranken und Erschütterungen des Betts sollten vermieden werden
- Zur Atemerleichterung sind Oberkörperhochlagerung und zusätzliche Weichlagerung im Rahmen der Dekubitusprophylaxe sinnvoll (nach Möglichkeit Betten mit einer Wechseldruck-Matratze einsetzen)
- Die Körperpflege des Patienten wird weitgehend von den Pflegenden übernommen. Während der Lysetherapie erfolgt die Mundpflege wegen der Blutungsgefahr sehr vorsichtig (z.B. keine harte Zahnbürste verwenden)
- Die Pflegenden achten darauf, dass der Patient keine blähende oder stopfende Kost zu sich nimmt, weil hierdurch die Atmung weiter beeinträchtigt würde. Da die Patienten zur Verhinderung neuer Embolien zum Stuhlgang nicht pressen sollen, ist eine Obstipationsprophylaxe erforderlich (☞ 9.3.8)
- Bei Rechtsherzbelastung ist eine Flüssigkeitsbilanzierung und evtl. eine Beschränkung der Trinkmenge notwendig (☞ 6.6.1)
- Die Thromboseprophylaxe mit Kompressionsverbänden oder -strümpfen und Beinhochlagerung wird konsequent fortgesetzt
- Wegen der erhöhten Pneumoniegefahr ist eine sorgfältige Atemtherapie erforderlich (☞ 8.2.2).

👁 Krankenbeobachtung und Dokumentation

- Atmung, Bewusstsein, Puls, RR, Hautfarbe, Temperatur, Allgemeinbefinden
- Bei Lysetherapie zusätzlich Achten auf Blutungen (Haut, Schleimhäute, Blut im Stuhl, Gelenkschmerzen).

📋 Patienteninformation

Patienteninformation bei Behandlung mit Antikoagulantien ☞ Pharma-Info 7.87 – 7.89

Die Patienten müssen nach einer durchgemachten Lungenembolie wissen, wie sie sich vor einer (erneuten) Thrombose, v.a. der Beinvenen, schützen können (☞ 7.10.3). Außerdem müssen sie bereits bei dem geringsten Verdacht einer Thrombose den Arzt aufsuchen.

8.10.2 Pulmonale Hypertonie und chronisches Cor pulmonale

Pulmonale Hypertonie: Erhöhung des mittleren Pulmonalarteriendrucks auf > 20 mmHg.

Chronisches Cor pulmonale: Pulmonale Hypertonie mit Rechtsherzbelastung und nachfolgender Hypertrophie und Insuffizienz der rechten Herzkammer (☞ auch 6.6.1) infolge von Lungen- oder Lungengefäßerkrankungen.

➡ Krankheitsentstehung

Meist handelt es sich um eine **sekundäre pulmonale Hypertonie,** d.h., die Widerstandserhöhung im kleinen Kreislauf ist Folge einer anderen Erkrankung, etwa einer chronisch-obstruktiven Bronchitis (☞ 8.6.2), wiederholter Lungenembolien (☞ 8.10.1) oder einer Lungenfibrose (☞ 8.7).

Die **primäre pulmonale Hypertonie** ist demgegenüber sehr selten und bis heute ursächlich weitgehend ungeklärt.

Die Widerstandserhöhung im kleinen Kreislauf führt zu einer Rechtsherzbelastung und letztlich zur Rechtsherzinsuffizienz (☞ 6.6.1). Man spricht von einem **Cor pulmonale.**

🔬 Symptome, Befund und 🔍 Diagnostik

Patienten mit einer pulmonalen Hypertonie sind oft lange beschwerdefrei. Zudem werden erste Beschwerden wie etwa leichte Ermüdbarkeit vielfach auf die Grunderkrankung zurückgeführt. Zeichen der Rechtsherzinsuffizienz sind häufig Beinödeme und Belastungsdyspnoe (☞ auch 6.6.1).

Die Verdachtsdiagnose wird meist klinisch gestellt. Technische Untersuchungen dienen dann der Ursachenklärung und der Einschätzung des Schweregrades.

📊 Behandlungsstrategie und 🛏 Pflege

Bei der sekundären pulmonalen Hyertonie ist die Behandlung der Grunderkrankung vorrangig. Bei der symptomatischen medikamentösen Therapie gelangen insbesondere Diuretika (☞ Pharma-Info 11.52) zur Anwendung.

Bei der primären pulmonalen Hypertonie können gefäßerweiternde Substanzen versucht werden.

Als *ultima ratio* bleibt die Möglichkeit einer Lungentransplantation.

Auch die Pflege hängt von der Grunderkrankung und der Ausprägung der Rechtsherzinsuffizienz ab.

Pflege bei Herzinsuffizienz ☞ 6.6.1

Prognose

Die Prognose des chronischen Cor pulmonale ist insgesamt schlecht, da es über Jahre zu einer zunehmenden Rechtsherzinsuffizienz (☞ 6.6.1) und schließlich zu einem Rechtsherzversagen kommt. Wie schnell dies geschieht, hängt von dem Gelingen ab, die Grunderkrankung zu bessern oder gar zu heilen.

8.11 Pleuraerkrankungen

8.11.1 Pleuritis

> ⊡ **Pleuritis** (*Brustfellentzündung*, auch – anatomisch nicht ganz korrekt – *Rippenfellentzündung*): Entzündung der Pleura.

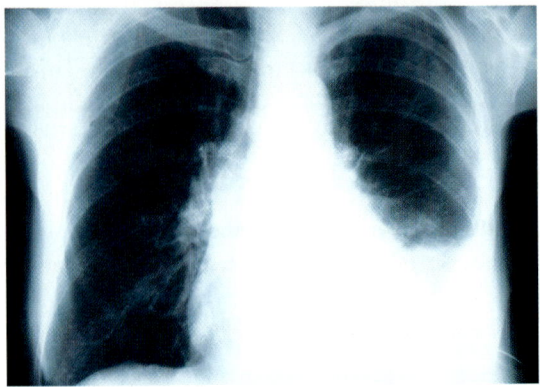

Abb. 8.96: Röntgenaufnahme des Thorax bei Pleuraerguss links. Typisch für einen Pleuraerguss ist das seitliche Ansteigen der glatt begrenzten Verschattung. [T170]

Krankheitsentstehung und Einteilung

Zu einer Pleuritis kommt es meist sekundär im Rahmen einer Pneumonie (☞ 8.5.3), einer Lungentuberkulose (☞ 8.5.4), eines Lungeninfarkts (☞ 8.10.1) oder eines Lungen- oder Pleuratumors. Auch Herzinfarkt, Bauchspeicheldrüsenentzündung, Virusinfektionen oder Kollagenosen (☞ 15.7) können zu einer Pleuritis führen.

Als **Pleuritis sicca** *(Pleuritis fibrinosa, trockene Rippenfellentzündung)* wird die „trockene" Form der Pleuraentzündung ohne Erguss bezeichnet. Aus ihr entwickelt sich meist eine **Pleuritis exsudativa** *(feuchte Rippenfellentzündung)*, bei der sich ein *entzündlicher Pleuraerguss* bildet (☞ unten).

> 🖐 Bei jungen Patienten mit einer Pleuritis exsudativa ist auch heute noch eine Tuberkulose sehr wahrscheinlich, während bei älteren Patienten mit einem Pleuraerguss eine Herzinsuffizienz und maligne Erkrankungen die Hauptursache darstellen.

Symptome, Befund und Diagnostik

Insbesondere bei der Pleuritis sicca hat der Patient atemabhängige Thoraxschmerzen, die oft so stark sind, dass es zu einer ausgeprägten Schonhaltung mit Wirbelsäulenverkrümmung und Verminderung der Atembewegungen auf der erkrankten Seite kommt.

Beim Übergang der Pleuritis sicca in eine Pleuritis exsudativa lassen die Schmerzen oft nach. Je nach Größe des Pleuraergusses treten dann Atemnot und Druckgefühl in der Brust in den Vordergrund.

Zusätzlich bestehen die Symptome der jeweiligen Grunderkrankung.

Kennzeichnend für eine Pleuritis sicca ist das „Pleurareiben" oder „Lederknarren" bei der Lungenauskultation (☞ 8.4.1).

Wichtig ist, die Grunderkrankung der Pleuritis herauszufinden. Hierzu dienen Blutuntersuchungen (BB, BSG, CRP), Röntgen-Thorax und immer auch ein Tuberkulin-Test (☞ 8.5.4), dem sich bei positivem Ausfall Sputum- und Magensaftdiagnostik anschließen. Bei der Pleuritis exsudativa wird der Erguss stets punktiert und untersucht (☞ unten).

Behandlungsstrategie

An erster Stelle steht die Behandlung der Grunderkrankung. Symptomatisch ist bei der Pleuritis sicca eine Schmerzmittelgabe erforderlich, damit der Patient durchatmen kann.

Pflege

Pflegerisch ist wegen der schmerzbedingten Atemeinschränkung vor allem eine konsequente Pneumonieprophylaxe wichtig (☞ 8.2.2).

Prognose

Die Prognose der Erkrankung ist abhängig vom Grundleiden. Hauptkomplikationen sind Verdickung und Verwachsungen beider Pleurablätter, die sog. **Pleuraschwarten**. Bei großer Ausdehnung können sie die Entfaltung der Lunge beim Atmen behindern und somit zum Bild der „gefesselten Lunge" mit restriktiver Ventilationsstörung führen (☞ 8.1.8).

8.11.2 Pleuraerguss

> ⊡ **Pleuraerguss:** Flüssigkeitsansammlung in der Pleurahöhle. Prognose ist abhängig von der Ursache.

Kranheitsentstehung und Einteilung

Da 50 % aller Pleuraergüsse durch maligne Tumoren bedingt sind, wird jeder neu aufgetretene Pleuraerguss punktiert und das Punktat chemisch, zytologisch und bakteriologisch untersucht. Differenzialdiagnostisch unterscheidet man, abhängig vom Eiweißgehalt des Pleuraergusses, zwischen *Transsudat* und *Exsudat* (☞ Tab. 8.95).

Je nach Art der Flüssigkeit werden unterschieden:
- **Seröser Pleuraerguss:** klares, gelbliches Sekret. Entsteht meist im Rahmen einer Herzinsuffizienz, von Entzündungen oder malignen Tumoren
- **Pleuraempyem:** eitriger Erguss bei bakterieller Pneumonie (☞ 8.5.3), Lungenabszess (☞ Abb. 8.100), Speiseröhrenperforation oder nach Operationen im Thoraxraum
- **Hämatothorax:** Blut im Pleuraraum. Meist durch Verletzungen. Seltener durch Tumoren (Pleuramesotheliom ☞ 8.11.3), Lungenembolie (☞ 8.10.1) oder **Pleurakarzinose** (Durchsetzung der Pleura von zahlreichen Karzinommetastasen) hervorgerufen
- **Chylothorax:** milchig-trübes Sekret durch den Austritt von Lymphflüssigkeit in den Pleuraraum. Durch Lymphabflussstörungen (z.B. bei malignen Lymphomen ☞ 13.8) oder Verletzungen des Ductus thoracicus (Milchbrustgang, führt Lymphe zurück ins venöse System).

Symptome, Befund und Diagnostik

Hauptsymptome eines (ausgedehnten) Pleuraergusses sind Atemnot und atemabhängige Schmerzen im Brustkorb. Insbesondere langsam entstehende Pleuraergüsse werden aber lange nicht bemerkt. Bei einem Empyem ist die Körpertemperatur des Patienten erhöht.

Der Klopfschall über dem Erguss ist gedämpft und das Atemgeräusch mit dem Stethoskop nur noch leise oder gar nicht mehr hörbar.

Gesichert wird die Diagnose durch Röntgen-Thorax, Ultraschalluntersuchung und diagnostische Pleura-punktion (Durchführung und Pflege ☞ 8.4.6). Nur selten kann von einer Punktion abgesehen werden.

Behandlungsstrategie

Die Behandlungsstrategie eines Pleuraergusses hängt von seiner Ursache ab:
- Bei entzündlichen Ergüssen steht die antiinfektiöse Therapie im Vordergrund. Zusätzlich muss der Erguss punktiert werden, um Pleuraschwarten vorzubeugen. Bei Pleuraempyemen ist eine Pleuradrainage mit Spülung erforderlich
- Bei ständig wiederkehrenden Pleuraergüssen, z.B. bei unheilbaren Tumoren, kann eine **Pleurodese** (medikamentöse Verklebung der Pleurablätter) versucht werden. Hierzu wird nach Punktion des Ergusses z.B. Tetrazyklin oder – thorakoskopisch – Talkum in den Pleuraraum eingebracht
- Bei verletzungsbedingten Ergüssen ist in der Regel eine Operation notwendig.

Pflege ☞ 8.4.6

8.11.3 Pleuramesotheliom

Pleuramesotheliom: Hochmaligner Tumor, der von der Pleura ausgeht. Er ist ungefähr tausendmal seltener als das Bronchialkarzinom, wobei Männer infolge beruflicher Schadstoffexposition bevorzugt erkranken: Die meisten Pleuramesotheliome sind durch Asbest bedingt, das früher vor allem bei Bauarbeiten zur Isolierung und in der Autoindustrie breite Anwendung fand.

Symptome, Befund und Diagnostik

Leitsymptome des **Pleuramesothelioms** sind starke Thoraxschmerzen und trotz Punktionen rasch nachlaufende Pleuraergüsse, begleitet von zunehmender Atemnot und hartnäckigem Husten. Anamnestisch ist bei der Mehrzahl der Patienten eine (oft nur kurzzeitige, aber erhebliche) Asbestbelastung zu eruieren.

Die Verdachtsdiagnose wird durch Thorakoskopie und Biopsie gesichert. Ein CT dient der Beurteilung der Krankheitsausdehnung, eine Bronchoskopie dem Ausschluss eines Bronchialkarzinoms. Da die mei-

	Transsudat	Exsudat
Äußerliche Beurteilung	Klar, hellgelb	Serös = serumartig, serös-eitrig, fibrinös, blutig, übelriechend
Eiweiß	< 30 g/l	> 30 g/l
Quotient $Protein_{Erguss}/Protein_{Serum}$	≤ 0,5	≥ 0,5
Ursachen	Herzinsuffizienz, Hypoproteinämie (z.B. bei nephrotischem Syndrom)	Entzündungen (z.B. Pleuritis), Tumoren

Tab. 8.95: Pleurapunktate. Vergleich von Transsudat und Exsudat.

sten Pleuramesotheliome beruflich bedingt sind, wird jeder Patient mit Pleuramesotheliom bereits bei Verdacht der Berufsgenossenschaft gemeldet.

Behandlungsstrategie

Eine chirurgische Entfernung des Tumors ist in der Regel nicht möglich. Palliative Maßnahmen umfassen vor allem eine Pleurodese, evtl. auch eine systemische Zytostatikatherapie.

Die Prognose der Erkrankung ist sehr schlecht, der zeitliche Verlauf jedoch unterschiedlich.

8.12 Erkrankungen des Mediastinums

8.12.1 Mediastinitis

> **Mediastinitis:** Entzündung des Mediastinums, d.h. des Bindegewebes zwischen den beiden Lungenflügeln.

Akute Mediastinitis

Häufige Ursachen der **akuten Mediastinitis** sind Verkehrsunfälle, Perforationen der Speiseröhre oder der Trachea (auch im Rahmen von Endoskopien), Lungenabszesse, eitrige Pleuraergüsse oder eine Mediastinoskopie (☞ 8.4.4).

Meist ist der Patient schwer krank. Typischerweise hat er hohes Fieber und Kreislaufsymptome und klagt über Schmerzen hinter dem Brustbein und beim Schlucken. Röntgenaufnahme und ggf. CT des Thorax sichern die Diagnose.

Die Behandlung erfordert meist einen operativen Eingriff mit Drainage unter gleichzeitiger hochdosierter Antibiotikagabe. Die Prognose hängt ganz entscheidend von einem frühzeitigen Therapiebeginn ab.

Chronische Mediastinitis

Die seltene **chronische Mediastinitis** kann z.B. durch verschiedene Pilzinfektionen, eine Tuberkulose (☞ 8.5.4) oder eine Sarkoidose (☞ 8.7.1) bedingt sein und langfristig zu einem bindegewebigen Umbau **(Mediastinalfibrose)** führen.

Der Patient zeigt Zeichen einer mediastinalen Raumforderung, z.B. eine obere Einflussstauung, Schluckbeschwerden oder Atemnot. Durch Computertomographie und Mediastinoskopie mit Biopsie werden Mediastinaltumoren als Ursache der Beschwerden ausgeschlossen.

Eine kausale Behandlung ist nur bei der erregerbedingten chronischen Mediastinitis möglich. Ansonsten zeigen sowohl medikamentöse als auch chirurgische Maßnahmen meist nur wenig Erfolg. Der indivi-

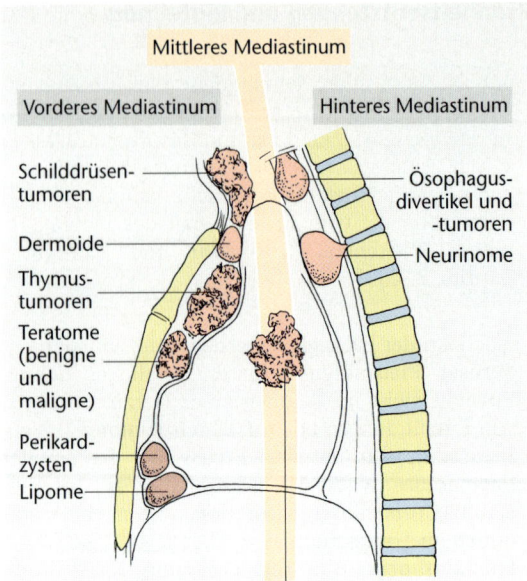

Bronchogene Zysten, Lymphome (benigne und maligne), Lymphknotenmetastasen, mediastinale Metastasen, z.B. bei Bronchialkarzinom

Abb. 8.97: Mediastinale Raumforderungen. Erwähnt sind die häufigsten Befunde in der jeweiligen Region. [A400-190]

duelle Verlauf ist zwar variabel, die Prognose der Erkrankung aber insgesamt schlecht.

8.12.2 Mediastinaltumoren

> **Mediastinaltumoren:** Meist – nicht ganz korrekt – Sammelbegriff für alle Raumforderungen im Mediastinum.

Der Begriff **Mediastinaltumor** wird meist als Synonym für Raumforderungen im Mediastinum verwendet. Besser ist es, bis zur ursächlichen Klärung von einer **mediastinalen Raumforderung** zu sprechen und den Begriff des Mediastinaltumors auf echte Tumoren zu begrenzen.

Symptome

Kleinere Raumforderungen sind meist asymptomatisch und werden nur zufällig bei Röntgenuntersuchungen entdeckt. Größere Raumforderungen führen – je nach Lage und Größe des Tumores – z.B. zu Dyspnoe oder Stridor durch Kompression der Trachea, Schluckbeschwerden durch Einengung des Ösophagus oder einer oberen Einflussstauung durch Kompression der V. cava superior.

Diagnostik

Die Verdachtsdiagnose wird durch eine Röntgenaufnahme des Thorax gestellt. Es folgen Computer- und/

oder Kernspintomographie sowie ggf. eine Angiographie und eine Szintigraphie zum Ausschluss einer intrathorakalen Struma (☞ 12.4.2).

Stets wird eine histologische Diagnosesicherung durch Biopsieentnahme im Rahmen einer Bronchoskopie, einer Ösophago-Gastro-Duodenoskopie, einer Mediastinoskopie oder einer videoassistierten Thorakoskopie angestrebt.

Behandlungsstrategie

Die Behandlung mediastinaler Raumforderungen ist meist operativ. Nur wenige Krankheitsbilder, etwa maligne Lymphome, werden primär mit Radio- und/oder Chemotherapie behandelt. Die Prognose des Patienten ist ursachenabhängig.

8.13 Schlafapnoesyndrom

Schlafapnoesyndrom *(SAS):* Schlafbezogene Atemstörung mit Atemstillständen von über 10 Sek. Dauer während des Schlafes und infolgedessen Sauerstoffmangel, wiederholte Unterbrechungen des Nachtschlafes und ausgeprägte Tagesmüdigkeit. Wahrscheinlich relativ häufiges Krankheitsbild (bis zu 4 % der über 30-jährigen Männer und 2 % der über 30-jährigen Frauen), das vorzugsweise übergewichtige Männer mittleren Alters betrifft.

Krankheitsentstehung und Einteilung

Beim **Schlafapnoesyndrom** werden zwei Formen differenziert:

- 90 % der Patienten leiden unter der **obstruktiven Form** des Schlafapnoesyndroms, kurz *OSA.* Durch ein Erschlaffen der Rachenmuskulatur während des Schlafes kollabieren die extrathorakalen Atemwege, und der Atemstrom wird – bei gleichzeitig sichtbaren Atemanstrengungen im Brust-Bauch-Bereich – teilweise oder vollständig unterbrochen. Teilweise Verlegung führt vor allem zu Schnarchen. Bei vollständigem Stopp sinkt der arterielle pO_2, gleichzeitig steigt der pCO_2 und lässt den Patienten erwachen. Die Atmung beginnt wieder, meist mit einem lauten Schnarchgeräusch, und der Patient schläft weiter bis zur nächsten Atempause. Das Aufwachen wird dem Betroffenen meist nicht bewusst *(micro arousal),* führt aber zu einer Fragmentierung des Nachtschlafes
- Wesentlich seltener ist die **zentrale Form** mit periodischer Herabsetzung des Atemantriebs (keine erkennbaren Atembewegungen im Brust-Bauch-Bereich!)
- Mischformen kommen vor.

Die Ursache des Schlafapnoesyndroms ist noch nicht genau geklärt, wahrscheinlich spielen genetische und anatomische Faktoren eine Rolle. Begünstigend wirken Übergewicht (Verstärkung der Verengung durch das Fett im Halsbereich?), Rauchen, Alkoholgenuss, Drogen und bestimmte Arzneimittel.

Der chronische Sauerstoffmangel führt langfristig zu einer Widerstandserhöhung im Lungenkreislauf (pulmonale Hypertonie ☞ 8.10.2) und später zu einer Rechtsherzinsuffizienz (☞ 6.6.1). Der gesteigerte Sympathikotonus während der Aufwachphasen kann eine arterielle Hypertonie (☞ 7.5.1) und Herzrhythmusstörungen (☞ 6.7) zur Folge haben. Die kardiovaskuläre Mortalität ist bei Patienten mit Schlafapnoesyndrom deutlich erhöht.

Symptome, Befund und Diagnostik

Leitsymptom ist lautes, unregelmäßiges Schnarchen während der Nacht, durch das vielfach der Partner des Betroffenen geweckt wird. Auf Nachfragen gibt der Partner meist auch die typischen längeren Atempausen an. Der Patient selbst bemerkt die Schlafstörung oft nicht.

Weitere charakteristische Symptome sind Müdigkeit und Konzentrationsstörungen tagsüber sowie morgendlich betonte Kopfschmerzen. Nicht wenige Kranke haben über Tag **imperative Schlafanfälle,** d.h., sie schlafen über Tag immer wieder und auch bei unpassenden Gelegenheiten (Autofahren!) kurzzeitig ein. Über die Hälfte der betroffenen Männer klagt über eine Potenzminderung.

Fast alle Patienten sind übergewichtig. Häufig bestehen die Zeichen einer Herzinsuffizienz und eine Zyanose bei Polyglobulie.

Bei Verdacht auf ein Schlafapnoesyndrom wird zunächst ein ambulantes Schlafapnoemonitoring durchgeführt. Zeigt dieses krankhafte Ergebnisse, folgt eine stationäre Untersuchung im Schlaflabor zur Diagnosesicherung und genauen Differenzierung. Bei einem Schlafapnoesyndrom treten pro Stunde mehr als 10 Apnoephasen von über 10 Sekunden Dauer (teils bis zu 2 Minuten) auf.

Weitere Untersuchungen decken operativ behebbare Verengungen der Atemwege sowie bereits eingetretene Folgeschäden auf.

Behandlungsstrategie und Pflege

Leichte Formen können durch Allgemeinmaßnahmen gebessert werden. Hier sind in erster Linie der Abbau von Übergewicht, das Meiden von Rauchen, Alkohol, Schlaf- und Beruhigungsmitteln sowie das Schlafen auf der Seite (nicht auf dem Rücken) zu nennen. Auch Theophyllingabe zur Steigerung des Atemantriebs und des Muskeltonus hilft bei einem Teil der Patienten.

Liegen nachweisliche Verengungen im HNO-Bereich vor, werden diese operativ beseitigt.

Kann die Schlafapnoe durch die genannten Maßnahmen nicht beseitigt werden, ist eine kontinuierliche nächtliche Überdruckbeatmung über eine nasale Maske (**nCPAP-Therapie,** *nCPAP = nasal continuous positive airway pressure*) angezeigt, die den Atemwegskollaps verhindert. Die Einstellung auf den erforderlichen Druck erfolgt im Schlaflabor, die weitere Behandlung ist dann zu Hause möglich. Allerdings muss der Patient zur Therapiekontrolle und eventuellen Einstellungsänderung in regelmäßigen Abständen im Schlaflabor kontrolliert werden.

8.14 ARDS

> 🔢 **ARDS** (*adult* oder *acute respiratory distress syndrome*, deutsch *akutes Lungenversagen des Erwachsenen, Schocklunge, hyalines Membran-Syndrom*): Schwere Lungenerkrankung mit akuter respiratorischer Insuffizienz, oft als Folge eines länger andauernden Schocks jeglicher Ursache (☞ 7.6).

⇨ Krankheitsentstehung

Ursache des **ARDS** ist eine schwere direkte oder indirekte Schädigung der Lunge. Bei den direkten Lungenschädigungen sind beispielsweise die Aspiration z.B. von Magensaft, Pneumonien oder die Inhalation von Atemgiften (z.B. eine Rauchvergiftung oder Sauerstoffüberdosierung) zu nennen. Indirekt kann die Lunge z.B. durch einen Schock, eine Sepsis oder eine Verbrauchskoagulopathie (disseminierte intravasale Gerinnung ☞ 13.9.4) geschädigt werden.

Die unterschiedlichen Schädigungsursachen führen zu einer recht gleichförmigen Reaktion der Lunge mit Mikrothromben in den Gefäßen, Freisetzung von Entzündungsmediatoren und Schäden des Alveolarepithels. Daraus resultieren ein zunächst interstitielles und später alveoläres Lungenödem, ein sekundärer Surfactantmangel und Atelektasen. Später kommt es zur zunehmenden Lungenfibrosierung.

📊 Symptome, Befund und 🔍 Diagnostik

Symptome und Untersuchungsbefunde des ARDS sind zunächst Hyperventilation, Hypoxie und Atemnot. Es folgen respiratorische Globalinsuffizienz und Lungenödem.

Je nach Ursache und Ausmaß der Schädigung können die Krankheitserscheinungen sofort oder nach einer Latenz von wenigen Stunden bis mehreren Tagen eintreten.

Die Diagnose wird durch Anamnese, BGA, Röntgenaufnahme des Thorax (beidseitige Infiltrate) und Lungenfunktionsprüfung gestellt.

🔲 Behandlungsstrategie

Die Behandlung muss wegen der Schwere des Krankheitsbildes bereits bei Verdacht beginnen. Im Anfangsstadium (z.B. bei Patienten nach Rauchexposition) können hochdosiert inhalative Glukokortikoide (☞ 8.6.1) gegeben werden. In späteren Stadien ist Intensivbehandlung mit Schockbekämpfung, Beatmung und Antibiotikagabe erforderlich.

🛏 Pflege

Patienten mit einem ARDS werden in der Regel intensivmedizinisch betreut. Hier stehen Maßnahmen im Vordergrund, die der Verbesserung des Gasaustausches dienen: regelmäßige Umlagerung (30°-Lagerung bis hin zur Bauchlagerung, evtl. in Rotationsbetten), Pflege bei Beatmung, endotracheales Absaugen (☞ 8.2.2). Darüber hinaus erfordert die Pflege eines ARDS-Patienten die üblichen Pflegemaßnahmen einer Intensivstation wie Dekubitusprophylaxe, Thromboseprophylaxe (Low-dose-Heparinisierung) und Flüssigkeitsbilanzierung.

🐾 Prognose

Die Prognose ist mit einer Sterblichkeit bis zu 90 % sehr ernst. Viele Patienten sterben an Multiorganversagen.

8.15 Aspiration und Aspirationspneumonie

> 🔢 **Aspiration:** Eindringen flüssiger oder fester Stoffe in die Atemwege während des Einatmens.

⇨ Krankheitsentstehung

Beim Gesunden verhindern zahlreiche Schutzmechanismen (beispielsweise der Hustenreflex) das „Einatmen" von Fremdkörpern. Insbesondere bei Kranken mit fehlenden Schutzreflexen, so etwa bewusstlosen oder narkotisierten Patienten, können aber beim Einatmen körpereigene oder körperfremde, flüssige oder feste Substanzen in die Atemwege gelangen.

Folge ist zum einen eine teilweise oder komplette Verlegung der Atemwege, zum anderen je nach Art des aspirierten Materials z.B. eine toxische Schädigung von Atemwegen und Lunge (bis hin zum ARDS ☞ 8.14) oder bei Aspiration erregerhaltigen Materials eine bakterielle Pneumonie. Da der rechte Hauptbronchus weiter ist und steiler verläuft als der linke (☞ Abb. 8.2), rutschen feste Fremdkörper wesentlich häufiger in den rechten Hauptbronchus als in den linken.

👁 Symptome, Befund und
🔍 Diagnostik

Die Beschwerden des Patienten sind sehr unterschiedlich und reichen von völliger Beschwerdefreiheit nach „Verschlucken" über Husten, Stridor und Luftnot bis zu Zyanose und Atemstillstand.

Wird die Aspiration nicht sofort diagnostiziert, entwickelt sich bei vielen Patienten in den verlegten Lungenabschnitten eine Aspirationspneumonie, die zur Abszedierung (Abszessbildung) neigt. Besonders ernst ist die Magensaftaspiration, die zu einem akuten Lungenödem führen kann (Mendelson-Syndrom). Die Diagnose wird klinisch, durch Röntgen der Lunge sowie Laryngoskopie oder Bronchoskopie gestellt.

📊 Behandlungsstrategie

Behandlungsstrategie bei ARDS ☞ *8.14*

Die Behandlung ist ursachenabhängig. Fremdkörper werden bronchoskopisch entfernt. Bei einer Aspirationspneumonie müssen Antibiotika gegeben werden.

> ### 🍽 Aspirationsprophylaxe bei der Nahrungsaufnahme
>
> Im Pflegealltag besonders wichtig ist die Aspirationsgefahr beim Essen oder Trinken. Gefährdet sind alle Patienten, die längere Zeit intubiert waren, Patienten mit Schluckstörungen durch neurologische Erkrankungen (z.B. Schlaganfall), verwirrte Patienten und Patienten, die häufig erbrechen. Folgende Maßnahmen dienen der **Aspirationsprophylaxe** bei der Nahrungsaufnahme:
> - Oberkörper des Patienten zum Essen und Trinken und für mindestens 20 – 30 Minuten danach hoch lagern
> - Absauggerät bereitstellen
> - Patienten ausreichend Zeit lassen

> - Während der Mahlzeit beim Patienten bleiben
> - Nach dem Essen Essensreste in den Wangentaschen (die später aspiriert werden können) durch Mundpflege entfernen

8.16 Mukoviszidose

> 📄 **Mukoviszidose** (*zystische Fibrose, cystische Fibrose*, kurz *CF*): Erbliche Stoffwechselstörung mit Produktion eines zu zähen Sekrets durch die exokrinen Drüsen. Hauptmanifestation an Lunge und Pankreas.

⇨ Krankheitsentstehung

Mit einer Häufigkeit von 1 : 2 500 ist die Mukoviszidose die häufigste autosomal-rezessiv vererbte Stoffwechselstörung in unserer Gesellschaft. Die verschiedenen Mutationen führen zu einer Störung der Chloridkanäle in den Epithelzellmembranen. Infolgedessen ist der Salz- und damit der Wassergehalt in den Sekreten exokriner Drüsen zu gering. Der zu zähe Schleim führt durch Verstopfung der Bronchiolen und Pankreasausführungsgänge insbesondere zu Lungen- und Pankreasschäden.

👁 Symptome, Befund und
🔍 Diagnostik

Bei den meisten Patienten beginnt die Erkrankung mit Lungensymptomen. Bereits Säuglinge haben immer wiederkehrende Atemwegsinfekte. Später steht eine chronische Bronchitis, oft mit asthmatischer Komponente, im Vordergrund. Häufig sind auch Hämoptoe (☞ 8.3.9), Atelektasen (☞ 8.2.2), Bronchiektasen (☞ 8.17) und Pneumothorax (☞ 8.9).

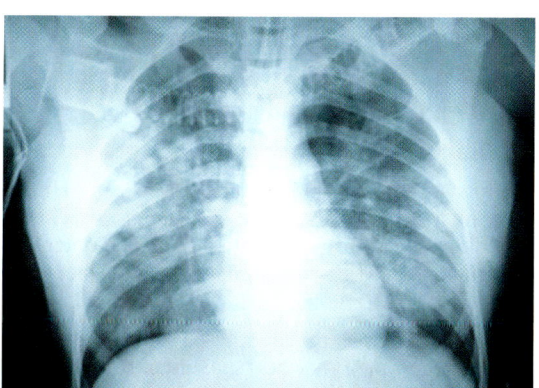

Abb. 8.98: Aspirationspneumonie nach „Beinaheertrinken". Die Röntgenaufnahme zeigt eine ausgeprägte Bronchopneumonie beider Lungen, die eine Intubation und Beatmung des Patienten notwendig machte. [T197]

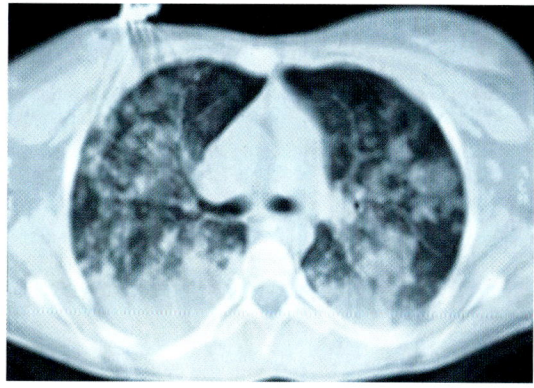

Abb. 8.99: Thorax-CT des Patienten aus Abb. 8.98. In beiden Lungen, besonders den rückennahen Abschnitten, haben sich pneumonische Infiltrate gebildet. Zum Vergleich mit normalem Lungengewebe im CT ☞ Abb. 8.86. [T197]

Bis zu 10 % der betroffenen Kinder zeigen als Erstsymptome einen *Mekoniumileus*, bei dem der sehr zähe erste Stuhl die Darmlichtung verstopft. Weitere Magen-Darm-Erscheinungen im späteren Leben sind eine ausgeprägte exokrine Pankreasinsuffizienz (☞ auch 10.7.2) mit Fettstühlen und schweren Gedeihstörungen sowie ein Rektumprolaps (Mastdarmvorfall) bei bis zu 25 % der Patienten.

Zu den Spätkomplikationen gehören ein Cor pulmonale mit nachfolgendem Rechtsherzversagen (☞ 8.10.2, 6.6.1), eine Leberzirrhose (auch die Gallenflüssigkeit ist zu zäh und verstopft die Leberkanälchen) und ein Diabetes mellitus (☞ 12.7). Die Fruchtbarkeit ist bei beiden Geschlechtern vermindert.

Die Diagnose gelingt durch den Nachweis eines erhöhten Chloridgehalts des Schweißes *(Schweißtest)*. Sehr leichte Form werden erst z.B. durch Abklärung einer Unfruchtbarkeit im Erwachsenenalter entdeckt.

▣ Behandlungsstrategie

Eine kausale Therapie ist bisher nicht verfügbar.

Die Lungensymptome werden durch Inhalationen, schleimlösende Arzneimittel (Mukolytika ☞ Pharma-Info 8.75), (inhalative) Sympathomimetika (☞ Pharma-Info 8.66), frühzeitige antibiotische Behandlung bei Infekten und evtl. Glukokortikoidtherapie gebessert. Ganz wesentlich für die Prognose ist eine konsequente Physiotherapie zur Erhaltung der Lungenfunktion. Im Säuglingsalter stehen Lagerungsdrainagen und Klopfmassagen, später die Sekretmobilisation durch gezielte Atemtechniken (autogene Drainage) im Vordergrund. Physiotherapie und Inhalationen können in fortgeschrittenen Stadien mehrere Stunden täglich in Anspruch nehmen. Dann kann auch eine O_2-Langzeittherapie helfen, ultima ratio ist eine Lungentransplantation.

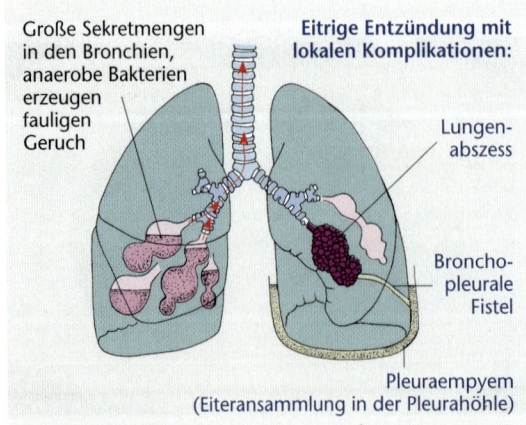

Abb. 8.100: Symptome und Komplikationen von Bronchiektasen. Große Sekretmengen verbleiben in den Bronchien. Es entsteht eine chronische Entzündung, die zu lokalen Komplikationen führt.

✐ Patienteninformation und 🔖 Prognose

Die Lebenserwartung der Patienten ist deutlich verkürzt, früher verstarben viele schon im Kindesalter. Heute liegt die Chance, das Erwachsenenalter zu erreichen, bei über 50 %. Lebensbegrenzend ist dabei in aller Regel die Lungenfunktionsstörung.

Mukoviszidosepatienten werden am besten in spezialisierten Ambulanzen betreut, in denen Ärzte, Physiotherapeuten, Psychologen und Diätassistenten eng zusammenarbeiten. Die beruflichen und privaten Möglichkeiten der Kranken sind durch die unheilbare Erkrankung und die zunehmenden Spätkomplikationen stark eingeschränkt. Bestimmte Sportarten, z.B. Schwimmen, sind für die Patienten aber sehr empfehlenswert.

Den Angehörigen des Patienten steht zur Abschätzung des Risikos für eigene Kinder eine molekulargenetische Untersuchung zur Verfügung.

8.17 Bronchiektasen

> 🔅 **Bronchiektasen:** Irreversible Erweiterungen von Bronchien oder deren Ästen.

⇨ Krankheitsentstehung

Bronchiektasen können durch angeborene Erkrankungen (z.B. Mukoviszidose, Fehlbildung der Alveolen) bedingt oder Folge frühkindlicher Infektionen oder anderer schwerer Entzündungen sein.

▦ Symptome, Befund und 🔍 Diagnostik

Hauptsymptome von Bronchiektasen sind Husten und Auswurf, der als „maulvoll und übelriechend" charakterisiert wird. Viele Patienten leiden unter wiederholten Atemwegsinfektionen. Es gibt aber auch symptomarme Verläufe.

Komplikationen sind Hämoptysen (☞ 8.3.9), wiederholte Pneumonien (☞ 8.5.3) und ein chronisches Cor pulmonale (☞ 8.10.2) mit Ausbildung einer Rechtsherzinsuffizienz.

Nachgewiesen werden die Bronchiektasen am sichersten durch ein hochauflösendes CT (☞ 1.6.3).

◼ Behandlungsstrategie

Die Behandlung ist schwierig und besteht in erster Linie in konsequenter Physiotherapie mit Sekretdrainage und frühzeitiger Antibiotikatherapie bei Infekten. Nur bei lokal begrenzten Bronchiektasen ist eine Resektion der betroffenen Lungenpartien angebracht. In extrem schwierigen Fällen kann eine Lungentransplantation erwogen werden.

8.18 Goodpasture-Syndrom

> ⊡ **Goodpasture-Syndrom:** Seltene Autoimmunerkrankung mit Autoantikörperbildung gegen die Basalmembranen von Lunge und Niere.

◼ Symptome, Befund und ♪ Diagnostik

Klinisch stehen Hämoptysen (☞ 8.3.9), restriktive Ventilationsstörung der Lunge (☞ 8.1.8) sowie eine meist rasch fortschreitende Glomerulonephritis (☞ 11.8) im Vordergrund.

Die Diagnosestellung ist durch Nachweis der Antikörper, Röntgenaufnahme des Thorax, Lungen- und Nierenbiopsie möglich.

◼ Behandlungsstrategie

Die Behandlung besteht in der Gabe von Immunsuppressiva (Glukokortikoide, Cyclophosphamid, Azathioprin) und Plasmapherese (☞ 16.5). Die Prognose ist häufig schlecht.

8.19 Wegener-Granulomatose

> ⊡ **Wegener-Granulomatose** (*Wegener-Klinge-Granulomatose*): Seltene granulomatöse, nekrotisierende Vaskulitis mit bevorzugtem Befall des oberen und unteren Respirationstraktes und der Nieren. Vermutlich autoimmunbedingt. Betrifft meist Männer mittleren Alters.

◼ Symptome, Befund und ♪ Diagnostik

Zu Beginn haben die Patienten Beschwerden im Bereich der oberen Atemwege wie beispielsweise Schnupfen, Husten, Nasennebenhöhlen- oder Mittelohrentzündung. Nach Wochen oder Monaten, manchmal erst nach Jahren, generalisiert die Erkrankung. Dann stehen die Lungenbeteiligung mit Husten, Atemnot und Thoraxschmerz sowie die Nierenschädigung (*Glomerulonephritis* ☞ 11.8) im Vordergrund.

Die Diagnose wird bioptisch (Nasenrachenraum-, Nieren- oder Lungenbiopsie) und durch Nachweis eines antineutrophilen zytoplasmatischen Antikörpers (*ANCA* ☞ Abb. 15.14 – 15.15) gestellt.

◼ Behandlungsstrategie

Mittel der Wahl für die Behandlung ist die Gabe von Cyclophosphamid (z.B. Endoxan®), anfangs in Kombination mit Glukokortikoiden.

Hierunter hat sich die früher infauste Prognose der Erkrankung entscheidend verbessert, vorausgesetzt, es liegt noch keine Nierenfunktionsstörung vor.

Wiederholungsfragen

1. Welche statischen Lungen- und Atemvolumina gibt es, und wie sind sie definiert? (☞ 8.1.3)

2. Welche Folgen hat ein ständig erhöhter Kohlendioxidpartialdruck für den Atemantrieb? (☞ 8.1.5)

3. Welche Ursachen kann eine gestörte Lungenfunktion haben? (☞ 8.1.8)

4. Wie ist die respiratorische Insuffizienz definiert, und welche Formen werden unterschieden? (☞ 8.1.8)

5. Bei welchen Patienten ist eine gezielte Atembeobachtung erforderlich? (☞ 8.2.1)

6. Welche Pflegemaßnahmen werden zur Pneumonieprophylaxe durchgeführt? (☞ 8.2.2)

7. Wie wird eine atemstimulierende Einreibung durchgeführt? (☞ 8.2.2)

8. Welche Lagerungen sind atemunterstützend? (☞ 8.2.2)

9. Welche Übungen gehören zur Atemgymnastik? (☞ 8.2.2)

10. Wie können Pflegende die Verflüssigung von Atemwegssekret unterstützen, um das Abhusten zu erleichtern? (☞ 8.2.2)

11. Was ist beim Absaugen zu beachten? (☞ 8.2.2)

12. Welche Komplikationen können nach dem Absaugen auftreten? (☞ 8.2.2)

13. Welche Sicherheitsmaßnahmen sind beim Umgang mit Sauerstoffflaschen zu beachten? (☞ 8.2.3)

14. Warum ist eine Sauerstofftherapie bei Patienten mit chronisch-obstruktiver Bronchitis problematisch? (☞ 8.2.3)

15. Worauf ist bei der Wundversorgung der Punktionsstelle einer liegenden Pleuradrainage zu achten? (☞ 8.2.4)

16. Welche Erstmaßnahmen sind bei Atemnot zu ergreifen? (☞ 8.3.1)

17. Was ist eine Apnoe, und was sind die Erstmaßnahmen der Pflegenden? (☞ 8.3.2)

18. Für welche (Lungen-)Erkrankung ist fade-süßlicher Atemgeruch typisch, für welche Azetongeruch? (☞ 8.3.7)

19. Was ist beim Umgang mit Sputum zu beachten? (☞ 8.3.9)

20. Was ist eine Hämoptoe, und was unternehmen die Pflegenden dann? (☞ 8.3.9)

21. Wie wird ein Patient vor und nach Mediastinoskopie gepflegt? (☞ 8.4.4)

22. Wozu dient die Blutgasanalyse? (☞ 8.4.5)

23. Welche Materialien richten die Pflegenden für eine Pleurapunktion? (☞ 8.4.6)

24. Was versteht man unter einer Untersuchung im Schlaflabor? (☞ 8.4.7)

25. Was ist bei der Pflege von Patienten mit Influenza zu beachten? (☞ 8.5.1)

26. Wie wird ein Patient mit akuter Bronchitis gepflegt? (☞ 8.5.2)

27. Wie werden Patienten mit infektiöser Pneumonie therapiert? (☞ 8.5.3)

28. Wozu dient ein Tuberkulin-Test, und wie wird er durchgeführt? (☞ 8.5.4)

29. Welche besonderen Hygienemaßnahmen sind bei Tuberkulose-Kranken erforderlich? (☞ 8.5.4)

30. Wie zeigt sich ein Asthmaanfall typischerweise? (☞ 8.6.1)

31. Welche Arzneimittel kommen bei akutem Asthmaanfall zum Einsatz? (☞ 8.6.1)

32. Wie werden Dosieraerosole, Turbohaler und inhalative Glukokortikoide korrekt angewendet? (☞ 8.6.1)

33. Welche Pflegeziele stehen bei der chronischen Bronchitis im Vordergrund? (☞ 8.6.2)

34. Was versteht man unter einem Lungenemphysem? (☞ 8.6.3)

35. Welche Symptome können auf ein Bronchialkarzinom hinweisen? (☞ 8.18.2)

36. Welche Therapiemaßnahmen dienen zur Erhaltung oder Verbesserung der Lebensqualität bei Patienten mit Bronchialkarzinom? (☞ 8.18.2)

37. Warum ist ein Spannungspneumothorax ein Notfall, und wie wird er behandelt? (☞ 8.9)

38. Welche Symptome lenken den Verdacht auf eine Lungenembolie? (☞ 8.10.1)

39. Welche Arzneimittel werden zur Akuttherapie der Lungenembolie eingesetzt? (☞ 8.10.1)

40. Welche pflegerischen Maßnahmen stehen bei Patienten mit Lungenembolie im Vordergrund? (☞ 8.10.1)

41. Was ist eine pulmonale Hypertonie? (☞ 8.10.2)

42. Über welche Beschwerden klagt ein Patient mit Pleuritis? (☞ 8.11.1)

43. Wie wird ein Pleuraerguss behandelt? (☞ 8.11.2)

44. Welches sind die häufigsten Ursachen einer akuten Mediastinitis? (☞ 8.12.1)

45. Warum ist ein Schlafapnoesyndrom gefährlich? (☞ 8.13)

46. Was ist ein ARDS, und wie wird ein Patient mit dieser Erkrankung gepflegt? (☞ 8.14)

47. Wie können Pflegende im Pflegealltag einer Aspiration vorbeugen? (☞ 8.15)

48. Was ist die Mukoviszidose, und wie gibt sie sich zu erkennen? (☞ 8.16)

49. Was für eine Erkrankung ist die Wegener-Granulomatose? (☞ 8.19)

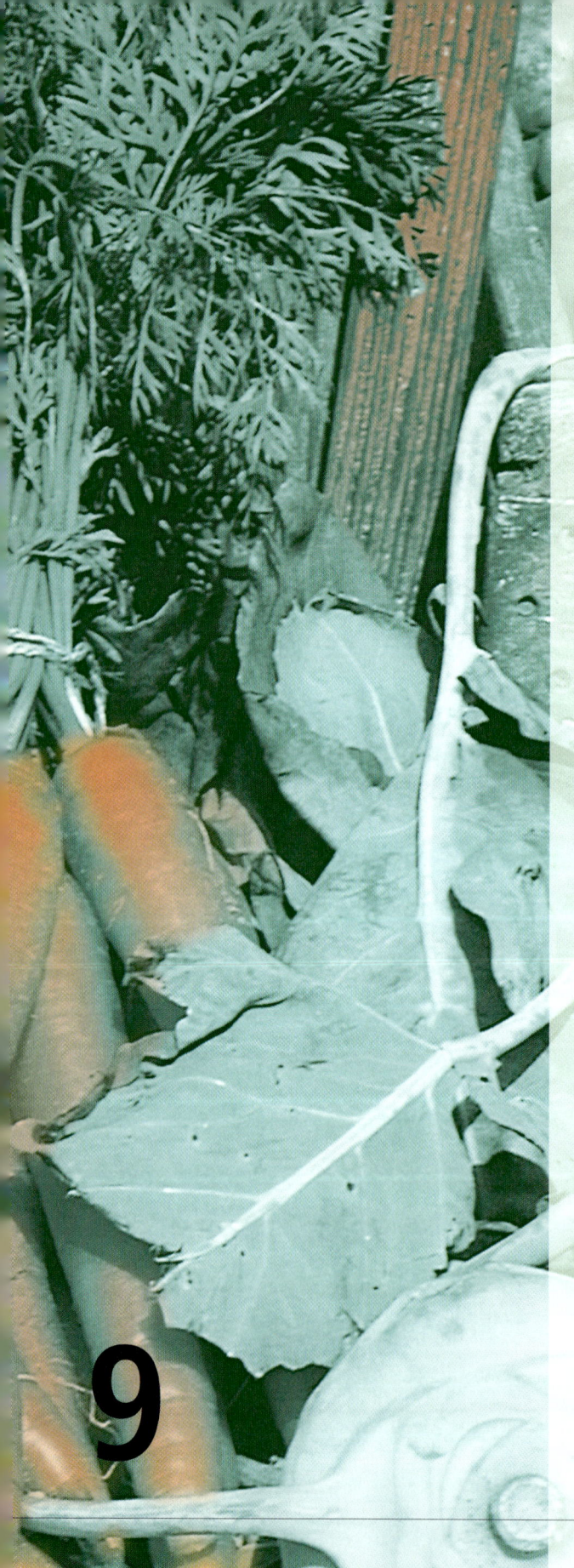

9

Pflege bei Erkrankungen des Magen-Darm-Traktes

Die medizinischen Fachgebiete

> **⊡ Gastroenterologie:** Teilgebiet der Inneren Medizin. Sie umfasst die Vorbeugung und Diagnostik sowie die konservative und endoskopische Therapie von Erkrankungen des **Magen-Darm-Traktes** *(Verdauungssystem, Gastrointestinaltrakt)*, der **Leber,** des **Gallensystems** und des **Pankreas** *(Bauchspeicheldrüse)*.

Viele gastroenterologische Erkrankungen erfordern allerdings operative Eingriffe – Aufgabe der **Viszeralchirurgie,** einem großen Teilgebiet der Chirurgie. Hier konnten in den letzten Jahren durch moderne endoskopische Methoden entscheidende Fortschritte erzielt werden. So kann die Gallenblase heutzutage oft durch einen *laparoskopischen Eingriff* (Laparoskopie = Bauchspiegelung) statt über eine *Laparotomie* (operative Eröffnung der Bauchhöhle) entfernt werden. Das Operieren mit endoskopischen Instrumenten bezeichnet man als **minimalinvasive Chirurgie** *(MIC)*.

Psychische Einflüsse auf Magen-Darm-Erkrankungen

Die Aufnahme von Nahrungsmitteln, ihre Aufspaltung in die einzelnen Bestandteile und ihre Resorption im Darm sind Lebensvorgänge, die dem Körper lebensnotwendige Energie zuführen. Bereits geringe Störungen können das Verdauungssystem und in der Folge den Gesamtorganismus empfindlich beeinträchtigen. Kaum ein anderes Organsystem des Körpers wird außerdem von psychischen Faktoren so beeinflusst wie das Verdauungssystem. Mancher kennt die kurz vor einer Prüfung auftretende Appetitlosig-

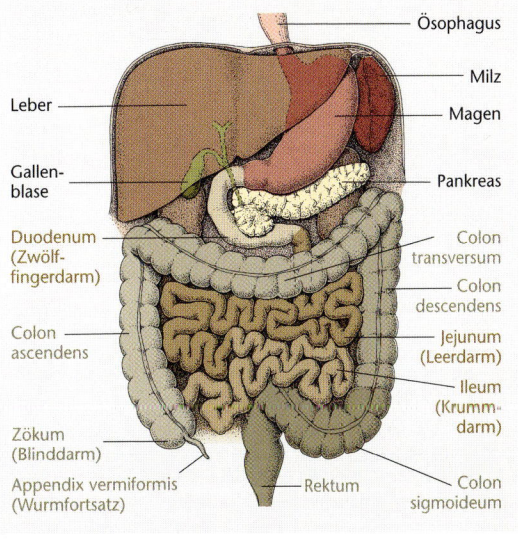

Abb. 9.1: Verdauungsorgane. [A400-190]

keit und den evtl. damit verbundenen Durchfall. Diese Beziehung drückt sich auch in zahlreichen Sprichwörtern aus, wie etwa „den Appetit verdorben haben" oder „auf den Magen geschlagen sein". Auch bei einigen chronischen Magen-Darm-Erkrankungen, z.B. dem Reizmagen (☞ 9.6.1), werden psychische Faktoren als ursächlich oder auslösend diskutiert. Dann ist oft eine enge Zusammenarbeit zwischen Internisten und Psychologen bzw. Psychotherapeuten notwendig, um die Beschwerden des Patienten *langfristig* zu bessern.

9.1 Anatomie und Physiologie des Magen-Darm-Traktes

Der Ösophagus

Der **Ösophagus** *(Speiseröhre)* verbindet als etwa 25 cm langer Muskelschlauch den Rachen mit dem Magen. Er beginnt hinter dem Ringknorpel des Kehlkopfes und verläuft hinter der Trachea (Luftröhre) im Mediastinum abwärts.

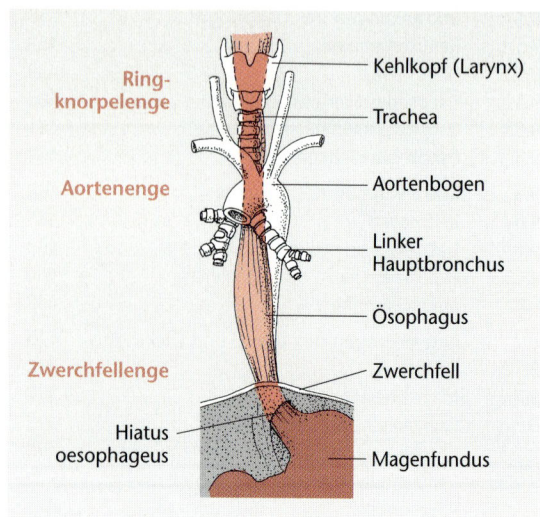

Abb. 9.3: Verlauf des Ösophagus und seine drei physiologischen Engstellen. Hiatus oesophageus wird die Lücke im Zwerchfell genannt, durch die der Ösophagus in den Bauchraum tritt. [A400-190]

Die Wand des Ösophagus besteht aus drei Schichten, wobei das Epithel als innere Oberfläche der Schleimhaut wie im Mundbereich aus einem mehrschichtigen, unverhornten Plattenepithel besteht (☞ Abb. 9.2).

Physiologische Ösophagusengen

Da der Ösophagus ein elastischer Schlauch ist, kann er sich beim Schlucken auf bis zu 3,5 cm aufdehnen. Dies geht jedoch nicht an den drei *physiologischen Engstellen* des Ösophagus:
- Der Ringknorpelenge
- Der Aortenenge
- Der Zwerchfellenge.

Diese drei Engstellen sind von erheblicher klinischer Bedeutung, da sich Entzündungen und Tumoren bevorzugt dort manifestieren und verschluckte Fremdkörper oder zu wenig gekaute Bissen hier stecken bleiben.

Nahrungspassage durch den Ösophagus

Normalerweise ist das Lumen des Ösophagus sowohl an seinem kranialen als auch an seinem kaudalen Ende durch den **oberen** und **unteren Ösophagussphinkter** verschlossen. Zu Beginn des Schluckaktes erschlafft der obere Ösophagussphinkter, und der Speisebrei tritt vom Rachen in den Ösophagus über. Durch wellenförmige Kontraktionen der glatten Ösophagusmuskulatur **(Peristaltik)** wird er in Richtung Magen transportiert. Kommt die peristaltische Welle am unteren Ösophagusende an, öffnet sich reflektorisch der untere Ösophagussphinkter und der Speisebrei gelangt in den Magen.

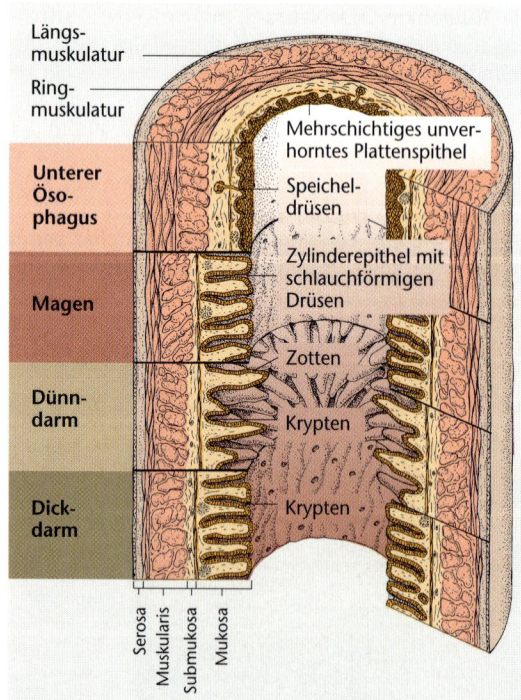

Abb. 9.2: Aufbau der Wandschichten in den verschiedenen Abschnitten des Verdauungstraktes. Vom untersten Abschnitt des Ösophagus bis zum Dickdarm findet man den gleichen Wandaufbau mit Mukosa, Submukosa, Muskularis und Serosa (Peritoneum viszerale ☞ Text). Im Bereich von Mundhöhle und oberem Ösophagus stellt statt der Serosa lockeres Bindegewebe (Adventitia) die Verbindung zur Umgebung her. [A400-190]

Der Magen

Unterhalb des Zwerchfells erweitert sich der Verdauungskanal sackartig zum **Magen** (*Ventriculus, Gaster*).

Am Magen können fünf Zonen unterschieden werden:
- Am Übergang zum Ösophagus die **Kardia** *(Mageneingang, Magenmund)*
- Kuppelförmig daneben der **Fundus** *(Magengrund)*
- Im großen Mittelteil der **Korpus** *(Magenkörper)*
- Zum Ausgang hin das **Antrum** *(Antrum pyloricum)*
- Am Übergang zum Duodenum der **Pylorus** *(Magenpförtner)* mit einem Schließmuskelsystem, das den Speisebrei schubweise in den Zwölffingerdarm entlässt.

Die Magenschleimhaut ist reich mit Drüsen durchsetzt, die in Abhängigkeit von der Nahrungsaufnahme durchschnittlich zwei Liter **Magensaft** pro Tag absondern. Seine Bestandteile sind:
- **Salzsäure** (HCl) als „Desinfektionsmittel" und zur Einleitung der Eiweißverdauung (von den *Belegzellen* sezerniert)
- **Pepsinogene** und **Pepsine** zur Eiweißverdauung (von den *Hauptzellen* gebildet)
- **Magenschleim,** von den *Nebenzellen* kontinuierlich abgegeben. Er haftet intensiv auf der Magenschleimhaut und schützt sie dadurch vor der aggressiven Salzsäure
- **Intrinsic factor,** der zur Resorption von Vitamin B$_{12}$ im Dünndarm benötigt wird (☞ 13.6.4).

Die Magensaftbildung wird durch den N. vagus (Hauptnerv des parasympathischen Systems) und die Hormone **Gastrin** und **Sekretin** gesteuert. Psychische Unausgeglichenheit, z.B. durch Ärger oder Stress, sowie bestimmte Nahrungs- und Genussmittel (Gewürze, Koffein, Alkohol, Nikotin) steigern die Magensaftbildung.

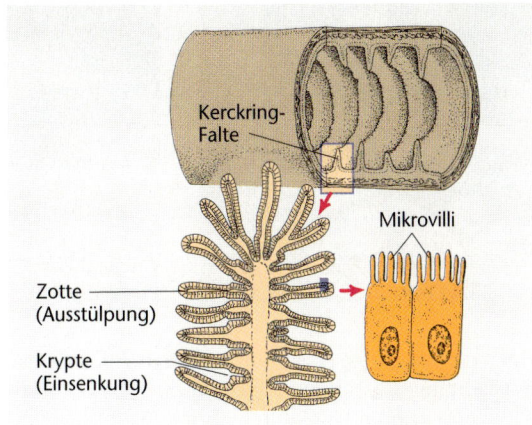

Abb. 9.5: Aufbau der Dünndarmschleimhaut. Kerckring-Falten, Zotten, Krypten und Mikrovilli vergrößern die Resorptionsfläche des Dünndarms. [A400-190]

Dünn- und Dickdarm

Der Dünndarm besteht aus drei Abschnitten, die ohne scharfe Grenzen ineinander übergehen:
- *Zwölffingerdarm* (**Duodenum**)
- *Leerdarm* (**Jejunum**)
- *Krummdarm* (**Ileum**).

Das C-förmige Duodenum zieht vom Pylorus des Magens nach rechts, wo es in einem Bogen den Kopf des Pankreas umfasst. Es geht mit einem scharfen Knick *(Flexura duodenojejunalis)* in das ca. 2 m lange Jejunum über, welches in das ca. 3 m lange Ileum mündet. Jejunum und Ileum sind äußerlich nicht voneinander zu unterscheiden und im Gegensatz zum fest eingebetteten Duodenum außerordentlich beweglich. Sie hängen in ihrer ganzen Länge an einem fettreichen, bindegewebigen Aufhängeband, dem **Mesenterium** *(Gekröse)*, in welchem auch die Arterien, Venen, Lymphgefäße und Nerven des Dünndarms verlaufen.

Charakteristisch für den Dünndarm ist eine starke Oberflächenvergrößerung der Schleimhaut durch **Kerckring-Falten** (hohe, ringförmige Schleimhautfalten), **Zotten** (ca. 1 mm hohe Schleimhautausstülpungen), **Krypten** (etwas kleinere Schleimhauteinsenkungen) und **Mikrovilli** (Zytoplasmafortsätze ☞ auch Abb. 9.5). Über die so entstehende, 200 m² große Oberfläche werden die meisten Nährstoffe resorbiert sowie der größte Teil der Verdauungssekrete und der Galle rückresorbiert.

Der **Dickdarm** *(Intestinum crassum)* und das sich anschließende **Rektum** *(Mastdarm)* bilden den letzten Abschnitt des Magen-Darm-Traktes. Sie sind zusammen etwa 1,5 m lang. Mit einer mittleren Weite

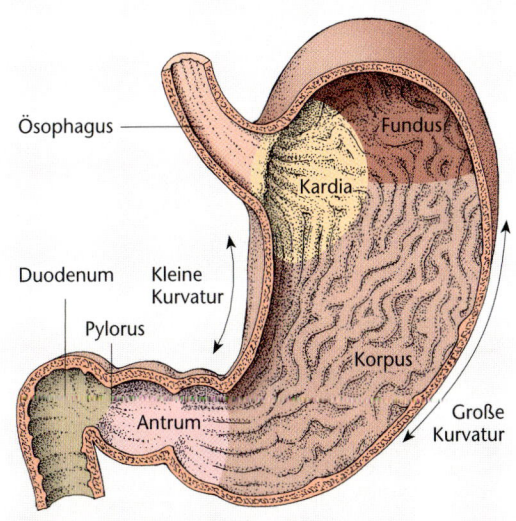

Abb. 9.4: Der Magen im Längsschnitt. [A400-190]

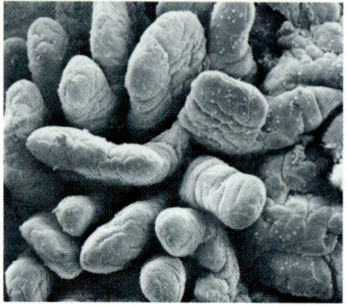
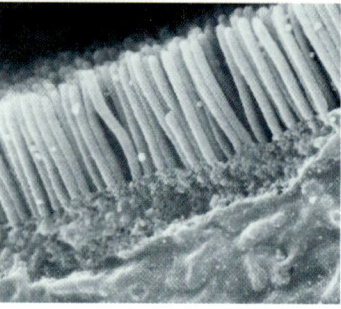

Abb. 9.6: Die Oberflächenvergrößerung der Dünndarmschleimhaut entsteht zum einen durch die Kerckring-Falten, auf denen sich die finger- bis fadenförmigen Zotten (links) sowie die Krypten befinden, zum anderen durch die Epithelzellen selbst. Diese tragen an der lumenständigen Seite dicht beieinanderstehende Fortsätze des Zytoplasmas, die Mikrovilli (rechts). [C160]

von 7 cm besitzt der Dickdarm einen erheblich größeren Durchmesser als der Dünndarm. Im Dickdarm wird der Darminhalt durch Rückresorption von Wasser und Elektrolyten auf eine Menge von ca. 150 – 200 ml pro Tag eingedickt.

Man unterscheidet folgende Dickdarmabschnitte, die ohne deutliche Grenze ineinander übergehen:
• **Blinddarm** *(Zökum)* mit **Wurmfortsatz** *(Appendix vermiformis)*
• **Kolon** *(Grimmdarm)* mit den vier Abschnitten **Colon ascendens** *(aufsteigender Grimmdarm),* **Colon transversum** *(querverlaufender Grimmdarm),* **Colon descendens** *(absteigender Grimmdarm)* und **Colon sigmoideum** *(S-förmiger Grimmdarm, Sigmoid,* kurz *Sigma).*

Der Übergang zwischen Ileum und Zökum grenzt sich deutlich durch zwei Schleimhautfalten ab, die als **Ileozökalklappe** bezeichnet werden. Die Ileozökalklappe verhindert einen Rückfluss von stark bakterienhaltigem Dickdarminhalt in den Dünndarm. Durch die End-zu-Seit-Einmündung des Ileums, 6 – 8 cm vom distalen Ende des Zökums entfernt, entsteht im Zökum und in der anhängenden Appendix eine „Sackgasse" für den Speisebrei, in der sich Keime leicht ausbreiten können.

An der Dickdarmschleimhaut findet man keine Zotten mehr, sondern ausschließlich besonders tiefe Einstülpungen, die **Dickdarmkrypten** (☞ Abb. 9.2). Dort finden sich vorwiegend Schleim bildende **Becherzellen,** deren abgesonderter Schleim die Dickdarmschleimhaut gegenüber dem sich zunehmend verfestigenden Stuhl gleitfähig hält. An den Kryptenübergängen finden sich zusätzlich resorbierende Epithelzellen, die zum Darminneren hin einen Bürstensaum *(Mikrovilli)* besitzen. Hier erfolgt die Rückresorption von Wasser und Elektrolyten.

Die äußere Längsmuskelschicht verläuft nicht gleichmäßig um den ganzen Dickdarm, sondern ist zu drei bandförmigen Streifen zusammengebündelt, den **Tänien** (☞ Abb. 9.69). Durch den Spannungszustand dieser Tänien und Anspannung der Ringmuskelschicht entstehen im Abstand von einigen Zentimetern peristaltische Einschnürungen, zwischen denen dann **Haustren** (☞ auch Abb. 9.1) als Ausbuchtungen

hervortreten. Die Haustren sind keine starren Gebilde, sondern verändern entsprechend der Peristaltik dauernd ihre Form.

Das Peritoneum

Die meisten Verdauungsorgane (beginnend vom Magen bis zum Dickdarm) liegen innerhalb des **Bauchraums.** Dieser wird ringsum von der Bauch- und Rückenmuskulatur, oben vom Zwerchfell und unten von der Beckenbodenmuskulatur begrenzt. Der ganze Bauchraum ist von einer spiegelglatten Haut, dem *Bauchfell* oder **Peritoneum,** ausgekleidet, das – analog der Anatomie der Pleura – aus zwei Blättern besteht, dem **Peritoneum viszerale** an der Organoberfläche und dem **Peritoneum parietale** zur

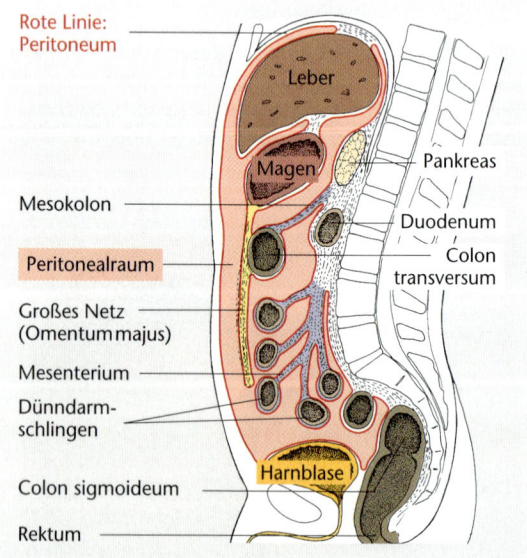

Abb. 9.8: Längsschnitt durch das Abdomen. Das Peritoneum überzieht Leber, Magen und den größten Anteil des Darms. Harnblase, Duodenum und Bauchspeicheldrüse sind vom Peritoneum nur teilweise bedeckt, sie liegen retroperitoneal. Zwischen Magen und Bauchspeicheldrüse liegt ein Hohlraum (Bursa omentalis), der Verbindung zur Bauchhöhle hat. Seine Wände verkleben im unteren Bereich zum großen Netz (Omentum majus), das sich über die Dünndarmschlingen legt. [A400-190]

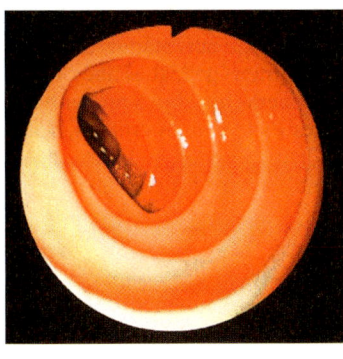

Abb. 9.7: Endoskopisches Bild des Duodenum mit regelmäßigen zirkulären Kerckring-Falten. [E119]

Bauchwand hin. Der Spaltraum zwischen Peritoneum viszerale und Peritoneum parietale heißt **Peritonealhöhle** *(Bauchfellhöhle).*

Von besonderer klinischer Bedeutung ist die Beziehung der Bauchorgane zum Peritoneum. Der Verdauungstrakt bildet in der frühen Embryonalzeit einen geraden Schlauch, der breitflächig mit der rückseitigen Bauchwand in Verbindung steht und größtenteils von Peritoneum überzogen wird. Aufgrund einer Verschmälerung dieser Verbindung während der weiteren Embryonalentwicklung, eines ungleichen Längenwachstums der verschiedenen Organe, komplizierter Drehungen und Verschmelzung von Gewebeschichten ist schließlich ein Teil der Bauchorgane vollständig von Peritoneum überzogen **(intraperitoneale Organe)**, einige sind nur an der Vorderseite von Peritoneum bedeckt **(retroperitoneale Organe)**, und eine dritte Gruppe hat keinerlei Kontakt mehr zum Peritoneum **(extraperitoneale Organe).**

Intraperitoneal gelegene Organe bleiben über eine Peritonealduplikatur (gedoppeltes Bauchfell) mit der hinteren Bauchwand in Verbindung. Blutgefäße, Lymphgefäße und Nerven verlaufen in diesem Steg, beim Dünndarm **Mesenterium,** beim Dickdarm **Mesokolon** genannt. Durch die Peritonealhäute sind die Bauchorgane in hohem Maße verschieblich und können mit geringstem Widerstand aneinander vorbeigleiten – beides Voraussetzung für eine regelrechte Funktion der Eingeweide.

Rektum und Analregion

Das **Rektum** *(Mastdarm)* bildet den 15 – 20 cm langen, letzten Darmabschnitt. Es liegt im *kleinen Becken* außerhalb der Bauchhöhle. In seinem oberen Teil folgt es der Ausbuchtung des Kreuzbeins und biegt dann in Höhe des Steißbeins nach hinten um.

Die oberste „Etage" des Rektums bildet die **Ampulle** *(Ampulla recti),* der größte Sammelbehälter für den Stuhl. Im **Anus** *(After)* mündet der Darm an die Körperoberfläche. Zwei Muskeln verschließen ihn dort:
• Der **innere Schließmuskel** *(M. sphincter ani internus),* der aus glatter Muskulatur besteht und nicht willkürlich beeinflusst werden kann

• Der **äußere Schließmuskel** *(M. sphincter ani externus),* der der quer gestreiften Beckenmuskulatur angehört und willkürlich kontrahiert werden kann.

Die Schleimhaut entspricht im oberen Abschnitt noch der Dickdarmschleimhaut, geht dann aber in die äußere Haut des Afters mit Haaren, Talg- und Schweißdrüsen über.

In der Übergangszone dazwischen liegt die **Hämorrhoidalzone** (☞ Abb. 9.9) mit einem oberflächlichen Venengeflecht, das mit der oberen Mastdarmschlagader in Verbindung steht. Dieser *arterio-venöse Schwellkörper* trägt mit den beiden beschriebenen Muskeln maßgeblich zum Verschluss des Afters bei. Erweiterungen dieses arterio-venösen Schwellkörpers, die bis außerhalb des Analkanales reichen können, werden als **Hämorrhoiden** bezeichnet.

9.2 Pflege bei Erkrankungen des Magen-Darm-Traktes

Zentrale Pflegeprobleme bei Magen-Darm-Erkrankungen sind die beeinträchtigte Nahrungsaufnahme und Stuhlausscheidung. Darüber hinaus sind zahlreiche Erkrankungen, insbesondere maligne Magen-Darm-Erkrankungen, mit Schmerzen verbunden. Können sie noch operativ therapiert werden, liegen die betroffenen Patienten auf einer chirurgischen Station. Im Endstadium jedoch, z.B. beim Auftreten von

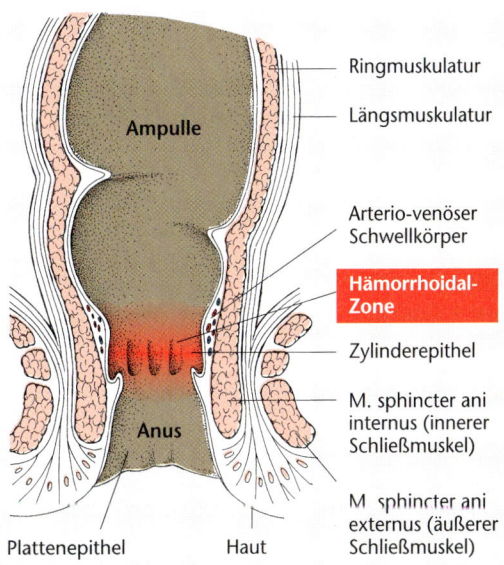

Abb. 9.9: Das Rektum im Längsschnitt. Zwischen der Ampulle und dem Anus liegt die Hämorrhoidalzone. Dort findet sich unter der Schleimhaut der arterio-venöse Schwellkörper, der maßgeblich zum Verschluss des Afters beiträgt. [A400-190]

Lokalrezidiven und Metastasen nach vorangegangener Darmresektion, werden sie meist auf einer internistischen Station versorgt. Die Pflegenden versuchen dann, die Lebensqualität des Patienten z.B. durch Aufrechterhaltung der Magen-Darm-Passage zu verbessern und die Betroffenen psychisch zu begleiten.

9.2.1 Unterstützung bei den ATL

Die Aktivitäten *Essen und Trinken* sowie *Ausscheiden* sind in der Gastroenterologie am auffälligsten beeinträchtigt:

🔖 Essen und Trinken

Nahrungsaufnahme und psychisches Befinden sind eng miteinander verbunden. Einerseits führen psychische Belastungen (z.B. die Angst vor invasiver Diagnostik) bei vielen Menschen zu Appetitlosigkeit. Andererseits bedeutet Essen für den Gesunden Genuss und angenehme Gesellschaft – jede Beeinträchtigung hierin, sei es unmittelbar durch die Erkrankung oder durch eine krankheitsbedingte Diät, führt also zu einer Einbuße an Lebensqualität. Daher berücksichtigen Pflegende diese nicht in Kalorien und Nährstoffen fassbaren Aspekte des Essens und Trinkens, um den Bedürfnissen des Patienten gerecht zu werden.

Früher waren teils sehr strenge Diäten bei Magen-Darm-Erkrankungen die Regel. Auf die meisten von ihnen kann heute verzichtet werden, da – wie wissenschaftliche Studien belegen – Sonderdiäten bei der Mehrzahl der Patienten für den Fortgang der Krankheit unerheblich sind. Dies hängt sicher auch mit den verbesserten Möglichkeiten der Pharmakotherapie zusammen. Die Kranken sollen lediglich die Speisen und Getränke meiden, die ihnen nicht bekommen. Hierbei können (und sollen) die Pflegenden aufgrund ihrer Erfahrung zwar zu bestimmten Nahrungsmitteln raten oder von ihnen abraten, doch muss der Betroffene selbst ausprobieren, was ihm gut tut und was nicht. Ist eine Diät hingegen zwingend notwendig, etwa bei einer Leberzirrhose im fortgeschrittenen Stadium (☞ 10.5.6), informieren Arzt und Pflegende den Patienten und seine Angehörigen über die Diät, ihren Zweck und ihre voraussichtliche Dauer, damit sie nicht durch „unerlaubte Beikost" unterlaufen wird.

Auf Wünsche des Patienten eingehen

Ein Patient, der keinen Appetit hat, wird nicht zum Essen gezwungen. Meist kann der Wunsch des Kranken, (fast) nichts zu essen, für 1 – 2 Tage akzeptiert werden (je nach Erkrankung und Allgemeinzustand des Patienten). In vielen Fällen ist dann die Akutphase der Erkrankung oder die psychische Ausnahmesituation vorbei, und der Appetit stellt sich von selbst wieder ein. Sollte die Appetitlosigkeit eines Patienten länger andauern, kann eine Beratung durch eine Diätassistentin helfen.

Manche Patienten haben Appetit auf bestimmte Speisen, die nicht unbedingt zur Standardkost im Krankenhaus zählen. Meistens gelingt es aber, durch einen besonderen Vermerk an die Krankenhausküche die Wünsche des Patienten zu erfüllen. Sollte dies einmal nicht möglich sein, sind in der Regel Angehörige oder Bekannte bereit, das Gewünschte zu besorgen.

Auch ein appetitliches Anrichten der Speisen steigert die Lust aufs Essen. Außerdem wirkt sich ein frisch gelüftetes, aber nicht zu kaltes Patientenzimmer günstig aus. Zum Essen wird der Patient bequem, wenn möglich in sitzender Position gelagert.

Ratsam sind weiterhin:
- Regelmäßige und kleine Mahlzeiten
- Verzicht auf Alkohol und Zigaretten, zumindest aber ein reduzierter Konsum, da Alkohol und Zigaretten den Magen malträtieren und Alkohol bei Stomaträgern oft zu Durchfällen führt
- Meiden von Arzneimitteln, die der Magenschleimhaut zusetzen, wie etwa Azetylsalizylsäure (z.B. Aspirin®) oder nichtsteroidale Antiphlogistika (z.B. Voltaren®). Ggf. mit dem Arzt über Alternativen reden
- Reduktion von Übergewicht (Übergewichtige haben wesentlich mehr Magen-Darm-Probleme, von der Ösophagitis bis hin zu Hämorrhoiden).

🔖 Ausscheiden

Obstipationsprophylaxe ☞ 9.3.8

Zweites Kernproblem vieler gastroenterologischer Patienten ist die *Stuhlausscheidung*. Sie ist eng mit der Intimsphäre und dem Schamgefühl des Patienten verbunden. Daher erfordert die Hilfestellung beim Ausscheiden besonderes Taktgefühl. So ist es selbstverständlich, einen Patienten vor Blicken anderer zu schützen, während er das Steckbecken, den Toilettenstuhl oder die Toilette benutzt, oder während ein stuhlinkontinenter und hilfsbedürftiger Patient gewaschen wird.

Beschwerden beim Stuhlgang oder im Bereich des Afters werden oft schamhaft verschwiegen. Die Pflegenden können also nur mit Sensibilität herausfinden, ob bzw. welche Beschwerden vorliegen. Voraussetzung dafür ist allerdings ein Vertrauensverhältnis zwischen Patient und Pflegenden.

Wichtig ist aufmerksames Zuhören. Nicht selten erwähnen Patienten ernst zu nehmende und dringend abklärungsbedürftige Beschwerden nur beiläufig. Beispielsweise ist die Äußerung eines Patienten, er leide wohl unter Hämorrhoiden, da er seit kurzem ein bisschen Blut auf dem Stuhl habe, eine sehr wichtige Information für den Arzt, da auch ein Darmtumor für die Beschwerden verantwortlich sein kann. Dann sind frühe Diagnostik und Therapie evtl. lebensrettend.

Beobachtung der Stuhlausscheidung

Der gesunde Mensch hat normalerweise ein- bis zweimal täglich Stuhlgang, aber auch dreimal wöchentlich gilt noch als völlig normal. Der **Stuhl** *(Faeces, Kot)* hat eine weiche, homogene Konsistenz. Er setzt sich zusammen aus abgestoßenen Epithelien, Schleim, Bakterien, Gallenfarbstoffen, Rückständen der Verdauungssäfte, nicht resorbierbaren Ballaststoffen, Fäulnis- und Gärungsprodukten sowie Wasser. Eine hell- bis dunkelbraune Färbung ist physiologisch. Die tägliche Stuhlmenge beträgt ca. 100 – 300 g, je nach Ernährung, Trinkmenge, körperlicher Bewegung und psychischen Faktoren (z.B. Durchfall bei Angst). Geringe Stuhlmengen mit fester Beschaffenheit sind normal bei eiweißreicher, ballaststoffarmer Kost, große Stuhlmengen mit eher weicher Beschaffenheit bei faser- und kohlenhydratreicher Ernährung.

> Die Stuhlgewohnheiten sind von Mensch zu Mensch sehr unterschiedlich. Eine Veränderung der Stuhlgewohnheiten unter sonst gleichen Lebensbedingungen kann Zeichen einer Erkrankung sein.

Stuhlveränderungen

Bei der Beurteilung des Stuhls haben vor allem Farbveränderungen, Konsistenz, Geruch, Beimengungen und Parasitenbestandteile diagnostische Bedeutung.

Farbveränderungen.

- Durch *Nahrungsmittel:*
  - Braun-schwarz: Blaubeeren, Rotwein, hoher Fleischkonsum
  - Grün-braun: Chlorophyllhaltige Kost (Salat, Spinat)
  - Rot-braun: Rote Bete (verfärbt auch den Urin)
  - Gelb-braun: Viel Milchprodukte, Eier, stärkehaltige Kost (Kartoffeln)
- Durch *Arzneimittel:*
  - Schwarz: Eisen-, Kohletabletten
  - Weiß: Röntgenkontrastmittel
- Sonstige:
  - *Acholischer Stuhl* (grau, lehmfarben): Fehlende Gallenausscheidung *(A-cholie)*, z.B. durch Gallensteine, Pankreastumor, Hepatitis (☞ 10.5.1)
  - Gelb-hellbraun: Diarrhoe
  - Rotbraun bis dunkelrot: Vor allem mit Blut durchmischter Stuhl bei Blutungen im oberen Dickdarmbereich
  - Rotbraun-marmoriert: Vor allem Blutauflagerungen auf dem geformten Stuhl bei Blutungen im unteren Dickdarm- oder Rektumbereich
  - Hellrote Blutauflagerungen: Z.B. durch Hämorrhoiden, Rektumtumor
  - Schwarz: Z.B. *Teerstuhl* (☞ 9.3.6) bei Magenblutung
  - Grünlich, flüssig: Z.B. bei Salmonellosen (☞ 17.6.6).

Konsistenz.

- *Normal:* Weiche, homogene Masse
- *Fest:* Eiweißreiche Kost, überwiegende Fleischernährung
- *Weich, breiig:* Zellulose- und kohlenhydratreiche Kost
- *Kotstein:* Extrem eingedickter Kot bei Obstipation
- Hinweise auf Erkrankungen:
  - Dünnflüssig, schaumig: **Gärungsdyspepsie**, eine Störung der Kohlenhydratverdauung, bei der Kohlenhydrate unverdaut in den Dickdarm gelangen und dort durch Dickdarmbakterien vergoren werden, einhergend mit Oberbauchbeschwerden, Blähungen, Durchfall und evtl. Erbrechen
  - Erbsenbreiähnlich: z.B. Typhus abdominalis (☞ 17.6.7)
  - Reiswasserähnlich: z.B. Cholera (☞ 17.6.14)
  - Schleimig, schleimig-blutig: Colitis ulcerosa, Morbus Crohn (☞ 9.7.4)
  - Himbeergeleeartig: z.B. Amöbenruhr (☞ 17.10.5)
  - Bleistiftförmig, bandartig: Stenosen, z.B. durch Tumoren im unteren Dickdarm
  - Salbenförmig, voluminös: Fettresorptionsstörungen, z.B. bei Pankreasinsuffizienz (☞ 10.7.2).

Geruch.

- Aashaft *stinkend:* U.U. Rektumkarzinom
- *Stechend sauer:* Gärungsdyspepsie.

Beimengungen.

- *Schleim:* Z.B. bei Reizkolon (☞ 9.7.6), Colitis ulcerosa (☞ 9.7.4)
- *Eiter:* Z.B. bei Abszessen im Enddarmbereich
- *Blut:* Z.B. bei Tumoren und Entzündungen des Darms, Hämorrhoiden.

Wurmerkrankungen ☞ 17.11

9.2.2 Pflege bei Gastroduodenalsonden

> **Gastroduodenalsonde:** Dünner Schlauch aus Kunststoff oder Weichgummi, der zu Diagnostik oder Therapie in Magen (**Magensonde**) oder Duodenum (**Duodenalsonde**) eingeführt wird.

In der Gastroenterologie sind insbesondere **Magen-** und **Duodenalsonden** als Entleerungs- oder Ernährungssonden (☞ 2.3.2) sowie **Ösophaguskompressionssonden** bei Ösophagusvarizen (☞ 10.5.6) von Bedeutung.

Unterschieden werden **Gastroduodenalsonden** (oft kurz: *Magensonde*) zur kurz- und langzeitigen Anwendung. Ernährungssonden haben einen Durchmesser von 8 – 12 Charrière (1 Ch = 1/3 mm), Entleerungs- und Spülsonden von 12 – 15 Ch, der Magenschlauch zur Magenspülung ist mit ca. 30 Ch am dicksten. Welche Sondenart verwendet wird, hängt

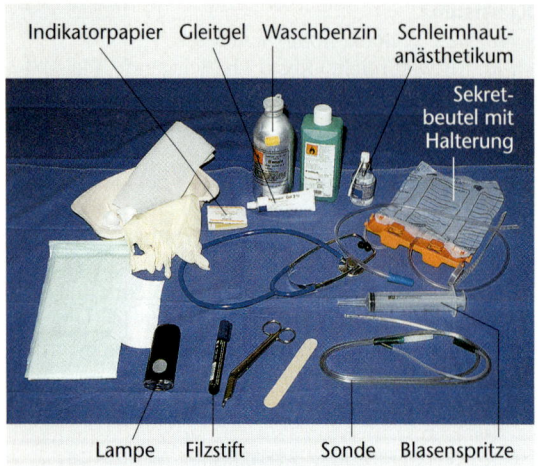

Indikatorpapier Gleitgel Waschbenzin Schleimhaut-anästhetikum

Sekret-beutel mit Halterung

Lampe Filzstift Sonde Blasenspritze

Abb. 9.10: Set zum Legen einer Magensonde. [M161]

von der Indikation ab. Alle Sonden sind 75 – 120 cm lang.

Eine Gastroduodenalsonde wird aus folgenden Indikationen gelegt:

- Ableitung oder Absaugen von Magensaft oder Blut zur Entlastung, z.B. bei akuter Pankreatitis, Ileus, Magenatonie oder blutenden Ulzera
- Als Magensonde oder als Duodenalsonde zur Zufuhr von Sondennahrung, z.B. bei Patienten nach einem Schlaganfall oder nach Operationen im Mund-Rachen-Raum (☞ 2.3.2)
- Gewinnung von Magensaft zu diagnostischen Zwecken, z.B. zur Ermittlung der Sekretproduktion und der Säureverhältnisse im Magen oder zum Erregernachweis bei Verdacht auf Tuberkulose (☞ 8.5.4)
- Spülung des Magens nach oraler Aufnahme giftiger Substanzen, etwa bei einem Suizidversuch (☞ 9.2.5)
- Entfernung von Luft oder Gasen, z.B. nach einer Reanimation
- Entfernung von Mageninhalt vor Einleitung einer Narkose bei Notfalloperationen.

Grundsätzlich gehört das Legen einer Sonde in den ärztlichen Aufgabenbereich, kann aber an die Pflegenden delegiert werden. Darüber hinaus verabreichen die Pflegenden die angeordnete Sondenkost (☞ 2.3.1) und sind für die Pflege und Entfernung der Sonde zuständig.

Legen einer Gastroduodenalsonde
Vorbereitung

- Den Patienten über das Vorgehen informieren und klären, ob er auch vom Arzt informiert wurde und mit der Maßnahme einverstanden ist
- Materialien richten (☞ Abb. 9.10)
- Vitalzeichen kontrollieren
- Ggf. Sichtschutz anbringen

- Oberkörper des Patienten hoch lagern
- Ggf. Zahnprothese entfernen (lassen)
- Geeignetes Nasenloch feststellen: Nase reinigen (schneuzen lassen) und prüfen, durch welches Nasenloch der Patient leichter atmen kann; dieses dann auswählen
- Sondenlänge abmessen. Die Entfernung Nase-Ohrläppchen-Magengrube entspricht der benötigten Länge
- Dem Patienten Nierenschale und Zellstoff reichen
- Evtl. Schleimhaut von Nase und Rachenhinterwand mit Spray anästhesieren.

Durchführung

- Patienten auffordern, gleichmäßig durch den Mund zu atmen
- Hände desinfizieren
- Handschuhe anziehen
- Sonde gleitfähig machen, z.B. mit anästhesierendem Gel, und vorsichtig etwa 10 cm tief in die Nase einführen
- Dann den Patienten bitten, den Kopf nach vorne zu neigen und mehrmals hintereinander zu schlucken. Währenddessen die Sonde zügig vorschieben, insgesamt ca. 50 – 60 cm (bis zur Markierung auf der Sonde). Ein anfänglicher Würgreflex lässt meistens rasch nach, sobald die Sondenspitze im Magen liegt
- Muss die Sonde durch den Mund gelegt werden, wird sie hinten im Mund auf den Zungengrund gelegt. Dabei Zäpfchen nicht berühren, da sonst der Würgereflex stärker ausgeprägt ist. Das weitere Vorgehen entspricht dem Einführen durch die Nase
- Ggf. Mandrin entfernen und Sonde abklemmen
- Lage kontrollieren. Dies ist auf mehrere Arten möglich:
  - Sekret aspirieren und mit Indikatorpapier pH-Wert bestimmen: Magensekret hat einen pH von 2, Duodenalsekret von etwa 7
  - Stethoskop unterhalb der Sternumspitze aufsetzen und mittels Blasenspritze Luft durch die Sonde in den Magen einblasen: Bei korrekter Sondenlage ist ein blubberndes Geräusch zu hören
  - Bei Erfolglosigkeit dieser Maßnahmen Inspektion des Mund-Rachen-Raumes mittels Mundspatel und Taschenlampe, da sich die Sonde im Mund aufgerollt haben kann
  - Im Zweifelsfall Röntgenkontrolle
- Sonde an Nasenrücken, Stirn oder Wange fixieren. Dazu die Haut ggf. zuvor entfetten (z.B. mit Waschbenzin) und darauf achten, dass die Sonde nicht gegen die Nasenflügel drückt (Dekubitusgefahr)
- Je nach Verwendungszweck einen Ablaufbeutel anschließen und Klemme entfernen oder Sonde abstöpseln
- Patienten den Mund ausspülen lassen und ihm ggf. die Zahnprothese reichen
- Patienten lagern
- Vitalzeichen kontrollieren.

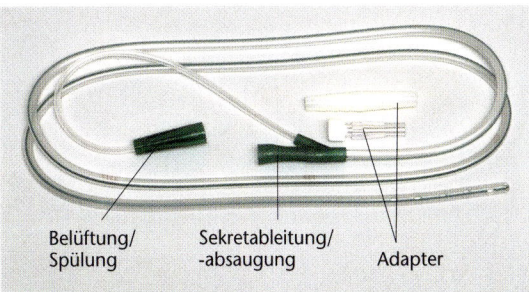

Belüftung/
Spülung

Sekretableitung/
-absaugung

Adapter

Abb. 9.11: Doppellumige Gastroduodenalsonde zur Sekretdrainage. [K183]

Abschließend informieren die Pflegenden den Patienten darüber, Zug an der Sonde zu vermeiden und sich zu melden, falls die Sondenfixierung sich löst oder die Sonde (versehentlich) herausgerutscht ist.

> ⚠ **Vorsicht beim Legen einer Gastroduodenalsonde**
>
> - Sollte während des Legens ein starker Hustenreiz und/oder Zyanose auftreten, ist die Sonde wahrscheinlich in die Trachea gelangt. Dann Sonde sofort zurückziehen, bis der Hustenreiz nachlässt. Erst nach einer kurzen Pause erneut sondieren
> - Die Sonde nicht gegen Widerstand einführen (Verletzungsgefahr)
> - Bei bewusstlosen Patienten ohne Hustenreflex kann die Sonde unbemerkt in die Trachea geraten. Deshalb ist es in diesem Fall besser, die Sonde unter Sicht mit Magill-Zange und Laryngoskop zu legen und äußerst sorgfältig die Lage zu kontrollieren.

🛏 Pflege bei liegender Sonde

- Bei Sonden zur Ableitung von Magensekret Sekret regelmäßig auf Menge, Geruch, Konsistenz, Beimengungen und Aussehen überprüfen und dokumentieren. Nach Bedarf Sekretbeutel wechseln
- Regelmäßig, bei Ernährungssonden *vor* jeder Nahrungszufuhr, Lage der Sonde kontrollieren. Dabei die Markierung auf der Sonde berücksichtigen
- Die Fixierung der Sonde täglich wechseln, bei sehr empfindlicher Haut mehrmals täglich. Dabei die Nase auf Druckstellen inspizieren und die Sonde so fixieren, dass sie nirgends auf die Nasenwand drückt
- Beim Pflasterwechsel die Sonde festhalten, um ein Herausziehen/-rutschen der Sonde zu verhindern
- Nasenschleimhaut täglich mit warmwassergetränkten Watteträgern austupfen und mit fetthaltiger Nasensalbe (z.B. Panthenolsalbe) pflegen. Wegen des verringerten Speichelflusses Soor- und Parotitisprophylaxe durchführen. Bei Patienten, die wegen der

Magensonde nur oberflächlich atmen, ist eine regelmäßige Pneumonieprophylaxe notwendig.

Verabreichen von Sondenkost über nasogastrale Sonden ☞ 2.3.2

Entfernen der Gastroduodenalsonde

- Fixation lösen
- Einmalhandschuhe anziehen
- Sonde mit etwas Wasser oder Tee vorsichtig durchspülen, damit sich kein Magensaft im Sondenlumen befindet, der beim Herausziehen der Sonde austreten und zu Schleimhautreizungen führen kann
- Sonde mit Verschlussstöpsel verschließen oder abklemmen
- Sonde zügig herausziehen, um den Handschuh wickeln, den Handschuh darüber stülpen und in einen Abfallbeutel entsorgen
- Patienten den Mund ausspülen lassen, Nasenpflege durchführen (lassen)
- Pflasterreste mit Waschbenzin entfernen.

Wechseln der Magensonde

Ist die Sonde verstopft (davon sind meist die sehr dünnen Ernährungssonden betroffen), herausgerutscht, oder hat der Patient sie (versehentlich) entfernt, legen der Arzt oder die Pflegenden (nach Arztrücksprache) dem Patienten eine neue Sonde.

🔖 Komplikationen

Komplikationen während des Legens und bei liegender Gastroduodenalsonde sind:
- Nasenbluten
- Via falsa („falscher Weg"), z.B. reißt die Sonde die Schleimhaut auf und wird unter der Schleimhaut weitergeschoben
- Bradykardie und/oder Herzstillstand als Folge eines Vagusreflex
- Dislokation in die Trachea: Rutscht die Sonde in die Luftröhre, bekommt der Patient starken Husten und wird zyanotisch
- Ösophagus- oder Magenperforationen (fast nur bei vorgeschädigten Organen)
- Ösophagus- und Magenulzerationen nach längerer Liegedauer.

9.2.3 Pflege bei Ösophaguskompressionssonden

> 📋 **Ösophaguskompressionssonden:** Zur (temporären) Blutstillung bei blutenden Ösophagus- oder Magenfundusvarizen (☞ 10.5.6), wenn eine endoskopische Blutstillung durch Sklerosierung nicht möglich ist. Man unterscheidet die *Sengstaken-Blakemore-Sonde* und die *Linton-Nachlas-Sonde*.

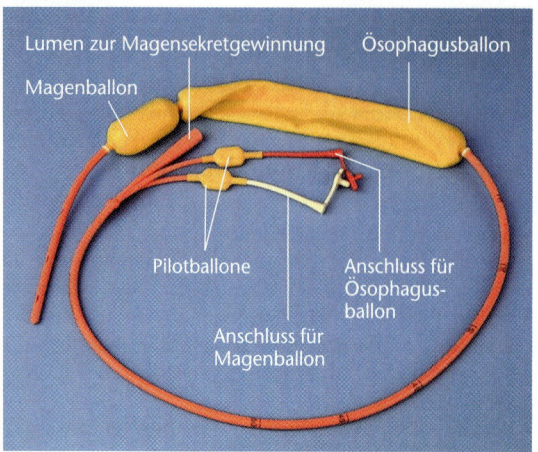

Abb. 9.12: Sengstaken-Blakemore-Sonde aus Weichgummi zur Kompression von blutenden Ösophagusvarizen. Der Ösophagusballon komprimiert die Varizen, der Magenballon fixiert die Sonde. [K183]

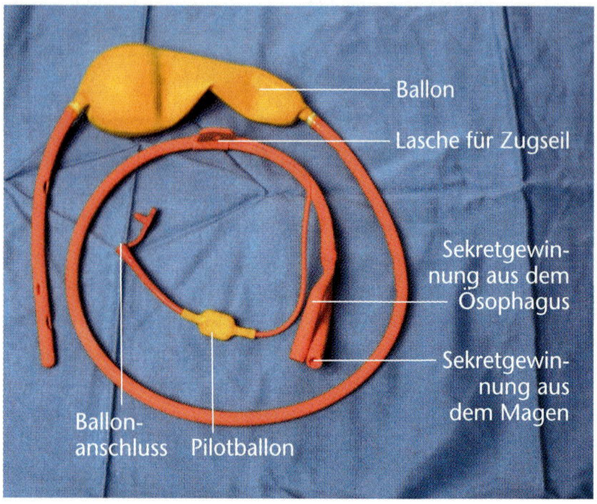

Abb. 9.14: Linton-Nachlas-Sonde zur Kompression von blutenden Varizen im Magenfundus und unteren Ösophagus. [K183]

Sengstaken-Blakemore-Sonde

Die **Ösophaguskompressionssonde nach Sengstaken-Blakemore** ist eine *dreilumige Doppelballonsonde* aus Gummi oder Vinyl.

Zwei ihrer Lumina führen zu den Ballons. Das eine Lumen führt zum großen, 20 cm langen *Ösophagusballon* zur Kompression blutender Ösophagusvarizen, das andere zum *Magenballon* zur Fixation der Sonde. Der Magenballon wird mit Luft geblockt, die durch eine Spritze über den Luer-Steck-Ansatz (☞ Abb. 9.12 und 9.13) eingebracht wird. Der Ösophagusballon kann im Notfall ebenfalls über eine

Spritze mit Luft gefüllt werden. Steht die lebensgefährliche Blutung, muss der Druck im Ösophagusballon exakt reguliert werden: Der Druck muss so hoch sein, dass die Blutung weiterhin steht, darf aber nicht so hoch sein, dass das komprimierte Gewebe geschädigt wird. In aller Regel ordnet der Arzt zunächst einen Druck von 35 – 45 mmHg an, der alle 15 Minuten über ein Manometer kontrolliert wird.

Das dritte Lumen führt zu dem in den Magen hineinragenden Sondenabschnitt, der ca. 70 cm langen Magensonde (14 – 16 Ch). Durch sie kann blutiger Mageninhalt abgesaugt und Nahrung zugeführt werden.

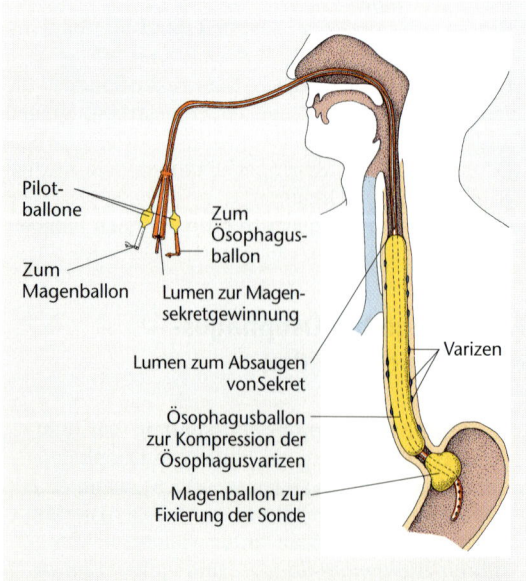

Abb. 9.13: Lage der Sengstaken-Blakemore-Sonde. [A400-190]

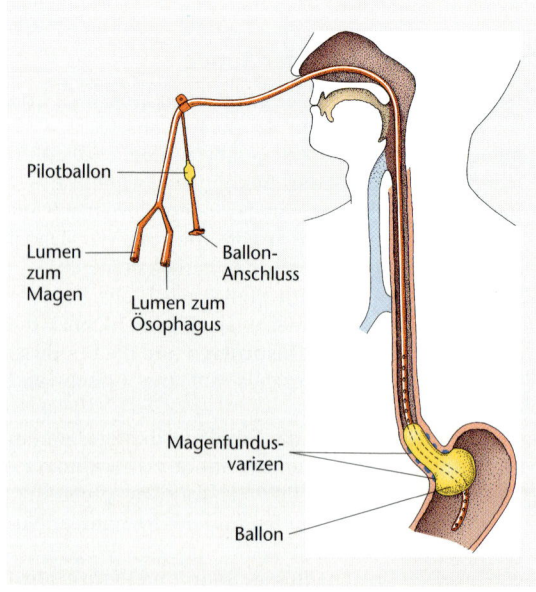

Abb. 9.15: Lage der Linton-Nachlas-Sonde. [A400-190]

Evtl. befindet sich an der Sonde proximal des Ösophagusballons eine Öffnung zum Absaugen von Speichel.

Linton-Nachlas-Sonde

Die **Linton-Nachlas-Sonde** ist eine *dreilumige Einballonsonde*. Ein Lumen dient dem Aufblasen des birnenförmigen *Magenballons* mit einem Fassungsvermögen von ca. 600 ml. Die anderen zwei Lumina ermöglichen zur Lokalisation der Blutung eine getrennte Aspiration aus Magen und Ösophagus (Varizenblutung? Ulkusblutung?).

Sengstaken-Blakemore- und Linton-Nachlas-Sonde können mit einem Zuggewicht versehen werden, um ein Abrutschen der Sonde nach distal zu verhindern und die Varizen zuverlässig zu komprimieren. Dies ist aber heute selten.

Legen einer Ösophaguskompressionssonde

Material

- Alle Materialien zum Legen einer Magensonde
- Großlumige Spritze (mindestens 50 ml)
- Klemme
- Schaumstoffpolster (Nase) und Pflaster
- Absauggerät mit Zubehör
- Zusätzlich bei der Sengstaken-Blakemore-Sonde eine Handpumpe, ein Manometer nach Recklinghausen und ggf. ein Gewicht von 250 g (z.B. Plastikinfusionsflasche mit 250 ml Inhalt)
- Zusätzlich bei der Linton-Nachlas-Sonde ggf. ein Gewicht von 500 g – 1 000 g
- Ggf. Aufhängevorrichtung für den Zug (Lochstabgeräte, Zugseile und eine Rolle).

Vorbereitung

- Nach Arztanordnung Sedativum verabreichen
- Ggf. am Krankenbett Aufhängevorrichtung für die Extension anbringen
- Weitere Vorbereitungen wie bei einer Magensonde treffen
- Vor dem Legen einer Ösophaguskompressionssonde überprüfen, ob die Lumina durchgängig und die Ballons dicht sind. Anschließend die Luft aus den Ballons absaugen und die Ansätze mit Verschlusskappen oder Klemme schließen, um das Eindringen von Luft in die Ballons während des Vorschiebens zu vermeiden.

In den Tabellen 9.16 und 9.17 werden die **Durchführung** und die **Pflege bei liegender Sonde** parallel für die Sengstaken-Blakemore-Sonde und die Linton-Nachlas-Sonde dargestellt.

🛏 Pflege bei liegender Ösophaguskompressionssonde

> ⚠ **Vorsicht! Atmung ständig beobachten!**
> Wichtig ist die ständige Kontrolle der Atmung, da eine verrutschte Sonde oder Speichelansammlungen oberhalb des Ballons zu Dyspnoe, Aspiration und Ersticken führen können. Immer Schere am Patientenbett bereithalten, um im Notfall eine verrutschte Sonde durchtrennen und so die Ballons schnell entlüften zu können.

Durchführung

Sengstaken-Blakemore-Sonde	Linton-Nachlas-Sonde
• Legen der Ösophaguskompressionssonde durch Arzt, Pflegende assistieren und beobachten den Patienten (Handschuhe, Mundschutz, ggf. auch Brille zum Eigenschutz tragen, da der Patient schwallartig Blut erbrechen kann) • Lage kontrollieren, in der Regel durch Bildwandler (die Spitze der Sonde muss deutlich unterhalb des Zwerchfells liegen)	
Magenballon mit 100 – 150 ml Luft füllen	Ballon mit 400 – 700 ml Luft füllen
• Ansatz zum Magenballon sofort zwischen angesetzter Spritze und Pilotballon (☞ Abb. 9.13 bzw. 9.15) abklemmen • Um Erbrechen während des Aufblasens der Ballone zu verhindern, evtl. Mageninhalt über das Magensondenvolumen absaugen • Sonde vorsichtig zurückziehen, bis federnder Widerstand spürbar wird	
Ggf. Zugseil mit Pflaster an der Sonde befestigen bzw. an der Sonde einhaken, freies Ende des Zugseils über die Aufhängevorrichtung leiten und Gewicht von 250 g anhängen	Ggf. Zugseil an der Sonde einhaken, freies Ende des Zugseils über die Aufhängevorrichtung leiten und Gewicht von 500 – 1 000 g anhängen
Manometer nach Recklinghausen und Handpumpe am Ansatz zum Ösophagusballon befestigen	
Sonde an der Nase fixieren und im Nasenbereich mit einem Polster aus Schaumstoff unterlegen (Dekubitusprophylaxe)	
• Ösophagusballon aufpumpen, bis der festgelegte Druck erreicht ist, meist bis zur 6. Std. 35 – 45 mmHg, in der 6. – 24. Std. 30 – 35 mmHg, danach 25 – 30 mmHg • Ansatz zum Ösophagusballon zwischen aufgesetztem Manometer und Pilotballon abklemmen	
Vorgang dokumentieren	
Nach spätestens 24 Stunden Kompression aufheben	Sonde nach 24 Stunden ziehen

Tab. 9.16: Das Legen von Ösophaguskompressionssonden.

Entfernen der Sonde

Sengstaken-Blakemore-Sonde

Soll die Sonde nicht bald nach der Blutung wegen einer nachfolgenden endoskopischen Sklerosierung entfernt werden, wird wie folgt vorgegangen:

- Steht die Blutung auch bei einem intraösophagealen Druck von 25 mmHg, Kompression für weitere 12 Stunden belassen
- Ggf. Gewicht entfernen
- Pflasterfixierung lösen
- Luft aus dem Ösophagusballon ablassen. Den Patienten beim Entblocken des Ballons schluckweise Tee trinken lassen, um Verklebungen zu lösen
- Sonde bei geblocktem Magenballon ein kleines Stückchen in den Magen vorschieben, neu fixieren und mindestens 4 Stunden, maximal 24 Stunden in dieser Lage belassen (Möglichkeit der sofortigen Komprimierung bei Rezidivblutungen)
- Weiteres Vorgehen wie bei Entfernen einer Gastroduodenalsonde.

Linton-Nachlas-Sonde

- Bei bestehender Extension Gewichte pro Stunde um 100 g vermindern
- Luft aus dem Ballon erst ablassen, wenn alle Extensionsgewichte entfernt sind (100 ml Luft pro Stunde), sonst kann der noch teilgeblockte Ballon während des Entblockens durch den Zug nach oben rutschen und Trachea oder Larynx komprimieren
- Sicherstellen, dass sich kein Blut im Aspirat von Magen oder Ösophagus befindet
- Weiteres Vorgehen wie bei Entfernung einer Gastroduodenalsonde.

Komplikationen

Ösophaguskompressionssonden sind komplikationsträchtig. Die Hauptgefahren bestehen in:

- *Asphyxie* durch Sondendislokation und dadurch Verlegung von Trachea und Larynx
- *Aspirationspneumonie* (☞ 8.15) durch Aspiration von Speichel oder Blut aus nicht ausreichend komprimierten Ösophagusvarizen
- *Ösophagusruptur* durch zu hohen Druck im Ösophagusballon oder Aufblasen des Magenballons noch im Ösophagus. *Kardiaruptur* durch Lageveränderung des Magenballons
- *Druckulzera* im Bereich des Ösophagus mit *Ösophagitisgefahr* durch mangelhafte Druckentlastung.

9.2.4 Pflege bei Dünndarmsonden

> **Dünndarmsonde:** 120 – 310 cm lange Sonde aus Gummi oder Kunststoff, die zu Therapie und Diagnostik in den Dünndarm eingeführt wird. Kürzere Sonden zur Ernährung und Dekompression, längere zur Dekompression und inneren Schienung des Darmes.

Dekompression bezeichnet die Entlastung des (funktionsgestörten) Darms von Darminhalt (Luft, Kot, Flüssigkeit), z.B. bei einem Ileus (☞ 9.7.1). Die **innere Schienung** soll einem mechanischen Ileus bei Verwachsungen vorbeugen. Dazu wird die Sonde intraoperativ vom Anästhesisten über die Nase eingeführt und dann vom Chirurgen unter manueller Führung im Duodenum „eingefädelt".

Heute seltener ist die Gewinnung von Duodenalsekret zu Untersuchungszwecken über Dünndarmsonden, z.B. bei der chronischen Pankreatitis (☞ 10.7.2) zur Bestimmung von Pankreasenzymen im Duodenalsekret.

Dünndarmernährungssonden ☞ 9.2.1 und 2.3.2

Miller-Abbott-Sonde

Die **Miller-Abbott-Sonde** ist zweilumig mit einem distalen Ballon und hat eine Länge von 310 cm (12 – 18 Ch). Ein Lumen dient dem Absaugen von Sekret über Öffnungen proximal und distal des Ballons, das zweite Lumen zum Füllen des Ballons. Die Sonde

Sengstaken-Blakemore-Sonde	Linton-Nachlas-Sonde
Bei Extension Entfernen des Gewichts alle 6 Std. für 10 Min.	
Engmaschige Druckkontrollen. Zur Vermeidung von Ulzera alle 6 Std. für 5 Min. den Druck im Ösophagusballon auf 0 absenken (auf Arztanordnung)	
Blutungskontrolle durch halbstündliches oder stündliches Spülen des Magens mit Wasser über den Magenzugang, bei Blutungen aus dem Magen evtl. Eiswasserspülung (auf Arztanordnung)	
Evtl. Erhöhen des Drucks im Ösophagusballon	Bei Extension evtl. Erhöhen des Zugs auf Sonde
Aspirationsprophylaxe bei Sonden ohne proximales Ösophaguslumen: Alle 30 Min. Absaugen des Speichels aus dem Mund-Rachen-Raum, ansprechbare Patienten ggf. dazu anhalten, den Speichel auszuspucken	Aspirationsprophylaxe: Alle 30 Min. Absaugen des Speichels oberhalb des Magenballons durch den Ösophaguszugang, ggf. auch Dauersog
Regelmäßige Lagekontrolle, weitere Pflegemaßnahmen wie bei liegender Magensonde	
Engmaschige Vitalzeichenkontrolle, v.a. der Atmung. Ständige Nähe einer Pflegekraft (Intensivpflege), die dem Patienten ein Gefühl der Sicherheit vermittelt, sensibel auf ihn eingeht und ihn psychisch stärkt	

Tab. 9.17: Pflegemaßnahmen bei liegender Ösophaguskompressionssonde.

und der Ballon sind aus Gummi, das distale Ende besteht aus einer fest integrierten Metallolive.

Vorbereitung zum Legen einer Miller-Abbott-Sonde

Zusätzlich zu den allgemeinen Vorbereitungen zum Legen einer Gastroduodenalsonde sind erforderlich:
- Ballon mit Luft testen, Größe des Ballons bei Füllvolumen von 20 und 30 ml notieren, Ballon vollständig entleeren und Ballonanschluss abklemmen
- Je nach Anordnung Materialien zum Füllen des Ballons richten: 50-ml-Spritze, ggf. zusätzlich physiologische Kochsalzlösung
- Alle Materialien zum Absaugen und Intubieren bereitstellen.

Einführen der Miller-Abbott-Sonde
- Den Ballon spiralig um die Sonde wickeln und mit Silikonspray oder anästhesierendem Gel benetzen (keine ölhaltigen Gleitmittel verwenden, da sie zu einer Fettpneumonie führen und/oder das Sondenmaterial zerstören können)
- Sonde wie Gastroduodenalsonde einführen, inkl. Lagekontrolle im Magen, sofern die Dünndarmsonde nicht unter Durchleuchtung oder endoskopisch gelegt wird
- Mageninhalt absaugen
- Luft oder physiologische Kochsalzlösung in das dafür vorgesehene Lumen spritzen, um die Sondenspitze zu beschweren. Patienten zwei Stunden lang flach auf der rechten Seite liegen lassen, evtl. geringe Oberkörpertieflage einstellen zur leichteren Pyloruspassage. Zur Lagekontrolle Duodenalsaft aspirieren. Kann kein Duodenalsaft gewonnen werden, sollte das weitere Einführen unbedingt unter röntgenologischer Kontrolle vorgenommen werden
- Wird die Sonde *unter Sicht* (Durchleuchtung, Endoskopie) gelegt, kann sie *durch* den Pylorus geschoben werden
- Liegt die Sonde im Duodenum, physiologische Kochsalzlösung entfernen und die vorher bestimmte Luftmenge in den Ballon spritzen, damit die Sonde nicht versehentlich in den Magen zurückgezogen werden kann
- Sekretbeutel oder Dauerabsaugung anschließen
- Den Patienten auffordern, alle 30–60 Min. ca. 15 cm der Sonde zu schlucken (Sonde nicht fixieren). Bis zur endgültigen Platzierung Lage röntgenologisch alle 6 Stunden kontrollieren. Während dieser Zeit Dauerabsaugung des Dünndarmsekrets
- Sonde fixieren
- Evtl. nach Passage der Ileozökalklappe Ballon weiter füllen, um Sondenlage zu sichern.

Eudel-Sonde

Die **Eudel-Sonde** hat distal eine Metallolive, die sich abschrauben und gegen einen befüllbaren Ballon austauschen lässt. Die Metallolive dient dann nur der

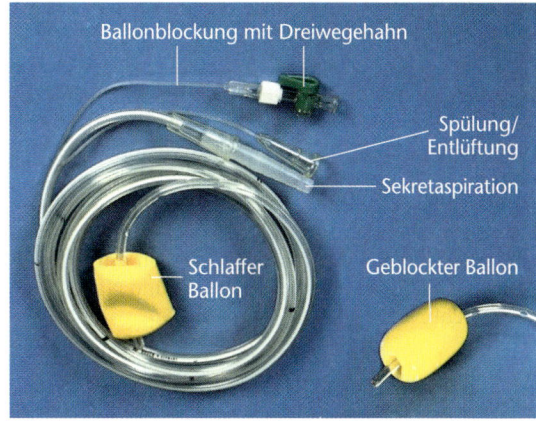

Abb. 9.18: Dennis-Sonde zur Absaugung von Dünndarmsekret und zur „inneren Schienung". [K183]

besseren Durchgängigkeit durch die Nase in den Rachen. Die Sonde ist ca. 250 cm lang (14 Ch) und aus Gummi.

Cantor-Sonde

Die **Cantor-Sonde** aus Gummi ist nur einlumig zum Absaugen des Darmsekrets. Ihr endständiger Ballon wird schon vor dem Einführen mit physiologischer Kochsalzlösung gefüllt. Sie ist ca. 310 cm lang (12–18 Ch).

Dennis-Sonde

Die **Dennis-Sonde** ist ca. 250 cm lang, vollständig aus Kunststoff und besitzt drei Lumina: Zur Blockung des Ballons, zur Aspiration des Darminhalts und zur Spülung/Entlüftung. Die ständige Belüftung verhindert Schleimhautverletzungen durch eventuelles Ansaugen der Darmwand und ermöglicht ein kontinuierliches, reizloses Absaugen. Daher sollte ihr der Vorzug vor den (veralteten) Sonden aus Gummi gegeben werden.

Pflege bei liegender Dünndarm-Sonde
- Pflegemaßnahmen wie bei liegender Gastroduodenalsonde durchführen
- Durchgängigkeit der Sonde durch Spülungen alle 6–8 Stunden (z.B. mit Tee oder 30 ml physiologischer Kochsalzlösung) sicherstellen
- Abgesaugtes Sekret bilanzieren

Entfernen einer Dünndarm-Sonde

Dünndarmsonden dürfen nur langsam über Stunden und nur auf Arztanordnung entfernt werden:
- Ballon entleeren, Ansatz zum Ballon abklemmen
- Sonde stündlich um ca. 20 cm herausziehen. Bei zu schnellem Entfernen besteht die Gefahr einer *Darminvagination* (Darmeinstülpung). Das herausgezogene Stück reinigen und die Sonde erneut

fixieren, um ein Tieferrutschen durch die Darmperistaltik zu verhindern
- Bei einer noch verbleibenden Länge von 45 – 50 cm Sonde durchspülen, damit sich kein Magensaft mehr im Sondenlumen befindet, der beim Herausziehen der Sonde zu Schleimhautreizungen führt
- Sonde abklemmen
- Sonde zügig entfernen. Dabei sollte der Patient zur Vermeidung einer Aspiration von Darminhalt oder anhaftendem Schleimpartikeln die Luft anhalten
- Patienten den Mund spülen (lassen) und Nasenpflege durchführen. Sonde entsorgen.

9.2.5 Magenspülung

> ⬚ **Magenspülung:** Magenauswaschung mit 30 – 60 l körperwarmem Wasser über einen dicken Magenschlauch (Durchmesser 15 – 20 mm).

Die **Magenspülung** wird in erster Linie bei oralen Vergiftungen durchgeführt, am häufigsten nach Einnahme von Arzneimitteln in suizidaler Absicht, versehentlichem Trinken oder Essen von Giftstoffen (z.B. in Limonadenflaschen umgefüllte Putzmittel) oder Alkoholintoxikation.

Eine Magenspülung darf nicht vorgenommen werden bei Säure- und Laugenvergiftungen (Perforationsgefahr), Ösophagusvarizen, nach Magenoperationen, bei Ösophagusstenosen, beim Auftreten von Blutungen, bei Verdacht auf Ösophagus- oder Magenperforation sowie manifest herz- oder ateminsuffizienten Patienten. Bei Bewusstseinsgetrübten ist eine vorherige endotracheale Intubation erforderlich. Liegt die Giftaufnahme länger als 4 – 6 Stunden zurück, ist die Magenspülung nur noch bei denjenigen Arzneimitteln sinnvoll, die zu einer verzögerten Magenentleerung führen, da sich ansonsten nur noch wenig oder gar keine Substanz mehr im Magen befindet. Insgesamt hat die Magenspülung in den letzten Jahren an Bedeutung verloren (zugunsten der Gabe von Aktivkohle ☞ auch 5.5.1).

Material zur Magenspülung
- Alle Materialien zum Legen einer Gastroduodenalsonde, statt der Gastroduodenalsonde jedoch ein Magenschlauch (Durchmesser 15 – 20 mm)
- Plastiktrichter (1 000 ml) mit Gummischlauch und Verbindungsstück
- Schlauchklemme
- Messgefäß, 15 – 150 l körperwarmes Wasser
- Auffanggefäße, z.B. Plastikeimer
- Ringförmiger Beißschutz oder Mundkeil
- Lange Gummischürzen, Zellstoff, Gummiunterlage
- Beschriftete Laborröhrchen (steril)
- Evtl. Neutralisationsmittel (z.B. Kohlekompretten) und/oder Laxantien (z.B. Magnesiumsulfat, Bittersalz, Mannit)
- Notfallwagen mit Intubationsbesteck, Absauggerät mit Zubehör
- Monitorüberwachung

- Bei Alkylphosphatvergiftung (z.B. in Pflanzenschutzmitteln) wasserdichte Schutzkleidung und Atemschutzmasken zum Eigenschutz, da das Gift über Haut und Lungen aufgenommen werden kann.

Vorbereitung
- Den Patienten, soweit er bei Bewusstsein ist, über die Maßnahme informieren und beruhigen. Blase entleeren lassen
- Falls noch nicht geschehen, venösen Zugang legen lassen, Patienten an Monitor anschließen
- Benötigte Materialien richten
- Ggf. Zahnprothese entfernen
- Bewusstseinsgetrübte/bewusstlose Patienten intubieren (Arzt), um Aspiration zu vermeiden
- Patienten mit erhaltenem Bewusstsein in Linksseitenlage mit Kopftieflagerung bringen, bewusstlose Patienten in stabile Linksseitenlage
- Vitalzeichen kontrollieren
- Patienten und Umgebung mit Gummiunterlagen und Zellstoff schützen
- Wegen möglichen Brechreizes bewusstseinsklaren Patienten Nierenschale mit Zellstoff reichen
- Evtl. Erbrochenes absaugen
- Evtl. Atropin geben (auf Arztanordnung), um einem Vagusreflex vorzubeugen (i.v.-Injektion durch den Arzt, s.c.-Injektion durch die Pflegenden)
- Evtl. Rachenschleimhautanästhesie durchführen.

Durchführung einer Magenspülung
- Handschuhe, Mundschutz, Gummischürze und ggf. auch Schutzbrille anziehen
- Beißschutz einführen
- Magenschlauch mit anästhesierendem Gel bestreichen. Dieser wird dann vom Arzt wie eine Gastroduodenalsonde *durch den Mund* durch den Beißschutz hindurch eingeführt. Lage mittels Einblasen von Luft und Auskultation über dem Epigastrium kontrollieren
- Um ein Herauswürgen des Schlauches zu vermeiden, Schlauch festhalten oder mit Pflaster fixieren
- Trichter auf das distale Ende des Schlauches aufsetzen, *unter* Magenniveau halten („Aushebern") und so Spontanentleerung ermöglichen. Probe des Mageninhalts in beschriftetem Laborröhrchen für die toxikologische Untersuchung zurückstellen
- 200 – 500 ml körperwarmes Wasser in den Trichter geben, Trichter etwa auf eigene Schulterhöhe anheben und Wasser in den Magen einfließen lassen. Trichter *unter* Magenniveau senken und Flüssigkeit aus dem Magen in die Auffanggefäße abfließen lassen *(Magenausheberung).*

> ⚠ **Vorsicht!**
> Damit keine Luft in den Magen gelangt, sollte der Schlauch nie leer laufen, so dass immer auf einen Wasserspiegel nachgefüllt werden kann.

- Vorgang ca. 20 mal wiederholen, bis die rücklaufende Spülflüssigkeit völlig klar ist (durchschnittliche Spülmenge 30 – 60 l)
- Vor Beendigung der Magenspülung Neutralisationsmittel oder Aktivkohle zur **Giftadsorption** durch den Trichter einlaufen lassen. Hierfür z.B. 30 Kohlekompretten zu einer Suspension anrühren. Außerdem z.B. 20 ml Laktose oder 20 g Glaubersalz in 100 ml Wasser gelöst geben, um die Magen-Darm-Passage zu beschleunigen, da bei langsamer Magen-Darm-Passage bereits gebundenes Gift wieder freigesetzt und dann doch noch resorbiert werden kann. Anschließend den Schlauch durchspülen
- Bewusstseinsklare Patienten können das Neutralisationsmittel bzw. die Aktivkohle nach Entfernung des Magenschlauchs auch trinken
- Magenschlauch abklemmen und bei hochgehobenem Trichter zügig entfernen. Um ein Aspirieren von Mageninhalt oder anhaftenden Partikeln zu vermeiden, sollte der Patient die Luft anhalten.

Nachsorge

- Patienten bequem lagern, Mund ausspülen lassen
- Patienten engmaschig überwachen (Puls, Blutdruck, Atmung, Bewusstsein)
- Symptomatische Therapie- und Pflegemaßnahmen (evtl. Intensivpflege) durchführen
- Untersuchungsmaterial ins Labor bringen
- Material desinfizieren, reinigen und sterilisieren oder in den Müll entsorgen
- Maßnahme dokumentieren.

> **⊟ Nicht vergessen bei der Magenspülung**
> - **Körperwarme Flüssigkeit** verwenden, da sonst die Gefahr der Hypothermie mit Folge eines Kreislaufschocks besteht
> - **Flüssigkeit bilanzieren** (kommt das eingespülte Wasser nicht zurück, besteht Perforationsgefahr)
> - **Selbstschutz** bei Insektiziden durchführen (oft handelt es sich um Inhalations- oder Kontaktgifte)
> - Muss Gift aus tieferen Darmabschnitten eliminiert werden, zusätzlich **Laxantien** und **Einläufe** einsetzen. Ggf. Aktivkohle nach 2 Stunden über eine Magensonde (nasal) absaugen.

⊗ Komplikationen

- Aspiration von Erbrochenem oder Spülflüssigkeit
- Kreislaufkollaps, Herzstillstand
- Verletzungen, z.B. Perforation bei bestehendem Ulkus, Verätzungen
- Elektrolytverschiebungen
- Blutungen.

9.2.6 **Darmreinigung und Darmspülung**

In der Gastroenterologie kann eine Reinigung des Darms etwa zur Vorbereitung endoskopischer Untersuchungen des Dünn- und Dickdarms oder bei ausgeprägter Obstipation notwendig sein.

Magenspülung in Linksseitenlage [K183]

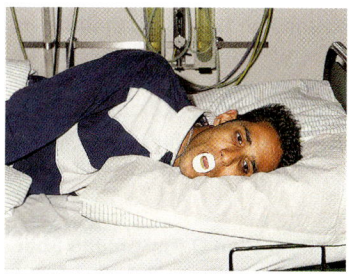

Abb. 9.19 Beißschutz einlegen, durch den der Schlauch eingeführt wird.

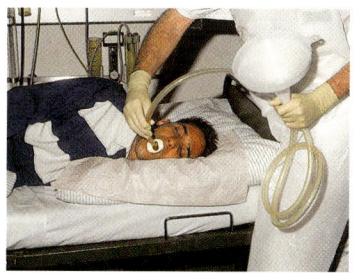

Abb. 9.20: Gleitfähig gemachten Magenschlauch durch den Beißschutz einführen.

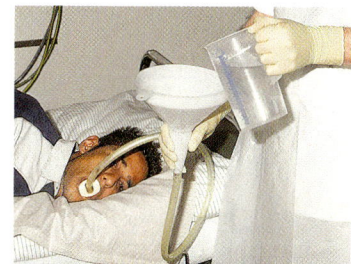

Abb. 9.21: Spülflüssigkeit in den Trichter einfüllen.

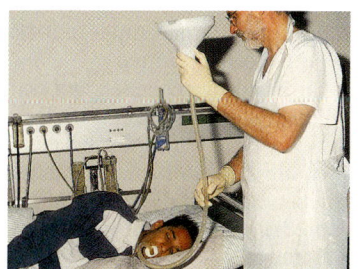

Abb. 9.22 (links): Trichter auf Schulterhöhe anheben und Flüssigkeit einlaufen lassen.

Abb. 9.23 (rechts): Durch Absenken des Trichters unter Magenniveau Spülflüssigkeit und Mageninhalt ablaufen lassen. Vorgang so lange wiederholen, bis die Spülflüssigkeit völlig klar ist.

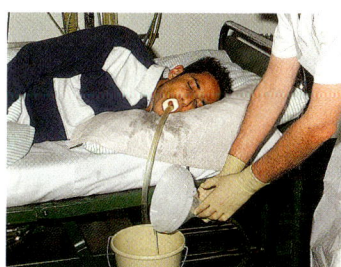

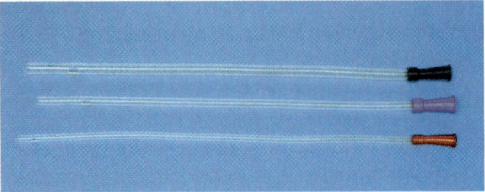
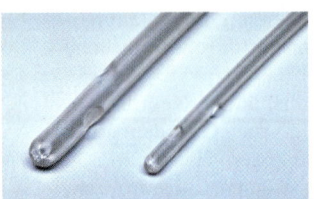

Abb. 9.24 – 9.25: Darmrohre in verschiedenen Größen. Detailaufnahme: Das Ende eines Darmrohrs ist stumpf und geschlossen, die Spülflüssigkeit gelangt über seitliche Öffnungen in den Darm. [K183]

Darmeinläufe und Klistiere

Mit Hilfe von **Darmeinläufen** oder **Klistieren** kann eine darmreinigende Stuhlentleerung ausgelöst werden. Dabei werden Spüllösungen *retrograd* in den Darm eingebracht. Je nach Indikation können Darmeinläufe und Klistiere mit anderen Hilfen zur Darmentleerung, z.B. oral oder als Suppositorien zu verabreichenden *Laxantien* (☞ Pharma-Info 9.37), kombiniert werden.

Unterschieden werden:
• Klistiere
• Reinigungseinläufe
• Schwenkeinläufe (Heber- oder Schaukeleinlauf)
• Darmspülungen
• Einläufe bei Anus praeter naturalis
• Kontrastmitteleinläufe (☞ 1.6.2).

Orthograde Darmspülung

> ⊡ **Orthograde Darmspülung** (orthograd = in physiologischer Richtung): Spülung zur gründlichen Darmreinigung vor Dünn- und Dickdarmoperationen sowie Ileoskopie und Jejunoskopie.

Am Vortag der Untersuchung oder Operation werden dem Patienten 4 – 6 l einer speziellen Elektrolytlösung mit schwer resorbierbaren Salzen, z.B.

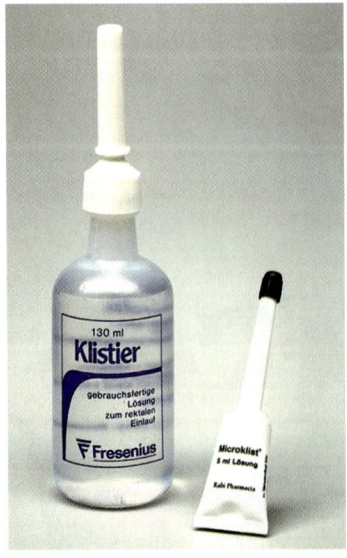

Abb. 9.26: Einmalklysma zu 130 ml und Miniklistier. [K183]

Golitely®, über eine Magen- oder Dünndarmsonde verabreicht (selten 10 – 12 l physiologische Kochsalzlösung). Wenn sich der Patient dazu in der Lage fühlt, kann er die Elektrolytlösung aber auch trinken (um die gewünschte Wirkung zu erzielen, ca. 1 l in 30 – 45 Min). Die Spülung kann abgeschlossen werden, sobald der Stuhlgang wasserklar ist.

> ⚠ **Vorsicht!**
> Ein orthograde Darmspülung ist kontraindiziert bei Patienten mit einem Ileus oder mit Darmstenosen sowie bei herzinsuffizienten Patienten, da eine Spülung den Kreislauf stark belasten kann.

Materialien zur orthograden Darmspülung über eine Sonde
• Materialien zum Legen einer Sonde
• Körperwarme Spülflüssigkeit
• Infusionsgeräte und Klemme, ggf. Infusionsständer
• Formular zur Flüssigkeitsbilanzierung
• Blutdruckapparat und Stethoskop
• Nachtstuhl, Bademantel oder Decke zum Warmhalten
• Je nach Anordnung Antiemetikum (z.B. Paspertin®, Vomex®).

Vor der Spülung wird der Patient gewogen, um eine eventuelle Gewichtszunahme durch die Spülung erkennen zu können. Darüber hinaus informieren die Pflegenden den Patienten über die bevorstehende Spülung. Ein Patient, der ausführlich über Zweck, Ablauf und voraussichtliche Dauer aufgeklärt wurde, kann diese unangenehme Maßnahme in der Regel eher akzeptieren.

Durchführung der orthograden Darmspülung über eine Sonde
• Sonde einlegen
• Für mobile Patienten eine Toilette freihalten, weniger mobile Patienten auf einen Nachtstuhl setzen (lassen). Auf ausreichende Wärmezufuhr mittels Bademantel, Decke und Heizung achten
• Infusionssystem an die Sonde anschließen und den ersten Liter der Spülflüssigkeit in etwa einer halben Stunde einlaufen lassen. Übrige Flüssigkeit bei guter Verträglichkeit innerhalb 2 – 4 Stunden verabreichen, da die enthaltenen Salze in dieser Zeit nicht resorbiert werden und damit auch nicht zu Elektrolytverschiebungen führen können

- Bei Komplikationen (Brechreiz, Erbrechen) die Flüssigkeitszufuhr stoppen. Auf Arztanordnung Spüllösung langsamer einlaufen lassen, ein Antiemetikum verabreichen oder die orthograde Darmspülung beenden
- Bei starken Schmerzen, anhaltendem Erbrechen und/oder fehlender Stuhlausscheidung Spülung ebenfalls abbrechen und Arzt informieren.

Während der Darmspülung kontrollieren die Pflegenden den Zustand des Patienten (Vitalzeichen, Verträglichkeit der Spüllösung, subjektives Befinden), die Einlaufgeschwindigkeit der Spüllösung und die Ausscheidung (Aussehen des Stuhls, Flüssigkeitsbilanzierung) engmaschig.

Nachsorge nach orthograder Darmspülung:
- Sonde entfernen
- Gelegenheit zur Körperpflege geben, evtl. den Patienten dabei unterstützen
- Elektrolytkontrollen organisieren (Arztanordnung)
- Ggf. Nachtstuhl reinigen und desinfizieren
- Bis zur Untersuchung dem Patienten nur klare Flüssigkeit (Tee, Mineralwasser, Bouillon) geben
- Flüssigkeitsbilanz führen
- Gewicht des Patienten kontrollieren und mit dem Gewicht vor der Untersuchung vergleichen. Sollte der Patient deutlich zugenommen haben (mehr als 2 kg), Arzt informieren.

9.2.7 Stomatherapie und Stomapflege

> ⊡ **Stoma** („Mund"): Operativ geschaffene Öffnung eines Hohlorgans zur Körperoberfläche, vor allem zur Ableitung von Harn (*Urostoma* ☞ 11.5), Magen- oder Darminhalt, wenn eine physiologische Entleerung nicht möglich ist. Umgangssprachlich gleichgesetzt mit einem **Enterostoma** *(Anus praeter naturalis, AP, künstlicher Darmausgang, Kunstafter, äußere Darmfistel)*, also einem operativ angelegten Darmausgang.

Ziele und Aufgaben der Stomatherapie

Die (operative) Anlage eines Enterostomas wird meist infolge einer malignen Tumorerkrankung des Darms (☞ 9.7.8) notwendig, seltener aufgrund einer entzündlichen Darmerkrankung wie Colitis ulcerosa (☞ 9.7.4) oder Morbus Crohn (☞ 9.7.4). In der Regel liegen Patienten, die ein Enterostoma erhalten, vor und nach der Anlage in der Chirurgie. Dort beginnt auch die **Stomatherapie,** die körperliche, psychische und gesellschaftliche Rehabilitation des Stomaträgers.

Psychische Situation des Patienten

Viele Patienten mit einem Enterostoma sind in mehrfacher Hinsicht psychisch stark belastet. Zum einen müssen sie sich mit der zugrunde liegenden, oft malignen Erkrankung auseinander setzen. Zum anderen bedeutet die Stomaanlage selbst für den überwiegenden Teil der Patienten eine große psychische Belastung: Das veränderte Körpergefühl führt bei den meisten Patienten zu einem veränderten Selbstempfinden, und die Tatsache, nicht mehr kontinent zu sein, seine Ausscheidungen sehen und bei sich tragen zu müssen, oft zu einem Verlust von Selbstbewusstsein und Selbstvertrauen. Diese Auseinandersetzung ist meist nicht auf die unmittelbar perioperative Phase beschränkt, sondern kann – mit wechselnder Intensität – sehr lange, evtl. lebenslang, dauern.

Patienten mit einem Enterostoma, die auf eine internistische Station aufgenommen werden, haben in aller Regel bereits Erfahrungen mit ihrem Stoma gesammelt und können souverän damit umgehen. Sie wissen ganz genau, wie sie ihr Stoma zu versorgen haben, welche Hautpflege ihnen gut tut und mit welchen Stomaartikeln sie die besten Erfahrungen gemacht haben. Benötigen die Patienten aufgrund einer anderen Erkrankung Hilfe bei der Stomapflege, nehmen die Pflegenden die Wünsche und Hinweise der Patienten auf und richten sich danach. Durch einen gleichberechtigten Umgang miteinander fühlen sich die Patienten ernst genommen und können Hilfe meist leichter annehmen.

Konnten sich die Patienten hingegen noch nicht an das Stoma gewöhnen, versuchen die Pflegenden die Ursache dafür zu erspüren und den Patienten z.B. durch erneute Anleitung in der Stomapflege (ggf. unter Produktwechsel) oder Gespräche zu helfen. In solchen Momenten sind die Pflegenden im besonderen Maße gefordert.

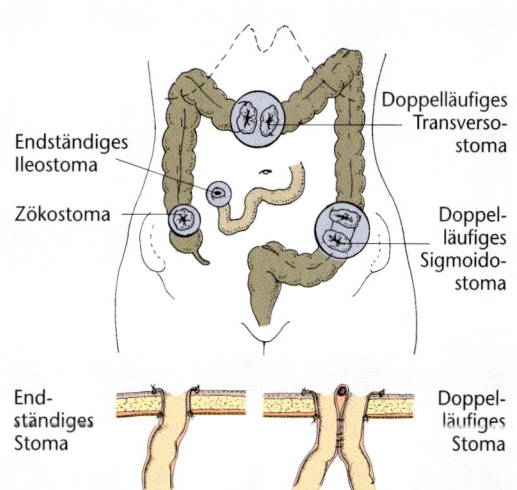

Abb. 9.27: Verschiedene Enterostomaarten und ihre typischen Platzierungen in der Bauchdecke. Im unteren Bildteil endständiges und doppelläufiges Stoma im Querschnitt. [A300-190]

Stomapflege

Die Versorgung und Pflege eines Enterostomas ist für den Patienten eine sehr intime Angelegenheit. Die Unterstützung dabei bedarf großen Einfühlungsvermögens und Gesprächsbereitschaft von Seiten der Pflegenden. Die Stomapflege umfasst die Reinigung des Stomas und den Wechsel der Basisplatte bzw. des Stomabeutels.

Die Details der Stomapflege hängen von der Art des Stomas ab, ob es ein **Ileostoma** (Stomaanlage im Dünndarm) oder ein **Kolostoma** (Stomaanlage im Dickdarm) ist, vom Zeitpunkt der Stomaanlage (gerade erst oder schon lange zurückliegend) und davon, ob es sich um ein ein- oder zweiteiliges System handelt: Bei einem **einteiligen System** ist der Stomabeutel mit einer Klebefläche und/oder selbstklebenden Hautschutzplatte fest verbunden. Deshalb wird bei einem Beutelwechsel immer auch die auf der Bauchhaut befestigte Klebefläche mit entfernt. Hingegen sind bei einem **zweiteiligen System** Hautschutzplatte und Beutel nicht fest miteinander verbunden und können getrennt gewechselt werden.

Material

Grundsätzlich werden für die Stomapflege benötigt:
- Lauwarmes Wasser und pH-neutrale Seife
- Bettschutz
- Evtl. Zellstoff
- Einmalhandschuhe
- Unsterile 10 x 10 cm-Kompressen
- Evtl. Wattestäbchen
- Abwurf
- Schablone oder Schublehre zur Bestimmung der Stomagröße
- Stift und Schere
- Stomabeutel, je nach Versorgungssystem Beutel mit integrierter Klebefläche oder Beutel und Basisplatte
- Ggf. Einmalrasierer bzw. elektrischer Rasierer
- Evtl. Hilfsmittel zur Stomaversorgung
- Händedesinfektionsmittel.

> Zwei Arten von Stomabeuteln lassen sich unterscheiden: der **geschlossene Beutel** und der **Ausstreifbeutel.** Der geschlossene Beutel wird gewechselt, sobald er voll ist. Er eignet sich bei weniger als drei Stuhlentleerungen pro Tag, also in erster Linie bei einem Kolostoma. Hingegen besitzt ein Ausstreifbeutel ein offenes Ende, das mit einer Klemme verschlossen wird. Durch diese Öffnung kann der Stuhl entfernt werden, ohne dass ein Beutelwechsel notwendig ist. Ein Ausstreifbeutel bietet sich wegen der hohen Ausscheidungsmengen bei einem Ileostoma an.

Vorbereitung des Patienten
- Patienten informieren
- Störende Kleidungsstücke entfernen, ggf. ausziehen
- Bettlägerige Patienten in Rückenlage bringen. Bei mobilen Patienten die Versorgung z.B. in der Toilette durchführen.

Zweiteilige Versorgung eines Kolostomas (mit geschlossenem Beutel) [K183]

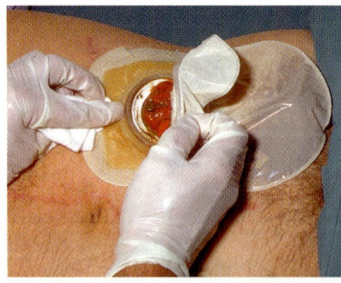

Abb. 9.28: Den gefüllten Stomabeutel von der Basisplatte lösen und entsorgen.

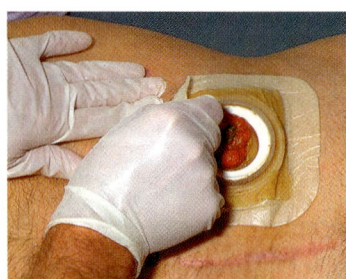

Abb. 9.29: Basisplatte vorsichtig abziehen.

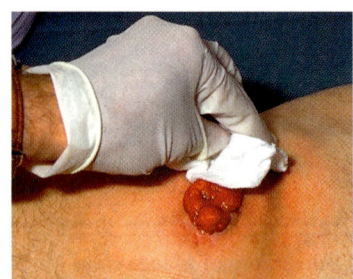

Abb. 9.30: Haut mit Wasser und Seife reinigen und sorgfältig trocknen.

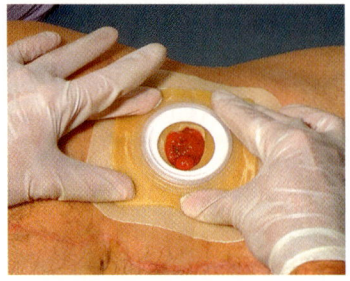

Abb. 9.31 (links): Die neue Basisplatte faltenfrei anbringen ...

Abb. 9.32 (rechts): ... Beutel einrasten.

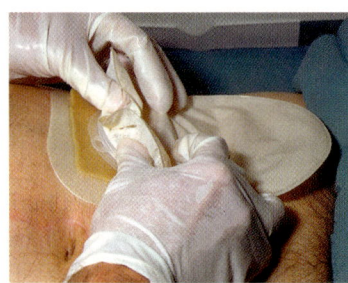

Durchführung bei einteiliger Stomaversorgung

- Einmalhandschuhe anziehen, gebrauchten Beutel mit Vorsicht entfernen und entsorgen
- Haut mit nassen Kompressen und Seife behutsam von außen nach innen säubern, um eine Keimverschleppung in das umliegende Hautgebiet zu vermeiden. Stomaränder ggf. mit Wattestäbchen reinigen
- Anschließend die Seife gründlich entfernen und die Haut mit Kompressen trocknen
- Ggf. nachgewachsene Haare in der Stomaumgebung entfernen (wegen der Allergiegefahr jedoch keine Enthaarungscremes verwenden), da die Manipulationen am Versorgungssystem die Haarbälge reizen und zu einer Follikulitis führen können. Außerdem haften bei starkem Haarwuchs die Klebeflächen der Beutel bzw. Basisplatten nicht auf der Haut. Wegen möglicher Verletzungen dabei vom Stoma weg rasieren
- Mit Hilfe einer Schablone oder Schublehre die Größe des Stomas bestimmen, auf der Hautschutzfläche einzeichnen und ausschneiden

> 🛏 Das Stoma muss von der aus der Hautschutzfläche ausgeschnittenen Öffnung exakt umschlossen sein. Es darf von der Öffnung weder eingeengt werden, noch darf Haut zwischen Stoma und Klebefläche unbedeckt bleiben, da der Stuhl (insbesondere aggressiver Dünndarmstuhl) innerhalb kurzer Zeit die Haut schädigen würde.

- Ggf. die Hautschutzfläche zwischen den Handflächen oder mit einem Föhn kurz anwärmen, damit sie weich und anschmiegsam wird
- Beutel bei Bedarf entfalten. Evtl. medizinische Kohle zur Geruchsdämmung in den Beutel geben
- Klebefläche des Stomabeutels von unten nach oben faltenfrei anbringen
- Beutel so befestigen, dass der Stuhl gut in den Beutel ablaufen kann und nicht auf dem Stoma verbleibt. Günstig: Bei bettlägerigen Patienten zeigt das untere Beutelende zur Seite hin, bei mobilen Patienten zur Leiste
- Materialien aufräumen bzw. entsorgen.

Durchführung bei zweiteiliger Stomaversorgung

Bis auf die folgenden Besonderheiten entspricht die Durchführung der bei einteiliger Versorgung:

- Basisplatte nur bei Bedarf entfernen, spätestens aber nach 3 – 5 Tagen. Nach dieser Zeit ist insbesondere bei Männern oft eine Rasur der nachwachsenden Haare um das Stoma herum erforderlich
- Öffnung in der Basisplatte entsprechend der Größe des Stomas zuschneiden
- Basisplatte von unten nach oben faltenfrei anbringen
- Frischen Beutel auf der Basisplatte befestigen (☞ Abb. 9.28 – 9.32).

> 🛏 **Ungeeignet zur Reinigung eines Stomas sind:**
> - Öle, Salben, Cremes und Hautlotionen. Wegen der rückfettenden Wirkung dieser Präparate haften die Klebeflächen der Beutel bzw. Basisplatten nicht mehr sicher auf der Haut
> - Äther und Benzin. Sie trocknen die Haut aus, die Klebeflächen haften dann zu stark und beim Wechsel der Versorgung kommt es zu Hautirritationen
> - Pflasterentferner, Enthaarungscreme und Reinigungslotionen. Sie können Allergien auslösen
> - Schwämme. Im feuchten Milieu der Schwämme können sich Bakterien festsetzen, vermehren und ins Stoma eingeschleppt werden. Waschlappen werden aus demselben Grund nur einmal verwendet und dann zur Wäsche gegeben.

Ernährung

Einer „günstigen" Ausscheidung des Stomapatienten kommt große Bedeutung zu.

Allgemein gültige Ernährungstipps gibt es jedoch nicht. Jeder Patient muss für sich selbst austesten, welche Nahrungsmittel etwa zu Blähungen oder zu Verstopfung führen. Eine geeignete Methode ist das Führen eines Ernährungsprotokolls, in dem der Patient den Verzehr von Nahrungsmitteln und seine individuellen Reaktionen auf sie dokumentiert. So lässt sich herausfinden, welche Nahrungsmittel z.B. zu Blähungen oder Verstopfung führen. Meist genügt ein Protokollieren über 14 Tage.

Bei der Ileostomie sind Lebensmittel, die zu einer *Stomablockade* führen (z.B. Nüsse, Spargel), zu vermeiden (☞ Tab. 9.33).

Häufige Wirkung	Nahrungsmittel
Abführend	Spirituosen, Bier, Obst und Milch (roh), Kaffee, stark gewürzte und fette Speisen, Sauerkraut
Stopfend	Schokolade, Rotwein, Weißbrot, Kartoffeln, Teigwaren
Geruchshemmend	Spinat, grüner Salat, Petersilie, Joghurt
Geruchserzeugend	Fleisch, Fisch, Zwiebel, Knoblauch, Käse
Blähend	Bier, Zwiebeln, Kohl, frisches Brot, kohlesäurehaltige Getränke
Blähungshemmend	Preiselbeeren, Joghurt

Tab. 9.33: Häufige Wirkungen bestimmter Nahrungsmittel auf die Stuhlbeschaffenheit bei Stomaträgern.

Über den Krankenhausaufenthalt hinaus ist Stomaträgern Betreuung gesichert. Die Deutsche ILCO ist eine Solidargemeinschaft und Interessenvertretung der Stomaträger mit ca. 10 000 Mitgliedern. Sie unterstützt rund 20 000 Betroffene im Jahr mit Tipps für den Alltag, zu Ernährung, Sport und Reisen.

Deutsche ILCO e.V.

Postfach 12 65

85312 Freising   eMail: info@ilco.de

Tel.: 08161/934301   http://www.ilco.de

9.3 Hauptbeschwerden des Patienten mit Magen-Darm-Erkrankungen

9.3.1 Übelkeit und Erbrechen

📋 **Übelkeit** *(Nausea)* und **Erbrechen** *(Emesis, Vomitus)*: Zum Symptomenkomplex fast aller gastroenterologischer Erkrankungen gehörend, vor allem des Akuten Abdomens (☞ 9.3.5) und der akuten Gastritis (Magenschleimhautentzündung ☞ 9.6.2) oder Gastroenteritis (☞ 17.6.6) sowie Magen- und Darmgeschwüren (☞ 9.6.3).

Übelkeit und **Erbrechen** können jedoch auch zahlreiche Ursachen außerhalb des Magen-Darm-Traktes haben, z.B.:

- (Virale) Infektionskrankheiten (☞ 17.6.6)
- Herzinsuffizienz (*Stauungsgastritis* ☞ 6.6.1) oder Herzinfarkt (☞ 6.5.2)
- Stoffwechselerkrankungen und -entgleisungen, z.B. diabetische Ketoazidose (☞ 12.7.4), Hyperparathyreoidismus (☞ 12.5.1) oder Urämie (☞ 11.12)
- Vergiftungen (z.B. durch Alkohol, Digitalis ☞ Pharma-Info 6.55, oder Morphin)
- Neurologische Erkrankungen (z.B. erhöhter Hirndruck, Meningitis ☞ 17.13.1)
- Psychisch als Reaktion auf Schmerzen, Angst und Aufregung
- Frühschwangerschaft.

📝 Am häufigsten treten Übelkeit und Erbrechen bei Krankenhauspatienten als Nebenwirkungen von Arzneimitteln auf. Hier eine Auswahl einiger Arzneimittel, bei deren Einnahme solche Nebenwirkungen häufig sind:

- Nichtsteroidale Antiphlogistika (☞ Pharma-Info 15.21)
- Glukokortikoide (☞ Pharma-Info 12.33)

- Morphin und Opioide (☞ 4.4.5)
- Zytostatika (☞ 14.5.2)
- Antibiotika (☞ Pharma-Info 17.29)
- Glykoside (☞ Pharma-Info 6.55)
- Diuretika (☞ Pharma-Info 11.52)
- Orale Antidiabetika (☞ 12.7.8)
- Eisen (☞ 13.6.2)
- Theophyllin (☞ Pharma-Info 8.66)
- Weibliche Sexualhormone
- L-Dopa (☞ 3.6).

Pathophysiologie des Erbrechens

Erbrechen ist ein komplizierter Schutzreflex, bei dem sich Bauchmuskulatur und Zwerchfell unwillkürlich zusammenziehen, die oberen Magenanteile und der Ösophagussphinkter (☞ 9.1) aber erschlaffen, so dass der Mageninhalt *retrograd* durch den Mund entleert wird. Erbrechen kann z.B. durch Reizung der Magenschleimhaut, etwa bei einer Gastritis oder nach Aufnahme schädlicher Substanzen **(reflektorisches Erbrechen),** oder durch *direkte* Reizung von Chemorezeptoren im Gehirn ausgelöst werden **(zentrales Erbrechen).** Koordiniert wird der Brechvorgang vom *Brechzentrum* im Hirnstamm. Mit dem Erbrechen treten meist vegetative Begleiterscheinungen wie Übelkeit, Blässe und Schweißausbruch auf.

Zeitpunkt und *Häufigkeit* des Erbrechens sowie seine Begleitsymptome geben wichtige Hinweise auf die Ursache:

- **Nüchternerbrechen** tritt vor allem in der Frühschwangerschaft oder bei chronischem Alkoholabusus auf
- Erbrechen nach *jeder* Nahrungsaufnahme ist z.B. bei einer akuten Gastritis zu beobachten
- Erbricht der Patient nur nach Aufnahme *bestimmter* Nahrungs- oder Arzneimittel, spricht dies eher für eine Unverträglichkeit dieser Speisen oder Arzneimittel
- Erbrechen bei Zytostatikatherapie ist oft *unabhängig* von der Nahrungsaufnahme
- Erbrechen in Verbindung mit starken Schmerzen tritt z.B. bei der Gallen- oder Nierenkolik oder der akuten Pankreatitis auf
- Hat der Patient zusätzlich Durchfall, kommen ursächlich vor allem *Enteritiden* (Darminfektionen ☞ 17.6.6) in Frage.

Auch Farbe, Geruch und Beschaffenheit des Erbrochenen sowie evtl. Beimengungen können auf das zugrunde liegende Krankheitsbild hinweisen. So finden sich:

- *Unverdaute Nahrungsreste* z.B. bei Aussackungen des Ösophagus (Divertikel ☞ 9.5.3), Verengung des Mageneingangs, nach Verzehr verdorbener Nahrungsmittel oder zu hastigem Essen

- *Angedaute, säuerlich riechende Nahrungsreste* bei Störungen des Speisebreitransports im Pylorus
- *Schleimbeimengungen* bei Gastritis
- *Grünfärbung* bei Abflusshindernissen unterhalb der Gallenwegseinmündung in den Zwölffingerdarm bei nüchternem Magen oder bei lang andauerndem Erbrechen mit leerem Magen
- *Frisches, hellrotes Blut* bei einer Blutung aus den oberen Abschnitten des Magen-Darm-Traktes (*obere Gastrointestinalblutung*), z.B. bei einer Ösophagusvarizenblutung. *Braun-schwarze Färbung* bei Beimengung von geronnenem *Blut*, z.B. bei Ulkusblutung oder Magenkarzinom (*Hämatemesis* ☞ 9.3.6)
- *Koterbrechen* (**Miserere**) bei Ileus (☞ 9.7.1).

> 🫙 Bei lang andauerndem Erbrechen drohen insbesondere *Dehydratation* (☞ 11.17.2) und *Elektrolytverschiebungen* (infolge des Verlusts v.a. von H⁺- und Cl⁻-Ionen), die in Extremfällen zu Herzrhythmusstörungen bis hin zum Herzstillstand führen können.

Hauptpfeiler der symptomatischen **Therapie** bei Erbrechen ist der (intravenöse) Flüssigkeits- und Elektrolytersatz (Pflege bei Infusionstherapie ☞ 2.5.11). Nicht selten wird auch eine *medikamentöse* Behandlung mit **Antiemetika** eingeleitet. Besonders häufig werden Metoclopramid (z.B. Paspertin®), Triflupromazin (z.B. Psyquil®) und Dimenhydrinat (z.B. Vomex®) verwendet.

Therapie bei zytostatikabedingtem Erbrechen ☞ 14.5.2

🛏 Pflege bei Erbrechen

- Den Patienten aufrecht sitzen lassen, damit er das Erbrochene nicht aspiriert. Ist das nicht möglich oder ist der Patient bewusstlos, ihn auf der Seite lagern
- Ggf. beengende Kleidung und Zahnprothese entfernen
- Dem Patienten eine Nierenschale und Zellstoff geben. Kleidung und Bett abdecken
- Zum ruhigen und tiefen Atmen anhalten
- Kopf des Patienten halten
- Erbrochenes nach Möglichkeit in einer Nierenschale auffangen, bei Auffälligkeiten dem Arzt zeigen
- Nach dem Erbrechen eine Mundspülung anbieten und Zähne putzen (lassen), da Magensäure die Zähne stark angreift. Ggf. Zahnprothese wieder einsetzen
- Gesicht (kalt) abwaschen, evtl. Hände des Patienten reinigen oder Ganzkörperwäsche durchführen
- Ggf. Kleidung und Bettwäsche wechseln
- Patienten bis zur Rücksprache mit dem Arzt nüchtern lassen (Vorsicht bei Diabetikern)

- Erbrechen dokumentieren (Uhrzeit, Menge, Art, Aussehen, Geruch, Häufigkeit des Erbrechens).

> 🛏 Bei jeglichem Verdacht auf eine Vergiftung Erbrochenes für die toxikologische Analyse aufheben.

9.3.2 Dysphagie

> 📋 **Dysphagie** (*Schluckbehinderung, Schluckbeschwerden*): Schluckstörung, meist einhergehend mit Druckgefühl oder Schmerzen hinter dem Sternum oder im Oberbauch oder dem Gefühl, dass Nahrung „stecken bleibt". Nach ihrer Lokalisation eingeteilt in **oropharyngeale** und **ösophageale Dysphagie.**

Bei der **oropharyngealen Dysphagie** bereitet der Weitertransport der zerkleinerten Nahrung aus dem Mund Probleme, z.B. bei einer akuten Mandelentzündung (Angina tonsillaris ☞ 17.6.4), bei Tumoren im Rachenraum oder bei bestimmten neurologischen Erkrankungen wie etwa dem Schlaganfall.

Bei der **ösophagealen Dysphagie** handelt es sich um eine Passagebehinderung im Ösophagus, die häufig mit einem Würgereiz sowie Erbrechen verbunden ist.

Ursachen können Ösophagusstenosen, z.B. nach Entzündungen der Speiseröhre (☞ 9.5.1), durch Karzinome, Divertikel (☞ 9.5.3), Fremdkörper, Hiatushernien (☞ 9.5.2), Ösophagusachalasie (☞ 9.5.4) oder

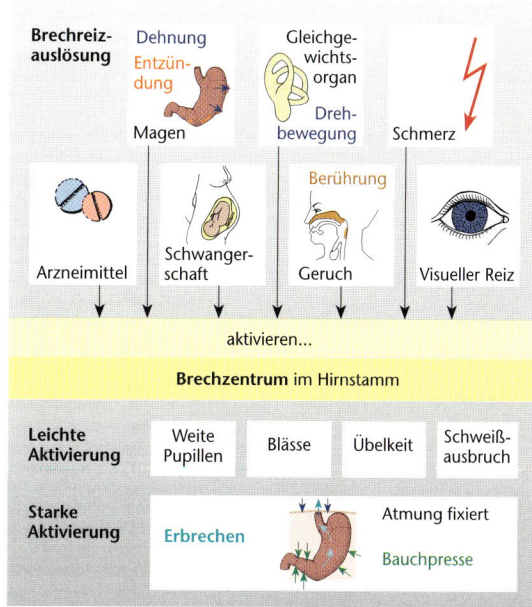

Abb. 9.34: Pathophysiologische Steuerung des Erbrechens. [X211]

Lähmungen sowie Spasmen der Schluckmuskulatur sein. In seltenen Fällen ist eine Dysphagie psychogen bedingt.

> 🔖 *Jede* Form der Dysphagie ist ein Alarmsymptom und muss diagnostisch geklärt werden (☞ 9.4).

Ösophago- oder Gastroskopie (☞ 9.4.4) sowie eine Röntgenaufnahme mit Barium-Breischluck (☞ 9.4.3) klären meist die Ursache der Dysphagie. Die Therapie richtet sich nach der Grundkrankheit. Bis zur Abklärung der Dysphagie kann der Patient meist Wunschkost erhalten (passierte Kost, Suppe). Zum Essen sollte er reichlich trinken.

9.3.3 Blähungen

> 📄 **Blähungen** *(Meteorismus):* Übermäßige Füllung von Magen und Darm mit Luft oder anderen Gasen.

Häufigste Ursachen von **Blähungen** sind der Verzehr blähender Nahrungsmittel (z.B. Hülsenfrüchte, Zwiebeln, Kohl), die Zufuhr kohlensäurehaltiger Getränke oder eine habituell vermehrte Gasproduktion durch Darmbakterien und Luftschlucken (**Aerophagie**).

Blähungen können aber auch Zeichen einer Krankheit sein, z.B. einer Malassimilation (☞ 9.7.2), einer Leberzirrhose (☞ 10.5.6) und einiger Darmerkrankungen.

Entsprechend der Ursachen hilft bei „normalen" Blähungen eine Umstellung der Ernährungsgewohnheiten. Kleine Bissen sowie langsames und gründliches Kauen verhindern übermäßiges Luftschlucken. Blähende Nahrungsmittel sollten gemieden und nur kohlensäurefreie Getränke getrunken werden. Als Teeaufguss zubereitete Kräuter (z.B. Kümmel, Pfefferminz, Fenchel, Zimtnelke, Ingwer) lindern zusätzlich die Beschwerden.

Nur in seltenen Fällen ist eine medikamentöse Therapie, vorzugsweise mit dem „Antischaummittel" Simethicon (z.B. Sab simplex®, Lefax®) erforderlich.

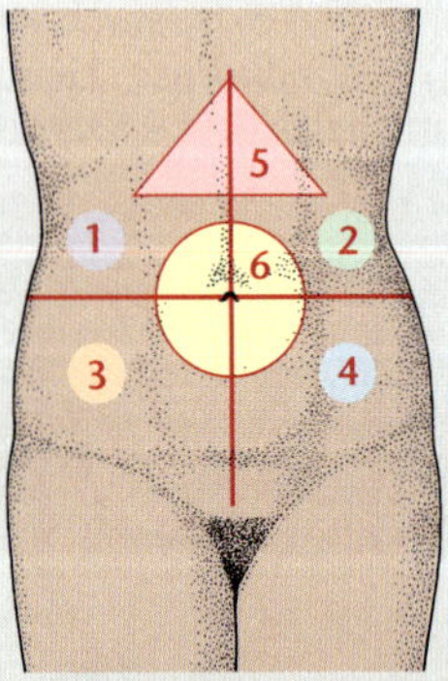

9.3.4 Bauchschmerzen

Bauchschmerzen sind ein häufig geklagtes Symptom sowohl bei intraabdominellen Erkrankungen als auch bei Erkrankungen außerhalb des Abdomens, und ihre Einordnung fällt auch dem Geübten nicht selten schwer:

> 🔖 Bauchschmerzen können Ausdruck einer harmlosen Infektion sein, sind aber auch Leitsymptom des lebensbedrohlichen Akuten Abdomens (☞ 9.3.5).

Die meisten Bauchorgane sind an sich nicht schmerzempfindlich. Schmerzen entstehen aber z.B. durch eine erhöhte Wand- oder Kapselspannung (insbesondere bei raschem Spannungsanstieg, etwa bei einer akuten Cholezystitis ☞ 10.6.2), durch Reizung des Peritoneum parietale (etwa bei einer Appendizitis) oder durch Infiltration von Nerven durch einen Tumor.

Häufige Ursachen von Bauchschmerzen zeigt Abb. 9.35. Zu beachten ist, dass der Kranke bei abdominellen Erkrankungen meist zunächst einen *viszeralen*, schwer lokalisierbaren Schmerz verspürt (☞ 4.2.3), der bei Reizung des Peritoneums in den gut lokalisierbaren *somatischen* Schmerz (☞ 4.2.3) übergeht.

Die Anamnese bei Bauchschmerzen umfasst neben der allgemeinen Schmerzanamnese (☞ 4.3.1) insbesondere die Frage nach der Abhängigkeit von Nahrungszufuhr oder Stuhlgang sowie bei Frauen nach einem eventuellen Zusammenhang zur Menstruation.

Die körperliche Untersuchung entspricht der bei anderen gastroenterologischen Erkrankungen (☞ 9.4.1), bei Frauen kann eine gynäkologische Untersuchung notwendig sein.

2 Linker Oberbauch
Milzruptur, Pankreatitis, Ulcus ventrikuli, Ulcus duodeni, Colitis, Nephrolithiasis, Pyelonephritis, Herzinfarkt, Angina pectoris, subphrenischer Abszess, Basale Pneumonie

5 Epigastrisch
Hiatushernie, Ösophagitis, Ulcus ventriculi, Magentumor, Herzinfarkt, Angina pectoris

1 Rechter Oberbauch
Hepatitis, Leberzirrhose, Lebertumor, Leberruptur, Gallensteine, Cholezystitis, Ulcus duodeni, Nephrolithiasis, Pyelonephritis, subphrenischer Abszess, Basale Pneumonie

6 Periumbilikal
Pankreatitis, Appendizitis, Aortenaneurysma, Meckel-Divertikel

3 Rechter Unterbauch
Appendizits, Ileitis (M. Crohn), Hernien, Ileus, Uretersteine, Harnverhalt

4 Linker Unterbauch
Leistenhernien, Divertikulitis, Kolontumor, Uretersteine, Harnverhalt

Abb. 9.35: Typische Schmerzlokalisationen von „Bauchschmerzen" in Abhängigkeit von ihrer Ursache. [L157]

9.3.5 Akutes Abdomen

> 📋 **Akutes Abdomen** *(akuter Bauch)*: Akutes, ursächlich (zunächst) unklares Krankheitsbild im Bereich des Abdomens mit den Leitsymptomen
> - Akute, starke Bauchschmerzen
> - Abwehrspannung des Abdomens
> - Kreislaufbeeinträchtigung bis hin zum Schock.
>
> Ein Akutes Abdomen erfordert unverzügliche Diagnostik und Therapie. Oft liegt eine lebensbedrohliche Erkrankung zugrunde.

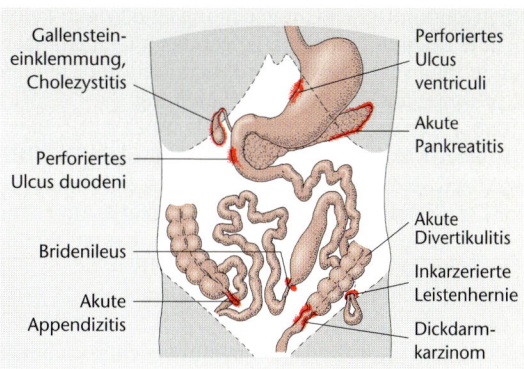

Abb. 9.36: Häufigste Ursachen des Akuten Abdomens. [A400-190]

Ursachen

Wichtige *Ursachen* eines Akuten Abdomens sind:
- Peritonitis (Bauchfellentzündung ☞ 9.8, z.B. als Folge einer Ulkusperforation ☞ 9.6.3)
- Verschluss von Hohlorganen (z.B. des Darms bei mechanischem Ileus ☞ 9.7.1, oder der Gallenblase durch Gallensteine ☞ 10.6.1)
- Entzündung von Bauchorganen (z.B. bei akuter Appendizitis, akuter Cholezystitis ☞ 10.6.2, akuter Divertikulitis ☞ 9.7.5, akuter Pankreatitis ☞ 10.7.1)
- Blutungen (z.B. Blutungen aus Magen- oder Darmulzera ☞ 9.6.3)
- Akute Durchblutungsstörungen (z.B. Mesenterialarterieninfarkt ☞ 7.7.4).

Aber auch Erkrankungen außerhalb des Magen-Darm-Traktes und sogar außerhalb der Bauchhöhle können ein gleichartiges klinisches Bild hervorrufen:
- Herzinfarkt (☞ 6.5.2), Pleuritis (☞ 8.11.1), (basale) Pneumonie (☞ 8.5.3) und Aortenaneurysmen (☞ 7.7.7) im Bereich des Thorax
- Nierenerkrankungen oder ein akuter Harnverhalt im Bereich der Harnwege (☞ Kapitel 11)
- Bandscheibenvorfall und Wirbelkörperfraktur im Bereich der Wirbelsäule
- Stoffwechselentgleisungen, insbesondere eine diabetische Ketoazidose (*Pseudoperitonitis* ☞ 12.7.4)
- *Hodentorsion* (Stieldrehung des Hodens mit Unterbrechung der Blutzufuhr, vor allem bei Kindern und Jugendlichen)
- Gynäkologische Erkrankungen, z.B. Eileiterentzündungen oder -schwangerschaften sowie eine stielgedrehte Eierstockzyste.

🔳 Symptome, Befund und 🔎 Diagnostik

Leitsymptome des Akuten Abdomens sind akute, starke Bauchschmerzen, Abwehrspannung des Abdomens sowie eine Kreislaufbeeinträchtigung bis hin zum Schock, die sich durch Unruhe, Tachykardie, Blässe und Kaltschweißigkeit zeigt.

> Rasche Diagnostik kann lebensrettend sein!

Leitfragen der *Anamnese* beziehen sich auf:
- Schmerzcharakter und -verlauf (☞ Kasten unten)
- Letzter Stuhlgang (Beschaffenheit, Stuhlgewohnheiten)
- Letzte Miktion (Dysurie?)
- Übelkeit, Erbrechen
- Fieber(-verlauf)
- Frühere Erkrankungen und Operationen
- Arzneimittel
- Ernährung
- Bei Frauen Zyklusanamnese und letzte Regel.

Bei der *körperlichen Untersuchung* achtet der Arzt v.a. auf eine **Abwehrspannung** („brettharter Bauch") als Zeichen einer Peritonitis, auf Darmgeräusche (Peristaltik) und Blähungen. Die Temperaturmessung erfolgt rektal *und* axillar, da eine erhöhte Differenz zwischen den beiden Werten Hinweise auf die Ursache gibt. Unbedingt erforderlich ist eine rektale Untersuchung (☞ 9.4.1). Bei Frauen kann eine gynäkologische (Konsiliar-)Untersuchung notwendig sein.

> **Schmerzcharakter und Schmerzverlauf als Hinweis auf die mögliche Ursache**
> - *Kontinuierlich zunehmender Schmerz* bei Entzündung: Appendizitis, Cholezystitis, Pankreatitis, Divertikulitis, Peritonitis
> - *Kolikartiger Schmerz* mit schmerzfreien Intervallen: z.B. Gallensteinkolik, Uretersteinkolik, mechanischer Ileus
> - *Perforationsschmerz:* Hochakuter Beginn, später zusätzlich Peritonitiszeichen
> - *Darmischämieschmerz:* Hochakuter Beginn, dann für Stunden relative Schmerzbesserung („fauler Friede"), später zusätzlich Peritonitis. Bei Strangulation einer Dünndarmschlinge und Mesenterialinfarkt
> - *Schmerzausstrahlung:* In die rechte Schulter bei Cholezystitis und Extrauteringravidität; in Penis, Skrotum oder Labien bei Ureterstein; in den Rücken bei Pankreatitis und perforiertem Bauchaortenaneurysma

Nach der klinischen Untersuchung ist oft noch keine sichere Diagnose möglich. Folgende Untersuchungen gelten dann als Screening-Programm und dienen gleichzeitig der Operationsvorbereitung:

- Labor: Lipase, ggf. Amylase, BB, BSG, CRP, Elektrolyte, Kreatinin, γ-GT, AP, GOT (ASAT), GPT (ALAT), BZ, Quick, PTT, Kreuzblut, bei Frauen β-HCG (Schwangerschaftstest). Urinstatus und Untersuchung des Urinsediments. BGA. Laktat. Weitere Laborwerte (z.B. CK mit CK-MB ☞ 6.5.2) bei Verdacht auf nicht-abdominelle Ursachen
- EKG
- Röntgen-Thorax und Abdomenübersichtsaufnahme in zwei Ebenen
- Sonographie des Abdomens.

Je nach Verdachtsdiagnose schließen sich weitere diagnostische Maßnahmen an, z.B. eine Computertomographie des Abdomens oder eine Angiographie (☞ 9.4.3).

Behandlungsstrategie und Pflege

Die **Erstmaßnahmen** beim Akuten Abdomen umfassen:

- Nahrungs- und Flüssigkeitskarenz
- Bettruhe
- I.v.-Zugang zur Volumengabe (Kreislauf stabilisieren)
- Bei V.a. mechanischen Ileus Magen-, Dünndarmsonde
- Chirurgisches Konsil: Sofortige Operation bei lebensbedrohlichem Geschehen, z.B. massiver Blutung oder anhaltendem heftigem Schmerz seit mehr als sechs Stunden bei bis dahin gesundem Patienten.

> **Analgetikagabe bei Akutem Abdomen**
>
> Ob bei einem ursächlich noch ungeklärten Akuten Abdomen Schmerzmittel gegeben werden dürfen, ist umstritten: Einerseits leiden die Patienten oft große Schmerzen, andererseits verschleiern Schmerzmittel das klinische Bild und erschweren somit die Diagnostik. Heute vertreten viele Mediziner die Ansicht, dass man nach Anamnese, klinischer Untersuchung und ggf. ersten technischen Untersuchungen einem unter starken Schmerzen leidenden Patienten Analgetika nicht vorenthalten darf, zumal auch die weiteren Notfalluntersuchungen trotz zügiger Abwicklung Zeit brauchen. Am besten ist eine intravenöse Bolusgabe kurzwirksamer Analgetika, da deren Wirkung in absehbarer Zeit nachlässt und dann eine erneute, „ungeschminkte" Beurteilung der Situation möglich ist. Analgetikagabe durch Infusion oder lang wirksame Präparate hingegen sind zu vermeiden.

> **Krankenbeobachtung**
>
> - Allgemeinzustand des Patienten, Bewusstsein, Vitalzeichen
> - Flüssigkeitsbilanz
> - Evtl. ZVD (☞ 6.2.3)
> - Stuhlgang, Miktion
> - Erbrechen
> - Schmerzcharakter und -verlauf.

Neben der aufmerksamen Krankenbeobachtung zählen zu den **Aufgaben der Pflegenden:**

- Auf das Einhalten der Nahrungs- und Flüssigkeitskarenz achten
- Ggf. den Patienten für die Operation vorbereiten
- Evtl. Patienten beim Erbrechen unterstützen
- Infusionen anhängen und überwachen
- Ggf. Blasenkatheter legen
- Ggf. Magensonde legen (lassen)
- Ggf. Sauerstoff nach Absprache mit dem Arzt verabreichen (☞ 8.2.3)
- Alle Maßnahmen durchführen, die bei strenger Bettruhe des Patienten notwendig sind (Prophylaxen, Körperpflege im Bett usw.)
- Bei allen Maßnahmen an die psychische Situation des Patienten denken (Lebensgefahr!). Ruhig auftreten, Hektik vermeiden, alle Maßnahmen erklären und den Kranken nicht alleine lassen.

9.3.6 Hämatemesis, Teerstuhl und Blutstuhl

> **Hämatemesis:** Bluterbrechen infolge **oberer Gastrointestinalblutung** mit Blutungsquelle oberhalb der Flexura duodenojejunalis. Entweder „kaffeesatzartig" (braun-schwarz) durch Kontakt des Blutes mit der Salzsäure des Magens oder hellrot (frisches Blut) bei sehr starker Blutung oder Blutungsquelle im Ösophagus (Ösophagusvarizenblutung ☞ 10.5.6).
>
> **Teerstuhl** *(Meläna):* Durch Hämoglobinabbauprodukte schwarz gefärbter, glänzender Stuhl mit klebriger Konsistenz. Auftreten einige Stunden nach einer Blutung im Magen oder den oberen Darmabschnitten.
>
> **Blutstuhl** *(rote Darmblutung, Hämatochezie):* Peranaler Abgang von rotem Blut in oder auf dem Stuhl. Blutstuhl ist zwar Leitsymptom der **unteren Gastrointestinalblutung,** kann aber auch bei einer massiven oberen Gastrointestinalblutung auftreten.

Obere Gastrointestinalblutung

Bei der **oberen Gastrointestinalblutung,** die ca. 90 % aller Gastrointestinalblutungen ausmacht, liegt die

Blutungsquelle oberhalb der Flexura duodenojejunalis in Ösophagus, Magen oder Duodenum.

Häufigste Ursachen sind blutende Ulzera (☞ 9.6.3), eine erosive Gastritis (☞ 9.6.2), Ösophagusvarizen (☞ 10.5.6) oder ein **Mallory-Weiss-Syndrom** (Längseinrisse der Ösophagusschleimhaut nach starkem Erbrechen, vor allem bei chronischen Alkoholikern ☞ auch 9.9.4).

Leitsymptome der oberen Gastrointestinalblutung sind **Hämatemesis** und **Teerstuhl.** Bei höhergradigem Blutverlust treten Zeichen eines akuten Blutverlustes (☞ 7.6) bzw. einer Anämie (☞ 13.6.1) hinzu.

> ⛬ Nicht jeder dunkel oder schwarz gefärbte Stuhl ist aber durch eine Blutung bedingt. Auch orale Eisenpräparate zur Anämietherapie (☞ 13.6.2), Wismutpräparate (☞ Pharma-Info 9.53), Kohletabletten zur Durchfallbehandlung sowie einige Nahrungsmittel (z.B. Spinat, Blaubeeren, Rote Bete) verfärben den Stuhl.

Zur Ursachenklärung ist nach Kreislaufstabilisierung eine möglichst frühzeitige Notfallendoskopie angezeigt, bei der sich die Blutung evtl. gleichzeitig stillen lässt (z.B. durch endoskopische Sklerosierung ☞ 10.5.6). Gelingt die Blutstillung nicht, ist eine sofortige Operation erforderlich. Ausnahme sind blutende Ösophagusvarizen, bei denen eine konservative Blutstillung durch Ösophaguskompressionssonden versucht werden kann (☞ 9.2.3). Ist die Blutungsquelle nicht zu finden, werden Angiographie und/oder Szintigraphie (☞ 9.4.3) notwendig.

> **▣ Notfall! Obere Gastrointestinalblutung**
> Auch wenn die meisten gastrointestinalen Blutungen (zunächst) von selbst aufhören, ist jede Blutung potenziell lebensbedrohlich (Letalität insgesamt ca. 10 %) und erfordert von den Pflegenden ein schnelles und sicheres Vorgehen:
> - Patienten Bettruhe, Nahrungs- und Flüssigkeitskarenz einhalten lassen
> - Auch bei scheinbar stabilem Zustand den Patienten ständig beobachten auf: Puls, RR, Atmung, Bewusstsein, Stuhl- und Urinausscheidung (evtl. Blasenkatheter legen). Bei Hautblässe, Kaltschweißigkeit, Pulsanstieg und Blutdruckabfall Schockbehandlung einleiten (☞ 7.6) und Arzt benachrichtigen
> - Mindestens zwei großlumige Venenverweilkanülen legen und Notfalllabor abnehmen lassen (BB, Gerinnung, Leberwerte, Kreatinin, Elektrolyte, BZ, Blutgruppe, Kreuzblut, ggf. Ammoniak). 4 – 6 Erythrozytenkonzentrate sowie 2 FFP (*Fresh Frozen Plasma* ☞ 13.5.1) bestellen
> - Infusionen anhängen und überwachen

> - Blutverlust möglichst exakt dokumentieren. Hb und Hkt alle 4 Stunden kontrollieren
> - Evtl. Sauerstoff geben (Arztanordnung)
> - Unruhige Patienten evtl. medikamentös sedieren (Arztanordnung)
> - Psychische Situation des Patienten berücksichtigen (Lebensgefahr!). Daher ruhig und ohne Hektik handeln, den Patienten angemessen informieren und auf Gesprächssignale achten.

Untere Gastrointestinalblutung

Blutiger Durchfall ☞ 9.3.7

Eine **untere Gastrointestinalblutung** mit einer Blutungsquelle unterhalb der Flexura duodenojejunalis ist wesentlich seltener als eine obere Gastrointestinalblutung. Häufige Ursachen sind z.B. Hämorrhoiden, Colitis ulcerosa und Morbus Crohn (vor allem bei jüngeren Erwachsenen ☞ auch 9.7.4), Kolondivertikel (☞ 9.7.5) oder -polypen (☞ 9.7.7), kolorektale Karzinome (☞ 9.7.8) sowie – v.a. bei älteren Patienten – **Angiodysplasien,** also Gefäßveränderungen.

Die untere Gastrointestinalblutung zeigt sich meist durch dunkel- oder hellrote Blutbeimischungen zum Stuhl oder Blutauflagerungen auf dem Stuhl, die auch als **Blutstuhl** *(Hämatochezie)* bezeichnet werden. Massive peranale Blutungen führen rasch zum Schock.

Nach den Erstmaßnahmen, die im Wesentlichen denen bei oberer Gastrointestinalblutung entsprechen, steht die Lokalisationsdiagnostik (Endoskopie, ggf. Angiographie und weitere technische Untersuchungen) im Vordergrund.

9.3.7 Diarrhoe

> **⊡ Diarrhoe** *(Durchfall):* Mehr als drei ungeformte, dünnflüssige Stühle täglich. Je nach zeitlichem Verlauf Unterscheidung zwischen **akuter** und **chronischer** (länger als einen Monat anhaltender) **Diarrhoe.**

Akute Diarrhoe

Häufige Ursachen für **akute Diarrhoen** sind:
- Bakterielle oder virale Magen-Darm-Infektionen (☞ 17.6.6)
- Lebensmittelvergiftungen (☞ 17.6.6)
- Arzneimittel (z.B. Abführmittel, Antibiotika)
- Psychische Einflüsse, z.B. Angst.

Nicht selten hat der Patient mit einer akuten Diarrhoe zusätzlich Appetitlosigkeit, Bauchschmerzen, Erbrechen und – bei infektiöser Ursache – auch Fieber. Bei einer zunehmenden Exsikkose durch die Diarrhoe treten Kreislaufsymptome hinzu.

Chronische Diarrhoe

Chronische Diarrhoen sind oft „funktionell" bedingt, d.h., es kann trotz Untersuchung keine Ursache gefunden werden. Sie können aber auch Zeichen einer ernsten Erkrankung sein, etwa einer chronisch-entzündlichen Darmerkrankung (☞ 9.7.4), Nahrungsmittelunverträglichkeiten oder eines Tumors.

🔎 Diagnostik

Da die meisten akuten Diarrhoen nach wenigen Tagen von selbst wieder aufhören, ist eine Diagnostik nur bei länger dauernden Diarrhoen, blutigen Diarrhoen oder besonders komplikationsgefährdeten Patienten (z.B. immunsupprimierte oder alte Menschen) erforderlich.

Chronische Diarrhoen werden stets diagnostisch abgeklärt.

Neben einer ausführlichen *Anamnese* (Diarrhoe auch nachts? Nahrungsmittelabhängigkeiten? Fieber? Gewichtsverlust?) und *körperlichen Untersuchung* des Patienten ist eine Inspektion des Stuhls unverzichtbar.

Bei den Laboruntersuchungen stehen bei der akuten Diarrhoe *mikrobiologische* Stuhluntersuchungen zur Erregerdiagnostik im Vordergrund (☞ 9.4.2). Bei einigen Durchfallerkrankungen können mit *serologischen* Methoden Antikörper gegen den Erreger (z.B. Amöben) nachgewiesen werden.

Auch bei der chronischen Diarrhoe wird der Stuhl zur Untersuchung ins Labor gegeben (z.B. Test auf okkultes Blut ☞ 9.4.2, pH-Wert-Bestimmung, Suche nach Leukozyten, mikrobiologische Untersuchungen). Eine Rekto-, Sigmoido- und/oder Koloskopie mit Biopsie sowie ein Kolonkontrasteinlauf zur röntgenologischen Darstellung des Darms schließen sich bei unklaren Fällen chronischen Durchfalls an.

Therapie

Therapeutisch ist ein oraler oder intravenöser Flüssigkeits- und Elektrolytersatz notwendig, da der Patient mit einer Diarrhoe insbesondere durch Dehydratation (☞ 11.17.2) und Elektrolytentgleisungen gefährdet wird. Die weitere Therapie hängt von der Grunderkrankung ab. Symptomatisch wirkende Arzneimittel wie etwa das peristaltikhemmende Loperamid (z.B. Imodium®) sind nur selten angezeigt.

🛏 Pflege bei Diarrhoe

Die allgemeinen pflegerischen Maßnahmen bei Diarrhoe entsprechen im Wesentlichen denen bei infektiöser Diarrhoe (☞ 17.6.6). Steht fest, dass die Diarrhoe nicht infektiös verusacht ist, können die Isolierungsmaßnahmen entfallen.

9.3.8 Obstipation

> 🔢 **Obstipation** *(Konstipation, Stuhlverstopfung)*: Verzögerte Darmentleerung, die sich durch geringe Stuhlfrequenz (alle 3 – 4 Tage) und harte Stuhlkonsistenz bemerkbar macht.

Ursachen einer **akuten Obstipation** sind z.B.:
- Kolonkarzinome oder -polypen, die das Darmlumen einengen
- Erkrankungen der Analregion (z.B. Analfissuren), so dass die Defäkation schmerzhaft ist und deswegen unterdrückt wird
- Peristaltikstörungen nach Operationen oder bei Koliken
- Erkrankungen, die mit Fieber einhergehen.

Eine **chronische Obstipation** ist vor allem bedingt durch ballaststoffarme Kost, Mangel an körperlicher Bewegung, Schwangerschaft (wegen hormoneller Umstellung) und endokrinologische Erkrankungen (z.B. Diabetes mellitus, Hypothyreose). Einige Arzneimittel wie Opioide, Sedativa oder Diuretika, besonders häufig aber ein Laxantienabusus (☞ Pharma-Info 9.37), können ebenfalls zu einer chronischen Obstipation führen. Liegt der chronischen Obstipation keine organische Ursache zugrunde, spricht man von **habitueller Obstipation**.

Begleitend können krampfartige Schmerzen bei der Stuhlentleerung *(Tenesmen)*, Bauchschmerzen, Völlegefühl, Appetitlosigkeit und ein aufgeblähter Bauch hinzutreten.

> 👆 Jede plötzlich einsetzende Obstipation ist verdächtig auf ein Dickdarmkarzinom, insbesondere wenn ein Wechsel von Obstipation und Diarrhoe, Blutauflagerungen auf dem Stuhl und/oder unfreiwilliger Stuhlabgang mit Winden hinzutreten. Sie muss immer diagnostisch abgeklärt werden.

Die Anamnese konzentriert sich auf Ernährungs- und Bewegungsgewohnheiten sowie auf Arzneimittel, speziell die Einnahme von Abführmitteln. Evtl. lassen sich bei der *körperlichen Untersuchung* Resistenzen (Widerstände) im Abdomen tasten. Nach der *Inspektion* der Analregion folgen die *digitale Untersuchung* des Rektums, durch die sich immerhin 30 % der kolorektalen Karzinome ertasten lassen, sowie *Sonographie* und *Rekto-* und/oder *Koloskopie*.

Bei organisch bedingter Obstipation steht die Behandlung der Grunderkrankung im Vordergrund, bei habitueller Obstipation körperliche Bewegung und eine Ernährungsumstellung (mit ausreichender Menge an Flüssigkeit). **Laxantien** *(Abführmittel)* dürfen nur für kurze Zeit verabreicht werden, da in aller Regel ein Gewöhnungseffekt eintritt. Vorübergehend verschaffen Klistiere oder Darmeinläufe bzw. -spülungen (☞ 9.2.6) dem Betroffenen Erleichterung.

⊞ Pflege bei Obstipation und Obstipationsprophylaxe

- Stuhlbeobachtung (Frequenz, Konsistenz, Schmerzen)
- Ernährungsumstellung (☞ 2.10.3)
- Umstellung der Essgewohnheiten (regelmäßiges und langsames Essen, gründliches Kauen)
- Ausreichendes Flüssigkeitsangebot (mindestens 2 l täglich)
- Genügend körperliche Betätigung (Mobilisation)
- Darmtraining: Gewöhnen des Darmes an bestimmte Entleerungszeiten, z.B. morgens nach dem Frühstück. Unterstützt wird das Training durch das Trinken kühler Flüssigkeit (Wasser, Tee, Saft) morgens nach dem Aufstehen zur reflektorischen Anregung der Darmperistaltik und Darmentleerung. Der Betroffene sollte sich jeden Tag zur gleichen Zeit auf die Toilette begeben und sich mindestens 15 Min. für die Stuhlentleerung Zeit nehmen. Dabei sollte er sich nicht durch Nebentätigkeiten, z.B. Zeitung lesen, ablenken. Unabhängig davon sollte er die Toilette aufsuchen, sobald er einen Defäkationsreiz verspürt, da sich der Stuhl in diesem Moment leichter entleeren lässt als bei fehlendem Defäkationsreiz (nicht pressen)
- Kolonmassage (je nach Klinik auch von Physiotherapeut oder Masseur)
- Feucht-warmer Bauchwickel für ca. 30 Minuten
- Gabe von pflanzlichen Quellmitteln (z.B. Weizenkleie in *einschleichender* Dosierung) zusammen mit ausreichend Flüssigkeit

9.3.9 Stuhlinkontinenz

> ⊡ **Stuhlinkontinenz** *(Darminkontinenz, anorektale Inkontinenz, Incontinentia alvi):* Unfähigkeit, den Stuhl willkürlich zurückzuhalten.

⊘ Pharma-Info 9.37 Laxantien

> ⊡ **Laxantien** *(Laxanzien, Abführmittel):* Arzneimittel zur Beschleunigung des Nahrungstransports im Darm und der Darmentleerung.

Notwendig sind **Laxantien** nur in wenigen Fällen, etwa bei Patienten, die während der Defäkation nicht pressen dürfen (z.B. nach einem Herzinfarkt) oder zur Darmreinigung vor Eingriffen. Auf keinen Fall dürfen Laxantien bei unklaren Bauchschmerzen, Ileus (☞ 9.7.1) oder Akutem Abdomen (☞ 9.3.5) gegeben werden.

Quellmittel *(Füllmittel)* sind nicht-resorbierbare Substanzen, die im Darm aufquellen, dadurch die Darmwand dehnen und reflektorisch zu einer Anregung der Darmperistaltik führen. Die wichtigsten Vertreter sind Agar-Agar, Weizenkleie und Leinsamen (z.B. Linusit®). Vielfach wird auch Lactulose (z.B. Bifiteral®) dazu gezählt. Quellmittel müssen immer mit reichlich Flüssigkeit eingenommen werden, da sie sonst im Darm verkleben und in Extremfällen zu einem mechanischen Ileus (☞ 9.7.1) führen können.

Gleitmittel wirken durch ihren „Schmiereffekt". Sie werden relativ selten eingesetzt. Paraffinöl (z.B. Sanato-Lax® und in Agarol®) wird oral verabreicht. Es wird nur über kurze Zeit gegeben, da ansonsten geringe Mengen des Öls resorbiert und im Körper, allerdings ohne Krankheitswert, abgelagert werden können. Glyzerinpräparate als Zäpfchen oder Klysma (z.B. Glycilax®) erleichtern die Stuhlentleerung, wenn sich harter Stuhl im Rektum angesammelt hat.

Osmotische Abführmittel enthalten Sulfationen (z.B. „Glaubersalz", „Bittersalz"), Mannit oder Sorbit. Diese nur schwer resorbierbaren Substanzen halten *osmotisch* Wasser im Darm zurück und steigern wie die Quellmittel die Peristaltik. Auch sie müssen bei oraler Gabe mit reichlich Flüssigkeit gegeben werden. Präparate zur rektalen Anwendung sind z.B. Practo-Clyss® oder 1 x Klysma salinisch®.

Schleimhautreizende Laxantien hemmen über eine Irritation der Darmschleimhaut die Resorption von Natrium und Flüssigkeit und fördern gleichzeitig die Absonderung anderer Elektrolyte wie Kalium und Kalzium in den Darm. Am bekanntesten sind **Anthrachinone,** die etwa in Aloe (z.B. in Rheogen®) und Sennesblättern (z.B. Bekunis®, Liquidepur®, Agiolax®) enthalten sind, **Rizinusöl, Bisacodyl** (z.B. Dulcolax®) und **Natriumpicosulfat** (z.B. Laxoberal®). Bei Dauereinnahme drohen schwer wiegende Nebenwirkungen wie Hypokaliämie mit Verstärkung der Obstipation (☞ 11.17.3), Osteoporose durch Kalziummangel, Darmatrophie, **Melanosis coli** (Schwarzpigmentierung der Dickdarmschleimhaut) und Leberschäden.

> 🖑 Abführmittel sollten nur in Absprache mit dem behandelnden Arzt eingenommen werden.

Normalerweise wird der After außerhalb der *Defäkation* (Stuhlentleerung) durch einen komplizierten Schließmuskelapparat, das sog. *Kontinenzorgan*, verschlossen. Zahlreiche Faktoren (☞ Abb. 9.38) können aber das komplexe Zusammenspiel der verschiedenen Muskeln stören und damit zur **Stuhlinkontinenz** führen, die für den Betroffenen noch ungleich belastender ist als die Harninkontinenz (☞ 3.7).

Es werden drei Schweregrade unterschieden:
- **Grad 1:** *Gelegentlich* geringe Verschmutzung der Unterwäsche oder unkontrollierter Gasabgang
- **Grad 2:** *Häufige* Wäscheverschmutzung oder unkontrollierter Abgang von Darmgasen, gelegentlich Abgang von flüssigem Stuhl
- **Grad 3:** Vollständig unkontrollierter Abgang von Stuhl und Gasen.

Die Stuhlinkontinenz tritt häufig im fortgeschrittenen Stadium von Demenzkrankheiten (☞ 3.5) auf, ist jedoch sonst eher selten.

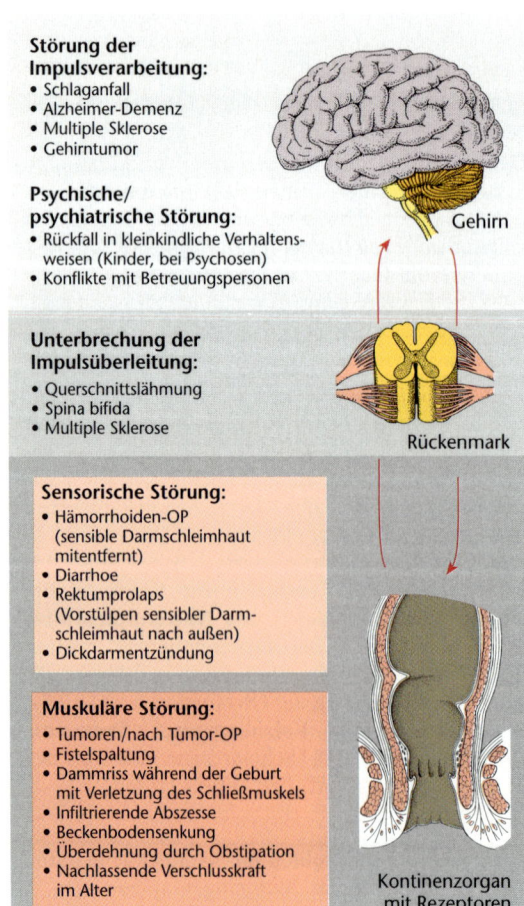

Störung der Impulsverarbeitung:
- Schlaganfall
- Alzheimer-Demenz
- Multiple Sklerose
- Gehirntumor

Psychische/ psychiatrische Störung:
- Rückfall in kleinkindliche Verhaltensweisen (Kinder, bei Psychosen)
- Konflikte mit Betreuungspersonen

Gehirn

Unterbrechung der Impulsüberleitung:
- Querschnittslähmung
- Spina bifida
- Multiple Sklerose

Rückenmark

Sensorische Störung:
- Hämorrhoiden-OP (sensible Darmschleimhaut mitentfernt)
- Diarrhoe
- Rektumprolaps (Vorstülpen sensibler Darmschleimhaut nach außen)
- Dickdarmentzündung

Muskuläre Störung:
- Tumoren/nach Tumor-OP
- Fistelspaltung
- Dammriss während der Geburt mit Verletzung des Schließmuskels
- Infiltrierende Abszesse
- Beckenbodensenkung
- Überdehnung durch Obstipation
- Nachlassende Verschlusskraft im Alter

Kontinenzorgan mit Rezeptoren

Abb. 9.38: Ursachen der Stuhlinkontinenz. [A400-190]

🛡 Behandlungsstrategie

Die Therapie der Stuhlinkontinenz ist ursachenabhängig. Dabei gelangen sowohl konservative (z.B. medikamentöse Therapie einer chronischen Darmentzündung) als auch operative Verfahren (z.B. Tumorabtragung) zur Anwendung.

🗒 Pflege bei Stuhlinkontinenz

- Darmtraining durchführen (☞ 9.3.8)
- Analregion nach jedem Stuhlgang gründlich reinigen und gut trocknen (von größter Wichtigkeit bei bettlägerigen und dekubitusgefährdeten Patienten). Haut z.B. durch Multilind® Heilpaste schützen
- Hilfsmittel verwenden wie z.B. Inkontinenzvorlagen oder -slips, Einmalunterlagen im Bett, Steckbecken, Halterungen und Aufstehhilfen an den Toiletten, Gehhilfen für den Patienten
- Optimale Rahmenbedingungen schaffen, Schamgefühl des Patienten berücksichtigen und Intimsphäre schützen (Sichtschutz anbringen und Besucher aus dem Zimmer bitten), Betroffene positiv motivieren
- Krankengymnastik zur Kräftigung des Schließmuskels und Beckenbodengymnastik durchführen lassen: Z.B. durch mehrmals tägliches willkürliches Zusammenkneifen der Schließmuskulatur, evtl. Reizstromtherapie.

9.4 Gastroenterologische Diagnostik

(Farb-)Duplex-Sonographie ☞ 7.4.5
Tests auf Helicobacter pylori ☞ 9.4.6

9.4.1 Anamnese und körperliche Untersuchung

Die **Anamnese** bei Verdacht auf Magen-Darm-Erkrankungen bezieht sich schwerpunktmäßig auf Appetit (Abneigung gegen bestimmte Nahrungsmittel?), Gewichtsverlust ohne Diätanstrengung (Hinweis auf einen Tumor), Schmerzen, Übelkeit oder Erbrechen, Stuhlgang, Blähungen und Windabgang.

Die **körperliche Untersuchung** umfasst *Inspektion*, *Palpation* und *Perkussion* sowie *Auskultation* des Abdomens. Evtl. lassen sich Resistenzen im Bauch tasten (z.B. Tumoren). Die Art der Darmgeräusche (normal, verstärkt, abgeschwächt, „totenstill") erlaubt Rückschlüsse auf die Darmfunktion.

Unverzichtbar ist die **rektale Untersuchung.** Notwendige Hilfsmittel sind Handschuhe, Fingerling und Gleitmittel. Die Intimsphäre des Patienten sollte dabei gewahrt bleiben, etwa durch Benutzung eines separaten Zimmers oder eines Sichtschutzes.

Zunächst wird der Analring inspiziert. Dadurch lassen sich Hämorrhoiden, Ekzeme oder außen sitzende

Tumoren erkennen. Anschließend führt der Untersucher den Zeigefinger vorsichtig in den Analkanal ein und tastet das Rektum von innen aus. Beurteilt werden der Sphinktertonus, die Schleimhautverhältnisse, der Zustand der Rektumampulle und bei Männern die Prostata. Nach der Untersuchung zeigt sich bei einer evtl. bestehenden gastrointestinalen Blutung Blut oder Teerstuhl am Fingerling.

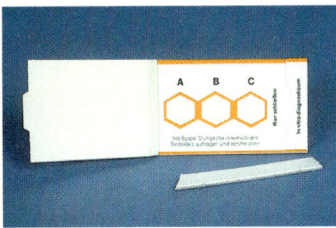

Abb. 9.39: Testbrief für okkultes Blut im Stuhl mit Spatel. [K183]

⛉ Die *Inspektion von Urin, Stuhl, Erbrochenem* oder anderen *Sekreten* kann wertvolle Hinweise liefern, weil die Beschreibungen durch den Patienten oft nicht aussagekräftig genug sind.

9.4.2 Stuhluntersuchungen

Die einfachste Stuhluntersuchung ist die **Betrachtung** des Stuhls mit dem bloßen Auge (☞ 9.2.1). Wichtig sind die Konsistenz des Stuhls (geformt, ungeformt), die Farbe, evtl. Blut-, Schleim- oder Eiterbeimengungen sowie die Beobachtung auf Parasitenbestandteile und unverdaute Nahrungsreste.

Nachweis okkulten Blutes im Stuhl

Die sicherlich häufigste Stuhluntersuchung ist die Untersuchung des Stuhles auf *okkultes*, d.h. mit dem bloßen Auge nicht sichtbares Blut zur Frühdiagnose kolorektaler Karzinome (☞ 9.7.8).

Zum Nachweis okkulten Blutes im Stuhl bekommt der Patient drei verschlossene, von zwei Seiten zu öffnende Testbriefe (z.B. Hemo-Fec-Test®, Hämoccult® oder Faecanostik®). Auf der Seite, die vom Patienten zu öffnen ist, befinden sich je nach Fabrikat zwei oder drei Felder. Auf diese Felder trägt der Patient mit den beigefügten Spateln Proben aus verschiedenen Stuhlabschnitten auf und verschließt den Testbrief. Die drei Testbriefe sollen an drei aufeinander folgenden Tagen bzw. Stuhlgängen verwendet werden.

Der Brief wird mit Patientenetikett, Datum der Stuhlprobe und Stationsbezeichnung versehen in das Labor gebracht. Hier wird die andere Seite des Briefes geöffnet und mit einer Testlösung beträufelt, die sich bei Vorhandensein von Blut verfärbt. Auch wenn sich nur eines der insgesamt 6 – 9 Felder verfärbt, wird der gesamte Test als positiv bezeichnet. Zwischen schwach und stark positiv wird nicht unterschieden.

📺 Ein positives Testergebnis muss nicht durch das im Blut enthaltene menschliche Hämoglobin verursacht sein, sondern kann auch durch tierische Blutfarbstoffe und bestimmte pflanzliche Substanzen hervorgerufen werden. Um solche *falsch* positiven Ergebnisse zu vermeiden, sollte der Patient in den drei Tagen vor Gewinnung der ersten Stuhlprobe und während des Tests auf rohe oder halbrohe Fleisch- und Wurstwaren (z.B. Blutwurst) verzichten.
Zu einem *falsch* negativen Ergebnis können hochdosierte Vitamin-C-Präparate führen. Eisen- oder wismuthaltige Arzneimittel verfärben den Stuhl und erschweren so die Ablesung. Bei Zahnfleisch- oder Nasenbluten, Durchfällen sowie bei Frauen während der Regelblutung wird der Test verschoben.

Ein positiver Test bedeutet nur den Nachweis von Blut im Stuhl, dem eine sorgfältige Diagnostik folgen muss. Quelle der Blutung können gut- oder bösartige Tumoren, Hämorrhoiden, Magengeschwüre, Darmentzündungen oder -polypen sein.

Einen Überblick über weitere Laboruntersuchungen des Stuhls gibt Tab. 9.40.

9.4.3 Bildgebende Verfahren

Endosonographie ☞ 9.4.4

Abdominale Sonographie

Die **abdominale Sonographie** wird insbesondere zur Beurteilung von Leber, Gallenblase, Pankreas, Milz,

Untersuchung	Indikation (Bsp.)	Pflegerische Aufgaben
Stuhlkultur	V.a. bakteriell bedingte Diarrhoe (☞ 17.6.6)	An drei aufeinander folgenden Tagen noch warme Stuhlproben in einem sterilen Röhrchen ins Labor schicken (☞ auch 17.6.6)
Untersuchung des Stuhls auf Parasiten/Wurmeier	V.a. Wurmerkrankungen (☞ 17 11)	An drei aufeinander folgenden Tagen Stuhlproben in einem sterilen Röhrchen ins Labor schicken. Evtl. auch Analabstrich
Fettbestimmung im Stuhl	V.a. Malassimilation (☞ 9.7.2)	An drei Tagen den gesamten Stuhl in einem vorher gewogenen Behälter ins Labor schicken. In dieser Zeit keine Zäpfchen geben
Chymotrypsinbestimmung im Stuhl	V.a. exokrine Pankreasinsuffizienz (☞ 10.7.2)	Eine Woche vorher und während des Tests keine Pankreasenzyme geben. Dann an zwei Tagen Stuhlproben ins Labor schicken

Tab. 9.40: Überblick über die wichtigsten Stuhluntersuchungen (Test auf okkultes Blut ☞ Text)

Nieren und Aorta eingesetzt. Sie weist außerdem Flüssigkeitsansammlungen (Blut, Eiter, Aszites) in der Bauchhöhle nach. Mit Hilfe sonographischer Zusatzgeräte (Doppler-/Duplexsonographie) können auch Gefäßerkrankungen im Bauchraum erkannt werden.

Die Untersuchung ist für den Patienten schmerz- und nebenwirkungsfrei.

Vorbereitung

Am Vortag sollte der Patient keine blähenden Speisen zu sich nehmen. In einigen Häusern ist die Gabe von blähungshemmenden Substanzen (z.B. Sab simplex® oder Lefax®) üblich, um eine schlechte Darstellung durch Darmgasüberlagerung zu vermindern.

Der Patient bleibt zur Untersuchung nüchtern und sollte vor der Untersuchung kein Wasser lassen, da eine volle Blase die Beurteilung des Unterbauches erleichtert.

Abdomenleeraufnahme

Die **Abdomenleeraufnahme** (☞ auch 11.4.6) gibt orientierend Auskunft über Leber- und Milzgröße und stellt kalkhaltige Nieren- oder Gallensteine sowie Verkalkungen der Aorta dar.

Hauptindikation für die Abdomenleeraufnahme ist der Verdacht auf Magen-Darm-Perforationen (Luftsicheln unter dem Zwerchfell ☞ Abb. 9.41) oder auf einen Ileus (typische „Spiegel" an der Grenze zwischen Flüssigkeit und Luft in den Darmschlingen ☞ Abb. 9.59).

Ob die Abdomenleeraufnahme in Rückenlage, Linksseitenlage und/oder im Stehen erfolgen soll, hängt von der Fragestellung ab und wird vom Arzt angeordnet.

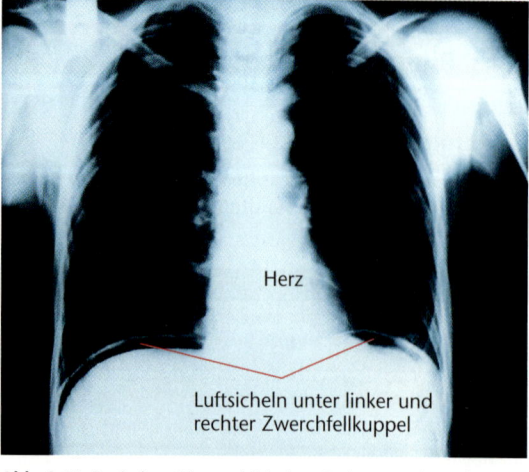

Herz

Luftsicheln unter linker und rechter Zwerchfellkuppel

Abb. 9.41: Typisches Röntgenbild eines Patienten mit Perforation (Durchbruch) des Magens oder eines Darmabschnitts, Aufnahme im Stehen. Luft tritt aus dem Magen-Darm-Trakt in die Bauchhöhle aus und sammelt sich unterhalb der Zwerchfellkuppeln. [U138]

Kontrastmitteldarstellungen des Magen-Darm-Traktes

Die Verwendung von Kontrastmitteln bei Röntgenaufnahmen des Magen-Darm-Kanals ermöglicht die Tumor-, Ulkus-, Fistel- und Divertikeldarstellung sowie eine Beurteilung der Beweglichkeit der einzelnen Organe. Folgende Untersuchungen werden unterschieden:

- **Ösophagusbreischluck** zur Darstellung des Ösophagus
- **Magen-Darm-Passage** (kurz *MDP*) zur Darstellung von Magen und Duodenum
- **Doppelkontrast-Röntgenuntersuchung nach Sellink** (*Enteroklysma nach Sellink*) zur Darstellung insbesondere von Jejunum und Ileum
- **Kolonkontrasteinlauf** (kurz *Kolon-KE*) oder **Kolondoppelkontrasteinlauf** zur Darstellung des Dickdarms und Rektums.

Das Kontrastmittel wird bei der Untersuchung von Ösophagus, Magen und Duodenum oral durch Trinken, bei der Untersuchung des übrigen Dünndarms über eine (nasal eingebrachte) Duodenalsonde und bei Untersuchungen des Dickdarms durch einen Einlauf verabreicht. Darstellungen des Dünndarms und des Dickdarms werden meist als **Doppelkontrastuntersuchungen** (☞ auch 1.6.2) durchgeführt. Durch Einsatz eines zweiten, negativen Kontrastmittels bildet das erste, positive Kontrastmittel einen zarten Beschlag auf der Schleimhaut. Dieses Verfahren ermöglicht eine bessere *Schleimhautbeurteilung* als die Prallfüllung mit Kontrastmittel (z.B. bei Darmentzündungen).

Bei der Doppelkontrast-Röntgenuntersuchung nach Sellink wird zunächst eine bariumhaltige Kontrastmittellösung über die Duodenalsonde appliziert, in einer zweiten Phase wird als negatives Kontrastmittel meist Methylzellulose (seltener Luft oder Wasser) eingesetzt. Beim Kolondoppelkontrasteinlauf wird zuerst ein bariumhaltiger Kontrastmitteleinlauf verabreicht und nach Ablassen des Kontrastmittels Luft über das Darmrohr eingebracht, so dass der Darm aufgedehnt und die Schleimhaut benetzt wird.

> 🔖 Zwischen einer Probeexzision (Biopsie) im Gastrointestinaltrakt und einer Kontrastmitteluntersuchung muss ein Sicherheitsabstand von drei Tagen eingehalten werden. Sind mehrere Kontrastmitteluntersuchungen geplant, sollten die Darstellungen von Gallenblase (☞ 10.4.3) und/oder Harnwegen (☞ 11.4.6) vor der Darmuntersuchung eingeplant werden, da das Kontrastmittel im Darm eine sichere Beurteilung der anderen Organe unmöglich macht.

🔖 Pflege

Pflege bei Kontrastmitteluntersuchungen ☞ 1.6.2

- Vor einem Ösophagusbreischluck bleibt der Patient ab 22 Uhr des Vorabends nüchtern

- Am Vortag einer MDP sollte der Patient abgeführt haben, ab 22 Uhr des Vorabends bleibt er nüchtern
- Am Vortag einer Doppelkontrast-Röntgenuntersuchung nach Sellink darf der Patient ein leichtes Frühstück und ein leichtes Mittagessen (kein Obst, Gemüse, Brot, Reis) einnehmen. Danach erhält er nur noch klare Flüssigkeit und führt nach Arztanordnung ab (z.B. mit X-Prep®). Am Morgen der Untersuchung darf der Patient zum Frühstück Tee trinken und soll nicht rauchen
- Vor einem Kolonkontrasteinlauf ist eine vollständige Darmentleerung erforderlich. Den vorletzten Tag vor der Untersuchung soll der Patient ballaststoffarm essen. In den meisten Häusern erhält er am Vortag der Untersuchung ein leichtes Frühstück, am Mittag ein Abführmittel, z.B. X-Prep®, und danach nur noch flüssige Kost (jedoch keine Milch). Außerdem soll er reichlich trinken (ca. 3 l). Am Untersuchungstag sind Kaffee, Tee oder Wasser zum Frühstück erlaubt (keine Milch). Vielfach wird am Vortag und/oder kurz vor der Untersuchung ein Einlauf durchgeführt
- Nach der Untersuchung soll der Patient reichlich trinken, um einer Obstipation durch das Kontrastmittel vorzubeugen. Weiß gefärbter Stuhl ist Folge des Kontrastmittels und für den Patienten harmlos.

Angiographie

Die **Angiographie** (☞ 1.6.2) dient der röntgenologischen Darstellung von Blutgefäßen einschließlich ihrer Verengungen, Aussackungen und Anomalien sowie bei bestimmten Fragestellungen der präoperativen Klärung der Blutversorgung im Operationsgebiet. Bei der Untersuchung der Bauchgefäße wird über die A. femoralis ein Katheter retrograd bis zu der Arterie vorgeschoben, die dargestellt werden soll (z.B. der Aorta), Kontrastmittel injiziert und mit meist mehreren Röntgenaufnahmen der Verlauf des Gefäßes dokumentiert.

Die Vorbereitung zur Angiographie umfasst eine Blutabnahme (Gerinnungswerte, evtl. Blutgruppe) sowie in vielen Häusern ab dem 40. Lebensjahr ein EKG und eine Röntgenleeraufnahme der Lunge. Eine Einschränkung der Kost am Vorabend ist bei der Darstellung von Gefäßen im Abdomen empfehlenswert, um eine Überlagerung der Gefäße mit dem gefüllten Darm zu vermeiden. Ebenso sollte der Patient möglichst abgeführt haben. Am Untersuchungstag bleibt der Patient nüchtern, und die Punktionsstelle – meist die Leiste – wird rasiert. Nach der Untersuchung ist eine Bettruhe von 24 Stunden nötig. Regelmäßige Kontrollen des Kreislaufs, des Verbandes (durchgeblutet?) und der punktierten Extremität (Hauttemperatur, Fußpulse) sollen Komplikationen frühzeitig erfassen. Der Druckverband an der Punktionsstelle wird für 24 Stunden belassen.

Pflege bei Kontrastmitteluntersuchungen ☞ *1.6.2*

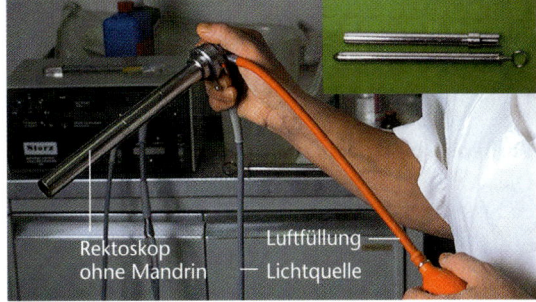

Abb. 9.42: Das Rektoskop besteht aus einem Außenrohr und einem abgerundeten Mandrin, der nach Einführen des Rektoskops entfernt wird. Mit dem Ballon wird Luft in das Rektum gepumpt, um die Darmlichtung aufzuweiten und eine bessere Sicht zu gewährleisten. Ausschnitt: Rektoskop und herausgezogener Mandrin. [K183]

Bildbeschriftung: Rektoskop ohne Mandrin — Luftfüllung — Lichtquelle

Computertomographie

Das **Computertomogramm** (*CT* ☞ 1.6.3) dient in erster Linie der Tumor- und Metastasensuche. Unmittelbar vor einem CT dürfen keine anderen Kontrastmitteluntersuchungen (z.B. Kolon-KE) durchgeführt werden, weil Kontrastmittelreste dieser Untersuchungen das CT-Ergebnis beeinträchtigen würden. Bestehen keine Kontraindikationen wie z.B. eine Allergie, wird im Rahmen einer Computertomographie des Abdomens stets Kontrastmittel intravenös gegeben. Je nach Fragestellung wird darüber hinaus auch ein spezielles Kontrastmittel oral verabreicht.

Vor Untersuchungen mit intravenöser Kontrastmittelgabe darf der Patient vier Stunden nicht essen.

9.4.4 Endoskopie und Endosonographie

Endoskopie

Die **endoskopischen Verfahren** haben durch die gleichzeitige Biopsiemöglichkeit in den letzten Jahren große Bedeutung für die gesamte gastroenterologische (Tumor-)Diagnostik erlangt und die Kontrastmitteldarstellungen des Magen-Darm-Traktes bei vielen Fragestellungen weitgehend verdrängt. Endoskopien ermöglichen zudem kleinere therapeutische Eingriffe (z.B. Blutstillung, Polypentfernung).

Unterschieden werden:
- Die **Ösophago-Gastro-Duodenoskopie** zur Untersuchung von Speiseröhre, Magen und Duodenum
- Die **Koloskopie** zur Untersuchung des Dickdarms (bei Mitbeurteilung der letzten Ileumschlinge **Ileo-Koloskopie**)
- Die **Rektoskopie** zur Untersuchung des Mastdarms
- Die **Proktoskopie** zur Untersuchung des analnahen Darmabschnittes.

Die Proktoskopie wird mit einem starrem Rohr, die Rektoskopie meist und alle anderen Untersuchungen stets mit flexiblen Instrumenten (☞ Abb. 1.55) vorgenommen.

Vorbereitung und Nachsorge endoskopischer Untersuchungen ☞ 1.7

Vorbereitung des Patienten und Nachsorge

Die **Vorbereitungen** des Patienten für die einzelnen endoskopischen Verfahren sind unterschiedlich. Für *alle* Untersuchungen müssen aber ein Gerinnungsstatus und das Einverständnis des Patienten vorliegen.

Am Vorabend einer **Ösophago-Gastro-Duodenoskopie** erhält der Patient flüssige oder leichte Kost und bleibt ab 22 Uhr nüchtern. Kurz vor der Untersuchung wird die angeordnete Prämedikation verabreicht (z.B. Dormicum®). Herausnehmbare Zahnprothesen werden entfernt. Ca. zwei Stunden nach der Untersuchung, wenn die Lokalanästhesie im Rachen abgeklungen ist, kann der Patient normale Kost zu sich nehmen. Nach einer Biopsie besteht in der Regel eine längere Nahrungskarenz von ca. 4 – 6 Stunden.

Für *alle* Darmuntersuchungen ist eine gründliche Reinigung der Analregion notwendig, um optimale Untersuchungsbedingungen herzustellen (keine Behinderung der Inspektion durch Verschmutzung).

Bei einer **Proktoskopie** wird dem Patienten ca. eine Stunde vor der Untersuchung ein Klistier (☞ 9.2.6) verabreicht.

Zur Vorbereitung einer **Rektoskopie** sind in der Regel leichte Kost am Vortag und zwei Klistiere am Untersuchungstag ausreichend. Selten wird eine gründliche Darmreinigung mit Reinigungseinläufen am Vorabend und Untersuchungstag, Laxantiengabe (z.B. X-Prep® um 14 Uhr des Vortages) und Nahrungskarenz angeordnet. Nach Polypabtragung oder anderen Eingriffen wird der Stuhl auf Blut beobachtet. Bei Schmerzen benachrichtigen die Pflegenden den Arzt, da die Möglichkeit einer Perforation besteht.

Zur Vorbereitung des Patienten für eine **Koloskopie** gibt es mehrere Möglichkeiten:
- Zwei Tage *vor* der Untersuchung erhält der Patient ein stark wirkendes Abführmittel, z.B. X-Prep® ($^1/_2$ Flasche) und anschließend flüssige, ballaststofffreie Kost (klare Brühe, Suppe ohne Einlage, Tee, *kein* Brei). Der Patient soll täglich 2 – 3 Liter trinken. Am *Vortag* der Untersuchung wird ihm nochmals ein Abführmittel wie X-Prep® ($^1/_2$ Flasche) gegeben. Leidet der Patient unter Obstipation und hat einen Laxantienabusus, werden die gewohnten Abführmittel weiter verabreicht. Am Vorabend der Untersuchung wird der Darm mit einem hohen Einlauf gereinigt, am Morgen des Untersuchungstages mit zwei Klistieren. Der Patient darf Tee oder Kaffee trinken, Diabetiker frühstücken. Die notwendigen Arzneimittel können eingenommen werden
- Am Tag vor der Untersuchung wird eine orthograde Darmspülung (☞ 9.2.6) durchgeführt, ggf. werden

zusätzlich Abführmittel wie Dulcolax® Drg. verabreicht. Selten ist zusätzlich ein Reinigungseinlauf oder Klistier nötig. Nach der orthograden Darmspülung erhält der Patient nur noch flüssige Kost (keine Milch, keine fetthaltigen Suppen).

Nach der Koloskopie überwachen die Pflegenden den Patienten engmaschig. Über Blutungen aus dem After oder Schmerzen informieren sie den Arzt. Wurden keine Tumoren abgetragen und existiert keine anders lautende Arztanordnung, darf der Patient nach ca. zwei Stunden wieder essen.

> 🔲 Hauptkomplikationen aller gastroenterologischer Endoskopien sind Blutungen und Perforation. Deshalb achten Pflegende nach der Untersuchung auf das Allgemeinbefinden des Patienten (RR, Puls, Schmerzen, Hautfarbe) sowie auf Veränderungen des Abdomens und der Stuhlausscheidung.

Endosonographie

Die **Endosonographie** (☞ 1.6.6) ist eine Kombination aus Endoskopie und Sonographie, mit der die Wand und die Umgebung von Hohlorganen besser als bisher dargestellt werden können.

Bereits seit längerer Zeit werden Ultraschallsonden verwendet, die *blind* eingeführt werden. Beispielhaft sei an dieser Stelle die *transrektale Prostatadiagnostik* genannt: Eine spezielle Ultraschallsonde wird in den Mastdarm eingeführt, die Lagekontrolle erfolgt allein über das Ultraschallbild auf dem Monitor.

Eine neuere Methode ist die Kombination aus Ösophago-Gastro-Duodenoskopie bzw. Rekto-Koloskopie und Sonographie. Diese Untersuchungen werden mit speziellen Endoskopen durchgeführt, in deren Spitze eine kleine Ultraschallsonde integriert ist. Auf diese Weise ist nicht nur eine Beurteilung der Schleimhautoberfläche, sondern auch der darunter liegenden Submukosa und angrenzender Organe möglich. Zunehmende Bedeutung gewinnt diese *Endosonographie im engeren Sinne* beim Staging maligner Tumoren des Magen-Darm-Traktes, besonders bei der Beurteilung, wie weit ein maligner Tumor bereits in die Wand und ggf. die Umgebung infiltriert ist.

Die Vorbereitung des Patienten entspricht derjenigen zur Ösophago-Gastro-Duodenoskopie, Koloskopie oder Rektoskopie.

9.4.5 Funktionsdiagnostik

Langzeit-pH-Metrie

Die **Langzeit-pH-Metrie** misst den pH-Wert in Speiseröhre oder Magen und so die Magensäureproduktion über 24 Stunden. Dazu wird dem Patienten eine pH-Messsonde über die Nase in den unteren Ösophagus bzw. den Magen eingeführt und ein Registriergerät (bestehend aus pH-Messsystem, Computer und Drucker) umgehängt. In Sekunden-Abständen liefert die Sonde 24 Stunden lang Messwerte, die ein Computer verrechnet und aufzeichnet. Die Langzeit-pH-Metrie kann zur Diagnostik eines gastroösophagealen Refluxes (Messungen im unteren Ösophagus im Liegen und im Stehen) sowie zur Überprüfung z.B. der Wirksamkeit säureblockierender Arzneimittel eingesetzt werden.

Ösophagusmanometrie

Für die **Ösophagusmanometrie** wird eine Sonde in den Magen geschoben und der Druck im Inneren des Ösophagus und im Magenfundus an verschiedenen Stellen gemessen. Dies ermöglicht eine Aussage über den Verschlussmechanismus zwischen Magen und Ösophagus und die Ösophagusbeweglichkeit.

Tests zur Überprüfung der Dünndarmresorption

Schilling-Test ☞ *13.6.4*

Der **Laktosetoleranztest** dient dem Nachweis eines Laktasemangels (laktosespaltendes Enzym) im Dünndarm. Der nüchterne Patient trinkt morgens 50 g Laktose in 400 ml Wasser. Bei einem Laktasemangel kann der Zweifachzucker Laktose im Dünndarm nicht in Einfachzucker aufgespalten und somit auch nicht resorbiert werden, so dass der Blutglukosespiegel nach 30, 60, 90 und 120 Minuten im Vergleich zum Gesunden nicht oder kaum ansteigt (BZ-Anstieg nach 120 Minuten unter 20 mg/dl). Typischerweise treten bei Patienten mit einem Laktasemangel außerdem Blähungen und/oder Durchfall nach der Laktosegabe auf.

Der **D-Xylose-Test** (Xylose = Holzzucker) weist eine Störung der Kohlenhydratresorption im Dünndarm nach. Nach Entleerung der Blase trinkt der Patient 25 g Xylose in 300 ml Wasser. Während der nächsten fünf Stunden sammelt der Patient Urin. Zwei Stunden nach der Xylose-Einnahme wird der Xylosespiegel im Blut bestimmt. Bei einer Resorptionsstörung sind der Xylosespiegel im Blut und die Ausscheidung der Xylose mit dem Urin im Vergleich zum Gesunden erniedrigt.

Ohne Blutentnahme kommt der **H_2-Atemtest** *(H_2-Exhalationstest, Wasserstoffexhalationstest)* aus, der ebenfalls die Kohlenhydratresorption im Dünndarm testet. Der Patient nimmt oral 50 g des betreffenden Zuckers (Laktose, Laktulose, Fruktose oder Glukose) zu sich. Bei einer Resorptionsstörung im Dünndarm gelangt der Zucker in den Dickdarm, wo er von Bakterien verstoffwechselt wird. Der dabei entstehende Wasserstoff (H_2) diffundiert durch die Darmwand und ist in der Ausatemluft des Patienten in erhöhter Konzentration nachweisbar. Auch bei einer bakteriellen Fehlbesiedelung des Darmes fällt der Test pathologisch aus.

9.4.6 Tests zum Nachweis von Helicobacter pylori

Helicobacter pylori (früher *Campylobacter pylori*) ist ein gramnegatives, gekrümmtes Bakterium, das seit Mitte der 80er Jahre zunehmend mit der Entstehung von Magenschleimhautentzündungen (☞ 9.6.2), Magen- und Zwölffingerdarmgeschwüren (☞ 9.6.3) sowie Magenkarzinomen (☞ 9.6.4) in Zusammenhang gebracht wird.

Helicobacter pylori siedelt in der Schleimhaut des Magens und bei Vorhandensein von Magenschleimhaut im Duodenum auch dort. Durch die Produktion der Harnstoff spaltenden **Urease** (mit nachfolgender Entstehung des basischen Ammoniaks) vermag der Keim die aggressive Magensäure in seiner Umgebung zu neutralisieren, zusätzlich greifen zytotoxische Enzyme und evtl. auch die Urease selbst die Schleimhaut an. Mögliche Folge ist eine chronische Schleimhautentzündung. Trotz lokaler und systemischer Immunabwehr (Antikörperproduktion) vermag der Körper den Keim nicht zu eliminieren. Die Übertragungsmechanismen sind noch nicht vollständig geklärt, der Mensch stellt wahrscheinlich das einzige Erregerreservoir dar.

Die Erstdiagnostik auf eine Besiedelung mit Helicobacter pylori fußt wegen der meist ohnehin erforderlichen Gastroskopie (☞ auch 9.4.4) überwiegend auf gastroskopisch gewonnenen Magenbiopsaten:

- Noch in der Endoskopieabteilung wird ein **Ureaseschnelltest** (z.B. CLOtest®, Pyloritek®) aus den Magenbiopsaten durchgeführt. Das Biopsat wird in ein vorgefertigtes Medium gegeben. Das Vorhandensein von Helicobacter pylori ist anhand einer Verfärbung erkennbar. Die genaue Zeitdauer des Tests ist fabrikatabhängig, oft ist nach einer Stunde bereits eine Beurteilung möglich
- Auch histologisch kann der Erreger in den Biopsaten nachgewiesen werden
- Die Kultur auf Spezialnährböden ist sehr aufwendig und hat nur geringe Bedeutung.

Nachteil aller oben genannten Methoden ist ihre Invasivität. Um hier Abhilfe zu schaffen, wurden nicht-invasive Atemtests entwickelt. Sie werden heute zur Therapiekontrolle 4 – 6 Wochen nach Behandlung der Helicobacter-Infektion empfohlen, falls keine Kontrollgastroskopie aufgrund der Grunderkrankung erforderlich ist. Muss ohnehin gastroskopiert werden, wird abermals ein Ureaseschnelltest durchgeführt.

Die Diskussion, ob sich die Atemtests auch zur Erstdiagnostik eignen, ist noch nicht abgeschlossen. Viele Mediziner lehnen die Atemtests zur Erstdiagnostik bei Erwachsenen grundsätzlich ab. Nicht wenige Mediziner sind aber der Ansicht, dass bei einem jüngeren Patienten mit „dyspeptischen" Beschwerden ein Atemtest zur Erstdiagnostik vertretbar ist. Halten allerdings die Beschwerden trotz Helicobacter-Sanierung an oder können ein Ulcus, evtl. bereits mit Komplikationen, oder ein Karzinom nicht sicher ausgeschlossen werden, ist eine Gastroskopie obligatorisch.

Beim **^{13}C-Harnstoff-Atemtest** isst der Patient nach vierstündiger Nahrungs- und Flüssigkeitskarenz eine definierte Probemahlzeit. Danach atmet er in einen speziellen Beutel aus, die Analyse der Ausatemluft liefert den ^{13}C-Ausgangsgehalt. Darauf nimmt der Patient mit ^{13}C markierten Harnstoff oral auf. Bei Anwesenheit von Urease im Magen wird der Harnstoff in ^{13}C-Kohlendioxid und Ammoniak gespalten, das Kohlendioxid wird ins Blut resorbiert und über die Lunge ausgeatmet, die Konzentration von ^{13}C in der Ausatemluft des Patienten steigt im Vergleich zum Ausgangswert an. Vorteil des Tests ist die Verwendung des nicht radioaktiven ^{13}C-Isotops, jedoch ist der ^{13}C-Nachweis durch das hierzu erforderliche Massenspektrometer sehr teuer. Preiswerter und deshalb häufiger verwendet ist der **^{14}C-Harnstoff-Atemtest.** Er arbeitet analog, allerdings wird als Marker das radioaktive ^{14}C-Isotop eingesetzt, das mit einem einfachen Szintillationszähler nachgewiesen wird. Vor dem Test darf der Patient sechs Stunden nicht essen oder trinken, Einnahme einer Testmahlzeit ist nicht erforderlich.

Seit kurzem steht auch ein **Helicobacter-Stuhl-Antigen-Test** mit ähnlicher Empfindlichkeit wie die Atemtests zur Verfügung.

Serologische Methoden haben bisher nur eine geringe Bedeutung bei der Diagnostik von Helicobacter pylori, da nicht zwischen einer akuten und einer vergangenen Infektion unterschieden werden kann. Ihre Hauptbedeutung liegt in epidemiologischen Untersuchungen. Nur gelegentlich werden serologische Methoden für die Behandlungskontrolle eingesetzt: Bei einer erfolgreichen Bekämpfung von Helicobacter pylori fallen die Antikörpertiter innerhalb von sechs Monaten auf die Hälfte des Ursprungswertes ab. Atemtests ermöglichen aber hier mittlerweile eine schnellere und ebenfalls nicht belastende Therapiekontrolle.

Therapie einer Helicobacter-Besiedelung ☞ *9.6.3*

9.5 Erkrankungen des Ösophagus

9.5.1 Refluxösophagitis

> 🔅 **Gastroösophagealer Reflux:** Rückfluss von Mageninhalt in den Ösophagus.
>
> **Refluxösophagitis** *(Refluxkrankheit):* Entzündung der Ösophagusschleimhaut infolge eines gastroösophagealen Refluxes.

➡ Krankheitsentstehung

Ursächlich liegt ein unzureichender Verschluss des unteren Ösophagussphinkters vor **(Kardiainsuffizienz),** wobei die genaue Ursache bei der häufigeren **primären Refluxösophagitis** unklar bleibt. Bei der

sekundären Refluxösophagitis ist eine Ursache wie etwa eine Sklerodermie (☞ 15.7.2) feststellbar.

Die aggressive Magensäure fließt zurück in den Ösophagus **(Reflux)** und greift das Plattenepithel der Ösophagusschleimhaut an. Die Schutzmechanismen der Schleimhaut reichen nicht mehr aus, wenn sie längere Zeit der Magensäure ausgesetzt sind. Es entsteht eine (chronische) Entzündung.

🔳 Symptome, Befund und 🔎 Diagnostik

Typische Beschwerden des Patienten sind **Sodbrennen** (brennendes Gefühl hinter dem Sternum) und (saures) Aufstoßen vor allem beim Bücken, im Liegen und nach der Nahrungsaufnahme. In späteren Stadien treten Schmerzen hinter dem Sternum und beim Schlucken sowie **Regurgitation** (Zurückströmen) von Mageninhalt hinzu.

Endoskopisch lassen sich die Stadien der Erkrankung beginnend bei Rötung und Schleimhautdefekten über Ulzera bis hin zu narbigen Schrumpfungen mit Lumeneinengung nachweisen. Vielfach werden neben der Endoskopie eine Langzeit-pH-Metrie und eine Ösophagusmanometrie (☞ 9.4.5) durchgeführt.

Gefährliche Komplikationen sind Blutungen aus Ulzera, narbige Strikturen des Ösophagus **(peptische Stenose)** oder maligne Entartung der chronisch entzündeten Schleimhaut. Wird das Plattenepithel des unteren Ösophagus durch Zylinderepithel ersetzt, spricht man von *Zylinderzellmetaplasie* oder **Barrett-Syndrom.** Das Risiko einer malignen Entartung ist dann erheblich erhöht (Präkanzerose), regelmäßige endoskopische Kontrollen sind erforderlich.

📘 Behandlungsstrategie

Die Therapie umfasst neben der Änderung von Ernährungsgewohnheiten und Verhalten (☞ unten) eine medikamentöse Therapie. Mittel der Wahl sind heute Protonenpumpenhemmer (z.B. Antra$^®$) zur Hemmung der Magensäurebildung (☞ Pharma-Info 9.53). Seltener eingesetzt werden H$_2$-Antagonisten (z.B. Sostril$^®$, Tagamet$^®$ ☞ Pharma-Info 9.53), die ebenfalls die Magensäurebildung vermindern. Bei nur geringen Beschwerden ohne Schleimhautveränderungen kommen auch Arzneimittel zur Förderung der Magenentleerung (z.B. Paspertin$^®$) oder Antazida (z.B. Maaloxan$^®$) zur Neutralisierung der Magensäure (☞ Pharma-Info 9.53) in Betracht. Dagegen sind Arzneimittel, die den Sphinktertonus senken, z.B. Nitrate oder Kalziumantagonisten, zu vermeiden.

Bei Erfolglosigkeit der konservativen Therapie oder beim Auftreten schwerer Komplikationen wird der Mageneingang operativ eingeengt. Bereits entstandene narbige Verengungen werden aufgedehnt **(Bougierung).**

Soor-Ösophagitis ☞ *16.3.4 und 17.9.3*

Pflege und Patienteninformation

Ebenso wichtig wie Arzneimittel sind folgende Allgemeinmaßnahmen:

- Häufige kleine Mahlzeiten einnehmen
- Nach den Mahlzeiten nicht hinlegen
- In den letzten drei Stunden vor dem Schlafengehen nichts mehr essen
- Mit leicht erhöhtem Oberkörper schlafen, bei bettlägerigen Patienten Kopfteil um mindestens 10 – 15 cm hochstellen
- Antazida (☞ Pharma-Info 9.53) ca. 1 – 2 Stunden *nach* dem Essen oder vor dem Schlafengehen bzw. beim Auftreten von Magenbeschwerden einnehmen
- Übergewichtige Patienten zur Gewichtsreduktion motivieren (senkt den Druck auf den unteren Ösophagussphinkter)
- Beim Bücken den Oberkörper nicht nach unten hängen lassen, stattdessen in die Hocke gehen – das ist auch rückenschonender
- Keine einschneidende Kleidung (z.B. Gürtel, Korsetts) anziehen
- Obstipationsprophylaxe durchführen (Pressen bei der Defäkation erhöht den abdominellen Druck)
- Rauchen einstellen. Nikotin führt über eine Vasokonstriktion zu einer verschlechterten Durchblutung der Ösophagusschleimhaut und vermindert so den Schutz vor der Magensäure.

Einige Ernährungstipps können die Beschwerden lindern. So können sog. „Säurelocker" wie Kaffee, Alkohol und Süßspeisen die Beschwerden auslösen oder verstärken und sollten deshalb vermieden werden. Im Gegenzug sollten vermehrt kohlenhydrat- und fettarme, eiweißreiche Nahrungsmittel auf dem Speiseplan stehen. Sehr günstig sind meist auch Milchprodukte.

9.5.2 Hiatushernie

Hiatushernie: Häufigste Form des *Zwerchfellbruches*. Angeborene oder erworbene Verlagerung von Teilen des Magens durch den Hiatus oesophageus (☞ Abb. 9.3) in den Brustraum (keine Einstülpung des Ösophagus).
Dabei wird der Magen auch als *Bruchorgan*, der Hiatus oesophageus als *Bruchpforte* bezeichnet.

Krankheitsentstehung und Einteilung

Folgende Formen werden unterschieden (☞ Abb. 9.43):

- Die mit 80 % häufigste Form ist die **Gleithernie** (*gastroösophageale Hernie, axiale Hernie*), bei der Kardia und/oder Fundus des Magens zeitweise oder ständig oberhalb des Zwerchfells liegen

- Bei der **paraösophagealen Hernie** liegen Ösophagus und Kardia an normaler Stelle im Brust- bzw. Bauchraum, während sich der Magenfundus neben dem Ösophagus in den Brustraum drängt. Gelegentlich gelangen auch Kolon, Milz, großes Netz oder Dünndarm in den Thoraxraum
- **Mischformen** beider Hernien kommen vor
- Von einem **Upside-down-Magen** spricht man, wenn der gesamte Magen in den Thorax verlagert ist und durch die Fixierung des unteren Ösophagus am Zwerchfell „auf dem Kopf" steht.

Begünstigend auf die Hernienbildung wirken ein anlage- oder altersbedingter Verlust der Bindegewebselastizität und ein erhöhter Druck im Bauchraum, z.B. verstärkte Bauchpresse bei chronischer Obstipa-

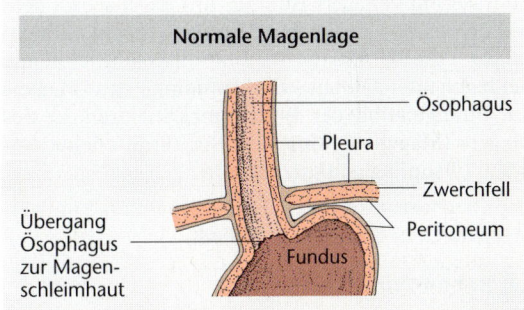
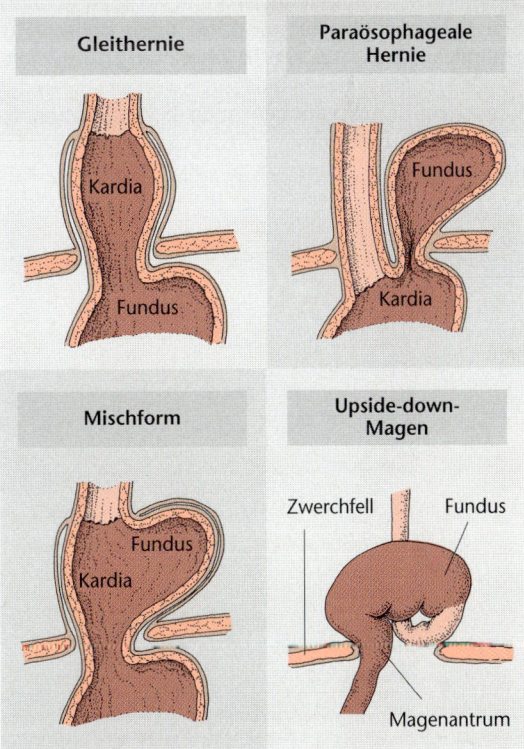

Abb. 9.43: Physiologische Magenlage und Formen der Hiatushernie. [A400-190]

tion, chronischer Husten, lang anhaltendes Erbrechen oder Schwangerschaft.

Symptome, Befund und Diagnostik

Gleithernien bereiten den Patienten meist keine Beschwerden und werden daher oft nur zufällig entdeckt. Unter Umständen tritt eine Refluxösophagitis (☞ 9.5.1) wegen des fehlenden unteren Ösophagusverschlusses auf.

Paraösophageale Hernien betreffen meist Patienten im mittleren Lebensalter und führen zu Völlegefühl, Druckgefühl in der Herzgegend, Schluckbeschwerden oder Luftnot. Refluxösophagitiden treten sehr selten auf (Sphinkterfunktion intakt!).

In Abhängigkeit davon, welche(s) Organ(e) in den Thoraxraum verlagert ist/sind, drohen insbesondere bei der paraösophagealen Hernie Komplikationen: Möglich sind Ulzera mit Perforationsgefahr, blutende Schleimhauterosionen, Einklemmung des Magens mit Strangulation der Blutzufuhr, Stieldrehung des Magens **(Magenvolvulus)** oder Speiseröhreneinklemmung **(Ösophagusinkarzeration).**

Die Diagnose wird durch Endoskopie und Röntgenbreischluck in Kopftieflage gestellt.

Behandlungsstrategie

Gleithernien bedürfen meist keiner Therapie. Tritt eine Begleitösophagitis auf, wird diese konservativ behandelt. Nur selten ist eine Operation erforderlich. Paraösophageale Hernien dagegen werden wegen der möglichen Komplikationen auch bei asymptomatischem Verlauf operiert.

Pflege wie bei Refluxösophagitis ☞ 9.5.1

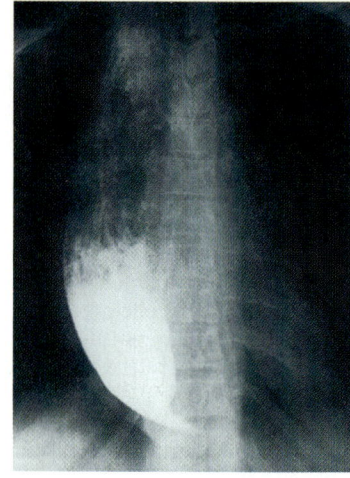

Abb. 9.45: Kontrastmitteldarstellung des Ösophagus (Röntgenbreischluck) bei Achalasie: typische Weinglasform des Ösophagus. [E211-100]

9.5.3 Ösophagusdivertikel

Divertikel: Angeborene oder erworbene, sackartige Schleimhautausstülpung umschriebener Wandbezirke in Ösophagus, Magen (selten), Dünndarm (selten) oder Dickdarm (☞ 9.7.5). Unterschieden werden **echte Divertikel** mit Ausstülpung der *gesamten* Darmwand und **falsche Divertikel** *(Pseudodivertikel),* die als erworbene *Schleimhauthernien* durch Lücken der Muskulatur dringen, z.B. an Durchtrittsstellen von Gefäßen (☞ Abb. 9.69). Häufig entzünden sich Divertikel **(Divertikulitis** ☞ auch 9.7.5).

Ösophagusdivertikel: Ausstülpungen der Speiseröhrenwand. Entstehen entweder durch Druck von innen **(Pulsionsdivertikel)** oder Zug von außen **(Traktionsdivertikel),** z.B. durch Narben nach Entzündungen.

Zenker-Divertikel

Am häufigsten sind die sog. **Zenker-Pulsionsdivertikel** im Halsbereich. Sie sind meist falsche Divertikel.

Zenker-Divertikel machen sich durch Schluckbeschwerden *(Dysphagie* ☞ 9.3.2) und Fremdkörpergefühl im Hals bemerkbar. Typisch ist das nächtliche Zurückströmen *(Regurgitieren)* von unverdauten Speiseresten, sichtbar an den morgendlichen Flecken auf dem Kopfkissen. Dazu kommt ein fauliger Mundgeruch durch die bakterielle Besiedlung der im Divertikel befindlichen Speisereste. Komplikationen entstehen durch Aspiration der nächtlich zurückströmenden Speisereste (Gefahr einer Aspirationspneumonie) und Entzündungen (Divertikulitis) mit erhöhter Perforationsneigung.

Die Diagnose wird durch Ösophagusbreischluck (☞ 9.4.3) und Endoskopie mit gleichzeitiger Biopsie zum Ausschluss maligner Veränderungen gestellt.

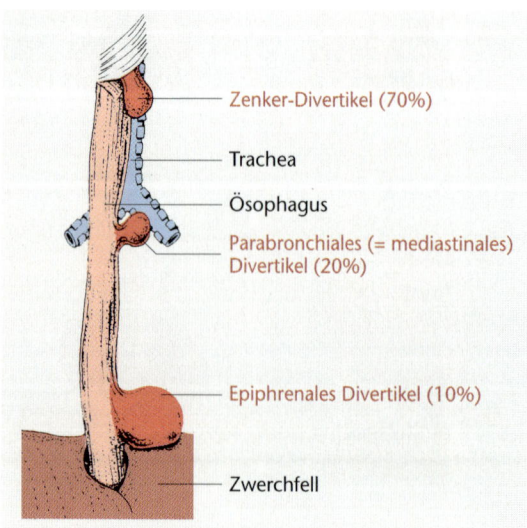

Zenker-Divertikel (70%)

Trachea

Ösophagus

Parabronchiales (= mediastinales) Divertikel (20%)

Epiphrenales Divertikel (10%)

Zwerchfell

Abb. 9.44: Lokalisation der Ösophagusdivertikel. [A300-190]

Die meisten Divertikel bleiben unbemerkt und sind nicht behandlungsbedürftig. Haben die Patienten Beschwerden, werden die Aussackungen operativ entfernt. Bei kleineren Divertikeln ist auch eine endoskopische Abtragung möglich.

9.5.4 Ösophagusmotilitätsstörungen

Bei den **Ösophagusmotilitätsstörungen** ist die Beweglichkeit des Ösophagus gestört. Unterschieden werden eine **hypomotile Form,** die *Achalasie,* und zwei **hypermotile Formen,** der *idiopathische diffuse Ösophagusspasmus* und der *hyperkontraktile Ösophagus.* Übergangsformen kommen vor.

Ösophagus-Achalasie

> 🔳 **Achalasie** (früher auch als *Kardiospasmus* bezeichnet): Unfähigkeit des unteren Ösophagussphinkters zu erschlaffen, mit ungeordneter Peristaltik im unteren und Erschlaffung der Muskulatur im mittleren Ösophagusanteil. Seltene Erkrankung des mittleren Lebensalters.

Ursächlich liegt der Achalasie eine Degeneration von Nervenzellen in der Ösophaguswand zugrunde.

Die Patienten klagen über krampfartige Brustschmerzen und zunehmende Schluckbeschwerden (Dysphagie ☞ 9.3.2) sowohl bei fester als auch bei flüssiger Nahrung. Deshalb essen sie wenig und verlieren an Gewicht. Typisch ist auch hier das nächtliche Zurückfließen unverdauter Speisen in die Mundhöhle.

Die Diagnose wird durch Ösophagusbreischluck, Manometrie und endoskopische Untersuchung gesichert.

Die Behandlung der Wahl besteht meist in der Aufweitung des unteren Ösophagussphinkters durch einen in den Ösophagus eingeführten aufblasbaren Ballonkatheter (**pneumatische Dilatation,** *Ballondilatation*). Eine Alternative ist die Aufdehnung mittels spezieller Dehnsonden (**Bougierung**). Die Behandlung muss in aller Regel nach Monaten bis Jahren wiederholt werden. Bei fehlendem Therapieerfolg kann das Einspritzen von Botulinustoxin (z.B. Dysport®) in den unteren Ösophaguspinkter während einer Endoskopie versucht werden. Das Botulinustoxin hemmt die Freisetzung von Azetylcholin an der motorischen Endplatte und lässt den unteren Ösophagussphinkter erschlaffen. Die Langzeitergebnisse dieser Methode können noch nicht abschließend beurteilt werden. Bei Erfolglosigkeit auch dieses Verfahrens können die verdickten Muskelschichten operativ gespalten werden (**Kardiomyotomie**). Die Behandlung mit Arzneimitteln, z.B. Adalat®, ist nur selten wirksam.

Die Patienten brauchen meist viel Zeit zum Essen und sollten ihre Kost nach der individuellen Verträglichkeit auswählen.

Idiopathischer diffuser Ösophagusspasmus

> 🔳 **Idiopathischer diffuser Ösophagusspasmus:** Kontraktionen des mittleren und unteren Ösophagus ohne propulsive (vorantreibende) Wirkung bei normaler Funktion des unteren Ösophagussphinkters.

Die Patienten haben krampfartige Brustschmerzen ähnlich denen einer Angina pectoris (☞ 6.5.1) sowie eine Dysphagie. Die Diagnose wird durch Manometrie und Ösophagus-Breischluck (divertikelähnliches Bild, *Korkenzieher-Ösophagus*) gestellt.

Als therapeutische Allgemeinmaßnahmen werden langsames Essen, gutes Kauen und Meiden schlecht verträglicher Speisen empfohlen. Medikamentös werden vor allem Kalziumantagonisten (z.B. Adalat® ☞ Pharma-Info 7.52) eingesetzt.

Hyperkontraktiler Ösophagus

> 🔳 **Hyperkontraktiler Ösophagus** *(Nussknacker-Ösophagus):* Abnorm lange oder starke (peristaltische) Kontraktionen des distalen Ösophagus bei regelrechter Funktion des unteren Ösophaguspinkters. Ursache unklar.

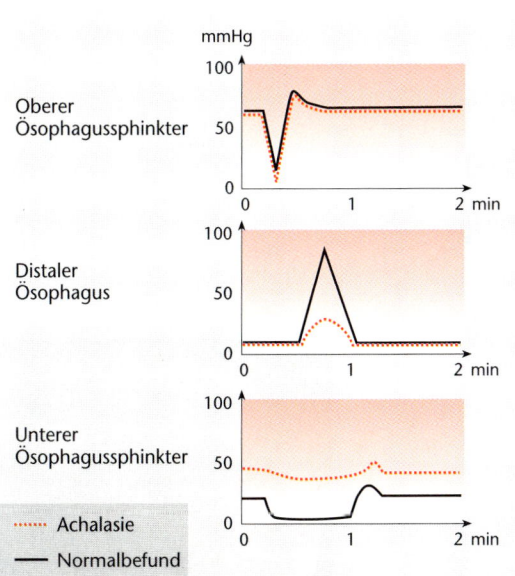

Abb. 9.46: Ösophagus-Manometrie. Normalbefund und Befund bei Achalasie. Bei der Achalasie ist die Kontraktion im distalen Ösophagus vermindert, während der Tonus im unteren Ösophagussphinkter erhöht ist. [L157]

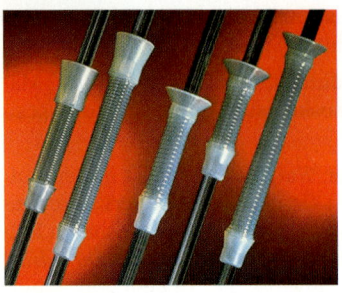

Abb. 9.47: Ösophagusstents verschiedener Längen. Sie werden endoskopisch platziert und verhindern, dass der Tumor in das Lumen hineinwächst. So kann der Patient wieder (festere) Nahrung zu sich nehmen. [V214]

Hauptbeschwerden des Patienten sind Thoraxschmerzen oder Dysphagie. In zwei Drittel der Fälle besteht außerdem ein gastroösophagealer Reflux. Therapeutisch helfen Kalziumantagonisten (z.B. Adalat®) sowie die Allgemeinmaßnahmen der Antirefluxbehandlung (☞ 9.5.1).

9.5.5 Ösophaguskarzinom

Benigne Tumoren der Speiseröhre sind selten. 99 % aller Ösophagustumoren sind maligne.

> 🔲 **Ösophaguskarzinom** *(Speiseröhrenkrebs):* Maligner Speiseröhrentumor (in 95 % Plattenepithelkarzinom), der meist früh das lokale Bindegewebe infiltriert und vorzugsweise lymphogen metastasiert. Vorwiegend an den drei physiologischen Engstellen des Ösophagus lokalisiert (☞ Abb. 9.3). Betrifft vor allem männliche Raucher und Alkoholkranke > 50 Jahre.

⇨ Krankheitsentstehung

Gesicherte Risikofaktoren sind langjähriger Konsum hochprozentiger Alkoholika, Nikotinabusus sowie Achalasie und andere (chronische) Ösophaguserkrankungen. Auch besonders heiße und scharf gewürzte Speisen und bestimmte chemische Substanzen (Nitrosamine) spielen eine Rolle. Allen Risikofaktoren gemeinsam ist die chronische Reizung und Schädigung der Ösophagusschleimhaut.

🔲 Symptome und Untersuchungsbefund

Beim Auftreten der ersten Beschwerden verlegt das Karzinom oft bereits zwei Drittel des Ösophaguslumens. Die Patienten klagen zunächst nur bei festen Speisen über Schluckbeschwerden *(Dysphagie)*, später auch bei weicher Nahrung und Flüssigkeit. Folge ist meist eine unzureichende Nahrungszufuhr mit massivem Gewichtsverlust. Durch den Verschluss des Ösophagus kommt es zur Regurgitation der Nahrung und fauligem Aufstoßen. Eine Infiltration in die Umgebung führt zu Schmerzen hinter dem Sternum und bei Karzinomen des oberen Ösophagus durch Schädigung der Kehlkopfnerven zu Heiserkeit oder Stimm-

losigkeit *(Aphonie).* Bei Infiltration des Tumors in das Tracheobronchialsystem mit Fistelbildung treten Husten und Atemnot auf.

In der körperlichen Untersuchung sind die Halslymphknoten als Zeichen einer lymphogenen Metastasierung oft vergrößert tastbar.

🔍 Diagnostik

Entscheidend sind der Ösophagus-Breischluck und die Endoskopie mit Gewebeentnahme. Zur genauen Stadieneinteilung schließen sich CT, (Endo-)Sonographie, Röntgenaufnahme des Thorax und evtl. Bronchoskopie (Tumorinfiltration in das Tracheobronchialsystem?) an.

🔲 Behandlungsstrategie

Die radikale operative Entfernung des Tumors als einzige Chance des Patienten auf Heilung ist meist nur bei Tumoren im unteren und mittleren Drittel möglich. Für die Operation werden meist sowohl die Brust- als auch die Bauchhöhle eröffnet. Die Operationsletalität dieses Zweihöhleneingriffs ist mit ca. 8 % hoch. Bei fortgeschrittenen Tumoren kann mit Chemotherapie und Bestrahlung versucht werden, den Tumor zu verkleinern *(downstaging),* um die Operationsbedingungen zu verbessern.

Karzinome im oberen Ösophagusdrittel werden primär bestrahlt.

Bei ausgedehntem Tumorwachstum in die Umgebung oder bei Fernmetastasen ist nur eine palliative Therapie möglich, die insbesondere die Nahrungspassage sicherstellen und so die Lebensqualität des Patienten verbessern soll. Durch endoskopische Lasertherapie, oft mit nachfolgender Bestrahlung des Tumors von innen *(Afterloading-Verfahren* ☞ 2.6), oder das operative Einlegen eines Kunststofftubus *(Stent)* wird versucht, das Lumen offen zu halten. Das Legen einer perkutanen endoskopischen Gastrostomie (PEG ☞ 2.3.2) ermöglicht die Nahrungszufuhr auch bei komplettem Verschluss des Ösophagus.

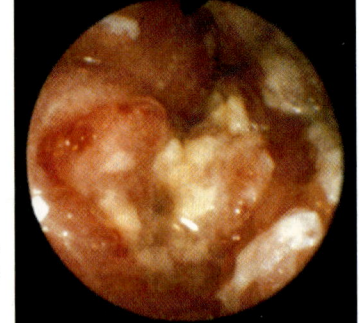

Abb. 9.48: Endoskopischer Befund eines Ösophaguskarzinoms. [E179-168]

Pflege bei Ösophaguskarzinom

Pflege onkologischer Patienten ☞ Kapitel 14

- Viele kleine Mahlzeiten verabreichen und mit reichlich Flüssigkeit einnehmen (lassen). Nach den Mahlzeiten den Patienten zum Umhergehen auffordern (erleichtert den Speiseübertritt in den Magen)
- Die Mahlzeiten mit flüssiger (Zusatz-)Kost (*Formulardiät* ☞ 2.3.1) und Vitaminen ergänzen, um die Ernährungssituation des Patienten zu verbessern
- Ggf. hyperkalorisch parenteral über einen ZVK ernähren.

Prognose

Die Prognose des Ösophaguskarzinoms ist mit einer 5-Jahres-Überlebensrate von ca. 10 % schlecht. Die meisten Patienten sterben bereits nach wenigen Monaten.

9.6 Erkrankungen des Magens

9.6.1 Reizmagen

> **Reizmagen** *(funktionelle Magenbeschwerden, funktionelle Dyspepsie):* Sammelbegriff für funktionelle Oberbauchbeschwerden ohne fassbare organische Ursache.

Patienten mit einem **Reizmagen** leiden unter uncharakteristischen Oberbauchbeschwerden (Druck- und Völlegefühl sowie Schmerzen in der Magengegend), vorzeitigem Sättigungsgefühl, Sodbrennen, Nahrungsmittelunverträglichkeiten und Übelkeit sowie – selten – Erbrechen. Die Symptome bestehen häufig über Monate oder Jahre bei wechselndem Erscheinungsbild, wobei die Beschwerden typischerweise gegen Abend abnehmen und weder zu nächtlichem Erwachen noch zu Gewichtsverlust führen. Oft bessern sich die Beschwerden im Urlaub, wohingegen Stress die Symptome verschlechtert. Die Beschwerden können vielfach nicht sicher von denen eines Reizkolons abgegrenzt werden (☞ 9.7.6).

Die Diagnose ist eine Ausschlussdiagnose. Welche technischen Untersuchungen durchgeführt werden, hängt vom Einzelfall ab, meist empfiehlt sich jedoch zum Ausschluss einer Ulkuskrankheit (☞ 9.6.3) und eines Magenkarzinoms (☞ 9.6.4) neben Laboruntersuchungen und Sonographie auch eine Gastroskopie mit Untersuchung auf Helicobacter pylori.

Sind organische Erkrankungen ausgeschlossen, sollte der Patient über das Krankheitsbild aufgeklärt werden, wobei insbesondere darauf hingewiesen wird, dass das Karzinomrisiko nicht erhöht ist. Nikotin- und Alkoholverzicht, regelmäßige Lebensführung und Ernährung wirken sich in aller Regel günstig aus.

Eine symptomatische, zeitlich begrenzte Medikation z.B. mit Antazida (☞ Pharma-Info 9.53), Metoclopramid (☞ 9.3.1) oder H_2-Antagonisten (☞ Pharma-Info 9.53) kann bei hohem Leidensdruck des Patienten angezeigt sein.

9.6.2 Gastritis

> **Gastritis:** Entzündung der Magenschleimhaut. Führt oft zu **Erosionen** (= fleckförmige, oberflächliche Defekte der Magenschleimhaut) und wird dann als **erosive Gastritis** bezeichnet.

Einteilung

Die Einteilung der Gastritiden ist schwierig. Es beginnt schon damit, dass eine Gastritis durch *histologische* Veränderungen definiert ist, in der Praxis jedoch meist aufgrund *klinischer* oder *endoskopischer* Kriterien von einer Gastritis gesprochen wird. Die früher übliche Einteilung in *akute* und *chronische* Gastritis wird zunehmend angezweifelt, seitdem bekannt ist, dass akute „gastritische" Beschwerden vielfach Ausdruck eines chronischen Geschehens (unterschiedlichster Ursachen) sind. Auch die Einteilung in *erosive* und *nicht-erosive* Gastritis kann nicht ganz befriedigen, da ein und die gleiche Ursache je nach Intensität der Schädigung, Begleiterkrankungen und Disposition des Patienten zu unterschiedlich schweren Schleimhautschädigungen führen kann. Andererseits wird aber eine rein an der *Krankheitsentstehung* orientierte Einteilung insbesondere den Bedürfnissen des klinisch Tätigen nicht gerecht.

An dieser Stelle soll zunächst die Einteilung in akute und chronische Gastritis beibehalten werden, um den Bedürfnissen des klinischen Alltags gerecht zu werden. Die weitere Einteilung der chronischen Gastritis erfolgt aufgrund der therapeutischen Konsequenzen ursachenorientiert.

Akute Gastritis

Die **akute Gastritis** *(akute Magenschleimhautentzündung, Magenverstimmung)* entsteht meist durch übermäßigen Alkohol- und Nikotingenuss, virale oder bakterielle Infektionen oder bakterielle Toxine („Lebensmittelvergiftung" ☞ 17.6.6), stressbedingt durch schwere Verbrennungen, Schock, Sepsis oder Operationen sowie nach Einnahme nichtsteroidaler Antiphlogistika (☞ Pharma-Info 15.21).

Symptome, Befund und Diagnostik

Die Patienten leiden unter Druckgefühl in der Magengegend, Appetitlosigkeit, Übelkeit und Erbrechen. Bei (blutenden) Schleimhauterosionen treten die Symptome der gastrointestinalen Blutung wie Teerstuhl und/oder Hämatemesis (Bluterbrechen) hinzu.

Bei den meisten Patienten reicht eine nicht-invasive Basisdiagnostik (Anamnese, Untersuchung, ggf. Laboruntersuchungen), gekoppelt mit unten dargestellten therapeutischen und pflegerischen Maßnahmen aus (die Diagnose wird also streng genommen nicht gesichert). Bei anhaltender Symptomatik wird gastroskopiert. Bei den Zeichen einer gastrointestinalen Blutung wird baldmöglichst gastroskopiert.

🔩 Behandlungsstrategie und 📋 Pflege

Eine akute Gastritis wird mit Nahrungskarenz über 24 – 36 Stunden (wenn diese vom Patienten nicht toleriert wird, mit Tee und Zwieback) sowie evtl. krampflösenden Arzneimitteln und Antazida (z.B. Maaloxan®) behandelt. Alle nicht unbedingt notwendigen Arzneimittel werden abgesetzt, um den Magen nicht weiter zu belasten. Auf Kaffee, Alkohol und Nikotin muss der Patient verzichten.

Bei Schleimhauterosionen entspricht die Behandlung der des Magenulkus bzw. der gastrointestinalen Blutung.

🔩 Prognose

Die akute Gastritis, etwa bei einem Virusinfekt, hat eine gute Prognose und heilt nach einigen Tagen ohne Folgeschäden aus. Entscheidend für die Prognose insbesondere der erosiven Gastritis sind die Grunderkrankung und die Ursachenbeseitigung.

Infektiöse Gastroenteritis ☞ 17.6.6

Chronische Gastritis

Die **chronische Gastritis** *(chronische Magenschleimhautentzündung)* ist relativ häufig. Sie hat verschiedene Ursachen, wobei die Anfangsbuchstaben der häufigsten Ursachen die sog. **ABC-Klassifikation** ergeben.

Andere Ursachen treten gegenüber diesen drei Formen zahlenmäßig weit zurück.

Typ A: Autoimmungastritis

Die auf Magenkorpus und –fundus beschränkte *Autoimmungastritis* ist mit 2 – 5 % der Gastritiden insgesamt selten. Sie ist gekennzeichnet durch Autoantikörperbildung gegen die salzsäureproduzierenden Belegzellen und den intrinsic factor. Infolgedessen kommt es zu einem Salzsäuremangel im Magensaft **(Anazidität)** und einer *perniziösen Anämie* (☞ 13.6.4).

Von Seiten des Magens hat der Patient meist keine Beschwerden, die Erkrankung zeigt sich in aller Regel durch neurologische und hämatologische Symptome.

Die Diagnose wird durch Endoskopie mit Biopsie gestellt.

Eine spezifische Therapie gibt es nicht. Den Betroffenen wird lebenslang alle drei Monate das fehlende Vitamin B_{12} parenteral verabreicht. Wegen des erhöhten Magenkarzinom- und Karzinoidrisikos (bei Hypergastrinämie ☞ auch 12.10.2) sind außerdem jährliche Gastroduodenoskopien angezeigt.

Typ B: Bakterielle Gastritis

Die *bakterielle Gastritis* ist mit ca. 80 – 85 % der Gastritiden am häufigsten, wobei als Erreger *Helicobacter pylori* (☞ 9.4.6) weit überwiegt. Schätzungsweise 25 % der 25-Jährigen, 50 % der 50-Jährigen und 75 % der 75-Jährigen sind betroffen. Die Gastritis ist meist symptomlos, und erst bei Auftreten von Komplikationen (z.B. Ulkus ☞ 9.6.3) wird nach einer Helicobacter-Besiedelung gesucht. Ob bei Patienten mit einer Helicobacter-pylori-Gastritis ohne Komplikationen eine Helicobacter-Eradikationstherapie (☞ 9.6.3) erfolgen soll, ist nach wie vor strittig, sie wird aber zunehmend befürwortet.

Typ C: Chemisch-toxische Gastritis

Die *chemisch-toxische Gastritis* (10 – 15 %) ist z.B. durch die Einnahme nichtsteroidaler Antiphlogistika oder einen Gallereflux bedingt. Die Diagnose wird endoskopisch gestellt.

Therapeutisch wird wenn irgend möglich die Ursache beseitigt.

> 👌 Bis zu 50 % aller länger andauernd mit nichtsteroidalen Antiphlogistika (NSAR) behandelten Patienten zeigen endoskopisch Magenschleimhautschädigungen. Häufig bereiten diese dem Patienten nur wenig Beschwerden (schmerzlindernde Wirkung der NSAR) und zeigen sich erst durch eine evtl. lebensbedrohliche obere Gastrointestinalblutung (☞ 9.3.6).

9.6.3 Peptisches Ulkus, Ulkuskrankheit

> 📖 **Ulkus** *(Geschwür):* Ein durch Verdauungssäfte entstandener Schleimhautdefekt, der im Gegensatz zur *Erosion* auch die Muscularis mucosae der Schleimhaut durchbricht. Am häu-

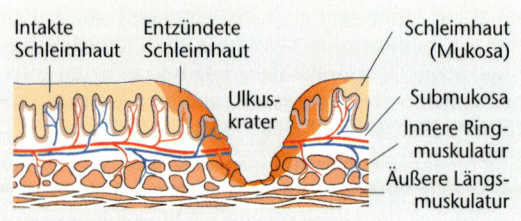

Abb. 9.49: Schematische Darstellung eines Geschwürs (Ulkus). Der Gewebsdefekt in dieser Abb. reicht tief und hat die Submukosa und die innere Ringmuskulatur erfasst. [A400-190]

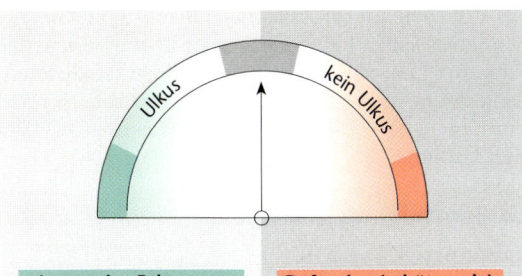

Aggressive Faktoren, Risikofaktoren

- Helicobacter-Bakterien
- Magensäure und Pepsin
- Gallensäurehaltiger Duodenalsaft
- Bestimmte Medikamente (Glukokortikoide, nicht-steroidale Antiphlo-gistika, ASS)
- Nikotin
- Unguter körperlicher und psychischer Stress
- Familiäre Disposition

Defensive (schützende) Faktoren

- Aktive Bikarbonat-sekretion (Bikarbonat [HCO_3^-] neutralisiert Magensäure, die in die Schleimschicht über der Mukosaoberfläche eindringt)
- Gut durchblutete Magenschleimhaut
- Ausreichende Bildung von Magenschleim

Abb. 9.50: Faktoren, die zur Ulkusentstehung im Magen beitragen oder die Magenschleimhaut davor schützen.

figsten entwickeln sich die Ulzera im Magen (**Ulcus ventriculi**, *Magengeschwür*) und im Duodenum (**Ulcus duodeni**, *Zwölffingerdarmgeschwür*), selten im Ösophagus durch gastro-ösophagealen Reflux oder, vor allem beim Magenoperierten, im Jejunum. Treten über Jahre immer wieder Ulzera auf, handelt es sich um die chronisch-rezidivierende **Ulkuskrankheit.**

⇨ Krankheitsentstehung

Der Ulkusentstehung liegt letztlich ein Ungleichgewicht zwischen *aggressiven* (die Schleimhaut angreifenden) und *defensiven* (die Schleimhaut schützenden) Faktoren zugrunde. Als Hauptfaktoren gelten dabei heute:

- Eine Besiedelung mit Helicobacter pylori. Fast alle Patienten mit einem Duodenalulkus und 75 % der Patienten mit einem Magenulkus weisen eine Besiedelung der Magenschleimhaut mit Helicobacter pylori auf. Wird von der Gesamtzahl der Patienten mit Magenulkus die Anzahl der Patienten mit einem Zollinger-Ellison-Syndrom und der mit nichtsteroidalen Antphlogistika Behandelten abgezogen, ergibt sich auch hier eine erheblich höhere Quote. Die Helicobacter-Besiedelung alleine führt aber nicht zu einem Ulkus – viele Erwachsene sind infiziert, ohne jemals an einem Ulkus zu erkranken. Es müssen also noch weitere Faktoren hinzutreten
- Die Einwirkung von Magensäure. Nach wie vor gilt „ohne Säure kein Ulkus". Allerdings können die

Magensäurespiegel durchaus normal, ja sogar vermindert sein
- Die Einnahme nichtsteroidaler Antiphlogistika (☞ Pharma-Info 15.21). Hier wird die ulkusfördernde Wirkung auf eine Hemmung der (schützenden) Prostaglandinsynthese im Magen, eine lokale Durchblutungsminderung sowie eine direkte zellschädigende Wirkung zurückgeführt.

Sonderform: Stressulkus

Als Sonderform wird meist das Stressulkus abgegrenzt, das bei Schwerkranken durch die akute physische und psychische Stress-Situation auftritt.

▣ Symptome und Untersuchungsbefund

Im Vordergrund stehen unspezifische Beschwerden wie Schmerzen im Oberbauch (je nach Ulkuslokalisation direkt oder lange nach den Mahlzeiten), Übelkeit, Appetitlosigkeit, Völlegefühl, Nahrungsmittelunverträglichkeit und Gewichtsverlust. Der körperliche Untersuchungsbefund ist bis auf einen eventuellen Druckschmerz meist unauffällig.

Ulkusformen

- **Ulcus ventriculi:** Betrifft meist ältere Menschen. Keine Geschlechterdifferenz. Häufigste Lokalisation im Antrum und an der kleinen Kurvatur. Gefahr der Verwechslung mit ulzeriertem Magenkarzinom! *Symptome:* Oft asymptomatisch. Sonst typischer Sofortschmerz im Oberbauch *direkt nach* einer Mahlzeit. Druckschmerz im Epigastrium
- **Ulcus duodeni:** 2 – 3-mal häufiger als Magenulkus. Meist jüngere Menschen betreffend (Männer häufiger als Frauen). Vermehrte Produktion von Magensäure, evtl. infolge einer zu starken Gastrinsekretion aufgrund der Helicobacter-pylori-Infektion. *Symptome:* Oft asymptomatisch. Sonst *Spät-* oder *Nüchternschmerzen* im Oberbauch (besonders nachts wegen langer Nüchternphase), die sich durch Nahrungsaufnahme schnell bessern.

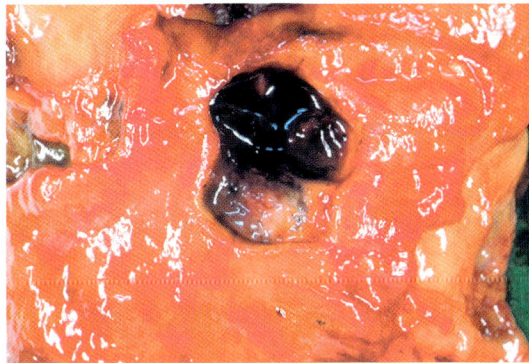

Abb. 9.51: OP-Präparat eines Ulcus duodeni. Im Ulkuskrater liegt noch ein dickes Blutkoagel. Die Blutungen aus einem Ulkus können bis zu mehreren Litern betragen. [M207]

Ulkuskomplikationen

Da viele Patienten (zunächst) kaum oder gar keine Beschwerden haben, wird das Ulkus nicht selten erst nach Auftreten von Komplikationen erkannt.

Die wichtigsten Ulkuskomplikationen sind (☞ auch Tab. 9.52):

- Blutung
- Perforation (Durchbruch des Ulkus)
- Penetration (Einbrechen des Ulkus in benachbarte Organe)
- Pylorusstenose (narbige Verengung des Magenausgangs)
- Bei Magenulzera maligne Entartung, v.a. bei Helicobacter-Besiedelung. Die Häufigkeit dieser Komplikation ist allerdings umstritten.

🔎 Diagnostik

Die Diagnose wird durch Gastroduodenoskopie mit Biopsie gesichert. Wichtig sind ein Karzinomausschluss (Biopsie) und die Klärung, ob eine Besiedelung mit Helicobacter pylori vorliegt.

Bei Verdacht auf ein **Zollinger-Ellison-Syndrom,** bei dem ein Gastrin bildender Tumor über eine massive Steigerung der Magensäuresekretion zu rezidivierenden Ulzera auch in tieferen Dünndarmabschnitten führt (☞ auch 12.10.2), wird der Gastrinspiegel im Blut bestimmt.

🔲 Behandlungsstrategie

Konservative Therapie

Für viele Patienten ist eine medikamentöse Therapie ausreichend, wobei die Behandlung davon abhängt, ob Helicobacter pylori (☞ 9.4.6) nachgewiesen werden konnte oder nicht.

Bei Helicobacter-Besiedelung wird eine Keimausrottung versucht. Die Studien zu einer solchen **Eradikationstherapie** sind noch nicht abgeschlossen. Empfohlen werden zurzeit *einwöchige* Schemata, die aus drei Arzneimitteln **(Tripel-Therapie)** bestehen, und zwar einem Protonenpumpenhemmer (☞ Pharma-Info 9.53) und zwei Antibiotika (Clarithromycin in unterschiedlicher Dosierung und Metronidazol oder

Komplikationen und Symptome	(Sofort-)Maßnahmen
Akute Blutung	
• Hämatemesis (Bluterbrechen) • Teerstuhl • Volumenmangel • Schock	• Überwachung von RR, Puls, Atmung und Bewusstsein • Notfallendoskopie mit endoskopischer Blutstillung • Möglichst Flachlagerung des Patienten • Legen einer Magensonde zur Entlastung bei gestautem Magensaft oder Blutungen • Medikamentöse Säurehemmung (Protonenpumpenhemmer) • Ggf. Transfusion bzw. Infusion von Plasmaexpandern, bis Blut verfügbar ist • Nahrungskarenz • Infusionstherapie • ZVD-Messung • Wenn Blutung nicht gestillt werden kann: Notoperation
Chronische Blutung	
• Teerstuhl • Anämie	• Ggf. Transfusion
Perforation	
• Brettharter Bauch (Peritonitis) • Tachykardie • Kreislaufschock	• Vitalzeichenkontrolle • Nahrungskarenz • Schockbekämpfung (☞ 7.6), evtl. Plasma- oder Blutersatz • Sofortige Notoperation • Hochdosiert Antibiotika
Penetration in umliegende Organe	
• Anhaltende, starke, bohrende Schmerzen (oft bis in den Rücken und die linke Schulter)	• Überwachung (RR, Puls, Temperatur, Schmerzverlauf) • Nahrungskarenz • Infusionstherapie (☞ 2.5) • Meist Operation erforderlich
Pylorusstenose	
• Langsame Entwicklung • Völlegefühl, Übelkeit, Erbrechen • Gewichtsverlust	• Legen einer Magensonde zur Magenentleerung • Parenterale Ernährung (☞ 2.3.3) • Hemmung von Säuresekretion und Motorik (Anticholinergika) • Operation

Tab. 9.52: Ulkuskomplikationen und (Sofort-)Maßnahmen. Weitere diagnostische und therapeutische Maßnahmen ☞ Text.

Amoxicillin). Im Vergleich zu früheren, mehrwöchigen Schemata brechen weniger Patienten die Behandlung vorzeitig ab, die Erfolgsrate beträgt über 80 %.

Helicobacter pylori wird nicht nur mit der Entstehung von Gastritis und Ulkuskrankheit, sondern auch mit der Entwicklung eines Magenkarzinoms (☞ 9.6.4), eines MALT-Lymphoms des Magens (☞ 9.9.5) und des Ménétrier-Syndroms (☞ 9.9.6) in Zusammenhang gebracht. Vor diesem Hintergrund ist auch die Diskussion um die Behandlungsbedürftigkeit *symptomloser* Helicobacter-Träger zu sehen. Heute sind die meisten Mediziner der Ansicht, dass bei Patienten mit positivem Helicobacter-Status und Beschwerden stets eine Eradikation anzustreben ist, Reihenuntersuchungen beschwerdefreier Personen auf das Vorliegen von Helicobacter pylori mit nachfolgender Behandlung aber nicht erforderlich sind. An einer Impfung gegen Helicobacter pylori wird gearbeitet.

Liegt keine Helicobacter-Besiedelung vor, stützt sich die Therapie heute vor allem auf die Gabe von Protonenpumpenhemmern zur Hemmung der Säuresekretion über 4 – 6 Wochen. Alternativ kommen H_2-Antagonisten (☞ Pharma-Info 9.53) in Betracht.

Ulkusbegünstigende Arzneimittel (z.B. Antiphlogistika, Glukokortikoide) werden möglichst abgesetzt.

Bei einem Ulcus ventriculi wird der Behandlungserfolg durch Kontrollgastroskopien mit abermaligen Biopsien zum sicheren Karzinomausschluss überprüft (etwa alle vier Wochen bis zur endgültigen Ulkusabheilung). Beim Ulcus duodeni sind Kontrollendoskopien nicht erforderlich, hier kann der Therapieerfolg der Eradikationstherapie durch einen nichtinvasiven Atemtest kontrolliert werden.

Rezidive können oft auf gleiche Weise angegangen werden. Bei häufigen Rezidiven, nach Komplikationen oder bei zwingend erforderlicher Einnahme ulkusfördernder Arzneimittel, muss eine Rezidivprophylaxe mit H_2-Antagonisten in halber Dosierung oder eine Operation erwogen werden.

Ulkusblutungen erfordern stets eine stationäre Aufnahme des Patienten. 80 % aller Ulkusblutungen kommen spontan zum Stillstand. Ansonsten wird versucht, die Blutung während der zur Diagnostik ohnehin notwendigen Ösophago-Gastro-Duodenoskopie zu stoppen. Dazu unterspritzt der Arzt das Ulkus mit Adrenalin und ggf. mit einem speziellen Verödungsmittel. Alternativ kommen eine Elektro- oder Laserkoagulation oder die Anwendung von Fibrin- oder Gewebekleber in Frage. Ist die Blutung durch diese Maßnahmen nicht in den Griff zu bekommen, muss operiert werden.

Operative Ulkusbehandlung

Eine Operation ist bei Nichtansprechen auf die medikamentöse Therapie, häufigen Rezidiven und Ulkuskomplikationen erforderlich.

⊘ Pharma-Info 9.53 Ulkustherapeutika

Viele Patienten mit Magen- und Duodenalulzera können heute ausschließlich mit Arzneimitteln behandelt werden. Folgende Substanzgruppen zählen zu den **Ulkustherapeutika:**

Protonenpumpenhemmer

Protonenpumpenhemmer (kurz *PPH, PPI*) wie beispielsweise Omeprazol (etwa Antra®, Gastroloc®) oder Lansoprazol (etwa Lanzor®) *vermindern die Säuresekretion* durch Hemmung des Enzyms H^+/K^+-ATPase, ein Schlüsselenzym für den Protonentransport der Belegzelle der Magenschleimhaut. Sie sind heute Substanzen der ersten Wahl bei Magen- und Duodenalulzera sowie Refluxösophagitis und mittlerweile auch für die Langzeittherapie zugelassen. Wichtigste Nebenwirkungen sind gastrointestinale Symptome (Durchfall oder Obstipation, Blähungen) und Blutbildveränderungen. Bei hochdosierter intravenöser Gabe wurden Sehstörungen bis hin zur Erblindung durch Schädigung des Sehnerven beschrieben. Protonenpumpenhemmer sollen vor dem Essen eingenommen werden.

Histamin-H_2-Antagonisten

Histamin-H_2-Antagonisten (*H_2-Blocker*) haben noch vor wenigen Jahren sowohl in der akuten Ulkustherapie als auch in der Rezidivprophylaxe eine Vorrangstellung eingenommen, werden aber mittlerweile zunehmend von den Protonenpumpenhemmern verdrängt. Ihre Domäne ist heute insbesondere die Stressulkus- und Rezidivprophylaxe. H_2-Antagonisten *vermindern die Magensäureproduktion*, indem sie die Histamin-H_2-Rezeptoren der Belegzellen blockieren. Die wichtigsten Substanzen sind Ranitidin (z.B. Sostril®, Zantic®), Famotidin (z.B. Ganor®, Pepdul®), Nizatidin (z.B. Gastrax®) und Roxatidin (z.B. Roxit®). Für die Patienten ist von Vorteil, dass meist eine Tageseinzeldosis am Abend ausreicht.

Die Hauptnebenwirkungen der H_2-Antagonisten sind allergische Reaktionen, gastrointestinale Symptome (z.B. Durchfall), Müdigkeit, Kopfschmerzen und Schwindel. Seltener sind ein Anstieg des Serumkreatinins oder der Leberwerte sowie bei längerer Anwendung eine Gynäkomastie (Vergrößerung der männlichen Brust) und Libidostörungen.

Antazida

Antazida *neutralisieren* die bereits gebildete *Magensäure*. Sie enthalten meist Aluminium- oder Magnesiumhydroxid oder Karbonatverbindungen. Sie sind als Gel, Suspension oder (Kau-)Tabletten in großer Anzahl auf dem Markt (z.B. Maaloxan®, Riopan®). Aluminiumhaltige Präparate wirken eher obstipierend, magnesiumhaltige dagegen laxierend.

Die Präparate sind ein bis zwei Stunden *nach* den Mahlzeiten und ggf. – bei längerer Essenspause – noch einmal nach drei Stunden einzunehmen. Andere Arzneimittel sollten mit einem Sicherheitsabstand von einer Stunde zu den Antazida verabreicht werden, da ansonsten deren Resorption beeinträchtigt werden kann. Die Bedeutung der Antazida ist in den letzten Jahren stark zurückgegangen, sie werden heute in erster Linie bei einer akuten Gastritis, beim Reizmagen oder als Bedarfsmedikation bei leichten Refluxbeschwerden eingesetzt.

Schutzfilmbildner

Schutzfilmbildner, z.B. Sucralfat (etwa in Ulcogant®) überziehen die Magenschleimhaut mit einem dünnen Film, der sie vor der aggressiven *Magensäure schützt* und etwa sechs Stunden auf dem Ulkusgrund haftet. Die Hauptnebenwirkung besteht in einer (gelegentlichen) Obstipation.

Schutzfilmbildner werden möglichst auf leeren Magen eine Stunde vor einer Mahlzeit gegeben, Wasser kann nachgetrunken werden. Antazida und H_2-Antagonisten sollten nicht zeitgleich zu den Schutzfilmbildnern, sondern wegen möglicher Wirkungsbeeinträchtigung um ca. eine Stunde versetzt gegeben werden.

Antibiotika

Antibiotika wie Amoxicillin und Clarithromycin sind mittlerweile bei der *Bekämpfung der Helicobacter-pylori-Besiedelung* obligatorisch. Details zu den Antibiotika finden sich in Pharma-Info 17.29.

Wismutpräparate

Wismutpräparate (z.B. Jatrox®) waren die ersten wirksamen Arzneimittel *zur Bekämpfung der Helicobacter-pylori-Bakterien* und sind auch heute noch in einigen Schemata zu finden. Sie werden $1/2 - 1$ Stunde vor den Mahlzeiten eingenommen. Der Patient muss wissen, dass sich der Stuhl durch das Arzneimittel schwarz verfärbt (Verwechslungsmöglichkeit mit Teerstuhl) und sich – je nach Präparat und Art der Einnahme – auch Zunge, Zahnfleisch und Zahnprothesen vorübergehend verfärben können.

Anticholinergika

Anticholinergika, allen voran Pirenzepin (z.B. Gastrozepin®), *hemmen die Magensäuresekretion,* indem sie die Rezeptoren besetzen, die der Überträgerstoff des N. vagus (Azetylcholin) benötigt, um die Belegzellen zur Magensäuresekretion zu stimulieren. Da sie nicht nur den N. vagus, sondern auch andere Nerven des parasympathischen Systems hemmen, entstehen für den Patienten bei höherer Dosierung unangenehme Nebenwirkungen wie Mundtrockenheit, Akkomodationsstörungen, Blasenentleerungsstörungen oder Tachykardie. Bei Patienten mit erhöhtem Augeninnendruck, Prostatavergrößerung oder gastroösophagealem Reflux (☞ 9.5.1) dürfen sie nicht gegeben werden. Anticholinergika werden heute kaum noch in der Ulkusprophylaxe oder -therapie eingesetzt.

⊞ Pflege bei Ulkuskrankheit

> **◉ Krankenbeobachtung und Dokumentation**
> - Vitalzeichen (Schock?)
> - Erbrochenes (Hämatemesis?)
> - Stuhl (Teerstuhl?)
> - Schmerz (Plötzlich? In den Rücken ausstrahlend? Schmerzverlauf?).

⬛ Prognose

Vor Verfügbarkeit der Eradikationstherapie war die Rezidivrate hoch (bei Duodenalulzera bis 80 %), die Prognose für die Mehrzahl der Patienten dank der Fortschritte der konservativen Therapie (H_2-Blocker) aber dennoch gut. Neuere Studien zeigen ein erhebliches Absinken der Rezidivrate durch die heute durchgeführte Helicobacter-Eradikationstherapie.

9.6.4 **Magenkarzinom**

MALT-Lymphom ☞ 9.9.5

> **⊡ Magenkarzinom** *(Magen-Ca, Magenkrebs):* Maligner Tumor des Magens, meist Adenokarzinom. Betrifft vor allem Männer im 50. – 70. Lebensjahr. Trotz abnehmender Häufigkeit in Deutschland zurzeit sechsthäufigstes Malignom.

Formen und Metastasierung

Frühkarzinom: Auf Mukosa und Submukosa beschränkt. Sehr gute Prognose (5-Jahres-Überlebensrate > 90 %).

Fortgeschrittenes Karzinom: Über die Submukosa hinausgehend. Meist im Antrum an der kleinen Kurvatur gelegen. Schlechte Prognose (nach Radikal-OP

5-Jahres-Überlebensrate ca. 25 %), wobei die Prognose auch vom Wachstumstyp abhängt.

Metastasierung: Vor allem in Leber, Lunge, Knochen, Gehirn und ins große Netz, bei weit fortgeschrittenen Karzinomen im sog. *Virchow-Lymphknoten* (tastbar oberhalb des linken Schlüsselbeins).

⇨ Krankheitsentstehung

Bekannte Risikofaktoren sind:
- Magenvorerkrankungen, z.B. chronische Gastritis vom Typ A (☞ 9.6.2), Magenpolypen (-adenome) oder Zustand nach Magenresektion
- Familiäre Disposition
- Nationalität (z.B. Japaner, wahrscheinlich ernährungsbedingt)
- Nikotin- und Alkoholabusus
- Nitrosamine in der Nahrung, z.B. in Fleisch- und Wurstwaren sowie Käse, z.T. auch im Bier
- Besiedelung des Magens mit *Helicobacter pylori*.

▣ Symptome und Untersuchungsbefund

⋓ Typische Magenkrebssymptome gibt es nicht! Alle Symptome des Magenkarzinoms entsprechen denen der gutartigen Magenleiden.

Das **Magenkarzinom** bereitet dem Patienten lange Zeit keine oder nur unspezifische Beschwerden („empfindlicher Magen"). Meist klagen die Kranken erst in späten Stadien über Gewichtsabnahme, Leistungsknick, Schmerzen, Übelkeit und evtl. Abneigung gegenüber bestimmten Speisen (häufig Fleisch

Typ	I	II	III	IV
Wachstum	polypös	schüsselförmig	ulzerierend/ infiltrierend	diffusinfiltrierend (szirrhös)
Häufigkeit Prognose	5 % rel. gut	35 % rel. gut	50 % schlecht	10 % schlecht

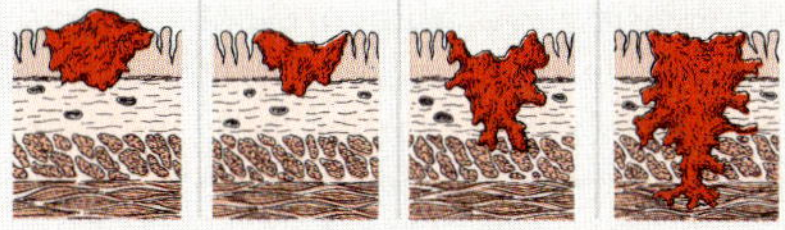

Abb. 9.54: Die Prognose eines fortgeschrittenen Magenkarzinoms hängt auch von seinem Wachstumstyp ab. [A300-157]

und Wurst). Bei einer Lokalisation des Tumors am Mageneingang treten Dysphagie (☞ 9.3.2), bei Lokalisation am Magenausgang Magenentleerungsstörungen mit Völlegefühl und evtl. (Blut-)Erbrechen hinzu. Chronische Blutverluste (Teerstuhl) können zu einer Anämie mit entsprechenden Symptomen (☞ 13.6.1) führen.

🔎 Diagnostik

An erster Stelle steht die Gastroskopie mit Biopsie, welche die Röntgen-Kontrastmitteldarstellung (MDP ☞ 9.4.3) weitgehend verdrängt hat. Endosonographie, Sonographie und CT des Abdomens, Knochenszintigramm und Röntgenaufnahme des Thorax dienen der Bestimmung der Tumorausdehnung (Staging) und der Metastasensuche. Geeignete Tumormarker (☞ 14.4.2) sind CEA, CA 19 – 21 und CA 72-4. Sie sind zwar nicht bei allen Patienten mit einem Magen-

TNM-Klassifikation		Stadieneinteilung	
Tis	Carcinoma in situ (d.h. Basalmembran noch nicht durchbrochen)	Stad. I a	T1 N0 M0
T1	Infiltration beschränkt auf Mukosa und Submukosa	Stad. I b	T1 N1 M0 oder T2 N0 M0
T2	Infiltration der Muskularis oder der Subserosa	Stad. II	T1 N2 M0 oder T2 N1 M0 oder T3 N0 M0
T3	Infiltration der Serosa (= des viszeralen Peritoneums)		
T4	Infiltration von Nachbarstrukturen (z.B. Milz, Colon transversum, Leber, Zwerchfell, Pankreas)	Stad. III a	T2 N2 M0 oder T3 N1 M0 oder T4 N0 M0
N0	Keine perigastrischen LK befallen		
N1	Perigastrische LK in einer Entfernung von weniger als 3 cm vom Primärtumor befallen	Stad. III b	T3 N2 M0
N2	Perigastrische LK in einer Entfernung von mehr als 3 cm vom Primärtumor, entlang der A. lienalis, des Truncus coeliacus oder der A. hepatica befallen	Stad. IV	T1 – 3 N3 M0 oder T4 jedes N M0 oder Jedes T jedes N M1
N3	Nicht definiert		
M0	Keine Fernmetastasen		
M1	Fernmetastasen		
LK = Lymphknoten			

Tab. 9.55: TNM-Klassifikation und Stadieneinteilung beim Magenkarzinom.

karzinom erhöht, ermöglichen aber eine spätere Verlaufskontrolle.

Behandlungsstrategie

Die einzige Erfolg versprechende Therapie ist bisher die weitgehende oder vollständige operative Entfernung des Magens (**Magenresektion** bzw. **Gastrektomie**). Zunehmend werden auch sog. *multimodale* Therapiekonzepte erprobt, z.B. bei primär inoperablen Tumoren die Verkleinerung des Tumors durch Radiotherapie mit nachfolgender Operation. Nach einer Gastrektomie müssen Vitamin B_{12} und Pankreasenzyme lebenslang ersetzt werden.

Palliativmaßnahmen zur Verbesserung der Nahrungspassage sind die endoskopische Abtragung des Tumors mit einer *Diathermieschlinge* (Hochfrequenzwärme ☞ Abb. 9.71), die Lasertherapie oder die Einlage einer Dünndarm-Ernährungssonde (☞ 2.3.2).

Pflege ☞ 9.2, Kapitel 14

9.7 Erkrankungen des Dünn- und Dickdarms

9.7.1 Ileus

> ⊡ **Ileus:** Lebensbedrohliches Krankheitsbild mit Unterbrechung der Dünn- oder Dickdarmpassage durch ein mechanisches Hindernis (**mechanischer Ileus**) oder eine Darmlähmung (**paralytischer Ileus**).

Umgangssprachlich werden beide Formen des Ileus als „Darmverschluss" bezeichnet, obwohl ein Verschluss nur beim mechanischen Ileus vorliegt.

⇨ Krankheitsentstehung

- Der **mechanische Ileus** entsteht durch Verengung des Darmlumens durch Tumoren, Polypen, Fremdkörper oder Kompression von außen, z.B. durch Verwachsungen *(Briden-* oder *Adhäsionsileus).* Sonderform des mechanischen Ileus ist der **Strangulationsileus,** bei dem *zusätzlich* die Blutversorgung der Darmwand durch eine Abschnürung oder Verdrehung der Mesenterialgefäße unterbrochen ist
- Ein **paralytischer Ileus** *(Darmparalyse)* tritt vor allem bei schweren Entzündungen im Bauchraum (z.B. Pankreatitis oder Peritonitis) sowie reflektorisch nach Bauchoperationen *(Darmatonie)* oder Verletzungen auf, kann aber auch durch Gallen- oder Nierenkoliken, Stoffwechselentgleisungen (z.B. Urämie, Kaliummangel), hormonell (z.B. in der Schwangerschaft), vaskulär (z.B. bei reinem Darmarterienverschluss ohne mechanische Komponente) oder durch eine Überdosierung von Psychopharmaka bedingt sein.

Im weiteren Krankheitsverlauf wird die Darmwand immer mehr gedehnt und aufgrund verschiedener Mechanismen immer schlechter durchblutet; letztlich resultieren ein Kreislaufschock und eine sekundäre Peritonitis.

▣ Symptome und Untersuchungsbefund

Gemeinsame Symptome und Untersuchungsbefunde beider Ileusformen sind:

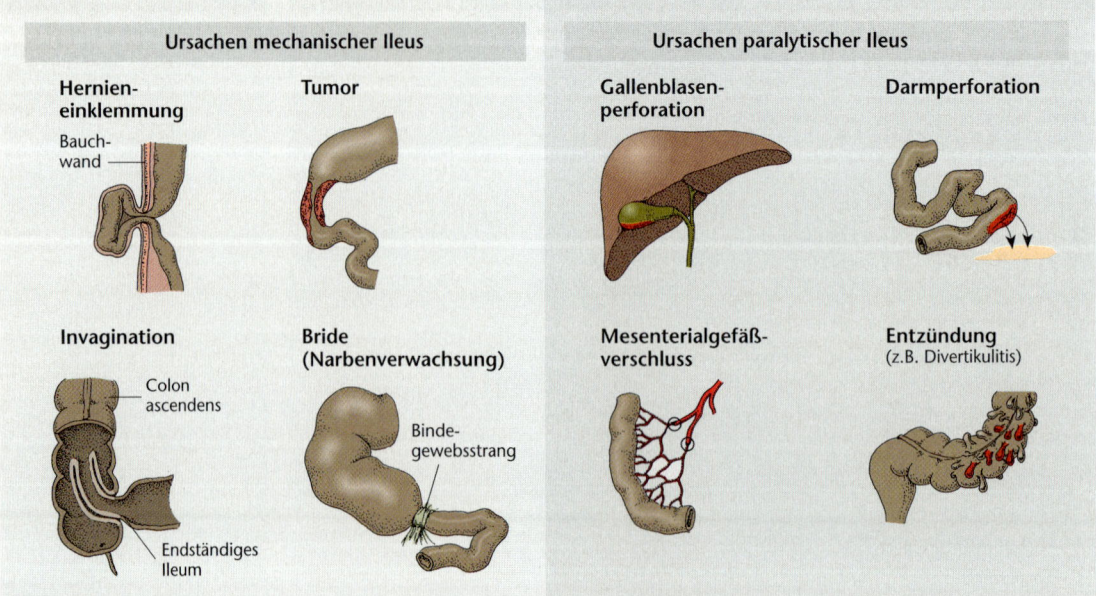

Abb. 9.56: Häufige Ursachen des mechanischen und des paralytischen Ileus. [A400-190]

Mechanischer Ileus	Paralytischer Ileus
Krampfartige Schmerzen durch Hyperperistaltik	Meist nur Druckgefühl
Stuhl-/Windverhalt bei Dickdarm- und tiefem Dünndarmileus	Stuhl-/Windverhalt
• Bei Auskultation Stenoseperistaltik (Darmmuskulatur kämpft gegen die Stenose an): „metallische", „spritzende", „hochgestellte" oder „klingende" Darmgeräusche • Nach Stunden bis Tagen Fehlen von Darmgeräuschen (Ermüdung der Darmmuskulatur)	Bei Auskultation Fehlen von Darmgeräuschen („Totenstille")

Tab. 9.57: Unterscheidung von mechanischem und paralytischem Ileus.

- **Übelkeit und Erbrechen,** bei fortgeschrittenem, unbehandeltem Ileus auch Kot-Erbrechen durch Stauung des Dünndarminhalts in den Magen (**Miserere**)
- **Meteorismus**
- **Volumenmangel/-schock:** Durch die fehlende Rückresorption von Verdauungssäften verbleiben mehrere Liter Flüssigkeit im Darmlumen. Zusätzlich Flüssigkeitsverlust durch Erbrechen
- Evtl. Fieber, Tachykardie, Leukozytose.

Anhand der Symptome und Befunde in Tab. 9.57 ist die Unterscheidung von mechanischem und paralytischem Ileus möglich.

Diagnostik

Die Röntgenaufnahme des Abdomens zeigt typisch aufgeblähte Darmschlingen mit Flüssigkeitsspiegeln. Der Ursachenklärung dienen Sonographie (Pankreatitis? Gallensteine? Harnaufstau?) sowie evtl. eine Kontrastmitteluntersuchung des Darmes mit wasserlöslichem Kontrastmittel (Darmstenose?) oder eine Angiographie der Bauchgefäße (Gefäßverschluss?). Die Blutuntersuchung trägt zwar meist nicht viel zur Ursachenfindung bei, dient aber der Diagnose von Komplikationen wie etwa Elektrolytstörungen und ist zur Operationsvorbereitung erforderlich.

Behandlungsstrategie

Ein *mechanischer Ileus* erfordert in der Regel eine rasche Operation.

Beim *paralytischen Ileus* wird nur dann operiert, wenn ein Mesenterialarterienverschluss oder eine Peritonitis vorliegt. Ansonsten wird der paralytische Ileus unter Berücksichtigung der Grunderkrankung konservativ behandelt.

Die *konservative Behandlung* umfasst Nahrungskarenz, Legen einer Magen- und/oder Duodenalsonde und Absaugen des gestauten Sekrets, die Anregung der Peristaltik durch Arzneimittel (z.B. Prostigmin® i.v., Bepanthen® i.v.), ggf. abführende Maßnahmen, die Korrektur des Flüssigkeits- und Elektrolythaushaltes durch Volumensubstitution und evtl. Antibiotikagabe.

> ⚠ **Vorsicht!**
> Beim paralytischen Ileus keine Analgetika oder Spasmolytika vor Diagnosesicherung geben, da sonst das klinische Bild verschleiert und die Diagnose erschwert wird.

🛏 Pflege bei Ileus

Zu den pflegerischen Maßnahmen gehören:
- Kontrolle von Vitalzeichen und Ausscheidungen, Frage nach Schmerzen (Zeitabstände abhängig vom Zustand des Patienten)

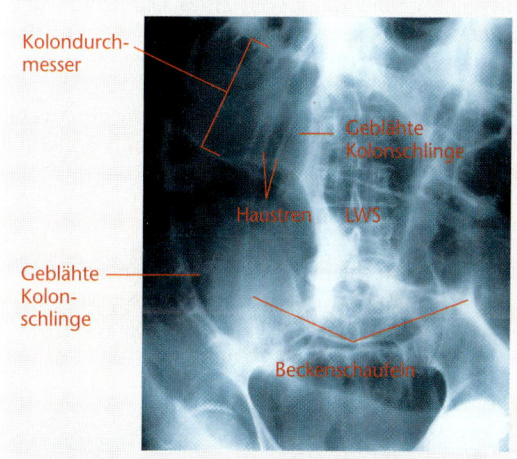
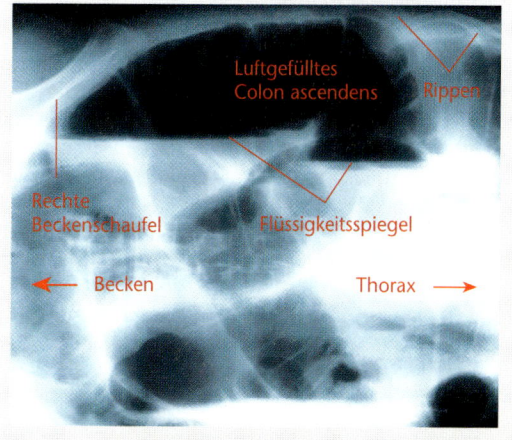

Abb. 9.58 – 9.59: Röntgenaufnahmen eines 68-jährigen Patienten mit mechanischem Ileus. Aufnahme im Stehen (oben): Die Kolonschlingen sind mit Luft gefüllt und massiv aufgedehnt. Die typischen Haustren (☞ 9.1 und Abb. 9.1) sind noch zu erkennen. Aufnahme im Liegen (unten): Wieder sind die geblähten Kolonschlingen zu sehen. Die Flüssigkeit im Darm wird nicht weitertransportiert, sammelt sich in den Darmschlingen und wird als Flüssigkeitsspiegel sichtbar. [T170]

- Überwachung von Bettruhe und Nahrungskarenz und Aufklärung des Patienten insbesondere über die Notwendigkeit der Nahrungskarenz
- Bauchdeckenentspannte und dadurch schmerzlindernde Lagerung (Knierolle und leichte Oberkörperhochlagerung)
- Durchführung aller notwendigen Prophylaxen, Patienten je nach Zustand zur Mithilfe anleiten
- Hilfestellung bei den beeinträchtigten ATL bzw. Übernahme der ATL
- (Assistenz beim) Legen einer Magen- und/oder Duodenalsonde
- Führen einer Flüssigkeitsbilanz, nach Arztanordnung Legen eines Blasenkatheters
- Überwachen der Infusionstherapie
- Ggf. Operationsvorbereitung
- Bei konservativer Therapie eines paralytischen Ileus intermittierendes Legen eines Darmrohrs (mechanischer Reiz, erleichtert den Abgang von Blähungen), Durchführung von Schwenkeinläufen zur Anregung der Peristaltik
- Bei allen Maßnahmen Berücksichtigung der psychischen Situation des Patienten, z.B. durch Erklärung der Maßnahmen, Vermeiden von Hektik.

> ⚠ **Vorsicht!**
> Bei einem mechanischen Ileus sind Einläufe und orale Abführmittel kontraindiziert! Sie verstärken die Überdehnung der Darmschlingen und erhöhen die Gefahr einer Darmperforation.

🛏 Prognose

Die Letalität liegt bei ca. 10 – 25 %. Sie ist auch von der Ursache des Ileus abhängig.

Die günstigste Prognose hat ein frühzeitig operierter mechanischer Ileus, der nicht durch bösartige Erkrankungen bedingt ist. Besonders schlecht ist die Prognose, wenn bereits Komplikationen eingetreten sind („letale Trias" aus *Sepsis* ☞ 17.12, *akutem Nierenversagen* ☞ 11.11, und *ARDS* ☞ 8.14).

9.7.2 **Malassimilation**

> 🔲 **Malassimilation:** Verminderte Ausnutzung der in der Nahrung enthaltenen Nährstoffe. Hauptursachen sind:
> - **Maldigestion:** Unzureichende Verdauung der Nahrung, meist durch einen Mangel an Verdauungsenzymen bedingt (z.B. bei chronischer Pankreatitis ☞ 10.7.2, nach Magenresektionen)
> - **Malabsorption:** Resorptionsstörung der bereits aufgespaltenen Nährstoffe infolge chronischer Dünndarmerkrankungen (z.B. Morbus Crohn ☞ 9.7.4), Darmresektion oder durch angeborenen Enzymmangel (z.B. Laktasemangel).

⚕ Symptome und Untersuchungsbefunde

Eine Malassimilation zeigt sich durch Gewichtsabnahme, Darmbeschwerden, Mineralstoffmangelerscheinungen (v.a. an Natrium, Kalium, Kalzium, Phosphat), Eiweiß- und Vitaminmangelsymptome (☞ auch 12.8.5):
- Voluminöse Durchfälle, evtl. **Fettstühle** *(Steatorrhoe* = lehmartige, klebrige, glänzende, scharf riechende Stühle, Volumen > 300 g, Fettgehalt > 7 g täglich)
- Gärungsstühle und Blähungen *(Flatulenz)*
- Ödeme
- Wachstumsstörungen im Kindesalter
- Anämie
- Nachtblindheit (Vitamin-A-Mangel)
- Neurologische Komplikationen, Schwächegefühl
- Wesensveränderungen
- Pigmentveränderungen
- Knochenschmerzen bei Osteoporose, Osteomalazie mit Tetanie
- Glossitis, Mundwinkelrhagaden und Stomatitis.

> 📖 Klassische Symptomtrias bei Malassimilation **(Malassimilations-Syndrom):** chronische Diarrhoe, Gewichtsverlust, Mangelerscheinungen.

Störung der Digestion (Maldigestion)	Lymphatische Obstruktion (Verlegung von Lymphgefäßen)	Störung der Absorption (Malabsorption)
• Verminderte enterale Konzentration an Pankreasenzymen, z.B. bei chronischer Pankreatitis • Verminderte enterale Konzentration an Gallensäuren, z.B. durch - Cholestase - Gallensäureverlust		• Verminderte enterale Resorptionsfläche • Geschädigte enterale Resorptionsfläche • Verminderte Enzymaktivität der Darmmukosa • Spezifische Transportdefekte der Mukosazelle (selten)

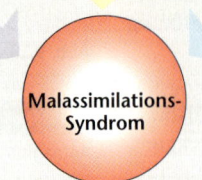

Malassimilations-Syndrom

Abb. 9.60: Überblick über die Ursachen einer Malassimilation. [L157]

🔍 Diagnostik

Mit Hilfe von Laboruntersuchungen kann der bestehende Mangel an Nährstoffen, Vitaminen und Mineralien nachgewiesen werden. Die Ursachenklärung der Malassimilation wird meist möglich durch Stuhluntersuchungen (☞ 9.4.2), Endoskopie mit Darmschleimhautbiopsie, Funktionstests wie D-Xylose- und Laktose-Toleranz-Test (☞ 9.4.5), Schilling-Test (☞ 13.6.4) und H_2-Atemtest (☞ 9.4.5) sowie weiterer Untersuchungen bis hin zu ERCP und CT.

🔲 Behandlungsstrategie

Wenn irgend möglich wird die Ursache der Malassimilation beseitigt. Symptomatisch werden der Wasser- und Elektrolythaushalt reguliert und der bestehende Mangel an Vitaminen, Mineralstoffen und Spurenelementen ausgeglichen. Evtl. ist eine parenterale Ernährung erforderlich (☞ 2.3.3).

9.7.3 Einheimische Sprue/Zöliakie

> 🔳 **Einheimische Sprue** *(gluteninduzierte Enteropathie des Erwachsenen):* Durch Glutenunverträglichkeit bedingte Schädigung der Dünndarmzotten mit Resorptionsstörungen und Malabsorptionssyndrom. Familiär gehäuftes Auftreten. Manifestation oft bereits im Kindesalter, dann als **Zöliakie** bezeichnet.

⇨ Krankheitsentstehung

Das in fast allen Getreidesorten (☞ Patienteninformation) vorkommende **Gluten** *(Klebereiweiß)* führt bei den Betroffenen zu einer allergisch-entzündlichen Schädigung der Dünndarmschleimhaut bis hin zur totalen Zottenatrophie und in der Folge zu einer Malassimilation. Die Ursache der Erkrankung ist unklar, diskutiert werden v.a. immunologische Prozesse auf dem Boden einer erblich bedingten Disposition.

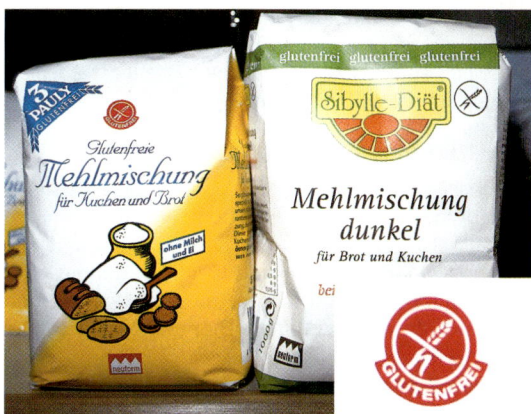

Abb. 9.62: Mit Hilfe eines eindeutigen Logos lässt sich ein „garantiert glutenfreies" Lebensmittel schnell erkennen. [M161]

⚙ Symptome und Untersuchungsbefund

Leitsymptome sind chronisch-rezidivierende Durchfälle und Fettstühle. Die abgemagerten und geschwächten Patienten zeigen mit Anämie, Ödemen, Kalzium- und Vitaminmangelerscheinungen alle Symptome eines Malabsorptionssyndroms. Typisch ist ein aufgeblähter Bauch mit „schwappendem" Darminhalt (auch *Pseudoaszites* genannt).

🔍 Diagnostik

Die Diagnose wird durch eine Dünndarmbiopsie (Zottenatrophie) sowie den Nachweis von Antikörpern gegen Glutenbestandteile gesichert.

🔲 Behandlungsstrategie

Die einzig wirksame Behandlung besteht in einer *lebenslangen* glutenfreien Diät (Gluten ist kein lebensnotwendiger Nährstoff). Hierunter bildet sich die Zottenatrophie im Dünndarm bei über 90 % der Kranken zurück, und die meisten Patienten werden völlig beschwerdefrei. Zusätzlich werden in den An-

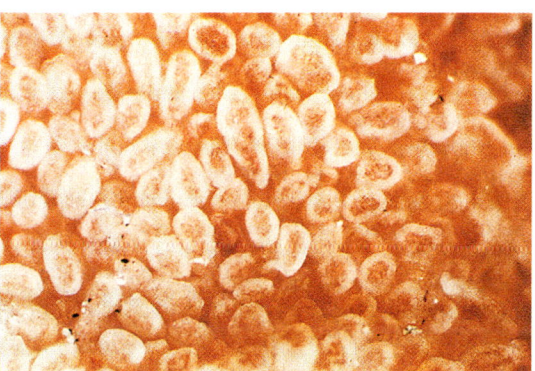
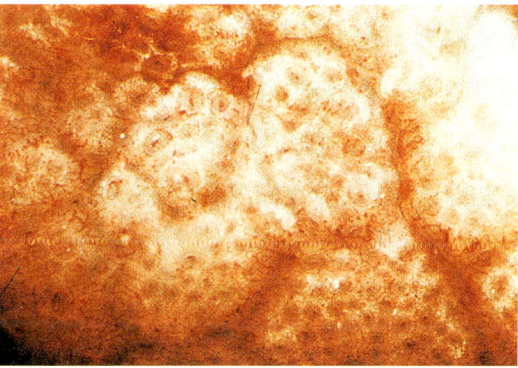

Abb. 9.61: Dünndarmschleimhaut (Zottenbiopsie). Links Normalbefund mit zahlreichen Zotten und Krypten, rechts zottenlose Dünndarmschleimhaut mit tiefen Krypten. [E179-168]

fangsmonaten fehlende Vitamine, Elektrolyte und Eisen parenteral verabreicht. Haben sich die Zotten regeneriert, so dass die Nährstoffe wieder resorbiert werden, ist dies nicht mehr nötig.

📋 Patienteninformation

Wichtig ist eine umfassende Aufklärung durch eine Diätassistentin über geeignete und nicht geeignete Lebensmittel:

- Weizen, Roggen, Hafer und Gerste enthalten Gluten. Daher sind praktisch alle „normalen" Brot- und Backwaren, Grieß, Nudeln, Bier und Malzgetränke für die Patienten tabu
- Da Gluten auch „versteckt" in vielen anderen Produkten, z.B. löslichem Kaffee und Fertiggerichten, vorhanden ist, empfiehlt sich eine Kontaktaufnahme mit der *Deutschen Zöliakie-Gesellschaft*, die Listen glutenfreier Nahrungsmittel herausgibt
- Erlaubt sind Mais, Reis, Hirse, Buchweizen, Kartoffeln und Soja sowie daraus hergestellte Produkte, außerdem Fleisch, Fisch, Gemüse und Obst. Vielerorts sind glutenfreie Mehle und Brote erhältlich
- Bewährt hat sich auch, die glutenfreie Kost anfangs zusätzlich milcheiweißfrei zu bereiten und Fett in Form von mittelkettigen Triglyzeriden zu geben (z.B. Ceres®-Öl, -Margarine)
- Grundsätzlich sind Patienten aber darüber aufzuklären, dass Gluten kein lebensnotwendiger Nährstoff ist und eine streng glutenfreie Diät daher nicht zu Mangelerscheinungen führen muss.

📇 Kontaktadresse

Deutsche Zöliakie-Gesellschaft e.V.
Filderhauptstraße 61
70599 Stuttgart
Tel.: 0711/454511
http://home.t-online.de/home/DZG.e.V./
index.htm

9.7.4 Chronisch-entzündliche Darmerkrankungen

Die bedeutendsten unspezifischen chronisch-entzündlichen Darmerkrankungen sind der **Morbus Crohn** und die **Colitis ulcerosa.** Sie betreffen vor allem jüngere Erwachsene (Erstmanifestation meist im 20. – 30. Lebensjahr) und schränken deren Lebensqualität und Arbeitsfähigkeit teils erheblich ein.

Morbus Crohn

> 🔖 **Morbus Crohn** *(sklerosierende chronische Enteritis, Ileitis terminalis, Enteritis regionalis):* Chronische Entzündung unklarer Ursache, die alle Schichten der Darmwand umfasst und durch eine zunehmende Verdickung der Wand infolge einer Vermehrung des Bindegewebes (Granulationsgewebe) zu einer Lumeneinengung führt. Betroffen sind v.a. das terminale Ileum und der Dickdarm. Prinzipiell kann aber jede Stelle des Magen-Darm-Traktes betroffen sein. Die Erkrankung ist nur in Ausnahmefällen heilbar. Zurzeit nimmt sie in allen Industrieländern zu.

➡️ Krankheitsentstehung

Die Ursache der Erkrankung ist unbekannt. Diskutiert werden insbesondere genetische Faktoren und immunologische Reaktionen, z.B. auf Nahrungsbestandteile oder die Darmflora. Die häufigen psychischen Auffälligkeiten der Patienten gelten heute als *Folge* der Erkrankung und nicht als ihre Ursache.

Zunächst bilden sich flache Schleimhautgeschwüre. Später erfasst eine Entzündung die gesamte Darmwand und führt evtl. zu Abszessen und Fisteln zu anderen Darmabschnitten, Bauchorganen oder der Haut. Bei gut 50 % der Patienten finden sich histolo-

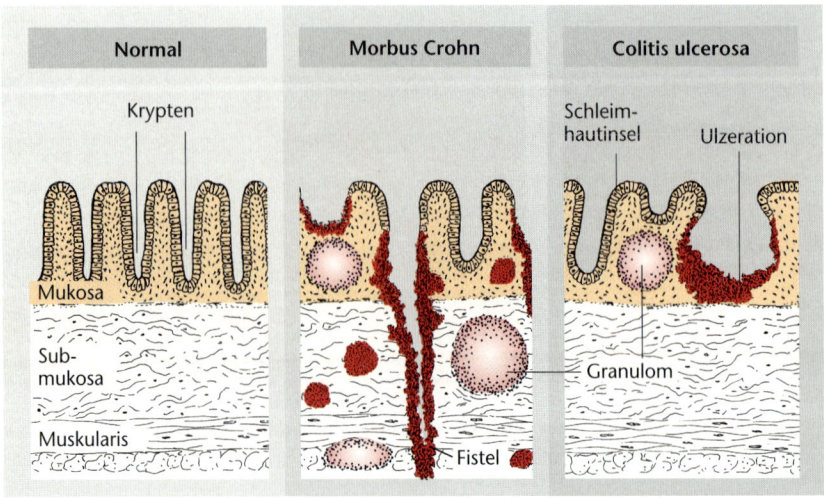

Abb. 9.63: M. Crohn und Colitis ulcerosa im Vergleich. Während die Ulzerationen bei der Colitis ulcerosa auf Mukosa und Submukosa begrenzt sind, ergreifen sie beim M. Crohn alle Wandschichten und führen häufig zur Fistelbildung. Bei beiden Erkrankungen findet man rundliche, granulomatöse Entzündungsherde. [A400-190]

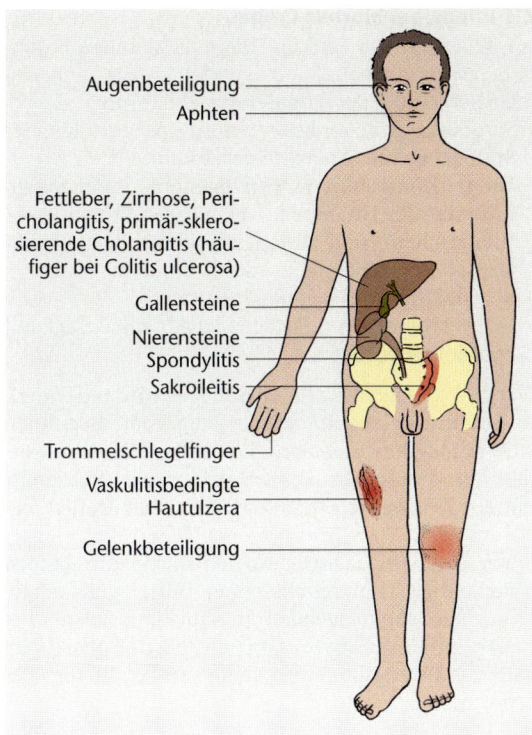

Augenbeteiligung
Aphten

Fettleber, Zirrhose, Peri-
cholangitis, primär-skle-
rosierende Cholangitis (häufiger bei Colitis ulcerosa)

Gallensteine

Nierensteine
Spondylitis
Sakroileitis

Trommelschlegelfinger

Vaskulitisbedingte
Hautulzera

Gelenkbeteiligung

Abb. 9.64: Extraintestinale Manifestationen von Morbus Crohn und Colitis ulcerosa. Die extraintestinalen Manifestationen zeigen, dass es sich um Allgemeinerkrankungen handelt. Sie sind beim Morbus Crohn insgesamt häufiger als bei der Colitis ulcerosa. [L157]

gisch nichtverkäsende **Granulome** (knötchenförmige Neubildung aus Granulationsgewebe ☞ Abb. 9.63). Charakteristisch für den Morbus Crohn ist der *diskontinuierliche* Befall, d.h., gesunde und veränderte Schleimhaut wechseln einander ab *(skip lesions)*.

👁 Symptome und Untersuchungsbefund
Die Erkrankung beginnt meist allmählich und verläuft typischerweise in Schüben. Setzt sie akut im terminalen Ileum ein, ähnelt sie einer akuten Appendizitis. Die Patienten haben chronische Durchfälle (3 – 6-mal täglich, nicht blutig), krampfartige Bauchschmerzen verschiedener Lokalisation (je nach betroffenem Darmabschnitt) und im akuten Schub auch Fieber. Der Gewichtsverlust ist Folge einer unzureichenden Nährstoffresorption im Darm und einer unzureichenden Nahrungsaufnahme aus Angst vor Schmerzen nach dem Essen.

Typische Komplikationen sind Fisteln zwischen verschiedenen Darmabschnitten und im Analbereich, aber auch zu Blase und Vagina. Mitunter sind aufgrund der immunologischen Entstehung der Erkrankung (☞ oben und 16.5) andere Organe mitbetroffen (☞ Abb. 9.64).

Bei der körperlichen Untersuchung lässt sich die Verdickung des Darmes evtl. als druckschmerzhafte Resistenz im Bauch tasten. Bei der Inspektion der Analregion können Fistelausgänge sichtbar sein.

🐾 Komplikationen
Hauptkomplikationen sind narbige Darmstenosen (mit Ileusgefahr), ausgedehnte Abszesse, Penetration in die Nachbarorgane und – sehr häufig – Fistelungen. Perforationen und maligne Entartung sind dagegen selten.

🔍 Diagnostik
Die im Rahmen einer Ileo-Koloskopie (☞ 9.4.4) entnommene Gewebeprobe ergibt charakteristische histologische Veränderungen (☞ oben). Beim Kolonkontrasteinlauf zeigt sich zum einen ein typisches „Pflastersteinrelief" durch den Wechsel von Geschwürkratern und entzündlicher Schleimhautschwellung, zum anderen eine durch die Vermehrung des Bindegewebes bedingte Wandstarre. Auch Fisteln und Stenosen stellen sich dar (zur Diagnostik ☞ 9.66).

📑 Behandlungsstrategie
Die Erkrankung wird so lange wie möglich *konservativ* behandelt. Die Wahl der Arzneimittel hängt von der Schwere eines Schubes und dem betroffenen Darmabschnitt ab. Bei leichten Schüben, insbesondere bei isoliertem Dickdarmbefall, kann die Gabe von

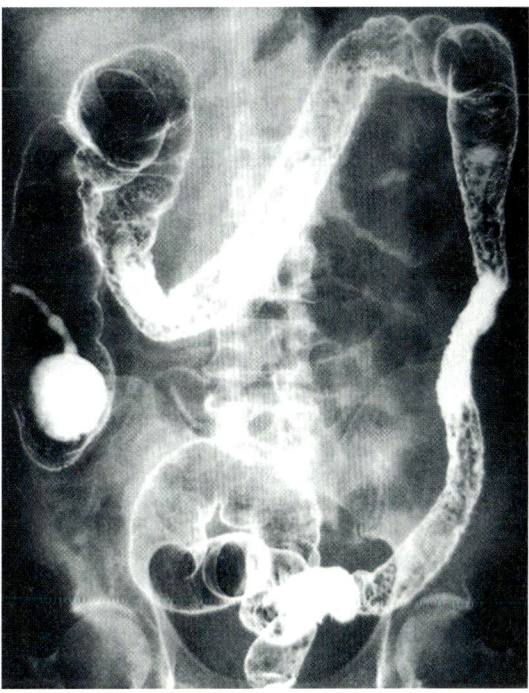

Abb. 9.65: Kolonkontrasteinlauf bei Morbus Crohn. Gut zu erkennen sind langstreckige Stenosierungen und das typische Pflastersteinrelief. [B117]

Mesalazin (*5-Aminosalizylsäure*, kurz *5-ASA*, z.B. Claversal®, Salofalk®) ausreichend sein. Mesalazin und andere Aminosalizylsäureabkömmlinge wie etwa Olsalazin (z.B. Dipentum®) wirken über eine Beeinflussung der Prostaglandinsynthese entzündungshemmend. Bei schweren Schüben oder Dünndarmbefall sind Glukokortikoide (☞ Pharma-Info 12.33) am wirksamsten zur Entzündungshemmung und zur Abschwächung der immunologischen Reaktion. Bei Patienten mit Fisteln wird zusätzlich Metronidazol (z.B. Clont®) gegeben, ein Antibiotikum zur systemischen Entzündungshemmung. Bleibt diese Behandlung erfolglos, ist die Gabe von Immunsuppressiva (z.B. Azathioprin, etwa in Imurek®) angezeigt. Durch Gabe von Immunsuppressiva lassen sich in vielen Fällen auch Glukokortikoide einsparen. Bei höhergradigen Resorptionsstörungen müssen vor allem Vitamine, Folsäure, Eisen und Zink zugeführt werden.

Bei vielen Patienten ist eine medikamentöse Rezidivprophylaxe, vorzugsweise mit Mesalazin, sinnvoll.

Um den Darm zu schonen, wird im akuten Schub entweder parenteral ernährt (☞ 2.3.3) oder eine niedermolekulare Elementardiät (Astronautenkost ☞ 2.3.1) gegeben, die vollständig im oberen Dünndarm resorbiert wird, so dass die tieferliegenden Darmabschnitte entlastet werden.

Komplikationen wie Stenosen, Perforation, Ileus, Blutungen oder ausgedehnte Fisteln müssen operativ behandelt werden. Eine Heilung der anderen betroffenen Darmabschnitte kann hierdurch naturgemäß nicht erreicht werden.

Pflege bei Morbus Crohn

Im akuten Schub sind an Pflegemaßnahmen besonders hervorzuheben:

- Überwachung der parenteralen Ernährung
- Sorgfältige Krankenbeobachtung, insbesondere des Stuhlgangs mit Anlage eines Protokolls (u.a. Frequenz, Konsistenz, Farbe des Stuhls, Beimengungen), das der Patient evtl. auch selbst führen kann. Vitalzeichen- und Temperaturkontrollen. Dokumentation des Schmerzverlaufs
- Regelmäßiges Wiegen des Patienten
- Evtl. Verbinden von Fisteln oder Abszessen, ggf. mit Fotodokumentation.

Nach Abklingen des akuten Schubes wird die enterale Ernährung langsam wieder aufgebaut. Begonnen wird mit niedermolekularer Elementardiät, dann werden gut verträgliche kohlenhydratreiche Nahrungsmittel wie etwa Reis oder Zwieback hinzugefügt, bevor im nächsten Schritt mageres Fleisch und Eier erlaubt sind. Als Letztes folgen die Fette (zuerst mittelkettige Triglyzeride, später Butter und kaltgeschlagene Öle). Im weiteren Verlauf kann sich der Patient seine Kost selbst zusammenstellen, wobei er auf solche Nahrungsmittel verzichten sollte, die ihm Beschwerden bereiten.

Im Vordergrund der Pflege steht aber vielfach die **psychische Betreuung** der Betroffenen. Alle Pflegemaßnahmen sind mit äußerster Sensibilität für den Patienten und seine Bedürfnisse durchzuführen. Viele Patienten, die in einem akuten Schub in die Klinik aufgenommen werden, haben schon eine längere Lei-

	Morbus Crohn	Colitis ulcerosa
Lokalisation	Abschnittsweiser (segmentaler) Befall von terminalem Ileum und Kolon, selten Befall des gesamten Gastrointestinaltraktes	Beginn im Rektum, kontinuierliche Ausbreitung im Kolon nach proximal, äußerst selten bis ins terminale Ileum
Symptome	3 – 6 Durchfälle pro Tag, selten blutig. Darmkrämpfe, Schleimabgang. Appendizitisähnliche Symptome. Schubweiser Verlauf ohne richtige Ausheilung	Bis zu 30 blutig-schleimige Durchfälle pro Tag. Darmkrämpfe, Leibschmerzen, Temperaturerhöhung. Meist chronisch-rezidivierender Verlauf mit zwischenzeitlicher Abheilung
Diagnostik	• Anamnese und körperliche Untersuchung (Stuhlfrequenz? Blutauflagerung? Fisteln? Abszesse?) • Blut: BB (Anämie?), Entzündungsparameter (BSG, Leukozyten) • Stuhlkultur und Serologie (Ausschluss infektiöser Ursachen, z.B. Yersinien, Salmonellen) • Rekto-/Koloskopie mit Biopsie • Evtl. Kolonkontrasteinlauf • Bei Morbus Crohn Suche nach weiteren Herden durch Ösophagogastroduodenoskopie und Doppelkontrast-Röntgenuntersuchung nach Sellink	
Komplikationen	Stenosen, Fistelbildung, Abszesse, Malabsorption mit Gewichtsverlust, selten Perforation und Entartung	Ulzerationen mit Blutungen, Abszesse, toxisches Megakolon mit septischem Krankheitsbild, stark erhöhtes Kolonkarzinomrisiko
Therapie	Im schweren Schub parenterale Ernährung oder Elementardiät (Astronautenkost). Milchfreie Kost bei Patienten mit Unverträglichkeit von Laktose. Arzneimittel ☞ Text	
	Bei Komplikationen chirurgisch (so sparsam wie möglich resezieren). Fast alle Patienten müssen irgendwann operiert werden. Hohe Rezidivrate. Meist keine Heilungen	Bei Komplikationen oder Versagen der konservativen Therapie chirurgisch: Proktokolektomie, möglichst kontinenzerhaltend mit ileoanalem Pouch (☞ Abb. 9.67)

Tab. 9.66: Vergleichende Übersicht Morbus Crohn – Colitis ulcerosa.

denszeit hinter sich. Oftmals hat ihnen die Erkrankung ihre Unbeschwertheit genommen, denn die Symptome des Morbus Crohn können jede Lebensaktivität beeinträchtigen: von einer gestörten oder sogar unmöglichen Nahrungsmittelaufnahme mit körperlicher Schwäche bis hin zu starken Durchfällen und Schmerzen und den damit verbundenen Unsicherheiten im Umgang mit anderen. Die Auswirkungen erfassen das gesamte Leben, und für nicht wenige steht am Ende der Erkrankung die Flucht in die soziale Isolation.

Ein akuter Schub konfrontiert die Patienten mit der Schwere ihrer Erkrankung aufs Neue. Die Verzweiflung ist dann oft groß. In diesen Fällen ist es sinnvoll, einen Seelsorger oder Psychotherapeuten in die Behandlung mit einzubeziehen und Kontakt zu Selbsthilfegruppen zu vermitteln, da die intensive psychische Betreuung des Betroffenen im Stationsalltag meist nicht geleistet werden kann.

> Sowohl Morbus Crohn als auch Colitis ulcerosa sind nach heutigem Kenntnisstand organisch und nicht psychisch bedingt. Die Betroffenen leiden aber oft an psychischen Folgeschäden, die sich in Ängsten, Depressionen, starken Minderwertigkeitsgefühlen und Selbstzweifeln äußern können.
>
> Untersuchungen haben gezeigt, dass eine Kombination von medizinischer Therapie und psychologischer oder psychotherapeutischer Behandlung den Umgang der Betroffenen mit ihrer Erkrankung erheblich bessern und damit den Leidensdruck lindern kann. Hier bieten sich die unterschiedlichen psychotherapeutischen Methoden an, etwa eine Verhaltenstherapie oder Autogenes Training (☞ 2.9.2).

Prognose

Der Morbus Crohn zeigt über Jahrzehnte hinweg eine hohe Rezidivneigung. Mit zunehmendem Alter kann die Krankheitsaktivität abnehmen. Die Lebenserwartung der Betroffenen ist (praktisch) nicht verkürzt.

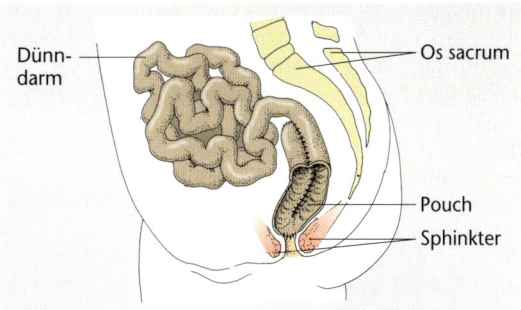

Abb. 9.67: Ileoanaler Pouch nach Proktokolektomie bei Colitis ulcerosa. [A400-190]

⊟ Kontaktadresse
Deutsche Mobus Crohn/Colitis Ulcerosa Vereinigung e.V.

DCCV e.V.
Paracelsusstr. 15
51375 Leverkusen
Tel.: 0214/87608 - 0
http://www.dccv.de

Colitis ulcerosa

> **Colitis ulcerosa:** Chronische Dickdarmentzündung, meist im Rektum beginnend und in Richtung Dünndarm fortschreitend. Nicht selten isolierter Rektumbefall, in 30 % Befall des gesamten Dickdarms.
> Die Entzündung ist auf die Schleimhaut und die Submukosa begrenzt, wo sie zu Ulzerationen und Abszessen führen kann. Frauen häufiger betroffen. Nach langjähriger Erkrankung hohes Entartungsrisiko.

⇨ Krankheitsentstehung

Die Ursache der Erkrankung ist nicht bekannt. Wahrscheinlich spielen wie beim Morbus Crohn genetische und immunologische Faktoren eine Rolle.

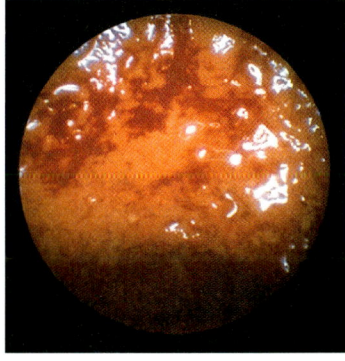
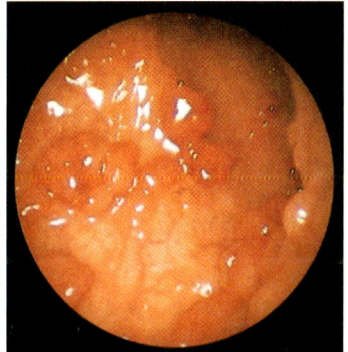

Abb. 9.68: Endoskopiebefund bei Colitis ulcerosa. Links: Akute Entzündung mit Blutung. Die unregelmäßige Schleimhautoberfläche ist an der Aufsplitterung des Lichtreflexes erkennbar. Rechts: Pseudopolypen bei Colitis ulcerosa. [E179-168]

Die Entzündung betrifft bei der Colitis ulcerosa im Gegensatz zum Morbus Crohn nur die Schleimhaut und nicht die übrigen Darmwandschichten. Das Rektum ist stets betroffen, von hier aus breitet sich die Erkrankung *kontinuierlich* aus.

Symptome und Untersuchungsbefund

Die Erkrankung kann sowohl allmählich als auch akut beginnen und in Schüben oder chronisch fortschreiten. Die blutig-schleimigen Durchfälle treten bis zu 30-mal täglich auf (auch nachts) und sind von krampfartigen Schmerzen *(Tenesmen)* begleitet. Bei schwerer Entzündung kommen Fieber, Appetitlosigkeit, Übelkeit und Gewichtsabnahme hinzu.

Extraintestinale Manifestationen ☞ *Abb. 9.64*

Komplikationen

Komplikationen der Colitis ulcerosa sind Blutungen und Stenosen, Fistelbildungen hingegen sind seltener als beim M. Crohn. Nach ca. 20 – 30-jähriger Krankheitsdauer kann sich ein kolorektales Karzinom entwickeln. Die gefährlichste Komplikation ist das **toxische Megakolon,** eine massive Erweiterung des Darmlumens durch Schädigung der Darmwandnerven. Symptome sind Erbrechen, hohes Fieber, ein aufgetriebenes, gespanntes Abdomen und Schockzeichen. Es stellt wegen der Perforations- und Peritonitisgefahr eine absolute Operationsindikation dar (Notoperation).

Diagnostik

Auch bei der Colitis ulcerosa steht die Endoskopie mit Biopsie diagnostisch an erster Stelle. Charakteristischer Befund im Röntgen-KE ist ein starrer, röhrenförmiger Dickdarm („Fahrradschlauch") mit Wanddefekten (zur Diagnostik ☞ auch Tab. 9.66).

Behandlungsstrategie

Die medikamentöse Therapie ähnelt der des Morbus Crohn. Mesalazin (z.B. Salofalk®) nimmt aber in der Akuttherapie zur lokalen Entzündungshemmung eine höhere Stellung ein. Bei schweren Verläufen werden Glukokortikoide (☞ Pharma-Info 12.33), bei weiterer Therapieresistenz evtl. auch Immunsuppressiva gegeben. Mesalazin und Glukokortikoide können bei (alleinigem) Befall des Rektums und tiefer Dickdarmabschnitte auch als Zäpfchen oder Klysma gegeben werden. Im akuten Schub mit massivem Durchfall müssen Elektrolyt- und Flüssigkeitsverluste ausgeglichen werden.

Die Ernährung gleicht der beim M. Crohn (☞ oben). Eine an Ballaststoffen reiche Ernährung zur Anregung der Darmperistaltik hat sich nicht bewährt. Bei der relativ häufig vorkommenden Milchunverträglichkeit müssen Milch und Milchprodukte gemieden werden.

Versagt die konservative Therapie oder treten Komplikationen auf, ist eine *Proktokolektomie* ange-

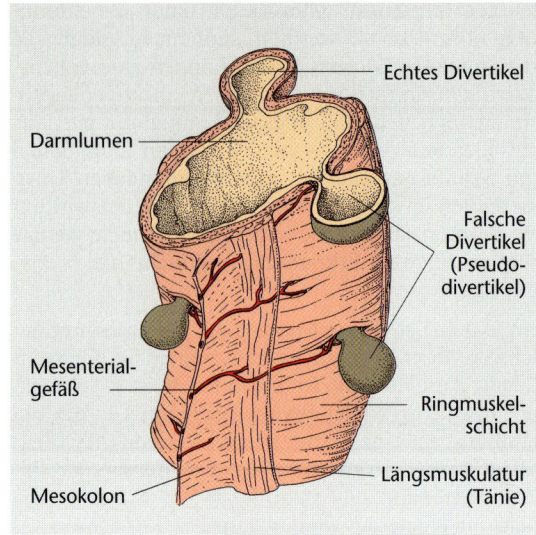

Abb. 9.69: Echte und falsche Kolondivertikel. Bei den echten Divertikeln stülpt sich die gesamte Darmwand aus, bei den falschen Divertikeln nur Mukosa und Submukosa. Besondere Schwäche zeigt die Darmwand an den Eintrittsstellen von Blutgefäßen. [A400-190]

zeigt. Bei dieser Operation wird der gesamte Dickdarm einschließlich des Rektums entfernt, der Schließapparat des Rektums und die sensible Darmschleimhaut (und damit die Kontinenz) bleiben aber nach Möglichkeit erhalten. Heutzutage hat sich die Anlage eines *ileoanalen Pouch* (Reservoir) bewährt, bei dem dem Patienten als Ersatz für die Rektumampulle aus einer Dünndarmschlinge ein Reservoir angelegt wird (☞ Abb. 9.67). Die Operation wird auch nach langjährigem Krankheitsverlauf empfohlen, um der Entstehung eines Kolonkarzinoms zuvorzukommen.

Pflege bei konservativer Therapie ☞ *M. Crohn*

Prognose

Die Lebenserwartung hängt von Schwere und Dauer der Erkrankung sowie den auftretenden Komplikationen (Karzinom?) ab.

9.7.5 Dickdarmdivertikulose und -divertikulitis

Dickdarmdivertikulose: Zahlreiche, meist falsche Divertikel (☞ 9.5.3 und Abb. 9.69) im Dickdarm, vor allem in Colon descendens und Sigma. Dickdarmdivertikel sind die häufigsten Divertikel des Verdauungstraktes.

Dickdarmdivertikulitis: Entzündung der Wand und meist auch der Umgebung eines Dickdarmdivertikels.

⇨ Krankheitsentstehung

Dickdarmdivertikel entstehen durch eine *Darm-wandschwäche* (konstitutionell, im Alter) in Kombi-nation mit *erhöhtem Darminnendruck*. Begünsti-gend wirken sich ballaststoffarme Ernährung, Obsti-pation, Adipositas und Bewegungsmangel (z.B. bei vorwiegend sitzender Tätigkeit) aus.

Ursächlich für eine *Divertikulitis* ist in der Aussa-ckung gestauter Darminhalt, der die Divertikelwand reizt und schließlich zur Entzündung führt.

◉ Symptome und Untersuchungsbefund

Die Divertikulose bleibt in aller Regel symptomlos. Treten Beschwerden auf, so klagen die Patienten bei der häufigsten Form der Divertikulitis, der Sigma-divertikulitis, typischerweise über krampfartige Schmerzen im linken Unterbauch, die oft nach dem Essen zu- und nach Defäkation abnehmen, über Stuhlunregelmäßigkeiten (Verstopfungen und/oder Durchfälle) und Meteorismus. Die Symptome ähneln denen einer akuten Appendizitis, sind aber im *linken* Unterbauch lokalisiert, weshalb die Sigmadivertikuli-tis häufig auch als *„Linksappendizitis"* bezeichnet wird. Blut- und Schleimbeimengungen im Stuhl so-wie Fieber sind möglich. Bei der Untersuchung lässt sich mitunter eine walzenförmige Resistenz im linken Unterbauch tasten.

⊛ Komplikationen der Divertikulitis

Hauptkomplikationen der Divertikulitis sind *Diverti-kelblutung*, *Perforation* mit *Peritonitis* oder *Abs-zessbildung*, *Fistelbildung* zu Harnblase und Vagina sowie insbesondere bei chronischem Verlauf *narbige Einengungen* des Darmes, die zu einem *mechani-schen Ileus* (☞ 9.7.1) führen können.

⌕ Diagnostik

Die Diagnose einer Divertikulose wird durch Kolon-kontrasteinlauf oder Koloskopie gestellt, oft als Ne-benbefund anderer Erkrankungen. Wegen der erhöh-ten Perforationsgefahr werden diese Untersuchungen

nicht bei akuter Divertikulitis durchgeführt. Hier ste-hen die Sonographie und das CT an erster Stelle, ebenso zur Diagnose von Komplikationen wie etwa einer Abszessbildung. Die Blutuntersuchung zeigt bei einer Divertikulitis die typischen Entzündungszei-chen.

Zum Ausschluss einer Colitis ulcerosa oder eines Kolonkar-zinoms (☞ 9.7.8) werden endoskopisch entnommene Gewe-beproben histologisch untersucht. Bei Verdacht auf Kompli-kationen erfolgt ein Kolonkontrasteinlauf mit wasserlösli-chem Kontrastmittel.

◧ Behandlungsstrategie und
⊟ Pflege

Die Behandlung der nichtperforierten Divertikulitis erfolgt zunächst konservativ. Unter Nahrungskarenz, parenteraler Ernährung, Eisblase und Antibiotika heilt der akute Schub meistens aus. Zur Linderung krampfartiger Bauchschmerzen können Spasmolyti-ka (z.B. Buscopan®) gegeben werden. Laxantien und Einläufe sind wegen der Perforationsgefahr verboten.

Bei Versagen der konservativen Therapie, häufigen Rezidiven oder bei Perforation muss der betroffene Darmabschnitt reseziert werden. Wichtig ist die lang-fristige Stuhlregulierung durch ballaststoffreiche Er-nährung.

9.7.6 Reizkolon

> ⊡ **Reizkolon** *(Colon irritabile, spastisches Ko-lon, Reizdarm):* Häufige funktionelle Darmstö-rung ohne fassbare organische Ursache. Alters-gipfel 30 – 40 Jahre, Frauen häufiger betroffen als Männer.

Typisch sind unregelmäßig auftretende Bauch-schmerzen wechselnder Stärke und Lokalisation. Die Schmerzen treten nie nachts, sondern eher morgens beim Aufstehen auf. Der Stuhlgang bringt meist Er-leichterung. Hinzu kommen oft Blähungen, Verstop-fung, Durchfall oder beides im Wechsel. Schleimbei-mengungen im Stuhl sind möglich. Die Beschwerden nehmen oft über Jahre hin zu.

Der körperliche Untersuchungsbefund ist unergiebig, lediglich das Sigma lässt sich evtl. als druckempfind-licher Strang tasten. Auffällig ist der trotz der chroni-schen Beschwerden gute Allgemeinzustand des Pati-enten.

> ⊙ Die Diagnose eines Reizkolons darf erst nach Ausschluss anderer (organischer) Krankheiten gestellt werden. Hierzu können auch belastende Untersuchungen notwendig sein, z.B. eine Ko-loskopie. Je kürzer die Vorgeschichte und je älter der Patient ist, desto unwahrscheinlicher ist ein Reizkolon.

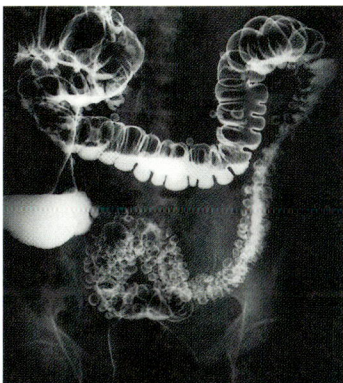

Abb. 9.70: Ausge-prägte Divertikulose von Sigma und Colon descendens im Ko-lonkontrasteinlauf. [E179-168]

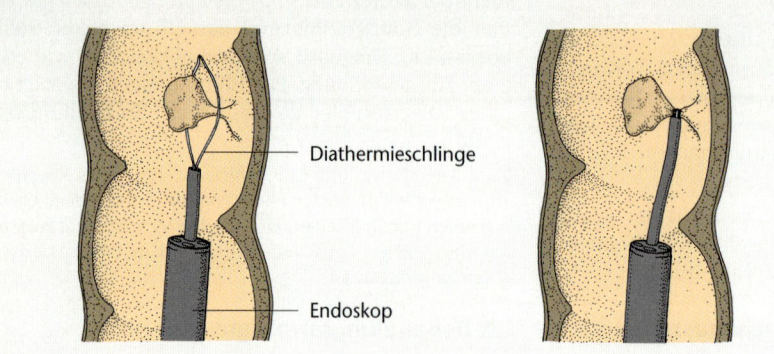

Diathermieschlinge

Endoskop

Abb. 9.71: Polypektomie mit Hochfrequenz-Diathermieschlinge. Die Schlinge wird um den Stiel des Polypen gelegt und zugezogen. Durch den Hochfrequenzstrom erhitzt sich der Schlingendraht, durchtrennt den Polypenstiel und wirkt gleichzeitig durch Eiweißgerinnung und Gewebeverkochung blutstillend. Der Polyp wird mit einer Fasszange gefasst und zur histologischen Untersuchung weitergeleitet. [A400-190]

Die Behandlung des Reizkolons ist schwierig, eine Besserung nicht von heute auf morgen möglich. Kostveränderung (kleine, ballaststoffreiche Mahlzeiten, evtl. zusätzlich Weizenkleie, keine blähenden Speisen), körperliche Bewegung und psychotherapeutische Beratung können langfristig helfen. Arzneimittel werden in Abhängigkeit von den vorliegenden Symptomen (z.B. bei Durchfällen Loperamid, etwa Imodium®), insgesamt aber zurückhaltend eingesetzt. Wegen der häufigen Obstipation neigen die Patienten zum Laxantienabusus. Deshalb sind diese Arzneimittel (☞ Pharma-Info 9.37) zu vermeiden.

9.7.7 Dickdarmpolypen

> :information_source: **Dickdarmpolyp:** Benigner Tumor, der meist von der Darmschleimhaut ausgeht *(Adenom)* und bei 10 % der Erwachsenen auftritt. In 50 % der Fälle handelt es sich um Rektumpolypen.
> Bei mehr als 100 Polypen spricht man von einer **Polyposis intestinalis.**

⇨ Krankheitsentstehung

Bei ca. 80 % der **Dickdarmpolypen** handelt es sich um *Adenome*, also gutartige, von der Schleimhaut ausgehende Tumoren. Bei Entstehung und Wachstum spielen wahrscheinlich die Ernährungsgewohnheiten in den hoch entwickelten Industrieländern (viel Fleisch und tierische Fette, wenig Ballaststoffe) eine Rolle. Dafür spricht, dass die Polypen vor allem in Europa und Nordamerika und gehäuft im höheren Lebensalter auftreten. Allerdings konnten Studien dies bisher nicht belegen. Die Polypen können im weiteren Krankheitsverlauf maligne entarten *(Adenom-Karzinom-Sequenz)*.

Besonders viele Polypen treten im Rahmen verschiedener **Polyposis-Syndrome** auf. Zu erwähnen ist hier vor allem die autosomal-dominant vererbte **familiäre adenomatöse Polypose** (*kurz FAP*, auch *Adenomatosis coli*), bei der die Kolonschleimhaut von Adeno-

men förmlich übersät ist. Eine Genanalyse kann heute klären, ob Familienangehörige Betroffener ebenfalls Träger der Erkrankung sind.

📋 Symptome, Befund und 🔍 Diagnostik

Meist führen die Adenome nicht zu Beschwerden und werden nur bei einer Dickdarmuntersuchung aus anderen Gründen diagnostiziert. Mitunter können kleinere Mengen Blut (Nachweis okkulten Blutes im Stuhl) abgesetzt werden. Einige Adenomformen sezernieren große Mengen Schleim und können so zu einem Kalium- und Eiweißmangel führen. Bei großen Polypen kommt es zu Passagestörungen (Ileus, Malabsorption), zu abdominellen Schmerzen und Koliken.

Wegen des Entartungsrisikos der Adenome sollte jeder Polyp (endoskopisch) abgetragen (☞ Abb. 9.71, *Polypektomie*) und histologisch beurteilt werden. Der Patient sollte in regelmäßigen Abständen nachuntersucht werden. Bei größeren Adenomen und Passagestörungen kann eine Operation erforderlich sein.

Liegt eine familiäre Polypose vor, ist immer eine *Proktokolektomie* angezeigt, da praktisch jeder Patient früher oder später ein Karzinom entwickelt.

Abb. 9.72: Unterschiedliche Wuchsformen von Dickdarmpolypen. Das Entartungsrisiko ist bei breitbasig wachsenden Polypen höher als bei gestielten. [A400-190]

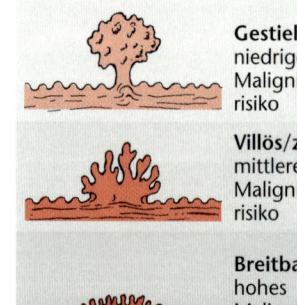

Gestielt
niedriges Malignitätsrisiko

Villös/zottig
mittleres Malignitätsrisiko

Breitbasig
hohes Malignitätsrisiko

9.7.8 Kolorektales Karzinom

> **Kolorektales Karzinom** (*Dickdarm-* bzw.
> *Mastdarmkarzinom, Kolon-Rektumkarzinom*):
> In Deutschland bei Männern dritthäufigste, bei
> Frauen zweithäufigste maligne Erkrankung. His-
> tologisch meist Adenokarzinom. Altersgipfel
> 50. – 70. Lebensjahr, Männer : Frauen = 3 : 2.
> Rechtzeitig behandelt heute relativ gute Prog-
> nose.

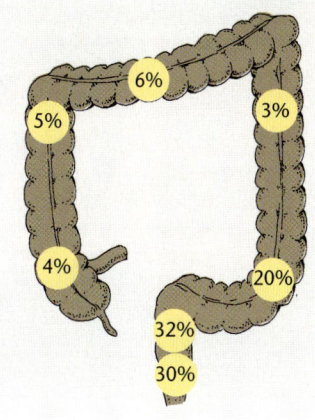

Abb. 9.73: Prozen-
tuale Verteilung der
kolorektalen Karzino-
me auf die einzelnen
Darmabschnitte. Ca.
30 % der Karzinome
können bereits durch
die rektale Untersu-
chung entdeckt wer-
den. [A300-190]

Krankheitsentstehung

Wahrscheinlich spielen die gleichen Faktoren eine
Rolle, die auch für die Entstehung der gutartigen
Dickdarmpolypen mitverantwortlich sind. Als Prä-
kanzerosen (Karzinomvorstufen ☞ 14.1) gelten *Adenome* – besonders die *vererbte Polyposis intestinalis*
– und die *Colitis ulcerosa* sowie in geringerem Ausmaß der *Morbus Crohn* (☞ 9.7.4).

Etwa zwei Drittel der Tumoren sind im Rektum und
im Sigma lokalisiert (☞ Abb. 9.73), in ca. 5 % der Fälle sind mehrere Karzinome gleichzeitig vorhanden
(Multizentrizität).

Symptome und Untersuchungsbefund

Symptome treten in der Regel erst spät auf. Jeder
Wechsel von Stuhlgewohnheiten ohne erklärbare Ursache, z.B. Obstipation und/oder Diarrhoe (auch abwechselnd auftretend) ist bei Menschen ab dem 40.
Lebensjahr verdächtig auf ein kolorektales Karzinom.
Da die Patienten diesem Symptom aber oft lange Zeit
keine Beachtung schenken, kommen sie erst bei weiteren Beschwerden wie Blut im Stuhl, Gewichtsabnahme, krampfartigen Schmerzen und Ileussympto-
men (durch die Tumorstenose) zum Arzt. Dann liegen
in etwa 25 % der Fälle schon Lebermetastasen vor.
Durch die chronischen, oft unbemerkten Blutverluste
entsteht eine *Anämie* (☞ 13.6.1).

Diagnostik

Ergibt sich aus Anamnese und körperlicher Untersuchung (einschließlich rektaler Untersuchung ☞ 9.4.1)
der Verdacht auf ein kolorektales Karzinom, erfolgt
die weitere Diagnostik durch Koloskopie mit Biopsie,
Endosonographie und/oder Doppelkontrasteinlauf.
Zur Metastasensuche werden v.a. eine Sonographie
des Abdomens, Röntgenaufnahmen des Thorax sowie
bei entsprechendem Verdacht eine Urographie
durchgeführt. Die Blutuntersuchung zeigt evtl. eine

TNM-Klassifikation		Stadieneinteilung UICC (Dukes-Klassifikation)	
Tis	Carcinoma in situ (d.h. Basalmembran noch nicht durchbrochen)	Stad. I (A)	T1 – 2 N0 M0
T1	Infiltration beschränkt auf Mukosa und Submukosa		
T2	Infiltration der Muskularis	Stad. II (B)	T3 – 4 N0 M0
T3	Infiltration in Subserosa oder perikolisches/perirektales Gewebe ohne Peritonealüberzug		
T4	Perforation des viszeralen Peritoneums oder Infiltration von Nachbarorganen	Stad. III (C)	Jedes T N1 – 2 M0
N0	Keine perigastrischen LK befallen	Stad. IV (D)	Jedes T jedes N M1
N1	Weniger als 3 regionale (= perikolische/perirektale) LK befallen		
N2	Mehr als 3 regionale LK befallen	Die Dukes-Stadien B und C können nochmals unterteilt werden in jeweils zwei Untergruppen mit besserer und schlechterer Prognose	
N3	LK an großen Gefäßen befallen		
M0	Keine Fernmetastasen		
M1	Fernmetastasen		
LK = Lymphknoten			

Tab. 9.74: Klassifikation der kolorektalen Karzinome nach der TNM-Klassifikation, nach der Stadieneinteilung der UICC und nach der
Dukes-Klassifikation.

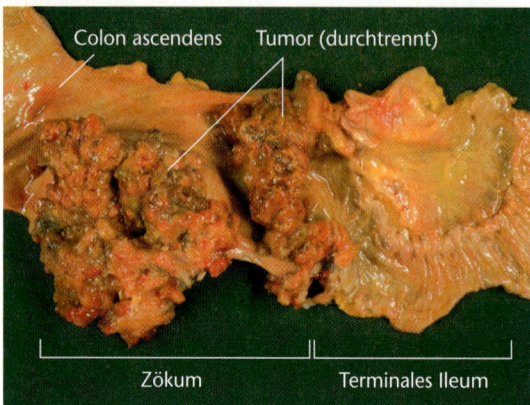

Colon ascendens   Tumor (durchtrennt)

Zökum   Terminales Ileum

Abb. 9.75: Adenokarzinom im Zökumbereich (OP-Präparat). Der große, blumenkohlartig wachsende Tumor hat die Darmlichtung eingeengt und zu einem Ileus geführt. [M207]

Anämie sowie BSG- und CEA-Erhöhung. Die wiederholte Bestimmung der Tumormarker CEA und CA 19-9 (☞ 14.4.2) ermöglicht eine Verlaufskontrolle.

📊 Behandlungsstrategie

Bei 70 % der Patienten ist eine Resektion des betroffenen Darmabschnittes weit im Gesunden mit Entfernung der regionalen Lymphknoten möglich, wobei auch bei Rektumtumoren die Schließmuskelfunktion heute oft erhalten werden kann. Evtl. kann die *vorübergehende* oder *dauerhafte* Anlage eines Enterostomas notwendig werden (☞ 9.2.7).

Als *adjuvante* (unterstützende) Therapie kann beim Kolonkarzinom eine postoperative Chemotherapie (vorzugsweise Kombinationen mit 5-Fluoruracil), beim Rektumkarzinom eine postoperative Radio- oder Radio-Chemotherapie durchgeführt werden. Einzelne Lebermetastasen lassen sich operativ entfernen.

Die adjuvante Therapie mit monoklonalen Antikörpern (Panorex®) ist derzeit noch nicht Standard. Weitere multimodale Therapiekonzepte, etwa mit präoperativer Radio-Chemotherapie bei fortgeschrittenen Tumoren, werden in Studien getestet.

Bei nicht kurativ operablen Tumoren kommen als Palliativmaßnahmen zur Beschwerdelinderung und zur Erhaltung der vitalen Funktionen verschiedene Operationen, Laserbehandlung, Strahlen- und/oder Chemotherapie in Betracht.

Pflege ☞ Kapitel 14

🔖 Prognose und
📋 Patienteninformation

> 💬 Die Prognose kolorektaler Karzinome könnte sich entscheidend verbessern, würden mehr Menschen die (kostenlosen) Früherkennungsun-

tersuchungen in Anspruch nehmen. Neuere Studien belegen, dass die Mortalität des kolorektalen Karzinoms durch jährliche Stuhlbluttestung *beschwerdefreier* Personen gesenkt werden kann.

Das kolorektale Karzinom hat mit einer 5-Jahres-Überlebensrate von 50 %, bei Operationen in frühen Stadien ohne Lymphknotenmetastasen von 80 %, eine relativ günstige Prognose. Regelmäßige Kontrollen sind zur Früherkennung von Lokalrezidiven und Metastasen notwendig.

9.8 **Peritonitis**

> 🔲 **Peritonitis:** Bauchfellentzündung. Lebensbedrohliches Krankheitsbild mit einer Letalität von bis zu 30 %.

➡️ Krankheitsentstehung

Die seltene **primäre Peritonitis** ist entweder durch hämatogene Streuung von Bakterien wie bei der Tuberkulose (☞ 8.5.4) oder der Pneumonkokkenpneumonie (☞ 8.5.3) oder durch eine über die Eileiter in den Bauchraum aufsteigende Infektion (etwa mit Gonokokken) bedingt.

Ursache der wesentlich häufigeren **sekundären Peritonitis** sind Erkrankungen oder Verletzungen der Bauchorgane:

- **Perforationsperitonitis.** Die Perforation eines bakteriell kontaminierten Hohlorgans (z.B. einer entzündeten Appendix ☞ 9.3.5) führt zu einer **bakteriellen Peritonitis** *(eitrige Peritonitis)*. Bei Perforation der Gallenblase kommt es zu einer **abakteriellen Peritonitis** (manchmal auch als *chemisch-toxische Peritonitis* bezeichnet)
- **Durchwanderungsperitonitis.** Hier ist die Darmwand zwar nicht perforiert, aber z.B. durch Entzündung (etwa bei Colitis ulcerosa) oder Ischämie (etwa bei Mesenterialinfarkt ☞ 7.7.4) so stark geschädigt, dass Darmkeime „hindurchwandern" können
- **Postoperative Peritonitis.** Tritt eine Peritonitis postoperativ *neu* auf, spricht man von einer **postoperativen Peritonitis.**

> 💬 Eine sekundäre Peritonitis ist stets Symptom einer dringend behandlungsbedürftigen abdominellen Erkrankung oder Verletzung.

Lokale – generalisierte Peritonitis

Bei der **lokalen Peritonitis** ist die Entzündung (noch) umschrieben. Der Kreislauf des Kranken ist wenig beeinträchtigt. Die **generalisierte** *(diffuse)* **Peritonitis** betrifft das gesamte Peritoneum. Die dabei auftretenden pathophysiologischen Vorgänge schädigen den ganzen Organismus. Eine generalisierte Peritonitis kann von Beginn der Erkrankung an vorliegen oder aus einer unzureichend behandelten lokalen Peritonitis entstehen.

Die Einteilung der Peritonitis ist aber nicht einheitlich.

Symptome, Befund und Diagnostik

Die Peritonitis ist im eigentlichen Sinne keine Erkrankung, sondern ein Symptom. Die akute generalisierte Peritonitis äußert sich in einem Akuten Abdomen mit paralytischem Ileus (☞ 9.3.5, 9.7.1).

Die lokale Peritonitis verursacht vor allem einen starken, aber örtlich eingrenzbaren Bauchschmerz.

Für die generalisierte Peritonitis charakteristisch ist neben starken Bauchschmerzen eine zunehmende Abwehrspannung der *gesamten* Bauchmuskulatur, die sich bis zum „brettharten" Bauch steigern kann.

Die Diagnostik bei einer Peritonitis entspricht derjenigen bei einem Akuten Abdomen.

Komplikationen

Akute Komplikationen einer generalisierten Peritonitis sind v.a. eine Sepsis (☞ 17.12) und ein Kreislauf- oder Multiorganversagen. Im Rahmen jeder Peritonitis können sich außerdem Abszesse innerhalb der Bauchhöhle entwickeln und Darmschlingen verkleben.

Behandlungsstrategie

Die primäre Peritonitis kann meist konservativ behandelt werden. Bei der sekundären Peritonitis ist nach Kreislaufstabilisierung und Schockbehandlung die möglichst rasche Operation angezeigt, bei der die Perforationsstelle bzw. Infektionsquelle beseitigt werden muss. Antibiotika sind bei der bakteriellen Peritonitis indiziert.

9.9 Weitere Erkrankungen des Magen-Darm-Traktes

Karzinoid ☞ 12.10.3

9.9.1 Darmtuberkulose

Die **Darmtuberkulose** ist eine hierzulande seltene Manifestation der Infektion mit dem *Mycobacterium tuberculosis* (☞ auch 8.5.4), kann jedoch durch die zunehmende Mobilität der Menschen wieder an Bedeutung gewinnen.

Die **primäre Darmtuberkulose** ist durch das Trinken infizierter Milch bedingt. Vergleichbar zu den Vorgängen bei der Lungentuberkulose (☞ 8.5.4) kommt es zur Bildung tuberkulöser Infiltrate und evtl. zu Geschwüren im Darm. Die **sekundäre Darmtuberkulose** entsteht in erster Linie durch das Verschlucken mykobakterienhaltigen Sputums oder durch hämatogene Aussaat der Mykobakterien. Vorzugsweise betroffen sind die Peyer-Plaques des Dünndarms.

Die Beschwerden des Patienten sind oft uncharakteristisch: Neben Allgemeinsymptomen wie etwa Müdigkeit, Gewichtsverlust und subfebrilen Temperaturen (☞ 8.5.4) können insbesondere Durchfälle, Blähungen und Schmerzen im rechten Unterbauch auftreten. Wichtige Komplikationen sind Blutungen, Abszess- und Fistelbildungen, Darmperforation oder -stenose. Die Diagnose wird durch den Erregernachweis im Stuhl gesichert.

Die medikamentöse Behandlung erfolgt mit den in Tab. 8.62 aufgeführten antituberkulösen Arzneimitteln. Operationen können z.B. bei Darmstenosen oder Ausbildung eines Konglomerattumors notwendig werden.

9.9.2 Ischämische Kolitis

Als **ischämische Kolitis** bezeichnet man eine sekundäre segmentale Dickdarmentzündung (meist im Bereich der linken Kolonflexur) infolge einer Minderdurchblutung der Darmschleimhaut. Ursächlich liegt dieser Minderdurchblutung in der Mehrzahl der Fälle eine Arteriosklerose der meist älteren Patienten zugrunde, es können aber auch Herzinsuffizienz, Schock oder Gefäßentzündungen zu einer ischämischen Kolitis führen.

Bei einer *chronischen ischämischen Kolitis* sind die Beschwerden des Patienten nicht selten uncharakteristisch (z.B. Angina abdominalis ☞ 7.7.4). Die *akute ischämische Kolitis* zeigt sich mit starken Bauchschmerzen (meist im linken Mittel- bis Unterbauch), blutigen Stühlen (teils Durchfällen) und evtl. Fieber ungleich heftiger.

Die Diagnose wird – je nach Schwere der Erkrankung – durch Röntgenaufnahme des Abdomens, Mesenterikographie (☞ 7.4.6), Duplex-Sonographie (☞ 7.4.5), Koloskopie und Blutuntersuchungen gestellt.

Eine leichte ischämische Kolitis wird konservativ behandelt. In schweren Fällen kann eine Resektion irreversibel geschädigter Darmabschnitte nötig sein.

9.9.3 Magenpolypen

Unter **Magenpolypen** versteht man gutartige, ganz überwiegend vom Epithel ausgehende Tumoren, die sich in die Magenlichtung vorwölben. Sie bereiten dem Betroffenen meist keine Beschwerden und werden bei einer Gastroskopie aus anderem Grunde zufällig entdeckt. Die Behandlung besteht in der vollständigen Entfernung der Polypen. Sie ist meist endoskopisch möglich und erfordert nur selten eine offene Operation.

9.9.4 Mallory-Weiss-Syndrom

Bei heftigem Erbrechen kann die Schleimhaut am Übergang vom Ösophagus zum Magen einreißen und bei stärkerer Ausprägung zu einer oberen gastrointestinalen Blutung (☞ 9.3.6) führen. Patienten mit einem solchen **Mallory-Weiss-Syndrom** *(Mallory-Weiss-Einrisse)* kommen typischerweise mit Hämatemesis (☞ 9.3.6) nach vorherigem starken Erbrechen zur Aufnahme. Nicht selten liegt ein Alkoholabusus vor. Die Diagnose wird gastroskopisch gestellt, die Behandlung ist konservativ mit Ulkustherapeutika (☞ 9.6.3) und ggf. endoskopischer Blutungsstillung.

Die schwerste Form des Mallory-Weiss-Syndroms ist das **Boerhaave-Syndrom,** eine spontane Ösophagusruptur, in der Regel im Rahmen explosionsartigen Erbrechens. Leitsymptome sind plötzliches Erbrechen und heftigste retrosternale Schmerzen, gefolgt von Luftnot, Zyanose, Schock, Hals- und Mediastinalemphysem. Die Diagnose wird durch Röntgenleeraufnahme des Abdomens, Röntgendarstellung des Ösophagus mit wasserlöslichem Kontrastmittel und Endoskopie gestellt. Das Boerhaave-Syndrom erfordert eine sofortige Operation (Notoperation).

9.9.5 MALT-Lymphom des Magens

Das **MALT-Lymphom** *(MALTom)* ist ein außerhalb der Lymphknoten und vorzugsweise im Magen lokalisiertes Non-Hodgkin-Lymphom (☞ 13.8.2).

MALT (*m*ucosa *a*ssociated *l*ymphoid *t*issue) bezeichnet das in der Submukosa der Atemwege, des Magen-Darm- und des Urogenitaltraktes gelegene lymphatische Gewebe, wobei im Magen physiologischerweise *kein* lymphatisches Gewebe vorkommt. Heute nimmt man an, dass im Rahmen einer Helicobacter-Gastritis (☞ 9.6.2) lymphatisches Gewebe in den Magen einwandert, wo dann schließlich ein Lymphom entsteht.

Die Beschwerden des Patienten sind meist uncharakteristisch, im Vordergrund stehen Oberbauchbeschwerden, Übelkeit sowie evtl. Gewichtsverlust. Diagnostisch sind insbesondere die Endoskopie mit Biopsie und die Endosonographie von Bedeutung.

Entsprechend der Theorie zur Krankheitsentstehung wird bei einem niedrigmalignen MALT-Lymphom des Magens im Frühstadium die Helicobacter-Eradikation (☞ 9.6.3) zurzeit in Studien erprobt. Bei hochmalignen Lymphomen, Erfolglosigkeit der Behandlung oder fortgeschrittenen Stadien sind Operation, Radio- und/oder Chemotherapie erforderlich.

> ᴕꙶ Das absolut Neue an der Behandlung des niedrigmalignen MALT-Lymphom des Magens ist, dass durch alleinige Ausschaltung der zu Grunde liegenden Noxe eine Vollremission, wahrscheinlich sogar Heilung, erreicht wird.

9.9.6 Ménétrier-Syndrom

Beim **Ménétrier-Syndrom** *(Morbus Ménétrier, Riesenfaltengastritis, hypertrophe Gastropathie)* kommt es aus noch nicht genau geklärter Ursache zu einer Magenschleimhauthyperplasie mit Erweiterung der Drüsengänge im Magenkorpus. Zumindest bei einem Teil der Fälle ist eine ursächliche Beteiligung von Helicobacter pylori (☞ 9.4.6) anzunehmen.

Nicht wenige Patienten haben nur uncharakteristische Symptome wie etwa Oberbauchbeschwerden, Übelkeit und evtl. (Schleim-)Erbrechen. Leitsymptome in schweren Fällen sind Durchfälle und eine **exsudative Enteropathie,** d.h. ein massiver Eiweißverlust über den Darm mit nachfolgendem Eiweißmangel und Ödembildung.

Die Diagnose wird durch Gastroskopie (sichtbar sind unter anderem die namengebenden „Riesenfalten") mit Biopsie gesichert.

Bei Vorhandensein von Helicobacter pylori wird – neben einer symptomatischen Behandlung z.B. des Eiweißmangels – eine entsprechende Eradikationstherapie durchgeführt (☞ 9.6.3), da hiernach eine Rückbildung der Erkrankung möglich ist. In schweren Fällen wird operiert. Wegen des deutlich erhöhten Risikos eines Magenkarzinoms sind engmaschige gastroskopische Kontrollen erforderlich.

9.9.7 Morbus Whipple

Der **Morbus Whipple** *(Whipple-Krankheit, intestinale Lipodystrophie)* ist eine seltene, vorzugsweise bei Männern mittleren Alters vorkommende Erkrankung, die sich hauptsächlich am Dünndarm manifestiert und durch eine Infektion mit dem Bakterium *Tropheryma Whippelii* bedingt ist.

Leitsymptome sind chronische Durchfälle, Fettstühle und ein Malabsorptionssyndrom (☞ 9.7.2). Begleitend treten vor allem Gelenkbeschwerden, Lymphknotenschwellungen und Fieber, seltener neurologische Symptome auf. Die Diagnose wird durch elektronenmikroskopischen Erregernachweis im Dünndarmbiopsat gesichert. Behandelt wird der Morbus Whipple durch einjährige Antibiotikagabe. Die symptomatischen Maßnahmen entsprechen denen bei Malabsorption anderer Ursache (☞ 9.7.2).

9.9.8 Tropische Sprue

Die **tropische Sprue** ist eine ursächlich ungeklärte, evtl. durch Bakterien bedingte Erkrankung tropischer Länder, die zu einem Malabsorptionssyndrom mit komplexen Energie-, Protein-, Elektrolyt- und Vitaminmangelerscheinungen führt. Nicht selten kommt es zur spontanen Beschwerdebesserung nach Rückkehr aus den Tropen.

Die Diagnose ist eine Ausschlussdiagnose (Ausschluss z.B. von Zöliakie ☞ 9.7.3, Wurmerkrankungen ☞ 17.11, und Darmtuberkulose ☞ 9.9.1). Die Behandlung besteht im Ersatz aller fehlenden Stoffe sowie Folsäure- und Tetrazyklingabe für 6 – 12 Monate.

9.9.9 Analkarzinom

> **Analkarzinom:** Seltenes Karzinom am *Analrand* oder im *Analkanal*. Die 5-Jahres-Überlebensrate liegt bei 50 %.

Leitsymptome des **Analkarzinoms** sind:
• Schmerzen

• Fremdkörpergefühl
• Juckreiz im Analbereich
• Veränderungen der Stuhlgewohnheiten
• Blutauflagerungen auf dem Stuhl
• Kontinenzstörungen.

Diagnostik ☞ *9.7.8*

In der Regel wird das *Analkanalkarzinom* lokal durch eine kombinierte Strahlen- und Chemotherapie behandelt. Ist nach Abschluss der Behandlung noch ein Resttumor nachweisbar, ist eine Rektumamputation mit Anlage eines Anus praeter (☞ 9.2.7) erforderlich. Das *Analrandkarzinom* wird chirurgisch behandelt, wobei die Größe des Eingriffs von der Tumorausdehnung abhängig ist.

Wiederholungsfragen

1. Wie können Pflegende die Nahrungsaufnahme des Patienten mit Magen-Darm-Erkrankungen unterstützen? (☞ 9.2.1)

2. Welche Aspekte sind bei der ATL „Ausscheiden" beim Patienten mit Magen-Darm-Erkrankungen zu beachten? (☞ 9.2.1)

3. Mit welchen Komplikationen muss man bei Ösophaguskompressionssonden rechnen? (☞ 9.2.3)

4. Wie wird eine Magenspülung durchgeführt? (☞ 9.2.5)

5. Welche Ernährungstipps können Pflegende Stomaträgern geben? (☞ 9.2.7)

6. Welches sind die wichtigsten Ursachen für Übelkeit und Erbrechen? (☞ 9.3.1)

7. Welche Pflegemaßnahmen sind bei einem Akuten Abdomen zu ergreifen? (☞ 9.3.5)

8. Wie zeigt sich eine untere Gastrointestinalblutung typischerweise? (☞ 9.3.6)

9. Wie wird bei einer oberen Gastrointestinalblutung vorgegangen? (☞ 9.3.6)

10. Welche Nebenwirkungen drohen bei langzeitiger Einnahme von Laxantien? (☞ 9.3.8)

11. Durch welche pflegerische Maßnahmen wird die Stuhlinkontinenz behandelt? (☞ 9.3.9)

12. Wie wird der Patient zu Röntgenkontrastmitteluntersuchungen des Magen-Darm-Traktes vorbereitet? (☞ 9.4.3)

13. Worauf muss nach Endoskopien beim Patienten geachtet werden? (☞ 9.4.4)

14. Welche Allgemeinmaßnahmen sind zur Behandlung einer Refluxösophagitis wichtig? (☞ 9.5.1)

15. Welche Ursachen liegen der Ulkuskrankheit nach heutiger Kenntnis zugrunde? (☞ 9.6.3)

16. Welche Arzneimittel kommen in der Ulkustherapie zur Anwendung? (☞ Pharma-Info 9.53)

17. Welche Ernährungseinschränkungen gelten bei der Einheimischen Sprue? (☞ 9.7.3)

18. Welche Symptome sind typisch für das Magenkarzinom? (☞ 9.6.4)

19. Wie unterscheidet sich die Behandlungsstrategie beim mechanischen und paralytischen Ileus? (☞ 9.7.1)

20. Welche Aspekte stehen bei der Pflege von Patienten mit Morbus Crohn oder Colitis ulcerosa im Vordergrund? (☞ 9.7.4)

21. Welche Symptome weisen auf ein Kolon-Rektumkarzinom hin? (☞ 9.7.8)

22. Welche Ursachen können einer Peritonitis zugrunde liegen? (☞ 9.8)

Pflege bei Erkrankungen von Leber, Gallenwegen, Pankreas und Milz

10

Das medizinische Fachgebiet

🖐 Neben dem Magen-Darm-Trakt (☞ Kap. 9) gehören auch die **Leber**, die **Gallenblase** und das **Pankreas** *(Bauchspeicheldrüse)* zu den Verdauungsorganen und damit zum Fachgebiet des *Gastroenterologen* bzw. *Allgemein-* oder *Viszeralchirurgen*. Die **Milz** ist zwar kein Verdauungsorgan, jedoch wegen ihrer räumlichen Nähe und der gemeinsamen Blutversorgung bei Erkrankungen der Verdauungsorgane oft mitbetroffen.

„Volkskrankheiten" durch falsche Ernährung

Viele Erkrankungen von Leber, Gallenblase und Pankreas entstehen durch langjährige falsche Ernährungsgewohnheiten:
- Regelmäßiger Alkoholkonsum über viele Jahre führt immer häufiger bereits bei jungen Menschen zu einer Leberzirrhose oder zu einer Entzündung der Bauchspeicheldrüse (Pankreatitis)
- Gallensteine treten durch unsere „reichhaltige" Nahrung ebenfalls häufiger als früher auf.

10.1 Anatomie und Physiologie von Leber, Galle, Pankreas und Milz

10.1.1 Anatomie und Physiologie der Leber

Anatomie

Die braun-rote **Leber** *(Hepar)* ist mit 1,2 – 1,5 kg die größte und schwerste Drüse im Bauchraum. Ihre Hauptmasse liegt im rechten Oberbauch unterhalb der rechten Zwerchfellkuppel. Die Leber ist an ihrer Außenseite von einer derben *Bindegewebskapsel* sowie fast gänzlich vom *Peritoneum* (Bauchfell) überzogen. In der Unterseite der Leber ist die Gallenblase (☞ 10.1.2) eingebettet.

An der Eingeweideseite der Leber befindet sich die **Leberpforte** *(Porta hepatis)*. Hier treten verschiedene Gefäße, Gallengang und Nervenäste ein bzw. aus:
- Die **Pfortader** *(V. portae)*, durch die venöses, nährstoffreiches Blut aus dem Magen-Darm-Trakt in die Leber eintritt. Dieses Blut macht etwa 75 % des Blutzustroms in die Leber aus
- Die **Leberarterie** *(A. hepatica propria)*, die sauerstoffreiches Blut vom Truncus coeliacus zur Leber bringt (ca. 25 % des Blutzuflusses in die Leber)
- Der **Ductus hepaticus communis,** durch den die in der Leber gebildete Galle in die Gallenblase geleitet wird
- Lymphgefäße und vegetative Nervenäste.

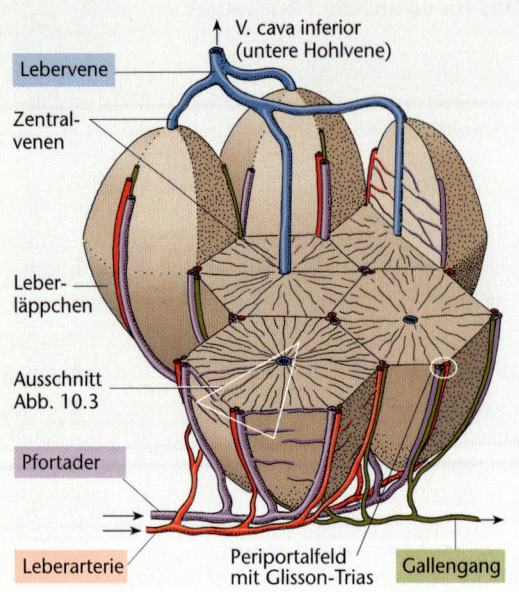

Abb. 10.2: Leberläppchen. In jedes Leberläppchen fließt Leberarterien- und Pfortaderblut. Gleichzeitig wird Gallenflüssigkeit und Lebervenenblut abgeleitet. [A400-190]

Das sauerstoffarme, venöse Blut der Leber fließt über die drei **großen Lebervenen** *(Vv. hepaticae)* dicht unter dem Zwerchfell in die **V. cava inferior** *(untere Hohlvene)* ab.

Die Leber besteht anatomisch betrachtet aus unzähligen, 1 – 2 mm großen, vieleckigen **Leberläppchen**

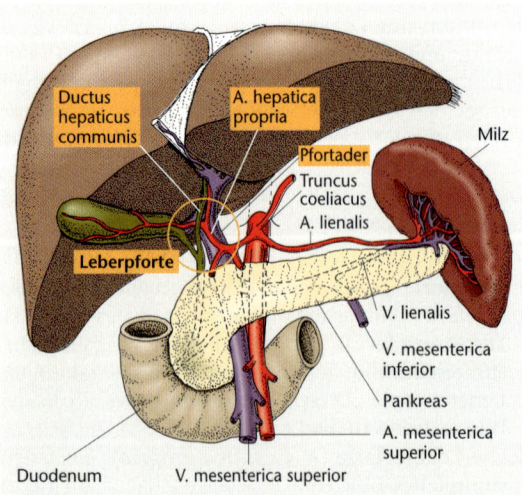

Abb. 10.1: Die Oberbauchorgane (ohne Magen) in der Vorderansicht. Von außen kann man die Leber in einen größeren rechten und einen kleineren linken Leberlappen unterteilen. Die Leberpforte wird gebildet aus Pfortader (V. portae), A. hepatica propria und Ductus hepaticus communis. [A400-190]

(☞ Abb. 10.2), in deren Zentrum eine **Zentralvene** und an deren Ecken je ein **Periportalfeld** mit einem Gefäßbündel aus Pfortaderast, Leberarterienast und Gallengang **(Glisson-Trias)** liegt. Von den Periportalfeldern zu den Zentralvenen verlaufen die **Sinusoide,** in denen sich das Blut aus beiden Gefäßsystemen vermischt. Die Sinusoide sind von einem löchrigen Endothel ausgekleidet, durch dessen Poren die Plasmabestandteile ungehindert in den **Dissé-Raum** zwischen Endothelzellen und **Hepatozyten** gelangen und in Kontakt mit den Hepatozyten treten. Auf der dem Dissé-Raum abgewandten Seite bleiben zwischen den Hepatozyten rinnenförmige Spalträume ausgespart, die **Gallenkapillaren.** Sie beginnen nahe der Zentralvene und münden in den Periportalfeldern in die **interlobulären Gallengänge.**

> ᘉ Aus dem Aufbau der Leberläppchen ergibt sich, dass die Stoffwechselbedingungen der Hepatozyten je nach ihrer Lage unterschiedlich sind. Das hat Konsequenzen für die Pathogenese:
> • Die periportal gelegenen Hepatozyten kommen als Erste mit dem Pfortaderblut in Kontakt. Sie sind besonders anfällig für toxische Substanzen
> • Die in der Nähe der Zentralvene befindlichen Hepatozyten erhalten bereits „teilentgiftetes", dafür aber sauerstoffärmeres Blut. Sie sind am ehesten durch Minderdurchblutung und Sauerstoffmangel gefährdet.

Physiologie

Physiologie des Bilirubinstoffwechsels ☞ 10.3.1

Die Leber hat eine zentrale Bedeutung in der *Biotransformation,* d.h. der biochemischen Veränderung von körpereigenen oder körperfremden Stoffen. Sie wird daher nicht selten als „chemische Fabrik" des Körpers bezeichnet.

Folgende Stoffwechselvorgänge finden in der Leber statt:
• Auf- und Abbauvorgänge im Rahmen des
  – Kohlenhydratstoffwechsels: z.B. Glykogenauf- und -abbau, Glukoneogenese (Neubildung von Glukose, z.B. aus bestimmten Aminosäuren), Umwandlung von Fruktose, Sorbit und Xylit in Glukose, dadurch maßgeblich beteiligt an der Konstanthaltung des Blutzuckers
  – Eiweißstoffwechsels: z.B. Bildung vieler Plasmaproteine (etwa Albumin, fast alle Gerinnungsfaktoren), Eiweißabbau (unter Bildung von Ammoniak, der dann in den nierengängigen Harnstoff umgewandelt wird)
  – Fettstoffwechsels: z.B. Fettsäureauf- und -abbau (Rolle im Lipoproteinhaushalt ☞ Abb. 12.12)
• Entgiftung von körpereigenen und von außen zugeführten toxischen Substanzen (insbesondere Arzneimittel und Alkohol)
• Bildung und Ausscheidung der Galle (☞ 10.1.2).

Außerdem hat die Leber immunologische Aufgaben und trägt zur Regulation des Säure-Basen-Haushaltes bei.

10.1.2 Anatomie und Physiologie von Gallenwegen, Gallenblase und Galle

Anatomie von Gallenwegen und Gallenblase

Die oben erwähnten interlobulären Gallengänge vereinigen sich zu immer größeren *intrahepatischen* Gallenwegen, bis ein großer Stamm pro Leberlappen entsteht, der **Ductus hepaticus dexter** und **Ductus hepaticus sinister.** Sie vereinigen sich an der Leberpforte zu einem gemeinsamen Gang, dem **Ductus hepaticus communis,** an dem die *extrahepatischen* Gallenwege beginnen. Vom Ductus hepaticus communis geht nach kurzer Strecke und in spitzem Winkel der **Ductus cysticus** *(Gallenblasengang)* ab, der die Verbindung zur Gallenblase herstellt.

Der im weiteren Verlauf als **Ductus choledochus** bezeichnete Gallengang durchquert den Kopf des Pankreas und mündet in der Regel gemeinsam mit dem Ausführungsgang des Pankreas in die **Papille** *(Papilla duodeni major, Papilla Vateri)* des Zwölffingerdarms (☞ Abb. 10.20). Der Schließmuskel *(M. sphinkter Oddi)* an der Papille sorgt dafür, dass die Galle während der Verdauungsruhe in die Gallenblase zurückgestaut wird.

Die birnenförmige, 30 – 60 ml fassende **Gallenblase** *(Vesica fellea)* ist an der Eingeweidefläche („Unterseite") der Leber mit deren Kapsel verwachsen. In der

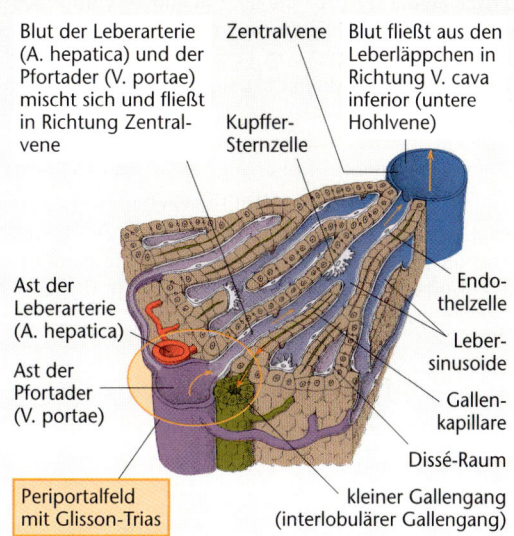

Blut der Leberarterie (A. hepatica) und der Pfortader (V. portae) mischt sich und fließt in Richtung Zentralvene

Zentralvene

Blut fließt aus den Leberläppchen in Richtung V. cava inferior (untere Hohlvene)

Kupffer-Sternzelle

Ast der Leberarterie (A. hepatica)

Ast der Pfortader (V. portae)

Periportalfeld mit Glisson-Trias

Endothelzelle

Leber-sinusoide

Gallen-kapillare

Dissé-Raum

kleiner Gallengang (interlobulärer Gallengang)

Abb. 10.3: Leberzellen mit Blut- und Gallenkapillaren. Die Lebersinusoide sind das Kapillarnetz der Leber [A400-190].

Gallenblase wird die Galle eingedickt und gespeichert.

Physiologie der Galle

Die Leber bildet pro Tag etwa 0,5 l gelbbraune Galle. Sie enthält – neben Wasser und Elektrolyten – Bilirubin, Gallensäuren, Cholesterin, Lezithin und andere

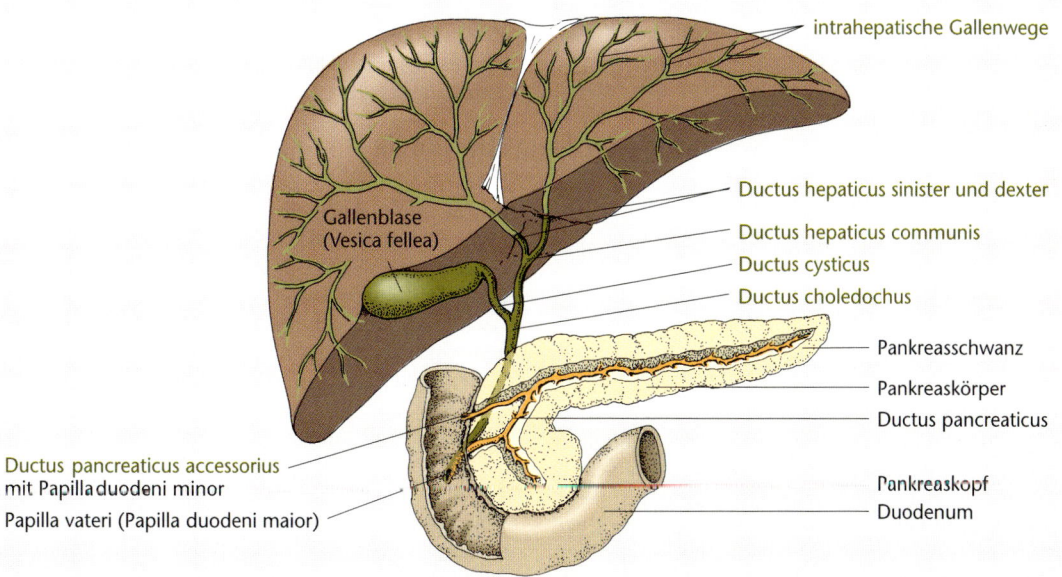

intrahepatische Gallenwege

Gallenblase (Vesica fellea)

Ductus hepaticus sinister und dexter

Ductus hepaticus communis

Ductus cysticus

Ductus choledochus

Pankreasschwanz

Pankreaskörper

Ductus pancreaticus

Ductus pancreaticus accessorius mit Papilla duodeni minor

Papilla vateri (Papilla duodeni maior)

Pankreaskopf

Duodenum

Abb. 10.4: Verlauf der Gallenwege und des Pankreasganges. Meist mündet der Ductus choledochus gemeinsam mit dem Ductus pancreaticus in das Duodenum (Papilla duodeni maior). [A400-190]

auszuscheidende fettlösliche Substanzen und dient (zusammen mit dem *Pankreassaft* ☞ unten) der Verdauung des Speisebreis. Insbesondere setzen die Gallensäuren die Oberflächenspannung zwischen (Nahrungs-)Fetten und Wasser herab. Dadurch werden die Fette fein verteilt *(emulgiert)* und bieten den fettspaltenden Lipasen eine große Angriffsfläche.

Im letzten Abschnitt des Dünndarms, im terminalen Ileum, werden die Gallensäuren zu etwa 90 % rückresorbiert, gelangen mit dem Pfortaderblut wieder zur Leber und werden dort erneut an die Galle abgegeben **(enterohepatischer Kreislauf).**

10.1.3 Anatomie und Physiologie des Pankreas

Anatomie

Das **Pankreas** *(Bauchspeicheldrüse)* ist eine der wichtigsten Verdauungsdrüsen des Körpers (☞ Abb. 10.4). Es liegt retroperitoneal in Höhe des 1. und 2. Lendenwirbelkörpers und wird in drei Teile unterteilt:
- Den in den Bogen des Duodenums eingebetteten **Pankreaskopf**
- Den **Pankreaskörper**
- Den bis zur Milz ziehenden **Pankreasschwanz.**

Exokrines und endokrines Pankreas

Funktionell besteht das Pankreas aus zwei Anteilen: Im **exokrinen Pankreasgewebe,** das die Hauptmasse des Pankreas ausmacht, werden täglich 1,5 Liter Pankreassaft gebildet. Das Sekret des exokrinen Pankreas sammelt sich im **Ductus pancreaticus,** dem Hauptpankreasgang, der durch das ganze Organ zum Duodenum zieht und meistens zusammen mit dem Ductus choledochus in der Pankreaspapille mündet. Bei manchen Menschen existiert ein zweiter Ausführungsgang **(Ductus pancreaticus accessorius)** mit einer eigenen Mündung in das Duodenum **(Papilla duodeni minor).**

Das **endokrine Pankreasgewebe** ist in 0,2 mm großen Zellverbänden, die nach ihrem Entdecker *Langerhans-Inseln* genannt werden, verstreut. Dort werden *Glukagon, Insulin* und *Somatostatin* gebildet (☞ auch 12.1.6).

Physiologie

Der den Magen verlassende Speisebrei ist stark sauer (pH < 2) und wird im Dünndarm durch den bikarbonatreichen Pankreassaft und die alkalischen Sekrete der Leber und des Darmsaftes wieder neutralisiert. Außerdem enthält der Pankreassaft zahlreiche Enzyme für die endgültige Spaltung der Eiweiße, Kohlenhydrate und Fette.

Die wichtigsten Pankreasenzyme für die Eiweißverdauung sind das **Trypsin** und das **Chymotrypsin,** die

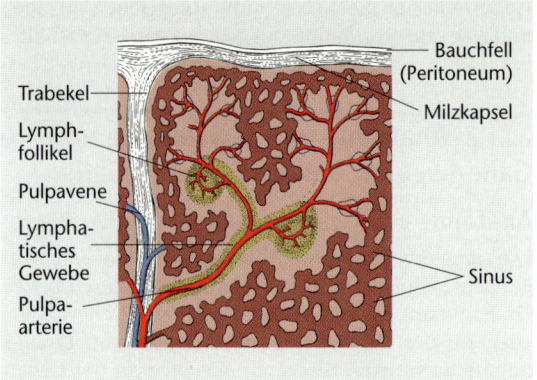

Abb. 10.5: Histologischer Feinbau der Milz in der Schemazeichnung. Von der Milzkapsel ausgehend strahlen Trabekel in das Organinnere ein, so dass ein dreidimensionales Balkenwerk entsteht. Das Milzparenchym (Pulpa) wird unterteilt in weiße und rote Pulpa: Die weiße Pulpa besteht aus lymphatischem Gewebe, die rote Pulpa aus großen Bluträumen (Sinus) und einem feinen bindegewebigen Maschenwerk mit zahlreichen Blutkörperchen. [A400-190]

als inaktive Vorstufen abgegeben und erst im Dünndarm aktiviert werden. Wesentliches Enzym für die Kohlenhydratverdauung ist die stärkespaltende α-**Amylase.** Das wichtigste für die Fettverdauung produzierte Enzym ist die **Lipase.**

10.1.4 Anatomie und Physiologie der Milz

Anatomie

Die etwa 150 g schwere **Milz** *(Splen, Lien)* liegt im linken Oberbauch unter dem Zwerchfell (☞ Abb. 10.1). An ihre konkave Innenseite grenzt der Magenkorpus. Im Zentrum der Milzinnenseite liegt der **Milzhilus,** an dem die Milzgefäße ein- und austreten.

Physiologie

Die Milz gehört wie Thymus, lymphatischer Rachenring, Lymphknoten und lymphatisches Gewebe des Darms zum *lymphatischen System.* Zusätzlich zu den allgemeinen Funktionen des lymphatischen Systems (Immunabwehr, Transport von Nahrungsfetten aus dem Darm, Drainage von interstitieller Flüssigkeit) sind weitere gesicherte Funktionen der Milz:
- Identifizierung und Abbau überalterter Blutzellen (☞ Abb. 13.3)
- Thrombozytenspeicherung und Ausschüttung von Thrombozyten bei erhöhtem Verbrauch, z.B. Blutungen
- Abfangen und Abbau kleinster Blutgerinnsel
- Vor der Geburt die Blutbildung *(Hämatopoese* ☞ 13.1.1).

Für den Erwachsenen gehört die Milz nicht zu den lebenswichtigen Organen, da ihre Funktionen von der

Leber, vom Knochenmark und anderen lymphatischen Organen übernommen werden können. Dennoch werden **Splenektomien** (operative Milzentfernungen) seltener als früher durchgeführt, da zumindest in der Anfangszeit nach der operativen Entfernung Komplikationen wie Thrombosen, allgemeine Abgeschlagenheit und bakterielle Infektionen vermehrt auftreten. Wegen der erhöhten Gefährdung durch Pneumonkokkeninfektionen (☞ 17.6.1) wird vor geplanten Milzentfernungen eine Pneumokokkenimpfung empfohlen.

10.2 Pflege bei Erkrankungen von Leber, Gallenwegen, Pankreas und Milz

Entscheidend: Sekundäre Prävention

Bei Erkrankungen von Leber, Gallenwegen und Pankreas handelt es sich überwiegend um *chronische* Erkrankungen.

Zu den Aufgaben der Pflegenden gehört dementsprechend nicht nur die Sorge um das körperliche Befinden des Patienten während einer *akuten* Krankheitsphase (beispielsweise bei Fieber oder Erbrechen), sondern im Anschluss daran auch die Gesundheitsberatung bezüglich einer geregelten Lebensweise und ausgewogenen Ernährung. Nur so kann langfristig weiteren Erkrankungen bzw. einer Progression der bestehenden Erkrankung vorgebeugt werden *(sekundäre Prävention)*.

Unterstützung bei den ATL

Wie bei anderen Organsystemen können bei schweren Erkrankungen von Leber, Gallenwegen, Pankreas und Milz *alle* ATL beeinträchtigt sein und eine entsprechende Unterstützung durch die Pflegenden erfordern. Besonders aber sind die *ATL Essen und Trinken* und die *ATL Sinn finden* betroffen.

Essen und trinken

Bis vor kurzem wurden praktisch allen Patienten mit Erkrankungen an Leber, Gallenwegen und Pankreas spezielle Diäten abverlangt. In einzelnen Fällen sind diätetische Maßnahmen nach wie vor berechtigt, doch führen sie nach neuen wissenschaftlichen Erkenntnissen oft eher zu einer Fehlernährung als zu einem therapeutischen Nutzen. Deshalb gibt es nur noch folgende Diätempfehlungen:

- Patienten mit akuten und chronischen *Lebererkrankungen* vertragen häufig keine fetthaltigen oder in Fett zubereiteten Speisen, Kohl und Hülsenfrüchte und sollten daher diese Nahrungsmittel meiden. Dies bedeutet einerseits die Auswahl magerer Fleischsorten und andererseits eine Zubereitung in Alufolie, Tontöpfen oder beschichteten Pfannen,

statt wie herkömmlich zu braten oder sogar zu frittieren. Bei einer Leberzirrhose in einem fortgeschrittenen Stadium (☞ 10.5.6) muss die Eiweiß- und Kochsalzzufuhr eingeschränkt werden

- Patienten mit *Gallensteinen* sollten jene Speisen meiden, die bei ihnen Koliken auslösen. Dies sind v.a. solche Nahrungsmittel, die eine starke Kontraktion der Gallenblase bewirken und dadurch die Steine in die engen Gallenwege treiben, in denen sie sich festsetzen und zu Koliken führen können. Besonders häufig sind dies fetthaltige und gebratene Speisen, Eier, Kohl, Vollkornprodukte, Kaffee, aber auch rohes Obst

- Bei Patienten mit *chronischen Pankreaserkrankungen* (☞ 10.7.2) ist insbesondere die Fettverdauung beeinträchtigt, weshalb fette Speisen oft Beschwerden bereiten. In diesem Fall ist eine fettarme Kost unter Bevorzugung mehrfach ungesättigter Fettsäuren empfehlenswert. Evtl. gibt man spezielle Fette, sog. *mittelkettige Triglyzeride* (kurz *MCT*, z.B. in CERES®-Öl oder -Margarine), um die Versorgung des Kranken sicherzustellen. Sollte sich aufgrund der gestörten Fettverwertung ein Mangel an fettlöslichen Vitaminen entwickeln, werden diese parenteral zugeführt

- Ein großes diätetisches Problem ist der *Alkohol*, der bei allen Lebererkrankungen und Bauchspeicheldrüsenleiden egal welcher Ursache absolut tabu ist. Da bei vielen Patienten jedoch eine Alkoholabhängigkeit besteht (☞ 10.5.4), halten sich die Kranken leider oft nicht an die Alkoholkarenz, wodurch die Grunderkrankung fortschreitet

- Gelegentlich ist eine *Nahrungskarenz* notwendig, z.B. bei der akuten Pankreatitis. Um das Organ ruhig zu stellen und die Produktion von Pankreassaft zu stoppen, dürfen die Patienten überhaupt nichts oral zu sich nehmen und werden vollständig parenteral ernährt (☞ 2.3.3).

Sich beschäftigen und Sinn finden

Karzinome von Leber, Gallenblase, Gallengängen und Pankreas werden typischerweise spät diagnostiziert und haben daher eine schlechte Prognose. Häufiger als bei bösartigen Erkrankungen anderer Organe ist bereits zum Zeitpunkt der Diagnosestellung nur noch eine palliative Therapie möglich. Innerhalb absehbarer Zeit wird Pflege zur Sterbebegleitung. Pflegende bemühen sich dann in besonderer Weise, die Bedürfnisse des Patienten zu erfüllen, Beschwerden zu lindern und Zeit für die Ängste und Nöte des Betroffenen zu haben (☞ 10.7.3).

Neben den malignen Tumoren von Leber, Gallenwegen und Pankreas schränken auch viele histologisch gutartige Erkrankungen (z.B. die Leberzirrhose ☞ 10.5.6) die körperliche Leistungsfähigkeit und Lebenserwartung der Patienten erheblich ein. Nicht nur junge Patienten stürzen in tiefe Sinnkrisen, wenn sie erleben müssen, dass Tätigkeiten, die sie früher mit Leichtigkeit verrichtet haben, nun zum Problem werden und ihre Erkrankung unter Umständen sogar zur Aufgabe ihrer Berufstätigkeit führt.

Von herausragender Bedeutung ist die Sinnfrage bei einem Alkoholkranken; denn anders als bei Patienten, die sich etwa mit einem Hepatitis-Virus infiziert und infolgedessen starke Leberschäden haben, steht die Frage nach dem Sinn und Wert des eigenen Lebens als Schlüsselproblem des Alkoholkranken am *Beginn* seiner Erkrankung. Bei vielen Alkoholabhängigen ist der Alkoholmissbrauch direkte Folge einer dauerhaften oder auch plötzlichen Krisensituation, wie etwa eine soziale Isolierung nach dem Verlust des Partners oder der unerwartete Arbeitsplatzverlust. Sollte bereits ein gewohnheitsmäßiger Umgang mit Alkohol bestehen, ist es im Moment einer solchen Krise kein großer Schritt zum unkontrollierten Konsum bis hin zur psychischen und physischen Abhängigkeit (ausführlich ☞ 10.5.4).

Bezug zu weiteren ATL

🛁 Ausscheiden

Wichtig ist die Beobachtung der *Ausscheidungen* des Patienten, da das Aussehen von Stuhl und Urin oft wichtige Hinweise auf Krankheitsursache und -verlauf gibt. So weisen blasse, salbenartige Fettstühle *(Steatorrhoe)* auf Pankreaserkrankungen oder ein tonfarbener *(acholischer)* Stuhl und bierbrauner Urin auf einen Verschluss der Gallengänge hin.

🔲 Sich als Frau oder Mann fühlen und verhalten

Bei vielen Patienten mit chronischen Lebererkrankungen bestehen Libido-, Potenz- und Hormonstörungen, die das *Sexualleben* beeinträchtigen und die Fruchtbarkeit einschränken. In anderen Fällen rät der

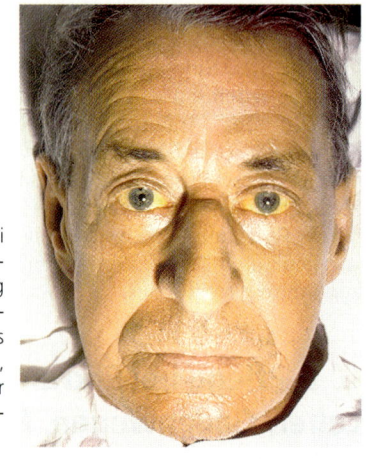

Abb. 10.7: Ikterus bei Virushepatitis mit typischer Gelbfärbung der Haut und der Bindehäute. Ein Ikterus kann prähepatische, intrahepatische oder posthepatische Ursachen haben. [F113]

Arzt von der Familiengründung ab, z.B. bei den oft jungen Frauen mit einer *primär biliären Leberzirrhose* (☞ 10.6.4). Für viele Patienten ist es ein Tabu, darüber mit anderen zu sprechen, obwohl sie sich gerne mitteilen würden. Pflegende können hier wichtige Ansprechpartner sein, wenn sie den Bedürfnissen des Einzelnen gegenüber aufmerksam sind und ein offenes Ohr für dessen Sorgen haben.

🫁 Atmen

Für viele Patienten, die akut erkrankt sind oder sich in einem fortgeschrittenen chronischen Stadium befinden, bedeutet ihre Erkrankung eine Einschränkung ihrer Mobilität bis hin zur Bettlägerigkeit. Bei einem ohnehin oftmals stark reduziertem Allgemeinzustand steigt infolgedessen die Pneumoniegefahr. Viele Kranke neigen darüber hinaus zu einer eingeschränkten Atmung, weil sie wegen ihrer Oberbauchschmerzen jedes tiefe Einatmen (unwillkürlich) vermeiden oder wegen eines Aszites gegen einen permanent erhöhten Widerstand atmen müssen. Daher führen die Pflegenden konsequent die Maßnahmen zur Pneumonieprophylaxe (☞ 8.2.2) aus und achten auf Schmerzäußerungen des Patienten bzw. sorgen für seine Schmerzfreiheit (☞ Abb. 10.6).

> 🛏️ Einige Patienten mit Erkrankungen der Leber oder des Pankreas haben zum Teil vernichtende Schmerzen. Die Pflegenden können hier die medikamentöse Schmerztherapie durch geeignete Lagerung und/oder durch Kälte- oder Wärmeauflagen unterstützen und dadurch einen für die Leber schädlichen Arzneimittelbedarf senken.
> Viele Patienten mit einer chronischen Erkrankung und schlechter Prognose sind aber auch in einem Kreislauf von Angst und Schmerzen gefangen. Hier ist eine vertrauensvolle Atmosphäre, in der sie den Pflegenden ihre Sorgen und Nöte mitteilen können, oftmals ebenso wichtig wie Arzneimittel oder physikalische Maßnahmen.

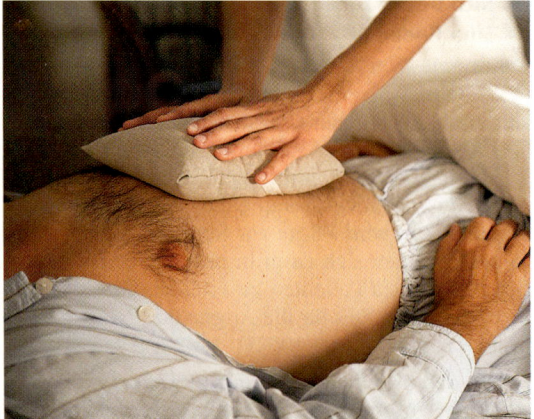

Abb. 10.6: Feucht-warme Wärme, hier mit einem Heublumensack, wirkt krampflösend und lindert dadurch Schmerzen. Bei Entzündungen sind warme Auflagen allerdings kontraindiziert, hier eignen sich Kühlelemente zur Schmerzlinderung (☞ 4.4.9). [K103]

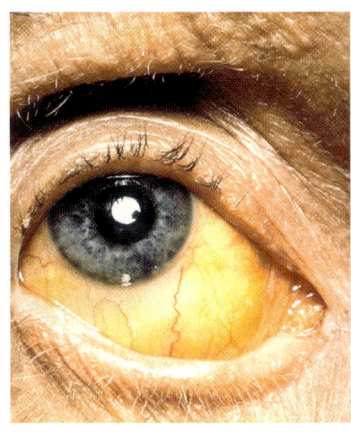

Abb. 10.8: Sklerenikterus. Deutliche Gelbfärbung der Augenbindehaut des Patienten aus Abb. 10.7. [F113]

✒ Für Sicherheit sorgen

Hochgradige Leberfunktionseinschränkungen führen zu einer gestörten Gerinnungsfunktion mit erhöhter Blutungsneigung. Bei einer Leberzirrhose mit Ösophagus- und/oder Magenfundusvarizen (☞ 10.5.6) besteht außerdem die Gefahr einer (lebensbedrohlichen) oberen Gastrointestinalblutung. Daher achten Pflegende bei diesen Patienten verstärkt auf Blutungen und informieren schon bei leichten Blutungen oder bei Erbrechen geringer Blutmengen (Kaffeesatz? Teerstuhl?) umgehend den Arzt.

Bei Patienten mit einer Virushepatitis sind eine sorgfältige Einhaltung der Hygienevorschriften und diesbezügliche Aufklärung des Patienten erforderlich (☞ 10.5.1), um die Sicherheit von Krankenhauspersonal, Mitpatienten und Besuchern zu gewährleisten.

Pflege bei Ösophaguskompressionssonden ☞ 9.2.3

10.3 Leitsymptome des Patienten

10.3.1 Ikterus

⬚ Ikterus *(Gelbsucht):* Gelbfärbung von Haut und Schleimhäuten durch Anstieg des Bilirubins im Blut mit nachfolgendem Bilirubinübertritt in die Gewebe. Mit dem bloßen Auge sichtbar ab einem *Gesamtbilirubin* (Summe aus indirektem und direktem Bilirubin ☞ unten) von etwa 34 μmol/l (= 2 mg/dl), zuerst als **Sklerenikterus** am Auge, weil hier die Gelbfärbung der Bindehaut vor dem Hintergrund der weißen Sklera (Lederhaut) besonders gut sichtbar wird.

Physiologie des Bilirubinstoffwechsels

☞ *auch Abb. 10.9*

Bilirubin ist ein Abbauprodukt vor allem des Hämoglobins (roten Blutfarbstoffes) aus den Erythrozyten (☞ Abb. 10.9 und Abb. 13.3). Der Abbau findet in der Leber, der Milz und im Knochenmark statt. Das so entstandene Bilirubin ist *wasserunlöslich* und wird im Blut zum Transport an das Eiweiß *Albumin* gebunden (**indirektes Bilirubin,** *unkonjugiertes Bilirubin*).

In den Leberzellen wird das – jetzt vom Albumin losgelöste – Bilirubin an *Glukuronsäure* gekoppelt, wodurch es zum *wasserlöslichen* Bilirubin (**direktes Bilirubin,** *konjugiertes Bilirubin*) wird. Anschließend wird es mit der Galle in den Darm ausgeschieden und dort durch Dickdarmbakterien umgewandelt zu:

- **Sterkobilinogen,** das mit dem Stuhl ausgeschieden wird und ihm seine charakteristische bräunliche Farbe verleiht
- **Urobilinogen,** das zum Großteil rückresorbiert wird und erneut in die Leber gelangt (enterohepatischer Kreislauf ☞ 10.1.2), in der es weiter abgebaut wird.

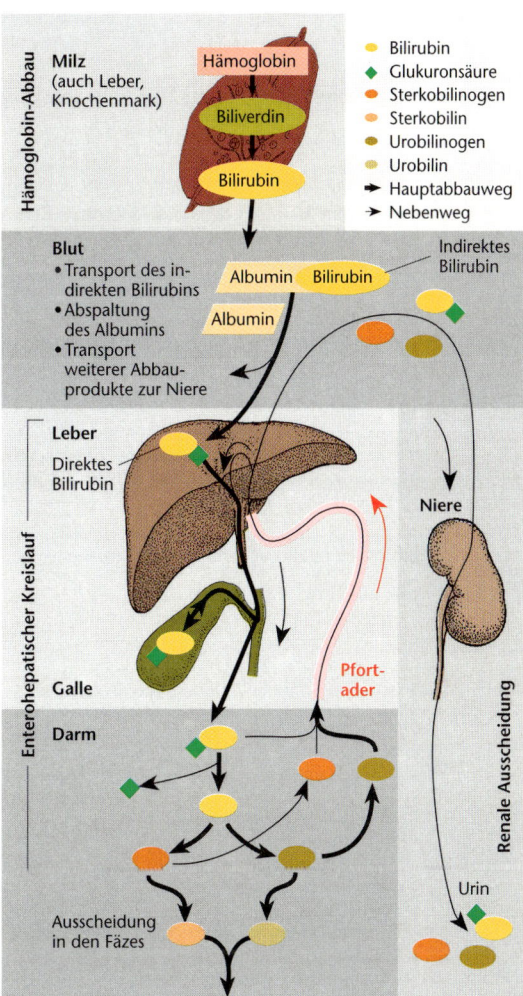

Abb. 10.9: Bilirubin-Stoffwechsel.

Im Blut des Gesunden finden sich nur geringe Mengen indirekten, wasserunlöslichen Bilirubins (< 1 mg/dl).

Ikterusformen

Drei Formen des Ikterus lassen sich unterscheiden:

- **Prähepatischer Ikterus** *(nicht-hepatischer Ikterus, hämolytischer Ikterus):* Meist bedingt durch erhöhten Abbau roter Blutkörperchen (*Hämolyse* ☞ 13.1.1). Die (gesunde) Leber kann das vermehrt anfallende Bilirubin nicht bewältigen (d.h. konjugieren), und das *indirekte* Bilirubin im Blut steigt an

- **Intrahepatischer Ikterus** *(Parenchymikterus):* Durch krankhafte Veränderungen der Leberzellen, etwa bei bestimmten Vergiftungen, Leberentzündungen (☞ 10.5.1) oder Leberzirrhose (☞ 10.5.6). Auch der meist harmlose **Icterus neonatorum** *(Neugeborenengelbsucht)* kurz nach der Geburt ist dem intrahepatischen Ikterus zuzuord-

nen. Dabei können die Aufnahme des indirekten Bilirubins aus dem Blut in die Leberzelle, die einzelnen Stoffwechselschritte oder die Ausscheidung des direkten Bilirubins in die Gallenwege gestört sein

- **Posthepatischer Ikterus** *(Verschlussikterus, obstruktiver Ikterus, cholestatischer Ikterus):* Folge einer Verlegung der Gallenwege mit nachfolgender Gallenabflussstörung (Cholestase ☞ unten), z.B. durch Gallensteine oder Tumoren. Das nach der Konjugation von den Leberzellen ausgeschiedene, direkte Bilirubin kann nicht abfließen, sondern staut sich zurück und steigt im Blut an.

Vor allem beim posthepatischen Ikterus werden die Patienten von starkem Juckreiz gequält. Ursache dieses Juckreizes ist die Freisetzung von Histamin aufgrund eines erhöhten Gallensäurespiegels im Gewebe. Abhängig von der Ikterusform kommt es außerdem zu einer Stuhlentfärbung und einer (Dunkel-)Braunfärbung des Urins.

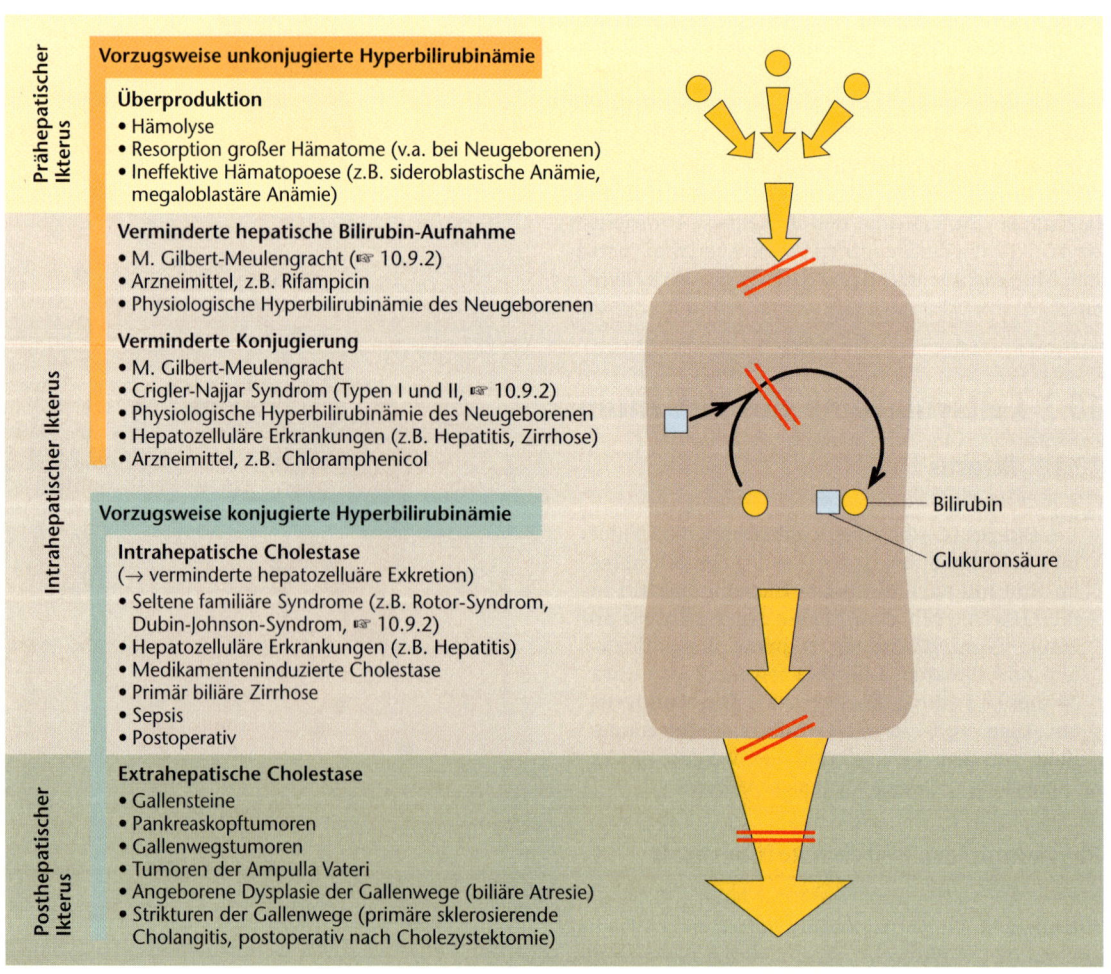

Abb. 10.10: Die drei Ikterusformen und ihre häufigsten Ursachen. [L157]

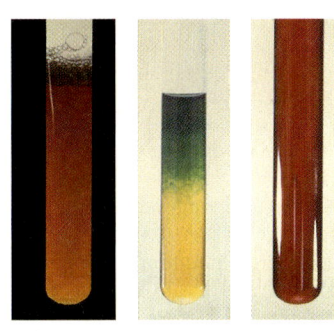

Abb. 10.11 – 10.13: Links: Bilirubinhaltiger bierbrauner Urin. Mitte: Bilirubinnachweis im Blut mit Methylenblau. Rechts: Urobilinnachweis mit Ehrlich-Reagenz (Rotfärbung bei Zimmertemperatur). [F113]

Cholestase

> 🔅 **Cholestase:** Einschränkung oder Unterbrechung des Gallenflusses mit „Rückstau" gallenpflichtiger Substanzen (vor allem Bilirubin, Gallensäuren, Cholesterin) ins Blut.

Je nach ihrer Ursache werden zwei Formen der Cholestase unterschieden:
- Die **nicht-obstruktive Cholestase** durch eine gestörte Gallenausscheidung aus den Hepatozyten, etwa bei Leberentzündungen, als Arzneimittelnebenwirkung oder familiäre Formen
- Die **obstruktive Cholestase** durch mechanischen Gallenwegsverschluss, etwa durch einen im Ductus choledochus eingeklemmten Gallenstein oder ein Pankreaskarzinom.

Je nach der Lokalisation der Ursache werden **intrahepatische Cholestase** (Ursache innerhalb der Leber) und **extrahepatische Cholestase** (Ursache außerhalb der Leber) differenziert. Nicht-obstruktive und intrahepatische Cholestase werden meist synonym benutzt. Bei obstruktiven Cholestasen handelt es sich überwiegend, aber nicht immer, um extrahepatische Cholestasen.

Leitsymptome der Cholestase sind Ikterus, brauner Urin bei hellem Stuhl, Juckreiz, ein zu hoher Cholesterinspiegel im Blut und Fettstühle durch das Fehlen der Gallensäuren im Darm.

Verschiedene Blutuntersuchungen, Abdominalsonographie sowie ggf. ERCP, CT oder Leberbiopsie dienen der Ursachensuche. Die Behandlung ist ursachenabhängig.

🔎 Diagnostik

Eine erste Differenzierung der Ikterusformen erfolgt anhand von Anamnese und Klinik (z.B. Fieber, Urin- und Stuhlfarbe, Schmerzen). Es folgen Laboruntersuchungen (☞ Tab. 10.14 und 10.4.2) sowie stets eine Sonographie, die oft eine Ursacheneingrenzung erlaubt. Beispielsweise sind bei einem Verschluss des Ductus choledochus die Gallenwege erweitert, bei einer Virushepatitis hingegen nicht. Mögliche weitere Untersuchungen (z.B. ERCP, CT) hängen von der vermuteten Ursache ab.

🔲 Behandlungsstrategie

Prä- und intrahepatischer Ikterus werden meist konservativ behandelt, während die Ursachen eines posthepatischen Ikterus in aller Regel endoskopisch oder operativ beseitigt werden (z.B. Gallensteine, Tumoren).

Der Juckreiz lässt sich durch gallensäurebindende Arzneimittel, z.B. Cholestyramin (auch Colestyramin, etwa Quantalan®), und Antihistaminika, z.B. Dimetinden (etwa Fenistil®), lindern.

Weitere Behandlungsansätze bei cholestasebedingtem Juckreiz umfassen die Gabe von Ursodesoxycholsäure, Phenobarbital (das sonst v.a. bei Epilepsie gegeben wird) oder – experimentell – des Opiatantagonisten Naloxon (☞ auch 4.4.5).

> 🛏 Viele Patienten empfinden bei starkem Juckreiz Einreibungen mit Mentholspiritus, Puder (z.B. Ingelan) oder Ringelblumensalbe als angenehm. Kurzfristig helfen auch kühlende Ganzwaschungen oder kühles Abduschen.

10.3.2 Aszites

> 🔅 **Aszites** *(Bauchwassersucht):* Ansammlung von Flüssigkeit in der freien Bauchhöhle. Meist Symptom einer fortgeschrittenen Erkrankung mit schlechter Prognose.

Mit ca. 80 % häufigste Ursache eines **Aszites** ist die Leberzirrhose (☞ 10.5.6). Weitere Ursachen sind ma-

Ursache	Prähepatisch	Intrahepatisch	Posthepatisch
	Hämolyse	Parenchymschäden	Cholestase
Serum			
• Indirektes Bilirubin	↑↑	Normal bis ↑	(↑)
• Direktes Bilirubin	Normal	↑↑	↑↑
• GOT und GPT	Normal	↑↑	↑
• AP und γ-GT	Normal	↑	↑↑
• LDH	↑↑	↑	(↑)
Urin			
• Bilirubin	–	↑	↑↑
• Urobilinogen	↑	↑↑	–
• Urinfarbe	Normal	Dunkel	Dunkel
Stuhlfarbe	Dunkel	Hell bis dunkel	Hell
Juckreiz	Nein	Evtl.	Ja

Tab. 10.14: Differenzialdiagnose des Ikterus anhand Laboruntersuchungen und klinischer Kriterien. Ist der Quotient direktes Bilirubin/Gesamt-Bilirubin > 0,5, so spricht dies für eine posthepatische Ursache des Ikterus. Zu den sonstigen Laborparametern ☞ 10.4.2.

ligne Tumoren oder Entzündungen im Bauchraum, eine Rechtsherzinsuffizienz (☞ 6.6.1) oder ein Albuminmangel im Blut (☞ auch 1.5.4).

Der Patient bemerkt den Aszites an einem vergrößerten Bauchumfang (Hosenbund und Gürtel werden zu eng) und einer teils erheblichen Gewichtszunahme, die aber durch eine gleichzeitige Abmagerung infolge der Grunderkrankung überdeckt werden kann. Zusätzlich leiden viele Patienten an starken Blähungen, die dem Aszites oft vorangehen („Erst der Wind, dann der Regen").

Dem Untersucher fallen ein vorgewölbter Bauch mit verstrichener Nabelregion und evtl. eine Nabelhernie auf (☞ Abb. 10.15). Bei der körperlichen Untersuchung lässt sich der Aszites ab ca. 1 Liter Flüssigkeit durch die *Perkussion* des Abdomens nachweisen. Ihr weit überlegen ist die abdominelle Sonographie, die bereits Flüssigkeitsmengen ab etwa 50 – 200 ml darstellt. Bei unklarer Aszitesursache ist eine diagnostische Aszitespunktion (☞ 10.4.4) mit nachfolgender klinisch-chemischer, zytologischer und mikrobiologischer Untersuchung des Punktats angezeigt.

Die symptomatische Therapie besteht in erster Linie in einer medikamentösen Ausschwemmung des Aszites mit Diuretika (☞ Pharma-Info 11.52), vorzugsweise Spironolacton (z.B. Aldactone®), das ggf. mit anderen Diuretika wie etwa Xipamid (z.B. Aquaphor®) oder Furosemid (z.B. Lasix®) kombiniert wird.

Bei Erfolglosigkeit der medikamentösen Behandlung werden eine therapeutische Aszitespunktion (☞ 10.4.4), eine Shunt-Operation (*peritoneovenöser Shunt* mit Ableitung der Aszitesflüssigkeit über einen Kunststoffkatheter ins Venensystem ☞ Abb. 10.63) oder – bei geringen sonstigen Organschäden und damit guter Lebenserwartung – eine Lebertransplantation erwogen.

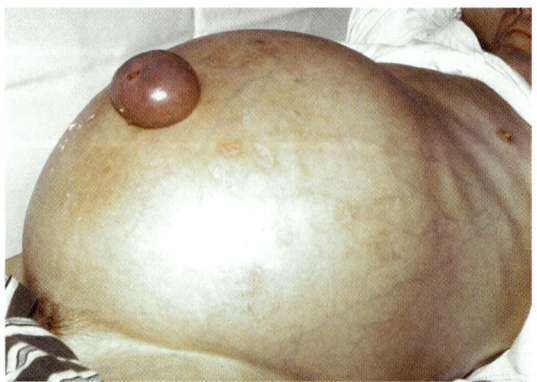

Abb. 10.15: Massive Aszitesbildung infolge einer alkoholischen Leberzirrhose. Der Aszites übt einen solchen Druck im Bauchraum aus, dass sich eine Nabelhernie gebildet hat. Die deutliche Venenzeichnung der Bauchhaut *(Caput medusae)* ist Zeichen eines Umgehungskreislaufs, da das Blut aus dem Darm nicht mehr über die Pfortader abfließen kann und sich Umwege suchen muss. [F113]

🕮 Pflege bei Aszites

- Zur körperlichen Schonung Unterstützung bei der Ganzkörperwäsche und Achten auf das Einhalten relativer Bettruhe (sofern angeordnet)
- Evtl. Lagerung mit Knierolle oder angezogenen Beinen
- Bei ausgeprägtem Aszites und eingeschränkter Mobilität des Patienten Durchführen entsprechender Prophylaxen, insbesondere Pneumonieprophylaxe und Dekubitusprophylaxe
- Beschränkung der Salz- und Flüssigkeitszufuhr auf 2 g bzw. 1 000 ml täglich (je nach Arztanordnung)
- Flüssigkeitsbilanzierung
- Tägliches Wiegen des Patienten zur Verlaufskontrolle; die tägliche Gewichtsabnahme sollte bei maximal 300 – 500 g liegen, bei zusätzlich peripheren Ödemen bei maximal 1 kg
- Assistenz bei einer Aszitespunktion (☞ 10.4.4).

10.4 **Der Weg zur Diagnose**

10.4.1 **Anamnese und körperliche Untersuchung**

Anamnese

Hauptziel der Anamnese ist es, neben den aktuellen Beschwerden mögliche Ursachen der Lebererkrankung zu erfahren (wenn auch manche Patienten bei einem Teil der Fragen nicht ehrlich antworten). Dazu fragt der Untersucher gezielt nach:

- Früheren Erkrankungen der Leber oder Gelbsuchtepisoden
- Alkoholkonsum, Arzneimitteleinnahme, Arbeitsplatz (leberschädigende Stoffe im Beruf?)
- Bluttransfusionen, i.v.-Drogenkonsum, Promiskuität (Geschlechtsverkehr mit häufig wechselnden Partnern) und Auslandsaufenthalten als Hinweisen auf eine infektiöse Leberentzündung (Hepatitis ☞ 10.5.1)
- Familiären Stoffwechselstörungen.

Körperliche Untersuchung

Bereits während der Anamneseerhebung achtet der Untersucher auf das Vorhandensein eines Ikterus. Sichtbare Kratzeffekte weisen auf Juckreiz, Hautblutungen auf eine erhöhte Blutungsneigung hin. Bei fortgeschrittenen chronischen Lebererkrankungen fallen dem Arzt außerdem typische Veränderungen der Haut (Leberhautzeichen ☞ 10.5.6) auf.

Bei der weiteren körperlichen Untersuchung bestimmt der Arzt die Lebergröße durch Perkussion und sucht nach einem Aszites oder anderen Ödemen. Er tastet die Leber ab (hart oder weich? glatt oder höckrig? Druckschmerz?) und prüft, ob die Milz vergrößert tastbar ist.

10.4.2 Laboruntersuchungen

Enzymdiagnostik

Die Bestimmung von Enzymaktivitäten im Blut (☞ 1.5.4) spielt in der Diagnostik von *Leber-, Gallenwegs-* und *Pankreaserkrankungen* eine überragende Rolle. Die wichtigsten Enzyme nennt Tab. 10.16, weitere Hinweise sind in Kapitel 18 zu finden.

Beurteilung der Syntheseleistung der Leber

Das Plasmaeiweiß Albumin, das Enzym *Cholinesterase* (kurz **CHE**) und viele Gerinnungsfaktoren (☞ 13.1.3) werden in der Leber synthetisiert. Bei einer Leberfunktionsstörung kann die Leber ihre Syntheseaufgaben nicht mehr ausreichend erfüllen, so dass diese Werte im Blut abfallen. Die Interpretation ist aber nicht ganz einfach, da in den Anfangsstadien bestimmter Lebererkrankungen auch eine vorübergehende Synthesesteigerung durch *Enzyminduktion* (Steigerung der Enzymaktivität) möglich ist.

Beurteilung der Entgiftungsleistung der Leber

Als Parameter für die Entgiftungsleistung der Leber können, wenn auch mit Einschränkungen, der Bilirubinspiegel (☞ 10.3.1) und der Ammoniakspiegel im Blut herangezogen werden.

Weitere Laboruntersuchungen

- *Bilirubin* ☞ 10.3.1
- *Eiweißelektrophorese* (Albuminverminderung bei beeinträchtigter Syntheseleistung, γ-Globulinerhöhung bei chronischer Entzündung ☞ auch 1.5.4)
- *Serologische Untersuchungen* (☞ 1.5.6) bei Verdacht auf eine *akute Virushepatitis* (☞ 10.5.1)
- *Autoantikörpersuche* (☞ 10.5.2, 10.6.4 und 16.5)
- Bestimmung des *Eisen-* und *Kupferspiegels* im Blut (☞ 10.5.1 und 10.5.6)
- *AFP-Bestimmung* ☞ 10.5.7
- *Pankreasfunktionstests* ☞ 10.7.2.

Enzym	(Klinisch bedeutsames) Vorkommen	Normwerte	Anstieg weist hin auf
Transaminasen			
ASAT (*Aspartat-Aminotransferase*, auch *Glutamat-Oxalazetat-Transaminase*, kurz GOT)	V.a. Leber (30 % Zytoplasma, 70 % Mitochondrien), Herz-, Skelettmuskel	♀ < 15 U/l ♂ < 19 U/l	Leberzellschaden, Myokardschaden (insbesondere Herzinfarkt ☞ 6.5.2), aber auch schwere Skelettmuskelschädigungen
ALAT (*Alanin-Aminotransferase*, auch *Glutamat-Pyruvat-Transaminase*, kurz GPT)	V.a. Leber (hauptsächlich Zytoplasma der Hepatozyten), aber auch Herz- und Skelettmuskel	♀ < 19 U/l ♂ < 23 U/l	Leberzellschaden (weitgehend spezifisch)
			De-Ritis-Quotient = ASAT/ALAT • Akute Virushepatitis: unkompliziert < 0,7; nekrotisierend > 0,7 • Chronische Hepatitis, Leberzirrhose: ~ 1 • Herzinfarkt, Muskelschaden: < 1
Cholestase-Enzyme			
γ-**GT** (*γ-Glutamyl-Transferase*)	V.a. intrahepatisches Gallenwegsepithel	♀ 4 – 18 U/l ♂ 6 – 28 U/l	Cholestase, toxischer (insbes. Alkohol-)Leberzellschaden
AP (*Alkalische Phosphatase*)	V.a. Leberzelle, Gallenwegsepithel, Knochen	♀ < 170 U/l ♂ < 175 U/l	Cholestase, Knochentumoren, -metastasen, -abbau. Isoenzymdifferenzierung (Leber- und Knochen-AP in unklaren Fällen möglich)
LAP (*Leucin-Arylpeptidase*, auch *Leucin-Arylamidase*)	V.a. Leber, Gallenwegsepithel	♀ 16 – 32 U/l ♂ 20 – 35 U/l	Cholestase, Gallenwegserkrankungen, alkoholische Leberschäden, Echinokokkenbefall der Leber, weniger ausgeprägt auch bei Tumoren in anderen Geweben mit hoher LAP-Aktivität. Normal bei AP-Erhöhung wegen Knochenerkrankung
Mitochondriale Leberzell-Enzyme			
GLDH (*Glutamat-Dehydrogenase*)	V.a. Leber (Mitochondrien)	♀ < 3 U/l ♂ < 4 U/l	Schwere Leberschädigung mit Zelluntergang
Pankreas-Enzyme			
α-**Amylase**	Pankreas, (Ohr-)Speicheldrüse	< 120 U/l (sehr stark laborabhängig)	Pankreatitis, Parotitis (Ohrspeicheldrüsenentzündung), Pankreastumoren
Lipase	V.a. Pankreas	< 200 U/l	Pankreatitis, Pankreastumoren

Tab. 10.16: Die wichtigsten Enzyme zur Differenzialdiagnose von Leber-, Gallenwegs- und Pankreaserkrankungen.

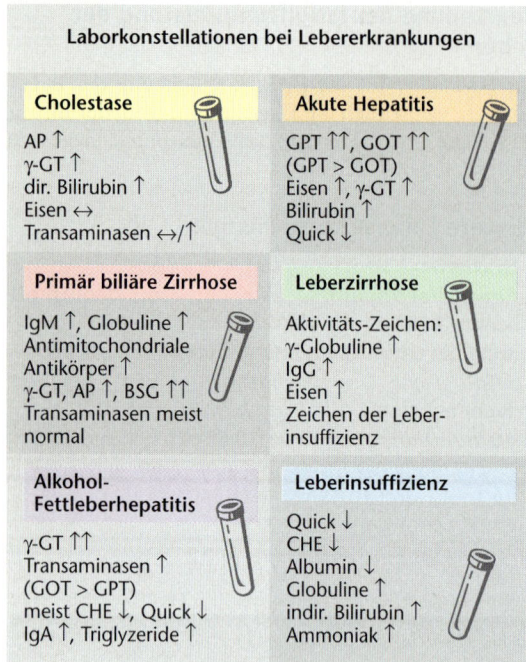

Laborkonstellationen bei Lebererkrankungen

Cholestase

AP ↑
γ-GT ↑
dir. Bilirubin ↑
Eisen ↔
Transaminasen ↔/↑

Akute Hepatitis

GPT ↑↑, GOT ↑↑
(GPT > GOT)
Eisen ↑, γ-GT ↑
Bilirubin ↑
Quick ↓

Primär biliäre Zirrhose

IgM ↑, Globuline ↑
Antimitochondriale
Antikörper ↑
γ-GT, AP ↑, BSG ↑↑
Transaminasen meist
normal

Leberzirrhose

Aktivitäts-Zeichen:
γ-Globuline ↑
IgG ↑
Eisen ↑
Zeichen der Leber-
insuffizienz

**Alkohol-
Fettleberhepatitis**

γ-GT ↑↑
Transaminasen ↑
(GOT > GPT)
meist CHE ↓, Quick ↓
IgA ↑, Triglyzeride ↑

Leberinsuffizienz

Quick ↓
CHE ↓
Albumin ↓
Globuline ↑
indir. Bilirubin ↑
Ammoniak ↑

Abb. 10.17: Laborkonstellationen bei Lebererkrankungen. Bei den verschiedenen Lebererkrankungen sind die einzelnen Laborwerte unterschiedlich stark verändert, so dass hieraus Rückschlüsse auf die zugrunde liegende Lebererkrankung möglich sind. [L157]

Darüber hinaus sind verschiedene **Leberfunktionstests** wie etwa der **Aminopyrin-Atemtest** möglich. Sie dienen alle weniger der Differenzialdiagnostik als vielmehr der Prognosebeurteilung und dem Therapieentscheid bei speziellen Fragestellungen, etwa bei einer Leberzirrhose.

10.4.3 Bildgebende Verfahren

Abdominale Sonographie ☞ *1.6.6, 9.4.3*
Abdomenleeraufnahme ☞ *9.4.3*

Cholezysto- und Cholangiographie

Nach der Gabe eines jodhaltigen Kontrastmittels (Vorbereitung ☞ 1.6.2) peroral, i.v. oder als Infusion werden bei der **Cholezystographie** die Gallenblase und bei der **Cholezystocholangiographie** Gallenblase und Gallengänge dargestellt.

Die orale Cholezystographie und die i.v.-Cholezystocholangiographie spielen heutzutage nur noch eine untergeordnete Rolle. Sie sind von ERCP (☞ unten) und Sonographie abgelöst worden, die risikoärmer sind und mehr diagnostische Informationen liefern. Zudem dürfen die orale Cholezystographie und die i.v.-Cholezystocholangiographie nur bei einem Bilirubinspiegel im Blut von unter 2 mg/dl durchgeführt werden und sind daher oftmals nicht möglich. Üblich ist nur noch die **retrograde Cholangiographie** (retrograd: „rückwärts", in Gegenrichtung zum physiologischen Gallenfluss) während und nach Operationen an den Gallengängen. *Intraoperativ* wird das Kontrastmittel über eine Sonde u.a. zur

Beurteilung der Lumenweite injiziert, *postoperativ* über die liegende T-Drainage, die den Abfluss der Galle in den Tagen nach der Operation gewährleistet.

Perkutane transhepatische Cholangiographie (PTC)

Bei der **p**erkutanen **t**ranshepatischen **C**holangiographie (kurz **PTC**) wird das intrahepatische Gallengangsystem mit einer dünnen Hohlnadel (CHIBA-Nadel) durch die Haut hindurch punktiert und das Röntgenkontrastmittel *direkt* eingespritzt. Erweiterte Gallengänge erleichtern die Punktion. Nachteilig ist die hohe Komplikationsrate, vor allem eine *gallige Peritonitis* (☞ 9.8) durch Übertritt von Galle in die Bauchhöhle. Deshalb wird die PTC heute nur noch angewendet, wenn andere diagnostische Möglichkeiten ausgeschöpft sind. Allerdings kann bei nicht endoskopisch zugänglichen Gallengangsverschlüssen im Rahmen einer PTC in gleicher Sitzung ein Drainagekatheter zur Gallenableitung in die Gallenwege eingelegt werden (**PTD** = *perkutane transhepatische Cholangio-Drainage*).

⊟ Pflege bei PTC

Rechtzeitig vor der Untersuchung veranlassen die Pflegenden die Bestimmung der aktuellen Gerinnungsparameter und der Blutgruppe des Patienten. Zur Untersuchung bleibt der Patient nüchtern. Nach der Punktion sind engmaschige Kreislaufkontrollen, Temperaturmessungen und Beobachtung des Abdomens (zunehmende Bauchschmerzen, Abwehrspannung des Abdomens, vergrößerter Bauchumfang) erforderlich, um rechtzeitig Komplikationen zu erkennen. Außerdem achten die Pflegenden darauf, dass der Patient nach der PTC einen Tag lang Bettruhe einhält.

ERCP (Endoskopisch-retrograde Cholangio-Pankreatikographie)

Die *endoskopisch-retrograde Cholangio-Pankreatikographie* (kurz **ERCP**) ist eine Kombination aus Endoskopie und Kontrastmittelröntgen. Sie wird z.B. bei unklarer Cholestase (☞ 10.3.1), Verdacht auf Steine im Ductus choledochus oder Verdacht auf Pankreaskarzinom durchgeführt.

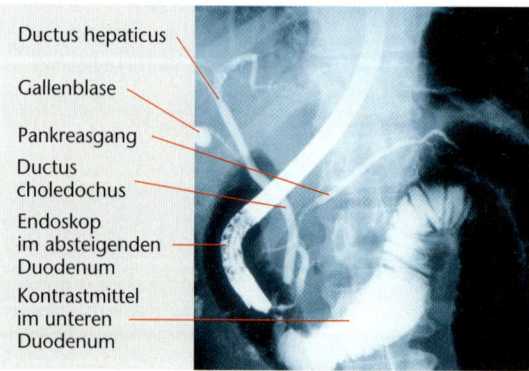

Ductus hepaticus
Gallenblase
Pankreasgang
Ductus
choledochus
Endoskop
im absteigenden
Duodenum
Kontrastmittel
im unteren
Duodenum

Abb. 10.18: Normale ERCP. Pankreasgang und Gallenwege stellen sich regelrecht dar. Teilweise ist Kontrastmittel schon in das distale Duodenum abgeflossen. [X211]

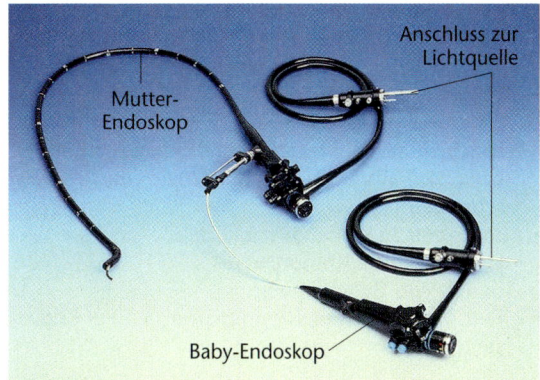

Abb. 10.19: Mutter-Baby-Endoskop. Das Mutter-Endoskop wird in das Duodenum platziert und beleuchtet die Papille. Das durch das Mutter-Endoskop eingeführte Baby-Endoskop wird durch die Papille vorgeschoben. Mit ihm können Eingriffe im Gallen- oder Pankreasgang vorgenommen werden. [V218]

Nach einer Duodenoskopie (☞ 9.4.4) mit einem speziellen Endoskop (sog. **Mutter-Baby-Endoskop**) wird die Papille im Duodenum sondiert, *retrograd* („rückwärts", hier: in Gegenrichtung zum physiologischen Gallenfluss) Kontrastmittel in Gallengang und Pankreasgang gespritzt und geröntgt.

Im Rahmen einer ERCP können auch kleinere therapeutische Eingriffe, v.a. eine Papillenschlitzung **(Papillotomie),** Steinentfernungen oder Einlagen von Drainagen durchgeführt werden.

Hauptkomplikationen einer ERCP sind ein vorübergehender Amylasenanstieg, eine Pankreatitis (☞ 10.7.1) oder eine Cholangitis (☞ 10.6.3). Demgegenüber sind Blutung oder Perforation seltener.

⌨ Pflege bei ERCP

Die Pflege bei ERCP entspricht im Wesentlichen derjenigen bei Ösophago-Gastro-Duodenoskopie (☞ 1.7, 9.4.4). Am Untersuchungstag bleibt der Patient nüchtern. Nach der Untersuchung kontrollieren die Pflegenden engmaschig das Allgemeinbefinden und die Vitalwerte des Patienten und achten dabei v.a. auf Veränderungen des Abdomens (zunehmende Bauchschmerzen, Abwehrspannung). Die Zeitdauer der Nahrungskarenz nach der Untersuchung, Infusionen und Kostaufbau richten sich nach der Art des Eingriffs (Rachenanästhesie? Diagnostischer oder kurativer Eingriff?) und werden vom Arzt angeordnet.

Weitere bildgebende Verfahren

Wie bei anderen Organsystemen auch, werden *CT* (☞ 1.6.3) und *MRT* (☞ 1.6.4) v.a. in der Tumor- und Metastasensuche eingesetzt. *Angiographiert* wird (☞ 1.6.2, 9.4.3) in besonderen Fällen präoperativ zur Klärung der Gefäßverläufe.

10.4.4 Aszitespunktion

Bei der **Aszitespunktion** *(Bauchpunktion, Bauchhöhlenpunktion, Peritonealpunktion)* punktiert der Arzt die Bauchhöhle, um die Flüssigkeit, die sich dort angesammelt hat (Aszites), zu gewinnen.

Eine **diagnostische Aszitespunktion** dient der Ursachenfindung bei unklarem Aszites (☞ 10.3.2). Die **therapeutische Aszitespunktion** *(Entlastungspunktion)* dient zur Entlastung eines ausgeprägten Aszites und zur Drainage bei einer Peritonitis oder einem Abszess. Bevor sich der Arzt jedoch hierzu entschließt, versucht er in der Regel, die Aszitesmenge durch Diuretika oder Therapie der ursächlichen Erkrankung zu reduzieren, um den mit der Punktion verbundenen Eiweiß- und Elektrolytverlust möglichst gering zu halten bzw. zu vermeiden. Bei Punktion größerer Mengen werden Humanalbumin und Flüssigkeit intravenös ersetzt.

Bevorzugter Punktionsort ist der Übergang vom äußeren zum mittleren Drittel auf einer gedachten Linie zwischen Nabel und Spina iliaca anterior superior links *(vorderer oberer Darmbeinstachel);* hier besteht die geringste Gefahr, den Darm zu verletzen. Alternativ sind auch der entsprechende Punkt auf der rechten Seite oder die Mitte zwischen Nabel und Symphyse möglich. Heute wird der vorgesehene Punktionsort vor der Punktion meist sonographisch markiert, um Verletzungen der Bauchorgane durch die Punktion zu vermeiden. Eine (diagnostische) Punktion bei nur geringen Aszitesmengen wird unter ständiger sonographischer Kontrolle durchgeführt.

Vorbereitung
Vorbereitung des Patienten
• Rechtzeitig vor der Punktion Gerinnungsstatus bestimmen lassen

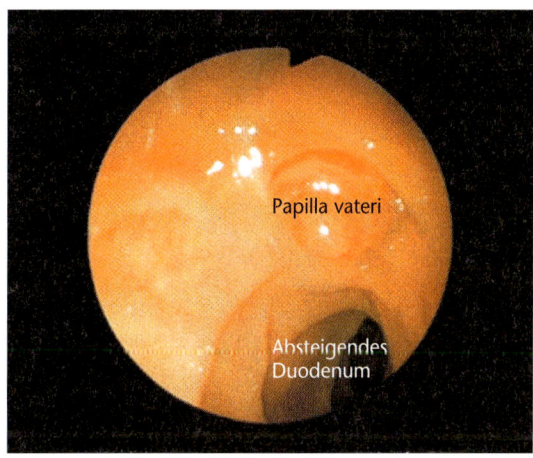

Abb. 10.20: Normale Papilla vateri (Mündung des Pankreasganges und des Ductus choledochus in das Duodenum). [E118]

- Sicherstellen, dass der Patient vom Arzt aufgeklärt wurde
- Patienten unmittelbar vor der Punktion bitten, Blase und Darm zu entleeren
- Bereich der Einstichstelle ggf. rasieren
- Bauchumfang messen und dokumentieren (Messort mit Filzschreiber markieren)
- Patienten in leichter Linksseitenlage lagern, um dem Arzt den Zugang zur Punktionsstelle und das Ablaufen des Punktats zu erleichtern.

Vorbereitung der Materialien

- Unterlagen zum Bettschutz
- Maßband, Filzschreiber, ggf. Einmalrasierer
- Händedesinfektionsmittel
- Materialien zur Hautdesinfektion (☞ 1.5.1)
- Materialien zur Lokalanästhesie: Etwa Scandicain® 1 %, 5-ml-Spritze, Kanüle Nr. 12 (schwarz) oder Nr. 14 (blau)
- Materialien zur Punktion: Steriles Abdecktuch, sterile Handschuhe, zusätzlich
  - bei der diagnostischen Punktion 20-ml-Spritze und Kanüle Nr. 1 (gelb)
  - bei der Entlastungspunktion z.B. Kanüle Nr. 1 bzw. Braunüle® mit Infusionssystem (Tropfkammer mit steriler Schere abschneiden) und Auffanggefäß, oder – heute in vielen Häusern bevorzugt – eine Braunüle® mit einem sterilen Pleura-

punktionsset, das Luer-Ansatz, Dreiwegehahn, Spritze und Beutel in einem geschlossenen System enthält
- Materialien zur Diagnostik:
  - Urometer (☞ 11.4.3)
  - Beschriftete Untersuchungsröhrchen (klinische Chemie, Pathologie, Mikrobiologie) und Begleitschreiben
- Materialien zum Wundverschluss:
  - Pflaster, sterile Kompressen
  - Evtl. breite Bauchbinde
  - Evtl. Sandsack zur Kompression der Punktionsstelle.

Durchführung

Die eigentliche Aszitespunktion (Durchführung ☞ Abb. 10.21 – 10.24) ist eine rein ärztliche Tätigkeit. Die Pflegenden haben bei der Punktion folgende Aufgaben:
- Während der Punktion Vitalzeichen des Patienten kontrollieren (Schockzeichen durch zu rasche Druckentlastung?)
- Direkt nach der Punktion Bauchumfang erneut messen
- Nach dem Abpunktieren großer Flüssigkeitsmengen evtl. Bauchbinde anlegen oder Sandsack auflegen, um einem raschen Nachlaufen des Ergusses und einem Schocksyndrom vorzubeugen

Aszitespunktion zur Entlastung [K183]

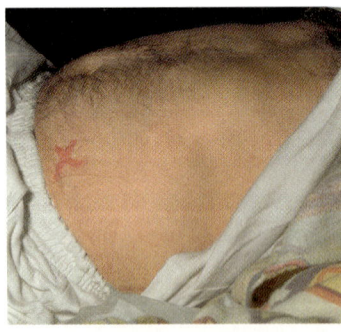

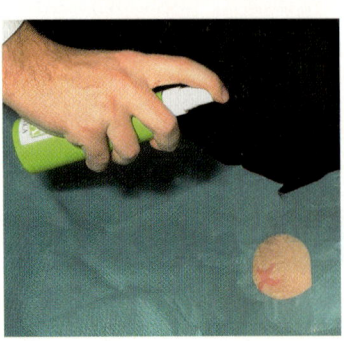

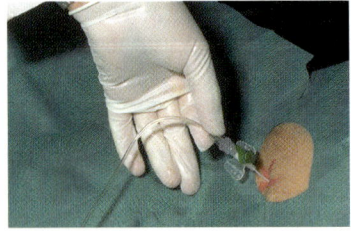

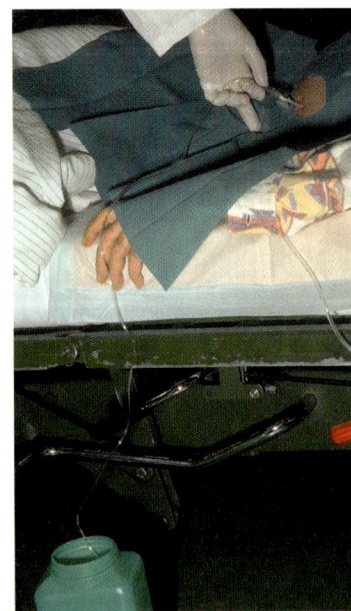

Abb. 10.21 (links oben): Punktionsstelle am Übergang vom mittleren zum äußeren Drittel einer gedachten Verbindungslinie zwischen Nabel und Spina iliaca anterior superior links markieren.

Abb. 10.22 (links unten): Bauch und Oberschenkel mit sterilem Lochtuch abdecken und Punktionsstelle desinfizieren. Anschließend mit spezieller Punktionskanüle oder Braunüle® punktieren.

Abb. 10.23 (oben): Grüne Braunüle® mit angeschlossenem Drainageschlauch.

Abb. 10.24: Aszites über den Drainageschlauch in ein Sammelgefäß abfließen lassen.

- Punktatmenge messen und spezifisches Gewicht (☞ auch 11.4.3) bestimmen
- Verlauf der Punktion und alle ermittelten Werte im Dokumentationssystem dokumentieren.

Nachsorge

Die Nachsorge umfasst:
- Einstichstelle und Verband auf Zeichen einer Nachblutung oder nachlaufenden Aszites kontrollieren
- Allgemeinbefinden und Vitalzeichen einschließlich Temperatur des Patienten kontrollieren, um mögliche Komplikationen (Peritonitis, Schock) frühzeitig zu erkennen
- Organisation von Laboruntersuchungen nach Arztanordnung (z.B. Bluteiweißbestimmung zur Erfassung möglicher Verluste).

10.4.5 Leberbiopsie und Leberpunktion

Eine **Leberbiopsie** kann sowohl zur Diagnosefindung bei unklaren Lebererkrankungen als auch zur Verlaufskontrolle und zum Therapieentscheid bei bestimmten Lebererkrankungen (z.B. einer chronischen Hepatitis) angezeigt sein.

Übliches Verfahren zur Gewinnung einer Leberhistologie ist die **Menghini-Punktion,** die heute unter Ultraschallkontrolle durchgeführt und deshalb auch als *sonographisch assistierte Leberblindpunktion* (kurz *SALB*) bezeichnet wird. Eine *Laparoskopie* (☞ 10.4.6) zur Entnahme einer Leberbiopsie ist nur dann gerechtfertigt, wenn eine *gezielte* Gewebeentnahme unter Sicht erforderlich ist. Die Hauptkomplikationen sind Blutungen, Peritonitis (☞ 9.8) und Pneumothorax (☞ 8.9).

Feinnadelpunktion ☞ *12.4.1, 14.4.5*

Vorbereitung

- Rechtzeitig vor der Punktion aktuellen Gerinnungsstatus und Blutgruppe des Patienten bestimmen lassen und die Punktion ggf. in der Funktionsabteilung anmelden
- Sicherstellen, dass der Patient vom Arzt aufgeklärt wurde und sein Einverständnis erteilt hat
- Patienten vor der Punktion nüchtern lassen (Dauer gemäß Arztanordnung)
- Ggf. Punktionsstelle rasieren
- Krankenakte und genügend Etiketten für die Probenröhrchen mitgeben, sofern die Punktion nicht auf der Station durchgeführt wird
- Patienten unmittelbar vor der Punktion bitten, Blase und möglichst auch Darm zu entleeren
- Materialien vorbereiten: Ggf. alles zum Legen einer Braunüle (in vielen Häusern wird vor jeder Leberpunktion ein periphervenöser Zugang für evtl. Notfälle gelegt). Desinfektionsmittel, alles zur Lokalanästhesie, spezielles Punktionsbesteck mit Le-

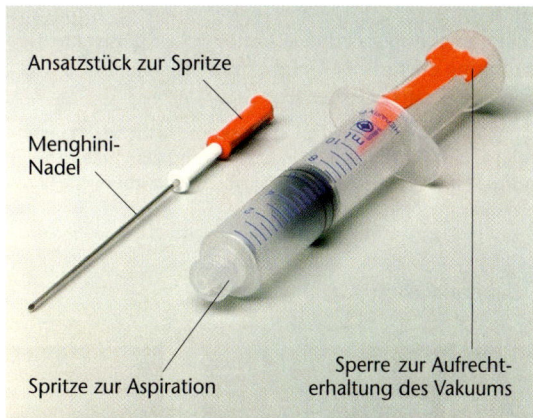

Abb. 10.25: Menghini-Nadel und Spezialspritze zur Leberpunktion. [K183]

berpunktionsnadeln nach Menghini und Spezialspritze, Skalpell oder Lanzette, NaCl 0,9 %, sterile Handschuhe, sterile Abdecktücher, sterile Kompressen, Tupfer, Verbandmaterial, Gefäß mit Fixierlösung für Leberzylinder, Kühlelement (alternativ Sandsack).

Durchführung

Die Leberpunktion ist eine ärztliche Aufgabe (Durchführung ☞ Abb. 10.26 – 10.37). Leberpunktionen werden in aller Regel in entsprechenden Funktionsabteilungen durchgeführt. Unmittelbar nach der Punktion wird die Einstichstelle nochmals desinfiziert, komprimiert und mit einem Verband versorgt (☞ Abb. 10.37). Außerdem hört der Arzt die Lunge ab, um deren Entfaltung zu kontrollieren.

Nachsorge

- Die Pflegenden kontrollieren über vier Stunden halbstündlich die Vitalzeichen des Patienten (Pneumothorax? Blutungen?) und den Verband (Blutungen? Austritt von Galle?)
- Nach der Punktion soll der Patient für ca. 6 Std. Bettruhe einhalten, davon die ersten 2 Std. in Rechtsseitenlage auf einem Kühlelement
- Bei komplikationslosem Verlauf darf der Patient nach sechs Stunden wieder essen und trinken (Arztanordnung)
- Schmerzen in der rechten Schulter, die nach der Punktion auftreten können, sind Folge einer Zwerchfellreizung und völlig harmlos. Evtl. den Patienten schon vorher darauf hinweisen.

10.4.6 Laparoskopie

Die **Laparoskopie** *(Bauchspiegelung)* hatte in der Inneren Medizin einen hohen Stellenwert, bevor Untersuchungen wie Ultraschall, CT und ERCP (☞ 10.4.3) allgemein verfügbar waren. In der Inneren

Medizin wird die Laparoskopie in erster Linie zur Diagnostik eingesetzt: Sie ermöglicht die direkte Betrachtung erkrankter Organe und eine gezielte Punktion von Krankheitsherden.

Ihren Schwerpunkt hat die Laparoskopie heute in der Gynäkologie und Chirurgie. Viele kleinere (und zunehmend auch größere) therapeutische Eingriffe sind dort mittlerweile laparoskopisch möglich.

Vorbereitungen der Laparoskopie

Vorbereitungen bis zum Vorabend

- Sicherstellen, dass der Patient vom Arzt (Internist, ggf. Anästhesist) aufgeklärt wurde und eine Einverständniserklärung unterschrieben hat
- Prüfen, ob aktueller Gerinnungsstatus und Blutgruppe des Patienten vorliegen

Leberpunktion [K183]

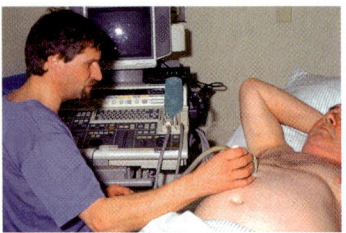

Abb. 10.26: Aufsuchen der Punktionsstelle mit Ultraschall.

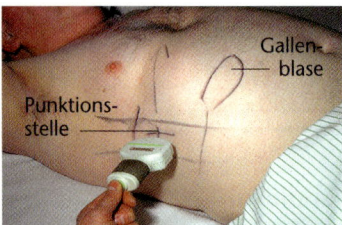

Abb. 10.27: Lagekontrolle der Leber, Markierung des Leberbereiches und der Gallenblase.

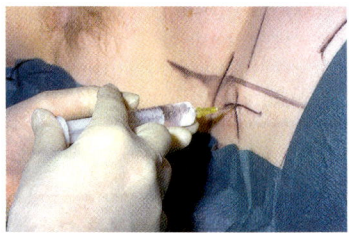

Abb. 10.28: Lokalanästhesie der Haut.

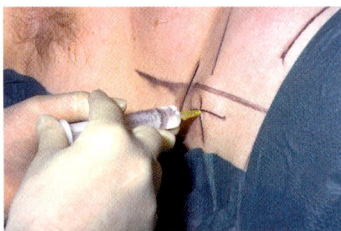

Abb. 10.29: Lokalanästhesie des Peritoneums.

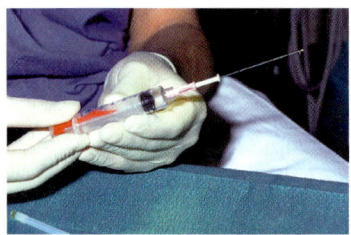

Abb. 10.30: Aufstecken der Menghini-Nadel auf die Spritze.

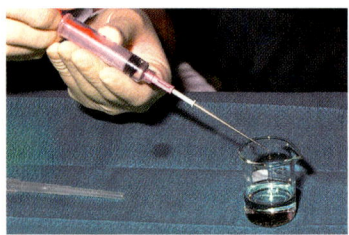

Abb. 10.31: Aufziehen von ca. 3 ml Kochsalzlösung.

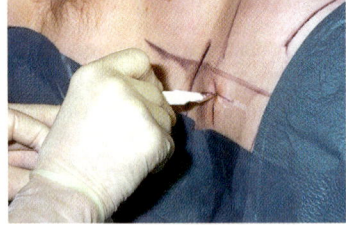

Abb. 10.32: Inzision der Haut an der Punktionsstelle.

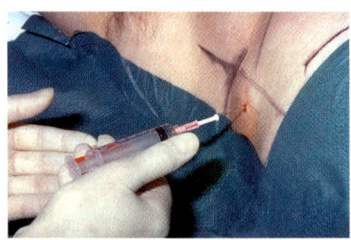

Abb. 10.33: Einstechen der Nadel in die Bauchhaut.

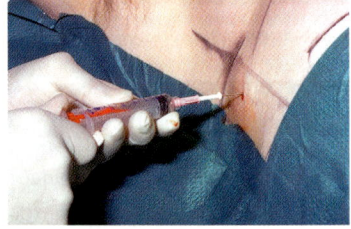

Abb. 10.34: Herausziehen des Spritzenkolbens und Arretieren mit Hilfe der (roten) Sperrvorrichtung.

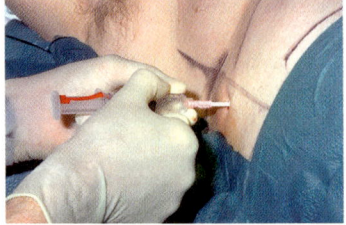

Abb. 10.35: Vorschieben der Nadel in das Lebergewebe.

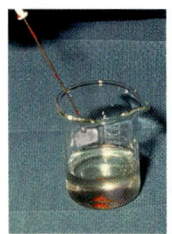

Abb. 10.36: Ausspritzen des Lebergewebes in Konservierungslösung.

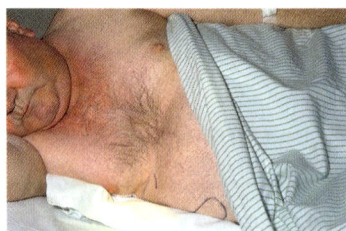

Abb. 10.37: Anlegen eines Verbandes, Kompression der Punktionsstelle mit einem Sandsack.

- Körperpflege durchführen:
  - Ggf. Rasur des Operationsgebietes
  - Vollbad, Duschen oder Ganzkörperwäsche
  - Entfernen des Nagellacks von Finger- und Zehennägeln
  - Reinigung des Bauchnabels
- (Mikro-)Klysma verabreichen, wenn der Patient über mehrere Tage keinen Stuhlgang hatte
- Abends leichte Kost geben, ab 22.00 Uhr nüchtern lassen
- Prämedikation auf Arztanordnung verabreichen.

Vorbereitungen am OP-Tag

- Körperpflege:
  - Nach Möglichkeit Patienten nochmals duschen (lassen)
  - Prothesen, Schmuck, Kontaktlinsen entfernen (lassen), OP-Hemd anziehen (lassen)
- Thromboseprophylaxe:
  - AT-Strümpfe anziehen
  - Ggf. Low-dose-Heparinisierung (☞ Pharma-Info 7.87) beginnen
- Vor Verabreichung der Prämedikation Blase entleeren lassen
- Erforderliche Patientenunterlagen bereithalten und in OP mitgeben.

Durchführung

In Vollnarkose oder Lokalanästhesie wird die Bauchhöhle über eine Kanüle mit Kohlensäuregas oder Lachgas aufgebläht, so dass sich die inneren Organe gut voneinander abheben. Anschließend wird nach einem kleinen Bauchschnitt im Bereich des Nabels ein 20 cm langes, bleistiftdünnes Führungsrohr (das *Laparoskop*) eingeführt, in dem sich Bündel von Glasfasern befinden, die Licht von einer Lichtquelle außerhalb der Bauchhöhle in den Bauchraum leiten. Der Arzt kann sich nun die inneren Organe wie Leber, Gallenblase, Milz und Teile des Darms ansehen. Spezialinstrumente, die über weitere Einstiche eingeführt werden (☞ Abb. 10.74), erlauben auch Biopsien. Der Eingriff selbst dauert etwa eine halbe Stunde.

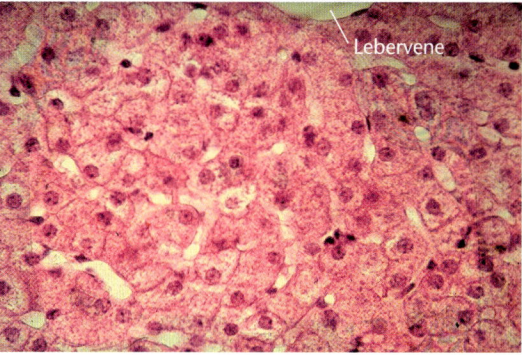

Abb. 10.38: Normale Leberhistologie. Die Gewebeprobe zeigt normales Lebergewebe: vieleckige Zellen mit hellem Zytoplasma und einem dunkleren, runden Kern. Am oberen Bildrand eine angeschnittene Lebervene. [F113]

🐾 Komplikationen

Die Hauptkomplikationen einer Laparoskopie bestehen in Blutungen in die Bauchdecke oder Bauchhöhle, Peritonitis, Verletzung intraabdomineller Organe und Kreislaufstörungen bis zum Kollaps.

Nachsorge ☞ *Tab. 10.39*

10.5 Erkrankungen der Leber

10.5.1 Akute Virushepatitis

> 🔲 **Akute, infektiöse Virushepatitis:** Viral bedingte Leberentzündung mit Nekrosen der Leberzellen und einem meist intrahepatischen Ikterus (☞ 10.3.1). Unterteilung je nach ursächlichem Virus in die Typen A – G. Die Viren unterscheiden sich erheblich in ihrem Ansteckungsweg, der Inkubationszeit (Zeit zwischen Ansteckung und Auftreten erster Symptome) sowie ihrer Neigung zu Folgeerkrankungen, weniger durch ihre (Akut-)Symptome.

Laparoskopie in Vollnarkose	
Vitalzeichenkontrolle	Zunächst 3-mal stündlich, dann – je nach Zustand des Patienten und ermittelten Werten – 1-mal am Tag
Erster Toilettengang	Erster Toilettengang nach 4 – 6 Std. (zusammen mit dem ersten Aufstehen)
Ernährung	Ca. 6 Std. Nahrungskarenz (Anästhesieprotokoll beachten). Bei starkem Durst Ausspülen des Mundes mit (Mund-)Wasser, Ausreiben des Mundes mit „Lemon-sticks" und/oder – falls erlaubt – Lutschen von Eiswürfeln oder Trinken kleiner Mengen Tee. Am OP-Abend Suppe oder Tee und Zwieback, ab 1. postop. Tag Vollkost
Wundkontrolle, -versorgung	Am OP-Tag lediglich Kontrolle des Verbandes auf Durchbluten. Nach Gewebeentnahme Kompression der Einstichstelle durch einen Sandsack. Entfernen des Verbandes, wenn die Wunde trocken ist
Mobilisation	Nach Blutdruckkontrolle erstes Aufstehen nach 4 – 6 Std. (dabei möglichst auch erster Toilettengang)
Besonderes	Postoperative Schmerzen von unterhalb des Zwerchfells bis zum Nacken sind durch das eingeleitete Gas bedingt und bedürfen in der Regel keiner medikamentösen Therapie

Tab. 10.39: Nachsorge nach Laparoskopie.

Virushepatitiden gehören mit jährlich über 20 000 Fällen zu den häufigsten schweren Infektionskrankheiten in Deutschland und unterliegen bei Erkrankung und Tod der Meldepflicht (☞ 17.15). Bei medizinischem Personal werden sie als Berufskrankheit anerkannt.

Eine **akute, infektiöse Hepatitis** kann nicht nur durch die genannten Hepatitisviren Typ A – G hervorgerufen werden, sondern auch durch viele andere Viren (z.B. Epstein-Barr-Virus, Zytomegalie-Virus), Bakterien (z.B. Leptospiren, Salmonellen) und Protozoen (z.B. Toxoplasmen, Plasmodien). Dann dominieren jedoch die Erscheinungen an anderen Organen. In der Klinik werden unter einer akuten, infektiösen Hepatitis nur die durch die Virustypen A – G verursachten Hepatitiden verstanden. Daher beziehen sich die folgenden Ausführungen nur auf diese.

⤇ Krankheitsentstehung und Hepatitis-Typen

Nach heutigen Erkenntnissen kann die akute Virushepatitis durch 6 – 7 Virustypen hervorgerufen werden, von denen in Deutschland zurzeit die Typen A – D bedeutsam sind. In allen Fällen kommt es durch direkte Leberzellschädigung (Hepatitis C und teils auch Hepatitis B) oder durch Immunreaktionen (übrige Formen) zu einer Entzündung der gesamten Leber, typischerweise mit verstreuten *Einzelzellnekrosen.*

Hepatitis A

Die **Hepatitis A** *(epidemische Virushepatitis)* wird durch das *Hepatitis-A-Virus* **(HAV)** hervorgerufen, ein weltweit verbreitetes RNS-Virus, das v.a. fäkal-oral durch Schmierinfektion, infizierte Nahrungsmittel oder verseuchtes Wasser übertragen wird. Eine parenterale Übertragung ist zwar möglich, aber aufgrund der kurzen Virämie (Vorhandensein von Viren im Blut) selten. 14 – 21 Tage nach der Infektion beginnt der Betroffene, das Virus mit dem Stuhl auszuscheiden und ist somit ansteckend, meist ohne es selbst zu bemerken. Erst 14 – 45 Tage nach der Ansteckung treten erste Symptome auf – wenn überhaupt, denn 50 – 70 % der Infektionen verlaufen asymptomatisch.

Interessant ist, dass mit Zunahme des Ikterus die Virusausscheidung im Stuhl abnimmt oder evtl. sogar schon aufgehört hat, und obwohl der Patient nun meint, ansteckend zu sein, ist er es nicht mehr unbedingt. Die Krankheitsdauer beträgt 4 – 6 Wochen, selten 3 – 4 Monate. Die Hepatitis A heilt aus und hinterlässt eine lebenslange Immunität; eine chronische Form ist bisher nicht bekannt.

> 🖑 Die Hepatitis A ist in Deutschland eine typische *Reiseerkrankung* nach Reisen in Länder mit schlechterem Hygienestandard.

Hepatitis B

Verursacher der **Hepatitis B** (umgangssprachlich *Spritzen-, Serumhepatitis*) ist das *Hepatitis-B-Virus* **(HBV),** ein DNS-Virus, das aus einem Kern und einer Hülle besteht (☞ Abb. 10.40). Es gibt mehrere HBV-Mutanten, die zum Teil für den klinischen Verlauf der Erkrankung von Bedeutung sind. Das Hepatitis-B-Virus wird in erster Linie durch Körpersekrete wie Blut und Blutprodukte sowie durch Speichel und Samenflüssigkeit beim Mann bzw. Vaginalsekret bei der Frau übertragen. Risikogruppen sind daher v.a. Bluterkranke, Dialysepatienten, Drogenabhängige ohne eigenes Injektionsbesteck und Personen mit häufig wechselnden Sexualpartnern. Auch medizinisches und zahnmedizinisches Personal ist gefährdet, z.B. durch Stichverletzungen mit gebrauchten Kanülen.

Die Inkubationszeit beträgt etwa 1 – 6 Monate. In den meisten Fällen heilt die Hepatitis B folgenlos ab. Bei ca. 10 % der erkrankten Erwachsenen (jedoch in ca. 90 % bei Säuglingen) wird sie chronisch, d.h., sie ist nach sechs Monaten immer noch nicht ausgeheilt.

Hepatitis C

Die früher als *Non-A-Non-B-Hepatitis* klassifizierte **Hepatitis C** ist durch eine Infektion mit dem *Hepatitis-C-Virus* **(HCV),** einem RNS-Virus, bedingt. Bis heute sind sechs Genotypen (hier: Virustypen mit erheblichen Unterschieden im Erbgut) bekannt, die sich in Komplikationsrisiko und Ansprechen auf die Interferontherapie (☞ unten und 10.5.2) unterscheiden. Übertragungswege und Risikogruppen entsprechen denen der Hepatitis B; evtl. gibt es aber noch weitere, bisher unbekannte Übertragungswege. Die Inkubationszeit beträgt $^1/_2$ – 5 Monate. Die Hepatitis C wird bei Erwachsenen in ca. 50 – 80 % aller Fälle chronisch (für Kinder ist die Prognose wahrscheinlich günstiger). Dann besteht ein hohes Risiko für den Übergang in eine Leberzirrhose (☞ 10.5.6) oder ein Leberzellkarzinom (☞ 10.5.7).

Bemerkenswert ist, dass Antikörper gegen das Hepatitis-C-Virus *(Anti-HCV)* oft erst 6 Wochen – 6 Monate nach Symptombeginn nachgewiesen werden können. Vorher kann aber die HCV-RNS mit Hilfe der Polymerasekettenreaktion (PCR) festgestellt werden.

Hepatitis D

Die zur **Hepatitis D** *(Hepatitis Delta)* führende Infektion mit dem *Hepatitis-Delta-Virus* **(HDV)** stellt einen Sonderfall dar: Nach heutigem Kenntnisstand kann sich das HDV zwar doch selbst vermehren, es kommt aber nur bei gleichzeitiger HBV-Infektion zur klinischen Manifestation. Das HDV wird v.a. parenteral übertragen und ist in Deutschland (noch) selten.

Das Risiko der Chronifizierung hängt vom Zeitpunkt der Infektion ab. Wird die HDV-Infektion gleichzeitig mit der HBV-Infektion erworben (**HBV-HDV-Koinfektion** oder -*Simultaninfektion*), beträgt das Risiko einer Chronifizierung lediglich 5 %, pfropft sich hin-

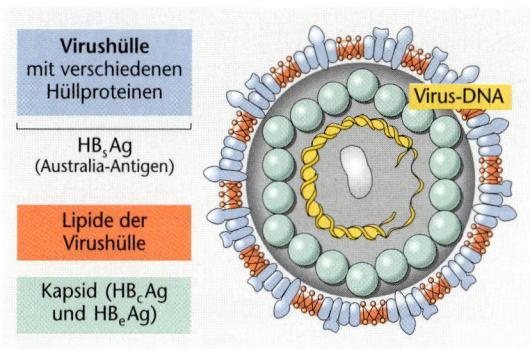

Abb. 10.40: Aufbau des Hepatitis-B-Virus mit Lokalisation der diagnostisch wichtigen Antigene (☞ auch Abb. 10.42). [A400-190]

Figure labels: Virushülle mit verschiedenen Hüllproteinen; Virus-DNA; HBₛAg (Australia-Antigen); Lipide der Virushülle; Kapsid (HBᴄAg und HBₑAg)

gegen eine HDV-Infektion auf eine bereits bestehende HBV-Infektion auf **(HDV-Superinfektion),** zeigen bis zu 95 % der Betroffenen einen chronischen Verlauf.

Hepatitis E – G

Auch die **Hepatitis E,** hervorgerufen durch das fäkal-oral übertragene *Hepatitis-E-Virus* **(HEV),** wurde früher zur Non-A-Non-B-Hepatitis gezählt. Das Virus kommt v.a. in Asien, Afrika, Mittel- und Südamerika vor; in Deutschland spielt sie nur als eingeschleppte Erkrankung eine Rolle.

Die durch das *Hepatitis-F-Virus* **(HFV,** *GBV-C)* bedingte **Hepatitis F** wird fäkal-oral übertragen und tritt vor allem in Indien auf. Die Existenz des Virus ist aber (mittlerweile wieder) umstritten. Labordiagnostisch kann das Virus bisher nicht nachgewiesen werden.

Erst 1995 wurde das in mehreren Varianten auftretende *Hepatitis-G-Virus* **(HGV)** identifiziert, der Erreger der **Hepatitis G.** Weit verbreitet ist das Virus unter Drogenabhängigen. Das HGV wird wahrscheinlich vor allem parenteral übertragen. Die akute Infektion verläuft mild. Obwohl das Virus oft im Körper persistiert (überdauert), ist bis heute unklar, ob es eine chronische Hepatitis hervorrufen kann. Bezüglich Übertragung, Pathogenität und Bedeutung des HGV sind insgesamt also noch viele Fragen offen. Ein Antikörpernachweis ist bislang nicht möglich, die Diagnose wird durch HGV-RNS-Nachweis mittels PCR gestellt.

🔲 Symptome und Untersuchungsbefund

Trotz der verschiedenen Viren ist das klinische Erscheinungsbild bei allen Hepatitisformen ähnlich, so dass Rückschlüsse von der Klinik auf den Erreger nicht möglich sind. Typisch ist ein dreiphasiger Verlauf der Erkrankung:

Prodromalphase (Präikterisches Stadium)

Die Erkrankung beginnt mit:
- Grippeähnlichen Allgemeinsymptomen (z.B. Mattigkeit, Kopfschmerzen, subfebrile Temperaturen)
- Appetitlosigkeit, Übelkeit, Brechreiz, Durchfall und Druckgefühl im Oberbauch
- Gelenk- und Muskelschmerzen

- Störungen des Geschmack- und Geruchempfindens
- Hautausschlägen.

Die Prodromalphase dauert meist einige Tage bis einige Wochen, in denen sich die Patienten von Tag zu Tag zunehmend in ihrem Allgemeinbefinden beeinträchtigt fühlen.

Krankheitsphase (Ikterisches Stadium)

Die Bezeichnung „ikterisches Stadium" ist nicht ganz korrekt, da nicht bei allen Patienten ein Ikterus auftritt. Mit Beginn des Ikterus geht es den Patienten oft subjektiv besser. Weitere Symptome dieser Phase sind:
- Braun gefärbter Urin und – je nach Ausprägung der Cholestase – grau-gelber Stuhl (☞ 10.3.1)
- (Druckschmerzhafte) Vergrößerung von Leber, Milz und evtl. Lymphknoten
- Weiß belegte Zunge
- Insbesondere bei ausgeprägtem Ikterus Juckreiz.

Eine Beteiligung anderer Organe, v.a. in Form einer Myokarditis, Pankreatitis oder Pleuraergüssen, ist möglich. Diese Krankheitsphase dauert meist 2 – 6 Wochen.

Rekonvaleszenzphase (Postikterisches Stadium)

In der Rekonvaleszenzphase bilden sich alle Krankheitszeichen langsam zurück. Uncharakteristische Beschwerden wie Müdigkeit und Abgeschlagenheit können noch über längere Zeit bestehen bleiben. Insbesondere bei der Hepatitis A kommen zweigipflige Verläufe mit einem „zweiten Kranksein" innerhalb von sechs Monaten vor.

✪ Komplikationen

Gefährlichste Frühkomplikation ist ein **fulminanter Verlauf** mit schwersten Leberfunktionsstörungen, der sich als Erstes durch einen Abfall der Lebersyntheseparameter (☞ 10.4.2) äußert. Die Letalität beträgt je nach Virustyp bis zu 80 % (Lebertransplantation erwägen).

Die wichtigste Spätkomplikation ist der Übergang einer akuten in eine **chronische Hepatitis** mit erhöhtem Risiko einer *Leberzirrhose* (☞ 10.5.6) und eines *Leberzellkarzinoms* (☞ 10.5.7). Die Häufigkeit dieser Komplikationen ist von der Hepatitisform abhängig (☞ auch Tab. 10.44).

> **⏸ Der Übergang in eine chronische Hepatitis ist nicht vorhersehbar!**
> Ein anikterischer Verlauf oder insgesamt milde Krankheitserscheinungen sind *nicht* gleichbedeutend mit einem komplikationslosen Abheilen der Erkrankung. Gerade Patienten mit einer Hepatitis C haben in bis zu 75 % keinen Ikterus, entwickeln aber in 50 – 80 % eine chronische Hepatitis.

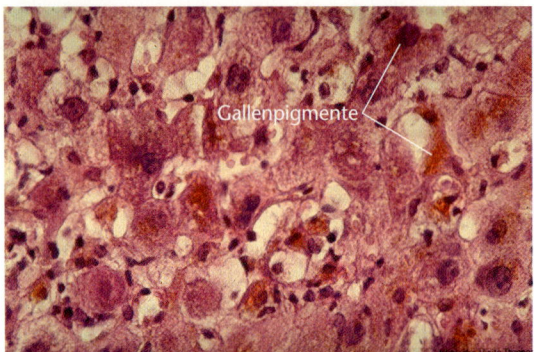

Abb. 10.43: Akute Virushepatitis (normales Lebergewebe ☞ Abb. 10.38). Die regelmäßige Zellstruktur ist aufgehoben, Zellnekrosen und Kernunregelmäßigkeiten sind zu sehen. Gallenpigment hat sich in den Zellen abgelagert. [F113]

🔍 Diagnostik

Bei einer akuten Virushepatitis sind Bilirubin und Transaminasen (GPT > GOT) deutlich, AP und γ-GT meist nur leicht erhöht (Ausnahme: cholestatische Verläufe). Der Eisenspiegel und die γ-Globulinfraktion der Elektrophorese sind ebenfalls vermehrt. Ein Maß für die noch verfügbare Lebersyntheseleistung sind der Gerinnungsstatus und die Cholinesterase.

Bei Verdacht auf eine Hepatitis weisen Reisen ins Mittelmeergebiet, in die Tropen oder Subtropen auf eine Hepatitis A hin, wohingegen Operationen in der jüngeren Vergangenheit, Transfusionen, Dialysebehandlungen, eine Tätigkeit im medizinischen Bereich, Abhängigkeit von venös verabreichten Drogen oder häufig wechselnde Sexualpartner eine Hepatitis B oder C vermuten lassen.

Eine *Sicherung* des Erregers ist durch verschiedene serologische Untersuchungen (☞ Tab. 10.44) möglich, wobei sich in der „Routineserologie" Anti-HAV-

IgM, HB$_s$-Ag, Anti-HB$_c$ und Anti-HCV am besten bewährt haben.

📊 Behandlungsstrategie

Eine kausale Therapie ist nicht verfügbar. Die symptomatische Behandlung besteht v.a. in der Ausschaltung leberschädigender Noxen (z.B. Alkohol, Arzneimittel) und einer sorgfältigen Pflege.

Ausnahme ist die akute Hepatitis C, bei der heute wegen des hohen Risikos einer chronischen Hepatitis die Gabe von α-Interferon dreimal wöchentlich über 6 – 12 Monate empfohlen wird. α-Interferon wirkt nach heutigem Kenntnisstand direkt antiviral und verstärkt zudem die (zelluläre) Abwehr des Organismus (☞ 16.1.2). Hauptnebenwirkungen der Therapie sind grippeähnliche Symptome, Magen-Darm-Beschwerden und Blutbildveränderungen. Ob durch zusätzliche Gabe antiviraler Substanzen bessere Erfolge erreicht werden können, ist zurzeit noch unklar.

Immunprophylaxe ☞ *unten*

🛏 Pflege

Hygienemaßnahmen

Bei Patienten mit einer Hepatitis A oder E geht die Hauptinfektionsgefahr vom Kontakt mit infektiösem Stuhl aus (fäkal-orale Schmierinfektion), bei Patienten mit einer Hepatitis B, C oder D vom Kontakt mit infektiösen Körpersekreten, allen voran Blut.

Obwohl die Notwendigkeit einer Isolierung von Hepatitiskranken bei Einhaltung der entsprechenden Hygienevorschriften (☞ unten) eher verneint wird, werden Patienten mit einer Hepatitis A oder E im Krankenhaus meist in einem Einzelzimmer untergebracht. Bei einer Hepatitis B, C oder D wird dies nur in Sonderfällen, etwa einer Gastrointestinalblutung oder anderen schweren Blutungen, als notwendig erachtet.

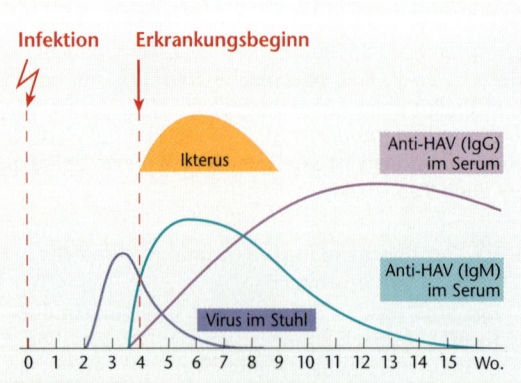

Abb. 10.41: Die Nachweisbarkeit der Hepatitis-A-Viren im Stuhl oder der HAV-Antikörper im Blut ist abhängig vom Krankheitsstadium.

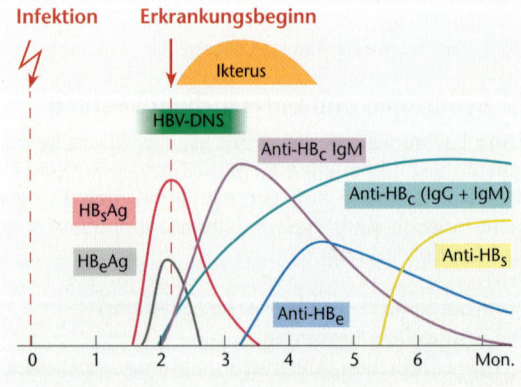

Abb. 10.42: Hepatitis B. Nachweisbarkeit von Virusantigenen und -antikörpern im Krankheitsverlauf. Wenn HB$_s$Ag positiv ist, ist eine Ansteckung möglich. Der Nachweis von HBV-DNS bedeutet definitive Ansteckungsfähigkeit.

Stets gilt:

- Patienten über Hygienemaßnahmen informieren
- Handschuhe und Schutzkittel (ggf. auch Mundschutz und Schutzbrille) tragen, wenn ein Kontakt zu virushaltigem Material wie Blut, Urin, Stuhl oder anderen Körperflüssigkeiten möglich ist
- Nach Umgang mit virushaltigem Material Hände desinfizieren. Auch eingetrocknetes Blut ist ansteckend!
- Niemals Kanülen in ihre Hülle zurückstecken (Verletzungsgefahr), sondern sofort in einen als „infektiös" gekennzeichneten Abfallbehälter werfen (ggf. Behälter direkt im Zimmer anbringen ☞ 16.3.3)
- Laborröhrchen besonders kennzeichnen (je nach Richtlinien des Hauses)
- Mit virushaltigem Material in Berührung gekommene Gegenstände (Bücher, Spielzeug, Teekannen, Stethoskope usw.) desinfizieren. Kontaminierte Bettwäsche sowie Verbandsmaterial kennzeichnen und gesondert entsorgen
- Hygieneartikel des Patienten beschriften und gesondert aufbewahren (z.B. im Nachttisch)
- Separate Toilette/Waschbecken zur Verfügung stellen. Falls dies nicht möglich ist, Nachtstuhl oder Steckbecken benutzen und entsprechend entsorgen
- Badewanne und Dusche nach Gebrauch desinfizieren und versehentliche Benutzung durch andere Patienten vermeiden (Bad abschließen).

🖼 Pflegenden in besonders gefährdeten Bereichen sind die heute verfügbaren Schutzimpfungen gegen Hepatitis A und B zum Selbstschutz dringend anzuraten.

Allgemeine Pflegemaßnahmen

Die früher angeratene Bettruhe wird heute nicht mehr empfohlen. Vielmehr darf sich der Patient je nach seinem Befinden bewegen, soll sich aber insgesamt körperlich schonen. An dem Allgemeinzustand des Patienten richten sich auch die Pflegemaßnahmen aus (etwa die Prophylaxen). Bei starker körperlicher Einschränkung des Patienten unterstützen die Pflegenden ihn bei der Ganzkörperwäsche oder führen sie sogar vollständig durch.

Eine spezielle Leberschonkost ist nicht nötig (☞ 10.2). Erfahrungsgemäß sind jedoch fette, gebratene oder stark gewürzte Speisen nur schlecht verträglich. Bei stark ausgeprägtem Ikterus kann nach Absprache mit dem Arzt zur Förderung des Stuhlganges und des Gallenabflusses morgens ein Teelöffel Karlsbader Salz auf nüchternen Magen gegeben werden. Patienten mit Oberbauchschmerzen empfinden warme Wickel als angenehm (☞ auch Therapie bei Ikterus 10.3.1, Abb. 10.6).

🖼 Unabdingbar bei der akuten Virushepatitis ist aber ein absolutes Alkoholverbot.

👁 Krankenbeobachtung

- Allgemeinbefinden, Vitalzeichen, Temperatur, Gewicht
- Ausscheidungen (Häufigkeit, Konsistenz, Blut)
- Haut und Skleren.

	Hepatitis A	Hepatitis B	Hepatitis C	Hepatitis D	Hepatitis E
Erreger	HAV	HBV	HCV	HDV	HEV
Hauptübertragungsweg	Fäkal-oral	Parenteral, sexuell, perinatal	Parenteral, sexuell, perinatal	Parenteral, sexuell	Fäkal-oral
Inkubationszeit	2 – 6 Wochen	1 – 6 Monate	2 Wochen – 5 Monate	4 – 7 Wochen	2 – 8 Wochen
Dauer der Infektiosität	Bis 4 Wo. nach Auftreten der ersten Symptome	Bis HB_s-Ag, HB_e-Ag, HBV-DNA und Anti-HB_c-IgM negativ	Unklar	Unklar	Unklar
Serologische Routinediagnostik	Anti-HAV-IgM	HB_s-Ag (in 5 – 10 % neg.), Anti-HB_c-IgM, (HBV-DNS, HB_e-Ag)	HCV-RNA, Anti-HCV (erst nach 3 – 6 Mon. positiv)	Anti-HDV-IgM, (HDV-RNA)	Anti-HEV-IgM, (HEV-RNA)
Besonderheiten des Verlaufs	Fulminante Verläufe ca. 0,1 %, keine chron. Verläufe	Fulminante Verläufe ca. 1 %, 5 – 10 % chron. Verläufe bei Erwachsenen	Fulminante Verläufe ca. 1 %, ca. 50 – 80 % chron. Verläufe bei Erwachsenen	Fulminante Verläufe in 2 – 10 %, bei HBV-HDV-Koinfektion 5 %, bei HDV-Superinfektion bis 95 % chron. Verläufe	Fulminante Verläufe ca. 10 %, bei Schwangeren bis 20 %, keine chron. Verläufe
Impfung	Passiv und aktiv	Passiv und aktiv	Nicht möglich	Schutz durch Impf. gegen Hepatitis B*	Nicht möglich

* Für die besonders gefährdete Gruppe der HB_s-Ag-Träger gibt es somit keine Möglichkeit der Immunprophylaxe

Tab. 10.44: Übersicht über wichtige Kriterien der verschiedenen Hepatitisformen.

🔖 Prognose und
🗒 Patienteninformation

Die Gesamtletalität im Akutstadium einer Virushepatitis liegt unter 1 %. Eine Hepatitis A chronifiziert nie, und auch eine Hepatitis B heilt bei 90 % der Patienten aus. Am gefährlichsten ist in Deutschland die Hepatitis C, die in ca. 50 – 80 % chronisch wird (☞ auch 10.5.2).

Meist werden die Patienten schon entlassen, bevor sich die Laborwerte vollständig normalisiert haben. Dann ist es wichtig, sie auf regelmäßige Kontrolluntersuchungen und die Notwendigkeit einer absoluten Alkoholkarenz hinzuweisen. Für Frauen ist für eine gewisse Zeit die „Pille" verboten (sie belastet die Leber).

Patienten mit einer Hepatitis B und C müssen wissen, dass sie bis zum Negativwerden der serologischen Untersuchungen ihren Sexualpartner anstecken können. Wie bei HIV gilt auch hier: Schutz bieten Kondome.

Immunprophylaxe

Eine spezifische Immunprophylaxe ist nur gegen Hepatitis A und B möglich (☞ auch Tab. 16.9):
- Hauptindikation einer Passivimmunisierung gegen Hepatitis A durch Gabe von Immunglobulin (z.B. Beriglobin® S) ist eine geplante Reise in ein Endemiegebiet. Der Schutz hält aber nur 3 (– 6) Monate an.
  Eine aktive Impfung ist ebenfalls möglich, etwa mit Havrix®. Eine Simultanimpfung an verschiedenen Körperstellen kann beispielsweise nach Kontakt mit virushaltigem Material empfehlenswert sein. Hepatitis-C-Patienten sollten gegen Hepatitis A geimpft werden, da eine Hepatitis A bei ihnen in 40 % einen fulminanten Verlauf nimmt
- Nach einem Kontakt mit virushaltigem Material kann eine Hepatitis B verhindert werden, wenn in den ersten Stunden nach Kontakt Hepatitis-B-Hyperimmunglobulin gegeben wird (z.B. Hepatitis-B-Immunglobulin® S Behring).
  Seit 1995 zählt die aktive Hepatitis-B-Impfung, z.B. mit Gen-H-B-Vax® oder Engerix®-B, zu den für Säuglingen, Kindern und Jugendlichen *allgemein* empfohlenen Impfungen. Auffrischimpfungen sind voraussichtlich alle 10 Jahre erforderlich. Bei Erwachsenen wird die aktive Impfung aus Kostengründen weiterhin nur für Risikogruppen empfohlen, z.B. Dialysepatienten und medizinisches Personal. Der Impferfolg wird in diesen Fällen durch Bestimmung des Anti-HBs-Titers kontrolliert. Eine sofortige Auffrischimpfung ist bei Werten unter 10 U/l (U = Units) erforderlich, bei Titern zwischen 10 und 100 U/l in den nächsten 3 – 6 Monaten, bei Titern über 100 U/l nach 10 Jahren. Die Impfung gegen Hepatitis B schützt auch vor Hepatitis D.

Kombinationsimpfstoffe ermöglichen eine Simultanimpfung gegen Hepatitis A und B mit nur einer Injektion. Dies wird v.a. für Kinder empfohlen, die nur selten klinisch manifest an einer Hepatitis A erkranken, aber dennoch ansteckend sind und zu zahlreichen (und bei Erwachsenen schwerer verlaufenden) Hepatitiden in ihrer Umgebung führen.

10.5.2 Chronische Hepatitis

> 📖 **Chronische Hepatitis** *(chronische Leberentzündung):* Länger als 6 Monate bestehende Entzündung der Leber mit zwei prognostisch unterschiedlichen histologischen Hauptformen, der **chronisch-persistierenden Hepatitis** *(CPH)* und der **chronisch-aggressiven Hepatitis** *(CAH)*.

⇨ Krankheitsentstehung und Einteilung

Anhand histologischer Kriterien werden vor allem zwei Formen unterschieden:
- Bei der **chronisch-persistierenden Hepatitis** bleiben die entzündlichen und fibrosierenden Veränderungen auf die Periportalfelder (☞ Abb. 10.2) beschränkt, die normale Läppchenstruktur der Leber ist erhalten
- Dagegen greift die **chronisch-aggressive Hepatitis** auf die Leberläppchen über und führt zu Leberzelluntergang *(Mottenfraßnekrosen)* sowie einer zunehmenden Fibrosierung und Funktionseinschränkung der Leber.

Diese morphologische Einteilung wird zunehmend abgelöst von einer ursachenorientierten Klassifikation, die ergänzt wird durch eine klinische Stadieneinteilung, eine Einstufung des Pathologen über die entzündliche Aktivität der Erkrankung und den bindegewebigen Umbau. Folgende Ursachenkomplexe werden unterschieden:
- **Virusbedingte chronische Hepatitis** infolge einer Hepatitis-B-, -C- oder -D-Infektion (☞ auch 10.5.1)
- **Autoimmunhepatitis.** Die meist schleichend beginnende Autoimmunhepatitis betrifft vor allem jüngere Frauen. Sie tritt gehäuft bei bestimmten HLA-Typen auf, weitere Organe können betroffen sein (z.B. autoimmun bedingte Schilddrüsenentzündung)
- **Exogen-toxische chronische Hepatitis** durch Alkohol (☞ 10.5.3), Arzneimittel oder Chemikalien (☞ 10.5.5)
- **Stoffwechselkrankheiten,** die unter dem Bild einer chronischen Hepatitis verlaufen können. Hier sind bei Erwachsenen insbesondere die Hämochromatose (☞ 10.9.3), der *Morbus Wilson* (☞ 10.9.4) und der α_1-*Antitrypsin-Mangel* (☞ auch 8.6.3) zu nennen
- Die *primär biliäre Zirrhose* (☞ 10.6.4) und die *primär sklerosierende Cholangitis* (☞ 10.6.5) zählen zwar nicht zu den chronischen Hepatitiden im engeren Sinne, können aber diesen klinisch sehr ähnlich sein.

Symptome und Untersuchungsbefund

Die chronische Hepatitis bereitet dem Patienten vor allem uncharakteristische Beschwerden wie beispielsweise Müdigkeit, verminderte Leistungsfähigkeit sowie Völle- und Druckgefühl im Oberbauch. In fortgeschrittenen Stadien treten die typischen Leberhautzeichen und Symptome der portalen Hypertension (☞ 10.5.6) auf. Im entzündlichen Schub kann der Patient ikterisch sein. Bei der Autoimmunhepatitis sind die Beschwerden am stärksten, und fast immer tritt ein Ikterus auf.

Bei der körperlichen Untersuchung ist die Leber oft vergrößert und verhärtet tastbar.

Diagnostik

Die *Verdachtsdiagnose* wird durch eine lang andauernde Erhöhung der Transaminasen und positive Hepatitisserologie bei infektiöser Ursache bzw. positive Autoantikörper bei Autoimmunhepatitis, primär biliärer Zirrhose (☞ 10.6.4) oder primär sklerosierender Cholangitis (☞ 10.6.5) gestellt. Vor allem bei der Autoimmunhepatitis ist ein Anstieg der γ-Globuline zu beobachten.

Stets wird eine Sonographie des Oberbauchs durchgeführt. Zur *Diagnosesicherung* ist oft eine Leberbiopsie durch Leberpunktion (☞ 10.4.5) oder im Rahmen einer Laparoskopie (☞ 10.4.6) erforderlich.

Die wichtigsten Autoantikörper bei der Autoimmunhepatitis sind **ANA** = *antinukleäre Antikörper*, **LKM** = *Leber/Niere-mikrosomale Antikörper* (engl. liver/kidney), **SLA** = *Antikörper gegen lösliches Leberantigen*, **SMA** = *Antikörper gegen glatte Muskulatur* (engl. *smooth muscle*) und **AMA** = *antimitochondriale Antikörper*. Differenzialdiagnostisch kann insbesondere die Abgrenzung zur der chronischen Hepatitis C schwierig sein, da diese ebenfalls mit Autoimmunphänomenen einhergehen kann. Sie ist jedoch wegen der therapeutischen Konsequenzen unbedingt erforderlich.

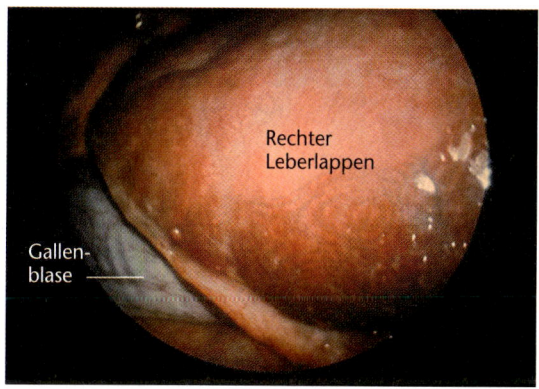

Rechter Leberlappen

Gallenblase

Abb. 10.45: Laparoskopisches Bild einer Leber mit chronisch-aggressiver Hepatitis. Die Leberoberfläche ist höckrig und von weißen Bindegewebssträngen durchzogen (Fibrose). [F113]

Behandlungsstrategie und Pflege

Eine chronische, aktive Hepatitis B oder C wird heute mit α-Interferon behandelt. Kontraindikationen sind z.B. eine fortgeschrittene Leberzirrhose, ein bestehender Alkohol- oder Drogenabusus und AIDS. Zurzeit wird geprüft, ob bei Nichtansprechen auf die Behandlung bei der Hepatitis B eine Therapie mit neueren Nukleosidanaloga (Lamivudin = Epivir® oder Famciclovir = Famvir® ☞ auch 16.3.1), bei der Hepatitis C eine Kombination von α-Interferon mit Ribavirin (das mittlerweile für diese Indikation zugelassen ist) die sonst schlechte Prognose verbessern kann. Zunehmend wird für Patienten im Endstadium auch die Lebertransplantation diskutiert. Glukokortikoide sind in aller Regel kontraindiziert.

Bei der Autoimmunhepatitis scheint eine immunsuppressive Therapie (☞ 16.5) mit Glukokortikoiden und Azathioprin (z.B. Imurek®) am Erfolg versprechendsten. Die immunsuppressive Therapie wird über mindestens zwei Jahre durchgeführt, bevor ein Auslassversuch möglich ist.

Leberschädigende Noxen müssen unbedingt vermieden werden. Dazu gehören ein absoluter Alkoholverzicht und das Absetzen aller nicht dringend notwendigen Arzneimittel.

Der Patient soll sich mäßig körperlich bewegen und auf eine ausgewogene, vitaminreiche Ernährung achten.

Prognose

Bei der chronischen Virushepatitis B sprechen ca. 40 %, bei der chronischen Virushepatitis C ca. 20 % der Patienten über längere Zeit auf die Behandlung an. Die Prognose für Patienten mit einer autoimmunbedingten chronischen Hepatitis hat sich durch die immunsuppressive Therapie sehr verbessert (5-Jahres-Überlebensrate etwa 90 %).

Kontaktadresse

Weiterführende Informationen zu Selbsthilfegruppen, Veranstaltungen und aktuellen Forschungsergebnissen erhalten Hepatitis-Betroffene u.a. bei der **Deutschen Hepatitis Hilfe.**

http://www.hepatitis-hilfe.de

10.5.3 Alkoholische Leberschädigung

Pflege von Alkoholkranken ☞ 10.5.4

Durch regelmäßigen Alkoholabusus (lat.: abusus = Missbrauch) entstehen folgende drei Krankheitsbilder der Leber:
- Alkoholfettleber
- Alkohol-Hepatitis
- Alkoholbedingte Leberzirrhose.

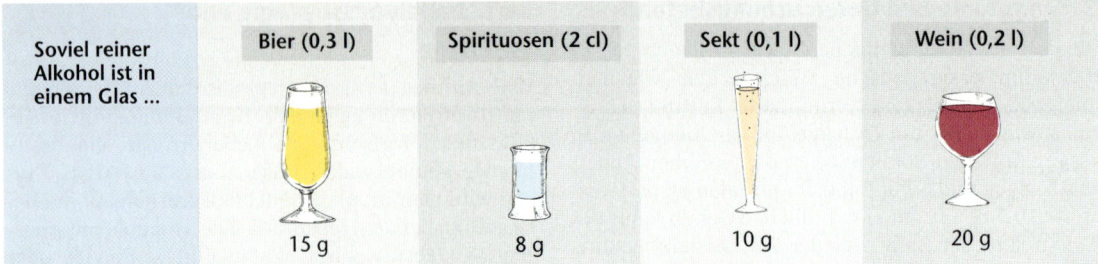

Soviel reiner Alkohol ist in einem Glas ...	Bier (0,3 l)	Spirituosen (2 cl)	Sekt (0,1 l)	Wein (0,2 l)
	15 g	8 g	10 g	20 g

Abb. 10.46: Durchschnittlicher Alkoholgehalt verschiedener Getränke.

Alkoholfettleber

> ☷ **Leberzellverfettung:** Verfettung von weniger als 50 % der Leberzellen.
>
> **Fettleber:** Verfettung von über 50 % der Leberzellen.

⇨ Krankheitsentstehung

Beim Alkoholabbau kommt der Leber eine zentrale Rolle zu. Insbesondere bei regelmäßiger Zufuhr größerer Alkoholmengen kommt es zu erheblichen Stoffwechselveränderungen der Leber, unter anderem zu:

- Vermindertem Fettsäureabbau und gesteigerter Fettsäuresynthese mit der Folge einer zunehmenden Leberverfettung und -vergrößerung (Hepatomegalie)
- Verringerter Glukoneogenese (Glukoseneubildung) mit daraus resultierender Hypoglykämiegefahr.

Durch den Alkoholabbau fällt zudem vermehrt Azetaldehyd an, das die Leberzelle über mehrere Mechanismen schädigt und zu einer Lebervergrößerung und einer vermehrten Bildung von Bindegewebe führt (Fibrosierung).

> ⚠ **Vorsicht!**
> Nach heutigem Kenntnisstand beträgt die toxische Grenze für die Leber bei Männern ca. 60 g Alkohol täglich, bei Frauen hingegen nur 20 g täglich. Oberhalb dieser Grenze, die bei Frauen bereits mit einem Glas Wein täglich erreicht ist, entwickeln ca. 30 % eine Alkohol-Hepatitis.

Neben Alkohol sind Diabetes mellitus (☞ 12.7), Überernährung (☞ 12.8.1) und Fettstoffwechselstörungen (☞ 12.8.4) in unserer Gesellschaft weitere Ursachen einer Fettleber.

▨ Symptome, Befund und 🔍 Diagnostik

Die meisten Patienten haben keinerlei Beschwerden, so dass die Fettleber eher zufällig diagnostiziert wird. Die Leber ist vergrößert tastbar, die sonographische Leberstruktur verändert. Bei den Laborwerten weisen eine erhöhte γ-GT (insbesondere in Kombination mit einem zu großen MCV ☞ 13.4.3) und evtl. auch leicht erhöhte Transaminasen und AP (☞ Tab. 10.16) auf den langjährigen Alkoholkonsum hin, der aus Scham oft verschwiegen wird.

Alkohol-Hepatitis

Bei einer bestehenden Fettleber kann es insbesondere nach Alkoholexzessen zur **Alkohol-Hepatitis** *(Fettleber-Hepatitis)* mit entzündlich-nekrotischen Leberveränderungen kommen. Einige Patienten haben kaum Beschwerden, andere klagen über verminderte Leistungsfähigkeit, Übelkeit und Erbrechen, sogar fulminante Verläufe sind möglich. Häufig tritt auch ein Ikterus auf. Im Blut zeigt sich oft eine Erhöhung von Transaminasen, γ-GT, Bilirubin und Blutfetten (☞ Abb. 10.17).

> ꟼ Die einzig wirksame Behandlung besteht in der absoluten Alkoholabstinenz und dem Vermeiden leberschädigender Arzneimittel.

Bei schweren Verläufen wird der Patient unter Ersatz der fehlenden Vitamine (v.a. Vitamin B_1, Folsäure) und Ausgleich des Flüssigkeits- und Elektrolythaushaltes hochkalorisch parenteral ernährt.

Behandlung bei Aszites ☞ 10.3.2
Behandlung bei Enzephalopathie ☞ 10.5.6

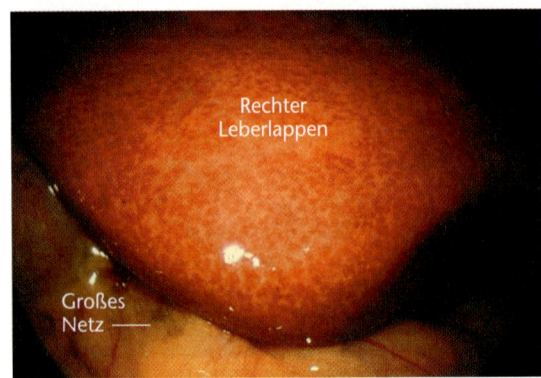

Rechter Leberlappen

Großes Netz

Abb. 10.47: Laparoskopisches Bild einer Alkoholfettleber. Die Leber wird von gelblich-weißen Narbensträngen durchzogen. [F113]

Eine Sonderform der alkoholischen Leber-schädigung ist das meist nach längerem Alko-holexzess auftretende **Zieve-Syndrom,** die Kom-bination aus Alkohol-Hepatitis, hämolytischer Anämie und Hyperlipidämie. Eine spezifische Therapie gibt es nicht, vorrangig ist absolute Al-koholkarenz.

Alkoholbedingte Leberzirrhose

Bei weiter fortgesetztem Alkoholabusus entwickelt sich eine irreversible, **alkoholbedingte Leberzirrhose** (oft auch *Alkoholzirrhose* genannt ☞ 10.5.6). Diese verursacht zunächst oft nur wenig Beschwerden und wird dann nur bei einer Sonographie aus anderer Ur-sache oder bei Manifestation anderer alkoholbeding-ter Störungen (z.B. Gastritis, Pankreatitis, ZNS-Er-scheinungen ☞ Abb. 10.50) entdeckt.

10.5.4 Alkoholabhängigkeit und Entzugsdelir

> ☐ **Alkoholkrankheit** *(Alkoholismus):* Alko-holkrank ist, wer länger als ein Jahr größere Men-gen an Alkohol konsumiert, die Kontrolle über den Alkoholkonsum verloren hat und dadurch körperlich, psychisch und/oder in seiner sozia-len Stellung geschädigt ist.
>
> Neben dieser Definition existieren noch andere, die ebenfalls die Komponenten Abhängigkeit *und* Schädigung enthalten.

Die Einsicht und das Erkennen der Diagnose „Alko-holiker" durch den Patienten ist Voraussetzung für eine erfolgreiche Behandlung. Unter dieser Voraus-setzung sind offene Aussprachen über das Alkohol-problem sinnvoll und notwendig. Allen (auch den Angehörigen) muss dabei klar sein:

„Weniger trinken" funktioniert nicht!

Stad.	Leberveränderung	Rever-sibel
0	Leberzellverfettung	ja
I	Fettleber	ja
II	Alkohol-Hepatitis	teils
III	Alkoholbedingte Leberzirrhose	nein
–	Komplikationen der Zirrhose (Aszites, Öso-phagusvarizen-Blutung, Enzephalopathie)	

Tab. 10.48: Stadien der Leberschädigung durch Alkohol. Stoppt der Betroffene die Alkoholzufuhr nicht, schreitet die Leberschädi-gung bis zum Tod hin fort.

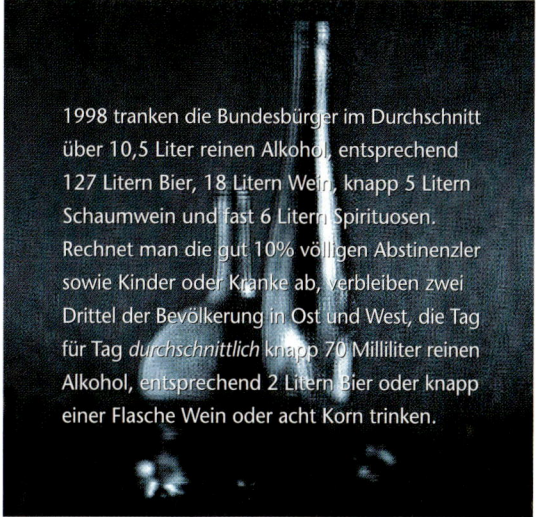

Abb. 10.49: Der Alkoholkonsum des deutschen „Otto Normalver-brauchers". Würde der Alkohol heute erst erfunden, müsste das Bundesgesundheitsamt seine Zulassung verweigern. Zu gefährlich sind seine Nebenwirkungen und sein Suchtpotenzial. Doch würden sich die Deutschen ihre Lieblingsdroge wohl kaum nehmen lassen: Nur 10 % der Erwachsenen verzichten auf ihr tägliches Glas eines alkoholhaltigen Getränks. Und ihr Durst ist groß, wie die Abb. zeigt. Mindestens 5 % der regelmäßigen Trinker brauchen sogar eigentlich eine Suchttherapie: 2,5 Millionen Deutsche sind alkohol-krank, das heißt, sie sind physisch und/oder psychisch von der Dro-ge abhängig. [A400]

Zeichen einer (beginnenden) Alkoholkrankheit

Mäßiger, zum Teil auch regelmäßiger Alkoholkon-sum gilt in breiten Teilen unserer Gesellschaft als nor-mal. Umso schwerer fällt es vielen, bei sich selbst oder anderen die Zeichen einer (beginnenden) Alkohol-krankheit zu erkennen und einzugestehen:

- Die meisten Alkoholkranken trinken täglich Alko-hol, wobei sie die Menge langsam, aber sicher stei-gern. Phasen absoluter Alkoholkarenz kommen in der Regel nicht mehr vor
- In fortgeschrittenen Krankheitsstadien wechseln viele zu höherprozentigen Alkoholika (etwa ein Korn vor dem üblichen Bier) und/oder trinken auch schon im Laufe des Tages Alkohol
- Angesprochen auf ihren Alkoholkonsum, beteuern viele Kranke, sie „hätten alles unter Kontrolle und könnten jederzeit aufhören". Andere wiederum rea-gieren gereizt oder werden aggressiv. Die meisten trinken heimlich und verstecken ihre Flaschen
- Auch scheinbar grundlose Verhaltensänderungen und Verhaltensschwankungen wie etwa Aggressivi-tät und nachlassendes Verantwortungsgefühl kön-nen auf eine Alkoholkrankheit hinweisen
- Durch den Alkoholkonsum treten Probleme am Ar-beitsplatz auf, die bis zum Verlust der Arbeit führen können

- Häufig ist bei Alkoholkranken auch eine Gesichtsröte, v.a. im Nasen- und Wangenbereich
- Viele Alkoholkranke sind aber äußerlich und bei flüchtigen Kontakten völlig unauffällig und können diese Fassade der Normalität bis kurz vor dem Zusammenbruch erhalten.

Alkoholassoziierte Erkrankungen

Im Krankenhaus stehen die Leberschäden (☞ oben) mit Fettleber, Alkoholhepatitis und alkoholbedingter Leberzirrhose im Vordergrund. Hinzu treten jedoch weitere gravierende Organschäden:

- *ZNS:* Abgesehen von dem Entzugsdelir mit den Symptomen einer akuten Psychose (☞ unten) leiden manche chronisch Alkoholkranke unter einem so genannten **Korsakow-Syndrom** mit massiver Störung des Kurzzeitgedächtnisses, Desorientiertheit und *Konfabulationen* („erfundene Geschichten"), einer **Wernicke-Enzephalopathie** (Gangunsicherheit, Augenmuskellähmungen, Reflexstörungen und Bewusstseinsstörungen) sowie *Polyneuropathien* (Erkrankung der peripheren Nerven mit Sensibilitätsstörungen ☞ 12.7.6)
- *Blutbildung:* Viele Alkoholiker haben eine makrozytäre Anämie

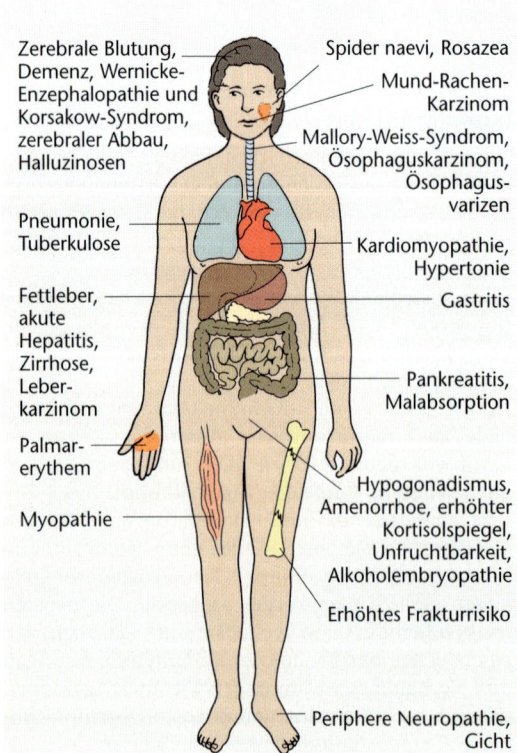

Abb. 10.50: Organische Veränderungen bei Alkoholkrankheit. [L157]

Zerebrale Blutung, Demenz, Wernicke-Enzephalopathie und Korsakow-Syndrom, zerebraler Abbau, Halluzinosen

Pneumonie, Tuberkulose

Fettleber, akute Hepatitis, Zirrhose, Leberkarzinom

Palmarerythem

Myopathie

Spider naevi, Rosazea

Mund-Rachen-Karzinom

Mallory-Weiss-Syndrom, Ösophaguskarzinom, Ösophagusvarizen

Kardiomyopathie, Hypertonie

Gastritis

Pankreatitis, Malabsorption

Hypogonadismus, Amenorrhoe, erhöhter Kortisolspiegel, Unfruchtbarkeit, Alkoholembryopathie

Erhöhtes Frakturrisiko

Periphere Neuropathie, Gicht

- *Herz:* Lebensbegrenzend kann außer den Leberfolgeschäden eine irreversible Herzinsuffizienz infolge alkoholbedingter dilatativer Kardiomyopathie („Münchener Bierfahrerherz", toxische Schädigung der Herzmuskelfasern durch Alkohol ☞ 6.9) sein
- *Stoffwechsel:* Alkoholkranke leiden gehäuft an Pankreatitiden (☞ 10.7.1). Bei hochgradiger Pankreaszerstörung kann es dann zur exokrinen Pankreasinsuffizienz (☞ 10.7.2) oder zum Diabetes mellitus kommen. Gefährlich ist auch die Neigung zu Hypoglykämien (bei allein stehenden Alkoholkranken nicht seltene Todesursache)
- *Immunsystem:* Es besteht ein stark erhöhtes Risiko für Tuberkulose, Pneumonien und Hirnhautentzündungen.

Ursachen der Alkoholkrankheit

Praktisch alle Menschen sehen sich im Laufe ihres Lebens mit Krisensituationen konfrontiert. Warum die meisten Menschen diese Krisen bewältigen können, ohne zu Suchtstoffen zu greifen, einige aber alkoholkrank werden, ist letztlich noch nicht geklärt. Sicherlich spielen zahlreiche Faktoren bei der Entstehung einer Alkoholabhängigkeit eine Rolle:

- **Soziales Umfeld.** Beispielsweise ist maßgeblich, wie im Elternhaus mit Konflikten umgegangen wurde und wird, und ob ein Kind Gelegenheit hat, Strategien zu erlernen, wie Probleme bewältigt werden können. Eine Rolle spielt weiter, welchen Rang Alkohol bei den Bezugspersonen eines Kindes oder Jugendlichen einnimmt („Alkoholtradition" im Elternhaus, hoher Alkoholkonsum im Freundeskreis)
- **Erbliche Veranlagung.** Eine erbliche Veranlagung zur Alkoholkrankheit gilt heute als wahrscheinlich. Zwillingsstudien und Studien an Adoptivkindern haben ergeben, dass nahe Verwandte von Alkoholkranken ein vierfach höheres Risiko als die Durchschnittsbevölkerung haben, ebenfalls an Alkoholismus zu erkranken
- **Krisen.** Sicher sind auch Lebenskrisen (mit)verantwortlich für eine Alkoholsucht, wenngleich eher als Auslöser denn als Ursache. Beispielsweise können der Tod naher Angehöriger oder Arbeitslosigkeit mit nachfolgenden finanziellen Problemen und sozialem Abstieg einen „labilen" Menschen völlig aus dem Gleichgewicht bringen.

⊟ Pflege von Alkoholkranken

Pflege bei Entzugsdelir ☞ unten

Die Pflegenden begegnen Alkoholkranken wie anderen Patienten auch: ohne Vorurteile, wertfrei und mit der gleichen Fürsorge. Trotzdem gibt es Besonderheiten in der Pflege von Alkoholkranken:

- Vielfach sehen Alkoholkranke die Pflegenden und Ärzte zunächst als Gegner an, da diese ihm den Alkohol entziehen. Daher bemühen sich alle an der Therapie Beteiligten um ein Vertrauensverhältnis zu dem Patienten. So kann eine Atmosphäre entstehen, in der er – mit einer Person seiner Wahl – über seine Probleme reden kann

> 📖 Nicht wenige Alkoholkranke sind nicht freiwillig in der Klinik, und manche von ihnen möchten die Klinik vorzeitig und gegen ärztlichen Rat verlassen. In einer solchen Situation ist es wichtig, dass Pflegende den Patienten ein Formular unterschreiben lassen, aus dem hervorgeht, dass er das Krankenhaus auf eigenen Wunsch und gegen ärztlichen Rat verlässt.

- In den Gesprächen sollte der Alkoholkranke selbst erkennen, dass er krank ist und über längere Zeit Hilfe braucht („Es ist keine Schande, alkoholkrank zu sein, aber es ist eine Schande, nichts dagegen zu tun"). Schuldzuweisungen und Anklagen tragen in der Regel zu dieser Einsicht nicht bei und sind deshalb deplatziert. Ebenso sind Debatten über Alkohol im Allgemeinen und den fraglichen Alkoholkonsum des Kranken im Besonderen fruchtlos – es sei denn, sie thematisieren die Ursachen der Alkoholkrankheit
- Meist reichen Gespräche allein aber nicht aus, um dem Alkoholkranken diese Erkenntnis zu vermitteln. Viele Patienten müssen hierfür einen längeren Lernprozess durchmachen. Dazu zählt unter anderem, dass der Einzelne seine Krankheit vor sich selbst nicht mehr leugnen oder verstecken kann: Das Leiden unter den Folgen der Abhängigkeit muss größer sein als der Trost oder Lustgewinn durch den Alkohol. Pflegende können diesen Lerneffekt unterstützen, indem sie aufmerksam gegenüber der tatsächlichen Hilfsbedürftigkeit des Patienten sind und ihm nicht jede Arbeit abnehmen. Wichtig ist eine einheitliche Haltung aller Pflegenden, damit der Patient die festgelegten Regeln nicht durch das Ausspielen der Pflegenden gegeneinander unterläuft
- Der Wille nach Veränderung muss vom Kranken selbst ausgehen. Eine durch Ärzte, Pflegende oder Arbeitgeber aufgezwungene Therapie scheitert in der Regel ebenso wie eine Therapie, die dem (Ehe-)Partner zuliebe begonnen wird. Der Patient soll selbst Initiative entwickeln und zeigen, dass ihn seine Genesung interessiert. Beispielsweise soll er selbstständig die Termine mit dem Sozialamt ausmachen oder Formalitäten innerhalb des Hauses erledigen
- Der Alkoholkranke darf nicht alleingelassen werden, wenn seine Scheinwelt zerbricht und er mit der Realität seiner Krankheit konfrontiert wird. Alle an der Behandlung Beteiligten sind aufgefordert, ihm beizustehen und sein Selbstbewusstsein wiederherzustellen oder zu stärken. Daher erfordert die Pflege eines Alkoholkranken Erfahrung und Gespür für

den Zustand des Betroffenen: denn einerseits ist es für die Krankheitseinsicht notwendig, ihm (seine) physischen und psychischen Grenzen aufzuzeigen, andererseits benötigt der Alkoholkranke „tatkräftige" Unterstützung in seinem seelischen und körperlichen Befinden.

> ⚠️ **Vorsicht!**
> Alkoholkranke sind – insbesondere bei gerade zusammengebrochenem sozialem Umfeld – in hohem Maße *suizidgefährdet*.

Schlüsselproblem des Alkoholkranken: Sinnfrage

> ① **Ziele.** Das Leben ist sinnvoll, wenn es darin Ziele gibt.

Jeder Mensch hat sich – bewusst oder unbewusst – Ziele für sein Leben gesteckt. Das Scheitern an diesen Lebenszielen kann je nach der Frustrationstoleranz eines Menschen den entscheidenden Schritt zur Alkoholabhängigkeit bedeuten. Durch die Alkoholkrankheit lassen sich in der Folge noch weniger Ziele erreichen. In diesem Teufelskreis denken viele Alkoholkranke an Selbstmord, und nicht wenige unternehmen Suizidversuche.

> ② **Werte.** Das Leben ist sinnvoll, wenn es feste Wertvorstellungen gibt.

Die Religionen, die philosophischen Schulen und die überlieferten Traditionen stellen *Wertesysteme* dar. Je fester ein Mensch in einem solchen verwurzelt ist, desto eher kann er in zunächst sinnlos erscheinenden Ereignissen einen Sinn finden („Leiden als Prüfung Gottes"). Heutzutage haben diese Wertesysteme ihre Überzeugungskraft verloren und werden von vielen angezweifelt, so dass sie keinen Halt mehr darin finden. Zudem genügen viele Alkoholkranke den Wertvorstellungen der Systeme nicht und werden deshalb ausgeschlossen oder ziehen sich selbst zurück.

> ③ **Kontrolle.** Das Leben ist sinnvoll, wenn man das Gefühl hat, es zu kontrollieren.

Der Alkoholkranke wird jedoch vom Alkohol kontrolliert und bestimmt, und viele Patienten sind sich dessen auch bewusst.

> ④ **Selbstwert.** Das Leben ist sinnvoll, wenn Menschen das Gefühl haben, wertvoll und wichtig zu sein.

Nicht selten steht am Beginn einer „Alkoholkarriere" mangelndes Selbstwertgefühl, und durch die Alkoholkrankheit sinkt das Selbstvertrauen noch weiter. Daher ist es so wichtig, dass Pflegende sich bemühen, das Selbstwertgefühl des Alkoholkranken zu kräftigen, indem sie ihn als den Menschen annehmen, der er ist – nicht nur, aber eben auch als einen Menschen mit einer Alkoholsucht. Dies beginnt damit, dass sie sich für ihn Zeit nehmen, auf ihn und seine Probleme eingehen und ihn nicht wie einen Unmündigen behandeln, sondern im Gegenteil darauf aufmerksam machen, dass er es ist, der den Schlüssel zu seiner Gesundung in der Hand hält.

Für diese Aufgabe, das Selbstwertgefühl des Alkoholkranken zu stärken und ihn zur Aufgabe seiner Alkoholsucht zu motivieren, müssen alle Bezugspersonen an „einem Strang ziehen": Pflegende, Ärzte, Seelsorger, Angehöriger – und nicht zuletzt der Patient selbst.

Langzeittherapie

Nach dem „akuten Entzug" im Krankenhaus und der evtl. Behandlung der Erkrankung, die zur stationären Aufnahme geführt hat, kann der Patient seine Krankheit nicht alleine bewältigen. Wird er ohne weitere Hilfen entlassen, ist ein Rückfall sehr wahrscheinlich. Daher sollte auf jeden Fall ein Sozialarbeiter hinzugezogen werden, der dem Kranken einen Platz in einer Langzeitentzugseinrichtung vermittelt, falls dieser es wünscht (Therapiedauer ca. 3 Monate). Ohne solche Langzeittherapie fallen fast alle Betroffenen innerhalb weniger Wochen oder Monate zurück in alte Trink- und Lebensgewohnheiten. Am günstigsten wechselt der Patient direkt dorthin über. Vielfach ist dies wegen der langen Wartezeiten aber nicht möglich. Viele Einrichtungen fordern dann einen erneuten Krankenhausaufenthalt unmittelbar vor der geplanten Aufnahme (Dauer ca. eine Woche), da eine akute Entzugssymptomatik den Kranken gefährdet und die Arbeit mit ihm unmöglich macht.

In *jedem* Fall ist der Weg aus der Sucht schwer. Daran sind auch die psychischen und sozialen Probleme Schuld, die den Süchtigen einst zur Flasche haben greifen lassen oder sich inzwischen als Folge der Sucht aufgetürmt haben (insbesondere der Verlust von Ehepartner und Arbeitsplatz). Nach der Entziehungstherapie können „Extrinker" in Selbsthilfegruppen wie den *Anonymen Alkoholikern* die auch auf Dauer notwendige psychische Unterstützung finden.

> ### Kontaktadresse
> **Anonyme Alkoholiker**
> Gemeinsames Dienstbüro
> Postfach 46 02 27
> 80910 München
> Tel.: 089/3169500
> eMail: info@anonyme-alkoholiker.de
> http://www.anonyme-alkoholiker.de/

Alkoholentzugsdelir

Wird ein Alkoholkranker stationär aufgenommen (in der Inneren Medizin etwa wegen einer akuten Gastritis oder Pankreatitis) und der Alkoholkonsum unterbunden, kommt es oft zum **Entzugsdelir.**

Mäßig abhängige Patienten durchleben „nur" ein **Prädelir,** das Tage bis Wochen dauern kann. Der Patient leidet unter Tremor der Hände (vor allem morgens), Schweißausbrüchen, quälender Unruhe und Konzentrationsstörungen. Seine Stimmung schwankt, insbesondere ist er oft sehr reizbar. Die Orientierung ist in der Regel jedoch noch erhalten.

Ansonsten geht das Prädelir meist rasch in ein **Delir** über:

- Körperlich fallen mäßiges Fieber, Schweißausbrüche, Durchfall und Erbrechen, starke Kurzatmigkeit sowie Tachykardie auf. Verlässt der Patient das Bett, besteht extreme Gangunsicherheit, der Gleichgewichtssinn ist gestört, und es drohen Stürze. Unbehandelt drohen auch zerebrale Krampfanfälle mit Zungenbiss
- Psychisch ist der Patient örtlich und zeitlich erheblich desorientiert, leidet unter szenenhaften visuellen Trugwahrnehmungen (*Halluzinationen*, z.B. „kleine Tiere"), ist hochgradig unruhig (auch motorisch, etwa ständiges „Nesteln" mit den Fingern), hat einen grobschlägigen Tremor, kann nicht schlafen und durchlebt Phasen extremer Angst oder Euphorie
- Viele Betroffene sind ausgesprochen aggressiv und bedrohen das medizinische Personal, so dass eine Fixierung am Bett (auf Arztanordnung) oft unerlässlich ist.

📊 Behandlungsstrategie bei Entzugsdelir

Ziel der Therapie ist es, die extreme Stresssituation des Patienten zu mildern und gleichzeitig die notwendige medizinische Behandlung (etwa einer oberen Gastrointestinalblutung) sicherzustellen.

Die heute übliche Therapie umfasst:

- Clomethiazol (Distraneurin®) oral oder intravenös. Während die orale Gabe von Distraneurin auf einer Normalstation möglich ist, können Distraneurin-Infusionen wegen ihrer Nebenwirkungen (v.a. Atemdepression) nur auf Intensivstationen verabreicht werden
- Haloperidol (z.B. Haldol®) oder Benzodiazepine (z.B. Diazepam, etwa in Valium®) oral oder intravenös gegen Unruhe und Angstzustände
- Clonidin® intravenös (nur auf Intensivstationen), falls die oben genannte Medikation nicht ausreicht
- Parenterale Ernährung mit Flüssigkeits- und Elektrolytsubstitution. Es können bis zu 5 Liter Flüssigkeit erforderlich sein. Häufigste Elektrolytstörung ist eine Hypokaliämie (☞ 11.17.3)

- Vitamin B_1 täglich intravenös bis zum Abklingen des Delirs
- Zur Krampfprophylaxe evtl. Gabe eines Antiepileptikums (meist Carbamazepin, z.B. Tegretal®)
- Bei Krämpfen z.B. Diazepam i.v. (etwa Valium®)
- Bei Erhöhung des Blutammoniaks Laktulose oral (z.B. Bifiteral®).

Langzeittherapie ☞ oben

📖 Pflege bei Entzugsdelir

Patienten im Entzugsdelir sind erheblich gefährdet. Neben Verletzungen und Stürzen drohen schwer wiegende organische Komplikationen wie ein Leberkoma (☞ 10.5.6), ein Herz-Kreislauf- und/oder ein Lungenversagen.

Zeichnet sich bei einem (neu aufgenommenen) Patienten ein beginnendes Delir ab (oft abends), überwachen die Pflegenden den Patienten engmaschig und benachrichtigen sofort den Arzt: Setzt nämlich die von ihm angeordnete Medikation zu spät ein, sind oft erhebliche Arzneimittelmengen notwendig, um den Erregungszustand des Patienten zu überwinden. Dann droht der Patient in einen komaähnlichen Zustand zu fallen.

Da viele Patienten im Entzugsdelir nicht mehr adäquat auf ihre Umwelt reagieren und ihr persönliches Handeln nicht situationsgerecht einschätzen können, sind die Pflegenden in besonderem Maße für die Sicherheit des Patienten verantwortlich. Dies umfasst sowohl die aktuelle Sorge vor einer direkten Gefährdung , z.B. durch Stürze, als auch das Vermeiden von nachfolgenden Problemen (je nach Zustand Prophylaxen durchführen).

Aufgrund der Sturzgefahr begleiten die Pflegenden den Patienten auf die Toilette oder über den Gang. Nicht wenige Patienten müssen sogar (nach ärztlicher Anordnung) fixiert werden, um eine Infusionstherapie zu gewährleisten und um das medizinische Personal zu schützen. Eine ausreichende Sedierung und eine permanente Überwachung durch eine Sitzwache stellen sicher, dass es nicht zu Selbstverletzungen wie etwa durch einen herausgerissenen venösen Zugang kommt. Ist der Patient in der Lage (sonst Aspirationsgefahr) und auch bereit zu trinken, bekommt er Mineralwasser oder Tee nach Belieben.

Bei manchen Patienten entwickelt sich nach der Gabe von Distraneurin® eine starke bronchiale Verschleimung; in diesem Fall unterstützen Pflegende den Patienten beim Abhusten des Bronchialsekrets und saugen ihn ggf. ab.

👁 Krankenbeobachtung und Dokumentation

- Vitalzeichen (Atmung, Puls, RR), Temperatur
- Ausscheidungen, evtl. Flüssigkeitsbilanzierung
- Bewusstsein, psychischer Zustand.

10.5.5 Leberschädigungen durch andere Noxen

➡ Krankheitsentstehung

Nicht nur Alkohol, sondern auch zahlreiche andere Fremdstoffe können die Leber akut und/oder chronisch schädigen:

- Nahrungsmittel und -zusatzstoffe
- Toxine, z.B. des *Knollenblätterpilzes*
- Arzneimittel, z.B. Tetrazykline, Paracetamol, Immunsuppressiva, Zytostatika oder Östrogene
- Gewerbliche Stoffe, z.B. Pestizide in der Landwirtschaft.

Man unterscheidet eine *toxische Form* mit dosisabhängiger Leberschädigung von einer *Überempfindlichkeitsreaktion,* die dosisunabhängig (also auch bei kleinsten Mengen) nur bei einigen Menschen auftritt.

🔍 Symptome, Befund und Diagnostik

Die Symptome reichen von geringem Druckgefühl im Oberbauch bis zum akuten, tödlichen **Leberversagen** (☞ 10.9.1) und können die Krankheitszeichen aller anderen Lebererkrankungen hervorrufen. Die Diagnose wird anhand von Anamnese, Klinik und ggf. Leberbiopsie mit nachfolgender histologischer Untersuchung zum Ausschluss anderer Erkrankungen gestellt.

📋 Behandlungsstrategie

Vordringlichste therapeutische Maßnahme ist das Absetzen der schädigenden Substanz. Ansonsten ist die Therapie meist symptomatisch, spezifische Maßnahmen sind nur bei einigen Noxen möglich (z.B. bei einer Paracetamolvergiftung möglichst frühzeitige Gabe von Acetylcystein).

10.5.6 Leberzirrhose und Leberkoma

> 🔢 **Leberzirrhose** *(Schrumpfleber):* Chronisch-progrediente, irreversible Zerstörung der Leberläppchen, einhergehend mit knotig-narbigem Umbau der Leber. Mögliches Endstadium nahezu aller Lebererkrankungen. Lebensbedrohlich durch ihre Folgezustände. Altersgipfel 50. – 60. Lebensjahr, Männer : Frauen = 7 : 3.

➡ Krankheitsentstehung

> 💊 Häufigste Ursachen einer Leberzirrhose sind in Mitteleuropa mit ca. 50 % ein chronischer Alkoholabusus und mit ca. 25 % eine chronische Virushepatitis.

Weitere Ursachen einer Leberzirrhose sind:

- Autoimmunvorgänge (Autoimmunhepatitis ☞ auch 10.5.2, primär biliäre Zirrhose ☞ 10.6.4, primär sklerosierende Cholangitis ☞ 10.6.5)

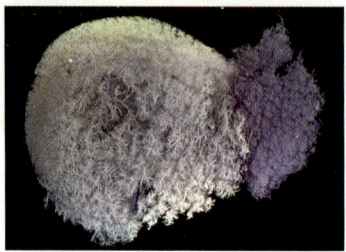

Abb. 10.51 (links): Ausgusspräparat einer normalen Leber. Die gesunde Leber hat eine dichte und feine kapilläre Gefäßverzweigung mit regelmäßiger und geordneter Architektur. [J610]

Abb. 10.52 (rechts): Ausgusspräparat einer durch Zirrhose veränderten Leber. Der Gefäßbaum ist stark ausgedünnt, die Gefäße erscheinen wirr und ungeordnet. [J610]

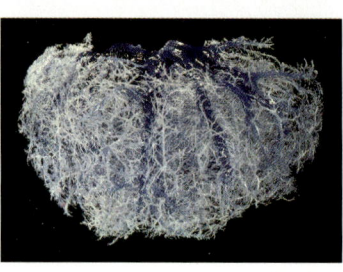

- Gallenwegserkrankungen mit Gallenstau, beispielsweise als Folge eines Steinleidens mit Verschluss großer Gallenwege durch den Stein oder bakterieller Besiedelung der Gallenwege (**sekundär biliäre Zirrhose**)
- Kardiovaskuläre Erkrankungen, z.B. Stauungsleber bei chronischer Rechtsherzinsuffizienz oder Lebervenenverschluss (chronische Form des **Budd-Chiari-Syndroms**)
- Arzneimittel oder Gifte
- Stoffwechselerkrankungen (z.B. Hämochromatose ☞ 10.9.3, Morbus Wilson ☞ 10.9.4, α_1-Antitrypsin-Mangel ☞ 10.5.2 und 8.6.3).

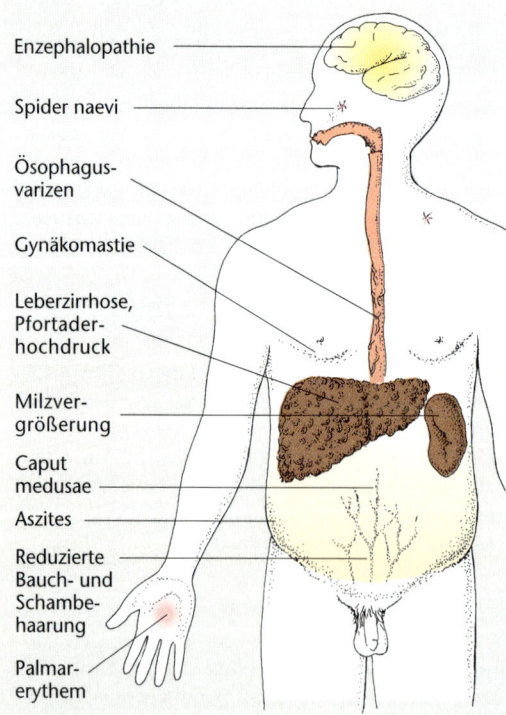

Enzephalopathie

Spider naevi

Ösophagus-
varizen

Gynäkomastie

Leberzirrhose,
Pfortader-
hochdruck

Milzver-
größerung

Caput
medusae

Aszites

Reduzierte
Bauch- und
Schambe-
haarung

Palmar-
erythem

Abb. 10.53: Typische Symptome eines Patienten mit Leberzirrhose. Durch den Pfortaderhochdruck entwickeln sich Ösophagusvarizen, Milzvergrößerung, Aszites und Bauchhautvarizen (Caput medusae). An der Haut sieht man Spider naevi, Palmarerytheme (gerötete Handinnenflächen) und verminderte Achsel-, Scham- und Bauchbehaarung. Beim Mann kann sich die Form einer weiblichen Brust entwickeln (Gynäkomastie). [A400-190]

Leberzelluntergang, narbig-bindegewebige Umwandlung der Leber und Durchblutungsstörungen führen zu einer fortschreitenden Leberfunktionseinschränkung. Die Oberfläche der Leber ist nicht mehr glatt und weich, sondern höckrig und hart.

🔲 Symptome und Untersuchungsbefund

Die Leberzirrhose macht sich meist erst im fortgeschrittenen Zustand bemerkbar:

- *Allgemeine Beschwerden* sind Mattigkeit, verminderte Leistungsfähigkeit, Gewichtsverlust, Schwitzen, psychische Verstimmung und evtl. Druckgefühl oder Schmerzen im Oberbauch
- Zu den typischen *Hautauffälligkeiten* (**Leberhautzeichen**) gehören **Spider naevi** (Gefäßsternchen der Haut), **Palmarerythem** (gerötete Handinnenflächen), Weißfleckung der Haut bei Abkühlung, **Lackzunge** (glatte und rote Zunge durch Vitamin-B-Mangel), **Mundwinkelrhagaden** (eingerissene Mundwinkel) und das **Caput medusae** (*Medusenhaupt*, verstärkte Venenzeichnung um den Bauchnabel infolge eines Umgehungskreislaufs bei Pfortaderhochdruck). Die Haut ist außerdem atrophisch (sog. **Pergamenthaut**), im fortgeschrittenen Stadium grau-fahl und evtl. ikterisch
- Ausdruck *hormoneller Störungen* sind bei Männern Potenzstörungen und Libidoverlust, *Gynäkomastie* (Brustbildung beim Mann), Hodenatrophie und die Ausbildung einer *Bauchglatze* durch den Verlust der männlichen Sekundärbehaarung. Bei Frauen sind Störungen der Regelblutung häufig.

Liegt der Leberzirrhose eine Erkrankung mit Gallenstau zugrunde, haben die Patienten neben einem ausgeprägten Ikterus oft einen quälenden Juckreiz. Nicht selten wird die Leberzirrhose erst nach Auftreten von Komplikationen (☞ unten) diagnostiziert.

Die derbe Leber kann normal groß, vergrößert oder verkleinert sein. Bei der körperlichen Untersuchung zeigt sich oft ein von Blähungen und Aszites aufgetriebener Bauch.

🔊 Komplikationen der Leberzirrhose und Leberkoma

Schreitet die Leberzirrhose fort, führt sie bei praktisch allen Patienten früher oder später zu tödlichen Komplikationen.

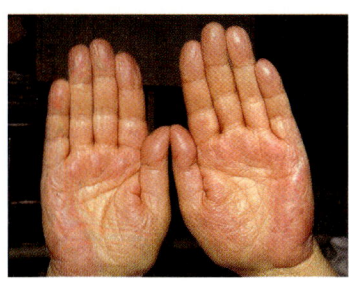

Abb. 10.54 (links): Klassisches Palmarerythem in symmetrischer Anordnung bei einem 53-jährigen Patienten mit Leberzirrhose. [F113]

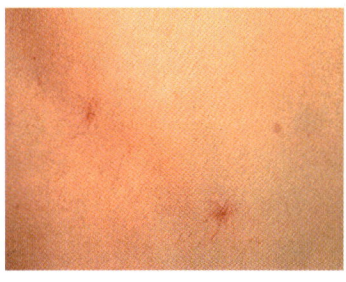

Abb. 10.55 (rechts): Spider naevi. [F113]

Pfortaderhochdruck

Die Ansammlung von Bindegewebe in der Leber engt die Blutgefäße ein oder schnürt sie ab. Das Blut kann nicht mehr ungehindert durch die Leber strömen und es entsteht ein **Pfortaderhochdruck** *(portale Hypertension)*.

Der Blutstau führt zu einer Milzvergrößerung *(Splenomegalie* ☞ 10.8.1) mit vermehrtem Abbau von Blutkörperchen und zur Ausbildung von Kollateralen (Umgehungskreisläufen) zwischen Pfortader- und V.-cava-System. Klinisch bedeutsam sind hierbei *äußere Hämorrhoiden,* das *Caput medusae* (erweiterte Venen unter der Bauchhaut ☞ Abb. 10.53) und vor allem **Ösophagus-** und **Magenfundusvarizen,** die leicht platzen und zu einer akut lebensbedrohlichen *oberen Gastrointestinalblutung* (☞ 9.3.6) führen können.

Ein Aszites bei Leberzirrhose ist häufig und nicht allein durch den Pfortaderhochdruck, sondern multifaktoriell bedingt.

Weitere Auswirkungen des Pfortaderhochdrucks auf verschiedene Organe ☞ *Abb. 10.58*

Pfortaderthrombose

Patienten mit einer Leberzirrhose, insbesondere solche, die bereits ein hepatozelluläres Karzinom (☞ 10.5.7) entwickelt haben, erleiden gehäuft **Pfortader-** oder **Milzvenenthrombosen,** die meist zum Bild eines Akuten Abdomens (☞ 9.3.5) führen.

Spontane bakterielle Peritonitis

Bei einer Leberzirrhose mit Aszites kann komplizierend eine **spontane bakterielle Peritonitis** *(SBP)* hinzutreten, die sich oft nur dadurch zeigt, dass die Therapie des Aszites nicht anschlägt.

Beweisend ist eine Granulozytenzahl im Aszites über 250/µl, der Keimnachweis gelingt nicht immer. Die Behandlung besteht in einer intravenösen Antibiotikagabe.

Beeinträchtigte Syntheseleistung der Leber

Durch die beeinträchtigte Syntheseleistung der Leber werden nicht mehr genügend Gerinnungsfaktoren gebildet, was eine erhöhte *Blutungsneigung* (☞ 13.9.1) zur Folge hat.

Die unzureichende Albuminsynthese der Leber und der Pfortaderhochdruck begünstigen die Ödem- und Aszitesentwicklung, die dann durch einen *sekundären Hyperaldosteronismus* (☞ auch 12.6.1) unterhalten werden.

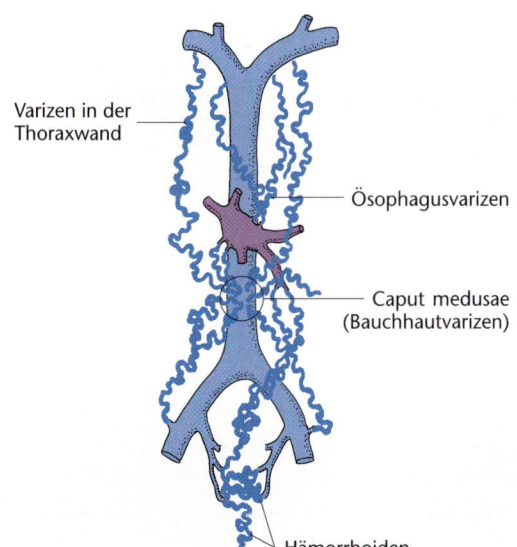

Varizen in der Thoraxwand

Ösophagusvarizen

Caput medusae (Bauchhautvarizen)

Hämorrhoiden

Abb. 10.56: Bei einem Blutstau in/vor der Leber bilden sich Kollateralen zwischen Pfortader und V. cava superior und inferior aus, die als Varizen z.B. in der Bauchhaut sichtbar sein können. [A400-190]

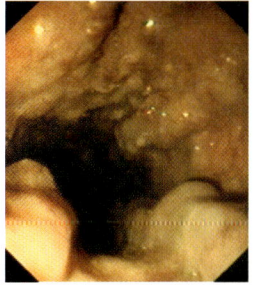
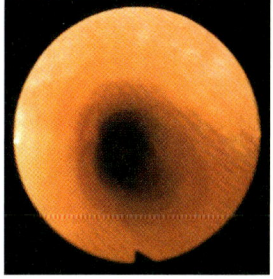

Abb. 10.57: Ösophagusvarizen im endoskopischen Bild. Links: Ausgeprägte Ösophagusvarizen, die das Ösophaguslumen stark einengen und einander fast berühren. Rechts: Im Vergleich dazu ein normaler Ösophagus. [T160]

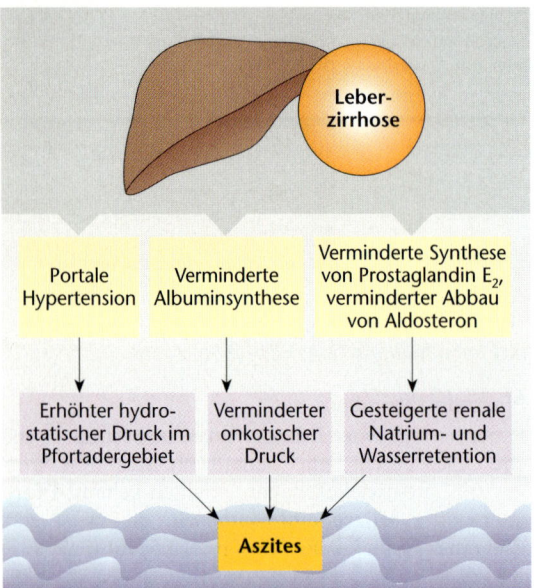

Abb. 10.59: Entstehungsmechanismen des Aszites bei Leberzirrhose. [L157]

Hepatische Enzephalopathie und Leberkoma

⊡ **Leberkoma** *(hepatisches Koma, Coma hepaticum):* Schwerste Bewusstseinsstörung bis zur tiefen Bewusstlosigkeit durch Ausfall der Entgiftungsfunktion der Leber. Häufig tödlich. Unterteilt in:
- **Leberzerfallkoma** *(endogenes Leberkoma)* bei massivem Leberzelluntergang etwa im Rahmen einer fulminanten Hepatitis oder Vergiftungen ☞ auch 10.9.1

- **Leberausfallkoma** *(exogenes Leberkoma)* bei Leberzirrhose mit Umgehungskreislauf, ausgelöst durch zusätzliche „exogene" Belastungen des Organismus wie z.B. hohe Eiweißzufuhr, gastrointestinale Blutung, Alkohol oder Infektionen.

Nicht nur die Synthese-, sondern auch die Entgiftungsfunktion der Leber ist gestört. Als **hepatische Enzephalopathie** *(portosystemische Enzephalopathie,* kurz *PSE;* Enzephalopathie = nichtentzündliche Erkrankung/Schädigung des Gehirns) werden verschiedene neurologische und psychische Auffälligkeiten des Kranken bezeichnet, die v.a. auf einen Anstieg von Ammoniak und anderen Eiweißabbauprodukten im Blut zurückzuführen sind. Schwerste Form der hepatischen Enzephalopathie ist das **Leberkoma** (☞ Abb. 10.60), in dem viele Patienten versterben.

Ammoniak ist ein Zellgift, das im Rahmen des Eiweißstoffwechsels gebildet und normalerweise in der Leber zu Harnstoff abgebaut wird. Durch Leberzellschädigung und/oder Umgehungskreisläufe des venösen Darmblutes ist diese Elimination gestört, es gelangt vermehrt Ammoniak ins Gehirn und schädigt es.

Hepatorenales Syndrom
Bei Patienten mit einer schweren Leberzirrhose kann es auf bisher noch nicht ganz geklärte Weise zu einem Nierenversagen kommen, das als **hepatorenales Syndrom** bezeichnet wird und meist tödlich endet. Typischer Auslöser ist z.B. eine zu schnelle Aszites-Ausschwemmung durch Diuretika oder Punktion.

Der Ausgleich von Elektrolytstörungen und die Dialyse (☞ 11.13.1) sind nur *symptomatisch* wirksam. Prognoseentscheidend ist die Leberfunktionsstörung. Verbessert sich die Leberfunktion, z.B. spontan (sel-

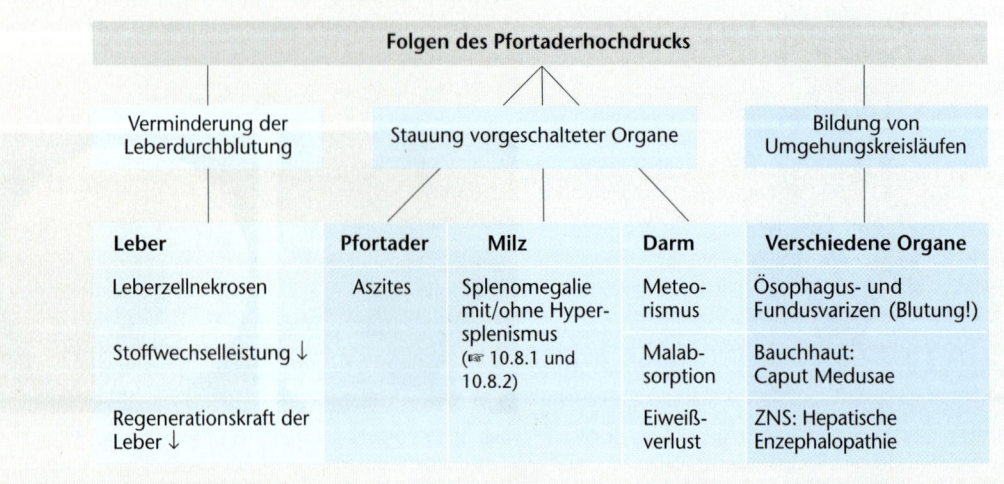

Abb. 10.58: Auswirkungen des Pfortaderhochdrucks auf verschiedene Organe.

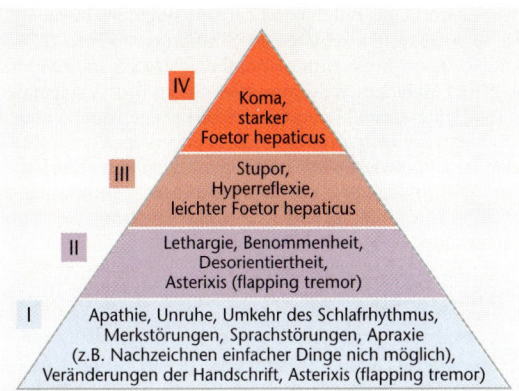

Abb. 10.60: Stadien der hepatischen Enzephalopathie. Als **Asterixis,** *flapping tremor* oder *Flattertremor* bezeichnet man einen symmetrischen, distal betonten Armtremor mit 1 – 3 Flexionen pro Sekunde im Handgelenk zusammen mit einem Fingertremor, der besonders deutlich bei nach vorn ausgestreckten Armen zu beobachten ist. [L157]

ten) oder durch Lebertransplantation, kehrt die Nierenfunktion wieder zurück.

Hepatozelluläres Karzinom

Patienten mit einer Leberzirrhose haben ein erhöhtes Risiko, an einem **Leberzellkarzinom** (☞ 10.5.7) zu erkranken.

Diagnostik bei Leberzirrhose

- *Labor:* Transaminasen, γ-GT, AP und Bilirubin sind leicht erhöht. Wegen der Funktionsstörung der Leber sind Gerinnungsfaktoren, Cholinesterase und Albumin vermindert. Das Blutbild zeigt oft eine Anämie, Leukozytopenie und Thrombozytopenie. Elektrolytstörungen, insbesondere eine Hypokaliämie, sind häufig. Die Hepatitis-Serologie und die Suche nach Autoantikörpern dienen der Ursachenklärung
  Diagnostik bei Verdacht auf Hämochromatose oder Morbus Wilson ☞ 10.9.3 und 10.9.4
- *Oberbauchsonographie:* Zirrhotische Veränderungen der Leber sind ab einem bestimmten Stadium sichtbar. Andere Oberbaucherkrankungen können ausgeschlossen werden
- *Duplexsonographie:* Mit Hilfe der Duplexsonographie können heute Fließrichtung und Flussgeschwindigkeit in der Pfortader dargestellt und so das Ausmaß des Pfortaderhochdrucks eingeschätzt werden
- *Endoskopie:* Unbedingt erforderlich ist eine Ösophago-Gastro-Duodenoskopie zum Nachweis oder Ausschluss von Ösophagus- und Magenfundusvarizen. Außerdem leiden viele Patienten mit Leberzirrhose zusätzlich an Magengeschwüren
- *Biopsie:* Eine Biopsie mit nachfolgender histologischer Untersuchung des entnommenen Lebergewe-

bes ist insbesondere anzuraten bei jungen Patienten, für die evtl. eine Lebertransplantation in Betracht kommt, sowie bei unklarer Ursache der Leberzirrhose.

Behandlungsstrategie bei Leberzirrhose

Abgesehen von Ausnahmefällen ist eine kausale Behandlung der Leberzirrhose nicht möglich. So genannte „Leberschutzpräparate" sind nutzlos. Manchmal kann der Pfortaderhochdruck durch Gabe von β-Blockern gesenkt werden.

Die Therapie besteht daher in der Ausschaltung zusätzlicher Noxen (z.B. Schadstoffe, Alkohol, Arzneimittel) und der Behandlung der Komplikationen:

- Da viele Arzneimittel die Leber belasten, werden alle nicht unbedingt notwendigen Arzneimittel abgesetzt. Insbesondere Beruhigungsmittel sollten nicht gegeben werden, da sie zudem die Zeichen einer hepatischen Enzephalopathie verschleiern
- Aszites und Ödeme werden – falls die Allgemeinmaßnahmen (☞ Pflege) nicht zum Erfolg führen – medikamentös ausgeschwemmt. Dabei werden vorzugsweise die Diuretika Spironolacton (z.B. Aldactone®) und Xipamid (z.B. Aquaphor®), evtl. auch Furosemid (z.B. Lasix®), eingesetzt. Bei sehr starkem Aszites kann eine Entlastungspunktion (☞ 10.4.4), in verzweifelten Fällen auch eine Ableitung des Aszites in die Blutbahn durch einen peritoneovenösen Shunt (☞ Abb. 10.63), erforderlich sein
- Bei Ösophagus- oder Fundusvarizenblutungen ist zur Diagnostik immer eine Endoskopie erforderlich, in deren Rahmen der Arzt eine endoskopische

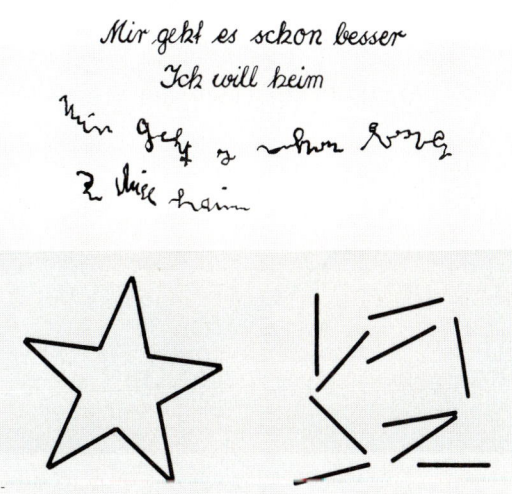

Abb. 10.61: Schriftprobe und Streichholztest bei hepatischer Enzephalopathie. Durch die Anreicherung von Ammoniak ist das Gehirn unfähig, koordinierte Handlungen durchzuführen. Dem Patienten gelingt es nicht, einfache Wörter zu Papier zu bringen oder aus Streichhölzern einen Stern zu legen. [F113]

Sklerosierung *(Verödung)* versucht. Dazu spritzt er ein spezielles Verödungsmittel in oder um das blutende Gefäß, das zu einer lokalen Entzündung und dadurch zu einem Gefäßverschluss führt

- Ist die Blutung zu stark, legt der Arzt zunächst eine Kompressionssonde (☞ 9.2.3). Steht die Blutung danach, kann (noch einmal) eine Sklerosierung versucht werden. Alternativ besteht die Möglichkeit einer **Gummibandligatur** *(Speedbanding)* oder einer endoskopischen **Laserkoagulation.** Eine Shuntoperation (☞ unten) kommt im akuten Blutungsstadium wegen der dann hohen Letalität (bis über 50 %) nur ausnahmsweise in Betracht. Ein evtl. hämorrhagischer Schock wird entsprechend der üblichen Richtlinien behandelt (☞ 7.6)
- Ein (drohendes) Leberkoma erfordert eine Intensivtherapie, u.a. mit Darmsterilisation (☞ Pflege), parenteraler Ernährung (Elektrolytausgleich, Gabe von Aminosäuren) sowie dem Ersatz von Gerinnungsfaktoren und Vitamin K.

Blutungsprophylaxe

Zur Prophylaxe einer lebensgefährlichen Ösophagusvarizenblutung dient die Gabe von β-Blockern oder Nitraten (Druckentlastung). Hatte der Patient bereits eine Blutung, kommen als *Sekundärprophylaxe* zusätzlich die Sklerosierung oder Gummibandligatur der Varizen sowie bei Erfolglosigkeit die Anlage eines **portosystemischen Shunts** in Betracht. Dabei wird das Blut aus dem Pfortaderkreislauf teilweise oder vollständig an der geschädigten Leber vorbei ins Hohlvenensystem geleitet, so dass die Ösophagusvarizen kollabieren.

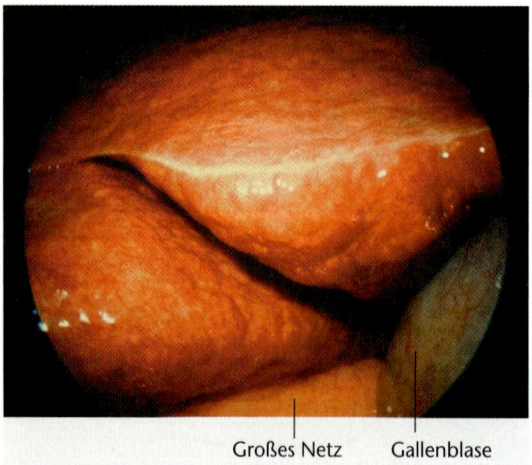

Großes Netz   Gallenblase

Abb. 10.62: Laparoskopisches Bild einer alkoholischen Leberzirrhose. Der Rand der Leber ist abgerundet und nicht mehr scharfkantig. Das Lebergewebe ist umgewandelt in Narbenknoten, die Leberoberfläche unregelmäßig-höckrig statt spiegelnd glatt. [F113]

Dabei wird heute zunehmend der **transjuguläre intrahepatische portosystemische (Stent-)Shunt** (kurz *TIPS, TIPPS*) eingesetzt, ein interventionell-radiologisches Verfahren, bei dem eine Metallgitterendoprothese (Stent) über V. jugularis, V. cava superior und Lebervene in die Leber eingebracht und mit einem Führungsdraht zwischen Lebervenen- und Pfortadersystem platziert wird. Im Gegensatz zu den verschiedenen **chirurgischen portosystemischen Shuntanlagen** *(ChiPS)* wird eine spätere Lebertransplantation durch die Anlage eines TIPS nicht behindert.

> ⓘ Zwar führt die Anlage eines portosystemischen Shunts zu einem weitgehenden Schutz vor Ösophagusvarizenblutungen, doch steigt aufgrund der noch geringeren Entgiftung durch die Leber das Risiko einer Enzephalopathie an.

Lebertransplantation

Auxiliäre partielle orthotope Lebertransplantation ☞ *10.9.1*

Die **Lebertransplantation** ist sehr aufwendig und komplikationsreich, stellt aber für viele Patienten im Endstadium einer Lebererkrankung die einzige Überlebenschance dar.

Hauptindikationen für eine Lebertransplantation sind in Deutschland die verschiedenen Leberzirrhosen, primäre Tumoren von Leber oder Gallenwegen sowie das (sub-)akute Leberversagen, z.B. im Rahmen einer akuten Virushepatitis oder einer Intoxikation mit Knollenblätterpilzen. Die Kontraindikationen entsprechen im Wesentlichen denen anderer Transplantationen (z.B. metastasierende Tumorleiden). In aller Regel wird die Leber *orthotop* transplantiert, also an der Stelle, an der die kranke Leber lag.

Postoperativ bedürfen die Patienten einer konsequenten Immunsuppression (☞ 16.5) und lebenslangen Nachkontrollen. Die am meisten gefürchtete Komplikation ist die akute oder chronische Transplantatabstoßung. Zu den Spätkomplikationen zählt auch das Wiederauftreten der Grundkrankheit, z.B. einer Virushepatitis.

Ein wesentlicher Bestandteil sowohl der postoperativen Pflege als auch der späteren Nachsorge ist die psychische Betreuung. Die meisten Patienten stehen unter einem enormen psychischen Druck, weil sie wissen, dass eine erfolglose Transplantation bzw. eine nicht beherrschbare Transplantatabstoßung ihren Tod bedeuten würde – ein lebensrettendes Gerät wie bei der Niereninsuffizienz gibt es nicht.

Durch verbesserte Operationstechniken und Fortschritte in der Immunsuppression haben sich die Ergebnisse der Lebertransplantation in den letzten Jahren deutlich verbessert. Heute liegt die 1-Jahres-Überlebensrate bei ca. 80 %, die 5-Jahres-Überlebensrate um die 60 % (abhängig von der Grunderkrankung).

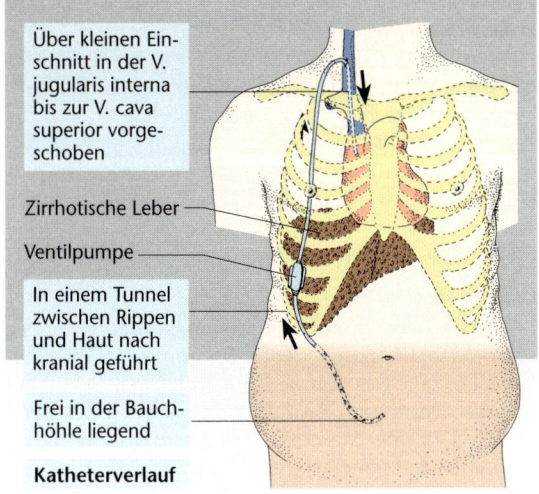

Über kleinen Einschnitt in der V. jugularis interna bis zur V. cava superior vorgeschoben

Zirrhotische Leber

Ventilpumpe

In einem Tunnel zwischen Rippen und Haut nach kranial geführt

Frei in der Bauchhöhle liegend

Katheterverlauf

Abb. 10.63: Peritoneovenöser Shunt (Denver-Shunt) zur Ableitung von Aszites. Der Katheter wird aus der Peritonealhöhle herausgeführt, im Thoraxbereich subkutan bis zur V. jugularis geleitet und von dort aus zur V. cava superior vorgeschoben. Der Patient kann die auf dem Rippenbogen gelegene Pumpe per Hand bedienen und so die Aszitesflüssigkeit dem Venensystem zuführen. [A400-190]

Pflege und Patienteninformation

Pflege von Alkoholkranken ☞ *10.5.4*
Pflege bei Aszitespunktion ☞ *10.3.2*
Pflege bei Ikterus ☞ *10.3.1*
Pflege bei Ösophagusvarizenblutungen ☞ *9.2.3 und 9.3.5*
ZVD-Messung ☞ *6.2.3*

> Unabdingbar bei jeder Form der Leberzirrhose ist absolute Alkoholkarenz!

- Eine spezielle Diät ist in den Anfangsstadien einer Leberzirrhose nicht nötig. Am günstigsten ist eine vitaminreiche, kochsalzarme, ausgewogene Mischkost. Die (parenterale) Gabe von Vitaminpräparaten ist bei Vitaminmangelerscheinungen sinnvoll, die in erster Linie die fettlöslichen Vitamine A, D, E, K (z.B. 1 Amp. ADEK-Falk® alle 2 Wochen) und die wasserlöslichen Vitamine B_1, B_6, B_{12} und Folsäure betreffen
- Zur Stuhlregulierung wird bei Leberzirrhose oral Lactulose (z.B. Bifiteral®) gegeben, deren Dosierung sich nach dem Stuhlverhalten richtet. Anzustreben sind zwei weiche Stühle täglich. Außerdem senkt Lactulose den Blutammoniakspiegel (☞ unten)
- Bei Aszites begünstigen Bettruhe, Kochsalz- und Flüssigkeitsbeschränkung die Ödemausschwem-

mung. Es wird eine Gewichtsabnahme von 300–500 g täglich angestrebt, bei zusätzlichen peripheren Ödemen bis zu 1 kg. Ansonsten steigt die Komplikationsgefahr, insbesondere auch das Risiko eines hepatorenalen Syndroms
- Ein Aszites kann zu einer eingeschränkten, oberflächlichen Atmung führen. Daher führen die Pflegenden die notwendigen Maßnahmen zur Pneumonieprophylaxe (☞ 8.2.2) durch
- Bei einer hepatischen Enzephalopathie ist eine Verminderung der Eiweißzufuhr erforderlich. Häufig wird eine *Darmsterilisation* durch orale Gabe von Antibiotika, Natriumacetateinläufe zweimal täglich und Lactulose (z.B. Bifiteral®, oral oder als Einlauf) angeordnet, um die ammoniakproduzierenden Bakterien im Darm zu reduzieren, die Ammoniakbildung zu hemmen und vorhandenes Ammoniak auszuscheiden. Im Akutstadium liegen die Patienten auf der Intensivstation
- Wegen einer vorliegenden Gerinnungsstörung achten Pflegende besonders darauf, dass es nicht zu Verletzungen kommt (☞ 13.2.2)
- Die Haut der Patienten ist oft atrophisch (Pergamenthaut) und bedarf daher sorgfältiger Hautpflege
- Patienten mit einer Leberzirrhose sind in einem reduzierten Allgemeinzustand und dadurch besonders infektgefährdet. Deshalb ist eine Infektionsprophylaxe erforderlich (☞ auch 14.5.3)
- Die Pflegenden bemühen sich, die oft eingeschränkte Beweglichkeit des Patienten zu erhalten bzw. zu bessern. Dies beugt Komplikationen wie etwa Dekubitus, Thrombosen und Kontrakturen vor und steigert die Lebensqualität des Betroffenen. Bei Bedarf führen die Pflegenden die entsprechenden Prophylaxen sorgfältig durch.

> ⚠ **Vorsicht! Arzneimittel bei Leberzirrhose**
> Der Patient soll keine Arzneimittel eigenmächtig einnehmen, da etliche auch frei verkäufliche Arzneimittel die Leber belasten (z.B. auch das gängige Schmerzmittel Paracetamol) und alle durch die Leber abgebauten Arzneimittel niedriger dosiert werden müssen.

> ◎ **Krankenbeobachtung**
> - Allgemeinbefinden und Bewusstsein (Bewusstseinstrübung durch Ammoniakanstieg? Drohendes Leberkoma? Drohendes Alkoholdelir?)
> - RR, Puls, Temperatur, Atmung, ZVD (2-mal täglich)
> - Haut (Gelbfärbung, Pergamenthaut)
> - Bauchumfang (2-mal täglich), Körpergewicht (1-mal täglich), Ausscheidung (6-stündige Flüssigkeitsbilanzierung)
> - Blutungszeichen.

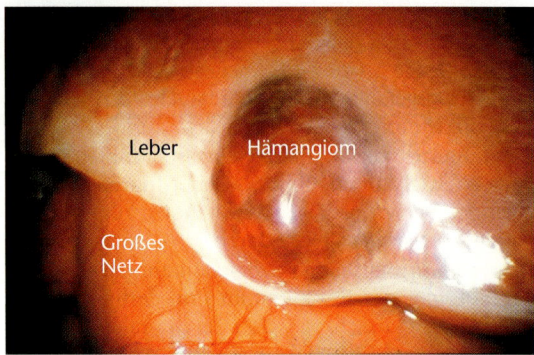

Abb. 10.65: Der vorspringende, violette Knoten mit glatter Oberfläche ist ein Leberhämangiom ohne Krankheitswert. Bis auf Bindegewebsstränge am Leberrand ist das Lebergewebe normal. [F113]

Prognose

Die Prognose der Leberzirrhose ist schlecht. Sind bereits Komplikationen (Ikterus, Aszites, Gastrointestinalblutungen, Enzephalopathie) aufgetreten, liegt die 5-Jahres-Überlebensrate bei konservativer Therapie nur bei ca. 20 % und ist damit niedriger als bei vielen Krebserkrankungen. Für einen Teil der Patienten kommt heute eine **Lebertransplantation** *(LTX)* in Betracht, mit der 5-Jahres-Überlebensraten bis zu 70 % erzielt werden können. Der Prognosebeurteilung und dem Therapieentscheid z.B. vor einer Shuntanlage dient der **Child-Pugh-Score** (☞ Tab. 10.64).

10.5.7 Tumoren der Leber

Gutartige Lebertumoren

Gutartige Lebertumoren sind insgesamt selten. Am häufigsten sind dabei **Hämangiome** (gutartige Blutgefäßtumoren ☞ Abb. 10.65). Meist werden sie zufällig diagnostiziert und bedürfen keiner Therapie. Entfernt werden lediglich größere Hämangiome wegen ihrer Blutungsgefahr sowie Hämangiome, die zu Beschwerden geführt haben.

Auch das **Leberzelladenom** und die **fokale noduläre Hyperplasie** (lokal begrenzte, knotenförmige Leberzellhyperplasie) verlaufen meist ohne Beschwerden. In beiden Fällen müssen orale Kontrazeptiva („Pille") abgesetzt werden, da diese Erkrankungen durch die Hormone begünstigt werden. Adenome werden außerdem wegen des Entartungsrisikos operativ entfernt.

Bösartige Lebertumoren

Lebermetastasten

Bösartige Lebertumoren kommen am häufigsten als *sekundäre bösartige Lebertumoren,* als **Lebermetastasen,** vor. Bei Männern metastasieren bevorzugt Magen-, Darm- und Bronchialkarzinome, bei Frauen Magen-, Darm-, Mamma- und Uteruskarzinome in die Leber. Lebermetastasen können *solitär* (einzeln) oder *multipel* auftreten und werden gewöhnlich bei der Ultraschalluntersuchung leicht als rundliche Knoten erkannt.

Von einer **Metastasenleber** spricht man, wenn die Leber förmlich von Tumorknoten übersät ist, die sich an der Oberfläche vorwölben.

Eine solitäre Lebermetastase kann evtl. operativ entfernt werden, falls der Primärtumor behandelt ist. Ansonsten werden Lebermetastasen zwar in den letzten Jahren zunehmend durch Zytostatika (z.B. **regionale Chemotherapie** mit isolierter Zytostatikadurchspülung der Lebergefäße ☞ 14.5.2) oder lokalchirurgisch behandelt, trotzdem ist hierdurch meistens keine Heilung möglich.

Hepatozelluläres Karzinom

Primäre Leberkarzinome sind in Europa insgesamt selten. Die häufigste Form bei Erwachsenen ist das **hepatozelluläre Karzinom.**

> ⊡ **Hepatozelluläres Karzinom** (kurz *HCC,* *primäres Leberzellkarzinom*): In Europa seltenes, von den Leberzellen ausgehendes Karzinom, das Männer fünfmal häufiger betrifft als Frauen.

	1 Punkt	2 Punkte	3 Punkte
Albumin [g/l]	> 35	28 – 35	< 28
Aszites	Nein	Gering	Ausgeprägt
Bilirubin [mg/dl] (μmol/l)	< 2 (< 34)	2 – 3 (34 – 51)	> 3 (> 51)
Quick	> 70	40 – 70	< 40
Enzephalopathie	Nein	Stadium I – II	Stadium III – IV
Beurteilung	Child A: 5 – 6 Punkte (günstige Prognose)	Child B: 7 – 9 Punkte (mäßige Prognose)	Child C: 10 – 15 Punkte (schlechte Prognose)

Tab. 10.64: Child-Pugh-Score zur Prognoseabschätzung bei Leberzirrhose.

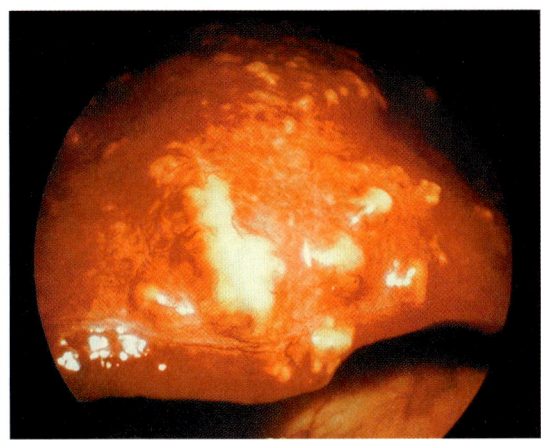

Abb. 10.66: Laparoskopisches Bild einer Leber mit multiplen knotigen Metastasen. Die Metastasen können so groß werden, dass sie von außen tastbar sind und die Atmung beeinträchtigen. [F113]

Hepatozelluläre Karzinome treten am häufigsten auf dem Boden einer Leberzirrhose (wahrscheinlich durch den chronischen Entzündungs- und Regenerationsreiz) auf. Zusammenhänge bestehen auch zur chronischen Hepatitis (☞ 10.5.2) und zu bestimmten chemischen Noxen, z.B. Vinylchlorid, Arsen oder den *Aflatoxinen* des Schimmelpilzes *Aspergillus flavus.*

Die Patienten sind ikterisch und klagen über Müdigkeit, Gewichtsverlust und Oberbauchbeschwerden. Es kann sich ein Aszites entwickeln. Die Leber ist meist vergrößert und hart. Die Diagnose wird sonographisch oder mittels CT gestellt. Häufig ist der Tumormarker *AFP* (α-Fetoprotein ☞ 14.4.2) erhöht.

Ist der Tumor klein und lokal begrenzt, kann er evtl. durch eine Leberteilresektion entfernt werden. Ist

eine Resektion nicht möglich, der Tumor aber auf die Leber begrenzt, kann auch eine Lebertransplantation sinnvoll sein. Ansonsten kommen als palliative Maßnahmen beispielsweise die Chemotherapie (z.B. lokal über einen in die Leberarterie implantierten Katheter), die **perkutane Ethanolinstallation** *(PEI)* oder der Verschluss der Tumorgefäße über einen perkutan in die Leberarterie vorgeschobenen Katheter in Frage (**transarterielle Chemoembolisation** = *TACE*).

Die Prognose ist mit einer 5-Jahres-Überlebensrate von 20 % schlecht.

10.5.8 **Leberzysten**

⊡ Leberzysten: Angeborene oder erworbene Hohlräume im Lebergewebe, die häufig mit Flüssigkeit angefüllt sind.

Einzelne (angeborene) **Leberzysten** bereiten dem Betroffenen meist keine Beschwerden und sind ein häufiger Zufallsbefund bei der Sonographie. Sie bedürfen nur dann einer (operativen) Behandlung, wenn aufgrund ihrer Größe oder Lage Komplikationen zu erwarten sind (z.B. Verlegung großer Gallengänge, Ruptur).

Dagegen ist bei der (angeborenen) **Zystenleber** die gesamte Leber von Zysten durchsetzt. Ungefähr die Hälfte der Patienten hat gleichzeitig *Zystennieren*, wobei dann der Nierenbefall prognoseentscheidend ist.

Bei den erworbenen Leberzysten sind v.a. die **Echinokokkuszysten** bedeutsam, die durch eine orale Aufnahme von Fuchsbandwurmeiern bedingt sind (☞ 17.11.1, Abb. 17.79 und 17.80).

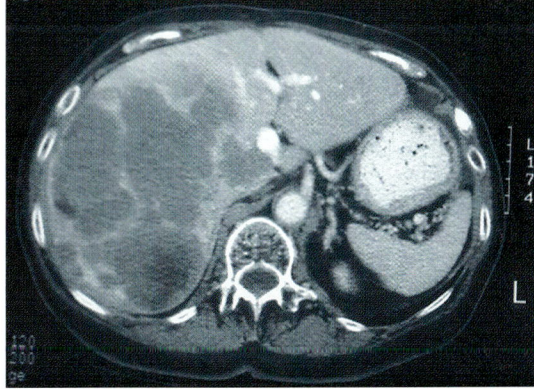

Abb. 10.67 (oben): Lebermetastasen im CT. [E211-100]

Abb. 10.68 (rechts): Leberzyste im computertomographischen Bild. Auf diesem CT-Schnitt durch die Leber auf Höhe der Nieren ist deutlich eine große, nicht gekammerte Leberzyste zu erkennen. [V137]

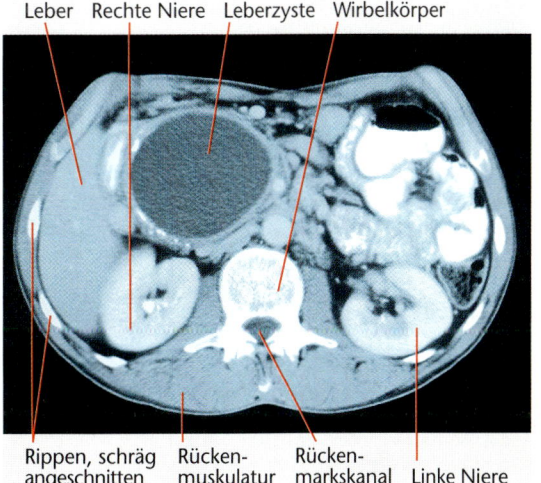

Leber   Rechte Niere   Leberzyste   Wirbelkörper

Rippen, schräg angeschnitten   Rückenmuskulatur   Rückenmarkskanal   Linke Niere

10.6 Erkrankungen von Gallenblase und Gallenwegen

10.6.1 Cholelithiasis

> ⚕ **Cholelithiasis** *(Gallensteinkrankheit, Gallensteinleiden):* Bildung von Konkrementen in der Gallenblase **(Cholezystolithiasis)** und/oder den Gallengängen **(Choledocholithiasis).**
> Jeder 10. ist betroffen, Frauen ca. dreimal häufiger als Männer, jedoch in 80 % der Fälle symptomlos.

⇨ Krankheitsentstehung

Voraussetzung für die Gallensteinbildung ist ein Lösungsungleichgewicht der Galle („übersättigte Galle"), so dass Cholesterin, Bilirubin und Kalzium ausgefällt werden.

Es bilden sich kleine Kristalle, die zu **Cholesterinsteinen** (meist als Mischsteine mit einem Cholesteringehalt über 50 %, in etwa 10 % als *reine* Cholesterinsteine), **Pigmentsteinen** (vor allem Bilirubinsteinen) oder – selten – **Kalziumbilirubinatsteinen** heranwachsen.

Risikofaktoren sind Entzündungen, Beweglichkeitsstörungen und Stauung der Gallenwege, hämolytische Anämien (☞ 13.6.7), Diabetes mellitus (☞ 12.7), Hypercholesterinämie (☞ 12.8.4), unausgewogene Ernährung, Übergewicht, Schwangerschaft und eine positive Familienanamnese.

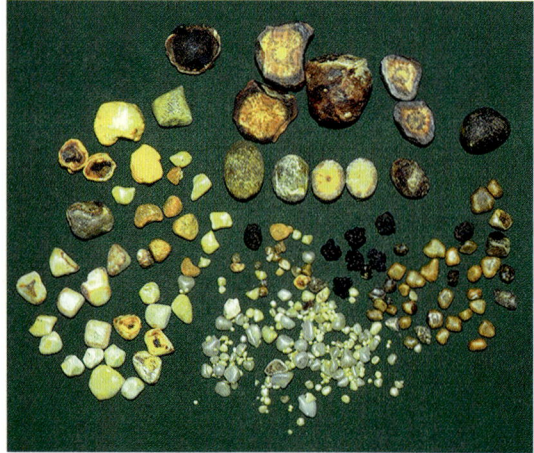

Abb. 10.69: Verschiedene Gallensteine.
Man erkennt hellgelbe, kugelig-ovale Cholesterinsteine, kleine schwarze Bilirubinsteine und gemischte Steine, die den größten Anteil aller Gallensteine ausmachen. Entsprechend ihrer Zusammensetzung aus Cholesterin, Bilirubin und Kalk unterscheiden sie sich in Form, Farbe und Festigkeit. [T173]

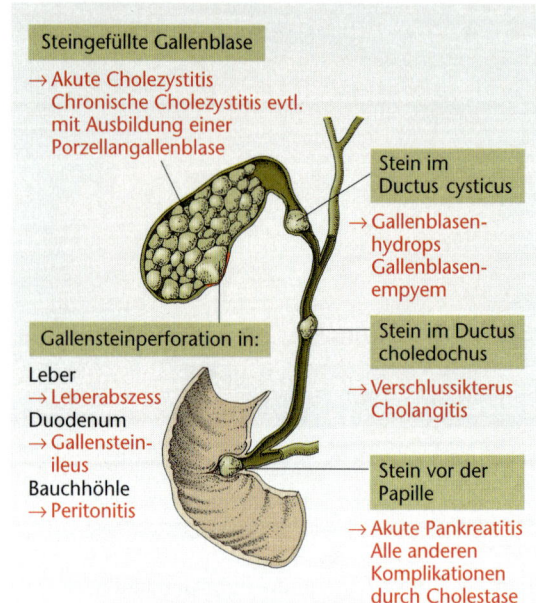

Steingefüllte Gallenblase
→ Akute Cholezystitis
Chronische Cholezystitis evtl. mit Ausbildung einer Porzellangallenblase

Stein im Ductus cysticus
→ Gallenblasenhydrops
Gallenblasenempyem

Gallensteinperforation in:
Leber
→ Leberabszess
Duodenum
→ Gallensteinileus
Bauchhöhle
→ Peritonitis

Stein im Ductus choledochus
→ Verschlussikterus
Cholangitis

Stein vor der Papille
→ Akute Pankreatitis
Alle anderen Komplikationen durch Cholestase

Abb. 10.70: Mögliche Komplikationen von Gallensteinen (rote Schrift) in Abhängigkeit von ihrer Lokalisation. [A400-190]

🔬 Symptome, Befund und Ⓢ Komplikationen

Zeigen Gallensteinträger überhaupt keine oder nur geringe Symptome, spricht man von **stummen Steinen,** die meist nicht behandelt werden müssen.

Visitenkarte der Cholelithiasis: die Gallenkolik

Typisches Symptom des Gallensteinleidens ist die **Gallenkolik,** wenn der Stein aus der Gallenblase in den Ductus cysticus oder Ductus choledochus ausgetrieben wird. Vergleichbar dem Geschehen bei einer Nierenkolik oder einer Darmstenose kämpft die hinter dem Stein gelegene Muskulatur gegen das Hindernis an.

Der Patient hat heftige, krampfartige Schmerzen im rechten Ober- und Mittelbauch, die in den Rücken oder die rechte Schulter ausstrahlen können. Vegetative Begleiterscheinungen wie Schweißausbruch, Brechreiz und Erbrechen sowie evtl. Kreislaufkollaps sind häufig. Die Temperatur kann leicht erhöht sein. Die körperliche Untersuchung ergibt einen Druckschmerz über der Gallenblase.

Ⓢ Ernste Komplikationen

Bei einem relativ geringen Teil der Patienten führt das Gallensteinleiden zu ernsten Komplikationen:
- Bei Einklemmung des Steines im Ductus choledochus bekommen die Patienten einen *Verschlussikterus* (☞ 10.3.1) mit Gelbfärbung der Haut, Juckreiz, entfärbtem Stuhl und Dunkelfärbung des Urins

- Verschließt der Stein den Ductus cysticus, können in der Gallenblase gebildeter Schleim und die Galle nicht abfließen und sammeln sich in der Gallenblase an. Es entsteht ein **Gallenblasenhydrops,** der als schmerzlose Schwellung am Leberunterrand zu tasten ist. Durch zusätzliche bakterielle Besiedelung kann sich ein **Gallenblasenempyem** (Eiteransammlung in der Gallenblase) bilden, das sich durch hohes Fieber und Schüttelfrost zeigt. Die geschwollene Gallenblase ist stark druckschmerzhaft
- Der Gallenstau begünstigt auch eine bakterielle *Cholezystitis* (☞ 10.6.2) und *Cholangitis* (☞ 10.6.3)
- Klemmt sich der Stein im Bereich der Papille ein oder verletzt er bei seiner Passage das Pankreas, droht eine *akute Pankreatitis* (☞ 10.7.1)
- Insbesondere bei einer gleichzeitigen Entzündung können die Steine perforieren oder penetrieren und zu einer *Peritonitis* (☞ 9.8), Leberabszessen (umschriebene Eiteransammlungen in der Leber), aber auch zum Gallensteinileus führen
- Bei massiver Cholezystitis, Gallenblasenempyem oder abszedierender Cholangitis kann durch Streuung der Erreger in die Blutbahn ein schweres septisches Krankheitsbild entstehen. Die Patienten sind ikterisch und haben Fieberschübe mit hohen Temperaturen und Schüttelfrost. Lebensbedrohliche Komplikationen sind Nieren- und Kreislaufversagen (☞ auch 17.12).

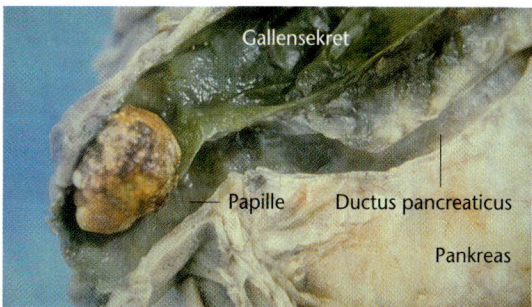

Abb. 10.71: Präparat einer Gallensteineinklemmung vor der Papille, die über den Rückstau von Gallensekret zu einer akuten Pankreatitis geführt hatte. [J500-201]

🔍 Diagnostik und Differenzialdiagnose

Die Sonographie ist heute das zentrale Diagnoseinstrument bei Gallenwegsleiden. Sie stellt sowohl die Steine selbst als auch ihre Folgen und Komplikationen dar, z.B. erweiterte Gallengänge oder Wandverdickungen der Gallenblase als Zeichen einer Entzündung.

Zum differenzialdiagnostischen Ausschluss anderer Erkrankungen oder Komplikationen sind erforderlich:
- Blutuntersuchungen (Blutbild, Elektrolyte, Leberwerte, Bilirubin, Lipase, Amylase, Gerinnungsstatus)
- Urinuntersuchung (Pyelonephritis?)
- EKG (Herzinfarkt?)
- Evtl. Röntgenaufnahme des Thorax (Pneumonie?)
- Evtl. Röntgenleeraufnahme des Abdomens (Ileus? Freie Luft?).

Diese Untersuchungen dienen gleichzeitig der Vorbereitung einer ERCP oder Operation (☞ 10.4.3 und Behandlungsstrategie).

🔲 Behandlungsstrategie

Stumme Steine bedürfen nur bei erhöhtem Komplikationsrisiko einer Behandlung. Beispielsweise wird eine **Porzellangallenblase** (Gallenblase mit verkalkter, verhärteter Wand) wegen des Entartungsrisikos entfernt.

Patienten mit einer Gallenkolik erhalten krampflösende (z.B. Buscopan®) und schmerzlindernde (z.B. Novalgin®, Fortral®) Arzneimittel intravenös. Die Patienten dürfen nichts essen (Nulldiät) und haben Bettruhe. Klingt die Gallenkolik unter dieser Therapie zunächst ab, ist dem Patienten meist eine Gallenblasenentfernung im beschwerdefreien Intervall anzuraten *(Intervalloperation)*, um erneuten Koliken mit entsprechender Komplikationsgefahr vorzubeugen.

Als modernes, minimal-invasives Standard-Verfahren wird heute bei unkomplizierten Fällen die **laparoskopische Cholezystektomie** bevorzugt. Bei Verwachsungen, Gallenblasenempyem oder -gangrän ist nach wie vor eine **konventionelle Cholezystektomie,** also die Entfernung der Gallenblase über einen Rippenbogenrand- oder Transrektalschnitt, erforderlich.

Bei anhaltenden Schmerzen und Entzündungszeichen ist die *Frühoperation* angezeigt, um z.B. einer Gallenblasenperforation vorzubeugen. Die Frühoperation wird unter Antibiotikaschutz auch dann sofort durchgeführt, wenn sich Steine eingeklemmt und einen Verschlussikterus hervorgerufen haben.

Bei Gallensteineinklemmung im Ductus choledochus geht man möglichst in zwei nacheinander geschalteten Eingriffen vor:
- Zunächst wird eine endoskopische Steinentfernung durch ERCP mit Papillotomie versucht. Gelingt dies, erfolgt im beschwerdefreien Intervall die Cholezystektomie, die dann meist laparoskopisch möglich ist
- Schlägt der Versuch der endoskopischen Steinentfernung fehl, ist eine konventionelle Cholezystektomie mit **Choledochusrevision** (Eröffnung des Ductus choledochus mit evtl. Steinentfernung) nötig.

Nichtoperative Steinentfernung
Verfahren zur *nichtoperativen Steinentfernung* kommen nur bei einem geringen Teil der Patienten in Betracht. Neben der teils sehr langen Behandlungsdauer ist v.a. die hohe Rezidivquote nachteilig. Erwähnenswert sind vor allem:

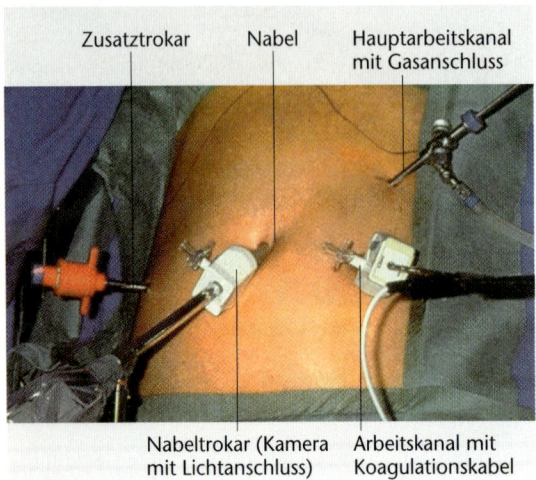

Zusatztrokar Nabel Hauptarbeitskanal mit Gasanschluss

Nabeltrokar (Kamera mit Lichtanschluss) Arbeitskanal mit Koagulationskabel

Abb. 10.74: Position der Instrumente bei einer laparoskopischen Cholezystektomie. [X211]

- Die *medikamentöse Steinauflösung* bei nicht-röntgendichten Steinen (Gabe von Urso- und/oder Chenodesoxycholsäure über 12 – 18 Monate, zusätzlich Gewichtsreduktion und fettarme Kost)
- Die extrakorporale *Stoßwellenlithotripsie* bei einzelnen Gallensteinen (☞ auch 11.14).

📋 Pflege bei Gallenkolik

- Die Pflegenden achten darauf, dass die Patienten Bettruhe und Nahrungskarenz einhalten. Ab dem 2. Tag wird die Kost langsam wieder aufgebaut (Tee → Haferschleim → Weißbrot, Zwieback → Kartoffelbrei → Gallenschonkost bzw. die Nahrungsmittel, die der Betroffene verträgt)
- Die meisten Patienten empfinden eine bauchdeckenentspannte Lagerung als angenehm. Darüber hinaus wirken warme Bauchwickel oder eine

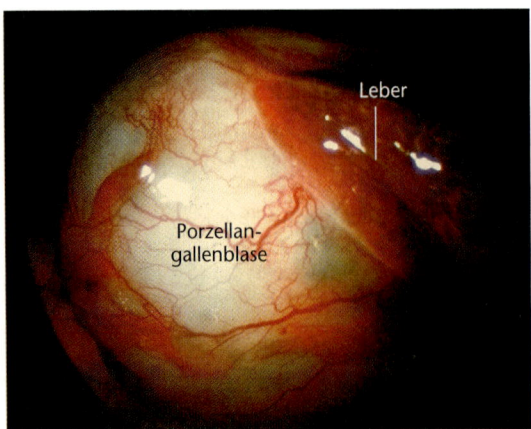

Leber

Porzellan-
gallenblase

Abb. 10.72: Porzellangallenblase. Die Gallenblase ist porzellanweiß und bei Palpation steinhart. Als Zeichen chronischer Entzündung hat sich ein üppiges Gefäßnetz gebildet. [F113]

Wärmflasche krampflösend und damit schmerzstillend. Allerdings ist Wärme bei entzündlichen Erkrankungen kontraindiziert, so dass vor einer Wärmeanwendung Rücksprache mit dem Arzt genommen wird. Nach ärztlicher Anordnung geben die Pflegenden schmerzlindernde Arzneimittel
- Die Pflegenden kontrollieren regelmäßig das Allgemeinbefinden des Patienten (Bauchschmerzen), das Abdomen (harte Bauchdecken als Zeichen einer Peritonitis), Temperatur, Puls und Blutdruck
- Nach Indikationsstellung zur Operation bereiten die Pflegenden die Verlegung des Patienten auf eine chirurgische Station vor und beginnen evtl. mit der OP-Vorbereitung (Klysma am Vortag, am Vorabend nur noch Flüssigkeit, ab 22.00 Uhr des Vorabends nüchtern, Rasur, vor einer laparoskopischen Cholezystektomie gründliche Reinigung des Nabels).

Im beschwerdefreien Intervall wird häufig eine fettarme Diät zur Vermeidung von Koliken empfohlen, obwohl eine positive Auswirkung auf das Beschwerdebild wissenschaftlich nicht erwiesen ist. Ein Meiden von Nahrungsfetten ist also nicht unbedingt notwendig, allerdings sollten auch nicht mehr als die von der Ernährungswissenschaft empfohlenen 70 g/Tag aufgenommen werden. Individuell nicht vertragene Nahrungsmittel wird der Betroffene naturgemäß ohnehin vermeiden. Übergewicht sollte der Patient abbauen.

🦋 Prognose

Die Prognose ist meist sehr gut. Nach einer Cholezystektomie können die meisten Betroffenen nach einer Übergangzeit wieder völlig normal essen. Es können sich aber Steinrezidive im Gallengangsystem bilden, die dann mit ERCP, Stenteinlage, Papillenschlitzung oder Choledochusrevision behandelt werden müssen.

Komplikation nach Gallenblasenentfernung: Postcholezystektomiesyndrom
Von einem **Postcholezystektomiesyndrom** spricht man, wenn die Patienten nach der Operation weiter über Beschwerden klagen, unabhängig davon, ob ein ursächlicher Zusammenhang zum Gallensteinleiden oder zu der Operation besteht oder nicht. Mögliche Ursachen eines Postcholezystektomiesyndroms sind z.B. eine falsche Indikationsstellung zur Operation, während der Operation übersehene Steine oder eine Papillenstenose sowie neu aufgetretene Krankheiten. Ergeben Sonographie, ERCP und andere Untersuchungen keinen pathologischen Befund, wird von *funktionellen* Beschwerden ausgegangen.

10.6.2 Cholezystitis

🔲 **Cholezystitis:** Entzündung der Gallenblase, meist bei bestehendem Gallensteinleiden. Je nach zeitlichem Verlauf Unterteilung in **akute** und **chronische Cholezystitis.**

Akute Cholezystitis

⇨ Krankheitsentstehung

Ganz überwiegend handelt es sich bei der **akuten Cholezystitis** um eine *sekundäre* Gallenblasenentzündung bei Vorhandensein von Gallensteinen: in einem ersten Schritt kommt es nach temporärer Verlegung des Ductus cysticus durch einen Stein zu einer *abakteriellen* Entzündung der gedehnten Gallenblase, in einem zweiten Schritt wandern Bakterien ein, vorzugsweise E. coli und Enterokokken, und führen zu einer *bakteriellen* Entzündung.

Symptome und Untersuchungsbefund

Bei der akuten Cholezystitis haben die Patienten Schmerzen im rechten Oberbauch (evtl. mit Ausstrahlung in die rechte Schulter), Übelkeit, Erbrechen, Fieber über 38,5 °C, Schüttelfrost und evtl. auch einen Ikterus. Die Gallenblase ist druckschmerzhaft.

Komplikationen

Die Hauptkomplikationen sind Perforation der Gallenblasenwand mit Gefahr einer galligen Peritonitis, Penetration z.B. in die Leber, Gallenblasenempyem und Sepsis. Übergang in eine chronische Cholezystitis (☞ unten) ist möglich.

Diagnostik

Die Diagnose kann meist sonographisch und anhand einer Blutuntersuchung (BSG-Erhöhung, Leukozytose, Leberwertanstieg) gestellt werden. Die weiteren technischen Untersuchungen und differenzialdiagnostischen Überlegungen sind die gleichen wie bei einer Gallenkolik. Bei hohem Fieber werden zusätzlich Blutkulturen (☞ 17.5.4) abgenommen.

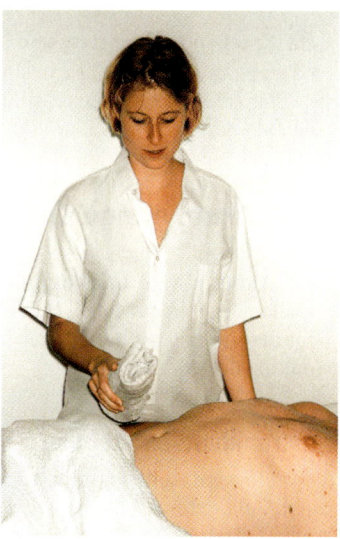

Abb. 10.75: Bei Gallensteinkoliken wirken Wärmeanwendungen krampflösend und schmerzstillend. Bei der „heißen Rolle" werden bis zu fünf Handtücher nacheinander zu einem Trichter zusammengerollt. In diesen Trichter wird ca. 1 l fast kochendes Wasser gefüllt, anschließend die Rolle langsam aufgerollt und mit der feuchtheißen Fläche der rechte Oberbauch vorsichtig abgetupft, bis sie abgerollt ist.

Behandlungsstrategie und Pflege

Eine akute Cholezystitis bedarf immer der stationären Behandlung. Sie besteht in Nahrungs- und Flüssigkeitskarenz mit parenteraler Ernährung, Bettruhe, einem Kühlelement auf der Gallenblasenregion, intravenöser Antibiotikagabe und Schmerzbekämpfung wie bei einer Gallenkolik (☞ oben). Am günstigsten ist es, wenn die entzündete Gallenblase innerhalb der ersten 48 Stunden nach Symptombeginn entfernt wird. Ist dies wegen anfangs unsicherer Diagnose oder schlechtem Allgemeinzustand des Patienten nicht möglich, wird zunächst konservativ behandelt und im beschwerdefreien Intervall operiert.

> 👁 **Krankenbeobachtung und Dokumentation**
> • Temperatur, Puls, Blutdruck
> • Schmerzen, Bauchdeckenspannung
> • Pankreatitiszeichen (☞ 10.7.1), Darmtätigkeit.

Chronische Cholezystitis

Die **chronische Cholezystitis** ist Folge einer akuten Cholezystitis (☞ oben) oder einer (evtl. symptomlosen) Cholelithiasis (☞ 10.6.1).

Hauptsymptome der chronischen Cholezystitis sind Beschwerden nach Verzehr von bestimmten Nahrungsmitteln (v.a. fettreiche Speisen, Eier, Kaffee), Oberbauchdruck oder -schmerz sowie Koliken und Meteorismus. Die Beschwerden können abklingen (und später rezidivieren), aber auch in eine akute Cholezystitis übergehen.

Die Behandlung besteht in der Cholezystektomie, evtl. mit Choledochusrevision.

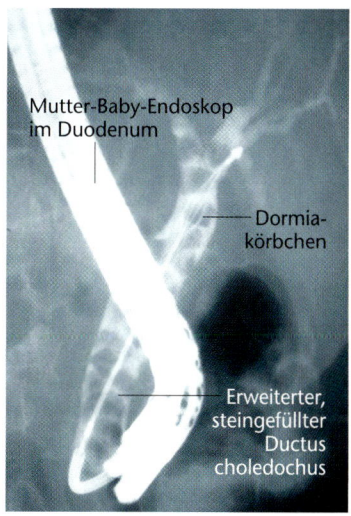

Mutter-Baby-Endoskop im Duodenum

Dormiakörbchen

Erweiterter, steingefüllter Ductus choledochus

Abb. 10.73: Endoskopische Gallensteinentfernung mit Dormiakörbchen (☞ Abb. 11.62). [X211]

> 👁 **Krankenbeobachtung und Dokumentation**
> - Temperatur, Puls, Blutdruck
> - Schmerzen, Bauchdeckenspannung
> - Pankreatitiszeichen, Darmtätigkeit.

10.6.3 Akute eitrige Cholangitis

> 🔅 **Akute eitrige Cholangitis:** Entzündung der Gallenwege, in der Regel durch Gallenabflussbehinderung mit nachfolgender bakterieller Besiedelung der gestauten Galle.

⇨ Krankheitsentstehung

Am häufigsten ist die **akute eitrige Cholangitis** Folge einer Gallenabflussbehinderung durch Gallengangsteine. Eine tumorbedingte Gallenstauung ist demgegenüber seltener.

📇 Symptome und Untersuchungsbefund

Typische Dreifach-Symptomkombination ist die sog. **Charcot-Trias** aus Fieber mit Schüttelfrost, Ikterus und Koliken.

Hauptkomplikation ist ein septischer Schock (☞ 17.12) mit Verbrauchskoagulopathie (☞ 13.9.4) und Nierenversagen (☞ 11.11).

🔎 Diagnostik und ▪ Behandlungsstrategie

Erste diagnostische Maßnahmen sind Blutuntersuchungen und Sonographie. Zeigt die Sonographie Steine im Ductus choledochus, wird unter intravenöser Antibiotikatherapie eine ERCP (☞ 10.4.3) mit Papillotomie und Steinextraktion durchgeführt. Eine Cholezystektomie schließt sich nach Abklingen des akuten Bildes an.

Schlägt die endoskopische Steinentfernung fehl oder ist sie – etwa nach bestimmten Bauchoperationen – nicht möglich, erfolgt eine konventionelle Cholezystektomie mit Choledochusrevision.

Liegt ein tumorbedingter Verschluss ursächlich zugrunde, wird eine endoskopische Gallendrainage angestrebt, ansonsten wird die Galle über eine perkutane transhepatische Drainage (☞ 10.4.3) abgeleitet.

Die übrige Therapie entspricht derjenigen bei einer akuten Cholezystitis (☞ oben).

🛏 Pflege

Die Patienten bedürfen der Intensivüberwachung mit Kontrolle von Blutdruck, Puls, Ausscheidungen und Atmung (BGA ☞ 8.4.5). Sie müssen Nahrungs- und Flüssigkeitskarenz sowie Bettruhe einhalten.

10.6.4 Nicht-eitrige chronisch-destruierende Cholangitis und primär biliäre Zirrhose

> 🔅 **Nicht-eitrige chronisch-destruierende Cholangitis** (destruieren = zerstören): Chronisch-progrediente, nicht-eitrige Entzündung der kleinen intrahepatischen Gallengänge. Wahrscheinlich autoimmunologisch bedingt. Betrifft zu 90 % Frauen, meist im mittleren Lebensalter.
> Endstadium ist die **primär biliäre Zirrhose,** kurz *PBC,* eine Sonderform der Leberzirrhose (☞ 10.5.6).

⇨ Krankheitsentstehung

Die Ursache der nicht-eitrigen chronisch-destruierenden Cholangitis ist nicht genau bekannt. Vermutlich handelt es sich um eine Autoimmunerkrankung auf dem Boden einer genetischen Disposition im Zusammenspiel mit Umweltfaktoren.

📇 Symptome, Befund und 🔎 Diagnostik

Die Patienten haben lange Zeit nur uncharakteristische Oberbauchbeschwerden und Juckreiz. Eine Beteiligung extrahepatischer Organe, v.a. in Form von Gelenkentzündungen (☞ 15.1.1), Schilddrüsenentzündung (☞ 12.4.5) und Sicca-Syndrom (☞ 15.2.5), ist häufig.

Infolge der Cholestase sind AP, γ-GT und Bilirubin im Blut erhöht. Der wichtigste Laborbefund aber ist der Nachweis antimitochondrialer Autoantikörper (☞ 16.5).

Sonographie und ERCP dienen dem Ausschluss anderer cholestaseverursachender Erkrankungen. Gesichert wird die Diagnose durch Leberbiopsie.

▪ Behandlungsstrategie

Eine kausale Therapie ist nicht bekannt. Trotz der autoimmunologischen Ursache waren Studien mit Glukokortikoiden und/oder Immunsuppressiva erfolglos.

Daher wird erst bei Einsetzen von Symptomen behandelt:
- Ursodesoxycholsäure (z.B. Urofalk®) regt den Gallenfluss an und wirkt günstig auf Cholestase und Juckreiz
- Bei starkem Juckreiz wirkt am ehesten Cholestyramin (z.B. Quantalan®), das die Gallensäureausscheidung mit dem Stuhl erhöht. Wichtig ist ein Abstand von 1 – 2 Stunden zu anderen Arzneimitteln, da es sonst zu Resorptionsbeeinträchtigungen kommt. Orale und lokal angewandte Antihistaminika helfen in aller Regel weniger

- Wegen der Resorptionsstörungen infolge der Cholestase müssen die fettlöslichen Vitamine (A, D, E, K) ersetzt werden. Als Nahrungsfett eignen sich mittelkettige Triglyzeride (*MCT-Fette,* z.B. Ceres®-Margarine), da sie auch ohne Gallensäuren resorbiert werden
- Bei Versagen der konservativen Therapie ist frühzeitig eine Lebertransplantation zu erwägen.

Prognose

Eine Prognoseabschätzung ist anhand des Bilirubinwertes möglich. Bei einem Bilirubinwert unter 3 mg/dl liegt die Lebenserwartung bei durchschnittlich zehn Jahren, bei über 6 mg/dl unter zwei Jahren. Bei Lebertransplantation beträgt die 5-Jahres-Überlebensrate 75 %, Rezidive sind jedoch möglich.

10.6.5 Primär sklerosierende Cholangitis

> **Primär sklerosierende Cholangitis** *(PSC):* Chronisch-fibrosierende, ursächlich unklare Entzündung der Gallenwege, die bis zur Leberzirrhose fortschreitet. Meist Männer über 40 Jahren betroffen.

Die **primär sklerosierende Cholangitis** ist eine seltene, cholestatische Lebererkrankung. Ihre Ursache ist unklar. Es fällt aber auf, dass bis zu 75 % der Patienten gleichzeitig an einer Colitis ulcerosa leiden und bestimmte HLA-Typen gehäuft auftreten.

Leitsymptome sind Juckreiz und Ikterus. Im Blut sind die γ-GT und die AP erhöht, und bei der Mehrzahl der Patienten lassen sich Autoantikörper (pANCA = peri-

nukleäre Anti-Neutrophilen-Cytoplasma-Antikörper, jedoch keine antimitochondrialen Antikörper) nachweisen. Die ERCP zeigt typische Gallenwegsveränderungen (perlenschnurartiges Bild). Eine Leberbiopsie ermöglicht die genaue Stadienzuordnung.

Die Behandlung entspricht im Wesentlichen derjenigen der primär biliären Zirrhose. Im Endstadium muss eine Lebertransplantation erwogen werden.

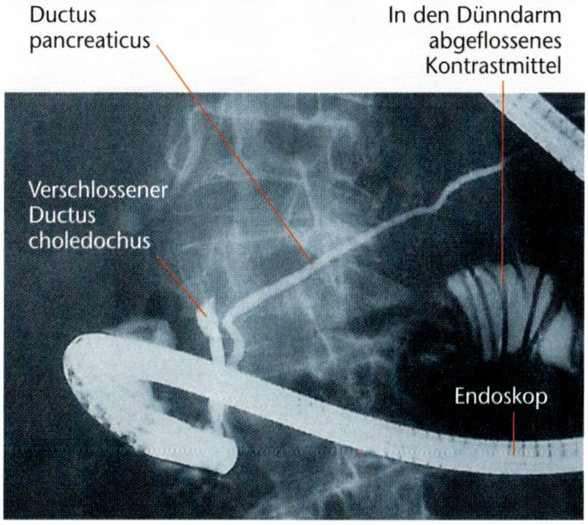

10.6.6 Gallenblasen- und Gallengangkarzinom

Gallenblasen- und **Gallengangkarzinome** sind selten. Vor allem Gallenblasenkarzinome entstehen meist bei Patienten mit Gallensteinen, wobei aber wahrscheinlich kein kausaler Zusammenhang zwischen Gallensteinen und Gallenblasenkarzinom besteht.

Die relativ spät auftretenden Symptome des Karzinoms sind langsam zunehmende, schmerzlose Gelbsucht (ohne Koliken), Oberbauchbeschwerden, Übelkeit, Erbrechen und Gewichtsverlust.

Die Diagnosestellung erfolgt durch (Endo-)Sonographie, ERC (endoskopisch-retrograde Cholangiographie ☞ auch 10.4.3) und CT.

Zum Zeitpunkt der Diagnose ist eine Radikaloperation mit kurativer Zielsetzung meist nicht mehr möglich. Dann kann z.B. die (endoskopische) Einlage eines Stents, eine perkutane Gallendrainage oder eine palliative Operation zur Gallenableitung die Beschwerden des Patienten lindern. Die Prognose ist mit einer 5-Jahres-Überlebensrate von 2 % infaust.

Ductus pancreaticus

In den Dünndarm abgeflossenes Kontrastmittel

Verschlossener Ductus choledochus

Endoskop

Abb. 10.76: Fortgeschrittenes Gallenblasenkarzinom in der ERCP. Das Karzinom hat sich so weit in die Umgebung ausgedehnt, dass es den Ductus choledochus verschließt (Kontrastmittelabbruch). [E119]

10.7 Erkrankungen des Pankreas

Endokrin aktive Pankreastumoren ☞ *12.10.1 Mukoviszidose* ☞ *8.16*

10.7.1 Akute Pankreatitis

> **Akute Pankreatitis** *(akute Bauchspeicheldrüsenentzündung):* Plötzlich einsetzende Entzündung der Bauchspeicheldrüse mit *Autolyse* (Selbstandauung) des Organs und Beeinträchtigung der Pankreasfunktion. Hauptursachen sind Alkoholabusus und Gallenwegserkrankungen (je 40 %). Altersgipfel 30.–50. Lebensjahr. Schwerste hämorrhagische-nekrotisierende Form in über 50 % aller Fälle tödlich.

Krankheitsentstehung

Nach heutiger Vorstellung werden bei der Pankreatitis die Verdauungsenzyme des Pankreas bereits im

Pankreas und nicht erst im Dünndarm aktiviert. Folge ist eine Autolyse des Organs. Als Mechanismus dieses Prozesses werden v.a. diskutiert:

- *Stauung des Pankreassekrets* und nachfolgende Schädigung der Drüsenzellen bei Gallensteineinklemmung im Papillenbereich. Evtl. ist zumindest auch ein Teil der bisher ursächlich ungeklärten *idiopathischen Pankreatitiden* auf diesen Mechanismus zurückzuführen (Gallensteingrieß)
- *Direkte* Schädigung der Pankreaszellen durch Alkohol.

Seltene Ursachen sind Arzneimittel (z.B. Glukokortikoide, Zytostatika), Infektionen (z.B. Mumps, Scharlach, Hepatitis), exzessive Erhöhungen des Triglyzeridspiegels im Blut, ein zu hoher Blutkalziumspiegel (☞ auch 11.17.4 und 12.5.1) sowie Traumen (auch ERCP!).

Die Veränderungen am Pankreas reichen von einem interstitiellen Ödem (Grad I, ca. 80 – 85 % aller Pankreatitiden) über eine Teilnekrose des Pankreas (Grad II) bis zur fast völligen oder totalen Organnekrose (Grad III).

Symptome und Untersuchungsbefund

Typisch ist ein plötzlicher Beginn mit schweren Dauerschmerzen im Oberbauch, die oft gürtelförmig in den Rücken ausstrahlen. Außerdem bestehen Übelkeit, Erbrechen, ein Subileus oder Ileus (☞ 9.7.1) und evtl. Fieber. In schweren Fällen treten Ikterus, Aszites, Pleuraergüsse sowie Schock- und Sepsiszeichen hinzu. Typisch bei der körperlichen Untersuchung sind ein druckschmerzhaftes Abdomen und ein sog. „Gummibauch", der durch Meteorismus und (mäßige) Abwehrspannung bedingt ist.

Komplikationen und Verlauf

Zwar verlaufen die meisten Pankreatitiden relativ leicht, doch ist der Verlauf anfangs kaum vorhersehbar. Kreislaufversagen mit nachfolgendem *akuten Nierenversagen* (☞ 11.11) und *Schocklunge* (☞ 8.14), *Verbrauchskoagulopathie* (☞ 13.9.4), *Sepsis* (☞ 17.12), Blutungen, Abszesse und **Pseudozystenbildung** (krankhafter Hohlraum, der nur von Bindegewebe umgeben ist und nicht von Epithel ausgekleidet wird) sind lebensbedrohliche Komplikationen der akuten Pankreatitis.

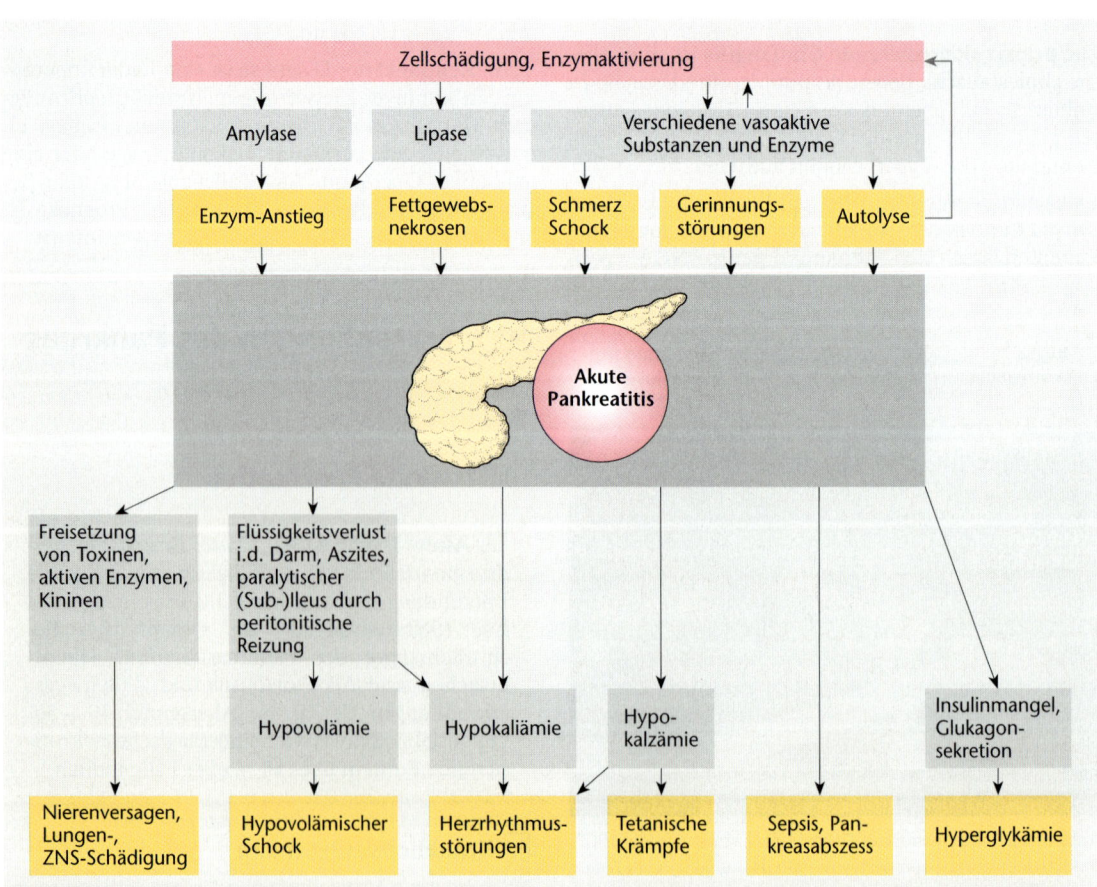

Abb. 10.77: Pathogenese, Klinik und Komplikationen der akuten Pankreatitis.

🔎 Diagnostik und Differenzialdiagnose

Die Pankreasenzyme *Lipase* und *α-Amylase* sind sowohl im Blut als auch im Urin stark erhöht. Zunehmend ist auch die Bestimmung der *Pankreas-Elastase 1* (☞ unten) im Blut möglich. Außerdem bestehen Leukozytose, BSG-Erhöhung und evtl. Blutzuckeranstieg (eingeschränkte Insulinausschüttung). Elektrolytstörungen (Hypokalzämie, Hypokaliämie), Anstieg von Kreatinin und Leberwerten, Abfall von Hämoglobin und Hämatokrit, Gerinnungsstörungen und eine Azidose in der BGA weisen auf einen schweren Verlauf mit Komplikationen hin.

Die **Pankreas-Elastase** ist ein pankreasspezifisches Verdauungsenzym, das bei der Pankreatitis ebenfalls ins Blut übertritt und dann dort in erhöhter Konzentration gefunden wird. Die Halbwertszeit der Pankreas-Elastase ist deutlich länger als die der Amylase oder Lipase, so dass der Spiegel (bei verspätetem Arztbesuch) auch noch nach drei oder vier Tagen erhöht ist. Da die Pankreas-Elastase im Gegensatz zu den anderen Pankreasenzymen im Darm kaum abgebaut wird, ermöglicht ihre Bestimmung im Stuhl außerdem eine frühe und von einer Pankreasenzymsubstitution unabhängige Diagnose der exokrinen Pankreasinsuffizienz (☞ 10.7.2).

Bei der stets durchgeführten Sonographie lassen sich oft Pankreasnekrosen, Gallensteine, Gallengangerweiterungen oder – meist erst ab der 2. Krankheitswoche – Pseudozysten nachweisen. Zum Ausschluss anderer Grunderkrankungen werden eine Röntgenleeraufnahme des Abdomens (Luftsicheln? Ileus? Verkalkungen?), eine Röntgenaufnahme des Thorax (Pleuraergüsse? Pneumonie?) und ein EKG (Herzinfarkt?), oft auch ein Abdomen-CT angefertigt.

🔲 Behandlungsstrategie

Die Basistherapie umfasst:
- Allgemeinmaßnahmen ☞ Pflege
- Parenterale Ernährung mit Elektrolyt- und Volumenersatz, zunächst mindestens 3 l täglich (z.B. je 1500 ml Glukose 5 % und Ringer-Lösung)
- Intravenöser Ausgleich der Elektrolytstörungen
- Schmerzbekämpfung mit Procain über Perfusor, evtl. zusätzlich Paracetamol, Tramadol (Tramal®) oder Buprenorphin (Temgesic®)
- H₂-Blocker (z.B. Ranitidin®) zur Unterdrückung der Magensaftsekretion
- Legen einer Magensonde mit Absaugen des Magensaftes
- Bei Fieber über 39 °C oder Nekrosen intravenöse Antibiotikagabe
- Je nach Komplikationen z.B. Schocktherapie, maschinelle Beatmung, Hämodialyse.

Bei Verdacht auf eine Gallensteineinklemmung im Papillenbereich ist eine frühzeitige ERCP mit Papillenschlitzung und Steinentfernung angezeigt.

Bei ausgedehnten Nekrosen, bakterieller Infektion von Nekrosen oder Pseudozysten sowie (späterer) Abszessbildung ist ein chirurgisches Eingreifen nötig.

🛏 Pflege bei akuter Pankreatitis

Patienten mit einer akuten Pankreatitis benötigen eine umfassende Betreuung; bei sehr schweren Verläufen ist eine Behandlung und Pflege auf einer Intensivstation erforderlich. Vitalzeichen, Bewusstsein, Ausscheidung und ZVD werden engmaschig kontrolliert. Wegen des stark eingeschränkten Allgemeinzustandes unterstützen die Pflegenden den Patienten bei den ATL oder übernehmen sie vollständig und führen die notwendigen Prophylaxen durch (v.a. Pneumonie-, Dekubitus- und Soor/Parotitisprophylaxe).

In der Akutphase wird der Patient parenteral ernährt. Daher achten die Pflegenden auf die Einhaltung absoluter Nahrungskarenz. Darüber hinaus stellen sie sicher, dass der Magenbeutel unter Magenniveau hängt und der Magensaft ablaufen kann; ggf. saugen sie den Magensaft regelmäßig ab. Zur Entlastung der Bauchdecke und damit zur Schmerzlinderung helfen eine Knierolle und – nach Rücksprache mit dem Arzt – ein Kühlelement auf dem Oberbauch.

Nach Abklingen der Akutphase wird der Patient langsam mobilisiert und die Kost *vorsichtig* wieder aufgebaut. In den meisten Häusern gibt es hierzu „Stufenpläne", die einen Beginn mit Tee und Zwieback und eine Steigerung je nach Befinden des Patienten und ermittelten Laborwerten, höchstens aber alle 2 – 3 Tage, vorsehen. Günstig sind mehrere kleine Mahlzeiten täglich. Reizstoffe wie Alkohol oder Koffein sind tabu, Fett wird erst am Ende in kleinen Mengen hinzugegeben.

Pflege bei parenteraler Ernährung ☞ 2.3.3
ZVD-Messung ☞ 6.2.3

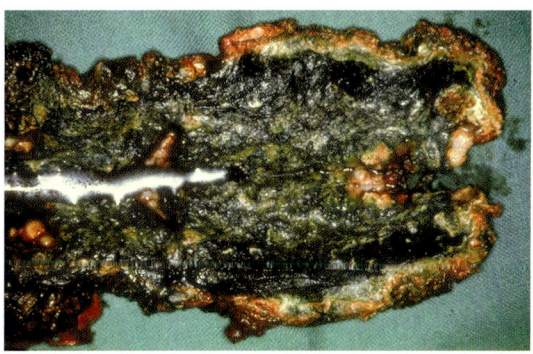

Abb. 10.78: Nekrotisierende Pankreatitis im OP-Präparat. Die schwarz-grünliche Verfärbung zeigt, dass fast das gesamte Organ nekrotisiert ist. [X211]

⚓ Prognose

Die Sterblichkeit in der Akutphase der Erkrankung beträgt bei leichten Formen unter 5 %, bei schwersten Verläufen mit Nekrosen von über 50 % des Pankreasvolumens dagegen bis zu 80 %.

Die langfristige Prognose hängt maßgeblich davon ab, ob es gelingt, Rezidive zu verhüten. Dies bedeutet für die Mehrzahl der Patienten einen Alkoholentzug oder eine Sanierung der Gallenwegserkrankung.

10.7.2 Chronische Pankreatitis und Pankreasinsuffizienz

> 📋 **Chronische Pankreatitis** *(chronische Bauchspeicheldrüsenentzündung):* Kontinuierlich oder in Schüben fortschreitende Bauchspeicheldrüsenentzündung mit zunehmendem Verlust der endokrinen und exokrinen Pankreasfunktion **(Pankreasinsuffizienz).** In ca. 75 % durch Alkoholabusus bedingt.

🔲 Symptome und Untersuchungsbefund

Leitsymptom der **chronischen Pankreatitis** sind wiederholte Schmerzattacken über mehrere Stunden bis Tage. Die Schmerzen sind typischerweise im Oberbauch lokalisiert und strahlen gürtelförmig in den Rücken aus. Oft werden sie durch fette Mahlzeiten oder Alkohol ausgelöst. Die Patienten nehmen wegen der starken Schmerzen häufig eine gekrümmte Körperhaltung ein. Im Endstadium der Erkrankung lassen die Schmerzen meist nach ("Ausbrennen" der Pankreatitis). Nur selten verläuft die Erkrankung von Beginn an schmerzlos.

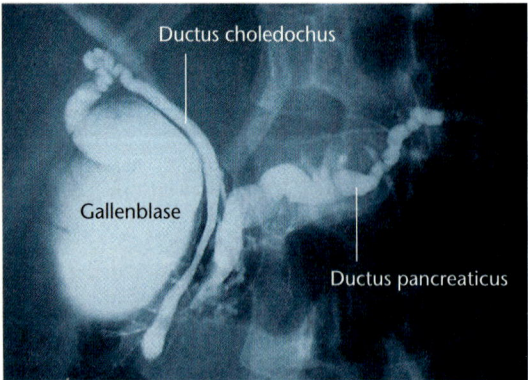

Abb. 10.79: Chronische Pankreatitis in der ERCP. Gallensteine haben zur Einengung des Ductus choledochus und des Ductus pancreaticus geführt. Die Zeichen der auf den Sekretstau folgenden chronischen Pankreatitis sind Erweiterungen und Schlängelung des Ductus pancreaticus. Normaler Pankreasgang ☞ Abb. 10.76. [E119]

Viele Patienten nehmen bereits recht früh an Gewicht ab. Erst wenn mehr als 90 % des Pankreas zerstört sind, treten mit Fettunverträglichkeit, Fettstühlen, Malassimilationssyndrom (☞ 9.7.2) und Diabetes mellitus (☞ 12.7) die Zeichen einer exokrinen und endokrinen **Pankreasinsuffizienz** auf. Bei der Palpation des Abdomens geben die meisten Patienten einen Druckschmerz im Oberbauch an.

🔄 Komplikationen

Als Komplikationen können z.B. Pseudozysten mit Ikterus durch Kompression der Gallenwege oder mit Erbrechen durch Kompression des Duodenums, Abszesse, eine Milzvenen- oder Pfortaderthrombose oder ein Aszites auftreten. Verschließen Konkremente den Pankreasgang, leiden die Patienten unter kaum erträglichen Schmerzen. Das Risiko eines Pankreaskarzinoms (☞ 10.7.3) ist erhöht. Patienten mit chronischer Pankreatitis leiden außerdem gehäuft an Magen-Darm-Geschwüren (☞ 9.6.3).

🔍 Diagnostik und Differenzialdiagnose

Eine Verdachtsdiagnose ist meist aufgrund von Anamnese und klinischer Untersuchung möglich. Sonographisch können v.a. in späteren Krankheitsstadien Pseudozysten nachgewiesen werden. In der ERCP ist der Pankreasgang typisch verändert ("perlschnurartiges" Bild), u.U. sind auch therapeutische Maßnahmen möglich. Die α-Amylase und die Lipase im Blut sind in der Regel nur während eines akuten Schubes erhöht.

Eine exokrine Pankreasinsuffizienz kann durch folgende Funktionstests nachgewiesen werden:

- Beim **Sekretin-Pankreozymin-Test** wird dem nüchternen Patienten zunächst eine tiefe Duodenalsonde gelegt und dann der Duodenalsaft vor und nach Stimulation durch intravenöse Sekretin- und Pankreozymingabe analysiert. Vor der Untersuchung muss der Patient eine Nahrungskarenz von mindestens 12 Stunden einhalten, Pankreasenzympräparate müssen mindestens drei Tage vorher abgesetzt werden
- Einfacher und weniger belastend, aber auch weniger empfindlich, ist der **Pankreolauryltest,** bei dem die Patienten *Fluoresceindilaurat* oral zu sich nehmen. Die Substanz wird bei intakter exokriner Pankreasfunktion in Laurinsäure und Fluorescein gespalten. Letzteres kann dann im Sammelurin nachgewiesen werden
- Ähnlich funktioniert auch der **NBT-PABA-Test** (*Benzol-L-tyrosyl-paraaminobenzoesäure* bzw. englisch: *-acid*), bei dem die oral aufgenommene Testsubstanz durch Cholestyramin gespalten und das Spaltprodukt PABA im Urin gemessen wird. Auch hier muss Urin gesammelt werden
- Im Stuhl ist der Fettgehalt erhöht, der Chymotrypsingehalt erniedrigt (☞ Tab. 9.40). Pankreasenzym-

präparate müssen mindestens eine Woche vor der **Chymotrypsinbestimmung** abgesetzt werden. Empfindlicher als die Chymotrypsinbestimmung und daher auch für Frühdiagnosen geeignet ist die **Bestimmung der Elastase 1 im Stuhl** (☞ 10.7.1), die bei einer exokrinen Pankreasinsuffizienz vermindert ist. Es reicht eine erbsengroße Stuhlprobe, vorheriges Absetzen von Pankreasenzympräparaten ist nicht erforderlich.

Der Nachweis einer endokrinen Pankreasinsuffizienz ist durch einen oralen Glukosetoleranztest möglich (☞ 12.7.3).

Behandlungsstrategie

Akute Schübe werden wie eine akute Pankreatitis behandelt (☞ 10.7.1). Ansonsten gelten in der Behandlung der chronischen Pankreatitis folgende Grundsätze:

- Alle Patienten müssen unabhängig von der Ursache der Erkrankung absolut auf Alkohol verzichten, da dieser das Pankreas zusätzlich schädigt
- Am günstigsten ist eine kohlenhydrat- und eiweißreiche Kost, verteilt auf kleine Mahlzeiten. Bei Fettstühlen werden Pankreasenzyme substituiert (z.B. Kreon®) und der Fettgehalt der Nahrung reduziert. Am besten werden dann mittelkettige Triglyzeride (z.B. Ceres®-Margarine) resorbiert
- Ob eine Vitamin- und Spurenelementgabe sinnvoll ist (insbesondere Ersatz der fettlöslichen Vitamine sowie von Kalzium, Eisen und Magnesium), hängt von der Verdauungsfunktion des Patienten ab
- Bei einem Diabetes mellitus ist eine Insulintherapie notwendig. „Zuckertabletten" sind wirkungslos (☞ 12.7.2, 12.7.7 und 12.7.8)
- Vielfach müssen Analgetika gegeben werden, wobei mit Spasmolytika (z.B. Buscopan®) und Paracetamol begonnen wird
- Pankreasgangsteine oder Pankreasgangstenosen können heute vielfach endoskopisch angegangen werden, ebenso ist eine Drainage von Pseudozysten oft über endoskopisch eingebrachte Katheter möglich. Langzeitergebnisse stehen für viele der neueren Verfahren aber noch aus. Durch die Möglichkeiten der Endoskopie sind offene Operationen seltener als früher erforderlich, etwa bei endoskopisch nicht behebbaren Stenosen und Pseudozysten, bei Fisteln, bei konservativ nicht beherrschbaren Schmerzen oder bei trotz Ausschöpfung aller anderen diagnostischen Möglichkeiten weiter bestehendem Tumorverdacht.

Prognose

Sind Choledochus- oder Papillensteine bzw. -stenosen Anlass der Erkrankung, ist nach operativer Beseitigung der Ursache die Prognose gut. Alle anderen Formen sind durch einen langen Leidensweg, aber geringe Letalität gekennzeichnet. Der Krankheits-

verlauf lässt sich aber durch eine konsequent eingehaltene Diät und absolute Alkoholkarenz positiv beeinflussen. Wegen des erhöhten Risikos eines Pankreaskarzinoms sind regelmäßige ärztliche Kontrolluntersuchungen mit Sonographie und evtl. Tumormarkerbestimmung (☞ 10.7.3) erforderlich.

10.7.3 Pankreaskarzinom

> **Pankreaskarzinom** *(Bauchspeicheldrüsenkrebs):* Zu ca. 70 % im Pankreaskopf lokalisierter, maligner Tumor des Pankreas. Histologisch fast immer Adenokarzinom. Betrifft Männer etwas häufiger als Frauen, mit zunehmendem Alter steigende Inzidenz. Sehr schlechte Prognose.

Krankheitsentstehung

Als Risikofaktoren des **Pankreaskarzinoms** werden heute Rauchen, Alkoholabusus und die chronische Pankreatitis (☞ 10.7.2) angenommen, genaue Zahlen diesbezüglich stehen noch aus.

Symptome und Untersuchungsbefund

Das Pankreaskarzinom bereitet lange Zeit nur unspezifische Beschwerden, vornehmlich Gewichtsverlust, Mattigkeit und Leistungsknick, Oberbauchbeschwerden (typischerweise nachts bzw. im Liegen stärker), Verdauungsstörungen und Rückenschmerzen. Pankreaskopf- und Papillenkarzinome können aber bereits recht früh durch Verlegung der ableitenden Gallenwege zu einem Ikterus (*ohne* begleitende

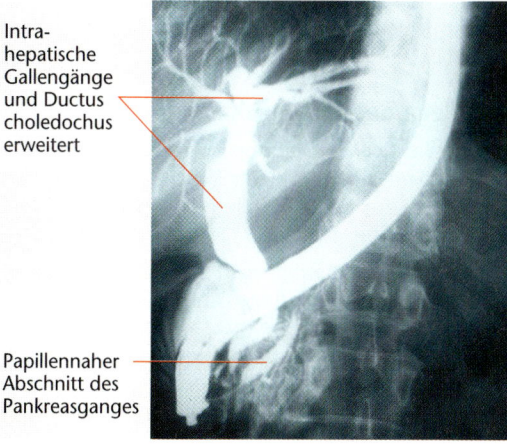

Intrahepatische Gallengänge und Ductus choledochus erweitert

Papillennaher Abschnitt des Pankreasganges

Abb. 10.80: Pankreaskarzinom in der ERCP. Durch das Kontrastmittel lässt sich der Pankreasgang nur im Pankreaskopfbereich darstellen. Dann weist der komplette Kontrastmittelabbruch auf eine Verlegung des Ganges durch den Tumor hin. Der Ductus choledochus und die intrahepatischen Gallengänge sind erweitert, der Tumor muss also zu einer papillennahen Kompression des Ductus choledochus geführt haben. [X211]

Schmerzen) und einer vergrößerten, nicht druck-schmerzhaften Gallenblase **(Courvoisier-Zeichen)** führen. Paraneoplastische Thrombosen und Throm-bophlebitiden (Paraneoplasie ☞ 14.3.3) sind möglich.

🔎 Diagnostik

(Endo-)Sonographie, CT und ERCP vermögen in den meisten Fällen die Diagnose zu sichern. Bei unklaren Befunden kann evtl. eine sonographie- oder CT-ge-steuerte Punktion helfen. Blutuntersuchungen tragen in der Regel nur wenig zur Diagnosefindung bei. Ge-eignete Tumormarker (☞ 14.4.2) sind CEA und CA 19-9.

📊 Behandlungsstrategie

Methode der Wahl beim Pankreaskarzinom ist die ra-dikale Entfernung des Tumors weit im Gesunden, wo-bei das genaue Operationsverfahren von der Tumor-lokalisation abhängt. Aufgrund der oft späten Diag-nosestellung ist eine Operation mit kurativer Zielsetzung aber nur bei 20 % aller Patienten mög-lich. Nach einer vollständigen Entfernung des Pan-kreas **(Pankreatektomie)** müssen Pankreasenzyme und Insulin lebenslang ersetzt werden, nach einer teilweisen Pankreasentfernung hängt dies von der Or-ganrestfunktion ab.

Als Palliativmaßnahmen sind z.B. bei Ikterus das endoskopische Einlegen einer Drainage oder eine **biliodigestive Anastomose** (operative Verbindung zwischen Gallenwegen und Magen-Darm-Trakt) zur Gallenableitung möglich. Bei einer Magenentlee-rungsstörung kann eine **Gastrojejunostomie** (opera-tive Verbindung von Magen und Jejunum) die Magen-Darm-Passage aufrechterhalten. Auch palliative Strahlen- und Chemotherapien (neuer Ansatz: Gem-citabin = Gemzar®) sind möglich, in ihrem Stellen-wert aber (noch) umstritten.

📠 Pflege bei Pankreaskarzinom

Auf internistischen Stationen werden in erster Linie Patienten mit noch unklarer Diagnose sowie unheil-bar Kranke zur Schmerztherapie (☞ 4.4, 14.5.7) und Sterbebegleitung gepflegt.

Die Pflegenden bemühen sich in erster Linie, die Le-bensqualität des Betroffenen in den engen Grenzen seiner Erkrankung so weit wie möglich zu erhalten. Sie unterstützen den Patienten in seinen ATL je nach dessen Zustand und Bedürfnissen, achten auf seine Schmerzen und geben ihm nach Arztanordnung Schmerzmittel. Wegen des häufig schlechten Ernäh-rungszustandes erhält der Patient Wunschkost nach individueller Speiseverträglichkeit.

Patienten mit einem fortgeschrittenen Pankreaskarzi-nom und infauster Prognose werden zum Teil von jetzt auf gleich mit ihrem nahen Tod konfrontiert. Je-der Mensch reagiert individuell auf eine solche Mit-

teilung: Manche reagieren mit Verleugnung, andere mit Wut und Aggressivität und wieder andere versin-ken in Depression. Die Pflegenden bemühen sich, auf jeden einzelnen Patienten individuell einzugehen, in-dem sie sich für Gespräche Zeit nehmen, auf die Wünsche und Bedürfnisse des Betroffenen hören und sie (soweit möglich) erfüllen.

🔧 Prognose

Zum Zeitpunkt der Diagnosestellung bestehen in 80 % bereits Metastasen, ein Grund für die geringe mittlere Überlebenszeit von nur sechs Monaten. Da-mit ist das Pankreaskarzinom der Gastrointestinal-tumor mit der schlechtesten Prognose.

Tumoren des gastroentero-pankreatischen Systems ☞ *12.10*

10.8 Erkrankungen der Milz

10.8.1 Splenomegalie

> 📖 **Splenomegalie** *(Milzschwellung, Milztu-mor):* Vergrößerung der Milz, wodurch die an-sonsten nicht tastbare Milz unter dem linken Rip-penbogen tastbar wird.

Mögliche Ursachen einer Splenomegalie sind:
- Infektionskrankheiten, z.B. infektiöse Mononu-kleose (☞ 17.7.6), Malaria (☞ 17.10.1), akute Virus-hepatitis (☞ 10.5.1) oder Sepsis (☞ 17.12)
- Hämatologische und lymphatische Erkrankungen, z.B. hämolytische Anämie (☞ 13.6.7), Poly-cythaemia vera (☞ 13.6.8) und andere myeloprolife-rative Erkrankungen (☞ 13.6.8), Leukämien (☞ 13.7) oder Lymphome (☞ 13.8), die dazu führen können, dass die Milz derart an Größe zunimmt, dass sie bis ins kleine Becken reicht
- Pfortaderstau (☞ 10.5.6), beispielsweise bei chroni-scher Hepatitis (☞ 10.5.2), Leberzirrhose (☞ 10.5.6) oder Pfortaderthrombose
- Rheumatische Erkrankungen wie Lupus erythema-todes (☞ 15.7.1)
- Speicherkrankheiten, etwa Hämochromatose (☞ 10.9.3)
- Primäre Milzerkrankungen, z.B. Milztumoren (Sar-kom) oder Milzzysten.

Die Diagnose wird durch Palpation (in Seitenlage) und Sonographie gestellt (zum Vergleich: Die normale Milz ist etwa 10 – 12 cm lang, 6 – 8 cm breit und 3 – 4 cm dick). Häufig schließen sich weitere technische Untersuchungen zur Ursachenklärung an.

Therapie und Pflege sind abhängig von der Grund-krankheit. Viele Grunderkrankungen werden durch eine **Splenektomie** *(Milzentfernung)* günstig beein-flusst.

10.8.2 Hypersplenismus

> ⊡ **Hypersplenismus** *(Hypersplenie-Syndrom):*
> Überaktivität der Milz, dadurch Mangel an Blutzellen im Blut.

Beim **Hypersplenismus** werden die Blutzellen in der Milz beschleunigt abgebaut. Bis zu einem gewissen Maß kann der Blutzellverlust durch eine *Knochenmarkhyperplasie* kompensiert werden. Ist jedoch die Funktionsreserve des Knochenmarks erschöpft, kommt es zu einem Mangel an Blutzellen im peripheren Blut, wobei einzelne Blutzellreihen (meist Granulozyten und/oder Thrombozyten) oder alle drei Blutzellreihen betroffen sein können. Ursächlich kommen alle Erkrankungen in Frage, die eine Splenomegalie (☞ oben) hervorrufen **(sekundärer Hypersplenismus).**

Ob es einen **primären Hypersplenismus** ohne erkennbare Grundkrankheit gibt, ist umstritten.

Diagnostisch wegweisend ist ein Mangel an Blutzellen bei gleichzeitiger Knochenmarkhyperplasie. Mit nuklearmedizinischen Methoden (☞ 1.6.5) wird die Lebensdauer der Blutzellen bestimmt und die erhöhte Milzaktivität nachgewiesen. Therapie und Pflege entsprechen denen bei Splenomegalie (☞ oben).

10.9 Weitere Erkrankungen von Leber, Gallenwegen, Pankreas und Milz

10.9.1 Akutes Leberversagen

Pflege bei Leberzirrhose ☞ 10.5.6

Unter einem **akuten Leberversagen** *(fulminantes Leberversagen, akute Lebernekrose* ☞ auch 10.5.5) versteht man eine innerhalb von Tagen bis wenigen Wochen auftretende, schwerste Beeinträchtigung der Leberfunktion ohne vorbestehende chronische Lebererkrankung.

Ca. 90 % aller Fälle sind entweder auf fulminante Virushepatitiden (☞ 10.5.1) oder schwerste Leberschä-

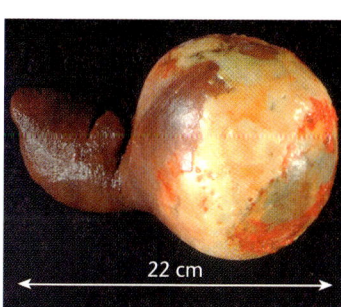

Abb. 10.81: OP-Präparat einer Milz, deren gesundes Gewebe zur Hälfte von einem riesigen, abgekapselten Milztumor verdrängt wird. [X211]

digungen durch Arzneimittel (z.B. Suizidversuch mit Paracetamol), Chemikalien (z.B. Tetrachlorkohlenstoff) oder andere Lebergifte wie etwa das des Knollenblätterpilzes zurückzuführen.

Symptome sind eine rasch zunehmende hepatische Enzephalopathie (☞ 10.5.6), ein Ikterus und der typische Foetor hepaticus (Geruch nach roher Leber). Komplizierend treten Gerinnungsstörungen (Magen-Darm-Blutungen), Hirnödem, Kreislauf-, Nieren- und Lungenversagen sowie Infektionen bis zur Sepsis hinzu.

Trotz maximaler symptomatischer Intensivtherapie einschließlich Beatmung und Dialyse sowie ggf. Maßnahmen zur Giftelimination ist die Prognose des akuten Leberversagens mit einer Letalität von ca. 80 % schlecht, wobei praktisch nur jüngere Patienten überleben. Deshalb sollte bei allen Patienten über 30 Jahren, die unter konservativer Therapie keine prompte Besserung zeigen und bei denen keine Kontraindikationen gegen eine Lebertransplantation bestehen, eine Lebertransplantation erwogen werden. Da jedoch auch eine Lebertransplantation mit erheblichen (Langzeit-)Risiken für den Patienten verbunden ist (☞ 2.7 und 10.5.6) und die Leber sehr regenerationsfähig ist, werden zurzeit verschiedene Methoden zur *temporären* Leberentlastung erprobt.

Hier ist beispielsweise die **auxiliäre partielle orthotope Lebertransplantation** *(APOLT)* zu nennen, bei der Teile des erkrankten linken Leberlappens entfernt und durch ein Transplantat ersetzt werden. Die Transplantatleber ersetzt zunächst die ausgefallene Leberfunktion, parallel zur Regeneration der patienteneigenen Leber nimmt die Funktion der Transplantatleber dann im weiteren Verlauf ab. Das Transplantat wird später wieder entfernt, eine Langzeitimmunsuppression ist somit nicht erforderlich.

10.9.2 Familiäre Hyperbilirubinämien

Bei **familiären Hyperbilirubinämien** ist aufgrund erblicher Defekte die Aufnahme des indirekten Bilirubins in die Leberzelle, die Konjugation des indirekten Bilirubins oder die Ausscheidung des bereits konjugierten Bilirubins aus der Leberzelle gestört und demzufolge der Bilirubinspiegel im Blut erhöht. Der Krankheitswert dieser Störungen ist unterschiedlich:

Mit ca. 5 % der Bevölkerung am häufigsten ist das **Gilbert-Meulengracht-Syndrom,** das zu den Konjugationsstörungen zählt. Die Beschwerden des Patienten sind mit Müdigkeit, Kopfschmerzen, Oberbauchbeschwerden und intermittierendem Ikterus eher uncharakteristisch. Die Prognose der Erkrankung ist gut, eine Therapie nicht erforderlich.

Beim **Crigler-Najjar-Syndrom Typ I** kann das Bilirubin aufgrund eines Enzymdefekts gar nicht, beim **Crigler-Najjar-Syndrom Typ II** nur vermindert an Glukuronsäure gekoppelt werden. Bedeutung in der Inneren Medizin hat zurzeit nur der Typ II, bei dem sich der Ikterus im ersten Lebensjahr zeigt und die Enzymaktivität durch Phenobarbitalgabe gesteigert werden kann.

Seltene Störungen sind das **Dubin-Johnson-Syndrom** und das **Rotor-Syndrom,** bei denen die Bilirubinausscheidung aus der Leberzelle gestört ist. Die Prognose dieser Erkrankungen ist gut.

10.9.3 Hämochromatose und Hämosiderose

Die **primäre** *(hereditäre)* **Hämochromatose** ist eine autosomal-rezessiv vererbte Eisenstoffwechselstörung, bei der es infolge einer chronisch erhöhten Eisenresorption zu Eisenablagerungen und zunehmender Schädigung zahlreicher Organe kommt.

Symptome treten in aller Regel erst auf, wenn der Organismus mehr als 20 – 40 g überschüssigen Eisens gespeichert hat. Dies erklärt den späten Beschwerdebeginn und die Tatsache, dass die Erkrankung bei Frauen nur selten manifest wird (monatliche Eisenverluste durch die Menstruation). Betroffen sind dementsprechend vor allem Männer über 40 Jahren.

Charakteristisch für die primäre Hämochromatose ist die Trias aus Lebererkrankung (bis zur Leberzirrhose), Diabetes mellitus und bronzefarbener Haut. Auch eine Herzinsuffizienz, Herzrhythmusstörungen, Gelenkschäden und endokrine Störungen (insbesondere der Keimdrüsen) sind möglich.

Die Diagnose wird durch Blutuntersuchungen (Serumeisen, Plasmaferritin und Transferrinsättigung erhöht) und evtl. Leberpunktion oder Kernspintomographie der Leber zum Nachweis der Eisenüberladung der Leber gestellt. Bei gesicherter Diagnose sollen Familienuntersuchungen betroffene, aber noch erscheinungsfreie Familienmitglieder aufdecken, damit diese rechtzeitig behandelt werden.

Die Behandlung besteht in wiederholten, lebenslangen Aderlässen. Setzt diese früh genug ein, ist die Prognose gut. Besteht bereits eine Leberzirrhose oder eine Herzinsuffizienz, wird evtl. eine Leber- oder Herztransplantation erwogen.

Abzugrenzen von der primären Hämochromatose sind **sekundäre Hämosiderosen,** z.B. durch langjährige Transfusionen bei angeborenen Anämien (☞ 13.6.1) oder durch Alkoholabusus. Hier ist wegen einer bestehenden Anämie oft keine Aderlassbehandlung möglich. Dann wird über eine subkutane Infusionspumpe Desferoxamin (z.B. Desferal®) gegeben, welches Eisen in Blut und Gewebe bindet und dann ausgeschieden wird.

10.9.4 Morbus Wilson

Beim autosomal rezessiv vererbten **Morbus Wilson** *(hepatolentikuläre Degeneration)* kommt es aufgrund einer Störung der biliären Kupferausscheidung zu einer abnormen Kupferspeicherung insbesondere in der Leber und in den Basalganglien (tief gelegene Kerngebiete im Groß- und Zwischenhirn).

In der Regel zeigt sich der Morbus Wilson zuerst durch eine Transaminasenerhöhung (☞ Tab. 10.16), gefolgt von einer chronischen Hepatitis (☞ 10.5.2) und schließlich einer Leberzirrhose (☞ 10.5.6). Nach dem 10. Lebensjahr kommt es außerdem bei vielen Betroffenen zu neurologischen Erscheinungen, v.a. Tremor, verlangsamten Bewegungen, Störungen der Motorik und der Koordination sowie psychiatrischen Auffälligkeiten. Sichtbares Zeichen der Erkrankung, das aber in Frühstadien oft fehlt, ist der **Kayser-Fleischer-Kornealring,** ein braun-grüner Ring am Rande der Hornhaut.

Coeruloplasmin (Transportprotein für Kupfer) und Kupfer im Blut sind erniedrigt, Kupfer im Urin hingegen erhöht. Bei der quantitativen Kupferbestimmung im Lebergewebe zeigt sich ein zu hoher Kupfergehalt des Lebergewebes. Alternativ wird zum Nachweis der Kupferüberladung manchmal eine Kernspintomographie durchgeführt. Wie bei der primären Hämochromatose sind bei gesicherter Diagnose Familienuntersuchungen erforderlich.

> 🤚 Bei jeder unklaren Lebererkrankung von Patienten unter ca. 35 Jahren muss differenzialdiagnostisch an einen Morbus Wilson gedacht werden!

Die medikamentöse Therapie besteht in der Gabe von *Chelatbildnern,* welche das freie Kupfer binden und zur Ausscheidung bringen. Langfristig wird hierdurch auch das Gewebekupfer vermindert. Mittel der Wahl ist D-Penicillamin (z.B. Metalcaptase®). Wird dieses nicht vertragen (Blutbildveränderungen, Nierentoxizität), kann z.B. auf Zinksulfat (Solvezink®) oder Triethylentetramin (Trientine®, zurzeit in Deutschland nur über die internationale Apotheke zu beziehen) ausgewichen werden. Alle genannten Arzneimittel sollen möglichst 1 – 2 Stunden vor den Mahlzeiten eingenommen werden. Die Patienten sollen auf kupferreiche Nahrungsmittel (z.B. Nüsse, Kakao, Rosinen) verzichten. Listen solcher Nahrungsmittel sind bei Selbsthilfegruppen erhältlich. Kupferreiches Leitungswasser wird vor Genuss entmineralisiert, kupferhaltige Töpfe gegen Edelstahl- oder Glasgefäße ausgetauscht.

Bei fulminanten Krankheitsverläufen oder bereits dekompensierter Leberzirrhose kommt eine Lebertransplantation in Betracht.

Unbehandelt nehmen die Organschäden immer mehr zu und führen schließlich zum Tode des Patienten. Bei rechtzeitiger, lebenslanger Behandlung hingegen ist die Prognose des Morbus Wilson heute gut.

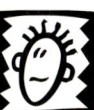

Wiederholungsfragen

1. Welche Diätempfehlungen gelten für Patienten mit Erkrankungen von Leber, Gallenwegen und Pankreas? (☞ 10.2)

2. Durch welche Arzneimittel und Maßnahmen kann der Juckreiz bei Ikterus gelindert werden? (☞ 10.3.1)

3. Wie werden Kranke mit Aszites gepflegt? (☞ 10.3.2)

4. Welche physikalische Maßnahmen stehen zur Schmerzlinderung zur Verfügung? (☞ 10.3.2)

5. Welche Maßnahmen umfasst die pflegerische Nachsorge der Aszitespunktion? (☞ 10.4.4)

6. Wie wird der Patient zu einer Laparoskopie vorbereitet? (☞ 10.4.6)

7. Welche Hygienemaßnahmen sind bei der Pflege von Patienten mit akuter Virushepatitis zu beachten? (☞ 10.5.1)

8. Welche Möglichkeiten der Immunprophylaxe einer Hepatitis gibt es? (☞ 10.5.1)

9. Welche Ursachen kann eine chronische Hepatitis haben? (☞ 10.5.2)

10. Welche Organschäden treten zusätzlich zu Leberschäden bei der Alkoholkrankheit auf? (☞ 10.5.4)

11. Welche Aspekte stehen bei der Pflege von Alkoholkranken im Vordergrund? (☞ 10.5.4)

12. Wie wird das Alkoholentzugsdelir behandelt? (☞ 10.5.4)

13. Welche Symptome zeigen Patienten mit Leberzirrhose? (☞ 10.5.6)

14. Welche pflegerischen Maßnahmen sind wichtig bei Patienten mit Leberzirrhose? (☞ 10.5.6)

15. Welche Komplikationen können bei Cholelithiasis auftreten? (☞ 10.6.1)

16. Wie werden Kranke mit einer Gallenkolik gepflegt? (☞ 10.6.1)

17. Welche Beschwerden hat ein Patient mit akuter Pankreatitis? (☞ 10.7.1)

18. Welche Allgemeinmaßnahmen und Arzneimittel stehen bei der Therapie der akuten Pankreatitis im Vordergrund? (☞ 10.7.1)

19. Welche Symptome können auf ein Pankreaskarzinom hinweisen? (☞ 10.7.3)

20. Welche Ursachen können einer Splenomegalie zugrunde liegen? (☞ 10.8.1)

21. Was sind in Deutschland die beiden häufigsten Ursachen für ein akutes Leberversagen? (☞ 10.9.1)

22. Was ist die Hämochromatose? (☞ 10.9.3)

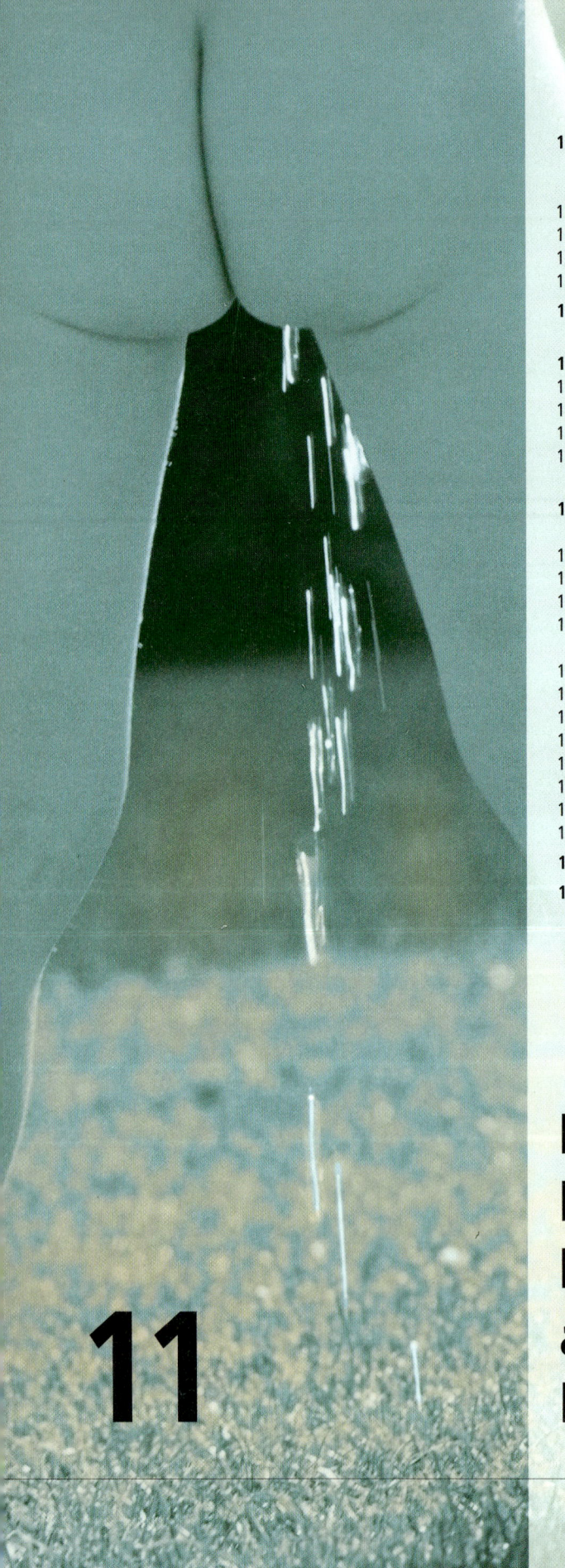

Pflege bei Erkrankungen der Niere und der ableitenden Harnwege

11

Das medizinische Fachgebiet

Nephrologie *(Wissenschaft von den Nieren-krankheiten):* Teilgebiet der Inneren Medizin. Befasst sich mit Prophylaxe, Diagnostik und konservativer Therapie von Nierenerkrankungen.

Dagegen ist die **Urologie** *(Lehre von den Krankheiten der Harnorgane) chirurgisch-operativ* orientiert und behandelt in erster Linie Erkrankungen der ableitenden Harnwege und der männlichen Geschlechtsorgane. Die Grenzen zwischen der Nephrologie und der Urologie sind jedoch unscharf. So behandelt der Nephrologe die akute Nierenbeckenentzündung ebenso wie der Urologe, und viele wegweisende Symptome wie etwa blutiger Urin haben sowohl in der Nephrologie als auch in der Urologie Bedeutung.

11.1 Anatomie und Physiologie von Nieren, Harnwegen, Wasser- und Elektrolythaushalt

☑ **Leistungen der Niere**

Die **Nieren** gehören zu den lebenswichtigen Organen des menschlichen Körpers, da sie:

- Stoffwechselendprodukte *(harnpflichtige Substanzen)* ausscheiden
- Den Organismus von zahlreichen Fremdstoffen (z.B. Arzneimitteln) entgiften
- Die Elektrolytkonzentrationen regulieren
- Den Wassergehalt, osmotischen Druck und das Säure-Basen-Gleichgewicht konstant halten
- An der Blutdruckregulation beteiligt sind
- Die Hormone *Renin* und *Erythropoetin* bilden
- Vitamin-D-Vorstufen in das wirksame *Vitamin-D-Hormon* umwandeln.

Dadurch gewährleisten die Nieren ganz entscheidend die Konstanz des *Inneren Milieus* (Reaktionsbedingungen für alle inneren Gewebe und Organe).

11.1.1 Anatomie und Physiologie der Nieren

Anatomie

Die beiden bohnenförmigen, ca. 11 cm langen **Nieren** liegen links und rechts der Wirbelsäule retroperitoneal dicht unter dem Zwerchfell. Durch eine nischenförmige Vertiefung, den **Nierenhilus,** treten Nierengefäße, Nerven und Nierenbecken ein bzw. aus. Das Nierenbecken zählt bereits zu den ableitenden Harnwegen (☞ 11.1.2). Überzogen werden die Nieren von der **Nierenkapsel** aus derbem Bindegewebe.

Innerer Aufbau der Nieren

Makroskopische Anatomie

Schneidet man eine Niere der Länge nach auf, lassen sich von innen nach außen **Nierenbecken** *(Pelvis renalis)*, **Nierenmark** *(Medulla renalis)* und **Nierenrinde** *(Cortex renalis)* unterscheiden.

Gefäßversorgung

Die Niere besitzt ein hochkompliziertes Gefäßsystem: Die *Nierenarterie* **(A. renalis)** gabelt sich in immer kleinere Arterien auf. Eine kleine Arteriole verzweigt sich schließlich als **Vas afferens** („zuführendes Gefäß") zu einem knäuelartigen Kapillarschlingengeflecht, dem *Glomerulus* (☞ unten). Nach Passage der Glomerulusschlingen wird das Blut über das **Vas efferens** („abführendes Gefäß") zu einem zweiten Kapillarnetz um den Tubulusapparat geleitet, bevor es sich in größer werdenden venösen Nierengefäßen sammelt und über die *Nierenvene* **(V. renalis)** in die V. cava inferior gelangt.

Grundeinheit: Das Nephron

Die Grundeinheit der Niere ist das **Nephron.** Es besteht aus dem **Nierenkörperchen** mit dem **Glomerulus** *(Kapillarknäuel)* und der zweiblättrigen **Bow-**man-Kapsel (☞ Abb. 11.2) sowie dem dazugehörigen **Tubulusapparat.**

Die Nomenklatur ist hier aber nicht einheitlich, vielfach wird Glomerulus auch synonym zu Nierenkörperchen benutzt.

Das Blut aus dem Vas afferens mündet in die Glomerulusschlingen. Dort wird durch Filtrierung des Blutes der *Primärharn* oder das **Glomerulumfiltrat** gewonnen. Als Filtermembran dienen dabei das Endothel der Glomerulusschlingen, die Basalmembran und das innere Blatt der Bowman-Kapsel, die von den Fortsätzen spezieller Epithelzellen (**Podozyten,** *Füßchenzellen*) und den dazwischen frei bleibenden *Filtrationsschlitzen* gebildet wird. Zusammen lassen sie nur Wasser und kleinmolekulare Bestandteile hindurchtreten, halten aber rote und weiße Blutkörperchen, Blutplättchen und große Moleküle (z.B. die meisten Eiweiße) beim Gesunden im Blut zurück.

Das so in den Raum zwischen innerem und äußerem Blatt der Bowman-Kapsel gefilterte Glomerulumfiltrat gelangt in den **Tubulusapparat** mit **proximalem Tubulus, intermediärem Tubulus** und **distalem Tubulus.** Dort wird es durch Rückresorption von Wasser stark konzentriert, durch Sekretionsvorgänge mit Stoffwechselprodukten „angereichert" und als **Se-**

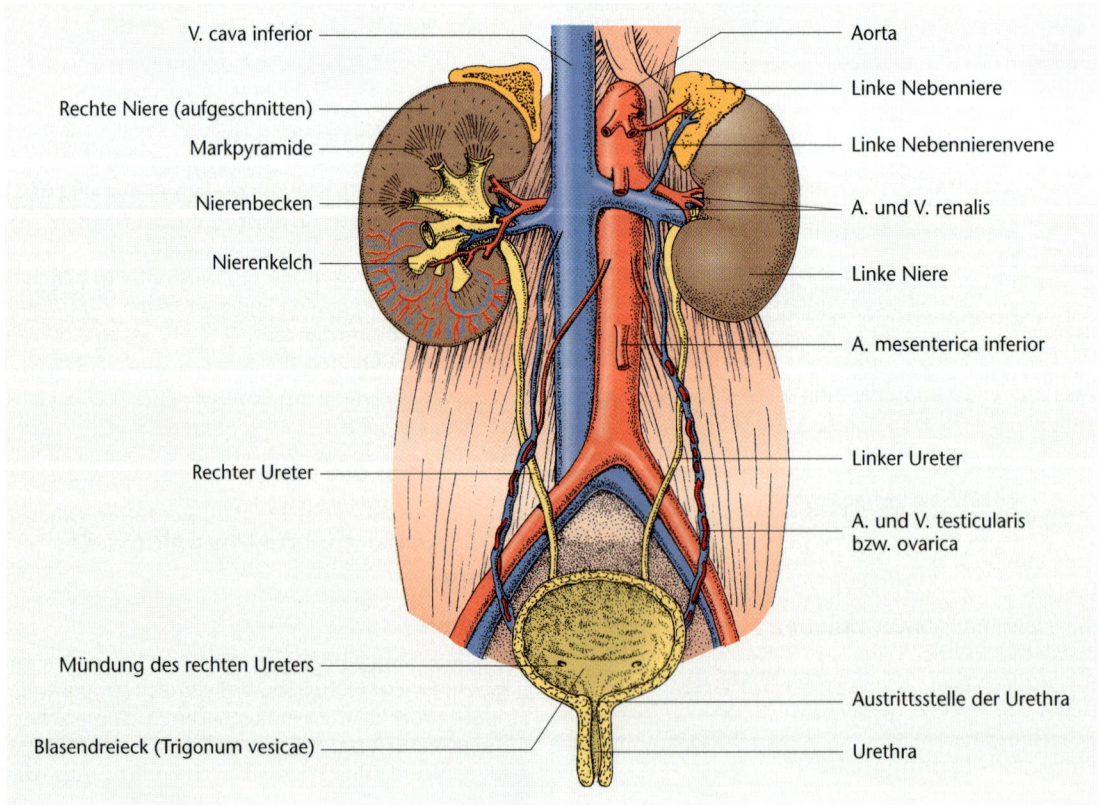

V. cava inferior — Aorta

Rechte Niere (aufgeschnitten) — Linke Nebenniere

Markpyramide — Linke Nebennierenvene

Nierenbecken — A. und V. renalis

Nierenkelch — Linke Niere

A. mesenterica inferior

Rechter Ureter — Linker Ureter

A. und V. testicularis bzw. ovarica

Mündung des rechten Ureters — Austrittsstelle der Urethra

Blasendreieck (Trigonum vesicae) — Urethra

Abb. 11.1: Das Harnsystem besteht aus linker und rechter Niere, den beiden Ureteren (Harnleitern), der Harnblase und der Urethra (Harnröhre). [A400-190]

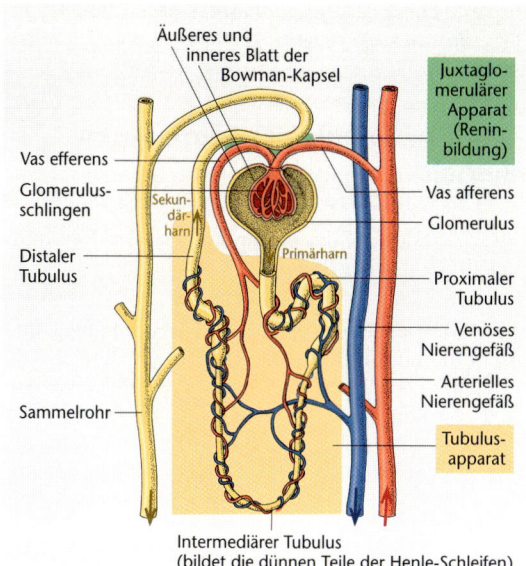

Abb. 11.2: Nierenkörperchen und Tubulusapparat sowie zu- und ableitende Nierengefäße in schematischer Darstellung. [A400-190]

kundärharn *(Endharn)* zu den **Sammelrohren** weitergeleitet.

Autoregulation der Nierendurchblutung und glomeruläre Filtration

Die Glomerulumfiltratmenge beider Nieren pro Zeiteinheit bezeichnet man als **glomeruläre Filtrationsrate** *(GFR)*. Sie beträgt beim jungen Erwachsenen ca. 120 ml/Min. (entsprechend 180 l täglich). Zur Aufrechterhaltung dieser Glomerulumfiltratmenge sind eine gleich bleibend hohe Nierendurchblutung und ein in etwa konstanter Druck in den Glomerulusschlingen erforderlich. In einem Blutdruckbereich von ca. 80 – 190 mmHg (systolisch) vermag die Niere dies vor allem über eine Eng- oder Weitstellung der Vasa afferentia und efferentia weitgehend eigenständig zu leisten *(Selbst-* oder **Autoregulation der Nierendurchblutung**).

Sinkt der arterielle Blutdruck jedoch unter 80 mmHg (systolisch), kann es zum **Nierenversagen** (☞ 11.11) kommen: Der glomeruläre Blutdruck und infolgedessen auch der Filtrationsdruck fallen so stark ab, dass die Urinproduktion abnimmt **(Oligurie)** oder sogar völlig zusammenbricht **(Anurie)**. Jedoch ist auch ein zu hoher Blutdruck ungünstig, da die Menge des Glomerulumfiltrates stark ansteigt und es im Tubulusapparat nicht mehr ausreichend konzentriert wird.

Niere und Hormone

Neben ihrer Funktion als Ausscheidungsorgan bildet die Niere auch die zwei „renalen Hormone" Renin und Erythropoetin.

Renin wird in den Zellen des *juxtaglomerulären Apparates* gebildet. Bei einer Minderdurchblutung der Niere oder bei einer erniedrigten Natriumkonzentration des Blutes wird es vermehrt ausgeschieden und bewirkt einen Blutdruckanstieg sowie eine Erhöhung des Serumnatriumspiegels und des Blutvolumens (☞ Abb. 7.8).

Erythropoetin wird bei einem zu geringen Sauerstoffgehalt des arteriellen Blutes verstärkt ausgeschüttet. Es steigert die Neubildung von roten Blutkörperchen im Knochenmark (☞ auch 13.1.1), wodurch vermehrt Sauerstoff transportiert werden kann. Bei einer Verminderung des Erythropoetins, etwa im Rahmen einer Niereninsuffizienz, entwickelt sich eine *Anämie* (☞ 13.6.1). Eine Erythropoetinerhöhung (z.B. bei Patienten mit Zystennieren ☞ 11.12, oder bei einigen Nierentumoren) führt umgekehrt zu einer *Polyglobulie* (☞ 13.6.8).

Außerdem wird in der Niere aus Vorstufen das wirksame *Vitamin-D-Hormon* gebildet, das der Mensch jedoch auch direkt über den Magen-Darm-Trakt aufnehmen kann.

Andererseits ist die Niere auch Zielorgan für eine Reihe von Hormonen, beispielsweise für *ADH* (☞ 12.1.2), *Aldosteron* (☞ 12.1.5), *Parathormon* (☞ 12.1.4) und *Kalzitonin* (☞ 12.1.3).

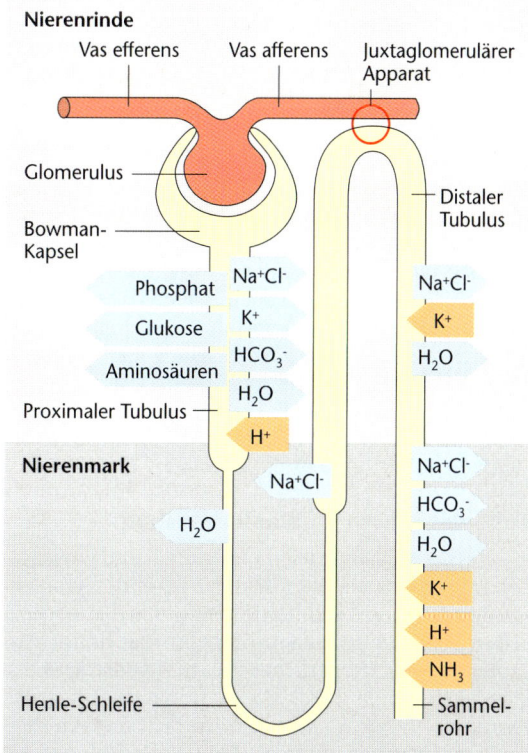

Abb. 11.3: Tubulusfunktion in der Schemazeichnung. [L157]

11.1.2 Anatomie der ableitenden Harnwege

Nierenbecken und Ureter

Die den Sekundärharn ableitenden Sammelrohre münden links und rechts in je 8 – 10 **Nierenkelche,** die sich zum **Nierenbecken** vereinigen. Nach unten verengt sich das Nierenbecken zum **Ureter** *(Harnleiter)*. Die beiden Ureter sind etwa 2,5 mm dicke und 30 cm lange Muskelschläuche, die retroperitoneal in das kleine Becken ziehen und dort in die Harnblase münden. Die Einmündungsstelle ist so in die Blasenwand eingewebt, dass sie als Ventil wirkt: Der Urin kann zwar in die Blase fließen, nicht aber zurück in den Ureter. Ist dieser Mechanismus z.B. aufgrund einer Fehlbildung nicht intakt, kommt es zum **Reflux** (Rückfluss) von Urin aus der Blase in den Ureter und das Nierenbecken (☞ 11.6).

Harnblase und Urethra

Die **Harnblase** ist ein aus kräftiger, glatter Muskulatur gebildetes Hohlorgan und kann maximal 800 ml fassen. In der Regel aber wird bereits bei einer Füllung von 350 ml ein Drang zur Blasenentleerung (**Miktion**) ausgelöst.

Über die **Urethra** *(Harnröhre)* fließt der Urin von der Harnblase nach außen ab. Während die Urethra der Frau nur 2,5 – 4 cm lang ist, zieht die Urethra des Mannes bei einer Gesamtlänge von 20 – 25 cm in S-förmigen Krümmungen durch Prostata, Beckenboden und *Harnröhrenschwellkörper* (Corpus spongiosum penis).

11.1.3 Physiologie des Wasserhaushaltes

Der Organismus ist für die Aufrechterhaltung seiner Funktionen auf eine *ausgeglichene Wasserbilanz* angewiesen:

* Wasser wird dem Körper auf direktem Weg (Getränke, Infusionen) und auch „versteckt" über wasserhaltige feste Kost zugeführt. Zusätzlich wird Wasser bei der Verstoffwechselung der Nahrung freigesetzt (sog. *Oxidationswasser*)
* Die Wasserausscheidung erfolgt v.a. über den Urin, aber auch über den Stuhl, die Haut *(Schwitzen)* und die befeuchtete (Aus-)Atemluft.

Rolle der Nieren im Wasserhaushalt

Im Wasserhaushalt spielen die Nieren eine entscheidende Rolle, da sie die Rückresorption des Wassers aus dem Glomerulumfiltrat abhängig von den Bedürfnissen des Körpers steuern können: Bei hoher Außentemperatur, körperlicher Belastung oder geringer Flüssigkeitszufuhr durch die Nahrung wird fast das gesamte (> 99 %) Wasser rückresorbiert und ein stärker konzentrierter (dunkler) Urin ausgeschieden als bei niedrigen Raumtemperaturen und reichlichem

Trinken. Diese Vorgänge werden durch das Hypophysenhormon *Adiuretin* (**ADH** ☞ auch 12.1.2) gesteuert.

11.1.4 Physiologie des Säure-Basen-Haushalts

☑ Der Blut-pH des Gesunden liegt mit **7,40** im leicht alkalischen Bereich.

Alle Stoffwechselreaktionen sind pH-abhängig und funktionieren am besten in dem engen Bereich von pH 7,35 – 7,45. Da aber durch die Stoffwechselvorgänge ständig H^+-Ionen anfallen und der pH der Stoffwechselprodukte auch von der Ernährung abhängt (bei vegetarischer Kost eher alkalisch, bei hohem Fleischverzehr eher sauer), sind verschiedene Regulationsmechanismen erforderlich:

* Im Blut können H^+-Ionen durch den **Bikarbonat-** und den **Proteinpuffer** sowie das **Hämoglobin** als Puffersystem „abgefangen" werden. Dabei ist der Bikarbonatpuffer am wirkungsvollsten: Wasserstoffionen (H^+) verbinden sich mit Bikarbonationen (HCO_3^-) zu Kohlensäure (H_2CO_3). Diese zerfällt zu „neutralem" Wasser (H_2O) und Kohlendioxid (CO_2), das über die Lunge abgeatmet wird
* Die Niere ist in der Lage, überschüssige OH^--und H^+-Ionen auszuscheiden
* Durch eine gesteigerte Atmung kann saures Kohlendioxid über die Lunge „abgeatmet" werden.

11.2 Pflege bei nephrologischen Erkrankungen

Die Pflegenden in der Nephrologie werden mit sehr unterschiedlichen Krankheitsbildern konfrontiert: Sie reichen von der akuten Pyelonephritis mit hohem Fieber über die plötzliche Schmerzattacke im Rahmen einer Nephrolithiasis bis hin zu Bewusstseinsstö-

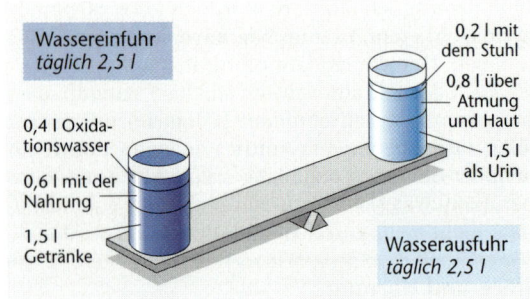

Abb. 11.4: Tägliche Wasserein- und -ausfuhr. Beide betragen jeweils ca. 2 500 ml und müssen im Gleichgewicht zueinander stehen. [A400]

rungen als Folge einer chronischen Niereninsuffizienz.

Insbesondere die Probleme der chronisch Nierenkranken und der Patienten mit malignen Tumoren sind große Herausforderungen in der nephrologischen (und urologischen) Pflege, sowohl was die organischen Aspekte der Erkrankung und ihrer Komplikationen angeht als auch die psychische Begleitung.

Wie bei anderen chronischen Erkrankungen wird das Leben eines *chronisch Nierenkranken* maßgeblich von seiner Erkrankung dominiert. Durch die tägliche Auseinandersetzung mit der Diagnose, die spürbaren Einschränkungen aufgrund der Erkrankung und die schlechte Prognose ihrer Nierenfunktion sind chronisch Nierenkranke aus Sorge um ihr Wohl oft sehr gut informierte Patienten, die nicht selten ärztlichen und pflegerischen Maßnahmen gegenüber kritisch sind. Allzu leicht geraten sie in den Ruf, „übervorsichtig" oder sogar „schwierig" zu sein. Dahinter steht jedoch vielfach die Angst des Betroffenen vor einer nicht optimalen Versorgung und einer daraus resultierenden Verschlechterung seiner Prognose. Führt man sich die oft langjährige Leidensgeschichte eines chronisch Nierenkranken mit zahllosen Einschränkungen im täglichen Leben vor Augen, lässt sich diese Angst gut verstehen: Die Patienten müssen in aller Regel jahrelang eine strenge Diät einhalten, um das Nierenversagen möglichst lange hinauszuschieben und den Mineralstoffhaushalt im Gleichgewicht zu halten, und dies alles in der Gewissheit, dass am Ende letztlich doch „die Maschine", das Dialysegerät, stehen wird.

Anders als chronisch Nierenkranke, deren Erkrankung allmählich, wenn auch unaufhaltsam fortschreitet, werden Patienten mit *Nierentumoren* häufig urplötzlich mit ihrer Diagnose und den Konsequenzen konfrontiert; denn leider werden die in der Nephrologie häufigen Nierenkarzinome oft erst (zu) spät erkannt, da sie von außen nicht sichtbar sind und erst spät Schmerzen bereiten. Ihnen bleibt noch nicht einmal die Hoffnung auf ein lebensrettendes Gerät. Bei diesen Patienten ist Pflege in erster Linie *Sterbebegleitung*. Die Pflegenden bemühen sich dann, dem Patienten in seiner Auseinandersetzung mit Sterben und Tod ein verständnisvolles Gegenüber zu sein, das für die Sorgen und Ängste des Betroffenen offen ist.

Unterstützung bei den ATL

Ausscheiden

Kann der Patient (noch) alleine Wasser lassen, ist die Aufgabe der Pflegenden vor allem die Dokumentation der täglichen Urinmenge (rechtzeitiges Erkennen etwa einer Oligurie) und die Beobachtung des Harns auf krankhafte Veränderungen wie beispielsweise Rotfärbung oder Trübung (☞ 11.3.3).

Ist die Harn*ableitung* beeinträchtigt, wird der Urin meist über Katheter oder Drainagen nach außen geleitet. Die Aufgabe der Pflegenden besteht insbesondere in der fachgerechten Katheter- und Drainagenversorgung (☞ 11.5) sowie in der Anleitung des Patienten im Umgang damit.

Ist dagegen die Harn*produktion* an sich vermindert, sind fast alle anderen ATL beeinträchtigt: entweder durch die Schwere der Grunderkrankung oder durch die zunehmenden Urämiesymptome (☞ 11.12) mit Notwendigkeit einer Dialyse (☞ 11.13). Auch in diesem Fall erstellen die Pflegenden eine genaue Ein- und Ausfuhrbilanz und beobachten den Urin auf Veränderungen.

Essen und trinken

Die verschiedenen Nierenerkrankungen haben unterschiedlichen Einfluss auf die Ausscheidung von Wasser, Eiweißen und Elektrolyten. Eine für alle Nierenerkrankungen allgemein gültige Diät existiert nicht, vielmehr wird die Ernährung jeweils an die einzelne Erkrankung und ihren Schweregrad angepasst. Diätetische Einschränkungen sind insbesondere bei Kranken mit einer (hochgradigen) Funktionseinschränkung der Nieren (Niereninsuffizienz) erforderlich. Folgende Nahrungsbestandteile bedürfen besonderer Beachtung (☞ auch 11.11 und 11.12):

Kalorien. Viele chronisch Nierenkranke sind unzureichend ernährt. Dies liegt unter anderem an Appetitlosigkeit, Übelkeit und/oder Erbrechen im Zusammenspiel mit den diätetischen Einschränkungen. Ein reduzierter Ernährungszustand trägt jedoch zu einer Verschlechterung der Prognose bei. Pflegende achten darauf, dass die Kost eines Nierenkranken kalorisch ausreichend ist. Als Richtwert gilt ein Bedarf von 30 – 35 kcal pro kg Körpergewicht. Nicht selten führt hier der Versuch zum Erfolg, durch ein appetitliches Anrichten der Speisen oder durch mehrere kleine Portionen den Patienten zum Essen zu motivieren.

Eiweiß. Bereits bei einer beginnenden Niereninsuffizienz sollte der Betroffene die tägliche Eiweißzufuhr auf 0,6 – 0,7 g pro kg Körpergewicht einschränken, da eine hohe Eiweißaufnahme nach heutigem Kenntnisstand das Fortschreiten der Nierenerkrankung beschleunigt. Dabei werden pflanzliche Eiweiße gegenüber tierischen bevorzugt.

In späteren Stadien der Erkrankung muss die Eiweißzufuhr weiter vermindert werden. Eine Eiweißreduktion ist aber nur bis zum Erreichen eines Stoffwechselgleichgewichts sinnvoll, also bis aufgenommene und ausgeschiedene Stickstoffmenge einander entsprechen. Dieses Gleichgewicht wird bei normaler Kost durch den Verzehr von 0,5 g Eiweiß pro kg Körpergewicht täglich erreicht. Bei geringerer Eiweißzufuhr muss nicht nur auf die Eiweißmenge, sondern auch auf die Eiweißart geachtet werden, um den Bedarf an essentiellen Aminosäuren zu decken. Diese Diäten („Kartoffel-Ei-Diät") sind daher sehr einseitig. Alternativ und heute bevorzugt wird eine Diät mit

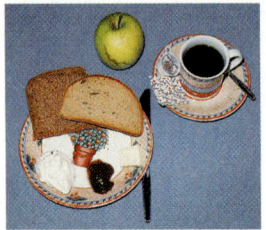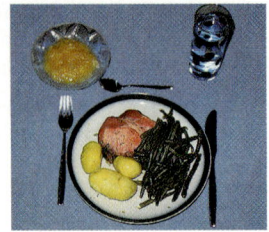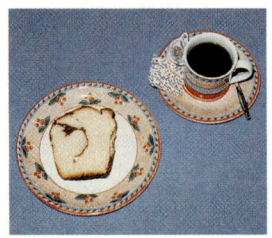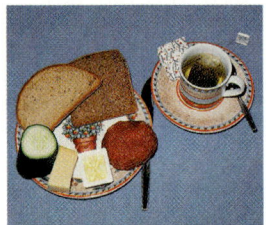

Abb. 11.5: Möglicher Tageskostplan eines Dialysepatienten. Details zur Zubereitung ☞ Text. [M161]

0,4 g „beliebigem" Eiweiß pro kg Körpergewicht unter Zugabe essentieller Aminosäuren gegeben. Trotzdem ist die Nahrungsmittelauswahl allein schon aufgrund der Eiweißreduktion sehr eingeschränkt.

Genau entgegengesetzt sind die Richtlinien für Patienten, die aufgrund ihrer fortgeschrittenen Niereninsuffizienz hämodialysiert oder peritonealdialysiert werden. Durch die Hämodialyse und noch mehr durch die Peritonealdialyse verlieren die Patienten Eiweiß. Daher benötigen Patienten unter Hämodialyse pro Tag 1,0 – 1,2 g Eiweiß pro kg Körpergewicht, Patienten unter Peritonealdialyse 1,2 – 1,5 g Eiweiß pro kg Körpergewicht. Allerdings sind viele eiweißreiche Lebensmittel auch reich an Phosphat, das von dialysepflichtigen Patienten nur in möglichst geringen Mengen aufgenommen werden sollte.

Kalium. Kalium ist einer der problematischsten Nahrungsstoffe in der Ernährung des Nierenkranken. Mit zunehmendem Verlust der Nierenfunktion gerät der Kaliumhaushalt aus dem Gleichgewicht, es droht eine akute lebensbedrohliche Hyperkaliämie (☞ 11.17.3). Deshalb muss die Kaliumzufuhr von normal 3 – 4 g täglich auf 0,5 – 2 g reduziert werden. Auch unter Hämodialyse ist eine Kaliumbeschränkung erforderlich. Unter Peritonealdialyse sind die Verhältnisse von Patient zu Patient sehr verschieden, meistens ist jedoch eine Kaliumbeschränkung nicht notwendig.

Kaliumquellen sind insbesondere pflanzliche Lebensmittel, vor allem Nüsse, Bananen, Aprikosen, Kiwis, Trockenobst, Kartoffeln/Kartoffelprodukte, Hülsenfrüchte, Pilze, Tomaten, Spinat und Broccoli. Der Kaliumgehalt dieser Lebensmittel lässt sich allerdings durch *Wässern* erheblich verringern:

- Lebensmittel, die am nächsten Tag zubereitet werden sollen, am Abend zuvor klein schneiden und in reichlich Wasser legen, dieses dann tags drauf vor dem Kochen wegschütten. Die bereits gewässerten Lebensmittel in wiederum reichlich Wasser kochen und auch das „Kochwasser" nicht weiter nutzen
- Lebensmittel klein schneiden, in reichlich Wasser kurz auf 70 °C erhitzen, Wasser wegschütten; Lebensmittel anschließend in reichlich Wasser kochen und auch dieses nicht weiter nutzen

Tiefkühl- und Konservenprodukte enthalten insgesamt weniger Kalium als Frischware, allerdings muss das Auftauwasser bzw. die Konservenflüssigkeit ebenfalls verworfen werden. Obst- und Gemüsesäfte sind tabu, ebenso „Diätsalz" wegen des darin enthaltenen Kaliumchlorids. Für die Zubereitung von Fleisch und Fisch gilt, dass durch Kochen und Verwerfen des Suds ebenfalls Kalium verloren geht, dass hingegen bei Gerichten, die den Bratensaft als Sauce verwenden, das Kalium voll erhalten bleibt.

Da bei einer kaliumarmen Diät viele wichtige Vitaminträger nicht oder nur in geringen Mengen verzehrt werden dürfen und das „Wässern" und Kochen in viel Wasser nicht nur den Kalium-, sondern auch den Vitamingehalt weiter reduzieren, müssen bei diesen Patienten zusätzlich wasserlösliche Vitamine durch entsprechende Präparate zugeführt werden.

Phosphat. Ähnliche diätetische Richtlinien gelten auch für die Zufuhr von Phosphat, wobei hier die Einschränkungen auch für die Patienten unter den verschiedenen Nierenersatztherapien gelten. Zwar gibt es Phosphatbinder, die den Phosphatspiegel im Blut medikamentös senken, doch sind sie bei der Langzeitanwendung vielfach mit Komplikationen verbunden. Deshalb steht an erster Stelle der Diät die Einschränkung der Phosphatzufuhr mit der Nahrung auf ca. 0,8 – 1,2 g pro Tag. Trotzdem sind oft Phosphatbinder erforderlich, die dann zum Essen eingenommen werden müssen.

Phosphatreich sind Nüsse, Hartkäse, Kochkäse, Schmelzkäse, Milch- und Milchprodukte und Fleisch (v.a. Innereien). Deshalb darf der Patient auch die an sich „gesunde" Milch sowie Joghurt nur in geringen Mengen verzehren und soll bevorzugt phosphatarme Käse essen. Mitunter lässt sich improvisieren, etwa kann die für ein Rezept nötige Milch durch ein 1 : 2-Gemisch aus Sahne und Wasser ersetzt werden.

Kochsalz und Flüssigkeit. Kochsalz- und Wasserhaushalt hängen eng zusammen, da eine erhöhte Kochsalzzufuhr zu einem gesteigerten Durst und dadurch zu vermehrtem Trinken führt. Prinzipiell ist die Kochsalz- und Flüssigkeitszufuhr beim Nierenkranken individuell zu gestalten.

In frühen Stadien der Niereninsuffizienz ist oft eine eher hohe Flüssigkeitszufuhr von 2 – 2,5 l täglich notwendig, damit die Niere ihre Ausscheidungs- und Entgiftungsfunktion erfüllen kann.

In späteren Stadien der Niereninsuffizienz sowie beim Dialysepatienten ist aber meistens eine Kochsalz- und Flüssigkeitsbeschränkung erforderlich, am strengsten für Patienten, die hämodyalisiert werden (☞ 11.11, 11.12).

Salzreduktion bedeutet den Verzicht auf jegliches Salzen von Speisen (auch kein „Diätsalz" ☞ oben) sowie auf bekanntermaßen salzige Lebensmittel wie Salz- und Sauerkonserven, Fertiggerichte und Fertigwürzen, Geräuchertes und Gepökeltes sowie salzige „Knabbereien" und Laugengebäck.

Schwieriger hingegen ist die Flüssigkeitsbeschränkung. In Getränken und Suppen ist der Wassergehalt offensichtlich, doch versteckt sich – dem Gesunden meist gar nicht bewusst – auch reichlich Wasser in „festen" Lebensmitteln. Vergleichbar den Kohlenhydraten bei Diabetikern müssen Nierenkranke mit einer verordneten Flüssigkeitsbeschränkung den Wasseranteil der einzelnen Nahrungsmittel berechnen und dürfen insgesamt nur die ihnen individuell erlaubte Gesamtmenge zu sich nehmen. Beispielsweise sind bei 100 g gekochten Nudeln 25 ml Wasser zu berücksichtigen.

Führt man sich vor Augen, dass die erlaubte Trinkmenge für Patienten unter Hämodialyse (ohne Resturinausscheidung) oft bei nur 500 – 800 ml täglich liegt, wird klar, dass die Betroffenen oft Durst leiden. Evtl. kann das Lutschen z.B. von Eiswürfeln helfen, die allerdings auch in der Flüssigkeitsbilanz berücksichtigt werden müssen.

> 🍽 Aufgrund der teils zahlreichen Beschränkungen ist für Nierenkranke und ihre Angehörige eine individuelle Diätberatung unverzichtbar. Mittlerweile gibt es im Buchhandel auch gute Kochbücher, die den Betroffenen verschiedene geeignete Rezepte zeigen und ein Gefühl für das Erlaubte vermitteln.

📖 **Literaturtipp**

Seib, Ulrike: Arbeitsbuch Ernährung und Diätetik für Pflege- und Gesundheitsfachberufe. 2. Auflage. Urban & Fischer, München, 1999

Eder, Huberta; Schott, Henning: Bessere Ernährung für Dialysepatienten – Punkt für Punkt leicht gemacht. 2. Auflage. Kirchheim-Verlag, Mainz, 1998

Diät bei Patienten mit Nierensteinen ☞ 11.14

⚕ Sich beschäftigen und 🧘 Sinn finden

Patienten mit chronischen Nierenerkrankungen müssen gelegentlich auf ihren Beruf und ihre bisher ausgeübten Hobbys (v.a. Sport) verzichten oder sie stark einschränken. Der Verlust des Arbeitsplatzes und der Freizeitgestaltung ist für viele ein Verlust ihrer Lebensqualität, ihres sozialen Status und dadurch eine ernste Krise ihres Selbstbewusstseins. In Momenten der Sinnkrise und Verzweiflung sind die Pflegenden wichtige Ansprechpartner für die Patienten. Indem sie sich den Sorgen und Problemen gegenüber öffnen und sich für ein Gespräch Zeit und Ruhe nehmen, ermöglichen sie dem Betroffenen nicht nur, sein Herz auszuschütten, sondern sie schaffen auch einen Raum, in dem erste Ansätze gefunden werden können, diesen Verlust mit neuem Inhalt zu füllen. Die Pflegenden können beispielsweise Kontakt zu einer Selbsthilfegruppe herstellen oder die Dialysezeit so organisieren, dass Patienten ihrer Erwerbstätigkeit weiter nachgehen können. Darüber hinaus zeigen sie den Patienten auf, wie sie selbst z.B. durch Einhalten einer geeigneten Diät auf ihre Erkrankung Einfluss nehmen können. Wissen und Einflussnahme mindert bei den Betroffenen das Gefühl, der Erkrankung ohnmächtig ausgeliefert zu sein.

Betroffene Jugendliche sollten sich auf jeden Fall beraten lassen, welche Berufe für sie in Frage kommen. Auch Reisen sind nicht uneingeschränkt möglich. Für einen Urlaub kommen nur ausgewählte Ferienorte mit Dialysemöglichkeit in Betracht, die aber mittlerweile insbesondere im deutschsprachigen Raum recht zahlreich sind.

📧 **Kontaktadresse**

Dialysepatienten Deutschlands e.V.
Weberstraße 2
55130 Mainz
Tel.: 06131/85152
eMail: dd@mrb.de
http://www.dialyse-online.de/dd/

🔲 Sich als Frau oder Mann fühlen und verhalten

Einige Erkrankungen oder Behandlungsformen können zum Verlust sexueller Funktionen führen. Frauen mit einer chronischen Niereninsuffizienz beispielsweise zeigen meist Menstruationsstörungen bis hin zur Unfruchtbarkeit. Auch (noch) fruchtbaren Frauen wird von einer Schwangerschaft abgeraten, da diese Mutter und Kind gefährdet. Diese psychische Belastung mündet nicht selten je nach Grundpersönlichkeit des Patienten in depressive Verstimmung oder Aggressivität.

Zudem erfordern viele Maßnahmen Manipulationen (bis hin zu verstümmelnden Operationen) an den Genitalien. Hierüber „spricht man nicht", und so gerät der Patient weit mehr als andere Kranke in die Isolation. Aus dem gleichen Grunde fürchtet der Patient auch solche Untersuchungen. Er fürchtet nicht nur die Schmerzen, sondern auch den Eingriff in seine Intimsphäre, er fühlt sich „nackt und bloßgestellt". Die Rücksicht auf das Schamgefühl des Patienten kann dem Kranken sehr helfen. Hierzu gehört z.B. das sorgfältige Abdecken bei einer Untersuchung und die Gewissheit, dass kein Fremder während der Untersuchung den Raum betreten wird.

11.3 Hauptbeschwerden in der Nephrologie

11.3.1 Veränderungen der Harnproduktion

Oligurie und Anurie

> ⊡ **Oligurie:** Verminderung der Harnausscheidung auf 100 – 500 ml täglich, entsprechend 5 – 20 ml/Std. Zum Vergleich: Die normale Harnmenge liegt bei 1 – 2 l täglich.
>
> **Anurie:** Verminderung der Harnausscheidung auf weniger als 100 ml Harn täglich. Der Anurie geht oft eine Oligurie voraus.

Oligurie und **Anurie** sind die Leitsymptome des akuten Nierenversagens (☞ 11.11). Oligurie bei alten Menschen ist häufig Folge einer *Dehydratation* (☞ 11.17.2) durch zu geringe Trinkmenge, Durchfall oder Erbrechen. Auch bei einer Harnabflussbehinderung, z.B. durch Prostatavergrößerung, kann es zum *Harnverhalt* (☞ 11.3.5) und damit zum Bild einer Oligo- oder Anurie kommen.

> ⚠ **Vorsicht!**
> Bei liegendem Blasendauerkatheter immer auch an die Möglichkeit eines verstopften oder abgeklemmten Katheters denken.

Eine Anurie ist ein Notfall, der sofort behandelt werden muss. Die Erstdiagnostik umfasst Urin- und Blutuntersuchungen sowie eine Sonographie der Nieren und ableitenden Harnwege (☞ 11.4.5).

Polyurie

> ⊡ **Polyurie:** Erhöhung der Urinmenge auf mehr als 2 l täglich, in Extremfällen auf 10 – 20 l täglich.

Häufigste Ursache einer **Polyurie** ist die Hyperglykämie beim Diabetes mellitus (☞ 12.7). Dabei scheiden die Nieren große Mengen Glukose aus, was nur in Verbindung mit viel Flüssigkeit möglich ist. Beim Diabetes insipidus (☞ 12.3.3) ist die große Urinmenge Folge einer gestörten Wasserrückresorption in den Sammelrohren. Auch bestimmte Phasen des akuten oder chronischen Nierenversagens sind durch eine Polyurie gekennzeichnet (☞ 11.11, 11.12).

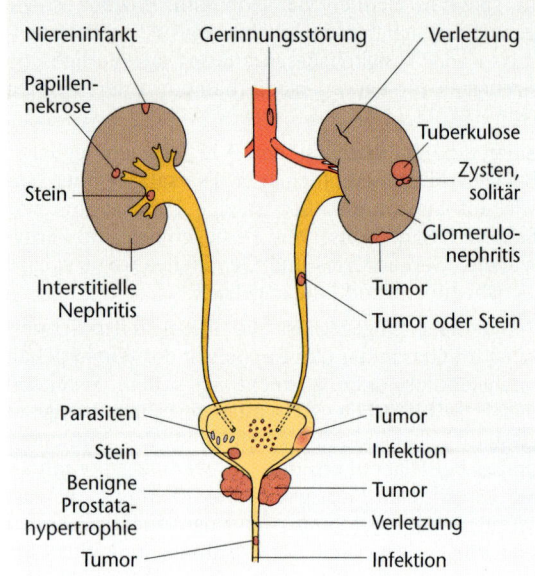

Abb. 11.6: Mögliche Ursachen der Hämaturie in der Übersicht. [L157]

Als Reaktion auf die Polyurie verspürt der Patient starken Durst und versucht, durch vermehrtes Trinken **(Polydipsie)** den hohen Flüssigkeitsverlust über die Nieren auszugleichen.

Eine physiologische und rasch vorübergehende Polyurie kann jeder an sich selbst nach Alkoholgenuss beobachten. Dabei hemmt der Alkohol über eine verminderte ADH-Ausschüttung (*Adiuretin* ☞ 12.1.2) für einige Stunden die Wasserrückresorption in den Nieren.

11.3.2 Veränderungen der Miktion

Dysurie und Algurie

> ⊡ **Dysurie:** Erschwertes Wasserlassen, meist verbunden mit Schmerzen oder Brennen.
>
> **Algurie:** Schmerzhaftes Wasserlassen.

Manchmal wagt der Patient aus Schmerzen kaum noch, die Toilette aufzusuchen. Ist ein Harnwegsinfekt die Ursache, liegt oft gleichzeitig eine *Pollakisurie* vor (☞ unten). Tumoren der unteren Harnwege (Blase und Urethra) verursachen ebenfalls häufig ein unangenehmes Gefühl oder Schmerzen beim Wasserlassen.

Pollakisurie und Nykturie

> ⊡ **Pollakisurie:** Häufiger Harndrang mit jeweils nur geringer Urinmenge bei in der Regel normaler Urinmenge über 24 Stunden.

Typischerweise berichtet der Patient, dass er „ständig auf die Toilette müsse, aber immer nur für ein paar Tropfen". Häufige Ursachen einer Pollakisurie sind bei Frauen Harnwegsinfekte oder eine *Reizblase* (☞ 11.7.2) und bei älteren Männern die Prostatavergrößerung. Aber auch ein Blasentumor kann sich hinter dem häufigen Harndrang verstecken.

> ⊡ **Nykturie:** Vermehrtes nächtliches Wasserlassen.

Bei der **Nykturie** muss der Patient nachts *mehrfach* die Toilette aufsuchen und wird dadurch in seiner Nachtruhe gestört. *Einmaliges* nächtliches Wasserlassen dagegen ist für Ältere normal.

Neben der Herzinsuffizienz (☞ 6.6) als häufigster Ursache sind insbesondere auch Nierenerkrankungen Grund einer Nykturie. Manchmal finden sich auch einfache Erklärungen: Trinkt der Patient abends zum Fernsehen 1,5 l Bier oder nimmt er abends seine „Wassertabletten", weil er tagsüber weggehen möchte, kann die Ursache der Nykturie schon gefunden sein.

Harnverhalt

> ⊡ **Harnverhalt** *(Harnretention):* Unvermögen, trotz praller und meist schmerzhafter Füllung der Harnblase Wasser zu lassen.

Mit zunehmender Blasenfüllung wird der Patient meist unruhig und hat Schmerzen im Unterbauch. Ursache für einen mechanischen **Harnverhalt** sind bei älteren Männern oft eine Prostatavergrößerung sowie Tumoren der Urethra oder der Blase nahe der Urethramündung, die die ableitenden Harnwege verlegen. Ein *neurogener* Harnverhalt wird durch Störungen der Harnblaseninnervation, z.B. durch einen Bandscheibenvorfall, verursacht.

> 🖑 Ständiges Urintröpfeln spricht nicht *gegen* einen Harnverhalt, da es hierzu auch durch „Überlaufen" der maximal gefüllten Blase (*Überlaufinkontinenz* ☞ 3.7) kommen kann.

Harninkontinenz

> ⊡ **Harninkontinenz** *(Blaseninkontinenz):* Unwillkürlicher Harnabgang.

Harninkontinenz kommt v.a. bei alten Menschen sehr häufig vor und belastet sie oft so stark, dass sie sich kaum noch in Gesellschaft wagen. Eine sorgfältige Anamnese kann bereits Hinweise auf die genaue Form und die Ursache der Harninkontinenz geben.

Differenzialdiagnose der Harninkontinenz ☞ 3.7
Pflege bei Harninkontinenz ☞ 3.7

11.3.3 **Pathologische Urinbestandteile**

Hämaturie

> ⊡ **Hämaturie** („Blut im Urin"): Krankhafte Ausscheidung von roten Blutkörperchen mit dem Urin.

Man unterscheidet:
- **Makrohämaturie,** bei der das Blut bereits mit bloßem Auge sichtbar ist (ab ca. 0,5 – 1 ml Blut/l Urin)
- **Mikrohämaturie,** bei der das Blut nur mit speziellen Tests (Teststreifen, mikroskopische Beurteilung des Urins ☞ 11.4.3) nachweisbar ist. Da eine ganz geringe Zahl von roten Blutkörperchen auch beim Gesunden im Urin vorhanden sein kann, spricht man erst ab 5 Erythrozyten/mm³ Urin, entsprechend 2 – 3 Erythrozyten bei der Sediment-Gesichtsfeld-Untersuchung (☞ 11.4.3), von einer Mikrohämaturie.

Nicht jede Rotfärbung des Urins ist durch Blutbeimengung bedingt. Beispielsweise färben auch einige Nahrungsmittel (z.B. Rote Bete) und Arzneimittel wie etwa Analgetika, Sulfonamide und das Tuberkulosemittel Rifampicin (☞ 8.5.4) den Urin rot. Die medikamentös bedingte Rotfärbung des Urins bewirkt aber im Gegensatz zur Hämaturie keine Trübung.

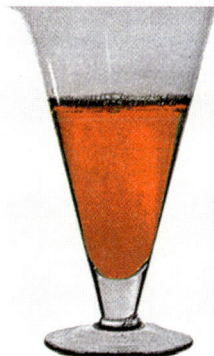

Abb. 11.7: Hämaturie. [E135]

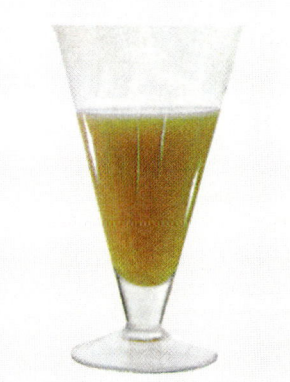

Abb. 11.8: Pyurie. [E135]

Häufigste Gründe von Makro- und Mikrohämaturie sind Tumoren, Steine und Entzündungen von Nieren und Blase. Die Ursache kann aber auch außerhalb des nephrologisch-urologischen Bereiches liegen, z.B. in einer Blutungsneigung (☞ 13.9.1). Bei Frauen ist auch an eine Verunreinigung des (Spontan-)Urins durch gynäkologische Blutungen zu denken.

> 🔖 Jede Hämaturie erfordert eine weitergehende Diagnostik, auch wenn sie bereits von selbst wieder aufgehört hat. Eine Makrohämaturie sollte wenn irgend möglich noch während der Blutung abgeklärt werden.

Leukozyturie und Pyurie

> 🔲 **Leukozyturie:** Krankhafte Ausscheidung von weißen Blutkörperchen mit dem Urin (> 10 Leukozyten/mm³ Urin bzw. > 5 Leukozyten pro Gesichtsfeld im Urinsediment).

Am häufigsten ist eine **Leukozyturie** durch einen Harnwegsinfekt (☞ 11.7) bedingt. Während die Leukozyturie erst bei der Urinuntersuchung festgestellt wird, wenn der Patient z.B. wegen gleichzeitiger Schmerzen beim Wasserlassen den Arzt aufsucht, be-

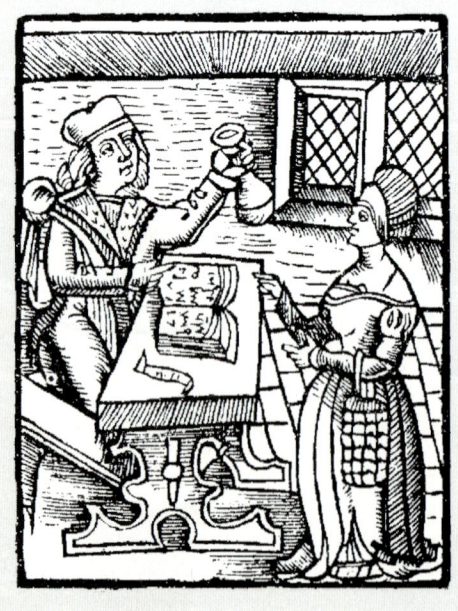

Abb. 11.9: Arzt bei der Harnschau (Holzschnitt aus: Hortus sanitatis Straßburg, Johannes Pryß ca. 1498). „Der Urin ist das wichtigste Zeichen der Diagnostik zur Erkenntnis der Beschaffenheit des Blutes und des chemischen Prozesses im Organismus, weil keine Sekretion in so unmittelbarer Verbindung mit der Zirkulation steht wie diese." (Hufeland, 1838) [B222]

merkt der Patient die **Pyurie,** den *Eiterharn,* selbst (☞ Abb. 11.8). Dabei kommt es zu Schlieren und wolkigen Trübungen im Urin. Dieses massenhafte Auftreten weißer Blutkörperchen ist zumeist Folge einer schweren Entzündung der Nieren oder Harnwege.

Proteinurie

> 🔲 **Proteinurie:** Ausscheidung von Eiweiß im Urin > 150 mg/24 Std.
>
> **Mikroalbuminurie:** Ausscheidung von 30 – 300 mg Albumin/24 Std. Wichtiges Frühzeichen einer Nierenschädigung durch Diabetes mellitus oder Bluthochdruck.

Eiweiße *(Proteine)* erscheinen beim Gesunden nur in Spuren im Urin. Eine **Proteinurie** ohne Krankheitswert (150 mg – 3 g) kann bei Fieber, Kälte, körperlicher Anstrengung *(Anstrengungsproteinurie)* sowie langem Stehen oder Laufen auftreten *(Marschproteinurie,* z.B. bei Sportlern oder Soldaten).

Eiweißausscheidungen von mehr als 3 g täglich aber beruhen zumeist auf einem pathologisch erhöhten Bluteiweißspiegel (z.B. bei bestimmten Blutererkrankungen ☞ 13.8.3) oder einer Schädigung der Nierenkörperchen durch Entzündung (☞ 11.8). Bei einer schweren Proteinurie treten aufgrund des Eiweißmangels im Blut *Ödeme* (☞ auch 11.17.1) auf. Wichtig ist aber nicht nur wie viel, sondern auch welche Eiweiße vermehrt ausgeschieden werden (Albumin, Eiweiße mit niedriger oder hoher Molekülmasse), da dies Rückschlüsse auf den Ort der Schädigung zulässt.

Bakteriurie

> 🔲 **Bakteriurie:** Vorhandensein von Bakterien im Urin.

Der Urin des Gesunden ist *steril,* d.h. frei von Bakterien und anderen Keimen. Beim Wasserlassen wird der Harn jedoch mit Bakterien aus den äußeren Anteilen der Urethra oder der Genitalorgane verunreinigt. Auch die sorgfältige Gewinnung der Urinprobe *(Mittelstrahlurin* ☞ 11.4.2) kann dies nicht vollständig verhindern. Daher spricht man erst dann von einer **signifikanten Bakteriurie,** wenn in einer aus Mittelstrahl gewonnenen Urinkultur 100 000 Keime/ml (= 10^5/ml) oder mehr wachsen. Bei durch Blasenpunktion gewonnenem Urin ist *jeder* Keimnachweis als krankhaft anzusehen.

Eine signifikante Keimzahl im Urin ohne Beschwerden des Patienten wird als **asymptomatische Bakteriurie** bezeichnet. Vielen Patienten fällt aber auch ohne dass sie Beschwerden haben ein unangenehmer Geruch (scharf oder übel riechend) oder eine Trübung des Urins auf.

11.3.4 Schmerzen bei nephrologischen und urologischen Erkrankungen

Nephrologische und urologische Erkrankungen können mit starken **Schmerzen** verbunden sein. Dabei können *Lokalisation* und *Art des Schmerzes* auf die zugrunde liegende Erkrankung hinweisen:

- Bei der Schwellung eines Organs durch Entzündung oder Tumor klagt der Patient über ein Druckgefühl und einen dumpfen **Dauerschmerz.** Beispiele sind der Flankenschmerz bei Nierenbeckenentzündung oder auch der extreme Druck- und Berührungsschmerz bei einer Hodenentzündung. Ausstrahlung in benachbarte Regionen ist möglich
- Bei der Verlegung eines Hohlorgans, z.B. einer Ureterverlegung durch Nierensteine, kommt es zu auf- und abschwellenden, krampfartigen Schmerzen, der **Kolik.** Oft strahlen die Schmerzen in den Rücken oder die Genitalregion aus. Die gleichzeitige Bauchfellreizung führt zu Übelkeit, *Ileus* (☞ 9.7.1) und Kollapszuständen.

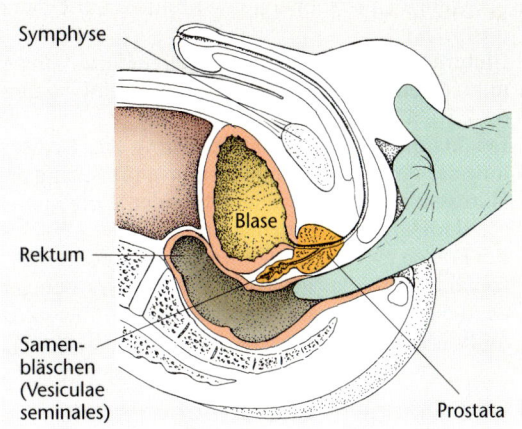

Abb. 11.10: Die digitale Untersuchung von Prostata, Rektum und kleinem Becken ist nicht nur in der Urologie, sondern auch in der Inneren Medizin bei über 40-jährigen Männern obligater Bestandteil der körperlichen Untersuchung. [A400-190]

> ☞ Der Patient mit einem Entzündungs- oder Tumorschmerz liegt eher ruhig, während sich der Patient mit einer Kolik unruhig windet und krümmt.

Leider verlaufen viele chronische nephrologische Erkrankungen aber völlig schmerzlos. Durch das Fehlen des Warnhinweises Schmerz werden diese Erkrankungen oft erst sehr spät diagnostiziert, und der ahnungslose Patient reagiert auf die Diagnose einer schweren Nierenfunktionsstörung oder eines fortgeschrittenen Nieren- oder Blasenkarzinoms mit Bestürzung.

11.4 Der Weg zur Diagnose in der Nephrologie

Die Zeiten, in denen die *Harnschau*, das Betrachten des Harns (☞ 11.9), und gelegentlich auch das *Schmecken* des Harns Haupthilfsmittel der Diagnostik waren, gehören glücklicherweise der Vergangenheit an. Letzteres gab dem Diabetes mellitus (honigsüßer Fluss) übrigens seinen Namen. Heute stehen Arzt und Patient eine Vielzahl technischer Hilfen zur Verfügung, mit denen die Diagnose der Erkrankung manchmal innerhalb von Minuten gestellt werden kann.

11.4.1 Anamnese und körperliche Untersuchung

Die *aktuelle Anamnese* zielt auf eine genaue Darstellung der Beschwerden des Patienten ab. Aufschluss-reich ist etwa die Äußerung des Patienten, dass er eine Zeit lang vor der Toilette stehe, bis er Wasser lassen könne und der Strahl immer schwächer werde – beides weist auf eine Prostatavergrößerung hin. Wichtig ist auch die Frage, ob dem Patienten Veränderungen seines Urins aufgefallen sind, z.B. bezüglich Farbe oder Geruch, „Schäumen" des Urins.

Schmerzcharakteristik ☞ 11.3.4

Bei der *früheren Anamnese* ist die Frage nach vorangegangenen Erkrankungen und Operationen im Bereich des Beckens wichtig, da womöglich ein Gebärmutterkrebs oder Narben nach einer Bauchoperation die Ureter von außen komprimieren. Gehäufte (Streptokokken-)Infektionen können auf eine unbemerkt durchgemachte Glomerulonephritis (☞ 11.8) hinweisen. Da einige chronische Erkrankungen oft mit Nierenerkrankungen einhergehen, viele Patienten aber nicht von solchen Zusammenhängen wissen, erkundigt sich der Arzt gezielt nach diesbezüglich besonders komplikationsträchtigen Erkrankungen, in erster Linie nach einem Diabetes mellitus (☞ 12.7) und einer arteriellen Hypertonie (☞ 7.5.1). Unbedingt sollten die Arzneimittel erfragt werden, die der Patient regelmäßig einnimmt oder eingenommen hat. Nicht selten sind auch Schmerzmittel Ursache einer chronischen Nierenfunktionsstörung (☞ 11.12).

Die körperliche Untersuchung besteht in einer gründlichen *Allgemeinuntersuchung*, die nephrologisch-urologische Aspekte besonders berücksichtigt:

- Beobachtung der Hautfarbe und des Geruchs des Patienten. Patienten mit einer Anämie bei Niereninsuffizienz sehen blass aus. Typisch für Kranke mit einer *Urämie* (☞ 11.12) sind beispielsweise eine schmutzig-fahle Hautfarbe und *Uringeruch* in der Atemluft

- Sorgfältige Untersuchung des Kranken auf Ödeme (☞ 11.17.1)
- Blutdruckmessung, da viele Nierenerkrankungen mit einem erhöhten Blutdruck einhergehen (☞ 7.5.1, 11.8.1, 11.8.2, 11.11, 11.15)
- Bei Männern *rektale Untersuchung* zur Beurteilung der Prostata, da eine Prostatavergrößerung mit Harnstau zu immer wiederkehrenden Entzündungen der Harnwege führen kann
- Bei Frauen evtl. *vaginale Untersuchung* durch den Gynäkologen, da gynäkologische Erkrankungen auch die Harnorgane beeinträchtigen können (z.B. infiltrierende Tumoren oder Gebärmuttersenkung).

11.4.2 Diagnostische Uringewinnung

Transurethraler Blasenkatheter und suprapubische Blasendrainage ☞ 11.5

Gewinnung von Spontanurin

Am häufigsten wird **Spontanurin** *(Spontanharn)*, also spontan gelassener Urin des Patienten untersucht. Frauen sollten vor der Uringewinnung die Schamlippen spreizen, Männer die Vorhaut zurückziehen und dann das äußere Genitale gründlich mit Wasser reinigen, um einer Verfälschung des Untersuchungsergebnisses vorzubeugen. Als Auffanggefäße eignen sich *saubere* Steckpfannen bei Frauen, Urinflaschen bei Männern sowie Spitzgläser. Für bakteriologische Untersuchungen wird ein *steriles* Uringefäß verwendet.

Je nachdem, welche Harnportion des Spontanurins untersucht wird, lässt sich die Untersuchung des Mittelstrahlurins sowie die Zwei- und Dreigläserprobe unterscheiden.

Mittelstrahlurin

Bei der Untersuchung des **Mittelstrahlurins** *(MSU)* wird nur die *mittlere* Harnportion aufgefangen und untersucht: Der Patient lässt ein wenig Urin in die Toilette und unterbricht den Harnstrahl dann. Die folgenden, „mittleren" 20 – 40 ml Urin werden in einem Gefäß aufgefangen. Danach entleert der Patient den restlichen Harn in die Toilette.

Zwei- und Dreigläserprobe

Der erste Urinanteil, der beim Mittelstrahlurin verworfen wird, enthält Leukozyten, Erythrozyten, Epithelzellen und Bakterien aus der *Urethra*. Die getrennte Untersuchung der ersten und zweiten Urinanteile in der **Zweigläserprobe** ermöglicht eine Unterscheidung zwischen krankhaften Prozessen der Urethra (die pathologischen Urinbestandteile befinden sich in der *ersten* Harnportion) und solchen in höheren Abschnitten der Harnwege (die pathologischen Urinbestandteile befinden sich in der *zweiten* Harnportion).

Bei Verdacht auf eine Infektion der Prostata wird die Zweigläserprobe durch Gewinnung einer *dritten* Harnportion nach rektaler Massage der Prostata zur **Dreigläserprobe** erweitert. In der dritten Harnportion finden sich hauptsächlich Bestandteile des in die Urethra gedrückten Prostatasekrets.

Morgenurin

Bestimmte Untersuchungen, z.B. Schwangerschaftstests, werden vorzugsweise am **Morgenurin** oder sogar am **konzentrierten Morgenurin** vorgenommen. Als Morgenurin wird der Urin der ersten morgendlichen Miktion bezeichnet. Von konzentriertem Morgenurin ist die Rede, wenn der Patient vor dem morgendlichen Wasserlassen 12 Stunden lang nichts getrunken hat.

Katheterurin und Blasenpunktionsurin

Bleibt trotz Wiederholung das Ergebnis bei Untersuchungen aus Mittelstrahlurin unklar (in erster Linie zweifelhafte Bedeutung eines Keimnachweises), gewinnt der Arzt **Blasenpunktionsurin** durch eine *suprapubische Blasenpunktion*.

Eine transurethrale Katheterisierung zur Gewinnung von **Katheterurin** (kurz *K-Urin*) ist heutzutage die

---

Streifen-Schnelltest zur Urinuntersuchung [K183]

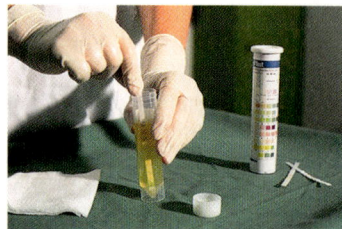

Abb. 11.11: Den Teststreifen kurz in den Urin eintauchen und alle Testfelder benetzen.

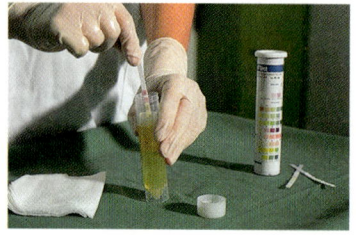

Abb. 11.12: Überschüssigen Urin abstreifen.

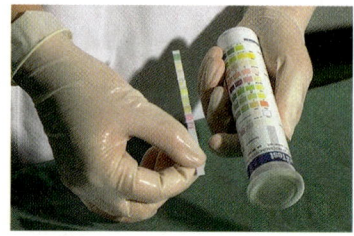

Abb. 11.13: Die vom Hersteller vorgegebene Wartezeit einhalten und anschließend die Testfelder mit der Farbskala auf dem Behälter vergleichen.

Anlegen einer Urinkultur [K183]

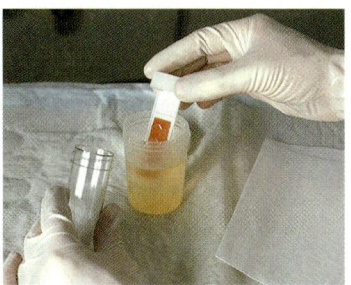

Abb. 11.14: Nährboden in den Urin tauchen.

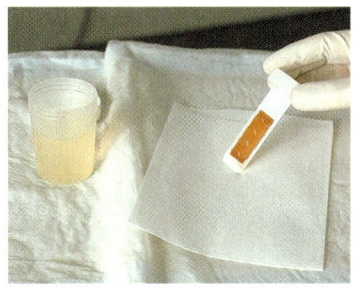

Abb. 11.15: Eintauchnährboden abtropfen lassen, dabei das Abtropfpapier nicht mit dem Eintauchnährboden berühren.

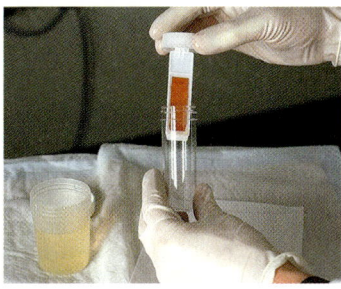

Abb. 11.16: Benetzten Nährboden im sterilen Röhrchen zum Brutschrank bringen.

Ausnahme. Zum einen ist auch hier eine Kontamination der Urinprobe mit Keimen aus der vorderen Urethra möglich, zum anderen kann durch die Katheterisierung eine Harnwegsinfektion hervorgerufen werden. Bei bereits liegendem Dauerkatheter kann Katheterurin auch aus der Punktionsstelle am Ableitungsschlauch des geschlossenen Drainagesystems entnommen werden.

Sammelurin

Zur Flüssigkeitsbilanzierung oder um die Menge eines bestimmten Stoffes festzustellen, die der Patient in einer definierten Zeit ausscheidet (etwa Glukose bei Diabetikern, Hormone), kann das Sammeln des Urins über eine bestimmte Zeit nötig sein. Die Sammelperiode dauert meist 24 Stunden, beginnt dann in der Regel um 7.00 Uhr morgens und endet um 7.00 Uhr des Folgetages. Um exakt 24 Stunden zu sammeln, entleert der Patient zu Beginn der Sammelperiode (also um 7.00 Uhr) seine Blase. Dieser Urin wird verworfen. Am Ende der Sammelperiode lässt der Patient nochmals seinen Urin in das Sammelgefäß, auch wenn er keinen Harndrang verspürt. Vor der Untersuchung des Sammelurins oder der Entnahme einer Laborprobe wird der Sammelurin aufgerührt, um eine gleichmäßige Verteilung aller Bestandteile zu erreichen.

11.4.3 Urinuntersuchung

Nach der Uringewinnung wird der Urin durch einen Streifen-Schnelltest (im Labor auch mikroskopisch) untersucht oder auf Station bzw. im Labor eine Urinkultur angelegt. Sofern diese Untersuchungen auf Station vorgenommen werden, führen sie in der Regel Pflegende aus.

Streifen-Schnelltests

Streifen-Schnelltests sind wegen ihrer einfachen Handhabung und schnellen Ergebnisse im stationä-

ren und ambulanten Bereich zur orientierenden Urinuntersuchung weit verbreitet. Es handelt sich vorwiegend um kaum fingerlange Teststreifen, auf deren Testfeldern trockene chemische Reagenzien aufgebracht sind, die mit dem Urin reagieren und sich je nach Urinbefund verfärben.

Am häufigsten werden Kombinationsteststreifen benutzt. Die Testfelder für Leukozyten, Eiweiß, Blut, Nitrit, Glukose, Urobilinogen, Bilirubin und Ketone erlauben eine rasche orientierende Diagnostik auf eine große Zahl von Erkrankungen. Darüber hinaus erlauben die Teststreifen eine Bestimmung des pH-Wertes, der beim Gesunden im sauren Bereich liegt (pH 5 – 7). Schwankungen sind durch die Kost des Patienten möglich.

Mittlerweile ist auch ein Streifenschnelltest zum Screening einer Mikroalbuminurie erhältlich (z.B. Micral-Test® S). Er hat insbesondere Bedeutung in der Betreuung von Patienten mit Diabetes mellitus und/oder arterieller Hypertonie. Insgesamt seltener

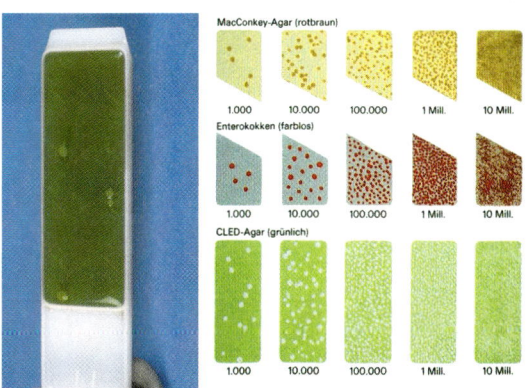

Abb. 11.17: Auf der vom Hersteller mitgelieferten Vergleichstafel lässt sich die ungefähre Keimzahl auf dem entsprechenden Nährboden ablesen. Bei dem hier verwendeten Eintauchnährboden liegt die Keimzahl unter 1 000/ml. [K183] [U163]

ist im täglichen Klinik- und Praxisalltag der Gebrauch von Teststreifen zum Drogennachweis (z.B. Frontline® Opiates).

📋 Zu den Aufgaben der Pflegenden gehört die Anleitung von Patienten, die kurz vor der Entlassung stehen und zu Hause die Teststreifenuntersuchung selbstständig durchführen sollen. Sie sollten wissen, dass:
- Die Teststreifen der verschiedenen Anbieter sich in Farbgebung, Farbreaktion und Handhabung (Zeitfaktor) unterscheiden können. Maßgebend sind die Farbfelder auf dem Behälter (☞ Abb. 11.13) und die Angaben auf der Packungsbeilage. Zu kurze oder zu lange Wartezeiten können das Ergebnis verfälschen
- Für zuverlässige und vergleichbare Ergebnisse es wichtig ist, die Teststreifen im verschlossenen Originalbehälter aufzubewahren und diesen nur für die Entnahme eines Teststreifens *kurz* zu öffnen. Ansonsten verändert die Luftfeuchtigkeit die Reagenzien und verfälscht die Ergebnisse.

Urinkultur

Bei Verdacht auf eine *bakterielle* Infektion der Nieren oder der ableitenden Harnwege (☞ 11.7) dient die **Urinkultur** der Keimzahlbestimmung, der Keimdifferenzierung und der Resistenztestung der Keime gegen Antibiotika (☞ 17.5.4).

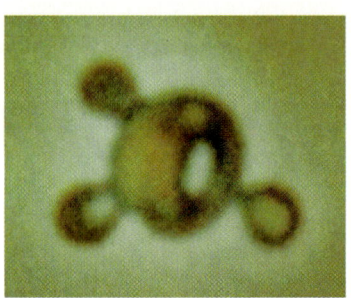

Abb. 11.18: Dysmorpher Erythrozyt mit bläschenartiger Ausstülpung der Zellmembran bei einem Patienten mit Glomerulonephritis (630fache Vergrößerung im Phasenkontrastmikroskop). [O157]

Heute wird üblicherweise ein fertig vorbereiteter Eintauchnährboden (z.B. Uricult®) in den möglichst frisch gelassenen Urin getaucht und für 24 Stunden bei 37 °C bebrütet. Bakterienkolonien sind dann als runde Herde auf dem Nährmedium erkennbar. Ihre Zahl wird anhand einer Vergleichstabelle geschätzt.

Bei weniger als 1 000 Keimen/ml Mittelstrahlurin liegt meist eine Verunreinigung vor, bei über 100 000 spricht man von einem eindeutig positiven Befund. Befunde in der „Grauzone" dazwischen sollten kurzfristig (z.B. am Folgetag) kontrolliert werden. Bei Katheterurin sind schon 10 000 Keime/ml, bei Blasenpunktionsurin jeder Keimnachweis als pathologisch zu bewerten. Absolutwerte sind diese Zahlen allerdings nicht. In die Beurteilung der Keimzahl fließen außerdem die Zahl der gewachsenen Bakterien*arten* (je mehr verschiedene Bakterien, desto eher handelt es sich um eine Verunreinigung) und klinische Faktoren wie etwa das Beschwerdebild mit ein.

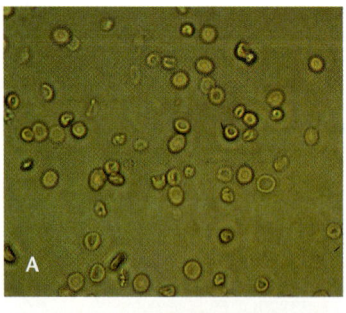
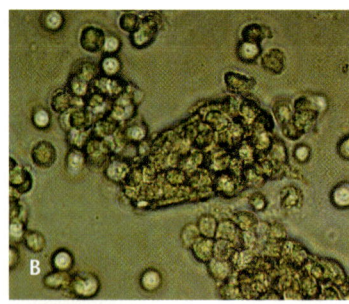
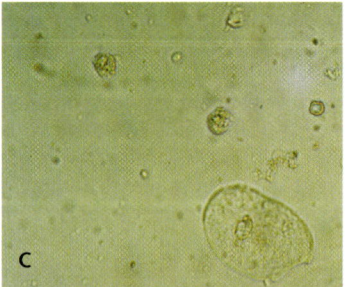
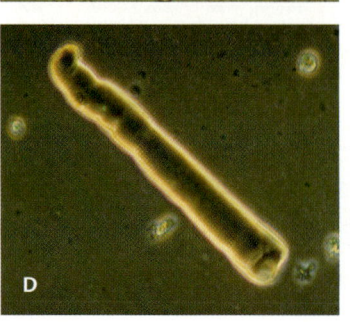
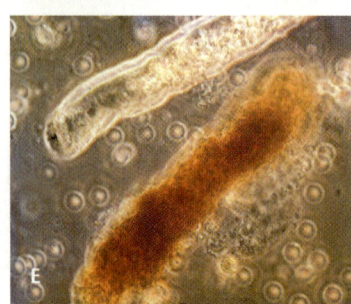
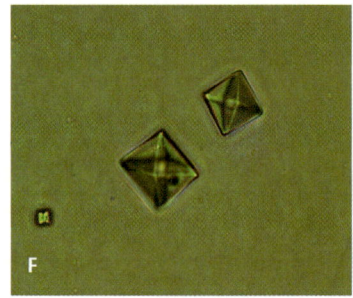

Abb. 11.19: Verschiedene Urinsedimente im Licht- oder Phasenkontrastmikroskop (LM bzw. PhM) bei 400facher Vergrößerung. A: Mikrohämaturie (LM). B: Leukozyturie und Leukozytenzylinder (PhM). C: Epithelzellen (LM; große Zelle = Plattenepithelzelle, kleine runde Zelle = Tubulusepithelzelle). D: Hyaliner Zylinder (PhM). E: Erythrozytenzylinder (rechts; PhM). F: Oxalatkristalle (LM). [O157]

Urinsediment

Zeigt der Teststreifen einen positiven Befund an, wird – in der Regel im Labor – das **Urinsediment** untersucht. Aber auch negative Befunde im Streifentest bei fortbestehendem Verdacht auf eine Erkrankung müssen weiter abgeklärt werden.

Das Urinsediment besteht aus den festen Bestandteilen des Urins. Der frisch gelassene Urin wird zentrifugiert und der Bodensatz *(Sediment)* unter dem Mikroskop ausgewertet:

- *Erythrozyten:* Sie dürfen nur vereinzelt auftreten (0 – 1 pro Gesichtsfeld ☞ 11.3.3). Neben der Zahl ist auch das Aussehen der roten Blutkörperchen wichtig: Erythrozyten aus der Niere sind meist verformt *(dysmorph)*, während solche aus den Harnwegen normal aussehen
- *Leukozyten:* Normal sind 0 – 5 pro Gesichtsfeld *(Leukozyturie* ☞ 11.3.3)
- *Epithelzellen:* Abgeschilferte Zellen der Epithelgewebe von Nieren oder ableitenden Harnwegen dürfen nur vereinzelt vorkommen (etwa eine in jedem 5. Gesichtsfeld). Sie weisen bei vermehrtem Auftreten auf entzündliche Veränderungen hin
- *Zylinder* (☞ Abb. 11.19): Zylinder sind rollenförmige Zusammenballungen, die in den Nierentubuli entstehen. *Hyaline Zylinder* bestehen aus Eiweiß und sind auch beim Gesunden, etwa bei starkem Dursten, in geringer Zahl zu beobachten. Zylinder aus roten oder weißen Blutkörperchen oder Epithelzellen sind immer pathologisch und weisen auf eine Nierenschädigung hin
- Krankhaft sind *Keime* wie Bakterien und Trichomonaden.

Zählkammermethode

Alternativ kann auch der frisch gelassene Urin *ohne* vorheriges Zentrifugieren in eine spezielle Zählkammer gegeben und mikroskopisch untersucht werden. Die Zellzahlen werden dann nicht pro Gesichtsfeld, sondern pro mm³ (= µl) Urin angegeben.

Urinkonzentration

Die gesunden Nieren können den Urin je nach Flüssigkeitsangebot *verdünnen* oder *konzentrieren*. Die Messung der Urinkonzentration spielt heute vor allem in der Differenzialdiagnostik der verschiedenen Polyurieformen eine Rolle. Zwei Methoden, die Ermittlung des spezifischen Gewichts und die Messung der Urinosmolalität, stehen zur Verfügung:

Spezifisches Gewicht des Urins

Das **spezifische Gewicht** *(Massendichte)* **des Urins** kann mit Hilfe eines *Urometers* gemessen werden (☞ 11.20 – 11.21).

Reines Wasser wiegt 1 000 g/l. Urin ist je nach Menge der in ihm gelösten Stoffe entsprechend schwerer als Wasser, wobei die Korrelation zwischen Uringewicht und Urinosmolalität nur locker ist.

Der Normalwert für das Uringewicht liegt bei 1 010 – 1 025 mg/ml (= g/l = g/cm³ = kg/m³). Vielfach wird das spezifische Harngewicht auch auf das spezifische Gewicht des Wassers (1 000 g/cm³) bezogen, so dass sich ein Normbereich von 1,010 – 1,025 ergibt.

Der Messzylinder wird mit so viel Urin gefüllt, dass das **Urometer** *(Harnwaage)*, eine kleine Senkwaage, schwimmt, ohne den Innenrand des Messzylinders zu berühren, Urin beim Hineintauchen des Urometers aber auch nicht überläuft.

Wichtige Ursachen eines erhöhten spezifischen Gewichts **(Hypersthenurie)** sind eine verminderte Flüssigkeitsaufnahme, eine vermehrte extrarenale Flüssigkeitsabgabe oder eine Ausscheidung „schwerer" Stoffe (z.B. Glukose, Eiweiße, Arzneimittel) mit dem Urin. Ursachen eines besonders niedrigen spezifischen Gewichts **(Hyposthenurie)** sind z.B. reichliche Flüssigkeitszufuhr oder ein unzureichendes Konzentrationsvermögen der Nieren. Als **Isosthenurie** *(Harnstarre)* wird ein konstantes spezifisches Uringewicht um 1,012 *unabhängig* von der Flüssigkeitszufuhr bezeichnet.

Urinosmolalität

Die Messung der **Urinosmolalität** durch Gefrierpunkterniedrigung hat die Messung des spezifischen Gewichts heute weitgehend abgelöst. Der Normwert für die Urinosmolalität liegt bei mindestens 50 mosmol/kg und maximal 1 200 mosmol/kg, nach Durstversuch sind Werte von 855 – 1 335 mosmol/kg bzw. ein Osmolalitätsverhältnis Urin : Serum ≥ 3 normal.

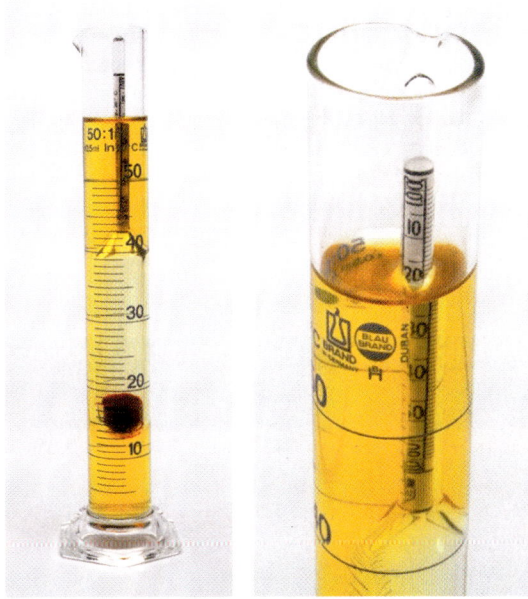

Abb. 11.20 – 11.21: Messzylinder und Urometer zur Bestimmung des spezifischen Uringewichts. Das spezifische Gewicht wird in Augenhöhe am Rand des Flüssigkeitsspiegels abgelesen (hier 1023) und dokumentiert. [K183]

11.4.4 Blutuntersuchungen bei Nierenerkrankungen

Blutuntersuchungen sind heute aus der Diagnostik bei Nierenerkrankungen nicht mehr wegzudenken.

Insbesondere sind folgende Blutwerte von diagnostischer und prognostischer Bedeutung:

Kreatinin und Harnstoff

Kreatinin (Endprodukt des Muskelstoffwechsels) und **Harnstoff** (Endprodukt des Eiweißstoffwechsels) sind *harnpflichtige Substanzen,* die ausschließlich durch die Nieren ausgeschieden werden und sich deshalb bei Nierenfunktionsstörungen im Blut anreichern.

Die größere Bedeutung hat der Kreatininwert. Bei einer Abnahme der glomerulären Filtrationsrate steigt der Kreatininspiegel im Blut an; allerdings bleibt er trotz gestörter Nierenfunktion bis zu einer Einschränkung der glomerulären Filtrationsrate von ca. 50 % normal (**kreatininblinder Bereich** ☞ Abb. 11.22).

Der Normbereich für Kreatinin liegt für Männer bei etwa 0,6 – 1,1 mg/dl (= 53 – 97 µmol/l) und für Frauen bei 0,5 – 0,9 mg/dl (= 44 – 80 µmol/l). Der Kreatininspiegel im Blut ist weitgehend unabhängig von den Ernährungsgewohnheiten, wird allerdings von der Muskelmasse der untersuchten Person beeinflusst.

Harnstoff wird wie Kreatinin glomerulär filtriert. Da Harnstoff aber in nennenswertem Umfang tubulär rückresorbiert und sein Blutspiegel zudem durch Ernährung, Flüssigkeitshaushalt und Begleiterkrankungen stärker beeinflusst wird als der des Kreatinins, ist der Harnstoffspiegel im Blut zur Beurteilung der glomerulären Filtrationsrate schlechter geeignet: Erst bei einer Einschränkung der GFR auf ca. 25 % des Normalen steigt er messbar an. Der Normwert für Harnstoff liegt bei etwa 10 – 50 mg/dl (= 1,7 – 8,3 mmol/l).

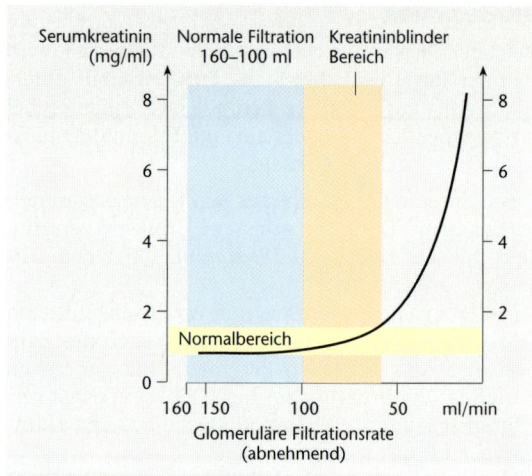

Abb. 11.22: Kreatininblinder Bereich. Diese Abb. zeigt deutlich, dass es zu einem erheblichen Abfall der Kreatinin-Clearance ohne Ansteigen des Plasmakreatinins kommen kann. [L157]

Kreatinin-Clearance

> **Clearance** (engl. *Klärung*): Plasmavolumen, das pro Zeiteinheit von einer bestimmten Substanz befreit („geklärt") wird.

Im oben genannten kreatininblinden Bereich erlaubt die Bestimmung der **Kreatinin-Clearance** die genaue Einschätzung der Nierenfunktion (etwa bei Diabetikern oder Patienten mit Nierensteinen).

Hierzu setzt man die Konzentration der Substanz im Blutplasma ins Verhältnis zu der Urinkonzentration dieser Substanz. Die Kreatinin-Clearance wird also aus dem Kreatininwert im Blut (☞ oben), dem Urinkreatinin und dem Urinminutenvolumen berechnet. Dies macht eine Blutabnahme und einen 24-Stunden-Sammelurin (☞ 11.4.2) erforderlich. Die Kreatinin-Clearance entspricht insbesondere bei normaler oder gering beeinträchtigter Nierenfunktion ungefähr der glomerulären Filtrationsrate. Bei fortgeschrittener Niereninsuffizienz ergeben sich aber zu hohe – also zu günstige – Werte für die Kreatinin-Clearance, die somit eine bessere Nierenfunktion vortäuschen als sie tatsächlich vorhanden ist.

Der Normwert der Kreatinin-Clearance sinkt mit zunehmendem Alter ab (☞ Tab. 11.23). Orientierend kann die Kreatinin-Clearance aus entsprechenden Nomogrammen abgelesen werden, wenn Serumkreatinin, Alter, Geschlecht und Gewicht des Patienten bekannt sind und der Serumkreatininwert stabil ist.

Immunologische Untersuchungen

Immunolgische Untersuchungen werden zur Differenzierung der verschiedenen Formen einer Glo-

Kreatinin-Clearance-Formel	Mindestwert für die Kreatinin-Clearance [ml/s (ml/min)]		
	Alter	**Männer**	**Frauen**
$C = \dfrac{U}{P} \times V$	< 50 J.	2,3 (138)	1,5 (90)
	50 – 59 J.	2 (120)	1,5 (90)
U = Urin-Kreatinin	60 – 69 J.	1,6 (96)	1,4 (84)
P = Serum-Kreatinin	70 – 79 J.	1,5 (90)	1,2 (72)
V = Urinminutenvolumen	≥ 80 J.	0,9 (54)	0,9 (54)

Tab. 11.23: Um auch leichtere Nierenerkrankungen bei (noch) normalem Serumkreatinin zu erkennen, wird die Kreatinin-Clearance berechnet. Das Urinminutenvolumen errechnet sich dabei aus dem 24-Std.-Gesamtvolumen geteilt durch 1440 Min.

merulonephritis (☞ auch 11.8 und 15.7.1) durchgeführt. Am häufigsten sind:

- Bestimmung der Komplementfaktoren C_3 und C_4 (Komplementfaktoren ☞ 16.1.3), da diese z.B. bei verschiedenen Formen der Glomerulonephritis im akuten Stadium durch Komplementverbrauch erniedrigt sind
- Bestimmung des Antistreptolysintiters bei Verdacht auf eine akute postinfektiöse Glomerulonephritis (☞ 11.8.1)
- Untersuchung auf den **C_3-Nephritis-Faktor,** da dieser nur bei einer bestimmten Form der Glomerulonephritis auftritt. Der C_3-Nephritis-Faktor ist ein Autoantikörper gegen ein Enzym, das an der Komplementaktivierung beteiligt ist
- Autoantikörperscreening (☞ auch 15.3.2), etwa die Suche nach *antinukleären Antikörpern* (**ANA**), *Antikörpern gegen zytoplasmatische Antigene neutrophiler Granulozyten* (**ANCA**) und *Anti-Basalmembran-Antikörpern* (**Anti-GBM-Antikörper**)
- Suche nach Paraprotein bei Plasmozytom
- Immunglobulinbestimmung (IgA-Erhöhung bei einer bestimmten Form der Glomerulonephritis)
- **Kryoglobulinnachweis,** d.h. Nachweis von Immunglobulinen, die bei Kälte ausfallen und z.B. bei einer Glomerulonephritis auftreten können.

11.4.5 Sonographie

Konventionelle Sonographie

Die **konventionelle (Abdominal-)Sonographie** nimmt in der nephrologischen Diagnostik breiten Raum ein. Praktisch bei jeder Abdominalsonographie werden die Nieren zumindest orientierend mituntersucht. Bei jeglichem Verdacht auf eine Nierenerkrankung erfolgt eine gründliche Ultraschalluntersuchung, Nierenbiopsien werden unter Ultraschallkontrolle durchgeführt. Bei der Oligo- und Anurie gehört die Sonographie zu den Erstmaßnahmen überhaupt. Sie gibt insbesondere Aufschluss über:

- *Anzahl, Form und Größe der Nieren:* Hat der Patient zwei Nieren, oder liegt eine Einzelniere vor? Sind die Nieren fehlgebildet (☞ 11.6), abnorm vergrößert (z.B. beim akuten Nierenversagen ☞ 11.11) oder verkleinert *(Schrumpfniere)?*
- *Binnenstruktur der Nieren* (☞ Abb. 11.24): Sind Tumoren, Steine oder Zysten sichtbar, oder liegen Zystennieren (☞ 11.12) vor? Ist das Nierenbecken gestaut, z.B. durch einen im Harnleiter festgeklemmten Stein?
- *Harnblasenfüllung:* Die Sonographie erlaubt die Berechnung des Urinvolumens in der Blase. Lässt der Patient unmittelbar vor der Untersuchung Wasser, ist auf diese Weise eine nichtinvasive *Restharnbestimmung* möglich (**Restharn** = restlicher Blaseninhalt nach vorheriger maximaler Blasenentleerung)

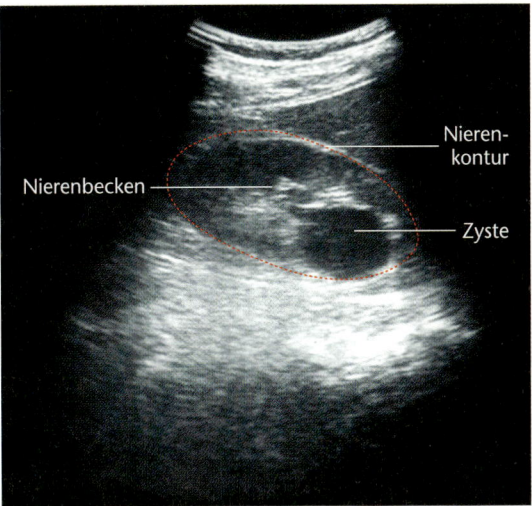

Abb. 11.24: Sonographische Darstellung einer Nierenzyste. Zysten stellen sich als schwarze, flüssigkeitsgefüllte Hohlräume dar und sind meist leicht zu erkennen (☞ auch Abb. 11.67). [T196]

(Bildbeschriftungen:) Nierenkontur — Nierenbecken — Zyste

- *Prostata* (meist mit einer rektalen Ultraschallsonde): Die Größe der Prostata kann schmerzlos bestimmt und Knoten in der Prostata erkannt und lokalisiert werden. Leider ist mit Hilfe der Sonographie keine zuverlässige Unterscheidung zwischen gut- und bösartigen Knoten möglich
- *Hoden:* Lässt sich bei z.B. einer Hodenvergrößerung ein Tumor oder eine Zyste darstellen?

Pflege bei Sonographie ☞ 1.6.6

(Farb-)Duplex-Sonographie

Eine Darstellung der Nierengefäße gelingt mit der konventionellen (Abdominal-)Sonographie höchstens orientierend. Hier kann die **(Farb-)Duplex-Sonographie** (☞ auch 1.6.6 und 7.4.5) weiterhelfen, die insbesondere bei Verdacht auf eine Nierenarterien-

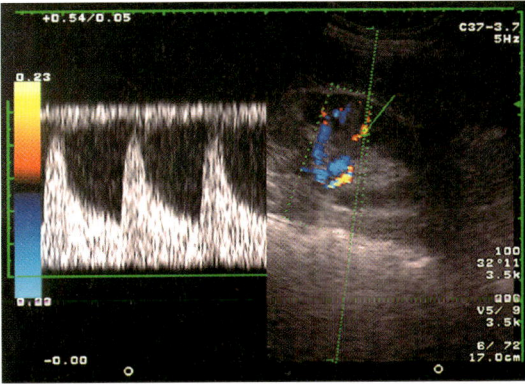

Abb. 11.25: Farbduplex-Sonographischer Befund der Niere mit unauffälligem arteriellen Signal auf Höhe der zwischen den Pyramiden verlaufenden Aa. interlobares. [M181]

stenose oder Nierenvenenthrombose sowie zur Beurteilung der Durchblutung nach Transplantation eingesetzt wird. Ein Ersatz für die Angiographie ist die (Farb-)Duplex-Sonographie aber nicht.

11.4.6 Konventionelle Röntgenverfahren

Nierenleeraufnahme

Die Abdomenübersichtsaufnahme (☞ 9.4.3) des unteren Bauchraums bis zum Schambein, meist **Nierenleeraufnahme** genannt, bildet den Anfang der Nieren-Röntgendiagnostik. Die Nieren sind als Schatten erkennbar und kalkhaltige Steine der Nieren oder der ableitenden Harnwege stellen sich dar (ein Beispiel gibt Abb. 11.61).

Intravenöses Urogramm und Infusionsurographie

Für ein **intravenöses Urogramm** (auch – nicht ganz korrekt – *i.v.-Pyelogramm* oder kurz *i.v.-Py* genannt) wird dem Patienten in der Röntgenabteilung nach der Abdomenübersichtsaufnahme ein jodhaltiges Kontrastmittel intravenös gespritzt, das durch die Nieren ausgeschieden wird. Fertigt man in bestimmten (z.B. fünfminütigen) Zeitabständen Röntgenbilder an, lässt sich von Bild zu Bild erkennen, wie sich bereits nach wenigen Minuten kontrastierter Harn im Nierenbecken sammelt und (bei normaler Nierenfunktion) nach 15 – 20 Minuten weitgehend in der Blase angekommen ist. Bei Nierenfunktionsstörungen ist eine **Infusionsurographie** möglich, bei der eine größere Menge Kontrastmittel über einen längeren Zeitraum infundiert wird.

Beide Untersuchungen ermöglichen eine Aussage über Lage und Funktion der Nieren und zeigen, ob der Harn regelrecht über Nierenbecken, Ureter und Blase abfließt oder ob Hindernisse wie z.B. Steine oder Tumoren die Passage beeinträchtigen und evtl. sogar zu einem Harnaufstau führen. Ist die Kontrastmittelausscheidung verlangsamt, etwa bei einem Steinleiden, sind die ableitenden Harnwege oberhalb des Abflusshindernisses noch nach Stunden darstellbar. Außerdem können Fehlbildungen oder Fehllagen der Nieren wie beispielsweise ein doppelt angelegter Harnleiter erkannt werden (☞ 11.6). Nach häufigen oder bei chronischen Nierenbeckenentzündungen verbreitern sich die Nierenkelche des Nierenbeckens und erscheinen plump.

Hauptkomplikationen der intravenösen oder Infusionsurographie sind Kontrastmittelzwischenfälle und ein akutes Nierenversagen. Bei bereits beeinträchtigter Nierenfunktion oder zu geringem zirkulierendem Blutvolumen ist das Risiko eines akuten Nierenversagens erhöht.

Hochgradige Nierenfunktionseinschränkung (Kreatininwert im Blut > 2,5 mg/dl) und Kontrastmittelunverträglichkeiten sind daher Kontraindikationen dieser Untersuchungen.

> #### 🖼 Pflege bei Urographie
> Pflegende bereiten den Patienten durch abführende und entblähende Maßnahmen auf die Untersuchung vor:
> - Am Vortag der Untersuchung werden milde Abführmittel und leichte Kost gegeben; am Untersuchungstag verabreichen die Pflegenden abermals Abführmittel und ggf. entblähende Mittel, da Luftüberlagerung die Darstellung der Harnwege erschwert
> - In den letzten 12 Stunden vor einem i.v.-Urogramm soll der Patient nichts mehr essen und trinken.
>
> Sofern keine Kontraindikationen bestehen, halten Pflegende den Patienten nach der Untersuchung zu reichlichem Trinken an (ca. 2 l am ersten Tag).

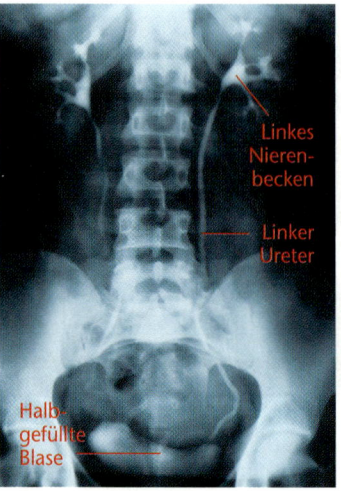

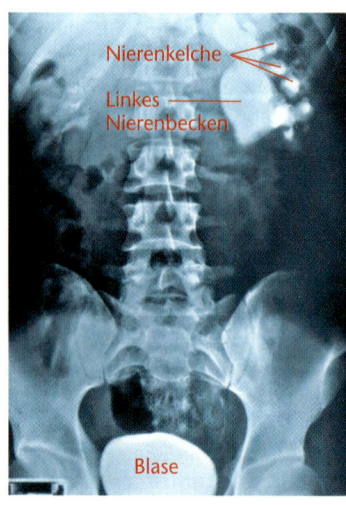

Abb. 11.26 (links): Normalbefund eines i.v.-Urogramms. Erkennbar sind beide Nierenbecken, die Ureteren und das abgeflossene Kontrastmittel in der Blase. [T170]

Abb. 11.27 (rechts): I.v.-Urogramm bei linksseitiger hochgradiger Verengung des Nierenbeckenausgangs (subpelvine Stenose), z.B. durch einen Ureterstein oder einen den Ureter einengenden Tumor. Der linke Ureter stellt sich überhaupt nicht dar, da das Kontrastmittel die Verengung nicht (sichtbar) überwindet. Rechts hat das gesamte Kontrastmittel bereits die Niere verlassen und die Blase erreicht. [T196]

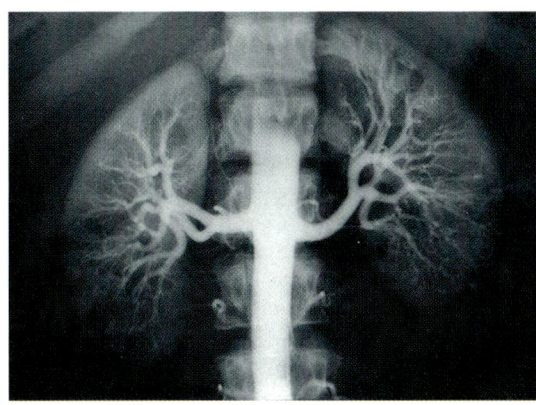

Abb. 11.28: Normalbefund einer konventionellen Angiographie der Nieren. Aufgrund der darüber liegenden Leber steht die rechte Niere etwas tiefer als die linke. [O157]

Retrograde Kontrastmitteluntersuchungen

Anstatt über den Blutweg kann das Kontrastmittel für spezielle Fragestellungen auch über einen Katheter *retrograd* in Urethra **(Urethrogramm)**, Harnblase **(Zystogramm)** oder Ureter bis zum Nierenbecken **(retrograde Pyelographie)** eingebracht werden. Dabei zeigen sich z.B. Harnröhrenverengungen durch Vernarbungen oder angeborene Klappen besonders gut.

Komplikationen und Pflege bei Kontrastmitteluntersuchungen ☞ *1.6.2*

11.4.7 Angiographie

Bei der **Angiographie** der Nierengefäße (meist als *intraarterielle digitale Subtraktionsangiographie, i.a.-DSA* ☞ 7.4.7 und Abb. 11.28) wird die A. femoralis unterhalb der Leiste punktiert und ein Katheter über die Aorta bis in die Nierenarterie vorgeschoben.

Die Gefäßdarstellung mit Kontrastmittel zeigt:
• Die Gefäßversorgung innerhalb der Niere (u.a. wichtig vor Operationen, bei denen Teile der Niere entfernt werden müssen)
• Mögliche Verengungen der Nierenarterie, die zu Nierenfunktionsstörungen und Bluthochdruck führen können (☞ 11.15)
• Die Gefäßversorgung bei unklaren Tumoren (hilft bei der Unterscheidung in gut- oder bösartig).

Komplikationen und Pflege bei angiographischen Untersuchungen ☞ *1.6.2*

11.4.8 CT und Kernspintomographie

Computertomographie *(CT)* und **Kernspintomographie** *(KST, Magnetresonanztomographie, MRT)* werden in der Inneren Medizin am häufigsten zur Abklärung unklarer Raumforderungen (Tumor? Ab-

szess?) eingesetzt. Beide Verfahren dienen nicht nur der Tumorsuche, sondern auch dem *Staging*, d.h. der Einschätzung, wie weit sich der Tumor bereits ausgebreitet hat (☞ 14.4.6). Wichtige Fragestellungen betreffen z.B. den Einbruch in die V. renalis oder die V. cava inferior bei Nierentumoren, den Nachweis vergrößerter Lymphknoten im Bauchraum bei Hodentumoren sowie das Einwachsen in die Umgebung und die Metastasierung in Leber und Knochen.

11.4.9 Isotopendiagnostik

Die nephrologische **Isotopendiagnostik** (☞ 1.6.5), z.B. die **Nierenszintigraphie** (☞ Abb. 1.46) oder **Isotopennephrographie** (☞ Abb. 1.48), gehört zu den *Funktionsuntersuchungen* der Niere. Sie erlaubt für jede einzelne Niere Aussagen über deren Ausscheidungsleistung (renale Clearance ☞ 11.4.4).

Pflege bei nuklearmedizinischen Untersuchungen ☞ *1.6.5*

11.4.10 Urodynamik

Häufig sagen die Patienten, „das Wasserlassen ist langsamer als früher", „der Strahl ist schwach" oder „ich muss jetzt immer erst ewig stehen, bis es losgeht". Da aber jeder Patient eine andere Vorstellung davon hat, was „langsam", „schwach" oder „ewig" bedeutet, müssen diese subjektiven Angaben objektiviert werden.

Hier hilft die **Urodynamik,** zu der die Uroflowmetrie, die Zystomanometrie und das Urethradruckprofil gehören. Mit Hilfe urodynamischer Untersuchungen kann sich der Arzt ein genaues Urteil über das Zusammenspiel von Blasen- und Schließmuskelfunktion bilden. Damit genießt die Urodynamik heutzuta-

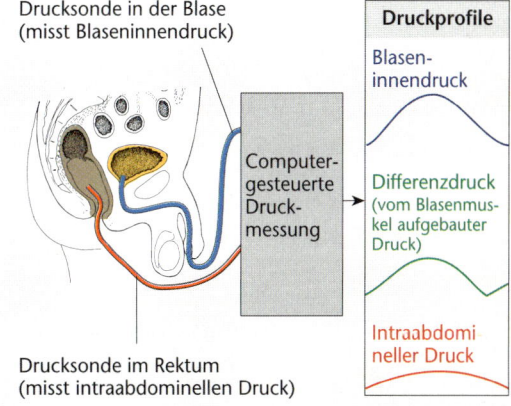

Abb. 11.29: Urodynamische Untersuchung. Zur Messung des urethralen Verschlussdrucks wird evtl. zusätzlich noch eine dritte Drucksonde in die Urethra platziert.

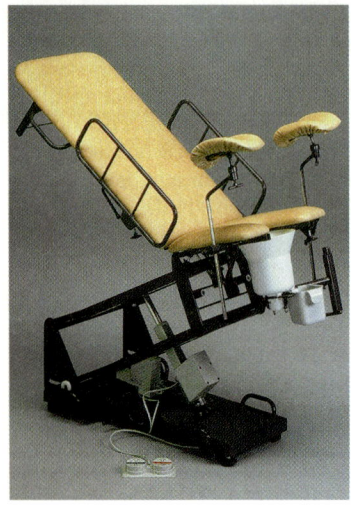

Abb. 11.30: Urodynamik-Stuhl zur Diagnostik von Blasenentleerungsstörungen. Die Messung der Druckverhältnisse in den ableitenden Harnwegen ermöglicht oft die für eine gezielte Therapie erforderliche genaue Differenzierung der Blasenentleerungsstörung. [V170]

ge den höchsten Stellenwert in der Inkontinenzdiagnostik.

Uroflowmetrie

Die **Uroflowmetrie** *(Harnflussmessung)* misst nichtinvasiv die Stärke des Harnstrahls, genauer die Harnmenge pro Zeiteinheit. Man kann sich den Untersuchungsplatz anschaulich als Toilette mit Durchflussmesser vorstellen.

Die Untersuchung ist völlig schmerzlos, der Patient lässt den Urin lediglich in einen speziellen Trichter. Die Ergebnisse sind am zuverlässigsten, wenn der Patient ungestört ist (getrennter Raum für Untersuchungsplatz), da bei vielen Menschen das Schamgefühl ansonsten das Wasserlassen „blockiert". Ggf. kann auch geprüft werden, ob der Patient die Miktion willkürlich unterbrechen kann.

Der **Harnfluss** *(Flowrate)* ist z.B. bei Erkrankungen, die zu Einengungen der Urethra führen (Prostatavergrößerung, Narben der Urethra), in typischer Weise vermindert.

Zystomanometrie und Urethradruckprofil

Für die **Zystomanometrie** *(Blasendruckmessung, kurz Zystometrie)* werden Drucksonden in Blase und Darm vorgeschoben und die Blase mit warmer physiologischer Kochsalzlösung gefüllt.

Während die Blase gefüllt wird, werden am sitzenden Patienten der Blaseninnendruck (intravesikale Druck) und der intraabdominelle Druck kontinuierlich aufgezeichnet. Der Patient soll sich melden, sobald er ein Füllungsgefühl und Harndrang verspürt. Außerdem bittet ihn der Untersucher, in kurzen Abständen zu husten, damit sich feststellen lässt, ob und ab wann es bei intraabdomineller Druckerhöhung zu unwillkürlichem Urinabgang kommt.

Nach Abschluss der Untersuchung werden die Drucksonden entfernt. Nun kann während der Blasenentleerung eine Uroflowmetrie angeschlossen werden.

Der intravesikale Druck setzt sich zusammen aus dem intraabdominellen Druck und dem vom Blasenmuskel selbst aufgebauten Druck. Um also ermitteln zu können, wie funktionstüchtig der Blasenmuskel ist oder ob unwillkürliche Blasenmuskelkontraktionen auftreten, wird vom intravesikalen Druck noch der (rektale) intraabdominelle Druck abgezogen; die so errechnete Differenz entspricht dem eigentlichen „Blasenmuskeldruck".

Beim **Urethradruckprofil** *(Sphinktermanometrie, Urethrometrie)* wird der Druck in der Urethra in Ruhe und während abdomineller Druckerhöhung (z.B. durch Husten oder Niesen) gemessen. Bei Verwendung einer Drucksonde mit zwei Messpunkten kann die Messung parallel zur intravesikalen Messung erfolgen, ansonsten durch kontinuierliches Herausziehen der Drucksonde aus der Blase mit gleichzeitiger Messung der funktionellen Urethralänge (Abstand zwischen M. sphincter vesicae und M. sphincter urethrae).

Das Urethradruckprofil ermöglicht eine Einschätzung der Sphinkterfunktion (Verschlussfunktion) der Harnröhre, was der Abgrenzung verschiedener Inkontinenzformen, v.a. bei Frauen, dient.

11.4.11 Endoskopische Untersuchungen

Die häufigste endoskopische Untersuchung in der Nephrologie (und Urologie) ist die **Zystoskopie** *(Blasenspiegelung)*. Sie erlaubt, die Harnblase von innen zu betrachten und bildet darüber hinaus die Basis für weitere moderne Diagnostik- und Therapieverfahren.

Das Grundprinzip der Zystoskopie ist bei Mann und Frau gleich. Das Zystoskop wird nach Desinfektion des Urethraeinganges und Lokalanästhesie der Schleimhaut, z.B. mit Instillagel®, in die Blase vorgeschoben. Dabei kann gleichzeitig die Urethra begutachtet werden. Bei der anschließenden Beurteilung

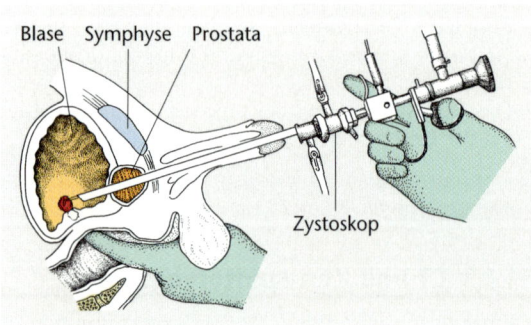

Abb. 11.31: Zystoskopie eines männlichen Patienten. Der Untersucher entfernt gerade eine auffällige Gewebeveränderung mit der Endoskopieschlinge. [A400-190]

der Harnblase achtet der Untersucher insbesondere auf Größe der Harnblase (normal sind 250 – 500 ml), Lage und Form der Harnleitermündungen, raumfordernde Prozesse, Vorwölbungen und Ausstülpungen der Blasenwand *(Divertikel)* sowie Schleimhautbeschaffenheit (entzündliche Rötung).

Mit Spezialendoskopen ist eine Beurteilung des Ureter und Nierenbeckens **(Ureteropyeloskopie)** möglich. Außerdem können *Sonden, Fasszangen* (zur Fremdkörper- oder Steinentfernung), *Elektroresektionsinstrumente* (z.B. für die elektrische Entfernung der Prostata), *Laser-Einsätze* (z.B. für die Behandlung bestimmter Tumoren) oder Katheter in die oberen Harnwege eingebracht werden.

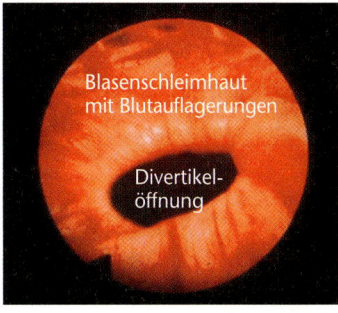

Abb. 11.32: Zystoskopisches Bild eines Blasendivertikels. Ein Blasendivertikel, das heißt eine Ausstülpung der Harnblasenwand, stellt sich endoskopisch als schwarzes Loch dar. [T196]

☷ Aufgaben der Pflegenden

- Gründliche Intimtoilette vor der Untersuchung durchführen (lassen)
- Vorbereitende Maßnahmen je nach geplanten Eingriffen durchführen, z.B. vor einer Kontrastmitteldarstellung von Ureter und Nierenbecken entblähende und abführende Arzneimittel verabreichen
- Vor der Untersuchung transurethralen Dauerkatheter entfernen
- Prämedikation nach Arztanordnung verabreichen.

11.4.12 Nierenbiopsie

Die **Nierenbiopsie** wird v.a. bei einer Glomerulonephritis (☞ 11.8) oder einem nephrotischen Syndrom (☞ 11.10) eingesetzt, um die Prognose abschätzen und die Therapie besser planen zu können. Gelegentlich sind wiederholte Biopsien im Krankheitsverlauf erforderlich. Einen besonderen Stellenwert hat die Nierenbiopsie nach Nierentransplantation.

Die Nierenbiopsie erfolgt heute immer unter Ultraschallkontrolle. Mittlerweile sind sogar spezielle Ultraschallköpfe mit Extrakanal für die Biopsienadel erhältlich, so dass die Lage der Nadel zur Niere während des gesamten Vorgangs kontrolliert werden kann. Durch diese technischen Verbesserungen sind Komplikationen insgesamt selten. Am häufigsten sind eine vorübergehende Hämaturie und Hämatome.

Die Nierenbiopsie wird unter OP-Bedingungen durchgeführt, wobei in aller Regel eine Lokalanästhesie ausreichend ist. Der Patient wird auf dem Bauch gelagert, die betroffene Seite durch entsprechende Lagerung möglichst weit gedehnt. Nach Hautdesinfektion und Lokalanästhesie entnimmt der Arzt dann die Gewebeprobe mit einer speziellen Biopsienadel, z.B. nach *Silverman* oder *Menghini* (☞ 10.4.5). Nach der Nadelentfernung ist ein Druckverband erforderlich. Das Biopsiematerial wird kontrolliert, in ein Gefäß mit Formalin-Lösung gegeben und mit den Begleitpapieren zur weiteren Untersuchung geschickt.

☷ Pflege vor der Untersuchung

- Sicherstellen, dass der Patient über die Untersuchung aufgeklärt ist und sein Einverständnis für die Untersuchung schriftlich gegeben hat, dass aktuelle Laborwerte (BB, Gerinnungsstatus, Elektrolyte) vorliegen, und – nach vorheriger Blutgruppenbestimmung – zwei Blutkonserven bestellt sind
- Patienten zur Untersuchung nüchtern lassen, da bei Zwischenfällen während der Untersuchung eine Intubation erforderlich werden kann (besonders sorgfältige Terminabsprache mit bevorzugter Behandlung von Diabetikern)
- Evtl. Prämedikation nach Arztanordnung verabreichen
- Patienten direkt vor der Untersuchung Möglichkeit geben bzw. ihn bitten, die Blase zu entleeren
- Alle Patientenunterlagen (Kurve, Röntgenbilder) und genügend Etiketten zum Bekleben des Probengefäßes und der Begleitpapiere mitgeben.

☷ Pflege nach der Untersuchung

- Regelmäßig Vitalzeichen und Einstichstelle (Nachblutung?) kontrollieren
- Patienten für 24 Stunden Bettruhe einhalten lassen, davon die ersten sechs Stunden möglichst in flacher Rückenlage, um das Nierenlager zu entlasten
- Auf das Einhalten einer zweistündigen Nahrungskarenz achten und Patienten danach zum reichlichen Trinken animieren (2 – 3 l täglich). Ausnahme ist eine Oligurie oder Anurie
- Ersten Urin nach der Biopsie untersuchen lassen (Blutbeimengungen?)
- Für den Tag nach der Biopsie Ultraschallkontrolle (Hämatom um die Niere?) einplanen. In den 3 – 4 Folgetagen Urinkontrollen je nach Arztanordnung und Vorbefunden durchführen (lassen)
- Patienten darauf hinweisen, dass er für 1 – 2 Wochen größere körperliche Anstrengungen vermeiden soll.

11.5 Künstliche Harnableitung

Bei nicht wenigen Patienten muss der Urin vorübergehend oder dauerhaft über einen Katheter künstlich nach außen abgeleitet werden. Hierzu gibt es je nach zugrunde liegendem Krankheitsbild und voraussicht-

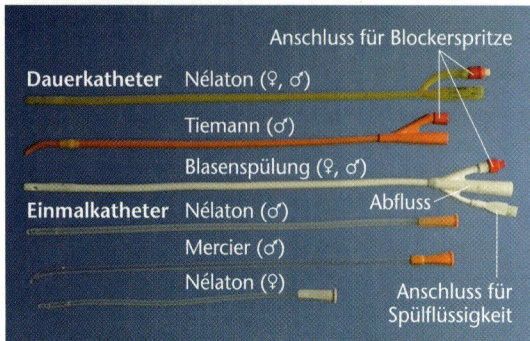

Abb. 11.33: Verschiedene Katheterarten zur transurethralen Harnableitung. ♀ = für Frauen, ♂ = für Männer. [D200]

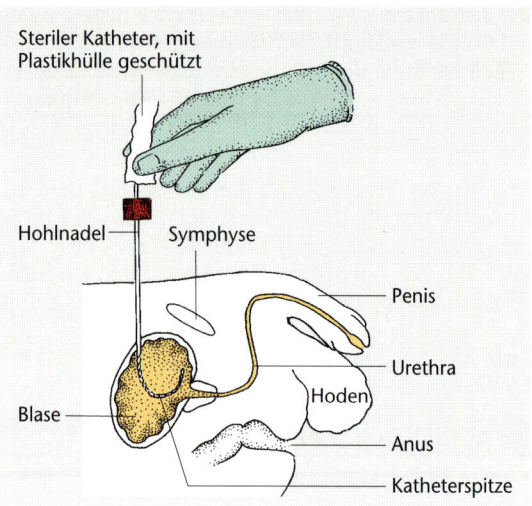

Abb. 11.34: Prinzip der suprapubischen Blasendrainage. Nach Punktion der Blase mit dem Trokar wird der Katheter vorgeschoben und dann der Trokar gespalten und entfernt. [A400]

licher Dauer der künstlichen Harnableitung verschiedene Möglichkeiten.

Transurethrale Harnableitung

Bei der **transurethralen Harnableitung** wird ein spezieller Blasenkatheter von außen durch die Urethra („trans-urethral") in die Blase vorgeschoben. Wichtige *therapeutische* Indikationen sind beispielsweise Harnabflussbehinderungen unterhalb der Harnblase, Blasenentleerungsstörungen und Operationen. *Diagnostisch* braucht man die transurethrale Katheterisierung sehr selten zur Gewinnung einer Urinprobe (*Katheterurin* ☞ 11.4.2) oder zum Einbringen von Kontrastmittel (☞ 11.4.6).

> 🔲 Das transurethrale Katheterisieren stellt ein hohes Infektionsrisiko für Nieren und Harnwege dar. Größte Bedeutung hat in diesem Zusammenhang ein Verschleppen pathogener Keime von der Harnröhrenmündung in die Blase. Daher sind eine akribische Infektionsprophylaxe und aseptisches Vorgehen erforderlich.

Suprapubische Blasendrainage und Blasenpunktion

Bei der **suprapubischen Blasendrainage** *(suprapubischer Blasenkatheter, suprapubische Blasenfistel, Zystostomie)* wird der Katheter durch die Bauchdecke hindurch in die Blase eingeführt. Dieses Verfahren ist bei fachgerechter Durchführung im Vergleich zur transurethralen Katheterisierung komplikationsärmer (weniger mechanische Verletzungen und Infektionen), berührt nicht den Intimbereich des Patienten und ermöglicht ggf. ein Kontinenztraining. Aufgrund dieser Vorteile wird die suprapubische Blasendrainage zunehmend häufig angewendet.

Die Indikationen der suprapubischen Blasendrainage entsprechen denen der transurethralen Harnableitung. Sie ist außerdem möglich bei Harnröhrenverlet-

Suprapubischer Blasenkatheter

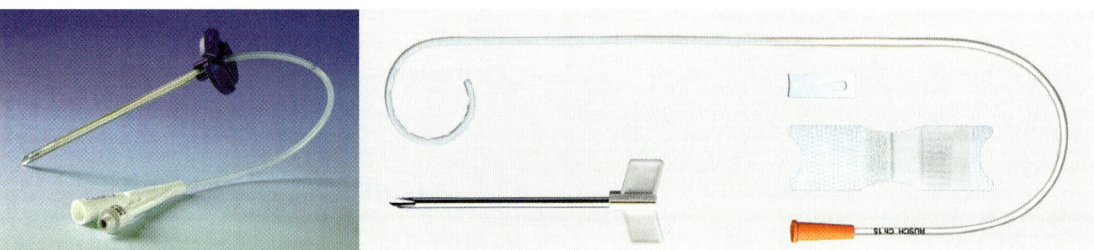

Abb. 11.36: Suprapubischer Blasenkatheter. Links: Der vordere Teil des Katheters ist bereits in die Punktionskanüle vorgeschoben; dadurch kann sich das Lumen der Kanüle vor der Punktion nicht mit Gewebe füllen und nicht verstopfen. Rechts: Punktionsbesteck zur suprapubischen Harnableitung. [U140] [U139]

zungen und höhergradigen Harnröhrenverengungen, die für einen transurethralen Katheter nicht mehr passierbar sind.

Bei Blasentumoren, Blutgerinnungsstörungen, nicht füllbarer Harnblase und bei Schwangeren darf die suprapubische Blasendrainage nicht durchgeführt werden.

Nephrostomie

Bei einer **Nephrostomie** *(Nierenfistel)* wird das Nierenbecken durch das Nierengewebe hindurch drainiert und der Urin über einen Katheter durch die Haut nach außen abgeleitet.

Eine Nephrostomie kann während einer Nierenoperation eingelegt werden, um die Harnableitung postoperativ sicherzustellen. Sie kann aber auch zur Dauerharnableitung bei Abflussstörungen indiziert sein und wird dann vom Arzt unter sonographischer Kontrolle perkutan eingeführt. Nach dem Einlegen wird der Katheter geblockt und mit einigen Nähten fixiert.

Bei komplikationslosem Verlauf wird der Nephrostomiekatheter alle 4 – 6 Wochen gewechselt.

Ureterenkatheter

Bei einem **Ureterenkatheter** *(Splint, Schienungsdrain, Ureterenschienung)* handelt es sich um eine Hohlsonde aus Kunststoff, die den Ureter z.B. während der Wundheilung nach Operationen am Ureter (z.B. Neueinpflanzung in die Blase oder in eine neugebildete Harnblase) oder palliativ bei raumfordernden Tumoren von innen schient und so den Urinabfluss gewährleistet.

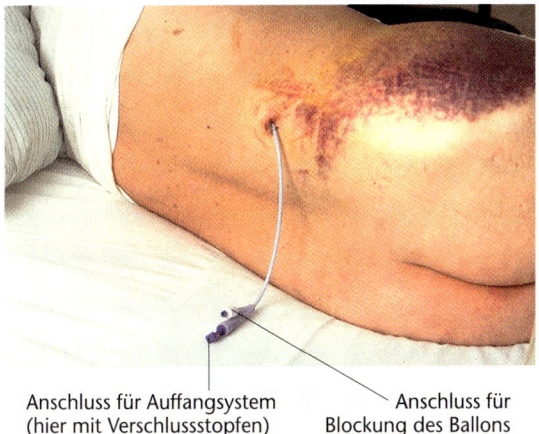

Anschluss für Auffangsystem
(hier mit Verschlussstopfen)

Anschluss für
Blockung des Ballons

Abb. 11.35: Nephrostomiekatheter. Der Katheter liegt mit seiner Spitze im Nierenbecken der rechten Niere. Fixiert ist er mittels eines geblockten Ballons. Vorsicht! Je nach Ausscheidungsleistung der Niere darf ein Nephrostomiekatheter allenfalls ganz kurzzeitig abgestöpselt werden, damit es nicht zu einem Harnstau kommt. [K183]

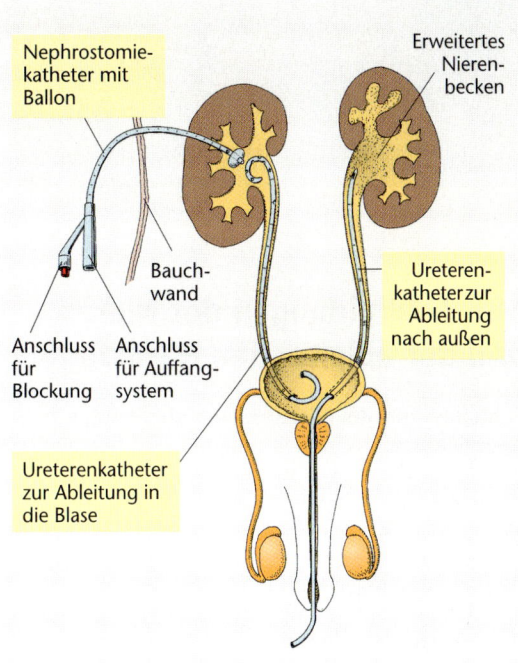

Nephrostomie-
katheter mit
Ballon

Erweitertes
Nieren-
becken

Bauch-
wand

Ureteren-
katheter zur
Ableitung
nach außen

Anschluss
für
Blockung

Anschluss
für Auffang-
system

Ureterenkatheter
zur Ableitung in
die Blase

Abb. 11.37: Häufig verwendete Katheter nach nephrologischen und urologischen Operationen. [A400-190]

Diagnostisch wird ein Ureterenkatheter zur seitengetrennten Nierenfunktionsdiagnostik und retrograden Röntgendarstellung (☞ 11.4.6) verwendet.

Ein Ureterenkatheter kann sowohl *intraoperativ* als auch im Rahmen einer *Zystoskopie* (Blasenspiegelung ☞ 11.4.11) eingebracht werden.

Bei einem **inneren Splint** wird der Urin aus der Niere über den Katheter in die Harnblase geleitet. Hierzu wird ein *Pigtail-Katheter* (☞ Abb. 11.38) verwendet, dessen Enden (wie ein Schweineschwänzchen) eingerollt sind, um die Verletzungsgefahr in den Organen zu senken. Pflegerische Maßnahmen sind bei diesem Splint nicht erforderlich.

Bei einem **äußeren Splint** wird der Urin durch die Urethra nach außen abgeleitet.

> 🛏 **Grundsätzlich gilt für die Pflege bei künstlicher Harnableitung**
> • Streng hygienischer Umgang mit Katheter und Urinauffanggefäß
> • Katheter auf Durchgängigkeit überprüfen
> • Auf Veränderungen im Urin achten (Trübung? Blutbeimengung?)
> • Katheter nicht für längere Zeit abklemmen
> • Streng aseptischer Verbandwechsel bei *perkutan* angelegten Kathetern (auf Entzündungszeichen achten).

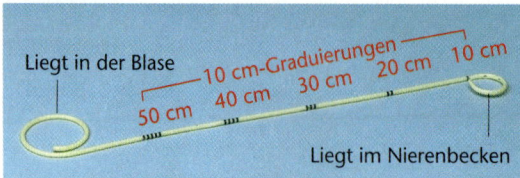

Liegt in der Blase
10 cm-Graduierungen
50 cm 40 cm 30 cm 20 cm 10 cm
Liegt im Nierenbecken

Abb. 11.38: Pigtail-Katheter zur Ureterenschienung. [K183]

11.6 Fehlbildungen der Nieren und der ableitenden Harnwege

Fehlbildungen der Niere und der ableitenden Harnwege gehören zu den häufigsten Fehlbildungen überhaupt. Für den Internisten sind sie dadurch bedeutsam, dass sie – weil von außen nicht sichtbar – nicht selten erst im Erwachsenenalter bei einer Abdominalsonographie auffallen oder bei der Abklärung eines Bluthochdrucks, wiederholter Harnwegsinfekte oder im schlimmsten Fall einer chronischen Niereninsuffizienz diagnostiziert werden. Selten führt eine Nierenfehlbildung schon vor der Geburt zum Fruchttod (z.B. bei der beidseitigen **Nierenagenesie** = beidseitig fehlende Nierenanlage). Die wichtigsten angeborenen Fehlbildungen zeigt Abb. 11.39.

Die Behandlung besteht, wenn möglich, in einer operativen Korrektur der Fehlbildung.

> Die Indikation zur Behandlung einer Nierenfehlbildung ergibt sich nicht aus dem Vorhandensein der Fehlbildung, sondern aus ihren Folgen: gehäufte Infektionen, Abflussstörungen oder Beschwerden des Patienten.

Angeborene Verengungen können am Übergang vom Nierenbecken zum Ureter **(subpelvine Stenose)** oder innerhalb des Ureters **(Harnleiterstenose)** bestehen. Als Folge der Verengung entwickelt sich ein Harnstau, der das Nierenbecken ausweitet und das Nierengewebe durch Druck zerstört. Es kommt zur **Hydronephrose** *(Wassersackniere)*. Auch **Doppelanlagen** der Niere oder des Ureters sind oft verbunden mit einem abnormen Verlauf des doppelten Ureters und einer dadurch bedingten Abflussbehinderung. Als **Megaureter** bezeichnet man einen erheblich erweiterten, geschlängelten Ureter, der angeboren oder erworben sein kann. Beim **vesikoureteralen Reflux** fließt z.B. durch eine Fehleinmündung des Ureters in die Blase beim Wasserlassen Urin nicht nur in die Urethra, sondern auch zurück in den Ureter. Im Extremfall kann der Urin bis zur Niere aufsteigen. Im Krankheitsverlauf erweitert sich der betroffene Ureter fortschreitend, und es kommt zu häufigen Harnwegsinfekten und Nierenschädigung.

11.7 Harnwegsinfekte und bakterielle Nierenentzündungen

11.7.1 Überblick über die Harnwegsinfekte

> **Harnwegsinfektion** (*Harnwegsinfekt*, kurz *HWI*): Meist durch Bakterien, selten durch Viren, Pilze oder Parasiten bedingte Entzündung der ableitenden Harnwege, die sich durch schmerzhaftes und häufiges Wasserlassen sowie evtl. durch Fieber, allgemeines Unwohlsein und Nierenlagerklopfschmerz zeigt. Gehört bei Frauen zu den häufigsten bakteriellen Infektionen überhaupt.

Unterschieden werden:
- **Untere** und **obere Harnwegsinfektion,** je nachdem, ob die Nieren *klinisch* nachweisbar beteiligt sind oder nicht
- **Akute** und **chronische Harnwegsinfektion** je nach zeitlichem Verlauf
- **Primäre** und **sekundäre Harnwegsinfektion,** je nachdem, ob der Harnwegsinfekt ohne äußere Ursache „spontan" auftritt oder ob Vorerkrankungen zugrunde liegen
- **Nicht-obstruktive** und **obstruktive Harnwegsinfektion** (ohne bzw. mit Verengung und Harnaufstau)
- **Unkomplizierte** und **komplizierte Harnwegsinfektion,** wobei in der Regel unter einer unkomplizierten Harnwegsinfektion eine akute, auf die unteren Harnwege beschränkte Infektion ohne Vorliegen von begünstigenden Faktoren (*prädisponierende Faktoren,* z.B. Harnabflussstörung, Diabetes mellitus, Abwehrschwäche) verstanden wird, während eine komplizierte Harnwegsinfektion eine Infektion bei Vorliegen von prädisponierenden Faktoren und Beteiligung der oberen Harnwege bezeichnet
- **Aszendierende** und **deszendierende Harnwegsinfektion,** je nachdem, ob die Infektion von den unteren Harnwegen zur Niere aufsteigt oder von der Niere zu den unteren Harnwegen absteigt.

Die Einteilung ist aber nicht einheitlich, und es bestehen auch Überschneidungen.

11.7.2 Akute Zystitis

> **Akute Zystitis:** Akute Harnblasenentzündung. Meist durch Aufsteigen von Bakterien durch die Urethra bedingt. In der Regel besteht gleichzeitig eine
>
> **Akute Urethritis:** Akute Urethraentzündung.

➡ Krankheitsentstehung

Bei der **akuten Zystitis** handelt es sich meistens um eine *aszendierende* Infektion: Bakterien wandern aus dem Darm über die Urethra in die Harnblase ein (endogene Erregerübertragung ☞ 17.1.2). Wegen der räumlichen Nähe von Darm- und Harnröhrenöffnung und der kurzen Urethra sind Frauen wesentlich häufiger betroffen als Männer.

Begünstigt wird eine Zystitis durch Harnabflussstörungen (☞ oben), Katheterisierung und bei Frauen durch Geschlechtsverkehr (sog. *Flitterwochen-Zystitis*). Als weitere auslösende Faktoren sind Kälte, Nässe, Stress, mangelnde Intimhygiene und Menstruation zu nennen.

Andere Ursachen wie etwa Viren, Pilze (am häufigsten Candida albicans ☞ 17.9.3), Protozoen (insbesondere Trichomonaden), Parasiten (v.a. Schistosoma-Würmer ☞ 17.11.2) sowie physikalische oder chemische Noxen (Zystitis nach Radio- oder Chemotherapie) treten demgegenüber zurück.

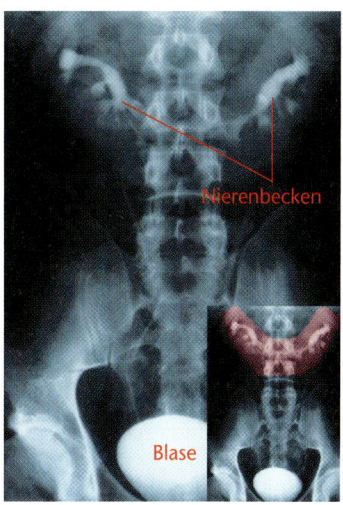

Abb. 11.40: Hufeisenniere im i.v.-Urogramm. Die Nierenbecken sind nicht wie in Abb. 11.26 in Längsachse angeordnet, sondern wenden sich schräg zur Mittellinie. Die Konturen der beiden unteren Nierenpole verschmelzen vor der Wirbelsäule. [T170]

📮 Symptome und Untersuchungsbefund

Die klinischen Zeichen einer Zystitis können sich innerhalb weniger Stunden entwickeln. Klassisch ist die Symptomkombination aus:
- Häufigem Harndrang alle 10–20 Min. mit jeweils nur geringer Urinmenge (*Pollakisurie* ☞ 11.3.2)
- Beschwerden beim Wasserlassen wie z.B. Schmerzen oder Brennen (*Dysurie* ☞ 11.3.2) und
- Evtl. (krampfartigen) Schmerzen oberhalb des Schambeins (**Blasentenesmen**).

Fieber und eine stärkere Beeinträchtigung des Allgemeinbefindens weisen auf eine Mitbeteiligung der oberen Harnwege hin (☞ unten). Der körperliche Untersuchungsbefund ist bis auf einen Druckschmerz in der Blasenregion unauffällig.

🔍 Diagnostik und Differenzialdiagnose

Die Stellung einer Verdachtsdiagnose ist meistens innerhalb von Minuten durch die typische Anamnese und den Urinstreifentest möglich. Das Testfeld auf Leukozyten reagiert immer, die auf Nitrit und Erythrozyten häufig positiv. Beweisend ist der Keimnachweis in der Urinkultur, deren Ergebnis aber erst nach 1–2 Tagen vorliegt. Dort zeigt sich bei unkomplizierten Harnwegsinfektionen in 80 % der Fälle ein Wachstum von *Escherichia coli* (☞ 17.6.9).

Im Gegensatz dazu wachsen bei komplizierten, insbesondere bei nosokomialen Infektionen häufig „Problemkeime" wie z.B. Pseudomonaden oder Klebsiellen (☞ 17.6.10 bzw. 17.6.9), oder es liegt eine Mischinfektion mit mehreren Keimen vor.

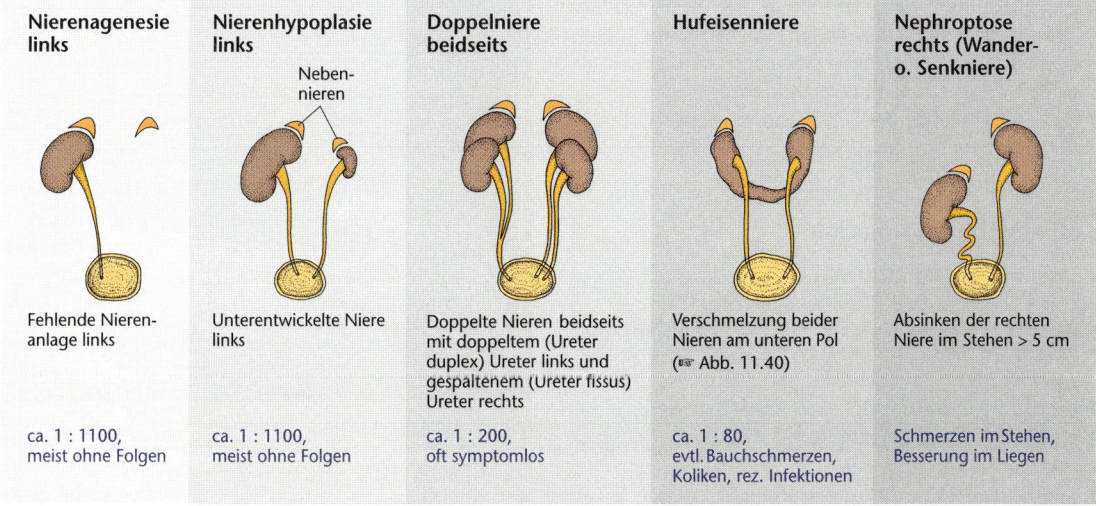

Nierenagenesie links	Nierenhypoplasie links	Doppelniere beidseits	Hufeisenniere	Nephroptose rechts (Wander- o. Senkniere)
Fehlende Nierenanlage links	Unterentwickelte Niere links	Doppelte Nieren beidseits mit doppeltem (Ureter duplex) Ureter links und gespaltenem (Ureter fissus) Ureter rechts	Verschmelzung beider Nieren am unteren Pol (☞ Abb. 11.40)	Absinken der rechten Niere im Stehen > 5 cm
ca. 1 : 1100, meist ohne Folgen	ca. 1 : 1100, meist ohne Folgen	ca. 1 : 200, oft symptomlos	ca. 1 : 80, evtl. Bauchschmerzen, Koliken, rez. Infektionen	Schmerzen im Stehen, Besserung im Liegen

Abb. 11.39: Überblick über die angeborenen Nierenfehlbildungen, ihre Häufigkeit und typische Beschwerden. [A300]

Bei Nichtansprechen auf die Antibiotikatherapie oder wiederkehrenden Zystitiden muss nach begünstigenden Faktoren gesucht werden (Sonographie, ggf. Zystoskopie).

Abzugrenzen: Reizblase

Die klinischen Erscheinungszeichen einer Zystitis treten auch bei der sog. **Reizblase** auf. Hier sind jedoch keine Keime im Urin nachweisbar. Es müssen aber auch die Erreger ausgeschlossen werden, die sich nicht in einer normalen Urinkultur zur sichtbaren Keimkolonie vermehren (☞ Abb. 17.16), wie etwa Trichomonaden, Pilze und Chlamydien. Als Ursachen dieses nicht genau definierten Krankheitsbildes werden ein Östrogenmangel (die meisten Patienten sind Frauen) und vegetative Einflüsse diskutiert.

■ Behandlungsstrategie

Der untere Harnwegsinfekt wird bei Frauen mit der Kurzzeitgabe von Antibiotika (Einmalgabe bis 3-tägige Behandlung) sowie durch „Blasenspülen" mit 2 – 3 l Tee tägl. behandelt. Bei Männern, bei Diabetikerinnen und bei Schwangeren müssen die Antibiotika über mindestens eine Woche gegeben werden, da sonst Rückfälle drohen. Mittel der Wahl sind die Kombination Trimethoprim/Sulfamethoxazol (z.B. Bactrim forte®, Cotrimoxazol forte®), Breitband-Penicilline (z.B. Amoxicillin, etwa in Clamoxyl®) oder Gyrasehemmer (z.B. Ciprofloxacin, etwa in Ciprobay®). Bei sehr starken Schmerzen sind zusätzlich Schmerzmittel und krampflösende Arzneimittel indiziert.

Der Behandlungserfolg wird eine Woche nach Ende der Antibiotikabehandlung durch eine Urinuntersuchung mit Anlage einer Kultur gesichert.

▤ Pflege

- Den Patienten zu reichlichem Trinken (mindestens 2 l täglich) animieren
- Den Patienten dazu anhalten, bei bestehendem Harndrang sofort die Toilette aufzusuchen, auch wenn er dabei auf Hilfe angewiesen ist, um ein Aufsteigen der Infektion zu verhindern
- Ggf. lokal Wärme (☞ 2.8.5) zur Beschwerdelinderung applizieren (nach Arztrücksprache)
- Temperatur regelmäßig kontrollieren.

☑ Patienteninformation

> 🖉 Dem Patienten erklären, dass der Infekt nur ausheilen kann, wenn die Antibiotika lange genug und in ausreichend hoher Dosierung genommen werden, da viele Patienten sonst die Antibiotika nach Beschwerdebesserung eigenmächtig absetzen (☞ auch Pharma-Info 17.29).

Bei rezidivierenden Harnwegsinfekten, denen keine Erkrankung wie etwa eine Prostatahyperplasie oder ein Diabetes mellitus zugrunde liegt, wird der Patient über die allgemeine Lebensführung beraten:

- Eine hohe Trinkmenge „spült" die Harnwege und schwemmt Bakterien aus. Bei einsetzendem Harndrang sollen die Patienten sofort die Toilette aufsuchen – auch im Beruf, wenn zum Toilettengang „eigentlich" keine Zeit da ist
- Evtl. kann ein Gespräch über die richtige Intimhygiene notwendig sein. Ungünstig sind hautreizende Pflegemittel und lange (Voll-)Bäder, die die Haut aufweichen und dadurch das Eindringen von Bakterien begünstigen. Eine Säuberung des Genitalbereiches von vorne nach hinten, also vom Schambein zum Anus hin, vermindert die Keimeinschleppung aus dem Darm
- Vor dem Geschlechtsverkehr ist es sinnvoll, dass *beide* Partner ihre Genitalien waschen. Danach sollte der betroffene Partner – meist die Frau – Wasser lassen und den Intimbereich nochmals reinigen
- Außerdem sollte im Gespräch auf vernünftige Kleidung (z.B. ausreichend warme Unterwäsche) und Abbau von Stressfaktoren eingegangen werden.

⚕ Prognose

Die akute Zystitis heilt in aller Regel folgenlos aus. Bei wiederholten Harnwegsinfekten der Frau außerhalb der Schwangerschaft (während der Schwangerschaft sind Harnwegsinfekte sehr häufig) muss abgeklärt werden, ob begünstigende Faktoren wie z.B. Abflusshindernisse oder ein Diabetes mellitus vorliegen. Da Harnwegsinfekte beim Mann selten sind, wird beim Mann grundsätzlich nach prädisponierenden Faktoren wie z.B. einem Blasenstein gesucht (☞ Abb. 11.41).

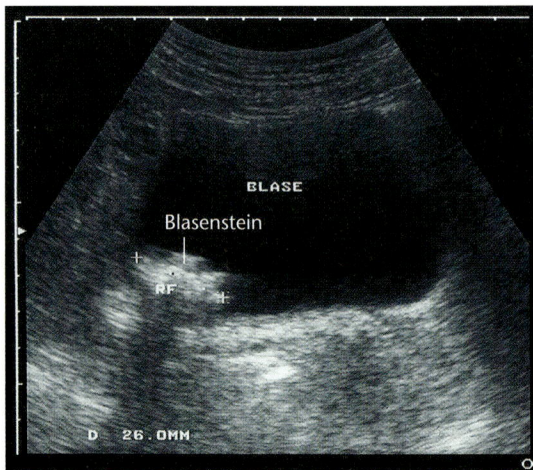

Abb. 11.41: Sonographischer Befund der Blase bei einem 73-jährigen Patienten mit rezidivierenden Zystitiden. Im Blasenlumen stellt sich als echoreiche Struktur mit dorsaler Schallauslöschung ein großer, bei Umlagerung beweglicher Blasenstein als prädisponierender Faktor dar. [M181]

11.7.3 Akute Pyelonephritis

> 🔅 **Pyelonephritis** (*Nieren-* und *Nierenbecken-entzündung*, kurz *PN*): Meist bakteriell bedingte Entzündung des Nierenbeckens und Nierenparenchyms, am häufigsten durch das Aufsteigen von Bakterien beim unteren Harnwegsinfekt.

⇨ Krankheitsentstehung

Die **akute Pyelonephritis** entsteht in erster Linie durch das Aufsteigen von bakteriellen Erregern einer Zystitis in das Nierenbecken. Eine hämatogene Ausbreitung der Erreger ist demgegenüber wesentlich seltener.

Die Bakterien führen zu einer Entzündung von Nierenbecken und Nierenparenchym, wobei insbesondere das Niereninterstitium und die Tubuli betroffen sind. Mikroskopisch finden sich viele kleine Abszesse. Die akute Pyelonephritis wird daher auch als *akute bakterielle abszedierende interstitielle Nephritis* bezeichnet (☞ 11.9.1), ein Ausdruck, der bisher in der Klinik aber selten benutzt wird.

🔅 Symptome und Untersuchungsbefund

Die Krankheitszeichen sind ungleich heftiger als bei einer Zystitis:
- Der Patient hat Fieber über 38 °C und ist in seinem Allgemeinbefinden stark beeinträchtigt. Oft bestehen Übelkeit und Erbrechen
- Ein oder beide Nierenlager sind klopfschmerzhaft. Häufig hat der Patient schon in Ruhe Rücken- oder Flankenschmerzen.

Zusätzlich bestehen meist die Zeichen einer Zystitis (☞ 11.7.2). Verläuft diese klinisch stumm, so entsteht die Pyelonephritis scheinbar „aus heiterem Himmel".

🔎 Diagnostik und Differenzialdiagnose

Die Diagnose der Pyelonephritis wird anhand des klinischen Bildes, der Urinuntersuchung (Leukozytenzylinder im Sediment) und der Urinkultur gestellt. Zur Ursachenklärung und um etwaige Komplikationen rechtzeitig zu erfassen, sind noch erforderlich:
- Blutuntersuchung: Blutbild (Leukozytose?), BSG, Kreatinin (Nierenfunktionsverschlechterung?)
- Sonographie der Nieren: Größe der Nieren? Harnaufstau? Nierensteine? Abszessbildung (☞ 11.7.5)?
- Suche nach begünstigenden Erkrankungen: Röntgenleeraufnahme („Niere leer", kalkhaltige Steine?), evtl. i.v.-Urogramm (Ausschluss von Abflussbehinderungen, z.B. durch Steine).

🔅 Komplikationen

Hauptkomplikationen der akuten Pyelonephritis sind Abszesse und die Keiminvasion in die Blutbahn mit evtl. nachfolgender lebensbedrohlicher **Urosepsis.**

📋 Behandlungsstrategie

Bei einer akuten Pyelonephritis beginnt die antibiotische Behandlung sofort nach Abnahme der Urinkultur, bei Risikopatienten als Kombinationstherapie mit mehreren hochwirksamen Antibiotika. Je nach Ergebnis des Antibiogramms (☞ 17.5.4) kann eine Umstellung auf ein anderes Antibiotikum notwendig sein. Insgesamt wird mindestens zwei Wochen therapiert. Wichtig sind zwei Kontrolluntersuchungen etwa eine und sechs Wochen nach Ende der Behandlung.

Bei Vorliegen einer Grunderkrankung heilt die Pyelonephritis oft so lange nicht aus, bis die Ursache beseitigt wurde. Deshalb wird bei der Pyelonephritis stets nach prädisponierenden Faktoren gesucht (☞ oben).

🔅 Pflege

Zusätzlich zu den pflegerischen Maßnahmen bei einem unkomplizierten Harnwegsinfekt (☞ 11.7.2) sind erforderlich:
- Die Pflegenden achten darauf, dass der Patient Bettruhe einhält und unterstützen ihn in den dadurch beeinträchtigten ATL
- Sie führen die notwendigen Prophylaxen (z.B. Pneumonieprophylaxe, Dekubitusprophylaxe) durch
- Um rechtzeitig ein drohendes akutes Nierenversagen zu erkennen, achten die Pflegenden auf die Ein- und Ausfuhr des Patienten (Flüssigkeitsbilanzierung).

🔅 Prognose

Die Prognose der „spontanen" Pyelonephritis ist gut. Bei prädisponierenden Faktoren, die nicht beseitigt werden können, kann die Erkrankung zur chronischen Pyelonephritis fortschreiten.

11.7.4 Chronische Pyelonephritis

> 🔅 **Chronische Pyelonephritis:** Chronische bakterielle Entzündung von Nierenbecken und Nierenparenchym, also *chronische bakterielle interstitielle Nephritis* (☞ auch 11.9.2). Überwiegend Folge nicht ausgeheilter Harnwegsinfekte, z.B. bei Harnabflussbehinderung durch Fehlbildungen der ableitenden Harnwege (v.a. bei vesikoureteralem Reflux ☞ 11.6).

Die Symptome der **chronischen Pyelonephritis** sind häufig weniger ausgeprägt als die der akuten Form. Oft fühlt sich der Patient einfach nicht wohl, ist matt, appetitlos und hat häufiger Kopfschmerzen. Dem Arzt können eine abnorme Blässe und ein erhöhter Blutdruck auffallen. Im Urinbefund zeigen sich eine Leukozyturie und Bakteriurie. Die Ultraschalluntersuchung ergibt je nach Dauer der Erkrankung Vernarbungen und Schrumpfung der Nieren.

Der Verlauf einer chronischen Pyelonephritis ist sehr unterschiedlich. Gelingt es, begünstigende Faktoren auszuschalten, ist die Prognose gut. Gelegentlich kommt es allerdings durch die zunehmenden Vernarbungen zur Zerstörung von Nierengewebe und langsam über viele Jahre zum chronischen Nierenversagen mit Dialysepflicht (☞ 11.12).

11.7.5 Abszesse im Bereich der Nieren

> ⚇ **Pyonephrose** *(Eiterniere):* Eitrige Einschmelzung von Nierengewebe mit Bildung eines oder mehrerer Abszesse.
>
> **Paranephritischer Abszess:** Abgekapselte eitrige Gewebseinschmelzung in unmittelbarerer Umgebung der Niere.

⇨ Krankheitsentstehung

Die **Pyonephrose** entsteht in den meisten Fällen als Komplikation einer Pyelonephritis. Ein **paranephritischer Abszess** kann durch hämatogene Streuung (d.h. Einschwemmen von Keimen aus einem anderen Infektionsherd mit dem Blut) entstehen oder durch Ausbreitung einer eitrigen Entzündung der Niere oder umgebender Organe.

▧ Symptome, Befund und
🔎 Diagnostik

Abszesse im Bereich der Nieren stellen schwere Krankheitsbilder dar. Die Patienten haben hohes Fieber und Schüttelfrost und sind in ihrem Allgemeinbefinden stark beeinträchtigt. Schmerzen im Nierenlager und eine sekundäre *Pleuritis* (☞ 8.11.1) aufgrund der räumlichen Nähe beider Organe können hinzutreten.

Bei der Pyonephrose hat der Abszess Anschluss an das Nierenbecken. Daher ist der Urin eitrig (Pyurie ☞ 11.3.3). Hingegen ist bei dem neben der Niere gelegenen paranephritischen Abszess der Urinbefund oft normal, da der Abszess ohne Anschluss an das Nierenbecken ist. Außerdem reizt der paranephritische Abszess den M. psoas, weshalb die Betroffenen meist mit angezogenen Beinen im Bett liegen.

Die Diagnose wird durch Blutuntersuchung (Leukozytose? BSG-Erhöhung?), Sonographie der Nieren, Röntgenleeraufnahme des Abdomens und ggf. CT gestellt.

▰ Behandlungsstrategie

In beiden Fällen besteht die Behandlung in Antibiotikagabe und Drainage des Eiters nach außen. Bei einer Pyonephrose ist in seltenen Fällen eine **Nierenteilre-**

sektion oder eine **Nephrektomie** (Entfernung der Niere) erforderlich.

⊡ Pflege

Die teils erheblich eingeschränkten Patienten benötigen umfassende Unterstützung durch die Pflegenden (Unterstützung bei den ATL, Durchführung der Prophylaxen). Darüber hinaus achten die Pflegenden auf mögliche Komplikationen wie etwa eine Pleuritis (☞ 8.11.1) oder ein akutes Nierenversagen (Flüssigkeitsbilanzierung). Bei Drainage des Abszesses nach außen wechseln die Pflegenden täglich den Verband und achten auf Infektionszeichen.

11.7.6 Urogenitaltuberkulose

Pflege ☞ *8.5.4, 17.2*

> ⚇ **Urogenitaltuberkulose:** Tuberkulose der Nieren, der ableitenden Harnwege und/oder der Geschlechtsorgane.

⇨ Krankheitsentstehung

Am häufigsten ist die **Urogenitaltuberkulose** bedingt durch hämatogene Verschleppung von Tuberkulosebakterien bei einer Lungentuberkulose (☞ 8.5.4).

▧ Symptome, Befund und
🔎 Diagnostik

Bei der **Nierentuberkulose** kommt es zuerst zum **parenchymatösen Stadium** *(Stadium I)*, das nur zufällig durch die Abklärung einer „therapieresistenten" Leukozyturie oder Erythrozyturie entdeckt wird. Da die mit dem Harn ausgeschiedenen Mykobakterien in der normalen Urinkultur nicht wachsen, ist bei jeder „sterilen" Leukozyturie auch an eine Tuberkulose zu denken. Wird die Erkrankung in diesem Stadium nicht behandelt, bilden sich wie in der Lunge **Kavernen** *(Stadium II)*. Durch die Verbindung der Nierenherde zum ableitenden Harntrakt werden die Keime vermehrt ausgeschieden und infizieren die unteren Harnwege. Im **Spätstadium** *(Stadium III)* ist die Niere völlig zerstört *(Kittniere)*.

Typische Symptome gibt es nicht. Die ersten Symptome gleichen oft denjenigen einer unteren Harnwegsinfektion. In fortgeschrittenen Stadien treten die typischen Allgemeinerscheinungen einer Tuberkulose wie Müdigkeit, Leistungsabfall, Nachtschweiß, subfebrile Temperaturen und Gewichtsverlust auf.

Die Diagnose erfordert den Erregernachweis im Urin durch spezielle Färbung, Kultur und Tierversuch (Impfung von Meerschweinchen mit Urinsediment). Im Rahmen der Therapieplanung wird auch die verbliebene Restfunktion der Niere geklärt. Parallel dazu untersucht der Arzt den Patienten auf die Zeichen einer gleichzeitig bestehenden **Genitaltuberkulose** (z.B. Eileiterentzündung, Hodenentzündung).

Behandlungsstrategie

Die Behandlung beginnt stets mit den antituberkulösen Arzneimitteln, die auch bei der Lungentuberkulose eingesetzt werden (☞ 8.5.4). Später müssen ggf. Vernarbungen der ableitenden Harnwege oder funktionslose Nierenbezirke, im Extremfall die ganze Niere, operativ entfernt werden.

Pflege

Bei einer Urogenitaltuberkulose muss der Patient nicht isoliert werden. Vorsichtsmaßnahmen wie Anziehen von Kittel oder Handschuhen sind nur erforderlich, wenn ein Kontakt zu erregerhaltigem Material möglich ist.

> ⓘ **Vorsicht!**
> Die Urogenitaltuberkulose ist eine meldepflichtige Infektionskrankheit (☞ 17.15).

11.8 Glomerulonephritis

> ⊡ **Glomerulonephritis** (kurz *GN*): Abakterielle (nicht durch Bakterien bedingte) Entzündungen stets beider Nieren mit primärer Schädigung der Nierenkörperchen (Glomeruli).

Von den entzündlichen Glomerulonephritiden werden nichtentzündliche Schädigungen der Nierenkörperchen im Rahmen von Stoffwechselerkrankungen, vor allem dem Diabetes mellitus (diabetische Nephropathie ☞ 12.7.6), abgegrenzt.

Die wissenschaftliche Einteilung der verschiedenen Formen von Glomerulonephritiden ist hochkompliziert. Eingeteilt werden kann nach der Pathogenese (z.B. postinfektiös, im Rahmen von Systemerkrankungen), nach klinischen Aspekten (z.B. vorherrschende Symptomatik, zeitlicher Verlauf), nach histologisch-morphologischen Kriterien (☞ Abb. 11.42) sowie nach dem immunhistologischen Befund (z.B. Anti-Basalmembran-Antikörper, Antigen-Antikörper-Komplexe).

Dadurch, dass einerseits einem klinischen Bild nicht nur mehrere Ursachen zugrunde liegen können, sondern zu diesem auch unterschiedliche histologische Befunde beobachtet werden, die wiederum gewisse, aber nicht zuverlässige Rückschlüsse auf die Prognose erlauben, andererseits aber ein histologischer Befund zu unterschiedlicher Symptomatik führen kann, gestaltet sich die Einteilung der Glomerulonephritiden insgesamt uneinheitlich und verwirrend. Die Einteilung in diesem Lehrbuch orientiert sich an klinischen Kriterien.

11.8.1 Akute Glomerulonephritis

> ⊡ **Akute Glomerulonephritis:** Akute, abakterielle Nierenentzündung, die häufig im Rahmen einer fehlgeleiteten Immunreaktion 1–4 Wochen nach einer Infektion auftritt (**postinfektiöse akute GN**) und dann meist eine gute Prognose hat. Selten mit rascher Verschlechterung der Nierenfunktion einhergehend, die schnell in ein dialysepflichtiges Nierenversagen münden kann. Diese **rasch progrediente GN** (*rapid progressive GN*, kurz *RPGN*, auch *perakute GN*) ist oft Folge von Autoimmunkrankheiten (☞ 16.5).

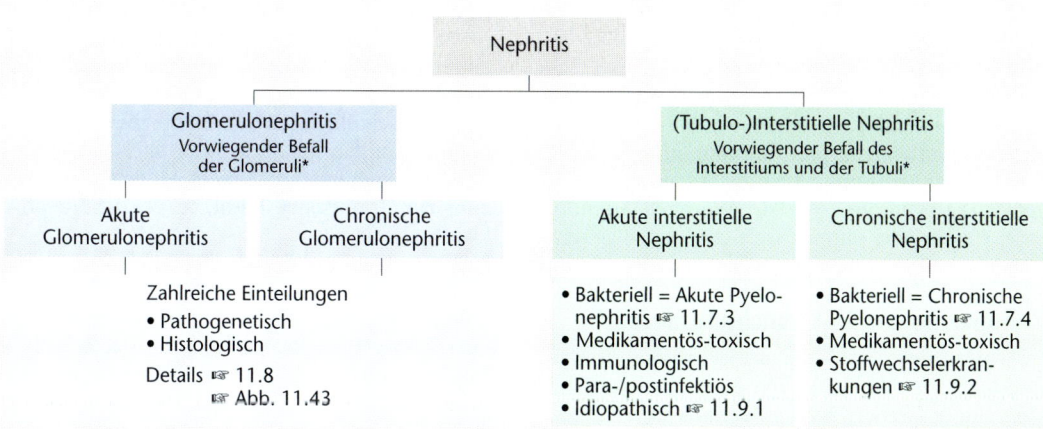

Abb. 11.42: Es ist nicht leicht, angesichts der verschiedenen Einteilungen und Namen von entzündlichen Nierenerkrankungen den Überblick zu behalten. Dieses (vereinfachte) Schema soll eine Orientierungshilfe sein. [A400]

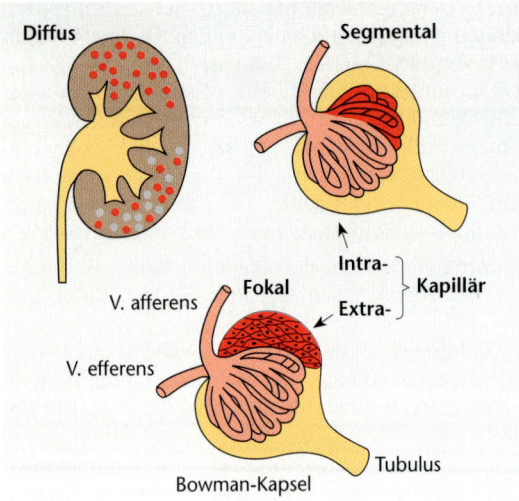

Abb. 11.43: Einteilung der Glomerulonephritis nach histologisch-morphologischen Veränderungen (Auszug). Hierbei handelt es sich um eine rein beschreibende Einteilung. „Diffuse Glomerulonephritis" bedeutet beispielsweise, dass alle Glomeruli betroffen sind. Bei der fokalen Glomerulonephritis ist nur ein Teil der Glomeruli verändert, bei der segmentalen nur ein Teil der Kapillarschlingen eines Glomerulus. [E179–168]

Einige Autoren bezeichnen nur die postinfektiöse akute Glomerulonephritis als akute Glomerulonephritis und grenzen die rasch progrediente GN vollkommen davon ab.

⇨ Krankheitsentstehung

Bei der **akuten postinfektiösen Glomerulonephritis** bilden sich während und nach der Ersterkrankung (meist Streptokokkeninfektionen wie Scharlach oder eitrige Mittelohrentzündung) Antikörper gegen die Krankheitserreger. Die Antikörper bilden Komplexe mit den Antigenen der Bakterien, die durch den Blutstrom in die Nieren getragen werden, wo sie eine Entzündung der Glomeruli hervorrufen.

Die **rasch progrediente Glomerulonephritis** kann ebenfalls postinfektiös entstehen, wesentlich häufiger aber tritt sie im Rahmen einer Autoimmunerkrankung (z.B. systemischer Lupus erythematodes ☞ 15.7.1, Goodpasture-Syndrom ☞ 8.18, Wegener-Granulomatose ☞ 8.19) oder idiopathisch, d.h. aus ungeklärter Ursache, auf.

🔲 Symptome und Untersuchungsbefund

Bei der postinfektiösen Glomerulonephritis kommt es ungefähr 1 – 4 Wochen nach einer „banalen" Infektion, die der Patient häufig bereits wieder vergessen hat, erneut zu einem Krankheitsgefühl mit Müdigkeit, Kopfschmerzen, subfebrilen Temperaturen oder Fieber und Rückenschmerzen. Gleichzeitig kann ein dumpfes Schmerzgefühl in beiden Nierenlagern auftreten. Oft bemerkt der Patient, dass sein Gesicht

„verquollen" ist (Ödeme, besonders um die Augen). Vielleicht fällt auch eine rötlich-braune Verfärbung des Urins auf (Hämaturie).

Bei der Untersuchung wird typischerweise *erstmalig* eine Hypertonie festgestellt („ich habe doch noch nie einen hohen Blutdruck gehabt"), die Folge der Glomerulonephritis ist. Durch die oft vorhandene Oligurie mit nachfolgender Überwässerung ist insbesondere bei älteren Patienten das Herz überfordert, wodurch es zu einem Lungenödem (☞ 6.6.3, 11.17.1) kommen kann. Evtl. ist der Krankheitsherd, z.B. eine chronische Mandelentzündung, noch sichtbar.

Die rasch progrediente Glomerulonephritis beginnt wie die postinfektiöse Glomerulonephritis, es treten jedoch schnell die Zeichen einer Niereninsuffizienz hinzu, und meist ist kein Infekt festzustellen. Zusätzlich können die Zeichen der zugrunde liegenden (Autoimmun-)Erkrankung bestehen.

> 👍 Der Patient ist durch die eingeschränkte Nierenfunktion gefährdet, es droht ein akutes Nierenversagen.

🔍 Diagnostik und Differenzialdiagnose

- Die Urinuntersuchung zeigt neben einer Leukozyturie und einer unterschiedlich starken Proteinurie eine Mikro- oder Makrohämaturie, wobei das Auftreten von Erythrozytenzylindern und verformten Erythrozyten (☞ Abb. 11.44) kennzeichnend ist
- Bei der Blutuntersuchung sind eine BSG-Beschleunigung und evtl. eine Leukozytose als Entzündungszeichen festzustellen. Der Kreatinin- und Harnstoffwert sind meist erhöht. Der Antistreptolysin-Titer ist pathologisch hoch, das C_3-Komplement meist vermindert, falls ein Streptokokken-Infekt ursächliche Erkrankung war. Zur Ursachenklärung sind weitere immunologische Bluttests angezeigt (☞ 11.4.4), um Autoimmunerkrankungen (etwa einen systemischen Lupus erythematodes ☞ 15.7.1) zu erfassen
- Die Ultraschallbefunde der Nieren bei einer akuten Glomerulonephritis sind zwar uncharakteristisch, die Untersuchung ermöglicht jedoch die Abgrenzung zur chronischen Form, bei der die Nieren verkleinert sind
- Eine Nierenbiopsie ist bei einer Eiweißausscheidung von mehr als 3,5 g täglich sowie schnell zunehmendem oder länger als zwei Wochen dauerndem Kreatininanstieg indiziert. Hier besteht der Verdacht auf eine rasch progrediente Glomerulonephritis, bei der nur eine *frühzeitig beginnende* spezifische Therapie die Prognose verbessert.

🔲 Behandlungsstrategie

Eine evtl. vorhandene Hypertonie und Ödeme werden symptomatisch behandelt. Hinzu tritt die spezifische Therapie: Bei einer Poststreptokokken-Glomerulonephritis wird Penicillin gegeben, bei einer rasch progredienten Glomerulonephritis gelangen je nach immunhistologischem Typ insbesondere Glukokortikoide (☞ Pharma-Info 12.33), Cyclophosphamid (z.B. Endoxan®) und die Plasmapheresetherapie (Plasmaaustausch) zur Anwendung.

🔄 Pflege bei akuter Glomerulonephritis

Die Pflege des Kranken dient dem Vermeiden von Komplikationen bzw. ihrem frühzeitigen Erkennen:

- Bei Hypertonie, Ödemen oder deutlichem Kreatininanstieg und damit drohendem akutem Nierenversagen Bettruhe über 3 – 4 Wochen. In leichten Fällen ist strenge Bettruhe nicht unbedingt nötig, auf jeden Fall aber sollte sich der Patient körperlich schonen. Die Pflegenden unterstützen daher den Patienten bei der Körperpflege und führen je nach Schwere der Erkrankung Thrombose-, Pneumonie- und Dekubitusprophylaxe durch
- Engmaschige Kontrollen von Puls und Blutdruck, Gewicht und Temperatur. Beobachtung des Urins auf Aussehen und Menge, Flüssigkeitsbilanzierung. Organisieren von Blutkontrollen (insbesondere von Kreatinin, Harnstoff und Elektrolyten) nach Arztanordnung
- Ernährung in Abhängigkeit von der Schwere des Krankheitsbildes. Das früher übliche pauschale „Dursten und Fasten" wird heute nicht mehr verordnet, da es die Komplikationsrate eher erhöht hat. Grundsätzlich gilt aber, dass Hypertonie, Ödeme und/oder eine eingeschränkte Nierenfunktion eine Reduktion der Kochsalz- und Flüssigkeitszufuhr erfordern. Als Richtwert für die Eiweißzufuhr gelten 0,7 g/kg Körpergewicht, wobei bei höhergradigem Eiweißverlust über die Nieren ein Zuschlag erforderlich ist. Steigt infolge der Nierenfunktionseinschränkung das Serumkalium an, muss der Patient auf kaliumhaltige Lebensmittel verzichten (☞ 11.2).

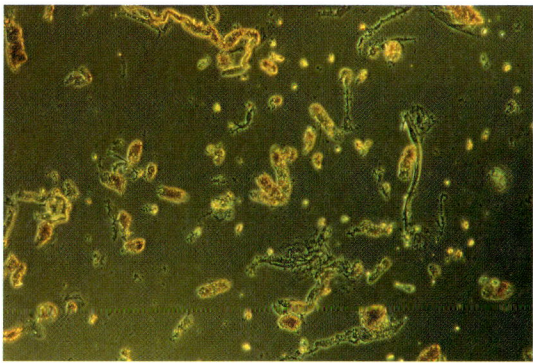

Abb. 11.44: Urinsediment bei akuter Glomerulonephritis im Phasenkontrastmikroskop, 100fach vergrößert. Zu sehen sind massenhaft vermehrte rot-bräunlich gefärbte Erythrozytenzylinder. [O157]

Nach der Krankenhausentlassung sind nur körperlich leichte Tätigkeiten (Büro) erlaubt.

🔄 Prognose

Die Prognose der akuten postinfektiösen Glomerulonephritis ist recht gut. Bei ca. 75 % der Erwachsenen und 90 % der Kinder heilt die Erkrankung aus. Kleine Defekte wie z.B. eine Mikrohämaturie (☞ 11.3.3) können aber zurückbleiben. Komplikationen bestehen im akuten Nierenversagen (☞ 11.11) und in der Entwicklung einer chronischen Niereninsuffizienz (☞ 11.12). Bei der rasch progredienten Glomerulonephritis hängt die Prognose wesentlich vom Zeitpunkt des Therapiebeginns und von einer evtl. bestehenden Grunderkrankung ab.

Auch nach einer (scheinbar) ausgeheilten akuten Glomerulonephritis sollten die Patienten über Jahre ärztlich nachkontrolliert werden, da spätere Nierenfunktionseinschränkungen beobachtet worden sind.

11.8.2 Chronische Glomerulonephritis

> 📋 **Chronische Glomerulonephritis:** Schleichend über Jahre bis Jahrzehnte voranschreitende Glomerulonephritis, oft aus ungeklärter Ursache.

Da sich die Patienten häufig lange Zeit völlig gesund fühlen, wird die Erkrankung nicht selten erst bei einer zufälligen Urinuntersuchung entdeckt, oder es kommt zu einem scheinbar akuten *(pseudoakuten)* Nierenversagen.

Meist liegen eine (Mikro-)Hämaturie und Proteinurie vor. Mit zunehmender Krankheitsdauer entwickeln sich eine Hypertonie und weitere Zeichen des chronischen Nierenversagens (☞ 11.12).

Eine spezifische Behandlung der chronischen Glomerulonephritis ist in den meisten Fällen nicht möglich. Eine zusätzliche Nierenschädigung durch Hypertonie oder nierenschädigende Arzneimittel, etwa das frei verkäufliche Schmerzmittel Paracetamol, muss auf jeden Fall vermieden werden. Die Patienten sollen sich körperlich schonen, obwohl der Wert dieser Maßnahme nicht erwiesen ist. Bei einem Kreatininwert über 1,5 mg/dl empfiehlt sich eine eiweißarme Kost (0,5 – 0,7 g/kg tägl. statt 0,9 g/kg tägl.), da eine hohe Eiweißzufuhr wahrscheinlich die noch funktionierenden Glomeruli überlastet. Dabei muss die Nahrung aber kalorisch ausreichend sein. Kochsalzeinschränkung und Begrenzung der Trinkmenge können nicht generell empfohlen werden, da sich durch Dehydration die Nierenfunktion zusätzlich verschlechtern kann.

Die Prognose der chronischen Glomerulonephritis ist insgesamt schlecht. Nach Jahren oder Jahrzehnten werden die meisten Patienten dialysepflichtig.

11.9 Interstitielle Nephritis

> ⊡ **Interstitielle Nephritis** *(tubulo-interstitielle Nephritis):* Entzündung der Nieren unterschiedlicher Ursache mit vorwiegendem Befall des Niereninterstitiums und meist auch der Tubuli. Sekundär kann es aber zu einer Beteiligung der Glomeruli kommen.

11.9.1 Akute interstitielle Nephritis

⇨ Krankheitsentstehung

Die akute interstitielle Nephritis kann durch zahlreiche Faktoren hervorgerufen werden:
- Bakteriell – hier spricht der Kliniker in der Regel von einer akuten Pyelonephritis (☞ 11.7.3)
- Medikamentös-toxisch, v.a. durch Antibiotika (z.B. Penicilline, Cephalosporine, Sulfonamide), Diuretika und nichtsteroidale Antiphlogistika
- Immunologisch, etwa im Rahmen eines systemischen Lupus erythematodes (☞ 15.7.1)
- Para- oder postinfektiös, z.B. bei Virusinfektionen (etwa mit dem Epstein-Barr-, dem Zytomegalie- oder dem Hantavirus) oder bakteriellen Infektionen (etwa Streptokokkeninfektionen)
- Idiopathisch.

▣ Symptome, Befund und ◌ Diagnostik

Klinik und Diagnostik der akuten Pyelonephritis ☞ 11.7.3

Das klinische Bild ist sehr unterschiedlich und reicht von einer geringen Einschränkung der Nierenfunktion, die innerhalb weniger Tage von selbst wieder verschwindet, bis zum akuten Nierenversagen (☞ 11.11). Fieber, Hautausschläge und Gelenkbeschwerden sind möglich, Bluthochdruck und Ödeme fehlen in der Regel.

Der Urinbefund zeigt eine Erythro- und Leukozyturie sowie eine Proteinurie (meist unter 3 g täglich). Leichte Formen der akuten interstitiellen Nephritis werden oft nicht diagnostiziert.

Kommt es bei schweren Verläufen zu einem akuten Nierenversagen, ist zur Diagnosesicherung eine Nierenbiopsie erforderlich.

▣ Behandlungsstrategie und ⚕ Prognose

Die ursächlichen Faktoren werden schnellstmöglich beseitigt, vielfach werden auch Glukokortikoide zur Unterdrückung des auslösenden Immunprozesses und entzündlichen Geschehens gegeben. Ein akutes Nierenversagen wird symptomatisch behandelt.

Die Prognose ist für den überwiegenden Teil der Patienten gut. Nur selten entwickelt sich eine chronische Niereninsuffizienz (☞ 11.12).

Pflege bei akutem Nierenversagen ☞ 11.11

11.9.2 Chronische interstitielle Nephritis und Analgetikanephropathie

Wie die akute interstitielle Nephritis, kann auch die **chronische interstitielle Nephritis** Folge einer Vielzahl von Faktoren sein. Wegen ihrer besonderen Bedeutung soll die chronische interstitielle Nephritis durch lang andauernde Analgetikaeinnahme, die *Analgetikanephropathie,* an dieser Stelle ausführlich dargestellt werden.

Chronische Pyelonephritis ☞ 11.7.4

> ⊡ **Analgetikanephropathie** *(Analgetika-assoziierte Nephropathie, Phenazetin-Niere):* Durch lang andauernde Analgetikaeinnahme hervorgerufene chronische interstitielle Nephritis mit zunehmender Nierenfunktionseinschränkung. Frauen sind wesentlich häufiger betroffen als Männer.

⇨ Krankheitsentstehung

Wahrscheinlich führt die Einnahme von Prostaglandinsynthesehemmern über eine Verminderung der Markdurchblutung und eine Anreicherung toxischer Substanzen in der Mark- und Papillenregion letztlich zu einer chronischen interstitiellen Nephritis. Typisch sind **Papillennekrosen,** die häufig verkalken.

> ✎ Besonders häufig wurde die Analgetikanephropathie in der Vergangenheit durch das Schmerzmittel Phenazetin hervorgerufen. Aber auch die heute eingesetzten Prostaglandinsynthesehemmer wie etwa Paracetamol und nichtsteroidale Antiphlogistika können zu einer Nierenschädigung führen. Die „notwendige" Gesamtmenge an Paracetamol liegt bei ca. 1 – 3 kg. Zum Vergleich: 2 Tbl. zu 500 mg täglich über 2,5 Jahre ergeben 1 kg!

▣ Symptome, Befund und ◌ Diagnostik

Lange Zeit bereitet die Analgetikanephropathie dem Betroffenen keine oder nur unspezifische Beschwerden. Infolge des herabgesetzten Konzentrationsvermögens der Niere durch die Tubulusschädigung können sich eine Poly- und Nykturie entwickeln. Später stehen eine langsam zunehmende Niereninsuffizienz, gehäufte Harnwegsinfekte und Nierenkoliken durch nekrotische Papillenanteile (also ohne Steinnachweis) im Vordergrund. Manchmal wird eine Analgetikanephropathie auch durch diagnostische Maßnahmen infolge anderer Schmerzmittelnebenwirkungen (vor allem des Magen-Darm-Traktes ☞ 4.4.4) entdeckt. Nicht selten besteht das Schmerzproblem, das zur Analgetikaeinnahme geführt hat, weiter fort.

Bereits in der Anamnese lassen sich Hinweise auf den Schmerzmittelmissbrauch oder ein chronisches Schmerzproblem finden. Die weitere Diagnostik umfasst Urin- und Blutuntersuchungen, eine Sonographie der Nieren und ein i.v.-Urogramm (Kelche plump, Papillenveränderungen).

ᒥᕮ Frühzeichen einer Analgetikanephropathie ist nicht selten eine sterile Leukozyturie!

📊 Behandlungsstrategie und
🩺 Prognose

Wichtigste Maßnahme ist das konsequente Absetzen der Schmerzmittel. Eine evtl. bereits vorhandene Nierenfunktionseinschränkung wird nach den üblichen Richtlinien behandelt (☞ 11.12).

Bei einer nur geringen Nierenfunktionseinschränkung ist nach Absetzen des Schmerzmittels in der Regel kein weiteres Fortschreiten der Erkrankung zu beobachten. Liegt der Kreatininwert über 2,5 – 3 mg/dl, schreitet die Niereninsuffizienz meist fort. Darüber hinaus ist das Risiko eines Urothelkarzinoms der ableitenden Harnwege erheblich erhöht.

11.10 Nephrotisches Syndrom

🔲 **Nephrotisches Syndrom:** Sammelbezeichnung für verschiedene Erkrankungen, die mit massiven Eiweißverlusten über die Nieren und mit Ödemen einhergehen.

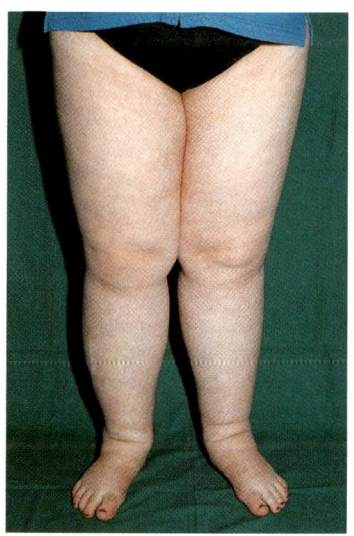

Abb. 11.45: Patientin mit massiven Beinödemen bei nephrotischem Syndrom. [M181]

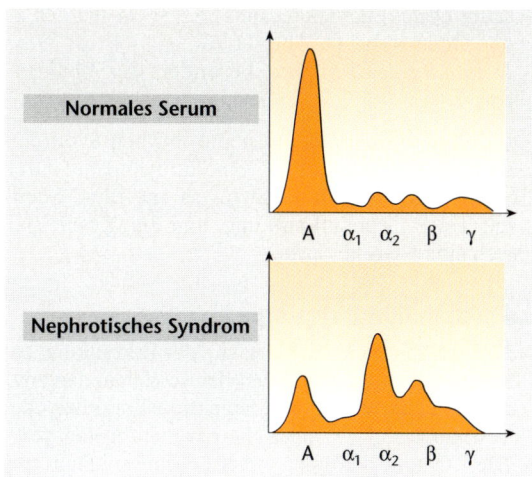

Abb. 11.46: Typische Serumelektrophorese bei nephrotischem Syndrom. Albumin (A) und bei Verlust von Immunglobulinen auch γ-Fraktion sind erniedrigt, α_2- und β-Globuline als Ausdruck einer vermehrten Lipoproteinkonzentration erhöht. [L157]

➡️ Krankheitsentstehung

Beim nephrotischen Syndrom werden die sonst sehr dichten Wände von Kapillarwänden und Bowman-Kapseln stark durchlässig, so dass es zu hohen Eiweißverlusten über den Urin kommt. In 75 % ist eine Glomerulonephritis dafür verantwortlich, wobei unterschiedliche histologische Typen in Betracht kommen. Nur manchmal lassen sich bestimmte Arzneimittel wie z.B. Quecksilber- oder Goldverbindungen, aber auch ein Diabetes mellitus (☞ 12.7), ein Plasmozytom (☞ 13.8.3), eine Kollagenose (☞ 15.7), eine Nierenvenenthrombose oder Infektionskrankheiten (z.B. Endokarditis, Hepatitis B und C, Malaria) als Ursache identifizieren.

🔬 Symptome und Untersuchungsbefund

Hauptanzeichen des nephrotischen Syndroms und häufiger Grund des Arztbesuchs sind ausgeprägte *Ödeme*, zunächst der Lider und des Gesichts („aufgedunsenes Aussehen"), später des ganzen Körpers. Oft klagen die Patienten auch über allgemeines Unwohlsein, Müdigkeit und Schwäche.

🔍 Diagnostik und Differenzialdiagnose

Definitionsgemäß gehören zum nephrotischen Syndrom neben den Ödemen folgende Befunde:
- *Proteinurie* > 3,5 g/Tag (bezogen auf eine Körperoberfläche von 1,73 m²). In Extremfällen verliert der Patient täglich bis zu 50 g Eiweiß über die Nieren
- Eiweißmangel im Blut *(Hypoproteinämie)* als Folge der Eiweißverluste. Besonders das Albumin wird in großen Mengen ausgeschieden; dadurch erniedrigt sich die „Wasserbindungsfähigkeit" *(osmoti-*

scher Druck) des Blutes und trägt so wesentlich zu den Ödemen bei (☞ Abb. 11.70)
- *Erhöhung der Blutfette,* besonders des Cholesterins.

Die weitere Abklärung des nephrotischen Syndroms erfolgt vergleichbar der Glomerulonephritis durch Sonographie, Antikörpernachweis im Blut, Suche nach einer Grunderkrankung und im Zweifelsfall durch eine Nierenbiopsie.

Behandlungsstrategie

- Falls möglich, wird die Ursache der Erkrankung beseitigt, z.B. durch Absetzen des schädigenden Arzneimittels, Behandlung der Infektionskrankheit oder Thrombolyse (☞ 7.9) der Nierenvenenthrombose
- Die Ödeme können meist durch Diuretika (☞ Pharma-Info 11.52) ausgeschwemmt werden. Ein hierdurch bedingter Kaliumverlust erfordert evtl. eine Kaliumsubstitution
- ACE-Hemmer (☞ Pharma-Info 7.52) vermindern die Proteinurie und wirken gleichzeitig einer Hypokaliämie entgegen
- Wegen der Thromboseneigung der Patienten durch den Verlust gerinnungshemmender Faktoren (z.B. AT III) über den Urin, die durch die Diuretika noch verstärkt wird, ist eine medikamentöse Thromboseprophylaxe auch ohne Bettlägerigkeit notwendig
- Bei längerem Bestehen eines nephrotischen Syndroms ist eine diätetische und medikamentöse Senkung der erhöhten Blutfettspiegel erforderlich
- Die Infusion von Humanalbumin und/oder Immunglobulinen nützt wegen der raschen Ausscheidung über die Niere nur wenig und ist teuer, deshalb sollte sie auf Einzelfälle beschränkt bleiben.

Bei manchen Patienten ist eine spezifische medikamentöse Behandlung möglich. Hierzu zählen z.B. die Kranken (darunter viele Kinder), bei denen die Nierenbiopsie eine *Glomerulonephritis mit Minimalveränderungen* **(minimal change Glomerulonephritis)** ergeben hat. In diesen Fällen spricht die Erkrankung oft auf Glukokortikoide (☞ Pharma-Info 12.33) oder auf das Zytostatikum Cyclophosphamid (z.B. Endoxan®) an.

Pflege bei nephrotischem Syndrom

- Patienten aufklären, dass er sich körperlich schonen soll
- Thromboseprophylaxe wegen der erhöhten Thrombosegefahr gewissenhaft durchführen
- Puls, Blutdruck und Gewicht engmaschig kontrollieren, Urinausscheidung beobachten und Flüssigkeitsbilanz führen
- Darauf achten, dass der Patient die vom Arzt verordnete Trinkmengenbeschränkung einhält
- Kochsalzarme Kost reichen. Die Eiweißzufuhr sollte bei 0,7 (– 1) g/kg Körpergewicht liegen, da sich

gezeigt hat, dass eine eiweißreduzierte Kost die Proteinurie vermindert
- Patienten auf die Anzeichen von möglichen Komplikationen beobachten: Pleuraergüssen (☞ 8.11.2), Lungenödem (☞ 6.6.3), Aszites (☞ 10.3.2) und Hirnödem (z.B. Kopfschmerzen, Sehstörungen, Unruhe, Krämpfe und Nüchternübelkeit)
- Auf Anzeichen einer Infektion achten (der Patient ist durch den Immunglobulinverlust erhöht infektionsgefährdet).

Prognose

Die Prognose ist unterschiedlich. Während das nephrotische Syndrom bei Minimalveränderungen, insbesondere bei Kindern, eine gute Prognose hat, entwickelt ungefähr die Hälfte der Patienten mit anderen histologischen Glomerulonephritis-Typen ein chronisches Nierenversagen.

11.11 Akutes Nierenversagen

> **Akutes Nierenversagen** (kurz *ANV,* auch *akute Niereninsuffizienz*): Plötzlicher, prinzipiell reversibler Funktionsausfall der Nieren bei vorher Nierengesunden.

Krankheitsentstehung

In ca. 80 % der Fälle liegt ein **prärenales Nierenversagen** vor, dem *zirkulatorisch-ischämische Störungen* der Nieren bei Schock oder Dehydratation *(Schockniere)* ursächlich zugrunde liegen. Hochgradige Volumenmangelzustände mit Blutdruckabfall, z.B. bei massiven Blutverlusten oder hohen Flüssigkeitsverlusten über die Nieren, den Magen-Darm-Trakt oder die Haut (Verbrennungen), schädigen die Nieren so stark, dass die Nierenfunktion auch nach Beseitigung der Ursache (zunächst) nicht wiederkehrt.

> Häufigste Ursache für das akute Nierenversagen ist der septische Schock.

In 15 – 20 % der Fälle handelt es sich um ein **(intra-)renales Nierenversagen,** etwa als Folge einer *toxischen* Schädigung der Nierentubuli. Dabei kommen sowohl körpereigene Gifte (Schwangerschaftsgestose, Pankreatitis, Hämolyse) als auch von außen zugeführte Substanzen wie etwa bestimmte Chemikalien (E 605, Anilin) oder Arzneimittel (v.a. Antibiotika, Barbiturate und Zytostatika) in Betracht. Auch das akute Nierenversagen im Rahmen einer akuten Glomerulonephritis, einer akuten interstitiellen Nephritis oder einer Gefäßerkrankung der Niere fällt in diese Kategorie.

Ein akuter Harnverhalt mit Anurie wird oft als **postrenales Nierenversagen** klassifiziert, obwohl hier kein Nierenversagen im engeren Sinne, sondern eine *Abflussstörung* vorliegt. Wird die Abflussstörung nicht beseitigt, kommt es zu einer sekundären Schädigung der Nierenfunktion.

Symptome und Befund

Leitsymptom des akuten Nierenversagens ist die *Oligo-* oder *Anurie*. Sind schwere Verletzungen die Ursache, so kann die Oligo- oder Anurie aber zunächst unbemerkt bleiben. Nur bei ungefähr 15 % der Patienten ist die Urinmenge anfangs normal oder sogar erhöht.

Wasser- und Elektrolythaushalt entgleisen rasch:

- Als Folge der fehlenden Kochsalz- und Wasserausscheidung kommt es zur „Überwässerung". Diese zeigt sich in einem Lungenödem mit Luftnot und schneller Atmung des Patienten *(fluid lung)*. Hypertonie und Ödeme weisen auf eine Überlastung von Herz und Kreislauf hin. Ein Hirnödem macht sich durch Unruhe des Patienten, Krampfanfälle und Bewusstseinsstörung bis hin zum Koma bemerkbar
- Besonders schnell entgleist der Kaliumhaushalt. Es entwickelt sich eine *Hyperkaliämie* (☞ 11.17.3) mit lebensbedrohlichen Herzrhythmusstörungen.

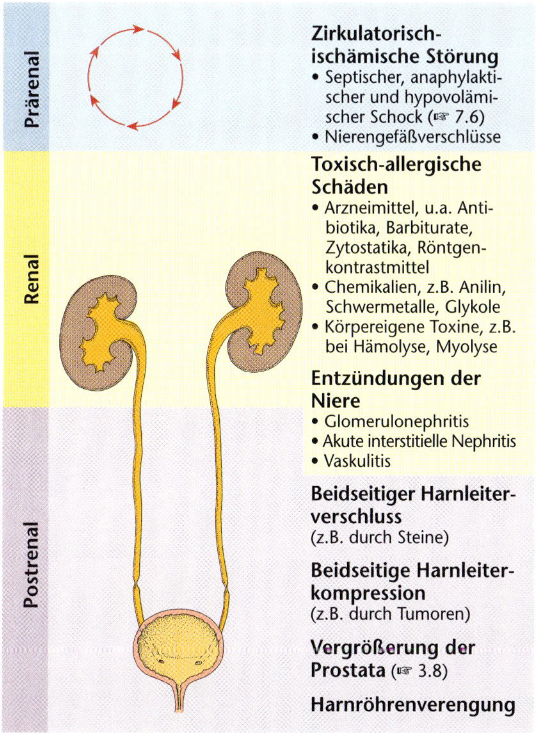

Abb. 11.47: Mögliche Ursachen eines akuten Nierenversagens. Sonderstellung des postrenalen Nierenversagens ☞ Text. [A400-190]

Prärenal

Zirkulatorisch-ischämische Störung
- Septischer, anaphylaktischer und hypovolämischer Schock (☞ 7.6)
- Nierengefäßverschlüsse

Renal

Toxisch-allergische Schäden
- Arzneimittel, u.a. Antibiotika, Barbiturate, Zytostatika, Röntgenkontrastmittel
- Chemikalien, z.B. Anilin, Schwermetalle, Glykole
- Körpereigene Toxine, z.B. bei Hämolyse, Myolyse

Entzündungen der Niere
- Glomerulonephritis
- Akute interstitielle Nephritis
- Vaskulitis

Postrenal

Beidseitiger Harnleiterverschluss
(z.B. durch Steine)

Beidseitige Harnleiterkompression
(z.B. durch Tumoren)

Vergrößerung der Prostata (☞ 3.8)

Harnröhrenverengung

Durch massiven Zelluntergang, z.B. bei schweren Verletzungen, wird dieser Prozess beschleunigt, da in den Zellen viel Kalium gelagert ist. Die verminderte H$^+$-Ionenausscheidung führt zu einer *metabolischen Azidose* (☞ 11.18.1)

- Da keine harnpflichtigen Stoffe mehr ausgeschieden werden, reichern sich neben den ungiftigen „Markern" Kreatinin und Harnstoff auch *Urämietoxine* (Harngifte) im Blut an und führen zu den typischen *Urämiesymptomen* (Übelkeit, Erbrechen, Bewusstseinsstörungen ☞ 11.12).

Die Untersuchung des Patienten hat neben der Einschätzung des Schweregrades vor allem die Ursachensuche zum Ziel. So lassen z.B. Hautblasen beim bewusstlosen Patienten auf eine Vergiftung mit Barbituraten schließen.

Diagnostik

Angesichts der Schwere des Krankheitsbildes muss die Ursache schnell geklärt werden:

- Sonographie, da hierdurch sofort feststellbar ist, ob es sich um eine Anurie bei Harnverhalt handelt (volle Blase) oder ob wirklich kein Urin produziert wird. Außerdem ist die Differenzierung zwischen dem akuten Nierenversagen vorher gesunder Nieren und dem Nierenversagen als Dekompensation unbemerkt geschädigter Nieren möglich (*Schrumpfnieren* ☞ 11.12)
- Kontrolle von Blutdruck, Puls, ggf. ZVD, Füllungszustand der Halsvenen und Hautturgor zur Feststellung einer Hypovolämie oder Exsikkose
- Urinuntersuchung mit Streifen-Schnelltest, Sedimentuntersuchung, Urinkultur und Bestimmung des spezifischen Gewichts (☞ 11.4.3) sowie Messung des Einstunden-Urins. Während der Urin bei einer *Dehydratation* (☞ 11.17.2) maximal konzentriert ist, ist die Niere bei einem akuten Nierenversagen nicht mehr in der Lage, den Urin zu konzentrieren
- Blutuntersuchung zur Ursachensuche (BSG, BB, Coombs-Test bei Verdacht auf Hämolyse, Bestimmung von Autoantikörpern bei Verdacht auf Immunkrankheiten) und zur Einschätzung der akuten Bedrohung (Harnstoff, Kreatinin, Natrium, Kalium, Gerinnungsparameter, Blutgasanalyse)
- EKG, um die typischen Veränderungen einer Hyperkaliämie bis hin zu Herzrhythmusstörungen rechtzeitig zu erfassen (☞ Abb. 11.72)
- Röntgenaufnahme des Thorax (fluid lung?)
- Zur weiteren Abklärung evtl. i.v.-Pyelogramm (Hindernisse?), Farb-Duplex-Sonographie/Angiographie (Gefäßverschlüsse?) oder Nierenbiopsie (Glomerulonephritis?).

Stadieneinteilung des akuten Nierenversagens

Das akute Nierenversagen verläuft unabhängig von der Ursache der Schädigung gleichförmig in vier Stadien (☞ Abb. 11.48). Dabei birgt jedes Stadium typische Gefahren für den Patienten und stellt jeweils eigene Therapie- und Pflegeanforderungen.

⬛ Behandlungsstrategie

Die medikamentöse Therapie im Stadium einer Oligo- oder Anurie umfasst:
- I.v.-Gabe hochwirksamer Diuretika, z.B. Furosemid (etwa in Lasix®) über wenige Tage
- Ausgleich eines evtl. bestehenden Flüssigkeitsverlusts
- Ausgleich der Elektrolyte, vor allem der Hyperkaliämie und der metabolischen Azidose. Gegen die Hyperkaliämie sind Kationenaustauscher, z.B. Resonium® oral oder rektal, oder auch i.v.-Gabe von Insulin und Glukose wirksam (bewirkt eine Kaliumaufnahme in die Zellen mit Sinken des *Serumkaliums*)
- Gegen die Azidose Gabe von Natriumbikarbonat i.v.
- Antibiotikagabe bei Verdacht auf Infektionen
- Rechtzeitige Dialyse, meist Hämodialyse über speziellen ZVK (z.B. mehrlumigen Shaldon-Katheter), falls diese Maßnahmen ohne ausreichenden Erfolg bleiben (☞ 11.13.1). Indikationen sind eine trotz Therapie fortbestehende Anurie, ein rascher Kreatininanstieg, eine nicht beherrschbare Überwässe-

rung, Azidose oder Hyperkaliämie und klinische Urämiezeichen.

▦ Pflege im Stadium der Oligo-/Anurie

Pflege des Dialysepatienten ☞ 11.13.1

- Viele Patienten mit einem akuten Nierenversagen sind aufgrund ihrer Grunderkrankung in einem kritischen Allgemeinzustand und werden intensivmedizinisch betreut. Danach richtet sich dann auch die Pflege des Betroffenen mit Unterstützung bis Übernahme der ATL und der Durchführung der angezeigten Prophylaxen (wie etwa Dekubitus-, Pneumonie-, Soor-und Parotitis- bzw. Infektionsprophylaxe). Grundsätzlich ist aber eine Immobilisierung des Patienten nicht notwendig: sofern die Kreislaufsituation stabil und der Patient wach und orientiert ist, darf er sich frei bewegen (gelockerte Bettruhe).
- Es ist eine exakte Flüssigkeitsbilanzierung erforderlich (incl. tägliche Gewichtskontrollen, Messung des ZVD). Vielfach wird hierzu zunächst ein Blasendauerkatheter gelegt, der aber nach Diagnosesicherung und anfänglicher Stundenbilanzierung wegen der Infektionsgefahr so rasch wie möglich wieder entfernt wird. Bei noch vorhandener Urinproduktion werden Menge, Aussehen und spezifisches Gewicht bzw. Osmolalität des Urins kontrolliert und dokumentiert

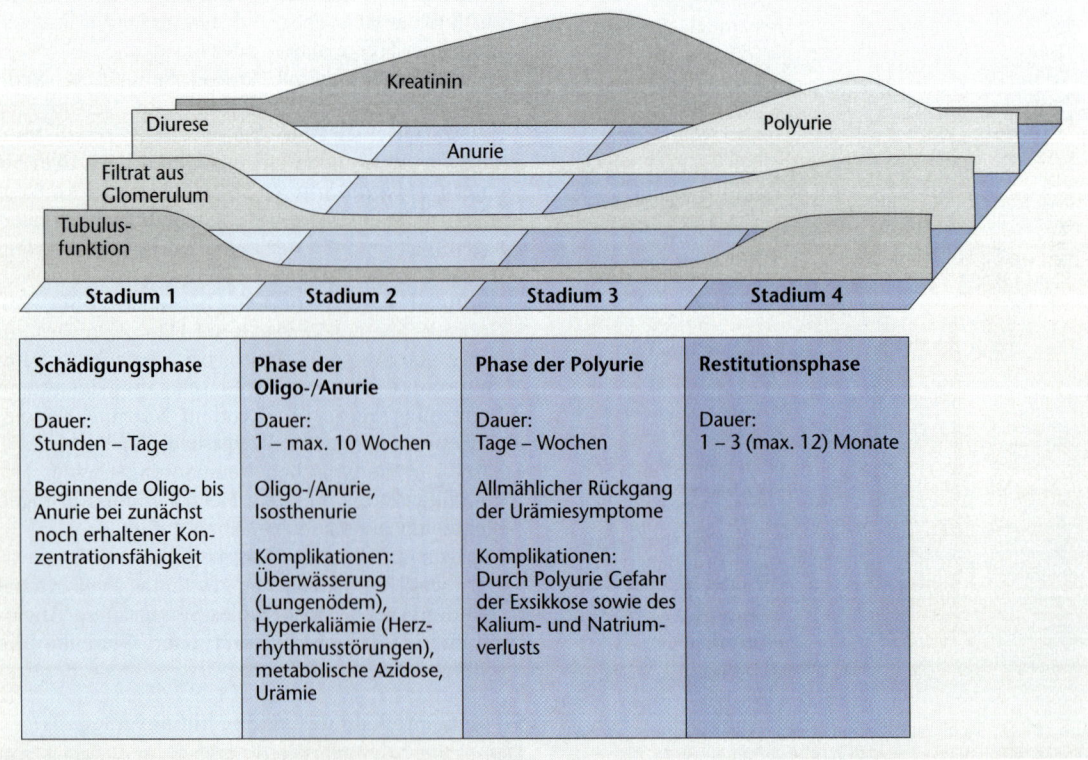

Schädigungsphase	Phase der Oligo-/Anurie	Phase der Polyurie	Restitutionsphase
Dauer: Stunden – Tage	Dauer: 1 – max. 10 Wochen	Dauer: Tage – Wochen	Dauer: 1 – 3 (max. 12) Monate
Beginnende Oligo- bis Anurie bei zunächst noch erhaltener Konzentrationsfähigkeit	Oligo-/Anurie, Isosthenurie	Allmählicher Rückgang der Urämiesymptome	
	Komplikationen: Überwässerung (Lungenödem), Hyperkaliämie (Herzrhythmusstörungen), metabolische Azidose, Urämie	Komplikationen: Durch Polyurie Gefahr der Exsikkose sowie des Kalium- und Natriumverlusts	

Abb. 11.48: Stadien des akuten Nierenversagens. [A300]

- Die Flüssigkeitszufuhr wird dem Flüssigkeitsverlust angepasst. Als Faustregel gilt, dass die erlaubte Flüssigkeitsaufnahme der Ausscheidung des Vortages zuzüglich Flüssigkeitsverlusten durch Schwitzen, Erbrechen, Durchfall oder Wundsekreten entspricht.
  Der Durst quält die Patienten oft sehr. Sorgfältige Mundpflege mit häufigem Ausspülen, „lemon sticks" und, falls erlaubt, Lutschen von Eiswürfeln (Wasser in der Flüssigkeitsbilanz berücksichtigen) können das Durstgefühl lindern
- Die kalorisch ausreichende Ernährung ist streng kaliumarm. Häufig ist eine parenterale Ernährung (☞ 2.3.3) notwendig
- Engmaschige Kontrollen von Blutdruck (Hypertonie?), Puls (Herzrhythmusstörungen?), Atmung (Lungenödem?), Temperatur (Infektion?) und Bewusstsein (Urämie? Hirnödem?) sollen Komplikationen frühzeitig erfassen
- Die Pflegenden achten auf regelmäßige Hautpflege zur Rückfettung der Haut, da die Haut der Patienten eher trocken und wegen des häufigen Juckreizes oft zerkratzt ist
- Ganz wichtig ist, den meist unruhigen und ängstlichen Patienten das Gefühl zu vermitteln, nicht allein zu sein und dass ihnen bei Bedarf jederzeit Pflegende helfend zur Seite stehen.

Pflege im Stadium der Polyurie

Im polyurischen Stadium scheidet der Patient durchschnittlich 5 l Urin täglich aus und ist deshalb durch Mineralstoffverluste *(Hypokaliämie)* gefährdet:
- Körpergewicht und Ausscheidung (Urinvolumen) werden anfangs weiterhin stündlich, später täglich kontrolliert

- Die Ernährungsvorschriften sind denen des anurischen Stadiums entgegengesetzt: Reichliches Trinken zum Ausgleich des Flüssigkeitsverlustes, kräftig gesalzene Kost (Natriumverlust mit dem Urin) und kaliumreiche Lebensmittel (Trockenobst, Nüsse und einige Gemüsesorten wie Hülsenfrüchte sowie Kräuter wie Petersilie und Schnittlauch). Evtl. ist eine medikamentöse Zufuhr von Kalium (z.B. Kalinor®) erforderlich. Mit fortschreitender Wiederkehr der Nierenfunktion kann der Eiweißgehalt der Nahrung schrittweise angehoben werden.

Prognose

Die Prognose des akuten Nierenversagens ist abhängig von der Schädigungsursache, der Dauer der Schädigungseinwirkung und dem Alter des Patienten. Die mit 50 % immer noch hohe Letalität ist v.a. auf die Schwere der Grunderkrankung zurückzuführen.

11.12 Chronische Niereninsuffizienz

Chronische Niereninsuffizienz (kurz *CNI*, auch *chronisches Nierenversagen*, kurz *CNV*): Langsam zunehmende Nierenfunktionsstörung auf dem Boden zahlreicher Grunderkrankungen. Endet mit dem völligen Funktionsverlust beider Nieren.

Urämie *(Harnvergiftung):* Komplexes klinisches Bild infolge einer Anreicherung **harnpflichtiger Substanzen** bei weit fortgeschrittener Niereninsuffizienz.

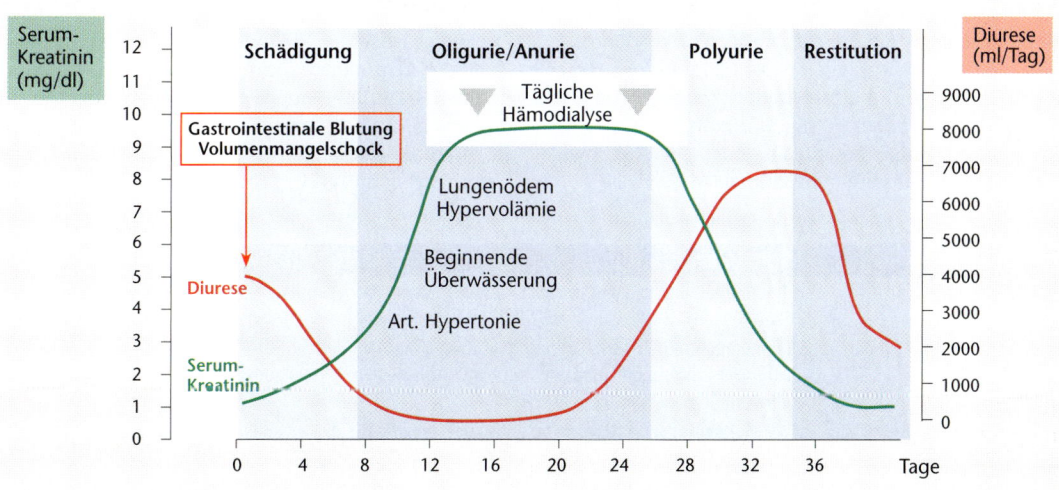

Abb. 11.49: Beispiel eines Verlaufes nach prärenalem Nierenversagen als Folge eines hypovolämischen Schocks bei gastrointestinaler Blutung. [L157]

⇨ Krankheitsentstehung

Hauptursachen der chronischen Niereninsuffizienz sind in Deutschland:
- Glomerulonephriten (☞ 11.8)
- Die diabetische Nephropathie als Langzeitkomplikation des Diabetes mellitus (☞ 12.7)
- Chronische interstitielle Nephriten/Pyelonephritiden.

Weitere Ursachen sind **Zystennieren,** bei denen zahlreiche Zysten die Nieren durchsetzen und kaum noch funktionstüchtiges Nierengewebe verbleibt, sowie bluthochdruck- und gefäßbedingte Nierenerkrankungen und die Analgetikanephropathie (☞ 11.9.2).

In allen Fällen kommt es zu einem fortschreitenden Nephronenverlust. Die Nieren sind immer weniger in der Lage, ihre Ausscheidungsfunktion *(exkretorische Nierenfunktion)* und ihre Rollen im Hormonhaushalt *(inkretorische Nierenfunktion)* zu erfüllen.

🔅 Symptome und Befund

Aufgrund der hohen Leistungsreserve der Nieren bleibt ein Patient mit einer langsam fortschreitenden Nierenschädigung oft lange Zeit völlig beschwerdefrei. Meistens fällt dem Patienten selbst zuerst ein Leistungsknick auf, er fühlt sich einfach nicht mehr wohl. Die in späteren Stadien der Erkrankungen auftretenden klinischen Zeichen der chronischen Niereninsuffizienz stehen in enger Beziehung zu dem Ausmaß der Nierenparenchymzerstörung und treten so regelhaft auf, dass eine Stadieneinteilung der chronischen Niereninsuffizienz möglich ist.

Die **Urämiesymptome** werden verursacht durch die Anhäufung harnpflichtiger Substanzen (☞ 11.4.4) im Blut; sie betreffen alle Organsysteme:
- *Allgemeinbefinden:* Müdigkeit und Leistungsminderung
- *Herz und Kreislauf:* Hypertonie, Überwässerung, Perikarditis (☞ 6.8.3, evtl. mit Perikarderguss), Herzrhythmusstörungen mit der Gefahr eines Herzstillstands aufgrund der Hyperkaliämie (☞ 11.17.3)
- *Lunge:* Lungenödem (☞ 6.6.3), Pleuritis (☞ 8.11.1), Pneumoniegefahr bei allgemeiner Abwehrschwäche, vertiefte Atmung bei Azidose (☞ 11.18.1)
- *Magen-Darm-Trakt:* Mundgeruch, Geschmacksstörungen, Übelkeit, Erbrechen, Durchfälle, urämische Gastroenteritis
- *Nervensystem:* Konzentrationsstörungen, Kopfschmerzen, Wesensveränderung, Verwirrtheit, Krampfneigung, Bewusstlosigkeit bis hin zum urämischen Koma. Periphere Polyneuropathie, typischerweise mit vermindertem Vibrations- und Temperaturempfinden, Gangstörungen und dem Bedürfnis, ständig die Beine zu bewegen *(restless legs)*
- *Haut:* Juckreiz, bräunlich-gelbes Hautkolorit, Uringeruch
- *Blut:* Renale Anämie aufgrund verminderter Produktion des Hormons Erythropoetin in der Niere und verkürzter Lebensdauer der Erythrozyten (☞ auch 11.1.1 und 13.6.1), Blutungsneigung
- *Knochensystem:* **Renale Osteopathie,** oft als Kombination von gestörter Knochenmineralisation (Osteomalazie ☞ 11.17.4) und erhöhtem Knochenum- und -abbau. Die Niere verliert ihre Fähigkeit, das mit der Nahrung aufgenommene Vitamin D in seine aktive Form zu überführen. Dadurch wird im Darm zu wenig Kalzium aufgenommen, der Blutkalziumspiegel sinkt. Dies führt zu gesteigerter Parathormonsekretion der Nebenschilddrüsen *(sekundärer Hyperparathyreoidismus* ☞ 12.5.1)
- *Hormonsystem:* Neben den bereits genannten Veränderungen werden vor allem Störungen des Kohlenhydrat- und Fettstoffwechsels und der Sexualfunktionen beobachtet.

Aus der Aufzählung der Symptome wird bereits deutlich, dass die Probleme einer Niereninsuffizienz und damit auch die einer Nierenersatztherapie ungeheuer zahlreich sind. Im Rahmen dieses Lehrbuches ist es lediglich möglich, die wichtigsten davon zu erwähnen, um die Komplexität des Themas anzudeuten.

🔎 Diagnostik

Die diagnostischen Maßnahmen haben einerseits das Ziel, die Grunderkrankung festzustellen, um durch deren Behandlung eine weitere Zerstörung von Nierengewebe zu verhindern. Andererseits ermöglichen sie auch die stadiengerechte Behandlung der Erkrankung, da sich durch prophylaktische Maßnahmen

Stadium	Symptome
I Volle Kompensation	Kreatinin-Clearance eingeschränkt, Serum-Kreatinin noch normal (kreatininblinder Bereich), keine klinischen Symptome
II Kompensierte Retention	Kreatininanstieg bis etwa 6 mg/dl, Einsetzen von Anämie, arterieller Hypertonie, sekundärem Hyperparathyreoidismus (☞ Text), metabolischer Azidose. Bei Infektion oder verminderter Flüssigkeitszufuhr droht ein rascher Übergang in Stadium 3
III Dekompensierte Retention	Urämiesymptome (☞ Text), Kreatininspiegel ≥ 6 mg/dl. Bei erfolgreicher Therapie wieder Übergang in Stadium 2 möglich
IV Terminale Niereninsuffizienz	Irreversibles Nierenversagen, Kreatininspiegel ≥ 10 mg/dl. Patient ist dialysepflichtig. Evtl. Transplantation

Tab. 11.50: Die vier Stadien der chronischen Niereninsuffizienz.

schwere Stoffwechselentgleisungen verhindern oder hinauszögern lassen:

- Urinuntersuchung mit Sedimentuntersuchung und Urinkultur
- Kreatinin-Clearance-Bestimmung zur Abschätzung des noch verbliebenen Glomerulumfiltrats
- Blutabnahme: BB (Anämie?), Elektrolyte (Entgleisung mit Azidose und Hyperkaliämie?), Kreatinin, Harnstoff, Blutzucker (Diabetes mellitus?)
- Sonographie: Meist sind die Nieren bei einer chronischen Niereninsuffizienz klein *(Schrumpfnieren)*. Eine Zystennierenerkrankung ist leicht und nichtinvasiv diagnostizierbar
- Bei Verdacht auf Nierenarterienstenose, die sich evtl. noch operativ korrigieren lässt, Darstellung der Nierengefäße durch angiographische Methoden (☞ 11.4.7).

Behandlung bei kompensierter Retention

Eine vorhandene Grunderkrankung wird wenn möglich therapiert. Ansonsten konzentriert sich die medikamentöse Behandlung auf die symptomatische Beschwerdelinderung sowie die Korrektur der Elektrolytentgleisungen und Störungen des Hormonhaushalts:

- Sorgfältige Einstellung der Hypertonie, da eine Hypertonie das Fortschreiten der Niereninsuffizienz erheblich beschleunigt. Nach heutigem Kenntnisstand besonders geeignet sind ACE-Hemmer (etwa Pres®) und wahrscheinlich auch Angiotensin-II-AT$_1$-Rezeptorantagonisten (etwa Lorzaar® ☞ 7.5.1), da sie einen zusätzlichen nierenprotektiven Effekt besitzen (Vorsicht: Verstärkung einer Hyperkaliämie und nicht bei gefäßbedingter chronischer Niereninsuffizienz). Gut geeignet sind auch **Diuretika** (☞ Pharma-Info 11.52), da die Hypertonie bei Niereninsuffizienz v.a. durch eine erhöhte Natrium- und Wasserretention ausgelöst wird
- Bei Hyperlipidämie medikamentöse Senkung des Cholesterinspiegels, da man annimmt, dass sich auch ein hohes Blutcholesterin negativ auf die Nierenfunktion auswirkt
- Engmaschige Kontrollen der Serumelektrolyte
- Konsequente Behandlung von Harnwegsinfekten (☞ 11.7.1 – 11.7.4)
- Zunächst diätetische Hemmung der Phosphataufnahme im Darm, in späteren Stadien medikamentös vorzugsweise durch Kalziumverbindungen (z.B. Calciumacetat-Nefro®). Aluminiumverbindungen (z.B. Aludrox®) sollten wegen der Gefahr der Aluminiumintoxikation möglichst vermieden werden
- Bekämpfung einer hochgradigen renalen Anämie mit gentechnisch hergestelltem Erythropoetin (EPO®). Die subkutane Gabe ist gegenüber der intravenösen zu bevorzugen, da hierdurch die Venen geschont werden
- Bei Überfunktion der Nebenschilddrüsen Vitamin-D-Gabe, evtl. operative Entfernung der Neben-

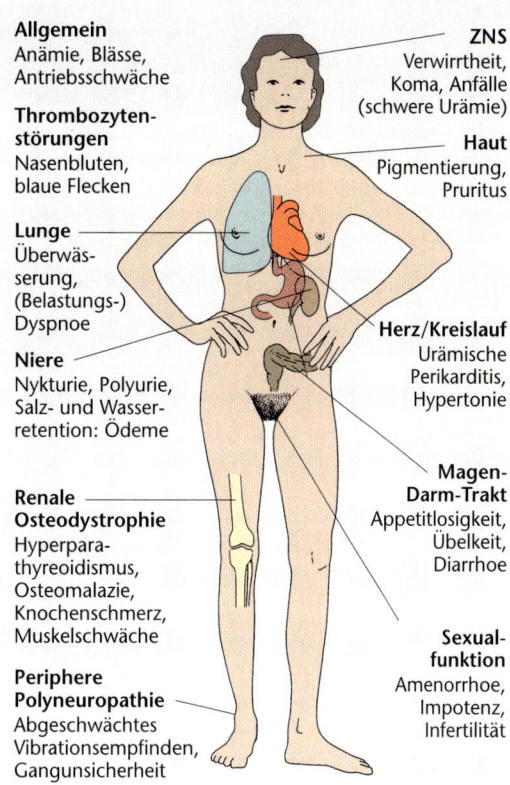

Abb. 11.51: Symptome und klinische Befunde bei chronischer Niereninsuffizienz (Urämie). [L157]

schilddrüsen mit Implantation eines Nebenschilddrüsenrestes in den Arm
- Bei Hyperkaliämie – trotz Diät – orale Gabe von Ionenaustauschern (z.B. Resonium A®), bei schwerer Azidose (selten) Bikarbonat
- Vorbereitung des Patienten auf die Dialyse: Anlage einer Cimino-Fistel (Gefäßshunt ☞ 11.13.1) oder eines Peritonealkatheters (☞ 11.13.2) einige Wochen vor Dialysebeginn.

> 🖉 Alle Arzneimittel, die wegen anderer Grunderkrankungen erforderlich sind, müssen auf eine notwendige Dosisreduktion bei Niereninsuffizienz überprüft werden. Dies gilt insbesondere für die häufig verordneten Digitalispräparate und Antibiotika, da die verminderte Ausscheidung zu einer Anreicherung des Arzneimittels und so leicht zu toxischen Nebenwirkungen führt.

🛏 Pflege bei chronischer Niereninsuffizienz

Zur Pflege eines Patienten mit chronischer Niereninsuffizienz zählt die Beratung des Patienten über eine geregelte und schonende Lebensweise:

✐ Pharma-Info 11.52 Diuretika

> ⊡ **Diuretika:** Arzneimittel, die durch direkten Angriff an der Niere harntreibend *(diuretisch)* wirken. Bei den heute verfügbaren Diuretika handelt es sich überwiegend um **Saluretika,** die primär die Salz- und dadurch indirekt die Wasserausscheidung erhöhen.

Eingesetzt werden **Diuretika** vor allem bei Herzinsuffizienz (☞ 6.6), bei Hypertonie (☞ 7.5.1) und bei Nierenerkrankungen. Dabei ist zu beachten, dass Diuretika lediglich die Harnmenge steigern, nicht aber die glomeruläre Filtrationsrate oder das Fortschreiten einer Nierenerkrankung wesentlich beeinflussen. Nicht selten führen sie zu einer Entgleisung des Mineralstoffwechsels. Deshalb sind regelmäßige Elektrolytkontrollen im Blut angezeigt. Die gebräuchlichsten Diuretikagruppen sind:

Thiaziddiuretika

Thiaziddiuretika hemmen die NaCl-Rückresorption am frühdistalen Tubulus. Dadurch werden vermehrt Kochsalz und Wasser ausgeschieden. Auch K^+ und Mg^{2+} gehen verstärkt verloren, wohingegen die Ausscheidung von Ca^{2+} und Phosphat zurückgeht. Thiaziddiuretika sind insgesamt schwach bis mittelstark wirksam.

Die wichtigsten Nebenwirkungen sind Hypokaliämie, Blutzucker- und Harnsäureanstieg. Auch die Blutfettspiegel können ansteigen.

Häufig benutzte Thiaziddiuretika sind z.B. Hydrochlorothiazid, etwa in Esidrix®, Mefrusid, etwa in Baycaron®, und Butizid, etwa in Saltucin®. Lang wirksam ist Chlortalidon, z.B. Hygroton®.

Schleifendiuretika

Schleifendiuretika hemmen die NaCl-Rückresorption im aufsteigenden Teil der Henle-Schleife. Sie sind stärker wirksam als Thiazide und auch bei einer fortgeschrittenen Niereninsuffizienz noch effektiv. Im Gegensatz zu den Thiaziddiuretika wird auch Ca^{2+} vermehrt ausgeschieden. Wichtige Präparate sind etwa Furosemid (z.B. Lasix®), Etacrynsäure (z.B. Hydromedin®) oder Piretanid (z.B. Arelix®). Schleifendiuretika werden immer dann gegeben, wenn eine kurzfristige, intensive Wirkung erwünscht ist, etwa beim akuten Lungenödem.

Die Nebenwirkungen entsprechen denen der Thiazide, zusätzlich ist ein (reversibler) Hörverlust möglich. Kommt es während der Therapie mit Schleifendiuretika zu einem Wirkverlust der Diuretika, ist eine Kombination mit Thiaziddiuretika möglich und sinnvoll (**sequentielle Nephronblockade** durch unterschiedliche Angriffspunkte).

Kaliumsparende Diuretika

Kaliumsparende Diuretika sind entweder Aldosteronantagonisten (Spironolacton, etwa in Aldactone®), oder sie hemmen die NaCl-Rückresorption im spätdistalen Tubulus und in den Sammelrohren (Amilorid, Triamteren). Im Gegensatz zu den bisher genannten Substanzen verringern sie die Ausscheidung von K^+. Da sie nur schwach wirksam sind, werden sie meist in Kombination mit Thiaziden oder Schleifendiuretika eingesetzt (feste Kombination z.B. in Dytide H®). Bei einer Niereninsuffizienz und einer bereits bestehenden Hyperkaliämie dürfen kaliumsparende Diuretika nicht gegeben werden.

Osmotisch wirksame Diuretika

Osmotisch wirksame Diuretika (z.B. Mannit, Sorbit) werden heute selten verwendet. Sie werden glomerulär filtriert, aber nicht rückresorbiert. Durch die Erhöhung des osmotischen Drucks im Tubulus wird vermehrt Wasser im Tubulussystem zurückgehalten und in der Folge ausgeschieden.

▦ Pflege bei Diuretikagabe

- Der Blutdruck wird täglich, das Gewicht mindestens zwei- bis dreimal wöchentlich kontrolliert. Evtl. ist das Führen einer Flüssigkeitsbilanz erforderlich
- Zu schnelle Ödemausschwemmung (mehr als 500 g täglich) erhöht die Thrombosegefahr. Daher führen die Pflegende eine konsequente Thromboseprophylaxe durch
- Die Pflegenden beobachten die Patienten auf Zeichen einer Exsikkose, da diese zu Kreislaufbeschwerden und Verschlechterung der Gehirndurchblutung führen kann. Daher begleiten sie Patienten mit Blutdruckabfällen evtl. auf die Toilette, bis sie wieder stabil sind
- Der Blutzucker wird bei Diabetikern häufiger als sonst überprüft
- Diuretika werden am günstigsten morgens verabreicht, da so die Nachtruhe des Patienten am wenigsten gestört wird
- Die Pflegenden achten auf Zeichen des Kaliummangels (Hypokaliämie ☞ 11.17.3): Muskelkrämpfe, Herzrhythmusstörungen, Obstipation. Dann geben sie eine kaliumreiche Ernährung oder auf Arztanordnung medikamentös Kalium (z.B. Kalinor®)
- Puls und EKG werden regelmäßig kontrolliert, da sich auch die Hyperkaliämie bei kaliumsparenden Diuretika durch Herzrhythmusstörungen bemerkbar macht.

- Solange der Patient sich leistungsfähig fühlt, kann er sich (maßvoll) körperlich anstrengen
- Die Ernährung sollte eiweiß-, kalium- und phosphatarm sein, muss dabei aber den Kalorienbedarf des Kranken decken (Details ☞ 11.2)
- Eine generelle Flüssigkeits- und Kochsalzeinschränkung ist nicht angezeigt. In frühen Stadien ist die Urinmenge infolge der nachlassenden Konzentrationsfähigkeit der Nieren eher hoch. Eine zu geringe Flüssigkeitszufuhr würde hier zu einer Verschlechterung der Nierenfunktion führen. Andererseits kommt es bei einer zu hohen Flüssigkeitszufuhr (oberhalb etwa 2,5 l pro Tag) nicht mehr zu einer vermehrten Ausscheidung harnpflichtiger Substanzen, sondern zur Überwässerung. Erst später, wenn die Urinmenge zurückgeht, ist eine Trinkmengenbeschränkung sinnvoll. Vergleichbares gilt für den Salzhaushalt. Flüssigkeits- und Kochsalzzufuhr sollten also individuell je nach Ausscheidung, Blutdruck und Ödemneigung gehandhabt werden. Die Flüssigkeit wird am günstigsten gleichmäßig über den Tag verteilt, Flüssigkeitsbilanzierung und tägliche Gewichtskontrollen sind notwendig
- Nicht nur der Patient selbst, sondern auch seine Angehörigen sollten über die Diätvorschriften informiert sein
- Bei der Krankenbeobachtung ist besonders auf Blutdruck, Puls, Atmung, Temperatur, beginnende Infekte, Urämiesymptome und Symptome einer Überdosierung über die Niere ausgeschiedener Arzneimittel wie z.B. Digoxin zu achten
- Sorgfältige Hautpflege und evtl. kühl-feuchte Umschläge oder Bäder vermindern den bei einer Urämie auftretenden Juckreiz
- Bei aller Sorge um Urinmenge und Serumkalium darf das psychische Wohlbefinden des Patienten nicht vergessen werden. Praktisch alle Lebensbereiche leiden unter den Zwängen und Einschränkungen der Krankheit, und im Gegensatz zu einer Akuterkrankung ist keine Besserung zu erwarten.

> 🖥 Pflegende informieren den Patienten darüber, dass seine Unterarmvenen beidseitig für eine evtl. spätere Shuntanlage (☞ unten) geschont werden sollten, so dass er z.B. am Wochenende Dienst habende Ärzte, die ihn nicht kennen, vor einer Blutentnahme darauf aufmerksam machen kann.

📊 Behandlung und
🖥 Pflege bei (prä-)terminaler Niereninsuffizienz

Zeichnet sich ab, dass die Stoffwechsellage in absehbarer Zeit trotz medikamentöser Unterstützung entgleisen und der Patient dialysepflichtig werden wird (**präterminale Niereninsuffizienz),** sollte mit ihm rechtzeitig besprochen werden, welche Nierenersatztherapie (☞ unten) für ihn in Frage kommt. Behandlung und Pflege – einschließlich diätetischer Führung – bestehen gewissermaßen in einer „verschärften" Form der Richtlinien bei kompensierter Niereninsuffizienz. Außerdem ist es wichtig, den Patienten auch psychisch auf ein Leben mit einer Nierenersatztherapie vorzubereiten, wozu evtl. auch eine berufliche Umschulung gehört.

📈 Prognose

Die Prognose der Erkrankung ist schlecht. Sie schreitet in aller Regel mit unterschiedlicher Geschwindigkeit bis zur Dialysepflicht fort.

11.13 Nierenersatztherapie und Nierentransplantation

Die **Nierenersatztherapie** („Blutwäsche") mit der „künstlichen Niere" ist eine junge Behandlungsform. Ende der vierziger Jahre gelang es erstmals, bei Patienten mit akutem Nierenversagen die Ausscheidungsfunktionen der Niere für einige Tage oder Wochen durch eine Maschine zu ersetzen. Die Langzeitbehandlung bei Patienten mit chronischer Nierenfunktionsstörung ist jedoch erst seit Anfang der 60er-Jahre möglich, als *Scribner* durch den nach ihm benannten Shunt das Problem des dauerhaften Gefäßzugangs erstmalig löste.

Hauptindikation der Nierenersatztherapie ist die fortgeschrittene Niereninsuffizienz (☞ 11.12), wenn sich die Stoffwechsellage trotz medikamentöser Unterstützung nicht normalisiert und die Nieren ihrer Ausscheidungsfunktion nicht mehr nachkommen. Dabei tendiert man heute zu einem eher frühen Dialysebeginn (Kreatinin ca. 8 – 10 mg/dl, noch geringe Restausscheidung), insbesondere auch bei der zunehmenden Zahl dialysepflichtiger Diabetiker. Seltener werden die verschiedenen Methoden der Nierenersatztherapie z.B. zur Giftelimination bei Vergiftungen eingesetzt.

11.13.1 Hämodialyse und Hämofiltration

> 🔲 **Hämodialyse** (kurz *HD*) und **Hämofiltration** (kurz *HF*): *Extrakorporale* Verfahren (d.h. das Blut wird *außerhalb* des Körpers gereinigt) zum Ersatz der Ausscheidungsfunktionen der Nieren.

Hämodialyse

Die (intermittierende) **Hämodialyse** ist derzeit die gebräuchlichste Methode der Nierenersatztherapie und wird von vielen Laien mit der „künstlichen Blutreinigung" gleichgesetzt.

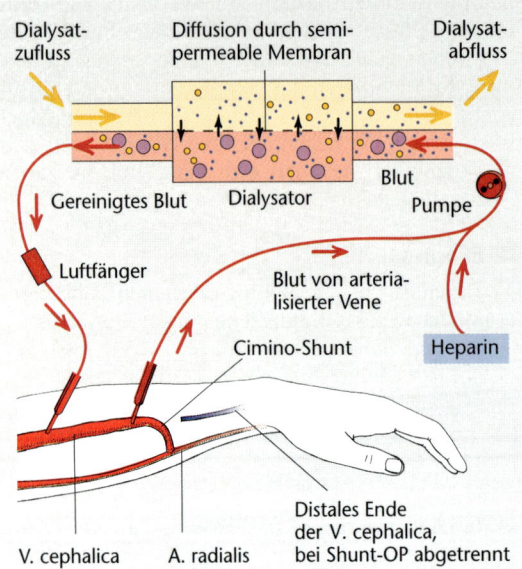

Dialysat-zufluss

Diffusion durch semi-permeable Membran

Dialysat-abfluss

Blut

Gereinigtes Blut

Dialysator

Pumpe

Luftfänger

Blut von arteria-lisierter Vene

Cimino-Shunt

Heparin

V. cephalica

A. radialis

Distales Ende der V. cephalica, bei Shunt-OP abgetrennt

Abb. 11.53: Prinzip der Hämodialyse. Aus dem punktierten Shunt-gefäß wird Blut entnommen, durch ein System semipermeabler Membranen geleitet und in einen zweiten Gefäßzugang des Patienten zurückgeleitet. Zu sehen ist auch der Cimino-Shunt, der durch Anschluss der distalen V. cephalica an die A. radialis gebildet wird. [A400-190]

Das Blut des Patienten wird in ein System semipermeabler (halbdurchlässiger) Kunststoffmembranen innerhalb des Dialyseapparats geleitet. An der Außenseite der Kunststoffmembran strömt gegenläufig das **Dialysat** vorbei. Dies ist speziell aufbereitetes Wasser mit Elektrolyt-, Puffer- und ggf. Glukosezusatz, in dem die wichtigsten Elektrolyte in der Konzentration vorgegeben werden, auf die das Patientenblut korrigiert werden soll. Durch den Konzentrationsunterschied zwischen Patientenblut und Dialysierflüssigkeit entsteht eine Diffusionskraft, die die auszuscheidenden Substanzen so lange in das Dialysat diffundieren lässt, bis der Konzentrationsunterschied abgebaut ist. Zusätzlich wird dem Körper in der Regel durch **Ultrafiltration,** d.h. durch Abpressen von Wasser durch hydrostatischen Druck, Wasser entzogen. Nach Passage eines oft sehr langen Kreislaufes im Dialysegerät wird das zunehmend entgiftete Blut dem Patienten über ein weiteres Schlauchsystem wieder zugeleitet.

Damit sich im Dialyseapparat keine Blutgerinnsel bilden, wird das Blut heparinisiert, was allerdings zu Blutungskomplikationen führen kann. In aller Regel sind drei Dialysebehandlungen wöchentlich über jeweils 4 – 5 Stunden erforderlich, um die harnpflichtigen Substanzen auf tolerable Werte zu senken.

Voraussetzung: Großkalibrige Gefäßzugänge

Bei jeder Dialyse muss das Blut des Patienten viele Male durch die Maschine geleitet werden. Dies erfordert zwei großkalibirige Zugänge, die auf Dauer problemlos punktierbar sein sollen. Ein kurzzeitiger Gefäßzugang, z.B. beim akuten Nierenversagen, ist über einen speziellen zentralvenösen Katheter (z.B. mehrlumigen Shaldon-Katheter) möglich.

Bei Patienten, die über lange Zeit dialysiert werden müssen, wird aber ein spezieller Gefäßzugang angelegt. Meist erhalten die Patienten operativ einen subkutanen **Brescia-Cimino-Shunt** *(Brescia-Cimino-Fistel)*, der in einem Kurzschluss *(shunt)* eine Armarterie (z.B. A. radialis) mit einer Armvene (z.B. V. cephalica) verbindet. Dadurch erhöht sich der Druck in der Vene und erweitert diese mit der Zeit, so dass sie gute Punktionsmöglichkeiten für die Gefäßzugänge während der Dialyse bietet. Diese Anpassung erfordert jedoch einige Wochen Zeit. Daher sollte der Shunt rechtzeitig vor der ersten Dialyse angelegt werden. Bei Patienten, bei denen ein solcher *nativer Shunt* etwa aufgrund schlechter Venenverhältnisse nicht möglich ist, kann auf Kunststoffimplantate oder als ultima ratio auf permanente zentrale Venenkatheter ausgewichen werden.

Komplikationen der Dialyse

Die lebensrettende Hämodialyse birgt auch Gefahren:

- Da der Patient in den Tagen zwischen den Dialysen (fast) keine Flüssigkeit ausscheidet, muss dem Blut – auch bei strenger Trinkmengenbegrenzung – in den wenigen Stunden der Dialyse viel Flüssigkeit entzogen werden. Dies kann zu erheblichen Kreislaufproblemen führen
- Wahrscheinlich durch die schnelle Harnstoffentfernung und den nachfolgenden Abfall der Osmolarität verursacht, kann es zu einem passageren Hirnödem kommen, das sich durch Kopfschmerz, Schwindel, Bewusstseinsstörungen und zerebrale Krampfanfälle äußert **(Dysäquilibrium-Syndrom)**
- Bei Hypokaliämie drohen Herzrhythmusstörungen
- Allergische Reaktionen, z.B. gegen Membranbestandteile, sind möglich

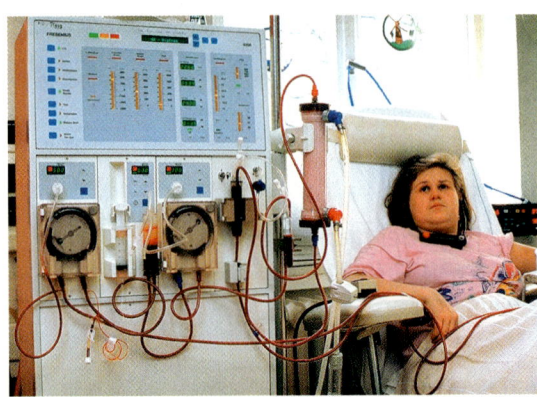

Abb. 11.54: Junge Patientin während der Dialyse. [K303]

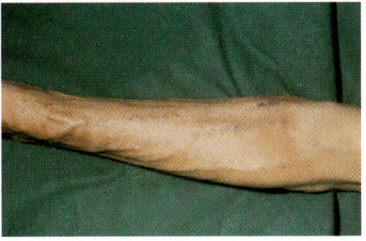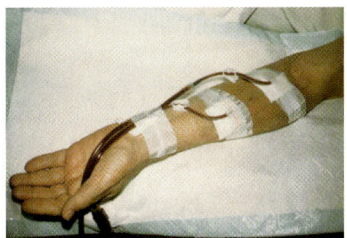

Abb. 11.55: Brescia-Cimino-Shunt.
Links: Am linken Bildrand ist die Narbe über der Anastomose zwischen A. radialis und Shuntvene zu erkennen. Das Shuntgefäß zeichnet sich als Vorwölbung unter der Haut ab, auch die Punktionsstellen sind (schwach) zu erkennen.
Rechts: Der gleiche Arm mit liegenden Shuntnadeln (☞ auch Abb. 11.53). [O157]

• Vor allem bei mangelhafter Hygiene drohen **Shunt-Infektionen** mit Gefahr der Abszessbildung und der Sepsis. Durch die Heparinisierung des Blutes besteht insbesondere an den Punktionsstellen Blutungsgefahr (arterieller Druck). Umgekehrt kann der Shunt auch thrombosieren.

🖳 Pflege des Dialysepatienten

Während der Dialyse wird der Patient durch speziell geschulte Pflegende betreut. Aber auch die **allgemeine Pflege von Dialysepatienten** stellt hohe Anforderungen:

• Zur täglichen Shuntpflege gehören die Inspektion der Shuntregion auf Rötungen, Schwellungen oder Hämatome und die Funktionskontrolle durch Palpation und Auskultation mit dem Stethoskop. Normal sind ein deutlich tastbares „Schwirren" und ein auskultatorisch hörbares Rauschen über dem Shunt. Die Hautpartie um den Shunt wird täglich mit Wasser und Seife gereinigt und an den dialysefreien Tagen gut eingecremt

• Gewicht und Blutdruck des Patienten werden täglich kontrolliert. Die Blutdruckmessung wird nicht am Shuntarm durchgeführt

• Wegen der Behandlung mit gerinnungshemmenden Arzneimitteln wird auf Blutungskomplikationen geachtet. Diese umfassen Hämatome, gastrointestinale, urologische sowie zerebrale Blutungen

• Je nach körperlicher Aktivität des Patienten ist eine Kalorienzufuhr von 30 – 35 kcal/kg täglich angemessen, davon etwa 50 % Kohlenhydrate. An Eiweiß sollte der Patient während einer Hämodialyse täglich 1,2 g/kg Körpergewicht zu sich nehmen. Die Kost sollte kalium- und phosphatarm sein. Die Einschränkung der Natriumzufuhr richtet sich nach Blutdruck, Durstgefühl und Restdiurese. Die Trinkmenge wird so bemessen, dass der Patient im dialysefreien Intervall nicht mehr als 1 kg täglich zunimmt (☞ auch 11.2).

> ⚠ **Vorsicht! Shuntgefäße schonen**
> Keine Blutabnahmen und keine Blutdruckmessung am Shuntarm! Keine abschnürende Kleidung oder komprimierende Verbände (Ausnahme: Druckverband bei Shuntblutungen sowie nach der Dialyse).

Nahezu zwangsläufig: Psychische Probleme

Durch die tägliche Konfrontation mit seiner Krankheit ist der Dialysepatient weit von einem normalen Leben entfernt. Psychische Probleme sind die Folge:

• Zu Beginn der Langzeitdialyse empfindet der Patient die Dialyse oft als Erleichterung, da die unmittelbare Lebensgefahr zunächst gebannt ist und er sich meist auch wesentlich wohler fühlt. Mit der Zeit werden ihm – und seiner gesamten Familie – jedoch mehr und mehr die Einschränkungen bewusst. Er muss eine immer noch strenge Diät einhalten, und der Durst ist oft quälend. Spontane Unternehmungen werden durch die festen Dialysetermine und das oft reduzierte Allgemeinbefinden beeinträchtigt. Eine geregelte Berufsausübung gelingt nur einem Teil der Dialysepatienten

• Die Abhängigkeit von der „Maschine", aber auch von Pflegenden, führt oft zu aggressivem, seltener zu teilnahmslos-depressivem Verhalten sowie evtl. zu Non-Compliance z.B. bei der Diät

• Hinzu tritt die Angst vor medizinischen Komplikationen (☞ oben).

Heimdialyse und Selbsthilfegruppen

Die bekannteste Form der Hämodialyse ist die **Zentrumsdialyse.** Der Patient sucht zu festen Terminen ein Dialysezentrum auf, wo die Dialyse von speziell ausgebildeten Pflegenden und Ärzten durchgeführt wird. Sehr kooperative und lernfähige Kranke kommen für eine **Heimdialyse** in Betracht. Das Dialysegerät steht in der Wohnung des Patienten, die Dialyse wird durch den Patienten und Familienangehörige selbst durchgeführt. Voraussetzung ist, dass der Patient stets ärztlichen Rat in Anspruch nehmen und in Krisensituationen (z.B. Infekt) in einem Dialysezentrum dialysiert werden kann. Eine „Zwischenlösung", etwa für kooperative Patienten, bei denen aber die räumlichen Voraussetzungen für die Heimdialyse fehlen, ist die **limited-care-Dialyse,** d.h. die Dialyse durch den Patienten selbst in einem speziellen Zentrum mit ausgebildetem Personal.

Alle genannten Dialyseformen haben Vor- und Nachteile. Die Zentrumsdialyse beispielsweise gibt vielen Patienten mehr Sicherheit und bietet Kontaktmöglichkeiten zu anderen Patienten, was insbesondere ältere Patienten schätzen. Jüngere Patienten mit intak-

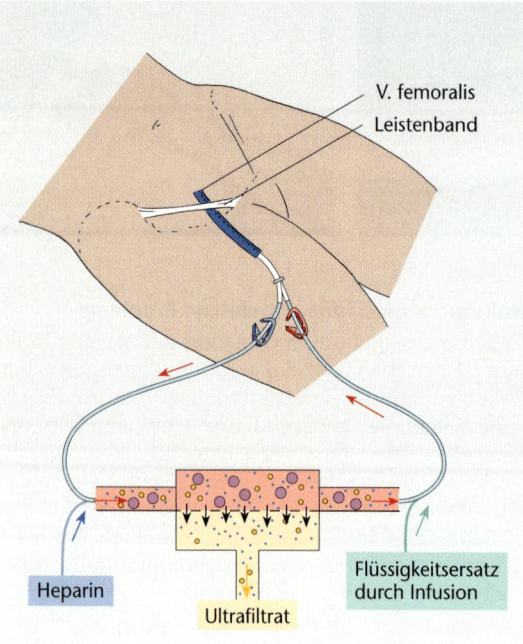

V. femoralis
Leistenband

Heparin

Ultrafiltrat

Flüssigkeitsersatz
durch Infusion

Abb. 11.56: Prinzip der Hämofiltration (vereinfachte Darstellung ohne Pumpe). Das Blut wird allein aufgrund eines Druckgefälles durch einen Filter gepresst, harnpflichtige Substanzen dabei mitgenommen. Flüssigkeit und Elektrolyte müssen durch Infusion wieder zugeführt werden. Bei der hier dargestellten CVVH wird unter Verwendung eines Doppellumenkatheters nur eine Vene punktiert, alternativ können auch zwei Venen mit jeweils einlumigen Kathetern punktiert werden. [A400-190]

ter Partnerschaft hingegen bevorzugen eher die Heimdialyse in gewohnter Umgebung und mit größerer Flexibilität. Deshalb sollte auch hier eine Entscheidung zusammen mit dem Patienten getroffen werden.

Kontakte zu Selbsthilfegruppen sind vielen Patienten und ihren Angehörigen eine Hilfe. Dort ist ein Erfahrungsaustausch z.B. auch über die Dialysemöglichkeiten in ausgewählten Ferienorten möglich.

⧉ Kontaktadressen

KfH Kuratorium für Dialyse und Nierentransplantation e.V.
Martin-Behaim-Straße 20
63263 Neu-Isenburg
Tel.: 06102/359-0
http://www.kfh-dialyse.de

Deutsche Nierenstiftung
Postfach 3
69491 Hirschberg
Tel.: 06201/599533
http://www.mannheim.de/nierenstiftung

Hämofiltration

Unter intensivmedizinischen Bedingungen, etwa bei Vergiftungen oder akutem Nierenversagen, wird häufig die technisch einfachere **Hämofiltration** durchgeführt. Dies ist ein reines **Ultrafiltrationsverfahren,** bei dem allein durch eine (hydrostatische) Druckdifferenz über einer relativ grobporigen Membran ein Ultrafiltrat abgepresst wird. Der Vorgang ähnelt also dem Abpressen des Glomerulumfiltrats in den Nierenkörperchen.

Bei der heute weitgehend verlassenen **kontinuierlichen arteriovenösen Hämofiltration** *(CAVH)* wird das Druckgefälle zwischen arteriellem und venösem Gefäßsystem ausgenutzt (es ist also keine Blutpumpe erforderlich), bei der **kontinuierlichen venovenösen Hämofiltration** *(CVVH)* stellt eine zwischengeschaltete Pumpe das notwendige Druckgefälle her.

Da das gesamte Ultrafiltrat verworfen wird, entstehen dem Patienten enorme Flüssigkeitsverluste, die durch Zufuhr geeigneter Infusionslösungen ausgeglichen werden müssen (Details ☞ Abb. 11.56). In beiden Fällen sind außerdem eine Antikoagulation und Immobilisierung für die Dauer der Hämofiltration des Patienten erforderlich.

11.13.2 Peritonealdialyse

⊡ **Peritonealdialyse** (kurz *PD*): *Intrakorporales* Blutreinigungsverfahren zur Nierenersatztherapie, wobei das *Peritoneum* als semipermeable Membran dient.

Bei den verschiedenen Verfahren der **Peritonealdialyse** wird das gut durchblutete Peritoneum (Bauchfell) als Dialysemembran benutzt.

Die Dialyselösung wird über einen implantierten Peritonealdauerkatheter (z.B. *Tenckhoff-Katheter*) in die Bauchhöhle eingebracht und nach einer bestimmten, methodenabhängigen Zeit wieder abgelassen. Der Flüssigkeitsentzug erfolgt bei der Peritonealdialyse durch Zusatz von Glukose zum Dialysat, die osmotisch Wasser an sich zieht.

Einer der Nachteile heutiger Dialysate ist, dass größere Mengen an Glukose aus dem Dialysat resorbiert werden, die bei der Kohlenhydratzufuhr berücksichtigt werden müssen und die Glukosetoleranz verschlechtern können. An neuen Dialysaten ohne diesen Nachteil wird gearbeitet. Ein Gefäßzugang oder eine Heparinisierung des Blutes sind nicht erforderlich.

Heute gelangt die Peritonealdialyse nicht nur bei Patienten mit schlechten Gefäßverhältnissen zur Anwendung. Sie wird auch von vielen, insbesondere berufstätigen Patienten gewählt, weil sie einerseits ohne Hilfe durchgeführt werden kann, dadurch größtmögliche zeitliche Unabhängigkeit bietet, und andererseits die diätetischen Einschränkungen meist geringer sind als bei der Hämodialyse. Voraussetzung sind gute Schulung und hohe Kooperationsbereitschaft des Patienten. Außerdem ist die Peritonealdialyse schonender, weil die Urämietoxine nicht nur dreimal wöchentlich, sondern je nach Verfahren fast rund um die Uhr herausgefiltert werden. Eine noch bestehende Nierenrestfunktion ist von großem Vorteil.

Bei der Peritonealdialyse handelt es sich überwiegend um eine Heimdialyse. Der Patient wird in der Klinik, teils noch vor dem Dialysebeginn, intensiv geschult. Wichtig ist, dass er nach der Entlassung aus dem Krankenhaus oder der Dialysestation bei Problemen immer einen Arzt oder eine Pflegekraft rufen kann. Diese sollten auch für Hausbesuche zur Verfügung stehen. Alle 4 – 6 Wochen erfolgt eine Kontrolle in der Klinik, bei der auch bestehende Probleme angesprochen und geklärt werden können.

⑯ Komplikationen

Allerdings besteht die Gefahr nicht nur von Entzündungen am Katheter selbst, sondern auch einer Peritonitis (*Bauchfellentzündung* ☞ 9.8) über den liegenden Peritonealkatheter. Deshalb sind insbesondere beim Umgang mit dem Katheter strenge Hygieneregeln zu beachten (Schließen von Fenster und Türen, Händedesinfektion, Tragen eines Mundschutzes). Der erhöhte Druck im Bauchraum kann z.B. zu Hernien führen. Nicht wenige Patienten lehnen die Peritonealdialyse ab, weil der ständig liegende Katheter sie selbst oder ihren Partner sehr stört.

Verfahren

Bei der **kontinuierlichen ambulanten Peritonealdialyse** *(CAPD)* füllt der Patient 3 – 5-mal täglich ca. 2 – 2,5 l Dialysat aus einem Beutel über den Peritonealdauerkatheter in die Bauchhöhle ein und lässt die Flüssigkeit nach 5 – 8 Stunden wieder in den Beutel ab. Für die nächste Spülung benötigt er einen neuen Beutel. In der Nacht bleibt das Dialysat für die Schlafenszeit, also ca. acht Stunden, in der Bauchhöhle. Für einen Beutelwechsel von Hand muss ca. eine halbe Stunde veranschlagt werden, die der Patient aber teilweise für Privates nutzen kann.

Mittlerweile sind auch Automaten für den Beutel- bzw. Dialysatwechsel, sog. **Cycler,** erhältlich. Sie ermöglichen zum einen sehbehinderten Patienten die Durchführung der CAPD, zum anderen haben sie zu den verschiedenen Verfahren der **automatischen Peritonealdialyse** *(APD)* geführt: Bei der **kontinuierlichen zyklischen Peritonealdialyse** *(CCPD)* schließt sich der Patient nur nachts an den Cycler an, der nach programmierten Daten für das regelmäßige Ein- und Auslaufen des Dialysats sorgt. Am Morgen „stöpselt" sich der Patient vom Gerät ab und ist meist für den Tag von der Dialyse unabhängig. Das kurz vor dem Aufstehen eingeflossene Dialysat verbleibt über Tag in der Bauchhöhle. Nachteilig ist allerdings der gestörte Nachtschlaf, etwa durch (Fehl-)Alarme des Geräts. Die **nächtliche intermittierende Peritonealdialyse** *(NIPD)* funktioniert genauso, tagsüber befindet sich jedoch kein Dialysat in der Bauchhöhle, weshalb diese Form nur für Patienten mit raschem Stoffaus-

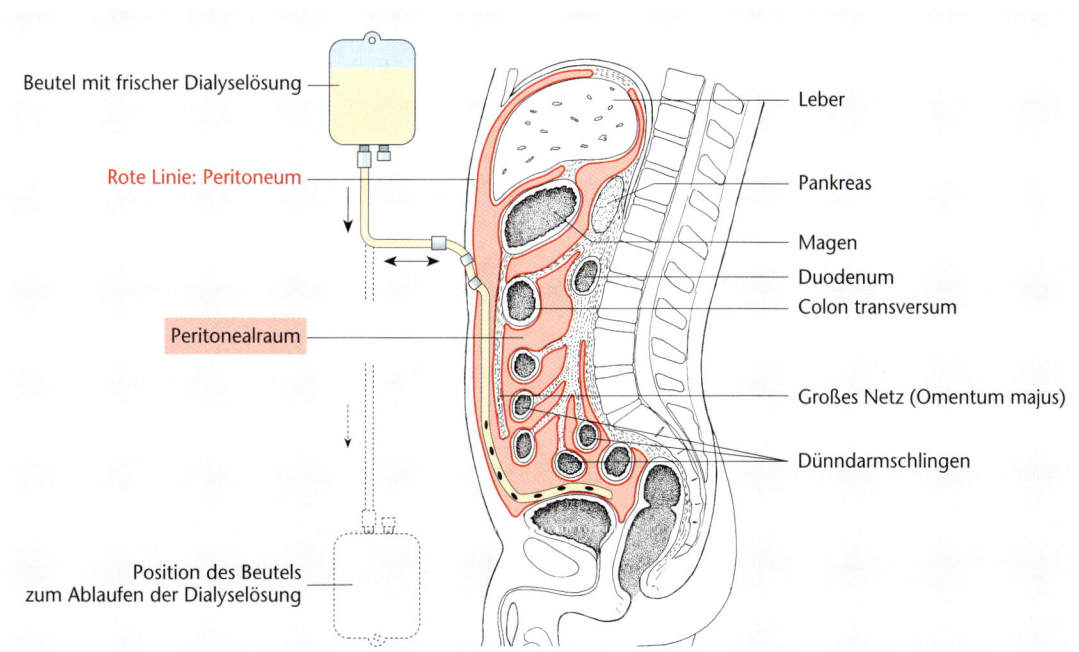

Beutel mit frischer Dialyselösung

Rote Linie: Peritoneum

Peritonealraum

Position des Beutels zum Ablaufen der Dialyselösung

Leber

Pankreas

Magen
Duodenum
Colon transversum

Großes Netz (Omentum majus)

Dünndarmschlingen

Abb. 11.57: Prinzip der kontinuierlichen ambulanten Peritonealdialyse (CAPD). [A400-190]

tausch über das Peritoneum in Frage kommt. Die **Tidal-Peritonealdialyse** *(TPD)* unterscheidet sich von der NIPD nur dadurch, dass bei insgesamt größerem Dialysatvolumen in der Bauchhöhle immer nur ein Teil der Lösung ausgetauscht wird, so dass insgesamt mehr Zeit für den Stoffaustausch zur Verfügung steht.

📖 Pflege von Patienten unter Peritonealdialyse

Patienten unter Peritonealdialyse kennen sich in aller Regel bestens mit dem Verfahren aus (Heimdialyse). Für die allgemeine Pflege gilt:

- Dokumentieren, wie viel Flüssigkeit zugeführt und abgelassen wurde. Die Differenz zwischen Ein- und Ausfuhr entspricht der dem Körper entzogenen Flüssigkeit, hier Ultrafiltrat genannt. Eine Trübung der ablaufenden Flüssigkeit weist immer auf eine Peritonitis hin
- Katheteraustrittstelle mindestens alle zwei Tage unter Einhaltung strenger Hygienemaßnahmen frisch verbinden (hausinterne Richtlinien beachten). Dabei Austrittstelle des Tenckhoff-Katheters und umgebende Bauchhaut auf Zeichen einer Infektion beobachten (Rötung, Sekret, Druckschmerz). Jeglichen Druck oder Zug auf den Katheter vermeiden

> 📖 Der sorgfältige hygienische Umgang mit dem Katheter zur Verhinderung von Peritonitiden ist ganz wesentlich für den Erfolg einer Peritonealdialyse.

- Regelmäßig Blutdruck und Gewicht kontrollieren
- Eiweißreiche, phosphatarme Diät reichen, wobei die Kalium- und Wasserzufuhr individuell bestimmt werden und die Beschränkungen meist nicht ganz so streng sind wie bei der Hämodialyse (Details ☞ 11.2).

> 👓 Für viele niereninsuffiziente Patienten kommen sowohl Hämo- als auch Peritonealdialyse in Betracht. Beide Verfahren sind heute als gleichwertig anzusehen. Deshalb sollte ein niereninsuffizienter Patient rechtzeitig vor Dialysebeginn über Vor- und Nachteile beider Methoden aufgeklärt werden. Evtl. können ein Kontakt zu anderen Patienten hergestellt oder einige Techniken im Vorfeld mit dem Patienten geübt werden, damit er eine fundierte Entscheidung treffen kann.

📖 Literaturtipp

Breuch, Gerd (Hrsg.): Fachpflege Nephrologie und Dialyse. 2., vollst. überarbeitete Auflage, Urban & Fischer, München, 2000

11.13.3 Nierentransplantation

Seitdem gezielt wirksame Arzneimittel zur Unterdrückung von Abstoßungsreaktionen zur Verfügung stehen, ist die **Nierentransplantation** eine Alternative zur lebenslangen Dialyse. In Deutschland werden jährlich etwa 2 000 Nierentransplantationen durchgeführt, davon ca. 90 % Leichennierentransplantationen und etwa 10 % Verwandtennierentransplantationen.

Indikation zur Nierentransplantation ist eine irreversible, dialysepflichtige Niereninsuffizienz. Die allgemeinen Überlegungen zu Indikation, Kontraindikationen und ethischen Problemen entsprechen denen bei anderen Transplantationen (☞ 2.7). Die Chance für eine erfolgreiche Transplantation ist auch bei der Nierentransplantation am größten, wenn zwischen Spender und Empfänger größtmögliche Gewebeverträglichkeit besteht und möglichst wenig Begleiterkrankungen (etwa ein Diabetes mellitus) vorliegen.

Meist werden die eigenen, funktionsunfähigen Nieren nicht entfernt, sondern die Spenderniere wird als zusätzliches Organ in die *Fossa iliaca* (die flache Mulde an der Innenseite der Darmbeinschaufel) des Beckens eingepflanzt, die Gefäßstümpfe der Spenderniere mit den Iliakalgefäßen des Empfängers und der fremde Harnleiter mit der Harnblase des Patienten verbunden (☞ Abb. 11.58). In vielen Fällen nimmt die fremde Niere sofort ihre Funktion auf.

Die postoperativen Komplikationen bestehen in:

- *Lokalen Komplikationen,* z.B. Harnleiterverengungen, Anastomosenleck und Nierenarterienstenose
- *Abstoßungsreaktionen* (☞ 2.7) sind wenige Minuten nach der Transplantation, aber auch noch nach Jahren möglich. Am häufigsten ist eine **akute Abstoßung,** meist Tage bis Wochen postoperativ, die sich durch Druckschmerz über dem Organ, Fieber, Hypertonie, ein Ansteigen der weißen Blutkörperchen im Blut (*Leukozytose* ☞ 13.4.3), Oligurie und

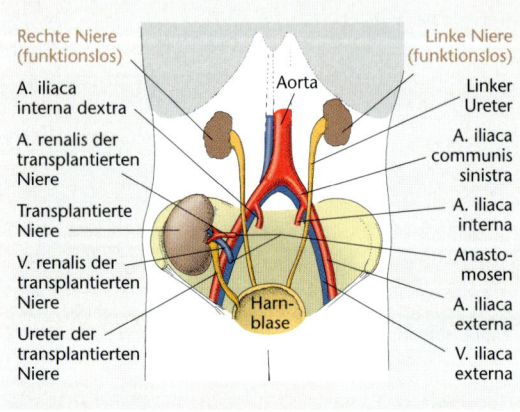

Abb. 11.58: Lage einer transplantierten Niere. [A400-190]

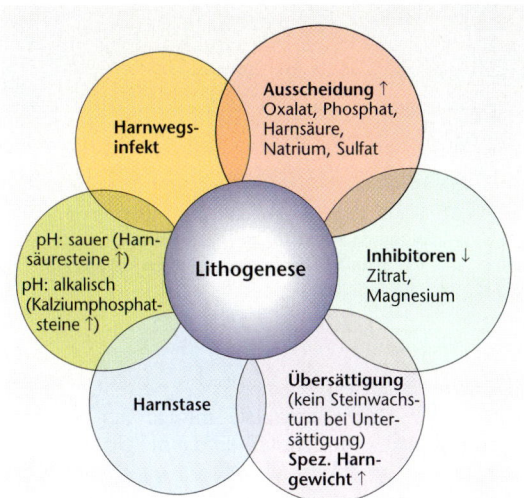

Abb. 11.59: Die Nephrolithiasis entsteht bei einem Ungleichgewicht zwischen steinbegünstigenden (lithogenen) und steinhemmenden (antilithogenen) Faktoren. [L157]

Ödeme zeigen kann. Diese kann oft medikamentös bekämpft werden. Dagegen ist die symptomarme, sog. **chronische Abstoßungsreaktion** *(chronische Transplantatdysfunktion)* kaum zu beeinflussen und führt meist im Verlauf mehrerer Jahre zur abermaligen Niereninsuffizienz.

Die Ursache der sog. chronischen Abstoßungsreaktion ist noch nicht in allen Einzelheiten geklärt. Wahrscheinlich spielen nicht nur immunologische Faktoren, sonderen z.B. auch degenerative Prozesse eine Rolle

• *Infektionen.*

Die Immunabwehr der Patienten wird intra- und postoperativ medikamentös unterdrückt. Standardpräparate sind dabei Glukokortikoide und Ciclosporin (z.B. Sandimmun®). Als neuere Präparate stehen Tacrolimus (Prograf®), Mycophenolatmofetil (Cellcept®) sowie poly- und monoklonale Antikörper zur Verfügung (bei letzteren ist eine intravenöse Gabe erforderlich). Sie werden insbesondere verwendet bei Hochrisikopatienten oder einer Abstoßungsreaktion, die auf die Standardtherapie nicht anspricht. Grundsätzliche Nebenwirkungen sind eine hohe Infektgefährdung des Patienten und ein langfristig erhöhtes Tumorrisiko. Je nach eingesetztem Präparat sind außerdem spezifische Organschäden (z.B. Leber-, Nerven- und Nierenschäden) möglich.

Die Patienten müssen über Jahre engmaschig ärztlich kontrolliert werden. Die Lebenserwartung nach einer Transplantation liegt mit einer 10-Jahres-Überlebensrate von 45 – 60 % zwar nicht höher als diejenige einer Dialyse (40 – 60 %), doch ist die Lebensqualität der Patienten deutlich besser. Die Patienten können in aller Regel wieder beruflich tätig werden, und auch spon-

tane Unternehmungen sind wieder möglich. Allerdings gefährden nicht nur Abstoßungsreaktionen die Funktion der Spenderniere. Die Fremdniere kann wieder von der gleichen Grunderkrankung befallen werden, die bereits die eigenen Nieren zerstört hat (z.B. Glomerulonephritis). Prinzipiell ist dann eine zweite oder gar dritte Nierentransplantation möglich, doch sind die Überlebenschancen des Zweit-Transplantats (noch) geringer als bei der ersten Transplantation.

11.14 **Nephrolithiasis**

> ⊡ **Nephrolithiasis** *(Urolithiasis, Nierensteinleiden, -krankheit):* Konkrementbildung in den ableitenden Harnwegen, häufig mit typischen Schmerzanfällen, den **Nierenkoliken,** verbunden. Betrifft ungefähr 5 % der mitteleuropäischen Bevölkerung, Männer häufiger als Frauen.

Das Nierensteinleiden ist eine seit Jahrtausenden bekannte Erkrankung des Menschen. Fast ebenso alt sind auch die Bemühungen, den Betroffenen von seinen Schmerzen und dem Stein zu befreien („Steinschneider" des Mittelalters). In der Wohlstandszeit nach dem 2. Weltkrieg hat sich das Nierensteinleiden geradezu zu einer Volkskrankheit entwickelt.

⇨ **Krankheitsentstehung**

Die genauen Mechanismen, die zur Entstehung von Nierensteinen führen, sind bis heute nicht vollständig geklärt. Die *Kristallisationstheorie* besagt, dass sich bei zu hoher Konzentration bestimmter Harninhaltsstoffe kleine Kristalle bilden, die sich in der Folge vergrößern. Bestimmte Vorerkrankungen der Nieren, Harnstau, bakterielle Infektionen und zu hohe Harnkonzentration begünstigen ein Steinwachstum. Es sind aber auch Hemmstoffe bekannt, die ein Steinwachstum verzögern oder verhindern können.

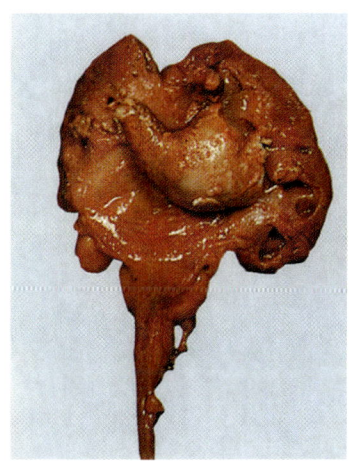

Abb. 11.60: Nierenbeckenausgussstein. [S006]

Kalziumhaltige Steine (*Kalziumoxalat* oder *-phosphat*) sind mit ca. 70 – 75 % die häufigste Steinart, gefolgt von *Harnsäuresteinen* (ca. 15 – 20 %).

❖ Symptome und Untersuchungsbefund

Leitsymptom des Nierensteinleidens ist die **Nierenkolik** (*akuter Steinanfall* ☞ auch 11.3.4), die bei Einklemmung des Steines auftritt. Der Patient hat stärkste, krampfartige Schmerzen, die wellenförmig wiederkehren. Typisch ist der Bewegungsdrang des Patienten während der Kolik. Die Schmerzausstrahlung gibt häufig erste Hinweise auf die Lokalisation des Steines. Während der im Nierenbecken oder oberen Bereich des Ureters festgeklemmte Stein höchstens in den Rücken ausstrahlt, strahlen die Schmerzen bei tief gelegenen Uretersteinen bis in den Hoden oder die Schamlippen aus. Dysurie und Makrohämaturie sind weitere Symptome. Viele Patienten leiden außerdem unter Übelkeit, Erbrechen oder einem *Subileus* (☞ 9.7.1).

Nicht jeder Stein muss sich durch eine Nierenkolik bemerkbar machen. So verursachen z.B. große Nierenbeckensteine, die im Extremfall das ganze Nierenbecken ausfüllen können (*Nierenbeckenausgussstein* ☞ Abb. 11.60), oftmals nur einen leichten Dauerschmerz. Dennoch kann dieser Stein viel gefährlicher sein, indem er durch ständigen Reiz auf die Nierenschleimhaut zu Entzündungen und Dauerschäden bis hin zur Schrumpfniere mit chronischem Nierenversagen führt.

🔍 Diagnostik und Differenzialdiagnose

Die Erstdiagnostik umfasst:
- *Anamnese:* Wichtig sind v.a. die Fragen nach einem Steinleiden beim Patienten selbst oder engen Familienangehörigen, rezidivierenden Harnwegsinfekten sowie Ernährungsgewohnheiten

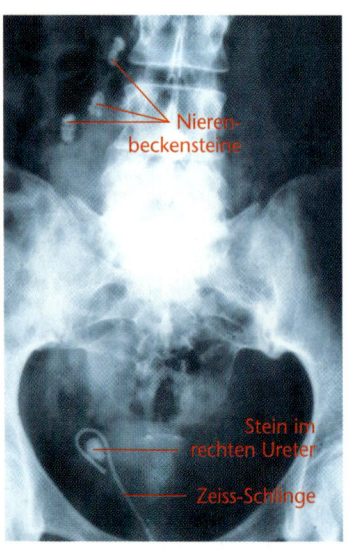

Abb. 11.61: Einlage einer Zeiss-Schlinge zur Entfernung eines Steins im distalen Ureter. Die Schlinge legt sich um den Stein und wird mit kleinen Gewichten unter Zug gesetzt. Schlinge und Stein gehen nach einigen Tagen ab. Im Bereich des rechten Nierenbeckens sind drei weitere Steine erkennbar. [T196]

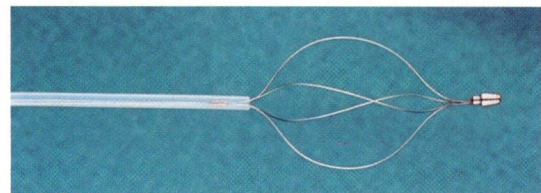

Abb. 11.62: Dormiakörbchen, das durch ein Endoskop vorgeschoben wird, in aufgespanntem Zustand den (Nieren-, Gallen-) Stein umfasst und ihn dann mit Herausziehen des Endoskops entfernt. [K183]

- *Urinuntersuchung:* In der Regel besteht eine Mikro- oder Makrohämaturie infolge der Schleimhautläsionen. Manchmal sind im Urinsediment Kristalle zu erkennen
- *Urinkultur*, um gleichzeitig bestehende Infektionen zu erfassen
- *Blutuntersuchung:* Bestimmung von Kreatinin- und Harnstoffwert, um eine Nierenschädigung nicht zu übersehen. Überprüfen der Blutgerinnung wegen der Blutungsgefahr durch den Stein
- *Sonographie:* Steine ab ca. 0,5 cm Durchmesser stellen sich im Ultraschall dar. Ebenso wichtig ist aber auch, ob durch einen Harnstau bereits Ureter und Nierenbecken erweitert sind, oder ob sogar eine Schrumpfniere vorliegt
- Bei noch unsicherer Diagnose *Nierenleeraufnahme:* Ca. 75 % aller Steine sind schattengebend und damit in der Leeraufnahme sichtbar. Durch Drehen des Patienten kann man z.B. Uretersteine rechts von den weiter vorn liegenden Gallensteinen unterscheiden
- *I.v.-Urogramm:* Das i.v.-Urogramm sichert die Diagnose eines Steines und dessen Lokalisation, ist aber erst nach Abklingen der Kolik möglich, da das Kontrastmittel die Harnbildung steigert und bei eingeklemmtem Stein zu einer Ruptur des Nierenkelchsystems führen kann

Die weitere Diagnostik soll die Steinzusammensetzung bestimmen und Grunderkrankungen aufdecken:
- Die chemische Analyse abgegangener Steine ist wichtig für die Rezidivprophylaxe. Daher soll der Patient den Urin immer *sieben*, um abgehende Steine oder kleinste Konkremente *(Harngries)* zu erfassen
- Der Sammelurin (☞ 11.4.2) muss auf die wichtigsten Steinbestandteile (Kalzium, Phosphat, Oxalat, Harnsäure, Zitrat, Zystin) und Hemmstoffe (Magnesium) untersucht werden
- Im Blut werden Kalzium und Phospat sowie Harnsäure bestimmt. Die Parathormonbestimmung im Blut ist zum Ausschluss einer Überfunktion der Nebenschilddrüsen (*Hyperparathyreoidismus* ☞ 12.5.1) angezeigt, die zu Nierensteinen führen kann

Im Röntgenbild (Abb. 11.61) sind beschriftet: Nierenbeckensteine, Stein im rechten Ureter, Zeiss-Schlinge.

Weitere technische Untersuchungen können zum Ausschluss eines Tumors der ableitenden Harnwege erforderlich sein.

Behandlungsstrategie

Die medikamentöse Therapie hat zuerst einmal das Ziel, den Patienten von seinen quälenden Schmerzen zu befreien. Dies ist am besten mit der Gabe von Analgetika (z.B. Fortral®) in Kombination mit krampflösenden Arzneimitteln (z.B. Buscopan®) möglich. Hierdurch und durch geeignete pflegerische Maßnahmen (☞ Pflege) gehen 80 % der Steine „spontan" ab. Bereits beim geringsten Verdacht einer Harnwegsinfektion muss eine Behandlung mit Antibiotika einsetzen, da die Gefahr der *Urosepsis* besteht.

Bei 20 % der Patienten ist der Stein so groß, dass er nicht spontan abgeht. Früher war dann eine offene Operation an Ureter oder Niere erforderlich, die jedoch durch schonende neue Methoden weitgehend verdrängt wurde:

- Bei Steinen, die im *unteren Anteil des Ureters* festgeklemmt sind oder die aufgrund von Harnwegsverengungen nicht spontan über die Urethra abgehen können, ist oft eine Entfernung mit speziellen Zangen oder Schlingen möglich, die über das Zystoskop oder (seltener) das Ureteroskop eingeführt werden. Am häufigsten wird die *Zeiss-Schlinge* (☞ Abb. 11.61) angewandt. Eine Weiterentwicklung stellt das *Dormia-Körbchen* (☞ Abb. 11.62) dar
- Steine im *oberen Ureter* können zunächst über ein Ureteroskop in das Nierenbecken zurückgeschoben und dann wie *Nierenbeckensteine* behandelt werden. Große Bedeutung hat dabei die **Extrakorpora-**

le Stoßwellenlithotripsie *(ESWL, Lithotripsie)* erlangt. Dabei werden auf verschiedene Weise Stoßwellen erzeugt, die auf den Stein gebündelt werden und ihn so „zerplatzen" lassen. Übrig bleiben zahlreiche kleine Steinfragmente, die über den Ureter abgehen und dabei Koliken auslösen können. Für Steine im Ureterbereich kommen auch **intrakorporale Lithotripsien** mittels spezieller Sonden in Frage
- Bei der **Perkutanen Nephrolitholapaxie** *(PNL)* wird ein Nephroskop *perkutan* in das Nierenbeckenkelchsystem eingeführt und der *Nierenbeckenstein* über Spezialgeräte entfernt oder zertrümmert.

Bei Blasensteinen kann eine Zystoskopie zur Steinentfernung erforderlich sein, denn normalerweise gehen Steine, die aus der Niere stammen und den Ureter passiert haben, problemlos über die Urethra ab. Bei Blasensteinen besteht möglicherweise eine Urethraverengung, z.B. durch Prostatavergrößerung.

Pflege bei Nephrolithiasis

- Die Pflegenden weisen den Patienten darauf hin, dass er viel trinken sollte, mindestens 1,5 l, besser 3 – 4 l täglich. Durch die erhöhte Urinausscheidung wird die Harnübersättigung mit Stein bildenden Substanzen und damit eine erneute Konkrementbildung verhindert. Einer Harnübersättigung während der Nacht kann durch spätabendliches und nächtliches Trinken (z.B. beim Toilettengang) vorgebeugt werden
- Außerdem ist dem Patienten körperliche Bewegung, z.B. Treppensteigen oder Hüpfen, zu empfehlen, da hierdurch gelegentlich ein spontaner Steinabgang gelingt

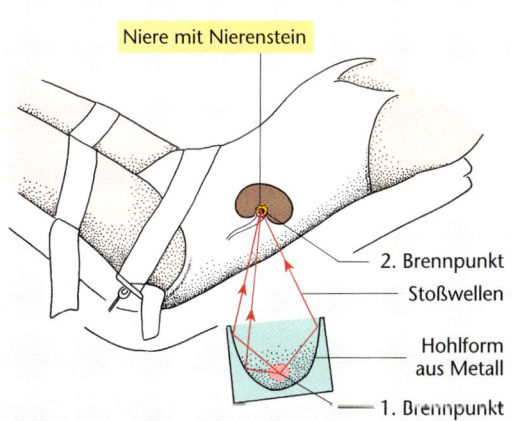

Abb. 11.63: Extrakorporale Stoßwellenlithotripsie (ESWL). Die Stoßwellen werden durch Reflektoren auf den zu zertrümmernden Nierenstein gebündelt. Eine wiederholte Stoßwellenbelastung lockert den Mineralverbund, und der Stein zerbröckelt in sandkorngroße Teile, die mit dem Urin ausgeschieden werden. [A400-190]

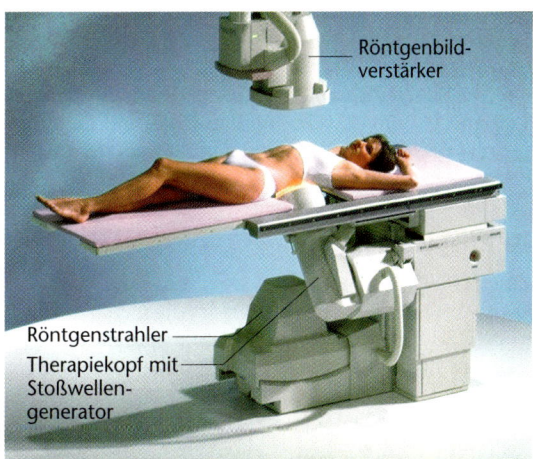

Abb. 11.64: Lithotripter in Therapieposition. Die genaue Lokalisation lässt sich durch Röntgen oder Ultraschall feststellen. Anschließend kann der Patient durch das Verschieben des Tisches so positioniert werden, dass der Stein genau im Therapiefokus der Stoßwellen liegt. [V148]

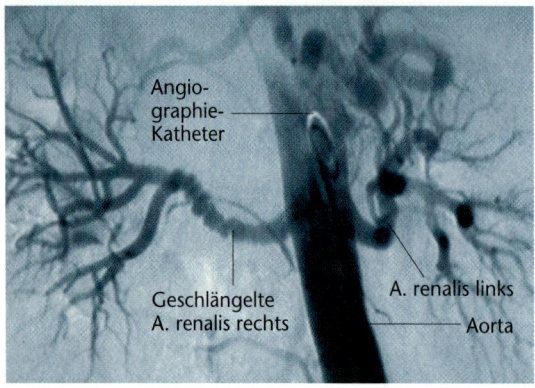

Abb. 11.65: Angiographie der Nierenarterien: Fibromuskuläre Dysplasie als Ursache der Verengung der rechten Nierenarterie. Die veränderte Arterie ist stark geschlängelt und unregelmäßig im Durchmesser. [T170]

- Viele Patienten empfinden lokale Wärme als sehr angenehm. Diese Maßnahme erfordert aber ärztliche Zustimmung (kontraindiziert bei akuten Entzündungen)
- Große Bedeutung hat die Urinbeobachtung. Für Untersuchungszwecke wird in der Regel ein 24-Stunden-Sammelurin (☞ 11.4.2) benötigt. Der Urin wird auf Farbe und Menge kontrolliert und der pH-Wert mittels Indikatorpapier oder im Labor bestimmt. Das spezifische Gewicht sollte unter 1012 – 1015 liegen. Darüber hinaus informieren die Pflegenden den Patienten darüber, während der Behandlung den Urin zu sieben, um abgehende Steine oder Konkremente für eine spätere chemische Untersuchung aufzufangen. Hierzu stehen spezielle Papierfilter zur Verfügung
- Regelmäßige Temperaturkontrollen dienen der Früherkennung eines Harnwegsinfekts (Gefahr der Urosepsis)
- Je nach der Zusammensetzung des Steines kann eine Diät sinnvoll sein, um den Blut- und damit indirekt den Harnspiegel der steinbildenden Substanzen zu senken (☞ unten).

🔲 Pflege bei ESWL

Eine ESWL kann ambulant oder stationär durchgeführt werden. Die Vorbereitung ist die gleiche:
- Am Vortag sollte der Patient keine blähenden Speisen zu sich nehmen (also kein kohlensäurehaltiges Mineralwasser, kein Kohl oder Linsen). Evtl. ist die Gabe von entblähenden Arzneimitteln, z.B. Sab-Simplex®, erforderlich
- Ob der Patient vor der Untersuchung nüchtern sein muss, hängt von der Art der Anästhesie (Allgemein-, Regional- oder Lokalanästhesie) und der weiteren Medikation (Sedativa oder Analgetika i.v. oder oral) ab.

Nach dem Eingriff wird der Patient je nach seinem Zustand und Art der Anästhesie für einige Zeit überwacht. Diesbezügliche Einzelheiten und weitere Maßnahmen ordnet der Arzt an. Nach einer ambulanten ESWL darf der Patient bei unkompliziertem Verlauf die Klinik oft bereits 2 – 4 Stunden nach dem Eingriff verlassen und dann auch schon wieder essen.

Rezidivprophylaxe

Ohne *Rezidivprophylaxe* kommt es bei einem Großteil der Patienten zur erneuten Steinbildung. Folgende Maßnahmen sollen sie verhindern:
- Reichlichem Trinken (mehr als 2 l täglich) zur Verdünnung der Stein bildenden Harnbestandteile kommt entscheidende Bedeutung zu. Bei starkem Schwitzen oder Saunagang muss die Trinkmenge nochmals gesteigert werden. Wichtig ist auch abendliches Trinken, damit der Harn während der Nacht nicht zu stark konzentriert wird. Das spezifische Gewicht des Harns kann der Patient heute mit speziellen Urinteststreifen leicht zu Hause kontrollieren
- Früher wurde bei kalziumhaltigen Steinen eine kalziumarme Ernährung (z.B. möglichst wenig Milch und Milchprodukte) angeraten. Diese Empfehlung wird heute zunehmend verlassen. Bei den häufigen Kalziumoxalatsteinen sollte die Oxalatzufuhr (z.B. in schwarzem Tee, Kakao, Schokolade, Spinat und Rhabarber) reduziert werden. Bei harnsäurehaltigen Steinen sind Fleisch weitgehend und Innereien vollständig zu meiden
- Der Patient soll sich ausreichend bewegen und Übergewicht vermeiden
- Je nach Steinart ist die Ansäuerung oder Alkalisierung des Urins empfehlenswert. Bei Phosphatsteinen erfolgt Ansäuern des Urins, bis ein pH-Wert unter 6 erreicht ist, z.B. durch Methionin, etwa in Acimethin®. Bei Harnsäuresteinen und gelegentlich auch bei kalziumhaltigen Steinen ist eine Alkalisierung des Harns angezeigt, z.B. durch Zitrate, etwa in Uralyt-U®. Manchmal reicht das Trinken entsprechender Mineralwässer. Der Urin-pH wird regelmäßig durch Teststreifen kontrolliert
- Harnwegsinfekte werden konsequent bekämpft, da sich Stein und Infekt gegenseitig begünstigen.

Spezielle Arzneimittel sind bei Einhaltung dieser Richtlinien in der Regel nur bei Harnsäuresteinen (Gabe von Allopurinol, z.B. Zyloric®) und bei seltenen, oft erblich bedingten Stoffwechselkrankheiten erforderlich.

🔲 Prognose

Die Prognose des Nierensteinleidens ist trotz der Rückfallneigung für die meisten Patienten gut. Allerdings besteht bei jeder Steineinklemmung die Gefahr einer Infektion und damit der Urosepsis und/oder Abszessbildung in der Niere.

11.15 Nierenarterienstenose

> **Nierenarterienstenose:** Angeborene oder erworbene Verengung der Nierenschlagader. Verantwortlich für ca. 1 – 2 % aller Bluthochdruckerkrankungen (*Hypertonie* ☞ 7.5.1). Die durch eine Nierenarterienstenose bedingte Hypertonie wird auch **renovaskuläre Hypertonie** (*nierengefäßbedingter Bluthochdruck* ☞ 7.5.1) genannt.

➾ Krankheitsentstehung

In 70 % der Fälle ist die Nierenarterienverengung arteriosklerosebedingt (☞ 7.7.1), in 20 % durch eine **fibromuskuläre Dysplasie** (bindegewebige Fehlbildung).

Die Verengung der Nierenarterie führt zu einer Minderdurchblutung der betroffenen Niere. Um die (lokale) Blutdruckerniedrigung auszugleichen, produziert die Niere mehr Renin, das über verschiedene Mechanismen (☞ Abb. 7.8, 11.1.1) zu einem Anstieg des Blutvolumens und einer Blutdrucksteigerung im Gesamtorganismus führt.

▓ Symptome und Untersuchungsbefund

Die klinischen Zeichen der renovaskulären Hypertonie entsprechen im Wesentlichen denen anderer Hypertonieformen (☞ 7.5.1). Meist ist der diastolische Blutdruckwert stärker erhöht als der systolische. Bei ca. 40 % der Patienten ist neben dem Bauchnabel auskultatorisch ein Stenosegeräusch zu hören.

🔎 Diagnostik und Differenzialdiagnose

Eine Nierenarterienstenose wird meist im Rahmen der Bluthochdruckdiagnostik (☞ 7.5.1) aufgedeckt:
- Wichtiger Suchtest ist der **Captopriltest:** Die Gabe des ACE-Hemmers Captopril® (☞ Pharma-Info 7.52) führt bei Vorliegen einer für den Bluthochdruck maßgeblichen Nierenarterienverengung zu deutlichem Blutdruckabfall und hohem Reninanstieg nach einer Stunde. Dieser Test lässt eine Aussage über die blutdrucksenkende Wirkung einer Operation zu und kann mit einer Nieren-Szintigraphie (**Captoprilszintigraphie** ☞ Abb. 11.66) kombiniert werden

> 🖾 ACE-Hemmer und Diuretika werden vor einem Captopriltest auf Arztanordnung abgesetzt.

- Gut geeignet sind – entsprechende Erfahrung des Untersuchers vorausgesetzt – auch (Farb-)Doppler- und -Duplex-Untersuchungen der Nierenarterien, die in einigen Kliniken den Captopriltest als Suchtest abgelöst haben. Allerdings ist z.B. bei adipösen Patienten nicht immer eine ausreichende Darstellung möglich

- Ein weiterer Hinweis ist ein deutlicher Seitenunterschied bei der seitengetrennten Reninbestimmung im Nierenvenenblut
- Beweisend ist die Stenosedarstellung durch eine Nierenangiographie (meist als DSA ☞ 11.4.7), die angezeigt ist, wenn Operation oder Aufdehnung erwogen werden (☞ Abb. 11.65).

🔲 Behandlungsstrategie

Die Behandlung besteht in:
- Der Aufdehnung der Verengung mittels eines eingeführten Ballonkatheters (*Ballondilatation*, kurz *PTA = perkutane transluminale Katheterangioplastie*)
- Der Einlage eines Stents, um das Gefäß offen zu halten
- Der operativen Beseitigung der Stenose.

Die medikamentöse Therapie der renovaskulären Hypertonie entspricht den allgemeinen Richtlinien bei Hochdruckerkrankungen.

Pflege bei Hypertonie ☞ 7.5.1

🩺 Prognose

Die Prognose der *rechtzeitig* behandelten fibromuskulären Dysplasie ist gut. Ist eine allgemeine Arteriosklerose Ursache der Hypertonie oder hat die Hypertonie bereits zu Folgeschäden an Nieren oder Herz-Kreislauf-System geführt, ist die Prognose schlecht.

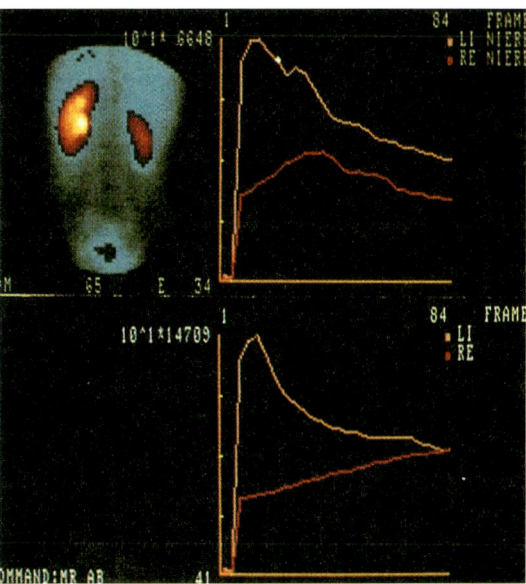

Abb. 11.66: Nierenarterienstenose rechts bei einer 35-jährigen Patientin. Szintigraphie vor und nach 25 mg Captopril. Infolge des Druckabfalls im Glomerulus nimmt die glomeruläre Filtration auf der stenosierten rechten Seite nach Captoprilgabe deutlich ab. [E179-168]

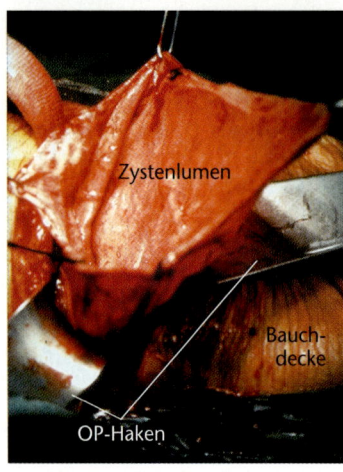

Abb. 11.67: Operation einer sehr großen Nierenzyste. Die Zyste wurde eröffnet und wird nun entfernt. [T196]

11.16 Nierentumoren

11.16.1 Gutartige Nierentumoren

Gutartige Tumoren der Niere, des Nierenbeckens und des Ureters sind selten. Da sie dem Patienten meist keine Beschwerden bereiten, werden diese Tumoren häufig zufällig diagnostiziert, etwa bei einer sonographischen Untersuchung.

Viele gutartige Tumoren bedürfen keiner Behandlung, sondern müssen lediglich in regelmäßigen Abständen kontrolliert werden. Beispielsweise haben mehr als 50 % der über Fünfzigjährigen einzelne Nierenzysten, die im Gegensatz zu den *Zystennieren* (☞ 11.12) meistens ohne Bedeutung sind. Eine Behandlung ist nur erforderlich, wenn die Zyste zu Beschwerden führt, etwa zu einer Kompression des Nierenhohlsystems mit Harnaufstau (☞ Abb. 11.27). Die Differenzialdiagnose zwischen einer Nierenzyste und einem (malignen) Tumor mit zentraler Zerfallshöhle kann aber schwierig sein. Eine Operation ist auch bei großen **Hämangiomen** *(Blutgefäßgeschwülsten)* der Niere wegen der Blutungsgefahr notwendig.

11.16.2 Bösartige Nierentumoren: Nierenzellkarzinom

Ungefähr 90 % aller Nierentumoren sind maligne. Abgesehen von den *Nierenmetastasen*, die durch Streuung außerhalb der Niere gelegener maligner Tumoren entstehen, ist der häufigste maligne Nierentumor des Erwachsenen das *Nierenzellkarzinom*.

📋 **Nierenzellkarzinom** *(Nierenkarzinom, Hypernephrom, Grawitz-Tumor, Adenokarzinom der Niere):* Karzinom der Niere, das durch maligne Entartung der Tubuluszellen in der Nierenrinde entsteht und ungefähr 2 – 3 % aller malignen Tumoren des Erwachsenen ausmacht. Altersgipfel 45. – 65. Lebensjahr, Männer : Frauen = 2 : 1.

⇨ Krankheitsentstehung

Die Ursache der Entartung ist unbekannt. Neben genetischen Faktoren werden Zusammenhänge mit narbigen Veränderungen, übermäßiger Schmerzmitteleinnahme, Chemikalien (Cadmium) und Rauchen diskutiert.

☢ Symptome und Untersuchungsbefund

Das **Nierenzellkarzinom** bereitet dem Patienten lange keine Beschwerden. Die „klassischen" Symptome einer schmerzlosen Mikro- oder Makrohämaturie und Schmerzen im Nierenlager oder in der Flanke sind keine Früh-, sondern Spätsymptome. Verlegen Blutgerinnsel nach einer Tumorblutung den Ureter, kann eine Nierenkolik erstes Symptom sein. In späteren Stadien der Erkrankung berichtet der Patient über einen Leistungsknick, Gewichtsabnahme, Nachtschweiß und evtl. Fieberschübe.

Vielfach machen sich Nierentumoren auch durch paraneoplastische Symptome (☞ 14.3.3) wie etwa Hyperkalzämie, Hypertonie, Leberfunktionsstörungen **(Stauffer-Syndrom)** oder Cushing-Syndrom bzw. durch Zeichen einer bereits eingetretenen Metastasierung z.B. in Lunge, Gehirn oder Knochen bemerkbar.

📖 Mittlerweile werden über 60 % der Nierenzellkarzinome zufällig durch eine aus anderem Grunde durchgeführte Sonographie entdeckt.

🔎 Diagnostik und Stadieneinteilung

- Sonographie zur Bestimmung der Tumorausdehnung
- Farbdopplersonographie (Tumorzapfen in Nierenvene oder V. cava inferior?)
- Ausscheidungsurographie
- Blutuntersuchung: BSG-Erhöhung und erhöhter Blutkalziumspiegel. In fortgeschrittenen Stadien ist eine Tumoranämie, aber auch eine Polyglobulie durch Erythropoetinbildung des Tumors möglich
- Röntgen-Thorax (evtl. CT) und Knochenszintigramm (Metastasensuche in Lunge und Knochen)
- CT, evtl. Kernspintomographie des Abdomens.

Bei bestimmten Fragestellungen zusätzlich:
- Angiographie: Klärt vor der Operation die Gefäßverhältnisse (wichtig für das operative Vorgehen)
- Seitengetrennte Nierenszintigraphie zur Einschätzung der Funktion der anderen Niere.

▦ Behandlungsstrategie

Erster Schritt ist die radikale operative Entfernung des Tumors. Meist wird die ganze Niere einschließlich der Nebenniere, eines Großteils des Ureters und der regionalen Lymphknoten entfernt **(Tumornephrektomie)**. Nur bei sehr kleinen Tumoren, wenn die andere Niere fehlt oder nicht funktioniert, wird versucht, einen Teil der Niere zu erhalten. Einzelne Metastasen werden ebenfalls operativ entfernt. Auch bei Vorliegen zahlreicher Metastasen und damit infauster Prognose kann eine Nierenentfernung angezeigt sein, um die Tumormasse zu verkleinern und die Beschwerden des Patienten zu lindern.

Chemo- und Strahlentherapie konnten bislang nicht überzeugen, eine Strahlenbehandlung kann aber z.B. bei Knochenmetastasen angezeigt sein. Der Stellenwert von Immuntherapien, etwa einer Interleukin-2-Gabe, ist zurzeit Gegenstand von Untersuchungen.

Pflege ☞ *11.2, 14.2*

🖥 Prognose

Falls keine Metastasen vorliegen, liegt die 5-Jahres-Überlebensrate bei 45 %, bei Einbruch in die Nierenvene oder Lymphknotenmetastasen < 20 %.

11.17 **Störungen des Wasser- und Elektrolythaushaltes**

Störungen des Wasser- und Mineralstoffhaushaltes treten meist kombiniert auf und sind im Krankenhausalltag relativ häufig. Sie haben nicht nur Nieren-

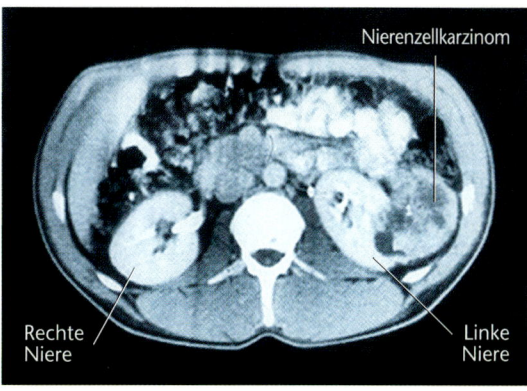

Abb. 11.68: Nierenzellkarzinom im CT. Am Rand der linken Niere hängt ein Tumor, der so groß ist wie die Niere selbst. [T196]

erkrankungen, sondern Störungen vieler anderer Organsysteme wie des Herzens und der Leber zur Ursache (☞ Abb. 11.70).

11.17.1 **Ödeme**

> 📖 **Ödem** *(Wassersucht):* Ansammlung wässriger Flüssigkeit im Gewebe, die sich durch eine schmerzlose, nicht gerötete Schwellung zeigt. Auftreten *lokalisiert* oder *generalisiert*. Die Prognose hängt von der Ursache ab.

TNM-Klassifikation	
T1	Tumor ≤ 2,5 cm, auf Niere begrenzt
T2	Tumor > 2,5 cm, auf Niere begrenzt
T3	Tumorausbreitung in größere Venen oder Tumorinfiltration von NN oder perirenalem Fettgewebe, jedoch nicht jenseits der Gerota-Faszie (zur Mitte und nach hinten offener Fasziensack um Niere, NN und perirenales Fettgewebe)
	• T3a: Tumorinfiltration von NN oder perirenalem Fettgewebe, jedoch nicht jenseits der Gerota-Faszie
	• T3b: Makroskopische Ausbreitung in Nierenvene oder V. cava inferior unterhalb des Zwerchfells
	• T3c: Makroskopische Ausbreitung in V. cava inferior oberhalb des Zwerchfells
T4	Tumorinfiltration über die Gerota-Faszie hinaus
N0	Kein Lymphknotenbefall
N1	Metastase in einem einzelnen LK, ≤ 2 cm
N2	Metastase in einem einzelnen LK (2 – 5 cm) oder Befall mehrerer LK, jedoch alle ≤ 5 cm
N3	LK-Metastasen > 5 cm
M0	Kein Nachweis von Fernmetastasen
M1	Fernmetastasen
LK = Lymphknoten, NN = Nebenniere	

Stadieneinteilung (nach Robson)		entspricht
Stad. I	Tumor innerhalb der Nierenkapsel	T1 – 2 N0 M0
Stad. II	Einbruch in perirenales Fettgewebe oder NN	T3a N0 M0
Stad. III A	Tumoreinbruch in V. renalis oder V. cava inferior	T3b – c N0 M0
Stad. III B	Befall regionärer LK	T1 – 3a N1 – 3 M0
Stad. III C	Kombination aus III A und B	T3b – c N1 – 3 M0
Stad. IV A	Befall benachbarter Organe außer NN	T4 N0 – 3 M0
Stad. IV B	Fernmetastasen	T1 – 4 N0 – 3 M1
LK = Lymphknoten, NN = Nebenniere		

Tab. 11.69: TNM-Klassifikation und Stadieneinteilung nach Robson beim Nierenzellkarzinom.

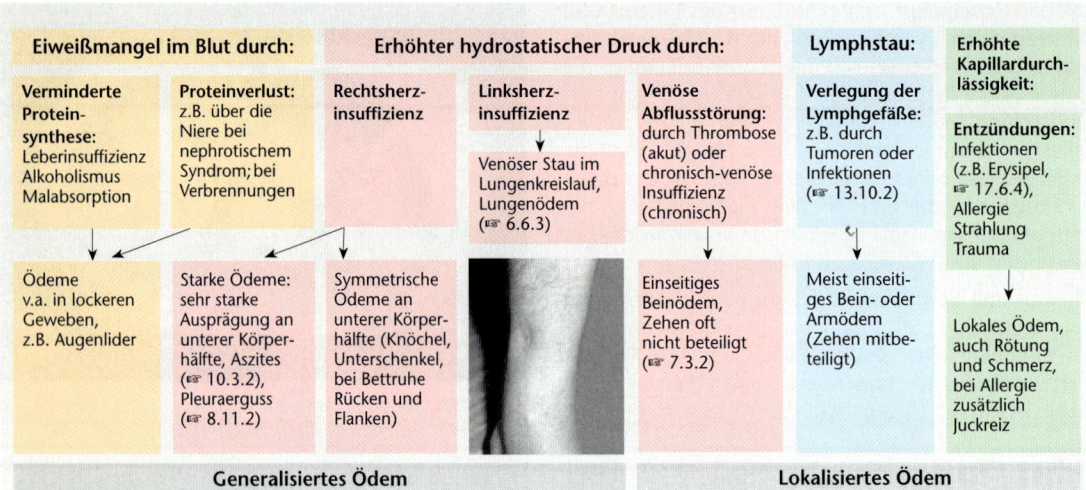

Eiweißmangel im Blut durch:		Erhöhter hydrostatischer Druck durch:			Lymphstau:	Erhöhte Kapillardurchlässigkeit:
Verminderte Protein- synthese: Leberinsuffizienz Alkoholismus Malabsorption	**Proteinverlust:** z.B. über die Niere bei nephrotischem Syndrom; bei Verbrennungen	**Rechtsherz- insuffizienz**	**Linksherz- insuffizienz** ↓ Venöser Stau im Lungenkreislauf, Lungenödem (☞ 6.6.3)	**Venöse Abflussstörung:** durch Thrombose (akut) oder chronisch-venöse Insuffizienz (chronisch)	**Verlegung der Lymphgefäße:** z.B. durch Tumoren oder Infektionen (☞ 13.10.2)	**Entzündungen:** Infektionen (z.B. Erysipel, ☞ 17.6.4), Allergie Strahlung Trauma
↓ Ödeme v.a. in lockeren Geweben, z.B. Augenlider	↓ Starke Ödeme: sehr starke Ausprägung an unterer Körper- hälfte, Aszites (☞ 10.3.2), Pleuraerguss (☞ 8.11.2)	↓ Symmetrische Ödeme an unterer Körper- hälfte (Knöchel, Unterschenkel, bei Bettruhe Rücken und Flanken)		Einseitiges Beinödem, Zehen oft nicht beteiligt (☞ 7.3.2)	Meist einseiti- ges Bein- oder Armödem (Zehen mitbe- teiligt)	Lokales Ödem, auch Rötung und Schmerz, bei Allergie zusätzlich Juckreiz
Generalisiertes Ödem				**Lokalisiertes Ödem**		

Abb. 11.70: Übersicht über die möglichen Ursachen und die unterschiedlichen Symptome einer Ödembildung. Eiweißmangel, venöse Stauung, Lymphstau und gesteigerte Kapillardurchlässigkeit sind die vier Mechanismen der Ödembildung. [T127]

⇨ Krankheitsentstehung

Beim Gesunden ist das Verhältnis ausbalanciert zwischen:
- *Flüssigkeitsausstrom* aus den Kapillaren: Am arteriellen Schenkel der Kapillare sind die nach außen gerichteten Kräfte, also der hydrostatische Druck des Blutes auf die Kapillarwände und der kolloidosmotische Druck des Interstitiums, insgesamt größer als die nach innen gerichteten Kräfte, d.h. der kolloidosmotische Druck in den Kapillaren und der (geringe) hydrostatische Druck des Interstitiums. Daher tritt Flüssigkeit in das umliegende Gewebe aus *(Filtration)*
- *Flüssigkeitseinstrom* in die Kapillaren: Am venösen Schenkel überwiegen die nach innen gerichteten Kräfte, im Wesentlichen infolge des Abfalls des hydrostatischen Drucks in den Kapillaren. Daher strömt Flüssigkeit aus dem Gewebe in die Kapillaren zurück *(Reabsorption)*.

Bei Ödemen ist dieses Verhältnis zugunsten des Flüssigkeitsausstromes aus den Kapillaren gestört. Die am arteriellen Ende ausgetretene Flüssigkeit kann nicht vollständig in die Kapillaren zurückströmen, es sammelt sich Flüssigkeit als Ödem im Gewebe an. Häufigste pathophysiologische Mechanismen sind hierbei:
- Eine Erhöhung des hydrostatischen Drucks, z.B. generalisiert bei der Herzinsuffizienz (☞ 6.6) oder lokal nach venösen Thrombosen (☞ 7.10.3)
- Eine Erniedrigung des (kolloid-)osmotischen Drucks durch Hypoproteinämie, z.B. bei einem nephrotischen Syndrom (☞ 11.10) oder einer Leberzirrhose (☞ 10.5.6)
- Eine Störung des Lymphabflusses, etwa infolge von Tumoren

- Eine erhöhte Durchlässigkeit der Kapillarwände, beispielsweise bei einer Allergie.

▣ Symptome und Untersuchungsbefund

Geringe Wasseransammlungen im Gewebe werden vom Patienten in der Regel nicht bemerkt. Bei stärkeren Ödemen klagt der Patient über:
- (Rasche) Gewichtszunahme
- „Dicke Beine" (typisch für die Herzinsuffizienz)
- Eine Zunahme des Leibesumfanges („mir passt keine Hose mehr im Bund, dabei hab' ich doch so dünne Beine", typisch für Aszites bei Lebererkrankungen ☞ 10.3.2)
- Ein verquollenes Gesicht (besonders im lockeren Bindegewebe der Lider kann sich leicht Flüssigkeit ansammeln).

Symptome und Untersuchungsbefund werden durch die Grunderkrankung beeinflusst. So ist ein entzündlich bedingtes Ödem häufig gerötet und druckschmerzhaft.

🔎 Diagnostik und Differenzialdiagnose

Die Diagnostik dient zum einen der Einschätzung des Schweregrades, zum anderen auch der Ursachensuche, um eine kausale Behandlung zu ermöglichen. Basisuntersuchungen sind:
- Blutuntersuchung: Blutbild, Elektrolyte, Kreatinin, Gesamteiweiß und Eiweißelektrophorese (Nierenschädigung, Elektrolytstörung?)
- Urinuntersuchung: Urinstatus, Eiweiß im 24-Stunden-Urin (Nephrotisches Syndrom?)
- Flüssigkeitsbilanzierung: Bilanz weiter positiv?
- Röntgenaufnahme des Thorax: Pleuraerguss, Herzgröße?

- Abdomensonographie: Aszites, Leberzirrhose?
- Echokardiographie: Perikarderguss, Herzleistung?

Die weiteren Untersuchungen hängen von der klinischen Verdachtsdiagnose ab.

◼ Behandlungsstrategie

Ausgeprägte Ödeme müssen durch Gabe von *Diuretika* (☞ Pharma-Info 11.52) ausgeschwemmt werden. Dazu sind anfangs oft stark wirksame Schleifendiuretika notwendig, später kann meist auf die schwächer wirksamen Thiaziddiuretika umgestiegen werden. Aufgrund der erhöhten Thrombosegefahr ist häufig eine low-dose-Heparinisierung erforderlich. Bei sehr niedrigem Albumingehalt des Blutes können – je nach Ursache des Eiweißmangels – Albumininfusionen sinnvoll sein.

Begleitend wird, wenn irgend möglich, die Ursache der Ödembildung (z.B. eine Herzinsuffizienz) behandelt, da die Ödeme sonst schnell wieder „nachlaufen".

Pflege bei Ödemen ☞ *Pharma-Info 11.52*

11.17.2 Störungen des Wasser- und Natriumhaushaltes

Physiologie des Wasserhaushalts ☞ *11.1.3*

Störungen des Wasserhaushaltes treten meistens in Kombination mit Elektrolytstörungen auf (v.a. zusammen mit Störungen des Natriumhaushaltes).

Dehydratation

> 🔲 **Dehydratation** *(Hypohydratation):* Volumenverminderung des extrazellulären Körperwassers. Je nach begleitender Na^+-Konzentration und Osmolalität verbunden mit Volumenveränderungen des Intravasalraumes und des Intrazellulärraumes.

Im Gegensatz hierzu bezeichnet **Hypovolämie** eine Verminderung des Intravasalvolumens.

⇨ Krankheitsentstehung

Eine Dehydratation geht zurück auf:
- Verminderte Flüssigkeitsaufnahme: z.B. bei gestörtem Durstempfinden (häufig bei alten Menschen)

oder im Krankenhaus durch zu wenig Infusionen bei fehlendem Trinken
- Flüssigkeitsverluste: z.B. durch Erbrechen, Durchfall, Schwitzen, Fieber, erhöhte Urinausscheidung (etwa bei Diabetes mellitus, Diuretikabehandlung oder Nierenerkrankungen), ausgedehnte Verbrennungen oder bei beatmeten Patienten.

▣ Symptome und Untersuchungsbefund

Hinweise auf eine Dehydratation sind:
- Durst, der aber bei älteren Menschen oder Bewusstseinsgestörten oft fehlt
- Allgemeine Schwäche
- Produktion von wenig, aber stark konzentriertem Urin
- „Stehende" Hautfalten durch den verminderten Spannungszustand der Haut (hebt man mit Daumen und Zeigefinger eine Hautfalte ab, glättet sie sich nicht sofort wieder, sondern bleibt – erst einmal – „stehen")
- Trockene Schleimhäute (rissige Zunge mit borkigen Belägen)
- Kreislaufsymptome (schneller, fadenförmiger Puls, niedriger Blutdruck, kollabierte Halsvenen)
- Bewusstseinseintrübung sowie
- Evtl. Fieber.

> 🖐 Als Faustregel kann gelten, dass dem Patienten beim Auftreten eines starken Durstgefühls ca. 2 l Flüssigkeit und bei den ersten Kreislaufsymptomen bereits ca. 4 l Flüssigkeit fehlen.

🔍 Diagnostik und Differenzialdiagnose

Die Diagnose wird durch das klinische Bild, eine Blutuntersuchung (BB, Kreatinin, Elektrolyte) und eine Urinuntersuchung (Osmolarität, spezifisches Gewicht) gestellt. Anhand des Blutnatriumgehalts erfolgt auch die therapie(mit)entscheidende Einteilung in **hypotone, isotone** und **hypertone Dehydratation** (☞ Tab. 11.71).

> 🖐 Oft wird der Begriff „Exsikkose" als Synonym für Dehydratation verwendet. Genau genommen handelt es sich jedoch nur um die hypertone Dehydratation, d.h. Wasserverlust bei Natriumüberschuss, z.B. bei Diabetes mellitus (☞ 12.7).

Art der Dehydratation	Kurzcharakterisierung	Ursache (Bsp.)	Serum-Natrium und Serum-Osmolarität
Hypoton	Na^+-Verlust relativ größer als Wasserverlust	Schwitzen, Verbrennungen, Nebenniereninsuffizienz	↓
Isoton	Verlust von Wasser und Na^+ ausgewogen	Erbrechen, Durchfall, unzureichendes Trinken	Normal
Hyperton (Exsikkose)	Verlust von „freiem" Wasser	Diabetes mellitus, Diabetes insipidus	↑

Tab. 11.71: Hypotone, isotone und hypertone Dehydratation.

Behandlungsstrategie

In schweren Fällen muss der Patient Infusionen erhalten, die genau auf die Elektrolytstörung abgestimmt sind. Abgesehen von Ausnahmefällen (z.B. Patienten mit schweren ZNS-Symptomen durch den Flüssigkeitsmangel) wird die Elektrolytstörung möglichst langsam korrigiert (etwa über 2 – 3 Tage), um Nebenwirkungen eines zu raschen Ausgleichs, insbesondere ein Hirnödem, zu vermeiden. Die Prognose hängt von Ursache und Schweregrad der Störung ab.

Pflege bei Dehydratation

In leichten Fällen kann das Flüssigkeitsdefizit allein durch ausreichendes Trinken behoben werden. Hierbei spielt die Pflege eine entscheidende Rolle:

- Die Pflegenden bieten dem Patienten immer wieder Getränke an und animieren ihn zum Trinken. Geeignet sind bei isotoner und hypotoner Dehydratation v.a. salzhaltige Getränke (ca. 10 g NaCl auf 2 – 3 l Flüssigkeit, „Maggisuppe"), bei hypertoner Dehydratation (Natriumüberschuss) dagegen Wasser oder Tee
- Sie führen eine Flüssigkeitsbilanz
- Gleichzeitig achten die Pflegenden bei den häufig älteren Patienten darauf, ob durch die erhöhte Flüssigkeitszufuhr eine bis dahin gerade noch kompensierte Herzinsuffizienz entgleist (☞ 6.6).

Hyperhydratation

> **Hyperhydratation:** Volumenvermehrung des extrazellulären Körperwassers. Je nach begleitender Na⁺-Konzentration und Osmolalität verbunden mit Volumenveränderungen des Intravasalraumes und des Intrazellulärraumes.

Krankheitsentstehung

Häufige Ursachen der Hyperhydratation sind Herzinsuffizienz (☞ 6.6), akutes oder chronisches Nierenversagen (☞ 11.11, 11.12), nephrotisches Syndrom (☞ 11.10), Leberzirrhose (☞ 10.5.6) oder Nebennierenrindenüberfunktion (☞ 12.6.1). *Iatrogen* (d.h. vom Arzt verursacht) ist die Hyperhydratation durch „Überinfusion" oder Langzeitkortikoidbehandlung.

Symptome und Untersuchungsbefund

Leitsymptome der Hyperhydratation sind Gewichtszunahme und Ödeme (☞ 11.17.1). Die Patienten fühlen sich oft abgeschlagen und haben Luftnot und Herzklopfen. Ihre Haut ist prall-glänzend und die Halsvenen sind gestaut. Auch wenn die Hyperhydratation nicht durch eine Herzinsuffizienz bedingt ist, kann ein vorgeschädigtes Herz durch die übermäßige Volumenzufuhr dekompensieren (Symptome der Herzinsuffizienz ☞ 6.6.1). Insbesondere bei begleitenden Störungen der Serumosmolarität (☞ 2.5.1) be-

stehen auch ZNS-Symptome, z.B. Verwirrtheit, Bewusstseinsstörungen, Krampfanfälle oder Fieber.

Diagnostik und Differenzialdiagnose

Die Laboruntersuchungen entsprechen denen bei einer Dehydratation. Je nach der Serumnatriumkonzentration werden unterschieden:

- Die **hypotone Hyperhydratation** (Na⁺ erniedrigt)
- Die **isotone Hyperhydratation** (Na⁺ normal)
- Die **hypertone Hyperhydratation** (Na⁺ erhöht).

Behandlungsstrategie

Neben der Behandlung der Grunderkrankung ist eine Einschränkung der Flüssigkeitszufuhr, oft auch der Salzaufnahme mit der Nahrung, erforderlich. Reicht dies allein nicht aus, werden Diuretika (☞ Pharma-Info 11.52) gegeben. In schwersten Fällen muss das überschüssige Wasser durch Dialyse oder Hämofiltration (☞ 11.13.1) entfernt werden. Die Prognose hängt von Ursache und Schweregrad der Störung ab.

Pflege bei Hyperhydratation

Neben der Flüssigkeitsbilanzierung steht für die Pflegenden die Beachtung der diätetischen Vorschriften im Vordergrund. Nicht selten wird gerade die Trinkmengenbegrenzung von vielen Patienten nicht eingehalten.

11.17.3 Störungen des Kaliumhaushaltes

> ☑ **Kalium (K⁺)** ist das Haupt-Kation in der Zelle. Es spielt unter anderem eine wichtige Rolle bei der Erregungsübertragung im Nervensystem und am Herzen.

Hypokaliämie

> **Hypokaliämie:** Unter den Normbereich von 3,6 – 4,8 mmol/l verminderte Kaliumkonzentration des Blutes.

Krankheitsentstehung

Eine **Hypokaliämie** ist meist durch eine Einnahme von Diuretika (☞ Pharma-Info 11.52) oder Abführmitteln (*Laxantien* ☞ Pharma-Info 9.37) verursacht. Auch Erbrechen, Durchfälle oder bestimmte Hormonstörungen (z.B. Hyperaldosteronismus ☞ 12.6.1) können einen Kaliummangel hervorrufen. Dagegen ist ein ernährungsbedingter Mangel selten.

Symptome, Befund und Diagnostik

Klinisch zeigt sich eine Hypokaliämie durch Muskelschwäche an Skelettmuskulatur und Darm (dadurch Verstärkung der Obstipation und Einnahme von noch mehr Abführmitteln zur „Heilung" der Verstopfung) sowie Herzrhythmusstörungen bis hin zum lebensbedrohlichen Kammerflimmern. Bewusstseinsstörungen können hinzutreten.

Die Diagnose wird durch die Bestimmung des Kaliumspiegels im Blut (immer mit gleichzeitiger Blutgasanalyse, da die Kaliumkonzentration im Blut pH-abhängig ist) und ein EKG gestellt. Oft ist die Ursache der Hypokaliämie anamnestisch eruierbar. Manchmal aber gestaltet sich die Ursachensuche schwieriger und umfasst dann z.B. eine Elektrolytbestimmung im Urin, Hormonuntersuchungen (z.B. Conn-Syndrom) und weitere technische Untersuchungen je nach Verdacht.

Behandlungsstrategie und Pflege

Häufig kann die Hypokaliämie durch den Verzehr kaliumreicher Nahrungsmittel (z.B. Bananen, Trockenobst ☞ 11.2) oder die orale Gabe von Kaliumpräparaten (z.B. Kalinor® Brause, Rekawan®) behoben werden. Dabei ist zu beachten, dass diese Arzneimittel die Schleimhäute des Magen-Darm-Trakts angreifen und daher mit viel Flüssigkeit genommen werden sollen. Evtl. muss das Präparat auch gewechselt werden. Nur in schweren Fällen ist eine *langsame* intravenöse Kaliumgabe erforderlich (max. 10 – 20 mmol/Std. über Infusionspumpe bzw. Perfusor), weil sonst lebensbedrohliche Herzrhythmusstörungen drohen.

> **⚠ Vorsicht! Kalium schädigt die Venenwände**
> Da Kalium die Venenwand reizt, dürfen Konzentrationen über 40 mmol/l nur über einen ZVK infundiert werden.

Hyperkaliämie

> **☷ Hyperkaliämie:** Über den Normbereich von 3,6 – 4,8 mmol/l erhöhte Kaliumkonzentration des Blutes.

Krankheitsentstehung

Eine **Hyperkaliämie** *(Kaliumüberschuss)* entsteht meist durch (chronische) Niereninsuffizienz (☞ 11.12) oder Arzneimittel, in erster Linie kaliumsparende Diuretika und/oder ACE-Hemmer (☞ Pharma-Infos 11.52 und 7.52).

Symptome, Befund und Diagnostik

Ähnlich wie die Hypokaliämie zeigt sich auch die Hyperkaliämie durch *Kribbelgefühl* der Haut, Muskelschwäche bis hin zu Lähmungen und Herzrhythmusstörungen bis zum Herzstillstand. Die Diagnose wird durch EKG und Blutuntersuchung gesichert. Bei un-

klarer Ursache sind weitergehende Untersuchungen indiziert (M. Addison?).

> 🖑 Bei hohem Kaliumspiegel im Blut und „nicht passendem" klinischem Bild die Blutabnahme wiederholen (lassen), da z.B. langes Stauen Erythrozyten zum Platzen bringt und einen hohen Kaliumspiegel vortäuschen kann.

Behandlungsstrategie und Pflege

In leichten Fällen reichen das Absetzen ursächlicher Arzneimittel und der Verzicht auf kaliumreiche Lebensmittel (z.B. Obst, Gemüse, Säfte) aus. Ansonsten werden Kationenaustauscher, z.B. Resonium®, in ausreichend Flüssigkeit gegeben (bevorzugt oral, evtl. auch rektal). Bei schwerer Hyperkaliämie mit Herzrhythmusstörungen muss der Patient auf der Intensivstation u.a. mit Schleifendiuretika (z.B. Lasix® i.v.), Infusionen (z.B. Glukose plus Insulinzusatz, da Insulin die Kaliumaufnahme in die Zellen fördert), Elektrolytzufuhr und Kationenaustauschern behandelt werden. In Extremfällen ist eine sofortige Dialyse (☞ 11.13.1) erforderlich.

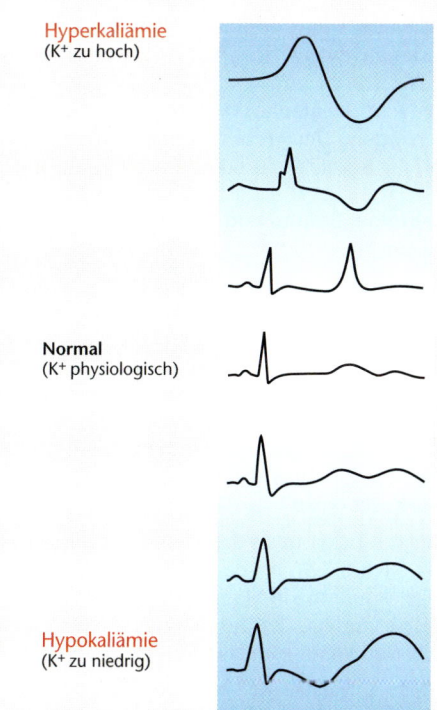

Hyperkaliämie (K⁺ zu hoch)

Normal (K⁺ physiologisch)

Hypokaliämie (K⁺ zu niedrig)

Abb. 11.72: Veränderung des EKGs bei zunehmend hoher (oben) und niedriger (unten) Kaliumkonzentration im Blut. Sowohl extreme Hyper- als auch Hypokaliämie führen unbehandelt rasch zum Tod. [A400]

11.17.4 Störungen des Kalziumhaushaltes

☑ **Kalzium (Ca^{2+})** ist am Aufbau von Knochen und Zähnen beteiligt und wichtig für die Erregungsübertragung von den Nerven auf die Muskeln sowie die Muskelkontraktion. Reguliert wird der Kalziumhaushalt *hormonell* durch *Vitamin-D-Hormon, Parathormon* und *Kalzitonin.*

Hypokalzämie

⊡ **Hypokalzämie:** Unter den Normbereich von 2,2 – 2,6 mmol/l erniedrigte Kalziumkonzentration des Blutes.

⇨ Krankheitsentstehung

Eine **Hypokalzämie** hat ihre Ursache am häufigsten in hormonellen Störungen (Vitamin-D-Stoffwechselstörungen ☞ 12.8.5, Parathormonmangel ☞ 12.5.2, oder kalzitoninproduzierende Tumoren ☞ 12.4.6). Die Hypokalzämie niereninsuffizienter Patienten ist Folge der hormonellen Veränderungen. Häufige *iatrogene* Ursache ist die Gabe von Schleifendiuretika, z.B. Lasix®.

In Pubertät, Schwangerschaft und Stillzeit ist der Kalziumbedarf erhöht und wird durch die Nahrung oft nicht gedeckt. Heutzutage selten ist die Vitamin-D-Unterversorgung mit resultierender Hypokalzämie bei zu wenig Sonnenlicht oder Mangelernährung.

👁 Symptome, Befund und 🔍 Diagnostik

Die *akute Hypokalzämie* führt zu einer gesteigerten neuromuskulären Erregbarkeit (gesteigerte Erregbarkeit von Nerven und Muskeln) mit Pelzigkeitsgefühl und Kribbeln der Haut (meist um den Mund) und tetanischen Krämpfen der Muskulatur (typische „Pfötchenstellung" der Hände, Spitzfußstellung der Füße). Auch zerebrale Krampfanfälle sind möglich. Am Herzen sind eine Abnahme von Schlagkraft und Herzfrequenz zu beobachten.

Abgegrenzt werden muss das **Hyperventilationssyndrom** (☞ auch 8.3.3), bei der kein eigentlicher Kalziummangel, sondern ein Mangel an *ionisiertem* Kalzium im Blut vorliegt, der durch eine Alkalose infolge übersteigerter Atmung entstanden ist (☞ 11.18.2).

Chronischer Kalziummangel zeigt sich durch trophische Hautstörungen (trockene, rissige Haut), Haarausfall, Querrillen an den Nägeln sowie v.a. auch Knochenveränderungen. Die typische Veränderung beim Erwachsenen ist die **Osteomalazie,** die durch Kalzium- oder Vitamin-D-Mangel hervorgerufen wird und bei der die Knochengrundsubstanz zu wenig Mineralstoffe enthält. Dadurch wird der Knochen

weich und biegsam, es kommt zu krankhaften Knochenverkrümmungen besonders der statisch belasteten Knochen, zu Gangstörungen und Schmerzen, v.a. im Brustkorb-, Wirbelsäulen- und Beckenbereich. Das entsprechende Krankheitsbild beim Kind ist die **Rachitis,** die jedoch heute durch prophylaktische Vitamin-D-Gabe kaum mehr zu beobachten ist.

◩ Behandlungsstrategie und 🖾 Pflege

Bei der akuten Hypokalzämie wird Kalzium *langsam* intravenös gegeben, jedoch nicht bei digitalisierten Patienten, da die Digitalistoxizität durch die Kalziumgabe verstärkt wird. Bei der chronischen Hypokalzämie wird Kalzium oral gegeben (Milch- und Milchprodukte, Kalziumbrausetabletten), evtl. auch Vitamin D. Manchmal ist auch ein Magnesiumersatz erforderlich.

Hyperkalzämie

⊡ **Hyperkalzämie:** Über den Normbereich von 2,2 – 2,6 mmol/l erhöhte Kalziumkonzentration des Blutes.

⇨ Krankheitsentstehung

Eine **Hyperkalzämie** wird bei malignen Tumoren (häufigste Ursache bei Nierengesunden; *paraneoplastisch* oder durch Knochenmetastasen) und Nebenschilddrüsenüberfunktion (☞ 12.5.1) gefunden, aber auch bei Vitamin-D-Vergiftung oder Gabe von Thiazid-Diuretika.

👁 Symptome, Befund und 🔍 Diagnostik

Oft wird ein erhöhter Blutkalziumspiegel nur zufällig diagnostiziert. Symptomatische Patienten haben v.a. eine (Muskel-)Schwäche, Magen-Darm-Beschwerden (Appetitlosigkeit, Übelkeit, Erbrechen, Verstopfung), Herzrhythmusstörungen, eine Polyurie mit Exsikkose und in fortgeschrittenen Stadien Bewusstseinsstörungen bis hin zu Verwirrtheit und Koma.

> ⚠ **Notfall! Hyperkalzämische Krise**
> Lebensbedrohlich ist die **hyperkalzämische Krise** mit massiver Polyurie und Polydipsie, Erbrechen, Exsikkose, Fieber und Bewusstseinsstörungen. 20 % der Patienten haben eine Pankreatitis (☞ 10.7.1), und es droht der Tod durch Koma und Herzstillstand.

◩ Behandlungsstrategie

Die Behandlung besteht in einer kalziumarmen Diät (keine Milch und -produkte), Flüssigkeitszufuhr und evtl. – scheinbar widersprüchlich – einer forcierten Diurese (☞ unten).

Ist die Hyperkalzämie tumorbedingt, werden oft auch Glukokortikoide oder sog. *Biphosphonate* (z.B. Ostac®) notwendig.

Die Behandlung der hyperkalzämische Krise auf der Intensivpflegestation besteht in:
- Forcierter Diurese (z.B. Lasix® i.v.) mit gleichzeitigem Flüssigkeits- und ggf. Elektrolytersatz (v.a. Kalium) unter sorgfältiger Flüssigkeitsbilanzierung
- Gabe von Kalzitonin
- Gabe von Glukokortikoiden und Biphosphonaten
- Evtl. Gabe des Zytostatikums Mithramycin
- Evtl. Hämodialyse (☞ 11.13.1) gegen ein kalziumarmes Dialysat.

11.17.5 Störungen des Magnesiumhaushaltes

> 🔲 **Hypomagnesiämie:** Bedeutendste Störung des Magnesiumhaushaltes mit einem Blutmagnesiumspiegel von unter 0,7 mmol/l. Oft besteht gleichzeitig eine Hypokalzämie.

Ursache einer **Hypomagnesiämie** sind häufig Mangelernährung (z.B. bei Alkoholabusus), erhöhter Bedarf (z.B. Schwangerschaft), verminderte Resorption (z.B. bei Erbrechen oder Durchfall) oder erhöhte Ausscheidung (etwa bei Diuretikagabe oder einigen hormonellen Störungen).

Leichter Magnesiummangel äußert sich häufig durch Beinschmerzen (v.a. der Waden) und Müdigkeit. Später zeigen die Patienten eine erhöhte neuromuskuläre Erregbarkeit, Darmkrämpfe, Herzrhythmusstörungen und in schweren Fällen Bewusstseinsstörungen bis zum Koma sowie zerebrale Krampfanfälle. Die *Diagnose* wird durch eine Blutuntersuchung gestellt.

Als Behandlung reichen oft magnesiumreiche Ernährung (Obst, Gemüse, Nüsse) und/oder eine Medikation mit Magnesiumsalzen (z.B. Magnesium Verla®) aus. In schweren Fällen ist eine langsame intravenöse Magnesiumgabe unter ständiger Beobachtung des Patienten erforderlich.

11.18 Störungen des Säure-Basen-Haushaltes

11.18.1 Azidose

> 🔲 **Azidose:** Absinken des arteriellen Blut-pH-Wertes unter 7,36. Je nach Ursache Unterscheidung zwischen **metabolischer** und **respiratorischer Azidose.**

Metabolische Azidose
⇨ **Krankheitsentstehung**

Die Ursache einer **metabolischen Azidose** geht auf den Stoffwechsel zurück und besteht entweder:
- In einem vermehrten Anfall von sauren Stoffwechselprodukten, z.B. durch ein diabetisches Koma mit erhöhter Produktion von Ketonkörpern (in Mitteleuropa häufigste Ursache), Sauerstoffmangel bei Kreislaufversagen, Sepsis oder bestimmten Vergiftungen
- In einer verminderten H^+-Ausscheidung über die Nieren
- Im Verlust von (basischem) Bikarbonat (z.B. bei Durchfall).

👁 Symptome, Befund und 🔍 Diagnostik

Hauptsymptom einer metabolischen Azidose ist eine vertiefte, in fortgeschrittenen Stadien auch beschleunigte Atmung, da der Körper versucht, die Stoffwechselstörung durch vermehrtes Abatmen von CO_2 auszugleichen. Vielfach erlaubt der Atemgeruch bereits Rückschlüsse auf die Ursache der Azidose (obstartiger Geruch der Ausatemluft beim diabetischen Koma). Bei schwerer Azidose treten eine Herzinsuffizienz (☞ 6.6), ein Blutdruckabfall, psychische Veränderungen (z.B. Verwirrtheit) und Bewusstseinstrübungen hinzu.

Die Diagnose wird durch eine Blutgasanalyse (BGA ☞ 8.4.5) gesichert. Dabei spricht man von einer **kompensierten Azidose,** wenn der Blut-pH zwar noch im

Störung	pH*	pCO₂ [mmHg]	Bikarbonat [mmol/l]	BE [mmol/l]
Normwerte	7,36 – 7,44	36 – 44	22 – 26	−2 bis +2
Metabolische Azidose	↓ oder ↔	↔ oder ↓	↓	Negativ
Metabolische Alkalose	↑ oder ↔	↔ oder ↑	↑	Positiv
Respiratorische Azidose	↓ oder ↔	↑	↔ oder ↑	Positiv
Respiratorische Alkalose	↑ oder ↔	↓	↔ oder ↓	Negativ

* Bei kompensierten Veränderungen ist der pH durch erhöhte oder erniedrigte Bikarbonatausscheidung bzw. CO_2-Abatmung noch im Normbereich; pCO_2, BE bzw. Standardbikarbonat sind jedoch pathologisch.

Faustregel: Metabolisch Miteinander: Bei metabolischen Störungen verändern sich pH, Bikarbonat und pCO_2 stets gleichsinnig!

Tab. 11.73: Blutgasanalyse bei den verschiedenen Formen von Azidose und Alkalose. BE = Base excess = Differenz der nachweisbaren gegenüber den normalen Pufferbasen.

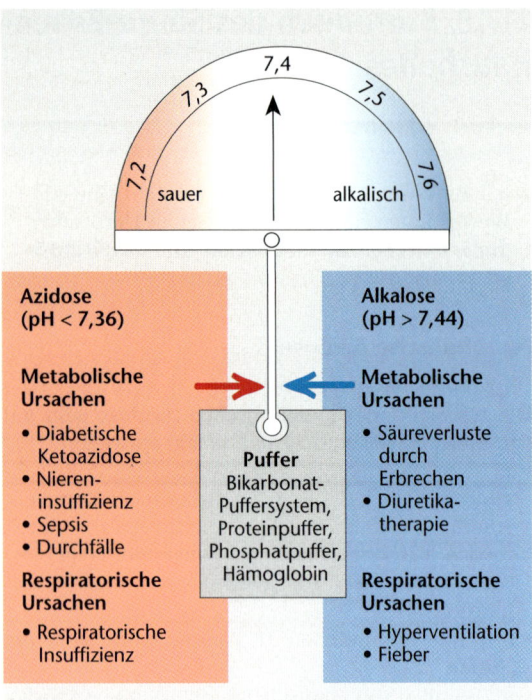

Abb. 11.74: Häufige Ursachen von Azidosen und Alkalosen: Die Puffersysteme im Körper halten den pH-Wert in einem engen Rahmen konstant. Durch Überlastung der Systeme kann es zu Azidosen oder Alkalosen kommen. [A400]

Normbereich liegt, die übrigen Werte der BGA die Störung aber bereits anzeigen. Außerdem besteht häufig eine Hyperkaliämie (☞ 11.17.3).

Behandlungsstrategie und Pflege

Die kausale Behandlung der Azidose besteht in der Behandlung der Grundkrankheit, z.B. des entgleisten Diabetes mellitus. Symptomatisch müssen bei einer *schweren akuten Azidose* unter intensivmedizinischen Bedingung Puffersubstanzen (z.B. Natriumbikarbonat, Tris-Puffer) infundiert werden. Bei einer *chronischen Azidose* kann auch Zitrat (etwa Acetolyt®) oral gegeben werden.

Respiratorische Azidose
Krankheitsentstehung

Eine **respiratorische Azidose** entsteht immer dann, wenn die Abatmung von Kohlendioxid gestört ist und sich damit CO_2 bzw. Bikarbonat und Wasserstoffionen im Körper ansammeln. Häufige Ursachen sind Lungenerkrankungen (z.B. Asthma bronchiale ☞ 8.6.1) oder eine Dämpfung des Atemantriebs durch Arzneimittel (z.B. durch Benzodiazepine, etwa in Valium®, oder Opioide ☞ 4.4.5).

Symptome, Befund und Diagnostik

Symptome der respiratorischen Azidose sind Atemnot, Zyanose, Herzrhythmusstörungen, psychische Veränderungen und Bewusstseinstrübung bis zum Koma.

Die Diagnose wird durch eine BGA gestellt.

Behandlungsstrategie

Gelingt es nicht, die Atemstörung zu beheben, muss der Patient unter intensivmedizinischer Betreuung intubiert und beatmet werden (Grenz-pH ungefähr 7,2).

11.18.2 Alkalose

Alkalose: Anstieg des arteriellen pH-Wertes über 7,44. Je nach Ursache Unterscheidung zwischen **metabolischer** und **respiratorischer Alkalose**.

Metabolische Alkalose
Krankheitsentstehung

Die **metabolische Alkalose** entsteht durch:
- Übermäßige Zufuhr von Basen (z.B. bei nicht ausgewogener Infusionstherapie)
- Verlust von Säuren, beispielsweise bei Erbrechen, längerem Ableiten des sauren Magensafts oder endokrinen Störungen (M. Cushing und M. Conn ☞ 12.6.1)
- Diuretikabehandlung mit Hypokaliämie oder übermäßige Sekretion von Mineralokortikoiden, da beides zu einer gesteigerten H^+-Ausscheidung über die Nieren führt.

Symptome, Befund und Diagnostik

Der Organismus versucht zwar, durch Einschränkung der Atmung (Hypoventilation) die Störung auszugleichen, doch wird diese durch den Sauerstoffbedarf der Gewebe begrenzt und ist klinisch nur schwer fassbar.

Daher stehen die Symptome der begleitenden Hypokaliämie (☞ 11.17.3), der Verminderung des ionisierten Kalziums (☞ oben) sowie evtl. des Volumenmangels (Durst) im Vordergrund.

Die Diagnose wird durch die BGA gestellt.

Behandlungsstrategie und Pflege

In leichten Fällen reicht die Behandlung der Grunderkrankung aus. Schwere Störungen werden durch Infusionen (z.B. NaCl 0,9 %, HCl- oder L-Argininhydrochloridlösung) behandelt. Gleichzeitig wird oral oder durch Infusionen Kalium ersetzt.

Respiratorische Alkalose

→ Krankheitsentstehung

Ursache der **respiratorischen Alkalose** ist eine übermäßig gesteigerte Atmung **(Hyperventilation).** Am häufigsten ist dies *psychosomatisch* bedingt **(Hyperventilationssyndrom,** *Hyperventilationstetanie,* etwa bei Angst- oder Erregungszuständen), seltener durch Fieber, Gehirnerkrankungen (z.B. Meningitis, Enzephalitis ☞ 17.6.5) oder Sepsis (☞ 17.12).

Symptome, Befund und Diagnostik

Die gesteigerte Atmung fällt meist auf den ersten Blick auf. Typischerweise hat der Patient Atemnot und ist ängstlich, die Haut ist aber nicht zyanotisch (Teufels-

kreis Alkalose → Verengung der Atemwege → noch mehr Angst und weitere Steigerung der Atmung). Durch die Verminderung des *ionisierten* Kalziums entsteht eine *Tetanie* (☞ 11.17.4).

Behandlungsstrategie und Pflege

Die Behandlung besteht in der Beseitigung der Atemstörung. Beim „psychogenen" Hyperventilationssyndrom sind dies Beruhigung des Patienten, die sog. Plastikbeutelrückatmung (Patient atmet langsam in eine möglichst große Tüte) und evtl. die medikamentöse Sedierung, z.B. mit Benzodiazepinen. Eine Kalziumgabe ist bei diesen Patienten meistens nicht erforderlich.

Wiederholungsfragen

1. Welche Funktionen haben die von der Niere gebildeten Hormone? (☞ 11.1.1)

2. Inwiefern werden Aktivitäten des täglichen Lebens durch Nierenerkrankungen eingeschränkt? (☞ 11.2)

3. Welchen Einschränkungen unterliegen Patienten mit einer chronischen Nierenfunktionseinschränkung beim Essen? (☞ 11.2)

4. Wodurch kann eine zu geringe Urinausscheidung bedingt sein? (☞ 11.3.1)

5. Welche Ursachen kommen bei Mikro- und Makrohämaturien in Betracht? (☞ 11.3.3)

6. Wie wird Sammelurin korrekt gesammelt? (☞ 11.4.2)

7. Welche Blutuntersuchungen sind wichtig zur Diagnose und Verlaufskontrolle von Nierenerkrankungen? (☞ 11.4.4)

8. Wie werden Harnwegsinfekte eingeteilt? (☞ 11.7.1)

9. Was sollten Patienten mit wiederholten Harnwegsinfekten beachten? (☞ 11.7.2)

10. Durch welche Maßnahmen sollen Komplikationen bei der akuten Glomerulonephritis vermieden werden? (☞ 11.8.1)

11. Welche Symptome und Befunde kennzeichnen das nephrotische Syndrom? (☞ 11.10)

12. Welche Komplikationen treten im Rahmen eines akuten Nierenversagens auf, und wie werden sie behandelt? (☞ 11.11)

13. Welche Arzneimittel gehören zu den Diuretika, und was ist bei der Pflege bei Diuretikagabe zu beachten? (☞ Pharma-Info 11.52)

14. Welche pflegerischen Maßnahmen stehen bei Patienten mit chronischer Niereninsuffizienz im Vordergrund? (☞ 11.12)

15. Wie funktionieren Hämo- und Peritonealdialyse, und was muss bei der Ernährung von Patienten unter Dialysetherapie beachtet werden? (☞ 11.2, 11.13)

16. Wie wird ein Patient mit Nierensteinen gepflegt? (☞ 11.14)

17. Wie kann ein Patient mit Nierensteinen einem erneuten Steinanfall vorbeugen (☞ 11.14)

18. Welche Symptome weisen auf ein Nierenzellkarzinom hin? (☞ 11.16.2)

19. Worauf ist bei der Pflege von dehydrierten Patienten zu achten? (☞ 11.17.2)

20. Durch welche Maßnahmen kann eine Hypokaliämie beseitigt werden, und worauf ist dabei zu achten? (☞ 11.17.3)

21. Wie wird eine Hyperventilationstetanie behandelt? (☞ 11.18.2)

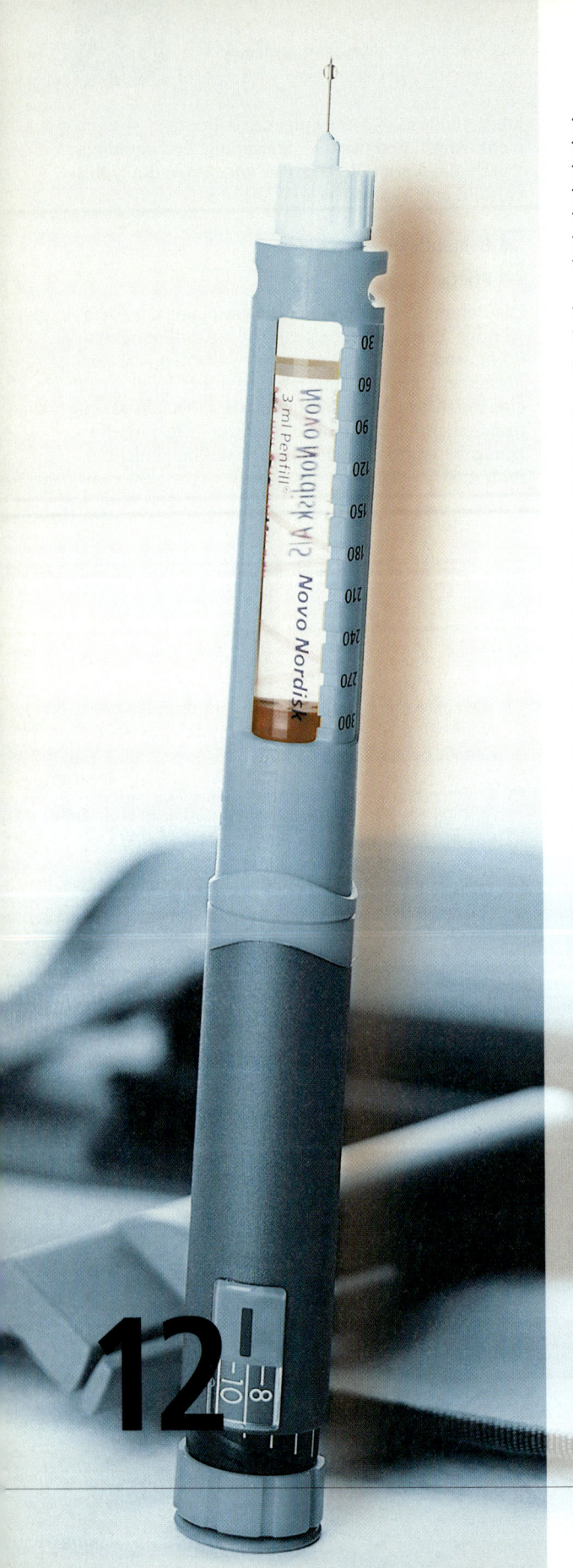

Pflege bei endokrinologischen, stoffwechsel- und ernährungsbedingten Erkrankungen

Das medizinische Fachgebiet

Endokrinologie: Teilgebiet der Inneren Medizin, das sich mit Strukturen und Funktionen der Hormone sowie der Diagnostik und konservativen Behandlung von Störungen des Hormonsystems beschäftigt.

Bei **Stoffwechselerkrankungen** *(metabolischen Erkrankungen)* sind die chemischen Auf-, Ab- oder Umbauvorgänge im Körper gestört. In erster Linie ist die Verwertung von Nahrungsbestandteilen betroffen, z.B. der Glukose beim Diabetes mellitus.

Der Übergang zu den **Ernährungskrankheiten** ist oft fließend, da Stoffwechselerkrankungen häufig durch Fehlernährung begünstigt oder sogar verursacht werden.

Teamarbeit erforderlich

Wenn auch endokrinologische, stoffwechsel- und ernährungsbedingte Erkrankungen hauptsächlich von speziell ausgebildeten *Endokrinologen,* anderen *Internisten* oder *Allgemeinmedizinern* behandelt werden, gibt es doch zahlreiche Überschneidungen bei der Behandlung dieser Krankheiten.

So haben sich manche *Gynäkologen* auf die Diagnostik und Therapie weiblicher Sexualhormonstörungen (einschließlich der dadurch bedingten Unfruchtbarkeit) spezialisiert. Sind Kinder betroffen, ist eine enge Zusammenarbeit mit dem *Pädiater* (Kinderarzt) erforderlich. *Radiologe* und *Nuklearmediziner* tragen mit zur Diagnosestellung vieler endokrinologischer Erkrankungen bei.

Lassen sich endokrinologische Erkrankungen mit Diät und Arzneimitteln nicht zufrieden stellend therapieren, ist häufig eine *Operation* oder eine *Strahlentherapie* angezeigt.

Auch die Behandlung von Folgeerkrankungen wie etwa einer diabetischen Polyneuropathie (☞ 12.7.6) nehmen oft weitere Fachärzte vor, hier der *Neurologe.*

Aufbau des Kapitels

Das Fachgebiet der endokrinologischen, stoffwechsel- und ernährungsbedingten Erkrankungen ist so komplex, dass es keine Leitsymptome gibt, die auf alle Teilgebiete zutreffen. Auch die pflegerischen Anforderungen sind je nach Erkrankung sehr unterschiedlich; eine „übersichtliche" Zusammenfassung der bei endokrinologischen Erkrankungen beeinträchtigten ATL ist daher nicht sinnvoll.

Leitsymptome, Diagnostik und Pflege werden deshalb bei den entsprechenden Erkrankungen behandelt, und der Diagnostikteil beschränkt sich auf eine Übersicht der Blutdiagnostik.

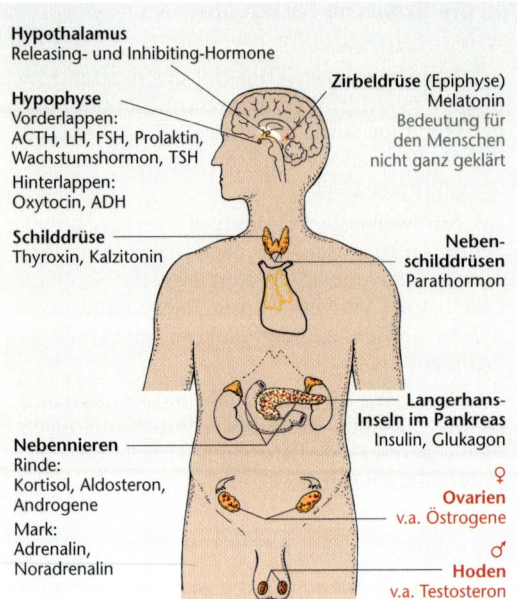

Abb. 12.1: Überblick über die wichtigsten endokrinen Organe des Menschen und die von ihnen gebildeten Hormone. Störungen der Geschlechtshormone (rot) werden meist nicht vom Internisten behandelt und sind deshalb hier nicht weiter ausgeführt. [A400-190]

12.1 Anatomie und Physiologie

12.1.1 Aufbau des endokrinen Systems

📋 **Hormone:** Körpereigene *Botenstoffe*, welche die biologischen Abläufe im menschlichen Körper, das Verhalten eines Menschen und auch seine Empfindungen entscheidend beeinflussen. Von Ausnahmen abgesehen werden Hormone in speziellen Organen bzw. Geweben (*Hormondrüsen, endokrine Drüsen* bzw. *endokrine Gewebe*) gebildet und gelangen auf dem Blutweg zum jeweiligen Erfolgsorgan (☞ Tab. 12.2).

Endokrines System *(Endokrinium):* Gesamtheit der endokrinen Gewebe einschließlich ihrer Steuerungszentren.

Chemische Hormonklassifizierung

- **Aminosäureabkömmlinge:** Aminosäureabkömmlinge leiten sich von einer Aminosäure ab und sind überwiegend wasserlöslich. Zu ihnen gehören z.B. die *Schilddrüsenhormone* Thyroxin und Trijodthyronin (☞ unten) sowie die *Katecholamine* Adrenalin und Noradrenalin
- **Peptidhormone:** Peptidhormone, z.B. ACTH, Insulin, Parathormon und Kalzitonin sowie die Releasing-Hormone des Hypothalamus bestehen aus

Ketten von Aminosäuren und sind ebenfalls wasserlöslich. Ist an die Aminosäureketten ein Zuckeranteil gebunden, spricht man von **Glykopeptidhormonen**. Hierzu zählen die meisten Hypophysenhormone wie Wachstumshormon (STH), Prolaktin, TSH und die Gonadotropine LH und FSH
- **Steroidhormone:** Aldosteron, Kortisol und die Geschlechtshormone leiten sich vom Cholesterin ab und sind fettlöslich.

🖉 Peptidhormone müssen parenteral substituiert werden (z.B. als Insulinspritze für den Diabetiker oder als Nasenspray beim TRH-Test), da sie nach oraler Aufnahme im Magen-Darm-Trakt zerlegt und damit wirkungslos würden. Dagegen lassen sich Aminosäurenabkömmlinge und Steroidhormone oral verabreichen.

Alle fettlöslichen und viele wasserlöslichen Hormone werden im Blut an **Transportproteine** gebunden (z.B. die Schilddrüsenhormone an das **Thyroxinbindende Globulin,** kurz *TBG*). Biologisch wirksam ist aber nur der ungebundene, *freie* Anteil des Hormons. Ein Zuwenig oder Zuviel an Transportglobulinen führt somit zu einem veränderten *Gesamt*hormonspiegel, ohne dass der freie Anteil und damit die biologische Aktivität des Hormons verändert ist.

Hierarchie der hormonellen Sekretion

Die Hormonsekretion wird durch *Regelkreise* gesteuert, vergleichbar der modernen Heizungssteuerung: Sinkt die von einem Fühler gemessene Raumtemperatur (der Hormonspiegel) unter einen bestimmten

Klasse	Hormon	Hauptbildungsort
Aminosäure-abkömmlinge	• Thyroxin, Trijodthyronin (T$_4$, T$_3$)	• Schilddrüse
	• Adrenalin, Noradrenalin	• Nebennierenmark
Peptidhormone	• Oxytocin, ADH (Adiuretin)	• Hypothalamus
	• Releasing-Hormone (RH)	
	• Inhibiting-Hormone (IH)	
	• ACTH	• Hypophysen-vorderlappen
	• Kalzitonin	• Schilddrüse
	• Parathormon (PTH)	• Nebenschilddrüse
	• Insulin	• Bauchspeicheldrüse
Glykopeptid-hormone	• Wachstumshormon (STH), Prolaktin, TSH, LH, FSH	• Hypophysen-vorderlappen
Steroidhormone	• Aldosteron, Kortisol	• Nebennierenrinde
	• Testosteron	• Hoden
	• Östrogene, Progesteron	• Eierstöcke

Tab.12.2: Übersicht der Hormone und ihrer Bildungsorte.

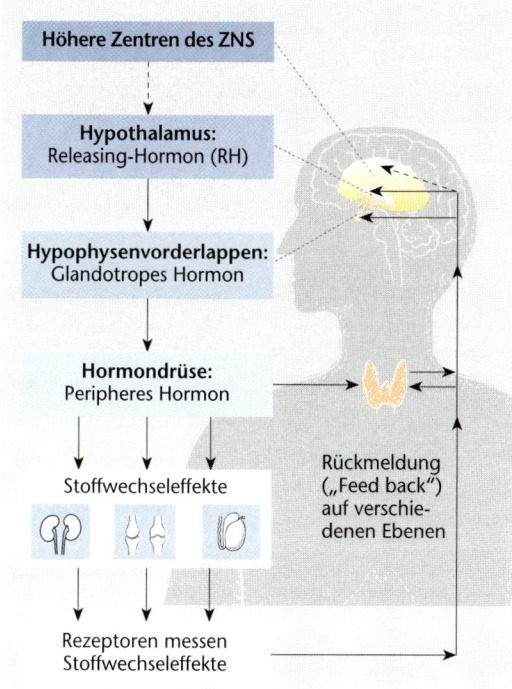

Abb. 12.3: Die Hierarchie der Hormonregulation. [A400-190]

Sollwert, veranlasst der Regler eine stärkere Erwärmung der Heizkörper (höhere Hormonausschüttung), und die Raumtemperatur (der Hormonspiegel) steigt wieder an. Meist wirken *mehrere* Regelkreise *gleichzeitig* auf ein Hormon ein, die in Hemmung und Stimulierung fein aufeinander abgestimmt sind. Oberster Regler ist meist der *Hypothalamus,* der über seine *Releasing-Hormone* stimulierend und über seine *Inhibiting-Hormone* hemmend auf einen zweiten Regler einwirkt, den *Hypophysenvorderlappen.* Dieser beeinflusst durch Sekretion *glandotroper* (auf Drüsen einwirkender) *Hormone* die nachgeordneten *peripheren Hormondrüsen,* etwa die Schilddrüse, die nun ihrerseits mittels ihrer *peripheren Hormone* die *Zielzellen* steuert (Details ☞ Abb. 12.4 und 12.1.3).

Doch keine Regel ohne Ausnahme: Einige Hormondrüsen, z.B. der Hypophysenhinterlappen, überspringen eine Ebene dieser komplizierten hierarchischen Ordnung, während etwa die Bauchspeicheldrüse (Produktion von Insulin und Glukagon ☞ 12.1.6) und die Nebenschilddrüsen sogar weitgehend unabhängig von Hypothalamus und Hypophyse arbeiten.

12.1.2 Hypothalamus und Hypophyse

Viele endokrine Funktionen werden durch das zentrale Nervensystem (mit-)kontrolliert. Dabei kommt dem *Hypothalamus* und der *Hypophyse* eine zentrale Bedeutung zu.

Hypothalamus und Hypophysenhinterlappen

Der **Hypothalamus** liegt als unterster Abschnitt des Zwischenhirns unterhalb des Thalamus. Er ist das zentrale Bindeglied zwischen dem Nerven- und dem Hormonsystem.

An der Vorderseite liegt die **hypophyseotrope Zone.** Dort werden die erwähnten **Releasing-Hormone** *(RH)* und **Inhibiting-Hormone** *(IH)* gebildet:

- **TRH** *(Thyreotropin-Releasing-Hormon)* stimuliert die Ausschüttung von TSH (☞ unten)
- **CRH** *(Corticotropin-Releasing-Hormon)* stimuliert die Ausschüttung von ACTH (☞ unten)
- **Gn-RH,** das gemeinsame Releasing-Hormon von FSH und LH
- **GH-RH** *(Growth-Hormone-Releasing-Hormon)* stimuliert die Wachstumshormonausschüttung (☞ unten)
- *GH-IH* *(Growth-Hormone-Inhibiting-Hormon,* **Somatostatin**) hemmt die Wachstumshormonausschüttung
- **PRL-RH** *(Prolactin-Releasing-Hormon)* stimuliert die Prolaktinausschüttung
- **PRL-IH** *(Prolactin-Inhibiting-Hormon)* hemmt die Prolaktinausschüttung. Es ist identisch mit **Dopamin.**

In anderen Kerngebieten des Hypothalamus werden **Oxytocin** und **ADH** *(antidiuretisches Hormon, Adiuretin, Vasopressin)* gebildet, die in den Axonen der Nervenzellen zum Hypophysenhinterlappen transportiert werden, wo sie gespeichert und bei Bedarf ins Blut abgegeben werden. Aufgrund ihres Sekretionsortes werden die beiden Hormone auch als **Hypophysenhinterlappenhormone** bezeichnet.

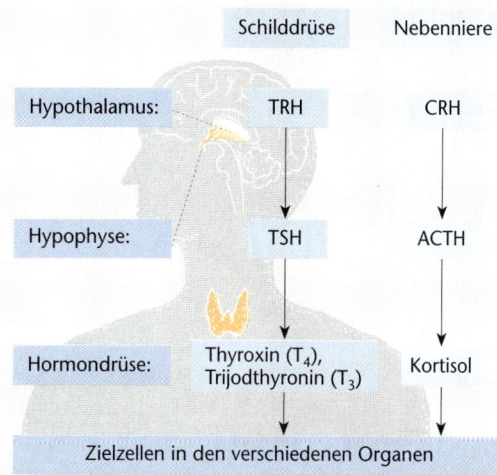

Abb. 12.4: Die Hormonachsen von Hypothalamus, Hypophyse und peripheren Hormondrüsen am Beispiel der Schilddrüsenhormone und des Nebennierenhormons Kortisol. Vergleichbare Hormonachsen existieren für die Sexualhormone. [A400]

- Oxytocin bewirkt die Wehenauslösung an der geburtsbereiten Gebärmutter und führt während der Stillperiode zum Milcheinschuss
- ADH fördert in den Sammelrohren der Nieren die Rückresorption von Wasser und bewirkt eine allgemeine Vasokonstriktion.

Hypophysenvorderlappen

Zu den wichtigsten glandotropen Hormonen des **Hypophysenvorderlappens** *(HVL, Adenohypophyse)* zählen:
- **TSH** *(Thyreoidea-stimulierendes Hormon)* fördert die Schilddrüsentätigkeit (☞ 12.1.3)
- **ACTH** *(Adrenokortikotropes Hormon)* stimuliert die Glukokortikoidausschüttung in der Nebenniere (☞ 12.1.5)
- **FSH** *(Follikel-stimulierendes Hormon)* und **LH** *(Luteinisierendes Hormon)*. Sie fördern die Keimdrüsentätigkeit und steuern die Geschlechtshormonproduktion.

Andere Hormone des Hypophysenvorderlappens wirken direkt auf die Zielzellen:
- Das **Wachstumshormon** (auch *somatotropes Hormon,* kurz *STH, growth hormone,* kurz *GH*), welches das Körperwachstum kontrolliert
- **Prolaktin,** das unter anderem die Milchproduktion in der Brustdrüse in Gang setzt
- **MSH** *(Melanozyten-stimulierendes Hormon)*, das stets zusammen mit ACTH ausgeschüttet wird und

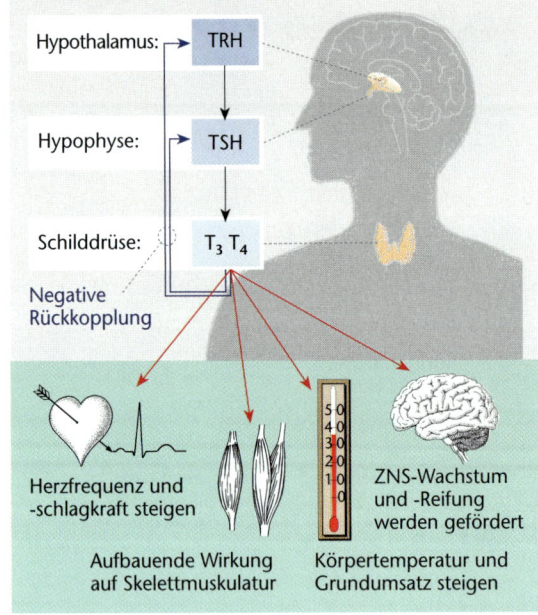

Abb.12.6: Regelkreis und Wirkungen der Schilddrüsenhormone. Das im Hypothalamus gebildete RH des Schilddrüsenregelkreises, Thyreotropin-Releasing-Hormon (TRH), stimuliert die Ausschüttung von TSH (Thyreoidea-stimulierendes Hormon), was zur vermehrten Bildung und Freisetzung der Hormone Thyroxin (T_4) und Trijodthyronin (T_3) führt. Steigende T_3- und T_4-Blutspiegel hemmen die TRH- und TSH-Bildung *(negative Rückkopplung).* [A400]

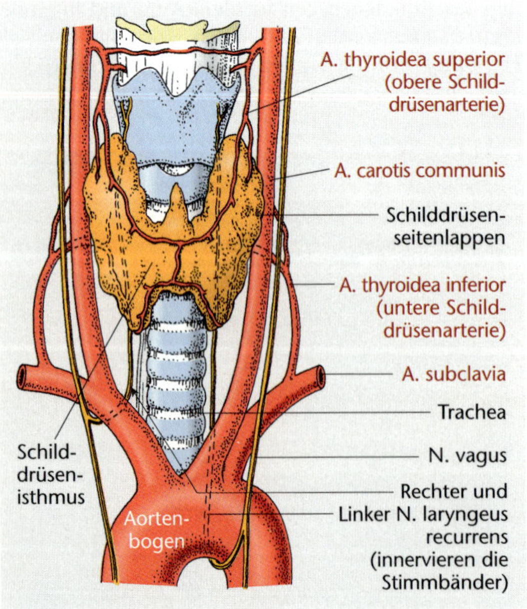

unter anderem über die pigmentbildenden Melanozyten die Hautpigmentierung beeinflusst.

12.1.3 Schilddrüse

Die **Schilddrüse** *(Glandula thyroidea)* produziert in ihren Follikelzellen die Hormone **Thyroxin** *(T_4)* und **Trijodthyronin** *(T_3)*. T_4 enthält vier, T_3 nur drei Jod-Atome. Beide Hormone steigern den Energieumsatz, fördern das Wachstum und führen zu einer Aktivitätszunahme des Nervensystems, wobei Thyroxin weit weniger wirksam ist als Trijodthyronin. Über 80 % des Trijodthyronins entstehen in der Körperperipherie durch Abspaltung von Jod aus Thyroxin.

Zwischen den Schilddrüsenfollikeln liegen die **C-Zellen** *(parafollikuläre Zellen)*, die das Hormon **Kalzitonin** sezernieren. Kalzitonin senkt die Kalziumkonzentration im Blut, indem es die Freisetzung von Kalzium und Phosphat *aus* den Knochen hemmt und gleichzeitig deren Einbau *in* die Knochen fördert. An der Niere steigert Kalzitonin die Ausscheidung von Phosphat, Kalzium, Natrium, Kalium und Magnesium. Therapeutisch wird Kalzitonin bei der *Hyperkalzämie* (☞ 11.17.4 und 12.5.1) und der *Osteoporose* (☞ 3.10) eingesetzt.

Abb. 12.5: Anatomie der Schilddrüse. Die Schilddrüse, eine maximal 25 g schwere, hufeisenförmige Drüse, liegt vor der Trachea dicht unterhalb des Schildknorpels. Sie besteht aus zwei Seitenlappen, die durch eine Gewebebrücke, den *Isthmus* (Enge), verbunden sind. [A400-190]

A. thyroidea superior (obere Schilddrüsenarterie)

A. carotis communis

Schilddrüsenseitenlappen

A. thyroidea inferior (untere Schilddrüsenarterie)

A. subclavia

Trachea

N. vagus

Rechter und Linker N. laryngeus recurrens (innervieren die Stimmbänder)

Schilddrüsenisthmus

Aortenbogen

12.1.4 Nebenschilddrüsen

Die **Nebenschilddrüsen** *(Epithelkörperchen, Glandulae parathyroideae)* sind vier ca. linsengroße Knötchen, die hinten seitlich an der Schilddrüse liegen.

Sie produzieren das **Parathormon** (kurz *PTH*), ein Polypeptidhormon aus 84 Aminosäuren, dessen Hauptwirkung in einer *Erhöhung* des Blutkalziumspiegels besteht. Parathormon fördert die Kalziumfreisetzung aus den Knochen, vermindert die Kalziumausscheidung über die Nieren und fördert (indirekt) die Kalziumaufnahme aus dem Darm.

12.1.5 Nebennieren

Die **Nebennieren** *(Glandulae suprarenales)* sind paarig angelegte, je ca. 5 g schwere Organe, die hutförmig auf den beiden oberen Nierenpolen sitzen. Man unterscheidet *Nebennierenrinde* und *Nebennierenmark*.

Nebennierenrinde

Die **Nebennierenrinde** (kurz *NNR*) gliedert sich histologisch in drei Schichten:

- In der äußeren *Zona glomerulosa* werden **Mineralokortikoide** (z.B. *Aldosteron*) gebildet, welche die Natriumrückresorption in der Niere auf Kosten einer gesteigerten Kaliumausscheidung erhöhen. Über seine Einflüsse auf den Wasser- und Elektrolythaushalt führt Aldosteron zu einem Blutdruckanstieg
- In der mittleren *Zona fasciculata* werden die **Glukokortikoide** (z.B. *Kortisol*) produziert. Ihre Wirkung ist die Förderung des Eiweiß-, Fett- und Knochenabbaus sowie die vor allem in der Leber statt-

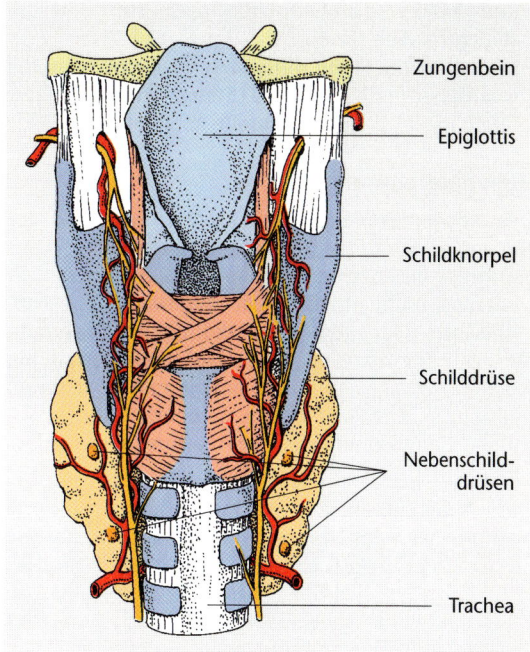

Abb. 12.8: Anatomie der Nebenschilddrüsen. Ansicht von hinten auf Trachea, Schilddrüse und Nebenschilddrüsen. [A400-190]

findende Steigerung der Glukoseneubildung aus Aminosäuren **(Glukoneogenese)** und damit die Erhöhung des Blutzuckerspiegels. Gleichzeitig wirken sie *antiphlogistisch, antiallergisch* und *immunsuppressiv* (☞ 16.4.2, 16.5). Außerdem sind sie maßgeblich an der Stressreaktion bei Infekten, Verletzungen und psychischen Belastungen beteiligt. Die Ausschüttung der Glukokortikoide wird durch **CRH** *(Corticotropin-Releasing-Hormon)*

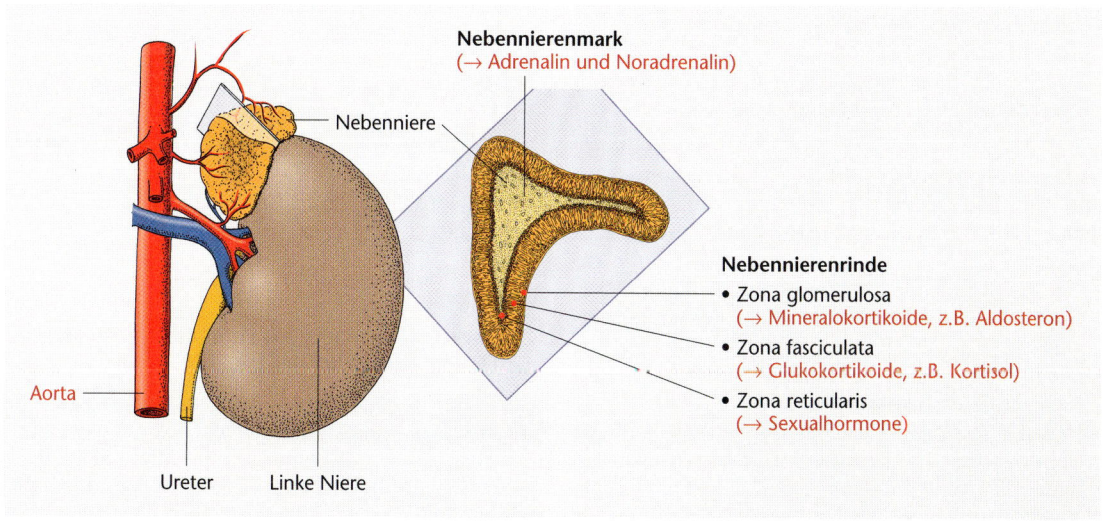

Abb. 12.7: Anatomie der Nebenniere. Die Schnittebene rechts ist links als „Glasscheibe" markiert. [A400-190]

und **ACTH** *(Adrenokortikotropes Hormon)* gesteuert (☞ Abb. 12.4)

- In der inneren *Zona reticularis* wird eine beim Erwachsenen unbedeutende Menge von (fast nur männlichen) **Sexualhormonen** gebildet.

Nebennierenmark

Das **Nebennierenmark** (kurz *NNM*) wird von der Nebennierenrinde umschlossen. Es ist keine Hormondrüse im engeren Sinn, sondern entspricht entwicklungsgeschichtlich einem umgewandelten sympathischen Ganglion („Nervenknoten", Ansammlung von Nervenzellen im Verlauf eines peripheren Nerven). Wegen ihrer Färbbarkeit mit bestimmten Substanzen werden Nebennierenmark und sympathische Ganglien auch als **chromaffines Gewebe** bezeichnet.

Das Nebennierenmark enthält hochspezialisierte Neurone des Sympathikus und sezerniert auf nervale Stimulation hin **Adrenalin** (ca. 80 %) und **Noradrenalin** (ca. 20 %) ins Blut. Diese führen vor allem zu einer raschen Energiebereitstellung und werden in Stresssituationen vermehrt ausgeschüttet.

Adrenalin und Noradrenalin gehören (zusammen mit Dopamin und Serotonin) zu den **Katecholaminen** und sind *Neurotransmitter* des Nervensystems (Substanzen, die an den Synapsen von Nervenzellen Erregungen weiterleiten).

12.1.6 **Hormone des Pankreas und Physiologie der Glukoseregulation**

📖 Die Aufrechterhaltung eines in etwa konstanten Glukosespiegels ist für den Organismus lebensnotwendig:
- Ein Mangel an Glukose ist akut lebensbedrohlich, da das Gehirn auf Glukose als Energieträger angewiesen ist
- Ein erheblicher Überschuss führt über Stoffwechselentgleisungen zum Koma.

In den **Langerhans-Inseln** des **Pankreas** (☞ 10.1.3 und Abb. 12.9) lassen sich drei Arten von Zellen unterscheiden, von denen zwei den Glukosehaushalt regulieren:
- Die *A*-Zellen bilden das Hormon **Glukagon,** den Gegenspieler des Insulins innerhalb der Glukoseregulation
- Die *B-Zellen* stellen die Hauptmasse der Inseln dar; sie sezernieren **Insulin**
- In den *D-Zellen,* die auch im übrigen Verdauungstrakt verstreut vorkommen, wird **Somatostatin** gebildet, das viele Verdauungsfunktionen sowie die Ausschüttung von Wachstumshormon und einer Vielzahl anderer Hormone hemmt.

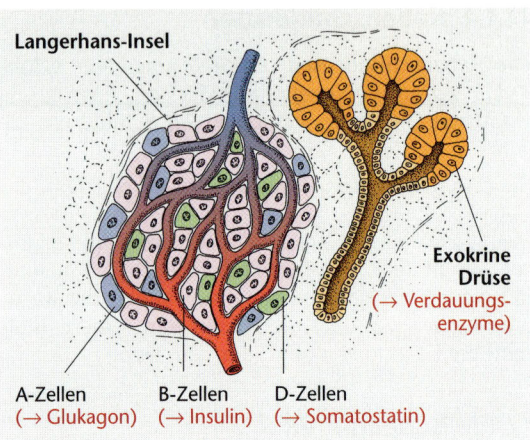

Abb. 12.9: Histologischer Schnitt durch das Pankreas. Hauptbestandteil des Pankreas sind die exokrinen Drüsen, in denen die Verdauungsenzyme Amylase und Lipase gebildet werden. In den Langerhans-Inseln liegen die Hormon produzierenden Zellen. [A400-190]

Insulin

Das aus zwei Aminosäureketten bestehende Peptidhormon **Insulin:**
- Verstärkt den Einstrom von Glukose in die Zellen
- Fördert die Kaliumaufnahme in die Zellen
- Steigert in der Zelle sowohl die Verbrennung der Glukose (zur Energiebereitstellung) als auch die Glykogenbildung (Glykogen ist die Speicherform der Glukose)
- Fördert die Depotfettbildung (Triglyzeridbildung) und hemmt gleichzeitig den Fettabbau in den Zellen
- Begünstigt die Aminosäurenaufnahme in die Zellen und den Aufbau der Körpereiweiße.

📖 Insulin ist ein klassisches *anaboles* (aufbauendes) Hormon, da es die Glykogen-, Triglyzerid- und Eiweißneubildung fördert. Seine *medizinische* Bedeutung liegt im Kohlenhydratstoffwechsel: Es ist das einzige Hormon, das den Blutzuckerspiegel senken kann, indem es die Aufnahme der Glukose in die Zellen bewirkt. Erst durch Insulin wird Glukose als Energieträger in der Zelle verfügbar.

Glukagon

Glukagon ist ebenfalls ein Peptidhormon und einer der Hauptgegenspieler des Insulins.

Glukagon fördert den Glykogenabbau sowie die Glukoseneubildung (Glukoneogenese) aus Laktat (Milchsäure), Glyzerin und Aminosäuren. Seine blutzuckersteigernde Wirkung wird therapeutisch bei der Behandlung der Hypoglykämie (auch des Diabetikers ☞ 12.7.5) genutzt.

Weitere blutzuckersteigernde Hormone sind Glukokortikoide, Adrenalin und Wachstumshormon (STH).

12.1.7 Physiologie der Ernährung

Energiebedarf des Menschen

Die für die Stoffwechselprozesse benötigten Substanzen nimmt der Mensch in Form der **Nahrungsmittel** auf, deren Energiegehalt in den chemischen Bindungen der Nährstoffe **Fett, Eiweiß** und **Kohlenhydrate** gespeichert ist.

☑ Der Energiegehalt von Nahrungsmitteln wird in der Einheit (Kilo-)Kalorie ausgedrückt. **1 Kilokalorie** *(kcal)* entspricht der Energie, die man braucht, um 1 l Wasser von 14 auf 15 °C zu erwärmen. Als neuere Einheit ist das **(Kilo-)Joule** *(kJ)* eingeführt worden, wobei 1 kcal 4,185 kJ entspricht. Kohlenhydrate und Eiweiß enthalten pro Gramm 4,1 kcal (17,2 kJ), Fett dagegen 9,3 kcal (38,9 kJ).

Richtwerte für den Energiebedarf können zahlreichen Tabellen entnommen werden, die neben dem Körpergewicht auch das Lebensalter (ältere Menschen haben einen geringeren Energiebedarf), das Geschlecht und besondere Lebensumstände (schwere körperliche Arbeit, Schwangerschaft) berücksichtigen. Ein einfaches Beispiel gibt Tabelle 12.10.

Für das Wohlbefinden des Menschen ist aber nicht nur die Gesamtzahl der aufgenommenen Kalorien im Verhältnis zum individuellen Energieverbrauch wichtig, sondern auch das Verhältnis der Nährstoffe zueinander.

Tätigkeit	Mann (70 kg) kcal/Tag [kJ/Tag]	Frau (60 kg) kcal/Tag [kJ/Tag]
Leichte Tätigkeit (Büroarbeit)	2 500 [10 400]	2 100 [8 800]
Mittelschwere Tätigkeit (Krankenpflege)	3 000 [12 500]	2 600 [10 800]
Schwerarbeit (Bauarbeiter)	3 600 [1 500]	3 500 [15 000]
Schwerstarbeit (Ausdauer-Leistungssport)	Bis weit über 4 000 [17 000]	Bis weit über 4 000 [17 000]

Tab. 12.10: Energiebedarf von Mann und Frau unter verschiedenen Bedingungen. Wichtig ist, diese Angaben nur als Richtwerte zu betrachten, da sich die Menschen in ihrem Energiebedarf erheblich unterscheiden: „Unruhige Typen", die auch bei einer Büroarbeit ständig in Bewegung sind, verbrauchen beispielsweise mehr als solche Kollegen, die über lange Zeit still am Schreibtisch sitzen können, obwohl sie in der Tabelle an gleicher Stelle aufgeführt werden.

	Eiweiß [g]	Fett [g]	Kohlen- hydrate [g]	Wasser [%]	Energie- gehalt [kcal/100 g]
Hühnerfleisch	20	12	Spuren	68	200
Milch	3,4	3,4	4,7	88	65
Vollkornbrot	7,8	1,1	46	42	231
Nudeln	14	2,4	69	13	362
Äpfel	0,4	–	14	84	59
Blumenkohl	2,5	–	4	91	27
Sojabohnen	37	24	32	7	435
Schokolade	7	22	65	2	500
Bier	0,5	–	4,8	90	45

Tab. 12.11: Nährstoff-, Wasser- und Energiegehalt einiger Nahrungsmittel (immer bezogen auf 100 g).

☑ Besonders günstig ist eine Ernährung, die ca. 55 – 60 % der Kalorien als Kohlenhydrate, 30 % in Form von Fetten und 10 – 15 % als Eiweiße enthält. Tatsächlich aber nimmt der „Durchschnittsdeutsche" vor allem zu viel Fett auf (130 g statt 70 – 80 g täglich).

Die genauen Anteile der Nährstoffe an den einzelnen Nahrungsmitteln lassen sich speziellen Tabellen entnehmen, die in großer Zahl im Handel erhältlich sind.

Während der stoffwechselgesunde Normalgewichtige, der eine abwechslungsreiche Mischkost zu sich nimmt, die Berechnung der aufgenommenen Kalorien getrost vernachlässigen kann, ist sie für den Diabetiker (☞ 12.7.10) oder Patienten mit Fettstoffwechselstörungen (☞ 12.8.4) zur Diätplanung unerlässlich.

Vitamine

⊡ **Vitamine:** Lebensnotwendige *organische* Verbindungen, die der Körper nicht oder nur in unzureichender Menge selbst herstellen kann und die daher durch die Nahrung zugeführt werden müssen. Einige Vitamine, z.B. Vitamin K, bezieht der Körper auch aus Darmbakterien.

Aufgrund ihrer verschiedenen Löslichkeit werden *wasserlösliche* und *fettlösliche* Vitamine unterschieden (☞ Tab. 12.75).

Während wasserlösliche Vitamine bei zu hoher Zufuhr nicht gespeichert werden können, ist bei den fettlöslichen Vitaminen A, D, E und K eine Speicherung und sogar eine Schädigung des Körpers **(Hypervitaminose)** möglich.

Die einzelnen Vitamine, Vitaminmangelsyndrome und Hypervitaminosen ☞ 12.8.5

Mineralstoffe

Zu einer ausgewogenen Ernährung gehören neben den Hauptnährstoffen, den Vitaminen und ausreichend Flüssigkeit auch die **Mineralstoffe.** Dabei werden unterschieden:

Mengenelemente

Die *Mineralstoffe im engeren Sinne* (**Mengenelemente),** oft auch mit dem Begriff Mineralstoffe gleichgesetzt, werden in vergleichsweise großen Mengen benötigt.

Hierzu zählen Kalium, Natrium, Kalzium, Chlor, Phosphor, Schwefel und Magnesium. Bei der heutigen Ernährung in den „reichen" Industrieländern sind vor allem zwei Mengenelemente zu beachten:

- Bei *Kalzium* kann eine Unterversorgung entstehen, wenn der Bedarf erhöht ist (z.B. Schwangerschaft, Säuglingsalter) und/oder nur wenig kalziumreiche Lebensmittel wie z.B. Milch und Milchprodukte, Fisch, Blatt- und Wurzelgemüse verzehrt werden (☞ 11.17.4)
- Für *NaCl* (Kochsalz) liegt die notwendige Tageszufuhr bei nur 3 g. Der „Durchschnittsbürger" konsumiert jedoch durch salzhaltige Speisen und „Nachsalzen" bei Tisch das 3 – 5fache. Diese NaCl-Überversorgung führt für einen Teil der Bevölkerung zu einer vermehrten Hypertoniegefährdung (☞ 7.5.1).

Spurenelemente

Die **Spurenelemente** kommen nur in sehr geringen Mengen (eben in „Spuren") in Körper und Nahrung vor. Zu den *essentiellen* (lebensnotwendigen) Spurenelementen gehören:

- **Eisen** als Bestandteil des Blutfarbstoffs Hämoglobin (☞ 13.1.1)
- **Kobalt** als Bestandteil von Vitamin B_{12}
- **Chrom, Kupfer, Mangan, Molybdän, Selen** und **Zink,** die in Zellenzymen enthalten sind
- **Jod,** das für den Aufbau der Schilddrüsenhormone benötigt wird
- **Fluor,** das für einen harten, widerstandsfähigen Zahnschmelz von Bedeutung ist.

Eine übermäßige Zufuhr dieser physiologischen Spurenelemente kann zu Schäden führen. Andere in der Natur vorkommende Spurenelemente (*Antimon, Arsen, Blei, Cadmium, Quecksilber* und *Thallium*) sind für den Menschen eindeutig toxisch.

Ballaststoffe

Ballaststoffe sind unverdauliche Nahrungsbestandteile. In erster Linie sind es Kohlenhydrate pflanzlicher Herkunft, z.B. *Zellulose, Pektin* und *Lignin.* Sie tragen zwar nicht zur Energieversorgung bei, binden aber Wasser, führen zu einer besseren Darmfüllung und fördern so die Darmbewegung und -entleerung

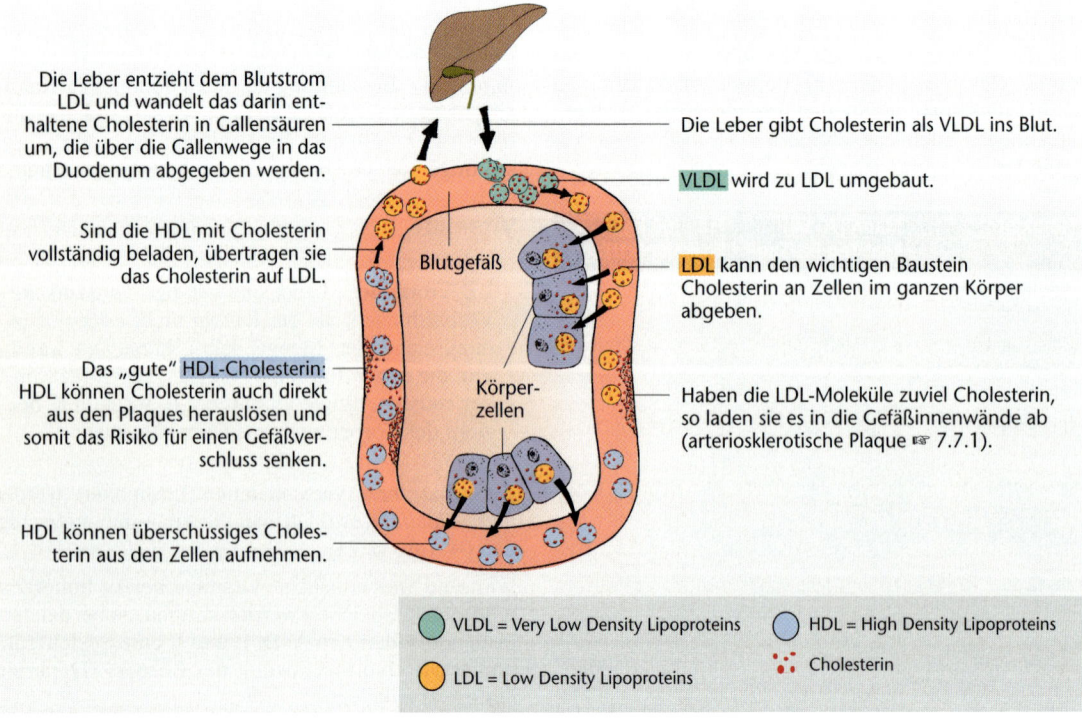

Die Leber entzieht dem Blutstrom LDL und wandelt das darin enthaltene Cholesterin in Gallensäuren um, die über die Gallenwege in das Duodenum abgegeben werden.

Sind die HDL mit Cholesterin vollständig beladen, übertragen sie das Cholesterin auf LDL.

Das „gute" HDL-Cholesterin: HDL können Cholesterin auch direkt aus den Plaques herauslösen und somit das Risiko für einen Gefäßverschluss senken.

HDL können überschüssiges Cholesterin aus den Zellen aufnehmen.

Die Leber gibt Cholesterin als VLDL ins Blut.

VLDL wird zu LDL umgebaut.

LDL kann den wichtigen Baustein Cholesterin an Zellen im ganzen Körper abgeben.

Haben die LDL-Moleküle zuviel Cholesterin, so laden sie es in die Gefäßinnenwände ab (arteriosklerotische Plaque ☞ 7.7.1).

Blutgefäß

Körperzellen

VLDL = Very Low Density Lipoproteins   HDL = High Density Lipoproteins

LDL = Low Density Lipoproteins   Cholesterin

Abb. 12.12: Übersicht des Cholesterinhaushalts. Den Großteil des Cholesterins synthetisiert die Leber, der kleinere Teil kommt aus der Nahrung. [A400-190]

(Obstipationsprophylaxe). Zudem verringert eine ausreichende Ballaststoffzufuhr das Risiko, an Dickdarmdivertikulose (☞ 9.7.5), Dickdarmkrebs (☞ 9.7.8), Diabetes mellitus (☞ 12.7), Fettstoffwechselstörungen (☞ 12.8.4) oder Gallensteinleiden (☞ 10.6.1) zu erkranken. Empfohlen wird eine Mindestmenge an Ballaststoffen von 30 g täglich in Form von Vollkornprodukten, Kartoffeln, Gemüse oder Obst.

12.1.8 Physiologie des Cholesterinstoffwechsels

Physiologie der Blutfette

Übersicht ☞ *Abb. 12.12*

Die Hauptfette im Blut sind die **Triglyzeride** *(Neutralfette)* und das **Cholesterin.** Sie schwimmen nicht frei im Plasma, sondern werden zum Transport an Eiweiße gebunden. Diese Komplexe, **Lipoproteine** genannt, können im elektrischen Feld genau differenziert werden (**Lipidelektrophorese,** *Lipoproteinelektrophorese* ☞ 1.5.4). Die für die Arterioskleroseentstehung besonders bedeutsamen **HDL-** und **LDL-Cholesterinfraktionen** lassen sich durch weniger aufwendige *Präzipitationsreaktionen* (Ausfällungsreaktionen) bestimmen.

Risikofaktor Cholesterin

Von den verschiedenen Fetten besitzt das *Cholesterin* die größte Bedeutung als Risikofaktor der Arteriosklerose (☞ Abb. 12.13).

Allerdings ist nicht so sehr die Gesamtmenge an Cholesterin für die Gefäßschädigungen und die Arteriosklerose verantwortlich, sondern seine Verteilung auf die oben angegebenen Lipoproteinfraktionen.

Dem in der HDL-Fraktion (HDL = **h**igh **d**ensity **l**ipoproteins) enthaltenen Cholesterin wird sogar eine Schutzwirkung gegen die Arteriosklerose zugeschrieben, während für das Arteriosklerose-Risiko vornehmlich der Cholesterinanteil in der LDL-Fraktion (LDL = **l**ow **d**ensity **l**ipoproteins) maßgeblich ist.

12.2 Der Weg zur Diagnose in der Endokrinologie

12.2.1 Anamnese und körperliche Untersuchung

Die Symptome, die den Patienten mit endokrinologischen oder stoffwechselbedingten Erkrankungen zum Arzt führen, können selten nur *einem* Organ zugeordnet werden. Oft handelt es sich um vage, kaum lokalisierbare Beschwerden wie etwa Schwäche. Zudem sind die Symptome oft langsam entstanden und werden daher vom Patienten selbst lange Zeit nicht bemerkt oder in ihrer Bedeutung unterschätzt.

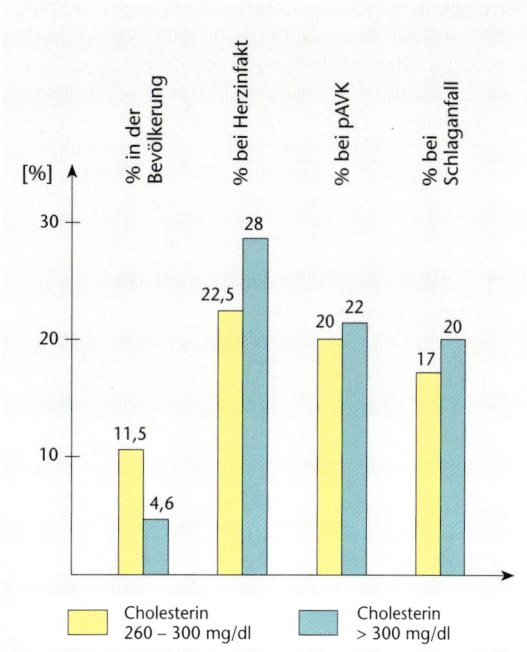

Abb. 12.13: Die Abb. belegt das Risikopotenzial erhöhter Cholesterinwerte im Blut: So haben 4,6 % der Gesamtbevölkerung einen Cholesterinwert von über 300 mg/dl. Von allen Patienten mit Herzinfarkt haben aber 28 % solch erhöhte Werte. Das heißt, Patienten mit erhöhten Cholesterinwerten sind prozentual häufiger von Herzinfarkt betroffen, als es ihrem Anteil an der Gesamtbevölkerung entspricht. [A400]

Deshalb nehmen Fragen nach dem *Allgemeinzustand* bei der **Anamneseerhebung** großen Raum ein:
- Stets fragt der Arzt nach *Allgemeinerscheinungen* wie etwa Müdigkeit, Appetitlosigkeit, Gewichtsab- oder -zunahme
- Häufig zeigen sich endokrinologische Erkrankungen durch *psychische Veränderungen.* Kranke mit einer Schilddrüsenunterfunktion (☞ 12.4.4) sind typischerweise antriebsarm und fühlen sich schwach. Patienten mit einer Schilddrüsenüberfunktion (☞ 12.4.3) wirken dagegen unruhig, hektisch und nervös. Auch depressive Verstimmungen oder Angstzustände können Anzeichen einer endokrinologischen Erkrankung sein
- Wichtig sind Fragen nach *vegetativen Funktionen.* Patienten mit Schilddrüsenüberfunktion klagen oft über Durchfälle, starkes Schwitzen und Herzrasen. Diabetiker berichten über großen Durst und häufiges Wasserlassen mit großen Urinmengen.

Angesichts der vielfältigen und oft unspezifischen Symptomatik besteht der entscheidende Schritt in der Diagnostik oftmals darin, überhaupt an eine endokrinologische Störung zu denken.

Bei der **Untersuchung** achtet der Arzt auf Veränderungen des *Körperbaus*, der *Haut* und der *Haare*. Patienten mit einem Cushing-Syndrom (☞ 12.6.1) entwickeln oft eine *Stammfettsucht* und *Hautstriae* (zunächst blaurote, später gelblich-weiße Streifen, wie sie auch bei vielen Schwangeren auftreten). Bei Kranken mit einer Nebennierenunterfunktion können *Hyperpigmentierungen* auftreten (☞ 12.6.2).

12.2.2 Blutuntersuchungen in der Endokrinologie

📖 Blutuntersuchungen sind bei der Diagnostik endokrinologischer und stoffwechselbedingter Erkrankungen von herausragender Bedeutung.

Heute sind *Blutspiegelbestimmungen* für alle Hormone verfügbar (☞ Tab. 12.14). Wegen des hierarchischen Aufbaus des endokrinen Systems (z.B. Hypophysen-Schilddrüsen-Achse) ist oft die Analyse *mehrerer* Hormone zur Diagnosestellung notwendig. Ergänzend können *Stimulations-* oder *Hemmtests*

Hormon		Beispiele für pathologische Veränderungen
ACTH	↑	Primäre Nebennierenrindeninsuffizienz, M. Cushing, tumorbedingte „ektope" ACTH-Produktion (☞ 12.6.1)
	↓	Sekundäre Nebennierenrindeninsuffizienz (z.B. bei kompletter Hypophyseninsuffizienz ☞ 12.6.2)
Aldosteron	↑	Hyperaldosteronismus (☞ 12.6.1), renale Hypertonie
	↓	Nebennierenrindeninsuffizienz (☞ 12.6.2)
Gastrin	↑	Zollinger-Ellison-Syndrom (☞ 12.10.2)
Kalzitonin	↑	Bestimmte Schilddrüsenkarzinome (☞ 12.4.6)
Kortisol	↑	Cushing-Syndrom (meist infolge ACTH-Überproduktion ☞ 12.6.1)
	↓	Primäre und sekundäre Nebennierenrinden-insuffizienz (☞ 12.6.2)
Parathormon	↑	Hyperparathyreoidismus (☞ 12.5.1)
	↓	Hypoparathyreoidismus (☞ 12.5.2)
Prolaktin	↑	Prolaktinom (☞ 12.3.2)
fT$_3$, fT$_4$ (freies T$_3$, T$_4$)	↑	Hyperthyreose (☞ 12.4.3)
	↓	Hypothyreose (☞ 12.4.4)
Wachstums-hormon (STH)	↑	Akromegalie (☞ 12.3.2)
	↓	Hypothalamisch-hypophysärer Minderwuchs
TSH	↑	Primäre Hypothyreose (☞ 12.4.4)
	↓	Primäre Hyperthyreose (☞ 12.4.3), sekundäre Hypothyreose

Tab. 12.14: Übersicht der wichtigsten Hormonbestimmungen im Blut (ohne Sexualhormone). Spezielle Blutuntersuchungen bei Diabetes mellitus ☞ 12.7.

(☞ z.B. 12.4.1, 12.6.1) zur besseren Differenzierung der Störung erforderlich sein. Dabei ist es wichtig, die vorgeschriebenen Zeiten zwischen den jeweiligen Blutabnahmen genau einzuhalten, da es sonst zu falschen Ergebnissen kommen kann.

12.3 Erkrankungen der Hypophyse

12.3.1 Unterfunktion des Hypophysenvorderlappens

📋 **Hypophysenvorderlappeninsuffizienz** *(Hypopituitarismus):* Unterfunktion des Hypophysenvorderlappens mit teilweisem oder völligem Fehlen dort gebildeter Hormone. Der teilweise Ausfall heißt auch **partielle Hypophysenvorderlappeninsuffizienz**, der völlige Ausfall **komplette Hypophysenvorderlappeninsuffizienz** oder *Panhypopituitarismus.*

⮕ Krankheitsentstehung

Der **primären Hypophysenvorderlappeninsuffizienz** liegt eine Zerstörung oder Verdrängung des Hypophysenvorderlappens durch Tumoren, neurochirurgische Eingriffe, Unfälle, Entzündungen, aber auch Autoimmunprozesse zugrunde. Die **sekundäre Hypophysenvorderlappeninsuffizienz** ist durch Erkrankungen des Hypothalamus bedingt.

Sheehan-Syndrom

Das **Sheehan-Syndrom** *(postpartale Hypophysenvorderlappeninsuffizienz)* geht auf eine Schocksituation der Frau während der Geburt mit Untergang des Hypophysengewebes zurück; der genaue Pathomechanismus ist nicht bekannt. Heutzutage ist das Sheehan-Syndrom aber extrem selten geworden.

🔲 Symptome und Untersuchungsbefund

Die Symptome setzen in der Regel schleichend ein. Die Betroffenen bemerken meist als Erstes die Folgen einer Hoden- bzw. Eierstockunterfunktion: Die Schambehaarung lichtet sich, bei Frauen sind die Brüste, bei Männern die Hoden verkleinert. Männer berichten über verminderte Libido und Potenz, Frauen über Zyklusstörungen, meist mit Ausbleiben der Menstruation (Amenorrhoe). Dann treten die Zeichen einer Schilddrüsenunterfunktion hinzu (☞ 12.4.4). Als Letztes kommt es zur Nebennierenrindenunterfunktion, die akut lebensbedrohlich werden kann (☞ 12.6.2). Bei Kindern besteht infolge des Mangels an Wachstumshormon eine Wachstumsverzögerung. Die Patienten haben eine blasse Hautfarbe und wirken müde und antriebsarm.

Akute Entgleisung: Hypophysäres Koma

Bei zusätzlichen Belastungen, z.B. Verletzungen oder Operationen, kann der Zustand des Patienten rasch entgleisen, da der Körper nicht in der Lage ist, auf diesen Stress mit einer erhöhten Hormonproduktion zu reagieren. Die Symptome des **hypophysären Komas** bestehen vor allem in Atem- und Kreislaufstörungen (Hypoventilation, Bradykardie, Hypotonie), Hypothermie (Abfall der Körpertemperatur), Hypoglykämie (☞ 12.7.5) und Bewusstseinstrübungen bis hin zum Koma.

🔎 Diagnostik und Differenzialdiagnose

Die Diagnose einer Unterfunktion des Hypophysenvorderlappens wird durch den **kombinierten Hypophysenvorderlappen-Stimulationstest** gestellt. Eine i.v.-Gabe von CRH, TRH, LHRH und GHRH führt beim Gesunden zu einem Anstieg von Kortisol, ACTH, TSH, FSH, LH und Wachstumshormon (STH) im Blut. Vor der Injektion der stimulierenden Hormone wird für die Bestimmung des Ausgangswertes Blut abgenommen; zur Kontrolle des Hormonanstiegs sind weitere Blutentnahmen nach 15, 30, 45, 60 und 90 Minuten erforderlich. Hauptnebenwirkungen des Tests sind Wärmegefühl, *Flush* (Hautrötung mit Hitzegefühl), Schwindel und Harndrang kurz nach der Injektion.

ACTH, Kortisol und Wachstumshormon können auch durch insulininduzierte Hypoglykämie stimuliert werden (0,1 E pro kg Körpergewicht i.v.). Dazu sind Blutentnahmen vor der Injektion und nach 30, 60 und 90 Minuten nötig. Dieser Test war vor der Verfügbarkeit der Releasing-Hormone der Standard-Test zur Diagnostik und wird heute trotz der hohen Kosten der Releasing-Hormone seltener durchgeführt.

Bei einer Unterfunktion des Hypophysenvorderlappens sind die genannten Reaktionen abgeschwächt oder aufgehoben. Dann wird versucht, durch Anamnese und technische Untersuchungen wie Röntgen, CT (☞ 1.6.3) oder Kernspintomographie (☞ 1.6.4) des Schädels sowie Gesichtsfeldprüfungen durch den Augenarzt (Hinweis auf Tumor im Bereich der Hypophyse, der auch auf den Sehnerv drückt?) die Ursache der Erkrankung festzustellen.

◪ Behandlungsstrategie

Wann immer möglich, wird die zugrunde liegende Erkrankung behandelt, etwa durch eine Tumorentfernung.

Oft müssen die fehlenden Hormone ersetzt werden. Die Substitutionstherapie umfasst:
- Glukokortikoide (Kortison oder Hydrokortison ☞ 12.1.5) sowie Schilddrüsenhormone (☞ 12.1.3) oral
- Die peripheren Geschlechtshormone (oral), auch für ältere Patienten, da sonst das Osteoporoserisiko erhöht ist und oft das allgemeine Wohlbefinden der Patienten eingeschränkt ist.

Außerdem wird bei Kindern stets Wachstumshormon (STH) gegeben. Auch bei Erwachsenen mit nachgewiesenem Wachstumshormonmangel wird die sehr teure Substitutionstherapie zunehmend durchgeführt, da das Wachstumshormon z.B. das allgemeine Wohlbefinden und die Körperfettmasse beeinflusst. Für die Injektion gibt es mittlerweile Pens vergleichbar denen der Insulintherapie (☞ 12.7.7). Das Wachstumshormon wird einmal täglich (abends) s.c. gespritzt. Eine Substitution von Mineralokortikoiden ist nicht erforderlich, da die Nebennierenrinde intakt ist und weitgehend unabhängig vom Regelkreis arbeitet.

🔲 Pflege

- Je nach Gefährdung des Patienten ist eine engmaschige Kontrolle der Vitalzeichen erforderlich, um ein drohendes hypophysäres Koma zu erkennen
- Die sehr dünne, trockene und empfindliche Haut der Patienten bedarf einer sorgfältigen und individuell abgestimmten Hautpflege (einschl. Haare und Kopfhaut).

▢ Patienteninformation

Die Hormonsubstitution ist aller Regel lebenslang notwendig. Da üblicherweise mehrere Arzneimittel nach einem festen Schema eingenommen oder gespritzt werden müssen, ist eine gute Schulung des Patienten unabdingbar. Der Betroffene sollte stets einen

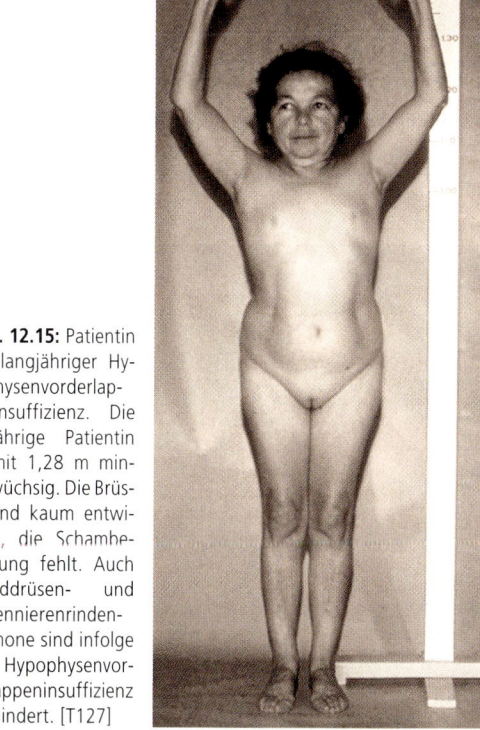

Abb. 12.15: Patientin mit langjähriger Hypophysenvorderlappeninsuffizienz. Die 46-jährige Patientin ist mit 1,28 m minderwüchsig. Die Brüste sind kaum entwickelt, die Schambehaarung fehlt. Auch Schilddrüsen- und Nebennierenrindenhormone sind infolge der Hypophysenvorderlappeninsuffizienz vermindert. [T127]

Notfallausweis bei sich tragen, damit beispielsweise bei Unfällen sofort ausreichend Hormone substituiert werden.

12.3.2 Überfunktion des Hypophysenvorderlappens

> 🔅 **Überfunktion des Hypophysenvorderlappens** *(Hyperpituitarismus):* Vermehrte Sekretion *eines* oder *mehrerer* Hypophysenvorderlappenhormone.

⇨ Krankheitsentstehung

Die Ursache einer Überfunktion des Hypophysenvorderlappens sind vorwiegend gutartige, Hormon produzierende Tumoren *(Adenome).*

🔅 Symptome, Befund und
🔎 Diagnostik

Das Zuviel an Hormonen führt meist zu typischen Krankheitsbildern (☞ unten). Zusätzlich können die Erscheinungen einer partiellen Hypophysenvorderlappeninsuffizienz (☞ 12.3.1) bestehen, wenn das normale Gewebe durch den Tumor geschädigt wird.

Das häufigste Adenom ist das **Prolaktinom,** das durch *Prolaktinsekretion* bei Frauen zu Zyklusstörungen, Sterilität, Brustwachstum und Milchfluss führt. Männer klagen häufig über Libidostörungen sowie seltener über Brustwachstum und Brustschmerzen. Drückt der Tumor auf die Sehnervenkreuzung, sind Gesichtsfeldeinschränkungen die Folge.

Bei einer Überproduktion von **Wachstumshormon** kommt es bei Kindern zum **Riesenwuchs.** Bei Erwachsenen entsteht eine **Akromegalie** *(Akren* = distale Körperteile), eine Vergrößerung von Kinn, Nase, Händen und Füßen sowie eine Vergröberung der Gesichtszüge, vor allem durch Wachstum von Jochbeinen, Kiefer, Lippen und Zunge. Auch die inneren Organe können vergrößert sein **(Viszeromegalie)**.

ACTH-produzierende Adenome führen zu einem Cushing-Syndrom (☞ 12.6.1), die sehr seltenen TSH-sezernierenden **Thyreotropinome** zu einer Hyperthyreose (Schilddrüsenüberfunktion ☞ 12.4.3).

Die Diagnose wird durch Hormonbestimmungen im Blut mit nachfolgenden Lokalisationsuntersuchungen (☞ 12.2.2) gestellt.

📊 Behandlungsstrategie

Bei Prolaktinomen ist die Therapie der Wahl eine medikamentöse Hemmung der Hormonproduktion durch Bromocriptin (z.B. Pravidel®), Lisurid (z.B. Dopergin®), Quinagolid (z.B. Norprolac®) oder Cabergolin (z.B. Dostinex®), die oft zu einer weitgehenden Rückbildung des Tumors führt. Bei allen anderen Tumoren wird wenn irgend möglich eine operative Entfernung angestrebt.

Zur Behandlung der Akromegalie bei inoperablen Patienten oder zur präoperativen Tumorverkleinerung steht Octreotid (Sandostatin®, ein Somatostatin-Analogon) zur Verfügung. Bromocriptin und Lisurid sind nur bei knapp 50 % der Patienten mit Akromegalie wirksam; eine Normalisierung von STH und IGF-1 (das die Wirkungen des STH zum Teil vermittelt) und eine Verkleinerung des Hypophysenadenoms sind mit diesen Arzneimitteln selten zu erreichen. Eine Strahlentherapie kommt in Betracht, wenn der Tumor inoperabel ist und nur unzureichend auf die Arzneimittel anspricht.

Hat der Patient eine partielle Hypophysenvorderlappeninsuffizienz, werden die fehlenden Hormone substituiert.

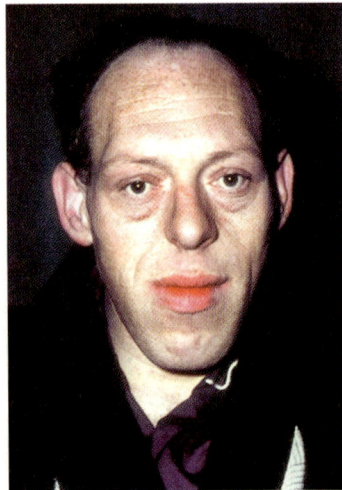 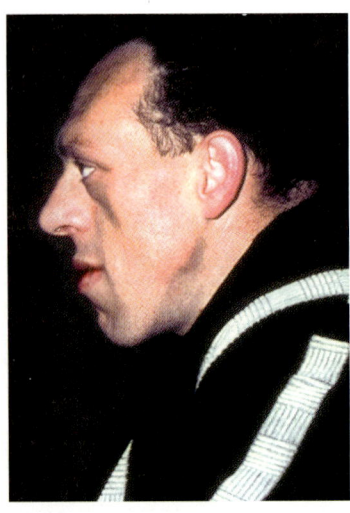

Abb. 12.16 – 12.17: 30-jähriger Patient mit Akromegalie. Stirnbein, knöcherne und knorpelige Nase sowie Kinn lassen eine deutliche Vergröberung erkennen. [T127]

12.3.3 Diabetes insipidus

> :::Diabetes insipidus:*** Störung des Wasser- und Elektrolythaushaltes mit Ausscheidung großer Urinmengen infolge verminderter Fähigkeit der Nieren zur Wasserrückresorption.

⇨ Krankheitsentstehung

Dem **zentralen Diabetes insipidus** liegt eine zu geringe ADH-Sekretion zugrunde, z.B. bei Hypothalamus- und Hypophysentumoren oder Gehirnentzündungen.

Dagegen sprechen bei dem sehr seltenen **renalen Diabetes insipidus** die Nieren nicht auf das normal gebildete ADH an.

Symptome, Befund und Diagnostik

Der Patient hat eine Polyurie, wobei die täglichen Urinmengen bis zu 20 l betragen können. Da der Urin sehr verdünnt (plasmahypoton) ist, steigen die Natriumkonzentration und die Osmolarität des Plasmas an. Durch den Flüssigkeitsverlust ist der Kranke immer durstig (nächtliches Trinken). Ist er nicht in der Lage, die Mengen zu trinken, die er auch ausscheidet, entsteht eine Exsikkose, die vor allem für Kleinkinder schnell zur tödlichen Gefahr wird.

Die Diagnose wird durch Bestimmung der Serum- und Urinosmolalität sowie durch einen *Durstversuch* (Harnkonzentrierung bei Verminderung des Flüssigkeitsangebots?) gestellt. Die Differenzierung zwischen zentralem und renalem Diabetes insipidus ist durch eine probeweise Zufuhr von ADH möglich.

Behandlungsstrategie

Nur selten liegt eine behandelbare Grunderkrankung vor. Für den zentralen Diabetes insipidus stehen heute Abkömmlinge des ADH zur Verfügung, die „geschnupft" werden (z.B. Desmopressin, etwa in Minirin®), seit kurzem aber auch als Tabletten zur Verfügung stehen (DDAVP®).

Beim renalen Diabetes insipidus bleibt nur der Ausgleich von Flüssigkeits- und Elektrolytverlusten. Paradoxerweise vermögen auch manche Diuretika die Urinproduktion zu senken.

Pflege

Die Pflegenden beachten, dass die Trinkmenge bei Patienten mit einem Diabetes insipidus nicht beschränkt werden darf, da das Trinken eine Schutzfunktion vor Exsikkose hat. Sie informieren den Patienten, dass er auf Kaffee und Tee nach Möglichkeit verzichten sollte, da diese ebenfalls diuretisch wirken. Darüber hinaus weisen sie den Patienten darauf hin, dass er zur Sicherheit stets einen Notfallausweis bei sich tragen sollte.

12.3.4 Schwartz-Bartter-Syndrom

> :::Schwartz-Bartter-Syndrom** (*Syndrom der inadäquaten ADH-Sekretion*, kurz *SIADH*): Hypotone Hyperhydratation (Überwässerung ☞ 11.17.2) infolge überschießender Bildung von ADH oder ADH-ähnlichen Substanzen.

⇨ Krankheitsentstehung

In mehr als drei Viertel der Fälle ist das **Schwartz-Bartter-Syndrom** paraneoplastisch bedingt (vor allem bei kleinzelligem Bronchialkarzinom). Weitere Ursachen sind Lungen- oder ZNS-Erkrankungen und die Einnahme bestimmter Arzneimittel, wobei die genauen pathogenetischen Mechanismen hier noch unklar sind. Durch die überschießende Sekretion von ADH oder ADH-ähnlichen Substanzen wird in der Niere zu viel Wasser rückresorbiert.

Symptome, Befund und Diagnostik

Neben den Symptomen der Grunderkrankung sind Übelkeit, Erbrechen, Schwindel, Kopfschmerzen und Reizbarkeit sowie Muskelkrämpfe als Zeichen der Hyperhydratation zu beobachten. Typischerweise bestehen aber keine Ödeme.

Die Diagnose wird durch Blut- und Urinuntersuchungen gestellt: Trotz niedriger Serumnatriumspiegel und Serumosmolalität ist der Urin konzentriert und die Natriumausscheidung mit dem Urin erhöht.

Behandlungsstrategie und Prognose

Wenn möglich, wird die Grunderkrankung behandelt. Symptomatisch ist eine Flüssigkeitsbeschränkung auf 500 – 800 ml täglich erforderlich. Evtl. können zusätzlich Arzneimittel eingesetzt werden. Nur in schwersten Fällen wird der Serumnatriumspiegel unter intensivmedizinischer Kontrolle durch Infusion höherprozentiger Kochsalzlösungen angehoben. Die Prognose hängt wesentlich von der Grunderkrankung ab.

12.4 Schilddrüsenerkrankungen

Schilddrüsenerkrankungen sind sehr häufig. Sie können eingeteilt werden in:

- Erkrankungen mit *normalen* Schilddrüsenhormonspiegeln **(Euthyreose)**
- Erkrankungen mit *Störung* der Schilddrüsenstoffwechsellage. Bei *erhöhtem* Schilddrüsenhormonspiegel spricht man von einer **Hyperthyreose,** bei *erniedrigtem* von einer **Hypothyreose.**

Unabhängig von der Schilddrüsenstoffwechsellage kann die Schilddrüse normal groß oder vergrößert **(Struma)** sein. Entsprechend bezeichnet man eine vergrößerte Schilddrüse bei normaler Stoffwechsellage als *euthyreote Struma* ☞ (12.4.2).

12.4.1 Schilddrüsendiagnostik

Palpation der Schilddrüse

Bei Verdacht auf Schilddrüsenerkrankungen tastet der Untersucher die Schilddrüse sorgfältig auf Größe, Knoten und Konsistenz (verhärtet?) ab. Fühlt sich die Schilddrüse wärmer an als die Umgebung, deutet dies auf eine Entzündung hin (*Thyreoiditis* ☞ 12.4.5). Knoten in der Schilddrüse sind je nach Größe und Lage tastbar.

Blutuntersuchungen in der Schilddrüsendiagnostik

Bei Verdacht auf eine Schilddrüsenerkrankung erfolgt die Bestimmung von T_3, T_4 und TSH (Basalwert) im Blut zur Klärung der Funktionslage. Dabei werden vorwiegend die Spiegel an *freiem*, d.h. nicht proteingebundenem, Hormon (FT_3 und FT_4) bestimmt, da dies die Interpretation der Werte erheblich erleichtert (☞ 12.1.1). Empfindlichster Parameter ist das TSH: Es ist häufig schon pathologisch verändert, wenn FT_3 und FT_4 (noch) im Normbereich liegen.

Heute seltener durchgeführt wird der **TRH-Test,** bei dem nach der Blutabnahme für den basalen TSH-Wert intravenös TRH gespritzt oder als Nasenspray appliziert wird. Nach 30 Minuten erfolgt eine zweite Blutabnahme. Normal ist ein Anstieg des TSH-Spiegels zwischen 2 und 20 µE/ml.

Einige Schilddrüsenerkrankungen, z.B. M. Basedow (☞ 12.4.3 und Abb. 12.25) und Hashimoto-Thyreoiditis (☞ 12.4.5), sind immunogen (mit-)bedingt (☞ auch 16.5). Bei vielen dieser Patienten sind im Blut **Schilddrüsen(auto)antikörper** nachweisbar. Wichtig sind insbesondere:

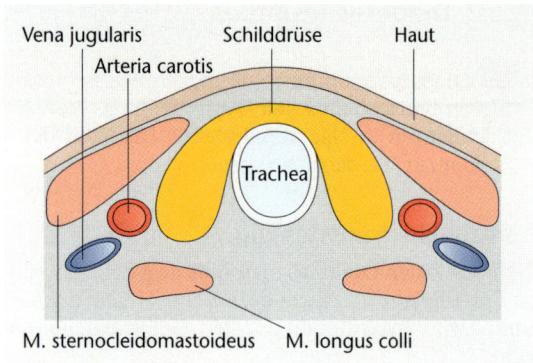

Abb. 12.19: Schematische Darstellung eines sonographischen Normalbefundes. [L157]

- *Mikrosomale Antikörper,* kurz **MAK,** heute auch als *TPO-AK* oder *Anti-TPO* (*TPO* = *thyreoidale Peroxidase* = ein bestimmtes Enzym der Schilddrüse) bezeichnet
- *Antikörper gegen Thyreoglobulin* (**TgAK,** *TAK,* Thyreoglobulin ist ein in der Schilddrüse gebildeter Vorläufer der Schilddrüsenhormone)
- *Antikörper gegen TSH-Rezeptoren* (**TRAK**).

Sonographie

Die **Sonographie** nimmt eine Vorrangstellung bei der Untersuchung der Schilddrüse ein. Sie ermöglicht eine genaue *Volumenbestimmung* der Schilddrüse, erlaubt eine Beurteilung der Gewebestruktur und weist *Knoten* und *Zysten* nach. Eine sichere Aussage über Gut- oder Bösartigkeit der Veränderung ist allerdings nicht möglich. Bei Verdacht auf ein Nebenschilddrüsenadenom (☞ 12.5.1) vermag die Sonographie manchmal die Lokalisation zu klären.

Schilddrüsenszintigraphie

Die **Schilddrüsenszintigraphie** (☞ 1.6.5) ist die häufigste Isotopenuntersuchung in der Endokrinologie. Sie ist z.B. bei einer Überfunktion der Schilddrüse oder der Funktionsdiagnostik von Knoten angezeigt.

Dem Patienten wird in der nuklearmedizinischen Abteilung eine geringe Dosis radioaktiv markiertes Technetium (^{99m}Tc) i.v. gespritzt oder Jod (^{123}J oder ^{131}J) oral appliziert, das von der Schilddrüse aufgenommen wird. Aufnahmen mit der Gammakamera erlauben dann die zweidimensionale Darstellung des Schilddrüsengewebes (☞ Abb. 12.20)

Während **kalte Knoten** das Radionuklid nicht aufnehmen, speichern **heiße Knoten** das Nuklid sehr intensiv, und das übrige Schilddrüsengewebe stellt sich nur abgeschwächt oder gar nicht dar. **Warme Knoten** speichern das Radionuklid ebenso stark wie das umgebende Gewebe und können nur durch Palpation oder Ultraschalluntersuchung identifiziert werden.

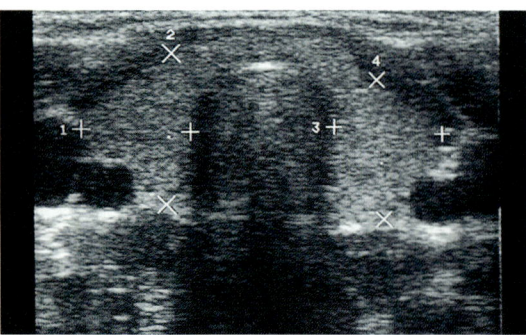

Abb. 12.18: Sonographie der Schilddrüse (Normalgröße). Die weißen Kreuze markieren die ungefähre Größe der Schilddrüse. [M103]

> ☝ **Kalte Schilddrüsenknoten** sind nicht stoff-wechselaktiv und daher karzinomverdächtig. **Heiße Schilddrüsenknoten** sind stoffwechselaktiv und produzieren evtl. große Schilddrüsenhormonmengen.

Der **Suppressionstest** *(Suppressionsszintigraphie)* überprüft die Funktion des Regelkreises und schließt sich an eine Schilddrüsenszintigraphie an. Die Gabe von Schilddrüsenhormonen über einige Tage führt bei intaktem Regelkreis zu einer verringerten TSH-Sekretion und dadurch zu einer verminderten Radionuklidaufnahme des normalen Schilddrüsengewebes im Szintigramm. Hingegen speichern *autonome Bezirke,* die sich der Kontrolle durch das übergeordnete TSH entziehen, das Radionuklid ebenso stark wie im Ausgangsszintigramm.

⚕ Pflege bei Schilddrüsenszintigraphie

* Die Pflegenden fragen, ob der Patient innerhalb der letzten vier Wochen vor der Untersuchung Schilddrüsenhormone, Jodpräparate oder schilddrüsenblockierende Arzneimittel wie z.B. Thyreostatika (☞ 12.4.3) eingenommen hat, denn dann würde die Schilddrüse das radioaktive Nuklid evtl. nicht aufnehmen. Ggf. werden Arzneimittel auf Arztanordnung abgesetzt
* Aus dem gleichen Grund planen die Pflegenden zusammen mit dem Arzt die Reihenfolge verschiedener Untersuchungen: keine Untersuchungen mit jodhaltigen Röntgenkontrastmitteln vor der Schilddrüsenszintigraphie, keine jodhaltigen Desinfektionsmittel zur Hautdesinfektion und keine Gabe anderer jodhaltiger Arzneimittel. Beispielsweise ist im Falle einer Jodexposition durch Röntgenkontrastmittel eine Schilddrüsenszintigraphie erst nach 2 – 3 Monaten möglich und sinnvoll
* Nach der Untersuchung halten die Pflegenden den Patienten zum Trinken an, da reichliche Flüssigkeitszufuhr die Ausscheidung der radioaktiven Substanz beschleunigt und sich so die Strahlenbelastung vermindert.

Konventionelle Röntgenverfahren

Die konventionellen Röntgenverfahren (☞ 1.6.1) sind insgesamt eher von untergeordneter Bedeutung. Die

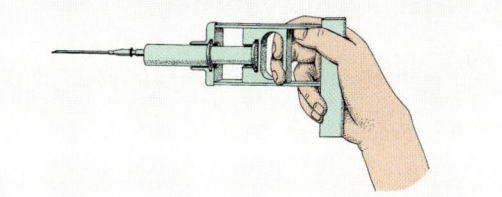

Abb. 12.21: Der Cameco-(Pistolet-)Handgriff zur Feinnadelpunktion ermöglicht die Aspiration von Schilddrüsengewebe aus mehreren Drüsenbereichen in rascher Folge und hält so die Punktionsdauer kurz. Er wird auch verwendet zur Punktion anderer Organe, z.B. bei Zystenbildung in der Brustdrüse. [A300-190]

meist ohnehin angefertigte **Röntgenaufnahme des Thorax** zeigt, ob eine Schilddrüsenvergrößerung bis hinter das Sternum reicht (*retrosternale* Struma ☞ 12.4.2). Eine **Tracheazielaufnahme** (spezielle Röntgenleeraufnahme zur Darstellung der Trachea) klärt, ob die vergrößerte Schilddrüse die Trachea einengt. Mit einem **Ösophagus-Brei-Schluck** (☞ 9.4.3) lässt sich eine eventuelle Kompression des Ösophagus nachweisen.

Feinnadelpunktion der Schilddrüse

Eine **Feinnadelpunktion der Schilddrüse** *(Aspirationszytologie)* ist insbesondere bei den immer karzinomverdächtigen kalten Knoten zur weiteren Abklärung sowie zur Differenzierung der verschiedenen Formen der Schilddrüsenentzündungen indiziert. Unter sonographischer Kontrolle wird der verdächtige Bezirk mit einer dünnen Kanüle punktiert und Material für die zytologische Untersuchung entnommen.

⚕ Pflege bei Feinnadelpunktion

* *Benötigtes Material:* Hautdesinfektionsmittel, sterile Tupfer und Kompressen, dünne Kanülen, mehrere 10-ml-Spritzen, evtl. *Cameco-* oder *Pistolet-Handgriff* (☞ Abb. 12.21), Handschuhe, Pflaster, Objektträger, Behälter für das Punktat, Begleitpapiere, Sonographiegerät
* *Vorbereitung des Patienten:* Den Patienten kurz vor der Punktion bitten, die Blase zu entleeren. Patienten ggf. zur Punktion begleiten
* *Nachsorge:* Einstichstelle auf Blutung oder Zeichen einer Infektion beobachten.

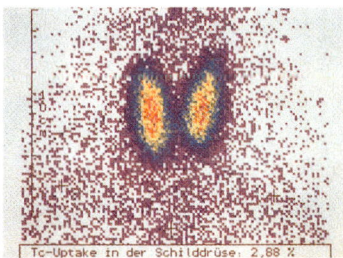

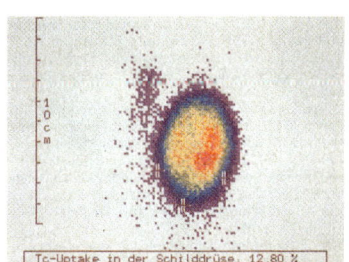

Abb. 12.20: Schilddrüsenszintigraphie. Die linke Abb. zeigt einen Normalbefund mit gleichmäßiger, seitengleicher Aufnahme des Radionuklids. Rechts ist eine Schilddrüsenszintigraphie bei einem heißen Knoten (unifokale dekompensierte Autonomie) zu sehen: Im linken Lappen wird das Radionuklid viel zu stark aufgenommen, im rechten gar nicht mehr. [E179-168]

12.4.2 Euthyreote Struma

> ☐ **Euthyreote Struma** *(blande Struma):* Schilddrüsenvergrößerung bei regelrechter Schilddrüsenstoffwechsellage. Sehr häufige Erkrankung, 30 – 50 % der Bevölkerung in Deutschland sind betroffen.

Ist das Schilddrüsengewebe gleichmäßig vergrößert, spricht man von einer (euthyreoten) **Struma diffusa.** Sind Knoten vorhanden, handelt es sich um eine (euthyreote) **Struma nodosa** *(Knotenstruma).*

⤏ Krankheitsentstehung

Die häufigste Ursache einer Struma ist Jodmangel in der Nahrung. Dieser Mangel behindert eine ausreichende Synthese der Schilddrüsenhormone. Durch Größenzunahme versucht die Schilddrüse, trotz des geringen Jodangebots genügend Hormone zu produzieren. Dieses Wachstum wird durch TSH und durch intrathyreoidale (innerhalb der Schilddrüse) Wachstumsfaktoren bewirkt. Mit zunehmender Größe der Struma, Dauer ihres Bestehens und Knotenbildung steigt die Wahrscheinlichkeit einer Autonomie (☞ 12.4.1 und 12.4.3).

Viele Gegenden Mitteleuropas, darunter auch Deutschland, enthalten zu wenig Jod im Trinkwasser, so dass im Schnitt weniger als die erforderlichen 150 – 200 µg Jodid täglich aufgenommen werden. Dementsprechend haben in diesen Gegenden verhältnismäßig viele Menschen eine Struma – man spricht von **endemischer Struma.**

Auch das in der Psychiatrie gebräuchliche Arzneimittel *Lithium* kann zu einer Struma führen.

◑ Symptome und Untersuchungsbefund

Als Erstes fällt dem Patienten zumeist eine Verdickung des Halses auf. Gelegentlich verspürt er auch ein Engegefühl im Halsbereich. Eine große Struma führt durch Druck auf Trachea und Ösophagus zu Luftnot (☞ 8.3.1), Kloßgefühl, Schluckbeschwerden und evtl. zu *inspiratorischem Stridor* (☞ 8.3.6). Dies

ist besonders dann der Fall, wenn Teile der Struma hinter dem Sternum liegen **(retrosternale Struma)**.

Kleine Strumen sind nicht sicht-, sondern nur tastbar (☞ 12.4.1). Nach ihrer Größe werden die Strumen gemäß der WHO in folgende Stadien eingeteilt:
- *Stadium Ia:* Tastbare Struma, die auch beim Zurückbeugen des Kopfes nicht sichtbar ist, oder kleiner Strumaknoten
- *Stadium Ib:* Tastbare Struma, die nur bei zurückgebeugtem Kopf sichtbar ist
- *Stadium II:* Bei normaler Kopfhaltung sichtbare Struma
- *Stadium III:* Auf Distanz sichtbare Struma, die zu Lokalsymptomen wie denen einer Luftröhreneinengung (☞ oben) führt.

Diese eher grobe Stadieneinteilung verliert jedoch angesichts der breiten Verfügbarkeit von Ultraschallgeräten an Bedeutung, da das sonographisch gemessene Schilddrüsenvolumen viel präziser ist. Normal ist ein Schilddrüsenvolumen von bis zu 18 ml bei Frauen und bis zu 25 ml bei Männern.

🔎 Diagnostik und Differenzialdiagnose

- Blutabnahme mit Bestimmung des freien T_3 und T_4, TSH (Basalwert) sowie – selten – TRH-Test zur Klärung der Funktionslage. Bei einer *euthyreoten Struma* ist die Hormonproduktion regelrecht. Bei jeder hyperthyreoten Struma besteht der Verdacht auf *autonome* Schilddrüsenbezirke (☞ 12.4.3)
- BSG, CRP und Schilddrüsenantikörper zum Ausschluss einer Schilddrüsenentzündung
- Ultraschall, um Knoten oder eine Entzündung zu diagnostizieren
- Bei tastbaren oder im Ultraschall sichtbaren Knoten Szintigraphie zur Erfassung karzinomverdächtiger „kalter Knoten" und zur Diagnose autonomer „heißer Knoten"
- Evtl. Feinnadelpunktion bei V.a. Karzinom oder Entzündung.

▰ Behandlungsstrategie

Die medikamentöse Behandlung der euthyreoten Struma besteht – je nach Alter des Patienten und Aus-

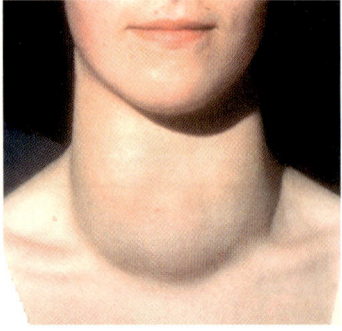
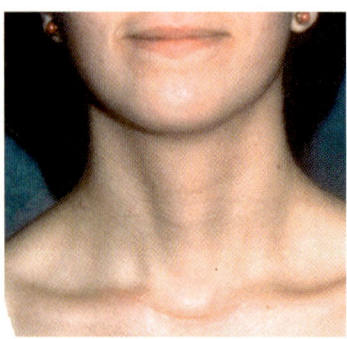

Abb. 12.22 – 12.23: 20-jährige Patientin mit Knotenstruma (Struma nodosa) vor und nach der Operation. Außer einer Verdickung des Halses war der Patientin nichts aufgefallen. Man tastete zwei hühnereigroße Seitenlappen und einen tischtennisballgroßen Knoten im Isthmus der Schilddrüse. Die Patientin war euthyreot. [T127]

maß der Schilddrüsenvergrößerung – in der Gabe von Jodid (z.B. Jodid 200®, Jodetten 200®), dem Schilddrüsenhormon Thyroxin (trotz des normalen Hormonspiegels, z.B. Euthyrox®, L-Thyroxin®) oder der Kombination von Jodid und Thyroxin (z.B. Jodthyrox®, Thyronajod®), um der Schilddrüse den Wachstumsreiz zu nehmen.

Bei erheblichen Beschwerden des Patienten oder Erfolglosigkeit der medikamentösen Therapie ist eine **subtotale Strumaresektion** angezeigt (oft nicht ganz korrekt auch *subtotale Strumektomie* genannt). Dabei wird nicht die gesamte Schilddrüse entfernt, sondern beidseitig ein Schilddrüsenrest und die Nebenschilddrüsen belassen. Ein *einzelner* Strumaknoten (selten) kann auch *reseziert* (ausgeschält) werden.

Bei einer Rezidivstruma oder allgemeiner Inoperabilität besteht die Möglichkeit einer **Radiojodtherapie** (☞ 12.4.6).

🔧 Prognose und
🗐 Patienteninformation

Die gute Prognose der Struma nodosa wird dadurch getrübt, dass ca. 1 % der Patienten nach einer Schilddrüsenoperation eine *bleibende* (einseitige) Rekurrensparese haben. Eine weitere postoperative Komplikation besteht in einer vorübergehenden oder bleibenden Unterfunktion der Nebenschilddrüsen (*Hypoparathyreoidismus* ☞ 12.5.2), welche die Gabe von Kalzium- und ggf. Vitamin-D-Präparaten (z.B. A.T. 10® Lösung oder -Perlen) erforderlich macht. Wegen der Gefahr der Überdosierung von Vitamin-D-Präparaten sind dann regelmäßige Kontrollen des Blutkalziumspiegels notwendig.

Wichtig ist eine *Rezidivprophylaxe*, da ansonsten Schilddrüsenrestgewebe erneut zu einer Struma auswachsen kann **(Rezidivstruma).** Sie wird in der Regel mit Thyroxin durchgeführt, bei größeren Schilddrüsenresten auch mit einer Kombination aus Thyroxin und Jodid oder Jodid allein.

⏳ Jodprophylaxe
Der Jodgehalt der meisten Lebensmittel ist recht gering. Er liegt für viele Teig- und Brotwaren bei 1 – 2 µg und für viele Obst- und Gemüsesorten bei um die 5 µg pro Portion. Etwas jodreicher sind Milch und Milchprodukte sowie ausgewählte Gemüse wie etwa Broccoli oder Möhren. Jodreich sind z.B. Kabeljau und Schellfisch mit über 200 µg pro Portion. Mediziner empfehlen, durch Verwendung jodierten Kochsalzes (15 – 25 mg Jod/kg Kochsalz) sowohl im Haushalt als auch bei Fertigprodukten, häufige Fischmahlzeiten und ggf. Jodidtabletten eine ausreichende Jodzufuhr sicherzustellen und so der Entwicklung einer Struma vorzubeugen.

12.4.3 Hyperthyreose

> 📖 **Hyperthyreose** *(Schilddrüsenüberfunktion):* Überproduktion von Schilddrüsenhormonen. Sehr häufige Erkrankung, meist aufgrund einer **Schilddrüsenautonomie** (ungehemmte Produktion von Schilddrüsenhormonen) oder eines **M. Basedow** (chronische immunogene Schilddrüsenerkrankung, oft Frauen mittleren Alters betreffend).

⇨ Krankheitsentstehung

Zwei Ursachen stehen bei der Hyperthyreose im Vordergrund:
- Bei der **Schilddrüsenautonomie** haben sich abgegrenzte Schilddrüsenbezirke oder diffus das ganze Gewebe der Kontrolle durch die übergeordneten Zentren entzogen und produzieren ungehemmt Schilddrüsenhormone. Am häufigsten entwickelt sich die Schilddrüsenautonomie auf dem Boden einer Jodmangelstruma. In ca. 20 % der Fälle liegt nur ein einzelner autonomer Knoten vor (*unifokale Autonomie,* früher als *autonomes Adenom* bezeichnet), in ca. 70 % bestehen mehrere mehrspeichernde Knoten *(multifokale Autonomie),* und in seltenen Fällen handelt es sich um eine *disseminierte* (diffuse) *Autonomie.*
- Der **M. Basedow** ist eine chronische *Autoimmunerkrankung* (☞ 16.5). Die Autoantikörper besetzen die TSH-Rezeptoren und führen zu einer ständigen Stimulation der hormonbildenden Zellen. Eine Struma ist möglich.

Seltener tritt eine Hyperthyreose im Anfangsstadium einer *Thyreoiditis* (Schilddrüsenentzündung ☞ 12.4.5) oder einer Überdosierung von Schilddrüsenhormonen auf.

🔬 Symptome und Untersuchungsbefund

Die Symptome der Hyperthyreose betreffen den ganzen Organismus. Häufig sind:
- Psychische Veränderungen. Der Patient ist rastlos, nervös und leicht erregbar. Oft bemerkt der Patient dies jedoch nicht selbst, sondern meint, seine Umgebung sei hektisch. Viele Kranken leiden auch unter Schlafstörungen. In Extremfällen kann eine Psychose *(endokrines Psychosyndrom)* auftreten
- Erhöhte Herzfrequenz, evtl. Herzrhythmusstörungen
- Warme und gerötete Haut sowie dünnes, weiches Haar
- Wärmeempfindlichkeit mit leichtem Schwitzen
- Erhöhte Stuhlfrequenz bis hin zu Durchfällen
- Muskelschwäche und feinschlägiger Fingertremor („Zittern" der Finger)
- Gewichtsverlust trotz eher reichlicher Nahrungsaufnahme infolge des gesteigerten Energiebedarfs.

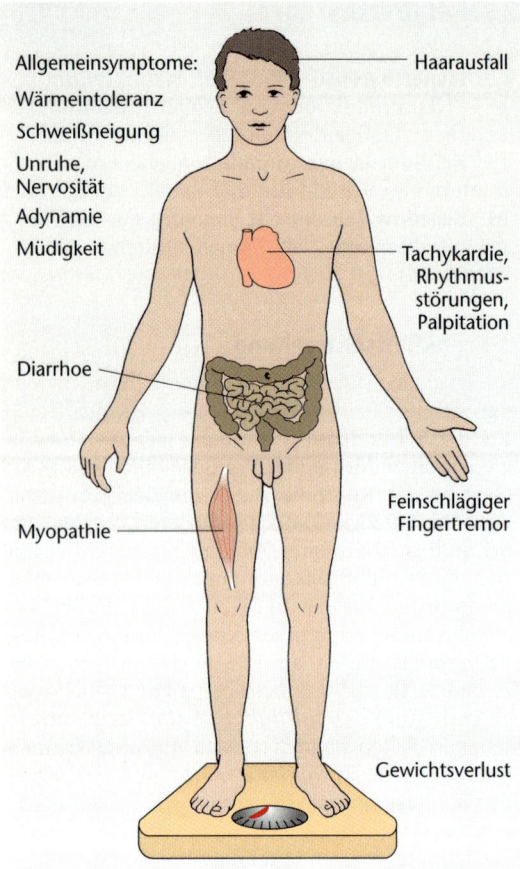

Allgemeinsymptome:
Wärmeintoleranz
Schweißneigung
Unruhe,
Nervosität
Adynamie
Müdigkeit

Haarausfall

Tachykardie,
Rhythmus-
störungen,
Palpitation

Diarrhoe

Myopathie

Feinschlägiger
Fingertremor

Gewichtsverlust

Abb. 12.24: Symptomspektrum bei Hyperthyreose. [L157]

> 👍 Vor allem bei älteren Patienten kann die Hyperthyreose symptomarm verlaufen und sich lediglich durch Gewichtsverlust, Schwäche oder Herzrhythmusstörungen zeigen.

Bei über 50 % der Patienten mit einem M. Basedow sind Zeichen einer ebenfalls immunbedingten **endokrinen Orbitopathie** *(endokrine Ophthalmopathie)* zu beobachten. Der Augapfel tritt aus der Augenhöhle hervor **(Exophthalmus),** das Oberlid ist zurückgezogen und der Lidschlag zu selten **(Stellwag-Zeichen).** In schweren Fällen bestehen Augenmuskellähmungen mit Doppelbildern, in Extremfällen erblindet der Patient durch Druck auf die Sehnerven. Typisch für den M. Basedow ist auch das mit 5 % aller Betroffenen seltenere **prätibiale Myxödem,** eine blaurote, grobporige Schwellung in der Schienbeinregion. Im Gegensatz zu den Beinödemen des Herzkranken (☞ 6.6.1) bleibt beim Myxödem auf Druck keine Delle zurück. Die für den M. Basedow charakteristische Symptomkombination aus Struma, Tachykardie und Exophthalmus wird als **Merseburger Trias** bezeichnet.

🔎 Diagnostik und Differenzialdiagnose

Die technischen Untersuchungen entsprechen denen bei einer euthyreoten Struma (☞ 12.4.2). Die Stoffwechsellage ist hyperthyreot, d.h., T_3 und T_4 sind erhöht, TSH dagegen erniedrigt. Bei Verdacht auf M. Basedow ist eine Autoantikörper-Bestimmung (TRAK ☞ 12.4.1) angezeigt.

Die Sonographie zeigt beim M. Basedow eine diffuse, homogene Echoarmut des Schilddrüsengewebes (d.h., das Gewebe sieht im Ultraschallbild gleichmäßig, aber dunkler als normal aus), bei Autonomien entsprechende knotige Veränderungen.

Die Szintigraphie erfasst autonome Schilddrüsenbezirke als umschriebene mehrspeichernde Areale (z.B. heißer Knoten ☞ Abb. 12.20), während beim M. Basedow die gesamte Schilddrüse das Radionuklid intensiv speichert.

📊 Behandlungsstrategie

Erster Behandlungsschritt beim *M. Basedow* ist meist eine ca. einjährige medikamentöse Therapie mit oralen **Thyreostatika,** welche die Schilddrüsenhormonsynthese hemmen. Ziele sind eine Normalisierung der Schilddrüsenfunktion und das Erreichen einer *Remission* (Rückgang der Krankheitszeichen). Die meistgebrauchten Substanzen sind Carbimazol (z.B. Neo-Thyreostat®), Thiamazol (z.B. Favistan®) und Propylthiouracil (z.B. Propycil®). Die Dosierung wird durch Kontrolle der Schilddrüsenwerte überprüft, da Überdosierung zu einem Anstieg des TSH und damit zu einer (weiteren) Vergrößerung der Schilddrüse führen kann. Nebenwirkungen der Thyreostatika sind Juckreiz und Hautausschläge sowie Leberschäden oder (selten) Agranulozytose (☞ 13.7.4, regelmäßige Blutbildkontrolle). Da die Wirkung erst nach 1 – 2 Wochen einsetzt, müssen die Symptome anfänglich oft durch β-Blocker und evtl. Sedativa bekämpft werden.

Bleibt diese Behandlung erfolglos oder kommt es nach Absetzen der Arzneimittel zu einem Rezidiv, werden eine Radiojodtherapie (☞ 12.4.6) oder eine Operation durchgeführt.

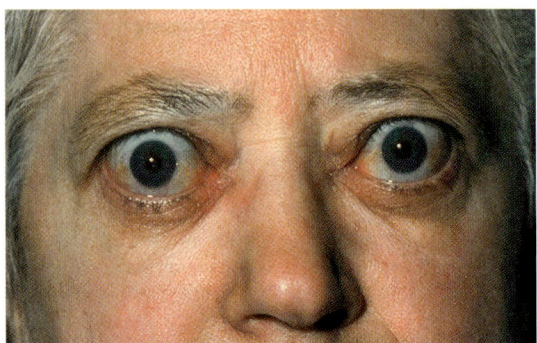

Abb. 12.25: 53-jährige Patientin mit M. Basedow. Auffallend sind die hervortretenden Augen mit zurückgezogenen Oberlidern und der starre Blick. [T127]

Die *endokrine Orbitopathie* wird mit Glukokortikoiden und einer Strahlentherapie, seltener mit Immunsuppressiva behandelt. In schweren Fällen ist eine Operation (Orbitadekompression, Lidkorrektur, Augenmuskelkorrektur) angezeigt.

Bei einer *Schilddrüsenautonomie* wird stets eine Beseitigung des autonomen Gewebes durch Radiojodtherapie (☞ 12.4.6) oder Operation angestrebt. Dabei ist nicht immer eine subtotale Strumaresektion erforderlich. Einzelne Knoten können oft aus dem gesunden Gewebe ausgeschält (reseziert) werden. Vor der Operation muss die Schilddrüsenfunktion normalisiert worden sein. Hierzu werden vorzugsweise Thyreostatika, seltener hochdosiertes Jod, eingesetzt.

Bei einer unifokalen Autonomie kommt in Einzelfällen auch eine *perkutane Ethanolinjektion (PEI)* in Betracht. Unter sonographischer Kontrolle wird hochprozentiger Alkohol in den autonomen Knoten injiziert und führt zur Nekrose des umliegenden Gewebes. Langzeiterfahrungen mit dieser Methode gibt es noch nicht.

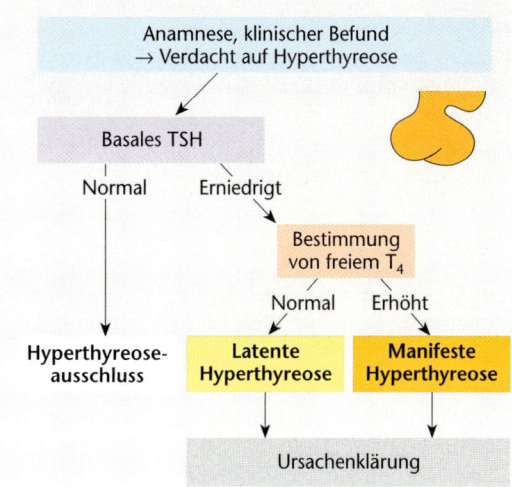

Abb. 12.26: Diagnostisches Vorgehen bei Hyperthyreose im Flussdiagramm. [L157]

🚨 Notfall! Thyreotoxische Krise

Lebensbedrohliche Komplikation einer Hyperthyreose ist die **thyreotoxische Krise,** die bis zum Koma führen kann. Sie tritt spontan oder nach Gabe *jodhaltiger Arzneimittel* oder *Kontrastmittel* (☞ 1.6.2) bei *unerkannter* Schilddrüsenüberfunktion auf. Ihre Letalität beträgt 30 – 50 %.

Die Symptome sind hochgradige Tachykardie, Herzrhythmusstörungen, Fieber, Durchfall, Erbrechen, Muskelschwäche und Erregung, die später von Somnolenz und Koma abgelöst wird. Der Patient wird sofort unter Arztbegleitung und in Reanimationsbereitschaft auf eine Intensivstation verlegt. Sofortiger Therapiebeginn ist lebensrettend:

- Thyreostatika, evtl. Lithium, β-Blocker, Glukokortikoide i.v.
- Evtl. medikamentöse Sedierung des Patienten, z.B. mit Diazepam (etwa in Valium®)
- Flüssigkeitsersatz (4 – 6 l täglich)
- Hohe Kalorienzufuhr
- Ggf. O₂ niedrigdosiert über Nasensonde
- Fieber senkende physikalische Maßnahmen
- Thromboseprophylaxe.

Die Prophylaxe der kontrastmittelinduzierten thyreotoxischen Krise besteht in:

- Bestimmung der Schilddrüsenwerte vor Kontrastmitteluntersuchungen, zumindest bei Patienten mit einer Struma oder anamnestischen Schilddrüsenerkrankung (☞ auch 1.6.2)
- Gabe von Perchlorat (z.B. Irenat® Tropfen) unmittelbar vor bis zehn Tage nach der Untersuchung bei Patienten mit einer autonomen Schilddrüsenüberfunktion, evtl. in Kombination mit einem Thyreostatikum (☞ oben).

⬛ Pflege bei Hyperthyreose

Die Pflegenden kontrollieren engmaschig die Kreislaufparameter sowie Temperatur und Bewusstsein, um rechtzeitig eine thyreotoxische Krise zu erkennen. Darüber hinaus berücksichtigen sie die zum Teil nervöse und hektische Grundstimmung des hyperthyreoten Patienten, da zusätzliche Unruhe durch Mitpatienten oder auch durch das Krankenhauspersonal den Krankheitsverlauf ungünstig beeinflussen kann:

- Unterbringung in einem ruhigen Zimmer, bei schweren Krankheitsverläufen Bettruhe. Bis zum Erfolg einer medikamentösen Therapie mit dem Verschwinden von Unruhe und Nervosität ist es für manche Patienten eine Hilfe, sich an einen strengen Tagesrhythmus mit festen Ruhezeiten zu halten
- Raumtemperatur gemäß den Wünschen des Patienten regulieren. Als angenehm werden in aller Regel Temperaturen unter 20 °C empfunden; manche Patienten bevorzugen allerdings auch kühle Anwendungen wie kalte Wickel oder Teil- bzw. Ganzwaschungen
- Verzicht auf stimulierende Getränke wie Kaffee oder Tee.

Bei einer endokrinen Orbitopathie mit einer Gefährdung der Hornhaut verabreichen die Pflegenden nach Arztanordnung dem Patienten künstliche Tränen oder entzündungshemmende Augentropfen.

👁 Krankenbeobachtung und Dokumentation
- Puls (Tachykardie?), RR, Temperatur
- Psychischer Zustand (Unruhe?), Schlaf, Bewusstsein
- Motorik (Tremor?, Hyperaktivität?)

- Ausscheidungen (Durchfälle?)
- Haut, Rachen (Angina als möglicher Hinweis auf Agranulozytose?)
- Gewicht.

Auffälligkeiten und Veränderungen werden sofort an den Arzt weitergeleitet.

Patienteninformation

Die Prognose der *Autonomie* ist gut. Hingegen lassen sich beim *M. Basedow* die endokrine Orbitopathie und das prätibiale Myxödem nicht immer befriedigend bessern.

Die Behandlung beider Erkrankungen erfordert aufgrund ihrer langen Dauer und der regelmäßigen Kontrollen die Mitarbeit des Patienten: Daher sollte der Patient durch Erklärungen informiert und so motiviert werden. Wird eine Operation durchgeführt, hängt die Notwendigkeit einer Schilddrüsenhormonsubstitution bzw. Rezidivprophylaxe von der Größe des Schilddrüsenrestes ab (☞ auch 12.4.2).

> ⚠ **Vorsicht!**
> **Keine Selbstmedikation bei Hyperthyreose!**
> Der Patient mit einer Hyperthyreose soll keine Arzneimittel eigenmächtig einnehmen. Das „banale" Schmerzmittel Aspirin® beispielsweise kann durch Verdrängung der Schilddrüsenhormone aus ihrer Bindung an die Bluteiweiße die Hyperthyreose verstärken.

12.4.4 Hypothyreose

> 🔲 **Hypothyreose** *(Schilddrüsenunterfunktion):* Mangel an Schilddrüsenhormonen. Seltener als die Hyperthyreose.

Krankheitsentstehung

Eine **primäre Hypothyreose** (Ursache liegt in der Schilddrüse) tritt vor allem als Folge einer chronischen Thyreoiditis (Schilddrüsenentzündung ☞ 12.4.5), einer Schilddrüsenoperation, einer Radiojodtherapie (☞ 12.4.6) oder als Arzneimittel(neben)wirkung auf. Der seltenen **sekundären Hypothyreose** liegt eine Hypophysen- oder Hypothalamusstörung ursächlich zugrunde, etwa eine Hypophysenvorderlappeninsuffizienz (☞ 12.3.1).

Durch Fehlanlage der Schilddrüse, Stoffwechseldefekte oder extremen Jodmangel entsteht die **Neugeborenen-Hypothyreose,** die unbehandelt zu schweren, irreversiblen Entwicklungsstörungen des Kindes führt. Deshalb wird bei allen Neugeborenen ein *Hypothyreose-Screening* durchgeführt.

🔲 Symptome und Untersuchungsbefund

Die Hypothyreose beginnt beim Erwachsenen schleichend mit Antriebsarmut, Müdigkeit, Verlangsamung und Desinteresse. Sie wird häufig als Depression oder bei älteren Patienten als senile Demenz (☞ 3.5) verkannt.

Beim Vollbild der Erkrankung:
- Ist die Haut des Patienten kühl, blass, rau, trocken und teigig geschwollen **(generalisiertes Myxödem).** Im Gegensatz zum Ödem bei Herzinsuffizienz bleiben beim Myxödem nach Druck mit dem Finger keine Dellen zurück
- Sind die Haare struppig und trocken
- Hat der Patient eine raue, heisere Stimme
- Klagt der Kranke oft über Kälteempfindlichkeit, Gewichtszunahme und Obstipation.

Der Untersucher stellt eine Bradykardie und evtl. eine Herzinsuffizienz fest. Die Reflexe sind typischerweise verlangsamt.

Bei der sekundären Hypothyreose sind oft andere endokrine Drüsen mitbetroffen und daher weitere Symptome vorhanden (☞ auch 12.3.1).

> 💊 Eine Hypothyreose kann z.B. durch Stress zum **hypothyreoten Koma** *(Myxödem-Koma)* entgleisen: Der Patient hat verstärkte Hypothyreose-Symptome. Zusätzlich treten Bewusstseinstrübung, Krampfanfälle, Atemstörung, Hypothermie und eine Entgleisung der Elektrolyte auf. Die Therapie erfolgt auf der Intensivstation (Schilddrüsenhormon- und Glukokortikoidgabe, Infusionen, langsame Erwärmung, ggf. Beatmung). Trotz intensivmedizinischer Betreuung ist die Letalität hoch.

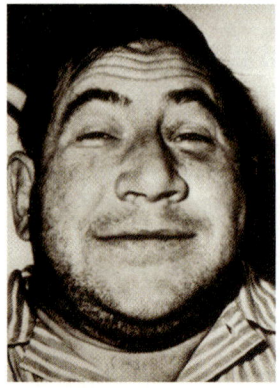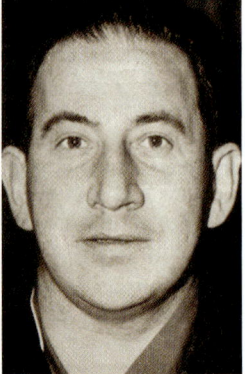

Abb. 12.27 – 12.28: Links: 30-jähriger Patient mit Hypothyreose. Auffällig sind die mühsam offen gehaltenen Augen und das teigig geschwollene Gesicht. Der Patient ist seit Jahren sehr kälteempfindlich und leidet unter Verlangsamung und Müdigkeit.
Rechts: Der gleiche Patient zeigt durch die Therapie mit Schilddrüsenhormonen ein normales Aussehen. Seine sonstigen Beschwerden sind ebenfalls verschwunden. [T127]

Diagnostik und Differenzialdiagnose

Die Blutuntersuchung ergibt erniedrigte T_3- und T_4-Werte. Bei einer primären Hypothyreose, etwa nach einer Thyreoiditis (☞ unten), ist der TSH-Spiegel erhöht. Liegt der Hypothyreose eine *Hashimoto-Thyreoiditis* zugrunde, sind die Autoantikörper MAK und TAK in aller Regel erhöht. Zusätzlich sind die Cholesterinwerte angestiegen. Bei der seltenen sekundären Hypothyreose ist der TSH-Spiegel erniedrigt.

Zur weiteren diagnostischen Abklärung wird eine Sonographie durchgeführt.

Behandlungsstrategie

Die Behandlung besteht in der Dauersubstitution von Schilddrüsenhormonen, z.B. Euthyrox® oder L-Thyroxin®. Eine einschleichende Dosierung dient der Vermeidung von Herzbeschwerden (je älter der Patient, desto vorsichtiger).

Pflege bei Hypothyreose

- Zu Beginn der medikamentösen Substitution kontrollieren die Pflegenden Puls und Blutdruck regelmäßig, um rechtzeitig Herzrhythmusstörungen und Zeichen einer bis dahin latenten KHK zu erkennen (der Sauerstoffverbrauch des Herzens steigt durch die Gabe von Schilddrüsenhormonen an)
- Die Pflegenden planen bei verlangsamten Patienten mehr Zeit für eine aktivierende Pflege ein und unterstützen die Patienten ggf. bei den ATL
- Darüber hinaus regen sie Eigenaktivitäten der Patienten wie etwa – kürzere – Spaziergänge an
- Wegen der trockenen Haut achten die Pflegenden auf eine adäquate Haut- und Haarpflege
- Da viele hypothyreote Patienten kälteempfindlich sind, sorgen die Pflegenden für eine angenehm warme Raumtemperatur
- Aufgrund der Obstipationsneigung bei Hypothyreose reichen die Pflegenden ballaststoffreiche Ernährung und führen bei Bedarf eine Obstipationsprophylaxe durch (evtl. Gabe von Laktulose).

> ### Krankenbeobachtung und Dokumentation
> - Puls (Bradykardie?)
> - Gewicht, Appetit, Stuhlgang
> - Haut (Ödeme?)
> - Allgemeines Befinden, Aktivität, Motorik.

Patienteninformation

Die Prognose einer Hypothyreose ist bei einer optimalen Behandlung gut. Der Patient muss wissen, dass er sich nur unter einer *lebenslänglichen* Dauertherapie mit Schilddrüsenhormonen wohl fühlen wird und dazu regelmäßige ärztliche Kontrollen erforderlich sind. Am besten nimmt der Patient die Schilddrüsen-

hormone morgens ca. 30 Minuten vor dem Frühstück ein. Bei Kindern und älteren Patienten sollten auch die Angehörigen intensiv informiert werden.

12.4.5 Thyreoiditis

> **Thyreoiditis:** Schilddrüsenentzündung. Eher seltene Erkrankung, wobei je nach Verlauf die **akute, subakute** und **chronische Thyreoiditis** unterschieden werden. Am häufigsten ist die chronische **Hashimoto-Thyreoiditis**, die meistens zu einer permanenten Hypothyreose führt. Die **subakute Thyreoiditis de Quervain** wird häufig verkannt, weil sie in der Regel nach einigen Monaten folgenlos ausheilt. Infektiös bedingte Schilddrüsenentzündungen sind sehr selten.

Hashimoto-Thyreoiditis

Die **Hashimoto-Thyreoiditis** *(chronisch-lymphozytäre Thyreoiditis)* zählt wie der M. Basedow zu den Autoimmunerkrankungen. Bevorzugt betroffen sind Frauen mittleren Alters. Bei den Patienten lassen sich gehäuft weitere Autoimmunerkrankungen beobachten.

Die Hashimoto-Thyreoiditis verläuft verhältnismäßig symptomarm. Nicht selten bemerkt der Patient lediglich eine zunehmende Schilddrüsenvergrößerung. Manchmal kommt es zu einer vorübergehenden Hyperthyreose (☞ 12.4.3). In späteren Stadien ist der Patient hypothyreot (☞ oben), da die Schilddrüsenfollikel durch Bindegewebe ersetzt werden und die Schilddrüse dann meist stark verkleinert ist.

Die Blutuntersuchung zeigt nur selten eine beschleunigte BSG und evtl. eine Lymphozytose. Dagegen sind Autoantikörper (MAK, TAK) stark erhöht nachweisbar. Wegweisend ist außerdem die Ultraschalluntersuchung der Schilddrüse. Die Diagnose kann durch eine Feinnadelpunktion (☞ 12.4.1) untermauert werden.

Eine kausale Behandlung der Erkrankung ist nicht möglich, aber auch nicht nötig, da die entzündungsbedingte Hypothyreose durch Gabe von Schilddrüsenhormonen problemlos zu behandeln ist.

Thyreoiditis de Quervain

Die Ursache der akuten bis subakuten **Thyreoiditis de Quervain** ist unklar. Vermutlich wird der Entzündungsprozess bei entsprechender Veranlagung durch eine Virusinfektion ausgelöst.

Oft beginnt die Erkrankung ca. 3 Wochen – 3 Monate nach einem (längst vergessenen) Virusinfekt vor allem der oberen Luftwege mit Allgemeinsymptomen, insbesondere einem ausgeprägten Krankheitsgefühl,

Leistungsschwäche, Glieder- und Rückenschmerzen sowie Temperaturerhöhung (meist um 38 °C, gelegentlich über 39 °C). Heftige lokale Beschwerden am Hals treten hinzu, vor allem Schmerzen im Schilddrüsenbereich. Die Schmerzen strahlen typischerweise in die Kiefer- oder Ohrregion oder gelegentlich zu den Schultern aus. Die Schilddrüse ist ausgesprochen berührungsempfindlich, beispielsweise werden enge Kragen nicht toleriert. Entweder finden sich einzelne, sehr schmerzhafte Knoten in der Schilddrüse, oder aber die gesamte Schilddrüse ist gleichmäßig schmerzhaft, hart und angeschwollen. Es sind aber auch ganz symptomarme Verläufe möglich.

In den ersten Wochen der Erkrankung können mit Herzklopfen, innerer Unruhe und Neigung zum Schwitzen meist milde Symptome einer Schilddrüsenüberfunktion auftreten, die in der Regel ohne spezifische Behandlung wieder verschwinden.

Aufgrund der Knotenbildung in der Schilddrüse steht zunächst häufig der Verdacht auf ein Schilddrüsenkarzinom im Raum. Die Diagnose wird aufgrund der ausgeprägten Entzündungszeichen (BSG und CRP stark erhöht) und durch die Punktionszytologie mit dem Nachweis von Riesenzellen gestellt.

Die Prognose der Thyreoiditis de Quervain ist gut; in ca. 70 % der Fälle heilt die Erkrankung spontan aus. Behandelt wird vorzugsweise mit Glukokortikoiden, selten auch mit nichtsteroidalen Antiphlogistika (☞ Pharma-Info 4.5, Pharma-Info 15.21). Etwaige Hyperthyreosesymptome werden symptomatisch behandelt.

Akute Thyreoiditis

Die **akute Thyreoiditis** als Folge einer bakteriellen oder viralen Infektion oder einer Strahlentherapie ist sehr selten. Klinisch imponiert ein akuter Verlauf mit Fieber, lokalen Schmerzen und Rötung. Die Schilddrüsenfunktion ist dabei meist normal. Die Diagnose wird durch Blutuntersuchungen, Sonographie und evtl. Feinnadelpunktion gestellt. Behandlung und Pflege sind ursachenabhängig (z.B. Antibiotika, evtl. Abszessdrainage, Bettruhe und lokale Kühlung bei bakterieller Thyreoiditis).

12.4.6 Maligne Schilddrüsentumoren

⬛ **Maligne Schilddrüsentumoren:** Insgesamt 0,5 % aller Malignome, zu 95 % Karzinome. Die vom Follikelepithel ausgehenden **Schilddrüsenkarzinome** sind entweder **differenziert** (*papillär* oder *follikulär*) oder **undifferenziert** (*anaplastisch*). Seltener sind **medulläre Karzinome** durch Entartung der Kalzitonin produzierenden C-Zellen (☞ 12.1.3).

⬛ Symptome und Untersuchungsbefund

Die überwiegende Mehrzahl der Schilddrüsenkarzinome macht sich durch Schilddrüsenvergrößerung mit Knotenbildung bemerkbar. Verdächtig sind schnelles Wachstum der Knoten, Schluckbeschwerden und Heiserkeit des Patienten. Differenzierte Schilddrüsenkarzinome treten bevorzugt bei jüngeren, undifferenzierte bei älteren Patienten auf.

🔍 Diagnostik und Differenzialdiagnose

Die Diagnosestellung erfolgt durch Ultraschall, Szintigraphie und Feinnadelpunktion. Bei dann noch unsicherer Diagnose muss operiert werden. Als Tumormarker für die postoperative Verlaufskontrolle sind das *Thyreoglobulin* (Vorläuferprotein der Schilddrüsenhormone) für differenzierte Karzinome und das *Kalzitonin* für C-Zell-Karzinome geeignet (☞ 14.4.2).

Multiple endokrine Neoplasie

Bei einem C-Zell-Karzinom muss eine **Multiple endokrine Neoplasie** (kurz *MEN*, auch *Multiple endokrine Adenomatose*, kurz *MEA*) ausgeschlossen werden. Bei diesen autosomal-dominant erblichen Leiden ist das Risiko, während des Lebens mehrere, teils maligne endokrine Tumoren in verschiedenen Organen zu bekommen, außerordentlich groß: Bei der **MEN Typ I** *(Wermer-Syndrom)* gehen die Tumoren von Hypophysenvorderlappen, Nebenschilddrüse und Inselzellen der Bauchspeicheldrüse aus, bei der **MEN Typ IIa** *(Sipple-Syndrom)* von Schilddrüse, Nebenschilddrüse und Nebennierenmark. Bei der **MEN Typ IIb** kommt es neben Tumoren von Schilddrüse, Nebennierenmark und Nervenzellen der Schleimhäute zu Veränderungen des Bewegungsapparates.

Die Symptome sind sehr unterschiedlich und hängen von den betroffenen Organen und den vermehrt gebildeten Hormonen ab. Bei einer gesicherten multiplen endokrinen Neoplasie sollten auch die Familienangehörigen des Patienten genetisch beraten und untersucht werden. Hierbei kann heute der Nachweis der zugrunde liegenden Genmutation geführt werden. Die Genträger werden dann regelmäßig auf das Auftreten von Tumoren untersucht. Bei einer MEN Typ II wird eine frühzeitige prophylaktische Schilddrüsenentfernung angeraten, da alle Betroffenen – oft schon in jungen Jahren – ein medulläres Schilddrüsenkarzinom entwickeln. Ansonsten werden die Tumoren gemäß der üblichen Richtlinien therapiert.

📋 Behandlungsstrategie

Der erste Therapieschritt besteht in aller Regel in der Entfernung der *gesamten* Schilddrüse (**totale Thyreoidektomie**) und der regionalen Lymphknoten. In fortgeschrittenen Stadien der Erkrankung ist eine **neck dissection** (operative Ausräumung der Halsweichteile) indiziert. Postoperativ schließt sich bei differenzierten, hormonell aktiven Karzinomen eine

Radiojodtherapie an, die auch kleinste Metastasen zerstören soll (☞ unten). Bei undifferenzierten Tumoren, die nicht am Jodstoffwechsel teilnehmen, oder weit fortgeschrittenen papillären Karzinomen ist oft eine postoperative perkutane Bestrahlung (☞ 2.6) sinnvoll. Zytostatika (☞ 14.5.2) spielen bisher nur eine untergeordnete Rolle. Zur Vermeidung einer Hypothyreose werden lebenslang Schilddrüsenhormone substituiert, wobei bei allen Tumoren, die vom Follikelepithel ausgegangen sind, der TSH-Wert sehr niedrig sein soll („TSH-suppressive Dosis"), um ein Wachstum doch noch verbliebener Tumorzellen so weit wie möglich zu unterdrücken.

Radiojodtherapie

Die **Radiojodtherapie** ist eine nuklearmedizinische Strahlentherapie (☞ 2.6). Sie ist bei bestimmten Formen der Hyperthyreose und bei differenzierten Schilddrüsenkarzinomen angezeigt. Als Radionuklid wird ^{131}Jod benutzt.

Die Radiojodtherapie beruht darauf, dass Jod fast zu 100 % im Schilddrüsengewebe gespeichert wird und kaum etwas in die übrigen Organe des menschlichen Körpers gelangt. Dies bedeutet, dass bei Zufuhr radioaktiven Jods die Schilddrüse und funktionell aktive, Jod speichernde Schilddrüsenkarzinome einschließlich ihrer Metastasen mit sehr hohen Dosen bestrahlt und so zerstört werden können. Die Strahlenbelastung des Knochenmarks und der Keimdrüsen ist dabei relativ gering. Im Vergleich zu einer perkutanen Strahlentherapie werden die Nachbarorgane geschont, da die durch das Jod verursachte Strahlung im Gewebe mit der Entfernung rasch abnimmt.

Zur Dosisberechnung wird vorher ein **Radiojodtest** durchgeführt. Dabei wird nach Gabe radioaktiven Jods eine Schilddrüsen- bzw. Ganzkörperszintigraphie zur Berechnung des Jodumsatzes und zur Lokalisation etwaiger Metastasen angefertigt.

Beim Schilddrüsenkarzinom erfolgt die Radiojodtherapie 4 – 6 Wochen nach der vollständigen Entfernung der Schilddrüse. In der Zeit zwischen Operation und Radiotherapie dürfen *keine* Schilddrüsenhormone oder Jodpräparate gegeben werden, da die Metastasen sonst nur wenig oder gar kein (radioaktives) Jod aufnehmen.

Aus Strahlenschutzgründen wird die Radiojodtherapie nur in speziellen nuklearmedizinischen Stationen mit Strahlenschutzeinrichtungen (Bleiwände, Sammelbehälter für Ausscheidungen der Patienten) durchgeführt. Die Patienten schlucken das radioaktive Jod und bleiben so lange in der Klinik, bis die von ihnen ausgehende Radioaktivität unter den gesetzlichen Grenzwert gefallen ist. Während des stationären Aufenthaltes versorgen sich die Patienten nach Möglichkeit selbst, um die Strahlenbelastung für die Pflegenden gering zu halten. Komplikationen treten in der Regel nicht auf. Nach der Radiojodtherapie sollten die Patienten für mindestens 6 – 12 Monate eine zuverlässige Methode der Empfängnisverhütung wählen.

Pflege ☞ 14.2, 14.5.4

🦴 Prognose

Die Prognose der Schilddrüsenkarzinome hängt vor allem von der Histologie und vom Tumorstadium bei der Diagnosestellung ab. Am günstigsten ist die Prognose kleiner, differenzierter Karzinome ohne Metastasen (5-Jahres-Überlebensrate 90 – 100 %). Aber selbst bei bereits erfolgter Metastasierung ist die Prognose dieser Karzinome noch gut, wenn das Tumorgewebe und die Metastasen Jod speichern und damit im Rahmen der Radiojodtherapie hohe Strahlendosen erreicht werden können (80 – 90 % bei papillären, 65 – 80 % bei follikulären Karzinomen). Die undifferenzierten Karzinome haben die schlechteste Prognose; nur wenige Patienten überleben mehr als ein Jahr nach der Diagnosestellung.

Die medullären Schilddrüsenkarzinome lassen sich nicht mit Radiojod behandeln. Ihre Prognose hängt davon ab, ob sie primär noch kurativ operiert werden können. Dies ist bei der familiären Form bei frühzeitiger Diagnosestellung und Operation heute oft der Fall. Selbst bei lymphogener Metastasierung am Hals und ins Mediastinum oder bei hämatogener Metastasierung in die Leber ist die Tumorprogression oft sehr langsam, die 5-Jahres-Überlebensrate liegt daher bei 40 – 60 %.

12.5 Erkrankungen der Nebenschilddrüsen

12.5.1 Überfunktion der Nebenschilddrüsen

> 📋 **Hyperparathyreoidismus:** Überfunktion der Nebenschilddrüsen mit gesteigerter Sekretion von Parathormon (PTH), die durch den veränderten Kalzium- und Phosphathaushalt zu einer klassischen Symptomkombination aus „Stein-, Bein- und Magenpein" führt. Betrifft vor allem Frauen über 50 Jahre.

⇨ Krankheitsentstehung

Multiple endokrine Neoplasie (MEN) ☞ 12.4.6

Ursache des **primären Hyperparathyreoidismus** ist in ca. 70 % der Fälle ein einzelnes **Nebenschilddrüsenadenom,** das unabhängig vom Blutkalziumspiegel Parathormon produziert. Bei ca. 30 % der Patienten sind mehrere oder gar alle vier Nebenschilddrüsen betroffen (sog. *Mehrdrüsenkrankheit*). Ein **Nebenschilddrüsenkarzinom** ist als Ursache demgegenüber selten.

Die gesteigerte PTH-Sekretion des **sekundären Hyperparathyreoidismus** ist Folge eines erniedrigten Kalziumspiegels im Blut (z.B. bei Niereninsuffizienz).

Das Parathormon (☞ auch 12.1.4) führt über eine vermehrte Kalziumresorption aus dem Darm und eine gesteigerte Knochendemineralisation zu einem erhöhten Blutkalziumspiegel, der seinerseits zahlreiche Stoffwechselveränderungen bewirkt (Stimulation der Gastrin- und Säurebildung des Magens, Beeinflussung des Nerven- und Muskelstoffwechsels).

🖳 Symptome und Untersuchungsbefund

Leitsymptome sind:
- Durst, hohe Trink- und Urinmenge (Polydipsie und Polyurie)
- Wiederholte Nierensteine („Steinpein") durch den erhöhten Blutkalziumspiegel
- Knochenschmerzen („Beinpein") durch den gesteigerten Knochenumbau
- Obstipation und Magenbeschwerden („Magenpein") bis zum Magengeschwür (☞ 9.6.3)
- Psychische Veränderungen, Müdigkeit und Muskelschwäche
- Weichteilverkalkungen an Faszien, Bändern, Muskeln und Gefäßen.

Die Patienten können aber auch völlig beschwerdefrei sein.

> 🖐 Am häufigsten ist heute eine zufällig festgestellte symptomlose Hyperkalzämie.

🔎 Diagnostik und Differenzialdiagnose

Die Blutuntersuchung ergibt einen erhöhten Kalzium- und PTH-Spiegel sowie eine Erniedrigung des Phosphatspiegels. Bei Knochenbeteiligung ist die Alkalische Phosphatase erhöht. Die Röntgenaufnahmen des Skeletts zeigen im Spätstadium Knochenentkalkungen, zystische Auftreibungen und Verformungen der Knochen. Nierensteine werden sonographisch nachgewiesen (☞ 11.14). Die Adenomlokalisation gelingt meist durch Ultraschalluntersuchung der Schilddrüsenregion, evtl. ergänzt durch CT und Kernspintomographie, sowie intraoperativ durch einen erfahrenen Chirurgen. Vor der Operation wird ein gleichzeitig bestehendes Phäochromozytom (☞ 12.6.3) bei einer MEN ausgeschlossen werden.

📊 Behandlungsstrategie

Bei einem zufällig diagnostizierten *asymptomatischen* Hyperparathyreoidismus mit normalem Serumkalzium kann oft unter regelmäßiger ärztlicher Kontrolle abgewartet werden. Ansonsten werden Adenome operativ entfernt. Ist eine Hyperplasie *aller* Epithelkörperchen Ursache des Hyperparathyreoidismus, werden drei der vier entfernt und vom vierten nur ein Rest belassen. Bei erhöhter Rezidivgefahr kann das Restgewebe in die Muskulatur des Unterarms eingepflanzt werden, wo es bei einer evtl. Zweitoperation besser zugänglich ist (Zweitoperationen in der Schilddrüsenregion sind besonders komplikationsträchtig). Ein Karzinom erfordert die **Hemithyreoidektomie** *(halbseitige Schilddrüsenentfernung)* auf der erkrankten Seite.

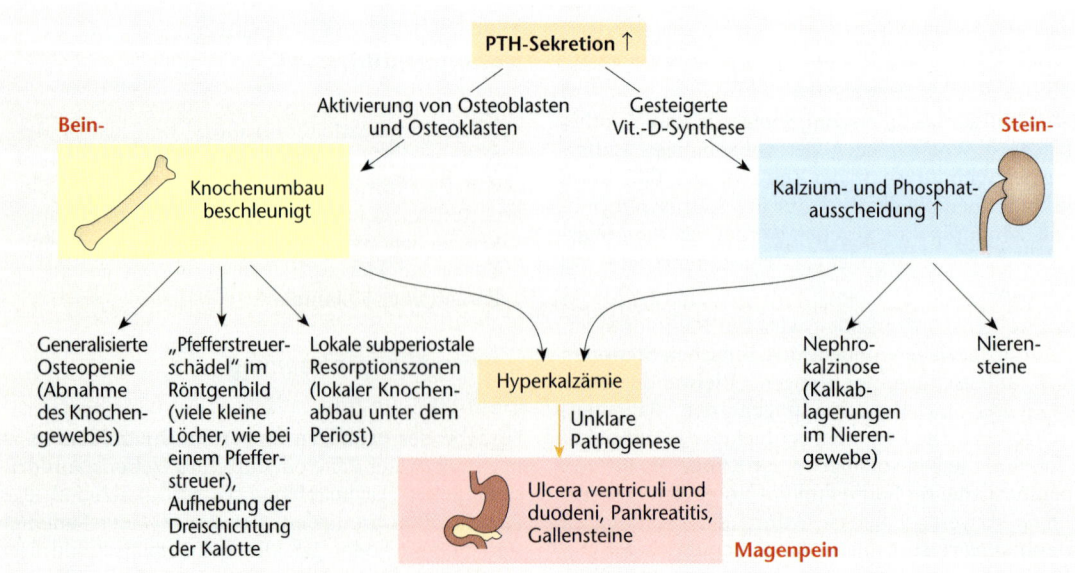

Abb. 12.29: Pathogenese und klinisches Bild bei primärem Hyperparathyreoidismus. Das Vollbild der Erkrankung ist mittlerweile aber selten geworden. Im Vordergrund stehen heute die Nierensymptome. [L157]

Vor der Operation muss ein erhöhter Kalziumspiegel durch intravenöse Flüssigkeitszufuhr, Furosemid (z.B. Lasix®), Kalzitonin (z.B. Karil®) und in schwersten Fällen durch Bisphosphonate (z.B. Aredia®) gesenkt werden.

Bei älteren oder inoperablen Patienten ist eine symptomatische Behandlung mit reichlich Flüssigkeit, kalziumarmer Ernährung und oraler Gabe von Phosphaten zur Verminderung der Kalziumresorption angezeigt. Intermittierend können auch Bisphosphonate i.v. oder oral gegeben werden.

Postoperativ kann es durch den überstürzten Kalziumeinbau in die Knochen zu einer Hypokalzämie mit Muskelkrämpfen kommen. Deshalb wird mehrfach am Tag der Blutkalziumspiegel kontrolliert und bei einer Hypokalzämie Kalzium oral oder intravenös ersetzt.

> ### 🖼 Patientenbeobachtung
>
> Ein unbehandelter Hyperparathyreoidismus kann zu einer **hyperkalzämischen Krise** (☞ 11.17.4) führen. Um diese frühzeitig zu erkennen, sind engmaschige Kalziumkontrollen im Blut und eine gezielte Beobachtung des Patienten auf die Warnsymptome erforderlich: massive Polyurie, Polydipsie, Erbrechen, Exsikkose, Fieber und Bewusstseinstrübung. Bei einer hyperkalzämischen Krise wird der Patient auf die Intensivstation verlegt (Behandlung ☞ 11.17.4).

12.5.2 Unterfunktion der Nebenschilddrüsen

> 📋 **Hypoparathyreoidismus:** Unterfunktion der Nebenschilddrüsen mit Parathormon-Mangel.

⇨ Krankheitsentstehung

Ein **Hypoparathyreoidismus** ist meist Folge einer zu „radikalen" Schilddrüsen-, Nebenschilddrüsen- oder Kehlkopfoperation mit (versehentlicher) Entfernung aller vier Nebenschilddrüsen.

Seltener sind die idiopathische, evtl. autoimmun bedingte Form, und der angeborene Hypoparathyreoidismus z.B. durch Fehlanlage der Nebenschilddrüsen.

🔬 Symptome, Befund und 🔍 Diagnostik

Klinisch kommt es als Folge des niedrigen Serumkalziumspiegels vor allem zu einer Übererregbarkeit der Nerven und der Muskulatur, die sich in gesteigerten Reflexen, Parästhesien und anfallsartigen Muskelkrämpfen (**Tetanie** ☞ 11.17.4) mit typischer Pfötchenstellung der Hände äußert. Auch psychische Veränderungen sind möglich.

Die Diagnose wird durch die Blutuntersuchung gestellt (zu niedriger Kalzium- und PTH-Spiegel bei erhöhtem Blutphosphat), die auch die Abgrenzung zur *Hyperventilationstetanie* (☞ 8.3.4) ermöglicht.

📋 Behandlungsstrategie

Die Behandlung erfolgt medikamentös durch orale oder intravenöse Kalziumzufuhr in Kombination mit Vitamin-D-Präparaten (z.B. Vigantol®, AT 10®, Rocaltrol®). Wegen der Gefahr einer Hyperkalzämie sind regelmäßige Kontrollen des Blutkalziumspiegels erforderlich.

12.6 Erkrankungen der Nebennieren

12.6.1 Überfunktion der Nebennierenrinde

Die Überproduktion einzelner oder mehrerer Nebennierenrindenhormone führt zu typischen Symptomkombinationen (Syndromen). Klinisch bedeutsam sind v. a. das *Cushing-Syndrom* und der *Hyperaldosteronismus*.

Cushing-Syndrom und Morbus Cushing

> 📋 **Cushing-Syndrom:** Störung des Nebennierenrindenhormonhaushalts mit (überwiegender) Erhöhung von Kortisol (Hauptvertreter der körpereigenen Glukokortikoide) im Blut.

⇨ Krankheitsentstehung

Ein Cushing-Syndrom kann entstehen durch:
- Eine Glukokortikoid-Dauertherapie (☞ Pharma-Info 12.33), man spricht auch vom **iatrogenen Cushing-Syndrom** (*iatrogen* = ärztlich verursacht)
- Eine Störung des hypothalamisch-hypophysären Regelkreises (☞ 12.1.1). Meist liegen dieser Störung (gutartige) Tumoren des Hypophysenvorderlappens zugrunde, die durch eine ACTH-Hypersekretion zu einer beidseitigen Nebennierenrindenhyperplasie mit Nebennierenrindenüberfunktion führen. Dieses Krankheitsbild wird auch als **Morbus Cushing** bzw. als **zentrales Cushing-Syndrom** bezeichnet. Am zweithäufigsten ist eine *autonome* Kortisol-Hypersekretion durch gutartige Nebennierenrindenadenome **(peripheres Cushing-Syndrom),** selten die durch **Nebennierenrindenkarzinome**
- Eine *paraneoplastische ACTH-Bildung*, vor allem bei kleinzelligem Bronchialkarzinom (☞ 8.8.2) und anderen malignen Tumoren.

In erster Linie ist das Kortisol erhöht, je nach Erkrankungsursache können jedoch Mineralokortikoide und Androgene in geringem Ausmaß mitbetroffen sein.

Symptome und Untersuchungsbefund

Das Cushing-Syndrom beginnt meist unspezifisch mit Leistungsabfall, Müdigkeit und Schwäche. Das Vollbild der Erkrankung ist sehr eindrücklich:

- Stammfettsucht, Rundgesicht und Fettansammlung im Nacken durch Gewichtszunahme und Fettumverteilung
- Gesichtsrötung, Hauteinblutungen und dunkelrote, breite Striae *(Striae rubrae)* durch Eiweißabbau und Bindegewebsatrophie
- Muskelschwäche durch Eiweißabbau
- Buckelbildung und Knochenschmerzen durch erhöhten Knochenumbau und Osteoporose
- Psychische Veränderungen, meist Depressionen
- Fettige Haut, Akne und männlicher Schambehaarungstyp bei Frauen infolge Androgenwirkung
- Zyklusstörungen bei Frauen, Potenzminderung bei Männern.

Oft berichten die Patienten über erhöhte Infektanfälligkeit und langsames Heilen von Wunden. Bei Kindern kommt es außerdem zu einer Wachstumsverminderung. Bei der Untersuchung werden häufig eine Hypertonie und Ödeme festgestellt.

Diagnostik und Differenzialdiagnose

An erster Stelle der diagnostischen Maßnahmen steht die Blutuntersuchung. Das Plasmakortisol wird wegen der normalen tageszeitlichen Schwankungen (Maximum um 6 – 8 Uhr morgens) zweimal bestimmt, und zwar morgens und am späten Nachmittag. Morgendlich erhöhte Werte und ein fehlender Abfall zum Nachmittag hin sprechen für ein Cushing-Syndrom. Außerdem werden Kortisol im 24-Stunden-Urin (☞ 11.4.2) und der ACTH-Spiegel im Blut bestimmt. Bei der Blutuntersuchung zeigen sich sekundär oft eine diabetische Stoffwechsellage und deutliche Blutbildveränderungen des Patienten.

Nächster Schritt ist die Funktionsdiagnostik mit:
- **Dexamethason-Kurztest:** Bei Vorliegen eines Cushing-Syndroms sinkt der Plasma-Kortisolspiegel nach oraler

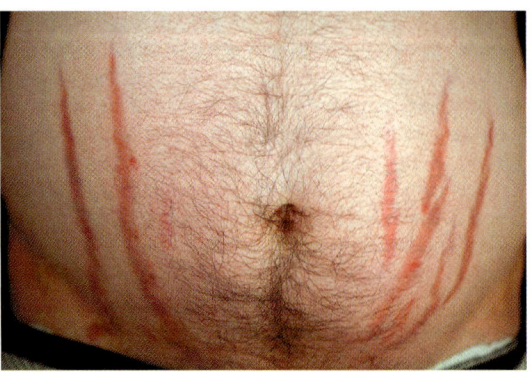

Abb. 12.30: Striae bei einem Patienten mit Cushing-Syndrom. [E179-168]

Gabe von 2 mg Dexamethason um 24 Uhr bis zum nächsten Morgen nicht oder nicht ausreichend ab.
Bei pathologischem Ergebnis wird als Bestätigungstest Dexamethason über 3 Tage gegeben (z.B. 0,5 mg alle 6 Std.) und danach abermals der Kortisolspiegel bestimmt
- **CRH-Stimulations-Test:** Intravenöse Gabe von CRH nach vorangegangener Ruhezeit des Patienten von zwei Stunden führt bei ektoper ACTH-Produktion (d.h. ACTH-Produktion außerhalb des Hypophysenvorderlappens) *nicht* zum physiologischen ACTH- und Kortisol-Anstieg (Blutabnahmen 0, 15, 30, 45 und 60 Minuten nach der Injektion).

Der weiteren Lokalisationsdiagnostik dienen vor allem Sonographie, CT und Kernspintomographie von Nebenniere und Schädel.

Behandlungsstrategie

Das nicht-iatrogene Cushing-Syndrom wird in erster Linie chirurgisch behandelt. Bei Hypophysen- oder Nebennierenadenomen wird zunächst versucht, lediglich den Tumor operativ zu entfernen. Gelingt es durch die Operation nicht, ACTH und Kortisol zu normalisieren, kann die beidseitige Entfernung der Nebennieren (**bilaterale Adrenalektomie**) oder eine Strahlenbehandlung der Hypophyse angezeigt sein. Auch bei multiplen Nebennierenrindenadenomen müssen beide Nebennieren entfernt werden. Bei Karzinomen der Nebenniere ist meistens die Entfernung der betroffenen Nebenniere ausreichend. Oft ist eine Nachbestrahlung erforderlich.

Bei paraneoplastischem Cushing-Syndrom steht die Behandlung des Primärtumors im Vordergrund. Postoperativ müssen zunächst hohe Glukokortikoidmengen substituiert werden, da die Nebennieren erst allmählich wieder „anspringen" und der Patient sonst durch eine akute Nebennierenrindeninsuffizienz gefährdet ist (☞ 12.6.2). Nach beidseitiger Nebennierenentfernung müssen, vergleichbar der primären Nebennierenrindeninsuffizienz (☞ unten), die Nebennierenrindenhormone lebenslang substituiert werden.

Bei malignen Tumoren, Inoperabilität des Patienten oder als Überbrückungsmaßnahme bis zur Operation kann eine medikamentöse Hemmung der Hormonsynthese versucht werden. Eingesetzt werden z.B. Ketoconazol (z.B. Nizoral®), Mitotan (etwa in Lysodren®), Metyrapon (etwa in Metopiron®) oder Aminoglutethimid (etwa in Orimeten®).

Bei stark depressiven Patienten ist die Einschaltung eines Psychologen bzw. Psychiaters angezeigt.

Pflege

- Tägliche Gewichtskontrolle wegen der Gefahr der Flüssigkeitsretention
- Kalorien- und salzarme, jedoch kaliumreiche Kost
- Wegen der Hautveränderungen sorgfältige Hautpflege und Vermeidung zusätzlicher Belastungen (z.B. möglichst keine Pflaster)

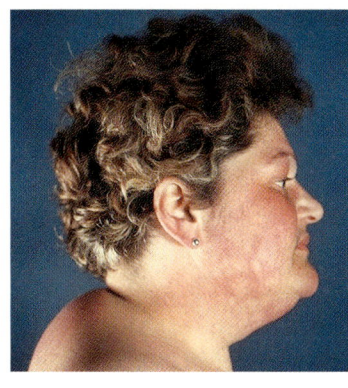

Abb. 12.31: Patientin mit M. Cushing. Gut zu erkennen die rote Gesichtsfärbung und die ungewöhnlich starke Fettansammlung und Vorwölbung im Nacken (sog. Stiernacken). [T102]

• Postoperativ sind bei Patienten mit M. Cushing die Infektions- und Thrombosegefahr besonders erhöht, daher Durchführung entsprechender Prophylaxen.

🔊 Prognose
Die Prognose hängt vor allem von der Grunderkrankung ab. Nach der Entfernung eines einzelnen Nebennierenadenoms ist sie in der Regel gut, bei einem paraneoplastischen Cushing-Syndrom sehr schlecht.

Hyperaldosteronismus

> 🔢 **Hyperaldosteronismus:** Nebennierenrindenhormonüberproduktion mit Erhöhung des Aldosterons (☞ 12.1.5).

➡️ Krankheitsentstehung
Unterschieden werden:
• *Primäre* Mehrproduktion von Aldosteron **(Conn-Syndrom),** z.B. durch gutartige Adenome der Nebennierenrinde, eine beidseitige idiopathische Nebennierenrindenhyperplasie oder – selten – ein aldosteronproduzierendes Nebennierenrindenkarzinom
• *Sekundäre* Mehrausschüttung von Aldosteron **(sekundärer Hyperaldosteronismus)** durch übermäßige Aktivierung des Renin-Angiotensin-Aldosteron-Systems (☞ Abb. 7.8), z.B. bei Diuretika-Therapie oder bei Nierenarterienstenose (☞ 11.15).

📋 Symptome und Untersuchungsbefund
Leitsymptom ist eine Hypertonie mit allen ihren Symptomen und Folgeerscheinungen (☞ 7.5.1). Viele Patienten klagen außerdem über Obstipation, Muskelschmerzen und -schwäche bis hin zu Lähmungen, aber auch über tetanische Muskelkrämpfe und Parästhesien (Missempfindungen) als Folge der Elektrolytstörungen, insbesondere der Hypokaliämie.

🔍 Diagnostik und Differenzialdiagnose
Bei der Blutuntersuchung zeigen sich typisch veränderte Elektrolyte. Kalium-, Magnesium- und Chlorid-

spiegel sind erniedrigt, die Natriumkonzentration ist dagegen erhöht. Es besteht eine Alkalose (☞ 11.18.2). Die Aldosteronbestimmung im Serum und im 24-Stunden-Urin ergibt erhöhte Werte. Beim Conn-Syndrom ist der Reninspiegel erniedrigt, beim sekundären Hyperaldosteronismus erhöht. Die Lokalisation eines aldosteronproduzierenden Tumors gelingt meist mit Ultraschall, Szintigraphie, CT und Kernspintomographie. Selten ist eine seitengetrennte Blutentnahme aus den Nebennierenvenen mit Aldosteronbestimmung erforderlich.

> 🔍 Differenzialdiagnostisch ist stets an einen **Pseudohyperaldosteronismus** durch zu reichlichen Lakritzeverzehr zu denken: Lakritze, insbesondere die Starklakritze mit ihrem hohen Gehalt an Glycyrrhizin, führt wahrscheinlich über eine Hemmung des Kortisolabbaus zu einer hypokaliämischen Hypertonie (auch Kortisol besitzt mineralokortikoide Wirkungen).

📊 Behandlungsstrategie
Bei einem Adenom oder Karzinom wird operiert. Bei einer Nebennierenrindenhyperplasie muss die Aldosteronwirkung z.B. mit Spironolacton (etwa in Aldactone®) dauerhaft unterdrückt werden. Evtl. sind weitere Diuretika (☞ Pharma-Info 11.52) erforderlich.

🔊 Prognose
Die Prognose ist insbesondere davon abhängig, ob sich der Bluthochdruck wieder auf Normwerte senken lässt und ob bereits Folgeschäden vorliegen.

12.6.2 Unterfunktion der Nebennierenrinde

> 🔢 **Nebennierenrindeninsuffizienz** *(Unterfunktion der Nebennierenrinde):* Möglicherweise lebensbedrohlicher Mangel an Mineralo- und Glukokortikoiden.

➡️ Krankheitsentstehung
Liegt die Ursache in einem Zelluntergang von Nebennierenrindenzellen, spricht man von *primärer Nebennierenrindeninsuffizienz* **(Morbus Addison,** *Addison-Krankheit).* Da die gesamte Nebennierenrinde betroffen ist, fehlen Gluko- und Mineralokortikoide.

Der Zelluntergang kann Folge sein von:
• Autoimmun bedingter Zerstörung der Nebennieren (80 % der Fälle). Bei einem Teil dieser Patienten sind zusätzlich weitere endokrine Drüsen (Schilddrüse, Pankreas) betroffen **(polyglanduläres Autoimmunsyndrom,** *autoimmunes polyglanduläres Syndrom,* kurz *APS)*

- Tuberkulöser Zerstörung der Nebennierenrinde (heutzutage selten)
- Blutungen in die Nebenniere, z.B. bei Antikoagulantientherapie, oder Tumoren (ebenfalls selten).

Die **sekundäre Nebennierenrindeninsuffizienz** ist Folge einer verminderten Stimulation bei Hypothalamus- oder Hypophysenerkrankungen sowie Nebenwirkung einer Dauerbehandlung mit Glukokortikoiden durch Unterdrückung der Nebennieren (☞ Pharma-Info 12.33). Im Gegensatz zum M. Addison ist die überwiegend ACTH-unabhängige Mineralokortikoidsekretion weitgehend erhalten.

📋 Symptome und Untersuchungsbefund

Die Patienten fühlen sich infolge des Glukokortikoidmangels müde und schwach. Oft bestehen Übelkeit und Erbrechen, so dass die Kranken an Gewicht verlieren. Hypoglykämien sowie psychische Störungen wie Reizbarkeit oder Verwirrtheit sind möglich.

Beim M. Addison bestehen mit Exsikkose, Hypotonie, evtl. Schwindel und Ohnmachtsanfällen sowie Salzhunger zusätzlich die Zeichen eines Mineralokortikoidmangels. Bei der Untersuchung fällt beim M. Addison eine Hyperpigmentierung auch nicht sonnenbeschienener Hautbezirke wie beispielsweise Handinnenflächen, Fußsohlen und Mundschleimhaut auf (☞ Abb. 12.32).

Die Ursache dieser Hyperpigmentierung liegt darin, dass mit dem infolge des Hormonmangels vermehrt ausgeschütteten ACTH stets auch MSH mit freigesetzt wird bzw. dass die Aminosäuresequenz des MSH mit einem Teil der Sequenz des ACTH identisch ist.

Bei der sekundären Nebennierenrindeninsuffizienz hingegen sind die Patienten eher blass, oft zeigen sie komplexe Hormonstörungen, da ein Mangel mehrerer glandotroper Hormonen vorliegt.

🚨 Notfall! Addison-Krise

Typische Erstmanifestation ist die **Addison-Krise,** die bei bis dahin (gerade noch) kompensierter Insuffizienz durch zusätzliche Belastungen (z.B. Infekte, Unfälle) ausgelöst wird. Zusätzlich zu den oben aufgeführten Symptomen bestehen eine deutliche Exsikkose, ein Schock mit Oligurie und Bewusstseinsstörungen bis zum Koma und evtl. auch Erbrechen und Durchfälle. Lebensrettend ist dann die Intensivtherapie mit Kortisongabe und Volumensubstitution.

🔍 Diagnostik und Differenzialdiagnose

Kortisol im Blut sowie im Urin ist vermindert. Beim M. Addison bestehen ein Aldosteronmangel und eine metabolische Azidose (☞ 11.18.1) mit erhöhter Kalium- und erniedrigter Natriumkonzentration des Blutes. ACTH-Bestimmung im Blut, CRH-Test (☞ 12.6.1) und **ACTH-Test** (Kortisolbestimmung nach Gabe von

ACTH) erlauben die Differenzierung zwischen M. Addison und sekundärer Nebennierenrindeninsuffizienz. Bei einem M. Addison muss nach Autoantikörpern im Blut gesucht werden. Bei Verdacht auf tuberkulöse Genese sind ein Tuberkulin-Test und eine Abdomenleeraufnahme angezeigt (Verkalkungen in der Nebennierenregion?). Ultraschall und ggf. CT dienen dem Tumorausschluss.

📊 Behandlungsstrategie

Die Behandlung besteht in einer Substitutionstherapie, wobei beim M. Addison sowohl Mineralo- als auch Glukokortikoide lebenslang ersetzt werden müssen (☞ Pharma-Info 12.33). Bei der sekundären Nebennierenrindeninsuffizienz ist nur die Substitution von Glukokortikoiden nötig. Geeignete Präparate sind z.B. Astonin H®, Cortison Ciba® oder Hydrocortison Hoechst®.

Der Gesunde (mit 70 kg Körpergewicht) produziert täglich ca. 25 – 50 mg Kortisol. Um den normalen Tagesrhythmus nachzuahmen, wird die Kortisondosis meist in eine morgendliche und eine geringere mittägliche und/oder abendliche Dosis aufgeteilt, z.B. morgens 20 mg, mittags 10 mg oder morgens 15 mg, mittags 10 mg, abends 5 mg.

🛏 Pflege

- Die Pflegenden beobachten Patienten mit Verdacht auf eine Nebennierenrindeninsuffizienz auf die Warnsymptome einer Addison-Krise. In den Anfangsstadien sind dies insbesondere zunehmende Schwäche bei gleichzeitiger Unruhe, Übelkeit, Erbrechen und Verminderung der Urinmenge. Das Auftreten möglicher Hypotonien erfordert regelmäßige Blutdruckkontrollen
- Sie klären die Patienten darüber auf, viel zu trinken und sich eher kochsalzreich zu ernähren.

Pflege bei Glukokortikoid-Substitutionstherapie ☞ Pharma-Info 12.33

🔖 Prognose und 🗒 Patienteninformation

Unbehandelt verläuft die Nebennierenrindenunterfunktion tödlich. Durch geeignete Hormonsubstitution können die meisten Patienten heute jedoch normal leben und sind auch leistungsfähig. Wichtig ist, dem Patienten zu erklären, dass die Behandlung lebenslang fortgeführt werden muss.

👍 Bei Infekten, Erbrechen, aber auch gesteigerter körperlicher Betätigung oder anderen Belastungen ist eine vorübergehende *Erhöhung* der Kortisondosis auf das 2 – 5fache erforderlich. Bei Zweifeln sollte der Arzt zu Rate gezogen werden. Der Patient sollte stets einen Notfallausweis und eine „Notportion" Kortison bei sich tragen.

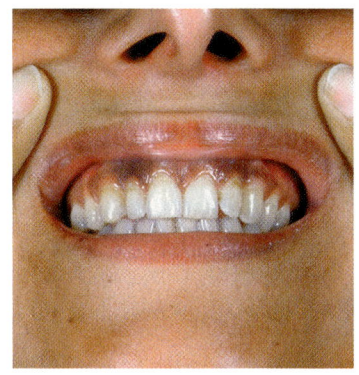

Abb. 12.32: Patientin mit einem M. Addison. Gut zu erkennen ist die Hyperpigmentierung der Mundschleimhaut. [T102]

12.6.3 Erkrankungen des Nebennierenmarks: Phäochromozytom

Die einzige relevante Erkrankung des Nebennierenmarks ist das *Phäochromozytom*. Eine Unterfunktion des Nebennierenmarks, z.B. nach Entfernung der Nebennieren, spielt klinisch praktisch keine Rolle; eine Substitution von Katecholaminen ist nicht erforderlich.

⊡ **Phäochromozytom:** Meist vom Nebennierenmark ausgehender, in 90 – 95 % der Fälle gutartiger Tumor, der mit einer periodischen oder ständigen Hypersekretion (Übersekretion) von Katecholaminen einhergeht und zu anfallsarti-

gem oder permanentem arteriellem Hochdruck führt. Insgesamt sehr seltener Tumor, der bei Patienten mit arterieller Hypertonie in 0,1 – 0,7 % als Ursache zugrunde liegt. Erwachsene im mittleren Lebensalter sind am häufigsten betroffen.

⇨ Krankheitsentstehung

Das **Phäochromozytom** ist ein Tumor des chromaffinen Gewebes (☞ 12.1.5). Etwa 80 – 85 % der Phäochromozytome gehen vom Nebennierenmark aus. Extraadrenale Phäochromozytome werden als **Paragangliome** bezeichnet und treten vor allem in den lumbalen oder thorakalen Sympathikusganglien auf.

Phäochromozytome können sporadisch, d.h. als Einzelfälle, oder familiär gehäuft auftreten, vor allem im Rahmen einer *Multiplen endokrinen Neoplasie Typ IIa/IIb* (☞ 12.4.6).

Die klinische Symptomatik ist Folge der gesteigerten Adrenalin- und/oder Noradrenalinproduktion.

Symptome und Untersuchungsbefund

Typischerweise klagen die Patienten über anfallsartig auftretendes Herzklopfen, Herzjagen, Schweißausbruch bei blasser Haut, Kopfschmerzen, Schwindel, Sehstörungen, Ohrensausen, Angstgefühle, Übelkeit, Erbrechen und Schwarzwerden vor den Augen. Dabei ist der Blutdruck stark erhöht, in ca. 40 % anfalls-

---

✍ Pharma-Info 12.33 Glukokortikoidtherapie

Physiologische Glukokortikoidwirkungen
☞ *12.1.5*

Aufgrund ihrer entzündungshemmenden und immunsupprimierenden Wirkung eignen sich **Glukokortikoide** zur Behandlung von Allergien, chronischen Entzündungen (z.B. chronische Polyarthritis und einige Darmentzündungen) sowie Autoimmunerkrankungen (☞ 16.5). Auch in der Transplantationsmedizin haben die Glukokortikoide ihren festen Platz.

Diese *pharmakologische Glukokortikoidtherapie* muss von der *Substitutionstherapie bei Glukokortikoidmangel* (☞ 12.6.2) unterschieden werden. Die unerwünschten mineralokortikoiden Nebenwirkungen der Glukokortikoide sind zwar bei den heute gebräuchlichen Präparaten sehr gering, aber dennoch hat die Langzeitbehandlung ihren Preis:

• Oberhalb einer gewissen Dosis, bei Prednisolon (z.B. Decortin®, Ultracortin®) etwa 7,5 mg, kommt es ab einer Therapiedauer von ca. 2 – 3 Wochen zu einem (iatrogenen) Cushing-Syn-

drom. Diese „Schwellendosis" wird auch *Cushingschwelle* genannt. Aus diesem Grunde sollte stets die geringste noch wirksame Dosis gegeben werden

• Das von außen zugeführte Glukokortikoid hemmt die CRH- und ACTH-Sekretion und führt zu einer Verminderung der körpereigenen Glukokortikoidsekretion. Bei plötzlichem Absetzen des Glukokortikoids droht eine akute Nebennierenrindenunterfunktion (☞ 12.6.2). Daher wird die Medikation langsam abgesetzt *(Ausschleichen)*, damit sich die Nebennierenrinden wieder an die „Eigenarbeit" gewöhnen können. Ein gewisser Schutzeffekt lässt sich durch Nachahmung des Tagesrhythmus erreichen, d.h. bevorzugt morgendliche Gabe. Alternativ kommt eine *alternate-day-Gabe* in Betracht, d.h. Gabe des Arzneimittels nur jeden zweiten Tag

• Auch der Mehrbedarf von Glukokortikoiden in Stresssituationen kann von der Nebenniere nicht gedeckt werden. Daher ist z.B. bei Rheumatikern unter (lang andauernder) Glukokortikoidmedikation perioperativ eine Erhöhung der Glukokor-

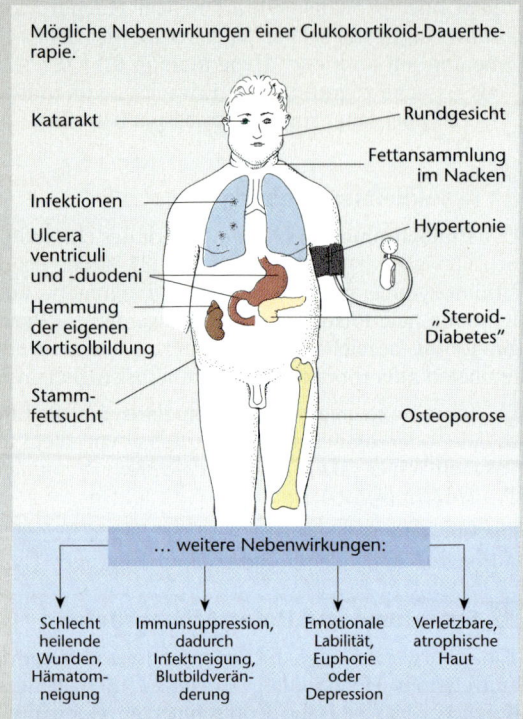

Mögliche Nebenwirkungen einer Glukokortikoid-Dauertherapie.

Katarakt

Rundgesicht

Fettansammlung im Nacken

Infektionen

Hypertonie

Ulcera ventriculi und -duodeni

Hemmung der eigenen Kortisolbildung

„Steroid-Diabetes"

Stammfettsucht

Osteoporose

... weitere Nebenwirkungen:

| Schlecht heilende Wunden, Hämatomneigung | Immunsuppression, dadurch Infektneigung, Blutbildveränderung | Emotionale Labilität, Euphorie oder Depression | Verletzbare, atrophische Haut |

tikoiddosis erforderlich (Anästhesisten informieren)

- Wenn möglich, sollte die lokale Gabe der systemischen gegenüber bevorzugt werden, da für die meisten Nebenwirkungen die Dosis im Blutkreislauf maßgeblich ist. So haben sich z.B. in der Asthmatherapie Sprays zum Inhalieren als sehr geeignet erwiesen (☞ 8.6.1).

Diese Nebenwirkungen treten nur bei der Dauertherapie auf, nicht jedoch bei einer Substitutionstherapie oder kurzzeitiger hochdosierter Gabe. Der Patient mit einer starken allergischen Reaktion, der kaum noch Luft bekommt, aber auf gar keinen Fall Glukokortikoide will, weil er von den schlimmen Nebenwirkungen gehört hat, kann getrost beruhigt werden!

🛏 Pflege bei Glukokortikoidtherapie

- Während einer Therapie mit Glukokortikoiden kommt es oft zu blutenden Magen- und Duodenalgeschwüren, ohne dass der Patient nennenswerte Beschwerden hat. Daher achten die Pflegenden auf Teerstuhl und führen ggf. einen Test auf okkultes Blut (☞ 9.4.2) durch
- Auch Infektionen können maskiert sein. Deshalb kontrollieren die Pflegenden regelmäßig die Temperatur des Kranken und achten auf Entzündungszeichen
- Darüber hinaus beobachten sie den Patienten auf das Auftreten von Cushing-Symptomen, insbesondere auf psychische Veränderungen
- Die Ernährung soll der katabolen Wirkung der Kortikoide und den evtl. Elektrolytverschiebungen entgegensteuern. Daher sorgen die Pflegenden für eine eiweiß-, kalzium- und kaliumreiche, aber salzarme Kost. Bei vielen Patienten führt die Kortikoidgabe zu einer deutlichen Appetit- und Gewichtssteigerung; dann mag es notwendig sein, den Kaloriengehalt der Nahrung zu reduzieren
- Wegen der Gefahr der Flüssigkeitsretention überprüfen die Pflegenden täglich das Gewicht des Patienten
- Der Patient sollte einen Notfallausweis erhalten, aus dem Indikation, Dauer und Dosierung der Glukokortikoidtherapie hervorgehen. Pflegende verdeutlichen dem Patienten, wie notwendig und sinnvoll es ist, den Ausweis stets bei sich zu tragen, damit etwa bei Unfällen keine zusätzliche Gefährdung durch die sekundäre Nebennierenrindenunterfunktion entsteht (☞ 12.6.2).

Übersicht über die häufigsten therapeutisch eingesetzten Glukokortikoide.

Substanz	Relative Glukokortikoidwirkung	Relative Mineralokortikoidwirkung	Cushing-Schwelle [mg/Tag]
Kortisol	1	1	30
Hydrokortison (z.B. Hydrokortison „Hoechst"®, Cortison CIBA®)	0,8	0,8	40
Prednison (z.B. Decortin®)	4	0,6	7
Prednisolon (z.B. Decortin H®)	4	0,6	7
Dexamethason (z.B. Fortecortin®)	30	0	2
Methylprednisolon (z.B. Urbason®)	5	0	6

artig, bei 60 % dauernd. Auslösend sind oft körperliche Anstrengungen oder psychischer Stress; die Anfälle können wenige Minuten, aber auch Stunden anhalten. In besonders schweren Fällen treten zerebrale Krampfanfälle, Herzrhythmusstörungen oder ein evtl. lebensbedrohliches Linksherzversagen mit Lungenödem hinzu.

🔎 Diagnostik und Differenzialdiagnose

Die Diagnose wird durch den Nachweis erhöhter Katecholamine bzw. Katecholaminabbauprodukte in Plasma und/oder Urin gesichert.

In Zweifelsfällen sind Funktionstests erforderlich. Beim **Clonidin-Hemmtest** wird die Reaktion des Körpers auf Clonidingabe geprüft (bei essentieller Hypertonie sinken die Katecholamine im Urin ab, bei einem Phäochromozytom hingegen nicht). Beim **Glukagon-Provokationstest** führt Glukagongabe bei Kranken mit einem Phäochromozytom zu einem Blutdruck- und Katecholaminanstieg.

Der Nachweis des Tumors gelingt heute mit CT oder Kernspintomographie. Ein spezifisches Verfahren ist die szintigraphische Darstellung der Tumoren mit der **MIBG-Szintigraphie** (MIBG = Metajodbenzylguanidin).

Differenzialdiagnostisch müssen andere Ursachen der Hypertonie ausgeschlossen werden, insbesondere auch solche Tumoren der Nebennierenrinde, die mit einer Hypertonie einhergehen (☞ 12.6.1).

Ist die Diagnose eines Phäochromozytoms gesichert, untersuchen die Ärzte, ob bei dem Patienten eine Multiple endokrine Neoplasie vorliegt (☞ 12.4.6).

🔲 Behandlungsstrategie

Die Therapie der Wahl ist die chirurgische Entfernung des Tumors, wobei verschiedene Operationstechniken – auch minimalinvasive endoskopische Verfahren – in Frage kommen.

Wichtig ist die konsequente Vorbehandlung mit α-Blockern und ggf. zusätzlichen β-Blockern, um krisenhafte Blutdruckanstiege während der Operation und postoperative Blutdruckabfälle zu verhindern. Die präoperative Vorbereitung von Patienten mit Phäochromozytom gehört in die Hände erfahrener endokrinologischer Spezialisten.

🔬 Prognose

Die Prognose ist bei den gutartigen Phäochromozytomen günstig. Es können jedoch Rezidive auftreten, weshalb die Patienten regelmäßig nachkontrolliert werden müssen. Nach einer Entfernung der Nebennierenrinde müssen lebenslang Gluko- und Mineralokortikoide ersetzt werden (☞ 12.6.2).

Bei den seltenen malignen Phäochromozytomen hängt die Prognose vom Tumorstadium ab.

12.7 **Diabetes mellitus**

12.7.1 **Definition und Einteilung**

> 🔅 **Diabetes mellitus** *(Zuckerkrankheit):*
> Durch Insulinmangel oder verminderte Insulinempfindlichkeit des Körpers bedingte, chronische Störung des Glukosestoffwechsels mit Erhöhung des Blutzuckerspiegels und erniedrigter intrazellulärer Glukoseverfügbarkeit. Ca. 4 – 5 % der Bevölkerung sind Diabetiker. Erhebliche soziale Bedeutung v.a. durch gravierende Spätkomplikationen: Beispielsweise ist der Diabetes mellitus in den Industrieländern eine der Hauptursachen für eine Erblindung im Erwachsenenalter und die chronische Niereninsuffizienz.

Der manifeste Diabetes mellitus wird eingeteilt in:
* **Diabetes mellitus Typ 1:** *Insulinabhängiger Diabetes mellitus* (früher *jugendlicher Diabetes mellitus* oder *IDDM* = insulin-dependent diabetes mellitus)
* **Diabetes mellitus Typ 2:** Zunächst *insulinunabhängiger Diabetes mellitus* (früher *Erwachsenendiabetes, Altersdiabetes* oder *NIDDM* = non-insulin-dependent diabetes mellitus genannt).
Die Einteilung des Diabetes mellitus Typ 2 in einen Typ 2a (ohne Übergewicht, ca. 10 % der Typ-2-Diabetiker) und einen Typ 2b (mit Übergewicht, ca. 90 % der Typ-2-Diabetiker) wurde mittlerweile verlassen; es werden heute Ähnlichkeiten zwischen dem früheren Typ 2a und dem Diabetes mellitus Typ 1 diskutiert

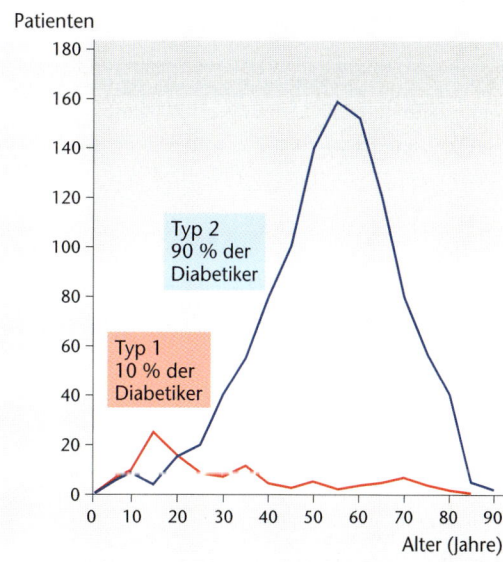

Abb. 12.34: Altersverteilung und prozentuale Häufigkeit des Diabetes mellitus Typ 1 und 2. [L157]

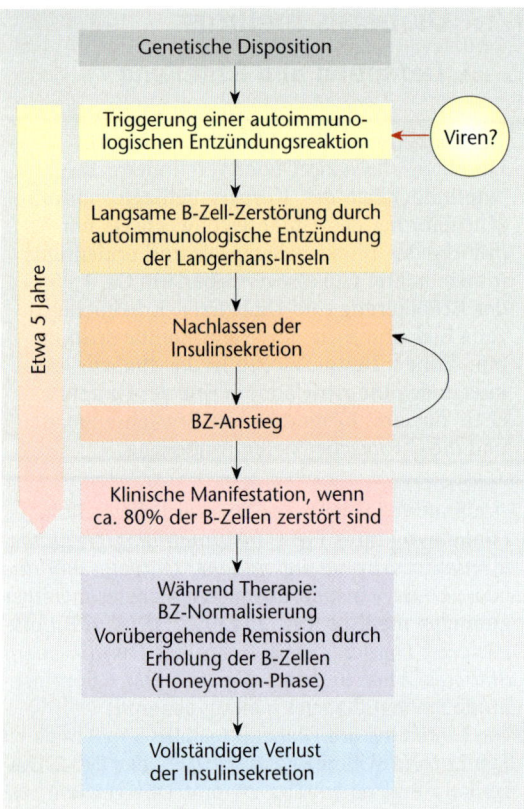

Genetische Disposition

Triggerung einer autoimmunologischen Entzündungsreaktion ← Viren?

Langsame B-Zell-Zerstörung durch
autoimmunologische Entzündung
der Langerhans-Inseln

Etwa 5 Jahre

Nachlassen der
Insulinsekretion

BZ-Anstieg

Klinische Manifestation, wenn
ca. 80% der B-Zellen zerstört sind

Während Therapie:
BZ-Normalisierung
Vorübergehende Remission durch
Erholung der B-Zellen
(Honeymoon-Phase)

Vollständiger Verlust
der Insulinsekretion

Abb. 12.35: Vermutete Pathogenese des Diabetes mellitus Typ 1.
[L157]

• **Andere Diabetestypen:** Seltene Formen des Diabetes, die durch andere Grunderkrankungen (z.B. Pankreaserkrankungen ☞ 10.7.2, Akromegalie

☞ 12.3.2, Cushing-Syndrom ☞ 12.6.1) oder Arzneimittel (Glukokortikoide ☞ Pharma-Info 12.33, Thiaziddiuretika ☞ Pharma-Info 11.52) verursacht sind

• **Schwangerschaftsdiabetes** *(Gestationsdiabetes):* Darunter wird jede Störung der Glukosetoleranz verstanden, die während einer Schwangerschaft auftritt oder erstmals festgestellt wird. Ein Schwangerschaftsdiabetes entwickelt sich bei 0,5 – 3 % aller Schwangeren und ist als einzige Diabetesform *vorübergehend;* das Risiko einer späteren Diabetesmanifestation ist aber deutlich erhöht. Die Behandlung besteht in einer Insulintherapie bis zur Entbindung.

Die wichtigsten Unterschiede zwischen Diabetes mellitus Typ 1 und Typ 2 fasst Tab. 12.36 zusammen.

12.7.2 Diabetes mellitus Typ 1

Ungefähr 10 % der Diabetiker in Deutschland, also ca. 0,4 % der Gesamtbevölkerung, leiden an einem **Diabetes mellitus Typ 1.** Ursache der Erkrankung ist ein *absoluter Insulinmangel* infolge einer Zerstörung der B-Zellen des Pankreas.

Diese Form der Erkrankung manifestiert sich im Kindes-, Jugend- und jungen Erwachsenenalter, selten beim älteren Erwachsenen.

⇨ Krankheitsentstehung

Der Diabetes mellitus Typ 1 wird den Autoimmunerkrankungen (☞ 16.5) zugerechnet, obwohl die genaue Ätiologie noch unklar ist. Wahrscheinlich wird die pathologische Immunreaktion durch Virusinfekte, evtl. auch Toxine, in Gang gesetzt oder beschleunigt. Genetische Faktoren spielen eine verhältnismä-

	Diabetes mellitus Typ 1	Diabetes mellitus Typ 2
Manifestationsalter	Meist vor dem 40. Lebensjahr	Meist im höheren Lebensalter
Ursache und Auslöser	Absoluter Insulinmangel infolge Zerstörung der B-Zellen des Pankreas. Wohl Autoimmunerkrankung, evtl. durch Virusinfekte ausgelöst	Verminderte Insulinwirkung an Leber-, Muskel- und Fettzellen. Zunächst kompensatorisch erhöhte Insulinproduktion, die sich später erschöpft. Förderung der Manifestation z.B. durch Übergewicht, Bewegungsmangel, Alter, Schwangerschaft, Stress und bestimmte Arzneimittel
Erbliche Komponente	Gering	Stärker ausgeprägt als bei Typ 1
Klinik	Rascher Beginn der Erkrankung mit starkem Durst, Polyurie, Übelkeit, Schwäche und teils erheblichem Gewichtsverlust, oft auch Koma als Erstmanifestation. Patient in aller Regel schlank	Langsamer Beginn mit Harnwegsinfekten, Hautjucken, Mykosen, Furunkeln, Sehstörungen und Schwäche. Häufig gleichzeitig Fettstoffwechselstörungen, Bluthochdruck und Übergewicht. Zum Zeitpunkt der Diagnose oft bereits Langzeitschäden. Patient meist übergewichtig
Besondere Laborbefunde	C-Peptid (☞ 12.7.2) als Maß der körpereigenen Insulinproduktion niedrig. Oft Autoantikörper gegen Inselzellen	C-Peptid zu Beginn hoch. Serumlipide erhöht
Stoffwechsellage	Eher labil	Eher stabil
Therapie	Diät, Insulin, Bewegung	Gewichtsreduktion, Diät, Bewegung, orale Antidiabetika. Erst bei Versagen dieser Maßnahmen Insulin

Tab. 12.36: Unterscheidung von Diabetes mellitus Typ 1 und 2.

ßig geringe Rolle. Erst wenn 80 – 90 % der B-Zellen zerstört sind, wird die Erkrankung klinisch manifest.

⚙ Symptome und Untersuchungsbefund

Nach einer unterschiedlich langen Latenzzeit entwickelt sich das klinische Bild des Diabetes mellitus Typ 1 häufig rasch in Tagen bis Wochen:

- Durch die erhöhte Zuckerausscheidung mit dem Urin (**Glukosurie** ☞ Abb. 12.37) kommt es zu einer *Polyurie*. Obwohl die Patienten sehr viel trinken *(Polydipsie)*, um den Flüssigkeitsverlust auszugleichen, entwickelt sich eine zunehmende Exsikkose
- Die Patienten nehmen trotz starken Hungers an Gewicht ab, Typ-1-Diabetiker sind typischerweise schlank oder gar mager
- Die zunehmende Stoffwechselentgleisung führt zu Übelkeit, Schwäche, Leistungsknick und Bewusstseinsstörungen bis hin zum Koma (☞ 12.7.4).

Bei Bewusstlosen weisen vertiefte Atmung und *Azetongeruch* der Atemluft auf ein **ketoazidotisches Koma** hin (☞ 12.7.4).

🔍 Diagnostik

Zum Zeitpunkt der Krankheitsmanifestation ist der Blutzuckerspiegel *(BZ)* fast immer deutlich erhöht. Die typischen Symptome des Diabetes, wie sie beim Diabetes mellitus Typ 1 in aller Regel vorliegen, verbunden mit einem Blutzucker ≥ 200 mg/dl, gemessen zu einem beliebigen Zeitpunkt des Tages (unabhängig von der letzten Mahlzeiteneinnahme), belegen die Diagnose. Wichtig ist die Einschätzung der akuten Gefährdung durch eine Blutgasanalyse (☞ 8.4.5), Bestimmung der Elektrolyte, des Phosphatspiegels, der Nierenretentionswerte und der Serumosmolarität.

Die Messung des **C-Peptids**, das bei der Abspaltung des Insulins aus *Pro-Insulin* entsteht und in gleicher Menge wie Insulin von den B-Zellen ausgeschüttet wird, ermöglicht die Abschätzung der Rest-Insulinproduktion. Zusätzlich zum Urinstatus sind eine Untersuchung des Urins auf Glukose und Ketonkörper zweckmäßig, die als Folge des gesteigerten Fettabbaus entstehen.

Diagnostik bei ketoazidotischem Koma ☞ 12.7.4

📊 Behandlungsstrategie

👐 Therapieziel beim meist jungen Typ-1-Diabetiker ist immer ein (möglichst) normaler Blutzucker (nahe-normoglykämische Blutzuckereinstellung), um Wohlbefinden und Leistungsfähigkeit des Patienten wiederherzustellen und Langzeitschäden vorzubeugen. Außerdem ist Ziel der Therapie eine größtmögliche Flexibilität bei der Nahrungsaufnahme, um ein weitgehend normales Leben in Beruf und Freizeit zu ermöglichen.

Der Diabetes mellitus Typ 1 erfordert das (lebenslange) Spritzen von Insulin (☞ 12.7.7). Die Art der Insulinbehandlung hängt von der Schwere der Erkrankung und von Alter, Persönlichkeit und Kooperationsfähigkeit des Patienten ab.

Ernährung ☞ 12.7.10
Pflege ☞ 12.7.4, 12.7.5, 12.7.9

🗎 Patienteninformation und 🩺 Prognose

Die Prognose des Diabetes mellitus Typ 1 hat sich durch die Fortschritte in der Insulinbehandlung wesentlich verbessert. Heute kann die Mehrheit der Patienten zumindest für 10 – 20 Jahre (d.h. bis zum Auftreten von Spätkomplikationen) weitgehend normal leben. Während die meisten diabetischen Patientinnen früher unfruchtbar waren, sind die Chancen auf gesunde Kinder heute gut. Diabetesbedingte Spätkomplikationen lassen sich durch eine normnahe BZ-Einstellung verhindern oder hinauszögern, so dass von vornherein eine optimale Behandlung, möglichst durch eine *intensivierte Insulintherapie* (☞ 12.7.7), anzustreben ist.

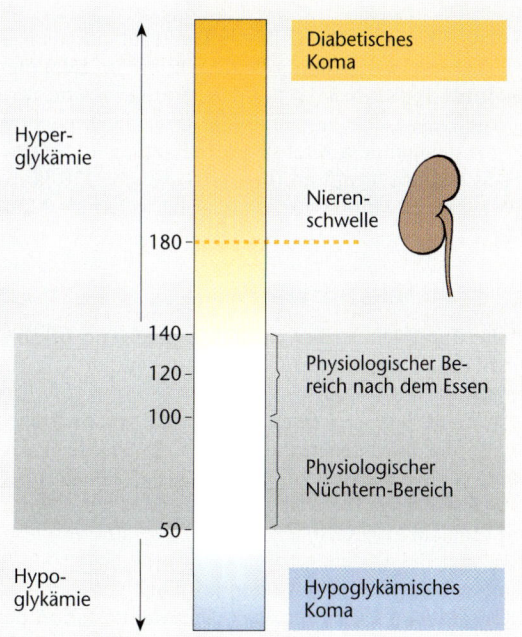

Abb. 12.37: Blutzuckerspiegel (alle Angaben in mg/dl). Unterhalb eines Wertes von 50 mg/dl liegt eine *Hypoglykämie* (Unterzuckerung) vor, oberhalb von 140 mg/dl eine *Hyperglykämie* (Überzuckerung). Ab einer Blutzuckerkonzentration von 180 mg/dl ist die *Nierenschwelle* überschritten, d.h., die Niere schafft es nicht mehr, die filtrierte Glukose zu resorbieren und ins Blut zurückzuführen. Folglich findet man Glukose im Urin (Glukosurie). Durch einfache Streifentests (☞ 11.4.3) kann die Glukosurie nachgewiesen werden. [A400]

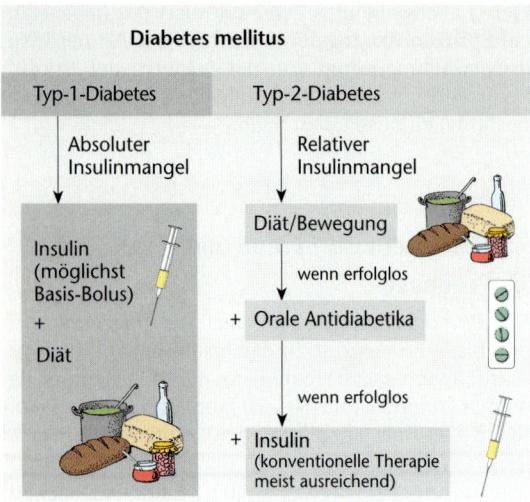

Diabetes mellitus

Typ-1-Diabetes | Typ-2-Diabetes

Absoluter Insulinmangel | Relativer Insulinmangel

Diät/Bewegung

wenn erfolglos

Insulin (möglichst Basis-Bolus) + Diät

+ Orale Antidiabetika

wenn erfolglos

+ Insulin (konventionelle Therapie meist ausreichend)

Abb. 12.38: Übersicht der Grundbausteine der Diabetestherapie. Insbesondere beim Typ-2-Diabetes spielt die Diät eine entscheidende Rolle, da sie zur meist erforderlichen Gewichtsreduktion beiträgt und möglicherweise eine medikamentöse Therapie überflüssig macht. [A400]

12.7.3 Diabetes mellitus Typ 2

Knapp 90 % aller Diabetiker in Deutschland, also ca. 3 – 4 % der Bevölkerung, leiden an einem **Diabetes mellitus Typ 2.** Nur 10 % dieser Patienten sind normalgewichtig, die übrigen 90 % sind übergewichtig. Mit zunehmendem Alter steigt die Häufigkeit des Diabetes mellitus Typ 2 an (bis 20 % der über 70-Jährigen). Frauen sind etwas häufiger betroffen als Männer.

⇨ Krankheitsentstehung

Beim Typ-2-Diabetiker ist die körpereigene Insulinproduktion erhalten und in Anfangsstadien der Erkrankung sogar erhöht. Die *Insulinempfindlichkeit* der Zielzellen ist jedoch vermindert *(Insulinresistenz)*, die Insulinsekretion nach einer Mahlzeit verläuft zeitlich verzögert. Zunächst lässt sich die Insulinresistenz der Gewebe durch die Mehrproduktion von Insulin ausgleichen. Im Laufe der Jahre erschöpfen sich die B-Zellen, die Insulinproduktion sinkt, und es kommt zum Auftreten des Diabetes durch einen *relativen Insulinmangel*. Die Manifestation der Erkrankung wird durch exogene Faktoren wie z.B. Art der Ernährung, Adipositas und Bewegungsmangel begünstigt.

Metabolisches Syndrom

Das **metabolische Syndrom** ist die Kombination aus stammbetonter Adipositas, erhöhten Blutfettspiegeln (insbesondere der Triglyzeride ☞ 12.8.4), Hypertonie (☞ 7.5.1) und einer gestörten Glukosetoleranz bzw.

eines Diabetes mellitus Typ 2. Welche (eigenständige) pathogenetische Bedeutung dabei dem infolge der Insulinresistenz erhöhten Insulinspiegel *(Hyperinsulinismus)* zukommt, ist noch nicht abschließend geklärt. Da alle vier Risikofaktoren zusammen das Risiko oft tödlicher Herz-Kreislauf-Erkrankungen steil ansteigen lassen, werden sie auch als *tödliches Quartett* oder *deadly four* bezeichnet.

⊡ Symptome und Untersuchungsbefunde

Die Krankheitserscheinungen setzen langsam über Monate bis Jahre ein:
- Harnwegsinfekte und Pilzinfektionen treten gehäuft auf
- Die Betroffenen kann ständiger Juckreiz quälen
- Oft berichten die Patienten über allgemeine Schwäche und Leistungsknick
- Erst in späteren Stadien treten die typischen Diabetessymptome wie starker Durst, Polyurie und Gewichtsabnahme hinzu.

Selten manifestiert sich der Diabetes mellitus Typ 2 durch ein hyperosmolares Koma (☞ 12.7.4). Viel häufiger wird er zufällig durch eine Routineuntersuchung des Blutes diagnostiziert.

Bei der körperlichen Untersuchung ist die Suche nach bereits manifesten diabetischen Spätkomplikationen (☞ 12.7.6) von Bedeutung, da der Diabetes zum Zeitpunkt der Diagnose oft jahrelang unbehan-

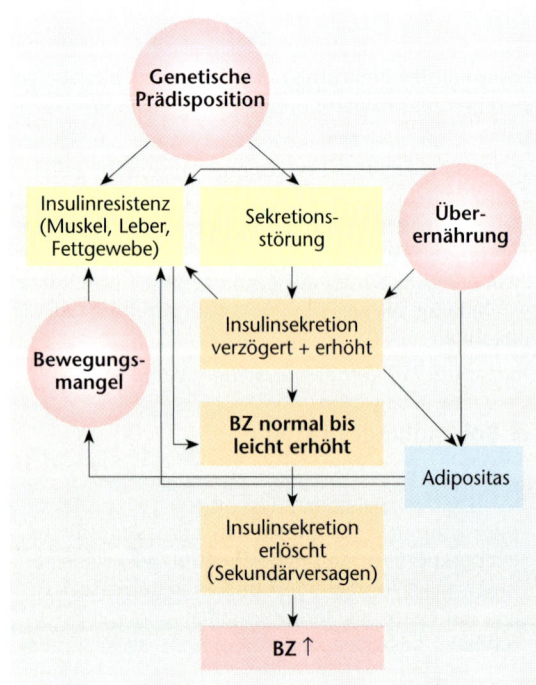

Abb. 12.39: Vermutete Pathogenese des Diabetes mellitus Typ 2. [L157]

delt bestanden hat und somit bei Diagnosestellung häufig schon Folgeschäden vorhanden sind. Erforderlich sind daher eine sorgfältige Inspektion der Füße auf Wunden und Zeichen einer Minderdurchblutung, das Tasten aller peripheren Pulse (arterielle Verschlusskrankheit? ☞ 7.7.2) und eine neurologische Untersuchung (diabetische Polyneuropathie? ☞ 12.7.6). Außerdem sollte eine augenärztliche Untersuchung stattfinden (diabetische Retinopathie? ☞ 12.7.6).

Als technische Untersuchungen sind eine Albuminbestimmung im Urin (diabetische Nephropathie? ☞ 12.7.6) sowie EKG- und Belastungs-EKG (KHK? ☞ 6.5.1) erforderlich.

🔎 Diagnostik und Differenzialdiagnose

Beim Diabetes mellitus Typ 2 sind die Symptome oft nicht eindeutig. Ein Diabetes mellitus wird diagnostiziert, wenn eines der folgenden Kriterien erfüllt ist:

- Vorliegen der klassischen Symptome des Diabetes und ein Glukosespiegel im Plasma oder kapillären Vollblut ≥ 200 mg/dl zu einem beliebigen Zeitpunkt des Tages gemessen, ohne Rücksicht auf die letzte Mahlzeiteneinnahme
- Nüchtern-Plasmaglukose ≥ 126 mg/dl (im kapillären Vollblut ≥ 110 mg/dl). Nüchtern bedeutet hier keine Kalorienzufuhr für wenigstens acht Stunden
- Im **oralen Glukosetoleranztest** *(OGT, OGTT)* 2-Stunden-Wert im Plasma oder kapillären Vollblut ≥ 200 mg/dl (Testdurchführung nach WHO-Richtlinien).

Ohne die eindeutigen Zeichen der Hyperglykämie (☞ 12.7.2 und oben) müssen die Ergebnisse der Glukosebestimmung durch Wiederholungsmessungen zu einem späteren Zeitpunkt bestätigt werden.

Die Anwendung des oralen Glukosetoleranztests wird nicht mehr routinemäßig empfohlen, um die Diagnostik zu vereinfachen. Er wird jedoch in unklaren Fällen sowie zur Diagnose einer gestörten Glukosetoleranz eingesetzt (☞ auch Abb. 1.7).

Die der Diagnose eines Diabetes zugrunde liegenden Glukosemessungen müssen in einem entsprechend qualifizierten Labor erfolgen. Geräte zur Blutzuckerselbstmessung durch Patienten sind dazu nicht geeignet.

Bewertung*	Normal	Pathol. Glukosetoleranz	Diabetes mellitus
Nüchtern	< 110 mg/dl	110 – 125 mg/dl	≥ 126 mg/dl
2 Std.-Wert	< 140 mg/dl	140 – 199 mg/dl	≥ 200 mg/dl

*Alle Werte beziehen sich auf die Plasmaglukose. Der Blutzucker im venösen Vollblut ist etwa 10 – 15 % niedriger als im Plasma.

Tab. 12.40: Beurteilung des oralen Glukosetoleranztests.

📋 Durchführung des oralen Glukosetoleranztests (nach WHO-Richtlinien)

- In den 3 Tagen vor dem Test mindestens 150 – 200 g Kohlenhydrate pro Tag bei normaler körperlicher Aktivität zuführen
- Nach 10 bis 16 Std. Nahrungskarenz um 8 Uhr Nüchtern-BZ bestimmen und Patienten dann 75 g Glukose, gelöst in 250 – 300 ml Wasser, innerhalb 5 Min. trinken lassen
- Blutzucker 2 Stunden nach dem Glukosetrunk messen
- Störfaktoren:
  - Menstruation: Mindestens 3 Tage Abstand
  - Arzneimittel (z.B. Thiaziddiuretika, Kortikoide, Kontrazeptiva, Laxantien): Mindestens 3 Tage vorher absetzen
  - Hypokaliämie; Magen- und Duodenalulkus, Magenteilresektion.

Glykohämoglobine

Die Bestimmung der *Glykohämoglobine* **HbA$_1$** bzw. **HbA$_{1c}$** (Untergruppe des HbA$_1$) im Blut erlaubt eine Aussage über den durchschnittlichen Blutzuckerspiegel der letzten 6 – 8 Wochen und damit eine Behandlungskontrolle.

Dieser Test beruht darauf, dass sich in Abhängigkeit vom Blutzuckerspiegel Glukose fest an die Hämoglobinmoleküle anlagert und diese Verbindung bis zum normalen Abbau des Hämoglobinmoleküls bestehen bleibt. Der Anteil dieses „gezuckerten" Hämoglobins kann laborchemisch gemessen werden.

Beim Gesunden beträgt der Anteil des HbA$_1$ am Gesamt-Hb bis ca. 7,6 %, des genaueren HbA$_{1c}$ bis ca. 6,4 % (abhängig von der Bestimmungsmethode). Ein HbA$_1$ unter 8,5 % (HbA$_{1c}$ unter 6,5 %) spricht für eine sehr gute Stoffwechseleinstellung, ein HbA$_1$ über 10 % (HbA$_{1c}$ über 8 %) bedeutet eine unbefriedigende Stoffwechselführung.

Analog funktioniert der **Fruktosamin-Test,** der die Konzentration glykierter Proteine (hauptsächlich des Albumins) misst und eine Aussage über die Blutzuckereinstellung der letzten zwei Wochen erlaubt.

🔲 Behandlungsstrategie

📋 Die Therapieziele – obwohl grundsätzlich die gleichen wie beim Typ-1-Diabetes – sind stets individuell zu definieren:
Bei einem „jüngeren" Typ-2-Diabetiker ist im Hinblick auf die Vermeidung von Spätschäden ebenfalls eine nahe-normoglykämische Einstellung anzustreben.
Mit zunehmendem Alter des Patienten rückt die Vorbeugung vor Langzeitschäden in den Hintergrund, da der Patient diese vermutlich nicht mehr

erleben wird. Hier richtet sich das Therapieziel in erster Linie auf die Vermeidung von (akuten) Symptomen durch den Diabetes. Zudem sind Patienten in höherem Lebensalter oft nur noch eingeschränkt schulbar. Daher kann es bei einem sehr alten Patienten genügen, akute Stoffwechselentgleisungen zu verhindern.

Bei adipösen Patienten reicht häufig konsequentes Einhalten einer Diät (☞ 12.7.10) und Gewichtsreduktion aus, unterstützt durch körperliche Bewegung. Erst wenn durch diese Maßnahmen keine ausreichende Senkung des Blutzuckers zu erzielen ist, wird eine medikamentöse Therapie, zunächst mit *oralen Antidiabetika*, begonnen (☞ 12.7.8).

Versiegt nach mehreren Jahren die körpereigene Insulinproduktion, wird der Patient *sekundär insulinbedürftig*. Im Gegensatz zum Diabetes mellitus Typ 1 bleibt die Stoffwechsellage jedoch relativ stabil.

Pflege ☞ *12.7.9*

🐾 Prognose

Auch der Typ-2-Diabetiker mit einem häufig als eher harmlos angesehenen „Altersdiabetes" ist durch das Auftreten diabetesbedingter Spätschäden (☞ 12.7.6) bedroht. Diese sind zudem oft bei Diagnosestellung bereits vorhanden. Infolge der gesteigerten Arterioskleroseneigung sind Gefäßkomplikationen häufig, wobei vorwiegend Schädigungen der hirnversorgenden Arterien (Schlaganfall), der peripheren Arterien (pAVK) und der Koronararterien (Herzinfarkt) die Patienten gefährden. Auch beim Diabetes mellitus Typ 2 lassen sich diese Risiken durch eine gute Stoffwechseleinstellung deutlich reduzieren.

12.7.4 Diabetisches Koma

> 🔲 **Diabetisches Koma** *(Coma diabeticum, hyperglykämisches Koma)*: Stets lebensbedrohliche Komplikation des Diabetes mellitus mit teilweise extrem hohen Blutzuckerwerten.

Es existieren zwei Formen, die bei verschiedenen Diabetes-Typen bevorzugt auftreten:
- **Ketoazidotisches Koma,** vor allem bei Typ-1-Diabetikern auftretend. Bei ungefähr 25 % aller Typ-1-Diabetiker zeigt sich die Erkrankung erstmalig durch ein ketoazidotisches Koma *(Erstmanifestation)*. Typische Auslöser bei bereits behandelten Diabetikern sind ein erhöhter Insulinbedarf (z.B. bei einem Infekt), Dosierungsfehler, aber auch das Vergessen von Insulininjektionen. Der hochgradige Insulinmangel führt zu einer Hyperglykämie (BZ meist 300 – 700 mg/dl) und einer *Lipolyse* (Fettabbau) mit Ketonkörperproduktion, in deren Folge eine Azidose entsteht. Durch die Azidose entgleist sekundär der Elektrolythaushalt, insbesondere der Kaliumhaushalt
- **Hyperosmolares Koma,** häufiger bei Patienten mit einem Diabetes mellitus Typ 2 vorkommend. Wie das ketoazidotische Koma sowohl als Erstmanifestation als auch infolge von Diätfehlern, vernachlässigter Arzneimittelzufuhr oder plötzlich erhöhtem Insulinbedarf möglich. Die extreme Blutzuckererhöhung (BZ zum Teil > 700 mg/dl) führt zu einer ausgeprägten Glukosurie mit hohen Flüssigkeits- und Elektrolytverlusten über die Nieren, so dass sich eine schwere Exsikkose entwickelt. Die vom Körper noch selbst produzierten Insulinmengen reichen hier häufig aus, um die Lipolyse zu hemmen, so dass meist keine Azidose entsteht
- Mischformen sind möglich.

🔲 Symptome und Untersuchungsbefund

Die Symptome von ketoazidotischem und hyperosmolarem Koma ähneln sich sehr: Nach einem Stunden bis Tage dauernden Stadium mit Polyurie, starkem Durst, Schwäche, Übelkeit und Erbrechen kommt es zu einer zunehmenden Bewusstseinstrübung (☞ Tab. 12.41).

Beim *ketoazidotischen Koma* können abdominelle Schmerzen mit Abwehrspannung auftreten (**Pseudo-**

	Ketoazidotisches Koma	Hyperosmolares Koma
Bevorzugt Betroffene	Typ-1-Diabetiker	Typ-2-Diabetiker
Zeitdauer bis zum Vollbild	Stunden bis Tage	Tage bis Wochen
BZ-Werte	Ca. 300 – 700 mg/dl	Evtl. > 700 mg/dl
Typische Symptome	Appetitlosigkeit, Polyurie, Polydipsie. Dehydratation durch osmotische Diurese (massive Glukosurie), Tachykardie und Hypotonie bis zum Schock. Oligo-/Anurie bis hin zum akuten Nierenversagen. Verlangsamte Reflexe, hypotone Muskulatur, Bewusstseinsstörungen	
	Azidose mit Übelkeit, Erbrechen, Peritonitissymptomen, Azetongeruch der Atemluft, vertiefte Atmung (Kussmaul-Atmung)	Trockene, heiße Haut

Tab. 12.41: Symptome bei ketoazidotischem und bei hyperosmolarem Koma. [A300]

peritonitis). Typisch für das ketoazidotische Koma sind außerdem eine vertiefte, aber regelmäßige Atmung *(Kussmaul-Atmung)* und Azetongeruch in der Atemluft.

Dagegen stehen beim *hyperosmolaren Koma* die Zeichen des Volumenmangels bis hin zum Volumenmangelschock im Vordergrund. Die Patienten sind deutlich exsikkiert, tachykard, und der Blutdruck ist niedrig. Die Haut der Patienten ist warm und trocken.

Die Übergänge zwischen beiden Formen sind fließend.

🔎 Diagnostik und Differenzialdiagnose

Die Diagnose ist bereits durch einen einfachen **BZ-Stix** möglich, d.h. einen Streifen-Schnelltest zur Blutzuckerbestimmung aus Kapillarblut (Prinzip ☞ 11.4.3; kapillare Blutentnahme ☞ 1.5.1).

Zur Abschätzung der aktuellen Gefährdung sind eine Blutgasanalyse (☞ 8.4.5), die Bestimmung der Elektrolyte, des Blutbilds, der Serumosmolarität und der Nierenretentionswerte im Blut sowie der Ketonkörper im Urin erforderlich.

📊 Behandlungsstrategie

Die Behandlung erfolgt auf der Intensivstation:
- Intravenöse Volumensubstitution mit Kochsalzlösung unter Kontrolle des zentralen Venendrucks (ZVD). In den ersten 12 Stunden können bis zu 10 % des Körpergewichts an Flüssigkeit erforderlich sein (Vorsicht bei vorbestehender Herz- oder Niereninsuffizienz)
- Intravenöse Gabe von Normalinsulin (☞ 12.7.7) über Perfusor (meist 6 – 10 IE/Stunde). Dabei darf der Blutzuckerspiegel stündlich nur um maximal 100 mg/dl sinken, da sonst die Gefahr eines Hirnödems besteht
- Kaliumzufuhr, da durch den Azidoseausgleich und das Insulin vermehrt Kalium in die Zellen einströmt und es oft zur Hypokaliämie kommt
- Bei BZ < 250 mg/dl zusätzlich Glukose intravenös, um den Blutzuckerabfall zu verlangsamen, da die Insulingabe nicht gestoppt werden darf (ist zur Azidosekorrektur notwendig)
- Nur bei ausgeprägter Azidose Bikarbonatgabe zur Korrektur des Säure-Basen-Haushalts (☞ 11.18.1)
- Thromboseprophylaxe mit Heparin.

🛏 Pflege bei diabetischem Koma

- Flüssigkeitsbilanzierung. Legen eines Blasendauerkatheters zur exakten Messung der Ausscheidung, bei starkem Erbrechen auch Legen einer Magensonde
- Durchführung aller notwendigen Prophylaxen
- Überwachung der Infusionstherapie (Wechseln der Infusionen, Kontrollieren der Perfusoren), Pflege der venösen Zugänge.

👁 Krankenbeobachtung und Dokumentation

- Stündliche Kontrollen von BZ, Kalium, Natrium, ZVD (☞ 6.2.3)
- Mindestens vierstündliche Kontrollen der BGA (☞ 8.4.5)
- Regelmäßige Kontrolle von Blutdruck, Puls, Atmung (Aspirationsgefahr), Temperatur, Haut und Bewusstsein
- Flüssigkeitsbilanzierung mit stündlicher Bilanz.

📉 Prognose

Trotz intensivmedizinischer Maßnahmen ist die Sterblichkeit beim diabetischen Koma immer noch hoch und liegt bei bis zu 10 %.

12.7.5 Hypoglykämischer Schock

☐ **Hypoglykämie:** Blutzucker unter 50 mg/dl. Beim **hypoglykämischen Schock** *(Unterzuckerungsschock)* treten hypoglykämiebedingte Symptome auf (BZ in der Regel < 40 mg/dl); der Patient kann handlungsunfähig sein.

⇒ Krankheitsentstehung

Die **Hypoglykämie** ist meist Folge einer Arzneimittelüberdosierung (Insulin, Sulfonylharnstoffe), von Alkoholgenuss oder ungewohnter körperlicher Anstrengung. Nicht selten haben vor allem ältere Menschen keinen Appetit und essen folglich nur wenig oder gar nichts, spritzen aber trotzdem die verordnete Menge Insulin oder nehmen ihre Tabletten ein.

Ursache einer Unterzuckerung können aber auch andere Grunderkrankungen sein, beispielsweise ein insulinproduzierender Tumor (☞ 12.10.1), Leberfunktionsstörungen oder eine Alkoholvergiftung.

🔲 Symptome und Untersuchungsbefunde

Die klinischen Symptome entwickeln sich oft innerhalb weniger Minuten. Sie sind zum Teil Folge der sympathikusvermittelten Gegenregulation des Körpers, um den Blutzucker konstant zu halten, zum Teil Folge des Glukosemangels im Gehirn. Im typischen Fall verspürt der Patient Heißhunger und wird unruhig und zittrig. Seine Haut ist blass, kalt und infolge eines Schweißausbruches feucht. Es folgen psychische Störungen jeder Art, Bewusstseinstrübungen bis hin zur Bewusstlosigkeit (Koma) sowie neurologische Ausfälle, die dem klinischen Bild eines Schlaganfalls ähneln können. Auch zerebrale Krampfanfälle sind möglich. In Extremfällen hat der Patient zentrale Atem- und Kreislaufregulationsstörungen.

👆 Die Medikation mit β-Blockern (☞ Pharma-Info 7.52) oder eine diabetischen Neuropathie (☞ 12.7.6) können die Symptomatik verschleiern, so dass der Patient die Vorboten einer Hypoglykämie nicht bemerkt und scheinbar unvermittelt ins Koma gerät. Möglich ist aber auch, dass Hypoglykämien ganz langsam entstehen und sich zunächst lediglich durch auffälliges Verhaltens wie Aggressivität oder Enthemmung bemerkbar machen.

🔎 Diagnostik und Differenzialdiagnose

Die Diagnosestellung ist durch einen BZ-Stix sofort möglich.

📊 Behandlungsstrategie

Den meisten Diabetikern gelingt es selbstständig, eine Hypoglykämie bereits im Frühstadium abzufangen. Würfel- oder Traubenzucker, Schokolade oder zuckerhaltige Getränke (z.B. Cola oder Apfelsaft) führen zu einem raschen Blutzuckeranstieg. Ist der Patient nicht mehr ansprechbar, können geschulte Angehörige noch außerhalb der Klinik eine *Glukagon-Fertigampulle* i.m. oder s.c. spritzen (ist allerdings bei alkoholbedingten Hypoglykämien wirkungslos).

Im Krankenhaus besteht die Behandlung in der intravenösen Gabe von Glukose 40 %. Die weitere Behandlungsstrategie hängt davon ab, wie schnell der Patient aufklart und welche Ursache der Hypoglykämie zugrunde lag. Da Hypoglykämien durch orale Antidiabetika aufgrund ihrer zum Teil langen Halbwertszeit länger andauern, wird der Patient in diesem Fall über einen längeren Zeitraum beobachtet und erhält entsprechend der BZ-Werte Glukoseinfusionen. Immer ist eine Überprüfung der Medikation erforderlich.

▦ Pflege bei hypoglykämischem Schock

Patienten sorgfältig überwachen: Puls und RR alle halbe Stunde kontrollieren, Bewusstsein beobachten, BZ in den ersten 24 Stunden alle zwei Stunden bestimmen.

> ⚠ **Vorsicht!**
> • Bei Bewusstlosigkeit unbekannter Ursache stets BZ-Stix machen
> • Bei unklarem Koma immer zuerst an eine Hypoglykämie denken und Glukose zuführen. Auf keinen Fall darf unkritisch Insulin verabreicht werden. Sollte dennoch eine Hyperglykämie vorliegen, schadet die zugeführte Glukose nicht, hingegen ist die Gabe von Insulin im Falle einer Hypoglykämie lebensbedrohlich.

🗒 Patienteninformation

Kurz andauernde Hypoglykämien, auch mit Bewusstlosigkeit, lassen in der Regel keine Dauerschäden zurück. Allerdings kann es bei längerer Bewusstlosigkeit zu bleibenden Schäden kommen, vor allem zu neurologischen Ausfällen. Daher sollten alle Diabetiker über die Symptome einer Hypoglykämie Bescheid wissen und stets Traubenzucker bei sich haben.

> ⚠ **Vorsicht!**
> Bei Hypoglykämien während einer Kombinationstherapie mit Acarbose (z.B. Glucobay® ☞ 12.7.8) wirkt oral nur reine Glukose (Traubenzucker, Monosaccharid). Würfelzucker (Disaccharid) und in Schokolade enthaltener Zucker werden nicht resorbiert und sind daher unwirksam.

12.7.6 Spätkomplikationen des Diabetes mellitus

Der Diabetes mellitus gefährdet den Patienten nicht nur durch akute Stoffwechselentgleisungen, sondern auch durch Langzeitschäden infolge des erhöhten Blutzuckerspiegels **(diabetisches Spätsyndrom)**. Bei einem schlecht eingestellten Diabetiker treten die ersten Spätkomplikationen schon nach 5 – 10 Jahren auf. Eine gute Stoffwechselführung vermag das Risiko für Neuauftreten und Fortschreiten diabetischer Folgeerkrankungen signifikant zu vermindern.

Die **diabetischen Spätkomplikationen** betreffen vor allem die arteriellen Gefäße und damit so gut wie alle Organsysteme:
• Die **Makroangiopathie** (Erkrankung der großen Blutgefäße) führt zu einer Arteriosklerose (☞ 7.7.1). Pathogenetisch wird ein chronisch hoher Insulinspiegel angeschuldigt – entsprechend sind Typ-2-Diabetiker besonders stark betroffen. KHK (☞ 6.5.1), Herzinfarkt (☞ 6.5.2), Schlaganfall (☞ 7.8) und periphere arterielle Verschlusskrankheit (pAVK ☞ 7.7.2) treten gehäuft auf. Eine arteriosklerotische Nieren-

	Diabetisches Koma	Hypoglykämischer Schock
Beginn	Langsam über Tage	Rasch (Minuten)
Bedürfnis	Starker Durst	Heißhunger
Muskulatur	Hypoton	Hyperton, Tremor
Haut	Trocken	Feucht
Atmung	Vertieft bei Ketoazidose	Normal
Augäpfel	Weich, eingefallen	Normal
Symptome	Fieber, Bauchschmerz	Zerebrale Krampfanfälle

Tab. 12.42: Differenzialdiagnose zwischen diabetischem Koma und hypoglykämischem Schock. [A300]

schädigung ist möglich. Ein Herzinfarkt beim Diabetiker verläuft häufig klinisch „stumm", d.h. ohne die typischen Schmerzen. Dadurch wird der Infarkt zu spät erkannt und wichtige Therapiechancen können nicht genutzt werden

- Die **Mikroangiopathie** (Erkrankung der kleinen Blutgefäße) ist eine *diabetesspezifische Gefäßschädigung* und befällt insbesondere die Nieren und die Augen. Ursächlich wird hier der Hyperglykämie die Hauptbedeutung beigemessen

  - Die typische **diabetische Nephropathie** (nichtentzündliche Nierenschädigung) ist die *Glomerulosklerose Kimmelstiel-Wilson*, bei der sich die glomerulären Kapillarwände verdicken und sich – evtl. als Ausdruck von Reparationsvorgängen – Knötchen in den Glomeruli bilden. Frühsymptom ist eine *Mikroalbuminurie*, d.h. eine gesteigerte Albuminausscheidung über die Nieren (Ausscheidung 30 – 300 mg/24 Std.), die mittlerweile durch spezielle Urinteststreifen (z.B. Micral-Test® S) ohne großen Aufwand festgestellt werden kann (☞ auch 11.4.3, Herstelerangaben beachten). Die Nierenfunktion nimmt langsam ab, und im Endstadium ist der Patient dialysepflichtig (☞ 11.13.1). Die mit der Niereninsuffizienz einhergehende Blutdruckerhöhung schädigt die Gefäße zusätzlich. Das Fortschreiten der diabetischen Nephropathie lässt sich durch eine optimale Blutzucker- und Blutdruckeinstellung sowie eine Reduktion der Eiweißaufnahme auf maximal 0,8 g Eiweiß/kg Körpergewicht täglich („fast-vegetarische" Kost) erheblich verzögern. Es wird vermutet, dass genetische Faktoren (mit-)entscheidend dafür sind, ob ein Diabetiker eine diabetische Nephropathie entwickelt oder nicht, es ist aber bisher nicht möglich, in den Anfangsjahren eines Diabetes besonders gefährdete Patienten zu erkennen

  - Am Auge führt die Mikroangiopathie zur **diabetischen Retinopathie** mit Netzhautschäden durch Einblutungen, Gefäßwucherungen und Netzhautablösung. Sie ist eine der häufigsten Erblindungsursachen bei Erwachsenen

- Auch **Katarakt** *(Linsentrübung)* und **Glaukom** *(Erhöhung des Augeninnendrucks)* können als Folge eines Diabetes mellitus am Auge auftreten

- Ursache der **diabetischen Polyneuropathie** (Nervenschädigung infolge eines Diabetes mellitus) ist wahrscheinlich eine direkte Schädigung der Nervenfasern durch Stoffwechselprodukte der Hyperglykämie kombiniert mit einer Schädigung der winzig kleinen Blutgefäße, welche die Nerven versorgen. Sie zeigt sich vor allem als **periphere Polyneuropathie** (Schädigung der peripheren Nerven) mit Sensibilitätsstörungen, Schmerzen und Lähmungen. Besonders typisch sind schmerzhafte Missempfindungen der distalen Unterschenkel und der Füße *(burning feet)*

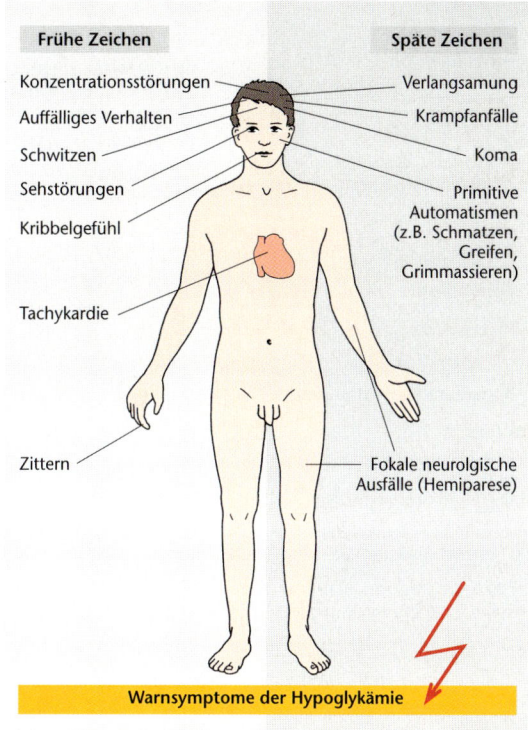

Abb. 12.43: Überblick über die Symptome bei Hypoglykämie. [L157]

- Oft besteht auch eine **autonome Polyneuropathie,** d.h. eine Mitbeteiligung des vegetativen (autonomen) Nervensystems. Hauptsymptome sind Herzrhythmusstörungen, Störungen der Blutdruckregulation mit Schwindel sowie Übelkeit und Völlegefühl durch eine Magenentleerungsstörung und Durchfall oder Obstipation durch Beeinträchtigung der Darmperistaltik. Besonders belastend für die Betroffenen sind Störungen der Blasenentleerung sowie Erektionsstörungen, die bereits bei jungen Männern auftreten können. Sind sympathische Bahnen betroffen, spürt der Patient unter Umständen die Warnsymptome einer Hypoglykämie (☞ 12.7.5) nicht mehr, weil die Gegenregulation und damit die Warnsymptome auch über den Sympathikus vermittelt werden

- Der sog. **diabetische Fuß** ist meist durch ein Zusammenspiel von Arteriosklerose, Neuropathie und erhöhter Infektneigung des Diabetikers verursacht. Druckstellen (Zehen, Fersen) oder kleine Wunden führen unbehandelt durch Infektion und Durchblutungsstörungen rasch zu einer *diabetischen Gangrän* (Gangrän ☞ 7.2.2). Tiefe Geschwüre mit Knochenbeteiligung sind die Folgen. Bei gleichzeitig bestehender Neuropathie sind die Läsionen schmerzlos, da die Schmerzleitung gestört ist, und werden dadurch oft zu spät bemerkt. Typisch ist das

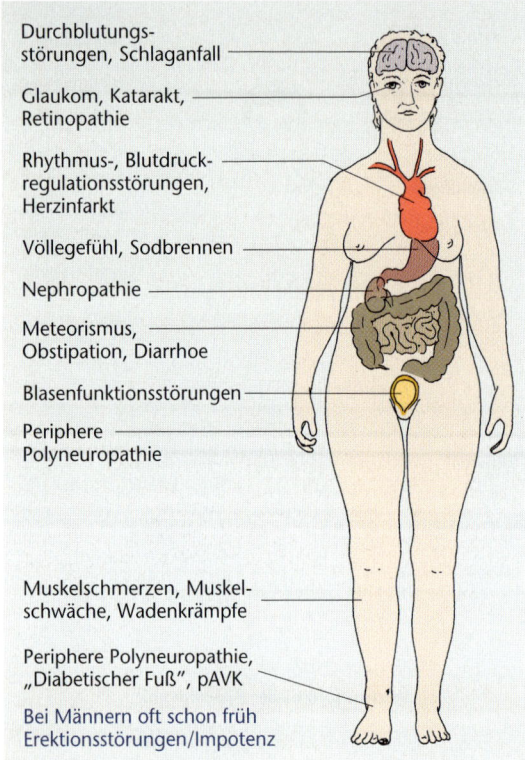

Durchblutungs-
störungen, Schlaganfall

Glaukom, Katarakt,
Retinopathie

Rhythmus-, Blutdruck-
regulationsstörungen,
Herzinfarkt

Völlegefühl, Sodbrennen

Nephropathie

Meteorismus,
Obstipation, Diarrhoe

Blasenfunktionsstörungen

Periphere
Polyneuropathie

Muskelschmerzen, Muskel-
schwäche, Wadenkrämpfe

Periphere Polyneuropathie,
„Diabetischer Fuß", pAVK

Bei Männern oft schon früh
Erektionsstörungen/Impotenz

Abb. 12.44: Diabetische Spätschäden. Todesursache bei Diabetikern ist in 50 % ein Herzinfarkt bei koronarer Herzkrankheit, in 30 % ein Schlaganfall und in 12 % Nierenversagen durch diabetische Nephropathie. [A400-190]

Mal perforans, ein wie ausgestanzt wirkendes Ulkus der Fußsohle, das vor allem an mechanisch belasteten Regionen (Vorfuß) entsteht (Abb. 12.46). In Frühstadien ist eine konservative Behandlung der Läsionen mit antiseptischen Verbänden und ggf. systemischer Antibiotikagabe fast immer erfolg-

reich. Grundvoraussetzung für eine Abheilung ist jedoch stets eine konsequente Druckentlastung. Bei relevanter arterieller Durchblutungsstörung ist die Möglichkeit einer gefäßchirurgischen Intervention zu prüfen. In Spätstadien können Operationen oder sogar Amputationen notwendig werden.

12.7.7 Insulin-Therapie bei Diabetes mellitus

Alle Typ-1-Diabetiker und ein Teil der Typ-2-Diabetiker brauchen eine Behandlung mit Insulin, bei der das fehlende Insulin subkutan oder, bei hyperglykämischer Entgleisung, intravenös injiziert wird.

Eine Insulin-Therapie ist bei Patienten mit einem Typ-1-Diabetes immer erforderlich. Häufig kommt es hier nach Einleitung der Behandlung zu einer vorübergehenden Remissionsphase *(Honeymoon-Phase)* mit sehr geringem Insulinbedarf. Es sollte jedoch auch während dieser Zeit eine gering dosierte Insulintherapie erfolgen, um eine möglichst gute Stoffwechsellage zu erreichen.

Typ-2-Diabetiker müssen „spritzen", wenn Diät, Bewegung und orale antidiabetische Medikation (☞ 12.7.8) nicht mehr ausreichen. Eine Insulintherapie ist auch erforderlich beim diabetischen Koma und perioperativ bei größeren operativen Eingriffen.

Insulinarten

Tierische Insuline und Humaninsuline

Nach der Herkunft des Insulins werden **tierische Insuline,** gewonnen aus den Bauchspeicheldrüsen von Schweinen oder Rindern, vom gentechnisch produzierten und mit dem menschlichen Insulin identischen **Humaninsulin** unterschieden. Da die tierischen Insuline durch die Bildung von insulinbindenden Antikörpern zur **Insulinresistenz** führen können, bei der der Patient sehr hohe Insulindosen

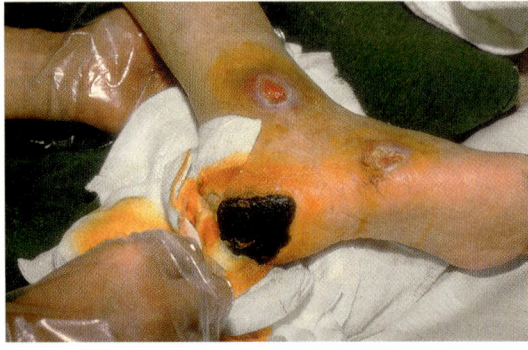

Abb. 12.45: Als Folge der diabetischen Gefäßschäden entwickelt sich häufig eine Angiopathie, hier mit trockener Gangrän der Ferse. Der gleiche Befund kann auch im Rahmen einer peripheren arteriellen Verschlusskrankheit (pAVK ☞ 7.7.2) auftreten. [T195]

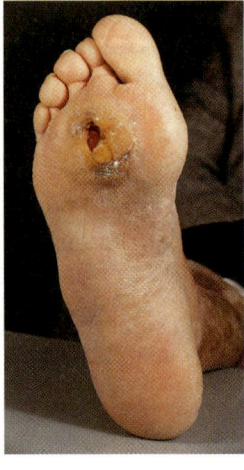

Abb. 12.46: Mal perforans an typischer Stelle am Vorfuß. Viele Diabetiker nehmen infolge einer Neuropathie Schmerzen nicht rechtzeitig oder gar nicht wahr, so dass sich diese z.T. tiefen Geschwüre bilden können. [M108]

(über 200 IE täglich) benötigt, werden Neueinstellungen heutzutage immer mit Humaninsulin vorgenommen. Patienten, die allerdings mit einem Tierinsulin gut zurechtkommen, müssen nicht umgestellt werden.

Altinsulin

In den Anfangszeiten der Insulinbehandlung stand nur **Altinsulin** *(Normalinsulin)* zur Verfügung. Dessen Blutzucker senkende Wirkung setzt nach subkutaner Injektion bereits nach 15 – 30 Minuten ein und erreicht nach ca. 2 Stunden ihren Gipfel. Da die Altinsuline insgesamt nur 4 – 6 Stunden wirken, sind 3 – 4 Injektionen täglich erforderlich. Altinsuline werden in erster Linie bei akuten Stoffwechselentgleisungen und im Rahmen der intensivierten Insulintherapie (☞ unten) eingesetzt.

> ✎ Altinsulin ist das einzige Insulin, das nicht nur subkutan, sondern auch intramuskulär oder intravenös gespritzt werden kann.

Mit den Insulin-Analoga Lispro und Aspart stehen weitere kurz wirksame Insuline zur Verfügung. Da sie ausschließlich im Rahmen einer intensivierten konventionellen Insulintherapie angewandt werden, werden sie dort dargestellt.

	Spezies	Insuline für Einmalspritzen, Bsp. Handelsnamen 1 ml = 40 IE Cave: in der Schweiz auch 1 ml = 100 IE	Verhältnis Alt- zu Intermediär- insulin	Insuline für Injektionshilfen (Pen), Bsp. Handelsnamen 1 ml = 100 IE
Altinsuline (= Normalinsuline) Wirkungsbeginn nach 15 – 30 Min., Wirkungs- höhepunkt nach ca. 2 Std., Wirkdauer ca. 4 – 6 Std.	Human	• Insuman Rapid, Aventis • Huminsulin Normal 40, 100, Lilly • Insulin Actrapid HM, Novo Nordisk • Insulin Velasulin Human, Novo Nordisk		• Insuman Rapid für Opti Pen, Aventis • Huminsulin Normal für Pen, Lilly • Insulin Actrapid HM Penfill, Novo Nordisk
	Schwein	• Insulin Velasulin MC, Novo Nordisk • Insulin S, Aventis		• Insulin Velasulin (MC 100 PP), Novo Nordisk
Intermediärinsuline* Wirkungsbeginn präparatab- hängig nach 30 – 90 Min., Wirkdauer ca. 12 Std.	Human	• Insuman Basal, Aventis • Huminsulin Basal, Lilly • Insulin Insulatard Human, Novo Nordisk • Insulin Protaphan HM, Novo Nordisk • Insulin Monotard HM, Novo Nordisk		• Insuman Basal 100 für Opti Pen, Aventis • Huminsulin Basal für Pen, Lilly • Insulin Protaphan HM Penfill, Novo Nordisk
	Schwein	• Insulin Insulatard, Novo Nordisk • Depot-Insulin S, Aventis		
Langzeitinsuline* Wirkungsbeginn nach 3 – 4 Std., Wirkdauer ca. 24 Std.	Human	• Insulin Ultratard HM, Novo Nordisk		
Mischinsuline* Wirkungsbeginn nach 30 Min., Wirkmaximum und -dauer mischungsabhängig	Human	• Insuman Comb 15, Aventis • Insuman Comb 25, Aventis • Insuman Comb 50, Aventis • Huminsulin Profil II, Profil III, Lilly • Insulin Actraphane HM 10/90, 20/80, 30/70, 40/60, 50/50, Novo Nordisk • Insulin Mixtard 30/70 Human, Novo Nordisk	15/85 25/75 50/50 20/80, 30/70 10/90, 20/80, 30/70, 40/60, 50/50 30/70	• Insuman Comb 15 für Opti Pen, Aventis • Insuman Comb 25 für Opti Pen, Aventis • Insuman Comb 50 für Opti Pen, Aventis • Huminsulin Profil II, III für Pen, Lilly • Insulin Actraphane 10/90 – 50/50 HM Penfill, Novo Nordisk
	Schwein	• Insulin Mixtard 30/70 MC, Novo Nordisk • Komb-Insulin S, Aventis	30/70 33/67	

Tab. 12.47: Marktübersicht über gebräuchliche Insuline (Auswahl). Wirkungsbeginn, -maximum und -dauer sind u.a. von Applikationsart, -ort und -menge abhängig. Alle Angaben sind daher als Anhaltspunkte zu betrachten. Ein Teil der Insuline ist zusätzlich als Fertigspritze erhältlich. *: Intermediär-, Langzeit- und Mischinsuline sind Verzögerungsinsuline (= Depotinsuline).

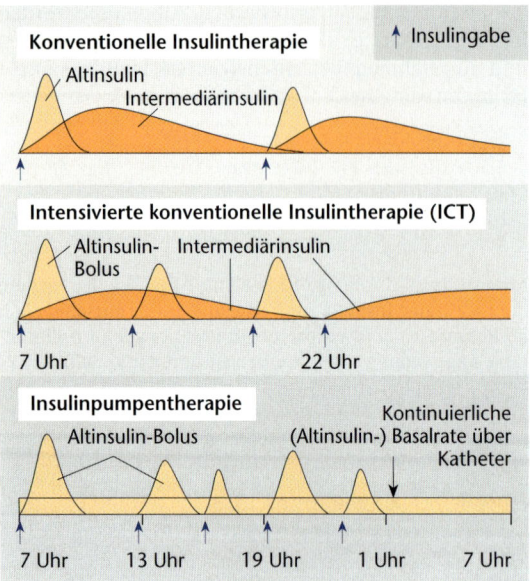

Abb. 12.48: Verschiedene Therapieschemata der Insulintherapie. Die Pfeile bezeichnen die Insulininjektionen, wobei das Mischen von Alt- und Verzögerungsinsulin möglich ist. [A300]

Verzögerungsinsuline

Durch Änderung der physikochemischen Eigenschaften oder durch Bindung an Verzögerungssubstanzen konnte eine Verlängerung der Insulinwirkung erzielt werden (**Verzögerungsinsuline,** *Depotinsuline*):

- **Intermediärinsuline** beginnen nach 30 – 45 Min. zu wirken, erreichen das Maximum ihrer Wirkung nach 4 – 8 Std. und haben eine Wirkdauer von 12 – 18 Std., wobei die Dauer der Insulinwirkung auch von der injizierten Menge abhängt (die Wirkdauer verlängert sich mit steigender Dosis). Sie dienen zur Deckung des basalen Insulinbedarfs und sind Bestandteil von **Mischinsulinen** (☞ unten)

- **Langzeitinsuline** wirken bis zu 28 Std. und werden ebenfalls zur Deckung des Basalbedarfs eingesetzt, zum Beispiel im Rahmen einer intensivierten Insulintherapie. Ihre Wirkung setzt erst 3 – 4 Std. nach der Injektion ein
- **Mischinsuline** bestehen aus einer Mischung aus Alt- und Verzögerungsinsulin und sind in zahlreichen Mischungsverhältnissen erhältlich, um den unterschiedlichen Stoffwechselbedürfnissen Rechnung zu tragen. Ihr Hauptanwendungsgebiet ist die konventionelle Insulintherapie (☞ unten).

Insulindosierung

Alle Insuline werden nach *internationalen Einheiten,* kurz **IE,** dosiert. In Deutschland sind z.Zt. Insuline für Einmalspritzen in den Konzentrationen 40 IE/ml und 100 IE/ml im Handel. Der Patient (sofern er selbstständig spritzt) und das Klinikpersonal müssen darauf achten, dass die zur jeweiligen Insulinkonzentration passende Spritze verwendet wird, da es sonst zu gravierenden Fehldosierungen kommt. Ampullen für Insulin-Pens (☞ unten) und Insulinfertigspritzen (Einmalpens) enthalten immer 100 IE/ml und sind meist durch den Zusatz „100", „Penfill" oder „für Pens" gekennzeichnet. Insulinfertigspritzen werden mit 150 und 300 IE pro Ampulle angeboten.

Insulinlagerung

Der Insulinvorrat wird bei einer Temperatur von +2 – +8 °C aufbewahrt, z.B. im Butter- oder Gemüsefach des Kühlschranks. Tiefkühltemperaturen verträgt das Insulin ebenso wenig wie Hitze (z.B. im Handschuhfach des Autos), weil es dann ausflockt und unwirksam wird. Zu beachten ist das Haltbarkeitsdatum auf der Flasche. Das gerade benutzte Fläschchen kann 3 – 4 Wochen bei Zimmertemperatur gelagert werden (Anbruchdatum auf die Flasche schreiben). Einmal in Gebrauch befindliche Pens dürfen wegen der Gefahr der Luftblasenbildung nicht im Kühlschrank aufbe-

BZ zu hoch	BZ zu tief
Nüchtern: Abendliche Insulindosis zu gering oder Injektionszeitpunkt zu früh am Abend, Spätmahlzeit zu reichlich, nächtliche Hypoglykämie (Somogyi-Effekt, durch 3 Uhr-BZ auszuschließen)	**Nüchtern:** Verzögerungsinsulindosis am Abend zu hoch. Spätmahlzeit zu gering, Alkoholgenuss
Vormittag: Spritz-Ess-Abstand zu kurz, zu viel BE für die gespritzten Insulineinheiten, BE-Zusammensetzung ungünstig (leicht resorbierbare Kohlenhydrate)	**Vormittag:** Frühstück zu gering, Insulin am Morgen zu hoch dosiert, Alkoholgenuss
Nachmittag: Mittags- oder Nachmittagsmahlzeit zu reichlich, morgendliches Verzögerungsinsulin zu gering, Normalinsulin zum Mittag zu gering, Spritz-Ess-Abstand zu kurz	**Nachmittag:** Basalrate zu hoch, Normalinsulin am Mittag zu hoch, Mittags- und/oder Nachmittagsmahlzeit zu gering, Alkoholgenuss
Vor dem Schlafengehen: Abendbrot zu reichlich, Normalinsulin zum Abendbrot zu gering, Spritz-Ess-Abstand zu kurz	**Vor dem Schlafengehen:** Abendbrot zu gering, Normalinsulin zum Abendbrot zu hoch, Alkoholgenuss
Nachts: Spätmahlzeit zu reichlich, Basalrate zu gering	**Nachts:** Spätmahlzeit zu gering, Basalrate zu hoch, Alkoholgenuss
BZ-Niveau insgesamt zu hoch: Unerkannter Infekt, zusätzliche Medikation (z.B. Kortison), Änderung der Essgewohnheiten, weniger körperliche Aktivität, Änderung des Injektionsortes	

Tab. 12.49: Häufige Probleme bei der Blutzucker-Einstellung und deren mögliche Ursachen.

wahrt werden. Auf Reisen gehören Insulin, Spritzbe-steck und Pen in das Handgepäck (je nach Umgebungstemperatur z.B. am Körper tragen oder in einem Thermosbehälter transportieren).

Therapieschemata der Insulintherapie

Bei der Insulintherapie gibt es verschiedene Therapieschemata: die konventionelle Insulintherapie, die intensivierte konventionelle Insulintherapie und die Insulinpumpentherapie.

Unabhängig von der Art der Insulintherapie gilt:
- Die Insulintherapie ist im Grunde genommen unphysiologisch, da die Mahlzeit von der Insulininjektion abhängt und dieser zeitlich nach einem von der Art des Insulins bestimmten **Spritz-Ess-Abstand** nachfolgt (und nicht umgekehrt). Nur bei Insulin Lispro muss kein Spritz-Ess-Abstand eingehalten werden
- Es besteht Hypoglykämiegefahr
- 1 IE Normalinsulin senkt den BZ um etwa 30 mg/dl (je nach Insulinempfindlichkeit)
- Die Insulintherapie erfordert eine Diabetes-Diät
- Bei besonderen Belastungen (z.B. geänderter Tagesablauf, Sporturlaub, Operation) ist eine Anpassung der Insulindosis erforderlich
- Alle Lösungen, die Verzögerungsinsuline enthalten, müssen vor dem Aufziehen bzw. Spritzen durchmischt werden (Flaschen rollen, Pen kippen).

Konventionelle Insulintherapie

Bei der **konventionellen Insulintherapie** *(CT)* wird vor dem Frühstück und eventuell vor dem Abendessen ein Mischinsulin injiziert. Meist werden morgens zwei Drittel und abends ein Drittel der Gesamtdosis gespritzt. Der Vorteil besteht darin, dass nur ein bis zwei Injektionen am Tag nötig sind, die auch von einem ambulanten Pflegedienst verabreicht werden

können, falls der Patient die Injektionen nicht selbst durchführt. Von Nachteil ist, dass Tages- und Essensablauf des Patienten völlig an das Wirkprofil des Insulins angepasst werden müssen. Das Auslassen oder Hinauszögern von Mahlzeiten birgt die Gefahr einer Hypoglykämie.

Die konventionelle Insulintherapie wird hauptsächlich bei Typ-2-Diabetikern eingesetzt.

> 🖐 Beim Typ-1-Diabetiker ist die konventionelle Insulintherapie eher als Notlösung anzusehen, wenn der Patient zu mehrfach täglichen Blutzuckermessungen und Insulininjektionen nicht fähig oder bereit ist.

Intensivierte konventionelle Insulintherapie

Bei der **intensivierten konventionellen Insulintherapie** *(ICT)* nach dem **Basis-Bolus-Konzept** spritzt der Patient zur Deckung des Basalbedarfs je nach Notwendigkeit abends oder morgens und abends ein Verzögerungsinsulin (40 % – 50 % des Gesamttagesbedarfs = **Basalrate**). Zusätzlich ist 15 – 20 Minuten vor den Hauptmahlzeiten die Gabe von Altinsulin **(Mahlzeitenbolus)** erforderlich, dessen Menge sich nach dem unmittelbar zuvor bestimmten aktuellen Blutzuckerwert und dem Kohlenhydratgehalt (☞ 12.7.10) der vorgesehenen Mahlzeit richtet.

Pro Broteinheit sind dabei morgens mehr Insulineinheiten erforderlich als mittags und abends. Vor den Zwischenmahlzeiten ist keine Insulininjektion erforderlich, sofern sie 1 BE nicht überschreiten.

Richtwerte ☞ Tab. 12.50

Vorteil dieser Therapieform ist eine größere Flexibilität des Diabetikers hinsichtlich Zeitpunkt und Menge der Kohlenhydratzufuhr. Durch die häufigen, an die

Insulintagesbedarf	Kinder	1,0 IE/kg KG, davon ca. 35 % Basalrate
	Jugendliche	0,7 – 0,8 IE/kg KG, davon ca. 45 % Basalrate
	Erwachsene	0,5 – 0,7 IE/kg KG, davon ca. 50 % Basalrate
Bolus zu den Mahlzeiten	Morgens	1,5 – 2 IE/BE
	Mittags	1 – 1,5 IE/BE
	Abends	1,5 IE/BE
Zielbereich Blutzucker	Nüchtern	80 – 120 mg/dl
	60 min pp*	< 140 mg/dl
	120 min pp*	< 120 mg/dl
Zielbereich HbA₁	Gute Einstellung < 8,5 %, Schwangere < 7 %	
Korrekturmöglichkeiten	• 1 IE Normalinsulin senkt den Blutzucker am Tag um ca. 30 mg/dl, in der Nacht um ca. 50 mg/dl • 1 BE hebt den Blutzucker um 50 – 80 mg/dl (entspricht 2 Plättchen Dextro Energen® oder 100 ml Fruchtsaft)	

* pp = postprandial (nach dem Essen)

Tab. 12.50: Richtwerte für die intensivierte konventionelle Insulintherapie (ICT). Sie geben einen Anhaltspunkt zu Beginn der Therapie und müssen individuell korrigiert werden.

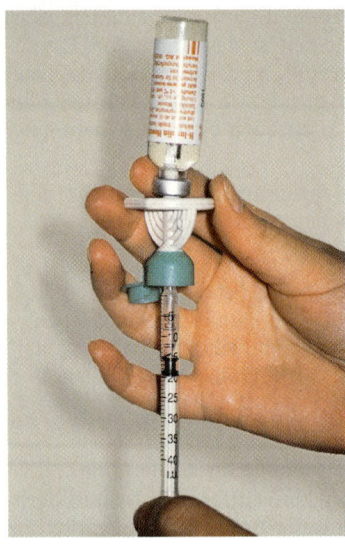

Abb. 12.51: Aufziehen von Insulin in eine Insulinspritze. [M161]

Nahrungsaufnahme und den aktuellen Blutzucker angepassten Injektionen gelingt in aller Regel eine bessere Stoffwechseleinstellung.

Nachteilig ist, dass der Patient vor jeder Mahlzeit den Blutzucker messen und entsprechend Insulin spritzen muss. Die Berechnung der jeweils notwendigen Insulindosis und die Korrektur von Blutzuckerschwankungen können nur von gut geschulten Patienten selbstständig durchgeführt werden.

Insulin Lispro. Seit 1996 steht mit dem gentechnisch hergestellten Analog-Insulin Lispro (Humalog®) ein weiteres kurz wirksames Insulin zur Verfügung. Im Vergleich zum menschlichen Insulin sind an einer Aminosäurenkette zwei Aminosäuren vertauscht (statt Prolin-Lysin nun Lysin-Prolin, deshalb „Lispro"). Dadurch verändert sich die räumliche Struk-

tur des Insulins; nach subkutaner Gabe wird Insulin Lispro schneller resorbiert als herkömmliches Altinsulin, das im Gewebe zunächst Sechsergruppen bildet, die nur langsam zu einzelnen Molekülen zerfallen. Die Wirkung beginnt bereits nach 10 – 15 Minuten, die Maximalwirkung wird bereits nach einer statt bisher zwei Stunden erreicht, nach 2 – 3 (statt 4 – 6) Stunden ist die Wirkung abgeklungen. Außerdem ist die Maximalkonzentration im Blut nach Insulin Lispro etwa doppelt so hoch wie die nach Gabe einer gleichen Dosis Altinsulin. Insulin Lispro wird bisher nur im Rahmen einer intensivierten konventionellen Insulintherapie oder – seltener – einer Insulinpumpentherapie angewendet. Durch die schnelle Wirksamkeit ist kein Spritz-Ess-Abstand mehr erforderlich, durch die hohe Freisetzungsrate steigt der Blutzucker nach dem Essen nicht so stark an. Da die Wirkung des Analog-Insulins bereits nach 2 – 3 Stunden wieder abgeklungen ist, sind späte Hypoglykämien nach dem Essen seltener. Aus dem gleichen Grund sind Zwischenmahlzeiten nicht mehr erforderlich; möchte der Diabetiker doch eine Zwischenmahlzeit einnehmen, muss meist nochmals Insulin gespritzt werden. Mischung mit Verzögerungsinsulinen ist möglich (Herstellerangaben beachten). Bei Benutzung von Insulin Lispro muss zweimal täglich Verzögerungsinsulin gespritzt werden, da die blutzuckersenkende Wirkung des Altinsulins zwischen den Mahlzeiten wegfällt. Möglicherweise muss auch die Dosis des Verzögerungsinsulins um 10 – 15 % erhöht werden. Insgesamt ermöglicht Insulin Lispro eine etwas flexiblere Lebensführung. Ob die Langzeiteinstellung sich verbessert und ob Langzeitkomplikationen auftreten, bleibt noch abzuwarten. Als weiteres kurz wirksames Analog-Insulin mit ähnlichen Wirkeigenschaften ist seit kurzem Insulin Aspart (NovoRapid®) verfügbar.

Insulinpumpentherapie

Die **Insulinpumpentherapie** *(CSII = kontinuierliche, engl. continuous, subkutane Insulininfusion)* kommt in Betracht, wenn mit der Injektionstherapie keine ausreichend guten Ergebnisse zu erzielen sind oder wenn eine besonders strenge Stoffwechselein-

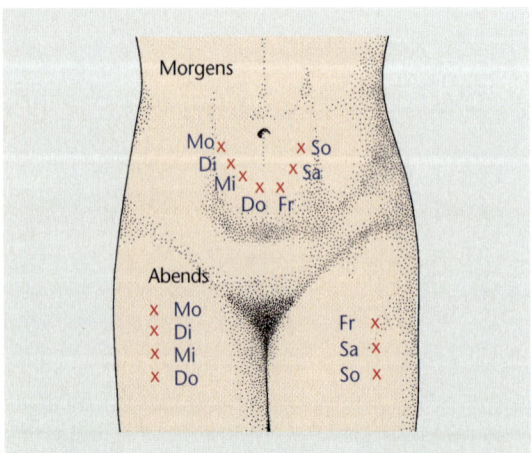

Abb. 12.52: Beispiel für einen Spritzenkalender für die Insulininjektion (zwei Injektionen täglich). Bevorzugte Bereiche sind das Unterhautfettgewebe des Bauches und des Oberschenkels, weil der Patient sie bei der Selbstinjektion gut erreicht. [A300-190]

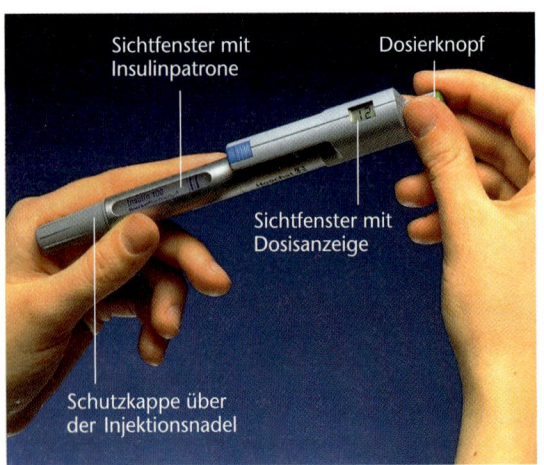

Abb. 12.53: Dosierung der Insulineinheiten im Pen. Mit dem Dosierknopf lassen sich je nach Ausführung die Einheiten in verschieden großen Schritten einstellen und im Sichtfenster kontrollieren. [U135]

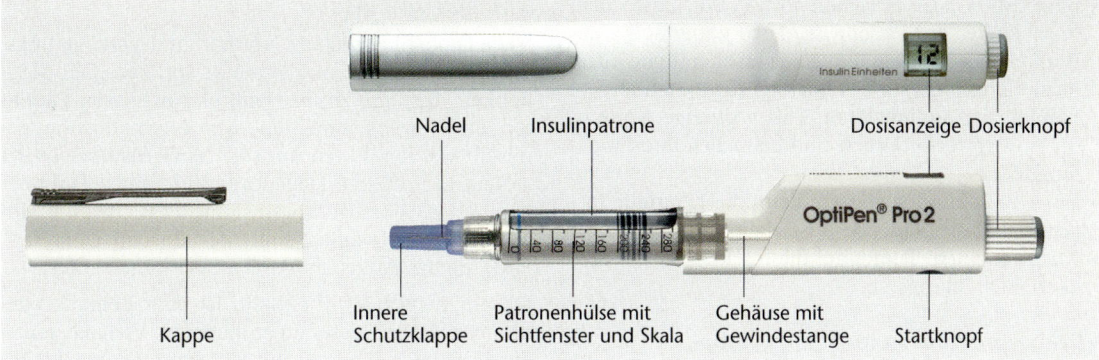

Nadel · Insulinpatrone · Dosisanzeige · Dosierknopf

OptiPen® Pro 2

Insulin Einheiten

Kappe · Innere Schutzklappe · Patronenhülse mit Sichtfenster und Skala · Gehäuse mit Gewindestange · Startknopf

Abb. 12.54: Insulinpens, zerlegt in seine Einzelteile. Der Pen erlaubt eine exakte und schnelle Insulingabe, bei der das Aufziehen des Insulins nicht mehr nötig ist. Im Pen liegt eine Insulinpatrone, die je nach Modell 100 – 300 Einheiten Insulin enthält. Man stellt die gewünschte Insulinmenge in Einheiten ein. Durch Knopfdruck wird die vorgegebene Insulinmenge gespritzt. Die Nadel kann bedenkenlos mehrfach benutzt werden. [U117]

stellung nötig ist (diabetische Neuropathie, vor und während einer Schwangerschaft). Sie ist der intensivierten konventionellen Insulintherapie insofern ähnlich, als auch hier das Basis-Bolus-Prinzip Anwendung findet. Über eine in der Bauchdecke subkutan liegende Katheternadel wird mittels einer Pumpe, die außerhalb des Körpers getragen wird, kurz wirksames Insulin appliziert. Zur Deckung des basalen Insulinbedarfs wird kontinuierlich eine geringe Menge Insulin zugeführt (Basalrate). Zusätzlich kann der Patient vor den Mahlzeiten einen Insulinbolus abrufen, der abhängig vom aktuellen Blutzucker und der geplanten Kohlenhydratzufuhr vom Patienten berechnet wird (Mahlzeitenbolus).

Ausblick der Insulintherapie

Ziel der Forschungen in der Insulintherapie ist ein **künstliches endokrines Pankreas,** bei dem im Sinne eines *geschlossenen Systems* eine adäquate Insulinabgabe in Abhängigkeit vom automatisch gemessenen Blutzucker erfolgt. Tragbare Geräte dieser Art gibt es heute noch nicht. Auch die **Pankreastransplantation** ist noch nicht so weit entwickelt, dass sie für einen nennenswerten Teil der Diabetiker eine Alternative darstellen würde. **Inhalierbare Insuline** befinden sich zurzeit ebenfalls in der Entwicklung, wobei noch viele Fragen ungeklärt sind (Notwendigkeit einer exakten Dosierung und Resorption des Insulins, Langzeitnebenwirkungen).

Derzeitiges Optimum ist die intensivierte Insulintherapie oder die Insulinpumpentherapie.

Durchführung der Insulininjektion

Insulin wird, abgesehen von der intravenösen Injektion durch den Arzt, immer *subkutan* gespritzt. Mögliche Injektionsorte für die subkutane Injektion zeigt Abb. 12.52. Dabei sind die Injektionsstellen systematisch zu wechseln, um Schädigungen des Unterhautfettgewebes zu vermeiden. Diese sind nicht nur kos-

metisch störend, sondern vermindern auch die Insulinresorption. Eine Hautdesinfektion vor der Injektion sollte im Krankenhaus erfolgen, ist ansonsten aber bei der selbstständigen Injektion durch den Patienten zu Hause bei Einhaltung der üblichen Maßnahmen der Körperhygiene nicht erforderlich. Ob eine Insulinspritze oder eine Injektionshilfe (Pen, Einmalpen) benutzt wird, ist Geschmackssache. Pen-Benutzer sollten aber für den Fall eines Defekts Einmalspritzen sowie passendes Insulin zu Hause haben und damit auch umgehen können.

Die richtige Technik der Insulininjektion: Schritt für Schritt

- Verzögerungsinsulin vor dem Aufziehen durch mehrfaches Kippen (Pen) oder Rollen (Flaschen, Ampullen) durchmischen. Es sieht dann trüb aus. Nicht schütteln, da dies zur Schaumbildung und Schädigung des Insulins führt
- So viel Luft in die Spritze aufziehen, wie Insulin aus der Ampulle entnommen werden soll
- Gummistopfen desinfizieren
- Die Luft in die stehende Insulinampulle spritzen
- Insulinampulle kippen und Insulin aufziehen, zu viel aufgezogenes Insulin in die Ampulle zurückspritzen
- An der geplanten Injektionsstelle eine Hautfalte abheben

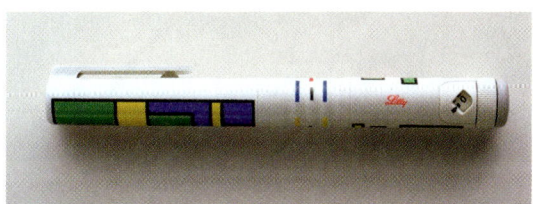

Abb. 12.55: Für Kinder und Jugendliche gibt es auch bunte, weniger „medizinisch" aussehende Insulinpens. [U126]

- In einem Winkel zwischen 45 und 90° einstechen. Je schlanker der Patient ist, desto näher sollte der Winkel bei 45° liegen, um eine versehentliche intramuskuläre Injektion des Insulins zu vermeiden
- Insulin langsam injizieren. Eine vorherige Aspiration ist nicht erforderlich und beim Pen auch nicht möglich
- Etwa 10 Sekunden warten, dann die Hautfalte loslassen und die Nadel herausziehen
- Kurz mit einem Tupfer auf die Injektionsstelle drücken, nicht massieren.

Wirkbeginn und -dauer des Insulins

Wie schnell und wie lange das gespritzte Insulin wirkt, hängt von mehreren Faktoren ab:
- Bei einer Injektion in den Bauch wird Insulin schneller resorbiert als am Oberschenkel. Deshalb sollte das Insulin nicht planlos, sondern nach einem festen Muster gespritzt werden (☞ Abb.12.52). Es ist sinnvoll, das Insulin morgens und vor den Hauptmahlzeiten in den Bauch, abends in den Oberschenkel zu injizieren *(Etagenprinzip)*. Zum Nabel sollte ein Abstand von etwa 2 cm eingehalten werden, am Oberschenkel wird mindestens eine Handbreit oberhalb des Kniegelenks gespritzt
- Die Injektion in den Oberarm (nur Außenseite) ist problematisch, da der Patient bei der Selbstinjektion diese Körperstelle schlecht nutzen kann und eine versehentliche i.m.-Injektion relativ häufig ist. Manche Diabetiker spritzen aber ihr Normalinsulin bei hohem Blutzucker absichtlich i.m., um eine schnellere Wirkung zu erzielen
- Nach Reiben der Injektionsstelle, Wärme (warmes Baden, Saunabesuch) oder Muskelarbeit tritt die Insulinwirkung schneller ein
- Je höher die Insulindosis (bei gleichem Präparat), desto länger wirkt das Insulin (nicht bei Insulin Lispro).

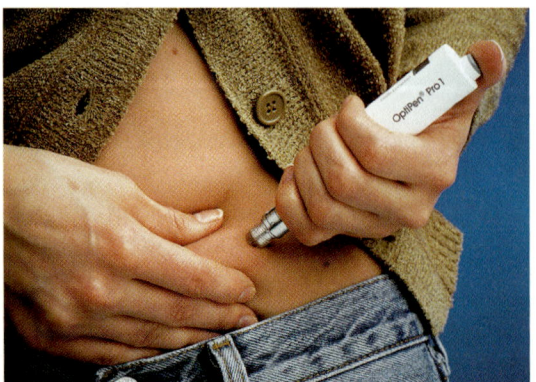

Abb. 12.56: Die Patientin injiziert selbst das Insulin in eine Bauchfalte, hier mit einem Insulinpen. Die Einstichstelle sollte möglichst nach einem festen Plan gewechselt werden, um die Subkutis zu schonen. [U135]

Mischen von Insulin

Viele Diabetiker müssen Normal- und Verzögerungsinsulin zum gleichen Zeitpunkt spritzen. Die Möglichkeit, Insuline zu mischen, erspart diesen Patienten eine zweite Injektion. Mit Normalinsulin gemischt werden dürfen nur sog. *NPH-Insuline* (NPH = Neutral-Protamin-Hagedorn), auf keinen Fall aber zinkhaltige Verzögerungsinsuline (z.B. Insulin Monotard® HM, Insulin Semilente®, Insulin Ultratard® HM), da das Altinsulin dann an Wirkung verliert.

Ob ein Insulin Zink enthält, ist dem Beipackzettel und der „Roten Liste" zu entnehmen. Vielfach geben die Hersteller auch an, mit welchen anderen Insulinen das jeweilige Insulin gemischt werden kann.

Zuerst zieht der Patient die benötigten Einheiten Normalinsulin auf, im Anschluss daran das Verzögerungsinsulin (nicht umgekehrt).

> ⚠ **Vorsicht!**
> Um eine Vermischung der Insuline in den Stechampullen zu vermeiden, dürfen zu viel aufgezogene Insulineinheiten oder Luftblasen auf gar keinen Fall in die Ampulle zurückgespritzt werden, sondern müssen verworfen werden.

12.7.8 Orale medikamentöse Therapie des Diabetes mellitus

Eine orale medikamentöse Therapie ist bei den Typ-2-Diabetikern angezeigt, deren Stoffwechsel mit Diät, Gewichtsabnahme und regelmäßiger Bewegung nicht befriedigend eingestellt werden kann. Voraussetzung für die orale Behandlung des Diabetes mellitus ist, dass die Bauchspeicheldrüse noch Insulin produziert.

Hemmstoffe der Kohlenhydratresorption

Eine Möglichkeit der oralen Diabetesbehandlung sind Arzneimittel, welche die Kohlenhydratresorption im Magen-Darm-Trakt hemmen und so zu einer Glättung der Blutzuckerspitzen nach den Mahlzeiten führen. Sie können prinzipiell bei beiden Diabetes-Typen eingesetzt werden, ihr Hauptanwendungsgebiet ist aber der Diabetes mellitus Typ 2. Häufig verwendet wird der **Enzymhemmer** Acarbose (Glucobay®), ein Hemmstoff der Kohlenhydrate spaltenden Darmenzyme. Blähungen und Völlegefühl sind häufige Nebenwirkungen und Folge der nicht resorbierten Kohlenhydrate im Dickdarm. Sie können aber durch eine einschleichende Dosierung vermindert werden. Diese Präparatgruppe hat den Vorteil, dass sie bei alleiniger Gabe keine Hypoglykämien hervorrufen kann.

Biguanide

Biguanide sind insbesondere bei stark adipösen Patienten unter 65 Jahren angezeigt. Von den Biguaniden ist in Deutschland nur Metformin (z.B. Glucophage®) im Handel. In der Vergangenheit war es während Therapien mit Biguaniden zu lebensgefährlichen Stoffwechselentgleisungen in Form einer **Laktatazidose** (metabolische Azidose durch erhöhten Milchsäurespiegel im Blut) gekommen. Heute wird diese Gefahr jedoch bei Beachtung der Gegenanzeigen als gering eingeschätzt. Metformin wirkt über eine Reduktion der Glukoseresorption, Hemmung der Glukoseneubildung in der Leber und Verstärkung der peripheren Insulinwirkung. Da die Insulinsekretion nicht gesteigert wird, verursacht es keine Hypoglykämien. Positiv ist außerdem, dass Metformin den Appetit hemmt. Die häufigsten Nebenwirkungen sind Magen-Darm-Beschwerden und Blutbildveränderungen.

Sulfonylharnstoffe

Am häufigsten werden **Sulfonylharnstoffe,** z.B. Glibornurid (Glutril®), Gliquidon (Glurenorm®) oder das stark wirksame Glibenclamid (Euglucon®), eingesetzt. Für Laien sind Sulfonylharnstoffe die „Zuckertablette" schlechthin. Sie stimulieren die Insulinsekretion der Bauchspeicheldrüse und wirken so Blutzucker senkend.

Aus pathogenetischem Blickwinkel betrachtet, sind Sulfonylharnstoffe allerdings eher ungünstig: Sie verstärken die Hyperinsulinämie des Typ-2-Diabetikers und erschweren aufgrund der Insulinwirkungen die notwendige Gewichtsreduktion („Insulinmast").

Ein neueres Präparat ist Glimepirid (Amaryl®), das nur einmal täglich gegeben wird. Glimepirid fördert nicht nur die Insulinsekretion, sondern wirkt zusätzlich durch eine Hemmung der Glukoseneubildung in der Leber und Verbesserung der Insulinempfindlichkeit der Zielzellen Blutzucker senkend.

Sulfonylharnstoffe werden am besten eine halbe Stunde vor den Mahlzeiten eingenommen. Häufigste Nebenwirkung sind Hypoglykämien, die aufgrund der langen Wirkdauer vor allem bei dem häufig verordneten Glibenclamid gefährlich sind. Glimepirid scheint seltener zu Hypoglykämien zu führen.

Weitere Nebenwirkungen der Sulfonylharnstoffe bestehen in Magen-Darm-Beschwerden (Übelkeit, Erbrechen) und allergischen Hautreaktionen. Eine Kombination mit Insulin ist möglich und kann beim fortgeschrittenen Diabetes mellitus Typ 2 praktiziert werden.

> In Deutschland werden Sulfonylharnstoffe meist zu früh im Krankheitsverlauf verordnet und ersetzen dann häufig die erforderliche Ernährungsumstellung und Gewichtsreduktion.

Weitere orale Antidiabetika

In den letzten Jahren wurden zwei neue Substanzgruppen von oralen Antidiabetika entwickelt, deren endgültiger Stellenwert aufgrund der noch ausstehenden Langzeiterfahrungen noch nicht abgeschätzt werden kann.

Prandiale Glukoseregulatoren

Prandiale Glukoseregulatoren steigern die Insulinfreisetzung aus der Bauchspeicheldrüse *in Abhängigkeit* vom Blutglukosespiegel. Bisher ist als einzige Substanz Repaglinid (NovoNorm®) zugelassen. Es wird zu Beginn einer Mahlzeit eingenommen (die maximale Wirkung ist nach 45 Minuten erreicht). Da die Wirkung auch schnell wieder nachlässt, ist die Hypoglykämiegefahr geringer als bei Sulfonylharnstoffen. Prandiale Glukoseregulatoren sollen die Flexibilität des Typ-2-Diabetikers bei der Nahrungsaufnahme erhöhen. Eine Kombination z.B. mit Metformin ist möglich, nicht jedoch mit Sulfonylharnstoffen.

Insulinsensitizer

Insulinsensitizer sollen die Gewebe für die Insulinwirkung empfindlicher machen, d.h. die Insulinresistenz des Typ-2-Diabetikers bessern. Der Fettstoffwechsel soll ebenfalls positiv beeinflusst werden. Diesen erwünschten Nebenwirkungen stehen als wichtigste Nebenwirkungen eine Gewichtszunahme, Leberschäden, eine Anämie und Ödeme – vor allem der Beine – gegenüber. Als erstes *Glitazon*, wie die Stoffgruppe genannt wird, ist in Deutschland Mitte 2000 Rosiglitazon (Avandia®) für die Kombinationstherapie mit Sulfonylharnstoffen oder dem Biguanid Metformin bei nicht ausreichender Wirkung derselben zugelassen worden. Ein weiteres Glitazon ist das noch nicht zugelassene Pioglitazon.

12.7.9 **Pflege des Patienten mit Diabetes mellitus**

Viele Diabetiker in der Inneren Medizin haben bereits langjährige Erfahrung mit ihrer Erkrankung gesammelt und sind zum Teil sehr gut geschult. Sie sind über die akuten und langfristigen Komplikationen ihrer Erkrankung informiert, kennen die therapeutischen Möglichkeiten und wissen ganz genau, wie ihr Körper z.B. bei Stress reagiert. Pflege bedeutet hier vor allem, den Patienten in seinem gewohnten Umgang mit der Erkrankung zu unterstützen, als gleichberechtigten Partner in der Behandlung seiner Erkrankung ernst zu nehmen und seine Selbstständigkeit so weit wie möglich zu erhalten.

Hingegen sind bei Erstdiagnose eines Diabetes – neben der Beobachtung auf die Warnzeichen einer Stoffwechselentgleisung – die Unterstützung des Patienten in der Auseinandersetzung mit der Erkrankung sowie die Information und Schulung des Patienten von herausragender Bedeutung.

Sowohl Typ-1- als auch Typ-2-Diabetiker sehen sich mit einer chronischen Erkrankung konfrontiert, mit der sie ihr Leben lang werden leben müssen und die

Konsequenzen für ihr gesamtes Leben hat, für Familie, Beruf und Freizeit. Für viele Patienten bedeutet das Bewusstwerden dieser weit reichenden Konsequenzen einen großen Schock. Die Pflegenden versuchen in solchen Momenten, auf die Bedürfnisse des Patienten einzugehen, sein Interesse an Information zu erfüllen, aber auch einen zeitweisen Rückzug zu akzeptieren. Vielen Patienten helfen Kontakte zu anderen Betroffenen, die gelernt haben, mit der Krankheit umzugehen. Bei manchen Patienten ist es hilfreich, einen Seelsorger oder Psychologen hinzuzuziehen.

Auch wenn sich die Schulung eines Typ-1-Diabetikers von der eines Typ-2-Diabetikers in Details unterscheidet, ist sie fast immer sehr komplex und findet im therapeutischen Team aus Ärzten, Diätassistentinnen, Pflegenden oder speziell ausgebildeten Diabetesberatern statt. Ebenso wichtig wie (wiederholte) detaillierte Informationen ist es dabei, dem Patienten zu verdeutlichen, dass er seiner Krankheit nicht hilflos ausgeliefert ist: Durch einen verantwortlichen Umgang, sei es durch Einhalten der Ernährungsrichtlinien oder durch eine aufmerksame Körperpflege, kann er direkten Einfluss auf seine Krankheit nehmen und Komplikationen vermeiden.

☞ Sich bewegen

In aller Regel ist die Mobilität der Diabetiker erst beim Eintreten von Spätkomplikationen (☞ 12.7.6) eingeschränkt. Bis dahin steht bei vielen Patienten die Frage im Vordergrund, ob und welcher Sport erlaubt ist und welche Konsequenzen der Sport für die Arzneimittel und die Nahrungszufuhr hat.

Jeder Diabetiker sollte regelmäßig Sport treiben. Besonders geeignet sind Rad fahren, Laufen, Spazieren gehen und auch viele Mannschaftssportarten. Wegen der immer bestehenden Gefahr einer Hypoglykämie sind die Sportarten nicht geeignet, die in Einsamkeit ausgeübt werden (Kletterpartien in den Bergen ohne Begleitung), nicht unterbrochen werden können (tagelanges Segeln) oder mit einer hohen Selbst- und Fremdgefährdung einhergehen (Fallschirmspringen).

Bewegung wirkt Blutzucker senkend. Je stärker die körperliche Belastung ist, desto mehr sinkt der Blutzucker. Ältere Typ-2-Diabetiker, die nachmittags eine Stunde spazieren gehen und mit ihrem Blutzucker ohnehin eher hoch liegen, brauchen keine Angst vor einer Unterzuckerung zu haben. Ansonsten sind Diabetiker aber beim Sport grundsätzlich hypoglykämiegefährdet.

Nur durch häufige Blutzuckerselbstkontrollen vor, während und nach der körperlichen Belastung – Sport wirkt bis zu 24 Stunden „nach" – kann der Diabetiker herausfinden, wie sein Blutzucker beeinflusst wird, und sich entsprechend darauf einstellen:

- Im Rahmen von *kurzzeitigen Belastungen* genügt meist eine zusätzliche Kohlenhydratzufuhr (Sport-BE) zur Vermeidung einer Hypoglykämie

- Bei *länger andauernden Belastungen* (z.B. Radtour) ist in der Regel eine vorherige Reduktion der Insulindosis erforderlich, um Hypoglykämien vorzubeugen. Durch zusätzliche Kohlenhydratzufuhr werden auch hier niedrige Blutzuckerwerte ausgeglichen. Eine Reduktion der Insulinmenge kann selbst nach Beendigung der Belastung noch erforderlich sein. Blutzuckermessungen sind beim Sport also immer unumgänglich.

Andererseits kann Sport aber bei bestehendem Insulinmangel (also hohen Blutzuckerwerten) zu einem Blutzuckeranstieg mit Ketoazidosegefahr führen, da Glukose aus der Leber freigesetzt wird, diese aber nicht in die Muskulatur aufgenommen werden kann.

⬚ Sich waschen und kleiden

> ☑ Diabetiker sind stark infektionsgefährdet. Mitursache ist ein zuckerhaltiges Haut- und Schleimhautmilieu, das die Keimbesiedlung begünstigt.

Sorgfältige Körperpflege und das Beachten der Hygienemaßnahmen beugt *Candidosen* (Hefepilzinfektionen ☞ 17.9.3) und bakteriellen Hautinfektionen vor. Sofern der Patient auf die Unterstützung der Pflegenden angewiesen ist, führen diese die Körperpflege durch. Versorgt sich der Patient (weitgehend) selbst, informieren die Pflegenden ihn über die geeignete Körperpflege.

Zum Waschen eignen sich rückfettende Seifen, wobei nicht an jedem Tag der ganze Körper eingeseift werden sollte; dies trocknet die Haut nur unnötig aus (Hautrisse sind Infektionspforten). Nach dem Waschen sollte die Haut gut abgetrocknet (Hautfalten!) und eingecremt werden. Auch Trockenbürstenmassagen vor der morgendlichen Körperpflege sind empfehlenswert. Besondere Aufmerksamkeit verdient die *Fußpflege*.

Die Kleidung sollte atmungsaktiv sein und nicht zu eng am Körper anliegen, damit sich keine unbelüfteten und feuchten Kammern bilden können (Feuchtigkeit begünstigt die Entstehung von Hautpilz).

Fußpflege des Diabetikers

Viele Diabetiker haben diabetische Folgeschäden an den Füßen. Da diese sehr häufig sind und durch ihre Komplikationen gefährlich werden können, kommt der Fußpflege des Diabetikers besondere Bedeutung zu:

- Die Füße täglich mit körperwarmem Wasser (Thermometer benutzen) und einer rückfettenden Seife waschen. Die Dauer des Bades sollte drei Minuten nicht überschreiten. Danach die Füße und besonders die Zehenzwischenräume gut abtrocknen. Bei trockener, rissiger Haut die Füße (aber *nicht* die Ze-

henzwischenräume) mit einer reinen Fettcreme eincremen
- Bei der täglichen Reinigung die Füße (vor allem Zehen und Ferse) genau auf Druckstellen, Hornhaut, Blasen, Rötungen und Verletzungen inspizieren, da diese eine ärztliche Kontrolle erfordern. Zum Betrachten der Fußsohle leistet ein kleiner Spiegel oft große Hilfe. Evtl. muss auch ein Angehöriger die Fußinspektion übernehmen
- Die Zehennägel gerade und nur mit einer kleinen Abrundung an den Ecken feilen. Hühneraugen und Hornhaut nur mit einem Bimsstein entfernen. Keine scharfen Werkzeuge verwenden (Verletzungsgefahr). Bei eingewachsenen Nägeln muss ein medizinischer Fußpfleger die Fußpflege übernehmen
- Auch kleinste Verletzungen an den Füßen desinfizieren und (ärztlich) beobachten lassen, da Entzündungen und Nekrosen drohen (☞ auch 12.7.6). Nicht barfuß gehen, um Verletzungen vorzubeugen
- Wegen der häufigen Sensibilitätsstörungen bei kalten Füßen keine Wärmflaschen und kein Heizkissen benutzen (Verbrennungsgefahr). Besser ist z.B. das Tragen von dicken Wollsocken
- Schuhe innen regelmäßig auf Falten, eingetretene Nägel oder erhabene Nähte kontrollieren, damit diese nicht unbemerkt zu Druckstellen oder Verletzungen und in der Folge zu ernsteren Schäden führen. Manchmal sind speziell angepasste Schuhe zur Druckentlastung erforderlich.

Körpertemperatur regulieren

Hat ein Diabetiker Fieber, muss die Ursache schnell geklärt werden, weil es im Rahmen einer Infektion, insbesondere bei Diabetes mellitus Typ 1, rasch zu einer hyperglykämisch-azidotischen Stoffwechselentgleisung kommen kann. Die Pflegenden kontrollieren daher die Körpertemperatur des Patienten täglich und informieren ihn, nach Entlassung aus der Klinik jedes Fieber ernst zu nehmen und im Zweifelsfall den Hausarzt aufzusuchen.

> **⚠ Vorsicht!**
> **Diabetiker mit fieberhaftem Infekt**
> Bei älteren, vor allem allein stehenden Diabetikern kann bei fieberhaften Infekten wegen der Gefahr einer Stoffwechselentgleisung eine Krankenhauseinweisung erforderlich sein. In der ambulanten Pflege sollte bei Diabetikern mit scheinbar harmlosen Infekten stets der Blutzucker gemessen und der Besuch des Hausarztes angefordert werden.

Essen und trinken

Das Thema „Ernährung bei Diabetes" ist sehr komplex (☞ ausführlich 12.7.10). Erwähnenswert ist das gehäufte Auftreten von Verhaltensstörungen (z.B. Bu-

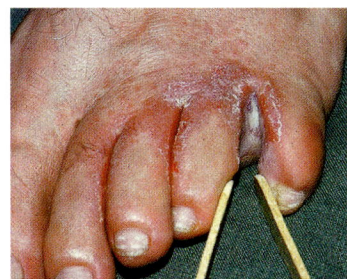

Abb. 12.57: Mykose bei Diabetes. [M123]

limie ☞ 12.8.3) bei Typ-1-Diabetikern, deren Krankheit vor dem 10. Lebensjahr begann. Ursächlich diskutiert werden die vielen Verbote (z.B. Süßigkeiten) und der durch die Erkrankung bedingte Esszwang zu bestimmten Tageszeiten, durch den das natürliche Ess- und Sättigungsverhalten häufig verloren geht.

Ausscheiden

Diese ATL spielt eine große Rolle bei der Diagnose eines Diabetes mellitus, da dieser sich häufig zuerst durch eine erhöhte Urin- und Trinkmenge äußert. Später sind eine erhöhte Urinmenge und starker Durst immer als Hinweis auf hohe Blutzuckerspiegel zu werten (☞ 12.7.2).

Bei Diabetikern und insbesondere bei einer *Glukosurie* ist das Risiko eines Harnwegsinfekts deutlich erhöht. Daher klären Pflegende die Patienten unbedingt über die Zeichen einer Blasen- (☞ 11.7.2) oder Nierenbeckenentzündung (☞ 11.7.3) auf. Im Rahmen einer diabetischen Polyneuropathie können Blasenentleerungsstörungen mit *Restharnbildung* die Infektgefahr weiter erhöhen. Nicht selten hilft hier ein Blasentraining weiter. Außerdem können die Beschwerden einer Reizblase auftreten.

Die Neuropathie kann ebenfalls verantwortlich für Phasen von (nächtlichen) Durchfällen im Wechsel mit einer Obstipation sein. Die damit verbundene unterschiedliche Nahrungsresorption erschwert die Stoffwechseleinstellung.

Ruhen und schlafen

Bei Patienten mit einer diabetischen Polyneuropathie (☞ 12.7.6) können die Missempfindungen nachts so stark werden, dass sie die Bettdecke als geradezu schmerzhaft schwer empfinden. Dann hilft es, einen Deckenheber (auch „Tunnel" oder „Bahnhof" genannt) ins Bett zu legen. Bei infizierten Wunden oder einer Gangrän wird der Fuß hoch gelagert und ruhig gestellt, jedoch nur, wenn keine periphere arterielle Verschlusskrankheit (*pAVK* ☞ 7.7.2) vorliegt.

Diabetiker haben die gleichen Ruh- und Schlafzeiten wie Nicht-Diabetiker. Probleme bereiten aber die nächtlichen Hypoglykämien, die meist zwischen 2 und 3 Uhr nachts auftreten. Nächtliche Blutzuckerentgleisungen nach oben sind zwar möglich, doch ist es selten, dass ein Patient von normalen Blutzuckerwerten am Abend innerhalb von Stunden in ein ketoazidotisches Koma rutscht. Schlafmittel sollten möglichst nicht gegeben werden, da sie die Symptomatik nächtlicher Stoffwechselentgleisungen verschleiern können.

> ⚠ **Vorsicht! Nächtliche Hypoglykämien**
>
> Die Hauptsymptome nächtlicher Hypoglykämien sind Unruhe, Schwitzen, Alpträume sowie Auffälligkeiten in Gestik und Sprache des Patienten (☞ 12.7.5).

Langjährige Diabetiker schlafen häufig trotzdem weiter, so dass den Pflegenden nur ein vermehrtes Schwitzen des Patienten auffällt:

- Die Pflegenden wecken dann den Patienten und kontrollieren den Blutzucker. Bei niedrigem Blutzucker soll der Patient Kohlenhydrate, z.B. 4 Plättchen Dextro-Energen® oder Apfelsaft und Brot zu sich nehmen (Traubenzucker und Apfelsaft wirken schnell, Brot hält länger vor)
- Lässt sich der Patient nicht wecken, benachrichtigen die Pflegenden *sofort* den Arzt. Danach wird der Blutzucker bestimmt.

Nächtliche Blutzuckerkontrollen

Bei vielen Diabetikern sind vor allem in der Einstellungsphase nächtliche Blutzuckerkontrollen nötig. Die Messung erfolgt gegen 3 Uhr, da hier die Insulinempfindlichkeit hoch ist und dadurch die niedrigsten Blutzuckerwerte im Verlauf der Nacht zu erwarten sind. Nur so können nächtliche Hypoglykämien sicher ausgeschlossen werden. Angestrebt wird ein nächtlicher BZ zwischen 80 und 150 mg/dl.

Wichtig ist die nächtliche Messung auch zur Klärung der Ursache von hohen BZ-Spiegeln am Morgen. Diese können einerseits durch einen kontinuierlichen Anstieg des Blutzuckers infolge der vermehrten Ausschüttung blutzuckersteigernder Hormone im Verlauf der frühen Morgenstunden verursacht sein **(Dawn-Phänomen)**. Andererseits können sie Folge einer nächtlichen Hypoglykämie im Sinne einer Gegenregulation sein **(Somogyi-Effekt)**, die aber wohl selten ist. Eine Differenzierung ist nur durch die nächtliche Messung möglich und unbedingt erforderlich, da im ersten Falle eine Dosiserhöhung des Spätinsulins erforderlich ist, im zweiten Falle hingegen die Insulinmenge reduziert werden muss.

⊞ Sich beschäftigen und
▨ Sinn finden

Diabetiker können heute weitgehend wie Nicht-Diabetiker leben, d.h. berufstätig sein, eine Familie gründen, reisen und vieles andere mehr. Insbesondere in-

sulinpflichtige Diabetiker müssen aber in Beruf und Freizeit Rücksicht auf ihre Erkrankung nehmen.

Günstig sind Berufe mit regelmäßiger Arbeitszeit und gleichmäßiger körperlicher Belastung, z.B. Büroberufe. Bei großer Selbstdisziplin des Patienten sind auch Berufe in der Nahrungsmittelverarbeitung (z.B. Koch, Konditor, Gastwirt) geeignet. Berufe mit Nachtdienst oder Schichtdienst sind eher ungünstig, aber bei kooperativen, gut geschulten Patienten durchaus möglich. So sind z.B. unter Ärzten und Pflegenden viele insulinpflichtige Diabetiker zu finden, die dank ihres Wissens um die Erkrankung ihren Blutzuckerspiegel trotz Nachtdiensten gut eingestellt haben.

Berufe mit erhöhter Eigen- oder Fremdgefährdung sind für den Diabetiker ungeeignet, da eine Hypoglykämie zu schweren Unfällen führen kann. Hier sind etwa Dachdecker, Gerüstbauer, Fensterputzer, Lokomotivführer, Taxi- und Busfahrer zu nennen.

Ob ein Verbleib im erlernten Beruf nach Manifestation eines Diabetes mellitus möglich ist, muss stets im Einzelfall entschieden werden. Evtl. kann eine Umschulung erforderlich sein. Pflegende können hier auf Wunsch des Patienten einen Kontakt zu einer Diabetesberatung oder zu Selbsthilfegruppen herstellen.

> ✉ **Kontaktadresse**
>
> Verschiedene Organisationen bieten Betroffenen praktische Hilfe an oder vermitteln Adressen örtlicher Selbsthilfegruppen.
>
> **Deutscher Diabetiker-Bund e.V.**
> Bundesgeschäftsstelle
> Danziger Weg 1
> 58511 Lüdenscheid
> Tel.: 02351/989153
>
> **Deutsche Diabetes-Gesellschaft e.V.**
> Bundesgeschäftsstelle
> Bürkle de la Camp-Platz 1
> 44789 Bochum
> Tel.: 0234/930945
> http://www.deutsche-diabetes-gesellschaft.de

⊞ Sich als Frau oder Mann fühlen und verhalten

Gut eingestellte Diabetiker sind in ihrer Sexualität in aller Regel nicht eingeschränkt. Im Rahmen der diabetischen Neuropathie neigen Männer zu Erektionsstörungen bis zur Impotenz, bei schlechter Diabeteseinstellung auch schon vor dem 20. Lebensjahr. Die Medizin bietet hier durchaus Hilfe an, u.a. stehen spezielle Arzneimittel zur Verfügung. Allerdings äußern sich nicht viele Patienten über ihre Potenzprobleme und kennen die verschiedenen therapeutischen Ansätze nicht; nehmen Pflegende Hinweise wahr, dass Patienten darüber sprechen möchten, informieren sie den Betroffenen über die Tatsache vorhandener Möglichkeiten und vermitteln ein Gespräch mit dem Arzt.

Schwangerschaft

Bei schwangeren Diabetikerinnen sind eine strenge, normnahe Blutzuckereinstellung und häufige ärztliche Kontrollen sowohl durch den Gynäkologen als auch durch den Internisten unerlässlich, um diabetesbedingte Komplikationen bei Mutter und Kind zu vermeiden. Bei einer geplanten Schwangerschaft ist eine optimale Stoffwechselführung schon vor Eintritt der Schwangerschaft anzustreben. Das Kind einer Diabetikerin ist stets ein Risikoneugeborenes und muss in den ersten Tagen sorgfältig überwacht werden.

12.7.10 Ernährung bei Diabetes mellitus

Kohlenhydrate und Broteinheiten

Grundsäule jeder Diabetesbehandlung ist das Einhalten einer Diät. Blutzuckerwirksame Bestandteile der Nahrung sind die *Kohlenhydrate* (☞ 12.1.7 und unten). Während sich beim Gesunden die Insulinproduktion der Bauspeicheldrüse nach der Kohlenhydratzufuhr richtet, müssen beim Diabetiker der Kohlenhydratanteil der Nahrung und die Kohlenhydratverteilung über den Tag der noch vorhandenen körpereigenen Insulinsekretion bzw. der Insulinzufuhr von außen angepasst werden.

> Die Diät bei Diabetes mellitus entspricht im Wesentlichen einer gesunden Vollwertkost, wie sie auch für Gesunde wünschenswert ist.

Die Diät muss den Kalorien- und Nährstoffbedarf des Patienten decken (☞ 12.1.7). Wie viel Kalorien benötigt werden, hängt wie beim Gesunden von Geschlecht, Alter, Beruf und Freizeitgewohnheiten ab. Als Faustregel gilt:
- Kalorienbedarf in Ruhe = Normalgewicht x 24
- Zuschlag für leichte körperliche Arbeit = ein Drittel des so errechneten Kalorienbedarfs, für mittelschwere körperliche Arbeit zwei Drittel und für schwere körperliche Arbeit drei Drittel.

Aus dem Kalorienbedarf, dem Kaloriengehalt der Kohlenhydrate (4,1 kcal/g) und dem angestrebten Verhältnis der Nährstoffe zueinander (Kohlenhydrate 55 %, Eiweiß 15 %, Fett 30 %) lässt sich dann die Kohlenhydratmenge pro Tag errechnen (☞ Tab. 12.58).

Das gebräuchliche Maß für die Kohlenhydratmenge ist die **Broteinheit** (BE). Sie ist als *Kohlenhydrat-Schätzwert* definiert und entspricht der Menge eines Nahrungsmittels in Gramm, in der 10 – 12 g verwertbare Kohlenhydrate enthalten sind. Das Wissen um die genauen Kohlenhydratmengen ist vor allem für Insulin spritzende Diabetiker zur Berechnung der Insulindosis erforderlich. Bei den übergewichtigen Typ-2-Diabetikern steht der *Energie-* und damit *Kaloriengehalt* der Nahrung im Vordergrund. Da der Kohlenhydratgehalt der Nahrungsmittel sehr unterschiedlich ist (☞ Tab. 12.59), muss der Patient wissen, wie viel Lebensmittel in Gramm einer BE entspricht und wie schwer die vorgesehene Portion ist. Dazu benötigt zumindest der Anfänger eine Diätwaage (10 g genau), mit der er alle kohlenhydratreichen Lebensmittel auswiegt. Der Geübte kann den BE-Gehalt einer Portion abschätzen.

Es gibt eine Reihe sog. *Kohlenhydrat-Tabellen*, die nicht nur den Kohlenhydratgehalt der einzelnen Lebensmittel angeben, sondern auch Lebensmittel mit „gleichwertigen", d.h. austauschbaren, Kohlenhydraten in Gruppen zusammenfassen. Hilfreich sind dabei insbesondere solche Tabellen, die den Grammangaben entsprechende Küchenmaße gegenüberstellen (☞ Tab. 12.59).

Nicht nur die Menge, sondern auch die Art der Kohlenhydrate ist entscheidend. *Monosaccharide* (Einfachzucker, z.B. Trauben- und Fruchtzucker) und *Disaccharide* (Zweifachzucker, z.B. Rüben- und Milchzucker) führen zu einem raschen Blutzuckeranstieg und sind damit für den Diabetiker ungünstig. *Polysaccharide* (Vielfachzucker, z.B. Stärke) hingegen steigern den Blutzucker langsam, aber länger andauernd und sind vom Diabetiker zu bevorzugen.

Aus diesem Grunde wurden die kohlenhydrathaltigen Nahrungsmittel in fünf Gruppen eingeteilt, die unterschiedlich blutzuckerwirksam sind:

	kcal/Tag	kcal aus KH	KH in g	BE (ca.)
Ältere, normalgewichtige Patienten	1 700 kcal	940	225	19
Kinder (bis ca. 50 kg)	1 500 kcal	825	200	17
Stark übergewichtige Patienten	1 200 kcal	660	160	14
Normal große, arbeitende Patienten und Schwangere	2 500 kcal	1 375	335	28
Große, körperlich schwerarbeitende Patienten	≥ 3 000 kcal	1 650	400	33
Bei Gewichtsreduktion	$^2/_3$ des Kalorienbedarfs			

Tab. 12.58: Richtwerte zur Abschätzung des Kalorienbedarfs und der Kohlenhydratmenge (KH = Kohlenhydrate). Die Kohlenhydratmenge (angegeben in Broteinheiten = BE) ergibt sich aus dem Kalorienbedarf und dem gewünschten Verhältnis der verschiedenen Nährstoffe zueinander.

10 – 12 g Kohlenhydrate (= 1 BE) sind enthalten in:		
Lebensmittelgruppe **Lebensmittel**	**Menge (ca.),** **essbarer Anteil**	**Küchenportion (ca.)**
Brot		
Knäckebrot	20 g	2 mittlere Scheiben
Mischbrot	25 g	$^1/_2$ Scheibe
Pumpernickel	30 g	$^1/_2$ Scheibe
Vollkornbrot	30 g	1 dünne kleine Scheibe
Weizen-, Roggenbrötchen	25 g	$^1/_2$ Stück
Nährmittel/Kartoffeln/Teigwaren		
Cornflakes	15 g	3 Esslöffel
Cräcker	15 g	6 kleine (runde)
Grieß, Mehl, Paniermehl, Puddingpulver, Stärke	15 g	1 gehäufter Esslöffel
Kartoffeln	80 g	1 mittelgroße
Kartoffelbrei	100 g	2 (– 3) gehäufte Esslöffel
Kartoffelkloß	50 g	1 kleiner
Kartoffelpuffer	50 g	1 kleiner
Kroketten	40 g	1 mittelgroße
Nudeln, roh Nudeln, gekocht	15 g 60 g	Wegen unterschiedlicher Ausformungen keine Angaben möglich
Pommes frites	40 g	$^1/_2$ Tasse
Reis, roh Reis, gekocht	15 g 45 g	1 gehäufter Esslöffel 2 gehäufte Esslöffel
Salzstangen	15 g	20 Stück
Weizengrieß	15 g	1 gehäufter Esslöffel
Milch und -produkte		
Milch, Buttermilch, Joghurt, Dickmilch, Kefir	250 g	$^1/_4$ l
Kohlenhydratreiche Gemüse		
Bohnen, gekocht	60 g	3 Esslöffel
Linsen, gekocht	75 g	3 Esslöffel
Mais, gekocht (Dose)	70 g	4 Esslöffel
Obst		
Apfel	100 g	1 kleiner
Apfelsine	120 g	1 mittelgroße
Banane	90 g	$^1/_2$ mittelgroße
Birne	100 g	$^1/_2$ mittelgroße
Erdbeeren	200 g	15 mittelgroße
Mandarine	120 g	3 kleine oder 2 mittelgroße
Pfirsich	130 g	1 kleiner
Pflaume	110 g	4 kleine oder 2 große
Weintrauben	80 g	10 mittelgroße
Obstsaft		
Apfel-, Orangensaft	125 g	$^1/_8$ l

• Kohlenhydratarme Gemüse- und Salatsorten, d.h. praktisch alle außer Mais und Hülsenfrüchten, können entsprechend der normalen Portionen bis zu 200 g ohne Berechnung verzehrt werden
• Nüsse, Kerne und Samen können bis 50 g ohne Berechnung gegessen werden
• Bei Fertigprodukten und -gerichten sind Kohlenhydratmenge und BE meist auf der Packung vermerkt.

Tab. 12.59: Kohlenhydrat-Tabelle (Auszug).
[A300 und W. Schumacher, M. Toeller, F.A. Gries: KH-Tabelle. Schätzhilfen für Kohlenhydratportionen. Kirchheim, Mainz, 1995]

- Brot und Nährmittel
- Milch und Milchprodukte
- Kartoffeln
- Gemüse
- Obst.

Mag der Diabetiker bestimmte Lebensmittel einer Kohlenhydratgruppe nicht, kann er die in seinem Kostplan vorgesehenen Broteinheiten durch andere Kohlenhydratträger derselben Gruppe ersetzen (z.B. Nudeln anstatt Reis).

Dritte Einflussgröße neben Menge und Art der Kohlenhydrate ist ihre *zeitliche Verteilung* über den Tag. Für Patienten mit einer konventionellen Insulintherapie ist eine relativ regelmäßige Verteilung der Kohlenhydrate über den Tag in sechs Mahlzeiten am günstigsten; so lassen sich Blutzuckerspitzen, aber auch unerwünscht niedrige Werte, vermeiden. Ein Beispiel für einen entsprechenden Tageskostplan zeigt Tab. 12.60.

> Ziel der Diät bei Diabetes mellitus ist nicht – wie fälschlicherweise oft angenommen – das Einsparen von Kohlenhydraten, sondern die richtige Auswahl der Kohlenhydrate und ihre optimale Verteilung über den Tag.

Gut geschulte Diabetiker mit einer intensivierten Insulintherapie können Zahl und Zeitpunkt ihrer Mahlzeiten weitgehend frei wählen.

Süßungsmittel

Absolutes Zuckerverbot war über Jahrzehnte ein Dogma der Ernährungstherapie bei Diabetes. Erlaubt waren nur Süßstoffe und Zuckeraustauschstoffe. Heute ist dieser Punkt wieder strittig. Wahrscheinlich verschlechtern geringe Zuckermengen bis etwa 10 g täglich (entsprechend 2 gestrichenen Teelöffeln) den Blutzuckerspiegel nicht, sofern der Zucker im Rahmen von Mahlzeiten verzehrt und durch eine entsprechende Insulindosis abgedeckt wird. Süßstoffe sind für Diabetiker ebenso erlaubt wie für Nicht-Diabetiker. Zuckeraustauschstoffe (die vor allem von Typ-2-Diabetikern teils reichlich verzehrt werden) verlieren bei diesem Prinzip an Bedeutung. Tabu bleiben aber zuckerhaltige Getränke. Sie dürfen nur bei Hypoglykämie gegeben werden.

Süßstoffe wie z.B. Saccharin, Cyclamat und Aspartam enthalten keine Kalorien und müssen nicht berechnet werden. Sie sind in flüssiger Form, als Tabletten und zum Streuen im Handel und können auch zum Kochen und Backen verwendet werden.

Zuckeraustauschstoffe enthalten Kalorien und Kohlenhydrate und müssen daher wie andere kohlenhydrathaltige Lebensmittel im Ernährungsplan berücksichtigt werden. Bei empfindlichen Patienten oder übermäßigem Verzehr können sie zu Blähungen und

Durchfall führen. Sorbit, Fructose und Xylit sind im Handel z.B. als Fructosan®, Laevoral®, Diabetiker-Süße® und Sionon® erhältlich. Außerdem sind sie in zahlreichen Diabetiker-Fertigprodukten (z.B. Obstkonserven, Kuchen, Schokolade) enthalten. Diese Fertigprodukte müssen entsprechend den Angaben auf der Packung beim Ernährungsplan berücksichtigt werden.

Darüber hinaus sind so genannte „Diabetiker-Lebensmittel" wie etwa Spezialbrote oder Spezialpuddingpulver überflüssig und außerdem überteuert. Besser ist es, sich bei den „normalen" Lebensmitteln an der Liste der Inhaltsstoffe auf der Verpackung zu orientieren. Je weiter vorne ein Inhaltsstoff in der Liste angegeben ist, desto höher ist dessen Gehalt in dem Produkt. Das bedeutet umgekehrt, je weiter hinten Zucker auf der Liste steht, desto geringer ist dessen Menge in dem Produkt.

Getränke

Diabetiker sollen reichlich trinken. *Ideal geeignet* sind z.B. Tee, Mineralwässer oder ungesüßter Kaffee. *Bedingt geeignet* sind Fruchtsäfte, da hier Kalorien- und Kohlenhydratgehalt zu berücksichtigen sind. Al-

Frühstück	4 BE
1 Vollkornbrötchen	2 BE
1 Scheibe Graubrot	2 BE
40 g Butter, 20 g Diätmarmelade, 30 g Magerquark, 25 g Käse 45 % Fett i. Tr., 200 ml Kaffee, 15 ml Kondensmilch 4 % Fett	
2. Frühstück	**2 BE**
1 Apfel	1 BE
250 g Joghurt 3,5 % Fett	1 BE
Mittag	**4 BE**
200 g Kartoffeln	2,5 BE
7 g Weizenmehl (zum Andicken der Soße)	0,5 BE
120 g Mandarinen (Dessert)	1 BE
120 g Putenschnitzel	
200 g Brokkoli, frisch	
10 ml Sonnenblumenöl (zum Braten)	
Zwischenmahlzeit	**2 BE**
5 – 6 Diätkekse (entsprech. der Packungsangabe)	2 BE
Kaffee, 15 ml Kondensmilch	
Abendessen	**4 BE**
2 Scheiben Vollkornbrot	4 BE
20 g Butter, 30 g Cornedbeef, 25 g Käse 45 % Fett i. Tr., 100 g Tomate, 100 g Gurke	
Spätmahlzeit	**2 BE**
250 ml Buttermilch	1 BE
2 Stück Zwieback	1 BE

Tab. 12.60: Beispiel einer Standardkost (18 BE, 2300 kcal).

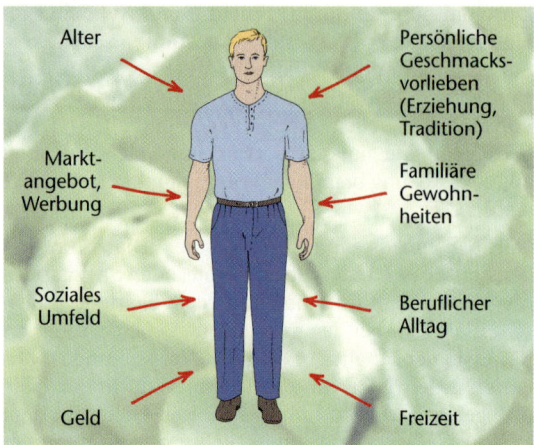

Abb. 12.61: Viele unterschiedliche Faktoren haben Einfluss auf die Ernährungsgewohnheiten eines Menschen. [A400-190] [V224]

kohol kann auch bei Diabetes in Maßen genossen werden, wobei Getränke mit wenig Restsüße zu empfehlen sind (trockene Weine, trockener Sekt).

Ungeeignet sind alle Alkoholika mit reichlich Zucker (Liköre, Dessertweine, süßer Sekt). Prinzipiell sollte mit dem Arzt besprochen werden, ob und welcher Alkohol im Einzelfall erlaubt ist. Zu beachten ist, dass Alkohol bei Therapie mit oralen Antidiabetika oder Insulin zu einer Hypoglykämie führen kann, da er die Glukoneogenese in der Leber hemmt und damit die Gegenregulation im Falle eines niedrigen Blutzuckerspiegels verhindert.

Ernährungsberatung

Der Kostplan muss sich in erster Linie dem Patienten anpassen und nicht umgekehrt.

Jeder Patient ist und isst anders. Allen Patienten mit gleichem Kalorien- und BE-Bedarf den gleichen Kostplan zu „verordnen", ist wenig sinnvoll und führt häufig zu offener oder versteckter Diätverweigerung mit „Kostergänzung". Hier ist es besser, mit dem Patienten zusammen einen Kostplan zu erarbeiten, den er selbst mit trägt und den er einhalten kann.

Erster Schritt hierzu ist die gezielte und präzise Ernährungsanamnese.

Die Ernährungsanamnese erfragt:
- Mahlzeitenrhythmus, -häufigkeit, -regelmäßigkeit und -zusammenstellung
- Beruflichen Tagesablauf (z.B. feste Arbeitspausen, Schichtdienst, Arbeit und Essen außer Haus)
- Individuelle Geschmacksvorlieben
- „Naschereien zwischendurch" (z.B. Obst, Joghurt, Süßigkeiten, Salzgebäck)
- Getränke (z.B. Limo, Milch, Alkoholika)
- Freizeitaktivitäten (z.B. Sport, Gartenarbeit, Vereine, Stammtisch, Einladungen, Essen gehen).

Es folgt die Erstellung eines Kostplans mit unterschiedlichen Schwerpunkten je nach Behandlungsform:
- Die übergewichtigen Typ-2-Diabetiker (also ca. 80 % der Patienten) brauchen sich mit dem Zählen von Broteinheiten nicht zu belasten. Sie müssen vielmehr zu einer *Reduktionsdiät* mit dem Ziel einer langfristigen Ernährungsumstellung beraten werden (☞ oben) – eine Gewichtsabnahme um 10 % würde bei einem Großteil der Typ-2-Diabetiker die Stoffwechsellage kompensieren
- Insulin spritzende Diabetiker mit konventioneller Insulintherapie müssen über Kohlenhydratmengen und Broteinheiten Bescheid wissen. Für diese meist älteren Patienten empfiehlt sich auch die Erstellung konkreter Tageskostpläne, um eine gleichmäßige Verteilung der Kohlenhydrate über den Tag sicherzustellen. Außerdem sollten die Patienten wissen, welche Nahrungsmittel sie gegeneinander austauschen können
- Patienten mit intensivierter konventioneller Insulintherapie oder Pumpentherapie können über Zahl und Zeitpunkt der Mahlzeiten weitgehend frei entscheiden. Voraussetzungen sind Blutzuckerselbstkontrollen (☞ unten) sowie Übung im Schätzen von Kohlenhydratmengen und dem Berechnen der notwendigen Insulindosis. Für diese Patienten sind Kostpläne eine Hilfestellung für den Anfang, von denen sie mit zunehmender Erfahrung mehr und mehr abweichen können und dürfen.

12.7.11 Allgemeine Lebensführung des Diabetikers und Diabetikerschulung

Je besser ein Diabetiker geschult ist, desto geringer sind die Einschränkungen in seiner Lebensqualität. Der Inhalt der Patientenschulung ist auch von der Lernfähigkeit des Patienten abhängig. Erstrebenswert ist:
- Bei *alleiniger Diättherapie:* Erklärung der Krankheit, Diätetik (mit besonderer Betonung der Kohlenhydrate und der Fette ☞ 12.7.10), Wirkung von Alkohol, Körper- und Fußpflege (☞ 12.7.9), Notwendigkeit ärztlicher Kontrollen (☞ 12.7.13)
- Bei *oralen Antidiabetika* zusätzlich: Urinzuckerselbstkontrolle (☞ unten), Auswirkungen von körperlicher Bewegung (☞ 12.7.9), Zeichen der Hypoglykämie und Selbsthilfemöglichkeiten (☞ 12.7.5)
- Bei *Insulin-Behandlung* zusätzlich: Blutzuckerselbstkontrolle (☞ unten), Umgang mit Insulin (☞ 12.7.7), Injektionsorte, Spritz-Ess-Abstand, Broteinheit als Maß für die Kohlenhydratmenge, Verhalten in besonderen Situationen (z.B. Krankheit, Reisen ☞ auch 12.7.9).

Viele Krankenhäuser beschäftigen heute speziell ausgebildete Fachkräfte **(Diabetesberater)**, die zusammen mit Diätassistentinnen und ärztlichem Personal die Diabetikerschulung übernehmen. Besonders intensiv ist die Schulung in speziellen *Diabeteskliniken.*

12.7.12 Diabetikerselbstkontrolle

Die **Diabetikerselbstkontrolle** ist unerlässlicher Bestandteil der modernen Diabetestherapie. Häufige Kontrollen des Blut- oder Harnzuckerwerts dienen nicht nur der *Therapiekontrolle,* sondern ermöglichen dem Diabetiker in gewissem Umfang auch eigenständige *Korrekturen* der Behandlung. Dies erfordert aber das konsequente Führen eines **Diabetikertagebuches,** in dem alle Befunde der Selbstkontrolle sowie Besonderheiten der Lebensführung (z.B. Einladungen, Sport) und Erkrankungen (z.B. Infekte) eingetragen werden. Nur so kann der Diabetiker nachvollziehen, welche Auswirkungen z.B. eine Korrektur bei Hyperglykämie gehabt hat. Das Führen des Diabetikertagebuches erlernt der Patient bereits während der Ersteinstellung. Das Tagebuch oder einen Notfall-Ausweis sollte der Diabetiker stets bei sich tragen, damit etwa bei einer Bewusstlosigkeit rasch die richtige Hilfe erfolgt. Bei vielen Diabetikern sind darüber hinaus Blutdruckselbstkontrollen (☞ auch 7.5.1) sinnvoll.

Urinzucker-Selbstkontrolle

Die **Urinzucker-Selbstkontrolle** sollte auch der ältere Diabetiker, der „nur" mit Tabletten behandelt wird, beherrschen. Der Streifen-Schnelltest (Durchführung ☞ 11.4.3) beruht darauf, dass oberhalb eines Blutzuckers von 160 – 180 mg/dl (der sog. **Nierenschwelle**) Zucker mit dem Urin ausgeschieden wird.

Für die Auswertung ist wichtig zu wissen, dass die Urinzucker-Kontrolle immer ein *Sammelwert* für den Blutzucker seit der letzten Blasenentleerung ist. Bei Diabetikern mit Nierenschäden ist der Test allerdings nur eingeschränkt oder gar nicht verwertbar, weil sich durch die Nephropathie die Nierenschwelle geändert haben kann.

Urinazeton-Selbstkontrolle

Azeton gehört zu den sog. *Ketonkörpern,* die bei gesteigertem Fettabbau (etwa bei Insulinmangel) vermehrt gebildet und mit dem Urin ausgeschieden werden. Weitere Ursachen für eine solche **Ketonurie** sind Hunger, Fieber, lang andauerndes Erbrechen oder sehr reichliche Fettzufuhr mit der Nahrung.

Für den Azetonnachweis im Urin sind Teststreifen vergleichbar denjenigen für den Urinzuckernachweis im Handel.

> ⚠ **Vorsicht!**
> **Azetonnachweis im Urin**
> Ein Azetonnachweis im Urin zusammen mit einem hohen Blutzucker ist beim Diabetiker immer ein Alarmsignal (Insulinmangel mit drohender diabetischer Ketoazidose ☞ 12.7.4). Führen Insulingabe und reichliches Trinken nicht zu einer raschen Besserung der Stoffwechsellage, muss ein Arzt konsultiert werden.

Blutzucker-Selbstkontrolle

Die intensivierte Insulintherapie ist ohne Blutzucker-Selbstkontrollen nicht durchführbar. Blutzucker-Selbstkontrollen sind leicht zu erlernen, erfordern aber vom Patienten weitere 4 – 5 Stiche am Tag. Welches Messgerät gewählt wird, hängt von den persönlichen Bedürfnissen und Vorlieben des Patienten ab. Jüngere Patienten möchten meist kleine, unauffällige Geräte, während ältere Menschen große Geräte mit gut ablesbarer Anzeige bevorzugen.

Zur Blutzucker-Selbstkontrolle sollte der Patient saubere, warme Hände haben. Eine Hautdesinfektion ist im häuslichen Bereich nicht notwendig. Der Patient sticht mit einer dünnen Nadel (Insulininjektionsnadel) oder einer der zahlreichen Stechhilfen *seitlich* in die Fingerbeere ein. Dort stört die Einstichstelle nicht beim Tasten und ist weniger schmerzhaft. Dann wird ein großer Blutstropfen auf das Testfeld des BZ-Streifens aufgetragen und die Einwirkzeit beachtet.

	Blutzucker-Selbstkontrolle				Insulin			Bemerkungen*
Datum	Morgens	Mittags	Abends	Zusätzlich	Morgens	Abends	Zusätzlich	
Mo					IE	IE		
Di					IE	IE		
Mi					IE	IE		
Do					IE	IE		
Fr					IE	IE		
Sa					IE	IE		
So					IE	IE		

Körpergewicht _____ kg am _____ (Datum) HbA$_1$: _____ % gemessen am _____ (Datum)

*z.B. Unterzuckerungen (Uhrzeit), außergewöhnliche körperliche Anstrengung, Krankheit, Feier

Tab. 12.62: Beispiel für ein Diabetikertagebuch.

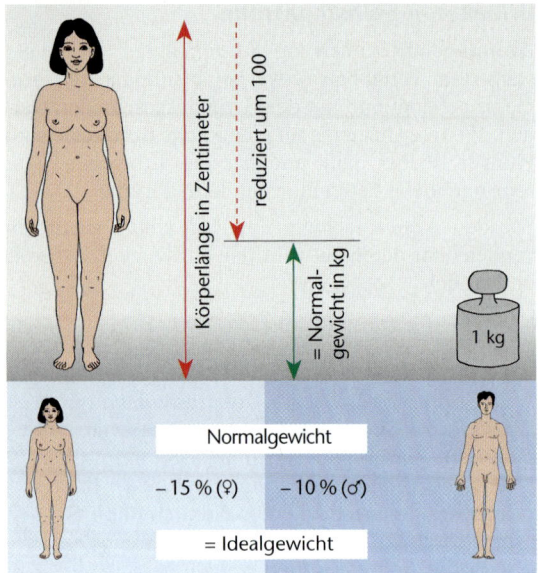

Abb. 12.63: Berechnung von Normal- und Idealgewicht nach Broca. Beispiel: Eine Patientin ist 165 cm groß. Ihr Normalgewicht beträgt (165 – 100 =) 65 kg. Ihr Idealgewicht beträgt 65 kg – 15 % (= 9,75 kg =) 55,25 kg. [A400-190]

Bei einigen Teststreifen ist vor dem Ablesen des Wertes das Abwischen des Blutstropfens erforderlich (☞ Gebrauchsanleitung).

12.7.13 Ärztliche Kontrolluntersuchungen

Zur Schulung des Diabetikers gehört auch die Information über die notwendigen Kontrollen durch den Arzt, um Komplikationen der Erkrankung rechtzeitig zu erkennen. Auch wenn der Patient beschwerdefrei ist, sind folgende Untersuchungen erforderlich:

3 – 4-mal jährlich:
- Fußinspektion (Rötungen, Wunden), Stimmgabeltest zur Prüfung des Vibrationsempfindens (ist bei einer Neuropathie vermindert)
- Harnstatus mit Uricult zum Ausschluss von Harnwegsinfekten
- Mikroalbuminbestimmung im Urin, da eine erhöhte Albuminausscheidung im Urin erstes Zeichen einer Nephropathie ist
- Bestimmung des HbA_1 oder HbA_{1c} zur Beurteilung der Stoffwechseleinstellung.

2-mal jährlich:
- Augenärztliche Untersuchung zur Früherkennung einer Retinopathie (☞ 12.8.6)
- Zahnärztliche Kontrolle (Parodontitis?).

1-mal jährlich:
- EKG, evtl. Belastungs-EKG
- Blutfett-Bestimmung.

Bei jedem Arztbesuch wird der Blutdruck gemessen und das Diabetikertagebuch mit dem Patienten besprochen.

📖 **Literaturtipp**

Schmeisl, Gerhard-W.: Schulungsbuch für Diabetiker. 3., überarbeitete und erweiterte Auflage, Urban & Fischer, München, 1999

12.8 Ernährungsbedingte Erkrankungen

12.8.1 Adipositas

Adipositas *(Fettleibigkeit, Fettsucht):* Übergewicht ≥ 10 % über dem Broca-Normalgewicht bzw. Body-Mass-Index > 25 kg/m^2. In unserer Wohlstandsgesellschaft sehr häufig und durch ihre Folgen ein ernst zu nehmendes Problem. Ab einer Adipositas von 20 % über dem Broca-Normalgewicht nimmt die Gefahr von Herz-Kreislauf-Erkrankungen wie etwa Schlaganfall und Herzinfarkt deutlich zu.

⇨ **Krankheitsentstehung**

Bei der Entstehung der häufigen **primären Adipositas** spielen genetische, metabolische und psychische Faktoren eine Rolle, doch ist ihre Gewichtung umstritten:
- Die Rolle genetischer Faktoren kommt z.B. darin zum Ausdruck, dass nur 10 % aller Kinder mit normalgewichtigen Eltern, ca. 40 % der Kinder mit einem übergewichtigen Elternteil, aber 80 % aller Kinder mit zwei adipösen Elternteilen selbst adipös werden. Zwillingsstudien zeigen, dass dies nicht allein durch das Essverhalten innerhalb der Familie bedingt ist, sondern genetische Faktoren zweifellos eine Rolle spielen
- Metabolische oder neuronale Ursachen konnten bisher weder bewiesen noch ausgeschlossen werden (viele Stoffwechselveränderungen sind Folge und nicht Ursache der Adipositas)
- Auch die Rolle psychosomatischer Faktoren ist umstritten. Sicher kann psychosomatischen Faktoren im Einzelfall große Bedeutung zukommen (Essen aus Kummer, emotionaler Leere oder nervöser Anspannung) – nicht alle Adipösen sind aber psychisch gestört.

Für den Einzelnen ist entscheidend, dass durch falsches Essverhalten und/oder verminderte körperliche Bewegung die zugeführte Energiemenge höher ist als der Energieverbrauch (☞ 12.1.7).

Nur bei ca. 3 – 5 % der Adipösen können organische Ursachen wie eine Schilddrüsenunterfunktion (☞ 12.4.4), ein Cushing-Syndrom (☞ 12.6.1), ein Insulinom (☞ 12.10.1) oder ein Hypothalamustumor gefunden werden (**sekundäre Adipositas).**

🔲 Symptome, Befund und
🔍 Diagnostik

Die Diagnose der Adipositas wird durch Anamnese, Inspektion und Bestimmung von Körpergewicht und -größe gestellt.

In der Praxis ist die Berechnung des **Normalgewichts nach Broca** (☞ Abb. 12.63) eine erste Grundlage für die Definition der Adipositas. Präziser ist die Berechnung des **Body-Mass-Index** (BMI, Körpergewicht/ Quadrat der Körpergröße in kg/m^2), der eng mit der Fettmasse korreliert. Normal ist ein BMI von 20 – 24,9 kg/m^2. Von einer Adipositas Grad I spricht man bei einem BMI von 25 – 29,9 kg/m^2, von einer Adipositas Grad II bei einem BMI von 30 – 39,9 kg/m^2. Bei der Adipositas Grad III (Adipositas per magna) liegt der BMI über 40 kg/m^2. Nomogramme und Normwerttabellen sind mittlerweile auch für den BMI erhältlich.

Allerdings sind die Definitionen der Adipositas und des Normbereiches für den BMI nicht einheitlich. Einige Definitionen enthalten beispielsweise eine Alterskomponente: bei Älteren sind höhere Werte eher normal und „erlaubt" als bei Jüngeren, bei über 65-Jährigen wird beispielsweise zum Teil ein BMI von bis zu 29 toleriert. Auch wird die Grenze zum Untergewicht bei Frauen vielfach niedriger angesetzt als bei Männern, nämlich bei einem BMI von 19 statt 20.

Errechnet wird auch das Verhältnis zwischen Taillen- und Hüftumfang:

- Beim *männlichen Fettverteilungstyp* (**androider Fettverteilungstyp,** *stammbetonter Fettverteilungstyp,* „Apfelform") befinden sich die Hauptfettansammlungen am Stamm des Patienten. Die Extremitäten sind relativ schlank. Das Verhältnis zwischen Taillen- und Hüftumfang beträgt mehr als 0,85 bei Frauen und mehr als 1 bei Männern. Patienten mit dieser Fettverteilung haben ein hohes Risiko, Folgeerkrankungen zu entwickeln (Diabetes mellitus, Hypertonie, Koronare Herzkrankheit, Hyperlipoproteinämie)
- Beim weiblichen Fettverteilungstyp (**gynoider Fettverteilungstyp**, *hüftbetonter Fettverteilungstyp,* „Birnenform") lagert sich das Fett mehr an Hüften und Oberschenkeln an, der Quotient aus Taillen- und Hüftumfang liegt unter 0,85 bzw. 1. Die Gefahr von Folgeerkrankungen ist geringer.

Ein wichtiger Schritt auf dem Weg zur Behandlung ist das Führen eines Ernährungsprotokolls über mindestens 1 – 2 Wochen, um falsche Essgewohnheiten zu objektivieren. Das Aufschreiben reicht häufig schon als Anstoß aus, um das Essverhalten zu ändern.

👐 Adipositas wird in unserer Gesellschaft mit ihrem Ideal des schlanken und schönen Menschen in erster Linie als ästhetisches Problem empfunden.

Dem Problem Adipositas angemessener ist es jedoch, deutliches Übergewicht als eine behandlungsbedürftige Erkrankung anzusehen. Denn auch wenn Pathogenese und genaue Grenzwerte nach wie vor strittig sind, sicher ist, dass Übergewichtige häufiger als Normalgewichtige an arterieller Hypertonie (☞ 7.5.1), KHK (☞ 6.5.1), Herzinsuffizienz (☞ 6.6.1), Diabetes mellitus (☞ 12.7.1), Fettstoffwechselstörungen (☞ 12.8.4) und Atemproblemen (z.B. Schlaf-Apnoe-Syndrom, (☞ 8.13) mit all ihren Komplikationen leiden. Generell ist Adipositas bei jüngeren Menschen mit höheren Risiken verknüpft als bei Älteren.

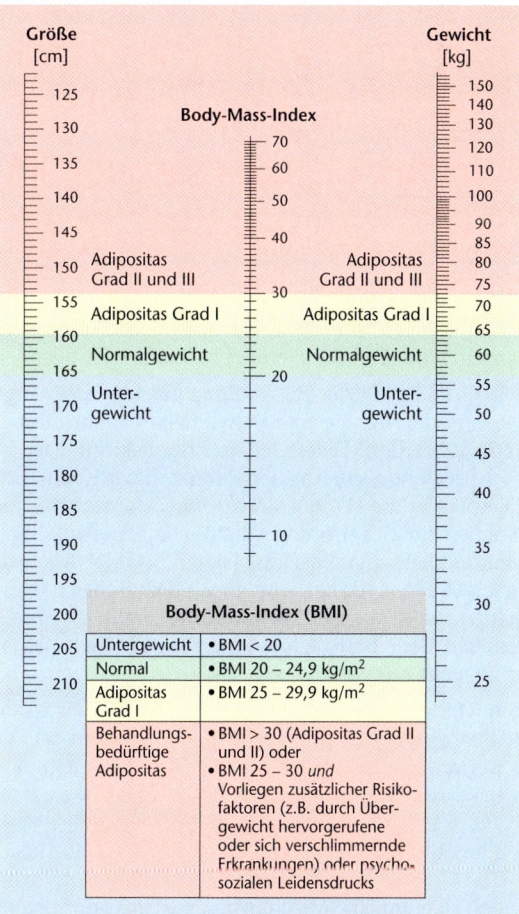

Abb. 12.64: Nomogramm zur Bestimmung des Body-Mass-Index. Zieht man eine Linie zwischen Körpergröße und Gewicht, so ergibt der Schnittpunkt dieser Linie mit der Skala in der Mitte den Body-Mass-Index.

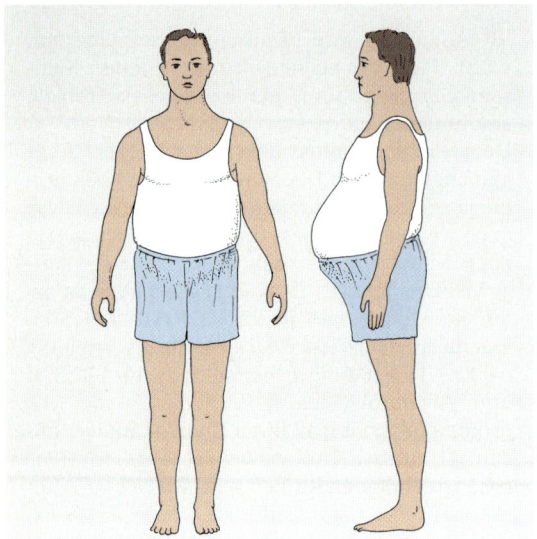

Abb. 12.65: Androider Fettverteilungstyp („Apfelform" mit Fettansatz hauptsächlich am Stamm). [A400-190]

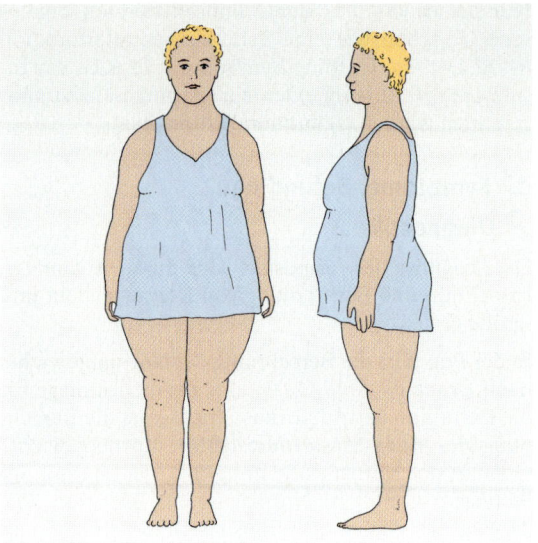

Abb. 12.66: Gynoider Fettverteilungstyp („Birnenform" mit Fettansatz hauptsächlich an Hüften und Oberschenkeln). [A400-190]

Behandlungsstrategie – Wege und Irrwege zum richtigen Gewicht

Als Faustregel gilt, dass Patienten mit einem BMI über 30 kg/m^2 auf jeden Fall eine Therapie brauchen. Bei Werten zwischen 25 und 30 kg/m^2 sind für den Behandlungsentscheid der Leidensdruck und das individuelle Risikoprofil des Patienten (weitere Risikofaktoren und/oder durch Übergewicht begünstigte Erkrankungen wie etwa Fettstoffwechselstörungen, verminderte Glukosetoleranz) zu berücksichtigen.

Die Grundlage jeder Behandlung ist eine langfristige Kostumstellung, die eine individuelle Ernährungsberatung erfordert. Einem ledigen Berufskraftfahrer ist nicht gedient, wenn ihm ein vorgefertigter Koch- und Diätplan in die Hand gedrückt wird, der mehrfaches Kochen am Tag erfordert. Nicht weniger abzulehnen sind radikale und einseitige Diäten, weil sie Mangelerscheinungen fördern und durch sie falsches Essverhalten nicht korrigiert wird. Auch „light"-Produkte gaukeln dem Betroffenen eine gesunde Lebensführung meist nur vor.

Sinnvoll ist eine langsame, aber stetige Gewichtsabnahme von 0,5 kg pro Woche über 3 – 6 Monate:

- Bei verhältnismäßig geringer Adipositas reicht eine ballaststoffreiche, fett- und cholesterinarme Kost oft aus, um das Körpergewicht zu senken
- Eine **Reduktionskost** enthält ca. 1 200 – 1 500 kcal/ Tag je nach körperlicher Beanspruchung. Es handelt sich um eine Mischkost, die so aus „normalen" Lebensmitteln zusammengestellt wird, dass der Bedarf an allen essentiellen Nährstoffen gedeckt wird
- Das **totale Fasten** (Nulldiät) wurde wegen seiner zahlreichen Nebenwirkungen (bis hin zu Todesfäl-

len) wieder verlassen. Beim **modifizierten Fasten** werden dem Patienten ca. 500 kcal täglich zugeführt, wovon ein hoher Anteil aus Proteinen besteht
- Vom modifizierten Fasten sind die **Niedrigst-Kalorien-Diäten** abzugrenzen. Hierbei handelt es sich um eiweißreiche Fertigprodukte mit Vitamin- und Mineralstoffzusätzen, die meist mit Wasser angerührt und dann getrunken werden. Eine „Tagesration" enthält etwa 800 kcal. Niedrigst-Kalorien-Diäten sind nur bei erheblich übergewichtigen Patienten angezeigt. Sie ermöglichen eine deutliche Gewichtsabnahme zu Beginn der Therapie und steigern durch den rasch sichtbaren Erfolg die Motivation des Patienten.

Diese Diäten sollten unter engmaschiger ärztlicher Kontrolle durchgeführt werden und sind z.B. für ältere Menschen, Patienten mit koronarer Herzkrankheit (☞ 6.5.1), Einschränkungen der Leberoder Nierenfunktion nicht geeignet. Die körperliche Leistungsfähigkeit der Patienten ist während der Diät eingeschränkt. Nach Beendigung der Diät wird die Kost vorsichtig wieder aufgebaut, und der Patient muss mit Hilfe einer Diätassistentin lernen, seine Ernährung langfristig umzustellen.

Bei allen Diätformen sollte der Patient reichlich trinken (ca. 2,5 l täglich).

Mitentscheidend: den Lebensstil verbessern

Die Diät ist zwar wichtiger, aber nicht einziger Bestandteil der Behandlung. Sie sollte stets in ein individuelles Gesamtkonzept unterstützender Maßnahmen eingebettet sein. Hierzu zählen:

- **Körperliches Training:** Die meisten Übergewichtigen leiden unter Bewegungsmangel. Sie sollten daher vorsichtig an Sport herangeführt werden. Geeignet sind etwa zügiges Gehen, Rad fahren, Schwimmen oder Dauerlauf. Wichtig ist eine *regelmäßige* Betätigung. Da die Patienten auf sich alleine gestellt erfahrungsgemäß nicht lange durchhalten, ist eine Bindung an Vereine oder Sportgruppen sinnvoll. Mindestens ebenso wichtig, aber lange unterschätzt, ist Bewegung im Alltag, also Treppen steigen statt Aufzug fahren, Gehen oder Fahrrad fahren statt für kurze Strecken das Auto zu benutzen, eine Bushaltestelle früher aussteigen und die Reststrecke zu Fuß zurücklegen

- **Verhaltenstherapie:** z.B. entspannende Maßnahmen zur Stressbewältigung bei „Kummerspeck", oder Umlernen im Essverhalten (langsames, bewusstes Essen, mehrere kleine Mahlzeiten am Tag)
- **Arzneimittel:** Appetitzügler oder andere Arzneimittel sind in aller Regel nicht angezeigt. Wenn sie doch einmal eingesetzt werden, z.B. um dem Patienten den Einstieg zu erleichtern und Erfolgserlebnisse zu verschaffen, sollte ihre Anwendung auf wenige Wochen beschränkt bleiben
- **Selbsthilfegruppen:** z.B. „Weight Watchers". Manchen Patienten erleichtert das Abnehmen in der Gruppe das Durchhalten
- **Operative Maßnahmen:** Eine operative Behandlung ist nur bei extremer Adipositas (Übergewicht > 80 % über dem Broca-Normalgewicht bzw. BMI > 40 kg/m^2) und nach Ausschöpfen aller Möglichkeiten einer konservativen Gewichtsreduktion angezeigt. Favorisiert wird zurzeit die überwiegend laparoskopische Implantation eines **verstellbaren Magenbandes** *(gastric banding)*, nach dessen Implantation der Patient nur noch kleinste Mengen zu essen vermag.

Ganz wichtig ist es, dass die Familie den Betroffenen in seinen Bemühungen unterstützt.

◔ Schädlich: Kurzzeitdiäten

Das Schwierige und Entscheidende ist nicht die „harte" Diät am Anfang, sondern die *langfristige* Kostumstellung, die aber nur 20 % der Betroffenen gelingt. Sonderdiäten wie etwa die Milch-Semmeldiät nach Mayr, „Managerdiät" (fleisch- und salatreich) und viele andere schränken die Zahl der Nahrungsmittel stark ein. Diese Diäten sind wissenschaftlich fragwürdig und insbesondere bei Patienten mit Vorerkrankungen ohne entsprechende medizinische Begleitung möglicherweise auch schädlich. Auch von periodischen Fastenkuren (Heilfasten) über Perioden von 5 – 30 Tagen, die sich zweifellos auf andere Krankheitsbilder positiv auswirken können, wird nach neueren Studien abgeraten. Es scheint im Hinblick auf Lebenserwartung und Krankheitsrisiko besser, konstant übergewichtig zu sein, als nur für wenige Monate das Normalgewicht zu

halten und dann wieder „anzusetzen". Auch eine dem stationären Patienten aufgenötigte Reduktionskost für 8 oder 14 Liegetage ist nicht sinnvoll, wenn sie nicht der Startschuss für eine Langzeitgewichtsreduktion ist.

⊟ Pflege von adipösen Patienten

- Viele Krankenhauspatienten sind adipös. Bei der Körperpflege ist besonders auf das Waschen und gute Abtrocknen von Körperfalten zu achten, um Hautpilzinfektionen vorzubeugen. Evtl. bedarf der Patient der Unterstützung bei der Körperpflege
- Bei der Mobilisation, dem Baden oder Umlagern sehr adipöser Patienten ist die Unterstützung mehrerer Pflegender nötig, um einerseits Stürze des Patienten zu vermeiden, aber auch um die körperliche Beanspruchung der Pflegenden auf mehrere Schultern zu verteilen
- Nicht wenigen Patienten wird in der Klinik Reduktionskost verordnet, die häufig nach dem Krankenhausaufenthalt aber nicht konsequent fortgesetzt wird. Daher informieren die Pflegenden den Betroffenen über die unbedingte Notwendigkeit, auch zu Hause Diät zu halten und organisieren einen Kontakt mit einer Ernährungsberatung.

✐ Kontaktadresse

Weight Watchers (Deutschland)
Postfach 105444
40044 Düsseldorf
Tel.: 0211/96860
http://www.weightwatchers.com/international/germany/

12.8.2 **Anorexia nervosa**

⊡ **Anorexia nervosa** *(Pubertätsmagersucht, Magersucht):* Lebensbedrohliche, nach heutigem Kenntnisstand multifaktoriell bedingte Essstörung mit zwanghaftem Fasten und einer Gewichtsabnahme von mindestens 15 % des Ausgangsgewichts. Sie betrifft insbesondere junge Mädchen und Frauen zwischen dem 10. und 25. Lebensjahr und hat in den letzten Jahren stark zugenommen.

⇨ Krankheitsentstehung

Nach heutigen Kenntnissen ist die **Anorexia nervosa** am ehesten psychisch bedingt, wobei insbesondere ein gestörtes Mutter-Tochter-Verhältnis (zu starke, dominante Mutter) und eine Unzufriedenheit mit der Frauenrolle immer wieder diskutiert werden. Sicher spielt auch der „Schlankheitswahn" unserer Gesell-

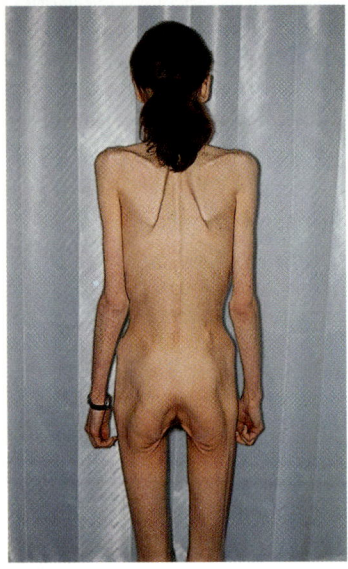

Abb. 12.67: Patientin mit Anorexia nervosa. [R101]

schaft eine Rolle. Berufliche Risikogruppen sind Baletttänzerinnen, Models und andere Berufe mit hohem „Repräsentationswert". (Zwillings-)Studien lassen eine genetische Komponente vermuten.

Symptome, Befund und Diagnostik

Häufig beginnt die Erkrankung während der Pubertät mit einer Fastenkur der meist norm- oder nur gering übergewichtigen jungen Mädchen. Aber auch nachdem das ursprüngliche Wunschgewicht erreicht ist, fasten die Patientinnen weiter. Ihre Körperwahrnehmung ist gestört, und sie fühlen sich weiterhin zu dick, auch wenn sie bereits hochgradig abgemagert sind. Andere empfinden die Gewichtsabnahme als Lösung früherer Probleme oder als Sieg des Geistes über den Körper. Die Gewichtsabnahme wird nicht selten durch provoziertes Erbrechen oder Einnahme von Abführmitteln unterstützt. Typischerweise bleibt die Menstruation bereits in frühen Krankheitsstadien aus.

Im Gegensatz z.B. zu Patienten, die aufgrund eines Tumorleidens abnehmen, sind die meisten Magersüchtigen motorisch außerordentlich rege und kochen gern für andere, essen dann aber selbst nichts. Viele Betroffene sind in Schule oder Beruf extrem leistungsbereit, nicht wenige kapseln sich immer mehr von der Umwelt ab.

Im Rahmen der Diagnostik zeigen sich außerdem Veränderungen der Serumelektrolyte (Hypokaliämie), ein zu langsamer Puls, ein niedriger Blutdruck und trophische Störungen der Haut und der Haare.

Die Diagnose wird klinisch gestellt. Der BMI liegt in der Regel unter 17,5 kg/m², ist aber nicht alleiniges Diagnosekriterium. Andere Erkrankungen als Ursache der Abmagerung (z.B. Tumorleiden, akute psychiatrische Erkrankungen, hormonelle Störungen) müssen ausgeschlossen werden.

Behandlungsstrategie und Pflege

Die Behandlung ist außerordentlich schwierig, da den allermeisten Betroffenen die nötige Krankheitseinsicht fehlt. Oft wird die Behandlung im Krankenhaus eingeleitet, unter anderem auch deshalb, um die Patientinnen vorübergehend aus ihrer bisherigen Umgebung herauszunehmen. Anfangs müssen sie häufig künstlich, z.B. über eine Magensonde, ernährt werden, um die lebensbedrohliche Auszehrung zu beheben.

Gleichzeitig setzt eine psychotherapeutische Behandlung ein, da die Patientinnen ansonsten sehr bald einen Rückfall erleiden. Appetitanreger oder Hormone sind nicht angezeigt. Ganz wichtig ist, dass alle Mitglieder des therapeutischen Teams (Ärzte, Pflegende, Psychologen) konsequent eine einheitliche Haltung gegenüber den Patientinnen (und ihren Eltern) vertreten.

Die Patientinnen sind häufig vordergründig kooperativ; gleichzeitig versuchen sie aber, die Therapie zu unterlaufen und spielen dazu auch einzelne Mitglieder des therapeutischen Teams gegeneinander aus.

	Anorexia nervosa	Bulimie
Gewicht	Stark vermindert	Variabel
Essverhalten	Verminderte Nahrungsaufnahme, evtl. gelegentlich Essanfälle	Leitsymptom Essanfälle, dazwischen evtl. Diät
Erbrechen	Möglich	Sehr häufig (nach einem Essanfall)
Laxantienabusus	Möglich	Möglich
Leidensdruck	Selten	Meist
Krankheitseinsicht	Selten	Meist
Depressivität	Möglich	Häufig
Suizidgefahr	Möglich	Häufig
Therapiebereitschaft	Meist gering	Häufig gut

Tab. 12.68: Vergleich verschiedener Faktoren bei Anorexia nervosa und Bulimie.

Prognose

Die Letalität der Erkrankung reicht bis zu 20 %. Viele Betroffene haben noch jahrelang, manche lebenslang Essstörungen unterschiedlichen Schweregrades oder bekommen Suchtprobleme (z.B. Alkohol- oder Arzneimittelabhängigkeit) und/oder andere psychiatrische Erkrankungen.

12.8.3 Bulimie

> ⊡ **Bulimie** *(Bulimia nervosa, Ess-Brech-Sucht):* Psychisch bedingte Essstörung, die durch heimliche „Fressanfälle" im Wechsel mit Erbrechen oder Fasten gekennzeichnet ist. Kann sowohl als Komplikation im Verlauf einer Anorexia nervosa als auch als eigenständige Erkrankung auftreten; betrifft vor allem Frauen zwischen 18 und 35 Jahren.

Die **Bulimie** setzt durchschnittlich etwas später ein als die Anorexia nervosa, häufig um das 18. Lebensjahr. Die Betroffenen haben typischerweise Heißhungeranfälle, während derer sie große Mengen hochkalorischer Nahrungsmittel innerhalb weniger Stunden förmlich in sich hineinschlingen. Um eine Gewichtszunahme zu verhindern, erbrechen sie unmittelbar danach, nehmen Abführmittel oder halten eine strenge Diät ein. Die Anfälle werden oft durch innere Spannungen ausgelöst. Der Anfall führt zu einem kurzzeitigen Spannungsabbau, bald abermals gefolgt von Schuldgefühlen und Verstimmungen. Die Suizidgefahr ist hoch.

Im Gegensatz zu den Anorektikerinnen streben Frauen mit einer Bulimie meist eine „ideal-weibliche" Figur an und leiden unter ihrer Erkrankung. Die Behandlung besteht in erster Linie in einer Psychotherapie.

12.8.4 Fettstoffwechselstörungen

Physiologie des Cholesterinstoffwechsels ☞ 12.1.8

> ⊡ **Hyperlipoproteinämie** *(Hyperlipidämie):* Erhöhung des Triglyzeridspiegels und/oder des Cholesterinspiegels im Blut. Sehr häufige Erkrankung mit enormer sozialer Bedeutung, da

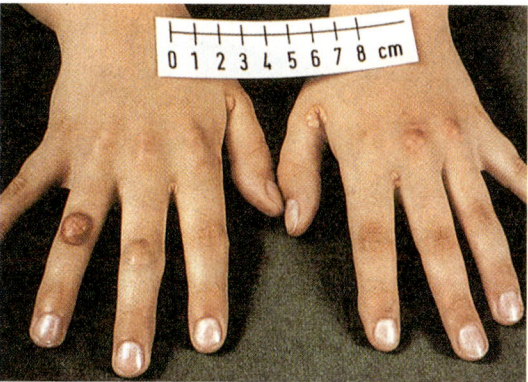

Abb. 12.70: Xanthome bei homozygoter familiärer Hypercholesterinämie. [E179-168]

durch eine Hyperlipoproteinämie koronare Herzkrankheit mit Herzinfarkt (☞ 6.5.2), Schlaganfälle (☞ 7.8) und arterielle Verschlusskrankheit (☞ 7.7.2) begünstigt werden.

Die Grenzen für einen erhöhten Blutfettspiegel werden von verschiedenen Experten unterschiedlich hoch angesetzt, zumal beim Cholesterinspiegel nicht nur die Absolutwerte, sondern auch das Verhältnis der einzelnen Cholesterinfraktionen (Cholesterinuntergruppen) zueinander für das kardiovaskuläre Risiko maßgeblich ist. Sicher zu hoch sind Blutcholesterinwerte von über 250 mg/dl und ein Triglyzeridspiegel von über 200 mg/dl. Schätzungsweise 20 % der Deutschen haben Blutfette, die diese Grenzwerte überschreiten.

Krankheitsentstehung

Die **primären Hyperlipoproteinämien** sind genetisch (mit-)bedingt. Am häufigsten ist eine multifaktorielle Entstehung der Hyperlipoproteinämie: Auf dem Boden einer polygen vererbten Veranlagung führen äußere Faktoren wie falsche Ernährung oder Übergewicht zur Manifestation der Hyperlipoproteinämie.

Dagegen sind die **sekundären** *(symptomatischen)* **Hyperlipoproteinämien** auf Grunderkrankungen wie Diabetes mellitus (☞ 12.7.2), Hypothyreose (☞ 12.4.4) oder bestimmte Nierenerkrankungen (☞ 11.10) zurückzuführen. Auch einige Arzneimittel, z.B. Thiazid-

	Serumcholesterin*	LDL-Cholesterin	HDL-Cholesterin	Triglyzeride
Normal	< 200	< 135	> 45	< 150
Grenzwertig	200 – 250	135 – 155	35 – 45	150 – 200
Pathologisch	> 250	> 155	< 35	> 200

* alle Werte in mg/dl

Tab. 12.69: Richtwerte für die Blutfette.

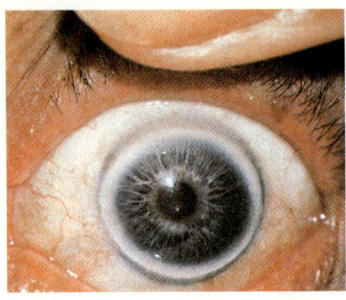

Abb. 12.71: Arcus lipoides. Die Aussagekraft des Arcus lipoides ist allerdings begrenzt, da er v.a. in höherem Lebensalter auch bei Gesunden vorkommen kann. [E179-168]

diuretika (☞ Pharma-Info 11.52) oder Östrogene („Pille") können den Blutfettspiegel erhöhen.

Symptome und Untersuchungsbefund

Die Hyperlipoproteinämien bereiten dem Patienten in der Regel keinerlei Beschwerden und werden nur zufällig diagnostiziert. Die Erstsymptome sind oft Zeichen arteriosklerosebedingter Komplikationen, etwa ein Herzinfarkt (☞ 6.5.2) oder ein Schlaganfall (☞ 7.8).

Nur sehr hohe Blutfettspiegel führen zu **Xanthomen**, rötlich-gelben Hauttumoren, die durch Fetteinlagerung verursacht sind, oder in Extremfällen zu einer Pankreatitis. **Xanthelasmen** (gelbliche Fettablagerungen im Bereich der Augenlider) oder der **Arcus lipoides** (ringförmige, weißliche Hornhauttrübung) treten bei Patienten mit Fettstoffwechselstörungen gehäuft auf, sind aber in höherem Lebensalter auch bei Gesunden zu finden.

Diagnostik und Differenzialdiagnose

Eine Blutabnahme nach 14-stündiger Nahrungskarenz mit Bestimmung von Gesamtcholesterin, Triglyzeriden, HDL- und LDL-Cholesterin sichert die Diagnose. Eine genaue Auftrennung der einzelnen Lipoproteine durch Elektrophorese (☞ 12.1.7 und 1.5.5) ist meist nicht erforderlich. Die Ultraschalluntersu-

chung des Abdomens zeigt evtl. eine Lebervergrößerung oder eine Fettleber.

In Klinik und Praxis wird oft kein vollständiger Lipidstatus mit Gesamtcholesterin, Triglyzeriden, HDL-, LDL- und VLDL-Cholesterin sowie LDL/HDL-Quotient bestimmt, sondern nur Gesamtcholesterin, Triglyzeride und HDL-Cholesterin. Bei Triglyzeridwerten unter 400 mg/dl kann das LDL-Cholesterin dann nach der **Friedewald-Formel** ausreichend genau berechnet werden: LDL-Cholesterin = Gesamtcholesterin – Triglyzeride/5 – HDL-Cholesterin.

Behandlungsstrategie

Liegen ursächliche Grunderkrankungen vor, werden diese behandelt. Bei der überwiegenden Mehrzahl der Patienten ist der Cholesterinwert nur mäßig auf 250 – 350 mg/dl erhöht. Dann besteht der erste Behandlungsschritt in einer fett- und cholesterinarmen Diät (☞ Pflege). Führt diese nicht zu einer Normalisierung der Werte, ist eine medikamentöse Therapie angezeigt. Bei hohen Cholesterinwerten über 350 mg/dl sollte die medikamentöse Behandlung (☞ Pharma-Info 12.73) sofort beginnen.

In sehr schweren Fällen können invasive Therapieverfahren erforderlich sein. Bei der **Lipid-Apherese** wird das LDL-Cholesterin außerhalb des Körpers aus dem Blut entfernt, die Methode ist also fast schon mit der Dialyse vergleichbar. Die Behandlungen müssen in regelmäßigen Abständen zwischen einer und wenigen Wochen wiederholt werden.

Bei allen Patienten, bei denen eine medikamentöse Therapie als notwendig erachtet wird, sollte zudem die niedrigdosierte Gabe von Azetylsalizylsäure erwogen werden (☞ auch Pharma-Info 7.89).

Pflege

Von herausragender Bedeutung bei der Behandlung von Hyperlipoproteinämien sind die langfristige Um-

	Leicht erhöhtes Risiko	Mäßig erhöhtes Risiko	Hohes Risiko
Risiko-faktoren	• Cholesterin < 300 mg/dl ohne weitere Risikofaktoren oder • Cholesterin/HDL-Quotient 4,5 – 5 ohne weitere Risikofaktoren	• Cholesterin < 300 mg/dl und – zusätzlich ein kardiovaskulärer Risikofaktor* oder – HDL < 35 mg/dl	• Cholesterin < 300 mg/dl und – 2 kardiovaskuläre Risikofaktoren oder – Manifeste Gefäßerkrankung (z.B. KHK, Infarkt, pAVK) oder – Familiäre Hypercholesterinämie oder • Cholesterin > 300 mg/dl
Therapieziel	• Cholesterin 195 – 230 mg/dl • LDL 155 – 175 mg/dl** • HDL ≥ 35 mg/dl bei Männern, ≥ 45 mg/dl bei Frauen • Triglyzeride ≤ 200 mg/dl	• Cholesterin < 195 mg/dl • LDL 135 – 155 mg/dl**	• Cholesterin 175 – 195 mg/dl • LDL 115 – 135 mg/dl**

* Risikofaktoren: Rauchen, Hypertonie, Diabetes mellitus, Übergewicht, Bewegungsmangel
** Bei einigen Autoren liegen die Zielwerte nochmals um 20 mg/dl niedriger

Tab. 12.72: Risikoabschätzung und Therapieziele bei Hyperlipoproteinämie. Das Therapieziel bei den Blutfettwerten hängt vor allem davon ab, ob der Patient noch weitere Risikofaktoren aufweist, da dies das Risiko vervielfacht, z.B. frühzeitig einen Herzinfarkt zu erleiden.

🖉 Pharma-Info 12.73 Medikamentöse Lipidsenkung

Folgende Substanzen werden zur Verhinderung von Folgeschäden bei zu hohem Blutfettspiegel eingesetzt:

- **Sitosterin,** z.B. Sito-Lande®: Dieses pflanzliche Produkt vermindert die Cholesterinaufnahme im Dünndarm und führt zu einer leichten Cholesterinsenkung. Es ist bei leicht bis mäßig erhöhten Cholesterinspiegeln angezeigt und kann mit anderen Substanzen kombiniert werden. Bis auf geringe Magen-Darm-Beschwerden sind keine Nebenwirkungen bekannt
- **Anionenaustauscher,** z.B. Cholestyramin, etwa in Quantalan®: Sie senken den Cholesterinspiegel durch Bindung der zur Synthese benötigten Gallensäuren im Darm. Nachteilig sind häufig Blähungen und Völlegefühl, weshalb bis zu 30 % der Patienten das Arzneimittel absetzen. Außerdem vermindern die Anionenaustauscher die Resorption anderer Arzneimittel, die daher 2 Stunden vor oder 4 Stunden nach den Anionenaustauschern eingenommen werden sollen
- **CSE-Hemmer** (*Cholesterinsynthese-Enzymhemmer, HMG-CoA-Reduktasehemmer*), z.B.

Lovastatin, etwa in Mevinacor®, Simvastatin, etwa in Zocor®: Diese Stoffklasse hemmt ein Schlüsselenzym der körpereigenen Cholesterinsynthese und senkt den Cholesterinspiegel mit 30 – 40 % am stärksten. Der relativ guten subjektiven Verträglichkeit stehen einige ernste Nebenwirkungen an Leber und Muskulatur (Schmerzen durch Muskelfaserauflösung) gegenüber
- **Fibrate,** z.B. Bezafibrat, etwa in Cedur®: Diese Substanzen senken vor allem den Triglyzeridspiegel, weniger das Cholesterin. Sie sind meist nebenwirkungsarm und gut verträglich, können aber neben Magen-Darm-Beschwerden selten Muskelschmerzen und Muskelentzündungen verursachen
- **Nikotinsäureabkömmlinge,** z.B. Nikotinsäure, etwa in Niconacid®: Auch dieses Präparat senkt die Triglyzeride stärker als das Cholesterin. Häufige Nebenwirkungen sind vor allem ein mit der Zeit nachlassender Flush, andere Hauterscheinungen und Magen-Darm-Beschwerden. Harnsäure- und Blutzuckerspiegel können während der Behandlung ansteigen.

stellung der Ernährungsgewohnheiten, körperliche Bewegung und der Abbau weiterer kardiovaskulärer Risikofaktoren.

Da eine *lebenslange* Umstellung der Lebensgewohnheiten sehr schwer fällt, bedarf es besonderen Engagements, den Patienten durch Aufklärung und Aufzeigen von Alternativen dauerhaft zu motivieren. Die Pflegenden nehmen hier durch ihre häufigen Kontakte zum Patienten eine Schlüsselposition ein.

Ernährung

- Die Nahrung sollte fett- und cholesterinarm sein: Weniger als 30 % der Kalorien sollten aus Fett stammen, die wiederum sollten sich auf mindestens 10 % mehrfach ungesättigte, 10 % einfach ungesättigte und höchstens 10 % gesättigte Fettsäuren verteilen. (Mehrfach) ungesättigte Fettsäuren sind v.a. in pflanzlichen, gesättigte Fettsäuren v.a. in tierischen Fetten enthalten.
An Cholesterin sind maximal 300 mg täglich erlaubt. Diese Menge ist bereits in einem einzigen Eidotter enthalten. Hier ist ein Kontakt zu einer Diätberaterin von großem Nutzen; sie kann dem Patienten und ggf. auch dem zu Hause kochenden Partner zeigen, wie man auch ohne viel Fett schmackhaft essen kann (☞ Tab. 12.74)
- Darüber hinaus ist der reichliche Verzehr von Ballaststoffen (mindestens 35 g täglich) anzuraten, ins-

besondere Haferkleie und Apfelpektin (senkt ebenfalls den Blutfettspiegel)
- Patienten mit einer Erhöhung der Triglyzeride sollten auf Alkohol ganz verzichten. Bei Patienten mit einer reinen Erhöhung des Cholesterinspiegels erhöht der Genuss geringer Alkoholmengen den Cholesterinspiegel meist nicht
- Auf Zucker (Süßigkeiten), Teigwaren und Mehlspeisen sollten insbesondere Patienten mit einer Erhöhung der Triglyzeride weitgehend verzichten, um eine kohlenhydratverursachte Hyperlipoproteinämie zu vermeiden
- Ein Abbau von Übergewicht ist stets zu empfehlen, wobei Patienten mit einer Erhöhung der Triglyzeride besonders gut darauf ansprechen.

Mittlerweile sind im Handel Teststreifen zur Cholesterinselbstmessung verfügbar, die für einige Patienten eine Motivationshilfe darstellen. Sie sind allerdings teurer als Glukoseteststreifen, und die Patienten müssen wissen, dass sich der Cholesterinspiegel nicht nach drei Tagen Diät schon bessert, sondern länger „nachhängt".

Körperliche Aktivität

Sowohl Patienten mit erhöhtem Cholesterin- als auch solche mit erhöhtem Triglyzeridspiegel profitieren von *regelmäßiger* körperlicher Aktivität. Zu empfehlen sind insbesondere Ausdauersportarten wie etwa schnelles Gehen oder Rad fahren.

🔖 „Gewaltakte" müssen dabei nicht sein – nach heutigem Kenntnisstand sind z.B. dreimal wöchentlich eine halbe Stunde oder fünfmal wöchentlich 20 Minuten Ausdauertraining schon von Nutzen für Fettstoffwechsel und Herz-Kreislauf-System.

Abbau weiterer Risikofaktoren

Das kardiovaskuläre Risiko eines Patienten hängt nicht nur von seinen Blutfetten ab, sondern ergibt sich aus dem Zusammenspiel zahlreicher Faktoren.

Daher sollten Patienten mit einer Hyperlipoproteinämie zur Optimierung ihres persönlichen Risikoprofils weitere kardiovaskuläre Risikofaktoren unbedingt meiden. Dazu gehört, auf das Rauchen zu verzichten und den Blutdruck regelmäßig kontrollieren zu lassen.

🛟 Prognose und
🗒 Patienteninformation

Nur wenn es gelingt, die erhöhten Blutfette dauerhaft zu senken, wird das Risiko gefährlicher Folgeerkrankungen, insbesondere eines Schlaganfalls, deutlich vermindert. Weitere Risikofaktoren (☞ Tab. 12.72) müssen unbedingt ausgeschaltet werden, da sie sich in ihrer Wirkung nicht nur addieren, sondern potenzieren.

12.8.5 Vitaminmangelsyndrome und Hypervitaminosen

Vitaminmangelsyndrome
➡ Krankheitsentstehung

In unserer heutigen Wohlstandsgesellschaft sind vitaminreiche Lebensmittel während des ganzen Jahres verfügbar, und bei einer ausgewogenen Ernährung treten beim Gesunden keine Mängel auf. Ein Vitaminmangel entsteht jedoch als Folge von:
- Fehlernährung, z.B. bei Alkoholikern oder Personen, die sich in erster Linie mit Fast-Food-Produkten ernähren („Junggesellen-Skorbut")
- Erhöhtem Bedarf, z.B. während Schwangerschaft und Stillzeit
- Resorptionsstörungen, z.B. nach Magen-Darm-Resektionen oder bei schweren Darmentzündungen
- Arzneimitteln, z.B. Langzeitgabe von Antibiotika, die die Darmflora zerstören, oder Cumarinabkömmlingen zur Gerinnungshemmung, die als Vitamin-K-Antagonisten zu einer gewollten Verminderung der Vitamin-K-Wirkung führen.

🔅 Symptome und Untersuchungsbefunde

Leichte Vitaminmangelsymptome werden als **Hypovitaminosen,** schwere Krankheitsbilder als **Avitaminosen** bezeichnet. Vitaminmangelsymptome betreffen selten nur ein einzelnes Vitamin (☞ Tab. 12.75). Meist liegen komplexe Störungen mit einer Misch-

Nahrungsmittel	Empfehlenswert	Nicht empfehlenswert
Obst und Gemüse	Frisches und Tiefkühlgemüse ohne Mehlschwitze oder Sahnesauce, Obst	Bei Übergewicht Obstsorten mit hohem Zucker- und Kaloriengehalt, z.B. Trauben
Kartoffeln/Teigwaren	Kartoffeln, Reis, Nudeln ohne Ei, jeweils ohne Fett zubereitet	Pommes frites, Kroketten, Bratkartoffeln, Reibekuchen, Kartoffelchips, Eiernudeln
Fleisch, Geflügel	Mageres Rind-, Kalb- und gelegentlich Schweinefleisch, Huhn, Hähnchen, Pute (ohne Haut)	Fettes Fleisch, Ente, Gans, Innereien
Fisch	Seelachs, Scholle, Schellfisch, Kabeljau, Rotbarsch	Aal, Bückling, Fischkonserven in Öl, Fischstäbchen o. Ä., Fischfertiggerichte
Salate	Rohkostsalat, Fleischsalat nur mit Magerjoghurt und Gewürzen	Salate mit Mayonnaise, fast alle fertig käuflichen Fleisch-, Fisch-, Nudel-, Kartoffelsalate
Brot	Alle „normalen" Brotsorten, v.a. Vollkornprodukte	Stark fetthaltiges Gebäck wie Croissants, Schinkenhörnchen
Kuchen/Süßwaren	Fettarme Teige ohne Ei, z.B. Hefeteig; Baiser	Ei- und stark fetthaltige Teige, z.B. Biskuit, Blätterteig; Nuss-Nougat-Creme
Wurst	Schinken ohne Fett, Corned Beef, Geflügelwurst	Alle „normalen" Wurstsorten wie z.B. Salami, Mettwurst, Mortadella
Käse	Magerquark, Käse bis 30 % Fett i. Tr.	Alle übrigen
Fette	Margarinen mit hohem Anteil ungesättigter Fettsäuren, Sonnenblumen-, Soja-, Keim-, Distelöl	Butter, Schmalz, Speck, Kokos- oder Palmkernfett, einfache Margarinesorten, Mayonnaise
Eier	Eiweiß	Eigelb
Milch, -produkte	Fettarme Milch und -produkte	Vollmilch und -produkte, Sahne, Crème fraîche
Zubereitungsarten	Kochen, Dünsten, Dämpfen, Garen in Folie, Braten ohne Fett	„Normales" Braten in Fett, Ausbacken oder Frittieren

Tab. 12.74: Empfehlenswerte und nicht empfehlenswerte Nahrungsmittel für eine cholesterinarme Diät.

Vitamin	Funktion	Vorkommen	Mangelerscheinungen	Tages-bedarf
Vitamin A (Retinol)	Bestandteil des Sehpurpurs, Erhalt von Epithel- und Knorpelgewebe, Infektions-abwehr, Oxidationsschutz	Karotten, Kohl, Spinat, Leber, Milch(-produkte), Eier, Butter	Nachtblindheit, in schweren Fällen Blindheit, Atrophie und Verhornung von Haut/Schleimhäuten, Immun-schwäche, Wachstumsstörung	1 – 1,5 mg
Vitamin D (Calciferol)	Regulation des Kalzium- und Phosphatstoffwechsels, Förderung der Kalziumaufnahme aus dem Darm	(Fette) Fische, Lebertran, Eier, Leber, bei ausreichender UV-Bestrahlung (Sonnenlicht) Synthese in der Haut als Vor-stufen möglich	Osteomalazie (☞ 11.17.4) Rachitis (☞ 11.17.4)	0,05 mg
Vitamin E (Tokopherol)	Oxidationsschutz bei Stoffwech-selvorgängen, Membranschutz	Getreidekeime, Vollkorn-produkte, Pflanzenöle, Blattgemüse	Nicht genau bekannt. Mangelzustän-de sollen angeblich häufig Ursache von nachlassender Lebenskraft und geistiger Vitalität sein	ca. 15 mg
Vitamin K	Bildung einiger Blutgerinnungs-faktoren	Grüne Gemüse, Fleisch, Milch (-produkte), Eier, Getreide, außerdem Bildung durch Darmbakterien	Blutgerinnungsstörungen. Häufig bei Säuglingen ohne entsprechende Prophylaxe und bei Leberzirrhose (☞ 10.5.6) auftretend	1 mg
Vitamin B$_1$ (Thiamin)	Coenzym im Kohlenhydratstoff-wechsel, Einfluss auf Herzfunktion und Nerventätigkeit	Hefe, Vollkornprodukte, Fleisch, Leber, Kartoffeln	Leistungsminderung, Appetitlosig-keit, Gewichtsverlust, Muskel-schwund, in schweren Fällen Beri-Beri mit Herzinsuffizienz, Ödemen und neurologischen Störungen	1 – 2 mg
Vitamin B$_2$ (Riboflavin)	Als Enzymbestandteil Beeinflus-sung des gesamten Stoffwechsels und der Hormonproduktion	Hefe, Vollkornprodukte, Fleisch, Leber, Fisch, Eier, Milch(-produkte)	Anämie, Mundwinkelrhagaden, Entzündungen von Haut und Schleimhaut, Hornhautveränder-ungen, Wachstumsstörungen	1,5 – 2 mg
Niazin	Als Enzymbestandteil zentrale Stellung im Stoffwechsel	Hefe, Fleisch, Leber, Fisch, Milch(-produkte), Eier, Kaffee, außerdem Bildung durch Darm-bakterien aus der Aminosäure Tryptophan	Pellagra (3-D-Krankheit) mit Haut-entzündungen (Dermatiden), Ver-dauungsstörungen (Diarrhoe) und neurologisch-psychiatrischen Störun-gen (z.B. Depressionen, Polyneuritis)	ca. 15 – 20 mg
Vitamin B$_6$ (Pyridoxin)	Enzymbestandteil v.a. im Eiweiß-stoffwechsel, außerdem Einfluss auf Nerven- und Immunsystem und Blutbildung	Hefe, Vollkornprodukte, Hühner- und Schweinefleisch, Fisch, Grüngemüse, Kartoffeln, Bananen	Anämie, neurologische Störungen (z.B. Neuritis, Bewegungsstörungen, Krämpfe), Dermatitis	2 mg
Vitamin B$_{12}$ (Cobalamin)	Enzymbestandteil v.a. Einfluss auf Blutzellbildung, Nervensystem, und Eiweißstoffwechsel	Alle tierischen Lebensmittel. Zur Resorption wird intrinsic factor benötigt	Häufig: Perniziöse Anämie (☞ 13.6.4)	5 – 10 µg
Folsäure	Aufbau von Nukleinsäuren, Schlüsselposition bei Synthese aller kleinen organischen Moleküle	Vollkornprodukte, Fleisch, Leber, Milch(-produkte), Eier, Kohl, Spinat u.a. Gemüse	Häufig: Makrozytäre Anämie, Abwehrschwäche, Veränderungen der Darmschleimhaut. Im Embryonal-stadium: Häufung von Neuralrohr-defekten	ca. 200 µg
Pantothensäure	Zentraler Enzymbestandteil im gesamten Stoffwechsel	Fast alle Lebensmittel	Nicht bekannt	10 mg
Biotin (Vitamin H)	Als Enzymbestandteil Einfluss auf Kohlenhydrat-, Aminosäuren- und Fettsäurenstoffwechsel	Synthese durch Darmflora, außerdem Innereien, Soja-bohnen, Eigelb	Dermatitis, Haarausfall, ZNS- und Fettstoffwechselstörungen	2 mg
Vitamin C (Ascorbinsäure)	Aufbau von Bindegeweben (Knochen, Wundheilung) und Hormonen, wahrscheinlich auch Oxidationsschutz	Frisches Obst und Gemüse, Tomaten, Kartoffeln	Infektanfälligkeit, in schweren Fällen Skorbut mit Müdigkeit, Blutungs-neigung, verzögerter Wundheilung, Zahnausfall und Störung des Knochenwachstums	75 mg

Tab. 12.75: Übersicht über Funktion, Vorkommen, Mangelerscheinungen sowie Tagesbedarf der Vitamine. Hellblau unterlegt = fettlös-liche Vitamine, mittelblau unterlegt = wasserlösliche Vitamine. Das Vitamin D wird heute auch den Hormonen zugeordnet (☞ 12.1.1). Bei den fettlöslichen Vitaminen sind auch Hypervitaminosen möglich (☞ Text).

symptomatik vor. So werden nach einer Darmresektion zahlreiche Nahrungsbestandteile nicht ausreichend aufgenommen, und beim Alkoholkranken bestehen zusätzlich zur Vitaminmangelsymptomatik toxische Erscheinungen durch den Alkohol selbst.

Diagnostik

Viele Vitamine oder ihre Metaboliten können direkt im Blut bestimmt werden, so z.B. Vitamin A, Vitamin B$_{12}$, Vitamin D und Folsäure.

Behandlungsstrategie

Die Behandlung verfolgt zwei Ziele:
- Das bestehende Vitamindefizit muss durch Zufuhr des Vitamins beseitigt werden. Ob eine orale oder parenterale Gabe erforderlich ist, hängt u.a. von der Ursache der Erkrankung ab. Bei Resorptionsstörungen nach Darmresektionen ist die parenterale Zufuhr angezeigt, bei Fehlernährung als Ursache kann das Vitamin oral gegeben werden
- Die Grunderkrankung muss nach Möglichkeit beseitigt werden, also die Ernährung umgestellt oder eine Darmerkrankung behandelt werden.

Prognose

Während die leichteren Hypovitaminosen oft völlig reversibel sind, können Avitaminosen bleibende Schäden hinterlassen, z.B. Sensibilitätsstörungen nach schwerem Vitamin B$_{12}$-Mangel oder Zahnverlust nach Skorbut.

Hypervitaminosen

Hypervitaminosen, d.h. Krankheitserscheinungen durch eine *hohe* Vitaminzufuhr, sind nur bei den *fettlöslichen Vitaminen* A, D, E und K möglich, da diese im Körper gespeichert werden können. Auslöser ist meistens eine Überdosierung von Vitaminpräparaten:
- Die **Vitamin-A-Hypervitaminose** zeigt sich *akut* durch Schmerzzustände, Schwindel und Erbrechen

oder *chronisch* durch Knochenhautveränderungen, Blutungen und neurologisch-psychiatrische Störungen (z.B. Reizbarkeit)
- Die **Vitamin-D-Hypervitaminose** äußert sich in Knochenentkalkung, Nierenverkalkungen und *Hyperkalzämie* (☞ 11.17.4)
- Hypervitaminosen der Vitamine E und K hingegen sind beim Menschen bisher nicht bekannt.

Dagegen kann der Mensch einen Überschuss an wasserlöslichen Vitaminen über die Nieren ausscheiden. Ob dies auch für die Langzeiteinnahme extrem hoher Dosierungen gilt, lässt sich aber noch nicht endgültig beurteilen.

12.8.6 Spurenelementmangelsyndrome

In unseren Breiten sind der *Eisen-* (☞ 13.6.2) und der *Jodmangel* (☞ 12.4.2) am häufigsten. Besonders bei Kindern spielt zusätzlich der *Fluormangel* bei der Kariesentstehung eine Rolle. Für viele Spurenelemente sind Mangelsyndrome beim Menschen nicht gesichert, auch wenn sie in der Laienpresse immer wieder postuliert und mit dem Verkauf entsprechender Präparate zur Vorbeugung und Behandlung verbunden werden.

Nach heutigen Erkenntnissen kann man davon ausgehen, dass durch eine gesunde, vollwertige Ernährung der Spurenelementbedarf eines ansonsten Gesunden gedeckt wird. Einen Überblick über sichere oder zumindest wahrscheinliche Spurenelementmangelsyndrome gibt Tab. 12.76.

12.9 Hyperurikämie und Gicht

> **Purine:** Bestandteile der Nukleinsäuren. Endprodukt des Purinstoffwechsels ist in erster Linie die **Harnsäure.**

Element	Mangelerscheinung	Körperbestand	Tagesbedarf*
Eisen	Hypochrome Anämie	4,0 – 5,0 g	0,5 – 5 mg
Zink	Wachstumsstörungen, Haarausfall, verzögerte Wundheilung	1,4 – 2,3 g	0,4 – 6 mg
Kupfer	Anämie, Wachstumsstörungen	0,08 – 0,12 g	1,0 – 2,5 mg
Mangan	Unfruchtbarkeit, Knochenmissbildung	0,01 – 0,03 g	2,0 – 5,0 mg
Molybdän	Beim Menschen keine bekannt	ca. 0,02 g	ca. 0,4 mg
Jod	Struma (Kropf, sehr häufig), Hypothyreose (selten)	0,01 – 0,02 g	0,1 – 0,2 mg
Kobalt	Makrozytäre Anämie	ca. 0,01 g	≤ 1,0 mg
Selen	Störungen des Immunsystems (nicht gesichert)	0,02 – 0,1 g	ca. 0,05 mg
Chrom	Beim Menschen keine bekannt	≤ 0,006 g	≤ 0,005 mg
Fluor	Karies (häufig)	Nicht genau bekannt	ca. 1,0 mg

* Abhängig von Alter, Geschlecht und Funktionszustand des Organismus (Schwangerschaft usw.)

Tab. 12.76: Essentielle Spurenelemente und gesicherte bzw. wahrscheinliche Spurenelementmangelsyndrome.

Primäre Hyperurikämie: Erbliche Störung im Purinstoffwechsel mit Harnsäureerhöhung im Serum über 7 mg/dl (= 420 µmol/l) – *häufig*.

Sekundäre Hyperurikämie: Harnsäureerhöhung z.B. infolge vermehrten Zelluntergangs (etwa unter Zytostatikatherapie) oder Nierenfunktionsstörungen – *selten*.

Gicht *(Urikopathie):* Klinische Manifestationsform der Hyperurikämie, äußert sich insbesondere in Gichtanfällen mit starken Gelenkbeschwerden (Arthritis urica). Betrifft in 95 % Männer, vor allem solche mit Übergewicht, Fettstoffwechselstörungen, Diabetes mellitus und Hypertonus.

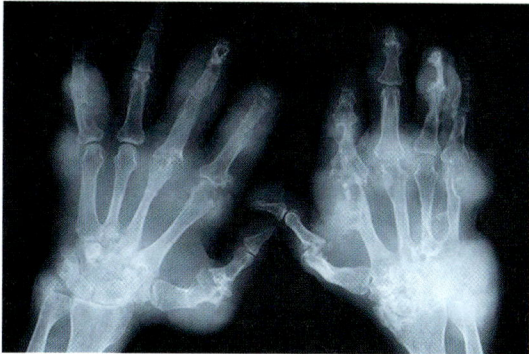

Abb. 12.77: Röntgenbild der Hände eines 53-jährigen Patienten mit chronischer Gicht (normale Hand ☞ Abb. 15.27). Die chronische Hyperurikämie hat zu Ablagerungen von Harnsäurekristallen in Knochen, Gelenken und Weichteilen geführt. Knochen und Gelenke sind teilweise zerstört und verursachen zusammen mit den Weichteileinlagerungen massive Schmerzen. [T170]

⇨ Krankheitsentstehung

Die primäre Hyperurikämie/Gicht ist fast immer Folge einer polygen vererbten Minderausscheidung von Harnsäure durch die Nieren. Bei purinreicher Ernährung mit viel Fleisch (Überernährung als wichtigster Manifestationsfaktor) steigt der Harnsäurespiegel an. Bei hoher Harnsäurekonzentration fallen Harnsäurekristalle *(Urate)* aus, lagern sich insbesondere in den Gelenken ab und führen dort zu der typischen Entzündungsreaktion.

Sekundäre Hyperurikämien sind auf Grunderkrankungen mit erhöhter Harnsäurebildung (z.B. Leukämien, solide Tumoren mit Zellzerfall während Therapie) oder verminderte Harnsäureausscheidung durch die Nieren (etwa bei Niereninsuffizienz oder Einnahme bestimmter Arzneimittel) zurückzuführen.

⚙ Symptome und Untersuchungsbefund

Die Hyperurikämie verläuft über lange Zeit völlig symptomlos, bis dann völlig überraschend und meist in der Nacht ein akuter Gichtanfall einsetzt. Nicht selten geht dem Gichtanfall reichliches Essen mit Alkoholgenuss am Abend zuvor voraus. Anfangs ist nur ein Gelenk, am häufigsten das Großzehengrundgelenk (Podagra), betroffen. Es ist stark geschwollen, gerötet und extrem schmerzhaft. Selbst das Gewicht der Bettdecke und leichteste Berührungen oder Erschütterungen lösen schon heftige Schmerzen aus. Manchmal hat der Patient auch Fieber. Im weiteren Verlauf der Erkrankung wechseln akute Gichtanfälle mit symptomfreien Intervallen.

Unbehandelt entwickelt sich nach ca. 5 – 15 Jahren die (heute sehr seltene) chronische Gicht, die durch Gelenkdeformierungen (☞ Abb. 12.77) und Harnsäureablagerungen in Weichteilen und Knochen gekennzeichnet ist. Diese sichtbaren Ablagerungen werden auch als Gichttophi bezeichnet.

In allen Stadien der Erkrankung kann eine Gichtnephropathie *(Gichtniere)* komplizierend hinzutreten. Uratablagerungen führen zu einer Nierenentzün-

dung, denen sich oft eine bakterielle Nierenbeckenentzündung aufpfropft. Nierensteine treten gehäuft auf. In Spätstadien der Gichtniere ist die Nierenfunktion zunehmend eingeschränkt (☞ 11.12).

🔍 Diagnostik und Differenzialdiagnose

Die Blutuntersuchung zeigt einen erhöhten Harnsäurespiegel. Im akuten Gichtanfall ist die BSG beschleunigt, und es liegt eine Leukozytose vor. Manchmal ist die Differenzialdiagnose zu einer eitrigen Gelenkentzündung schwierig. Dann ist eine Punktion des betroffenen Gelenks erforderlich. Bei der Gicht sind im Punktat mikroskopisch Uratkristalle nachweisbar. In fortgeschrittenen Stadien sind in der Röntgenleeraufnahme typische Knochendefekte sichtbar.

▥ Behandlungsstrategie

Beim *akuten Gichtanfall* werden entzündungs- und schmerzhemmende Arzneimittel gegeben:
- Colchizin, z.B. Colchicum-Dispert®, vier Stunden lang 1 mg oral pro Stunde, dann 0,5 – 1 mg alle zwei Stunden, jedoch nicht mehr als 8 mg/Tag. Schnelle Dosisreduktion am 2. Tag. Die rasche Wirksamkeit des Colchizins bei Gicht ist so typisch, dass dies auch als diagnostisches Kriterium genutzt wird. Hauptnebenwirkungen des Colchizin sind Durchfälle, Übelkeit, Erbrechen, Knochenmarkdepression und Haarausfall.
- Alternativ oder zusätzlich Indometazin, z.B. Amuno®, oder andere entzündungs- und schmerzhemmende Substanzen wie etwa Diclofenac (z.B. Voltaren®), jedoch nicht Azetylsalizylsäure, da diese die Harnsäureausscheidung vermindert
- Glukokortikoide *intraartikulär* (in das Gelenk hinein) oder systemisch nur bei Erfolglosigkeit obiger Behandlungsschritte

Nach Abklingen des akuten Gichtanfalls wird der Harnsäurespiegel durch Diät (☞ Pflege) und Arzneimittel gesenkt. Mittel der Wahl ist Allopurinol, beispielsweise in Zyloric®, das die Harnsäureproduktion reduziert. Hauptnebenwirkung sind Magen-Darm-Beschwerden.

Sog. *Urikosurika*, Arzneimittel, die die Harnsäureausscheidung erhöhen (z.B. Benzbromaron, etwa in Narcaricin®), werden heute nur noch selten gegeben, etwa wenn Allopurinol nicht vertragen wird.

⊞ Pflege bei Hyperurikämie und Gicht

- Im akuten Gichtanfall lindern die Pflegenden die Beschwerden des Patienten durch Ruhigstellung des betroffenen Gelenks und kühlende Umschläge. Für manche Patienten ist bereits der Druck der Bettdecke sehr schmerzhaft; ihnen hilft oft ein Bettbogen weiter
- Darüber hinaus achten die Pflegenden darauf, dass der Patient ausreichend trinkt. Insbesondere bei der Behandlung mit Urikosurika sollte die tägliche Urinausscheidung mindestens 2 l betragen, um die Bildung von Harnsäuresteinen zu verhindern. Bier ist dabei zur Erhöhung der Urinmenge ungeeignet;

es hat zwar eine harnflussfördernde Wirkung, allerdings erhöht es auch den Harnsäurespiegel
- Eine Urinalkalisierung, etwa durch Uralyt-U®, kann bei erhöhtem Harnsäureanfall, z.B. während einer Chemotherapie, oder bei Harnsäuresteinen angezeigt sein. Die dazu erforderlichen Urinkontrollen mit Indikatorpapier führen die Pflegenden entweder selbst durch oder organisieren sie (angestrebt wird ein pH von 5 – 7)
- Die Pflegenden informieren den Patienten über die notwendigen Diätrichtlinien: Danach sollte die Ernährung *purinarm* sein, Fleisch ist nur in kleinen Portionen erlaubt, auf Innereien, Wild, Sardinen und Fleischextrakte sollte der Patient ganz verzichten. Als Eiweißträger eignen sich Milch und Milchprodukte sowie bei normalem Blutcholesterinspiegel Eier
- Alkohol ist zu vermeiden, da Alkoholgenuss die Harnsäureausscheidung vermindert. Auch auf Kaffee sollte verzichtet werden. Generell ist übergewichtigen Patienten eine Gewichtsnormalisierung anzuraten, allerdings nicht durch radikale Fastenkuren, da sie den Harnsäurespiegel erhöhen
- Die Pflegenden machen den Patienten darauf aufmerksam, dass extreme körperliche Anstrengung oder auch Unterkühlung ebenfalls Anfälle auslösen können und deshalb gemieden werden sollten.

⬛ Patienteninformation

Heutzutage ist die Prognose für die überwiegende Mehrzahl der Patienten gut. Ist es zu einer Nierenschädigung gekommen, wird die Prognose durch die Nierenerkrankung bestimmt (☞ 11.12). Der Patient muss darüber aufgeklärt werden, dass Diät und in vielen Fällen auch die medikamentöse Behandlung lebenslang erforderlich sind, da die Stoffwechselanomalie als solche bestehen bleibt.

12.10 Apudome: Insulinom, Gastrinom und Karzinoide

> ▦ **Apudome** *(Neuroendokrinome):* Tumoren des diffusen neuroendokrinen Systems.

Hormone werden nicht nur in umschriebenen endokrinen Drüsen gebildet, sondern auch in verstreuten endokrin aktiven Zellen. Herkunft und Bedeutung dieser Zellen sind bislang nur teilweise geklärt.

Früher wurde das System aufgrund der biochemischen Eigenschaften der Zellen als APUD-System (**APUD** = *Amine **p**recursor **u**ptake and **d**ecarboxylation*) bezeichnet, auch die Begriffe *neuroendokrines System, Helle-Zellen-System* oder *enterochromaffine Zellen* (für die im Magen-Darm-Trakt gelegenen Zellen) waren und sind üblich. Heute werden diese Zellen zunehmend als **diffuses** *(disseminiertes)* **neuroendokrines System,** kurz *DNES,* bezeichnet. Die dis-

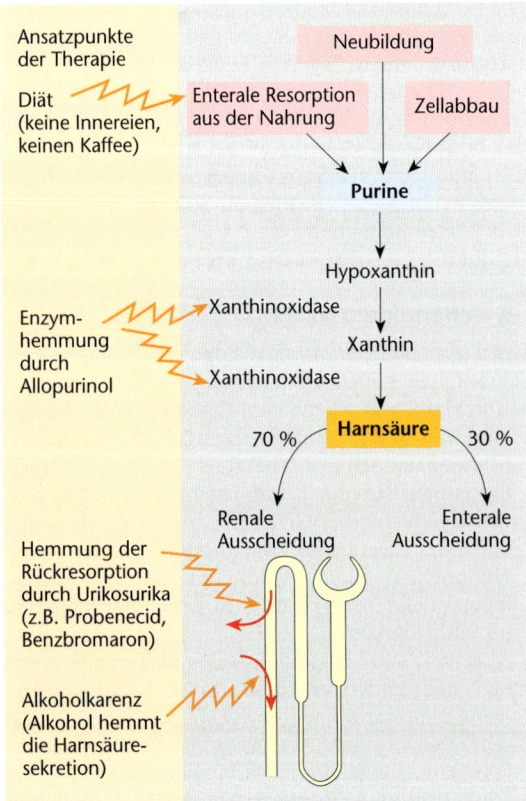

Abb. 12.78: Purinstoffwechsel und Angriffspunkte der Gichtbehandlung. [L157]

Ansatzpunkte der Therapie

Diät (keine Innereien, keinen Kaffee)

Neubildung

Enterale Resorption aus der Nahrung

Zellabbau

Purine

Hypoxanthin

Enzymhemmung durch Allopurinol

Xanthinoxidase

Xanthin

Xanthinoxidase

Harnsäure

70 % — 30 %

Renale Ausscheidung

Enterale Ausscheidung

Hemmung der Rückresorption durch Urikosurika (z.B. Probenecid, Benzbromaron)

Alkoholkarenz (Alkohol hemmt die Harnsäuresekretion)

seminierten endokrinen Zellen des Magen-Darm-Traktes werden mit den endokrinen Langerhans-Inseln des Pankreas auch zum **gastro-entero-pankreatischen System** *(GEP)* zusammengefasst.

Die Tumoren des diffusen neuroendokrinen Systems werden auch heute noch überwiegend als **Apudome** bezeichnet, seltener als *Neuroendokrinome* oder – bei Lokalisation im Magen-Darm-Trakt – als *GEP-Tumoren.* Die einzelnen Tumoren werden häufig nach dem von ihnen (vorwiegend) produzierten Hormon benannt (z.B. Insulinom, Glukagonom, Gastrinom).

Apudome sind häufig im Magen-Darm-Trakt und hier insbesondere in Pankreas und Dünndarm lokalisiert. Sie können funktionell *aktiv* sein und sezernieren dann eines oder mehrere Hormone. Funktionell *inaktive* Apudome geben keine Hormone in die Blutbahn ab und werden dann oft erst spät durch Lokalsymptome manifest.

Familiär gehäuftes Auftreten im Rahmen der verschiedenen multiplen endokrinen Neoplasien ist möglich (☞ 12.4.6).

Die praktisch wichtigsten Apudome sind das Insulinom, das Gastrinom und die Karzinoide; die übrigen Apudome **(Glukagonom, Somatostatinom, VIPom)** sind sehr selten. Abgesehen von den Insulinomen sind die meisten Apudome maligne.

12.10.1 Insulinom

> Das von den B-Zellen des Pankreas ausgehende **Insulinom** ist der häufigste endokrine Pankreastumor und in 90 % der Fälle gutartig.

Die Insulinüberproduktion führt zu allen Zeichen einer Hypoglykämie (☞ 12.7.5) und oft auch zu psychischen Auffälligkeiten. Durch die vermehrte Nahrungsaufnahme (Heißhunger bei Hypoglykämie) nehmen die meisten Patienten an Gewicht zu.

Die Diagnose wird durch einen stationären **Fastenversuch** über 72 Stunden zur Provokation einer Hypoglykämie gestellt. Während des Fastenversuches werden regelmäßig der Blutzucker, der Insulinspiegel und das C-Peptid im Blut bestimmt; der Patient soll täglich mindestens 2 l kalorienfreie Flüssigkeit trinken. Es folgen verschiedene bildgebende Verfahren zur Lokalisation des Tumors, die jedoch präoperativ nicht immer gelingt.

Die Behandlung besteht in der operativen Entfernung des Tumors. Bei Inoperabilität oder postoperativen Tumorresten kann eine medikamentöse Hemmung der Insulinproduktion mit Diazoxid (Proglicem®) oder dem Somatostatinanalogon Octreotid (Sandostatin®) versucht werden. Bei Erfolglosigkeit wird eine Behandlung mit Streptozotocin und 5-Fluorouracil zur Zerstörung der B-Zellen durchgeführt.

12.10.2 Gastrinom

Das meist in Bauchspeicheldrüse oder Zwölffingerdarm lokalisierte **Gastrinom** geht von den D-Zellen des Pankreas aus und ist in der Mehrzahl der Fälle bösartig.

Der Überschuss an Gastrin führt zum **Zollinger-Ellison-Syndrom,** für das ständig wiederkehrende Magen- und Zwölffingerdarmgeschwüre (teils auch Jejunalgeschwüre) sowie Durchfälle kennzeichnend sind.

Die Diagnose lässt sich meist durch Gastrinbestimmung im Blut stellen, ggf. nach Stimulation mit Sekretin. Zur Lokalisation des Tumors dienen (Endo-)Sonographie, Gastroduodenoskopie, Computer- und Kernspintomographie.

Bei einem Teil der Patienten gelingt es, das gesamte Tumorgewebe operativ zu entfernen. Bei Inoperabilität ist eine symptomatische Behandlung mit einem Protonenpumpenhemmer, z.B. Omeprazol (Antra®), möglich.

12.10.3 Karzinoide

Karzinoide sind insgesamt seltene Apudome, die Serotonin und andere Hormone wie etwa Histamin produzieren. Die Mehrzahl aller Karzinoide ist im Magen-Darm-Trakt lokalisiert, außerhalb des Magen-Darm-Traktes kommen sie am ehesten in der Lunge vor. Abgesehen von den fast immer gutartigen Karzinoiden des Appendix sind die Karzinoide maligne.

Im Magen-Darm-Trakt lokalisierte Tumoren bereiten oft lange Zeit keine Beschwerden, da das Serotonin in der Leber abgebaut wird. Meist bilden sich erst bei Vorhandensein von Lebermetastasen die typischen Symptome des **Karzinoidsyndroms** aus: Am häufigsten ist ein **Flush** mit rötlicher Verfärbung insbesondere des Gesichts- und Halsbereiches. Durchfälle durch die Hormone sind ebenso möglich wie Koliken und Subileus durch die Stenosierung der Darmlichtung. Verhältnismäßig häufig sind auch Asthmaanfälle. In Spätstadien kann eine Endokardfibrose insbesondere des rechten Herzens zu Herzbeschwerden führen.

Die Diagnose wird durch eine Serotoninbestimmung im Blut und eine Bestimmung der 5-Hydroxyindolessigsäure (ein Abbauprodukt des Serotonins) im 24-Stunden-Urin gestellt. Drei Tage vor und während dieser Untersuchung dürfen keine serotoninreichen Nahrungsmittel wie etwa Bananen, Nüsse und Ananas verzehrt werden. Die Lokalisationsdiagnostik folgt den oben genannten Richtlinien, zusätzlich kann eine Somatostatin-Rezeptor-Szintigraphie hilfreich sein.

Die Behandlung besteht in der operativen Entfernung des Tumors. Ist diese nicht oder nicht vollständig möglich, erfolgt eine medikamentöse Therapie, vor-

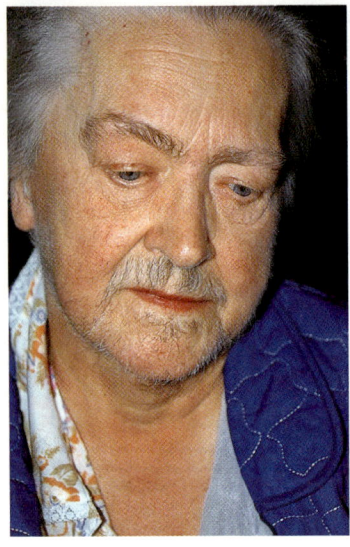

Abb. 12.79:
Bartwuchs einer Patientin mit Hirsutismus.
[R101]

zugsweise mit Octreotid oder Interferonen, bei raschem Fortschreiten auch mit Zytostatika. Zusätzlich können die Beschwerden des Patienten symptomatisch behandelt werden (z.B. Theophyllingabe bei Asthmaanfall).

12.11 Weitere Erkrankungen des endokrinen Systems und des Stoffwechsels

Hämochromatose ☞ *10.9.3*
Morbus Wilson ☞ *10.9.4*
Osteoporose ☞ *3.10*

12.11.1 Virilisierung und Hirsutismus

> 🔲 **Virilisierung:** Vermännlichung, d.h. nicht-physiologische Ausprägung sekundärer männlicher Geschlechtsmerkmale (z.B. Hirsutismus, tiefe Stimme) bei Frauen oder bei Jungen vor der Pubertät.
>
> **Hirsutismus:** Verstärkte und dem männlichen Behaarungstyp entsprechende Körperbehaarung bei Frauen.

⇨ Krankheitsentstehung

Einer Virilisierung können zahlreiche Ursachen zugrunde liegen: Beispielsweise ist das **adrenogenitale Syndrom** (kurz *AGS*) durch einen angeborenen, meist autosomal-rezessiv vererbten Defekt der Glukokortikoidsynthese bedingt. Um den Glukokortikoidmangel auszugleichen, wird die Nebennierenrinde

stärker stimuliert, wodurch aber nicht nur die Glukokortikoidsynthese, sondern auch die Androgenbildung in der Nebennierenrinde angekurbelt wird. Folge des Androgenüberschusses ist eine **angeborene Virilisierung** (☞ unten) bei Mädchen bis hin zum **Pseudohermaphroditismus femininus** (Geschlechtschromosomen XX und Vorhandensein von Ovarien bei männlichem Erscheinungsbild) und eine **Pseudopubertas praecox** (vorzeitige „Pubertät", jedoch mit kleinen Hoden und fehlender Spermienbildung) bei Knaben.

Ursachen einer **erworbenen Virilisierung** sind z.B. Androgen bildende Tumoren der Ovarien oder der Nebennierenrinde, ein Cushing-Syndrom (☞ 12.6.1), ein Prolaktinom (☞ 12.3.2), eine Akromegalie (☞ 12.3.2) oder Arzneimittel. Auch zeigen sich manche milden Formen des adrenogenitalen Syndroms erst im Jugendlichen- oder Erwachsenenalter.

👁 Symptome, Befund und
🔍 Diagnostik

Mädchen mit einem adrenogenitalen Syndrom zeigen meist als Neugeborene eine Vergrößerung der Klitoris und Verschmelzung der großen Schamlippen. In Extremfällen werden die Betroffenen als Jungen verkannt. Männliche Neugeborene sind äußerlich kaum auffällig. Je nach Art des Enzymdefekts können noch im Neugeborenenalter ernste Störungen des Wasser- und Elektrolythaushaltes hinzutreten. In den folgenden Lebensjahren wachsen Mädchen wie Jungen zunächst sehr schnell, durch die beschleunigte Knochenreifung ist das Wachstum aber zu früh beendet (große Kinder – kleine Erwachsene). Der hohe Androgenspiegel hemmt bei beiden Geschlechtern die Keimdrüsenentwicklung, dies bedeutet, dass bei Mädchen Brustentwicklung und Menstruation, bei Jungen die Spermienbildung ausbleibt. Die Vermännlichung der Mädchen nimmt meist zu.

Leitsymptome der erworbenen Virilisierung bei Frauen sind Hirsutismus (also Bartwuchs, Wachsen von Haaren auf der Brust, abnormes Übergreifen der Schambehaarung auf die Oberschenkel, Ansteigen der Schambehaarung zum Nabel hin), ein Tieferwerden der Stimme, eine Vergrößerung der Klitoris und Zyklusstörungen bis hin zur Amenorrhoe (Ausbleiben der Menstruation).

Am häufigsten ist jedoch der **idiopathische Hirsutismus,** bei dem die Betroffenen lediglich einen männlichen Behaarungstyp ohne weitere Virilisierungserscheinungen aufweisen. Hier handelt es sich meist um dunkelhaarige Frauen, oft aus dem Mittelmeergebiet, und nicht selten sind auch andere weibliche Familienangehörige betroffen (genetische Veranlagung).

Die Diagnostik hat vor allem das Ziel, Ratsuchende mit dem kosmetisch störenden, aber harmlosen idiopathischen Hirsutismus von den seltenen Patienten mit ernsten Erkrankungen zu unterscheiden. Sie umfasst neben einer gynäkologischen Untersuchung bei Frauen, ggf. mit Ultraschall, eine Bestimmung des Testosterons und des *Dehydroepiandrosterons* (kurz **DHEAS,** Vorstufe des Testosterons) im Blut. Bei Verdacht auf eine ernste Erkrankung folgen weitere Hormonuntersuchungen und evtl. eine bildgebende Lokalisationsdiagnostik.

◾ Behandlungsstrategie

Die Behandlung ist ursachenabhängig. Wenn irgend möglich, wird die Ursache beseitigt, z.B. ein androgenproduzierender Tumor entfernt oder Arzneimittel abgesetzt. Beim adrenogenitalen Syndrom müssen die fehlenden Nebennierenrindenhormone lebenslang substituiert werden (☞ 12.6.2). Beim sehr häufigen idiopathischen Hirsutismus helfen kosmetische Maßnahmen (Epilation, Enthaarungscreme) und geeignete Ovulationshemmer.

12.11.2 Porphyrien

> 🔲 **Porphyrien:** Durch vererbte oder erworbene Enzymdefekte bedingte Gruppe von Stoffwechselerkrankungen mit gestörter Hämbildung und dadurch gesteigerter Bildung von Zwischenprodukten der Hämbiosynthese – der **Porphyrine** bzw. ihrer Vorstufen. Leitsymptome der **akuten Porphyrien** sind Bauchbeschwerden, Herz-Kreislauf-Symptome und psychische oder neurologische Auffälligkeiten, Leitsymptome der **chronischen Porphyrien** sind lichtbedingte Hautveränderungen.

Die Hämbiosynthese (das Häm ist die Farbstoffkomponente des Hämoglobins ☞ auch 13.1.1) erfolgt über mehrere Zwischenprodukte, die Porphyrinvorstufen und die **Porphyrine.** Die einzelnen Reaktionsschritte werden dabei durch unterschiedliche Enzyme beschleunigt. Ist nun das erste, physiologischerweise geschwindigkeitsbestimmende Enzym in seiner Aktivität vermindert, entwickelt sich eine angeborene *sideroblastische (sideroachrestische) Anämie* (☞ 13.6.3) mit Ablagerung des nicht verwerteten Eisens in den Zellen der Erythropoese. Sind nachgeschaltete Enzyme beeinträchtigt, resultiert eine Aktivitätssteigerung des ersten Enzyms und damit eine Mehrproduktion der vor dem „Engpassenzym" anfallenden Zwischenprodukte. Dadurch kann zwar eine ausreichende Hämsynthese gewährleistet werden, doch kommt es zu den verschiedenen **Porphyrien** mit erhöhten Konzentrationen bestimmter Porphyrine und Porphyrinvorstufen im Blut *(Porphyrinämie)* sowie abhängig vom beeinträchtigten Enzym zu Ablagerung der Porphyrine (-vorstufen) in Geweben oder zu ihrer Ausscheidung mit dem Harn *(Porphyrinurie).* Die frühere Einteilung in *erythropoetische* und *hepatische Porphyrien* je nachdem, ob sich die Erkrankung vornehmlich an den Erythrozyten oder an der Leber zeigt, wird zunehmend zugunsten einer Einteilung nach dem betroffenen Enzym verlassen.

> 📖 Die klinische Symptomatik der Porphyrien hängt von den sich anhäufenden Zwischenprodukten ab.

Die zwei häufigsten Porphyrieformen sind die *akute intermittierende Porphyrie* und die *Porphyria cutanea tarda:*

Akute intermittierende Porphyrie

Die **akute intermittierende Porphyrie** (kurz *AIP, akute hepatische Porphyrie*) ist die häufigste akute Porphyrie und die zweithäufigste Porphyrie überhaupt. Sie wird autosomal-dominant vererbt, Frauen sind häufiger betroffen als Männer.

⇨ Krankheitsentstehung

Ursache einer akuten intermittierenden Porphyrie ist stets ein angeborener Enzymdefekt in der Hämbiosynthese (☞ oben). Die Betroffenen sind beschwerdefrei, bis es durch verschiedene Provokationsfaktoren zu einer zusätzlichen Steigerung der Hämbiosynthese und zum Ausbruch der Erkrankung kommt. Eine Speicherung von Porphyrinen tritt nicht auf.

⬚ Symptome, Befund und 🔍 Diagnostik

Meist zeigt sich die Erkrankung erstmalig im jüngeren Erwachsenenalter, ausgelöst vor allem durch Arzneimittel, Alkohol, Hunger oder Infektionen. Die Symptomatik ist vielgestaltig und reicht von Bauchkoliken und Erbrechen über Fieber, Bluthochdruck und Herzrhythmusstörungen bis hin zu psychischen Symptomen, Sensibilitätsstörungen, Lähmungen, Krampfanfällen und Bewusstseinsstörungen. Deshalb kommt es häufig zu Fehldiagnosen (z.B. dem Verdacht auf eine akute Appendizitis). Viele Anlageträger bleiben aber ihr Leben lang beschwerdefrei.

> 📖 Die Kombination aus unklaren Bauchschmerzen, Tachykardie und neurologischen oder psychiatrischen Auffälligkeiten ist stets verdächtig auf das Vorliegen einer Porphyrie.

Der Urin der Kranken verfärbt sich beim Stehenlassen rot oder rot-braun. Die Diagnose wird durch Bestimmung der verschiedenen Porphyrine und ihrer Vorstufen in Blut, Stuhl und Urin gestellt. Angesichts der Konsequenzen der Erkrankung sind heute molekularbiologische Verfahren zur exakten Diagnostik anzuraten.

◾ Behandlungsstrategie, Patienteninformation 🟰 und Pflege

Akute Krisen können lebensbedrohlich sein; deshalb muss der Patient auf einer Intensivpflegestation betreut werden. Hochprozentige Glukose- und Häminfusionen sollen die übersteigerte Hämbiosynthese hemmen. Verdächtige Arzneimittel werden sofort abgesetzt. Zusätzlich werden die Beschwerden des Patienten symptomatisch behandelt, etwa β-Blocker gegen Bluthochdruck oder Tachykardie gegeben.

Nach Abklingen der akuten Symptomatik wird der Patient über die möglichen Auslöser aufgeklärt: An erster Stelle sind hier Arzneimittel zu nennen, etwa Diclofenac, Diazepam oder Sulfonamide. Vorbeugend sind diese Arzneimittel ebenso zu meiden wie Alkohol oder Hungersituationen. Der Patient erhält einen Notfallausweis, der auch eine Liste „unsicherer" Arzneimittel beinhaltet. Familienuntersuchungen dienen einer Ermittlung bislang beschwerdefreier Anlageträger, wegen der Vererbbarkeit der Erkrankung wird eine genetische Beratung angeboten.

🔖 Prognose

Bei rechtzeitiger Diagnose und Therapie bilden sich die Symptome meist vollständig zurück. Bei Meiden der auslösenden Faktoren ist die Prognose dann gut.

Porphyria cutanea tarda

Die **Porphyria cutanea tarda** (kurz *PCT, chronischhepatische Porphyrie*) ist die häufigste Porphyrie überhaupt. Männer sind häufiger betroffen als Frauen.

⇨ Krankheitsentstehung

Die Krankheitsentstehung der Porphyria cutanea tarda ist noch nicht in allen Einzelheiten geklärt. Der vorhandene Enzymdefekt ist wahrscheinlich bei ungefähr der Hälfte der Betroffenen angeboren, bei der anderen Hälfte durch toxische Schädigungen bedingt. Fast immer besteht eine Lebererkrankung. Unter dem Einfluss zusätzlicher Faktoren wie etwa Alkohol, Hepatitis-C-Infektion, Arzneimitteln oder Hämodialyse manifestiert sich die Erkrankung. Diese Porphyrieform geht mit einer Porphyrinspeicherung in den Geweben einher, die Lichtabsorption der in der Haut gespeicherten Porphyrine führt zu den charakteristischen Hautveränderungen.

📇 Symptome, Befund und 🔍 Diagnostik

Meist erst nach dem 40. Lebensjahr bildet sich eine ausgeprägte Lichtempfindlichkeit aus, die an den Handrücken besonders augenfällig ist: Es kommt zu Blasenbildung, Erosionen, Krusten, verstärkter Pigmentierung, hellen Narben und insgesamt erhöhter Verletzbarkeit der Haut. Der Haarwuchs im Schläfenbereich ist typischerweise vermehrt. Die Patienten scheiden einen rosa bis braun nachdunkelnden Urin aus.

Die Diagnose wird durch Bestimmung der Porphyrine in Blut, Stuhl und sowie Leberbiopsie gestellt. Die Identifizierung erblicher Formen ist heute möglich.

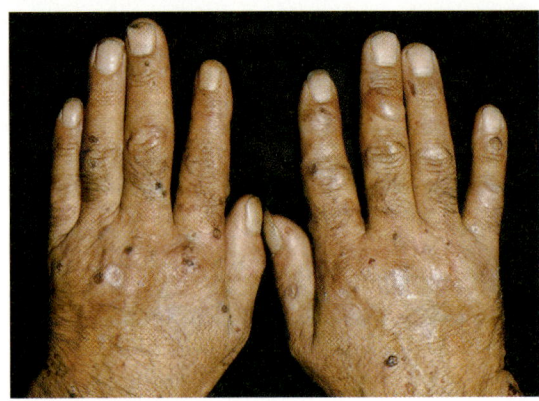

Abb. 12.80: Hände eines Patienten mit Porphyria cutanea tarda. Frische Blasen, Erosionen, Krusten und Narben als typische Symptome sind deutlich zu erkennen. [E179-168]

📊 Behandlungsstrategie und 🔖 Pflege

Die Porphyrinausscheidung kann durch Chloroquin (z.B. Resochin®) und bei einem Teil der Patienten auch Aderlässe gesteigert werden. Die meist vorhandene Lebererkrankung und die bestehenden Hautveränderungen werden nach den üblichen Richtlinien behandelt.

Da sich ein Rückfall durch Wiederansteigen der Porphyrine in Blut und Urin ankündigt, werden regelmäßige Kontrollbestimmungen durchgeführt.

🔖 Prognose

Die Prognose ist ganz wesentlich davon abhängig, ob die auslösenden Faktoren gemieden werden können (Alkoholkarenz, keine hormonellen Kontrazeptiva, möglichst geringe Sonneneinwirkung auf die Haut).

12.11.3 Alpha-1-Antitrypsin-Mangel

> ☐ **Alpha-1-Antitrypsin-Mangel** *(Alpha-1-Proteaseninhibitormangel, Laurell-Eriksson-Syndrom):* Autosomal-kodominant vererbter Stoffwechseldefekt mit Mangel an Alpha-1-Antitrypsin, der in erster Linie zu Leber- und Lungenschädigung führt.

⇨ Krankheitsentstehung

Alpha-1-Antitrypsin ist ein vornehmlich in Leber und Lunge gebildetes Protein, das Eiweiß spaltende Enzyme wie Trypsin oder Chymotrypsin hemmt. Bei einem **Alpha-1-Antitrypsin-Mangel** kommt es durch die nun überschießende Aktivität Eiweiß spaltender Enzyme zu einem Abbau körpereigenen Gewebes.

Symptome, Befund und Diagnostik

Die genaue Ausprägung des Defektes und damit die Symptomatik variieren. Hauptsächlich treten Leber- und Lungenschäden auf: Bei Homozygoten kann es bereits im Säuglingsalter zu einer Leberschädigung (verlängerte Neugeborenengelbsucht) kommen. Zeigt sich die Erkrankung erst im Erwachsenenalter, sind klinisch vor allem eine chronische Hepatitis (☞ 10.5.2) mit nachfolgender Leberzirrhose (☞ 10.5.6) und/oder ein früh einsetzendes Lungenemphysem (☞ 8.6.3) zu beobachten. Das Risiko eines Leberzellkarzinoms ist erhöht.

Bei einem schweren Alpha-1-Antitrypsin-Mangel fällt bereits in der Serumelektrophorese das fast völlige Fehlen der Alpha-1-Globulin-Fraktion auf.

Gesichert wird die Diagnose durch Bestimmung des Alpha-1-Antitrypsinspiegels im Blut und ggf. durch eine Leberbiopsie, die typische Ablagerungen zeigt.

Behandlungsstrategie und Patienteninformation

Heute kann der Mangel durch die regelmäßige intravenöse Verabreichung von Alpha-1-Antitrypsin (Prolastin®) behoben werden. Zusätzlich müssen die bestehenden Organerkrankungen behandelt werden, in Extremfällen kommt eine Leber- oder Lungentransplantation in Betracht.

Die Patienten sollten weitere lungenschädigende Faktoren unbedingt meiden (z.B. Rauchen). Betroffenen sollte eine genetische Beratung vermittelt werden; ein Heterozygotennachweis und eine pränatale Diagnostik sind mittlerweile möglich.

12.11.4 (Hereditäre) Fruktoseintoleranz

(Hereditäre) Fruktoseintoleranz: Autosomal-rezessiv vererbte Störung im Fruktosestoffwechsel mit Unverträglichkeit von Obst und anderen fruktosehaltigen Nahrungsmitteln sowie der Gefahr evtl. tödlicher Leberschäden bei Fruktose- oder Sorbitinfusionen.

Krankheitsentstehung

Aufgrund eines autosomal-rezessiv vererbten Enzymdefektes können Fruktose und der über Fruktose verstoffwechselte Zuckeralkohol Sorbit im Körper nicht vollständig abgebaut werden.

Symptome, Befund und Diagnostik

Im Säuglingsalter kommt es nach Füttern von fruktose- oder saccharosehaltiger Milch, Brei oder Fruchtsäften wiederholt zu Erbrechen, Fieber, Durchfällen und Hypoglykämie; langfristig ist die Entwicklung des Kindes gestört. Wird die Diagnose nicht rechtzeitig gestellt, folgen Leber- und Nierenschäden. Ältere Kinder und Erwachsene haben oft eine heftige Abneigung gegen Obst und Süßigkeiten.

Die Patienten sind durch (die früher üblich gewesenen) Fruktose- oder Sorbitinfusionen akut gefährdet. Es kommt zu Hypoglykämie (trotz Kohlenhydratzufuhr), Azidose mit Laktatanstieg, Anstieg der Leberwerte und Abfall der Gerinnungsfaktoren sowie zu Bewusstseinsstörungen. Bei weiterer Infusion droht ein evtl. tödliches Leber- und Nierenversagen.

Der Enzymmangel kann z.B. in Dünndarm- oder Leberbiopsien nachgewiesen werden.

Behandlungsstrategie und Patienteninformation

Bei einer konsequenten, lebenslangen fruktosefreien oder sehr fruktosearmen Diät sind Lebenserwartung und Leistungsfähigkeit nicht eingeschränkt. Der Patient sollte bei jedem neuen Arztkontakt auf seine Erkrankung hinweisen.

Wiederholungsfragen

1. Weshalb können Peptidhormone wie Insulin nicht in Tablettenform verabreicht werden? (☞ 12.1.1)

2. Welche Hormone werden von der Nebennierenrinde gebildet? (☞ 12.1.5)

3. Welche Hormone nehmen Einfluss auf den Blutzuckerspiegel? (☞ 12.1.6)

4. Was sind Mineralstoffe? (☞ 12.1.7)

5. Wie werden Patienten mit einer Unterfunktion des Hypophysenvorderlappens behandelt? (☞ 12.3.1)

6. Welche Symptome können eine Überfunktion des Hypophysenvorderlappens anzeigen? (☞ 12.3.2)

7. Was versteht man unter Diabetes insipidus, und was ist bei der Pflege von Patienten mit dieser Erkrankung zu beachten? (☞ 12.3.3)

8. Welche Blutuntersuchungen werden in der Schilddrüsendiagnostik durchgeführt? (☞ 12.4.1)

9. Welche pflegerischen Maßnahmen sind wichtig im Zusammenhang mit einer Schilddrüsenszintigraphie? (☞ 12.4.1)

10. Wie kann man der Entwicklung einer Struma vorbeugen? (☞ 12.4.2)

11. Was ist bei einer thyreotoxischen Krise zu veranlassen? (☞ 12.4.3)

12. Wie werden Patienten mit Hyperthyreose gepflegt? (☞ 12.4.3)

13. Was steht bei der Pflege von Patienten mit Hypothyreose im Vordergrund? (☞ 12.4.4)

14. Was ist eine Hashimoto-Thyreoiditis? (☞ 12.4.5)

15. Welche Symptome können auf ein Schilddrüsenkarzinom hinweisen? (☞ 12.5.6)

16. Wie funktioniert die Radiojodtherapie? (☞ 12.4.6)

17. Wie zeigt sich ein Hyperparathyreoidismus, und was ist bei der Patientenbeobachtung besonders zu beachten? (☞ 12.5.1)

18. Welche Symptome weisen auf ein Cushing-Syndrom hin, und was berücksichtigen die Pflegenden bei der Betreuung dieser Patienten? (☞ 12.6.1)

19. Wodurch ist ein Kranker mit Nebennierenrindeninsuffizienz besonders gefährdet? (☞ 12.6.2)

20. Worauf ist bei der Pflege von Patienten unter Glukokortikoidtherapie zu achten? (☞ Pharma-Info 12.33)

21. Welche wesentlichen Unterschiede bestehen zwischen Typ-1- und Typ-2-Diabetes? (☞ 12.7.1 – 12.7.3)

22. Wie wird der orale Glukosetoleranztest durchgeführt? (☞ 12.7.3)

23. Welche Pflegemaßnahmen werden bei Patienten im diabetischen Koma durchgeführt? (☞ 12.7.4)

24. Wie unterscheiden sich hyperglykämisches Koma und hypoglykämischer Schock? (☞ 12.7.4 und 12.7.5)

25. Mit welchen Spätkomplikationen ist bei Diabetes mellitus zu rechnen? (☞ 12.7.6)

26. Welche Insuline gibt es? (☞ 12.7.7)

27. Was versteht man unter der intensivierten konventionellen Insulintherapie? (☞ 12.7.7)

28. Was ist bei Insulininjektionen zu berücksichtigen? (☞ 12.7.7)

29. Welche Arzneimittel werden zur oralen medikamentösen Therapie des Diabetes mellitus eingesetzt, und wie wirken sie genau? (☞ 12.7.8)

30. Was müssen Diabetiker bei der Körperpflege beachten? (☞ 12.7.9)

31. Worauf sollten Diabetiker bei der Wahl ihrer Kleidung achten? (☞ 12.7.9)

32. Welche Probleme mit den Ausscheidungen können bei Diabetikern auftreten? (☞ 12.7.9)

33. Welche Probleme können nachts bei Diabetikern auftreten? (☞ 12.7.9)

34. Welches sind die Grundprinzipien der Ernährung bei Diabetes mellitus, und wie werden sie durch die Diabetesform und die Art der Behandlung beeinflusst? (☞ 12.7.10)

35. Welche Kontrollen muss der Diabetiker regelmäßig selbst durchführen? (☞ 12.7.12)

36. Wie sollte die Behandlungsstrategie zur langfristigen Gewichtsreduktion aussehen? (☞ 12.8.1)

37. Wie sehen die typischen Symptome einer Anorexia nervosa aus, und wie die einer Bulimie? (☞ 12.8.2 und 12.8.3)

38. Welche Aspekte stehen bei der Pflege von Patienten mit Fettstoffwechselstörungen im Vordergrund? (☞ 12.8.4)

39. Wie werden Patienten mit Gicht gepflegt? (☞ 12.9)

40. Wie zeigt sich ein Insulinom charakteristischerweise? (☞ 12.10.1)

41. Was ist der Unterschied zwischen Hirsutismus und Virilisierung? (☞ 12.11.1)

42. Welches sind die Leitsymptome einer Fruktoseintoleranz? (☞ 12.11.4)

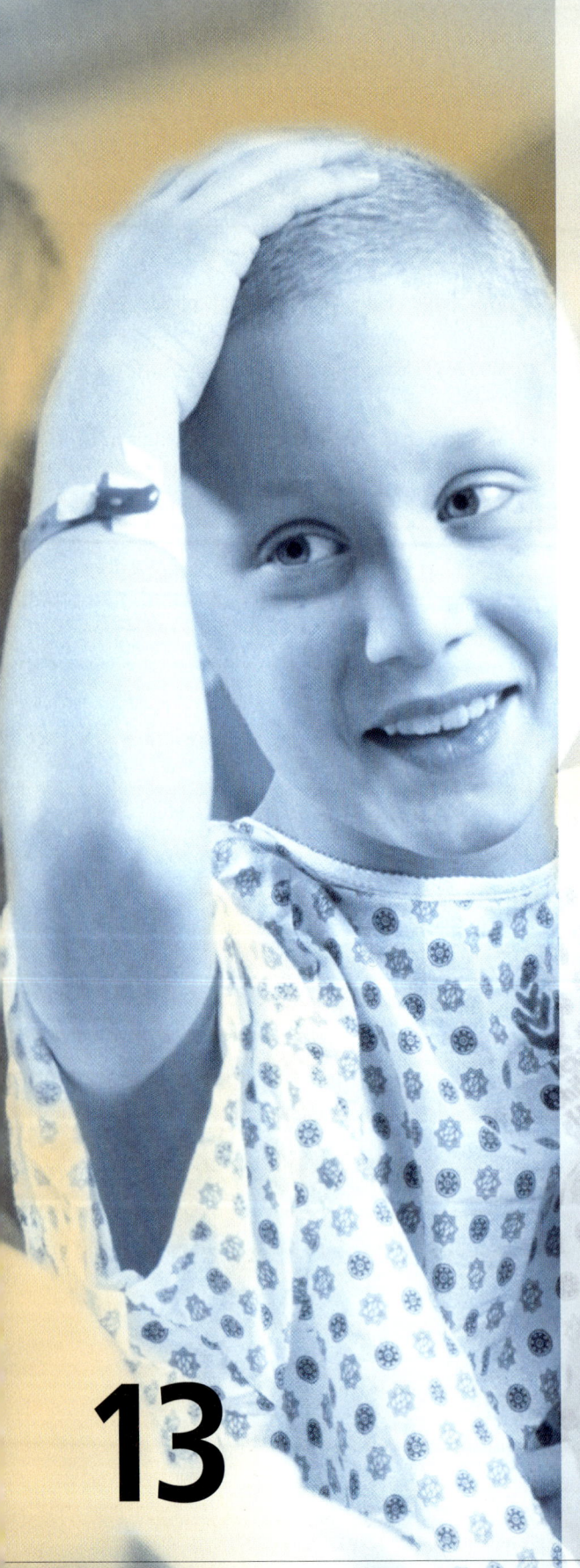

13

Pflege bei hämatologischen Erkrankungen

Das medizinische Fachgebiet

> ⊡ **Hämatologie:** Lehre von den Erkrankungen des Blutes und der Blut bildenden Organe sowie den Krankheiten der Bluteiweiße, der Blutgerinnung *(Hämostaseologie)* und des Lymphsystems *(Lymphologie)* einschließlich ihrer Prophylaxe, Diagnostik und Therapie. Bildet zusammen mit der *Internistischen Onkologie* (☞ Kapitel 14) ein Teilgebiet der Inneren Medizin.

Das Blut erfüllt im Gesamtorganismus zahlreiche Aufgaben und kann deshalb als „flüssiges" Organ betrachtet werden (☞ Abb. 13.4). Am bekanntesten ist die Transportfunktion des Blutes für Nährstoffe, Sauerstoff (O_2) und Kohlendioxid (CO_2). Das Blut nimmt außerdem Abwehr- und Pufferfunktionen wahr, dichtet die Gefäße bei Verletzungen ab (☞ 13.1.1) und beteiligt sich an der Wärmeregulation des Körpers.

Die vielfältigen Aufgaben des Blutes und das weit verzweigte Netz der Blutgefäße führen dazu, dass einerseits Blutkrankheiten alle Organe des Menschen in Mitleidenschaft ziehen können und andererseits fast alle Krankheiten – zumindest in fortgeschrittenen Stadien – die Zusammensetzung des Blutes verändern. Da sich das Blut für die meisten Untersuchungen zudem durch eine einfache Venenpunktion gewinnen lässt (Blutentnahme ☞ 1.5.1), ist die Blutuntersuchung für die moderne Diagnostik von herausragender Bedeutung.

13.1 Anatomie und Physiologie

13.1.1 Erythrozyten und Erythropoese

> ⊡ **Erythrozyten:** Rote Blutkörperchen. Hauptaufgaben O_2- und CO_2-Transport, Pufferung.
>
> **Hämatopoese:** Blutbildung, im engeren Sinne Blutzellbildung.
>
> **Erythro(zyto)poese:** Bildung der roten Blutkörperchen.

Erythrozyten und Hämoglobin

Erythrozyten sind bikonkave (auf beiden Seiten „eingedellte") Scheiben mit einem Durchmesser von 7 – 8 μm. Sie besitzen keinen Zellkern (mehr) und können daher weder Eiweiße synthetisieren noch sich selber teilen.

Bedeutsamster Funktionsbestandteil der Erythrozyten ist der *rote Blutfarbstoff*, das **Hämoglobin,** das sowohl am Sauerstoff- und Kohlendioxidtransport als auch an der Pufferwirkung des Blutes maßgeblich beteiligt ist. Hämoglobin ist ein Eiweißmolekül aus vier Polypeptidketten **(Globin),** die jeweils eine eisenhal-

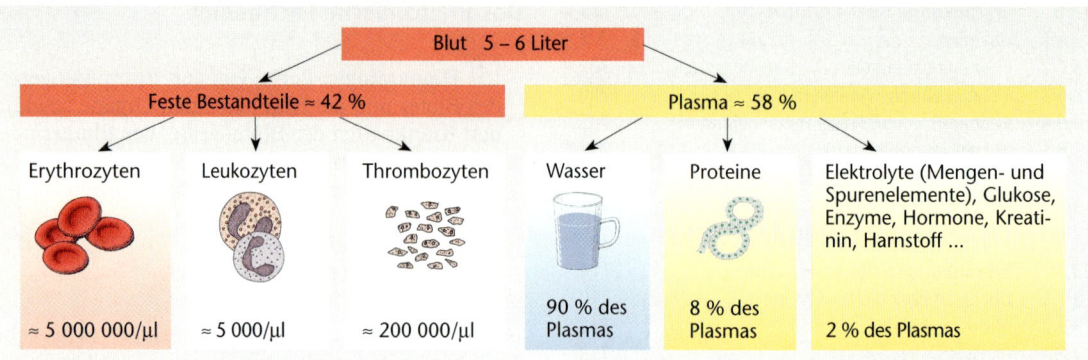

Abb. 13.1: Übersicht über die Bestandteile des Blutes. [A400]

tige Farbstoffkomponente besitzen, das **Häm.** Es ist das Eisen dieser Hämgruppe, das den Sauerstoff in der Lunge locker anlagern lässt und ihn im Gewebe leicht wieder abgeben kann. Ist die Hämsynthese gestört, kommt es zu den verschiedenen *Porphyrien* (☞ 12.11.2).

Bei den Polypeptidketten des Hämoglobins werden vier verschiedene Kettentypen unterschieden. Durch Kombination dieser Kettentypen entstehen die unterschiedlichen Hämoglobinarten:

- Der weitaus größte Teil des Hämoglobins beim Erwachsenen, das **HbA$_1$**, besteht aus zwei α- und zwei β-Ketten
- Nur ca. 1 – 3 % des Erwachsenenhämoglobins setzt sich aus zwei α- und zwei δ-Ketten zusammen **(HbA$_2$)**
- Beim Feten überwiegt ab dem zweiten Schwangerschaftsdrittel das **HbF** aus zwei α- und zwei γ-Ketten.

Notwendiger Bestandteil des Hämoglobins und eines der klinisch bedeutsamsten Spurenelemente (☞ 12.1.7) ist das **Eisen.** Das mit der Nahrung aufgenommene Eisen (täglich ca. 10 – 30 mg) wird im

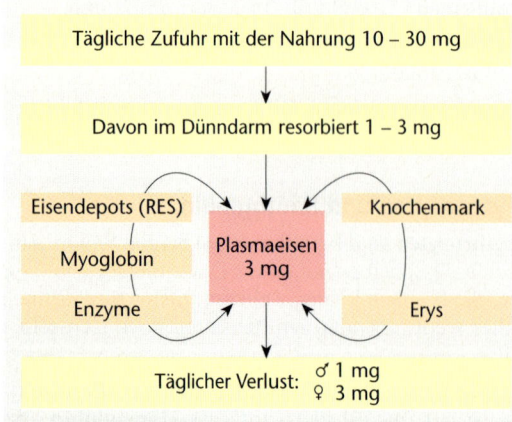

Abb. 13.2: Die Darstellung des täglichen Eisenstoffwechsels zeigt, dass insbesondere bei Frauen das Gleichgewicht sehr labil ist und bereits kleinere zusätzliche Blutverluste (1 ml Blut enthält 0,5 mg Eisen) zu einer Eisenmangelanämie führen können. [A400-190]

Duodenum je nach Bedarf zu 10 – 40 % resorbiert und im Plasma, gebunden an das Eisentransportprotein **Transferrin,** zu den Geweben transportiert. Den Großteil des an Transferrin gebundenen Eisens verbraucht die Hämoglobinsynthese. Nicht benötigtes Eisen wird zunächst als **Ferritin,** dann – bei vollem Ferritinspeicher – als **Hämosiderin** gespeichert. Der Plasmaferritinspiegel steht dabei in enger Beziehung zum Gesamtkörpereisen.

Hämosiderose ☞ 10.9.3

Hämatopoese

Die im Knochenmark stattfindende **Hämatopoese** *(Blutzellbildung)* ist außerordentlich kompliziert. *Alle* Blutzellen entwickeln sich höchstwahrscheinlich aus *einer* hämatopoetischen Stammzelle. Sie ist *pluripotent,* d.h. noch nicht auf eine Entwicklungsrichtung festgelegt. Diese Stammzelle bringt nicht nur weitere pluripotente Stammzellen, sondern auch *Vorläuferzellen* oder *determinierte Stammzellen* mit nur noch eingeschränkten Entwicklungsmöglichkeiten hervor. Pluripotente Stammzellen und Vorläuferzellen ähneln äußerlich den Lymphozyten und sind mikroskopisch nicht voneinander zu unterscheiden. Die Vorläuferzellen sind aber dadurch nachweisbar, dass aus ihnen unter Laborbedingungen reife Blutzellen hervorgehen, weshalb sie auch als *colony forming cells* **(CFCs)** bezeichnet werden. Gesteuert wird die Hämatopoese durch verschiedene **Wachstumsfaktoren,** auch *koloniestimulierende Faktoren* oder kurz **CSF** genannt (☞ auch 13.1.4), wobei die genauen Mechanismen dieser Steuerung noch unklar sind.

Erythropoese

Die Erythrozyten werden wie die anderen Blutzellen in den Hohlräumen der Blut bildenden Knochen gebildet (**Erythropoese** ☞ auch Abb. 13.4).

Spezialisiert sich eine Stammzelle in Richtung der Erythrozyten, entwickelt sie sich zunächst zu einem **Proerythroblasten,** der sich nach Eisenaufnahme und Bildung des roten Blutfarbstoffes Hämoglobin in

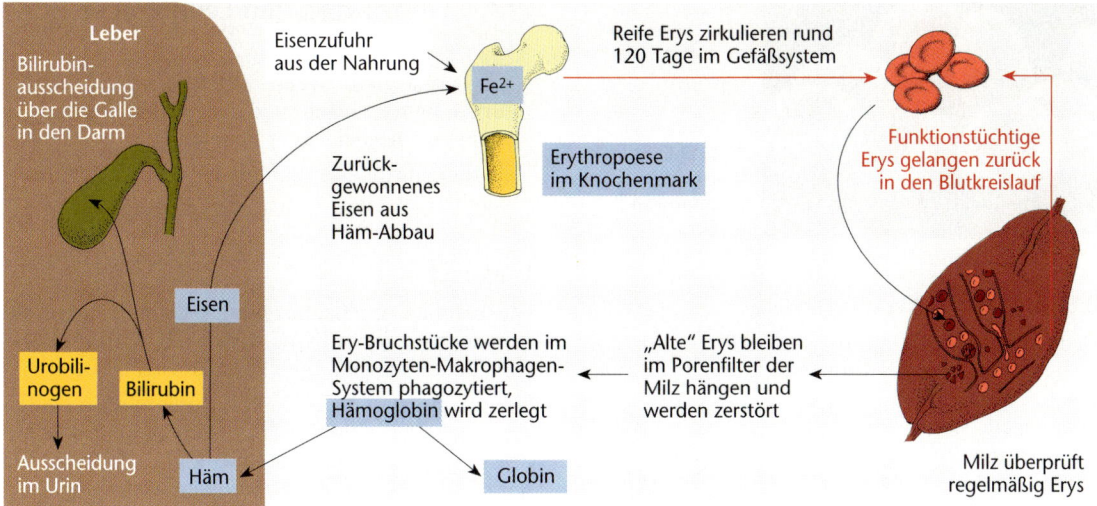

Abb. 13.3: Lebenszyklus der Erythrozyten. Der Körper versucht, möglichst viel Eisen aus verbrauchten Erythozyten zurückzugewinnen („Recycling"), um daraus neue rote Blutkörperchen zu bilden. [A400]

einen **Erythroblasten** umwandelt. Dieser hat noch einen normal geformten Zellkern.

Bevor der Erythroblast das Knochenmark verlässt und ins Gefäßsystem eintritt, verliert er den Zellkern – damit erlischt seine Fähigkeit zur Zellteilung. In diesem jungen Erythrozyten lassen sich netz-

artige Strukturen anstelle des Zellkerns erkennen, die vermutlich DNA- und RNA-Resten entsprechen. Deshalb werden diese neu gebildeten Erythrozyten **Retikulozyten** (Rete = Netz) genannt. Nach einigen Tagen verliert sich die Netzstruktur; damit liegt der etwa 7 µm große, „fertige" (reife) **Erythrozyt** vor.

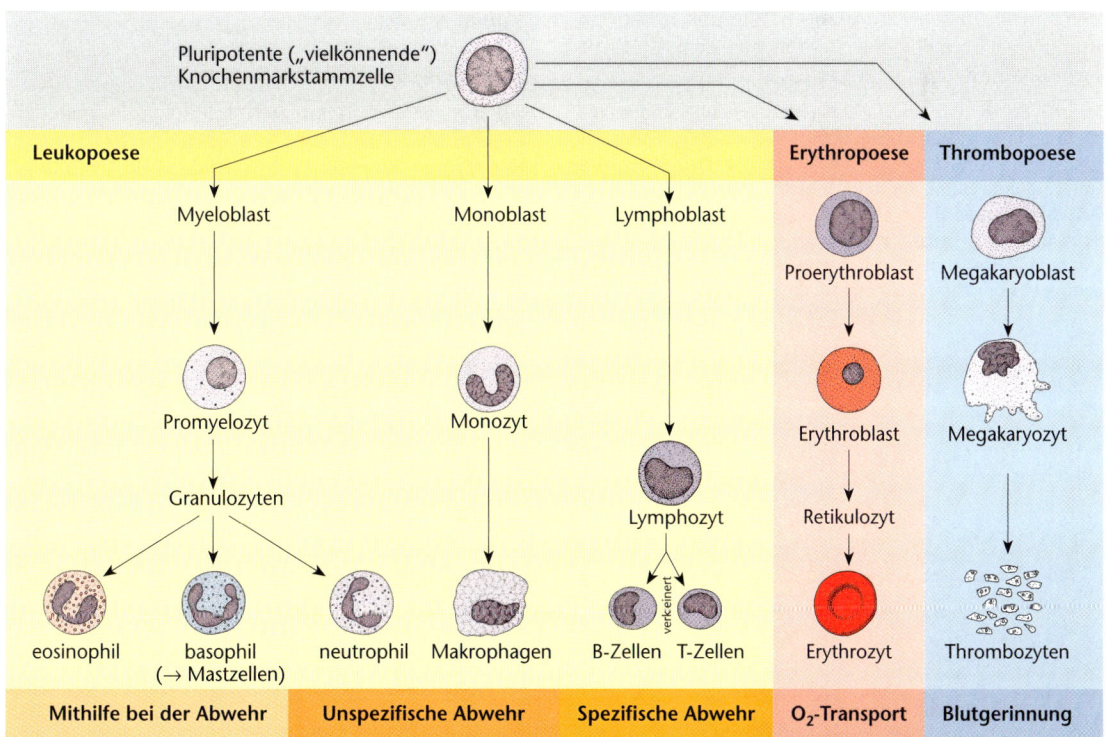

Abb. 13.4: Überblick über die Hämatopoese und die Aufgaben der einzelnen Blutzellen. [A400]

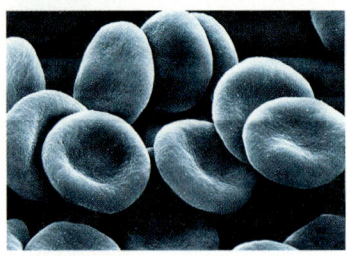

Abb. 13.6: Erythrozyten im Rasterelektronenmikroskop. [C160]

Regulation der Erythropoese

Damit ausreichend Erythrozyten im Blutkreislauf zirkulieren, muss die Erythropoese ständig in angemessenem Umfang stimuliert werden. Ansonsten kommt es zu einem Mangel an Hämoglobin und meist auch an Erythrozyten und damit zur **Anämie** (☞ auch 13.6.1 – 13.6.7). Sauerstoffmangel im Gewebe, oft Folge eines Hämoglobinmangels, aber auch chronischer Lungenerkrankungen, ist ein starker Reiz für die Erythropoese. Auf einen solchen Sauerstoffmangel reagieren die Nieren mit der Ausschüttung von **Erythropoetin,** das wiederum das Knochenmark zur vermehrten Bildung von Erythrozyten stimuliert (☞ auch 11.1.1).

Erythrozytenabbau

Die vom Knochenmark freigesetzten, ausgereiften Erythrozyten zirkulieren etwa 120 Tage im Blut. Dabei werden sie regelmäßig in der Milz einer reinigenden *Blutmauserung* unterzogen: alte und funktionsuntüchtige Erythrozyten werden aus dem Blut entfernt und in Bruchstücke zerlegt.

Die Erythrozytenbruchstücke werden anschließend hauptsächlich in der Milz, aber auch in Leber und Knochenmark phagozytiert und abgebaut (☞ Abb. 13.3). Dabei wird das frei werdende Hämoglobin in Häm und Globin aufgespalten. Anschließend wird das Eisen aus dem Hämmolekül freigesetzt und sofort wieder von einem Transportprotein aufgenommen. Dies schützt das für den Körper wichtige kleine Eisenion vor der Ausscheidung durch die Niere.

13.1.2 Leukozyten und Leukopoese

> ⊡ **Leukozyten:** Weiße Blutkörperchen. Sind für die Immunabwehr und die Entzündungsreaktion von entscheidender Bedeutung.
>
> **Leuko(zyto)poese:** Bildung der weißen Blutkörperchen.

Leukozyten

Die kernhaltigen **Leukozyten** verdanken ihren Namen der weißlichen Farbe, die sie z.B. im BSG-Röhrchen oder im ungefärbten Blutausstrich besitzen.

Nur knapp 10 % der im Körper vorhandenen Leukozyten befinden sich im Blut, die übrigen 90 % befinden sich in den Geweben, wo sie ihre Aufgaben im Rahmen der Immunabwehr erfüllen (☞ 16.1.2).

Die Leukozyten sind keine einheitliche Zellgruppe. Drei Hauptgruppen lassen sich unterscheiden:
- Die **Granulozyten,** die je nach Anfärbbarkeit der in ihnen enthaltenen „Körnchen" (Granula) nochmals in **neutrophile, eosinophile** und **basophile Granulozyten** differenziert werden
- Die **Monozyten,** die sich nach Verlassen der Blutbahn in ortsständige Makrophagen umwandeln
- Die **Lymphozyten** mit den **T-Zellen** und **B-Zellen** als Hauptlinien. Zum lymphatischen System gehören außerdem die aus den B-Zellen hervorgehenden **Plasmazellen** und die **natürlichen Killerzellen.**

Leukopoese

Sollen aus einer Stammzelle Leukozyten entstehen, so differenziert sich die Stammzelle zunächst zu einem *Mono-, Lympho-* oder *Myeloblast*. Daraus gehen dann die verschiedenen Zelllinien der weißen Blutkörperchen hervor (☞ Abb. 13.4).

Die B- und T-Lymphozyten müssen während ihrer Entwicklung noch ein Prägungsstadium im Kno-

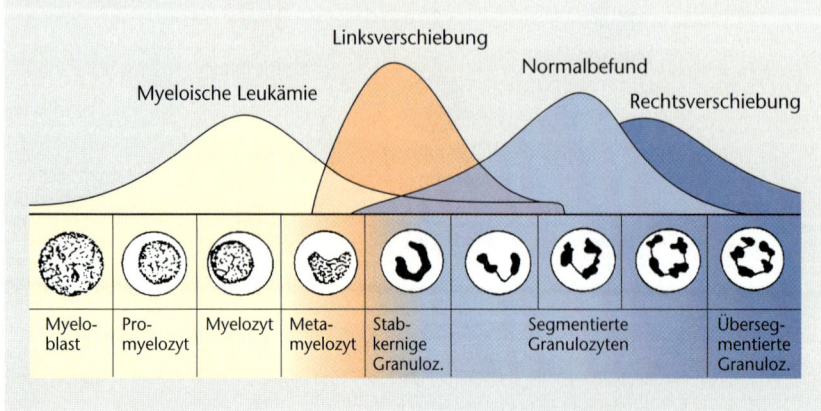

Abb. 13.5: Von links nach rechts sind die einzelnen Entwicklungsstufen der Granulozyten dargestellt. Bei einer Linksverschiebung (z.B. bei Entzündung) gelangen verstärkt stabkernige Granulozyten ins Blut. Bei einer Rechtsverschiebung (z.B. bei der perniziösen Anämie ☞ 13.6.4) kommt es zu einer Überalterung der Granulozyten mit vielen übersegmentierten Granulozyten. Bei einer myeloischen Leukämie findet man Vorstufen der Granulozyten im Blut. [A400]

chenmark (B-Zellen, von der *Bursa fabricii*, einem lymphoretikulären Organ der Vögel, Merkhilfe auch *bone marrow* = engl. Knochenmark) bzw. im Thymus (T-Zellen) durchlaufen.

Details zur Immunabwehr ☞ 16.1

13.1.3 Thrombozyten und Physiologie der Gerinnung

> 📋 **Thrombozyten:** Blutplättchen. Aufgabe Blutstillung.
>
> **Thrombo(zyto)poese:** Bildung der Blutplättchen.

Thrombozyten

Die **Thrombozyten** sind Scheibchen, die im Knochenmark gebildet (☞ Abb. 13.4) und 1 – 2 Wochen später vor allem in der Milz und Leber wieder abgebaut werden. Sie sind 3 μm groß und kernlos.

Wird ein Blutgefäß verletzt, lagern sich die Thrombozyten an den Wundrand an und bilden den *Thrombozytenpropf* (☞ Abb. 13.8).

Beim Gesunden enthält das Blut 140 000 – 440 000 Thrombozyten/μl (= 140 – 440/nl). Sinken die Thrombozyten unter 30 000/μl (= 30/nl), ist das Blutungsrisiko erheblich gesteigert. Bei Werten unter 10 000/μl (= 10/nl) werden häufig Thrombozytenkonzentrate (☞ 13.5.1) transfundiert.

Physiologische Gerinnung

Bei äußerlich sichtbaren Verletzungen, bei Prellungen oder Entzündungen werden Gefäße undicht. Meist gelingt es dem **Gerinnungssystem,** von innen heraus die Gefäße in drei Stufen abzudichten, bevor es zu größeren Blutungen kommt:

- **1. Stufe: Gefäßreaktion.** Unmittelbar nach einer Verletzung, etwa einem Kanülenstich, kommt es zur **Vasokonstriktion** *(Verengung des Blutgefäßes)* und zur Verklebung des Gefäßendothels
- **2. Stufe: Blutstillung.** Danach lagern sich Thrombozyten an die Wundränder an, und es entsteht innerhalb weniger Minuten ein weißer **Thrombozytenpropf**
- **3. Stufe: Gerinnung** (im engeren Sinne). Durch die über das **exogene System** (bei einer Gewebsverletzung) oder das **endogene System** (bei einem Endothelschaden) aktivierbare **Gerinnungskaskade** (☞ Abb. 13.8) entsteht **Fibrin,** das sich netzartig um den Thrombozytenpropf spinnt und so den **endgültigen Thrombus** bildet. Durch Zusammenziehen des Fibrinnetzes verkleinert sich die Wunde. Danach wandern Fibroblasten ein und verschließen die Wunde endgültig **(organisierter Thrombus).**

13.1.4 Zytokine

Viele Zellen des Abwehrsystems geben **Zytokine** ab, hormonartige Botenstoffe, die insbesondere reife T- und B-Zellen zur Vermehrung und Differenzierung anregen und als Wachstumsfaktoren der Blutbildung im Knochenmark (*koloniestimulierende Faktoren =*

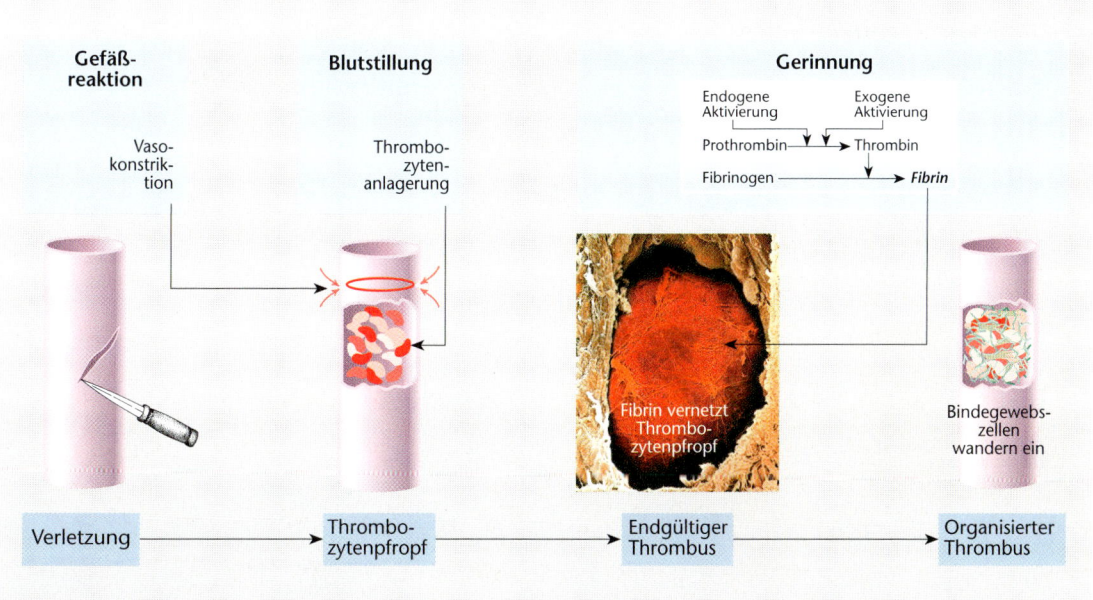

Abb. 13.7: Übersicht über die Vorgänge bei der Blutstillung und der Blutgerinnung. [A400-190] [J600-107]

CSF) wirken. Seitdem sich ein Teil der Zytokine gentechnisch herstellen lässt, nimmt ihre therapeutische Bedeutung zu.

In der Hämatologie sind folgende Zytokine relevant:
- Wachstumsfaktoren der Blutbildung
  - **G-CSF** (*Granulozyten-koloniestimulierender Faktor,* z.B. Neupogen®), der die Reifung von Granulozyten fördert
  - **GM-CSF** (*Granulozyten-Makrophagen-koloniestimulierender Faktor,* Leukomax®), der die Bildung von Granulozyten und Monozyten stimuliert.
    Diese beiden Faktoren werden vor allem eingesetzt, um die Phase der *Granulozytopenie* (Mangel an Granulozyten) nach Chemotherapie (☞ 14.5.2) oder Knochenmarktransplantation (☞ 13.5.2) zu verkürzen und damit das Risiko gefährlicher Infektionen für den Patienten zu vermindern
  - **Erythropoetin** ☞ 11.1.1 und 13.1.1
  - **Thrombopoetin** und **Megakaryozyten-stimulierender Faktor** zur Stimulation der Thrombozytenbildung (z. Zt. in Studien geprüft).
- Verschiedene **Interleukine** zur Stimulation der Blutbildung und gegen Tumoren (☞ 14.5.6); sie werden z.Zt. in Studien geprüft.

Interferon ☞ *14.5.6*
Tumor-Nekrose-Faktor ☞ *14.5.6*

13.1.5 Anatomie und Physiologie des lymphatischen Systems

Als **lymphatisches System** bezeichnet man die Gesamtheit aller Lymphbahnen sowie die **lymphatischen Organe** *Milz, Thymus,* den *lymphatischen Rachenring* mit Rachen-, Zungen- und Gaumenmandeln, *Lymphknoten* und das *lymphatische Gewebe des Darms* (z.B. die *Peyer-Plaques* des Dünndarms).

Das lymphatische System dient:
- Der Immunabwehr
- Der Drainage des Interstitiums über die spezielle Flüssigkeit des lymphatischen Systems, die **Lymphe**
- Dem Transport von Nahrungsfetten aus dem Darm.

Die Lymphe wird von den blind beginnenden **Lymphkapillaren** aufgenommen, die sich zu zunehmend größeren Lymphbahnen vereinigen. Vor allem in den **Lymphknoten,** die als biologische Filter gruppenweise in die Lymphbahnen eingeschaltet sind, wird die Lymphe von Stoffwechselprodukten, Fremdstoffen (z.B. eingeatmeten Staubteilchen) und Infektionserregern gereinigt. Jeder Körperregion lässt/lassen sich eine oder mehrere Gruppe(n) **regionaler Lymphknoten** (*regionäre Lymphknoten*) zuordnen.

Nach Passage der Lymphknoten sammelt sich die Lymphe in den großen Lymphbahnen und letztlich in **Ductus thoracicus** und **rechtem Hauptlymphgang,**

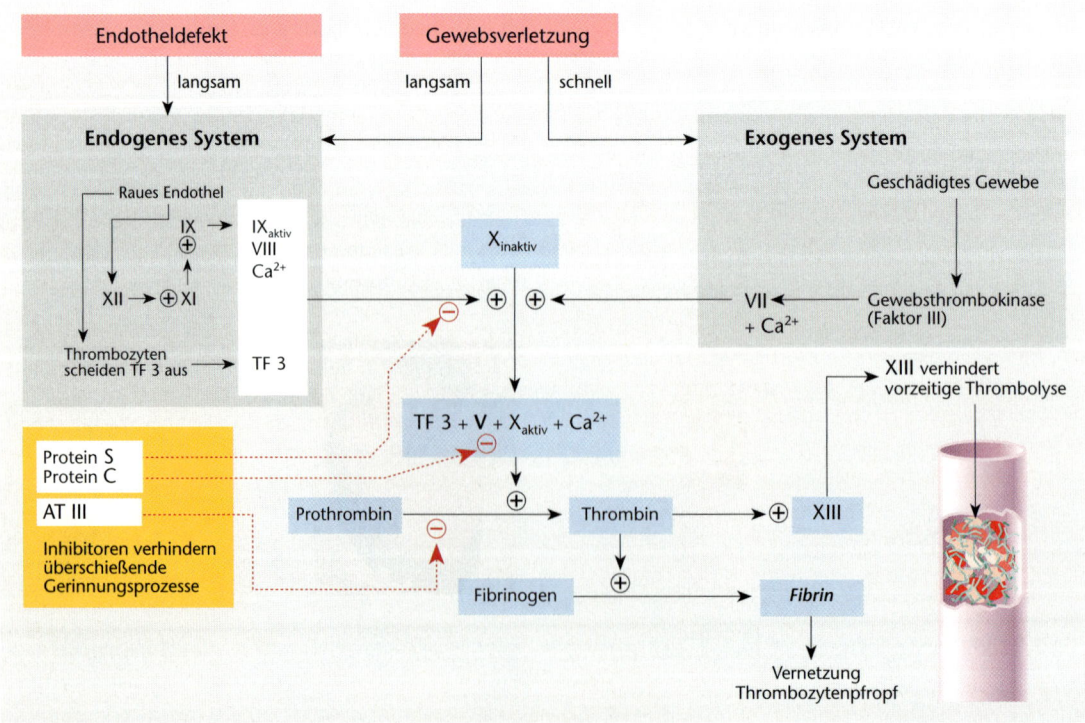

Abb. 13.8: Schematischer Ablauf der Gerinnung (Gerinnungskaskade). [A400]

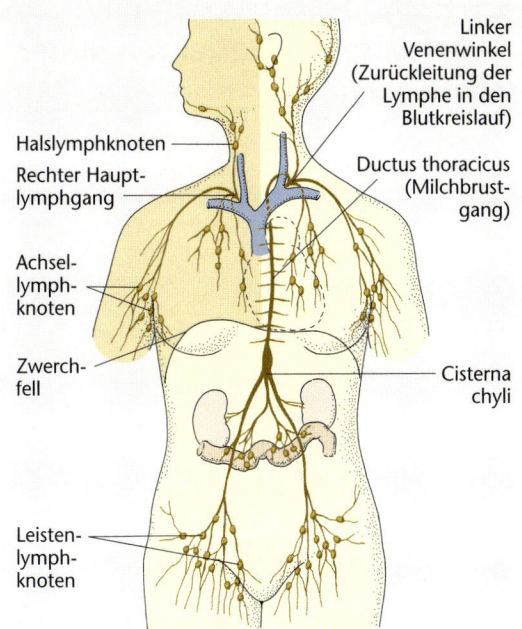

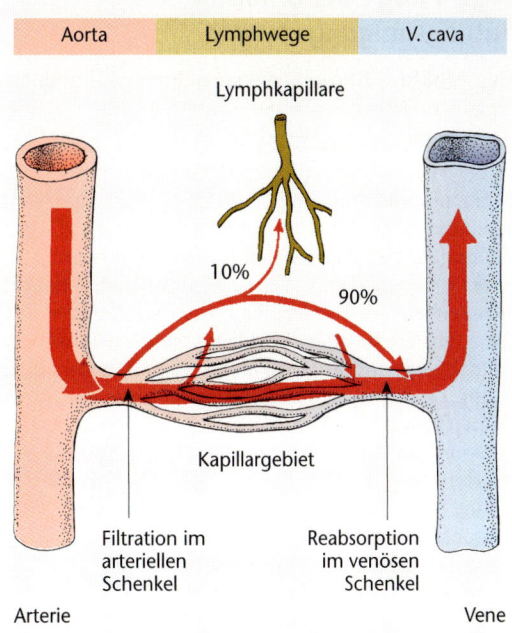

Abb. 13.9: Wichtige Lymphbahnen und Lymphknotenstationen. Der Ductus thoracicus übernimmt den größten Teil des Lymphabflusses und mündet in den linken Venenwinkel. Die Lymphe der rechten oberen Körperhälfte sammelt sich dagegen von der restlichen Lymphe getrennt im rechten Hauptlymphgang, der direkt in den rechten Venenwinkel mündet. [A400-190]

Abb. 13.10: Bildung der Lymphe im Kapillargebiet. Die Lymphkapillaren übernehmen ca. 10 % der ins Interstitium abgefilterten Flüssigkeit (täglich ca. 2l) und leiten sie über die großen Lymphgefäße ins venöse System. Die Zusammensetzung der Lymphe entspricht der des Blutplasmas mit dem Unterschied eines um $^2/_3$ niedrigeren Eiweißgehalts von durchschnittlich 20 g/l. [A400-190]

um schließlich über den **linken** bzw. **rechten Venenwinkel** ins Blut zu fließen (☞ Abb. 13.9).

> 🕮 Auch von einem Tumor gestreute Tumorzellen werden (zunächst) zurückgehalten. Entsprechend versucht die Tumorchirurgie, neben dem Tumor auch die regionalen Lymphknoten der Körperregion zu entfernen, um Aufschluss über deren möglichen Tumorbefall zu gewinnen und eine weitere Aussaat von Tumorzellen zu verhindern.

13.2 Pflege in der Hämatologie

13.2.1 Hauptproblemfelder der Pflege

Patienten mit hämatologischen Erkrankungen bedürfen in sehr unterschiedlichem Ausmaß der pflegerischen Anleitung, Unterstützung und Begleitung. Man denke etwa an die unterschiedlichen Bedürfnisse eines älteren Menschen mit einer rasch therapierbaren Anämie, eines Kindes mit einer neu diagnostizierten Blutgerinnungsstörung oder eines jungen Erwachsenen mit einer hämatologisch-onkologischen Erkrankung.

Einige Problemfelder tauchen aber immer wieder auf und sind von zentraler Bedeutung für die Pflege:
- Viele Patienten mit hämatologischen Erkrankungen haben eine Anämie (Pflege bei Anämie ☞ 13.6.2)
- Nicht nur bei isolierten Störungen der Blutstillung und -gerinnung, sondern auch bei hämatologisch-onkologischen Erkrankungen neigen die Patienten zu teils schweren Blutungen (Pflege bei erhöhter Blutungsneigung ☞ 13.2.2). Umgekehrt kann bei einigen Erkrankungen aber auch eine erhöhte Thromboseneigung auftreten (Pflege ☞ 7.10.3)
- Bei hämatologisch-onkologischen Erkrankungen sind die Kranken infolge der Erkrankung selbst oder infolge der notwendigen Therapien durch einen Mangel funktionsfähiger Leukozyten hochgradig infektionsgefährdet. Dies erfordert besondere Maßnahmen zum Schutz vor Infektionen (Pflege bei Leukozytopenie ☞ 14.5.3)
- Patienten mit einer hämatologisch-onkologischen Erkrankung geraten durch ihre Erkrankung oft in eine fundamentale Lebenskrise (Pflege ☞ 14.2.1).

Insbesondere bei bösartigen Erkrankungen des Blutes oder des lymphatischen Systems treten die gleichen Pflegeprobleme auf wie bei anderen onkologischen Erkrankungen auch. Sie werden in Kap. 14 ausführlich dargestellt.

13.2.2 Pflege bei erhöhter Blutungsneigung

Eine **erhöhte Blutungsneigung** kann ganz unterschiedliche Ursachen haben (☞ 13.9.1).

Unabhängig von der Ursache gilt für die Pflege von Patienten mit einer erhöhten Blutungsneigung:

- Bei akuten Blutungen genaue Beobachtung des Patienten auf Aussehen und Bewusstsein sowie Beobachtung seiner Ausscheidungen (Blut in Stuhl, Urin oder Erbrochenem?). Je nach Anforderung häufige Kontrollen der Vitalzeichen, insbesondere von RR und Puls. Dabei beim Blutdruckmessen Manschette nur so weit und so lange aufpumpen wie unbedingt nötig, da das Aufpumpen Hauteinblutungen provozieren kann
- Lokale Maßnahmen zur Blutstillung, z.B. Ruhigstellung und Hochlagerung der betroffenen Extremität, evtl. Druckverband, Kälteanwendung oder Tamponaden
- Schutz des Patienten vor Verletzungen:
  - Ausschluss von „Stolperfallen" (beispielsweise keine bodennahen Kabel). Bei hoher Gefährdung Bettruhe
  - Keine rektalen Temperaturmessungen, keine Klysmen oder Einläufe, keine Zäpfchen
  - Je nach Ausmaß der Gefährdung weiche Kost, Verzicht auf harte und scharfkantige Nahrungsmittel wie etwa Krustenbrot, Nüsse oder grätenhaltigen Fisch
  - Weiche Zahnbürste (möglichst nur die Zähne bürsten und nicht das Zahnfleisch). Bei hochgradiger Blutungsneigung unter Umständen gar keine Zahnbürste benutzen, sondern Mundreinigung mit Watteträgern, durch Mundduschen oder Mundspülungen
  - Kürzen der Finger- und Zehennägel nur wenn unbedingt notwendig, möglichst durch die medizinische Fußpflege
  - Bei Männern Trockenrasur mit Elektrorasierer statt Nassrasur
  - Obstipationsprophylaxe, um Verletzungen und Einblutungen beim Pressen zu vermeiden. Ggf. auf Arztanordnung Laxantien verabreichen
  - Kein „festes Schnäuzen" wegen der Gefahr von Nasenbluten, Pflege der Nasenschleimhaut mit einer Nasensalbe
  - Bei Frauen Achten auf die Stärke der Menstruationsblutung (oft verstärkt)
- Keine i.m.-Injektionen, bei schwerer Thrombozytopenie auch keine s.c.-Injektionen
- Keine Arzneimittel, welche die Blutungsgefahr weiter erhöhen, z.B. das nicht rezeptpflichtige ASS, (etwa Aspirin®), das die Thrombozytenaggregation hemmt.

Weitere spezielle Maßnahmen werden bei den einzelnen Krankheitsbildern besprochen.

13.3 Hauptbeschwerden und Leitbefunde des Patienten in der Hämatologie

🔎 Die Symptome bei hämatologischen bzw. hämatologisch-onkologischen Erkrankungen sind häufig uncharakteristisch. Oft empfindet der Patient nur allgemeines Unwohlsein oder abnorme Müdigkeit, seltener Fieber oder Nachtschweiß.

Erhöhte Blutungsneigung ☞ 13.9.1

13.3.1 Fieber und Nachtschweiß

Bei manchen hämatologischen Erkrankungen sind *Fieberzustände* und *Nachtschweiß*, die sich nicht durch einen Infekt erklären lassen, lange Zeit die Hauptbeschwerden des Patienten. Beispielsweise haben 5 – 10 % der Patienten mit einem Morbus Hodgkin (☞ 13.8.1) typische, wellenförmige Fieberschübe **(Pel-Ebstein-Fieber).**

13.3.2 Anämie

🔲 **Anämie** *(Blutarmut):* Verminderung der Hämoglobinkonzentration (Details ☞ 13.1.1). Eigenständige Krankheit oder Folge einer anderen Erkrankung.

Patienten mit einer **Anämie** fühlen sich müde und ihre Leistungsfähigkeit ist eingeschränkt. Sie sehen blass aus, ihre Schleim- und Bindehäute sind heller als die eines Gesunden. Um trotz der Anämie genug Sauerstoff zu transportieren, schlägt das Herz schneller (Tachykardie). Schon bei geringer körperlicher Anstrengung haben viele Patienten Herzklopfen und Atemnot. Häufig sind sie kälteempfindlicher als Gesunde und neigen zu Schwindel.

Wie stark die Beschwerden eines Patienten mit Anämie sind, hängt wesentlich davon ab, wie schnell die Anämie entstanden ist. Bei langsamer Entwicklung der Anämie werden auch sehr niedrige Werte nicht selten erstaunlich gut toleriert.

Bei einer ausgeprägten Anämie kann die Sauerstofftransportkapazität des Blutes so weit absinken, dass insbesondere bei vorgeschädigten Organen eine kritische Schwelle unterschritten wird. So kann sich beispielsweise eine bis dahin unbekannte koronare Herzkrankheit (☞ 6.5.1) infolge der Anämie erstmals durch Herzschmerzen zeigen. Bei vielen älteren Anämiepatienten mit einer Arteriosklerose der hirnversorgenden Blutgefäße sinkt die Sauerstoffversorgung des Gehirns vor allem nachts so weit ab, dass neuro-

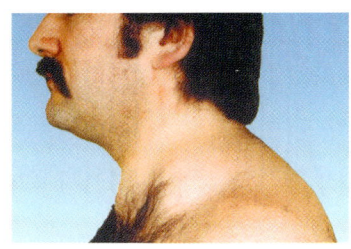

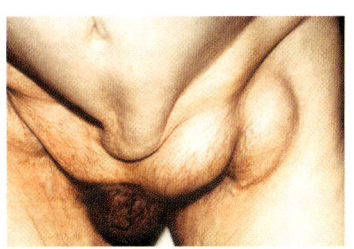

Abb. 13.11 (links): Patient mit deutlich sichtbaren Lymphomen am Hals und oberhalb des Schlüsselbeins. [T191]

Abb. 13.12 (rechts): Gleicher Patient mit großen Lymphomen in den Leistenbeugen. Solch große Lymphknotenpakete sind typisch für die chronisch-lymphatische Leukämie (CLL ☞ 13.7.3). [T191]

logische Störungen wie beispielsweise Verwirrtheit (☞ 3.3.4) auftreten.

Je nach Ursache der Anämie bestehen weitere Symptome, die auf die Grunderkrankung hinweisen, etwa Teerstühle bei einer chronischen Blutung aus dem Magen-Darm-Trakt.

13.3.3 Infektionsneigung

Bluterkrankungen, insbesondere Leukämien (☞ 13.7.1 – 13.7.3) und alle Leukozytopenien (☞ 13.4.3, 14.5.3) verursachen häufig eine **Abwehrschwäche** und dadurch eine erhöhte **Infektionsneigung.** Ursache der Abwehrschwäche ist ein Mangel an *funktionsfähigen* Abwehrzellen im Blut. Ein Granulozytenabfall mit Werten unter 1 000 Granulozyten/µl Blut (= 1/nl) zeigt eine ernsthafte Infektionsgefährdung des Patienten an. Die Infektionen treten nicht nur häufiger auf, sondern verlaufen auch schwerer als bei Abwehrgesunden. Die Gefahr einer Sepsis oder einer ZNS-Beteiligung ist groß.

Abwehrschwäche bei Zytostatikatherapie ☞ *14.5.2, 14.5.3*
Abwehrschwäche bei HIV-Infektion ☞ *16.3.4*

13.3.4 Lymphom (Lymphknotenvergrößerung)

Lymphome *(Lymphknotenvergrößerungen)* können bei Entzündungen vorkommen, etwa ein Anschwellen der Halslymphknoten bei einer Angina tonsillaris oder tastbare Leistenlymphknoten bei einem Erysipel am Fuß. Kennzeichnend für diese **entzündlichen Lymphknotenschwellungen** ist, dass die vergrößerten Lymphknoten weich, druckschmerzhaft und gut verschieblich sind.

Dagegen sind **maligne Lymphome** schmerzlos, hart und evtl. mit dem darunter liegenden Gewebe verbacken. Der Patient bemerkt die Schwellung meist zufällig, etwa beim morgendlichen Blick in den Spiegel während der Rasur.

Lymphome treten *lokal* (also nur an *einer* Körperregion, z.B. bei lokal begrenzten Entzündungen oder Tumoren) oder *generalisiert* (an weiten Teilen des Körpers, z.B. bei bösartigen Erkrankungen des lymphatischen Systems) auf.

Jede (!) Vergrößerung der Lymphknoten ist verdächtig und muss diagnostisch abgeklärt werden, selbst wenn sich der Patient rundum wohl fühlt. Nur so kann eine bösartige Erkrankung, z.B. ein M. Hodgkin (☞ 13.8.1), ausgeschlossen werden.

13.3.5 Milzvergrößerung

Ursache einer **Milzvergrößerung** *(Splenomegalie)* sind verschiedene Infektionen (z.B. Typhus, infektiöse Mononukleose, Malaria), eine Stauung der Pfortader (z.B. als Folge einer Leberzirrhose) sowie Leukämien und maligne Lymphome. Die vergrößerte Milz kann zu einem Druckgefühl und zu Schmerzen im linken Oberbauch führen. Eine vermehrte Speicherung und ein beschleunigter Abbau von Blutzellen in der vergrößerten Milz *(Hypersplenismus)* zieht einen Mangel einzelner oder aller Blutzellarten nach sich.

13.4 Diagnostik in der Hämatologie

13.4.1 Anamnese und körperliche Untersuchung

Wichtige Bestandteile der **Anamneseerhebung** in der Hämatologie und hämatologischen Onkologie sind:
- Die Ernährungs- und Arzneimittelanamnese, da etwa eine Fehlernährung für eine Eisenmangelanämie verantwortlich sein kann und bestimmte Arzneimittel die Zellbildung im Knochenmark schädigen können (☞ 13.7.4)
- Die Fragen nach Appetitlosigkeit, nach Geschmacksstörungen und nach Abneigungen gegenüber bestimmten Nahrungsmitteln, z.B. Fleisch
- Bei Anämie die Frage nach schwarzem Stuhlgang (Teerstuhl ☞ 9.3.6) und Stärke der Regelblutung, da Blutungen aus dem Magen-Darm-Trakt oder verstärkte Menstruationen *(Hypermenorrhoe)* die häufigsten Ursachen einer Anämie sind.

Die **körperliche Untersuchung** umfasst alle Elemente einer gründlichen allgemein-internistischen Untersuchung (☞ 1.3). Besonders ist zu achten auf:

- Ernährungszustand des Patienten (Kachexie?)
- Hautfarbe (Ikterus? Blässe?)
- Kleinste Blutungen, z.B. punktförmige Hautblutungen *(Petechien)* etwa an den Beinen oder unter den Fingernägeln
- Lymphome in den Achselhöhlen und den Leisten, am Hals und über den Schlüsselbeinen
- Entzündliche Prozesse im Einzugsgebiet vergrößerter Lymphknoten wie beispielsweise vereiterte Mandeln oder Abszesse
- Blut am Handschuh oder Teerstuhl bei der rektalen Untersuchung.

Entscheidende Bedeutung hat die (Blut-)Labordiagnostik: Praktisch jede hämatologische oder hämatologisch-onkologische Erkrankung gibt sich durch – leider oft uncharakteristische – Blutwertveränderungen zu erkennen.

13.4.2 Blutsenkung

Blutsenkung *(Blutkörperchensenkungsgeschwindigkeit, Blutsenkungsreaktion,* kurz **BSG**, *BKS* oder *BSR*): Maß für die Sedimentationsgeschwindigkeit der Erythrozyten in ungerinnbar gemachtem Blut.

Durch die Zugabe von Zitrat zu einer Blutprobe kann die Blutgerinnung verhindert werden. Bei längerem Stehen der Probe setzen sich die Erythrozyten dann am Boden des Gefäßes ab. Die **Blutsenkung** gibt an, wie schnell die Erythrozyten sedimentieren. Normal ist eine Absenkung um bis zu 15 mm in der ersten Stunde bei Frauen und um bis zu 10 mm bei Männern (☞ Abb. 13.13). Der früher übliche Zweistundenwert wird heute oft nicht mehr abgelesen.

Eine beschleunigte BSG tritt bei systemischen Infektionen, sonstigen Entzündungen, Tumoren, fast allen Anämien und bei Veränderungen der Bluteiweiße auf. Physiologisch ist eine BSG-Beschleunigung in der Schwangerschaft. Sind die Erythrozyten im Blut vermehrt (**Polyglobulie** ☞ 13.6.8), ist die BSG auf weniger als 1 mm/Std. verlangsamt.

Die heutzutage verwendeten Blutentnahme-Systeme zur Bestimmung der Blutsenkung enthalten bereits Zitrat. Eine Markierung zeigt die notwendige Füllmenge an, damit das Verhältnis Blut : Zitrat stimmt und keine falschen Werte ermittelt werden. Da auch längeres Liegen die Werte verfälscht, wird die BSG-Bestimmung ohne lange Wartezeit durchgeführt. Vorher wird der Inhalt des Röhrchens durch vorsichtiges Kippen gut durchmischt, jedoch nicht geschüttelt (Hämolysegefahr).

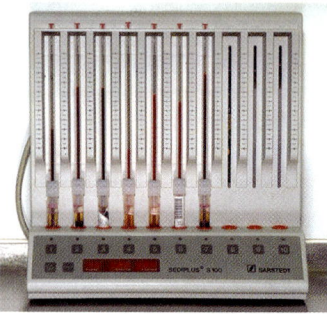

Abb. 13.13: BSG-Ständer mit Senkungsröhrchen. Der jeweilige Messwert ist die Grenze zwischen festen und flüssigen Blutbestandteilen. Die einzelnen Werte (sehr hohe Geschwindigkeit bei Patient 1 und 4) sind gut zu erkennen. [K183]

Darüber hinaus ist die BSG temperaturabhängig; die üblichen Normwerte beziehen sich auf „normale" Raumtemperaturen von 20 °C. Um falsch hohe Werte zu vermeiden, darf der Ständer z.B. nicht in der Nähe der Heizung oder in der Sonne stehen.

CRP ☞ *17.5.6*

13.4.3 Blutbilduntersuchungen

Die **Blutbilduntersuchung** ist eine der häufigsten Laboruntersuchungen. Die Anfertigung ist aus dem Venenblut problemlos möglich. Das Auszählen der Zellen geschieht heute meist durch automatisierte Zellzählung.

Unterschieden wird zwischen dem
- **Kleinen Blutbild** *(kleines BB),* das aus dem roten Blutbild (also Hämatokrit, Hämoglobingehalt, Erythrozytenzahl und den aus diesen Größen abgeleiteten Indizes MCV, MCH, MCHC ☞ unten) und der Gesamtleukozytenzahl besteht, und dem
- **Differenzialblutbild** *(DiffBB)* oder *großen Blutbild (großes BB),* in dem zusätzlich die Thrombozytenzahl und die verschiedenen Gruppen der Leukozyten bestimmt werden.

In vielen Kliniken ist auch die Anfertigung eines kleinen Blutbildes mit zusätzlicher Bestimmung nur der Thrombozytenzahl gebräuchlich *(kleines Blutbild mit Thrombos).*

Rotes Blutbild

Die grundlegenden Größen des **roten Blutbildes** sind:
- **Hämatokrit** *(Hkt):* Volumenanteil der festen Blutanteile (v.a. der Erythrozyten) in % bezogen auf das Gesamtblutvolumen (☞ Abb. 13.15). Der Normbereich liegt für Männer bei 40 – 52 % und für Frauen bei 35 – 47 %
- **Hämoglobingehalt des Blutes** *(Hb):* Menge des roten Blutfarbstoffes in g pro Liter Blut. Da Hämoglobin ausschließlich in Erythrozyten vorkommt, ist der Hb-Gehalt des Blutes von der Anzahl der Ery-

throzyten und vom Hb-Gehalt des einzelnen Erythrozyten abhängig. Normwert beim Mann 135 – 175 g/l (= 13,5 – 17,5 g/dl), bei der Frau 120 – 160 g/l (= 12 – 16 g/dl)

- **Erythrozytenzahl** *(Erys)*: Normwert beim Mann 4,5 – 6,0 Millionen/μl (= 4,5 – 6,0/pl) Blut, bei der Frau 3,8 – 5,5 Millionen/μl (= 3,8 – 5,5/pl) Blut.

Die Bestimmung der **Retikulozytenzahl** *(Retis)* erfolgt nicht routinemäßig, sondern auf separate Anforderung (spezielle Färbung erforderlich). Der Normwert liegt bei 0,8 – 2,5 % (bei Frauen bis 4,0 %) der Gesamt-Erythrozyten. Bei einer gesteigerten Blutbildung, etwa nach einem Blutverlust, werden vermehrt junge Erythrozyten aus dem Knochenmark ausgeschwemmt (**Retikulozytose,** d.h. Retis > 3 %).

Sind Hämoglobinkonzentration, Hämatokrit und meist auch Erythrozytenzahl unter die genannten Normwerte erniedrigt, spricht man von einer **Anämie** (☞ 13.6.1). Liegen diese Werte darüber, wird dies als **Polyglobulie** bezeichnet (☞ 13.6.8).

Abgeleitete Parameter MCV, MCH und MCHC

Aus diesen drei Grundgrößen lassen sich drei weitere Parameter des roten Blutbildes errechnen, die insbesondere bei der Differenzialdiagnose der verschiedenen Anämien eine Rolle spielen:

- **Mittleres korpuskuläres Volumen** *(MCV)*: Mittleres Volumen eines einzelnen Erythrozyten, Normwert 80 – 96 fl (Femtoliter = 10^{-15} l).
- **Mittleres korpuskuläres Hämoglobin** *(MCH, Hb_E, Färbekoeffizient)*: Durchschnittlicher Hämoglobingehalt des einzelnen Erythrozyten, Normwert 27 – 33 pg (Pikogramm = 10^{-12} g).
- **Mittlere korpuskuläre Hämoglobinkonzentration** *(MCHC)*: Durchschnittliche Hämoglobinkonzentration des Erythrozyten, Normwert 330 – 360 g/l Erythrozyten (= 33 – 36 g/dl Erythrozyten). Die Erythrozyten bestehen also zu rund einem Drittel aus Hämoglobin.

Parameter	Normwerte
Hämoglobin (Hb)	♂ 135 – 175 g/l
	♀ 120 – 160 g/l
Erythrozyten (Erys)	♂ 4,5 – 6,0/pl
	♀ 3,8 – 5,5/pl
Hämatokrit (Hkt)	♂ 40 – 52 %
	♀ 35 – 47 %
Mittleres korpuskuläres Volumen (MCV)	80 – 96 fl
Mittleres korpuskuläres Hämoglobin (MCH)	27 – 33 pg
Mittlere korpuskuläre Hämoglobinkonzentration (MCHC)	330 – 360 g/l Erys
Retikulozyten (Retis)	ca. 1,7 % der Erys

Tab. 13.14: Überblick über die wichtigsten Parameter des roten Blutbildes und ihre Normwerte.

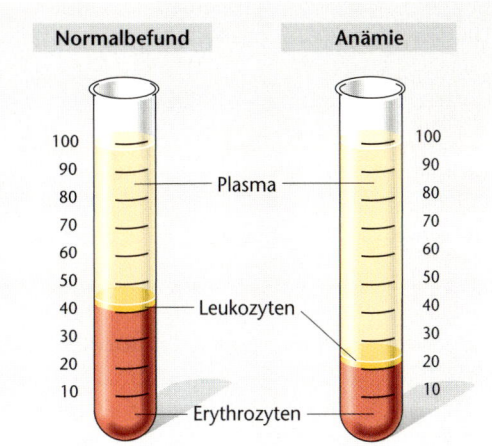

Abb. 13.15: Hämatokrit: Normalbefund und Befund bei Anämie. Durch Zentrifugieren haben sich die festen Bestandteile im unteren Teil des Reagenzglases abgesetzt. Ihr Volumenanteil beträgt ca. 40 – 45 %. Der Hämatokrit ist bei Anämien vermindert, bei Polyglobulien dagegen erhöht. [A400-190]

☐ Der Mangel einer Zellfamilie wird als **-penie** (Leukozytopenie, Erythrozytopenie, Thrombozytopenie), ein Zuviel als **-zytose** (Leukozytose, Erythrozytose, Thrombozytose) und eine Funktionsstörung als **-pathie** (Thrombozytopathie ☞ 13.9.1, 13.9.5) bezeichnet.

Weißes Blutbild

Im modernen Krankenhausalltag wird das **weiße Blutbild** mit seinen unterschiedlichen Zellen durch Automaten ausgezählt. Hierbei werden die Zellen meist beim Durchfließen von Glaskapillaren (Durchflusszytometer) anhand der Größe und der zytochemischen Reaktionen oder der Laserlichtablenkung der Leukozyten differenziert (**Differenzialblutbild** ☞ Tab. 13.17). Liegt eine Abweichung von der Normverteilung vor, kann das Gerät Zellen nicht klassifizieren oder bestehen Zweifel an der Richtigkeit des Befundes, wird eine Nachauswertung durchgeführt. Dabei werden in einem gefärbten Blutausstrich die verschiedenen Gruppen weißer Blutkörperchen unter einem Mikroskop ausgezählt und nach unreifen Vorstufen durchsucht. Außerdem wird das Aussehen der Erythrozyten und Thrombozyten beurteilt.

Leukozytose

Unter einer **Leukozytose** versteht man einen Anstieg der Leukozytenzahl im peripheren Blut. Meistens sind die Neutrophilen vermehrt (**Neutrophilie,** z.B. im Rahmen einer Infektion oder eines Herzinfarktes. Es können jedoch auch die anderen Leukozytenarten für eine Leukozytose verantwortlich sein. Eine Ver-

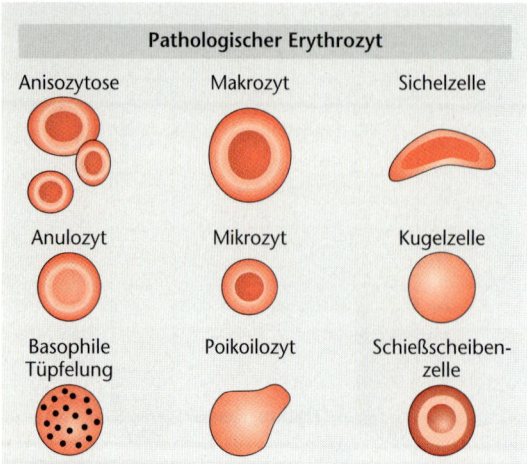

Pathologischer Erythrozyt

Anisozytose Makrozyt Sichelzelle

Anulozyt Mikrozyt Kugelzelle

Basophile Tüpfelung Poikilozyt Schießscheibenzelle

Abb. 13.16: Pathologische Erythrozytenmorphologie (vereinfachte Schemazeichnung). [L157]

mehrung der Eosinophilen **(Eosinophilie)** kommt vor allem bei allergischen und parasitären Erkrankungen vor. Eine **Basophilie** ist z.B. bei der chronisch-myeloischen Leukämie oder bei den myeloproliferativen Syndromen (☞ Tab. 13.17) zu beobachten. Krankheiten, die mit einer **Monozytose** einhergehen können, sind z.B. die Tuberkulose oder die Malaria.

Leukozytopenie

Leukozytopenie *(Leukopenie)* bezeichnet die Verminderung der weißen Blutkörperchen. Sie kann einzelne Leukozytengruppen oder alle gemeinsam betreffen.

Beurteilung der Zellmorphologie

Auch das Aussehen der Erythrozyten und Leukozyten kann sich im Rahmen bestimmter Krankheiten verändern. Wichtige Veränderungen der Erythrozytenmorphologie, auf die bei der mikroskopischen Betrachtung eines Blutausstriches stets geachtet wird, sind z.B.

- **Anisozytose:** Unterschiedliche Größe der Erythrozyten, z.B. bei vielen Anämien
- **Anulozyten:** Ringförmige Erythrozyten bei Eisenmangelanämie (☞ 13.6.2)
- **Basophile Tüpfelung:** Basophile (blaue) Punkte in den Erythrozyten, z.B. bei toxisch bedingten Anämien (z.B. Goldtherapie), Leukämien, v.a. aber bei der chronischen Bleivergiftung
- **Geldrollenbildung:** Geldrollenartige Zusammenballung der Erythrozyten, v.a. bei Plasmozytom (☞ 13.8.3) und Makroglobulinämie Waldenström (☞ 13.8.4)
- **Kugelzellen** *(Sphärozyten):* Kugelförmige Erythrozyten ohne zentrale „Delle", v.a. bei der Kugelzellenanämie (☞ 13.6.7)

	Mikroskopie	Normbereich	Verändert z.B. bei
Leukozyten gesamt (Leukos)		4 – 10/nl (= 4 000 – 10 000/µl)	↑ Entzündungen, Leukämie
			↓ Knochenmarkstörungen, Virusinfektionen
Lymphozyten		1 – 4,8/nl (20 – 50 % der Leukos)	↑ Virusinfektionen
			↓ HIV-Infektion, maligne Lymphome, Immunsuppression
Stabkernige neutrophile Granulozyten		0,1 – 0,5/nl (3 – 5 % der Leukos)	↑ Infektionskrankheiten, Leukämien
Segmentkernige neutrophile Granulozyten		2 – 6,5/nl (50 – 70 % der Leukos)	↑ Infektionen, Entzündungen, Stress
			↓ Sepsis, Zytostatika, Virusinfektionen
Eosinophile Granulozyten		< 0,45/nl (2 – 4 % der Leukos)	↑ Allergien, Parasitenbefall
			↓ Akute Infekte, Stress
Basophile Granulozyten		< 0,2/nl (< 0,5 % der Leukos)	↑ Leukämien, Polyzythämie
Monozyten		0,8/nl (ca. 4 % der Leukos)	↑ Infektionskrankheiten (z.B. Malaria), Leukämien

Tab. 13.17: Überblick über das Differenzialblutbild.

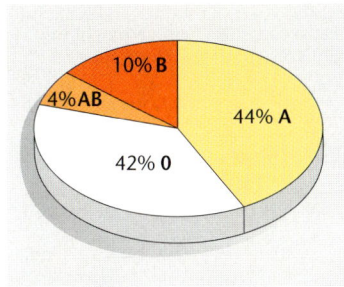

Abb. 13.18: Häufigkeitsverteilung der vier Blutgruppen nach dem AB0-System für die deutsche Bevölkerung. [A400]

- **Makrozyten:** Zu große Erythrozyten, z.B. bei der perniziösen Anämie (☞ 13.6.4)
- **Mikrozyten:** Zu kleine Erythrozyten, kommen bei vielen Anämien vor
- **Poikilozytose:** Unterschiedlich geformte Erythrozyten, z.B. bei der perniziösen Anämie
- **Polychromasie:** Unterschiedlichliche Anfärbbarkeit der Erythrozyten, also blau-violette *und* rosafarbene Erythrozyten, z.B. bei perniziöser Anämie
- **Schießscheibenzellen** *(Targetzellen):* Durch abnorme Hämoglobinverteilung schießscheibenähnliche Erythrozyten, die in der Mitte und am Rand dunkler und dazwischen blasser sind, z.B. Thalassämie (☞ Tab. 13.51) oder schwerer Eisenmangelanämie
- **Sichelzellen:** Erythrozyten, die bei Sauerstoffmangel eine sichelähnliche Form annehmen (Sichelzellenanämie ☞ 13.6.7).

13.4.4 Blutgruppen

Viele Patienten mit hämatologischen oder hämatologisch-onkologischen Erkrankungen haben krankheits- oder therapiebedingt einen Mangel an Erythrozyten, Leukozyten, Thrombozyten oder Plasmafaktoren. Ein Ersatz der fehlenden Blutbestandteile ist nicht durch jeden beliebigen Spender möglich. Das Blut von Spender und Empfänger muss „zusammenpassen", damit es während der **Transfusion** (Übertragung von Blut oder Blutbestandteilen) nicht zu lebensbedrohlichen Unverträglichkeitsreaktionen kommt (☞ 13.5.1). Diese sind dadurch begründet, dass sich auf der Oberfläche jedes Blutkörperchens Antigene (meist Eiweißkörper) befinden, also auch auf den Spender-Erythrozyten. Bei Kontakt von ungeeigneten Spender-Erythrozyten mit entsprechenden Antikörpern aus dem Empfänger-Serum kommt es zur Antigen-Antikörper-Reaktion mit Zerstörung der Erythrozyten *(Hämolyse)* und anaphylaktischem Schock (☞ 16.4.1).

Die verschiedenen Antigene auf der Erythrozytenoberfläche werden zu **Blutgruppen(systemen)** zusammengefasst. Die wichtigsten Systeme sind das AB0- und das Rhesus-System.

Blutersatzprodukte und Transfusion ☞ 13.5.1

Das AB0-System

Das wichtigste Blutgruppensystem ist das **AB0-System,** da *jeder* Mensch im Plasma hohe Antikörperspiegel gegen diejenigen AB-Antigene besitzt, die bei ihm selbst nicht vorhanden sind. Wird also Blut mit Erythrozyten einer anderen Blutgruppe, d.h. anderen AB-Antigenen, übertragen, kommt es bereits bei der *ersten* Fehltransfusion durch Antigen-Antikörper-Reaktion (☞ 16.1.4) zu lebensbedrohlichen Transfusionsreaktionen, in deren Verlauf das Blut agglutiniert (verklumpt).

Um bei geplanten Transfusionen Fehlbestimmungen zu vermeiden, werden bei der **Blutgruppenbestimmung** im AB0-System nicht nur die Antigene auf den Erythrozyten durch spezielle Testseren nachgewiesen, sondern es wird umgekehrt auch das Serum des Patienten mit Hilfe von Testerythrozyten auf das Vorhandensein der „passenden" Antikörper geprüft. Beispielsweise kann eine Blutprobe mit der angeblichen Blutgruppe A nicht den Antikörper Anti-A enthalten, da das Blut im Körper des Patienten sonst ständig von selbst agglutinieren würde.

Für eine Blutgruppenbestimmung inkl. Rhesus-System (☞ unten) sind 10 ml zitratfreies Blut erforderlich. Besonders wichtig sind die exakte Beschriftung des Probenröhrchens *und* des Laborscheins mit den Daten des Patienten sowie die Unterschrift des Blut abnehmenden Arztes auf dem Laborschein und in einigen Kliniken auch auf dem Probenröhrchen. Eine Blutgruppenbestimmung ist – außer in extremen Notfällen – wegen der Verwechslungsgefahr auch bei solchen Patienten zu veranlassen, in deren Impfpass oder Blutspendeausweis bereits eine Blutgruppe vermerkt ist.

Das Rhesus-System

Das **Rhesus-System** umfasst mehrere Antigene, von denen das **Antigen D** das wichtigste ist. 86 % der Bevölkerung haben das D-Antigen und werden als **Rhesus-positiv** *(Rh pos., D pos.)* bezeichnet, 14 % sind

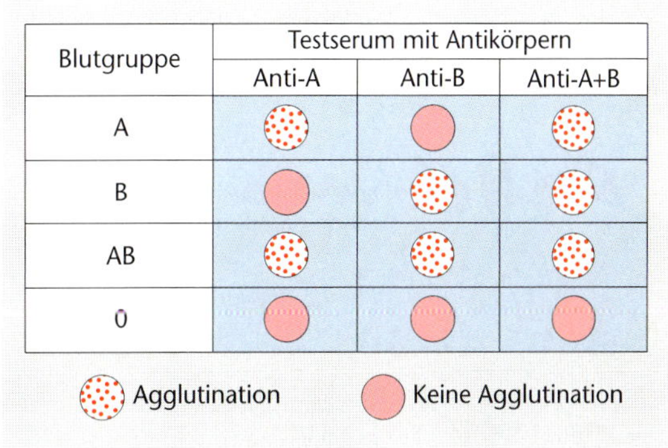

Blutgruppe	Testserum mit Antikörpern		
	Anti-A	Anti-B	Anti-A+B
A	Agglutination	Keine Agglutination	Agglutination
B	Keine Agglutination	Agglutination	Agglutination
AB	Agglutination	Agglutination	Agglutination
0	Keine Agglutination	Keine Agglutination	Keine Agglutination

Agglutination   Keine Agglutination

Abb. 13.19: Blutgruppenbestimmung mit Testseren – normales Reaktionsschema. [A400]

Rhesus-negativ *(Rh neg., D neg.).* In der Routinediagnostik sind ferner noch die Antigene C, c, E und e von Bedeutung. Im Gegensatz zum AB0-System werden Antikörper gegen die Antigene des Rhesus-Systems erst *nach* Kontakt mit dem Antigen gebildet (Fehltransfusion sowie Geburt, Fehlgeburt, Fruchtwasserpunktion oder Abtreibung eines Rhesus-positiven Kindes bei Rh-negativer Mutter).

Etwas komplizierter wird das Rhesus-System dadurch, dass schwache Varianten des Antigens D existieren, die als $D^{w(eak)}$ (d^u) bezeichnet werden. Auch ein Fehlen von Antigenen des Rhesus-Systems ist möglich, aber sehr selten.

Die Schreibweise im Rhesus-System ist bis heute nicht einheitlich. Zunehmend setzt sich aber die **CDE-Nomenklatur** durch, bei der alle drei Antigene in der Schreibweise berücksichtigt werden (z.B. CcdEe, CCD.ee, CcddEe). Die Bezeichnungen D, C, c, E und e der CDE-Nomenklatur besagen, dass das jeweilige Antigen durch entsprechende Antikörpertests nachgewiesen werden kann. Da für d bisher kein serologischer Nachweis existiert (dieser definiert sich vielmehr durch das Fehlen von D), schreibt man bei rhesus-positiven Personen D. oder nur D, da nicht sicher ist, ob der Be-

Patient hat …		Patientenserum wird vermischt mit Ery-Konzentrat der Blutgruppe …			
Blutgruppe	Antikörper	A	B	AB	0
A	Anti-B	●	●	●	●
B	Anti-A	●	●	●	●
AB	—	●	●	●	●
0	Anti-A Anti-B	●	●	●	●

● Agglutination   ● Keine Agglutination

Abb. 13.21: Majortest. Empfängerserum wird mit Spendererythrozyten vermischt. Beispiele: Empfängerserum der Blutgruppe A zeigt keine Agglutination mit Erythrozyten der Blutgruppe A und der Blutgruppe 0. Erythrozyten der Blutgruppe 0 tragen auf ihrer Oberfläche keine Antigene des AB0-Systems (deshalb Gruppe 0) und vertragen sich daher mit den Seren aller anderen Blutgruppen. [A400]

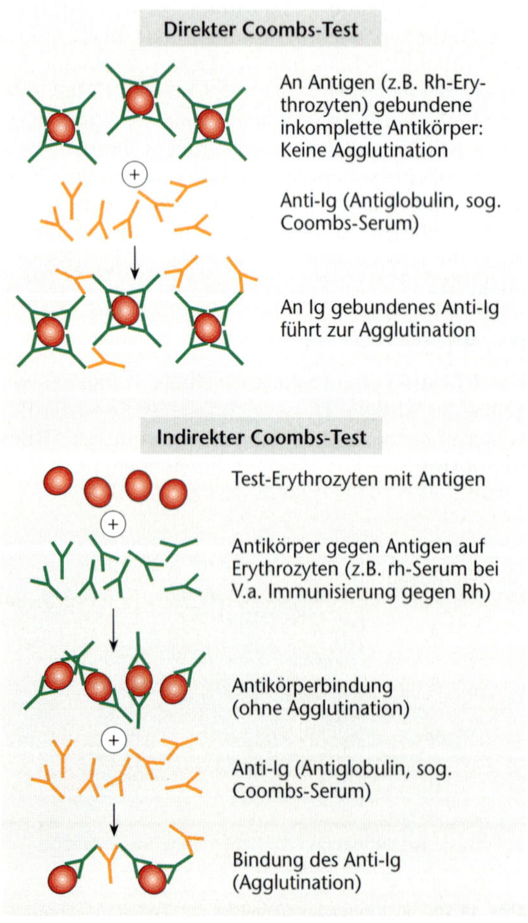

troffene reinerbig (DD) oder mischerbig (Dd) ist – rhesus-positiv ist er auf jeden Fall. Bei rhesus-negativen Menschen hingegen ist der Genotyp sicher und wird mit dd bezeichnet.

Antikörpersuchtests und Kreuzprobe

Neben dem AB0- und dem Rhesus-System existieren noch ca. 20 weitere Blutgruppensysteme. Die Antigene dieser Blutgruppensysteme sind normalerweise so schwach immunogen, dass sie nicht einzeln bestimmt werden. Durch mehrstufige **Antikörpersuchtests** (z.B. *Coombs-Test* als dritte Stufe) und *Kreuzprobe* im Labor wird das Vorhandensein sog. **irregulärer Antikörper** ausgeschlossen, die auf eine frühere Immunisierung des Patienten zurückgehen.

Coombs-Test

Der **Coombs-Test** *(Antiglobulintest, Antihumanglobulintest)* dient dem Nachweis *inkompletter Antikörper* gegen menschliche Erythrozyten (inkomplette Antikörper sind alleine nicht in der Lage, die Erythrozyten zu agglutinieren). Unterschieden werden der *direkte* und der *indirekte* Coombs-Test:

Direkter Coombs-Test

An Antigen (z.B. Rh-Erythrozyten) gebundene inkomplette Antikörper: Keine Agglutination

Anti-Ig (Antiglobulin, sog. Coombs-Serum)

An Ig gebundenes Anti-Ig führt zur Agglutination

Indirekter Coombs-Test

Test-Erythrozyten mit Antigen

Antikörper gegen Antigen auf Erythrozyten (z.B. rh-Serum bei V.a. Immunisierung gegen Rh)

Antikörperbindung (ohne Agglutination)

Anti-Ig (Antiglobulin, sog. Coombs-Serum)

Bindung des Anti-Ig (Agglutination)

Abb. 13.20: Direkter und indirekter Coombs-Test. [L157]

- Der **direkte Coombs-Test** weist *auf den Erythrozyten befindliche* inkomplette Antikörper nach (etwa nach Transfusionszwischenfällen oder bei einer autoantikörperbedingten hämolytischen Anämie ☞ 13.6.7). Durch Zusatz von Antikörpern gegen menschliche Immunglobuline (**Antiglobulin,** *Antihumanimmunglobulin*), die sich von Tieren gewinnen lassen, werden die inkompletten Antikörper auf den Erythrozyten miteinander vernetzt – es kommt zur Agglutination. Sind die Erythrozyten frei von inkompletten Antikörpern, bleibt die Agglutination aus
- Will man hingegen wissen, ob das Serum *freie* inkomplette Antikörper enthält (die sich gegen die Erythrozyten des Empfängers richten könnten), wird der **indirekte Coombs-Test** durchgeführt. Hier

werden in einem ersten Schritt Erythrozyten zuge-geben, auf denen sich das entsprechende Antigen befindet. Enthält das Serum inkomplette Antikör-per, so binden sich diese nun an die Erythrozyten. Wird dann in einem zweiten Schritt das oben er-wähnte Antiglobulin hinzugefügt, kommt es zur Ag-glutination. Der indirekte Coombstest wird z. B. zur Antikörpersuche bei Blutspendern angewendet.

Kreuzprobe

Die **Kreuzprobe** *(serologische Verträglichkeitspro-be)* besteht aus dem **Majortest** (☞ Abb. 13.21) und dem **Minortest**. Beim Majortest wird die Verträglich-keit von Empfängerserum mit Spendererythrozyten geprüft, beim Minortest werden Empfängererythrozy-ten und Spenderserum miteinander vermischt.

Für die Kreuzprobe werden Spenderblut sowie 5 – 10 ml zitratfreies Empfängerblut benötigt. Dieses muss dem Patienten speziell für die Kreuzprobe abge-nommen werden. Die Verwendung des Blutes, aus dem die Blutgruppe bestimmt wurde, ist nicht zuläs-sig. Die Kreuzprobe ist nur für drei Tage gültig. Wurde die Blutkonserve bis dahin nicht transfundiert, muss die Kreuzprobe wiederholt werden.

Der Bedside-Test

Unmittelbar vor *jeder* Transfusion muss die Blutgrup-pe des Patienten vom Arzt anhand des **Bedside-Tests** (☞ Abb. 13.22) überprüft und diese Überprüfung durch seine Unterschrift auf der Testkarte dokumen-tiert werden. Die Bezeichnung „Bedside"-Test rührt daher, dass der Test am Krankenbett und nicht im La-bor durchgeführt wird.

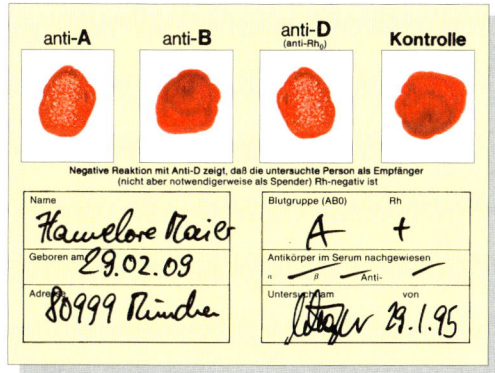

Abb. 13.22: Bedside-Test mit Rhesus-Faktor-Bestimmung: Die vorbehandelten Prüfkärtchen enthalten in den einzelnen Feldern Anti-A, Anti-B und Anti-D. Nach dem Auftragen jeweils eines Trop-fens Blut in die einzelnen Felder ist es in diesem Fall zu einer Ag-glutination bei Anti-A und Anti-D, nicht aber bei Anti-B gekom-men. Die Patientin hat also die Blutgruppe A und ist Rhesus-posi-tiv. Eine Bestimmung der Spenderblutgruppe ist bei diesem Kärtchen nicht vorgesehen. [A400]

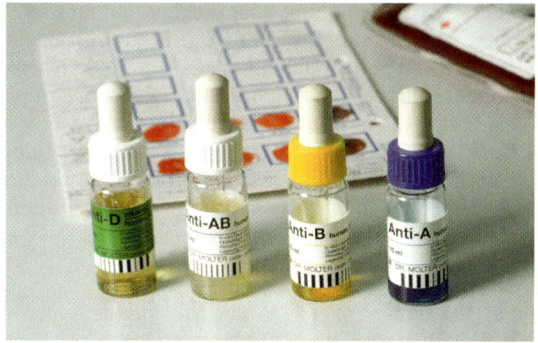

Abb. 13.23: Fläschchen mit Antiseren für die Blutgruppen-Bestim-mung nach dem AB0- und dem Rhesus-System. V. l. n. r.: Anti-D-Se-rum (gelbliche Lösung, grünes Etikett), Anti-AB (weiße Lösung), Anti-B (gelbe Lösung), Anti-A (blaue Lösung). Im Hintergrund Test-karte mit Testfeldern für Patienten- und Spenderblut. [K183]

Die Blutgruppe des Spenders wird bei Fremdblut vom Labor geprüft und garantiert, aber zur Dokumentation oft ebenfalls mitbestimmt. Bei Eigenbluttransfusionen hingegen müssen alle Eigenblutpräparate getestet werden, um Vertauschungen zu vermeiden.

Material

- Blutgruppen-Dokumentationskarte, entweder mit vom Hersteller aufgetragenem Anti-Serum oder zu-sätzlich: Fläschchen-Satz mit Anti-Serum (Anti-A, Anti-B, Anti-AB und evtl. Anti-D ☞ Abb. 13.23)
- Alles zur venösen Blutentnahme (mit normaler Luer-Spritze ☞ 1.5.1)
- Gegenstand zum Verrühren der Blutprobe (z. B. Glasampulle oder Kanülenschutz) und unsterile Tupfer

Durchführung

- Transfusionsanforderung sowie Konservenbegleit-papiere auf ihre Übereinstimmung mit den Patien-tendaten und den Angaben auf der Konserve (Blut-gruppe, Konservennummer) überprüfen
- Name und Geburtsdatum sowie ggf. Zimmernum-mer des Patienten auf der Testkarte vermerken, falls vorgesehen, auch Spender-Blutgruppe und Konser-vennummer
- Falls nicht schon vom Hersteller der Karte aufgetra-gen, je 1 – 2 Tropfen der Anti-Seren Anti-A (blaue Flüssigkeit), Anti-B (gelb), Anti-AB (weiß) und evtl. Anti-D in die drei bis vier Felder einer Reihe auf der Testkarte tropfen. Bei zwei oder mehr Reihen ist die obere Felderreihe für das Patientenblut, die unte-re(n) für das Spenderblut einer oder ggf. mehrerer Konserven bestimmt
- Vene des Patienten punktieren und je einen Trop-fen Blut in jedes Patienten-Testfeld geben. Am güns-tigsten gleich den für die Transfusion erforderlichen Venenzugang legen, um dem Patienten den zweiten Stich zu ersparen

- Mit dem Ampullenkopf oder einem anderen geeigneten Gegenstand Blut und Anti-Serum in jedem Testfeld verrühren. Dabei nach jedem Feld Gegenstand sorgfältig abwischen, damit keine Übertragung von Anti-Serum stattfindet
- Ggf. Transfusionsbesteck an den Konservenbeutel anschließen (☞ 13.5.1), je einen Tropfen Blut in die Testfelder geben und ebenfalls mit dem jeweils aufgetropften Anti-Serum verrühren.

Beurteilung

- Bei den Blutgruppen A, B und AB sind die Agglutinationen in der Regel deutlich sichtbar (☞ Abb. 13.22). Bei Blutgruppe 0 darf keine Agglutination auftreten
- Die Patienten- und Spenderreihe(n) auf der Testkarte müssen die gleichen Agglutinationsbilder zeigen. Bei Zweifeln darf nicht transfundiert werden.

> **▦ Bedside-Test**
> - Anti-Seren für den Bedside-Test bzw. Testkarten im Kühlschrank aufbewahren
> - Das eingetrocknete Reaktionsgemisch auf den Testkarten mit Klebefolie fixieren, damit es nicht abblättert und keine Infektionsgefahr darstellt. Testkarte danach zur Dokumentation in die Patientenakte heften.

13.4.5 Gerinnungstests

Labortests erlauben die Entscheidung, ob eine Gerinnungsstörung vorliegt und welcher Art sie ist. Zum „Routineprogramm" bei Verdacht auf eine Gerinnungsstörung zählen in der Regel:

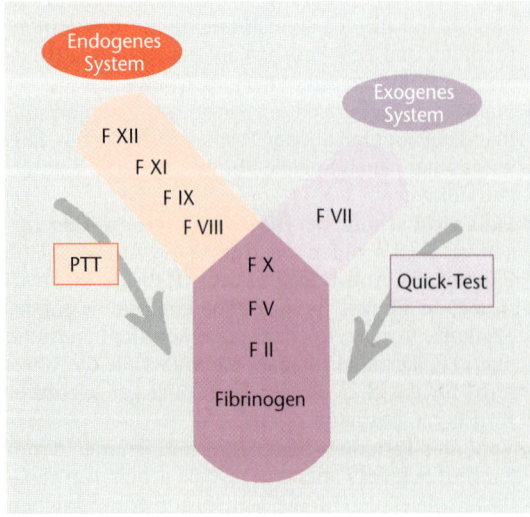

Abb. 13.24: Überblick über die bei Quick-Test (INR) und PTT geprüften Gerinnungsfaktoren. [L157]

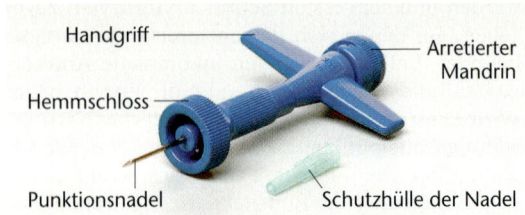

Abb. 13.25: Knochenmarkpunktionsnadel nach Westermann-Jensen für die Sternalpunktion. Ein Hemmschloss lässt die Nadel nur wenige mm tief in das Mark des flachen Sternums eindringen. Bei der Sternalpunktion lassen sich nach Entfernen des Mandrins mit einer Spritze KM-Zellen aspirieren und anschließend unter dem Mikroskop untersuchen (KM-Aspirationszytologie). [K183]

- **Quick-Test** *(Thromboplastinzeit, Prothrombinzeit):* Der Quick-Test ist ein Globaltest für die Gerinnselbildung über den Weg des *exogenen Systems* (☞ 13.1.3 und Abb. 13.24), d.h. insbesondere die Faktoren I, II, V, VII und X. Mit Zitrat versetztes Blut wird mit Gewebsthrombokinase und Kalzium vermischt und dadurch die Gerinnungskaskade in Gang gebracht. Die Dauer bis zum Einsetzen der Gerinnung wird gemessen und bezogen auf eine Standardzeit in Prozent angegeben. Der Quick-Wert dient vor allem der Überwachung einer Marcumar®-Therapie (☞ Pharma-Info 7.88) und der Leberfunktion. Normal sind 70 – 120 %. Da der Quick-Wert vom verwendeten Reagens abhängt, können die Quick-Werte verschiedener Labors nur schlecht miteinander verglichen werden. Daher wird insbesondere bei der Therapiekontrolle zunehmend die *International normalized ratio*, kurz **INR,** bestimmt, bei der diese Unterschiede durch einen entsprechenden Korrekturfaktor ausgeglichen werden. Normal ist eine INR von 1,0. Je stärker die Gerinnung herabgesetzt ist, desto höher ist die INR (z.B. therapeutischer Bereich bei Antikoagulation nach Beinvenenthrombose 2 – 3, nach wiederholten Thromboembolien 3 – 4,5)
- **Partielle Thromboplastinzeit** *(PTT, aPTT):* Zitratplasma wird mit Kalzium und einer speziellen Verbindung, die den Plättchenfaktor simuliert, vermischt und die Gerinnungszeit gemessen. Die PTT dient somit als Globaltest des *endogenen Systems* (☞ Abb. 13.24) und damit der Faktoren I, II, V, VI-I, IX, X, XI und XII. Der Normwert liegt bei ca. 30 – 40 Sekunden. Die PTT ist etwa bei der Hämophilie (☞ 13.9.2) abnorm verlängert. Sie wird auch bei der Überwachung einer Vollheparinisierung eingesetzt
- **Thrombinzeit** *(Plasmathrombinzeit, PTZ):* Nach Zusatz von Thrombin zu Zitratplasma wird die Gerinnungszeit gemessen (normal 17 – 24 Sekunden). Die Thrombinzeit dient vor allem zur Kontrolle der Vollheparinisierung
- **Thrombozytenzahl** ☞ 13.1.3

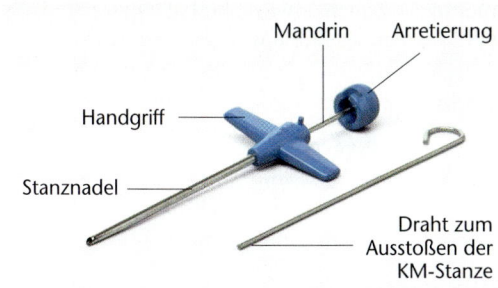

Abb. 13.26: Yamshidi-Stanznadel zur Beckenkammbiopsie (☞ Abb. 13.28 – 13.35). Die Nadel wird mit arretiertem Mandrin unter drehenden Bewegungen in den Beckenkamm eingestochen. Nach Entfernen des Mandrins kann zur Aspiration von Knochenmark (KM) eine normale Spritze aufgesetzt werden. Ein KM-Stanzzylinder lässt sich gewinnen, indem die Nadel ohne Mandrin drehend ca. 3 cm tief in das KM getrieben wird. Anschließend wird die Nadel herausgezogen und der Stanzzylinder mit dem Draht herausgestoßen. Der Stanzzylinder zeigt die KM-Struktur im Zusammenhang, d.h. Knochenbälkchen und KM-Zellen im Verhältnis zueinander (KM-Histologie). [K183]

- **Blutungszeit.** Die Blutungszeit ist die Zeit, die vom Setzen einer definierten Verletzung bis zum Blutungsstillstand unter reproduzierbaren Bedingungen vergeht. Normal sind 120 – 300 Sekunden.

Beim **Rumpel-Leede-Test** legt man dem Patienten eine Blutdruckmanschette um den Oberarm und pumpt sie für fünf Minuten 10 mmHg über den diastolischen Blutdruck auf. Sind nach dem Entfernen der Manschette punktförmige Hautblutungen (Petechien) in der Ellenbeuge zu sehen, spricht dies bei normalen Thrombozytenwerten für eine Blutungsneigung infolge Gefäßstörung (☞ 13.9.6).

In den meisten Häusern werden für Gerinnungstests die Spezialröhrchen des Monovetten®- oder Vacutainer®-Systems verwendet, die bereits Zitrat enthalten. Da nur ein bestimmtes und stets gleiches Verhältnis zwischen Zitrat und Blut zuverlässige Ergebnisse gewährleistet, müssen die Röhrchen für Gerinnungstests immer genau bis zur Markierung mit Blut gefüllt sein.

13.4.6 Knochenmarkpunktion und -biopsie

Eine **Knochenmarkpunktion** oder **-(stanz)biopsie** wird dann durchgeführt, wenn bei hämatologischen Erkrankungen eine exakte Diagnosestellung aus dem Blut nicht möglich ist oder bei onkologischen Erkrankungen fraglich ist, ob Tumorzellen bereits in das Knochenmark gelangt sind. Weiterhin wird sie zur Verlaufs- und Therapiekontrolle z.B. bei Leukämien eingesetzt.

Beim Erwachsenen wird der hintere Beckenkamm **(Beckenkammpunktion)** oder – nur noch selten – das Sternum **(Sternalpunktion)** punktiert. Die Be-

ckenkammpunktion ist komplikationsärmer und ermöglicht nicht nur eine Punktion, sondern auch eine Stanzbiopsie **(Beckenkammbiopsie).**

Ob eine Knochenmark*punktion* oder *-biopsie* durchgeführt wird, hängt von der Fragestellung ab. Bei einer Punktion können nur die Zellen *(KM-Zytologie,* KM = Knochenmark), bei einer Biopsie hingegen auch der Knochen und die Gefäße beurteilt werden *(KM-Histologie)*. Eine Biopsie ist außerdem erforderlich, wenn die Punktion kein Material liefert *(Punctio sicca)*. Vielfach werden Knochenmarkpunktion und -biopsie heute nacheinander in einer Sitzung durchgeführt.

Vorbereitung

- *Materialvorbereitung:* Ggf. Einmalrasierer, Hautdesinfektionsmittel, Lokalanästhetikum, je nach Haus/Untersucher etwa 4 einfache Objektträger (auf saugfähigem Papier auf einem Tablett angeordnet), 4 – 8 Objektträger mit Namensfeld, plangeschliffene Deckgläschen (zum Übertragen der Markbröckel), 5-ml-Spritze mit 2 ml Natriumzitrat, Abwurfbehälter, Sandsack. Steriles Material: 10-ml-Spritzen mit Kanülen, Skalpell für evtl. Hautschnitt, Handschuhe, Lochtuch, Tupfer, Verbandmaterial (möglichst Klebeverband mit breitflächiger Auflage), *Yamshidi-Stanznadel* für die Beckenkammpunktion/-biopsie oder Knochenmarkpunktionsnadel mit Hemmschloss nach *Westermann-Jensen* für die Sternalpunktion. Im Falle einer Knochenmarkbiopsie zusätzlich verschließbarer Glaszylinder oder Plastikröhrchen mit Fixierungslösung *(Schaffer-Lösung)*
- *Vorbereitung des Patienten:* Je nach Arztanordnung Prämedikation, z.B. Diazepam (etwa Valium®), verabreichen. Sehr selten wird die Punktion unter Kurznarkose durchgeführt. Patienten informieren und ihn bitten, noch einmal die Blase zu entleeren. Punktionsstelle rasieren. Dem Patienten

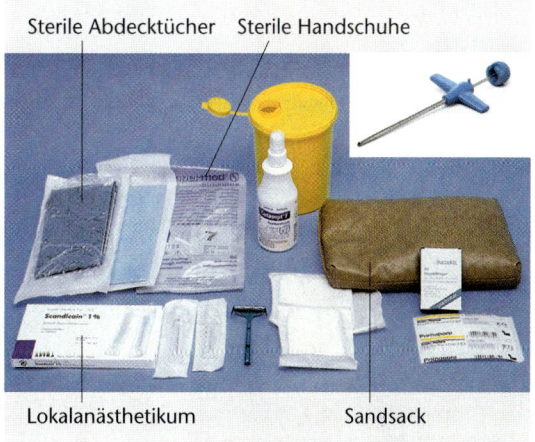

Abb. 13.27: Set zur Knochenmarkpunktion, hier zur Beckenkammbiopsie mit der Yamshidi-Stanznadel. [M161]

die einzelnen Schritte (nochmals) erläutern und ihm erklären, dass das Ansaugen von Knochenmark kurzzeitig schmerzhaft ist, da die Lokalanästhesie nur bis zur Knochenhaut und nicht bis ins Knochenmark reicht. Bei einem Patienten, der nicht auf diesen Schmerz vorbereitet ist, ist die Gefahr von Abwehrbewegungen mit Verrutschen der Nadel größer als bei einem aufgeklärten Patienten

• *Lagerung des Patienten:* Patienten für die Sternalpunktion in flache Rückenlage bringen, für die Beckenkammpunktion in Bauchlage mit einer Rolle unter dem Bauch etwas oberhalb der Symphyse oder in Seitenlage mit angewinkelten Knien.

Durchführung

☞ *auch Abb. 13.28 – 13.35*

Bei der Knochenmark*punktion* wird keine Gewebeprobe entnommen, sondern das Knochenmark mit einer auf die Yamshidi- oder Westermann-Jensen-Nadel aufgesetzten Spritze aspiriert. Stellt sich nach Leerung der Spritze in eine Glasschale mit Natriumzitrat

Beckenkammpunktion und -biopsie [K183]

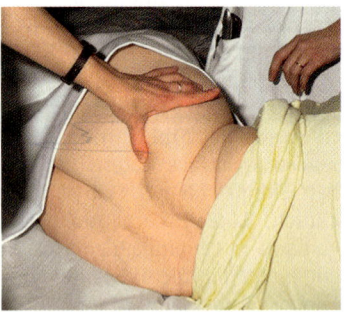

Abb. 13.28: Seitliche Lagerung zur Beckenkammpunktion. Die Punktionsstelle Spina iliaca posterior superior wird ertastet und z.B. mit einem kleinen Kreuz markiert.

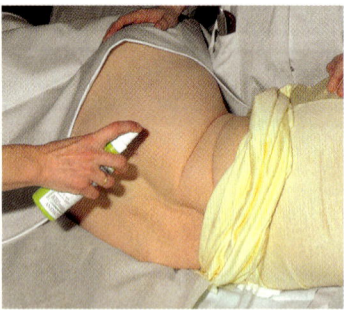

Abb. 13.29: Desinfektion der Punktionsstelle mit Alkoholspray. Evtl. Auflegen eines sterilen Lochtuchs.

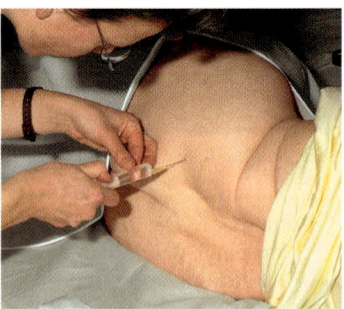

Abb. 13.30: Lokalanästhesie der Haut und der oberen Gewebeschichten, um die anschließenden Schmerzen zu dämpfen.

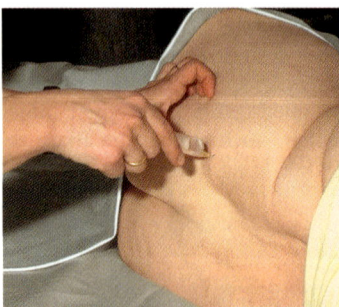

Abb. 13.31: Lokalanästhesie der sehr schmerzempfindlichen Knochenhaut (Periost). Spätestens jetzt zieht der Arzt Handschuhe an.

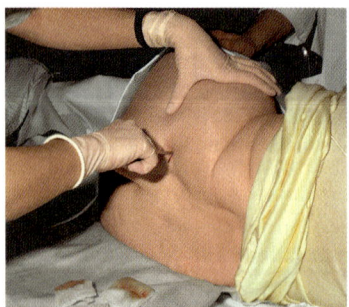

Abb. 13.32: Die Yamshidi-Nadel wird, evtl. nach Stichinzision mit einem Skalpell, mit drehenden Bewegungen in den Beckenkamm vorgetrieben.

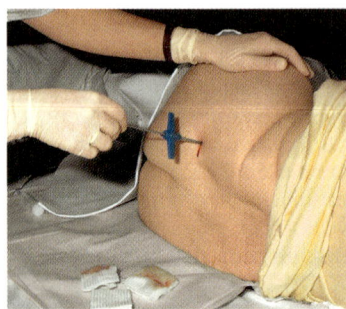

Abb. 13.33: Entfernen des Stahlmandrins.

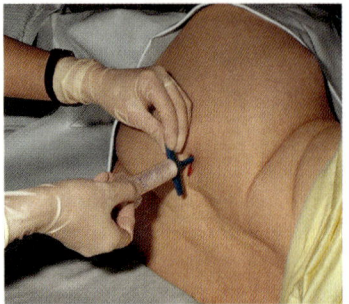

Abb. 13.34 (links): Aspiration von Knochenmarkzellen in die Spritze. Die Spritze enthält Zitrat, damit das Knochenmarkpunktat nicht gerinnt.

Abb. 13.35 (rechts): Nach Entfernen der Nadel wird ein Wundverband angelegt und die Patientin auf einen Sandsack gelagert bzw. in Bauchlage ein Sandsack aufgelegt.

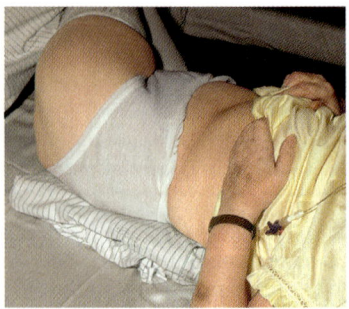

heraus, dass nicht genug Knochenmark gewonnen wurde, wird die Spritze noch einmal auf die noch liegende Nadel aufgesetzt und erneut aspiriert. Anschließend wird das so gewonnene Knochenmark auf Objektträger gebracht, ausgestrichen *(KM-Ausstrich)* und in einem Speziallabor ausgewertet.

Die Pflegenden beruhigen den Patienten (z.B. durch Handhalten) und reichen evtl. Material an.

Nachsorge

- Punktionsstelle für mindestens drei Minuten komprimieren, danach Pflasterverband anlegen und evtl. Sandsack auf die Wunde legen, anschließend auf Nachblutungen achten. Den Verband zwei Tage lang belassen, ihn in dieser Zeit nicht nass werden lassen
- Patienten eine Stunde Bettruhe einhalten lassen
- Nach einer Kurznarkose Vitalzeichen kontrollieren und Patienten noch zwei Stunden nüchtern lassen.

Untersuchungsbefund

Pathologische Befunde sind (vereinfacht) z.B.:
- Verschiebung der Mengenverhältnisse der Zellen untereinander, Vermehrung oder Verminderung der Zellen der Erythro-, Granulo- oder Thrombozytopoese
- Physiologischerweise nicht zum Knochenmark gehörende Zellen, z.B. Tumorzellen bei metastasierendem Bronchialkarzinom
- **Hyperzellularität:** Pathologischer Zellreichtum (durch Wucherung einzelner/mehrerer Knochenmarkzellreihen), z.B. bei Leukämien (☞ 13.7.1 – 13.7.3) oder den myeloproliferativen Syndromen (☞ 13.6.8)
- **Knochenmarkaplasie,** d.h. Verminderung der Blutzellbildung aller Reihen, etwa nach bestimmten Arzneimitteln oder Strahlenbehandlung.

13.5 Therapiemaßnahmen in der Hämatologie

13.5.1 Blutprodukte

Noch vor wenigen Jahrzehnten sind viele Patienten verstorben, wenn sie durch einen Unfall oder eine innere Blutung große Mengen Blut verloren haben oder wenn ihre Blutgerinnung gestört war. Aber auch Patienten mit Bluterkrankungen oder Tumorleiden haben oft – entweder durch den Tumor selbst oder eine notwendige aggressive Therapie – einen Mangel an bestimmten Blutbestandteilen, der lebensbedrohliche Folgen haben kann.

Heute können viele dieser Patienten durch Gabe von **Blutprodukten** *(Blutpräparaten)* gerettet werden. Die hierfür gebräuchliche Bezeichnung **Transfusion**

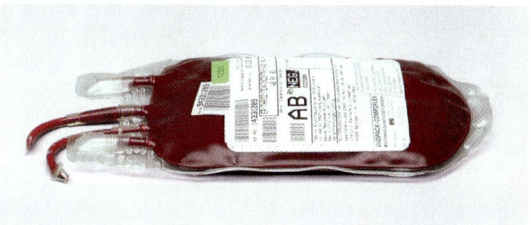

Abb. 13.36: Blutkonservenbeutel. Das Etikett enthält die genaue Blutgruppe, den Ort der Herstellung und eine Liste der zugesetzten (Konservierungs-)Stoffe. Die zwei blutgefüllten Schläuche wurden zum Füllen des Beutels benötigt und sind jetzt verschlossen. Die beiden mit einer Folienkappe versehenen Schlauchenden dienen dem Anschluss des Transfusionsbesteckes und ggf. dem Zufüllen von NaCl 0,9 %. [K183]

(lat. *transfusio* = das Hinübergießen) stammt aus einer Zeit, als Vollblut direkt vom Spender auf den Empfänger übertragen wurde.

Risiken von Blutprodukten

Dank der Gabe von Blutprodukten lassen sich Leben retten; doch birgt eine Transfusion auch Risiken für den Patienten:
- Blutprodukte bestehen in erster Linie aus Zellen und Eiweißstoffen fremder Spender. Bis heute ist nur ein Teil der zu **Unverträglichkeitsreaktionen** (☞ unten) führenden Antigene bekannt, und von diesen können wiederum nur die wichtigsten vor der Gabe von Blutpräparaten getestet werden. Unverträglichkeitsreaktionen gefährden den Patienten nicht nur unmittelbar. Vielmehr besteht bei jeder Gabe von Blutpräparaten auch die Gefahr einer Immunisierung, die den Erfolg späterer Transfusionen, aber auch die Erfolgschancen einer späteren Organtransplantation vermindert
- Bei einigen Blutprodukten besteht die Gefahr, **Infektionserreger** zu übertragen. Besonders bedrohlich sind die Hepatitiserreger (☞ 10.5.1) und das HI-Virus (☞ 16.3.1). Eine vorherige Testung aller Blutspender auf eine Erhöhung der GPT (☞ 10.4.2), des HBs-Antigens (☞ 10.5.1) sowie Antikörper gegen HIV-1 und -2, HCV (☞ 10.5.1) und Treponema pallidum (☞ 17.6.21) erfasst, u.a. wegen der diagnostischen Lücken (☞ 16.3.1), nie alle Infizierten. Bei einem Teil der Blutprodukte können die Viren heute mit einem Höchstmaß an Sicherheit inaktiviert werden.
Seit 1995 ist für gefrorenes/gefriergetrocknetes Frischplasma und tieftemperaturkonservierte zelluläre Blutprodukte eine **Quarantänelagerung** von sechs Monaten vorgeschrieben, sofern die Produkte mindestens ein Jahr haltbar sind und keinem geeigneten Verfahren zur Virusinaktivierung unterzogen wurden. Dies bedeutet, dass das Präparat nach der Spende zunächst (tiefgefroren) aufbewahrt wird. Erst wenn (nach sechs Monaten) eine zweite Unter-

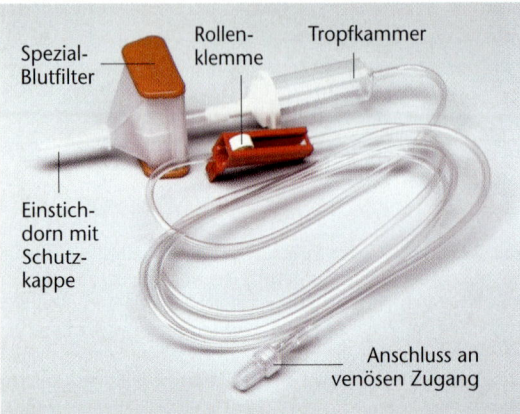

Abb. 13.37: Transfusionsbesteck mit Mikrofilter (Porengröße 40 μm). [K183]

suchung des Spenders auf Viren negativ war, wird das Präparat zur Anwendung freigegeben. In Zukunft wird evtl. die direkte Untersuchung der Blutprodukte auf Krankheitserreger mittels Polymerasekettenreaktion (PCR) an Bedeutung gewinnen

- Auch **Stoffwechselentgleisungen**, z.B. eine Zitratvergiftung mit Azidose durch das in den Blutkonserven enthaltene Zitrat oder eine Hyperkaliämie und Gerinnungsstörungen durch Hämolyse, können auftreten, insbesondere nach der Übertragung größerer Mengen von Plasma oder Erythrozytenkonzentraten.

> ⊘ **Vorsicht! Hauptgefahren bei der Gabe von Blutprodukten**
>
> - Unverträglichkeitsreaktionen und Immunisierung
> - Übertragung v.a. viraler Infektionen.
>
> Auch wenn die Risiken in Deutschland vergleichsweise gering sind, dürfen Blutprodukte nur nach strenger Indikationsstellung eingesetzt werden. Um das Risiko weiter zu verringern, sollte – wenn immer möglich – die Eigenblutspende Anwendung finden (☞ unten).

Haltbarkeit von Blutprodukten

Die Haltbarkeit von Blutprodukten ist unterschiedlich (Herstellerangaben auf dem Präparateetikett beachten):

- Plasma kann tiefgefroren werden und ist dann bei Lagerung unter - 40 °C bis zu zwei Jahren haltbar
- Dagegen muss Erythrozytenkonzentraten eine Stabilisatorlösung zugesetzt werden, um die Blutgerinnung und die Hämolyse der Erythrozyten zu verhindern. Zurzeit am häufigsten verwendet wird der **CPD-Stabilisator** (**C**itrat, **P**hosphate, **D**extrose). Bei Aufschwemmung der Erythrozyten im Plasma

des Spenders können die Erythrozytenkonzentrate dann bei 4 °C bis zu 35 Tagen, bei Aufschwemmung in additiver Lösung bis zu 49 Tagen gelagert werden

- Thrombozytenkonzentrate müssen in speziellen Schränken aufbewahrt werden. Ihre Haltbarkeit hängt unter anderem von der Art der Gewinnung ab und beträgt zwischen 12 und 120 Stunden.

Bestrahlung von Blutprodukten

Mit ionisierenden Strahlen (30 Gy) bestrahlte Erythrozyten-, Thrombozyten- oder Granulozytenkonzentrate werden nur dann transfundiert, wenn die Gefahr besteht, dass die in den Konzentraten enthaltenen Reste weißer Blutkörperchen die Zellen des Empfängers angreifen (☞ auch Graft-versus-Host-Krankheit, 13.5.2). Dies ist z.B. nach Knochenmarktransplantation oder bei anderen schweren Immundefekten der Fall.

Eigenblutspende

Eine **Eigenblutspende** ist bei den Operationen möglich, die 4 – 6 Wochen im Voraus geplant sind. Dies erfolgt:

- Zur Minimierung der Risiken (v.a. Hepatitis und AIDS, Unverträglichkeitsreaktionen)
- Bei Ablehnung von Fremdblutspenden durch den Patienten (z.B. wenn er Zeuge Jehovas ist)
- Bei schwieriger Blutbeschaffung (seltene Blutgruppe).

Voraussetzung ist, dass der Patient keine Erkrankungen hat, die eine Blutspende ausschließen (z.B. Anämie).

Beginnend ungefähr vier Wochen vor der Operation werden dem Patienten nach vorheriger ärztlicher Untersuchung wöchentlich je 300 – 400 ml Blut entnommen, das dann im Blutdepot gelagert wird. Während und nach der Blutspende wird der Kreislauf kontrolliert. Evtl. muss der Patient Eisentabletten einnehmen (☞ 13.6.2) oder seine Blutbildung durch Gabe von Erythropoetin (☞ 13.1.1 und 11.1.1) beschleunigt werden.

Das entnommene Blut kann dem Patienten dann während der Operation transfundiert werden. Zuletzt gespendetes Blut wird dabei als Erstes transfundiert, da es die meisten aktiven Blutbestandteile enthält. Vorbereitung, Durchführung und Vorsichtsmaßnahmen bei der Transfusion entsprechend dem oben Gesagten.

Drucktransfusion	Besonders schnelle Transfusion bei massiven Blutverlusten durch eine aufgepumpte Blutdruckmanschette um den Konservenbeutel oder mit speziellen Druck-Infusions-Geräten (☞ Abb. 13.40)
Massentransfusion	Transfusion größerer Blutmengen bei großem Blutverlust (z.B. massive gastrointestinale Blutung)
Austauschtransfusion	Bei Neugeborenen mit Rhesus- oder ABO-Blutgruppeninkompatibilität

Tab. 13.38: Weitere spezielle Transfusionsverfahren. Alle Verfahren erfordern wegen erhöhter Komplikationsgefahr eine kontinuierliche Überwachung des Patienten und eine Bluttemperatur knapp unterhalb der Körpertemperatur (ca. 35 °C).

Präparat	Beschreibung	Indikation
Ersatz von Erythrozyten		
Buffy-coat-freie EK*	Abzentrifugierte Erythrozyten, aufgeschwemmt in additiver Lösung, Buffy-coat (= Leukozyten und Thrombozyten) mechanisch entfernt	„Routinetransfusion" bei akutem Blutverlust oder Anämie
Leukozytendepletierte EK (gefilterte EK)*	Durch Filterung von buffy-coat-freien EK gewonnene leuko- und thrombozytenreduzierte EK (Rest-Leukos < 5 Mill./Einheit). Geringer immunogen, damit geringeres Risiko von Unverträglichkeitsreaktionen	Transfusionen bei Patienten, die bereits Antikörper gegen Leuko- oder Thrombozytenantigene gebildet haben, und Patienten, bei denen eine solche Immunisierung möglichst vermieden werden muss, z.B. vor Knochenmarktransplantation oder bei Leukämie, transplantierten Patienten
Gewaschene EK*	Durch wiederholtes Aufschwemmen und Abzentrigugieren („Waschen") der Erys in geeigneten Lösungen leuko-, thrombozyten- und plasmareduzierte EK	Nur bei speziellen Indikationen (z.B. Unverträglichkeit auf Gabe leukozytendepletierter EK, Antikörper gegen Plasmaproteine)
Ersatz von Thrombozyten		
Pool-TK*	Aus Poolen von bis zu 8 blutgruppenkompatiblen Einzelspender-TK gewonnene TK	Thrombozytopenie, insbesondere bei Thrombozytenbildungsstörung, „Routine"-Präparat
Einzelspender-TK*	Aus einer Vollblutspende isolierte Thrombozyten in ca. 50 ml Plasma. Enthalten Rest-Leukos und -Erys, daher blutgruppengleiche Transfusion	Thrombozytopenie, insbesondere bei Thrombozytenbildungsstörung
Thrombozytapherese-TK (Zellseparator-TK)*	Mittels Zellseparator gewonnene TK eines einzelnen Spenders, damit weniger immunogen	Z.B. Patienten mit Immunisierung gegen HLA oder Plättchenantigene (nach Antigenen ausgewählte Einzelspender)
Leukozytendepletierte TK*	Durch Filterung um 99 % leukozytenreduzierte TK	Z.B. Patienten mit längerer Substitution, Patienten mit früheren Unverträglichkeitsreaktionen
Ersatz von Granulozyten		
Granulozytenkonzentrat*	Mittels Zellseparator gewonnene Granulozyten von nur einem Spender. Enthalten Rest-Erys, daher blutgruppengleiche Transfusion	Agranulozytose bei gleichzeitigem nicht beherrschbarem Infekt, heute selten verwendet
Ersatz von Plasma		
Gefrorenes Frischplasma (GFP, Fresh Frozen Plasma, FFP)*,**	Schockgefrorenes, zellarmes Plasma (Rest-Erys, -Leukos und -Thrombos) eines Einzelspenders mit Gerinnungsfaktoren. Blutgruppengleiche Transfusion sofort nach Auftauen	Massentransfusion, komplexe Gerinnungsstörungen, Faktorenmangel V, XI (für diese Faktoren keine Einzelpräparate verfügbar)
Ersatz einzelner Plasmabestandteile (Fertigarzneimittel, die unabhängig von der Blutgruppe infundiert werden)		
Humanalbumin	Humanalbumin	Akuter Volumenersatz (als Teilkomponente), chronische Hypoalbuminämie
Immunglobuline*	Immunglobulin G, Restgehalt anderer Proteine, v.a. anderer Immunglobuline	Passive Immunisierung bei erhöhter Infektions- oder Komplikationsgefährdung (☞ 16.2.1)
• „Normale" Immunglobuline	„Antikörperquerschnitt" entsprechend den in der Bevölkerung üblichen Antigenen, z.B. Sandoglobulin®	Hepatitis-A-Prophylaxe (☞ auch 10.5.1), Röteln-Prophylaxe bei Exposition einer nicht-immunen Schwangeren in der Frühschwangerschaft. Immundefekte mit Antikörpermangel
• Spezifische Immunglobulinpräparate (Hyperimmunglobulin)	Durch geeignete Spenderauswahl ca. 10-mal höherer Gehalt bestimmter Antikörper, z.B. Hepatitis-B-Immunglobulin S Behring, Tetagam®/-S, Rhesogam® S	Prophylaxe nach Kontakt Nicht-Immuner mit bestimmten Erregern, z.B. Hepatitis A, Hepatitis B, Röteln, Tetanus, Tollwut, Varizellen, Zytomegalie; Rhesusprophylaxe
PPSB	Prothrombin-Komplex reich an Faktoren II, VII, IX, X, z.B. Beriplex® HS	Blutungen bei Lebererkrankungen, Marcumar®-Überdosierung, DIC (☞ 13.9.4), Hämophilie B
Einzelfaktorkonzentrate	Faktor VIII bzw. Faktor VIII/von Willebrand-Faktor, z.B. Alpha VIII® Faktor IX, z.B. Berinin® HS Faktor VII, z.B. Faktor VII S-TIM 4® Faktor XIII, z.B. Fibrogammin® HS Fibrinogen, z.B. Haemocomplettan® HS AT III, z.B. AT III 500/1 000 thermoinaktiviert	Einzelfaktormangel

* **Chargendokumentationspflicht** (Name, Charge und Dosierung des Präparats, Hersteller, Datum der Anwendung, Empfängerdaten)
** **Quarantänelagerung.**

Tab. 13.39: Überblick über die wichtigsten Blutprodukte. EK = Erythrozytenkonzentrat, TK = Thrombozytenkonzentrat.

Akute Eigenblutspende und Autotransfusion

Sonderfälle der Eigenblutspende sind:
- Die **akute präoperative Eigenblutspende** bei nicht planbaren Operationen, bei der der Patient unmittelbar vor der Operation bis zu 900 ml Blut spendet. Der Volumenverlust durch die Eigenblutspende wird durch geeignete Infusionen ausgeglichen.
- Die **maschinelle Autotransfusion** bei blutreichen Operationen, bei der Blut aus dem Operationsgebiet abgesaugt und nach entsprechender Aufarbeitung die Erythrozyten dem Patienten wieder zurückgegeben werden. Bei Infektionen im Operationsgebiet oder malignen Tumoren ist das Verfahren allerdings nicht anwendbar (es besteht die Gefahr der hämatogenen Streuung von Bakterien bzw. Tumorzellen).

Vorbereitung einer Transfusion

Die Vorbereitung einer Blutkonserve zur Transfusion ist Aufgabe des Arztes. Er kann diese Tätigkeit aber an die Pflegenden delegieren.

Aufwärmen der Konserve

In aller Regel werden die gekühlten Blutkonserven im Blutdepot (Labor) bis auf Zimmertemperatur erwärmt, bevor sie an die Station abgegeben werden.

Wurde die Konserve jedoch gekühlt ausgegeben und evtl. auf der Station im Kühlschrank zwischengelagert, sollte sie ca. eine Stunde vor der geplanten Transfusion herausgenommen werden, damit sie Zimmertemperatur annehmen kann.

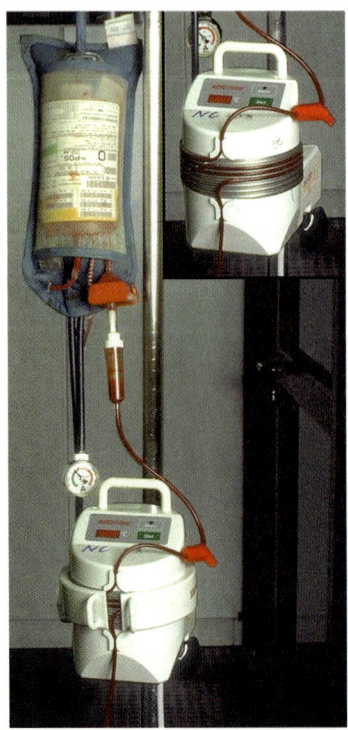

Abb. 13.40: Blutwärmgerät nach dem Durchlaufprinzip. Das Erykonzentrat wird (hier mittels Drucktransfusion) im Schlauch spiralförmig an der Heizung (Bildausschnitt: ohne Abdeckung) vorbeigeleitet und kann dem Patienten so direkt aus dem Kühlschrank verabreicht werden. [K183]

Bei Notfällen kommt es vor, dass eine Transfusion sofort erfolgen muss. Ist die Konserve dann zu kalt, muss sie auf Station erwärmt werden (Arztanordnung). Dazu empfehlen sich spezielle *Blut-Aufwärm-Geräte* nach dem Wasserbad-Prinzip oder besser *Durchlauferwärmer* (☞ Abb. 13.40), da bei einem „Improvisieren" die Gefahr einer Temperaturüberschreitung zu groß ist. Bei über 37 °C kann es zur Hämolyse des Blutes und zur Proteindenaturierung kommen, die Konserve wird dadurch unbrauchbar.

Transfusionsbesteck anschließen

Hat die Konserve die richtige Temperatur, wird das Transfusionsbesteck angeschlossen und dabei eine Sicherheitsüberprüfung durchgeführt:
- Arbeitsfläche desinfizieren
- Benötigte Materialien bereitlegen: Händedesinfektionsmittel, alkoholisches Sprühdesinfektionsmittel, Infusionsständer, Blutkonserve mit Begleitpapieren, Transfusionsbesteck (mit Filter in Tropfkammer), evtl. NaCl 0,9 % zum Verdünnen des Erythrozytenkonzentrats (z.B. Ery-Set®)
- Sicherheitsüberprüfung durchführen (von zwei Personen): Angaben auf der Konserve mit denen der Begleitpapiere und der Patientenunterlagen vergleichen (Personalien des Patienten, Blutgruppe und Rhesusfaktor, Ergebnis der Kreuzprobe, Registriernummer der Konserve und der Begleitpapiere, Herstellungsdatum der Konserve und Verfallsdatum, besondere Anforderungen wie etwa Bestrahlung oder negative Testung auf das Zytomegalie-Virus). Evtl. Unstimmigkeiten müssen erst zweifelsfrei geklärt werden, bevor die Konserve verwendet werden darf. Danach Konservenbeutel auf Beschädigungen und Konserve auf Farbveränderungen (z.B. hellrot oder fast schwarz) prüfen. Im Zweifelsfall entscheidet der Arzt über die Freigabe der Konserve (Bedside-Test ☞ 13.4.4)
- Hygienische Händedesinfektion durchführen
- Blutkonserve durch Kippen, nicht Schütteln, vorsichtig durchmischen
- Ggf. Folienkappe bzw. Lasche am Konservenbeutel öffnen, mit Sprühdesinfektionsmittel benetzen und die vom Labor beigelegte physiologische Kochsalzlösung zur Konserve hinzufügen und durchmischen. Das geleerte Ery-Set® verbleibt am Beutel
- Folienkappe bzw. Lasche am Konservenbeutel öffnen, mit Sprühdesinfektionsmittel behandeln und den Dorn der Transfusionsleitung in den Konservenbeutel einstechen
- Transfusionsbesteck füllen, z.B. Beutel flach hinlegen, Transfusionsbesteck schräg nach oben halten (Tropfkammer steht auf dem Kopf), durch sanften Druck auf den Beutel Tropfkammer füllen, bis Filter benetzt ist
- Transfusionsprotokoll vorbereiten
- Evtl. Material für großlumigen venösen Zugang bereitstellen (☞ 2.5.9).

Vorbereitung des Patienten

Die Aufklärung des Patienten ist Sache des Arztes. Die Pflegenden informieren den Patienten über die bevorstehende Maßnahme und bitten ihn unmittelbar vor dem Anlegen der Transfusion, noch einmal zur Toilette zu gehen.

Durchführung und Überwachung der Transfusion

Das Anlegen einer Transfusion ist ausschließlich Aufgabe des Arztes. Er lässt bei Erythrozytenkonzentraten ca. 50 ml Blut zügig einlaufen und kontrolliert dann das Befinden des Patienten über zehn Minuten **(Oelecker-Probe).** Verträgt der Patient die Transfusion gut, stellen Arzt oder Pflegende die Tropfgeschwindigkeit der Transfusion auf 40 – 60 Tropfen pro Minute ein, d.h. ein Erythrozytenkonzentrat läuft in etwa einer Stunde ein. Bei Patienten mit einer Herzinsuffizienz (☞ 6.6.1) muss die Durchlaufzeit auf 3 – 4 Stunden verlängert werden. Für Transfusionen anderer Blutprodukte gelten andere Richtlinien, z.B. sollte ein Thrombozytenkonzentrat nach ca. 30 Minuten eingelaufen sein.

Ist es beim Einlaufen der ersten 50 ml zu keinem Transfusionszwischenfall gekommen, liegt die weitere Überwachung bei den Pflegenden. Durch die engmaschige Überwachung des Patienten lassen sich etwaige Transfusionsreaktionen (☞ unten) frühzeitig erkennen. Dies bedeutet:

- Erkundigung nach dem Befinden des Patienten (Kopf-, Gelenk- oder Gliederschmerzen? Übelkeit? Hitzewallungen? Juckreiz?)
- Beobachtung der Haut auf Rötungen und Quaddelbildung
- Regelmäßige Kontrolle von Puls, RR, Atmung und Bewusstseinslage
- Kontrolle von Transfusionssystem und Füllungszustand des Konservenbeutels und Inspektion der Einstichstelle
- Dokumentation aller Befunde im Transfusionsprotokoll.

> ⚠ **Vorsicht! Auch diffuse Beschwerden können auf einen Transfusionszwischenfall hinweisen**
> Auch unklare Beschwerden des Patienten wie etwa „mir wird so komisch" oder „irgendwie habe ich ein flaues Gefühl" sind unbedingt ernst zu nehmen. In solchen Fällen wird die Transfusion gestoppt, der Patient kontinuierlich überwacht und der Arzt benachrichtigt. Der Venenzugang muss belassen werden, um bei Bedarf schnell Arzneimittel injizieren zu können.

Venenkatheter (Braunülen®) verstopfen leicht nach abgeschlossener Transfusion. Deshalb werden sie anschließend gut durchgespült, ggf. wird auch eine Folgeinfusion angehängt (z.B. NaCl 0,9 % nach Anordnung).

Transfusionszwischenfälle

Häufigste Ursache von **Transfusionszwischenfällen** *(Transfusionsreaktionen)* sind Unverträglichkeitsreaktionen des Patienten gegen *mit*-transfundierte Leukozyten, ohne dass es dabei zur Hämolyse kommt.

Seltene, aber ernste Komplikationen sind Hämolyse und bakteriell verursachte Reaktionen durch kontaminierte Transfusionen bis hin zum Schock mit Verbrauchskoagulopathie (☞ 13.9.4).

Bei Transfusionen muss der Notfallkoffer oder Notfallwagen immer bereit stehen. Bei allen Transfusionszwischenfällen bleibt immer eine Pflegekraft beim Patienten. Je nach Symptomen sind eine Schocklagerung des Patienten und Sauerstoffgabe nach Arztanordnung möglich.

> 🚑 **Notfall! Erstmaßnahmen beim Transfusionszwischenfall**
> - Unruhe, Beklemmungsgefühl, Übelkeit, Brechreiz, Atemnot, Kopf-, Gelenk- und Gliederschmerzen und in schweren Fällen Schockzeichen können Anzeichen einer Unverträglichkeitsreaktion sein. In einem solchen Falle Transfusion stoppen, Arzt benachrichtigen, venösen Zugang unbedingt (mit NaCl 0,9 %) offen halten
> - Hautrötung, Quaddelbildung und Juckreiz, evtl. mit Blutdruckabfall, sind Hinweise auf eine allergische Reaktion. Transfusion zunächst stoppen, Arzt benachrichtigen
> - Fieber und Schüttelfrost weisen auf eine bakterielle Verunreinigung der Konserve hin. In diesem Fall Transfusion stoppen, Arzt benachrichtigen, venösen Zugang offen halten und Materialien für eine Blutkulturentnahme richten (☞ 17.5.4).

Beenden der Transfusion

Wenn die Blutkonserve bis auf einen Rest von ca. 10 ml eingelaufen ist, wird die Transfusion beendet:

- Der Venenzugang wird mit NaCl 0,9 % durchgespült und sollte – auch wenn keine weiteren Infusionen mehr geplant sind – zunächst noch belassen werden (Mandrin), um eventuelle Spätkomplikationen schnell medikamentös behandeln zu können
- Der Patient wird nach der Transfusion noch ca. 1 Stunde engmaschig überwacht
- Das gebrauchte Transfusionssystem inklusive dem Blutrest wird gut verpackt (Infektionsgefahr) für 24 Stunden aufbewahrt, damit bei etwaigen Spätkomplikationen noch Blut für Nachuntersuchungen vorhanden ist
- Das Transfusionsprotokoll wird abgeschlossen und den Patientenunterlagen hinzugefügt.

13.5.2 Knochenmark- und Stammzelltransplantation

Grundlagen von Transplantationen ☞ 2.7

> ▣ **Knochenmarktransplantation** *(KMT):*
> Übertragung von Knochenmark und damit von Stammzellen der Blutbildung.
>
> **Periphere Blutstammzelltransplantation**
> *(PBST,* auch *Stammzelltransplantation, SZT):*
> Übertragung von Stammzellen aus dem Blut, die mittels Stammzellapherese (☞ unten) entnommen wurden.

Die **Knochenmarktransplantation** hat sich in den letzten Jahren zu einer etablierten Therapiemethode entwickelt. Immer häufiger wird auch die **(periphere) Blutstammzelltransplantation** angewandt, die nach Ansicht vieler Mediziner die Knochenmarktransplantation zunehmend ersetzen wird. Da für beide bestimmte räumliche Voraussetzungen, z.B. zur Umkehrisolation, erfüllt sein müssen und speziell geschultes Personal erforderlich ist, werden sie nur in größeren Zentren (und meist im Rahmen klinischer Studien) durchgeführt.

Indikationen

Angezeigt ist eine Knochenmark- oder Stammzelltransplantation insbesondere bei Erkrankungen, bei denen die Blut bildenden Zellen des Knochenmarks durch Krankheit oder vorangegangene Therapie geschädigt sind:

- Wohl am bekanntesten ist die Knochenmark- oder Stammzelltransplantation bei hämatologisch-onkologischen Erkrankungen wie Leukämien (☞ 13.7.1) oder malignen Lymphomen (☞ 13.8). Diese Erkrankungen sprechen anfänglich meist gut auf eine Strahlen- oder Chemotherapie (☞ 14.5.2) an; im weiteren Verlauf kommt es jedoch nicht selten zu einem oft nur schwer zu behandelnden Rückfall
- Ein weiterer Grund für eine Knochenmark- oder Stammzelltransplantation ist dann gegeben, wenn ein Tumor nicht mehr auf eine normal dosierte Chemotherapie anspricht und die vermutlich prognoseverbessernde Dosissteigerung nicht ohne Zerstörung der Blut bildenden Zellen im Knochenmark möglich ist. In diesem Fall werden vor der Dosissteigerung einige Stammzellen entnommen, die nach der sogenannten *Hochdosis-Chemotherapie* (☞ 14.5.2) wieder retransfundiert werden
- Manche hämatologischen Erkrankungen gehen ebenfalls mit einer unzureichenden oder gar fehlenden Blutbildung einher, etwa die aplastischen Anämien (☞ 13.6.5)
- Weitere Indikationen sind genetisch bedingte, seltene Erkrankungen, etwa die Thalassämie (☞ 13.6.7) oder schwere Immundefekte (☞ 16.6).

Allogene oder autologe Transplantation

Bei den meisten hämatologisch-onkologischen Erkrankungen wird die **allogene Knochenmarktransplantation** bevorzugt, bei der das Knochenmark von einem anderen Menschen stammt. Zunächst wird überprüft, ob ein Verwandter des Patienten (Eltern, Geschwister) HLA-identisch oder -teilidentisch ist (☞ 2.7) und damit als Spender in Frage kommt. Je höher die Gewebeverträglichkeit ist, desto größer ist die Wahrscheinlichkeit, dass das transplantierte Knochenmark seine Funktion aufnimmt. Ist dies nicht der Fall, wird meist nach einem HLA-identischen Fremdspender gesucht. Bleibt auch diese Suche erfolglos, kommt für einen Teil der Patienten die **autologe Knochenmarktransplantation** in Betracht, d.h. es wird vom Patienten selbst Knochenmark gewonnen, aufbereitet (☞ unten) und ihm dann wiedergegeben.

Bei malignen Lymphomen wird ebenso wie nach Hochdosis-Chemotherapien primär eine autologe Transplantation durchgeführt, um die therapiebedingte Knochenmarkinsuffizienz abzufangen (☞ oben).

Bei genetisch bedingten schweren Immundefekten und bestimmten anderen genetisch bedingten Erkrankungen, etwa der oben genannten Thalassämie, ist nur eine allogene Transplantation möglich, da alle patienteneigenen Zellen den genetischen Defekt haben.

Die (immunologischen) Überlegungen bei der Stammzelltransplantation entsprechen denen der Knochenmarktransplantation.

> ♋ Da Knochenmark- und Stammzelltransplantation erst seit relativ kurzer Zeit zur Verfügung stehen, gibt es bisher nur wenige Langzeituntersuchungen. Daher ist für die nächsten Jahre mit weiteren Änderungen bezüglich der Indikationsstellung (bei welcher Erkrankung, zu welchem Zeitpunkt, allogene oder autologe Transplantation) zu rechnen.

Vorbereitung des Patienten

Die Vorbereitung des Patienten zur Knochenmark- oder Stammzelltransplantation **(Konditionierung)** hängt von der Art und der Ursache der Transplantation ab. Bei allogenen Transplantationen ist stets eine hochgradige Immunsuppression zur Vermeidung späterer Abstoßungsreaktionen erforderlich. Insbesondere bei den Leukämien ist vor der Transplantation zudem eine weitgehende Vernichtung der Tumorzellen im Körper notwendig. Heute wird dazu überwiegend eine Kombination aus Hochdosis-Chemotherapie (☞ 14.5.2) und Ganzkörperbestrahlung angewandt. Bei einer autologen Transplantation kann oft auf die Ganzkörperbestrahlung verzichtet werden.

Durchführung einer Knochenmarktransplantation

Bei der **allogenen Transplantation** wird dem Spender in Vollnarkose durch vielfache Nadelpunktionen Knochenmark aus dem Beckenkamm entnommen, aufbereitet und dann dem Empfänger über einen zentralvenösen Katheter infundiert. Die Stammzellen siedeln sich „von selbst" im Knochenmark des Empfängers an und beginnen, dauerhaft Erythrozyten, Leukozyten und Thrombozyten zu produzieren.

Bei der **autologen Knochenmarktransplantation** wird vor der Hochdosis-Chemotherapie und evtl. Strahlenbehandlung zunächst Knochenmark entnommen und ggf. *in vitro* („im Reagenzglas") mit Hilfe von Zytostatika (☞ 14.5.2) oder monoklonalen Antikörpern (☞ 16.1.4) von evtl. vorhandenen Tumorzellen gereinigt (**Purging,** der Stellenwert dieser Maßnahme ist aber noch umstritten). Das Knochenmark wird dann tiefgefroren und dem Patienten später retransfundiert.

Durchführung einer Stammzelltransplantation

Nicht nur im Knochenmark, auch im peripheren Blut kommen Stammzellen der Blutbildung vor, wenn auch in äußerst geringer Menge. Diese Stammzellen können durch **Stammzellapherese,** ein Verfahren, das an die Dialyse erinnert, aus dem peripheren Blut entnommen werden. Eine Vollnarkose ist dazu nicht erforderlich. Für die Dauer der Zellgewinnung wird das Blut heparinisiert. Dann werden die Zellen aufbereitet, ggf. tiefgefroren und später wieder aufgetaut und schließlich zur Transplantation wie Knochenmark infundiert.

Durch Vorbehandlung des Patienten mit Zytostatika und/oder Wachstumsfaktoren der Blutbildung (☞ 13.1.4) können Stammzellen aus dem Knochenmark ins Blut ausgeschwemmt und somit der Stammzellanteil im peripheren Blut erheblich gesteigert werden. Für den Fall, dass sich durch eine Stammzellapherese nicht genügend Stammzellen gewinnen lassen, muss sich der Spender mit einer Knochenmarkentnahme einverstanden erklären, da zum Zeitpunkt der Apherese die Konditionierung des Empfängers schon läuft und Letzterer somit auf die Stammzellen des Spenders angewiesen ist. Ob die (evtl. wiederholte) Vorbehandlung zur Stammzellmobilisierung Langzeitfolgen für den Spender hat, ist zum jetzigen Zeitpunkt noch nicht abschließend zu beurteilen.

Reich an Blut bildenden Stammzellen insbesondere früher Stadien sind auch Plazenta- und Nabelschnurrestblut. Eine endgültige Stellungnahme zum Langzeiterfolg ist momentan jedoch noch nicht möglich.

⊛ Komplikationen

Knochenmark- und Stammzelltransplantation sind – hauptsächlich wegen der aggressiven Konditionie-

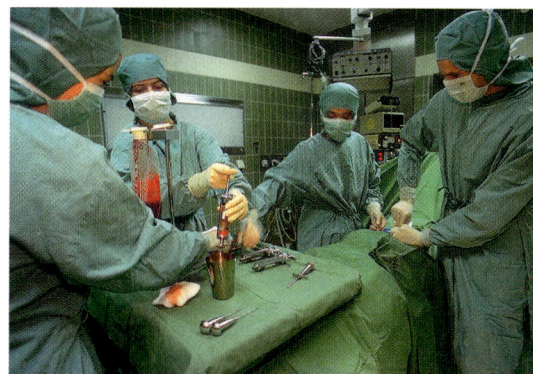

Abb. 13.41: Die Knochenmarkentnahme findet in Vollnarkose statt. Zur Entnahme wird der Spender auf den Bauch gelagert. Wie bei der Beckenkammbiopsie wird die Punktionsnadel in den Beckenkamm eingedreht (Arzt rechts). Die Spritze wird vor der Aspiration des Knochenmarks mit steriler Kochsalzlösung gefüllt (Vordergrund).

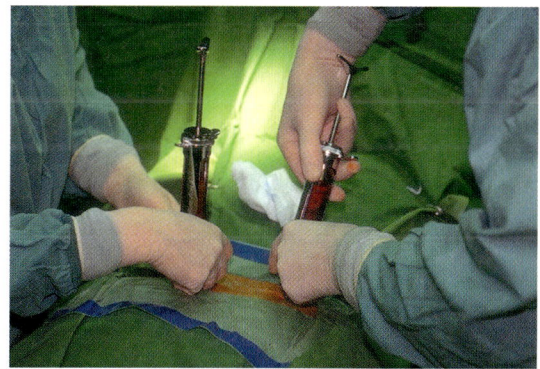

Abb. 13.42: Zwei Ärzte entnehmen parallel aus beiden Beckenkämmen Knochenmark.

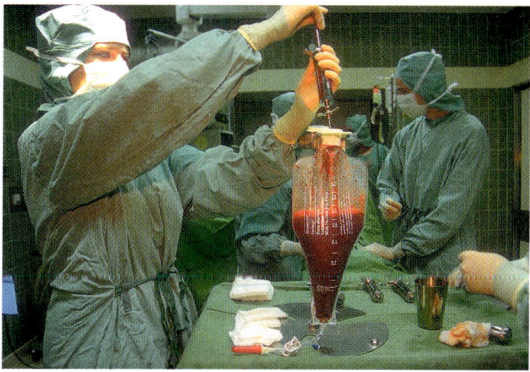

Abb. 13.43: Das Knochenmark-Kochsalzgemisch wird in einen Sammelbehälter gefüllt und anschließend für die Transfusion aufbereitet.

rung – mit einem erheblichen Risiko teils tödlicher Komplikationen behaftet.

Frühkomplikationen

In den ersten Wochen und Monaten nach der Transplantation ist der Patient durch den Leukozytenmangel infolge der Knochenmarkinsuffizienz hochgradig infektionsgefährdet (die ersten Spenderleukozyten sind nach ca. zwei Wochen im Blut zu finden). Daher ist eine Unterbringung in einer Spezialpflegeeinheit (**erweiterte Umkehrisolation** oder *Life island* ☞ unten, Abb. 13.44 und 14.5.3) notwendig, die alle Vorsichtsmaßnahmen wie bei einer Agranulozytose (Abfallen der Granulozyten unter 500/µl Blut ☞ 13.7.4, 14.5.3) einschließt. Eine regelmäßige Gabe von Antibiotika, Virustatika und Antimykotika (☞ Kapitel 17) dient der Infektionsprophylaxe. Der ebenfalls durch die Knochenmarkinsuffizienz bedingte Erythrozyten- und Thrombozytenmangel lässt sich meist durch die Gabe entsprechender Blutprodukte „abfangen". Nach Stammzelltransplantation ist die Phase der Knochenmarkinsuffizienz durchschnittlich kürzer als nach Knochenmarktransplantation.

Die zweite wesentliche Gefahr für den Patienten besteht in der **akuten Graft-versus-Host-Krankheit** *(GvHD, GVH)*, einer Abstoßungsreaktion des Transplantats *(graft)* gegen den Empfänger *(host)*. Betroffen sind vor allem Haut, Leber und Blutbildung des Empfängers. Es kommt zu Juckreiz und sonnenbrandähnlichen Hauterscheinungen, Durchfällen und Leberfunktionsstörungen. Die Behandlung besteht in der Gabe von Glukokortikoiden, Ciclosporin A, ggf. Methotrexat und anderen Arzneimitteln, welche die immunkompetenten Zellen schädigen (etwa *Anti-T-Lymphozyten-Globulin*). Alle diese Arzneimittel verstärken aber die bereits vorhandene Abwehrschwäche.

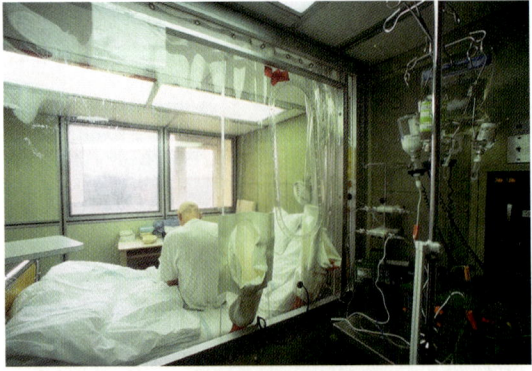

Abb. 13.44: Patient mit schwerer Immunschwäche in einem Life island. Der Raum enthält bis auf sterilisierte Bücher keine persönlichen, „gemütlichen" Gegenstände. Infusionen werden von außerhalb gesteuert und stellen über den Venenkatheter die einzige Verbindung zur Außenwelt dar. In die Glasscheibe sind „Untersuchungshandschuhe" und ein Stethoskop eingelassen, die ärztliche und pflegerische Handlungen ermöglichen. [F119]

Die GvHD ist durch immunkompetente Zellen des Spenders bedingt, welche die für sie fremden Empfängerzellen bekämpfen. Wahrscheinlich führen diese Zellen aber auch zu einem (erwünschten) **Graft-versus-Leukämie-Effekt,** indem sie verbliebene bösartige Zellen des Empfängers zerstören. Diese Wirkung entfällt bei autologen Transplantationen sowie nach einer Entfernung der T-Zellen des Spenders und lässt die Rezidivquote bei bestimmten bösartigen Erkrankungen ansteigen.

Weitere Frühkomplikationen sind Organschäden durch die vorangegangene Chemo- oder Strahlentherapie. Beispielsweise schädigt die Konditionierung die Schleimhäute des Empfängers so sehr, dass er parenteral ernährt werden muss. Sollten die Stammzellen die gewünschte Funktion nicht aufnehmen, ist eine erneute Knochenmark-/Stammzelltransplantation notwendig.

Spätkomplikationen

Patienten nach einer Knochenmark-/Stammzelltransplantation bedürfen lebenslanger ärztlicher Kontrollen, zum einen wegen der Grunderkrankung (z.B. Rezidiv), zum anderen wegen möglicher Spätfolgen der Therapie. Hier sind vor allem **chronische Graft-versus-Host-Krankheit,** Organschäden durch die hochdosierte Chemo- und Strahlentherapie (z.B. grauer Star nach Bestrahlung) und endokrine Störungen (z.B. Sterilität) zu erwähnen. Das Risiko von Zweittumoren ist erhöht.

🔲 Pflege bei Knochenmark- und Stammzelltransplantation

Pflege bei Chemotherapie ☞ 14.5.2
Pflege bei Umkehrisolation ☞ 14.5.3

Aufgrund der Infektionsgefährdung des Patienten ist bei einer Knochenmarktransplantation eine *erweiterte Umkehrisolation* oder eine Unterbringung in einem *Life island* (☞ Abb. 13.44), einer speziellen *Sterilbetteinheit*, erforderlich. Hauptziel ist es, den Patienten sicher über die Zeit der Abwehrschwäche zu bringen.

Die Regeln der erweiterten Umkehrisolation sind im Vergleich zur „normalen" Umkehrisolation verschärft. Erforderlich sind beispielsweise Waschungen mit einem Wasch-Antiseptikum, mehrfach tägliche Desinfektion von Körperöffnungen und -falten mit Antiseptika oder Antibiotika sowie täglich frische, sterile Leib- und Bettwäsche.

Noch strenger sind die Vorschriften bei der Unterbringung in einem **Life island,** die höchste Kooperationsbereitschaft von Seiten des Patienten erfordert. Ein leichter Überdruck im Patientenzimmer soll verhindern, dass Keime mit dem Luftstrom eingeschleppt werden **(Laminar-flow-Prinzip).**

Der Patient übernimmt möglichst viele pflegerische Tätigkeiten und auch die Reinigung des Zimmers selbst. Alle Gegenstände einschließlich der Pflegeutensilien und der persönlichen Gegenstände (z.B. Bücher) werden steril eingeschleust. Selbst die Nahrung des Patienten ist keimfrei und steril verpackt, sofern er nicht – wie in der ersten Zeit nach der Knochenmarktransplantation – vollkommen parenteral ernährt wird (☞ 2.3.3). Die persönlichen Hygienemaßnahmen entsprechen denen der erweiterten Umkehrisolation.

Ob allerdings eine solch strenge Isolation wirklich nötig ist, ist umstritten, denn die meisten Infektionen gehen von körpereigenen Keimen des Patienten aus. Einige Zentren sind deshalb von Life-islands abgekommen. Zahlenmäßige Besucherbeschränkung, ständige Desinfektionen (auch z.B. der Flaschenaußenseite von Getränkeflaschen), sorgfältigste Körperhygiene und zahlreiche Verhaltensregeln sind aber unabdingbar.

Bei komplikationslosem Verlauf wird der Patient etwa sechs Wochen nach der Knochenmarktransplantation entlassen. Aber auch dann ist das Leben noch lange nicht normal, denn seine Immunabwehr ist weiterhin geschwächt:
- Der Patient darf keinen direkten Kontakt zu Tieren, Pflanzen oder Pflanzenerde haben. Zwar sind Zierpflanzen nun wieder erlaubt, der Patient darf sie aber nicht umtopfen
- Menschenansammlungen (Kino, Konzerte) sind zu meiden
- Die anfangs zahlreichen Nahrungsbeschränkungen können erst langsam und auf Arztanordnung gelockert werden. Beispielsweise dürfen Obst und Gemüse zuerst nur gekocht verzehrt werden (bevor dann in der nächsten Stufe auf Arztanordnung schälbares Obst gegessen werden kann). Kräuter und Gewürze müssen mitgegart werden, und bei Senf/Ketchup, Marmelade und Butter sind nur Portionspackungen erlaubt. Schimmelpilzkäse darf der Patient nicht essen. Prinzipiell soll die Nahrung frisch zubereitet bzw. durchgegart werden, längeres Warmhalten oder Erwärmen auf lauwarme Temperaturen sind nicht erlaubt. Die Lebensmittel sollten von möglichst wenig anderen Personen berührt worden sein (Aufschnitt vom Metzger ist z.B. problematisch)

- Direkte Sonneneinstrahlung ist insbesondere wegen der Graft-versus-Host-Krankheit, (z.B. wegen der sonnenbrandähnlichen Hauterscheinungen) zu vermeiden.

Erst nach einem Jahr ist das Immunsystem des Patienten nach Knochenmarktransplantation wieder gefestigt.

13.6 Erkrankungen der Erythrozyten

13.6.1 Anämien

> 🔲 **Anämie** (☞ auch 13.3.2): Verminderung der Hämoglobinkonzentration und des Hämatokrits bei normalem Blutvolumen (Hb < 12 g/dl bei Frauen, Hb < 13 g/dl bei Männern). Meist gleichzeitig erniedrigte Erythrozytenzahl.

Anämien lassen sich nach verschiedenen Gesichtspunkten einteilen:
- Eine ursachenorientierte Einteilung zeigt Abb. 13.46
- Labordiagnostisch wird unterschieden
  - Nach der Größe der Erythrozyten zwischen *mikrozytären* (MCV zu niedrig ☞ 13.4.3), *normozytären* (MCV normal) und *makrozytären* (MCV zu hoch) Anämien
  - Nach dem Hämoglobingehalt des Einzelerythrozyten zwischen *hypochromen* (MCH zu gering), *normochromen* (MCH normal) und *hyperchromen* (MCH zu hoch) Anämien.

Renale Anämie ☞ 11.1.1

13.6.2 Eisenmangelanämie

Die **Eisenmangelanämie** ist mit 80 % aller Anämien die häufigste Anämieform überhaupt. Dabei ist die Hämoglobinsynthese und damit die Erythrozytenbil-

Hypochrome-mikrozytäre Anämie	Normochrome-normozytäre Anämie	Hyperchrome-makrozytäre Anämie
• **Ferritin normal:** Infektiös-toxische Anämie	• **Retikulozyten normal:** Sekundäre Anämien verschiedener Ursache, z.B. renale Anämien	• **Retikulozyten normal:** Megaloblastische Anämie (Vitamin-B$_{12}$-, Folsäuremangel), sekundäre Anämien (z.B. bei Lebererkrankungen), Plasmozytom, nach Zytostatikabehandlung
• **Ferritin vermindert:** Eisenmangelanämie	• **Retikulozyten vermindert:** z.B. aplastische Anämie (selten), aleukämische Leukämie	• **Retikulozyten erhöht:** Hämolytische Anämie, Blutungsanämie
• **Ferritin erhöht:** Thalassämie, infektiös-toxische Anämie, seltene Anämieformen mit Eisenverwertungsstörung	• **Retikulozyten erhöht:** Hämolytische Anämie, Blutungsanämie	

Abb. 13.45: Entscheidende Bedeutung bei der Differenzialdiagnose der Anämien kommt der Bestimmung von MCV (mikro-, normo- und makrozytäre Anämie), MCH (hypo-, normo- und hyperdrome Anämie), Retikulozyten und Ferritin zu. [L157]

dung gestört, da nicht genügend Eisen zum Einbau zur Verfügung steht.

⇨ Krankheitsentstehung

Eisenmangelanämien entstehen:
- Als Folge chronischer Blutungen aus dem Magen-Darm-Trakt (Ulcus ventriculi, Ulcus duodeni, Dickdarmkarzinome) oder den Harnwegen sowie infolge verlängerter oder zu häufiger Menstruationsblutungen
- Durch zu geringe Eisenaufnahme bei Fehlernährung (einseitige Diäten), verminderte Eisenresorption nach Entfernung des Magens oder bei bestimmten Darmerkrankungen
- Durch erhöhten Eisenbedarf bei Schwangeren oder Kindern.

Vor allem bei Frauen ist das Gleichgewicht zwischen Eisenzufuhr und Eisenverlust (z.B. durch Menstruation) sehr labil, und bereits kleinere zusätzliche Blutverluste können zu einer Anämie führen (☞ auch Abb. 13.2).

🔅 Symptome und Untersuchungsbefund

Zusätzlich zu den allgemeinen Symptomen einer Anämie (☞ 13.3.2) haben die Patienten mit einer Eisenmangelanämie oft Hohlnägel, Haarausfall, trockene, rissige Haut mit Mundwinkelrhagaden sowie Zungenbrennen und Schluckbeschwerden durch Schleimhautatrophie **(Plummer-Vinson-Syndrom)**.

🔎 Diagnostik und Differenzialdiagnose

Die Eisenmangelanämie ist eine hypochrome mikrozytäre Anämie. MCV, MCH und MCHC sind vermindert (☞ 13.4.3). Im Blut sind der Eisenspiegel und das Speicherprotein **Ferritin** erniedrigt, während das Transporteiweiß **Transferrin** erhöht ist.

Da die Ursache des Eisenmangels gefunden werden muss, wird:

- Nach Blutungen im Magen-Darm-Trakt und im Bereich der Harnwege gesucht (Test auf Blut im Stuhl ☞ 9.4.2, Urinstatus ☞ 11.4.3)
- Bei Frauen gynäkologisch untersucht.

Wichtig ist die Abgrenzung zur **infektiös-toxischen** Anämie, z.B. durch Tumorerkrankungen, bei Infekten und Autoimmunkrankheiten. Dabei ist in erster Linie die Wiederverwertung des beim Erythrozytenabbau frei werdenden Eisens gestört; evtl. spielt auch eine etwas verkürzte Erythrozytenüberlebenszeit eine Rolle. Die infektiös-toxische Anämie ist meist hypochrom, kann aber auch normozytär normochrom sein. Im Gegensatz zur Blutungsanämie sind – bei ebenfalls niedrigem Serumeisenspiegel – Ferritin erhöht und Transferrin erniedrigt. Eisengabe ist hierbei nicht indiziert.

> ⊘ **Vorsicht!**
> Eine (infektiös-toxische) Anämie kann einziges Zeichen einer Tumorerkrankung sein.

📊 Behandlungsstrategie

An erster Stelle steht die Behandlung der Grunderkrankung. Zusätzlich ist meist eine medikamentöse Eisenzufuhr erforderlich. Trotz der relativ schlechten Magen-Darm-Verträglichkeit (Übelkeit und Obstipation als häufige Nebenwirkungen) sollte die orale Gabe zweiwertiger Eisenpräparate bevorzugt werden (z.B. Eryfer® 100, ferro sanol® duodenal, Eisen liegt hier als Fe^{2+}-Ion vor). Die parenterale Gabe dreiwertiger [Fe^{3+}] Eisenpräparate (z.B. Ferrlecit®) ist nur in Ausnahmefällen, z.B. bei Malabsorption, indiziert, da sie Kopfschmerzen, Übelkeit, Hitzegefühl und Herzschmerzen, in schwersten Fällen sogar einen Schock (☞ 7.6) verursachen kann. Wegen der gesteigerten Erythrozytenneubildung ist evtl. eine Substitution von Vitamin B_{12} und Folsäure erforderlich. Bei einer infektiös-toxischen Anämie ist die Eisengabe sinnlos.

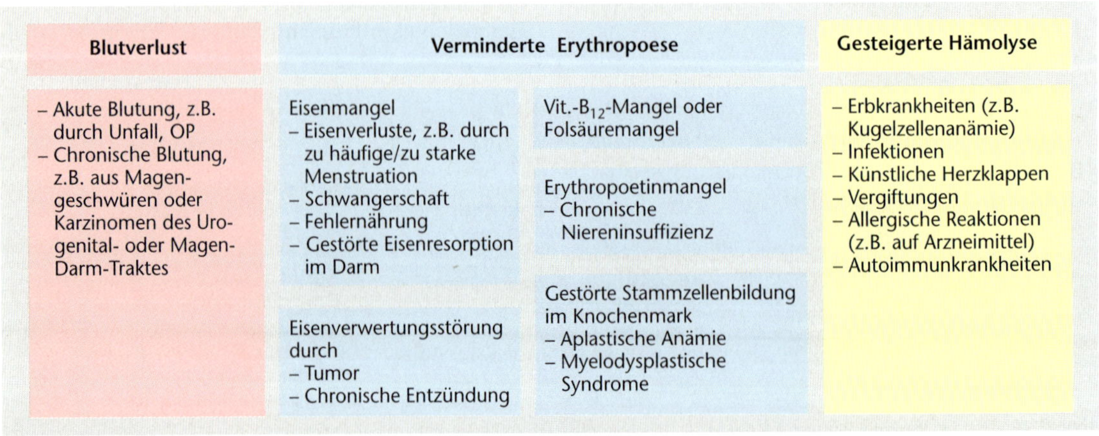

Blutverlust	Verminderte Erythropoese		Gesteigerte Hämolyse
– Akute Blutung, z.B. durch Unfall, OP – Chronische Blutung, z.B. aus Magengeschwüren oder Karzinomen des Urogenital- oder Magen-Darm-Traktes	Eisenmangel – Eisenverluste, z.B. durch zu häufige/zu starke Menstruation – Schwangerschaft – Fehlernährung – Gestörte Eisenresorption im Darm Eisenverwertungsstörung durch – Tumor – Chronische Entzündung	Vit.-B_{12}-Mangel oder Folsäuremangel Erythropoetinmangel – Chronische Niereninsuffizienz Gestörte Stammzellenbildung im Knochenmark – Aplastische Anämie – Myelodysplastische Syndrome	– Erbkrankheiten (z.B. Kugelzellenanämie) – Infektionen – Künstliche Herzklappen – Vergiftungen – Allergische Reaktionen (z.B. auf Arzneimittel) – Autoimmunkrankheiten

Abb. 13.46: Übersicht über die häufigsten Ursachen einer Anämie. [A400]

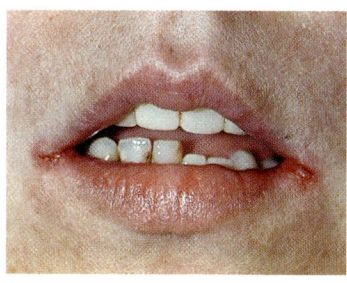

Abb. 13.47: Mundwinkelrhagaden bei Eisenmangelanämie. [R101]

Meist ist nur bei Hämoglobinwerten unter 6 g/dl (vor Operationen 8 g/ dl) eine Transfusion von Erythrozytenkonzentraten zur Besserung der Anämie notwendig.

🟰 Pflege bei Eisenmangelanämie

Für die Pflege von Patienten mit Eisenmangelanämie gilt:

- Wegen der verminderten Belastbarkeit von Patienten mit einer Anämie Belastungen gering halten und gleichmäßig über den Tag verteilen (ausreichend Ruhepausen einplanen). Bei längeren Wegen ggf. Rollstuhl benutzen. Andererseits Patienten durchaus unterstützen, sich im Rahmen seiner Möglichkeiten zu bewegen, damit so viel Selbstständigkeit des Patienten wie möglich erhalten bleibt
- Bei Mobilisation den Patienten langsam aus dem Liegen über das Sitzen aufstehen lassen (Sturzgefahr durch einen orthostatischen Blutdruckabfall)
- Bei schweren Anämien mit Kreislaufsymptomen regelmäßig RR und Puls kontrollieren. Patienten bei den ATL unterstützen, z.B. Patienten so lange begleiten, bis er kreislaufstabil ist
- Durch intensive Hautpflege Beschwerden durch trockene, rissige Haut, Mundwinkelrhagaden und brüchige Nägel lindern
- Dekubitusprophylaxe durchführen, da die verminderte Sauerstoffversorgung der Haut die Dekubitusgefahr erhöht
- Bei Hämoccult® -Untersuchung in den letzten drei Tagen vor der Untersuchung keine Vitamin-C-reichen Lebensmittel oder Vitaminpräparate und kein rohes Fleisch oder Blutwurst geben, da der Test sonst verfälscht wird. Bei Zahnfleischbluten oder nach einer Gastroskopie ist der Test nicht verwertbar und muss wiederholt werden (☞ auch 9.4.2)
- Eisentabletten stets zwischen den Mahlzeiten nehmen lassen. Als Getränk vorzugsweise Wasser reichen und keine Milch, da Kalzium die Eisenresorption vermindert. Aus dem gleichen Grunde keine anderen Tabletten gleichzeitig geben. Bei den häufigen Magen-Darm-Unverträglichkeiten auf ein anderes Präparat wechseln. In Ausnahmefällen Eisentabletten zu den Mahlzeiten verabreichen, um eine parenterale Gabe oder einen eigenmächtigen Therapieabbruch des Patienten zu vermeiden

- Retikulozytenkontrolle (☞ 13.4.3) im Blut ungefähr eine Woche nach Behandlungsbeginn einplanen, da ein Retikulozytenanstieg das Ansprechen auf die Eisengabe zeigt.

📄 Patienteninformation

- **Stuhlverfärbung:** Der Patient wird darüber aufgeklärt, dass sich der Stuhl durch die Eisentabletten schwarz verfärbt
- **Ernährung:** Tierisches Eisen (Fleisch, Leber, Eier) wird besser resorbiert als pflanzliches Eisen (Kartoffeln, Gemüse, Getreide). Jedoch wird Leber wegen ihres Schwermetallgehalts heute nicht mehr empfohlen. Genügend Vitamin C (Obst, frisches Gemüse) ist wichtig, da Vitamin C das Eisen in der zweiwertigen Form stabilisiert und so die Resorption verbessert
- **Behandlungsdauer:** Die Fortsetzung der Behandlung ist noch für einige Monate nötig, um die Eisenspeicher des Körpers aufzufüllen.

13.6.3 Sideroblastische Anämien

Als **sideroblastische** *(sideroachrestische)* **Anämien** bezeichnet man eine Gruppe von Anämien, bei denen der Eiseneinbau in die Blasten gestört ist. Infolgedessen kommt es zu einer Hämoglobinsynthesestörung, und die Zellen der Erythropoese gehen weit mehr als physiologisch schon im Knochenmark wieder zugrunde **(ineffektive Erythropoese).** Das nicht verwertete Eisen wird bei einem Teil der Erkrankungen ringförmig um den Kern der Erythroblasten im Knochenmark abgelagert, die so veränderten Zellen heißen **Ringsideroblasten.** Die Diagnose wird durch Blut- und Knochenmarkuntersuchung gestellt.

Sehr selten hat eine sideroblastische Anämie eine erbliche Ursache. Der weit überwiegende Teil der sideroblastischen Anämien ist erworben. Manchmal lässt sich die Störung z.B. auf Arzneimittel (etwa das Tuberkulostatikum Isoniazid) oder eine chronische Bleivergiftung zurückführen. Dann helfen die Ursachenbeseitigung sowie Gabe von Vitamin B_6. Auch bei einigen hämatologisch-onkologischen Erkrankungen ist der Eiseneinbau gestört. Meistens aber bleibt die Ursache unklar. Dieser Typ der sideroblastischen Anämien heißt **refraktäre Anämie mit Ringsideroblasten** und bildet eine Form des myelodysplastischen Syndroms (☞ 13.6.6).

13.6.4 Vitamin-B_{12}- und Folsäuremangelanämie

Vitamin-B_{12}- oder Folsäuremangel sowie zahlreiche weitere Mangelzustände und Allgemeinerkrankungen führen zu einer Störung der DNS-Synthese. Infolgedessen können die roten Blutkörperchen im Knochenmark nicht regelrecht ausreifen (☞ Abb. 13.3). Die Erythrozyten sind typischerweise zu groß und enthalten sehr viel Hämoglobin, d.h., es handelt sich um makrozytäre hyperchrome Anämien. Zusätzlich werden die Erythrozyten vorzeitig abgebaut (Hämolyse ☞ 13.6.7).

Von besonderer Bedeutung ist die **perniziöse Anämie** durch Vitamin B$_{12}$-Mangel. „Perniziös" bedeutet wörtlich übersetzt „verderblich", unbehandelt würde die perniziöse Anämie zum Tod des Patienten führen.

➡ Krankheitsentstehung

Damit Vitamin-B$_{12}$ im terminalen Ileum resorbiert werden kann, ist die Anwesenheit des in der Magenschleimhaut gebildeten **intrinsic factor** erforderlich. Da bei den meist älteren Patienten mit einer perniziösen Anämie Antikörper gegen diesen Faktor und gegen Magenzellen sowie eine atrophische Gastritis (☞ 9.6.2) gefunden werden, wird sie zu den Autoimmunerkrankungen (☞ 16.5) gerechnet. Auch eine Magenresektion führt durch Fehlen des intrinsic factor zu einer Anämie. Eine **Vitamin-B$_{12}$-** und die seltenere, ebenfalls hyperchrome **Folsäuremangelanämie** treten darüber hinaus bei mangelhafter Zufuhr von Vitamin B$_{12}$ bzw. Folsäure auf, z.B. bei lang andauernder Mangelernährung (Alkoholkranke) oder Malabsorption (etwa infolge Zöliakie ☞ 9.7.3).

▣ Symptome und Untersuchungsbefund

Zusätzlich zu den allgemeinen Anämiesymptomen (☞ 13.3.2) bestehen bei der Vitamin-B$_{12}$-Mangelanämie weitere hämatologische, gastrointestinale und neurologische Störungen, wie z.B. glatt-rote, „brennende" Zunge **(Hunter-Glossitis),** strohgelbe Hautfarbe, Gangunsicherheit, Kribbeln und schmerzhafte Missempfindungen. Neurologische Symptome können aber auch ohne Anämie bestehen. Ob ein reiner Folsäuremangel zu neurologischen Symptomen führt, ist nach wie vor umstritten.

> 🖐 Ein Folsäuremangel kurz vor und während einer Schwangerschaft erhöht das Risiko für kindliche **Neuralrohrdefekte** (Fehlbildung des Rückenmarks mit Verschlussstörung der Wirbelsäule und des Neuralrohrs, im Extremfall mit völligem Freiliegen des Rückenmarks). Deshalb wird heute eine Folsäuresubstitution bei allen Schwangeren empfohlen.

🔎 Diagnostik und Differenzialdiagnose

Diagnostisch sind erforderlich:
- Blutbilduntersuchung: hyperchrome, makrozytäre Anämie. Häufig Thrombo- und Leukozytopenie sowie zu viele übersegmentierte Granulozyten, da auch bei diesen Zellreihen die Reifung gestört ist
- Autoantikörpersuche im Blut: Sehr oft Autoantikörper gegen die Parietalzellen des Magens, intrinsic factor und Schilddrüsengewebe positiv
- Bestimmung des Vitamin-B$_{12}$- und des Folsäurespiegels im Blut
- Evtl. **Schilling-Test** zur Differenzierung, ob niedrige Vitamin B$_{12}$-Spiegel auf Malabsorption im Dünndarm oder einen Mangel des intrinsic factors zurückzuführen sind.
  Durchführung: 1 µg radioaktiv markiertes Vitamin-B$_{12}$ oral auf nüchternen Magen geben. Nach zwei Stunden 1 000 µg unmarkiertes Vitamin-B$_{12}$ i.m. als „Ausschwemmdosis" spritzen. Dann 24-Stunden-Urin sammeln (☞ 11.4.2). Liegt die Ausscheidung des radioaktiv markierten Vitamin-B$_{12}$ unter 2 % der verabreichten Menge, besteht ein Mangel an intrinsic factor. Bei Malabsorption führt orale Gabe von intrinsic factor nicht zu einer Normalisierung des Tests
- Evtl. Knochenmarkuntersuchung: Nachweis von **Megaloblasten,** d.h. abnormen Erythrozytenvorstufen.

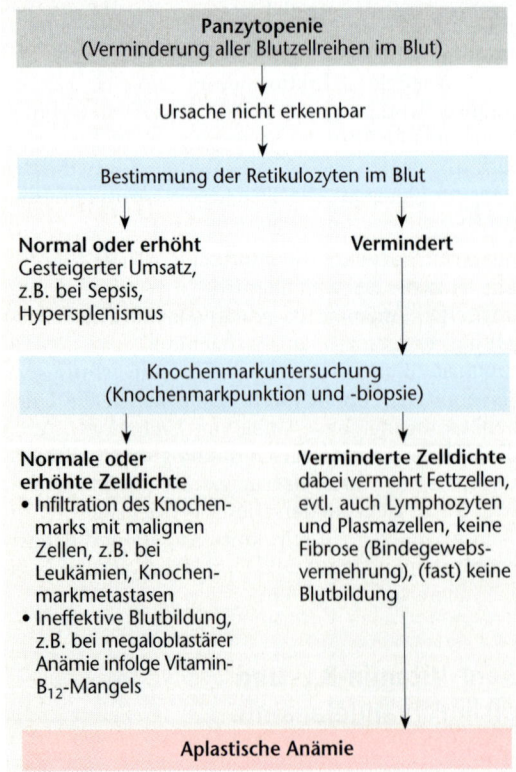

Abb. 13.48: Überblick über das diagnostische Vorgehen bei Panzytopenie (vereinfachte Darstellung). [L157]

Im Flussdiagramm:

Panzytopenie (Verminderung aller Blutzellreihen im Blut)

↓ Ursache nicht erkennbar

Bestimmung der Retikulozyten im Blut

Normal oder erhöht Gesteigerter Umsatz, z.B. bei Sepsis, Hypersplenismus

Vermindert

↓

Knochenmarkuntersuchung (Knochenmarkpunktion und -biopsie)

Normale oder erhöhte Zelldichte
- Infiltration des Knochenmarks mit malignen Zellen, z.B. bei Leukämien, Knochenmarkmetastasen
- Ineffektive Blutbildung, z.B. bei megaloblastärer Anämie infolge Vitamin-B$_{12}$-Mangels

Verminderte Zelldichte dabei vermehrt Fettzellen, evtl. auch Lymphozyten und Plasmazellen, keine Fibrose (Bindegewebsvermehrung), (fast) keine Blutbildung

↓

Aplastische Anämie

▣ Behandlungsstrategie

- Behandlung der Grunderkrankung, Beseitigung einer Fehlernährung
- Bei perniziöser Anämie i.m.-Injektion von Vitamin-B$_{12}$, z.B. Aquo-Cytobion® 500

- Bei Folsäureanämie orale Folsäurepräparate, z.B. Folsan®
- In beiden Fällen gleichzeitige Gabe von Eisenpräparaten, da durch die überaus rasche Erythrozytenneubildung nach Behandlungsbeginn ein Eisenmangel entsteht
- Serumkalium kontrollieren, da die rasche Erythrozytenneubildung darüber hinaus eine Hypokaliämie verursachen kann. Evtl. medikamentöse Kaliumsubstitution.

⊞ Pflege bei hyperchromer Anämie

- Retikulozytenkontrolle eine Woche nach Behandlungsbeginn einplanen, da es bei Ansprechen auf die Behandlung zu diesem Zeitpunkt zu einer **Retikulozytenkrise** mit sehr hohen Retikulozytenzahlen kommt
- Ggf. kaliumreiche Kost mit reichlich Obst, insbesondere Bananen und Trockenobst, geben.

▢ Patienteninformation

Patienten mit perniziöser Anämie müssen die Vitamininjektionen lebenslang erhalten, da sich der Mangel an intrinsic factor nicht bessern wird. Die Injektionen werden nach Ausgleich der akuten Mangelsituation einmal monatlich i.m. gegeben.

13.6.5 Aplastische Anämien

> ⊡ **Aplastische Anämie** *(AA):* Anämie infolge (erworbener) Schädigung der Stammzellen im Knochenmark und demzufolge unzureichender Erythrozytenbildung. Tritt in erster Linie im Rahmen einer **Panzytopenie,** d.h. einer Verminderung *aller* Blutzellreihen, auf.

Aplastische Anämie und **Panzytopenie** sind insgesamt selten. Ein Teil der Erkrankungen kann auf vorangegangene Arzneimittelgabe (z.B. Chloramphenicol), Giftstoffe (z.B. Insektizide, Benzol), ionisierende Strahlung oder Virusinfekte (z.B. Hepatitisviren ☞ 10.5.1, Parvoviren) zurückgeführt werden. Oft bleibt die Ursache aber unklar. Die mangelhafte Teilung der Blut bildenden Stammzellen führt zu einer Verminderung aller Blutzellen, wobei eine Reihe den anderen zeitlich vorausgehen kann.

Die Symptome hängen davon ab, welche Blutzellreihe am stärksten betroffen ist:
- Überwiegt die Anämie, klagt der Patient vor allem über Müdigkeit, verminderte Belastbarkeit, Herzklopfen und Schwindel (☞ auch 13.3.2)
- Die Granulozytopenie zeigt sich durch häufige Infekte sowie Ulkusbildung z.B. der Mundschleimhaut (☞ auch 13.3.3 und 14.5.3)
- Die Thrombozytopenie führt zu einer erhöhten Blutungsneigung (☞ auch 13.9.1).

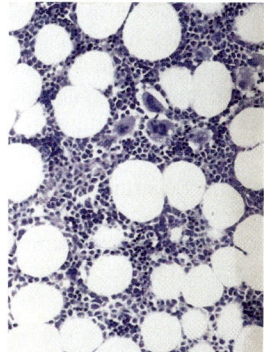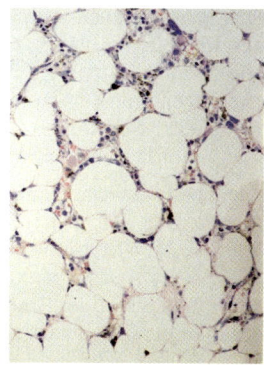

Abb. 13.49: Knochenmarkhistologie. Im Vergleich zum Normalbefund (links) ist die Zelldichte bei der aplastischen Anämie (rechts) stark vermindert. [E179-168]

Diagnostisch ist neben Blutuntersuchungen (Panzytopenie, verminderte Retikulozyten) unbedingt eine Knochenmarkuntersuchung erforderlich (zellarmes Knochenmark).

Der Verlauf der Erkrankung ist unterschiedlich, insgesamt ist die Prognose ohne Behandlung aber schlecht (Sterblichkeit ca. 70 %).

Alle verdächtigen Substanzen – und prinzipiell ist *jedes* Arzneimittel verdächtig – müssen sofort weggelassen werden. Ganz wichtig ist es dabei, die Patienten explizit nach der Einnahme „alternativer" Arzneimittel und Nahrungsmittelergänzungsstoffen zu fragen. Bei lebensbedrohlichem Verlauf werden symptomatisch Blutprodukte gegeben. Eine Stimulation des Knochenmarks durch Wachstumsfaktoren der Blutbildung ist bis heute nur begrenzt möglich. Immunsuppression (☞ 16.5) hilft bei ungefähr der Hälfte der Patienten, ist aber mit hohem Rezidivrisiko und erhöhtem Leukämierisiko behaftet. Therapie der Wahl ist daher zunehmend die Knochenmark- oder Stammzelltransplantation eines verwandten Spenders (Erfolgsrate ca. 75 %).

13.6.6 Myelodysplastisches Syndrom

> ⊡ **Myelodysplastisches Syndrom** (kurz *MDS,* früher *Präleukämie*): Sammelbegriff für verschiedene, potenziell bösartige Störungen der Blut bildenden Stammzellen im Knochenmark. Ursache meist unbekannt, Altersgipfel nach dem 60. Lebensjahr.

Man geht heute davon aus, dass beim **myelodysplastischen Syndrom** eine pluripotente Blut bildende Stammzelle im Knochenmark entartet. Die Nachkommen dieser Zelle zeichnen sich durch eine Reifungsstörung und Dysplasie aus und überwuchern mit der Zeit die gesunden Blutstammzellen (☞ auch 13.1.1).

Das myelodysplastische Syndrom bereitet den meist älteren Patienten lange Zeit keine Beschwerden und wird dann nur zufällig diagnostiziert. Später treten zunehmend die Symptome einer Anämie (Müdigkeit, Schwäche, Schwindel), Leukozytopenie (Infektneigung) und Thrombozytopenie (Blutungsneigung) auf.

Diagnostisch wegweisend ist eine Zellarmut im peripheren Blut bei gleichzeitig zellreichem Knochenmark. Je nach Blut- und Knochenmarkbefund werden fünf prognostisch unterschiedliche Formen differenziert. Im Verlauf der Erkrankung nimmt der Blastenanteil im Knochenmark zu.

Sind die Patienten zum Zeitpunkt der Diagnosestellung noch beschwerdefrei oder -arm, wird angesichts des meist höheren Patientenalters zumeist abgewartet. Symptomatisch werden Blutprodukte gegeben, Infektionen werden umgehend antibiotisch behandelt. Später vermag evtl. eine Behandlung mit Wachstumsfaktoren der Blutbildung den Verlauf der Erkrankung verzögern, auch eine Chemotherapie kann zu einer Besserung führen. Letztlich ist die Prognose jedoch schlecht: Die Patienten versterben nach Monaten bis Jahren an Infektionen, Blutungen oder einer akuten myeloischen Leukämie (☞ 13.7.2). Bei jüngeren Patienten wird deshalb zunehmend eine (allogene) Knochenmark- oder Stammzelltransplantation versucht.

13.6.7 Hämolytische Anämien

> **Hämolyse:** Zerstörung von Erythrozyten durch Schäden der Erythrozytenmembran.
>
> **Hämolytische Anämien:** Anämieformen, bei denen zwar genügend funktionsfähige Erythrozyten gebildet werden, diese jedoch vorzeitig (im Extremfall nach nur wenigen Tagen) zugrunde gehen. Wird eine verkürzte Erythrozytenlebensdauer durch eine Steigerung der Erythrozytenbildung im Knochenmark ausgeglichen, so dass der Hämoglobingehalt des Blutes (noch) normal ist, bezeichnet man dies als **kompensierte Hämolyse.**

Krankheitsentstehung

Die Ursache einer hämolytischen Anämie kann in zahlreichen Störungen liegen (☞ auch Tab. 13.46):
- Bei **korpuskulären hämolytischen Anämien** liegt die Ursache im Bereich der Erythrozyten, z.B. in Defekten der Erythrozytenmembran (etwa bei der **Kugelzellenanämie**), Enzymstörungen (z.B. **Glukose-6-Phosphat-Dehydrogenase-Mangel**) oder Hämoglobindefekten (etwa bei der **Sichelzellenanämie**). Da diese Erkrankungen fast immer angeboren sind, heißen sie auch *hereditäre hämolytische Anämien.*

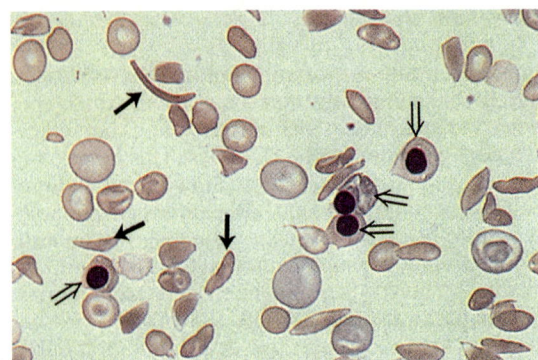

Abb. 13.50: Sichelzellen im peripheren Blutausstrich. Neben den Sichelzellen (schwarze Pfeile) finden sich zahlreiche Normoblasten als Zeichen einer gesteigerten Blutneubildung (helle Pfeile). [E179-168]

- **Extrakorpuskuläre hämolytische Anämien** (mit Ursache außerhalb der Erythrozyten) werden durch Autoantikörper, durch Arzneimittel oder Infektionskrankheiten (z.B. Malaria), seltener durch künstliche Herzklappen hervorgerufen. Sie werden auch als *erworbene hämolytische Anämien* bezeichnet.

Symptome, Befund und Diagnostik

Zusätzlich zu den allgemeinen Anämiesymptomen bestehen meist eine Milzvergrößerung (☞ 13.3.5, die Erythrozyten werden hauptsächlich in der Milz abgebaut) und ein Ikterus (☞ 10.3.1), da die Leber die Abbauprodukte des Hämoglobins, insbesondere das Bilirubin, nicht so rasch verarbeiten kann. Augenfällig ist die Dunkelfärbung des Urins durch die Bilirubin-Abbauprodukte. Gallensteine treten gehäuft auf.

Bei einer weiteren (temporären) Steigerung der Hämolyse, ausgelöst etwa durch Infektionen, kann es zur **hämolytischen Krise** mit Verschlechterung des Allgemeinbefindens, Zunahme des Ikterus, zu Fieber und Bauchschmerzen, in Extremfällen zum Multiorganversagen kommen. Umgekehrt ist auch eine **aplastische Krise** mit krisenhaftem Stopp der Erythropoese möglich.

Eine **akute intravasale Hämolyse,** d.h. eine Zerstörung der Blutkörperchen *in* den Blutgefäßen, tritt z.B. als Transfusionszwischenfall (☞ 13.5.1) auf und führt zu einem ernsten Krankheitsbild mit Fieber, Blutdruckabfall und Nierenversagen.

Die Diagnose wird in erster Linie durch Blutuntersuchungen gesichert. Infolge des vermehrten Erythrozytenuntergangs ist die *LDH* (Laktatdehydrogenase, genauer LDH_1 = HBDH ☞ 6.5.2, 18.48) erhöht. Die Retikulozyten sind als Zeichen einer gesteigerten Erythrozytenbildung vermehrt. Weitere Laboruntersuchungen (z.B. Hämoglobinelektrophorese, Antikörpersuche) dienen der Ursachenfindung.

Behandlungsstrategie

Die Behandlung richtet sich nach der Ursache der Anämie. Bei den angeborenen Erythrozytenmembran- und Hämoglobindefekten vermag die Milzentfernung die Beschwerden des Patienten zu bessern. Zunehmend wird für einen Teil der Formen die Knochenmarktransplantation empfohlen. Bei Autoantikörperbildung ist eine Immunsuppression mit Glukokortikoiden, Azathioprin (z.B. Imurek®) oder Cyclophosphamid (z.B. Endoxan®) angezeigt.

Pflege bei hämolytischer Anämie

Für die Pflege ist bedeutsam:
- Soll Blut zur Antikörpersuche verschickt werden, muss die Probe für die Suche nach Wärmeantikörpern *kalt*, diejenige für die Untersuchung auf Kälteantikörper dagegen *warm* verschickt werden. Die Blutprobe für die Untersuchung auf Kälteantikörper darf zwischen Abnahme und Ankunft im Labor keinen Augenblick abkühlen, bei Weiterversand muss sie der zuständigen MTA direkt übergeben werden
- Patienten mit Kälteantikörpern werden darüber aufgeklärt, dass sie sich vor Kälte schützen sollten

- Kranke mit einem Glukose-6-Phosphat-Dehydrogenase-Mangel müssen bestimmte Arzneimittel und den Genuss von Saubohnen (Favabohnen) meiden
- Nach einer Milzentfernung ist postoperativ eine gewissenhafte Thromboseprophylaxe wichtig, da es zu einer vorübergehenden Thrombozytose und damit Thrombosegefährdung kommt.

13.6.8 Polyglobulie und Polyzythämie

Polyglobulie *(Erythrozytose):* Erythrozytenvermehrung bei normalem Plasmavolumen. Bei einem Hämatokrit über 55 % Gefahr von Durchblutungsstörungen und Thromboembolien.

Krankheitsentstehung

Eine **primäre Polyglobulie** liegt bei der **Polyzythämie** *(Polycythaemia vera,* kurz *PV)* vor, einer bösartigen Störung des Knochenmarks, die vor allem bei über 40-Jährigen auftritt. Die Polyzythämie gehört zu den **myeloproliferativen Erkrankungen** *(myeloprolifera-*

Erkrankung	Kurzcharakterisierung	Behandlung
Korpuskuläre hämolytische Anämien		
Kugelzellenanämie (Sphärozytose)	Infolge eines Membrandefektes kugelförmige Erythrozyten, die vorzeitig in der Milz abgebaut werden. Häufig Skelettanomalien. In Mitteleuropa häufigste korpuskuläre hämolytische Anämie	Milzentfernung
Favismus (Glukose-6-Phosphat-Dehydrogenase-Mangel)	Hämolytische Krisen bei Verzehr von Saubohnen (Favabohnen), Infektionen, bestimmten Arzneimitteln (z.B. ASS, Sulfonamide), da die entstehenden Peroxide infolge des Enzymmangels nicht abgebaut werden können. Heterozygote Anlageträger sind gegenüber Malaria resistenter als Gesunde. Im Mittelmeerraum häufig	Meiden der Auslöser
Sichelzellenanämie	Durch einen Hämoglobindefekt (Synthese eines fehlerhaften **HbS** mit Austausch einer Aminosäure) bei Sauerstoffmangel sichelförmige Erythrozyten, die nicht nur zu Hämolyse, sondern wegen ihrer schlechten Verformbarkeit auch zu Durchblutungsstörungen und Organinfarkten führen können. Häufig Schmerzkrisen. Heterozygote Anlageträger sind gegenüber Malaria resistenter als Gesunde	Meiden von Infekten, Austrocknung und Sauerstoffmangel. Bei schweren Verläufen verwandt-allogene Knochenmarktransplantation
Thalassämie	Verminderte Synthese der α- oder β-Kette des Hb mit kompensatorischer Vermehrung der γ- oder δ-Kette (HbF bzw. HbA$_2$). Bei Heterozygoten leichte Minor-Form (symptomlos oder leichte Anämie), bei Homozygoten schwere und prognostisch ungünstige Major-Form (mit Knochenveränderungen, Hepatosplenomegalie und Ikterus). Im Mittelmeerraum häufig	Bei Minor-Formen keine Behandlung, bei Major-Formen heute möglichst frühe KM-/Stammzelltransplantation. Ggf. Transfusion von Erythrozytenkonzentraten (Gefahr der Eisenüberladung mit Eisenablagerung in den Organen = Hämosiderose, daher Gabe von Chelatbildnern, z.B. Deferoxamin)
Extrakorpuskuläre hämolytische Anämien		
Autoimmunhämolytische Anämien	Verkürzte Erythrozytenüberlebenszeit durch Bildung von Autoantikörpern gegen die Erythrozytenmembran, ohne erkennbare Ursache oder – häufiger – im Rahmen z.B. von Non-Hodgkin-Lymphomen, eines systemischen Lupus erythematodes (☞ 15.7.1) oder nach bestimmten Arzneimitteln	Behandlung einer etwaigen Grunderkrankung. Sonst Immunsuppression (☞ 16.5), evtl. Milzentfernung, in Notfällen Entfernung der Antikörper aus dem Blut durch Plasmapherese

Tab. 13.51: Überblick über die hämolytischen Anämien (Auswahl).

tiven Syndromen), die durch eine unkontrollierte Wucherung einzelner oder mehrerer Zellreihen der Blutbildung oder des Bindegewebes im Knochenmark (☞ Tab. 13.52) gekennzeichnet sind.

Sekundäre Polyglobulien treten meist als Folge einer Lungenfunktionsstörung auf (z.B. chronisches Emphysem ☞ 8.6.3), seltener bei Sauerstoffmangel durch Aufenthalt in großen Höhen, durch Herzfehler, hormonelle Störungen oder paraneoplastisch bei bösartigen Erkrankungen.

🔲 Symptome und Untersuchungsbefund

Die Patienten haben typischerweise eine rot-blaue Hautfarbe („blühendes Aussehen") und klagen insbesondere über „Kreislaufbeschwerden" (Schwindel, Ohrensausen, Atemnot), Kopfschmerzen, Angina pectoris und Nasenbluten. Typisch für die Polyzythämie ist ein Juckreiz. Die Betroffenen sind besonders durch Thrombosen gefährdet. Bei der körperlichen Untersuchung fallen oft ein Bluthochdruck und eine Vergrößerung von Leber und Milz auf.

🔍 Diagnostik

Die Diagnose wird anhand des roten Blutbildes gestellt. Zur Ursachenfindung bei Verdacht auf sekundäre Polyglobulie dienen die Untersuchung von Herz, Lunge (O_2-Sättigung des Blutes) und Abdomen (Tumoren?) sowie eine Erythropoetinbestimmung.

Bei der Polyzythämie sind außerdem eine Splenomegalie, Leuko- und Thrombozytose weitere diagnostische Kriterien. Das Knochenmark ist sehr zellreich.

🔲 Behandlungsstrategie

Bei einer Polyzythämie sind Aderlässe und evtl. die Gabe von Azetylsalizylsäure zur Verhinderung von Thrombosen erforderlich. In fortgeschrittenen Stadien führt eine milde Zytostatikabehandlung oft zu einer deutlichen Verminderung der Blutzellbildung, allerdings mit der Gefahr einer späteren akuten Leu-

kämie. Auch α-Interferon ist wirksam, wobei der therapeutische Stellenwert zurzeit noch nicht abschließend beurteilt werden kann.

Bei einer sekundären Polyglobulie ist die Behandlung der Grunderkrankung vorrangig.

🔲 Pflege bei Polyglobulie und Polyzythämie

Die Pflegenden berücksichtigen vor allem das erhöhte Thromboserisiko der Patienten. Bei manchen Patienten treten auch (Spontan-)Blutungen auf, da die gebildeten Thrombozyten funktionsunfähig sein können. Dann entsprechen die pflegerischen Maßnahmen denen bei Thrombozytopenie (☞ 13.9.5).

🔲 Prognose

Die Prognose der sekundären Polyglobulie ist abhängig von der Grunderkrankung. Patienten mit einer Polyzythämie können heute mit optimaler Therapie und Pflege nach Diagnosestellung zehn Jahre und länger überleben.

Die Haupttodesursachen von Polyzythämie-Kranken sind thromboembolische Komplikationen und das Auftreten von Osteomyelosklerosen (☞ Tab. 13.52) sowie Leukämien im Spätstadium.

13.7 Erkrankungen der Leukozyten

13.7.1 Übersicht über die Leukämien

> 🔲 **Leukämie** (umgangssprachlich oft „*Blutkrebs*"): Bösartige Erkrankung der weißen Blutzellen mit unkontrollierter, maligner Wucherung von unreifen Stammzellen. Schätzungsweise einer von 20 000 Menschen erkrankt pro Jahr an Leukämie.

Bezeichnung	Zellreihe	Charakterisierung
Essentielle Thrombozythämie (ET)	Thrombozyten	Seltene Erkrankung mit Thrombozytenvermehrung ≥ 1 Mill./µl. Gefahr der Thromboembolie, aber auch Blutungsneigung durch Thrombozytenfunktionsstörung. Therapieversuch mit α-Interferon und dem Zytostatikum Hydroxyurea, ggf. Thrombozytapherese = Entfernung der Thrombozyten aus dem Blut. Mittlere Überlebenszeit 10 – 15 Jahre
Osteomyelosklerose (OMS), **-fibrose** (OMF)	Bindegewebe	Knochenmarkfibrose mit extramedullärer Blutbildung in Milz und Leber. Milzvergrößerung, zunehmende Allgemeinsymptome, anfangs Zellzahlen im Blut erhöht, später vermindert mit Vorstufen im peripheren Blut. Therapieversuche u.a. mit α-Interferon, Wachstumsfaktoren, Bestrahlung, Chemotherapie, bei Jüngeren Knochenmarktransplantation. Mittlere Überlebenszeit 5 – 8 Jahre
Polyzythämie (PV)	Erythrozyten	Details ☞ 13.6.8
Chronisch-myeloische Leukämie (CML)	Granulozyten	Details ☞ 13.7.3

Tab. 13.52: Myeloproliferative Erkrankungen (Syndrome) und die jeweils hauptsächlich proliferierende Zellreihe. Die einzelnen Formen können ineinander übergehen, auch Zwischenformen sind möglich. Oft entwickelt sich aus ihnen eine akute Leukämie.

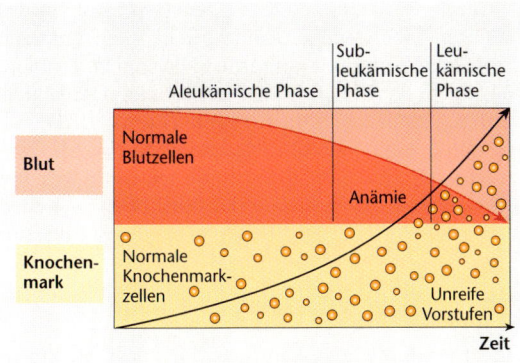

Abb. 13.54: Typische Entwicklung einer Leukämie. In der **aleukämischen Phase** vermehren sich die entarteten unreifen Blutzellen nur im Knochenmark. In der **subleukämischen Phase** treten erste unreife Vorstufen im peripheren Blut auf, gleichzeitig entwickelt sich eine leichte Anämie. In der **leukämischen Phase** nehmen die unreifen Blutzellen im peripheren Blut und die Gesamtleukozytenzahl massiv zu, Anämie und Thrombozytopenie werden immer ausgeprägter. [L157]

Je nach der Abstammung der entarteten Blutkörperchen werden die Leukämien in **lymphatische Leukämien,** bei denen die malignen Zellen der lymphatischen Reihe angehören, und **myeloische (nicht-lymphatische) Leukämien** unterteilt, bei denen die myeloische Reihe betroffen ist.

Weitere Einteilungen unterscheiden je nach zeitlichem Verlauf zwischen **akuten** und **chronischen** sowie in Abhängigkeit von der Morphologie der Zellen zwischen **unreifzelligen** und **reifzelligen Leukämien,** wobei unreifzellige Leukämien in aller Regel akut und reifzellige zum weit überwiegenden Teil chronisch verlaufen.

⇨ Krankheitsentstehung

Die Krankheitsentstehung der Leukämien ist bis heute weitgehend ungeklärt.

Gesichert ist, dass bestimmte chemische Substanzen (z.B. Benzol) und radioaktive Strahlung das Krankheitsrisiko erhöhen. Nach heutigem Kenntnisstand spielen zumindest bei einigen Leukämieformen genetische Faktoren und Viren eine Rolle. Bei der Mehrzahl der Patienten ergeben sich aber keinerlei Hinweise auf die genannten Risikofaktoren.

Wahrscheinlich entartet nur *eine* pluripotente Stammzelle, deren Nachkommen sich in der Folge mehr und mehr ausbreiten und die gesunden Blut bildenden Zellen verdrängen. Man spricht auch von *klonaler Genese* der Leukämien (**Klon** bezeichnet die genetisch identischen Abkömmlinge einer einzigen Zelle). Schließlich werden die pathologischen Zellen ins Blut ausgeschwemmt und teilweise auch in andere Organe gestreut.

13.7.2 Akute Leukämien

Akute Leukämien sind hochmaligne Erkrankungen, welche die Patienten unbehandelt nur wenige Monate überleben. Die **akute lymphatische (lymphoblastische) Leukämie** (kurz *ALL*) tritt bevorzugt bei Kindern auf, während die **akute myeloische Leukämie** (kurz *AML*) überwiegend Erwachsene trifft.

🔬 Symptome und Untersuchungsbefund

Die wuchernden Leukozyten verdrängen die Vorstufen der Erythrozyten und Thrombozyten. Gleichzeitig sind sie funktionsunfähig, so daß es zu folgenden Symptomen kommt:

- Anämie mit Abgeschlagenheit und Müdigkeit
- Erhöhte Blutungsneigung
- Gehäufte Infektionen (auch Pilzinfektionen) mit häufiger Ulkusbildung an den Schleimhäuten und hoher Sepsisgefahr.

Die Eltern betroffener Kinder gehen oft deshalb mit dem Kind zum Arzt, weil es ständig müde und blass ist, über Bauch- und Gliederschmerzen klagt, nicht spielen will und zahlreiche Hämatome hat, obwohl es angeblich nie gefallen ist. Auch Fieber ohne erkennbare Ursache ist häufig. Manchmal beginnen die akuten Leukämien mit plötzlichem Fieber, Schüttelfrost und allgemeinem Krankheitsgefühl.

Bei Patienten mit einer ALL fallen bei der Untersuchung oft Lymphknotenschwellungen und eine Milzvergrößerung auf. In fortgeschrittenen Krankheitsstadien können leukämische Infiltrate z.B. in den Nieren, der Haut (☞ Abb. 13.53), der Lunge und im Gehirn auftreten.

🔍 Diagnostik und Differenzialdiagnose

Im Vordergrund steht die Untersuchung des Blutes und des Knochenmarks:

- Meist sind die *Blasten,* d.h. die Vorstufen der Leukozyten (☞ Abb. 13.4), schon im Differenzialblut-

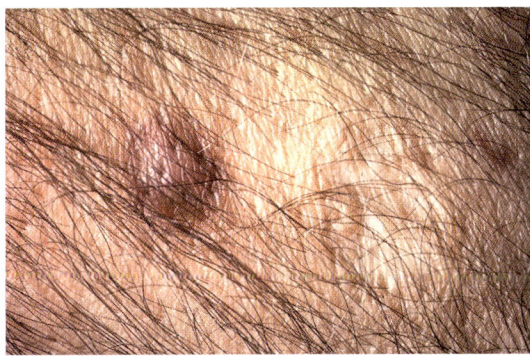

Abb. 13.53: Leukämisches (myeloisches) Hautinfiltrat am Unterarm eines 43-jährigen Patienten. Die livid-roten, leicht erhabenen Infiltrate finden sich bevorzugt an Extremitäten und Stamm. [F113]

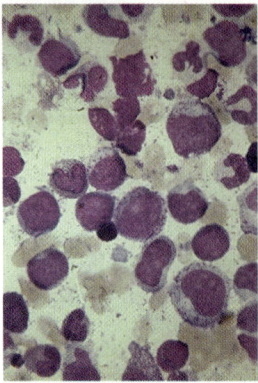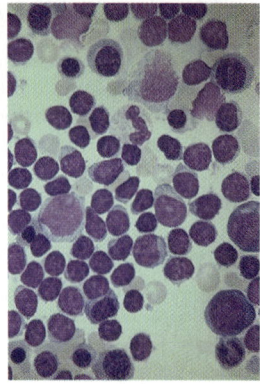

Abb. 13.55 – 13.56: CML und CLL im Knochenmarkausstrich. Im Knochenmark der CML (links) liegt eine starke Linksverschiebung ☞ auch Abb. 13.5) vor, d.h., es finden sich vermehrt Myeloblastenformen. Das Knochenmark der CLL (rechts) besteht fast ausschließlich aus Lymphozyten. [F113]

bild sichtbar. Dabei kann die Gesamtleukozytenzahl im Blut normal, erhöht oder erniedrigt sein
- Häufig bestehen eine Anämie, Granulozytopenie und Thrombozytopenie durch Verdrängung der Zellen im Knochenmark
- Die Knochenmarkuntersuchung (☞ 13.4.6) zeigt ein zellreiches, viel zu viele Blasten enthaltendes Mark.

Durch Sonographie (Leber-, Milz-, Lymphknotenvergrößerung?), Computer- oder Kernspintomographie des Gehirns und Liquoruntersuchung sollen weitere Organmanifestationen aufgedeckt werden.

> 💬 Ein normales Differenzialblutbild schließt eine akute Leukämie nicht aus!

Zur genauen Therapieplanung und Risikoabschätzung ist eine exakte Klassifikation der Leukämieform erforderlich, d.h. die Bestimmung, welche Reihe entartet ist und auf welcher Entwicklungsstufe sich die hauptsächlich vorkommenden Zellen befinden. Dabei wird zunächst *morphologisch* (wie sehen die Zellen unter dem Mikroskop aus?) und *zytochemisch* (z.B. Enzyme *Peroxidase* und *Esterase* positiv?) zwischen der **akuten lymphatischen Leukämie** und den verschiedenen Typen der **akuten myeloische Leukämie** (z.B. *Myeloblastenleukämie*, *Promyelozytenleukämie*) unterschieden. Die Leukämien, die sich anhand dieser Methoden nicht einordnen lassen, werden als **akute undifferenzierte Leukämien** (kurz *AUL*) bezeichnet. Heute werden die Zellen zumindest bei akuten lymphatischen und undifferenzierten Leukämien außerdem *immunologisch* (z.B. welche Oberflächenantigene?) untersucht. Dies erlaubt die weitere Differenzierung der akuten lymphatischen Leukämien (z.B. *prä-prä-B-ALL, common-ALL, prä-B-ALL, prä-T-ALL*) und Zuordnung der meisten undifferenzierten Leukämien zur lymphatischen Reihe. Außerdem werden bei allen Leukämien *zytogenetische* Untersuchungen durchgeführt (Chromosomenaberrationen in den Leukämiezellen ☞ auch 13.7.3).

Da durch die Therapie die körpereigene Abwehr des Patienten noch weiter unterdrückt wird, müssen chronische Entzündungsherde (Nasennebenhöhlen, Zähne) vor der Behandlung diagnostiziert und saniert werden. Außerdem sind Röntgen-Thorax, EKG, Sonographie und Nierenfunktionsuntersuchungen angezeigt, um z.B. eine Pneumonie zu erkennen und vorbestehende Herz-, Lungen- oder Nierenschäden auszuschließen, da dann bestimmte Zytostatika nur eingeschränkt gegeben werden können (☞ 14.5.2).

📘 Behandlungsstrategie

Die Behandlung bei akuter Leukämie besteht zum einen aus einer **antileukämischen** *(antiproliferativen)* **Therapie** zur Verminderung der entarteten Zellen, zum anderen aus einer **supportiven Therapie** zum Abfangen von Komplikationen sowohl der Erkrankung selbst als auch ihrer antileukämischen Behandlung.

Antileukämische Therapie
Alle Formen der akuten Leukämie werden direkt nach Diagnosestellung in hämatologisch-onkologischen Zentren intensiv mit Zytostatika behandelt, um eine Normalisierung des peripheren Blutbildes und weniger als 5 % Leukämiezellen im Knochenmarkausstrich zu erreichen (**Vollremission** ☞ auch 14.1). Diese erste Phase heißt **(Remissions-)Induktionstherapie.** Das Erreichen einer Vollremission bedeutet jedoch nicht, dass alle entarteten Zellen im Körper vernichtet worden sind. Deshalb werden nach Erreichen der Remission und Erholung der normalen Blut bildenden Zellen eine **Konsolidierungstherapie** und eine **Reinduktionstherapie** (mit Wiederholung von Teilen der Induktionstherapie) durchgeführt. Diese Phase endet zurzeit ungefähr 9 – 12 Monate nach Therapiebeginn.

Da die Zytostatika nicht ausreichend in das Gehirn eindringen, können (je nach Risiko) zur Verhinderung eines späteren Rezidivs und einer leukämischen Infiltration der Hirnhäute ein Einbringen von Zytostatika in den Liquorraum und eine Bestrahlung des Gehirns angezeigt sein *(ZNS-Prophylaxe).*

Daran schließt sich eine weniger aggressive, ambulante **(Remissions-)Erhaltungstherapie** an, die verhindern soll, dass die im Körper noch vorhandenen Leukämiezellen zu einem Rezidiv führen. Nach insgesamt $2 – 2\frac{1}{2}$ Jahren ist die Behandlung abgeschlossen.

Die Nomenklatur ist hier nicht einheitlich und auch vom jeweiligen Therapieschema abhängig. Manchmal werden nur die großen Blöcke Induktionstherapie, Konsolidierungstherapie und Erhaltungstherapie unterschieden. Außerdem befindet sich die Behandlung der Leukämie in ständigem Fluss. Für die Zukunft wird darüber hinaus erwartet, dass mit Hilfe molekulargenetischer Methoden sog. minimale Resterkrankungen, die im weiteren Verlauf zu einem Rezidiv führen können, weit früher als bisher diagnostiziert werden können.

Bei der AML wird oft in der ersten Vollremission, bei der ALL meist in der zweiten Vollremission (also *nach* dem ersten Rezidiv) eine Knochenmarkstransplantation angestrebt (☞ 13.5.2), da sonst häufig nicht mehr kurierbare Rezidive auftreten.

Pflege bei Zytostatikatherapie ☞ 14.5.2

Supportive Therapie

Insbesondere während der Induktionstherapie ist der Patient nicht nur durch die Erkrankung selbst, sondern auch durch die Behandlung akut gefährdet (☞ 14.5.2). Aufkeimende Infektionen müssen sofort antibiotisch behandelt werden. Fast immer sind Bluttransfusionen oder die Gabe anderer Blutersatzprodukte (☞ Tab. 13.39), z.B. von Gerinnungspräparaten, erforderlich (☞ auch 14.5.7).

🔧 Prognose

Die Prognose der akuten Leukämie im Kindesalter hat sich in den letzten Jahrzehnten erheblich verbessert. Heute können ca. 70 % der kleinen Patienten geheilt werden. Dagegen ist die Prognose der Erwachsenenleukämien nach wie vor relativ schlecht, scheint sich aber durch zunehmenden Einsatz der Knochenmarktransplantation zu verbessern.

13.7.3 Chronische Leukämien

Chronisch-myeloische Leukämie

Die **chronisch-myeloische Leukämie** (kurz *CML*) zählt zu den *myeloproliferativen Erkrankungen* (☞ Tab. 13.52) und betrifft vor allem Erwachsene zwischen 40 und 60 Jahren.

➡️ Krankheitsentstehung

Bereits 1960 wurde mit dem **Philadelphia-Chromosom** eine für die chronisch-myeloische Leukämie typische Chromosomenveränderung entdeckt. Erst in den letzten Jahren wurde jedoch deutlich, dass diese Chromosomenveränderung nicht nur diagnostische und prognostische Aussagekraft hat, sondern auch innerhalb der Pathogenese eine zentrale Stellung einnimmt:

Bei über 90 % der Patienten mit chronisch myeloischer Leukämie liegt eine Translokation von Teilen des Chromosoms 22 auf das Chromosom 9 vor, d.h., das Chromosom 22 bricht (aus ungeklärter Ursache) an einer Stelle, der eine Teil wird an Chromosom 9 angeheftet, der übrig gebliebene Rest des Chromosoms 22 wurde als Philadelphia-Chromosom bezeichnet. Die verschmolzenen Anteile von Chromosom 9 und 22 bilden nun ein funktionstüchtiges, aber pathologisches Gen **(abl-bcr-Fusionsgen)**. Das dadurch gebildete Eiweiß fördert nach heutigem Kenntnisstand das Wachstum der entarteten Zellen, wobei wahrscheinlich noch andere, bisher unbekannte Faktoren hinzutreten müssen.

🖥️ Symptome und Untersuchungsbefund

Die chronisch-myeloische Leukämie beginnt meist uncharakteristisch und schleichend. In dieser *chronischen Krankheitsphase*, die meist mehrere Jahre dauert, fühlen sich die Patienten abgeschlagen und müde oder haben Oberbauchbeschwerden durch die vergrößerte Milz, die oft bis ins Becken herabreicht. Unbehandelt kommt es in der Mehrzahl der Fälle nach einer *Akzelerationsphase* mit ausgeprägteren Beschwerden und zunehmender Knochenmarkinsuffizienz zu einem *terminalen Blastenschub*, der klinisch einer akuten Leukämie ähnelt.

🔍 Diagnostik und Differenzialdiagnose

Auch bei der chronisch-myeloischen Leukämie sind Blutbild und Knochenmarkausstrich diagnostisch entscheidend. Die Leukozytenzahl ist deutlich erhöht und kann in Extremfällen 500 000/µl überschreiten.

📊 Behandlungsstrategie

Im Gegensatz zu früher wird heute in der chronischen Krankheitsphase nicht abgewartet, sondern meist so-

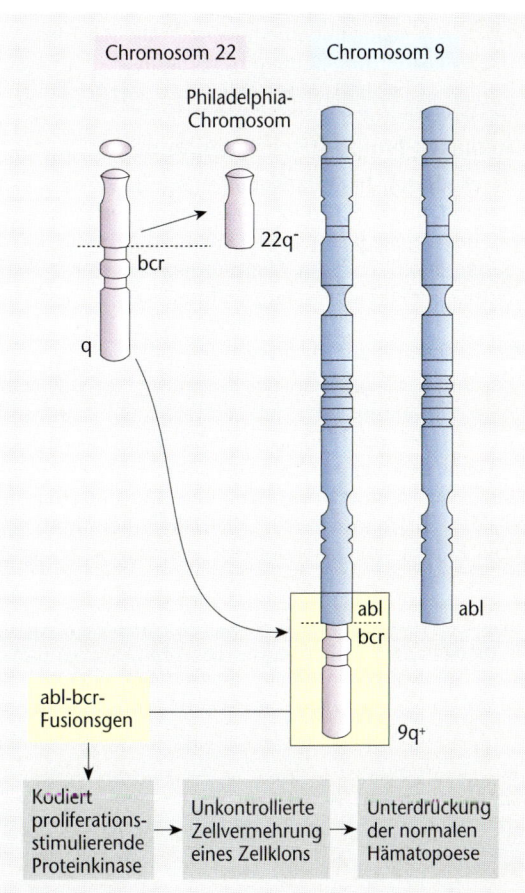

Abb. 13.57: Pathogenese der chronisch-myeloischen Leukämie. Details ☞ Text. [L157]

fort nach Diagnosestellung versucht, die Zellzahl im Blut zu senken, am häufigsten mit Hydroxyurea (Litalir®). Gleichzeitig oder nach Erreichen einer Zellverminderung beginnt die Gabe von α-Interferon, die bei einem Teil der Patienten sogar zu einer Remission führt. Für jüngere Patienten wird heute eine möglichst frühe allogene Knochenmarktransplantation angestrebt. Zurzeit wird in Studien geprüft, ob für Patienten ohne geeigneten Knochenmarkspender die autologe Knochenmark- oder Stammzelltransplantation eine Alternative ist.

Die Behandlung in fortgeschrittenen Stadien zeigt bis heute kaum Erfolge.

▣ Pflege

Die Pflege ist abhängig vom Krankheitsstadium und von der gewählten Therapieform. Sie reicht von der Unterstützung des Patienten in einem fortgeschrittenen Krankheitsstadium (☞ unten) bis zur Pflege bei Knochenmarktransplantation (☞ 13.5.2).

▣ Prognose

Unter konventioneller Behandlung kommt es bei der CML in der Regel nach 2 – 6 Jahren zu einer akuten Verschlechterung mit einem meist tödlichen Blastenschub. Nach Knochenmarktransplantation liegt die 10-Jahres-Überlebensrate bei 50 %.

Chronisch-lymphatische Leukämie

Die **chronisch-lymphatische Leukämie** (kurz *CLL*) ist eine typische Erkrankung des höheren Lebensalters; der Altersgipfel liegt bei 60 Jahren. Die CLL wird zu den *Non-Hodgkin-Lymphomen* (☞ 13.8.2) mit niedrigem Malignitätsgrad gezählt.

▣ Symptome und Untersuchungsbefund

Die chronisch-lymphatische Leukämie verläuft sehr lange symptomlos oder -arm und wird daher in rund zwei Drittel der Fälle nur zufällig diagnostiziert. Leitsymptom bzw. -befund ist bei der CLL eine symmetrische, schmerzlose Lymphknotenvergrößerung (☞ Abb. 13.12 und 13.3.4). Viele Patienten mit einer CLL neigen zu Infektionen (z.B. Herpes zoster ☞ 17.7.4), haben unklare Hautausschläge oder klagen über starken Juckreiz (durch Hautinfiltrationen).

▣ Diagnostik und Differenzialdiagnose

Die Blutuntersuchung ergibt eine Leukozytose, der Lymphozytenanteil ist hier – ebenso wie im Knochenmark – zu hoch. Anämie, Thrombozytopenie und Antikörpermangel sind anfänglich nur selten vorhanden und bilden sich erst im weiteren Krankheitsverlauf aus.

▣ Behandlungsstrategie

Die Behandlungsstrategie bei der CLL ist der der akuten Leukämien entgegengesetzt: Statt „rasch und aggressiv" lautet die Devise hier „spät und schonend". Bei deutlicher Anämie, Lymphozytose, Thrombozytopenie oder starken Beschwerden des Patienten wird eine milde Zytostatikatherapie eingeleitet. Eine palliative Lymphknotenbestrahlung ist indiziert, wenn die Lymphknotenpakete den Patienten unerträglich entstellen oder lebenswichtige Organe beeinträchtigen (Kompression der Atemwege). Zusätzlich ist oft eine symptomatische Therapie erforderlich, z.B. Immunglobulingabe bei mit der CLL einhergehendem Antikörpermangel und dadurch gehäuften Infektionen.

▣ Pflege

Patienten mit einer CLL kommen meist erst in einem späten Krankheitsstadium zu längeren Aufenthalten in die Klinik. In dieser Zeit bewahren die Pflegenden die Selbstständigkeit der Patienten so lange wie möglich. Dies bedeutet, dass sie den Patienten nur in dem Maße unterstützen, wie es unbedingt erforderlich ist, und stattdessen mit ihm gemeinsam Strategien zur Bewältigung seiner Probleme erarbeiten, z.B. häufig Pausen bei Erschöpfung einzulegen oder technische Hilfen zur Arbeitserleichterung zu benutzen.

▣ Prognose

Die Prognose der CLL ist relativ gut. Oft ist der – ältere – Patient über Jahre nur wenig in seiner Lebensqualität eingeschränkt und stirbt nicht an der Leukämie, sondern an anderen Erkrankungen des höheren Lebensalters.

Stadium	Befallener Körperabschnitt
I	Einzelne Lymphknotenregion (I/N) oder einzelner extranodaler (= außerhalb der Lymphknoten liegender) Herd (I/E)
II	Zwei oder mehr Lymphknotenregionen auf der gleichen Zwerchfellseite (II/N) oder lokalisierte extranodale Herde mit Befall einer oder mehrerer Lymphknotenregionen auf der gleichen Zwerchfellseite (II/E)
III	Lymphknotenregionen auf beiden Zwerchfellseiten (III/N) oder lokalisierte extranodale Herde und Lymphknoten auf beiden Zwerchfellseiten (III/E)
IV	Diffuser Befall eines oder mehrerer extralymphatischer Organe mit oder ohne Lymphknotenbefall

Zusatz entsprechend A,B-Einteilung: B = mit mind. einem der sog. B-Symptome: Gewichtsverlust, Fieber oder Nachtschweiß; A = ohne Gewichtsverlust, Fieber oder Nachtschweiß
Organsymbole: D = Haut, E = extranodae, H = Leber, L = Lunge, M = Knochenmark, N = Lymphknoten, O = Knochen, P = Pleura, S = Milz

Tab. 13.58: Stadieneinteilung des Morbus Hodgkin nach der Ann-Arbor-Klassifikation.

13.7.4 Allergisch-toxisch bedingte Agranulozytose

Selten, aber gefürchtet, ist die **allergisch bedingte Agranulozytose,** die nach Einnahme von Arzneimitteln wie etwa Thyreostatika (☞ 12.4.3), Metamizol (z.B. Novalgin®) oder Chloramphenicol (z.B. Berlicetin®) auftreten kann. Im Gegensatz zur **toxischen Knochenmarkschädigung** (z.B. bei Zytostatikatherapie) ist die allergisch bedingte Knochenmarkschädigung *dosisunabhängig.*

Der Patient wird innerhalb weniger Tage schwer krank. Hauptsymptome sind Schüttelfrost, hohes Fieber und zahlreiche (Mund-)Schleimhautnekrosen. Das Risiko einer Sepsis ist hoch.

Alle verdächtigen Arzneimittel werden sofort abgesetzt. Die Granulozytenerholung kann heute mit Wachstumsfaktoren der Blutbildung (z.B. G-CSF ☞ 13.1.4) beschleunigt werden. Die symptomatische Behandlung entspricht derjenigen bei Agranulozytosen durch Zytostatikatherapie oder nach Knochenmarktransplantation (☞ 14.5.2, 13.5.2).

Überlebt der Patient die akute Phase, ist die Prognose gut. Allerdings muss er das verursachende Arzneimittel lebenslang meiden. Außerdem erhält er einen *Allergiepass* (☞ 16.4.2), den er immer bei sich tragen sollte.

13.8 Maligne Lymphome

⊡ Maligne Lymphome: Bösartige Erkrankungen, die von Lymphknoten oder lymphatischen Geweben ausgehen. Nach morphologischen Kriterien (feingewebliche histopathologische Einteilung) Differenzierung in **Morbus Hodgkin** und **Non-Hodgkin-Lymphome.**

13.8.1 Morbus Hodgkin

Der **Morbus Hodgkin** *(Lymphogranulomatose, Hodgkin-Lymphom)* ist eine bösartige Erkrankung, die wahrscheinlich von den Lymphknoten ausgeht. Jährlich erkrankt ungefähr einer von 20 000 Erwachsenen. Besonders häufig sind Patienten im frühen und mittleren Erwachsenenalter betroffen.

⇨ Krankheitsentstehung

Die Ursache der Erkrankung ist unklar. Diskutiert werden virale und immunologische Ursachen.

⊡ Symptome und Untersuchungsbefund

Typischerweise kommen die Patienten wegen einer schmerzlosen Lymphknotenvergrößerung, am häufigsten im Halsbereich, zum Arzt. Meist sind die Betroffenen zufällig auf die Schwellung aufmerksam geworden und können nicht sagen, seit wann sie besteht. Bei der Untersuchung sind die vergrößerten Lymphknoten derb und meist nur wenig verschieblich tastbar. Evtl. haben die Patienten unspezifische Allgemeinsymptome wie Müdigkeit, Leistungsabfall oder Juckreiz.

Wellenförmige Fieberschübe von 1 – 2 Wochen Dauer **(Pel-Ebstein-Fieber)** treten meist erst später auf. Selten, aber stets verdächtig auf einen Morbus Hodgkin, ist der **Alkoholschmerz** (nach Alkoholkonsum schmerzen die betroffenen Lymphknoten).

Für die Stadieneinteilung (Staging ☞ 14.4.6) ist es wichtig, ob ein ungewollter Gewichtsverlust (> 10 % in den letzten sechs Monaten), ungeklärtes Fieber (> 38 °C) oder Nachtschweiß vorliegen. Diese drei sog. **B-Symptome** (☞ Tab. 13.58), die bei gut einem Viertel der Patienten vorhanden sind, kündigen oft einen Ausbreitungsschub an.

🔎 Diagnostik und Differenzialdiagnose

Diagnostisch entscheidend ist die histologische Untersuchung eines betroffenen Lymphknotens. Beweisend für einen Morbus Hodgkin ist der Nachweis der mehrkernigen *Sternberg-Reed-Riesenzellen.* Die genaue histologische Einteilung ist außerdem für die Prognoseeinschätzung bedeutsam.

Nach Diagnosestellung erfolgen weitere Untersuchungen zur Stadieneinteilung wie etwa Röntgen-Thorax in zwei Ebenen, CT von Hals, Thorax und Abdomen, Sonographie, Skelettszintigraphie, Leber- und Beckenkammbiopsie (KM-Infiltration?), da Therapie und Prognose von der Ausbreitung der Erkrankung abhängen (☞ Tab. 13.58).

Eine Staging-Laparotomie mit Milzentfernung sowie zahlreichen Leber- und Lymphknotenbiopsien ist heute nur noch selten erforderlich.

▚ Behandlungsstrategie

In den Stadien I und II ohne Risikofaktoren (z.B. hohe BSG, Befall außerhalb der Lymphknoten, Befall von drei oder mehr Lymphknotenregionen) besteht die Standardtherapie beim Erwachsenen in einer Strahlenbehandlung. Zurzeit wird in Studien geprüft, ob eine Chemotherapie mit nachfolgender Bestrahlung der betroffenen Lymphknoten bessere Ergebnisse zeigt. Bei Vorliegen von Risikofaktoren in den Stadien I und II oder höheren Erkrankungsstadien erfolgt stets eine Chemotherapie oder eine kombinierte Chemo-/Strahlentherapie.

Das Vorgehen bei Rezidiven ist unterschiedlich und hängt von der Dauer zwischen Erstbehandlung und Rezidiv sowie der vorangegangenen Behandlung ab. Bei ungünstiger Prognose wird eine Hochdosischemotherapie mit nachfolgender Knochenmark- oder Stammzelltransplantation erwogen.

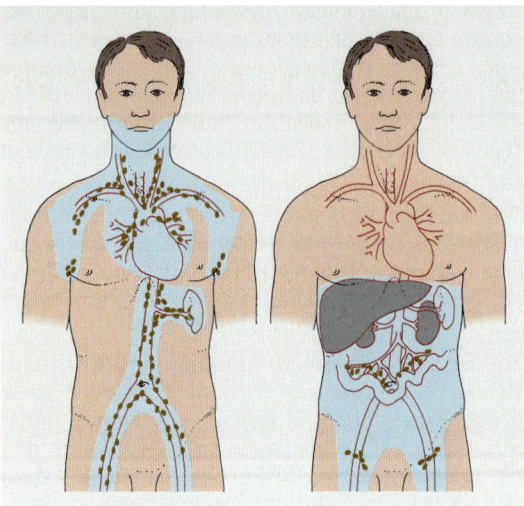

Abb. 13.59: Bestrahlungsfelder bei malignen Lymphomen.
Links: Das „obere Mantelfeld" schließt alle oberhalb des Zwerchfells gelegenen Lymphknoten ein. Das „umgekehrte y-Feld mit Milzstiel" bestrahlt die Lymphknoten unterhalb des Zwerchfells entlang der Aorta, der A. lienalis und der Aa. iliacae einschließlich der Leisten. Die beiden Felder werden in zwei Bestrahlungszyklen nacheinander bestrahlt.
Rechts: Das „abdominelle Bad" schließt alle Lymphknoten unterhalb des Zwerchfells bis zu den Leisten ein, also auch die im Mesenterium gelegenen. Da der ganze Darm mitbestrahlt wird, ist mit ausgeprägten Nebenwirkungen zu rechnen (z.B. heftige Durchfälle). Die Nieren und die Leber werden ausgespart. Auch bei Bauchraummetastasen anderer Tumoren wird dieses Feld bestrahlt. [A400-190]

🛌 Pflege bei Morbus Hodgkin

Pflege bei Zytostatika- und Strahlentherapie
☞ *14.5.2, 14.5.4*

> 🛌 Viele Patienten mit einem Morbus Hodgkin sind noch jung (erster Altersgipfel zwischen dem 25. und 30. Lebensjahr). Diese Patienten haben sich im Gegensatz zu Älteren oft überhaupt noch nicht mit der Möglichkeit einer lebensbedrohlichen Erkrankung auseinander gesetzt und brauchen daher eventuell eine intensive psychische Unterstützung.

🦴 Prognose

In Abhängigkeit von der genauen Histologie und dem Stadium der Erkrankung beträgt die 10-Jahres-Überlebensrate zwischen 50 und über 90 %. Diese recht gute Prognose wird dadurch etwas eingeschränkt, dass bei 2 – 5 % der Patienten, die mit einer Kombination aus Strahlen- und Chemotherapie zunächst erfolgreich behandelt wurden, in späteren Jahren Zweitmalignome, vor allem Leukämien, auftreten.

13.8.2 Non-Hodgkin-Lymphome

➯ Krankheitsentstehung und Klassifikation

Die Ätiologie der verschiedenen Non-Hodgkin-Lymphome ist bis heute unklar.

Eine einheitliche Klassifikation gibt es (noch) nicht. Im deutschsprachigen Raum ist noch die **Kiel-Klassifikation** gebräuchlich, langsam setzt sich aber die **REAL-Klassifikation** (REAL = *Revised European American Lymphoma*) durch, die jedoch wesentliche Bestandteile der Kiel-Klassifikation beinhaltet. Nach dieser haben die hochmalignen Tumoren die Endung „-blastisch" und die niedrigmalignen die Endung „-zytisch". Zu den niedrigmalignen zählt auch die CLL (☞ 13.7.3).

Die Non-Hodgkin-Lymphome breiten sich wesentlich früher als die Hodgkin-Lymphome im gesamten Körper aus und sind daher sehr häufig im Knochenmark nachweisbar.

🔲 Symptome, Befund und 🔍 Diagnostik

Die Anfangssymptome der Non-Hodgkin-Lymphome entsprechen denen der Hodgkin-Lymphome. Bei vielen Patienten liegt jedoch schon zum Zeitpunkt der Diagnosestellung eine Beteiligung anderer Organe vor. Häufig sind Magen- und Darmbeschwerden Folge der malignen Infiltrationen.

Diagnostik, Staging und Stadieneinteilung entsprechen denjenigen des Morbus Hodgkin.

🔳 Behandlungsstrategie

Bisher gibt es keine etablierten Richtlinien für die Behandlung der Non-Hodgkin-Lymphome.

Niedrigmaligne Lymphome
Lymphozytische Lymphome • Chronisch-lymphatische Leukämie • Haarzell-Leukämie • Sézary-Syndrom, Mycosis fungoides • T-Zonen-Lymphom
Lymphoplasmozytoides Lymphom (Immunozytom)
Plasmozytisches Lymphom
Zentrozytisches Lymphom
Zentroblastisch-zentrozytisches Lymphom
Hochmaligne Lymphome
Zentroblastisches Lymphom
Immunoblastisches Lymphom
Lymphoblastisches Lymphom

Tab. 13.60: Vereinfachte Einteilung der Non-Hodgkin-Lymphome nach der Kiel-Klassifikation.

Als Faustregel kann gelten:

- Die **niedrigmalignen Lymphome** zeigen einen Spontanverlauf über Jahre. Eine Heilung ist in den meisten Fällen nicht möglich, die Behandlung ist daher in der Regel so schonend wie möglich und hat vorrangig die Beschwerdelinderung des Patienten zum Ziel. Nur die **Haarzell-Leukämie,** ein niedrigmalignes Lymphom mit Splenomegalie, Panzytopenie und Zellen mit „haarförmigen" Zytoplasmafortsätzen im Blut, spricht gut auf α-Interferon an (☞ 14.5.6)
- Bei den **hochmalignen Lymphomen** besteht durch eine aggressive Therapie (v.a. Chemo- und Strahlentherapie, neuerdings Knochenmarktransplantation) eine Heilungschance.

13.8.3 Non-Hodgkin-Lymphom: Plasmozytom

Das **Plasmozytom** *(M. Kahler, Multiples Myelom)* zählt zu den niedrigmalignen Non-Hodgkin-Lymphomen und tritt meist bei über 60-jährigen Patienten auf.

⇨ Krankheitsentstehung

Aus bisher noch unbekannter Ursache kommt es zur unkontrollierten Wucherung eines Plasmazellklons. Die entarteten Zellen produzieren Immunglobuline (meist IgA oder IgG) oder Bruchstücke von Immunglobulinen (in der Regel die Leichtketten ☞ Abb. 16.6). Da alle pathologischen Zellen das *gleiche* Protein produzieren, spricht man von **monoklonaler Gammopathie** (früher *Paraproteinämie*, da man dachte, es handele sich um strukturell abnorme Eiweiße).

Ungeklärt ist auch, warum das Plasmozytom heute etwa doppelt so häufig ist wie vor 30 Jahren.

⚉ Symptome und Untersuchungsbefund

Hauptsymptome des Plasmozytoms sind:

- Allgemeinsymptome wie Abgeschlagenheit und Gewichtsverlust
- Knochenschmerzen und Spontanfrakturen v.a. der Wirbelkörper durch *Osteolysen* (lochförmige Knochenaufhellung im Röntgenbild durch Auflösung von Knochen)
- Niereninsuffizienz durch Hyperkalzämie aufgrund des vermehrten Knochenabbaus und Ausscheidung der Paraproteine über die Niere
- Anämie und Infektneigung (da die nicht betroffenen Immunglobulinklassen vermindert sind)
- **Hyperviskositätssyndrom.** Infolge des hohen Eiweißgehalts ist das Blut zähflüssiger, wodurch Durchblutungsstörungen und letztlich Funktionsstörungen der verschiedenen Organe entstehen können.

Häufig wird die Diagnose Plasmozytom erst spät im Krankheitsverlauf gestellt, da die Knochenschmerzen für „Rheuma" gehalten werden oder ein Knochenbruch auf eine Altersosteoporose oder ein Trauma zurückgeführt wird.

🔎 Diagnostik und Differenzialdiagnose

Die Diagnose wird gesichert durch:

- *Blutuntersuchung:* Häufig **Sturzsenkung** mit BSG > 100 mm in der ersten Stunde. Im Differenzialblutbild lässt sich oft eine normozytäre Anämie, Neutro- und Thrombozytopenie als Zeichen einer Verdrängung des normalen Blut bildenden Knochenmarks nachweisen. Das pathologische Protein ist als spitze Zacke in der *Serum-Eiweißelektrophorese* (☞ Abb. 13.61) darstellbar. Die *Immunelektrophorese* hilft, das pathologische Eiweiß genauer zu charakterisieren. Als quantitativer Marker für die

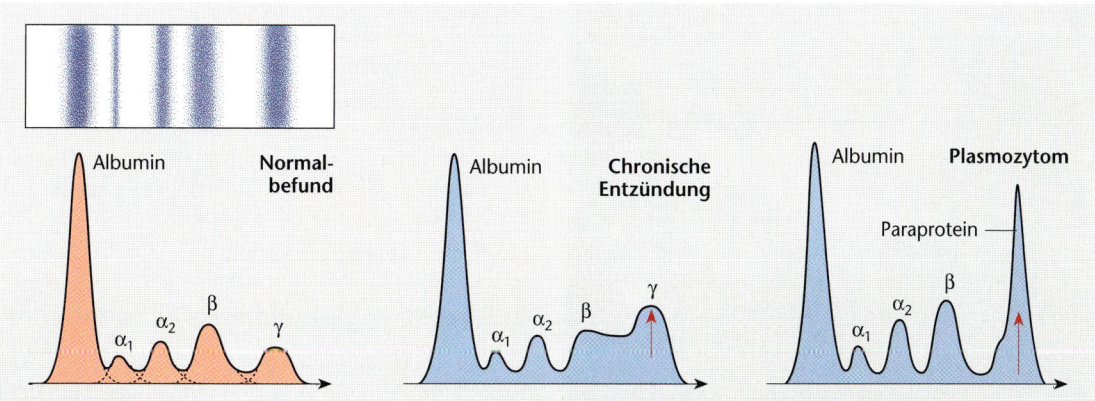

Abb. 13.61: Serum-Eiweißelektrophorese. Normalbefund und verschiedene Krankheitsbilder. Bei der chronischen Entzündung fällt die breitbasig erhöhte γ-Globulinfraktion auf, die durch eine Vermehrung der Immunglobuline entstanden ist. Die ungehemmte Immunglobulinbildung des Plasmozytoms zeigt sich durch eine spitze Proteinzacke im Bereich der γ-Globuline (M-Gradient, M-Form des Kurvenverlaufs). [A400]

Plasmozytom„masse" dient das β_2-*Mikroglobulin*. Außerdem werden zur Abschätzung der aktuellen Gefährdung Kalzium, Kreatinin und Kreatininclearance sowie evtl. die Plasmaviskosität bestimmt

- *Urinelektrophorese:* teilweise Nachweis freier Leichtketten **(= Bence-Jones-Proteine),** die in der Serum-Eiweißelektrophorese (und in Urin-Streifentests) nicht nachweisbar sind
- *Knochenröntgen:* Zahlreiche Osteolysen (z.B. „Loch-" oder „Schrotschussschädel" ☞ Abb. 13.62)
- Evtl. *Kernspintomographie* zum Nachweis früher Knochenläsionen
- *Knochenmarkuntersuchung:* Plasmazellen (☞ 13.1.2 und 16.1.3) vermehrt.

Differenzialdiagnostisch muss die gutartige Immunglobulinvermehrung **(benigne Gammopathie)** berücksichtigt werden. Dann bleiben die Eiweißspiegel aber über lange Zeit konstant, und es liegen weder Knochenveränderungen noch eine Abwehrschwäche vor. Meist sind hier *mehrere* Eiweiße vermehrt **(polyklonale Gammopathie).**

◪ Behandlungsstrategie und ⊟ Pflege

Die Strategie bei symptomlosem Verlauf ist insgesamt abwartend. Bei zunehmender Gefährdung des Patienten durch Anämie, Hyperkalzämie, hohe Eiweißkonzentration des Blutes oder Niereninsuffizienz erfolgt eine Chemotherapie mit Zytostatika. Zurzeit wird ge-

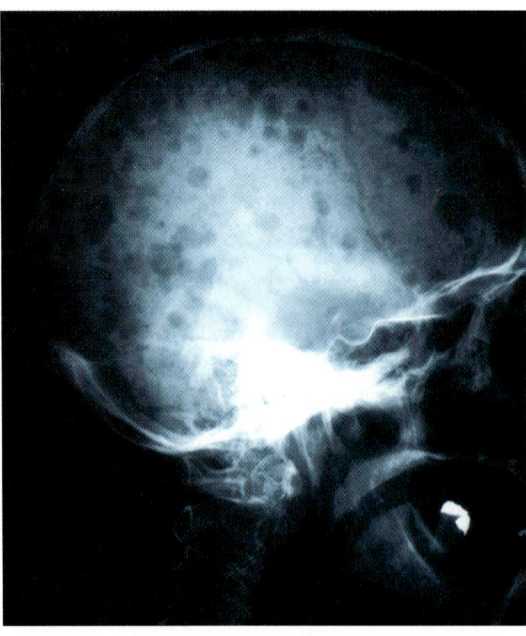

Abb. 13.62: Sog. Schrotschussschädel bei Plasmozytom. In der gesamten Schädelkalotte wurde Knochensubstanz von den wuchernden Plasmazellen verdrängt. Es haben sich multiple Osteolysen gebildet, die wie Schrotkugeln über den Schädel verteilt sind. [T170]

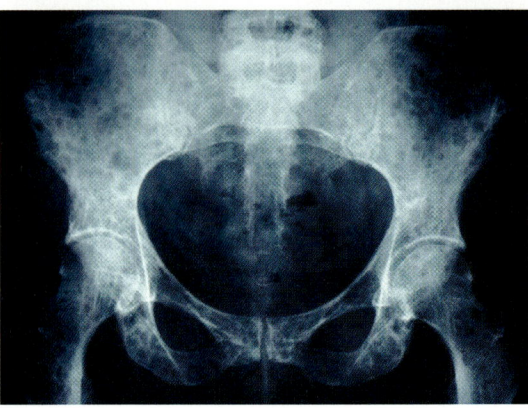

Abb. 13.63: Die Röntgenaufnahme des Beckens einer Patientin mit fortgeschrittenem Plasmozytom zeigt, dass praktisch das gesamte Skelettsystem diffus-kleinfleckig befallen ist. Die multiplen Osteolysen können die Knochensubstanz so ausdünnen, dass es ohne besondere Belastung zu Frakturen kommen kann. [F113]

prüft, ob eine Hochdosis-Chemotherapie mit nachfolgender autologer Stammzelltransplantation jüngeren Patienten bessere Chancen bietet. Auch die Bedeutung von α-Interferon (insbesondere als Erhaltungstherapie) ist noch unklar.

Haben die Patienten starke (Knochen-)Schmerzen oder besteht Frakturgefahr, sind eine Bestrahlung der Osteolysen und evtl. eine operative Stabilisierung angezeigt. Bisphosphonate sollen den Knochenabbau hemmen. Bei bedrohlichen Durchblutungsstörungen infolge der hohen Blutviskosität kann eine Plasmapherese indiziert sein. Gegen die Anämie werden Erythrozytenkonzentrate, evtl. auch Erythropoetin gegeben, der Antikörpermangel wird mit der Gabe von Immunglobulinen behandelt.

Die Pflegenden achten insbesondere auf eine ausreichende Trinkmenge des Patienten, um die Nierenfunktion zu unterstützen. Darüber hinaus sorgen sie dafür, die Sturzgefährdung des Patienten zu minimieren.

Therapie bei Hyperkalzämie ☞ *11.17.4*
Pflege ☞ *auch 14.5.2, 14.5.4*

⚕ Prognose

Der Verlauf ist sehr unterschiedlich. Manche Patienten brauchen jahrelang nicht behandelt zu werden. Die mittlere Überlebenszeit nach Eintritt einer Behandlungsbedürftigkeit beträgt heute 4 – 5 Jahre.

13.8.4 Makroglobulinämie Waldenström

Bei der **Makroglobulinämie Waldenström** *(Morbus Waldenström)* handelt es sich um ein monoklonales lymphoplasmozytoides Non-Hodgkin-Lymphom (Immunozytom ☞ Tab. 13.60), das IgM sezerniert. Die Erkrankung ist insgesamt selten und betrifft vor allem ältere Menschen.

Die Patienten klagen insbesondere über Schwäche, Hautjucken, Nachtschweiß und Infektneigung. Auch eine erhöhte Blutungsneigung ist nicht selten, da die sezernierten Makroglobuline die Thrombozytenaggregation hemmen und Gerinnungsfaktoren binden. Infolge der erhöhten Blutviskosität können Durchblutungsstörungen insbesondere der Hände und der Augen (Sehstörungen) auftreten. Milz, Leber und Lymphknoten sind häufig vergrößert.

Die Diagnose wird durch Blut- und Knochenmarkuntersuchungen gestellt. Die Behandlung ist zurückhaltend (ggf. erfolgt eine milde Chemotherapie), es werden vor allem auftretende Komplikationen therapiert.

Die Prognose ist insgesamt besser als beim Plasmozytom, langjährige Verläufe sind nicht selten.

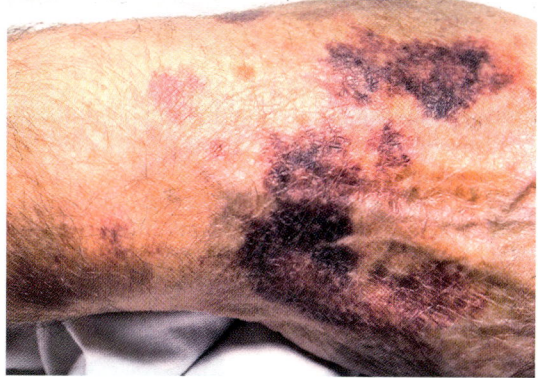

Abb. 13.65: Große, spontan entstandene Hämatome (Sugillationen) am Handrücken bei Gerinnungsfaktormangel durch Leberzirrhose. [F113]

13.9 Koagulopathien und hämorrhagische Diathesen

> ☐ Überschießende oder unzureichende Gerinnungsvorgänge können entsprechend den drei Stufen der Gerinnung Folge sein von Störungen der
> - Gefäße: **Vasopathie**
> - Thrombozyten: **Thrombozytopenie** oder **Thrombozytopathie** (Funktionsstörung der Thrombozyten)
> - Gerinnung, also dem Zusammenspiel der Gerinnungsfaktoren im Blutplasma: **Koagulopathie.**

13.9.1 Erhöhte Blutungsneigung

Viele Erkrankungen in der Hämatologie und Onkologie gehen mit einer *gesteigerten Blutungsneigung* (**hämorrhagische Diathese**) einher.

In leichten Fällen klagen die Patienten nur über vermehrtes Nasenbluten oder häufige „blaue Flecke". In schwersten Fällen kann es ohne sichtbaren Auslöser z.B. zu einer tödlichen Gehirnblutung kommen.

Die Art der Blutung lässt häufig Rückschlüsse auf die zugrunde liegende Ursache zu:
- Bei **Koagulopathien** haben die Patienten durch einen Mangel oder eine Funktionsstörung der Gerinnungsfaktoren im Blutplasma bereits nach kleinen Traumen große Hämatome. Oft bemerken die Patienten das Anstoßen überhaupt nicht, es fällt ihnen nur auf, dass sie ständig mehrere „blaue Flecke" an den Armen und Beinen haben. In schweren Fällen, v.a. bei Bluterkranken (☞ 13.9.2), kommt es zu spontanen *Gelenkeinblutungen* (**Hämarthros**). Die wichtigsten Koagulopathien sind die Hämophilie A (☞ 13.9.2), das Von-Willebrand-Jürgens-Syndrom (☞ 13.9.3) und die Verbrauchskoagulopathie (☞ 13.9.4). Auch bei Vitamin-K-Mangel oder schweren Lebererkrankungen ist die Synthese der Gerinnungsfaktoren gestört
- Für eine Blutungsneigung durch verminderte Thrombozytenzahl (**Thrombozytopenie**, *Thrombopenie*) oder Funktionsstörungen der Thrombozyten (**Thrombozytopathie**, *Thrombopathie*) sind kleine,

		Koagulopathie	Thrombozytopenie, Thrombozytopathie	Vasopathie
Klinik		Hämatome (Blutung in Subkutis und Muskulatur). Bei schweren Formen: Hämarthros (Bluterguss in einem Gelenk)	Stecknadelkopfgroße Blutungen (Petechien). Kleinflächige Kapillarblutungen v.a. der unteren Extremität (Purpura). Flächenhafte Blutungen (Ekchymosen), Schleimhautblutungen	Uncharakteristisch, meist Petechien mit Hautveränderungen und Purpura. Ebenfalls Ekchymosen
Orientierende Diagnostik	Quick	erniedrigt *	normal	normal
	PTT	verlängert **	normal	normal

* Normal bei Mangel an F VIII, IX, XI, XII
** Normal bei F-VII-Mangel

Tab. 13.64: Überblick über Klinik und Diagnostik bei erhöhter Blutungsneigung.

punktförmige Einblutungen **(Petechien)** oder kleinflächige Blutungen **(Purpura)** in Haut und Schleimhäute typisch (☞ 13.9.5)

- Das Beschwerdebild bei Blutungen durch **Vasopathien** (*Gefäßerkrankungen* ☞ 13.9.6) ist uncharakteristisch. Meist sind die Blutungen punktförmig oder kleinflächig
- Die kleinflächigen Hauteinblutungen bei älteren Menschen **(Purpura senilis)** sind durch eine verminderte Widerstandsfähigkeit der Kapillaren bedingt und überwiegend harmlos.

13.9.2 Hämophilie A und B

⚇ **Hämophilie** *(Bluterkrankheit):* Angeborene Koagulopathie, bei der einzelne Gerinnungsfaktoren nicht oder nicht ausreichend gebildet werden können. Schätzungsweise einer von 10 000 Männern ist betroffen, wobei 85 % der X-chromosomal-rezessiv vererbten **Hämophilie A** zuzuordnen sind, bei der die Bildung des Gerinnungsfaktors VIII gestört ist. 15 % gehören zur gleichfalls X-chromosomal-rezessiv vererbten **Hämophilie B,** bei der der Gerinnungsfaktor IX betroffen ist.

⇨ Krankheitsentstehung

Bei den Hämophilien handelt es sich um X-chromosomal-rezessiv vererbte Gerinnungsdefekte. In ca. 30 % ist der genetische Defekt durch Spontanmutationen neu erworben („leere" Familienanamnese über Generationen).

◫ Symptome und Untersuchungsbefund

Aufgrund des X-chromosomalen Erbgangs sind fast alle Hämophile Jungen bzw. Männer. Typischerweise haben sie bereits nach kleinen Verletzungen ausgedehnte Blutungen. Auch Spontanblutungen in Muskelgewebe und in Gelenke sind möglich. Wiederholte Gelenkblutungen führen nicht selten zu irreversiblen Gelenkschäden. Besonders gefährlich sind intrakranielle Blutungen.

Charakteristisch ist, dass die Blutung zunächst aufhört, da die Gefäßreaktion und die Blutstillung intakt sind, aber nach Stunden oder gar Tagen wieder beginnt. Bei leichter Krankheitsausprägung zeigt sich die erhöhte Blutungsneigung nur in Ausnahmesituationen, z.B. als Nachblutung nach Zahnextraktionen oder Operationen.

⌕ Diagnostik

Typischerweise sind bei der Hämophilie die Blutungszeit und der Quick-Wert normal und die PTT stark verlängert. Die definitive Diagnose liefert die Einzelfaktorbestimmung durch ein Speziallabor.

▦ Behandlungsstrategie

Zur Behandlung der Hämophilie stehen heute für beide Krankheitsformen virusinaktivierte und gentechnisch hergestellte (Gerinnungs-)Faktorenkonzentrate) zur Verfügung (z.B. Haemate® HS, Berinin HS®, Kogenate®), die i.v. injiziert werden. Erythrozytenkonzentrate und gefrorenes Frischplasma sind nur bei gleichzeitigem, nicht kompensierbarem Volumenverlust durch die Blutung angezeigt. Nach Operationen muss für mehrere Wochen ein ausreichender Faktorenspiegel aufrechterhalten werden. Schwer Betroffene benötigen evtl. eine prophylaktische Dauerbehandlung.

Bei leichten Formen vermag eine Behandlung mit *Desmopressin* (z.B. Minirin®) den Faktor-VIII-Spiegel für kurze Zeit so anzuheben, dass eine Faktorsubstitution nicht notwendig ist.

Wegen des erhöhten Infektionsrisikos durch zahlreiche Bluttransfusion müssen alle Hämophilie-Kranken gegen Hepatitis B geimpft werden (☞ 16.2.2).

▦ Pflege

Pflege bei erhöhter Blutungsneigung ☞ 13.2.2

Unabdingbar ist außerdem eine psychische Betreuung der Betroffenen:

- Der Patient wird hinsichtlich seiner Lebensführung beraten. Die Möglichkeit der *Heimbehandlung*, bei der der Patient oder dessen Eltern die Injektion der Gerinnungspräparate erlernen und zu Hause selbstständig durchführen, hat die sozialen Probleme dieser Patienten deutlich vermindert. Dennoch bleibt die Belastung hoch. Bei Kindern ist es z.B. sehr schwierig, den richtigen Mittelweg zwischen einer übermäßigen Fürsorge, die aus der Angst vor einer Verletzung hervorgeht, und der Freiheit zu finden, die das Kind zu seiner Entwicklung braucht, die aber mit einem hohen Verletzungsrisiko verbunden ist. Selbsthilfegruppen können den Patienten und seine Angehörigen bei der Problembewältigung unterstützen
- Weitere Beratungsangebote, die zu einem geeigneten Zeitpunkt in Frage kommen, umfassen z.B. eine genetische Beratung und Berufsberatung
- Der Patient sollte einen Notfallausweis bei sich tragen, damit z.B. bei plötzlicher Bewusstlosigkeit keine schädigenden Arzneimittel gespritzt werden.

▤ **Kontaktadresse**
Deutsche Hämophilie Gesellschaft
zur Bekämpfung von Blutungskrankheiten
Halenseering 3
22149 Hamburg
Tel.: 040/6722970
Fax: 040/6724944
eMail: dhg@dhg.de
http://www.dhg.de

Interessengemeinschaft Hämophiler e.V.
Johannesstrasse 38
53225 Bonn (Beuel)
Tel.: 0228/4298955
Fax: 0228/4298966
eMail: info@igh-bonn.de
http://www.igh-bonn.de

🔖 Prognose

Früher erreichten die wenigsten Hämophilie-Patienten das Erwachsenenalter. Durch den heute möglichen Ersatz der fehlenden Gerinnungsfaktoren können fast alle Patienten ein einigermaßen normales Leben führen. Allerdings ist die Behandlung bei Kindern mit ihren häufigen Stürzen und Verletzungen schwieriger.

📎 Durch mangelnde Kenntnis der Übertragungswege und Fehler bei der Virusinaktivierung wurden viele Hämophilie-Kranke im Zeitraum bis 1985 durch verunreinigte Faktorenkonzentrate mit dem HI-Virus infiziert (☞ 16.3.1). 90 % der Patienten mit schwerer Hämophilie, die vor 1985 mit Blutpräparaten behandelt wurden, sind HIV-positiv, mehr als die Hälfte davon verstarb inzwischen.

13.9.3 Von-Willebrand-Jürgens-Syndrom

▣ **Von-Willebrand-Jürgens-Syndrom** *(vWS):* Verminderung, Fehlen oder Funktionsstörung des **von-Willebrand-Faktors** *(vWF)*, der als Trägerprotein von Faktor VIII dient und bei der Thrombozytenaggregation von Bedeutung ist. Daher Störung der Blutstillung *und* der Gerinnungskaskade. Mit einem Vorkommen von fast 1 % häufigste Gerinnungsstörung überhaupt, meist aber symptomarm. In der überwiegenden Mehrzahl autosomal (dominant) vererbt.

Das klinische Bild des **von-Willebrand-Jürgens-Syndroms** *(vWS)* schwankt stark: Die meisten sind nur leicht betroffen, daher wird die Gerinnungsstörung häufig nur zufällig, etwa im Rahmen präoperativer Routineuntersuchungen, festgestellt. In schweren Fällen entspricht die Blutungsneigung der bei Hämophilie. Typischerweise bestehen aber Petechien und flächenhafte Blutungen nebeneinander, die Blutungen treten früher nach Verletzungen auf als bei der Hämophilie, und Gelenkblutungen sind insgesamt seltener.

Je nach genauem Erkrankungstyp können Blutungszeit und PTT sowohl normal als auch verlängert sein. Die Diagnose wird durch Faktorbestimmung gesichert.

In leichten Fällen lässt Desmopressin (z.B. Minirin®) den Faktorspiegel ausreichend ansteigen. Ansonsten sind spezielle Faktorenkonzentrate, die den von-Willebrand-Faktor enthalten (z.B. Haemate® HS), notwendig. Bei Frauen kann die Einnahme von Östrogenen („Pille") die Blutungsneigung oft vermindern.

Pflege ☞ *13.2.2*

13.9.4 **Verbrauchskoagulopathie**

▣ **Verbrauchskoagulopathie** *(Disseminierte intravasale Gerinnung = coagulation, kurz DIC):* Erworbene Gerinnungsstörung, bei der es zunächst zur Bildung von Mikrothromben (kleinste Gerinnsel) in den Gefäßen kommt. Durch den Verbrauch von Gerinnungsfaktoren und Thrombozyten dann teils sehr rasche Entstehung einer *hämorrhagischen Diathese*, d.h. einer gesteigerten Blutungsneigung.

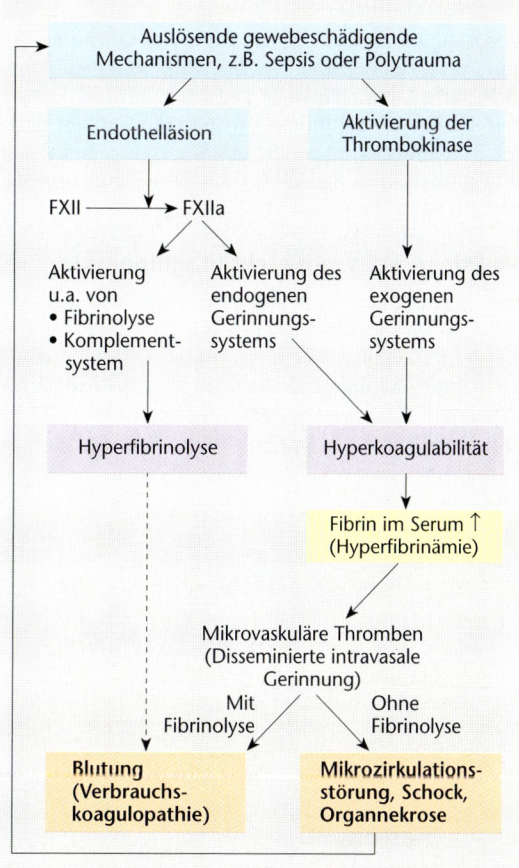

Abb. 13.66: Pathogenese der Verbrauchskoagulopathie in der Schemazeichnung. [L157]

⇨ Krankheitsentstehung

Ursachen einer Verbrauchskoagulopathie können Schockzustände, Sepsis, bösartige Erkrankungen, aber auch Operationen oder geburtshilfliche Komplikationen sein.

✳ Symptome und Untersuchungsbefund

Das voll ausgeprägte Krankheitsbild zeigt sich mit:
- Hämorrhagischer Diathese mit Haut- und Schleimhautblutungen, Nachblutungen z.B. aus Stichkanälen, Magen-Darm-Blutungen, Nieren- oder Gehirnblutungen und
- Gleichzeitigem Organversagen (Niere) infolge von Mikrothromben.

🔎 Diagnostik und Differenzialdiagnose

Anfangs ist die Thrombozytenzahl erniedrigt bei normaler oder sogar verkürzter PTT. In fortgeschrittenen Krankheitsstadien fallen praktisch alle Gerinnungstests pathologisch aus, und als Folge des sekundär gesteigerten Fibrinabbaus lassen sich *Fibrinspaltprodukte* im Blut nachweisen.

▬ Behandlungsstrategie

Vordringlich sind die Behandlung der Grunderkrankung und die allgemeine Schocktherapie (☞ 7.6). In Frühstadien wird Heparin gegeben, um die Thrombenbildung zu verhindern. In späteren Stadien dagegen ist Heparin kontraindiziert. Dann müssen die Gerinnungsfaktoren und evtl. auch Thrombozyten substituiert werden.

🛏 Pflege bei Verbrauchskoagulopathie

Alle gefährdeten Patienten und Patienten während der Therapie werden engmaschig auf mögliche Zeichen einer Blutung (z.B. auch Bauch- oder Kopfschmerzen) beobachtet. Darüber hinaus ist die Kontrolle der Vitalzeichen, insbesondere der Herz-Kreislauf-Funktion und der Atmung, notwendig. Die

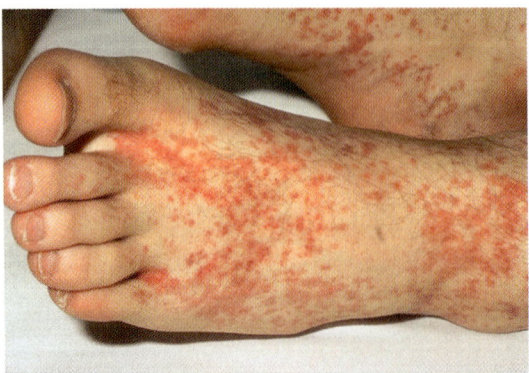

Abb. 13.67: Patient mit stecknadelkopfgroßen Blutungen (Petechien) infolge einer Thrombozytopenie. [T127]

Schwere des zugrunde liegenden Krankheitsbildes zusammen mit der Verbrauchskoagulopathie und ihren Komplikationen (Nieren- oder Lungenversagen) erfordert eine intensivmedizinische Betreuung, evtl. mit Beatmung.

⚕ Prognose

Die Prognose des voll ausgebildeten Krankheitsbildes mit bereits eingetretenen Komplikationen ist schlecht.

13.9.5 Thrombozytär verursachte Blutungen

Sowohl eine **Thrombozytopenie** (zu geringe Thrombozytenzahl) als auch eine **Thrombozytopathie** (Funktionsstörung der Blutplättchen) führen zu erhöhter Blutungsneigung.

⇨ Krankheitsentstehung

Heparininduzierte Thrombozytopenie ☞ *7.9*

Ähnlich wie bei der Erythrozytopenie kann auch bei der *Thrombozytopenie* eine verminderte Produktion oder aber eine verkürzte Überlebenszeit vorliegen:
- Eine verminderte Thrombozytenproduktion ist in erster Linie Folge von Knochenmarkerkrankungen, z.B. Leukämien, oder einer Knochenmarkaplasie nach Arzneimitteln (Zytostatika) oder Bestrahlung
- Antikörperbedingte Thrombozytopenien treten z.B. nach Arzneimitteln oder Infektionen auf (**idiopathische thrombozytopenische Purpura,** kurz *ITP,* auch *Morbus Werlhof* genannt)
- Beim **Hypersplenismus** ist die Zellverminderung durch „Überfunktion" der Milz mit erhöhtem Blutzellabbau bedingt.

Thrombozytopathien sind ganz überwiegend erworbene Störungen. Zugrunde liegen können beispielsweise Arzneimittel (etwa Azetylsalizylsäure und andere nichtsteroidale Antiphlogistika, Antibiotika, Dextrane oder Kalziumantagonisten), eine Niereninsuffizienz, myeloproliferative Erkrankungen (☞ 13.6.8) oder ein Plasmozytom (☞ 13.8.3).

✳ Symptome und Untersuchungsbefund

In der Regel wird die erhöhte Blutungsneigung erst bei Thrombozytenzahlen unter 30 000/µl klinisch manifest. Bei den thrombozytär verursachten Blutungen handelt es sich meist um Petechien.

🔎 Diagnostik und Differenzialdiagnose

Die Diagnose einer Thrombozytopenie lässt sich durch einfache Plättchenzählung stellen. Der Ursachenklärung dienen beispielsweise eine Antikörpersuche oder Knochenmarkuntersuchung. Spezielle Funktionstests ermöglichen den Nachweis einer Thrombozytopathie.

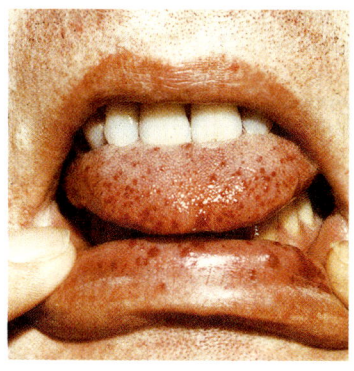

Abb. 13.68: Teleangiektasien an den Lippen und der Zunge bei M. Osler. [E179-168]

und der Nasen- und Mundschleimhaut des Patienten punktförmige Gefäßerweiterungen **(Teleangiektasien),** die im Alter zunehmen. Häufiges Symptom ist Nasenbluten. Selten können bei Gefäßfehlbildungen der inneren Organe lebensbedrohliche Blutungen auftreten.

13.10 Erkrankungen des lymphatischen Systems

Maligne Lymphome ☞ 13.8
Plasmozytom ☞ 13.8.3

13.10.1 Lymphangitis und Lymphadenitis

> **Lymphangitis:** Entzündung der Lymphgefäße in einem Lymphabflussgebiet.
> **Lymphadenitis:** Entzündung der Lymphknoten.

⇨ Krankheitsentstehung

Lymphangitis wie **Lymphadenitis** entstehen durch ausgeprägte lokale Entzündungen in den vorgeschalteten Körperregionen.

Über die regionale Lymphadenitis hinaus können systemische Infektionen, beispielsweise durch bakterielle oder virale Erreger, eine generalisierte Lymphknotenbeteiligung hervorrufen.

Symptome, Befund und Diagnostik

Eine Entzündung der Lymphgefäße zeigt sich durch rote Streifen im Verlauf der Lymphbahnen, die sich zum Körperstamm hin ausbreiten, warm anfühlen und druckschmerzhaft sind. Entzündete Lymphknoten sind vergrößert und ebenfalls druckschmerzhaft. Die Haut über dem betroffenen Lymphknoten kann gerötet und überwärmt sein. In schweren Fällen bilden sich Abszesse, die nach außen ins umliegende Gewebe durchbrechen können. Zusätzlich bestehen oft Fieber und ein beeinträchtigtes Allgemeinbefinden.

Die Diagnose wird meist klinisch gestellt. Bei unklaren Lymphknotenprozessen sollte zum Ausschluss einer malignen Erkrankung eine Lymphknotenpunktion oder -entfernung erfolgen (☞ 14.4.5).

Behandlungsstrategie und Pflege

Häufig lässt sich die zugrunde liegende Entzündung medikamentös, z.B. mit Antibiotika, behandeln. Lymphknotenabszesse werden chirurgisch versorgt.

Das betroffene Körperteil wird ruhig gestellt, gekühlt und wenn möglich hochgelagert. Die weitere Pflege

Behandlungsstrategie

Bei lebensbedrohlichen Blutungen sind **Thrombozytentransfusionen** (☞ Tab. 13.39) erforderlich. Ansonsten hängt die Behandlung von der Ursache der Erkrankung ab.

Bei medikamentös bedingter Thrombozytopenie muss das auslösende Arzneimittel abgesetzt werden. Wegen der immunologischen Genese werden trotz umstrittener Wirksamkeit Glukokortikoide gegeben. Die akute ITP bedarf oft keiner Behandlung und verschwindet in 85 % der Fälle innerhalb von Wochen spontan. Bei schweren chronischen Verlaufsformen sind Glukokortikoide und Immunglobuline (z.B. Sandoglobin®) angezeigt. Kommt es hierunter nicht zu einer Besserung, wird die Milz entfernt. Evtl. können Azathioprin (z.B. Imurek®) oder Cyclophosphamid (z.B. Endoxan®) eingesetzt werden.

Pflege bei Chemotherapie ☞ 14.5.2

13.9.6 Blutungen durch Gefäßerkrankungen

Lokale oder generalisierte Gefäßschädigungen können zu hämorrhagischer Diathese und damit zu spontanen Blutungen führen.

Am häufigsten ist die **Purpura Schoenlein-Henoch.** Von der Erkrankung sind meist Kinder und Jugendliche betroffen. 2 – 3 Wochen nach einem Infekt kommt es zu einer allergischen Gefäßentzündung *(Vaskulitis)* mit Fieber, Gelenk- und Bauchschmerzen. Häufig treten Blutungen in den Magen-Darm-Trakt auf. In 70 % der Fälle besteht eine *Glomerulonephritis* (☞ 11.8), oft mit *Makrohämaturie* (☞ 11.3.3). Auch Arzneimittel oder Nahrungsmittel können die Erkrankung auslösen. In ca. 50 % der Fälle bleibt die Ursache unklar. Lässt sich eine Ursache eruieren, muss diese beseitigt werden, z.B. durch Absetzen eines verdächtigen Arzneimittels. In schweren Fällen werden Glukokortikoide gegeben.

Beim **M. Osler,** einer autosomal-dominant vererbten Erkrankung, finden sich besonders an den Lippen

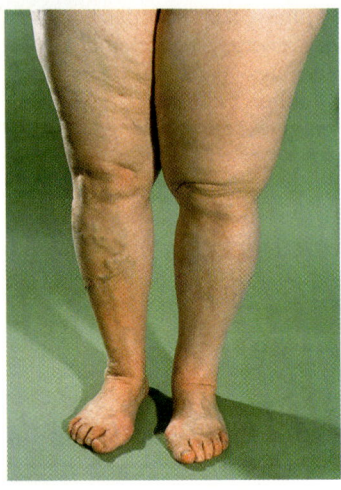

Abb. 13.69: Sekundäres Lymphödem am linken Oberschenkel nach Hysterektomie und Lymphadenektomie wegen eines Karzinoms. [M180]

hängt von der Grunderkrankung ab (z.B. Pflege bei Erysipel ☞ 17.6.4).

Prognose

Mit Abklingen der Entzündung geht auch die Mitbeteiligung der Lymphgefäße und Lymphknoten wieder zurück. Allerdings können wiederholte Lymphgefäßentzündungen zu einem Lymphödem führen (☞ unten); nach einer Lymphknotenentzündung bleibt der betroffene Lymphknoten häufig etwas vergrößert und hart.

13.10.2 Lymphödem

> **Lymphödem:** Chronisches Ödem infolge Beeinträchtigung des Lymphabflusses.

Krankheitsentstehung

Das **primäre Lymphödem** ist angeboren und durch eine Minderentwicklung der Lymphgefäße verursacht.

Dagegen wird das **sekundäre Lymphödem** z.B. durch ärztliche Maßnahmen, Entzündungen (z.B. Erysipel)

Stadium	Klinische Merkmale
Stadium 0	Keine klinischen Symptome, aber herabgesetzte Transportkapazität der Lymphgefäße
Stadium I	Weiches Ödem mit Dellenbildung beim Eindrücken, (noch) keine Gewebeveränderung, reversibel
Stadium II	Härter werdendes Ödem, kaum noch Dellenbildung, Verhärtung des Gewebes durch Fibrose = Bindegewebsvermehrung, teilweise reversibel
Stadium III	Elephantiasis mit charakteristischen Hautveränderungen, irreversibel

Tab. 13.70: Klinische Stadien des Lymphödems.

oder Tumoren *(malignes Lymphödem)* verursacht, welche die Lymphgefäße und Lymphknoten mechanisch verlegen oder zerstören. Therapiemaßnahmen, die häufig ein Lymphödem zur Folge haben, sind Strahlentherapien oder die Entfernung der weiblichen Brust mit Ausräumung der Achselhöhle wegen eines Mammakarzinoms.

Symptome und Untersuchungsbefund

Der Patient klagt über Spannungs- und Schweregefühl sowie häufig über Brennen und Bewegungseinschränkung der betroffenen Körperregion, oft der Extremitäten. Das Lymphödem ist typischerweise blass, teigig (später hart) und schmerzlos. Auf Fingerdruck bleibt keine Delle zurück, und im Gegensatz zum venös bedingten Ödem (☞ auch 7.3.2) sind bei einem Lymphödem der unteren Extremität auch die Zehen geschwollen. Kennzeichnend sind außerdem vertiefte Hautfalten. Schwerste Fälle mit unförmiger Schwellung der gestauten Körperregion werden als **Elephantiasis** bezeichnet.

Diagnostik und Differenzialdiagnose

Die Diagnose ist, vor allem bei einem Erysipel, Operationen oder einer Strahlentherapie in der Anamnese, klinisch möglich. Manchmal sind Spezialuntersuchungen (z.B. *Lymphszintigraphie, indirekte Lymphographie* oder CT) erforderlich.

Behandlungsstrategie

Soweit möglich, wird die zugrunde liegende Erstkrankung behandelt. In fortgeschrittenen Stadien und bei Erfolglosigkeit der konservativen Therapie (☞ Pflege) kann evtl. eine Operation angezeigt sein.

Pflege bei Lymphödem

Komplexe physikalische Entstauungstherapie (KPE)
Die Pflege bei Lymphödemen ruht auf den vier Säulen
- Manuelle Lymphdrainage
- Hautpflege
- Kompression
- Bewegungstherapie.

Begonnen wird mit einer intensiven Behandlungsphase, um das Ödem und evtl. die Fibrose zu vermindern. Die dann folgenden Phasen sollen das erreichte Ergebnis sichern, wobei je nach Krankheitsstadium abermalige intensive Behandlungen zwischengeschaltet werden.

Manuelle Lymphdrainage
Die **manuelle Lymphdrainage** ist eine Sonderform der Streichmassage (☞ 2.8.3), die von speziellen *Lymphtherapeuten* durchgeführt wird. Ein malignes

Lymphödem ist eine relative Kontraindikation für die manuelle Lymphdrainage, d.h. im Einzelfall wird abgewogen, ob das Lymphödem oder die Gefahr einer Verschleppung von Tumorzellen schwerer wiegt. Ist z.B. bei einer Patientin mit einem Mammakarzinom die Metastasierung schon gesichert, kann eine Lymphdrainage zur Beschwerdelinderung angebracht sein.

Hautpflege

Gute **Hautpflege** hält die Haut geschmeidig und beugt Hauteinrissen vor. Daher wird zum Waschen keine „normale" Seife verwendet, da diese den physiologischen Säureschutzmantel der Haut zerstört. Hitze und Kälte führen über eine Durchblutungssteigerung (bei Kälte reaktive Hyperämie) zu einer Verstärkung des Ödems. Deshalb sind für die Patienten heiße Bäder oder Wickel, Sonnenbäder und Saunagänge ebenso verboten wie Kälteanwendungen, z.B. Eispackungen.

Kompression

Um das Ödem zu vermindern, erfolgt anfangs die **Kompression** durch Bandagen. Nachdem das Ödem so weit wie möglich reduziert wurde, erlauben auch **elastische Kompressionsstrümpfe** für die Beine sowie ebenfalls nach Maß gefertigte **Kompressionshandschuhe** und **-ärmel** (mit unterschiedlichen Fingerlängen, bis zum Handgelenk, zum Unterarm oder zum Oberarm reichend) eine Kompression.

Bewegungstherapie

Häufig ist eine **Bewegungstherapie** mit speziellen gymnastischen Übungen in Abhängigkeit von der Lo-kalisation des Ödems angezeigt. Überanstrengung und Ermüdung sowie monotone Belastungen der betroffenen Region wie z.B. langes Schreibmaschinetippen beim Armödem sind ungünstig.

> **Pflegende informieren den Patienten, dass**
> - Einengende oder abschnürende Kleidungsstücke wie etwa Ärmel oder Strümpfe mit Gummibündchen das Lymphödem verschlechtern und daher eher nicht getragen werden sollten. Gleiches gilt auch für bestimmte Körperhaltungen wie etwa übereinander geschlagene Beine oder langes Sitzen oder Stehen bei einem Beinödem
> - Zwischenzeitliche Hochlagerung der betroffenen Extremität einen Lymphabfluss fördert
> - Verletzungen der betroffenen Extremität, etwa durch Nagelpflege oder kleinere Unfälle in Haus und Garten, unverzüglich behandelt und sorgfältig gepflegt werden sollten. Aus Rücksicht auf mögliche Verletzungen sollte deshalb auch auf Barfußgehen verzichtet werden
> - Keine Injektionen, keine Blutabnahmen und Blutdruckmessungen an der betroffenen Extremität vorgenommen werden.

Patienteninformation

Häufig können Lymphödeme durch konservative Behandlung, ggf. auch in Spezialkliniken, entscheidend gebessert werden. Voraussetzung ist, dass diese möglichst früh einsetzt – wenn das Ödem noch weich ist – und über Monate hinweg konsequent durchgeführt wird. Beim malignen Lymphödem entscheidet die Grunderkrankung über die Prognose.

Wiederholungsfragen

1. Wie sieht der Lebenszyklus eines Erythrozyten aus? (☞ 13.1.1)

2. In welchen Stufen dichtet das Gerinnungssystem physiologischerweise bei Blutungen die Gefäße wieder ab? (☞ 13.1.3)

3. Was ist bei der Pflege von Patienten mit erhöhter Blutungsneigung zu beachten? (☞ 13.2.2)

4. Welche Symptome kennzeichnen die Anämie? (☞ 13.3.2)

5. Wodurch ist die bei vielen hämatologischen Erkrankungen zu beobachtende Infektionsneigung bedingt? (☞ 13.3.3)

6. Wie unterscheiden sich in der Regel entzündliche von malignen Lymphkontenvergrößerungen? (☞ 13.3.4)

7. Wie wird eine Bestimmung der BSG durchgeführt? (☞ 13.4.2)

8. Worauf deutet eine erhöhte BSG hin? (☞ 13.4.2)

9. Welche Parameter werden beim Differenzialblutbild bestimmt? (☞ 13.4.3)

10. Was versteht man unter dem roten Blutbild? (☞ 13.4.3)

11. Worüber gibt das weiße Blutbild Auskunft? (☞ 13.4.3)

12. Was sind Blutgruppensysteme, und welches sind die beiden wichtigsten? (☞ 13.4.4)

13. Wie funktioniert der direkte Coombs-Test, wie der indirekte? (☞ 13.4.4)

14. Was soll durch die Kreuzprobe ausgeschlossen werden? (☞ 13.4.4)

15. Welche Materialien werden für den Bedside-Test bereitgestellt? (☞ 13.4.4)

16. Welches sind die häufigsten Gerinnungstests, und bei welchen Fragestellungen werden sie bevorzugt durchgeführt? (☞ 13.4.5)

17. Was ist bei der Blutabnahme für Gerinnungstests besonders zu beachen? (☞ 13.4.5)

18. Welche Aufgaben haben Pflegende bei Knochenmarkpunktionen? (☞ 13.4.6)

19. Welches sind die Hauptgefahren bei der Gabe von Blutprodukten? (☞ 13.5.1)

20. Wie bereiten die Pflegenden eine Transfusion vor? (☞ 13.5.1)

21. Worauf ist bei der Überwachung von Patienten während einer Bluttransfusion zu achten? (☞ 13.5.1)

22. Was geschieht bei einer Knochenmarktransplantation, was bei einer peripheren Blutstammzelltransplantation? (☞ 13.5.2)

23. Welches sind die Hauptkomplikationen nach Knochenmark- oder Stammzelltransplantation, und welche pflegerischen Konsequenzen ergeben sich hieraus? (☞ 13.5.2)

24. Welche Maßnahmen sind wichtig bei der Pflege von Kranken mit Eisenmangelanämie? (☞ 13.6.2)

25. Welche Symptome weisen auf einen Vitamin-B_{12}-Mangel als Ursache einer Anämie hin? (☞ 13.6.4)

26. Was versteht man unter einer aplastischen Anämie? (☞ 13.6.5)

27. Was versteht man unter hämolytischen Anämien, und welche großen Gruppen werden unterschieden? (☞ 13.6.7)

28. Wodurch sind Patienten mit Polyglobulie gefährdet? (☞ 13.6.8)

29. Welche Symptome können auf eine akute Leukämie hinweisen? (☞ 13.7.2)

30. Welches sind die Grundprinzipien in der Behandlung akuter Leukämien? (☞ 13.7.2)

31. Wie wird ein Patient mit chronisch-lymphatischer Leukämie behandelt und gepflegt? (☞ 13.7.3)

32. Was sind maligne Lymphome? (☞ 13.8)

33. Welche typischen diagnostischen Merkmale kennzeichnen das Plasmozytom? (☞ 13.8.3)

34. Welches sind die drei großen Ursachengruppen einer erhöhten Blutungsneigung (mit je einem Beispiel), und wie lassen sich diese klinisch näherungsweise differenzieren? (☞ 13.9.1 – 13.9.6)

35. Welches sind die Leitsymptome einer Hämophilie A, wie wird die Erkrankung behandelt und wie wird der Patient bzw. seine Angehörigen bezüglich der allgemeinen Lebensführung beraten? (☞ 13.9.2)

36. Was ist das Van-Willebrand-Jürgens-Syndrom, wie unterscheidet es sich von der Hämophilie? (☞ 13.9.3 und 13.9.2)

37. Was versteht man unter Verbrauchskoagulopathie? (☞ 13.9.4)

38. Welche thrombozytär verursachten Blutungen gibt es? (☞ 13.9.5)

39. Welche Pflegemaßnahmen führen die Pflegenden bei einem Patienten mit einer Lymphangitis am Bein durch? (☞ 13.10.1)

40. Welche Aspekte stehen bei der Pflege von Patienten mit Lymphödem im Vordergrund? (☞ 13.10.2)

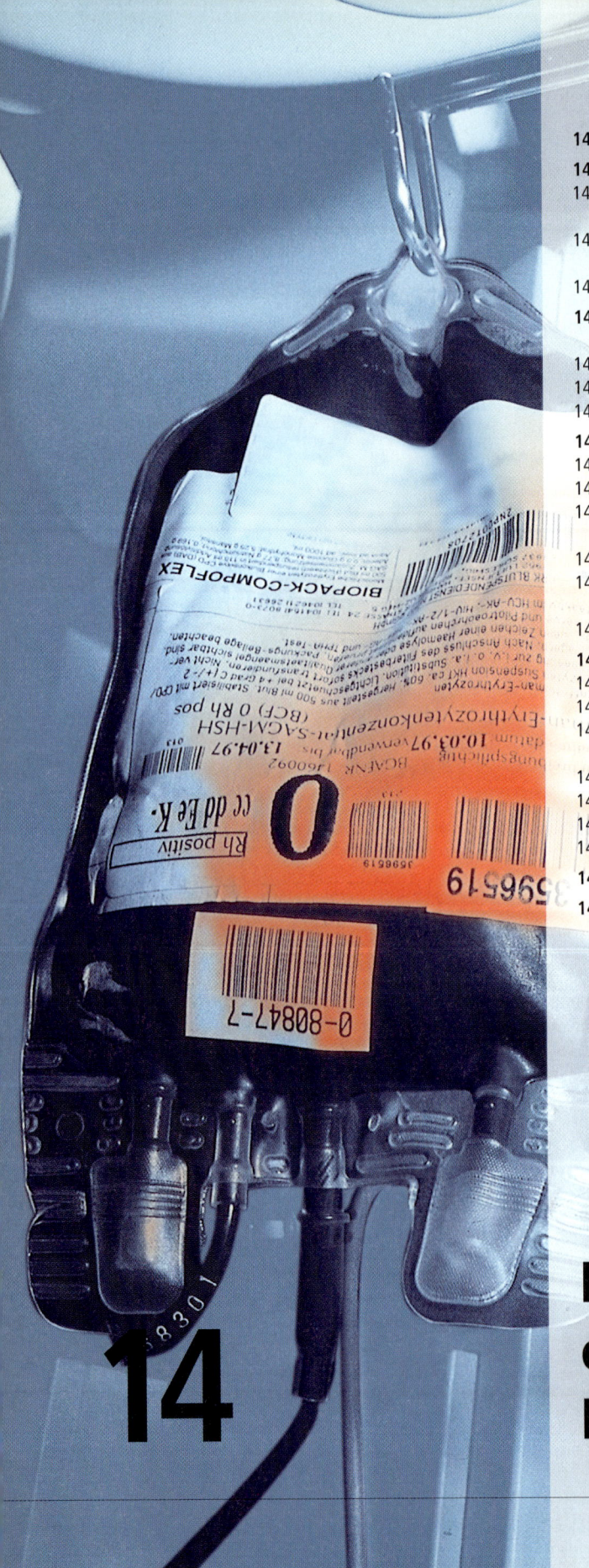

14

Pflege bei onkologischen Erkrankungen

Das medizinische Fachgebiet

> 📖 **Onkologie:** Berührt als Lehre von den **Tumoren** einschließlich ihrer Entstehung, Prophylaxe, Erkennung und Behandlung alle Gebiete der Medizin.
>
> Im engeren Sinn bezeichnet man mit Onkologie heute die *Internistische Onkologie*. Im Bereich der Tumoren des Blut bildenden Systems ist die Internistische Onkologie eng mit der Hämatologie (☞ Kapitel 13) verknüpft, mit der sie auch zu einem Teilgebiet der Inneren Medizin zusammengefasst ist.
>
> **Tumor** *(Geschwulst):* Im weiteren Sinne jede örtlich umschriebene Anschwellung (z.B. auch durch eine Entzündung). Im engeren Sinne Gewebevermehrung durch überschießendes, unkontrolliertes Zellwachstum.

14.1 Grundlagenwissen in der Onkologie

Krebsursachen und Phasen der Krebsentstehung

Man geht heute davon aus, dass die Entwicklung maligner (bösartiger) Tumoren in drei Stufen abläuft:

Initiierungsphase

In der **Initiierungsphase** erfolgt die eigentliche Geschwulstanlage, d.h. die unumkehrbare **Transformation** (Umwandlung) einer normalen Körperzelle in eine maligne entartete Zelle. Dabei wird die genetische Information im Zellkern geändert und in der Folge an alle Nachkommen weitergegeben.

> 📖 Ein (maligner) Tumor entsteht höchstwahrscheinlich aus einer *einzigen* transformierten Zelle.

Die molekularen Mechanismen der Initiierung waren in den letzten zwei Jahrzehnten Gegenstand intensiver Forschungen. Nach heutigem Kenntnisstand kommt es z.B. durch ionisierende Strahlung (☞ 14.5.4), Chemikalien (etwa im Tabak) oder bestimmte *Tumorviren* (**Onkoviren**, *onkogene Viren*), aber auch spontan zu Veränderungen der DNA einer Zelle. Dabei führen jedoch nicht alle Mutationen zu cinem Tumor, sondern nur solche in kritischen Bereichen, die oft auch als **Tumorgene** *(Krebsgene)* bezeichnet werden.

- **Onkogene** fördern die Entstehung eines Tumors. Sie entstehen durch Mutation aus **Protoonkogenen**, die physiologischer Bestandteil der DNA und meist an der Wachstumsregulation der Zelle beteiligt sind. Jeder Mensch besitzt nun zwei „Kopien" *(Allele)* jedes Protoonkogens, eine von der Mutter und eine vom Vater. Die Mutation *eines* Allels zum Onkogen reicht bereits aus, um z.B. zu einer „Daueraktivierung" der Zelle zu führen, die Onkogene wirken also *dominant*. Onkogene spielen eine wichtige Rolle in der Entstehung *sporadischer* (vereinzelt auftretender) Tumoren

- **Tumorsuppressorgene** *(Antionkogene)* hemmen die Entstehung eines Tumors. Sie gehören ebenfalls zur normalen genetischen Information des Menschen und sind wahrscheinlich an der Regulation von Zellwachstum, Zellalterung und Zelldifferenzierung sowie den DNA-Reparaturfunktionen beteiligt. Insgesamt wirken sie wachstumshemmend. Diese Wachstumshemmung kann – im Gegensatz zu den Verhältnissen bei den Onkogenen – nur durch Mutationen in *beiden* Allelen des Tumorsuppressorgens aufgehoben werden, da die Tumorsuppressorgene *rezessiv* sind. Tumorsuppressorgene sind nach heutigem Kenntnisstand bedeutsam v.a. bei *familiären* Tumorerkrankungen: Eine Mutation *(Keimbahnmutation,* also in *allen* Körperzellen vorhanden) erben die Betroffenen bereits von einem Elternteil, die zweite, *somatische* Mutation erwerben sie während ihres Lebens

- Mutationen im Bereich der ebenfalls rezessiven **Mutatorgene** führen zu einer verminderten Fähigkeit der Zelle, DNS-Schäden zu reparieren, sowie zu einem gehäuften Auftreten weiterer Mutationen. Viele Autoren rechnen die Mutatorgene auch zu den Tumorsuppressorgenen.

Heute gehen die Wissenschaftler davon aus, dass *mehrere* Mutationen im Bereich von Protoonkogenen, Tumorsuppressorgenen und/oder Mutatorgenen zur Ausbildung eines Tumors erforderlich sind. Diese **Mehrschritt-Hypothese** ist insbesondere an Dickdarmtumoren gut belegt.

> 📖 Wahrscheinlich beruhen ca. 10 % aller Krebserkrankungen auf einer erblichen Tumordisposition. Besonders bekannt sind der familiäre Brustkrebs (BRCA1- und BRCA2-Gen) und das familiäre kolorektale Karzinom ohne Polypen (MLH1- und MSH2-Gen). Aufgrund molekulargenetischer Untersuchungen können heute die Anlageträger bestimmter familiärer Tumoren identifiziert werden, bevor es zur manifesten Tumorerkrankung gekommen ist. Dies birgt einerseits große Chancen, z.B. für die – noch gesunden – Anlageträger durch entsprechende Früherkennungsuntersuchungen, andererseits aber auch enorme Gefahren und erhebliche ethische Konflikte. Absolute Freiwilligkeit der Tests, fachgerechte humangenetische Beratung und ggf. psychologische Betreuung der Betroffenen sind unabdingbar.

Promotionsphase

In der **Promotionsphase** kommt es aufgrund der Wachstumsstörung der transformierten Zellen zu einer stärkeren Vermehrung der Krebszellen als der gesunden Zellen. Das normale Gleichgewicht zwischen Zellaufbau und Zellabbau ist bereits gestört, die Tumorzellen haben sich der Kontrolle durch den Organismus teilweise oder ganz entzogen. Die molekularen Veränderungen werden gegen Ende dieser Phase mikroskopisch sichtbar, z.B. in Kernveränderungen und Verlust der Differenzierung. Tumor-Wissenschaftler nehmen an, dass die Promotionsphase ca. 15 – 20 Jahre dauert.

Progressionsphase

Die **Progressionsphase** ist gekennzeichnet durch Invasion und Metastasierung, der Tumor wird klinisch manifest und bildet die typischen Merkmale der **Malignität** *(Bösartigkeit)* aus. **Invasion** bezeichnet dabei das Überschreiten normaler Gewebeschranken (z.B. der Basalmembran) und Eindringen in Nachbargewebe, **Metastasierung** das Setzen von *Tochtergeschwülsten* in anderen Organen (Details ☞ unten). Für Invasion und Metastasierung sind wahrscheinlich weitere Mutationen mit ähnlichen molekularen Mechanismen wie oben beschrieben erforderlich.

> 📖 Wissenschaftler sehen die Tumorentwicklung heute als Folge einer Reihe von genetischen Veränderungen.

Karzinogene und Risikofaktoren

Karzinogene *(Kanzerogene, Krebs erzeugende Stoffe)* erhöhen die Häufigkeit maligner Tumoren durch Transformation normaler Zellen in Krebszellen oder Verkürzung der Promotionsphase. Die molekularen Mechanismen sind dabei nur zum Teil bekannt.
- **Chemische Kanzerogene** sind etwa ein Teil der in Zigarettenrauch und Autoabgasen vorkommenden *polyzyklischen aromatischen Kohlenwasserstoffe (PAK)*, z.B. Benzpyren oder Dibenzanthracen. Auch *aromatische Amine, Nitrosamine* und verschiedene *chemische Elemente* wie beispielsweise Cadmium oder Arsen und ihre Verbindungen sind kanzerogen. Streng genommen handelt es sich aber bei einem Teil der genannten Substanzen um **Prokanzerogene,** die – vergleichbar den Prodrugs (☞ 2.2.6) – erst im Organismus in die aktive Form überführt werden
- Zu den **physikalischen Kanzerogenen** zählen die ionisierende Strahlung und das UV-Licht

- Die *Aflatoxine* (Schimmelpilzgifte) beispielsweise werden von einigen Wissenschaftlern den **natürlichen Kanzerogenen** zugeordnet. Auch *onkogene Viren* können die DNA verändern und zu Tumoren führen. Den *humanen Papillomviren* z.B. wird eine bedeutende Rolle insbesondere bei der Entstehung von Genitalkrebsen zugeschrieben.

Tumor-Risikofaktoren sind diejenigen (ungünstigen) Bedingungen, welche die Wahrscheinlichkeit des Auftretens eines bestimmten Geschwulst deutlich erhöhen. Der Begriff bezeichnet einen *statistischen* Zusammenhang, sagt aber nichts über die Ursache dieses Zusammenhangs aus. Um Risikofaktoren beschreiben zu können, werden meist verschiedene Bevölkerungsgruppen miteinander verglichen, die sich in möglichst nur *einem* Merkmal (etwa Raucher und Nichtraucher) unterscheiden.

Einteilung von Tumoren

Tumoren können nach verschiedenen Kriterien eingeteilt werden. Für die Praxis besonders wichtig ist die Differenzierung nach ihrem biologischen Verhalten und ihrem Ursprungsgewebe.

Einteilung nach dem biologischen Verhalten
Nach ihrem biologischen Verhalten unterscheidet man gut- und bösartige Tumoren:
- **Benigne** *(gutartige)* **Tumoren** wachsen langsam und **expansiv** (verdrängend), d.h., sie schieben das umgebende Gewebe zur Seite, ohne hineinzuwachsen. Ihre Zellen sind meist gut differenziert. Benigne Tumoren setzen keine Metastasen und sind nur selten lebensbedrohlich, z.B. im Hirnstammbereich durch die unmittelbare Nähe zu lebensnotwendigen Zentren
- **Maligne** *(bösartige)* **Tumoren,** oft allgemein als *Krebs* bezeichnet, wachsen meist schnell und **invasiv** *(infiltrierend)*, d.h., sie brechen in benachbarte Gewebe ein und zerstören sie letztlich. Die Zellen sind mehr oder weniger entdifferenziert. Im weiteren Krankheitsverlauf setzen sie in aller Regel Metastasen und bedrohen das Leben des Erkrankten
- **Semimaligne Tumoren** wachsen zwar lokal infiltrierend, bilden aber keine Metastasen.

	Benigner (gutartiger) Tumor	Maligner (bösartiger) Tumor
Größenzunahme	Expansives, meist langsames Wachstum	Invasives, meist schnelles Wachstum
Abgrenzung	Tumor scharf begrenzt	Tumor unscharf begrenzt
Verschieblichkeit	Gegen Umgebung gut verschieblich	Mit Umgebung „verbacken"
Funktion	Funktionelle Leistungen meist erhalten	Verlust funktioneller Leistungen
Histologie	Zellen differenziert mit wenigen Mitosen	Zellen entdifferenziert, meist mit vielen Mitosen
Metastasen	Keine Metastasierung	Metastasierung
Gefährlichkeit	Nur selten lebensbedrohlich	Ohne Behandlung fast immer tödlich

Tab. 14.1: Benigne und maligne Tumoren im Vergleich.

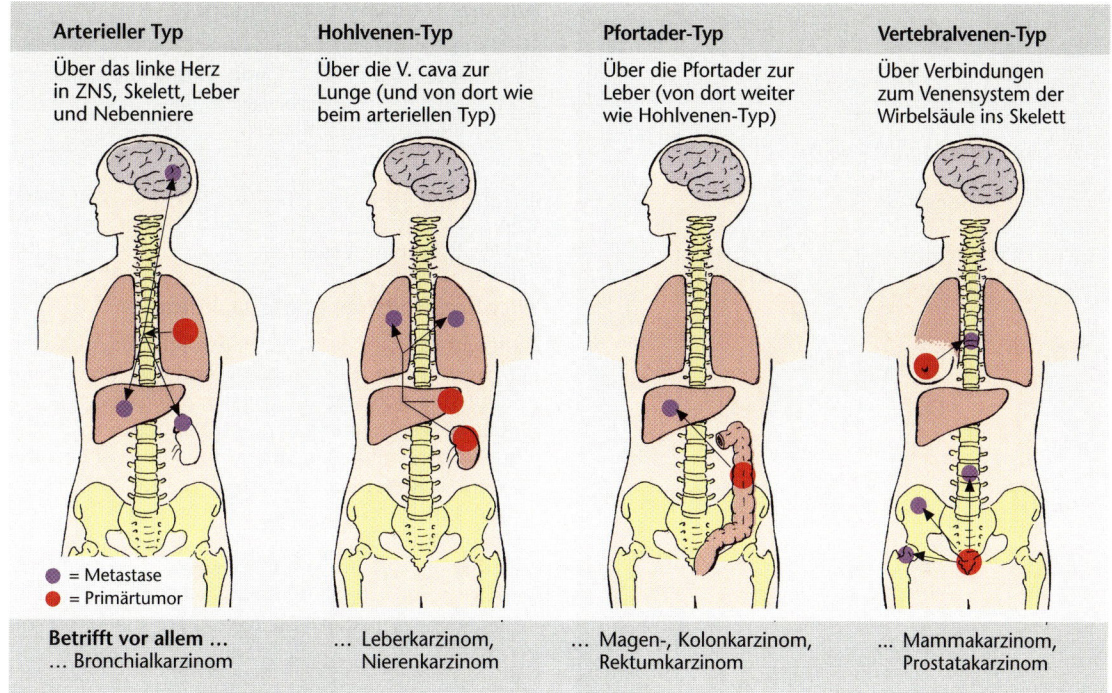

Abb. 14.2: Die häufigsten Typen der hämatogenen Metastasierung. [A400-190]

Die Ausführungen in diesem Kapitel konzentrieren sich auf die malignen Tumoren. Benigne Tumoren werden nur am Rande erwähnt.

Einteilung nach dem Ursprungsgewebe

Histologisch werden die Tumoren nach ihren *Ursprungsgeweben* eingeteilt.

Aus Epithelgewebe hervorgegangene maligne Tumoren heißen **Karzinome,** wobei nochmals *Adenokarzinome* (Ursprung Drüsenepithel), *Plattenepithelkarzinome* (Ursprung Plattenepithel) und *Urothelkarzinome* (Ursprung Urothel) unterschieden werden.

Aus Mesenchymgewebe hervorgegangene maligne Tumoren werden **Sarkome** genannt. *Liposarkome* entstammen beispielsweise dem Fettgewebe, *Myosarkome* der Muskulatur, *Chondrosarkome* dem Knorpelgewebe.

Auch gutartige Tumoren werden nach ihrem Ursprungsgewebe benannt, z.B. bezeichnet „Myom" einen gutartigen Tumor der Muskulatur.

TNM-Klassifikation ☞ *14.4.6*

Metastasierung

Ein wesentliches Kennzeichen maligner Tumoren ist die **Metastasierung** (*Filialisierung,* lat. filia = Tochter), d.h. die Bildung von *Tochtergeschwülsten* (**Metastasen)** in primär nicht betroffenen Organen oder Organbezirken.

Die Metastasierung ist ein äußerst komplexer Prozess: Die Tumorzellen des **Primärtumors** (zuerst entstandener Tumor) lösen sich aus dem Zellverband, dringen in versorgende Gefäße ein, werden mit dem Lymph- oder Blutstrom verschleppt und bleiben im nächsten Kapillargebiet hängen. Dort heften sie sich an die Kapillarwand, durchdringen sie und wachsen im umliegenden Gewebe zu einer Metastase aus. Diese Vorgänge sind an eine Reihe von Voraussetzungen gebunden, etwa die Beweglichkeit der Tumorzellen. Hierfür werden eine Reihe genetischer Veränderungen und entsprechende Gene (z.B. Metastasierungs- und Antimetastasierungsgene) verantwortlich gemacht, die einzelnen (molekularen) Mechanismen sind aber zurzeit noch unbekannt.

Metastasierungswege

Folgende verschiedene **Metastasierungswege** werden unterschieden:

- Bei der **lymphogenen Metastasierung** gelangen Tumorzellen mit der Lymphe in die regionalen Lymphknoten und werden darin festgehalten. Wenn sie sich dort vermehren, entsteht eine **Lymphknotenmetastase.** In der Folge können Tumorzellen in größere Lymphbahnen und von dort über die V. cava in den Blutkreislauf gelangen (☞ 13.1.5)
- Bei der **hämatogenen Metastasierung** brechen Tumorzellen in Blutgefäße ein, werden mit dem Blut verschleppt und bleiben meist im nächsten Kapillarnetz hängen. Tumorzellen aus Leber, Niere oder Schilddrüse beispielsweise werden über die V. cava inferior oder superior ins Herz gespült (deswegen

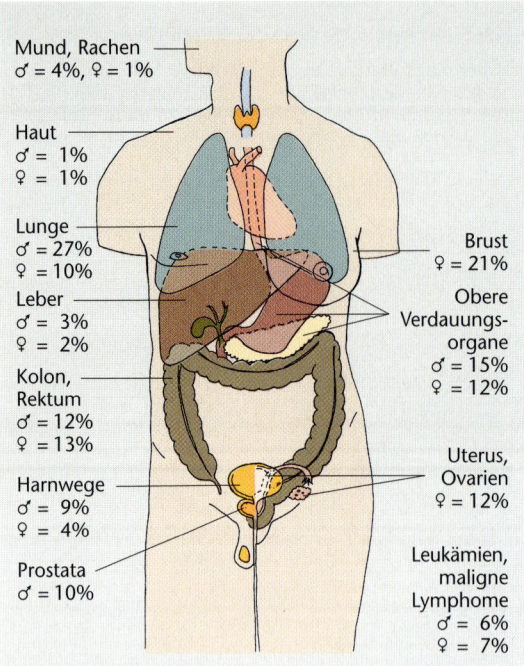

Mund, Rachen
♂ = 4%, ♀ = 1%

Haut
♂ = 1%
♀ = 1%

Lunge
♂ = 27%
♀ = 10%

Leber
♂ = 3%
♀ = 2%

Kolon,
Rektum
♂ = 12%
♀ = 13%

Harnwege
♂ = 9%
♀ = 4%

Prostata
♂ = 10%

Brust
♀ = 21%

Obere
Verdauungs-
organe
♂ = 15%
♀ = 12%

Uterus,
Ovarien
♀ = 12%

Leukämien,
maligne
Lymphome
♂ = 6%
♀ = 7%

Abb. 14.3: Die Abbildung zeigt die häufigsten malignen Erkrankungen der Frau und des Mannes (nach Statistiken der häufigsten Krebstodesursachen 1997). Ihre optimale Behandlung erfordert fast immer die Zusammenarbeit mehrerer medizinischer Disziplinen. [A400-215]

Hohlvenen-Metastasierungstyp) und erreichen nach der Herzpassage die kleinen Lungengefäße. Gelingt den Tumorzellen im Kapillarbett der Lunge ein Einwachsen in die Gefäßwand und nachfolgend in die Umgebung, bildet sich eine Lungenmetastase aus. Tumorzellen aus bösartigen Tumoren des Magen-Darm-Traktes metastasieren hämatogen v.a. über die Pfortader in die Leber *(Pfortader-Metastasierungstyp)* und von dort (seltener) in die Lunge. Bei einem Bronchialkarzinom der Lunge gelangen Tumorzellen über das linke Herz in den Körperkreislauf und siedeln sich dann am häufigsten in Leber oder Knochen an *(arterieller Metastasierungstyp)*. Die vier häufigsten Typen der hämatogenen Metastasierung zeigt Abb. 14.2

- Auch eine Metastasierung innerhalb seröser Höhlen, z.B. der Bauch- oder der Pleurahöhle ist möglich. Man spricht dann meist von **Implantationsmetastasen.** Gelangen Tumorzellen in den Liquor, so können sie innerhalb der liquorgefüllten Räume des ZNS Metastasen bilden.

Erfahrungsgemäß lassen sich Metastasen in einigen Organen (z.B. Leber, Knochen) besonders oft beobachten, wobei bestimmte Primärtumoren besonders häufig in bestimmte Organe metastasieren. Die Ursachen hierfür sind bis heute noch nicht genau bekannt, hämodynamische Gründe allein reichen zur Erklärung nicht aus.

Häufige maligne Erkrankungen

1997 starben in Deutschland rund 210 000 Menschen an malignen Tumoren. Damit waren onkologische Erkrankungen die zweithäufigste Todesursache nach Herz-Kreislauf-Erkrankungen.

Abb. 14.3 zeigt die häufigsten malignen Erkrankungen der Frau und des Mannes, Tab. 14.4 gibt einen Überblick über die in diesem Buch behandelten bösartigen Erkrankungen.

Wichtige Begriffe in der Onkologie

Einige in der Onkologie gebräuchliche Begriffe werden in anderen Fachgebieten kaum verwandt und deshalb hier näher erläutert. Hierzu gehören:

- **Staging:** Bestimmung der Ausdehnung eines malignen Tumors und seine Einordnung in ein entsprechendes Klassifikationssystem (z.B. TNM-System ☞ 14.4.6)
- **Chemotherapie:** Bezeichnet in der Onkologie die medikamentöse Behandlung mit **Zytostatika.** Zytostatika sind Arzneimittel, welche die Tumorzellen irreversibel schädigen oder zerstören sollen (Details ☞ 14.5.2)

Maligner Tumor	Details ☞
Alveolarzellkarzinom	8.8.2
Analkarzinom	9.9.9
Bronchialkarzinom	8.8.2
Gallenblasen-/Gallengangkarzinom	10.6.6
Hepatozelluläres Karzinom	10.5.7
Hodgkin-Lymphom	13.8.1
Kolorektales Karzinom	9.7.8
Lebermetastasen	10.5.7
Leukämie	13.7.1
Lungenmetastasen	8.8.3
Magenkarzinom	9.6.4
Maligne Herztumoren	6.10.2
Malt-Lymphom des Magens	9.9.5
Medulläres Karzinom	12.4.6
Nebennierenkarzinom	12.6.1, 12.6.3
Nebenschilddrüsenkarzinom	12.5.1
Nierenzellkarzinom	11.16.2
Non-Hodgkin-Lymphom	13.8.2
Ösophaguskarzinom	9.5.5
Pankreaskarzinom	10.7.3
Plasmozytom	13.8.3
Pleuramesotheliom	8.11.3
Schilddrüsenkarzinom	12.4.6

Tab. 14.4: Überblick über die in diesem Buch abgehandelten Tumoren.

- **Remission:** Objektiv messbare Rückbildung der Tumorherde. Unterschieden werden
  - **Teilremission** *(partielle Remission): Deutliches* Ansprechen eines Tumors auf die Behandlung (in aller Regel definiert als Rückgang der messbaren Tumorparameter um mindestens 50 %). Es sind aber weiterhin Tumorzeichen und/oder klinische Symptome vorhanden
  - **Vollremission** *(komplette Remission, anscheinende Heilung):* Der Tumor ist nach der Behandlung nicht mehr nachweisbar, und der Patient ist frei von durch den Tumor ausgelösten Beschwerden. Dies bedeutet aber nicht, dass der Patient endgültig geheilt ist, da winzige Tumorzellnester verblieben sein und – manchmal erst nach vielen Jahren – zu einem **Tumorrezidiv** *(Wiederauftreten des Tumors)* führen können
- **5-Jahres-Überlebensrate:** Anteil der Patienten mit einer bestimmten Erkrankung in Prozent, die nach 5 Jahren (meist gerechnet ab Diagnosestellung) noch *leben* (mit oder ohne Tumor). Aber auch die **tumorfreie 5-Jahres-Überlebensrate** ist *nicht* identisch mit der **Heilungsrate** eines Tumors, da Tumorrezidive noch mehr als 10 Jahre nach der Vollremission auftreten können. Deshalb wird vielfach auch nicht von „Geheilten", sondern von **Langzeitüberlebenden** gesprochen.

14.2 Pflege in der Onkologie

Insbesondere jüngere Patienten geraten durch ihre Tumorerkrankung plötzlich und unvorbereitet in eine fundamentale Lebenskrise. Im Gegensatz zu vielen älteren Patienten mit chronischen Erkrankungen haben sie sich mit einem langen Kranksein und/oder absehbaren Sterbenmüssen noch nicht auseinander gesetzt. Die Pflegenden sind in dieser Krise wichtige Begleiter.

14.2.1 Patientenaufklärung und psychische Betreuung bei Tumorerkrankungen

Mit der Diagnose „Krebs" verbinden fast alle Menschen Siechtum und Tod, und praktisch jeder hat einen Bekannten oder Verwandten, der an Krebs verstorben ist. Für viele Menschen ist die Krebsdiagnose auch der Anlass, sich erstmals mit der eigenen Sterblichkeit zu beschäftigen. Allerdings ist die Voraussetzung für eine bewusste Auseinandersetzung mit der Erkrankung und dem möglichen Tod, dass der Patient über die Diagnose aufgeklärt worden ist.

Die Aufklärung ist Aufgabe des Arztes; er entscheidet auch, wie weit der Patient informiert wird. Für die Pflegenden können daraus Konflikte entstehen: Da

sie von allen Berufsgruppen im Krankenhaus die meiste Zeit mit dem Patienten verbringen, genießen sie sein besonderes Vertrauen. Daher wendet sich der Patient mit der Bitte um zusätzliche Informationen oder Erläuterungen oft eher an die Pflegenden als an den Arzt. Vor allem, wenn der Patient ahnt, dass er möglicherweise unheilbar krank ist, aber noch kein Arzt mit ihm darüber gesprochen hat, entsteht für die Pflegenden bei offenen oder versteckten Fragen des Patienten eine sehr schwierige Situation. Zwar können sie Zuflucht bei Verharmlosungen nehmen („es ist schon nicht so schlimm") oder Unwissenheit vorgeben – dadurch wird das Problem aber nicht gelöst. Vielmehr fühlt sich der Patient mit seinen Ängsten nun völlig allein gelassen. Die Pflegenden geraten dann schnell in einen Gewissenskonflikt: Einerseits würden sie dem Patienten in seiner Angst gerne helfen, andererseits können sie dies aber nicht, weil sie nicht das Recht haben, offen mit ihm zu reden. In einer solchen Situation ist es wichtig, den Arzt auf die offenen Fragen und die Ängste des Patienten hinzuweisen, damit er ein Gespräch mit dem Patienten führt und ihn aufklärt. Hat der Patient dann die entscheidenden Fakten erfahren und möchte noch zusätzliche Informationen, können die Pflegenden wesentlich offener und freier mit ihm sprechen.

Meist sind mehrere Gespräche notwendig, um den Patienten schrittweise über die Diagnose zu informieren. Nimmt eine Pflegekraft an diesen Gesprächen teil, schafft dies eine gemeinsame Basis für Gespräche und hilft, Konflikte und vergebliche Gesprächssignale des Patienten zu vermeiden.

Jede Frage des Patienten ist als eine Bitte um ein Gespräch, um Zuwendung zu verstehen. Dabei erwartet die Frage „Muss ich sterben?" nicht unbedingt ein konkretes „Ja" oder „Nein" als Antwort, sondern sie ist Ausdruck des Bedürfnisses des Betroffenen, aufrichtig auf seine Fragen, Nöte und Ängste einzugehen.

Kontaktadresse
Weitere Informationen und Kontakte zu einzelnen Selbsthilfegruppen vermittelt die

Deutsche Krebshilfe e.V.
Thomas-Mann-Straße 40
Postfach 1467
53111 Bonn
Tel.: 0228/729900
eMail: deutsche@krebshilfe.de

Die psychische Betreuung tumorkranker Patienten

Schock und Verzweiflung sind groß, wenn ein Patient mit der Diagnose eines malignen Tumors und evtl.

dessen Prognose konfrontiert wird. Er braucht dann die Nähe und Gesprächsbereitschaft der Pflegenden, damit er sich nicht allein gelassen fühlt. Für die Pflegenden stellt sich hier die schwierige Aufgabe, mit dem Patienten die oft quälende Frage nach dem „Warum" auszuhalten. Ein wichtiges Ziel der Pflege ist es, den Patienten über diese erste Phase der lähmenden Depression hinweg zu aktiver Mitarbeit bei der Therapie zu motivieren, damit er den „Kampf gegen den Krebs" aufnimmt und nicht resigniert; denn durch Resignation würden sich die Chancen auf Heilung oder zumindest Besserung verschlechtern. Deshalb ist es auch wichtig, den Patienten darüber aufzuklären, dass die Diagnose „Krebs" keineswegs mit einem Todesurteil gleichzusetzen ist. Beispielsweise sind manche Herzerkrankungen prognostisch ungünstiger als viele Krebserkrankungen.

> Jeder zweite Tumorkranke wird geheilt oder verstirbt an einer anderen als seiner Tumorerkrankung.

Stellt sich aber im weiteren Krankheitsverlauf heraus, dass eine Heilung eher unwahrscheinlich ist, dürfen Ärzte und Pflegende dem Kranken nicht jede Hoffnung rauben. Hoffnung bedeutet dabei nicht unbedingt Hoffnung auf Heilung, sondern auch Hoffung auf das nächste Weihnachten oder die Wiederbegegnung mit einem lange nicht gesehenen Verwandten. Der Umgang mit dem Kranken gleicht dabei oft einer Gratwanderung und erfordert viel Sensibilität: Einerseits bedeutet Hoffnung Leben und Lebenswillen, andererseits dürfen keine falsche Hoffnungen geweckt werden, denn die unweigerliche Enttäuschung würde das Vertrauen zwischen Patient und Pflegenden tief erschüttern. In dieser Phase ist es besonders wichtig, dem Patienten die Angst vor Schmerzen zu nehmen und ihm aufzuzeigen, dass eine optimal abgestimmte Therapie Leiden lindert und oft eine lange, erfüllte Zeit zu Hause ermöglicht. Hingegen sind konkrete zeitliche Aussagen („Ihnen bleiben keine drei Monate mehr") dem Patienten keine Hilfe und meist auch sachlich nicht zu halten.

Die Fragen von Tumorpatienten

Viele Patienten hadern vor allem in der ersten Zeit nach Mitteilung der Krebsdiagnose mit sich und ihrem Schicksal. Dabei stellen sie sich – und bei einem vertrauensvollen Verhältnis auch den Pflegenden – immer wieder die gleichen Fragen. Auf sie einzugehen und so Ängste, Vorurteile und Schuldgefühle abzubauen, hilft dem Patienten meist sehr:

- *Was ist die Ursache meiner Krebserkrankung?* Eine glasklare Ursache und eindeutige Ursache-Wirkung-Prinzipien gibt es bei Krebserkrankungen nicht. Zwar konnten für einen Teil der Krebserkrankungen hochgradige Risikofaktoren definiert

werden, die wiederum nur zum Teil vermeidbar sind, doch hat z.B. auch starkes Rauchen „nur" bei 10 – 15 % der Raucher Lungenkrebs zur Folge. Eine andere häufige Behauptung ist die, dass Tumoren durch die Psyche mitverursacht seien – dies ist so aber höchstwahrscheinlich falsch. Richtig ist allerdings, dass die psychische Verfassung über nachweisbare Wechselwirkungen mit dem Immunsystem (Gebiet der **Psychoneuroimmunologie**) Einfluss auf den Krankheitsverlauf nimmt
- *Welche Art von Krebs habe ich?* Viele Patienten glauben, „Krebs ist gleich Krebs". Hingegen existieren viele verschiedene Krebsformen, und selbst in einem Organ können mehrere Krebsformen mit völlig unterschiedlichen Eigenschaften auftreten
- *Verlauf der Krebserkrankung:* Für die meisten Patienten ist Krebs gleichbedeutend mit langem, schmerzhaftem Leiden, an dessen Ende der Tod steht. Lebenswertes Leben trotz Krebs können sie sich nicht vorstellen. Zwar können im Laufe einer Krebserkrankung Schmerzen auftreten, doch ist einerseits nicht jeder Patient davon betroffen und andererseits lassen sich auch chronische Schmerzen heutzutage gut behandeln. Viele Patienten mit Krebserkrankungen können mittlerweile sogar geheilt werden. So sind es bei vielen Betroffenen weniger die körperlichen Probleme, die ihre Lebensfreude trüben, als vielmehr das ständige Denken an die Erkrankung, das „Leben auf Zeit". Sicherlich sollten Patienten wissen, dass der Tumor ihr Leben verändert, doch sollte ihnen genauso bewusst sein, dass abhängig von der Tumorart ihr Leben nicht zwangsläufig (dauerhaft) *eingeschränkt* oder sogar *beendet* wird. Einigen Patienten gelingt sogar durch die Auseinandersetzung mit der Krankheit und den Fragen nach Leben und Tod eine neue Sinnfindung und ein glücklicheres Leben
- *Diagnosestellung der Krebserkrankung:* Viele Patienten glaubten sich gesund und sicher vor Krebs, weil sie noch kurz vor der Diagnosestellung beim Arzt waren und „alles, selbst das Blut, in Ordnung war". Bei vielen erschüttert diese Erfahrung das Vertrauen in die Ärzte und die gesamte Medizin, wodurch sich die Arbeit mit dem Patienten in der Klinik nicht selten erschwert. Ein wichtiger Schritt, verlorenes Vertrauen zurückzugewinnen, ist die aufrichtige Erläuterung, dass maligne Tumoren lange Zeit (bis über zehn Jahre) überhaupt nicht fassbar sind und selbst danach oft eine komplizierte Diagnostik zur präzisen Einschätzung des Tumors erforderlich ist
- *Behandlung der Krebserkrankung:* Ein Großteil der Patienten hat zu Beginn der Erkrankung kaum konkrete Vorstellungen von deren Behandlung. Im weiteren Krankheitsverlauf werden viele Patienten von Zeitschriftenartikeln über „Krebswundermittel" mit angeblich einzigartiger Wirkung magisch angezogen. Wenn ein Patient durch einen Artikel

auf „*die* neue Waffe gegen den Krebs" aufmerksam geworden ist und die darin empfohlene Therapie ausprobieren möchte, spricht daraus nicht selten die Sorge, dass bei ihm etwas versäumt werden könnte.

Hier ist es wichtig, dass Pflegende und Ärzte mit ihm das Gelesene besprechen, sein Interesse an einer alternativen Therapieform ernst nehmen und auf seine Ängste eingehen. Die besondere Aufgabe des Arztes ist es, dem Patienten die verschiedenen Behandlungsformen, also im Wesentlichen Operation, Chemo- und Strahlentherapie, darzustellen und ihm zu erklären, dass die Wahl der Therapie von Art, Stadium und Verlauf der Erkrankung abhängt. Dies schließt eine Erläuterung adjuvanter (begleitender) Therapien wie etwa Ernährungs-, Schmerz- oder Misteltherapie und ihre Abgrenzung von wissenschaftlich falschen Versprechungen ein

- Durch umfangreiche Information lässt sich ein Teil der Ängste nehmen; den Patienten belächeln und ihn nicht ernst nehmen vergrößert hingegen die Gefahr, dass er sich den Ärzten und den Pflegenden entzieht und Zuflucht bei „Wunderheilern" oder anderen pseudo- und paramedizinischen Instituten sucht.

Die Angehörigen des Tumorkranken

Die Angehörigen und Freunde sind für den Patienten eine unschätzbare Hilfe. Sie sind während der Krankenhausaufenthalte die Verbindung zur „Außenwelt" und zum „normalen" Leben. Insbesondere bei Lebenspartner, Eltern oder Kindern kann sich der Kranke „fallen lassen", Schwäche zeigen, in der Gewissheit, dass sie ihn auffangen und stützen werden.

Die Pflegenden bemühen sich daher, die Nächsten des Patienten zu unterstützen, sie in die Pflege einzubeziehen und ihnen möglichst viel Zugang zum Kranken zu ermöglichen (offene Besuchszeiten). Dies gilt insbesondere für die letzte Lebensphase des Patienten, wenn nur eine enge Zusammenarbeit zwischen Pflegenden, Ärzten und Angehörigen letzte Wünsche

des Patienten, etwa die Teilnahme an einer Familienfeier, zu erfüllen vermag.

Allerdings ist nicht nur der Patient selbst, sondern sind oft auch seine Angehörigen durch die Tumorerkrankung belastet, zum Teil ganz „handfest" durch zusätzliche Aufgaben oder finanzielle Not, zum Teil psychisch durch Verlustängste oder Gefühle vorweggenommener Trauer. Manchmal können sie dann den Anforderungen, die der Patient, die Umgebung und auch sie selbst an sich stellen, nicht (mehr) gerecht werden. Dann können die Pflegenden die Angehörigen stützen, indem sie sie z.B. zu einem „krankenhausfreien" Tag mit eigener Erholung ermutigen oder gegebenenfalls auch zwischen ihnen und dem Patienten vermitteln, z.B. wenn Gesprächsangebote der Angehörigen vom Patienten abgelehnt werden. In manchen Fällen stehen die Angehörigen der Erkrankung völlig hilflos gegenüber und benötigen mehr Unterstützung bei der Verarbeitung als der Patient selbst.

Die psychische Situation der Pflegenden

> Die Pflegenden sollten dem Patienten und seinen Angehörigen ihr Mitfühlen zeigen, aber nicht mitleiden.

Die Pflege schwer kranker Krebspatienten und die Begegnung mit den verzweifelten Angehörigen belastet die Pflegenden oft sehr. Gerade wenn ein Kranker über einen längeren Zeitraum im Krankenhaus betreut wird, entwickelt sich nicht selten eine intensive Beziehung zwischen ihm und den Pflegenden. Stirbt der Kranke dann, so kann dies gerade für die Pflegenden, die ihm besonders nahe standen und ihn während seiner letzten Lebensphase bevorzugt betreut und begleitet haben, sehr schmerzhaft sein. Diesem Schmerz können sie jedoch in der Routine des Krankenhausalltages nur sehr eingeschränkt Ausdruck verleihen, andere Aufgaben drängen, andere Patienten wollen gepflegt werden. Zudem erinnert das Ster-

Feind-/Wunschbild	Wirklichkeit
Eine unheilbare, fatale Krankheit	**Viele** (über 100) unterschiedlich gut behandelbare und heilbare Tumorkrankheiten
Eine Krebsform (pro Organ)	**Mehrere** ganz verschieden heilbare Tumorarten und -stadien in ein und demselben Organ (z.B. Schilddrüse)
Eine (generell unbekannte) unvermeidbare Ursache	**Viele** komplexe, teils recht gut bekannte Ursachen (z.B. Rauchen als Auslöser von Lungenkrebs)
Ein schmerz- und qualvoller **Tod**	Die meisten Patienten müssen (ohne Schmerzen) mit ihrer Tumorkrankheit **leben** lernen
Ein absolut sicherer „Krebstest" (im Blut/Urin)	**Viele, oft komplizierte** Diagnostikschritte (Endoskopie, Biopsie, Röntgenverfahren, Labortests)
Ein geniales „Krebswundermittel" (ohne Nebenwirkungen)	**Mehrere, meist komplexe** und (vorübergehend) sehr belastende Therapieschritte (z.B. Operation, Strahlentherapie, Chemotherapie)

Tab. 14.5: Am Anfang der Auseinandersetzung mit der Diagnose „Krebs" muss der Patient lernen, von weit verbreiteten Vereinfachungen Abschied zu nehmen.

ben eines Patienten auch immer wieder an die eigene Vergänglichkeit, an den eigenen Tod.

Um todkranke Menschen auf Dauer pflegen zu können, ist ein Raum nötig, der den Pflegenden erlaubt, ihre Gefühle, ihre Trauer, ihre Hilflosigkeit und ihre Ängste mitzuteilen. Dies ist etwa durch Aussprache im Team, in einer Supervision, Balint-Gruppen oder auf Fortbildungen möglich. Auch eine verständnisvolle Familie, Lebenspartner/Freunde, die zuhören können, wo auch mal Tränen fließen oder Aggressionen frei werden dürfen, entlasten und geben Kraft.

> 📖 **Literaturtipp**
>
> Margulies, Anita; Fellinger, Kathrin; Gaisser, Andrea; Kroner, Thomas (Hrsg.): Onkologische Krankenpflege. 2., korrigierte und erweiterte Auflage. Springer Verlag, Berlin, 1997
>
> Dempke, Wolfram: Onkologie kompakt. Ullstein Medical, Wiesbaden, 1998
>
> Regouin, Willemine: Supervision. Urban & Fischer, München, 1999

14.2.2 Einschätzung des körperlichen Zustandes des Tumorkranken

Der körperliche Zustand von Krebskranken ist sehr unterschiedlich. Ein schlechter Allgemeinzustand bedeutet nicht immer Unheilbarkeit, und umgekehrt kann ein unheilbar Kranker „blühend" aussehen.

Das körperliche Befinden von Tumorpatienten lässt sich z.B. anhand des **Karnofsky-Index** oder des **WHO-Aktivitätsindex** einstufen. Eine Gegenüberstellung dieser beiden gebräuchlichen Systeme zeigt Tab. 14.6.

Es gibt noch weitere Skalen, z.B. den **Spitzer-Lebensqualitätsindex** oder den **Europäischen Lebensqualitäts-Fragebogen**. Sie sind insgesamt etwas ausführlicher als der Karnofsky-Index und der WHO-Aktivitätsindex.

14.2.3 Unterstützung bei den ATL

Pflege bei Leukozytopenie ☞ 14.5.3
Pflege bei Thrombozytopenie ☞ 13.2.2, 13.9.5

Welche ATL bei einem Tumorkranken beeinträchtigt sind, hängt in hohem Maße von der Lokalisation des Tumors ab. So ist beispielsweise bei einem Patienten mit einem Blasentumor neben der Verarbeitung der Krebsdiagnose die ATL Ausscheiden beeinträchtigt, während bei einer jungen Frau mit einem Zervixkarzinom (Gebärmutterhalskrebs) die ATL Kommunizieren, Sinn finden und Sich als Frau fühlen im Vordergrund stehen.

> 🛏 Die Behandlung bei Tumorerkrankungen ist notwendigerweise oftmals sehr aggressiv und belastet den ohnehin schon angegriffenen Patienten sehr. Durch wiederholte Erklärungen bezüglich Sinn und Zweck der manchmal lästigen Pflegemaßnahmen und durch geduldige Gespräche können die Pflegenden den Patienten zu aktiver Mitarbeit und Eigenverantwortlichkeit motivieren.

Karnofsky-Index [%]		WHO-Aktivitätsindex [Grad]	
100	Normal, keine Beschwerden, keine Krankheitszeichen	Normale Aktivität ohne Einschränkungen	0
90	Patient ist zu normaler Aktivität fähig, zeigt kleinere Krankheitssymptome	Leicht verminderte Aktivität und Belastbarkeit, ambulant und in der Lage, sich selbst zu versorgen	1
80	Normale Aktivitäten, allerdings mit Anstrengung, einige Krankheitssymptome		
70	Patient versorgt sich selbst, ist jedoch weder zu normalen Aktivitäten noch zu normaler Arbeit fähig	Arbeitsunfähigkeit, aber in der Lage, sich selbst zu versorgen. Tagsüber weniger als 50 % der Zeit im Bett	2
60	Gelegentliche Unterstützung erforderlich, Patient versorgt sich jedoch weitgehend selbst		
50	Erhebliche Unterstützung sowie häufige medizinische Versorgung erforderlich	Nur eingeschränkt in der Lage, sich selbst zu versorgen, ständige Pflege und Hilfe notwendig, tagsüber mehr als 50 % der Zeit im Bett	3
40	Patient ist behindert, benötigt besondere Versorgung und Unterstützung		
30	Schwerbehindert, Krankenhauseinlieferung angezeigt, Patient ist jedoch nicht moribund	Nicht in der Lage, sich selbst zu versorgen, komplett pflegebedürftig, bettlägerig	4
20	Patient ist schwerstkrank, Krankenhauseinlieferung unerlässlich, Intensivbehandlung		
10	Patient ist moribund (sterbend), tödlicher Krankheitsverlauf schreitet rasch voran		
0	Tod		

Tab. 14.6: Der Karnofsky-Index und der WHO-Aktivitätsindex erlauben, den körperlichen Zustand und die Autonomie (Unabhängigkeit) von Tumorkranken abzuschätzen und so z.B. den Therapieerfolg zu beurteilen.

Im Folgenden werden vor allem solche Aspekte angeschnitten, die für den überwiegenden Teil der Tumorkranken von Bedeutung sind. Spezielle Pflegeprobleme, z.B. bei Infektionsgefährdung durch Leukozytopenie, werden in den entsprechenden Abschnitten besprochen.

Sich waschen und kleiden

Mundpflege bei erhöhter Infektionsgefahr ☞ 14.5.3

Sowohl durch die Grunderkrankung (z.B. Hautmetastasen) als auch infolge der Behandlungsmaßnahmen, etwa Infektionen der Haut bei einer Abwehrschwäche durch Chemotherapie oder Hautreaktionen durch Strahlentherapie, können Haut- und Schleimhautveränderungen auftreten. Daher kontrollieren die Pflegenden die Haut des Patienten täglich (ggf. häufiger) auf Veränderungen bzw. leiten den Patienten an, selbst seine Haut zu beobachten.

Körpertemperatur regulieren

Um auftretende Infektionen bei Patienten mit Leukämien, Zytostatika- oder Strahlentherapie rechtzeitig zu erkennen, kontrollieren die Pflegenden regelmäßig die Körpertemperatur des Patienten. Bei gleichzeitig erhöhter Blutungsgefahr wird auf die rektale Temperaturmessung verzichtet.

Essen und trinken

Ernährung bei Abwehrschwäche ☞ 14.5.3
Ernährung bei erhöhter Blutungsgefahr ☞ 13.2.2

Tumorleiden führen oft zu Gewichtsverlust und – verursacht durch Schmerzen und Therapie – zu Appetitlosigkeit, Übelkeit und Erbrechen. Unzureichende Ernährung schwächt den Patienten aber noch mehr, so dass er notwendige aggressive Therapien schlechter toleriert. Daher:

- Wunschkost oder von den Angehörigen mitgebrachte Mahlzeiten kommen den Vorlieben des Patienten meist eher entgegen als die übliche Krankenhauskost. Dabei achten die Pflegenden darauf, dass die Kost ballaststoff-, vitamin- und eiweißreich ist
- Viele Patienten vertragen 5 – 6 kleine Mahlzeiten besser als drei große, und ein nett gedeckter Tisch wirkt zusätzlich appetitanregend. Darüber hinaus stellen Pflegende sicher, dass der Patient genügend Zeit zum Essen hat
- Sollte der Patient keinen Appetit haben, respektieren die Pflegenden dies und bieten ihm an, die Mahlzeit zurückzustellen und zu einem späteren Zeitpunkt, wenn er wieder Appetit haben sollte, aufzuwärmen
- Beobachten die Pflegenden, dass das Essenstablett mehrfach (fast) unberührt bleibt, fragen sie den Patienten nach der Ursache. Viele Patienten trauen sich z.B. nicht, über ihre Übelkeit zu klagen, weil sie glauben, das „muss so sein". Bei länger andauernder Appetitlosigkeit ohne feststellbare Ursache helfen evtl. appetitanregende Arzneimittel

- Wenn sich abzeichnet, dass der Nährstoffbedarf des Patienten mit „normaler" Kost nicht gedeckt wird, bieten ihm die Pflegenden frühzeitig orale Zusatzernährung an, z.B. flüssige Zusatznahrung für „zwischendurch" oder zur Nacht (im Handel erhältliche Diätformen ☞ 2.3.1).

Reicht die orale Nahrungsaufnahme dennoch nicht aus, kann sie durch parenterale Ernährung oder Sondenernährung (PEG oder Magensonde ☞ 2.3.2) ergänzt oder ersetzt werden. Dies ist insbesondere bei (therapiebedingten) Entzündungen der Schleimhäute des Mundes, des Ösophagus oder des übrigen Magen-Darm-Traktes oft erforderlich. Wichtig sind Gewichtskontrollen und die Flüssigkeitsbilanzierung zur Überwachung der Nahrungsaufnahme.

Immer wieder werden Pflegende und Ärzte auf spezielle „Tumordiäten" angesprochen, die den Tumor z.B. „aushungern" sollen. Allerdings ist eine krebshemmende Diät bisher nicht bekannt. Möchte ein Patient aber ein bestimmtes Kostregime ausprobieren, kann ihm das durchaus eingeräumt werden, sofern der Nährstoffbedarf gedeckt wird (evtl. Diätassistentin hinzuziehen). Eine spezielle Diät ist bei Tumorkranken nur bei Begleiterkrankungen (z.B. Diabetes mellitus) oder Komplikationen (z.B. Mundschleimhaut- oder Speiseröhrenentzündung, Hyperkalzämie ☞ 11.17.4) notwendig.

> Die Bedeutung, welche die Patienten und/oder ihre Angehörigen der Ernährung beimessen, ist sehr unterschiedlich:
> - Für manche ist die Ernährung eher unwichtig („ich habe Krebs, und die regen sich über das Essen auf")
> - Für die meisten jedoch hat die Ernährung gerade in Phasen der Krankheit einen hohen Stellenwert. Wenn der Kranke (wieder) essen kann und mag, „sieht alles gleich viel besser aus"
> - In Extremfällen hat man den Eindruck, dass „sich alles ums Essen dreht", weil Patient und/oder Angehörige dadurch schmerzhaften, konfliktbeladenen Themen ausweichen möchten.

Ausscheiden

Sowohl durch die Grunderkrankung, etwa eine zunehmende Einengung der Darmlichtung durch einen Tumor oder durch Einbrechen eines Tumors in die Harnblase, als auch durch die Behandlung (z.B. Zytostatika ☞ 14.5.2, Morphinabkömmlinge gegen Schmerzen ☞ 4.4.5) können sich die Ausscheidungen des Patienten verändern. Daher werden Stuhl und Urin – auch vom Patienten selbst – auf Veränderungen beobachtet:

- Blutbeimengungen (sichtbares Blut in Urin oder Stuhl, Teerstühle) können eine Gerinnungsstörung oder einen Mangel an Thrombozyten anzeigen. Blut im Stuhl kann aber auch Ausdruck eines Magenulkus, blutiger Urin Zeichen einer schweren Zystitis (☞ 11.7.2) sein
- Bei Harnwegsinfekten ist der Urin oft flockig oder riecht anders als sonst
- Obstipation tritt z.B. infolge veränderter Ernährung und Bewegungsmangel auf, kann aber auch durch bestimmte Zytostatika (z.B. Vincristin, Vinblastin ☞ 14.5.2), Morphinabkömmlinge oder einige Antiemetika (z.B. die in der Onkologie häufig verwendeten 5-HT$_3$-Rezeptorantagonisten ☞ 14.5.2) verursacht sein
- Durchfälle können sowohl Folge einer Darminfektion als auch einer Zytostatika- oder Strahlentherapie sein (☞ 14.5.2, 14.5.4) und belasten den Patienten oft sehr. Wegen der bei Durchfällen erhöhten Flüssigkeitsverluste und der verminderten Nährstoffresorption wird bei länger andauernden Durchfällen eine Infusionstherapie erwogen.

Ruhen und schlafen

Alle schwer kranken Patienten brauchen verhältnismäßig viel Entspannung, Ruhe und Schlaf, um Kräfte zu sammeln. Die Pflegenden tragen durch eine geeignete Planung der Untersuchungen und der pflegerischen Maßnahmen dazu bei, dass der Patient tagsüber längere Ruhepausen genießen kann. Manchmal ist eine Besuchsbeschränkung sinnvoll, da nicht wenige Patienten Besuch als anstrengend empfinden, sie sich aber selbst nicht trauen, ihre Besucher darauf aufmerksam zu machen.

Viele Tumorpatienten leiden trotz ihres Ruhebedürfnisses und ihrer Erschöpfung unter Schlafstörungen. Hierfür verantwortlich sind nicht nur körperliche Ursachen wie Schmerzen, das Fehlen der normalen Umgebung und des üblichen Alltagsrhythmus. Viele Kranke werden auch von den quälenden Gedanken um ihre Zukunft geplagt, wenn die Diagnose- und Behandlungsmaßnahmen des Tages beendet und die Besucher gegangen sind. Oft können Pflegende dann durch entspannende Waschungen, Wärmeanwendung, ein Gespräch oder Musik das Einschlafen erleichtern.

Sich beschäftigen

Für viele Patienten sorgt erst die Ablenkung von ihrer Krankheit für erholsame Entspannungsphasen. Durch Lesen, Musikhören im Aufenthaltsraum oder mit Hilfe eines „Walkman", Fernsehen sowie Malen oder Schreiben bieten sich auch im Krankenhaus genügend Möglichkeiten, für einen Moment die Krankheit hinter sich zu lassen. Die Pflegenden können die Patienten darin unterstützen, indem sie schon durch kleine Gesten wie das Einrichten eines

gemütlichen Plätzchens auf dem Balkon oder das Angebot, etwas zu Lesen zu besorgen, Ablenkung anregen und ermöglichen. Evtl. ist ein Spaziergang im Krankenhauspark mit einer vertrauten Pflegekraft möglich. Die Pflegenden zeigen dem Patienten dadurch, dass sie an ihn denken, und geben ihm u.U. neue Kraft.

☺ Kommunizieren

Patienten mit malignen Erkrankungen müssen sich mit ihrer Erkrankung auseinander setzen, sie verarbeiten. Abhängig von der Persönlichkeit des Patienten gibt es Phasen, in denen er sich mitteilen will, wie auch Zeiten, in denen er schweigen möchte. Die Pflegenden bemühen sich, die verschiedenen Phasen und unterschiedlichen Bedürfnissen des Patienten zu erspüren und *sagen* ihm nicht nur, dass er sich mit Problemen jederzeit an sie wenden kann, sondern lassen ihn dies auch durch kleine Gesten *spüren* und achten auf Gesprächssignale des Patienten. Auf der anderen Seite respektieren sie den Wunsch mancher Patienten, nicht über die Krankheit reden zu wollen.

Neben dem Gespräch mit dem Patienten gibt es viele Bücher für Patienten und ihre Angehörigen, die sich mit Krebserkrankungen und ihrer Bewältigung beschäftigen. Einige davon geben gute und fundierte Hilfestellungen, andere hingegen sind dem Bereich der Pseudo- oder Paramedizin zuzuordnen. Hier kann eine kleine Spezialbibliothek auf Station oder eine Literaturliste hilfreich sein, insbesondere wenn Pflegende und Ärzte die entsprechenden Bücher selbst gelesen haben und sich somit Anknüpfungspunkte für ein Gespräch ergeben.

> 📖 **Literaturtipp**
>
> Lorde, Audre: Auf Leben und Tod: Krebstagebuch. Orlanda Frauenverlag, Berlin, 1994
>
> Seuffert, Barbara: Augen voller Liebe. Begegnungen in einem neu geschenkten Leben. Christliches Verlagshaus, Stuttgart, 1999
>
> Koch, Birgit T.: Diese Kraft in mir. Berichte von ungewöhnlichen Heilungswegen bei Krebs. Eichborn Verlag, Frankfurt, 2000
>
> Picardie, Ruth: Es wird mir fehlen, das Leben. Wunderlich Verlag, Reinbek, 1999

Nicht selten sind andere Patienten bei der Verarbeitung der Krankheit eine große Hilfe. Gerade auf onkologischen Stationen kennen sich viele Patienten durch ihre wiederholten Krankenhausaufenthalte von früher, und für „neue" Patienten kann der Kontakt zu einem Kranken, der Ähnliches durchgestanden hat, eine wertvolle Hilfe sein. Daher berücksichtigen die Pflegenden schon bei der Zimmerbelegung, welche Patienten sich von früher kennen und mögen – oder nicht.

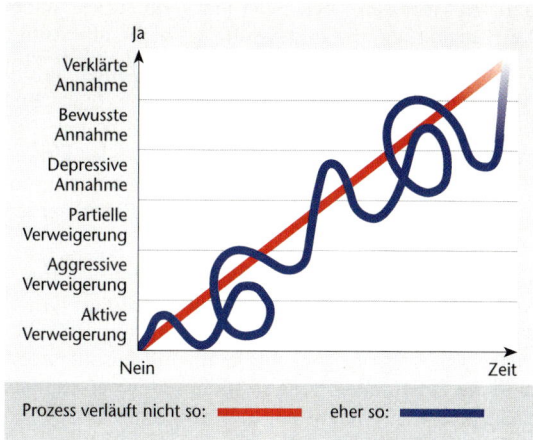

Ja

Verklärte Annahme

Bewusste Annahme

Depressive Annahme

Partielle Verweigerung

Aggressive Verweigerung

Aktive Verweigerung

Nein   Zeit

Prozess verläuft nicht so: ▬▬▬   eher so: ▬▬▬

Abb. 14.7: Bei der Auseinandersetzung mit einer malignen Tumorerkrankung gelangt der Kranke nicht automatisch und geradlinig vom „Nein" zum „Ja". Vielmehr handelt es sich um einen mühsamen, verschlungenen Prozess, der einem kurvenreichen Pfad im Gebirge ähnelt.

Wichtig sind *individuelle Besuchszeiten*, damit die Patienten z.B. auch von Angehörigen mit Schichtarbeit Besuch erhalten oder bei Konflikten ohne Zeitbeschränkung mit Besuchern reden können. Besondere Probleme haben Patienten in der Umkehrisolation (☞ 14.5.3).

✍ Für Sicherheit sorgen

Entscheidend ist die kontinuierliche und dem Patienten angemessene Information über alles, was mit ihm passiert. Um sich sicher zu fühlen, muss der Kranke wissen, wodurch er gefährdet ist und wie er selbst Gefahren vorbeugen kann. Ein aufgeklärter Patient toleriert auch die manchmal lästigen und unangenehmen prophylaktischen Pflegemaßnahmen besser. Sicherheit vermittelt dem Patienten vor allem bei ungünstiger Prognose das Gefühl, ernst genommen zu werden, und das Wissen, dass jederzeit jemand da ist, der ihm hilft und ihm beisteht. Dies erfordert allerdings gut ausgebildete und erfahrene Pflegende, denn Ausbildung und Erfahrung sind Voraussetzung, um auch in bedrohlichen Situationen bedacht und ruhig und gleichzeitig rasch und kompetent in seinem Tun zu sein, so dass sich der Patient jederzeit sicher und „gut aufgehoben" fühlt.

▦ Sinn finden

> ▤ Zentrales Problem in der Krise einer Tumorerkrankung ist es, den **Sinn** des Lebens nicht zu verlieren oder ihn (neu) zu finden.

Eine Tumorerkrankung ist eine existenzielle Krise; sie stellt das ganze Sein eines Menschen in Frage. Entsprechend schmerzhaft und quälend ist für den Pati-

enten und auch für seine Angehörigen die Auseinandersetzung mit der Tumorerkrankung. Der Betroffene fragt sich immer wieder, welchen Sinn sein (bisheriges) Leben und auch sein Leiden hat und gehabt hat. Von jedem Behandlungszyklus erhofft sich der Patient zumindest ein paar Tage, Monate oder Jahre mehr Leben, vielleicht sogar lebensrettende Heilung.

In der Auseinandersetzung mit der Erkrankung durchleben viele Patienten Phasen, in denen sie aggressiv gegenüber den Pflegenden reagieren. Diese Aggressionen sind nicht persönlich gemeint, sondern sind Teil der Auseinandersetzung des Patienten mit seiner Erkrankung. Es können dann Zeiten folgen, in denen sich der Patient zurückzieht und resigniert. Diese zeitlichen Abläufe lassen sich mit den *Sterbephasen nach Kübler-Ross* vergleichen. Während der gesamten Zeit signalisieren die Pflegenden Gesprächsbereitschaft, ohne sich jedoch aufzudrängen. Sie sollten bereit sein zur Begegnung und zur Auseinandersetzung mit dem Patienten, auch wenn sie seine Probleme nicht lösen können. Realistische, erfüllbare Ziele verschaffen dem Patienten Erfolgserlebnisse und machen ihm Mut.

Wichtig ist auch, andere Berufsgruppen in die psychische Betreuung des Patienten einzubeziehen. Dies können Krankenhausseelsorger, Psychologen oder Psychotherapeuten, aber auch Mitglieder von Selbsthilfegruppen sein.

Kontaktadresse ☞ 14.2.1

📖 Literaturtipp

Kübler-Ross, Elisabeth: Interviews mit Sterbenden. Knaur Verlag, München, 1999

▦ Sich als Frau oder Mann fühlen und verhalten

Jede lebensbedrohliche Erkrankung lässt das normale Sexualleben zunächst in weite Ferne rücken.

Häufig beeinträchtigen die Erkrankung und die Therapie das Aussehen des Patienten stark. Insbesondere der Haarausfall durch Zytostatika belastet viele Patienten enorm, sie empfinden sich selbst als wenig liebenswert und sehen sich kaum in der Lage, Liebe zu nehmen und zu geben. Für viele Patienten ist es eine Hilfe, wenn sie von den Pflegenden frühzeitig auf die Veränderungen ihres Aussehens vorbereitet werden. Sie und ihre Angehörigen können sich dann rechtzeitig mit diesen Veränderungen auseinander setzen und mögliche Hilfen nutzen, z.B. eine Perücke anfertigen lassen. Nicht wenige Patienten fürchten sich aber auch vor einer dauerhaften Abhängigkeit von ihrem Partner, z.B. durch zunehmende Pflegebedürftigkeit im Verlauf der Erkrankung. Sie machen sich Sorgen um die Balance und die Belastbarkeit ihrer Partnerschaft.

📖 Die Bedeutung sexueller Fragen variiert bei den Tumorpatienten. Ein Gespräch über das Thema Sexualität kann nicht erzwungen werden, denn Sexualität berührt das tiefste Innere eines Menschen. Gespräche über Sexualität sind nur möglich in einer Atmosphäre gegenseitigen Vertrauens. Ob ein Gespräch mit dem Patienten hierüber entsteht, hängt außerdem von seinen Bedürfnissen und der inneren Bereitschaft der Pflegenden zu einem solchen Gespräch ab.

Sexuelle Probleme ergeben sich von drei verschiedenen Seiten: Von der Psyche, vom Tumor und von der onkologischen Therapie.

Zu den psychologischen Störgrößen eines normalen Sexuallebens gehören z.B.:
- Vermindertes Selbstwertgefühl
- Dominierendes Krankheitsbewusstsein
- Reaktive Depression
- Vermutete Ansteckungsgefahr
- Manifestwerden latenter Beziehungsstörungen.

Tumorbedingte Störungen sind beispielsweise:
- Tumorbefall der Geschlechtsorgane (weibliche Brust, Uterus, Penis)
- Tumorbefall des ZNS (Querschnitt, Hirntumor)
- Tumorbefall von Hormondrüsen.

Therapiebedingte Störungen umfassen:
- Funktionelle Störungen nach Operation am Genitale (z. B. Impotenz nach Prostata-OP)
- Infektion und Wundschmerz
- Erschöpfung nach Operation, Chemo- oder Radiotherapie
- Änderungen der Libido und der Potenz durch Hormontherapie
- Einschränkungen der Fruchtbarkeit (z.B. Ausbleiben der Regelblutung, Sterilität).

14.3 Hauptbeschwerden und Leitbefunde des Patienten in der Onkologie

14.3.1 Gewichtsabnahme und Leistungsknick

⚠️ **Vorsicht!**
Das Gefährliche an Tumorerkrankungen ist, dass sie sich meist eine Zeit lang nur durch „diffuse" Beschwerden äußern. Ein entsprechend langer Zeitraum verstreicht bis zur Diagnosestellung und zum Therapiebeginn.

Zu den „diffusen" Beschwerden gehören vor allem **Leistungsknick** und **ungewollte Gewichtsabnahme.**

Die Patienten bemerken eine ständige Müdigkeit und Schwäche, die auf äußere Belastungen oder eine kürzlich durchgestandene Infektion geschoben werden, sich aber auch durch Ausschlafen oder Urlaub nicht bessern und schließlich zum Arztbesuch führen. Viele Patienten können den Beginn der Beschwerden zeitlich nicht angeben.

Ein weiterer wichtiger Hinweis auf eine Tumorerkrankung ist eine Gewichtsabnahme ohne Diätanstrengung des Patienten, vor allem, wenn sie über 10 % des Ausgangsgewichts beträgt. Typischerweise sind die Patienten appetitlos, nicht selten besteht eine ausgeprägte Abneigung gegen bestimmte Speisen (häufig Fleisch), die vorher nicht vorhanden war.

Leistungsknick und ungewollte Gewichtsabnahme können auch bei zahlreichen anderen Erkrankungen auftreten, etwa chronischen Infektionen oder Depressionen. Sie sollten aber stets ernst genommen werden und zu einer gründlichen Anamneseerhebung und körperlichen Untersuchung veranlassen.

14.3.2 Schmerz

Schätzungsweise ein Viertel bis ein Drittel aller Tumorkranken leidet bereits zu Beginn der Erkrankung an **Schmerzen.** Die Schmerzursachen reichen von einer entzündlichen Umgebungsreaktion auf den Tumor über eine tumorbedingte Nervenkompression oder Hohlorganverlegung (etwa einen Ileus mit Bauchschmerzen) bis hin zu Knochenschmerzen durch Metastasen, die nicht selten als „Rheuma" fehlgedeutet werden. Auch länger andauernde Schmerzen werden daher stets diagnostisch abgeklärt.

Schmerztherapie bei Tumorerkrankungen ☞ 14.5.7

Krebs-Warnzeichen
1. Länger andauernde Müdigkeit und Leistungsabnahme
2. Unerklärter Gewichtsverlust, evtl. mit Abneigung gegen bestimmte Speisen
3. Schmerzen, z.B. neu aufgetretenes „Rheuma"
4. Veränderungen der Stuhlgewohnheiten, z.B. neu aufgetretene Verstopfung
5. Blut in Urin, Stuhl, Erbrochenem oder Auswurf, bei Frauen vaginale Blutungen außerhalb der Menstruation
6. Husten oder Heiserkeit über mehrere Wochen
7. „Knoten" in der Brust, der Haut oder anderswo am Körper
8. Neu aufgetretene Hautveränderungen, Veränderungen bestehender Muttermale, schlecht oder gar nicht heilende Wunden.

Abb. 14.8: Ein maligner Tumor zeigt sich oft zunächst durch uncharakteristische Beschwerden, die so auch bei harmlosen Erkrankungen auftreten können. Da sie häufig jedoch auch Erstsymptom einer malignen Erkrankung sind, müssen sie stets diagnostisch abgeklärt werden.

14.3.3 Paraneoplastische Syndrome

> 🔲 **Paraneoplastisches Syndrom** (*Paraneoplasie*, kurz *PNS*): Tumor*ferne* Symptome, die im Zusammenhang mit Tumorerkrankungen auftreten, jedoch weder durch direkte Tumorinfiltration noch unmittelbar durch seine Metastasen zu erklären sind.

Paraneoplastische Syndrome treten bei weniger als 5 % aller Tumoren auf, jedoch z.B. bei mehr als 20 % der kleinzelligen Bronchialkarzinome.

Am häufigsten werden folgende paraneoplastischen Syndrome beobachtet:
- **Endokrine Störungen,** z.B. eine ACTH-Produktion mit nachfolgendem Cushing-Syndrom (☞ 12.6.1) durch ein (kleinzelliges) Bronchialkarzinom oder eine Erythropoetinsynthese mit daraus entstehender Polyglobulie (☞ 13.6.8) bei einem Nierenkarzinom
- **Funktionsstörungen des peripheren oder zentralen Nervensystems sowie der Muskulatur,** z.B.
  - *Polyneuropathien* (nicht verletzungsbedingte Schädigungen peripherer Nerven, oft mit Gefühlsstörungen und/oder Lähmungen)
  - **Dermatomyositis** (☞ 15.7.4)
  - **Lambert-Eaton-(Rooke-)Syndrom** (Schwäche vorwiegend der rumpfnahen Muskeln, die vor allem bei kleinzelligen Bronchialkarzinomen auftritt)
- **Blutveränderungen und Gerinnungsstörungen.** Hier sind ganz verschiedene Veränderungen möglich, etwa Anämie, Polyglobulie, Leukozytose, Verbrauchskoagulopathie und erhöhte Thromboseneigung. Letztere gilt als typisch für ein Pankreaskarzinom (☞ 10.7.3)
- **Hautveränderungen.** Sie sind insgesamt selten. Am bekanntesten ist die **Akanthosis nigricans (maligna)** mit zu starker Hautpigmentierung und Ausbildung warzenartiger Hautpapillome vor allem in den Achselhöhlen und im Genitoanalbereich, die insbesondere bei Adenokarzinomen des Bauchraums zu beobachten ist.

> 🔖 Paraneoplastische Syndrome können erstes Anzeichen eines Tumors sein. Deshalb sollte bei unklaren Störungen des Hormon- oder Nervensystems oder der Muskulatur sowie bei atypischen Hautausschlägen nach einem Tumor gesucht werden.

Die Behandlung eines paraneoplastischen Syndroms besteht in aller Regel in der Behandlung des ursächlichen Tumors. Ist eine antitumoröse Therapie nicht möglich oder käme ihr Wirkungseintritt zu spät, wird die Paraneoplasie symptomatisch behandelt, etwa durch Gabe von Glukokortikoiden oder Immunsuppressiva.

14.4 Diagnostik in der Onkologie

14.4.1 Anamnese und körperliche Untersuchung

Besteht auch nur der geringste Verdacht auf eine Tumorerkrankung, folgen eine gründliche Anamneseerhebung und internistische Untersuchung (☞ 1.3).

Bei der **Anamnese** besonders wichtig sind:
- Fragen nach Leistungsknick, Gewichtsabnahme und Schmerzen (☞ 14.3.1 – 14.3.2)
- Fragen nach unklarem Fieber und Nachtschweiß, die auf maligne Lymphome (☞ 13.8) hindeuten
- Fragen nach Risikofaktoren für Tumorerkrankungen, v.a. Rauchen, Alkoholkonsum, bestimmten Arzneimitteln (z.B. Immunsuppressiva ☞ 16.5, einige Analgetika), Schadstoffen am Arbeitsplatz (z.B. Asbest, Strahlenexposition)
- Fragen nach früheren Tumorerkrankungen sowie Erkrankungen und Therapieformen, die häufig mit Tumoren assoziiert sind. Während den Patienten frühere Tumorerkrankungen (z.B. Leukämie als Kind) meist bekannt sind und entsprechend spontan angegeben werden, werden andere relevante Erkrankungen und Therapien wie etwa ein Hodenhochstand (Risikofaktor für ein Hodenkarzinom) oder eine Radiotherapie bei gutartiger Grunderkrankung oft vergessen
- Fragen nach Tumorerkrankungen in der Familie, da einige Tumoren familiär gehäuft auftreten können (z.B. Mammakarzinom, kolorektales Karzinom).

Bei der **körperlichen Untersuchung** richtet sich das Augenmerk des Untersuchers besonders auf:
- Ernährungszustand (Kachexie?)
- Hautfarbe (Ikterus?), unklare Hautausschläge, Einblutungen, sichtbare Tumoren
- Symptome paraneoplastischer Syndrome (☞ 14.3.3)
- Größe und Beschaffenheit der Lymphknoten (am Hals, unter den Achseln, über den Schlüsselbeinen und in den Leisten)
- Tastbare Tumoren oder Druckschmerz im Bauchraum, Aszites (☞ 10.3.2)
- Blut am Fingerling/Teerstuhl bei der rektalen Untersuchung
- Bei Frauen Beschaffenheit der weiblichen Brust.

14.4.2 Tumormarker

> 🔲 **Tumormarker:** Substanzen in Gewebe (*zelluläre Tumormarker*), Blut oder anderen Körperflüssigkeiten (*humorale Tumormarker*), die normalerweise nicht oder nur in geringen Mengen vorhanden sind und bei einer Reihe von Tumorerkrankungen entweder durch die Tumorzellen selbst oder andere, vom Tumor beeinflusste Körperzellen gebildet werden.

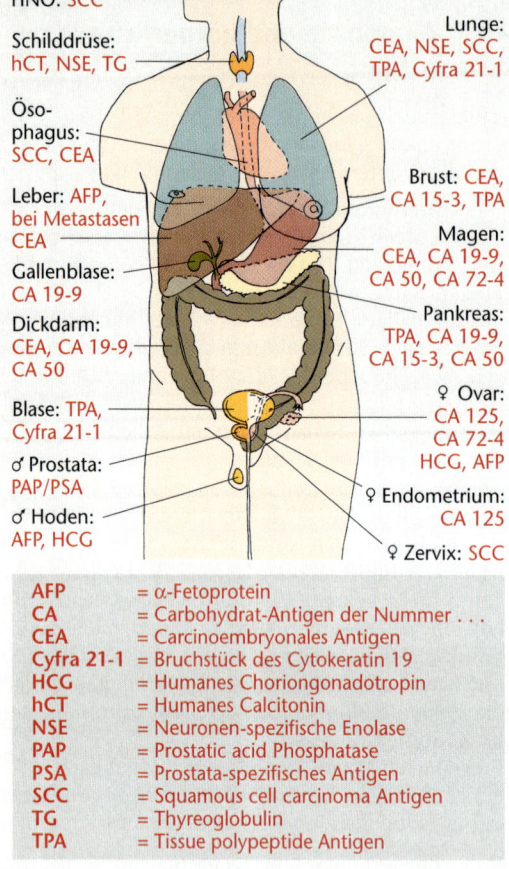

HNO: SCC

Schilddrüse:
hCT, NSE, TG

Öso-
phagus:
SCC, CEA

Leber: AFP,
bei Metastasen
CEA

Gallenblase:
CA 19-9

Dickdarm:
CEA, CA 19-9,
CA 50

Blase: TPA,
Cyfra 21-1

♂ Prostata:
PAP/PSA

♂ Hoden:
AFP, HCG

Lunge:
CEA, NSE, SCC,
TPA, Cyfra 21-1

Brust: CEA,
CA 15-3, TPA

Magen:
CEA, CA 19-9,
CA 50, CA 72-4

Pankreas:
TPA, CA 19-9,
CA 15-3, CA 50

♀ Ovar:
CA 125,
CA 72-4
HCG, AFP

♀ Endometrium:
CA 125

♀ Zervix: SCC

AFP	= α-Fetoprotein
CA	= Carbohydrat-Antigen der Nummer . . .
CEA	= Carcinoembryonales Antigen
Cyfra 21-1	= Bruchstück des Cytokeratin 19
HCG	= Humanes Choriongonadotropin
hCT	= Humanes Calcitonin
NSE	= Neuronen-spezifische Enolase
PAP	= Prostatic acid Phosphatase
PSA	= Prostata-spezifisches Antigen
SCC	= Squamous cell carcinoma Antigen
TG	= Thyreoglobulin
TPA	= Tissue polypeptide Antigen

Abb. 14.9: Die wichtigsten Tumormarker verschiedener Organtumoren im Überblick. [A400-215]

Sind sie nachweisbar bzw. seit der letzten Untersuchung angestiegen, weisen sie auf eine maligne Tumorerkrankung bzw. ein Tumorrezidiv hin, oft bevor der Patient Beschwerden hat.

Leider sind bis heute nur für einige Tumoren **Tumormarker** bekannt; auch sind nicht alle Tumoren einer bestimmten Lokalisation, z.B. verschiedene Kolonkarzinome, *marker-positiv.* Von Ausnahmen abgesehen, sind die Tumormarker zudem nicht tumorspezifisch.

Beispielsweise ist der Marker **AFP** (*α-Fetoprotein*) nicht nur bei Leberkarzinomen, sondern auch bei einem Teil der Hoden- bzw. Ovarialtumoren positiv. Auch bei vielen gutartigen Erkrankungen sind die Tumormarker gering bis mäßig erhöht, so z.B. das **CEA** (*Carcinoembryonales Antigen*) bei Leberzirrhose, entzündlichen Darmerkrankungen oder starkem Rauchen. Daher sind die Tumormarker als Screening-Methode nicht geeignet.

Ausnahmen bestätigen die Regel: Das *prostataspezifische Antigen* (**PSA,** Marker des Prostatakarzinoms) kann durchaus zum Screening eingesetzt werden.

Bei der Erstdiagnose des Tumors sollte trotzdem stets nach einem erhöhten Tumormarker gesucht werden. Zum einen ist die Markerkonzentration in aller Regel abhängig von der Tumormasse und kann bei einigen Tumoren bei der Prognoseabschätzung hilfreich sein, zum anderen sind Tumormarker bedeutsam für die Beurteilung des Therapieerfolgs und spätere Nachkontrollen. Bei erfolgreicher Behandlung durch Operation, Strahlen- oder Chemotherapie fällt der Tumormarker in den Normbereich ab. Ein nur teilweiser Abfall bedeutet in der Regel, dass Tumorreste im Körper verblieben sind.

Ein Wiederanstieg eines Tumormarkers deutet auf ein Tumorrezidiv hin, auch wenn sich dies mit weiteren diagnostischen Maßnahmen noch nicht bestätigen lässt.

Abb. 14.9 gibt einen Überblick über die wichtigsten Tumormarker. Außerdem werden die jeweiligen Tumormarker in den entsprechenden Kapiteln bei den einzelnen Organtumoren mit aufgeführt.

14.4.3 Weitere Blutbefunde bei onkologischen Erkrankungen

Blutbefunde bei hämatologisch-onkologischen Erkrankungen ☞ Kapitel 13

Häufige Blutbefunde insbesondere bei fortgeschrittenen onkologischen Erkrankungen sind eine BSG- und CRP-Erhöhung, eine Anämie und eine Fibrinogenerhöhung sowie ein Abfall des Gesamtproteins und des Albumins. Diese Befunde sind jedoch unspezifisch.

Bei Metastasen sind außerdem die Enzyme der befallenen Organe erhöht, z.B. die LDH bei Leber- (☞ 18.48) und die alkalische Phosphatase (☞ 18.5) bei Knochenmetastasen.

14.4.4 Bildgebende Diagnostik in der Onkologie

Die **bildgebende Diagnostik** ist in der Onkologie von zentraler Bedeutung. Sie dient in erster Linie der Bestätigung oder dem Ausschluss einer Verdachtsdiagnose, der Stadieneinteilung (☞ 14.4.6) und der Verlaufskontrolle. Die Gewichtung der einzelnen Verfahren wird sich in Zukunft in einigen Bereichen voraussichtlich noch mehr zugunsten der Kernspintomographie verschieben.

Die bildgebende Diagnostik ist darüber hinaus für die Durchführung weiterer Diagnoseverfahren notwendig, etwa die sonographiegesteuerte Punktion eines

Herdes. Nur selten jedoch ist bildgebende Diagnostik als Screening-Verfahren sinnvoll.

Tab. 14.10 gibt einen Überblick über die häufigsten bildgebenden Verfahren und deren spezielle Indikationen in der Onkologie. Die aufgeführten Verfahren werden sehr häufig durch endoskopische Untersuchungen ergänzt; im Bereich des Magen-Darm-Traktes sind sie bei Tumorverdacht Methode der Wahl.

14.4.5 **Lymphknoten- und Tumorpunktion/-exstirpation**

Lymphknotenpunktion und -exstirpation

Bei der **Lymphknotenpunktion** wird in Lokalanästhesie ein oberflächlich gelegener Lymphknoten mit einer dünnen Kanüle punktiert und unter Sog Materi-

al aspiriert **(Feinnadelbiopsie).** Die Zellausbeute im Nadelkonus wird auf einen Objektträger ausgestrichen und anschließend wie ein Blutbild gefärbt und vom Pathologen mikroskopisch untersucht. Häufige Punktionsorte sind die Lymphknoten des Halses, der Achselhöhle und der Leiste.

Die Lymphknotenpunktion wird nur noch selten, und dann vor allem bei Verdacht auf entzündliche Prozesse (z.B. Tuberkulose) durchgeführt. Besteht auch nur der geringste Verdacht auf eine bösartige Erkrankung, ist eine Lymphknotenexstirpation erforderlich.

Bei der **Lymphknotenexstirpation** wird ein Lymphknoten vollständig operativ entfernt und das Gewebe vom Pathologen histologisch untersucht. Im Gegensatz zur Punktion lassen sich nicht nur einzelne Zel-

Verfahren	Typische Indikation
Thorax	
Röntgen-Thorax in zwei Ebenen	Erstuntersuchung bei Verdacht auf Lungen- oder Mediastinaltumoren, Lungenmetastasen
Durchleuchtung	Unklare Befunde, z.B. Tumorherde, die nicht sicher der Lunge oder einem Lungenlappen zugeordnet werden können
CT	Ausschluss von (peripheren) Lungenmetastasen, Suche nach Lymphknotenmetastasen z.B. bei Ösophaguskarzinom
Kernspintomographie	Verdacht auf Tumoren im Bereich des Lungenhilus und des Mediastinums sowie bei peripheren Tumoren, wenn eine Klärung mittels CT nicht gelingt
Abdomen	
Sonographie des Abdomens	Verdacht auf Pankreaskarzinom, Suche nach Lebermetastasen oder (seltener) primärem Lebertumor, Erstuntersuchung bei Verdacht auf Tumoren im Bereich des Harntrakts
Ösophagus-Breischluck	Verdacht auf Ösophaguskarzinom
Kontrastmitteldarstellung des Dickdarms	Verdacht auf Kolonkarzinom (vorrangig jedoch Koloskopie)
Intravenöse Urographie/Infusionsurographie	Verdacht auf Tumor der ableitenden Harnwege
Endosonographie	Bei Ösophagus-/Magenkarzinom zur Feststellung, wie weit das Karzinom schon in die Tiefe gewachsen ist, Verdacht auf Pankreaskarzinom, Prostatakarzinom
CT	Verdacht auf Tumoren des Pankreas, der Leber (auch Metastasen), der Nieren incl. Nebennieren und der Lymphknoten
Kernspintomographie	Verdacht auf Pankreaskarzinom, Lebermetastasen, Nierenkarzinom und Lymphknotenprozesse (spezielle Kontrastmittel)
ERCP	Verdacht auf Pankreaskarzinom
Angiographie	OP-Planung (z.B. bei Leber-, Nierentumoren), zunehmend durch MR-Angiographie ersetzt
Skelett (Metastasen)	
Skelettszintigraphie	Suche nach Skelettmetastasen (Methode der Wahl)
Röntgen-Übersichtsaufnahme des Knochens	Bei auffälliger Szintigraphie oder klinischem Verdacht
CT	Falls Skelettszintigraphie und Röntgenübersichtsaufnahme nicht eindeutig
Gehirn (Metastasen)	
CT	Erstuntersuchung bei Verdacht auf Gehirnmetastasen
Kernspintomographie	Bei Verdacht auf Gehirnmetastasen im Bereich von Hirnstamm, Hypophyse und hinterer Schädelgrube

Tab. 14.10: Überblick über häufige bildgebende Verfahren und wichtige Indikationen (Auswahl) in der Onkologie, Schwerpunkt Innere Medizin. Ein CT der entsprechenden Region ist außerdem für eine Bestrahlungsplanung erforderlich. Physikalisch-technische Grundlagen der Verfahren ☞ Kapitel 1.

len, sondern das Lymphknotengewebe im Verband beurteilen.

Tumorpunktion und -exstirpation

Nicht nur die Lymphknoten, sondern nahezu alle tastbaren sowie mittels Ultraschall oder CT nachgewiesenen Tumoren können punktiert werden. Da die Bewertung des gewonnenen Materials aufgrund der geringen Menge aber schwierig ist und trotz größtmöglicher Sorgfalt auch am Tumorherd vorbeigestochen bzw. eine Verschleppung von Tumorzellen nicht ausgeschlossen werden kann, bevorzugen viele Mediziner gleich die Exstirpation des gesamten Tumors.

⊞ Pflege

Pflege bei Lymphknoten- und Tumorpunktion

Mit Ausnahme einer CT-gesteuerten Punktion, bei der der Patient ein Kontrastmittel i.v. erhält und von daher nüchtern bleiben muss, ist keine besondere Vorbereitung des Patienten erforderlich.

Vor der Punktion bitten die Pflegenden den Patienten, auf die Toilette zu gehen, damit er nicht während der Punktion oder unmittelbar danach Blase und/oder Darm entleeren muss.

Außerdem richten sie die benötigten Materialien. Dazu gehören:
- Ggf. Einmalrasierer zur Hautrasur über der Punktionsstelle
- Hände- und Hautdesinfektionsmittel
- Alles zur Lokalanästhesie
- Alles zur Punktion: sterile Handschuhe, steriles Loch-/Abdecktuch, sterile Kompressen, sterile Spritze, steriler Pistolet-Griff (☞ Abb. 12.21)
- Beschrifteter Objektträger inkl. Zubehör und Fixierungsspray und Begleitpapiere
- Verbandmaterial, Abwurf.

Während der Punktion assistieren die Pflegenden dem Arzt und beruhigen den Patienten.

Nach der Punktion verbinden die Pflegenden die Einstichstelle, legen nach Arztanordnung ein Kompressionskissen oder einen Sandsack auf und beobachten die Einstichstelle auf Nachblutungen. Beim ersten Aufstehen begleiten die Pflegenden den Patienten zur Toilette.

Pflege bei Lymphknoten- und Tumorexstirpation

Die (präoperativen) Vorbereitungen entsprechen dem gewählten Anästhesieverfahren (meist Lokalanästhesie). Hier beachten die Pflegenden die Angaben des Anästhesisten im Protokoll des anästhesiologischen Aufklärungsgesprächs.

Postoperativ kontrollieren die Pflegenden die Vitalzeichen des Patienten sowie die Wunde auf Nachblutungen und Infektionszeichen. Meist kann der Patient unmittelbar nach dem Eingriff aufstehen (Anästhesieprotokoll beachten). Das erste Aufstehen erfolgt in Gegenwart der Pflegenden und wird meist mit einem Toilettengang verbunden.

14.4.6 Staging

> ⊡ **Staging:** Bestimmung der Ausdehnung eines malignen Tumors und seine Einordnung in das TNM- oder ein anderes Tumorklassifikationssystem.

Therapie und Prognose eines malignen Tumors hängen ganz entscheidend vom **Tumorstadium,** d.h. der Tumorausbreitung zum Zeitpunkt der Diagnose, ab.

Ein exaktes **Staging** *(Stadieneinteilung)* ermöglicht eine stadiengerechte, überregional einheitliche Therapie und durch spätere Verlaufskontrollen letztlich eine Prognoseeinschätzung und Therapieverbesserung in der Zukunft.

TNM-System

Das **TNM-System** ist eine von der *Union internationale contre le cancer* (kurz **UICC**) erarbeitete Stadieneinteilung maligner Tumoren nach einheitlichen, nachvollziehbaren Zuordnungskriterien. Die Kernpunkte des TNM-Systems sind:

T	Primärtumor
Tis	Nichtinvasives Karzinom (Carcinoma in situ = Basalmembran noch intakt)
T0	Keine Anhaltspunkte für Primärtumor
T1, T2, T3, T4	Zunehmende Größe und Ausdehnung des Primärtumors
TX	Mindesterfordernisse zur Erfassung des Primärtumors nicht erfüllt
N	**Regionale Lymphknoten**
N0	Keine Anhaltspunkte für regionale Lymphknotenbeteiligung
N1, N2, N3	Zunehmender Befall regionaler Lymphknoten
N4	Befall nicht-regionaler Lymphknoten
NX	Mindesterfordernisse zur Erfassung der Lymphknotenbeteiligung nicht erfüllt
M	**Metastasen**
M0	Keine Anhaltspunkte für Fernmetastasen
M1	Fernmetastasen vorhanden
MX	Mindesterfordernisse zur Erfassung von Fernmetastasen nicht erfüllt
G	**Histopathologisches Grading**
G1, G2, G3	Gut, mäßig, schlecht differenziert (je höher die Gradzahl, desto weniger ähnelt der Tumor dem Ursprungsgewebe und desto bösartiger ist er)
G4	Undifferenziert
GX	Differenzierungsgrad kann nicht bestimmt werden

Tab. 14.11: Das TNM-System zur Stadieneinteilung von Tumoren nach der UICC (Internationale Union gegen Krebs) ist eines der meistverwendeten Tumorklassifikationssysteme.

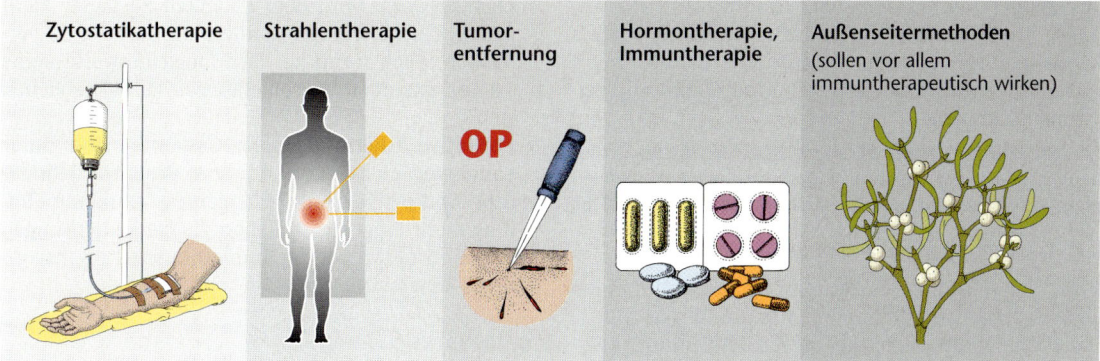

Abb. 14.12: Säulen der Therapie maligner Tumoren. [A400]

- **T** für Tumor: Ausdehnung des Primärtumors
- **N** für Nodulus: Fehlen oder Vorhandensein regionärer Lymphknotenmetastasen
- **M** für Metastasen: Fehlen oder Vorhandensein von Fernmetastasen.

Das Wissen über die Tumorausdehnung hängt immer auch von der Wahl der diagnostischen Methode ab. Bei unauffälligem klinischem Untersuchungsbefund können spezielle technische Untersuchungen wie Ultraschall oder Endoskopie pathologische Befunde aufdecken; und bei noch unauffälliger Lymphographie kann die histologische Untersuchung eines Lymphknotens winzige Tumormetastasen nachweisen.

Daher wurden zusätzliche Kürzel in das TNM-System aufgenommen, deren Benutzung aber nicht zwingend vorgeschrieben ist:
- **Präfix p:** (TNM/pTNM) Klinische/postoperative (= p) histopathologische Klassifikation
- **Präfix y:** Mit anderer Therapieform vorbehandelt
- **Präfix r:** (rTNM/rpTNM) Rezidive
- **C-Faktor** (C = certainty; engl. = Gewissheit): Zuverlässigkeit des verwendeten diagnostischen Verfahrens; von C1 (Klinische Untersuchung) bis C5 (Autopsie), beispielsweise T3C2, N2C1, pM0C2.

Weitere Tumorklassifikationssysteme

In der Inneren Medizin können insbesondere hämatologisch-onkologische Erkrankungen, z.B. die Non-Hodgkin- und Hodgkin-Tumoren, durch das TNM-System nicht befriedigend erfasst werden. Für sie stehen andere Stadieneinteilungen zur Verfügung, z.B. die *Kiel-Klassifikation* für Non-Hodgkin-Lymphome (☞ 13.8.2) oder die *Klassifikation nach Ann-Arbor* für Hodgkin-Lymphome (☞ 13.8.1).

Darüber hinaus existieren Stadieneinteilungen, die je nach Tumorart bestimmte TNM-Ausbreitungsgrade zu einem Stadium zusammenfassen und oft durch klinische Erfahrungen bezüglich Prognose und Therapieform begründet sind.

Beispielsweise werden alle kolorektalen Karzinome der Größe T1 und T2 mit N0M0 als Stadium I zusammengefasst, solche der Größe T3 und T4 bei N0M0 als Stadium II. Auch historisch gewachsene Klassifikationen, die häufig nach den Autoren benannt sind, die sie entwickelt haben, sind noch in Gebrauch. Das oben genannte Stadium I kolorektaler Karzinome etwa wird auch als Dukes A, das Stadium II als Dukes B bezeichnet (☞ auch 9.7.8).

14.5 Therapiemaßnahmen in der Onkologie

14.5.1 Leitlinien der Behandlung maligner Tumoren

Malignome erfordern ein konsequentes therapeutisches Vorgehen, um mit höchstmöglicher Wahrscheinlichkeit die Tumorausbreitung zu stoppen. Folgende Therapieansätze werden verfolgt:
- **Tumorentfernung.** Vor allem Tumoren ohne Verwachsung mit Nachbarorganen und ohne Metastasierung werden operativ entfernt
- **Chemotherapie** (Details ☞ 14.5.2). Mit Zytostatika lassen sich maligne Tumoren zerstören oder zumindest am weiteren Wachstum hindern
- **Strahlentherapie** (☞ 14.5.4). Vor, nach oder anstelle der Tumorentfernung oder Chemotherapie kann die Tumormasse durch energiereiche Strahlung verkleinert oder beseitigt werden
- **Hormontherapie** (☞ 14.5.5). Vor allem Tumoren der Geschlechtsorgane und das Mammakarzinom sprechen auf die Gabe von (Anti-)Hormonen an
- **Immuntherapie** (☞ 14.5.6). Zunehmend erfolgreich verlaufen Versuche, das Immunsystem des Krebskranken zu stärken, damit dieses den Tumor intensiver bekämpft
- **Außenseitermethoden.** Mistelpräparate, Sauerstoffüberdruckbehandlungen, Hyperthermie (hier: allgemeine oder – häufiger – lokale Temperaturerhöhung zur Tumorbehandlung), bestimmte Diätfor-

men oder Nahrungsergänzungsstoffe und viele weitere Methoden und Substanzen werden vor allem von naturheilkundlich orientierten Ärzten und Heilpraktikern angewendet, um die Tumorausbreitung zu stoppen.

Obwohl teils spektakuläre Heilungsberichte vorliegen, können diese Methoden nicht unkritisch empfohlen werden, einige werden sogar eher als schädlich eingestuft. Wenn solche Methoden angewendet werden, so ist dies nur im Rahmen eines therapeutischen Gesamtkonzeptes sinnvoll.

Jeder Tumor spricht erfahrungsgemäß nur auf einen Teil der genannten Therapieansätze an. Wissenschaftliche Therapiestudien dienen als Hilfsmittel, möglichst genau den therapeutischen Nutzen und die Wahrscheinlichkeit von Nebenwirkungen verschiedener Therapieformen zu bestimmen.

> ☝ Bei vielen Tumoren gelangen zunehmend **multimodale Therapiekonzepte** zur Anwendung: Operation, Strahlen-, Chemo- und Hormontherapie werden im Rahmen eines interdisziplinären Gesamtkonzepts gleichzeitig oder nacheinander eingesetzt.

14.5.2 Chemotherapie und Zytostatika

> 🔅 **Chemotherapie:** Einsatz von natürlichen oder künstlichen Substanzen zur spezifischen Hemmung von Infektionserregern *(antimikrobielle Chemotherapie, Antibiotikatherapie)* oder Tumorzellen *(Zytostatikatherapie*, ungenau oft nur *Chemotherapie* genannt).
>
> **Zytostatika:** Starke Zellgifte zur Zerstörung der unkontrolliert wuchernden Krebszellen.

Kernbegriffe in der onkologischen Chemotherapie sind:

- **Monochemotherapie:** Chemotherapie mit *einem einzelnen* Zytostatikum (selten)
- **Polychemotherapie** *(Kombinationschemotherapie):* Chemotherapie mit *mehreren verschiedenen* Zytostatika, heute die Regel
- **Neoadjuvante Chemotherapie:** Chemotherapie *vor* lokaler Therapie (Operation, Strahlentherapie) unter kurativer Zielsetzung zur Verkleinerung eines (großen) Tumors. Oftmals wird hierdurch die Operation überhaupt erst möglich
- **Adjuvante Chemotherapie:** Chemotherapie *nach* lokaler Therapie (Operation, Strahlentherapie) unter kurativer Zielsetzung zur Vernichtung von mikroskopisch kleinen Tumorresten oder Mikrometastasen. Diese können nach jeder lokalen Therapie zurückbleiben und sind diagnostisch nicht nachweisbar.
  Wurde für bestimmte Stadien eines Tumors die Wirksamkeit einer adjuvanten Therapie durch Studien nachgewiesen, wird dem Patienten zu dieser adjuvanten Chemotherapie geraten um Rezidive zu vermeiden, auch wenn bei ihm möglicherweise keine Tumorreste oder Mikrometastasen zurückgeblieben sind
- **Palliative Chemotherapie:** Chemotherapie unter palliativer Zielsetzung, d.h. zur Beschwerdelinderung und evtl. Lebensverlängerung. Da keine Heilung mehr möglich ist, haben die Nebenwirkungen der Zytostatika bei der Indikationsstellung besonderes Gewicht.

Zytostatika

Die heute verwendeten **Zytostatika** (☞ Tab. 14.13) lassen sich in fünf Gruppen einordnen („5 A"), wobei die Einteilung nicht ganz einheitlich ist:
- **A**lkylantien (alkylierende Verbindungen)
- **A**ntimetabolite
- **A**lkaloide
- **A**ntibiotika
- **A**ndere.

Alle Zytostatika haben gemeinsam, dass sie nur auf wachsende, nicht aber auf ruhende Zellen wirken. Weil aber auch Tumoren stets einen gewissen Anteil ruhender Zellen enthalten, reicht eine einmalige, kurzzeitige Zytostatikatherapie zur Heilung des Leidens nicht aus. Es ist vielmehr eine wiederholte Behandlung erforderlich, die meist in standardisierten Serien *(Zyklen)* durchgeführt wird; eine *Dauertherapie* mit Zytostatika kommt nur selten vor.

Zytostatika schädigen stets auch gesundes Gewebe, und zwar umso stärker, je häufiger sich seine Zellen teilen. Daher führen alle Zytostatika, wenn auch in unterschiedlichem Ausmaß, zu schwer wiegenden Nebenwirkungen vor allem der Blutzellbildung und der Schleimhäute (☞ unten). Außerdem können wie bei jedem Arzneimittel allergische Reaktionen auftreten. Hinzu kommen substanzspezifische Nebenwirkungen wie beispielsweise Herzschäden (etwa eine Kardiomyopathie ☞ Tab. 14.13). Insgesamt ist die therapeutische Breite (☞ 2.2.7) bei Zytostatika sehr gering.

Grundsätzlich wird der Patient über mögliche Nebenwirkungen aufgeklärt, darüber hinaus geht ein vorbereiteter und gut informierter Patient oft besser mit den Nebenwirkungen um. Engmaschige ärztliche Kontrollen, regelmäßige Blutuntersuchungen und kontinuierliche Überwachung des Patienten sind unabdingbare Voraussetzung jeder Zytostatikatherapie.

> ⚠ **Vorsicht bei Zytostatika!**
> Zytostatika blockieren zelluläre Wachstumsvorgänge. Sie wirken nur auf sich teilende Gewebe – also nicht auf ruhende Tumorzellen – und nicht tumorspezifisch, also prinzipiell immer auch auf gesunde Körpergewebe.

Die Folge sind vielfältige Nebenwirkungen. Um diese zu erkennen, ist der Patient insbesondere während und in den ersten zwei Wochen nach jeder Zytostatikatherapie sorgfältig auf lokale und systemische Nebenwirkungen zu beobachten.

Umgang mit Zytostatika ☞ *Zubereitung von Zytostatika*

Lokale Nebenwirkungen von Zytostatika

Wenn Zytostatika nicht in die Vene, sondern *paravenös* ins umgebende Gewebe fließen (**Paravasat-Bildung**), kann es je nach Arzneimittel zu ernsten Schäden bis hin zum großflächigen Absterben von Gewebe kommen. Die Infusion wird dann sofort abgebrochen und der Arzt benachrichtigt. Je nach Art des Zytostatikums sind lokale Wärme (z.B. bei Vincristin), Kühlung mit Eis (z.B. bei Doxorubicin) oder Umspritzen des geschädigten Gebietes mit Kochsalz-

Substanz	Handelsname (Bsp.)	Zusätzl. substanzspezifische Nebenwirkungen	Maßnahmen zur Prophylaxe und zur Früherkennung von Nebenwirkungen
Alkylantien			
Cisplatin	Platinex®	Nephro-, Oto- und Neurotoxizität	Forcierte Diurese während der Chemotherapie, Kontrollen der Nierenwerte und der Kreatinin-Clearance (vor der Therapie), regelmäßige Hörtests und neurologische Untersuchung
Cyclophosphamid	Endoxan®	Hämorrhagische Zystitis, Leber- und Lungentoxizität	Zum Schutz des Blasenepithels Gabe von Mesna (z.B. Uromitexan®) unmittelbar zu, 4 und 8 Std. nach Beginn der Chemotherapie, auf rötlichen Urin achten, Kontrollen der Leberwerte
Ifosfamid	Holoxan®	Hämorrhagische Zystitis, Nephro- und Neurotoxizität	Gabe von Mesna (☞ Cyclophosphamid), Bewusstseinskontrollen
Antimetabolite			
Cytarabin	Alexan®	Neurotoxizität, Diarrhoe, Pankreatitis, Lungentoxizität	Kontrollen des neurologischen Befundes und der Pankreaswerte
Fluorouracil	5-FU „Lederle"®	Kardiotoxizität, Diarrhoe, Neurotoxizität (Ataxie)	Kontrollen des EKGs und des neurologischen Befundes
Gemcitabin	Gemzar®	Grippeähnliche Beschwerden, Ödeme, Nierentoxizität	Gewichtskontrollen
Methotrexat	Methotrexat „Lederle"®	Nephrotoxizität, Leberschäden	Kontrollen der Nieren- und Leberwerte
Alkaloide			
Etoposid	Vepesid®	Blutdruckabfall, Nephro- und Neurotoxizität, Cholestase	Kontrollen des Blutdrucks, der Nieren- und Leberwerte und des neurologischen Befundes
Paclitaxel	Taxol®	Allergie, Neuro-, Kardiotoxizität, Leberschäden	Gabe von Glukokortikoiden, H_1- und H_2-Rezeptoren-Blockern vor Therapie, Kontrollen von Puls, RR und Atmung während und eine Stunde nach der Therapie
Vinblastin	Velbe®	Neurotoxizität, paralytischer Ileus	Kontrollen der Nieren- und Leberwerte, Obstipationsprophylaxe
Vincristin	Vincristin Bristol®	☞ Vinblastin	
(Zytostatisch wirkende) Antibiotika			
Bleomycin	Bleomycinum Mack®	Fieber, Lungenfibrose, Hautveränderungen (Schuppung, Schwielen), Strahlensensibilisierung	Kontrollen der Lungenfunktion und des Röntgen-Thorax, Beobachtung der Haut
Daunorubicin	Daunoblastin®	Kardiotoxizität, Nephrotoxizität	Rotfärbung des Urins, Kontrollen der Nieren- und Leberwerte sowie der Herzfunktion durch Echokardiographie
Doxorubicin	Adriblastin®	Kardiotoxizität	☞ Daunorubicin
Andere Zytostatika			
Asparaginase (Enzym)	Asparaginase medac®	Blutgerinnungsstörungen, Leber-, Pankreas-, Neurotoxizität	Kontrollen der Blutgerinnung und des Blutzuckers

Tab. 14.13: Übersicht über die wichtigsten Zytostatika, ihre substanzspezifischen Nebenwirkungen (allgemeine Nebenwirkungen ☞ Text) sowie die erforderlichen Laborkontrollen und Maßnahmen zur Nebenwirkungsprophylaxe.

Implantation eines Hickman-Katheters [K183]

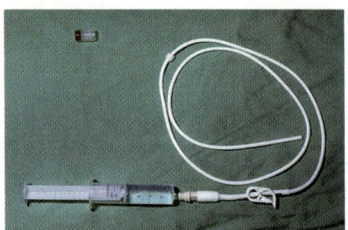

Abb. 14.14 (links): Hickman-Katheter zur Implantation in die V. subclavia.

Abb. 14.15 (rechts): Das proximale Katheterende wird in der V. subclavia fixiert. Das durch den Hauttunnel nach außen geführte Katheterende bleibt nach Verschluss des Hautschnitts für den Anschluss von Spritzen, Infusionsbestecken etc. zugänglich.

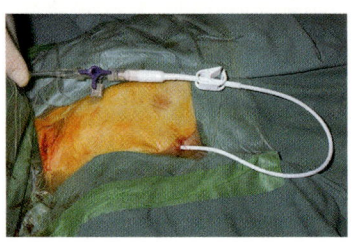

lösung oder speziellen Antidots sinnvoll. Das betroffene Hautareal wird sorgfältig überwacht und der Vorfall dokumentiert. Nekrosen müssen vom Chirurgen abgetragen werden.

> ⊘ **Vorsicht! Paravasate**
>
> Besonders gefährlich sind Paravasate von Vincristin, Vinblastin, Adriamycin, Etoposid und Mitomycin-C. Dann Infusion sofort stoppen, Injektionsnadel belassen (damit der Arzt darüber evtl. Zytostatika zurückziehen kann), betroffene Extremität hoch lagern und unverzüglich den Arzt benachrichtigen. In der Praxis haben sich vorbereitete Notfall-Sets für Paravasate mit diesen Substanzen bewährt.

Implantierbare Katheter

Um den Tumorpatienten zusätzliche Ängste, Schmerzen und Komplikationen durch Paravasate und/oder zahlreiche Gefäßpunktionen zu ersparen, wird heute vielfach vor Beginn des ersten Chemotherapiezyklus (aber auch bei anderen Langzeitbehandlungen, z.B. der parenteralen Ernährung) operativ ein teil- oder vollimplantierbarer Venenkatheter gelegt. Einige Chemotherapie-Schemata können überhaupt nur über einen zentralen Venenkatheter verabreicht werden (nicht-implantierbare zentrale Venenkatheter ☞ 2.5.10).

Als Beispiel für einen **teilimplantierbaren** (zentralen) **Venenkatheter** sei hier der **Hickman-Katheter** er-

wähnt. Das proximale Katheterende des ein- bis dreilumigen Silikonkatheters wird z.B. über die V. subclavia in die V. cava superior vorgeschoben und fixiert. Das distale Ende – mit einer Dacronmanschette zum „Einwachsen" ins Subkutangewebe – wird über einen subkutanen, ca. 10 cm langen Tunnel durch die Haut nach außen geführt. Erforderliche Infusionen werden direkt am Schlauchende angeschlossen. Bei guter Pflege kann der Katheter 2 – 3 Jahre verbleiben.

Der Vorteil z.B. eines Hickman-Katheters ist, dass der Patient für Injektionen oder Infusionen nicht gestochen werden muss. Es besteht aber immer eine offene Verbindung zwischen der Außenwelt und zentralen Venen mit entsprechender Infektionsgefahr. Das Katheterende wird deshalb stets steril abgedeckt. Trotz seiner Vorteile fühlen sich manche Patienten auch gestört, etwa bei der Körperpflege oder in kosmetischer Hinsicht.

Bei **vollimplantierbaren** (zentralen) **Venenkathetern** wird ein subkutan implantiertes Reservoir **(Port),** das durch eine dicke Silikonmembran verschlossen wird, durch einen Katheter mit einer zentralen Vene verbunden (☞ Abb. 14.17 – 14.21). Für Injektionen oder Infusionen wird der Port mit speziellen Nadeln, die aufgrund ihres besonderen Schliffes keine Löcher in die Silikonmembran stanzen (z.B. *Huber-Nadel* für Injektionen ☞ Abb. 14.22, *Gripper-Nadel* für längere Infusionen), durch die Haut angestochen. Da das System vollständig von Haut bedeckt ist, ist das Infektionsrisiko geringer als beim Hickman-Katheter. Der Patient hat in den Intervallen zwischen zwei Chemotherapie-Zyklen keine Probleme bei der Körperpflege. Nach Therapieende kann der Katheter zunächst einmal verbleiben, ohne den Patienten wesentlich zu belasten oder zu gefährden.

Portsysteme gibt es nicht nur für die intravenöse, sondern auch für die intraarterielle, peritoneale oder epidurale Anwendung.

🗐 Pflege von teil- und vollimplantierbaren Kathetersystemen

- Bei beiden Systemen ist streng aseptisches Arbeiten erforderlich
- Einstichstelle und ggf. Katheterumgebung werden täglich auf die Zeichen einer Infektion (Rötung,

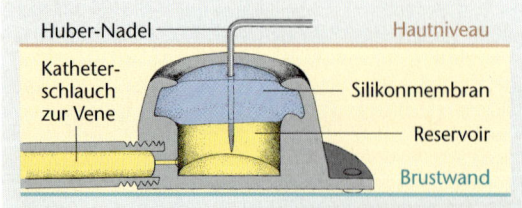

Abb. 14.16: Querschnitt durch einen implantierten Portkatheter. Die durch die Haut hindurch eingestochene Huber-Nadel (☞ Abb. 14.22) ist abgewinkelt, um ein zu tiefes Einstechen zu vermeiden. [A300]

Schwellung, Schmerz, Überwärmung) sowie Flüssigkeitsansammlungen kontrolliert. Bei teilimplantierbaren Kathetern überprüfen die Pflegenden Katheterlage, -fixierung und -zustand

- Nach jeder Manipulation/Injektion/Infusion ist vor dem Abstöpseln ein Durchspülen mit NaCl-verdünntem Heparin notwendig (2 – 5 ml NaCl 0,9 % mit 100 IE Heparin/ml), damit das System nicht thrombosiert **(Heparin-Lock)**
- Bei längerer Nichtbenutzung wird das System alle vier Wochen mit NaCl 0,9 % durchgespült.

Systemische Nebenwirkungen aller Zytostatika

Übelkeit und Erbrechen

Die meisten Zytostatika führen durch direkten Angriff in der *Chemorezeptor-Triggerzone* im Gehirn nahe des 4. Ventrikels und/oder über vegetative Impulse aus dem Magen-Darm-Trakt zu Appetitlosigkeit, Übelkeit (Nausea) und Erbrechen **(ANE-Syndrom).** Meist treten die Beschwerden präparatabhängig ca. 1 – 5 Stunden nach der Gabe auf. Besonders

Implantation eines Portkatheters und Huber-Nadel [K183]

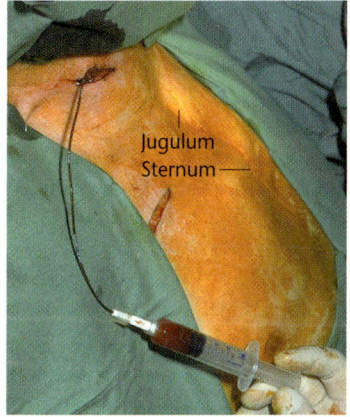

Jugulum
Sternum

Abb. 14.17: In Vollnarkose wird über einen kleinen Einschnitt oberhalb des Schlüsselbeins der feine Katheter in die V. subclavia vorgeschoben und dort festgenäht. Während des Eingriffs wird der Katheter regelmäßig mit NaCl 0,9 % durchgespült und zur Lagekontrolle Blut aspiriert.

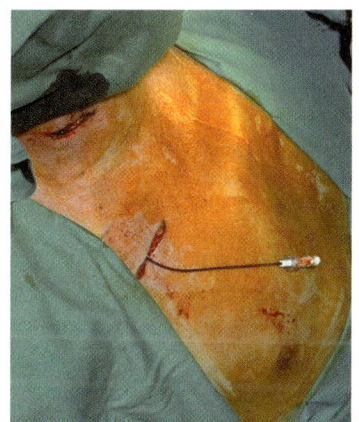

Abb. 14.18: Durch einen Hauttunnel wird das distale Schlauchende zu einem zweiten Hautschnitt etwa auf Höhe der 2. – 5. Rippe geführt.

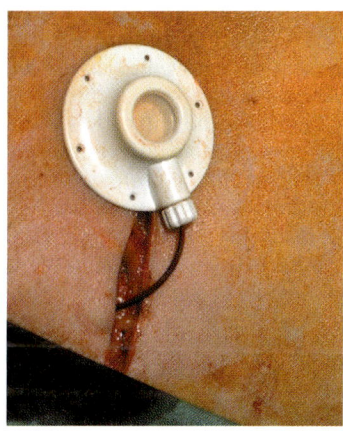

Abb. 14.19: Das Schlauchende wird mit dem Portimplantat zusammengesteckt.

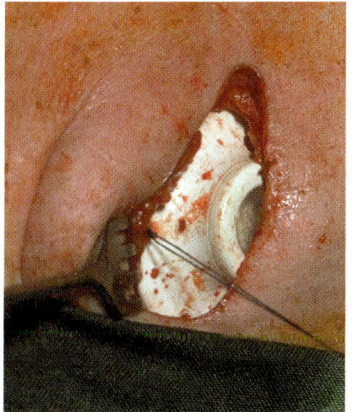

Abb. 14.20: Der Port wird in eine Hauttasche geschoben und auf der Thoraxwand festgenäht. Die beiden Hautschnitte werden anschließend verschlossen.

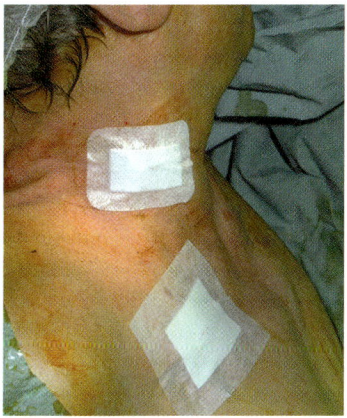

Abb. 14.21: Die Hautschnitte sind nach ca. 10 Tagen verheilt, und der Portkatheter ist bis auf eine kleine Hauterhebung nicht mehr sichtbar.

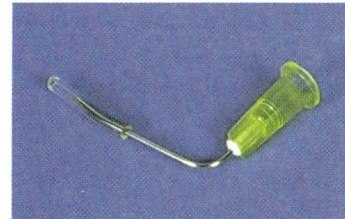

Abb. 14.22: Spezielle Huber-Nadel zur perkutanen Punktion eines Portkatheters. An die Nadel kann zum Beispiel das Infusionsbesteck zur intravenösen Chemotherapie angeschlossen oder ein Adapter-Röhrchen zur Blutentnahme aufgesteckt werden.

stark emetogen (Erbrechen hervorrufend) wirken z.B. Cisplatin sowie höher dosiertes Cyclophosphamid und Ifosfamid. Seltener ist die verzögerte Übelkeit bis zu mehreren Tagen nach der Behandlung.

Unbedingt erforderlich ist eine ausreichende Prophylaxe von Übelkeit und Erbrechen bereits vor der *ersten* Zytostatikagabe, da es sonst durch die Erwartungsangst bei späteren Zyklen zu psychisch verursachtem Erbrechen noch *vor* der Zytostatikagabe kommen kann *(antizipatorisches Erbrechen):*

- Bei zu erwartender leichter Übelkeit ist Metoclopramid *oral* (z.B. Paspertin®) $^1/_2$ – 1 Stunde vor Therapiebeginn sowie vor den Mahlzeiten das Arzneimittel der Wahl. Als Alternative kommt Alizaprid (Vergentan®) in Betracht
- Reicht dies nicht aus, kann Metoclopramid höher dosiert oder intravenös gespritzt werden. Insbesondere wenn das Erbrechen psychisch (mit-)verursacht ist, empfiehlt sich die zusätzliche Gabe von Neuroleptika (z.B. Neurocil® oder Psyquil®) oder Benzodiazepinen, evtl. schon am Vorabend der Chemotherapie. Als wirksam erwiesen hat sich auch die Kombination von Metoclopramid und dem Glukokortikoid Dexamethason (☞ Pharma-Info 12.33)
- In schweren Fällen ist die Gabe von **5-HT$_3$ (Serotonin)-Rezeptor-Antagonisten,** etwa Ondansetron (Zofran®) oder Tropisetron (Navoban®), angezeigt. Diese Präparate können ebenfalls mit Dexamethason und Benzodiazepinen kombiniert werden. Häufigste Nebenwirkung ist Kopfschmerz. Auch Wärmegefühl oder *Flush* (Hautrötung mit Hitzegefühl) können auftreten. Seltener ist ein Anstieg der Leberwerte (Kontrollen einplanen). Insbesondere bei Patienten mit abdominellen Tumoren oder unter Opioid-Medikation kann eine Obstipation zum Problem werden und in Extremfall zum Ileus führen (Magen-Darm-Mobilität beobachten).

⊠ Prophylaxe und
⊟ Pflege bei zytostatika-bedingtem Erbrechen

Nüchtern zu bleiben hat *keinen* antiemetischen Effekt. Orale Zytostatika sollen nur *nach* den Mahlzeiten auf vollen Magen eingenommen werden. Während einer Infusion hilft manchen Patienten das Lutschen von Bonbons oder das Kauen von Kaugummi. Nierenschale und Zellstoff sollten in Griffnähe, jedoch nicht im Blickfeld des Patienten stehen. Darüber hinaus empfinden nicht wenige Patienten starke Geruchsreize als unangenehm, anderen wiederum hilft das Abdunkeln des Zimmers.

Viele Patienten haben vor der Infusion von Zytostatika Angst, unter anderem wegen der möglichen Übelkeit mit Erbrechen. Da diese Angst selbst schon Übelkeit hervorrufen kann, bemühen sich die Pflegenden, auf die Angst des Patienten einzugehen. Vielen nimmt schon eine ausführliche Information über den Ablauf der Behandlung, sowohl vom Arzt als auch von den Pflegenden, einen Teil der Angst. Anderen tut es gut, wenn Angehörige für die Dauer der Behandlung in ihrer Nähe sind.

Pflege bei Übelkeit und Erbrechen ☞ *9.3.1*

> ⚠ **Vorsicht!**
>
> Erbrochenes kann – ebenso wie andere Körperflüssigkeiten des Patienten – Zytostatikareste enthalten. Daher ziehen die Pflegenden beim Umgang mit Erbrochenem (aber auch Stuhl oder Urin) immer Handschuhe an.

Haut- und Schleimhautveränderungen

Mögliche **Hautveränderungen** durch die Zytostatika selbst umfassen v.a. Rötung, Ausschlag, zu starke Pigmentierung, Schuppung und Schwielenbildung. Sie treten z.B. gehäuft nach Gabe von Bleomycin auf und werden durch Strahlentherapie oder Sonnenlicht verstärkt. Weitere Hautveränderungen sind durch die zytostatikabedingte Leuko- und Thrombozytopenie (☞ unten) möglich, z.B. Hautinfektionen und Hauteinblutungen.

Auch die Schleimhäute mit ihren sich normalerweise schnell regenerierenden Epithelien werden durch die Zytostatika beeinträchtigt, wodurch eine *Entzündung der Schleimhaut* (**Mucositis**) im Bereich von Mund, Ösophagus oder Darm entstehen kann.

Die wohl häufigste **Schleimhautveränderung** ist eine **Stomatitis** *(Mundschleimhautentzündung)*. In leichten Fällen ist die Mundschleimhaut nur gerötet, in schweren Fällen bestehen zahlreiche blutende Geschwüre, die eine orale Nahrungsaufnahme unmöglich machen. Eine Strahlentherapie der Kopf-Hals-Region verstärkt die Stomatitis.

⊠ Prophylaxe und
⊟ Pflege bei Stomatitis

Die Pflegenden weisen den Patienten darauf hin, zur sorgfältigen Mundhygiene eine weiche Zahnbürste zu bevorzugen und den Mund mit desinfizierenden und bei Bedarf antimykotischen Lösungen auszuspülen. Ein Alkohol- und Nikotinverbot wirkt vorbeugend. Darüber hinaus inspizieren die Pflegenden die Mundhöhle des Patienten täglich auf Rötungen, Beläge und Geschwürbildung, da bereits kleinere Defekte sich zu schwer wiegenden Problemen entwickeln können. Bei einer manifesten Stomatitis lindern anästhesierende Lutschtabletten oder Salben Schluckbeschwerden und Schmerzen in der Mundhöhle. Auch eine geeignete Ernährung dient als Prophylaxe oder lindert die Probleme: zu bevorzugen sind weiche, säurearme und schwach gewürzte Lebensmittel. In schweren Fällen ist sogar eine parenterale Ernährung erforderlich.

Leukopenie und Thrombopenie

Praktisch alle Zytostatika führen zu einer **Knochenmarkdepression** mit Schädigung der Blut bildenden

Zellen. Zwar sind alle drei Zellreihen von der Störung betroffen, doch stellen im klinischen Alltag die **Leuko(zyto)penie** und die **Thrombo(zyto)penie** die Hauptprobleme dar. Heute kann evtl. **G-CSF** (*Granulozyten-koloniestimulierender Faktor* ☞ 13.1.4, z.B. Neupogen®) gegeben werden, der die Reifung von Granulozyten fördert und so die leukopenische Phase verkürzt.

Der Kranke ist erhöht infektions- und blutungsgefährdet. Die Maßnahmen zur Infektionsprophylaxe werden in 14.5.3 dargestellt. Die Blutungsprophylaxe entspricht derjenigen bei einer Thrombozytopenie aus anderer Ursache (☞ 13.9.5).

> **⚠ Notfall!**
> Plötzliche Verwirrtheit oder Sehstörungen bei einem Patienten unter Zytostatikatherapie können Anzeichen einer Gehirnblutung sein!

Haarausfall

Auch die Haarwurzeln werden aufgrund ihrer raschen Zellteilung durch Zytostatika stark in Mitleidenschaft gezogen. Folge ist ein unterschiedlich starker **Haarausfall** *(Alopezie)*, der z.B. bei Daunorubicin, Cyclophospamid und Etoposid zum völligen Haarverlust führen kann.

Einem Haarausfall vorbeugen kann manchmal die **Skalphypothermie**. Dabei handelt es sich um eine Eiskappe zur lokalen Kühlung der Kopfhaut während und nach der Infusion bestimmter Zytostatika. Allerdings ist die Schutzwirkung trotz richtiger Anwendung oft nur unbefriedigend und sind die Kontraindikationen zahlreich (z.B. Leukämie, orale Behandlung). Insgesamt ist die Skalphypothermie umstritten.

Beratung und 🖼 Pflege bei Haarausfall

Viele Patienten belastet der Haarausfall sehr stark. Daher empfehlen die Pflegenden Kranken, die mit Haarausfall rechnen müssen, sich frühzeitig eine Perücke anpassen zu lassen, um eine größtmögliche Ähnlichkeit zum eigenen Haar zu erreichen. Die Kosten für die Perücke trägt die Krankenkasse. Für das Selbstvertrauen des Patienten ist auch das Wissen wichtig, dass seine Haare nach Beendigung der Behandlung wieder wachsen werden.

Helfen können die Pflegenden den Patienten nicht zuletzt durch praktische Tipps, etwa das geschickte Anziehen von Tüchern oder Mützen. Da durch den Haarausfall der natürliche Schutz wegfällt, erinnern Pflegende die Patienten daran, dass sie bei Kälte, Hitze oder direkter Sonneneinstrahlung – unabhängig von kosmetischen Gesichtspunkten – an den Schutz ihrer Kopfhaut denken müssen.

Hormonelle Nebenwirkungen

Auch Zytostatika, die keine direkte (Anti-)Hormonwirkung entfalten, greifen in den Hormonhaushalt ein, da sie die Keimdrüsen (also Eierstöcke und Hoden) schädigen. Bei Frauen bleibt die Menstruation vorübergehend oder auf Dauer aus, bei Männern verringert sich die Samenzellbildung. Oft ist eine bleibende Sterilität die Folge.

Bei Frauen und Männern sollte auf jeden Fall eine Schwangerschaft bzw. eine Schwangerschaft der Partnerin in den ersten zwei Jahren nach der Chemotherapie verhindert werden, da die Zytostatika Mutationen auslösen und die Frucht schädigen können.

Das Risiko einer kindlichen Schädigung bei später eintretender Schwangerschaft ist noch nicht genau bekannt. Wahrscheinlich ist es aber geringer als früher vermutet (viele ehemals leukämiekranke Kinder haben mittlerweile selbst gesunde Kinder).

> **💍 Möglich: Samenspende**
> Bei jüngeren Männern sollte vor der Zytostatikatherapie die Tiefkühllagerung einer Samenspende erörtert werden.

Substanzspezifische Nebenwirkungen

Einige Zytostatika haben darüber hinaus spezifische, teils irreversible Nebenwirkungen. Einen Überblick gibt Tab. 14.13.

Spätwirkungen der Zytostatika

- Ernst zu nehmen ist die Gefahr erneuter Krebserkrankungen durch die Therapie (alle Zytostatika können Mutationen hervorrufen und sind somit potenziell Krebs erzeugend). Neuere Studien lassen vermuten, dass das Risiko solcher **Zweitmalignome** nach alleiniger Chemotherapie eher gering, nach kombinierter Strahlen- und Chemotherapie aber deutlich erhöht ist. Der Arzt sollte den Patienten daher auf die Bedeutung *langjähriger* ärztlicher Kontrollen hinweisen
- Einzelne Zytostatika führen außerdem gehäuft zu Organschäden. Bekannt sind beispielsweise eine Polyneuropathie durch Cisplatin, Herzschäden durch Doxorubicin und Lungenschäden durch Bleomycin
- Bei Kindern können Zytostatika zu Wachstums- und Entwicklungsstörungen führen.

Sonderformen der Chemotherapie

Hochdosis-Chemotherapie

Bei einigen Tumoren, etwa dem Mammakarzinom (Brustkrebs), sind die Erfolge „konventioneller" Therapien bisher nur mäßig. Hier wird zurzeit im Rahmen von Studien geprüft, ob eine **Hochdosis-Chemotherapie** die Prognose verbessern kann.

Nach einer Knochenmarkentnahme oder Stammzellseparation (☞ 13.5.2) und Tiefgefrieren der Blutstammzellen wird eine Chemotherapie mit um ein Vielfaches höheren Zytostatikadosen als üblich durchgeführt. Die nachfolgende Transfusion der eigenen Blutstammzellen „fängt" dann die irreversiblen, sonst tödlichen Knochenmarkschäden ab. Durch die hohe Dosierung ist allerdings auch die Gefahr weiterer Organkomplikationen hoch.

Regionale Perfusions-Chemotherapie

Ziel der **regionalen Perfusions-Chemotherapie** ist eine höchstmögliche Zytostatikakonzentration am Ort des Tumors bei möglichst niedriger Wirkung auf den Gesamtorganismus. Über einen Zugang in einer Arterie oder im Pfortadersystem, der entweder immer wieder neu gelegt oder operativ auf Dauer implantiert wird, fließen die Zytostatika zunächst durch das Tumorgebiet und erst dann in den Gesamtorganismus. Die regionale Perfusions-Chemotherapie wird in erster Linie bei Leber- und Extremitätentumoren ohne Metastasen angewendet.

Intrakavitäre Chemotherapie

Zytostatika können auch in Körperhöhlen appliziert werden. Man spricht dann von **intrakavitärer Chemotherapie.** Beispiele sind:

- Die **intrathekale Therapie** mit Applikation von Zytostatika in den Liquorraum, z.B. zur Prophylaxe oder Therapie eines Hirnhautbefalls bei bestimmten Leukämieformen (☞ 13.7.2)
- Die **intrapleurale Therapie** mit Applikation von Zytostatika in den Pleuraraum bei einem malignen Pleuraerguss (☞ auch 8.11.2)
- Die **intraperikardiale Therapie** mit Applikation von Zytostatika in den Herzbeutel bei maligner Perikarditis (☞ auch 6.8.3)
- Die **intraperitoneale Therapie** mit Applikation von Zytostatika in den Peritonealraum, z.B. bei *Peritonealkarzinose* (Durchsetzung des Peritoneums mit zahlreichen Karzinommetastasen).

Zubereitung von Zytostatika

> ⚠ **Vorsicht!**
>
> Zytostatika sind mutagen und damit potenziell fruchtschädigend und Krebs auslösend. Sie schädigen den Körper bei oraler Aufnahme, bei Einatmen und bei Hautkontakt. Nur speziell geschulte Pflegende dürfen mit Zytostatika umgehen. Schwangeren und Jugendlichen ist die Arbeit mit Zytostatika verboten.

Die Zubereitung von Zytostatikalösungen erfolgt in größeren Kliniken und Tumorzentren oft zentral in der Apotheke an einem speziellen Arbeitsplatz (**Zytostatika-Werkbank** = *Sicherheits-Werkbank* ☞ Abb. 14.23). Die Infusionslösungen werden dann gebrauchsfertig auf die Station geliefert. Dadurch vermindert sich die Gefährdung der Pflegenden. Dies ist aber nur möglich, wenn die Lösung über eine gewisse Zeit stabil ist. Bei Zubereitung auf Station sind besondere Vorsichtsmaßnahmen zwingend notwendig, u.a. muss der Arbeitsplatz mit einem Abzug versehen sein und möglichst ruhig sein.

Zytostatika-Werkbank

Zytostatika-Werkbänke arbeiten mit einem *Laminarflow-System* (d.h. einer wirbelfreien, gerichteten Luftströmung). Die Arbeitsfläche ist mit einer saugfähigen Unterlage auf flüssigkeitsdichter Folie abgedeckt. Die Pflegekraft trägt einen langärmeligen, vorne hochgeschlossenen Schutzkittel mit fest anliegenden Manschetten, Zytostatika-Handschuhe, Mundschutz (am besten Halbmaske mit Partikelfilter) und eine Schutzbrille.

Die Trockensubstanz wird zuerst mit einem geeigneten Lösungsmittel aufgelöst, flüssige Arzneimittelkonzentrate werden evtl. verdünnt. Die Verwendung spezieller Kanülen mit Luftfilter (☞ Abb. 14.23) vermeidet die Bildung von Aerosolen durch Überdruck in der Ampulle. Dann gibt die Pflegekraft die Lösung entsprechend der ärztlichen Verordnung in eine geeignete Infusionslösung. Je nach Zytostatikum sind besondere Vorschriften bezüglich des Infusionsbehälters zu beachten (siehe Herstellerangaben), z.B. sind Interaktionen zwischen Zytostatika und PVC-Behältern möglich. Teilweise ist Lichtschutz erforderlich.

Auch bei der Mithilfe beim Anlegen der Infusion sind Handschuhe erforderlich. Sollte es trotz aller Vorsicht zum Hautkontakt mit der Zytostatikalösung kommen, ist ein sofortiges Abspülen mit sehr viel Wasser angezeigt. Bei einer Kontamination der Augen wird ebenfalls mit Hilfe einer Augendusche mit reichlich Wasser gespült und danach der Augenarzt aufgesucht. Der Vorfall wird zur Wahrung von Versicherungsansprüchen dem Betriebsarzt als Arbeitsunfall gemeldet.

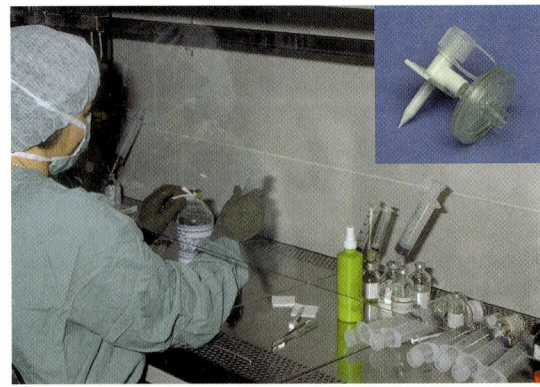

Abb. 14.23: Zytostatika-Werkbank mit Glasscheibe. Ohne diese Glasscheibe muss zusätzlich eine rundum geschlossene Schutzbrille getragen werden. Bildausschnitt rechts oben: Spezielle Entnahmekanüle für Zytostatika. [K183]

Der Umgang mit oralen Zytostatika erfordert ebenfalls Vorsichtsmaßnahmen. Beim Bereitstellen der benötigten Arzneimitteln benutzt die Pflegekraft Handschuhe oder eine Pinzette. Die Gabe erfolgt getrennt von den übrigen Arzneimitteln.

Mit Zytostatika kontaminierter Abfall wird als Sondermüll behandelt und entsprechend der Vorschriften in speziellen Abfallbehältern (z.B. „schwarze Tonne") entsorgt.

14.5.3 Pflege bei Leukozytopenie und Umkehrisolation

Patienten mit einer Leukozytopenie (☞ 13.4.3), sei es infolge einer Leukämie, einer anderen Bluterkrankung oder infolge einer toxischen oder strahlenbedingten Knochenmarkschädigung, sind erhöht infektionsgefährdet. Regelhaft tritt eine Leukozytopenie unter Zytostatikabehandlung auf. Sie lässt sich bis zu einem gewissen Grad tolerieren. Kommt es jedoch zu einer **Agranulozytose,** d.h. einem Absinken der Granulozyten (☞ 13.1.2) unter 500/µl Blut, ist die Infektionsgefahr so hoch, dass spezielle medizinische und pflegerische Maßnahmen erforderlich sind.

Meist reicht bei Chemotherapiepatienten eine **Umkehrisolation** (oft auch als *Schleusenpflege* bezeichnet) aus. Eine *Sterilbetteinheit* wird heute vornehmlich (wenn überhaupt) im Rahmen von Knochenmarktransplantationen (☞ 13.5.2) eingesetzt. Insgesamt sind die Vorschriften in den letzten Jahren gelockert worden.

Wie die Schutzmaßnahmen bei Leukozytopenie und die Umkehrisolation im Detail in die Praxis umgesetzt werden, ist von Haus zu Haus unterschiedlich. Meist erfolgt der Schutz des Patienten je nach Ausmaß der Leukozytopenie in abgestuften Schritten, vielfach wird zwischen **einfacher** und **erweiterter Umkehrisolation** unterschieden. Daher müssen sich die Pflegenden entsprechender Stationen unbedingt über die hausinternen Richtlinien informieren.

Gerade Chemotherapiepatienten haben nicht nur eine Leukozytopenie, sondern gleichzeitig auch eine Thrombozytopenie. Dann sind zusätzliche Maßnahmen zur Blutungsprophylaxe erforderlich (☞ 13.2.2), zumal Hämatome und Verletzungen auch eine Infektionsquelle darstellen können.

🛏 Pflege bei Umkehrisolation

> ### 🛏 Drei Grundregeln der Umkehrisolation
> - Reduktion der Keime in der Umgebung des Patienten
> - Verminderung der körpereigenen Keime des Patienten
> - Früherkennung und Frühbehandlung auftretender Infektionen.

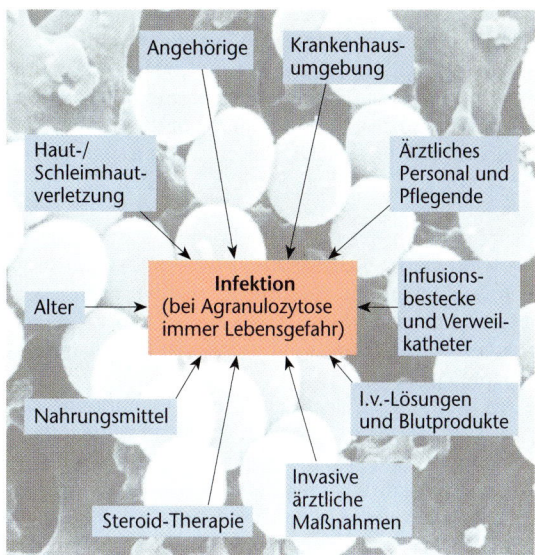

Abb. 14.24: Der Tumorpatient ist während der Chemotherapie von vielen Seiten infektionsbedroht. Aufgabe der Pflege ist die Minimierung aller Infektionsrisiken. Hierzu ist oft auch die Umkehrisolation des Patienten erforderlich. [A400] [U136]

1. Grundregel: Reduktion der Umgebungskeime

Während die allgegenwärtigen Umweltkeime einem Gesunden nicht schaden, können sie beim Abwehrgeschwächten lebensbedrohliche Infektionen hervorrufen. Der Patient muss daher vor den Bakterien, Viren und Pilzen seiner Umgebung, also auch seiner Mitmenschen, geschützt werden. Dazu wird er in einem Einzelzimmer mit Bad untergebracht und angewiesen, das Zimmer nicht zu verlassen. Ist dies doch einmal notwendig, etwa weil sich eine Untersuchung innerhalb des Zimmers nicht durchführen lässt, trägt der Patient einen Mundschutz und eine Haube und wird nicht im Bett, sondern auf einer frisch bezogenen Liege transportiert. Prinzipiell wird der Kontakt des Patienten zur Außenwelt auf das Nötigste beschränkt.

Damit keine Keime aus der Umgebung eingeschleppt werden, sind folgende Maßnahmen erforderlich:
- Alle Personen, die das Patientenzimmer betreten möchten (Ärzte, Pflegende, weitere Krankenhausangestellte, Besucher), ziehen Schutzkittel, Mundschutz und Überschuhe sowie bei langem Haar einen Haarschutz an und desinfizieren sich vor dem Betreten des Zimmers die Hände. Diese Maßnahmen werden oft auch als *Einschleusen* zusammengefasst
- Vor jedem Kontakt mit dem Patienten werden die Hände desinfiziert
- Regelmäßige Zimmer- und Händedesinfektion vermindert die Keime auf den Gegenständen im Zim-

mer. Auch Gegenstände (z.B. Infusionsständer), die im Zimmer benötigt werden, werden desinfiziert

- Blumen und Topfpflanzen sind bedeutende Keimträger und daher im Patientenzimmer untersagt
- Die Wäsche des Patienten muss vor dem Tragen sterilisiert und täglich gewechselt werden. Nur eigene Leibwäsche, die eine Sterilisation aushält, ist erlaubt. Auch die Bettwäsche wird vielfach sterilisiert und täglich gewechselt (in einigen Häusern nur bei erweiterter Umkehrisolation)
- Waschlappen und Handtücher werden nach jedem Gebrauch gewechselt, da sie Brutstätten für Bakterien sind, die dann (wieder) auf den Körper des Patienten gelangen
- Als Hausschuhe sind Plastik- oder Gummisandalen geeignet, da sie sich wesentlich besser reinigen und desinfizieren lassen als Stoff- oder Lederpantoffeln
- Auch die Nahrung muss keimarm sein. Dies bedeutet z.B. den Verzicht auf frischen Salat, nicht schälbares Obst, nicht mitgekochte Gewürze, Schimmelkäse und Milchprodukte aus unpasteurisierter Milch (z.B. Rohmilchkäse) sowie Sauermilchprodukte. Erlaubt sind dagegen schälbares Obst, z.B. Bananen, Obstkonserven oder Salate aus dem Glas. Eier sind nur gekocht erlaubt. Angebrochene Getränkepackungen (Mineralwasser, Säfte) werden nach 24 Stunden weggeworfen, Wasser aus dem Wasserhahn ist nur nach vorherigem Abkochen z.B. als Tee gestattet
- Vom Aspekt der Keimarmut her betrachtet, wäre der völlige Verzicht auf Besucher am günstigsten. Auf der anderen Seite ist die Situation des isolierten Patienten ohnehin schon schwierig genug (☞ unten) und würde durch ein völliges Besuchsverbot unerträglich. Daher wird die Besucherzahl in der Regel auf zwei Besucher, die der Patient vorher angibt, beschränkt. Kinder unter 14 Jahren sind dabei nicht erlaubt, da sie wesentlich häufiger als Erwachsene Keimträger sind. Die Besucher müssen gesund sein, wobei auch eine „harmlose" Erkältung als „nicht gesund" gilt. Sie schleusen sich wie das Krankenhauspersonal ein und dürfen sich u.a. nicht auf das Bett des Patienten setzen. Für Mitbringsel der Besucher gelten ebenfalls alle hier dargestellten Vorsichtsmaßnahmen (Besucher vorher diesbezüglich informieren)
- Ständiges Rein- und Rausgehen aus dem Zimmer erhöht das Risiko einer Infektion. Daher sollte der Patient seine Wünsche an die Pflegenden oder Besucher *vorher* überlegen, sammeln und dann erst mitteilen.

2. Grundregel:
Verminderung der körpereigenen Keime

Der Patient ist nicht nur durch Keime von außerhalb, sondern auch durch eigene Haut- und Darmkeime gefährdet. Über folgende Maßnahmen informieren ihn die Pflegenden:

- Der Patient soll den ganzen Körper täglich mit einer geeigneten Desinfektionslösung waschen bzw. diese beim Duschen auftragen, z.B. Betaisodona® Wasch-Antiseptikum. Wichtig ist, dass er die Einwirkzeit von ca. 1 Minute beachtet. Die Keimbelastung des Wassers lässt sich vor dem Waschen durch längeres Laufen-lassen des Wassers reduzieren
- Nach dem Waschen oder Duschen soll der Patient die Haut gut abtrocknen. Besonders wichtig sind alle Hautfalten, z.B. im Genitalbereich, unter den Brüsten oder zwischen den Zehen (evtl. Föhn benutzen). Sonst bilden sich „feuchte Kammern", in denen sich Bakterien und Pilze optimal vermehren können. Durch Eincremen schützt der Patient die Haut vor dem Austrocknen und beugt Hauteinrissen vor, die Keimen als Eintrittspforte dienen. In manchen Häusern soll der Patient nach dem Duschen Füße und Hände desinfizieren
- Auch die Haare wäscht sich der Betroffene mit entsprechenden Präparaten
- Der Patient desinfiziert alle Körperöffnungen und -falten einmal täglich mit Antiseptika- oder Antibiotikapräparaten (z.B. mit Nobecutan® Spray). Dies wird aber wegen umstrittener Wirksamkeit und zusätzlichen Belastungen für den Patienten nicht mehr in allen Zentren bzw. nur bei der erweiterten Umkehrisolation gefordert
- Der Patient soll die Intimpflege nach dem Stuhlgang mit Handschuhen durchführen und danach die Hände desinfizieren. Außerdem ist eine Händedesinfektion nach jedem Wasserlassen erforderlich
- Nach jeder Mahlzeit und vor dem Zubettgehen putzt der Patient sich die Zähne mit einer weichen Zahnbürste (Ausnahme: Blutungsgefahr, hier sind nur Mundspülungen erlaubt). Mindestens viermal täglich sind Mundspülungen erforderlich, meist mit desinfizierenden oder antimykotischen Lösungen. Das genaue Schema ist von Haus zu Haus unterschiedlich. Häufig soll der Patient zuerst den Mund mit Polyvidon-Jod- oder Hexetidin 0,1 %-Lösung spülen, dann die Mundschleimhaut mit Amphotericin B- (in Ampho-Moronal®) oder Nystatin-Lösung benetzen und den Rest schlucken. Viele Patienten entwickeln mit der Zeit eine zunehmende Abneigung gegenüber den Mundspülungen. Dann versuchen Pflegende und Ärzte durch wiederholte Erklärungen und ggf. Suche nach einer individuellen Lösung wie dem Wechsel des Präparates auf jeden Fall zu verhindern, dass der Patient die Mundspülungen einfach weglässt
- Die Darmkeime werden durch eine *Darmdekontamination* vermindert: Durch die Einnahme von Antibiotika und Antimykotika wird die Darmflora zerstört und gleichzeitig einem Pilzbefall im Gastrointestinaltrakt vorgebeugt.
Zusätzlich soll sich der Patient einmal täglich, am besten abends, ein Antimykotikum nach Arztanordnung in Rektum und Scheide einführen

- Vielfach soll der Patient antivirale Arzneimittel auch prophylaktisch einnehmen, da er z.B. durch ein Wiederaufflackern einer Herpes-Infektion vital gefährdet würde.

Die Effektivität aller genannten Maßnahmen kann durch regelmäßige bakteriologische Abstriche z.B. der Achsel- und Genitalregion kontrolliert werden.

3. Grundregel: Früherkennung von Infektionen

Trotz aller Vorsichtsmaßnahmen lassen sich Infektionen nicht immer vermeiden. Möglichst frühe Erkennung und Behandlung von Infektionen dienen der „Schadensbegrenzung":

- Die Pflegenden wechseln den Verband eines Venenkatheters alle 48 Stunden nach den Regeln eines aseptischen Verbandwechsels – wenn er feucht ist, häufiger. Die Einstichstelle wird mit antiseptischer Salbe versorgt. Ausnahme sind durchsichtige Pflastersysteme, da die Salbe hier die Sicht auf die Einstichstelle verhindern würde
- Die Pflegenden leiten den Patienten an, selbstständig Haut und Mundschleimhaut täglich auf Risse, Rötungen, Druckstellen und Blutungen zu beobachten
- Darüber hinaus informieren sie ihn, sich zweimal täglich seine Temperatur zu messen, allerdings nicht rektal, und auf Erkrankungssymptome wie z.B. Husten, Auswurf, Übelkeit, Durchfälle oder Veränderungen beim Wasserlassen zu achten
- Da auch scheinbare Kleinigkeiten wie leichte Kopfschmerzen, abnormes Schwitzen oder Frieren oder Blähungen eine Infektion ankündigen können, halten die Pflegenden den Patienten an, alle Auffälligkeiten mitzuteilen.

> ⊘ **Vorsicht!**
> Bei Patienten mit einer Leukozytopenie können Infektionen z.B. im Bereich von Kathetereintrittsstellen oder anderen Wunden ohne Eiterbildung einhergehen, da die Abwehrzellen, aus denen der Eiter besteht, weitgehend fehlen.

Psychische Betreuung des isolierten Patienten

Die isolierten Patienten befinden sich – zusätzlich zu ihrer schweren körperlichen Erkrankung – in einer psychischen Ausnahmesituation. Die Pflegenden können den Patienten in dieser Phase entscheidend unterstützen:

- Nur ein gut informierter Patient wird alle Beschränkungen auf sich nehmen und die Reinigungs- und Hygienemaßnahmen mit der gebotenen Sorgfalt ausführen. Daher informieren ihn die Pflegenden ausführlich über Sinn und Zweck einer bestimmten Maßnahme

- Die notwendigen Maßnahmen werden nicht negativ, als Verbot oder Einschränkung, dargestellt, sondern positiv formuliert, als notwendige Maßnahmen „zu Ihrer Sicherheit". Nicht wenigen Patienten hilft es auch, (einen Teil der) Prophylaxemaßnahmen selbst durchzuführen, so aktiv zu bleiben und wenigstens ein Stück weit Unabhängigkeit zu bewahren
- Der Patient vermisst seine gewohnten Bezugspersonen. Ganz wichtig ist es, dass die Pflegenden sich bemühen, trotz der engen Grenzen der Isolierungsmaßnahmen den Kontakt zur Außenwelt durch Briefe, Telefonate, Zeitungen und Fernsehen nicht abbrechen zu lassen
- Individuelle Besuchszeiten tragen den zeitlichen Möglichkeiten der Besucher Rechnung und ermöglichen auch einmal eine „Krisenintervention" durch Angehörige
- Auch der Kontakt zu Bekannten oder Angehörigen, die den Patienten nicht besuchen können, ist wichtig. Evtl. können diese Kontakte durch die Angehörigen des Patienten zeitlich „verteilt" werden. Für den Patienten ist es sehr schmerzlich, wenn sich am Anfang alle (telefonisch) nach seinem Befinden erkundigen, sich später aber niemand mehr meldet
- Die Angehörige werden von den Pflegenden ebenso aufgeklärt und informiert wie der Patient, damit ein Gedankenaustausch mit dem Patienten auf einer gemeinsamen Grundlage möglich ist
- Bereits wenige persönliche Sachen (z.B. Fotos, Bücher) machen das Patientenzimmer vertrauter und damit „gemütlicher"
- Wenn irgend möglich, bieten die Pflegenden dem Patienten Beschäftigungsmöglichkeiten an, z.B. lesen, schreiben, Musik hören oder Schachpartien nachspielen
- Die Gefahr ist groß, dass der isolierte Patient sich abhängig und unmündig fühlt. Deshalb akzeptieren Pflegende kleine Eigenheiten des Patienten, solange sie den Therapieerfolg nicht gefährden, da dies dem Patienten das Gefühl der Selbstbestimmung und Unabhängigkeit gibt. Auch werden Dinge, die der Patient vorhersehbar benötigen wird, *vorher* bereitgestellt, damit er nicht darum bitten muss, da dies seine Abhängigkeitsgefühle verstärken würde.

> 🖼 Auch wenn ein isolierter Patient die notwendigen Maßnahmen nachvollziehen kann und als vernünftig akzeptiert, durchlebt er depressive oder aggressive Phasen. Doch obwohl es viel Kraft kosten kann – der Patient benötigt in diesen Phasen besonders intensive Betreuung von Seiten der Pflegenden. Denn gerade dann, wenn er sich am Ende seiner Kraft fühlt, braucht der Betroffene die Gesprächsbereitschaft und Geduld seiner direkten Gegenüber.

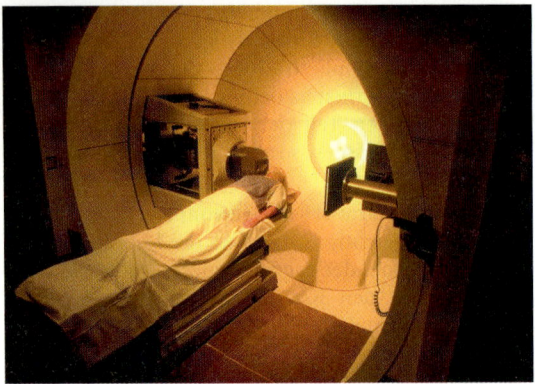

Abb. 14.25: Bestrahlung eines Patienten mit einem Gehirntumor in einem Protonenbeschleuniger („Zyklotron"). Ein Magnetfeld beschleunigt die Ionen bei jedem Umlauf auf spiralförmigen Bahnen. Die dabei entstehende hohe Energie wird zur Strahlentherapie genutzt. [J510-214]

14.5.4 Strahlentherapie

> ⊡ **Radiologische Strahlentherapie** *(Radiotherapie, Bestrahlungstherapie):* Nutzung *ionisierender Strahlung* zu therapeutischen Zwecken.

Physikalische und biologische Grundlagen

Ionisierende Strahlung ist so energiereich, dass sie andere Moleküle *ionisieren* kann, d.h., die Elektronenzahl eines neutralen Moleküls wird durch Abspalten oder Hinzufügen eines oder mehrerer Elektronen verändert. Bei diesen Ionisierungsvorgängen wird Energie frei und von der durchstrahlten Materie zu einem Teil absorbiert. Dadurch kommt es im menschlichen Körper zu einer Reihe **biologischer Strahlenwirkungen,** insbesondere DNA-Schäden und Störungen aller anderen Zellfunktionen bis hin zum Zelltod. Am Arbeitsplatz oder bei diagnostischen Röntgenaufnahmen sind diese Auswirkungen der Strahlung unerwünscht, bei der Strahlentherapie hingegen wird diese Wirkung zu Behandlungszwecken ausgenutzt, vor allem um Tumorzellen abzutöten. Grundsätzlich reagieren schnell wachsende, stoffwechselaktive Gewebe mit guter Durchblutung und guter Stoffwechselversorgung besonders sensibel auf die Bestrahlung.

Bestrahlungstechniken

Die Strahlentherapie beeinflusst *alle* Zellen im bestrahlten Gebiet, also nicht nur die Tumorzellen. Die Auswahl der am besten geeigneten Bestrahlungstechnik und eine sorgfältige Bestrahlungsplanung, etwa mit Hilfe eines Computertomographen (☞ 1.6.3), sollen für eine möglichst starke und gleichmäßige Bestrahlung des Tumors bei möglichst geringer Bestrah-

lung der gesunden Umgebung sorgen. Mehrere Bestrahlungstechniken stehen zur Verfügung:

- Bei der **perkutanen Strahlentherapie** wird der krankhafte Prozess von außen durch die intakte Haut hindurch bestrahlt. Eingesetzt wird vor allem hochenergetische Photonen- (ultraharte Röntgenstrahlung oder Cobalt-60-Gammastrahlung) oder Elektronenstrahlung.
  Um das gesunde Gewebe zu schonen, wird die zur Tumorvernichtung erforderliche Strahlendosis in vielen kleinen Dosen und zeitlich verzögert appliziert, d.h. **fraktioniert** und **protrahiert.** Das gesunde Gewebe erholt sich besser als das Tumorgewebe und wird daher nicht so stark geschädigt.
  Außerdem wird in aller Regel nicht eine Strahlenquelle in starrer Position eingesetzt, die immer das *gleiche* gesunde Gewebe bestrahlt, sondern die Strahlenquelle bestrahlt in einer Sitzung den Tumor nacheinander aus verschiedenen Richtungen **(Mehrfeld-Bestrahlung),** oder die Strahlenquelle bewegt sich während der Bestrahlung um den Tumor herum (z.B. sog. **Pendelbestrahlung**). So lässt sich die Bestrahlung des gesunden Gewebes reduzieren und insbesondere die Haut schonen
- Als **Kontaktbestrahlung** werden solche Methoden bezeichnet, bei denen Strahlenquelle und Tumor direkten Kontakt zueinander haben. Bei der **intrakavitären Bestrahlung** werden radioaktive Substanzen in Körperhöhlen (z.B. Caesiumkügelchen in Kunststoffschläuche in der Gebärmutter) oder erkrankungsbedingte Hohlräume eingebracht. Bei der **interstitiellen Strahlentherapie** wird der Tumor, z.B. ein Mundbodenkarzinom, mit dem radioaktiven Material förmlich gespickt. Bei beiden Methoden werden Stoffe verwendet, die Strahlung von nur geringer Reichweite abgeben, um die umliegenden gesunden Gewebe zu schonen
- In der Nuklearmedizin wird durch die Gabe *offener* Radionuklide (☞ 1.6.5) bestrahlt. Bekanntestes Beispiel ist hier die Radiojodtherapie (☞ 12.4.6), die bei bestimmten Schilddrüsenkarzinomen eingesetzt wird.

Indikationen der Strahlentherapie

Überwiegend werden maligne Tumoren strahlentherapeutisch behandelt, oft vor bzw. nach einer Operation oder einer Chemotherapie. Grundsätzlich sind entdifferenzierte, schnell wachsende Tumoren strahlenempfindlicher als langsam wachsende mit guter Differenzierung.

In den Anfangszeiten der Strahlentherapie wurden auch zahlreiche gutartige Erkrankungen, z.B. eine Vergrößerung der Thymusdrüse bei Kindern, strahlentherapeutisch behandelt. Aufgrund vieler Spätschäden (☞ unten), unter anderem Häufung von Organtumoren und Leukämien, wird die Indikation zur Strahlenbehandlung gutartiger Erkrankungen heute sehr eng gestellt. Beispiel ist die „Schmerzbestrahlung" bei schwersten Arthrosen älterer Patienten (☞ 3.9).

Ziel der **kurativen Strahlentherapie** ist die Heilung des Patienten, d.h. die *Vernichtung* möglichst aller Tumorzellen. Die hierzu erforderliche **Tumorvernichtungsdosis** hängt von der Art des Tumors ab. Als Anhaltspunkt können 50 – 60 Gray (= 5 000 – 6 000 rad) dienen. Eine kurative Strahlentherapie wird z.B. bei lokal begrenzten Hodgkin-Lymphomen (☞ 13.8.1) durchgeführt.

Die **palliative Strahlentherapie** dient der Beschwerdelinderung des Patienten, z.B. bei schmerzenden oder frakturgefährdeten Knochenmetastasen oder bei Atemnot infolge eines inoperablen Bronchialkarzinoms (☞ 8.8.2). Die Dosierungen sind erheblich niedriger als bei der kurativen Strahlentherapie.

Nebenwirkungen der Strahlentherapie

Trotz der höheren Strahlenempfindlichkeit insbesondere schnell wachsender Tumoren und der oben beschriebenen Bestrahlungstechniken wird das gesunde Gewebe stets mitbeeinträchtigt.

Frühe Nebenwirkungen: Der Strahlenkater

Hauptsymptome des sog. **Strahlenkaters** nach den einzelnen Bestrahlungen sind Müdigkeit, Appetitlosigkeit, evtl. Übelkeit und Erbrechen. Die Ausprägung der Beschwerden hängt ganz wesentlich von Ausdehnung und Lage des Bestrahlungsfeldes ab. Viel Ruhe und Schlaf nach jeder Bestrahlungssitzung wirken dem Strahlenkater am besten entgegen. Sobald sich der Patient etwas erholt hat, kann er Aktivitäten, die wenig Anstrengung erfordern, wieder aufnehmen.

Frühe lokale Nebenwirkungen

Die **lokalen Nebenwirkungen** hängen vom Bestrahlungsgebiet (☞ Tab. 14.26) ab. Sie betreffen insbesondere schnell wachsende Gewebe mit hoher Stoffwechselaktivität wie z.B. die Schleimhäute (Entzündungen) und das Blut bildende Knochenmark sowie die Gefäße (veränderte Kapillardurchlässigkeit). Die

meisten frühen Nebenwirkungen sind reversibel. Alkohol und Nikotin sind grundsätzlich tabu, da sie die Schleimhäute zusätzlich schädigen.

Spätfolgen einer Strahlentherapie

Langzeitschäden umfassen z.B. Hautveränderungen im Bestrahlungsfeld, Lungen- oder andere *Organfibrosen*, gehäufte maligne Erkrankungen im späteren Leben, die primär nicht mit der ursächlichen Erkrankung in Verbindung stehen, Beeinträchtigungen der Fruchtbarkeit und bei Kindern auch Wachstumsverzögerung und Konzentrationsschwäche.

🖳 Pflege bei Strahlentherapie

Nicht nur die Pflegenden achten auf Warnsymptome, sondern auch der Patient selbst wird von ihnen dazu angehalten, auf Hinweise möglicher Strahlenschäden zu achten.

Pflege der bestrahlten Haut

Bei perkutanen Bestrahlungen wird das bestrahlte Hautareal mit einem wasserfesten Fettstift eingegrenzt. Dies dient der korrekten Einstellung des Bestrahlungsfeldes bei den einzelnen Bestrahlungssitzungen, gleichzeitig markiert es für die Pflegenden den Hautbezirk, der besonders beachtet werden muss. Die Markierung darf auf keinen Fall entfernt und muss ggf. nachgezeichnet werden. Der den Strahlen ausgesetzte Hautbereich ist gegenüber jeglichen Reizen sehr empfindlich und wird bis zu einem Monat nach Bestrahlungsende besonders gepflegt. Um zusätzliche Belastungen zu vermeiden:

- 2 – 4-mal täglich Kamillen-Puder (Azulon®) auftragen, um die Haut trocken zu halten. Normalerweise ist keine weitergehende Behandlung des betroffenen Hautgebietes erforderlich. Das Vorgehen z.B. bei Verklumpungen des Puders, Hautreizungen oder nässenden Läsionen muss unbedingt mit dem zuständigen Strahlentherapeuten abgesprochen

Region/Organ	Nebenwirkungen
Haut	Rötung, Dermatitis, evtl. Epithelablösung, Haarausfall, bestrahlte Haut kann dauerhaft empfindlicher bleiben. Durch moderne Bestrahlungstechniken heute weniger Hautnebenwirkungen als früher
Schädel/ZNS	Hirnödem, Kopfschmerz, Übelkeit und Erbrechen, Gleichgewichtsstörungen, zerebrale Krampfanfälle. Evtl. auch schwer fassbare und lang anhaltende Störungen wie etwa Konzentrationsstörungen
Mundbereich	Stomatitis, Parodontose, Geschmacksverlust (kommt nach 3 – 6 Monaten wieder), Mundtrockenheit (bleibt häufig), Schluckbeschwerden, Verschleimung, Ulzera, Soor
Lunge	Husten, Kurzatmigkeit, Strahlenpneumonitis (Entzündung des Lungeninterstitums) mit subfebrilen Temperaturen, Lungenfibrose
Dünndarm	Strahlenenteritis mit Übelkeit, Erbrechen, Durchfall, Meteorismus, Tenesmen, Blut und Schleim im Stuhl
Dickdarm/Rektum	Häufige, schmerzhafte Stuhlgänge, z.T. blutig (Strahlenproktitis), Obstipation
Blase	Pollakisurie, blutiger Urin
Knochenmark	Leukopenie (evtl. lang anhaltend), Thrombopenie, Blutungsneigung, erhöhte Infektanfälligkeit, Fieber, Leistungsschwäche

Tab. 14.26: Nebenwirkungen der Strahlentherapie auf wichtige Organe, wenn sie im Bestrahlungsgebiet liegen.

werden! Bei Verklumpungen des Puders durch Schweiß oder bei starken Verschmutzungen darf das Bestrahlungsgebiet u.U. kurz mit lauwarmem Wasser abgespült oder gebadet werden (evtl. Kamillezusatz). Anschließend wird die Haut mit einem weichen Tuch oder Watte trockengetupft oder ohne Warmluft trockengeföhnt. Stärkere Hautreizungen können nach Arztanordnung z.B. mit panthenol- oder kortikoidhaltigen Cremes behandelt werden, nässende Hautläsionen mit Kamillosan® gereinigt und anschließend nach Arztanordnung versorgt werden. Es gibt aber auch Therapeuten, die nur Puder möchten.

- Diesen Hautbereich nicht waschen, parfümieren, desodorieren oder salben
- Im bestrahlten Gebiet keine i.m.- oder s.c.-Injektionen verabreichen
- Die Haut vor mechanischer Beanspruchung schützen, d.h. keine enge Kleidung (z.B. BH, Gürtel) und keine Kleidung aus Synthetikfasern oder rauen, kratzenden Fasern tragen. Keine Pflaster aufkleben, nicht kratzen oder reiben. Keinen Schmuck tragen. Bei Männern keine Rasur
- Das Bestrahlungsfeld vor Sonne, Hitze oder Kälte schützen, z.B. keine Wärmflasche benutzen.

> ⊘ **Vorsicht!**
> Die Strahlen durchdringen den Körper. Dies bedeutet, dass auch der Hautbezirk gepflegt wird, der dem direkt bestrahlten Areal gegenüber liegt, etwa bei einer Brustbestrahlung die hintere Thoraxwand.

Pflege bei Schädel-/ZNS-Bestrahlung

Bei der Bestrahlung des Schädels werden die Haarwurzelzellen je nach Bestrahlungsdosis reversibel oder irreversibel geschädigt. Deshalb ist es auch bei der Strahlentherapie sinnvoll, vor Beginn der Therapie eine Perücke anpassen zu lassen.

Pflege bei Bestrahlung im Mundbereich

Vor Beginn der Bestrahlung ist ein Zahnarztbesuch und ggf. eine Zahnsanierung erforderlich. Zum Schutz der Mundschleimhaut erfolgt eine sorgfältige Zahnpflege nach jeder Mahlzeit mit einer neuen, weichen Zahnbürste und fluoridhaltiger, reizarmer Zahncreme. Zusätzlich spült der Patient mehrmals täglich seinen Mund mit Kamillenlösung, panthenolhaltigen oder desinfizierenden Lösungen. Die Nahrung sollte weich, säurearm und wenig gewürzt sein. Bei Schmerzen helfen anästhesierende Lutschtabletten, bei Pilzinfektionen antimykotische Tinkturen, z.B. Nystatin, etwa in Moronal®. Ist die Stomatitis so schwer, dass der Patient nicht essen und trinken kann, ist eine enterale Ernährung mit Hilfe einer Magensonde oder PEG oder eine parenterale Ernährung notwendig. Dann ist auch das Zähneputzen verboten.

Pflege bei Bestrahlung der Lunge

Liegt die Lunge im Bestrahlungsfeld, ist striktes Rauchverbot von höchster Priorität. Außerdem sind täglich mehrfach Atemgymnastik, atemstimulierende Einreibungen und Inhalationen zur Sekretlösung angezeigt.

Pflege bei Bestrahlung des Ösophagus

Bei einer Ösophagitis wird pürierte Kost gegeben, gegen starke Schmerzen beim Schlucken hilft ein Analgetikum (z.B. 20 Tropfen Novalgin®) 15 Min. vor den Mahlzeiten. Evtl. muss der Patient parenteral ernährt werden.

Pflege bei Bestrahlung des Magens oder des Darmes

Bei Magen-Darm-Störungen wird hochkalorische und eiweißreiche, dabei aber ballaststoffarme, leicht verdauliche Kost gereicht. Mehrere kleine Mahlzeiten vertragen die Patienten in aller Regel besser als drei große Hauptmahlzeiten. Bei Übelkeit erfolgt eine konsequente antiemetische Prophylaxe (☞ 14.5.2). Etwaige Flüssigkeits- und Elektrolytverluste z.B. bei Durchfällen, die unter Strahlenbehandlung sehr häufig sind, werden ausgeglichen. Bei schweren Durchfällen wird nach Arztanordnung ein Antidiarrhoikum (z.B. Imodium®) gegeben, evtl. ist eine parenterale Ernährung erforderlich.

Pflege bei Bestrahlung der Harnblasenregion

Eine hohe Flüssigkeitszufuhr soll Blasenkomplikationen vorbeugen. Der Urin wird engmaschig auf Veränderungen, z.B. Blutbeimengungen, kontrolliert.

Wegen der reduzierten Abwehrlage ist eine sehr sorgfältige Intimhygiene erforderlich. Um Harnwegs- und Genitalinfektionen zu vermeiden, sollte nur wenn es unbedingt notwendig ist, ein Blasendauerkatheter gelegt werden.

14.5.5 Hormontherapie

Hormone sind Botenstoffe, die nicht nur gesunde Gewebe in ihrem Wachstum hemmen oder stimulieren, sondern auch bei der Entstehung und Größenzunahme von Tumorgeweben eine Rolle spielen können. Oft behalten Tumorgewebe die Hormonempfindlichkeit ihrer Ursprungsgewebe, das heißt, sie wachsen bei Zufuhr des entsprechenden Hormons (verstärkt) und bilden sich bei Fehlen des Hormons zurück. Man spricht von *hormonabhängigen Tumoren*.

Die häufigsten hormonabhängigen Tumoren sind:
- Das Mammakarzinom der weiblichen Brust (gestagen- und östrogenabhängig, zum Teil androgenabhängig)
- Das Endometriumkarzinom (Gebärmutterschleimhautkrebs) der Frau (gestagen- und östrogenabhängig)

- Das Prostatakarzinom (androgenabhängig)
- Einige Tumoren des lymphatischen Gewebes (kortisolabhängig).

Die Hormonabhängigkeit dieser Tumoren wird bei der **Hormontherapie** therapeutisch genutzt. Dies kann auf verschiedenen Wegen erfolgen:

- Operative Entfernung oder medikamentöse Stilllegung der Drüse, die das für das Tumorwachstum benötigte Hormon produziert (so genannte **ablative** = abtragende **Hormontherapie**). Beispiele für die operative Entfernung sind die *Orchidektomie* (Hodenentfernung) beim Prostatakarzinom oder die *Ovarektomie* (Eierstockentfernung) beim Mammakarzinom, die für die Betroffenen psychisch sehr belastend und zudem irreversibel sind. Beispiel für eine medikamentöse Stilllegung ist die Gabe von *GnRH-Analoga*, welche durch Angriff an der Hypophyse indirekt die Produktion von Sexualhormonen in den Keimdrüsen blockieren
- Gabe eines Hormons, das die Wirkung des tumorwachstumstimulierenden Hormons aufhebt – sogenannte **additive Hormontherapie** (additiv = zugebend) – etwa die Gabe von Gestagenen bei Mammakarzinom
- Blockade der Hormonrezeptoren des Tumorgewebes mit **Antihormonen** (etwa die Behandlung mit Antiöstrogenen, z.B. Tamoxifen beim Mammakarzinom)
- Syntheseblockade des Hormons (z.B. Aromatasehemmung beim Mammakarzinom).

Alle Methoden können jedoch nur zum Erfolg führen, wenn das Tumorgewebe noch empfindliche Hormonrezeptoren besitzt. Leider verlieren gerade besonders maligne Tumoren im Laufe ihres Wachstums oft ihre Hormonrezeptoren. Vor allem beim Mammakarzinom wird deshalb im operativ entfernten Tumorgewebe die Menge an Östrogenrezeptoren *(ER)* sowie Progesteronrezeptoren *(PgR)* bestimmt. Entsprechend spricht man z.B. von einem ER-positiven, PgR-negativen Tumor (ER$^+$, PgR$^-$), wenn das Tumorgewebe nur eine geringe Menge an Progesteronrezeptoren, aber eine hohe Menge an Östrogenrezeptoren aufweist.

Die ablative Hormontherapie führt durch den Wegfall der Hormone zu zahlreichen körperlichen Ausfallerscheinungen, z.B. zu einem abrupten Einsetzen der Wechseljahre mit Ausbleiben der Regelblutung bei der Frau. Die Nebenwirkungen der übrigen Therapien hängen von der verwendeten Substanz und ihrer Dosierung ab. Besonders häufig treten eine vermehrte Wassereinlagerung mit Ödembildung, ein gesteigerter Appetit mit Gewichtszunahme, eine erhöhte Thromboseneigung, Kopfschmerzen, depressive Verstimmungen, eine Blutdrucksteigerung, eine Blutzuckererhöhung sowie bei Frauen Brustspannen und bei Männern eine Gynäkomastie (Brustwachstum) auf.

> ✍ Die Hormontherapie hat meist wesentlich weniger Nebenwirkungen als eine Zytostatikatherapie. Insbesondere ist nicht mit einer Hemmung der Knochenmarkfunktion zu rechnen.

14.5.6 Immuntherapie

Wie alle (lebenden) Gewebe im menschlichen Körper agieren auch Tumorgewebe im ständigen Wechselspiel mit Immunbotenstoffen, also z.B. Zytokinen und Antikörpern (☞ 13.1.4 und 16.1.4). Immunologische Therapieansätze zur Tumorbekämpfung wirken über zwei Angriffswege:

- Zum Teil stimulieren sie das physiologische Abwehrsystem des Körpers **(Immunstimulation)**, wodurch das Tumorwachstum eingegrenzt werden soll, im Idealfall sogar der Tumor zur Remission gebracht wird
- Gentechnisch hergestellte monoklonale Antikörper (☞ 16.1.4) werden dem Patienten injiziert und sollen selektiv das entartete Tumorgewebe angreifen und zerstören.

In den vergangenen Jahren hat sich das Wissen um die Beeinflussbarkeit von Tumoren – zumindest unter Laborbedingungen – durch Zytokine wie z.B. **Interleukin 1** (IL-1), **Interleukin 2** (IL-2, z.B. Proleukin®) und **IFN-α** (Interferon-α, z.B. Roferon®) sprunghaft erweitert. Dennoch hat sich die Immunstimulation noch bei keinem einzigen häufigeren malignen Tumor als Therapiemethode der ersten Wahl durchsetzen können. Lediglich bei einigen seltenen Tumorarten ist die Wirksamkeit von Zytokinen unumstritten – so ist z.B. IFN-α hochwirksam bei der Haarzell-Leukämie, einer der chronisch-lymphatischen Leukämie (☞ 13.7.3) verwandten, seltenen Leukämieform. Klinische Versuche mit dem **Tumor-Nekrose-Faktor** *(TNF)* verliefen bisher wenig ermutigend.

Die zweite erwähnte Methode, nämlich die Gabe hochwirksamer Antikörper gegen Tumorgewebe, wird mittlerweile bei bestimmten Darmtumoren therapeutisch angewandt (in der Diagnostik werden monoklonale Antikörper schon seit längerem genutzt). Als erstes Präparat wurde Panorex® (monoklonale Maus-Antikörper gegen das 17-1A Zelloberflächenprotein) zur postoperativen adjuvanten Behandlung fortgeschrittener kolorektaler Karzinome zugelassen. Die ersten Studienergebnisse zeigen eine deutlich höhere Überlebenszeit als nach konventioneller Behandlung, der endgültige Stellenwert kann aber noch nicht beurteilt werden.

Nebenwirkungen

Die häufigste Nebenwirkung einer Zytokintherapie ist ein „Grippesyndrom" sehr unterschiedlicher Ausprägung, da Zytokine im Körper eine Schlüsselstel-

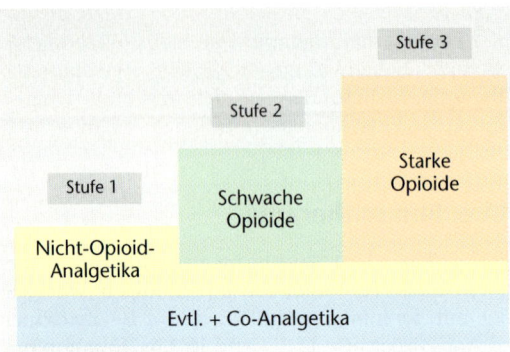

Grundregeln
- Orale Applikation bevorzugen
- Regelmäßige Analgetika-Gabe nach 24-Stunden-Zeit-schema; analgetische Zusatzmedikation beim Auftreten von Schmerzspitzen
- Lang wirkende Präparate bevorzugen
- Individuelle Dosierung (keine Angst vor hohen Dosen)
- Bei besonderen Schmerztypen modifizierte Schmerz-therapie

Abb. 14.27: WHO-Stufenschema der Therapie von Tumorschmer-zen. Präparate und Dosierungen ☞ Pharma-Info 4.5 und 4.7. [B110] [A300]

lung bei der Virusabwehr einnehmen und die Symptome der Grippe zumindest teilweise auf diese Zytokineffekte zurückzuführen sind. Prophylaktisch kann z.B. Paracetamol 30 Min. vor Therapiebeginn gegeben werden. Es gibt allerdings Patienten, bei denen diese Symptome so schwer wiegend und lang anhaltend sind, dass die Therapie abgebrochen werden muss. Auch zentralnervöse Nebenwirkungen (z.B. Depressionen, Konzentrationsschwäche und Gedächtnisstörung) sowie Nebenwirkungen, die Autoimmunerkrankungen (z.B. SLE ☞ 15.7.1) gleichen, sind möglich. Insbesondere nach IL-2-Gabe kann es zu einem **Leakage-Syndrom** mit erhöhter Kapillardurchlässigkeit kommen. Blutdruckabfall und Ödeme sind mögliche Komplikationen mit evtl. lebensbedrohlichen Folgen.

14.5.7 Supportive Therapie

Unter dem Begriff der **supportiven Therapie** werden in der Onkologie meist folgende unterstützende Maßnahmen zusammengefasst:
- Sicherung einer ausreichenden Ernährung und Flüssigkeitszufuhr des Kranken, ggf. auch durch orale Zusatznahrung, künstliche enterale Ernährung oder parenterale Ernährung (☞ 2.3, 14.2.3)
- Behandlung von therapie- oder tumorbedingter Übelkeit und Erbrechen (☞ 14.5.2)
- **Hämatologischer Support,** d.h. Ersatz fehlender Blutbestandteile (z.B. Gabe von Erythrozyten- und Thrombozytenkonzentraten ☞ 13.5.1), ggf. Gabe von Wachstumsfaktoren (☞ 13.1.4)

- Pflegerische Prophylaxen, z.B. Blutungsprophylaxe bei Thrombozytopenie (☞ 13.2.2), Infektionsprophylaxe bei Granulozytopenie (☞ 14.5.3), sorgfältige Mundpflege zur Soor- und Stomatitisprophylaxe (☞ 14.5.3)
- Ausreichende Behandlung von Schmerzen.

Schmerztherapie in der Onkologie

Pflege bei Schmerzpatienten ☞ *4.1*

Schmerzen sind seit jeher ein Wegbegleiter des Menschen, und ebenso alt sind auch die Bemühungen, sie zu lindern. Besonders bei Tumorpatienten sind die Schmerzen das oft alles beherrschende Problem des Kranken. Damit sind jedoch nicht die **akuten Schmerzen**, z.B. nach einer Krebsoperation, gemeint. Diese lassen sich durch geeignete Analgetika meist gut bekämpfen. Das Schmerzproblem des Tumorpatienten sind die **chronischen Schmerzen,** die als Folge der Grunderkrankung oder der Behandlung auftreten.

> 60 – 90 % der Krebspatienten leiden im Verlauf der Erkrankung unter chronischen Schmerzen. In 40 % sind Knochenmetastasen die Ursache der Schmerzen. Chronische Schmerzen lassen sich nur sehr schwer ertragen. Sie zermürben den Kranken und verändern seine Persönlichkeit. Zudem erinnern die Schmerzen den Patienten ständig an seine Erkrankung. Sie hindern ihn daran, die noch verbleibende Lebenszeit bewusst zu erleben und zu gestalten.

Ausführliche Information zur Schmerztherapie sind in Kapitel 4 zu finden. An dieser Stelle sollen jedoch einige Punkte erwähnt werden, die für die (medikamentöse) Schmerzbehandlung bei Tumorkranken von besonderer Bedeutung sind.

Auch bei scheinbar klaren „Tumorschmerzen" muss zunächst eine Ursachendifferenzierung versucht werden:
- Vielfach lassen sich tumorbedingte oder durch die Therapie verursachte Schmerzen durch *gezielte* Maßnahmen bessern. Beispielsweise werden Schmerzen bei Knochenmetastasen mittelfristig oft besser durch eine Strahlentherapie oder stabilisierende Operation gelindert als durch reine Analgetikagabe. Auch die gerade bei Tumorkranken häufige Obstipation bereitet dem Patienten zum Teil große Schmerzen, erfordert aber keine Gabe von Analgetika, sondern stuhlregulierende und abführende Maßnahmen
- Außerdem kann der Tumorkranke unter *tumorunabhängigen Schmerzen* leiden, etwa einem verspannungsbedingten Kopfschmerz.

Sind die Schmerzen jedoch tumorbedingt und gezielten Maßnahmen nicht zugänglich, steht die symptomatische Analgetikagabe therapeutisch im Vordergrund. Für ihre Durchführung gibt es mittlerweile etablierte Richtlinien, etwa das WHO-Stufenschema zur Schmerztherapie.

WHO-Stufenschema zur Schmerztherapie

1. Stufe: Nicht-Opioid-Analgetika und evtl. Co-Analgetika (☞ 4.4.6). Bei beginnenden Tumorschmerzen sind *Nicht-Opioid-Analgetika* (☞ 4.4.4) indiziert. Die Wahl des geeigneten Arzneimittels hängt dabei von dem betroffenen Organ ab (☞ Tab. 14.28).

2. Stufe: Schwache Opioide in Kombination mit Arzneimitteln der Stufe 1 und evtl. Co-Analgetika. Kann mit Arzneimitteln der Stufe 1 keine ausreichende Wirkung erzielt werden, wird auf *schwache Opioid-Analgetika* (☞ 4.4.5) umgestiegen.

3. Stufe: Starke Opioide in Kombination mit Arzneimitteln der Stufe 1 und evtl. Co-Analgetika. Diese Substanzen werden bei stärksten, sonst nicht beherrschbaren Schmerzen angewendet. Von Bedeutung sind insbesondere Morphin (z.B. MST Mundipharma®) und Buprenorphin (Temgesic®).

Auf jeder Stufe sind gleichzeitig die Gabe von Co-Analgetika, Begleitmedikamenten und weitere Verfahren der Schmerztherapie wie etwa lokalanästhetische Methoden oder Bestrahlungen möglich.

Grundsätze der Schmerztherapie in der Onkologie

Grundsätzlich sollten bei chronischen Tumorschmerzen die oben genannten Substanzen nicht bei Bedarf, sondern nach einem festen Plan gegeben werden, damit Schmerzen möglichst gar nicht auftreten (☞ auch 4.4.7). Für diese Basismedikation eignen sich vor allem retardierte, länger wirksame Präparate. Zusätzlich wird eine Bedarfsmedikation für Schmerzdurchbrüche oder vor besonderen Belastungen festgelegt. Bei dieser Indikation sind schnell wirksame, nicht retardierte Formen günstiger.

Wie bei jeder Behandlung chronischer Schmerzen gilt auch bei der Behandlung von Tumorschmerzen, dass die Selbstbestimmung des Patienten erhalten bleiben sollte. Daher ist die orale Einnahme der Analgetika prinzipiell zu bevorzugen. Jedoch können im Einzelfall andere Lösungen besser sein. Durchaus erwägenswert bei Patienten mit Übelkeit oder Erbrechen sind neben der Gabe von Zäpfchen beispielsweise die *transdermale* Fentanylgabe (TTS-Fentanyl, Fentanyl-Membranpflaster) oder die *kontinuierliche subkutane Analgetikainfusion*, die mit Hilfe entsprechender Pumpen auch ambulant möglich ist.

Umgang mit Fentanyl-Membranpflastern. Seit 1995 sind Fentanyl-Membranpflaster (Durogesic®) für die Behandlung tumorbedingter chronischer Schmerzen in Deutschland zugelassen. Es stehen Pflaster in vier verschiedenen Größen zur Verfügung, die Fentanylabgabe ist proportional zur Pflastergröße. Bei den meisten Patienten reicht ein Pflasterwechsel alle 72 Stunden, bei einigen kann jedoch ein Wechsel alle 48 Stunden erforderlich sein.

Für Pflegende ist insbesondere folgendes Wissen wichtig:

- Damit die Wirkstoffabgabe kontrolliert erfolgt, enthält das Pflaster eine spezielle Membran. Deshalb dürfen die Pflaster nicht zerschnitten werden, da die Membran dann ihre Funktion nicht mehr erfüllen kann
- Die Pflaster werden auf gesunde Haut vorzugsweise des Oberkörpers oder der Oberarmaußenseite aufgeklebt. Vorbestrahlte, verletzte oder anderweitig erkrankte Hautbezirke dürfen nicht beklebt werden, da das Ausmaß der Resorption unsicher ist. Haare werden vorher mit der Schere gekürzt, eine Rasur sollte wegen der Verletzungsgefahr (mit nachfolgender Resorptionserhöhung) jedoch nicht erfolgen. Die Haut wird vor Pflasterapplikation mit klarem Wasser gereinigt und danach abgetrocknet. Seife und alkoholische Reinigungsmittel können die Resorption verändern und werden deshalb nicht verwendet. Die Applikationsstellen werden wenn möglich gewechselt, damit sich der zuletzt beklebte Hautbezirk wieder erholen kann
- Da auch die Klebefolie Fentanyl enthält, waschen sich die Pflegenden nach Anbringen des Pflasters die Hände
- Wärme erhöht die Fentanylresorption. Deshalb werden Patienten mit mäßigem und hohem Fieber besonders sorgfältig auf Zeichen einer Opioidüberdosierung beobachtet. Die Pflasterstelle wird vor intensiver Wärmeeinwirkung (z.B. sehr heißes Duschen, Sauna, Heizkissen) geschützt
- Löst sich ein Pflaster ab, kann es an der gleichen Stelle mit „normalem" Pflaster wieder fixiert werden. In den ersten 24 Stunden darf wegen der Gefahr von Überdosierungen auf keinen Fall ein neues Pflaster aufgeklebt werden
- Die Nebenwirkungen und daraus resultierenden pflegerischen Konsequenzen entsprechen im wesentlich denjenigen bei anderen Formen der Opioidmedikation (☞ 4.4.5), wobei die Obstipation geringer zu sein scheint.

14.6 Notfälle in der Onkologie

Notfälle in der Onkologie sind oft mit äußerst problematischen ethischen Entscheidungen verknüpft. Während bei Patienten mit kurativem Therapieziel ein Notfall in aller Regel maximal behandelt wird, fällt die Entscheidung, was therapeutisch sinnvoll ist, bei palliativ behandelten Patienten oft sehr schwer. Ein „Patentrezept" gibt es nicht. Stets fließen individuelle Gesichtspunkte mit ein, z.B. ob nach Beherrschung

Schmerzursache/ Tumorlokalisation	Wahrscheinlich geeignetes Arzneimittel
Knochenmetastasen, Tumorzerfall, Geschwürbildung	Prostaglandinsynthesehemmer
Infiltration von Nerven	Antiepileptika (z.B.Carbamazepin), Psychopharmaka (v.a. Neuroleptika, trizyklische Antidepressiva). Bei Nervenkompression auch Glukokortikoide
Tumorbefall viszeraler Organe	Spasmolytika, Metamizol

Tab. 14.28: Auswahl erfahrungsgemäß geeigneter Analgetika und Co-Analgetika je nach Ursache der Tumorschmerzen.

des Notfalls noch Therapiemöglichkeiten der Grunderkrankung bestehen, welche Lebenserwartung und -qualität der Patient hat und mit welcher Qualität, ob er bereit ist zu sterben oder ob noch ungelöste Probleme bestehen, die ein Sterben im Einklang mit sich selbst verhindern.

Hyperkalzämiesyndrom ☞ *11.17.4*
Verbrauchskoagulopathie ☞ *13.9.4*

Pathologische Frakturen

Bei ca. jedem vierten Patienten mit Knochenmetastasen kommt es zu einer **pathologischen Fraktur,** d.h., der durch die Metastase vorgeschädigte Knochen bricht spontan oder nach einer Bagatellverletzung. Aufgrund der Metastasenlokalisation sind besonders häufig die Wirbelsäule (Gefahr eines **Querschnittsyndroms**) und das Becken betroffen, seltener die Extremitäten (und hier vor allem die gewichttragenden Bereiche wie etwa der proximale Femur).

Leitsymptom der pathologischen Fraktur ist ein meist plötzlich auftretender Knochenschmerz oder eine Verstärkung bereits vorhandener Schmerzen durch die Fraktur. Hinzu treten Funktionseinbußen je nach Lokalisation der Fraktur, z.B. Belastungsunfähigkeit eines Beines. Alarmzeichen eines Querschnittsyndroms bei Wirbelfrakturen sind Gefühlsstörungen, Lähmungen sowie Blasen- oder Mastdarmstörungen.

Die Behandlung besteht in einer operativen Stabilisierung der Fraktur und/oder einer palliativen Strahlenbehandlung.

Obere Einflussstauung

Der Blutfluss durch die V. cava superior (☞ Abb. 7.3) kann durch Tumorkompression von außen, Einbruch des Tumors in das Gefäß oder Thrombose so gering werden, dass sich eine **obere Einflussstauung** *(Vena-cava-superior-Syndrom)* entwickelt.

Leitsymptome sind Atemnot, gestaute Halsvenen, Ödeme des Gesichts und des Oberkörpers. Die Haut der gestauten Körperabschnitte ist rötlich-blau verfärbt. In fortgeschrittenen Stadien treten Bewusstseinsstörungen auf.

Die Notfallbehandlung besteht bei einer tumorbedingten Einengung in einer möglichst raschen Strahlen- und/oder Chemotherapie. Glukokortikoide bessern das Begleitödem und damit die Symptomatik. Bei einer Thrombose hängt die Behandlung vom Ausmaß des Tumors ab, auf große Operationen wird aber in aller Regel verzichtet. Symptomatisch sind je nach Zustand des Patienten Oberkörperhochlagerung, Sauerstoffgabe und ggf. Beatmung erforderlich.

Erhöhter Hirndruck

Ein **erhöhter Hirndruck** *(intrakranielle Drucksteigerung)* ist in der Inneren Medizin meist Folge von Hirnmetastasen.

Leitsymptom langsam entstehender intrakranieller Drucksteigerungen ist zunehmender Kopfschmerz, oft begleitet von Übelkeit und (Nüchtern-)Erbrechen sowie einer Wesensveränderung. Bei einer raschen Drucksteigerung stehen Bewusstseinsstörungen, Erbrechen, Bradykardie **(Druckpuls),** ggf. Atemstörungen und Hirnnervenstörungen im Vordergrund. Zusätzlich können neurologische Symptome durch die Metastase selbst bestehen.

Die symptomatische Notfallbehandlung besteht in der Gabe von Glukokortikoiden sowie ggf. Mannit-Infusionen (zur osmotischen Ausschwemmung des begleitenden Hirnödems) und Schleifendiuretika. Meist wird auch eine Strahlenbehandlung durchgeführt, evtl. auch eine Chemotherapie. Eine operative Entfernung kommt nur selten in Betracht.

14.7 Onkologische Nachsorge

An die stationäre Primärbehandlung des Tumors schließt sich meist eine Anschlussheilbehandlung in einer onkologischen Nachsorgeklinik an. Gleichzeitig sollten wichtige soziale Fragen geklärt werden, beispielsweise, ob und ggf. unter welchen Bedingungen eine Rückkehr an den Arbeitsplatz möglich ist.

Nicht wenige Patienten empfinden die dann folgende Entlassung nach Hause als Erleichterung und als Belastung zugleich: Einerseits freuen sie sich nach einer oft langen und anstrengenden Behandlung auf zu Hause. Andererseits wissen sie manchmal nicht, ob sie schon wieder den zu Hause unvermeidlichen Anforderungen gewachsen sein werden. Nicht selten haben sich Bekannte vom Patienten zurückgezogen, denn auch heute noch haftet der Diagnose „Krebs" ein Makel an. Daher ist es ganz wichtig, den Kontakt zu Selbsthilfe- oder speziellen Sportgruppen anzuregen, damit der Patient nach der Entlassung nicht „in

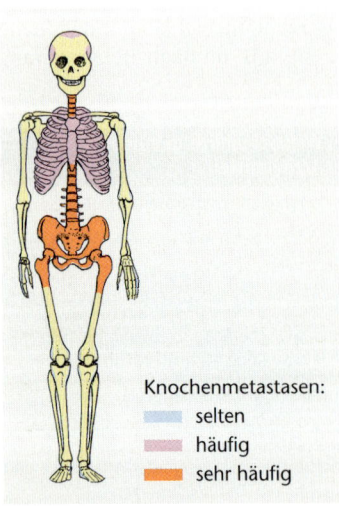

Abb. 14.29: Lokalisation von Knochenmetastasen. Knochenmetastasen treten besonders häufig in Becken- und Wirbelsäule auf. Pathologische Frakturen in diesen Bereichen können durch Immobilisierung und/oder Querschnittsyndrom die Lebensqualität des Patienten entscheidend mindern. [A300]

Knochenmetastasen:
- selten
- häufig
- sehr häufig

ein Loch fällt". Außerdem wird er über die notwendigen Nachsorgeuntersuchungen informiert.

> 📎 Patienten nach einer Tumorerkrankung müssen langjährig ärztlich überwacht werden. Die Nachsorgeuntersuchungen dienen der Diagnose von Lokalrezidiven und Metastasen sowie der Erkennung therapiebedingter Spätschäden und Zweitmalignomen.

Die Tumornachsorge nach einer Therapie unter *kurativer* Zielsetzung erfolgt nach einem festen Schema, das von dem Primärtumor abhängt und von Tumorzentrum zu Tumorzentrum etwas variieren kann.

Dabei sind die früheren „Einheitsschemata" in den letzten Jahren in Abhängigkeit von der Tumorart zum Teil stark modifiziert worden. Insgesamt ist man heute etwas davon abgekommen, den Patienten bei jedem Nachsorgetermin einer „kompletten Diagnostik" mit zahlreichen technischen Untersuchungen zu unterziehen. Nach einer gründlichen Anamnese und körperlichen Untersuchung, die meist den entscheidenden Rezidiv-/Metastasenhinweis geben, folgen gezielte Blutuntersuchungen (mit z.B. ein bis maximal zwei Tumormarkern) und wenige technische Untersuchungen, die sich in der Vergangenheit als aussagekräftig erwiesen haben. Weitere technische Untersuchungen werden nur bei entsprechenden Verdachtsmomenten durchgeführt.

> 📋 Ganz wichtig ist es, den Patienten immer wieder darüber aufzuklären, dass er bei jeglichen Änderungen seines Zustandes ohne sicher bekannte Ursache (z.B. „Kreuzschmerzen", Fieber) *sofort* einen Arzt aufsuchen und nicht bis zum nächsten Nachsorgetermin warten soll.

Ergibt die ärztliche Untersuchung dann nur den geringsten Verdacht auf ein Lokalrezidiv oder eine Metastase, werden bei therapeutischen Konsequenzen weitergehende Untersuchungen ohne Zeitverzögerung eingeleitet.

Die Patienten bedürfen aber nicht nur wegen der Rezidiv- oder Metastasengefahr langjähriger Kontrollen. Insbesondere bei Patienten, die in jungen Jahren eine Radio- und/oder Chemotherapie erhalten haben, ist das Risiko, zehn oder mehr Jahre nach der Erstbehandlung ein **Zweitmalignom** (insbesondere eine Leukämie) zu entwickeln, erhöht. Auch bei genetisch verursachten, familiären Tumorerkrankungen sind lebenslange Kontrollen erforderlich, da hier mit weiteren Tumoren gerechnet werden muss.

Die Tumornachsorge nach einer Therapie unter palliativer Zielsetzung richtet sich nach den Beschwerden des Patienten.

Wiederholungsfragen

1. Was unterscheidet benigne von malignen Tumoren? (☞ 14.1)

2. Wie können Probleme bei der Nahrungsaufnahme erleichtert werden? (☞ 14.2.3)

3. Weshalb ist es wichtig, auf Veränderungen der Ausscheidungen zu achten? (☞ 14.2.3)

4. Worin liegt die Hauptbedeutung von Tumormarkern? (☞ 14.4.2)

5. Was sind die Aufgaben von Pflegenden bei einer Lymphknotenpunktion? (☞ 14.4.5)

6. Was sind die Kernpunkte des TNM-Systems? (☞ 14.4.6)

7. Welche Therapieformen werden bei malignen Tumoren eingesetzt? (☞ 14.5.1)

8. Wie wirken Zytostatika? (☞ 14.5.2)

9. Welche Nebenwirkungen treten bei Zytostatikagabe auf, und wie kann ihnen vorgebeugt werden? (☞ 14.5.2)

10. Was sind die Vor- und Nachteile eines Hickman- bzw. Portkatheters? (☞ 14.5.2)

11. Welches sind die Hauptpfeiler der Infektionsprophylaxe bei Leukozytopenie (☞ 14.5.3)

12. Wie können Pflegende den umkehrisolierten Patienten psychisch unterstützen? (☞ 14.5.3)

13. Was ist bei der Hautpflege während einer Bestrahlungstherapie zu beachten? (☞ 14.5.4)

14. Worin besteht die Stomatitisprophylaxe bei Bestrahlungen im Mundbereich? (☞ 14.5.4)

15. Was versteht man in der Onkologie unter „supportiver Therapie"? (☞ 14.5.7)

16. Was sind die Grundsätze der Schmerztherapie bei onkologischen Patienten (☞ 14.5.7)

17. Welches sind häufige Notfälle in der Onkologie, auf welche Leitsymptome und Warnzeichen müssen die Pflegenden achten? (☞ 14.6)

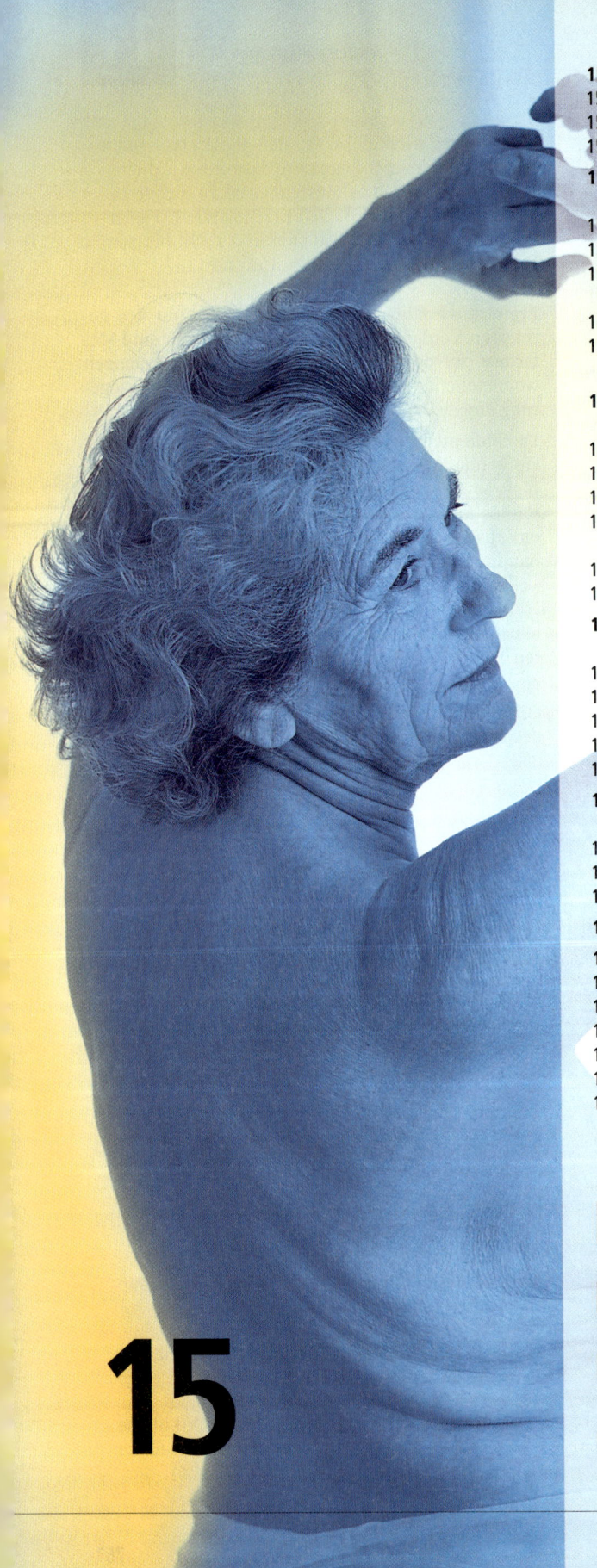

Pflege bei rheumatologischen und System- erkrankungen

15

Das medizinische Fachgebiet

> 📋 **Rheumatologie:** Lehre von den **rheumatischen Erkrankungen.** Befasst sich mit nicht verletzungsbedingten Erkrankungen des Bewegungs- und Stützapparates. Dabei können Gelenke, Sehnen, Bänder und Muskeln einzeln oder in Kombination befallen sein. Der Rheumatologe behandelt aber auch Patienten mit (immunogen verursachten) Entzündungen des Bindegewebes der inneren Organe **(Kollagenosen)** oder der Gefäße **(Vaskulitiden).**

Eine optimale Betreuung rheumatologischer Patienten erfordert eine enge Zusammenarbeit mehrerer Berufsgruppen. Dies wird bereits daraus deutlich, dass die Rheumatologie sowohl Teilgebiet der *Inneren Medizin* (Schwerpunkt konservative Therapie) als auch der *Orthopädie* (Schwerpunkt operative Behandlungsverfahren) ist. Die physikalische Therapie liegt vor allem in den Händen von Physiotherapeuten und Masseuren, wird aber zum Teil auch von den Pflegenden geleistet. Insbesondere Patienten mit fortgeschrittenen Erkrankungen brauchen spezielle Hilfsmittel und Stützapparate, die von Orthopädiemechanikern angefertigt werden.

15.1 Einführung in die Rheumatologie

15.1.1 Was ist „Rheuma"?

Der veraltete und ungenaue, aber jedem bekannte Überbegriff „Rheuma" stammt aus einer Zeit, als die Ursachen rheumatischer Erkrankungen noch völlig im Dunkeln lagen. Er leitet sich von dem griechischen Wort *rheumatismos* ab und bezeichnet den fließen-

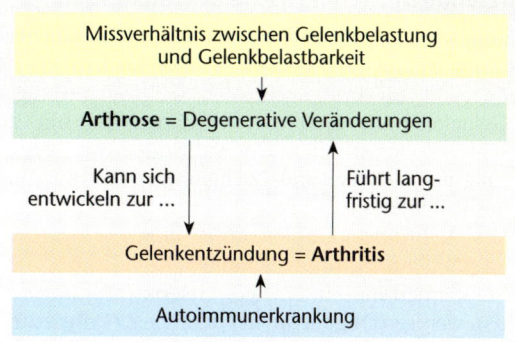

Abb. 15.2: Entstehungsmechanismen und Zusammenhang von Arthrose und Arthritis.

den, ziehenden Schmerz, der viele rheumatische Erkrankungen kennzeichnet.

Heute ist „Rheuma" eine Sammelbezeichnung für Dutzende verschiedener Erkrankungen, deren Unterscheidung im Einzelfall nicht nur dem medizinischen Laien schwer fällt.

Arthritis und Arthrose

> 📋 **Arthritis:** Gelenkentzündung. Hauptsymptome sind Gelenkschmerzen, -schwellung, Überwärmung und Bewegungseinschränkung.
>
> **Arthrose:** Degenerative Gelenkerkrankung. Zeigt sich anfangs vor allem durch Gelenksteife und „Spannungsgefühl" in den betroffenen Gelenken, später auch durch – zunehmende – Schmerzen.

Grundsätzlich kann eine Arthritis auf zwei verschiedenen Wegen entstehen. Dies begründet die Unterscheidung zweier großer Krankheitsgruppen:

- Bei den **Arthrosen** (☞ 3.9) stehen nicht-entzündliche *Abnutzungserscheinungen* **(degenerative Veränderungen)** an den Gelenkknorpeln am Anfang des Krankheitsgeschehens, wie sie z.B. im Alter, bei Fehlbelastungen, nach Verletzungen oder übermäßiger Belastung entstehen. Eine Arthrose kann *sekundär* eine Entzündung mit Schmerzen, Schwellung und Überwärmung des Gelenks nach sich ziehen: Die Arthrose wird zur Arthritis. Die Entzündung ist also Folge, nicht Ursache der Erkrankung. Arthrosen werden vornehmlich vom Orthopäden behandelt
- Bei den **entzündlich-rheumatischen Erkrankungen,** die in diesem Kapitel vorgestellt werden, ist die Arthritis durch Autoimmunreaktionen (☞ 16.5) (mit-)verursacht und manifestiert sich an bis dahin nicht vorgeschädigten Gelenken. Die Entzündung kann langfristig zu degenerativen, also arthrotischen Veränderungen des Gelenks führen.

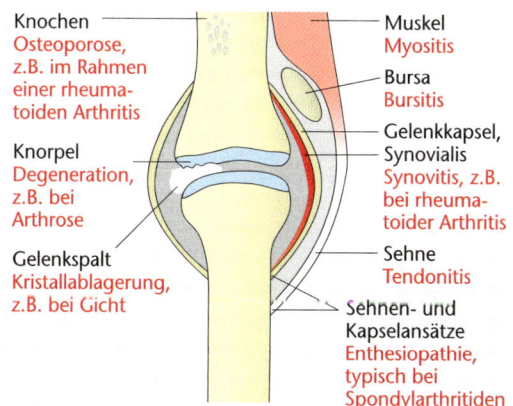

Knochen
Osteoporose, z.B. im Rahmen einer rheumatoiden Arthritis

Muskel
Myositis

Bursa
Bursitis

Gelenkkapsel, Synovialis
Synovitis, z.B. bei rheumatoider Arthritis

Knorpel
Degeneration, z.B. bei Arthrose

Gelenkspalt
Kristallablagerung, z.B. bei Gicht

Sehne
Tendonitis

Sehnen- und Kapselansätze
Enthesiopathie, typisch bei Spondylarthritiden

Abb. 15.1: Gelenkstrukturen und mögliche rheumatische Krankheitsprozesse. [L157]

Entzündlich-rheumatische Erkrankungen

Das Spektrum der entzündlich-rheumatischen Erkrankungen (☞ 15.5) ist weit:

- Es reicht von vorübergehenden Arthritiden weniger Gelenke ohne dauerhafte Schäden bis hin zu schweren fortschreitenden Arthritiden mit Zerstörung der Gelenke und hochgradiger Behinderung der Patienten
- Die Arthritiden können *akut, chronisch-progredient* oder *in Schüben* verlaufen
- Sie können nur ein einziges Gelenk (**Monoarthritis**), wenige (**Oligoarthritis**) oder viele (**Polyarthritis**) Gelenke betreffen. Manchmal ist auch (oder nur) die Wirbelsäule in den entzündlichen Prozess einbezogen
- Viele rheumatologische Erkrankungen bleiben nicht auf den Bewegungsapparat beschränkt, sondern greifen innere Organe, die Augen oder die Haut an. Es handelt sich also um *Allgemeinerkrankungen* mit *bevorzugter* Manifestation am Bewegungsapparat.

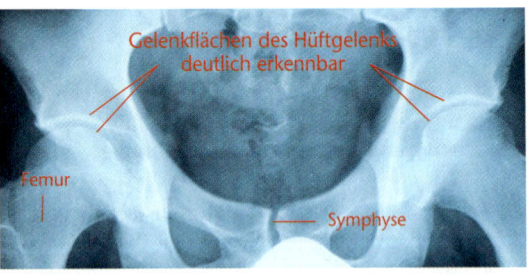

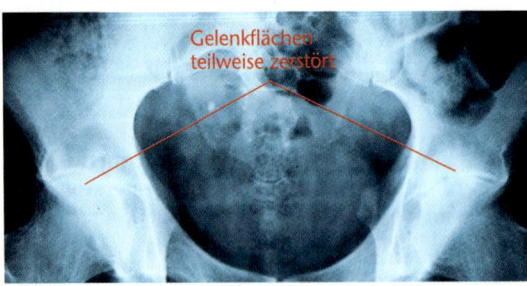

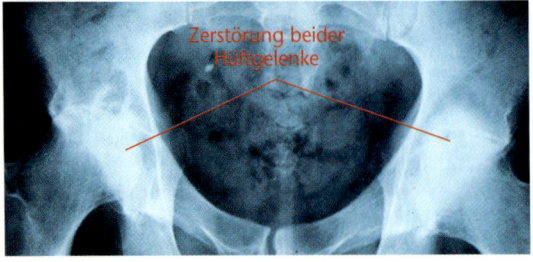

Abb. 15.3: Hüftgelenkarthrose (Coxarthrose). Die Aufnahmen der Patientin wurden im Zeitraum von drei Jahren aufgenommen und zeigen die fortlaufende Zerstörung beider Hüftgelenke bis zur ausgeprägten, schmerzhaften Bewegungseinschränkung. [M114]

Septische Arthritiden

Bei den **septischen Arthritiden** (☞ 15.6) ist die Arthritis durch *direkte* Infektion des Gelenks mit einem Krankheitserreger bedingt. Dieser lässt sich meist in der Gelenkflüssigkeit nachweisen und durch gezielte Behandlung abtöten.

Systemerkrankungen

Eine Untergruppe innerhalb der rheumatischen Erkrankungen bilden die **Kollagenosen,** zu denen z.B. der **systemische Lupus erythematodes** (SLE ☞ 15.7.1) gehört. Hierbei rufen *Autoimmunreaktionen* (☞ 16.5) Entzündungen von Bindegeweben hervor. Kennzeichnend ist, dass nicht nur *ein* bestimmtes Organ oder *eine* bestimmte Körperregion erkrankt, sondern ein *System* gleichartiger Gewebe (das Bindegewebssystem) unter Beteiligung *vieler* verschiedener Organe. Deshalb werden diese Erkrankungen auch als **Systemerkrankungen** bezeichnet. Der Befall der Gelenke ist bei diesen Erkrankungen nur eine von vielen Beschwerden.

Eine Teilgruppe der Kollagenosen bzw. Systemerkrankungen stellen die **Vaskulitiden** (☞ 15.7.6) dar, bei denen die Gefäßwände – vor allem der Arterien – entzündet sind.

Sonderstellung: Gicht

Die **Gicht** (☞ 12.9) ist eine Stoffwechselerkrankung, die *sekundär* zu rheumatischen Beschwerden führt. Sie zählt nicht zu den klassischen rheumatologischen Erkrankungen, obwohl die auftretenden Gelenkschmerzen und -zerstörungen heftiger sein können als bei entzündlich-rheumatischen Krankheiten.

15.1.2 Pflege in der Rheumatologie

„Patientenkarriere"

Mit der Diagnose „rheumatologische Erkrankung" endet für viele Patienten eine lange Irrfahrt durch verschiedene Arztpraxen und Behandlungsversuche. Aufgrund des schubweisen Verlaufs und des nicht immer eindeutigen Symptombildes werden viele Patienten mit ihren Beschwerden zunächst nicht ernst genommen. Deshalb nimmt mancher Patient die Diagnose zunächst fast erleichtert auf – „endlich weiß ich, woher die Schmerzen kommen". Erst später wird ihm bewusst, welche vielfältigen und sein Leben verändernden Probleme auf ihn zukommen.

Prognose rheumatologischer Erkrankungen

Der Verlauf der meisten rheumatologischen Erkrankungen ist chronisch-progredient, und Heilungen sind nur selten zu erwarten. Aufgrund des unvorhersehbaren und meist schubweisen Verlaufs trauen sich viele Patienten nicht, längerfristige Pläne zu schmieden. Zeiten relativer Beschwerdearmut, in denen der Betroffene Hoffnung schöpft, wechseln mit schweren Schmerzzuständen, die Skepsis gegenüber Ärzten, Pflegenden und der Therapie schüren können. Die Therapie ist nebenwirkungsreich und erfordert viel Selbstdisziplin und Mitarbeit von Seiten des Patienten. Hinzu kommen die Ängste, nicht mehr richtig zu „funktionieren", den Arbeitsplatz oder den Partner zu verlieren und anderen zur Last zu fallen. Der Patient muss lernen, mit seiner Krankheit zu leben, ohne „sich von der Krankheit leben zu lassen".

Jeder hat „sein Rheuma"

Rheumatologische Erkrankungen sind sehr individuelle Erkrankungen. Jeder Patient hat „sein Rheuma". Selbst bei gleicher Diagnose sind die Verläufe sehr unterschiedlich und reichen von spontanen Heilungen bis zu rascher Entwicklung von Bewegungseinschränkungen und Hilfsbedürftigkeit. Oft wird lange Zeit nach der richtigen Medikation für den Patienten gesucht, denn auch Wirkungen und Verträglichkeit der Rheumamedikamente sind individuell verschieden.

Der Patient lebt tagtäglich mit der Bürde seiner Krankheit und weiß oft am besten, was ihm Linderung verschafft oder was er meiden sollte. Viele Patienten suchen jahrelang nach einem Heilmittel und „schwören" dann auf ihre persönlichen Mittel oder auf ihre persönliche Diät.

> 🖼 Es wäre falsch, dem Patienten die Kompetenz für seine Krankheit abzusprechen und seine individuellen Lösungswege nicht zu respektieren. Besser ist eine Atmosphäre gegenseitigen Vertrauens, in der der Patient von sich aus seine Erfahrungen und die von ihm zum jeweiligen Zeitpunkt praktizierten Behandlungsmethoden mitteilt. Sonst laufen verschiedene Therapieansätze evtl. einander zuwider und schaden dem Patienten letztlich. Deshalb stellen rheumatologische Erkrankungen hohe Anforderungen an die Anpassungsfähigkeit von Ärzten und Pflegenden.

Für die rheumatologischen Erkrankungen ist kennzeichnend, dass Patienten aller Altersgruppen mit ihren verschiedenen Problemschwerpunkten (Ausbildung, Berufstätigkeit, Versorgen einer Familie bei jüngeren und mittleren Altersgruppen, eigene häusliche Versorgung bei älteren Patienten) betreut werden.

Ziele der Pflege

> 🖼 Ziel der rheumatologischen Pflege ist die **„Hilfe zur Selbsthilfe".**

Dieses Ziel kann nur durch *aktivierende Pflege* erreicht werden. Dazu gehört, dass die Pflegenden in jeder Situation ermitteln, wie viel Hilfestellung der Patient – unter Ausschöpfung aller Ressourcen – wirklich braucht. Auch wenn der Erkrankte mit seinen „ungelenken" Bewegungen mehr Zeit z.B. für das Bestreichen eines Brotes benötigt als vielleicht die Pflegenden bräuchten und seine Betreuung somit viel Zeit kostet, sollte dem Patienten zuliebe nicht auf eine aktivierende Pflege verzichtet werden. Physiotherapeutische Übungen und technische Hilfsmittel fördern ebenfalls die Fertigkeiten des Kranken. Kontakte zu Selbsthilfegruppen sollten möglichst schon während des Krankenhausaufenthaltes hergestellt werden, z.B. über den sozialen Dienst des Krankenhauses, da diese praktische Tipps für den Alltag geben können und dem Betroffenen das Gefühl vermitteln, mit der Krankheit nicht allein zu sein.

📧 Kontaktadresse
Deutsche Rheuma-Liga Bundesverband e.V.
Maximilianstraße 14
53111 Bonn
Tel.: 0228/766060
http://www.rheuma-liga.de

15.1.3 Unterstützung bei den ATL

> 🖼 Kernproblem des Rheumapatienten ist die schmerzhaft eingeschränkte Beweglichkeit, die Hilfestellungen bei allen ATL erfordern *kann*, aber nicht *muss*. Auch Patienten mit schwersten Behinderungen wird durch Bereitstellen von Hilfsmitteln eine Restselbstständigkeit ermöglicht.

🖐 Sich bewegen

Die Beweglichkeit wird nicht nur durch Schmerzen eingeschränkt, sondern auch durch bereits eingetretene **Deformierungen** und **Kontrakturen.** Zusätzlich können notwendige Therapiemaßnahmen und orthopädische Hilfsmittel (z.B. Unterarmstützen, Handschienen, Rollstuhl) manche Aktivitäten erschweren. Besondere Beachtung erfordern die bei vielen Patienten auftretende *Morgensteifigkeit* (☞ 15.5.1) und die im Tagesverlauf schwankende Beweglichkeit.

Trotz dieser Probleme darf kein Patient mit einer rheumatischen Erkrankung auf Bewegung verzichten. Langes Ruhen lässt die Gelenke einsteifen und führt langfristig zu Kontrakturen. Deshalb gilt:
- Alle Maßnahmen, bei denen eine aktive Mitarbeit des Patienten erforderlich ist, so planen, dass sie zeitlich mit der größtmöglichen Beweglichkeit des Patienten zusammenfallen. Also z.B. das morgend-

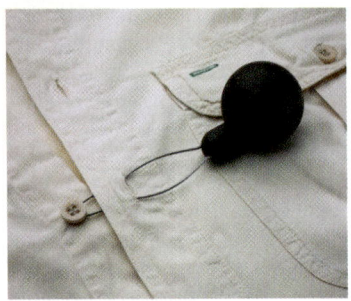

Abb. 15.5 (links): Mit der Zuknöpf-Hilfe können Patienten mit Handverformungen durch Rheuma oder Arthrose selbst Knopfverschlüsse schließen. Der Knopf wird mit der Metallschlinge, die zuvor durch das Knopfloch gesteckt wurde, erfasst und durch das Knopfloch gezogen. [V121]

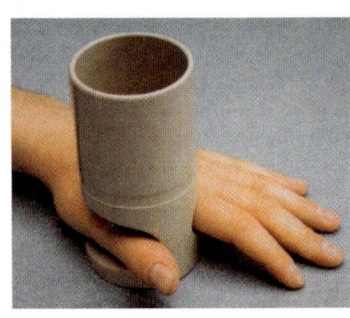

Abb. 15.6 (rechts): Trinkbecher mit spezieller Griffmulde für Patienten mit Bewegungseinschränkungen der Finger. [V143]

liche Waschen und die physiotherapeutischen Übungen wegen der Morgensteifigkeit nicht zu früh vorsehen, es sei denn, der Patient wünscht dies so. Untersuchungs- und Behandlungstermine des Patienten nicht zu nah aufeinander folgen lassen, damit der Patient die verschiedenen Räume oder Abteilungen selbstständig in Ruhe erreichen kann

- Bewegung ist Therapie für den Patienten. Deshalb den Patienten nicht aus Ungeduld unterfordern, z.B. ihn in den Rollstuhl setzen, anstatt mit ihm zu laufen, nur weil es schneller geht. Auch Angehörige in diesem Sinne miteinbeziehen
- Patienten ständig motivieren, z.B. durch Loben und Betonen von Fortschritten.

Die Beweglichkeit kann außerdem durch folgende Maßnahmen unterstützt werden:
- Die Rheumamedikamente (☞ 15.4.1) schon früh morgens (5 – 6 Uhr) einnehmen lassen, jedoch zur besseren Magenverträglichkeit nicht nüchtern, sondern z.B. mit einem Stück Brot oder einem Keks. Nach ca. einer Stunde ist die Beweglichkeit meist deutlich besser
- Gelenke vor besonderen Belastungen (z.B. Physiotherapie, Waschen, weite Wege) rechtzeitig kühlen, da dies die Schmerzen lindert. Kontraindikationen beachten (☞ 15.4.2)
- Hilfsmittel und Unterarmgehstützen in Reichweite des Patienten aufbewahren, damit er selbstständig aufstehen kann
- Kontrakturen durch richtige Lagerung sowie aktives und passives Durchbewegen der Gelenke (☞ 15.4.2) vorbeugen. Termine mit den Physiotherapeuten absprechen.

🖐 Sich waschen und kleiden

Unbeweglichkeit in den Schultern, Hüften und Knien sowie die häufige Kraftlosigkeit der Hände erschweren die Körperpflege und das Ankleiden. Hilfe bieten hierbei entsprechende Hilfsmittel und die Auswahl geeigneter Kleidung:
- Sinnvoll sind z.B. Griffverlängerungen oder -verdickungen an Zahnbürste, Kamm und Rasierapparat. Evtl. kann auch eine elektrische Zahnbürste die Selbstständigkeit des Patienten bewahren helfen oder fördern

- Mit Klettverschlüssen an Kleidung und Schuhen kommt der Patient meist besser zurecht als mit Knöpfen oder Reißverschlüssen (Angehörige bitten, diese auszutauschen)
- Rutschfeste Sohlen sind unabdingbar, evtl. sind auch orthopädisch verstärkte Schuhe notwendig
- Nachthemden, Blusen und Hemden sollten ausreichend lange Vorderverschlüsse (aber ohne kleine Knöpfe) haben, damit sie leicht über den Kopf zu ziehen sind.

Mit dem Patienten wird besprochen, wann er sich waschen und anziehen möchte. Meist ist es sinnvoll, wenn sich eine Pflegekraft während dieser Zeit im Zimmer aufhält, um für notwendige Hilfestellungen erreichbar zu sein (etwa zum Waschen des Rückens). Dabei sollte sie aber nicht direkt neben dem Patienten stehen, sondern die Zeit beispielsweise zum Bettenmachen nutzen. Kann die Pflegekraft nicht im Zimmer bleiben, befestigt sie die Klingel in Reichweite des Patienten und schaut in kurzen Zeitabständen nach ihm.

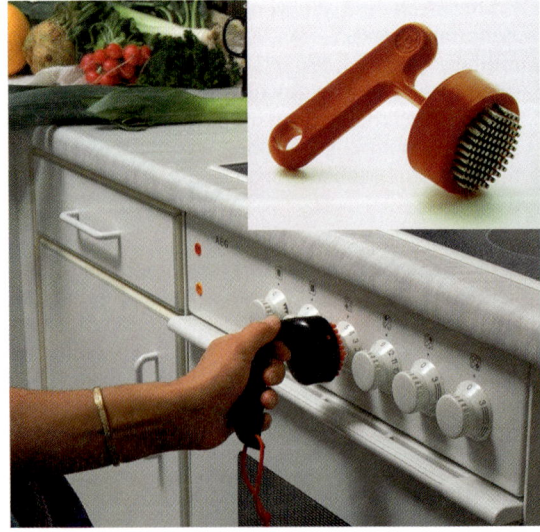

Abb. 15.4: Universalhalter mit dichtstehenden Kunststoff- oder Metallstiften ersetzen die Greiffunktion der Finger und reduzieren den Kraftaufwand für Drehbewegungen. [V121]

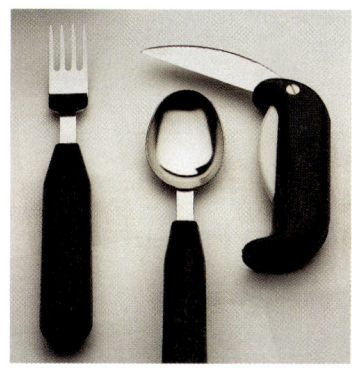

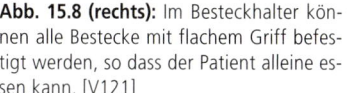

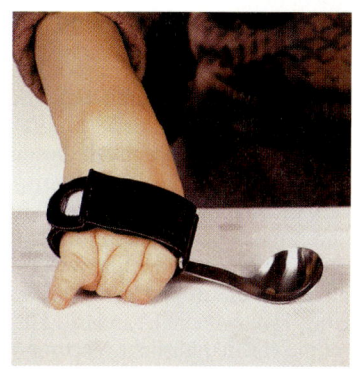

Abb. 15.7 (links): Spezial-Essbesteck für Patienten mit herabgesetzter Kraft und Beweglichkeit der Hände. Die Griffe sind lang und kräftig, die Löffelmulde besonders tief. Das Messer ist abgewinkelt und kann mit der Faust umschlossen werden. [V121]

Abb. 15.8 (rechts): Im Besteckhalter können alle Bestecke mit flachem Griff befestigt werden, so dass der Patient alleine essen kann. [V121]

Essen und trinken

Patienten, bei denen die Hände mitbefallen sind, haben Schwierigkeiten beim Essen und Trinken. Die Pflegenden sollten daran denken:
- In Absprache mit dem Ergotherapeuten Hilfsmittel zu besorgen, z.B. Griffverdickungen aus Moosgummi bei Patienten mit unzureichendem Faustschluss, Besteck mit abgeknickten Stielen oder spezielle Drehverschlussöffner
- Flaschenverschlüsse, Marmeladenportionspackungen, Joghurtbecher usw. für den Patienten zu öffnen, falls er dazu nicht in der Lage ist
- Den Patienten zu fragen, was auf- bzw. klein geschnitten werden soll (z.B. Brötchen, Fleisch).

Ausscheiden

Viele Patienten haben Probleme beim Toilettengang, verschweigen diese aber aus Scham:
- Die mangelnde Beweglichkeit der Patienten, besonders bei Wirbelsäulenbefall, erschwert die Drehung nach hinten zur Säuberung. Daher sollte dem Patienten Hilfe bei der Säuberung angeboten werden
- Für Patienten mit Kniegelenkschäden sind die meisten Toiletten zu niedrig, um sich schmerzfrei darauf setzen zu können. Hier helfen eine Toilettensitzerhöhung und seitlich befestigte Haltegriffe.

Ruhen und schlafen

Schmerzen und Unbeweglichkeit können die Nachtruhe eines Patienten stören. Bettdecken werden mitunter als so schwer empfunden, dass der Patient sich kaum im Bett umdrehen kann. Einige Tipps, um den Schlaf zu fördern, sind:
- Die abendliche Schmerzmedikation möglichst spät verabreichen, aber nicht im Liegen, damit das Arzneimittel nicht in der Speiseröhre verbleibt und diese schädigt
- Dem Patienten eine möglichst leichte Decke geben
- Funktionsgerecht lagern (☞ 15.4.2)
- Bei einigen Erkrankungen (z.B. Arthrose oder Weichteilrheumatismus) wird Wärme als angenehm und schmerzlindernd empfunden. Daher dem Patienten evtl. Schaffelle oder Angorawäsche umlegen bzw. anziehen. Evtl. die Angehörigen bitten, wärmende Wäsche zu besorgen.

Für Sicherheit sorgen

Die Patienten sind aufgrund ihrer Schmerzen und ihrer Bewegungseinschränkung erhöht sturzgefährdet. Daher muss die Umgebung des Patienten auf mögliche Gefahrenquellen überprüft und so sicher wie möglich gestaltet werden. Zu achten ist auf:
- Trockene Böden (Reste von Putzwasser oder Desinfektionsmittel wegwischen) und rutschfeste Unterlagen im Bad
- Aufgeräumte Zimmer, um Stolperfallen zu vermeiden, z.B. Hausschuhe unter das Bett, niedrige Hocker an die Wand stellen
- Genügend Platz für den Rollstuhl oder andere Hilfsmittel
- Angezogene Roll- oder Sitzstuhlbremsen, damit der Stuhl beim Hinsetzen oder Aufstehen nicht wegrollt
- Für den Patienten erreichbare Haltevorrichtungen für Stöcke und Gehstützen (z.B. am Bett oder Nachttisch)
- Sitzerhöhungen, um dem Patienten das Aufstehen zu erleichtern
- Haltegriffe entlang der Wände in Patientenzimmer, Flur, Toilette und Bad
- Festes Schuhwerk des Patienten
- Verlängerungen für solche Klingeln und Lichtschalter, die der Patient nicht sicher erreichen kann. Insbesondere für Patienten mit Beweglichkeitseinschränkungen der Hände eignen sich dabei sog. „Birnenstecker", die lediglich über einen (großen) Knopf verfügen.

Patienten, die nicht ohne Hilfe vom Stuhl aufstehen oder ihren Kopf schlecht drehen können, sollten nicht mit dem Rücken zur Tür hingesetzt werden, da sie dann nicht sehen können, wer das Zimmer betritt. Ist dies aufgrund der räumlichen Gegebenheiten nicht möglich, sprechen die Pflegenden den Patienten beim Betreten des Zimmers deutlich an, u.U. mit Nennung des eigenen Namens, um sich zu erkennen zu geben.

⚒ Sich beschäftigen und 📖 Sinn finden

Die chronisch fortschreitende Erkrankung führt häufig zur Berufs- oder Erwerbsunfähigkeit. Die Akzeptanz ihrer Behinderung fällt besonders jüngeren Patienten schwer, da sie ihre Lebenspläne oft nicht mehr verwirklichen können und sich im Leben neu orientieren müssen. Patienten mittleren Alters bedrücken v.a. die Sorge um die finanzielle Sicherheit ihrer Familie und die Bewältigung der praktischen Probleme eines Haushalts mit Kindern. Für ältere Patienten ist oft die eigene häusliche Versorgung das größte Problem.

Auch wenn die Patienten für viele Verrichtungen des täglichen Lebens mehr Zeit brauchen als zuvor, haben sie häufig durch den Verlust des Arbeitsplatzes oder eine Frühberentung deutlich mehr „Freizeit" als vor ihrer Erkrankung. Diese sinnvoll auszufüllen, fällt oft schwer, vor allem, wenn früher ausgeübte Hobbys wegen der Erkrankung nicht mehr möglich sind.

Die Pflegenden können diese Probleme nicht lösen, aber durch Gesprächsbereitschaft und Vermitteln von Kontakten helfen:

- Sozialarbeiter rechtzeitig einschalten, um z.B. Möglichkeiten einer beruflichen Rehabilitation zu prüfen
- Über Selbsthilfegruppen informieren (z.B. Rheuma-Liga, Deutsche Vereinigung M. Bechterew)
- In Zusammenarbeit mit Ergotherapeuten und Angehörigen Aufnahme neuer Hobbys anregen.

👥 Sich als Frau oder Mann fühlen und verhalten

Viele Patienten mit einer rheumatischen Erkrankung empfinden sich durch Deformierungen an Händen, Beinen und Füßen als unattraktiv. Die oft notwendigen Hilfsmittel wie orthopädische Schuhe, Schienen und Bandagen entsprechen nicht dem Schönheitsideal. Zahlreiche Betroffene verstecken deshalb ihre Beine unter langen Röcken und Hosen und tragen keinen Schmuck mehr an den Händen.

Andere Patienten erleben besonders den Verlust der Körperkraft als einschneidend, vor allem wenn sie einen Beruf ausgeübt haben, der Kraft und Geschicklichkeit erforderte, oder sportliche und körperbetonte Hobbys pflegten. Manche Kranken sind so verunsichert, dass sie ein aggressives Verhalten auch gegenüber den Pflegenden entwickeln.

Zur Bewältigung dieser Probleme ist der Austausch mit anderen Betroffenen besonders wichtig (Selbsthilfegruppen). Das Vermitteln eines positiveren Körperbildes kann durch kleine Hilfestellungen unterstützt werden:

- Die Patienten motivieren, sich nicht hängen zu lassen, sondern ihrer Körperpflege wie gewohnt nach-

zugehen (z.B. Haarpflege, Rasieren, Schminken, Benutzen von Parfums)
- Sie dazu anregen, Kleidung zwar zweckmäßig, doch durchaus „schick" auszuwählen.

15.2 Beschwerden des rheumatologischen Patienten

15.2.1 Gelenkschmerzen und -schwellungen

> 💬 Leitsymptom rheumatischer Erkrankungen ist der **Gelenkschmerz** *(Arthralgie)*. Nur einige wenige Patienten mit Weichteilrheumatismus oder Kollagenosen ohne Gelenkbeteiligung empfinden ihre Schmerzen nicht in oder an den Gelenken.

Das akut entzündete Gelenk ist typischerweise:
- Schmerzhaft bewegungseingeschränkt
- Durch Erguss und Weichteilschwellung verdickt.

Die Haut darüber ist erwärmt und evtl. gerötet (☞ Abb. 15.29).

Entstehung des entzündlich-rheumatischen Schmerzes

Aus noch nicht genau bekannter Ursache (höchstwahrscheinlich Autoimmunreaktionen mit Ablagerung von *Antigen-Antikörper-Komplexen* ☞ 16.1.4) entzündet sich bei entzündlich-rheumatischen Erkrankungen die **Synovialis** (*Gelenkinnenhaut*, bildet die *Gelenkschmiere*, die **Synovia**). Als Reaktion auf diesen Entzündungsreiz fängt die Synovialis an zu wuchern und wächst wie ein Keil in das Gelenk hinein (**Pannusbildung**). Zusätzlich produziert sie ein entzündliches Sekret, das zu einem **Gelenkerguss** (Flüssigkeit im Gelenkinnern) führt. Es entsteht eine Gelenkschwellung mit schmerzhafter Gelenkkapselspannung und Bewegungseinschränkung.

Der entzündliche Erguss enthält knorpelschädigende Substanzen, die, wenn sie langfristig auf die Gelenkstrukturen einwirken, zuerst den Knorpel abbauen und später auch die gelenkbildenden Knochenflächen zerstören. **Knorpel-** und **Knochendestruktion** verursachen dann ihrerseits Fehlstellungen des Gelenks mit Lockerung des Bandapparates, die dem Patienten weitere Fehlbelastungsschmerzen bereiten.

Schmerztypen

Es werden zwei Arten des Gelenkschmerzes unterschieden:
- Die Kombination aus **Anlauf-** und **Belastungsschmerz** ist typisch für die degenerative Gelenker-

krankung (*Arthrose* ☞ 3.9 und 15.1.1). Der Schmerz ist zu Anfang einer Bewegung am schlimmsten – etwa die ersten Schritte beim *Anlaufen* nach längerem Sitzen – und wird dann geringer oder verschwindet ganz. Nach längerer *Belastung,* also vor allem abends, treten erneut Schmerzen auf. Dieser Schmerztyp kann auch bei entzündlich-rheumatischen Krankheitsformen auftreten, wenn langjährige Entzündungen bereits sekundäre degenerative Veränderungen hervorgerufen haben

- Der **Nacht-** und **Ruheschmerz** ist die charakteristische Schmerzform der entzündlich-rheumatischen Erkrankung. Der schon in Ruhe vorhandene Schmerz wird durch Bewegung noch verstärkt und schränkt häufig die Beweglichkeit des Gelenkes stark ein. Die nächtlichen Schmerzen plagen die Patienten besonders in den frühen Morgenstunden, so dass das morgendliche Aufstehen zur Qual wird.

Befallsmuster bei Gelenkschmerzen

Viele rheumatischen Erkrankungen haben ein typisches **Befallsmuster,** d.h. die von der Erkrankung befallenen Gelenke sind in charakteristischer Weise über den Körper verteilt (☞ z.B. Abb. 15.10). Dies erlaubt dem Arzt oft Rückschlüsse auf die zugrunde liegende Erkrankung. Überschneidungen der Krankheitsbilder und Ausnahmen von der Regel kommen allerdings vor. Leitfragen sind:
- Wie viele Gelenke sind betroffen? Nur eines, wenige (bis drei) oder viele (mehr als drei)?
- Sind große (Knie, Hüfte, Schulter) oder kleine Gelenke (Finger, Handgelenke, Zehen) befallen?
- Ist der Befall symmetrisch (z.B. beide Knie) oder asymmetrisch?
- Welche Fingergelenke sind genau betroffen? Während z.B. bei der rheumatoiden Arthritis (☞ 15.5.1) die Grund- und Mittelgelenke meist mehrerer Finger betroffen sind, ist für die Psoriasis-Arthritis (☞ 15.5.2) der sog. *Strahlbefall,* d.h. der Befall aller Gelenke eines Fingers, typisch
- Sind die Wirbelsäule und/oder die Iliosakralfugen, also die Gelenkspalten zwischen Darm- und Kreuzbein, mit einbezogen (z.B. bei M. Bechterew ☞ 15.5.2)?

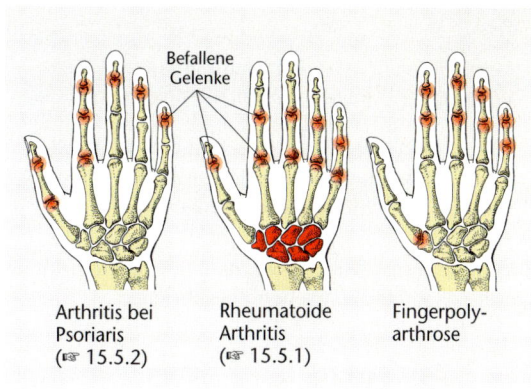

Befallene Gelenke

Arthritis bei Psoriaris (☞ 15.5.2)

Rheumatoide Arthritis (☞ 15.5.1)

Fingerpoly-arthrose

Abb. 15.10: Typische Befallsmuster im Handbereich, die auf die Erkrankungsursache hinweisen. [A300-190]

- Sind immer dieselben Gelenke betroffen, oder „wandert" der Schmerz von einem zum anderen Gelenk (z.B. bei M. Reiter ☞ 15.5.2)?

15.2.2 Gelenksteifigkeit und Gelenkdeformitäten

Der entzündliche Prozess zerstört Gelenk-, Band- und Sehnenstrukturen und führt langfristig zur dauerhaften Bewegungseinschränkung und Deformierung der Gelenke. Dies geschieht in Abhängigkeit von der zugrunde liegenden rheumatischen Erkrankung und dem individuellen Krankheitsverlauf unterschiedlich schnell.

Die Einsteifung und Deformierung der Gelenke wird von drei Faktoren bestimmt:
- Zerstörung der Gelenkstrukturen durch Veränderungen an Knorpel, Knochen und umgebendem Bindegewebe
- Muskel- und Sehnenkontrakturen, die durch längere Bewegungseinschränkung des Gelenks entstehen
- Lockerung des stützenden Bandapparates durch den Übergriff der Entzündung auf die am Gelenk ansetzenden Bänder. Fehlstellungen durch Knorpel- und Knochenverlust strapazieren den Bandapparat zusätzlich.

	Degenerativer Gelenkschmerz	Entzündlich-rheumatischer Gelenkschmerz
Vorstadium	Jahre	Wochen bis Monate
Lokalisation	Meist große Gelenke wie Knie und Hüfte	Oft kleine Gelenke, v.a. der Hände
Schmerz	Anlauf und Belastungsschmerz, abends stärker als morgens, meist kurze Dauer	Morgensteifigkeit, lang anhaltender Schmerz
Gelenkschwellung	Selten und wenn, dann meist erst nach Belastung	Praktisch immer (und ohne vorherige Belastung)
Fieber	Nie	Manchmal
Verlauf	Langsam fortschreitend	Oft in Schüben

Tab. 15.9: Klinische Unterscheidung zwischen degenerativem und entzündlich-rheumatischem Gelenkschmerz.

Wie in einem Teufelskreis begünstigt eine einmal eingetretene Fehlstellung weitere Deformierungen, die zur völligen Einsteifung des Gelenkes führen können. Deshalb ist es wichtig, den Gelenkdeformierungen durch krankengymnastische Maßnahmen und orthopädische Hilfsmittel (z.B. Schienen) vorzubeugen.

Typische Fehlstellungen werden bei den einzelnen Krankheitsbildern eingehend beschrieben.

15.2.3 Beschwerden der gelenknahen Sehnen und Schleimbeutel

Die Entzündung greift bei vielen Patienten auf benachbarte Strukturen über. So leiden viele Rheumapatienten zusätzlich unter **Schleimbeutelentzündungen** *(Bursitis)* und **Sehnen-** bzw. **Sehnenscheidenentzündungen** *(Tendinitis* bzw. *Tendovaginitis)*. Die

sog. **Baker-Zyste** ist z.B. ein entzündeter Schleimbeutel in der Kniekehle, der begleitend bei der rheumatoiden Arthritis auftreten kann. Sehr schmerzhaft sind auch **entzündete Sehnenansätze** *(Insertionstendopathie, Enthesiopathie)*, die bei jeder Anspannung des zugehörigen Muskels starke Beschwerden hervorrufen und typischerweise bei den *seronegativen Spondylarthritiden* (☞ 15.5.2) auftreten.

15.2.4 Störungen des Allgemeinbefindens

Das Allgemeinbefinden eines rheumatologischen Patienten kann vor allem in akuten Phasen erheblich gestört sein, da die Entzündung den ganzen Organismus betrifft. Typisch sind Schwächegefühl, Appetitlosigkeit und Gewichtsabnahme, evtl. auch mäßiges Fieber. Hinzu treten psychische Probleme. Das Gefühl, in einem schmerzenden und bewegungseingeschränkten Körper „gefangen" zu sein, führt beson-

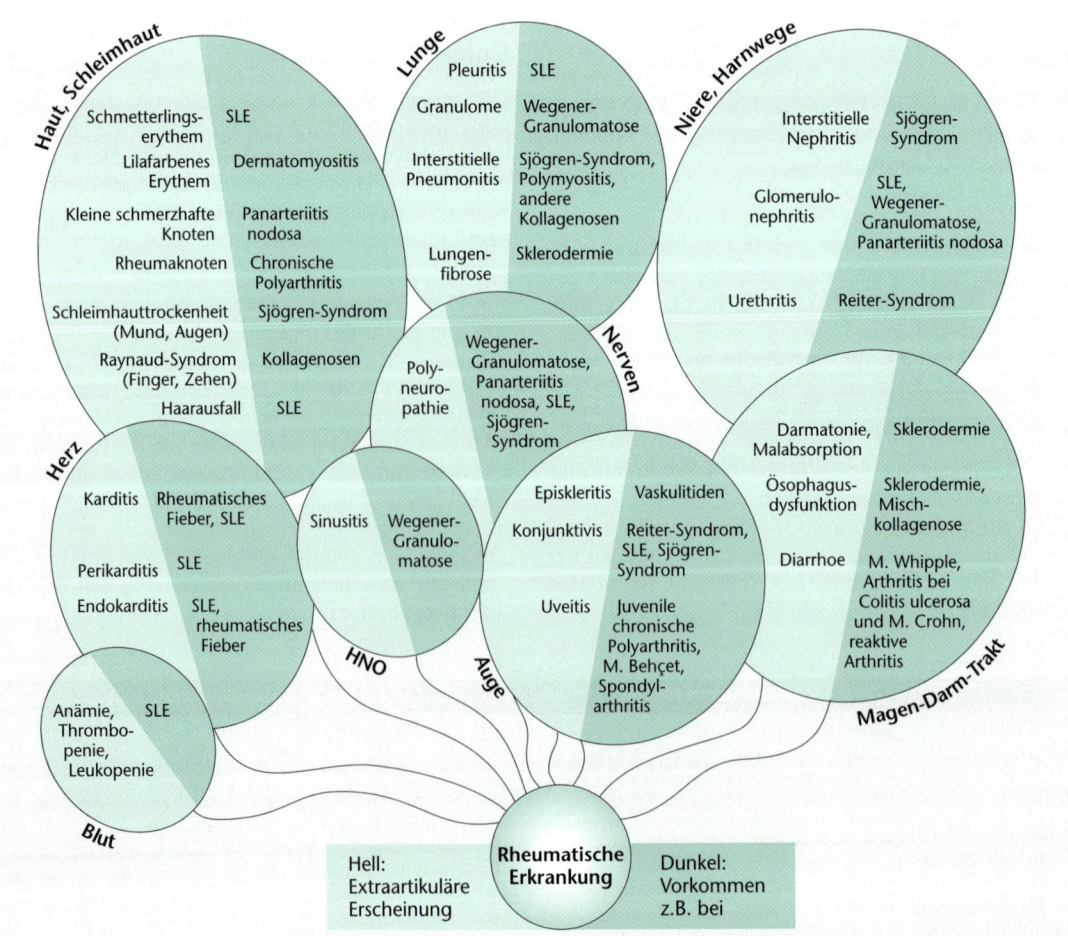

Abb. 15.11: Die möglichen extraartikulären Erscheinungen bei rheumatischen Erkrankungen sind ausgesprochen vielfältig. [L157]

ders bei chronischen Verläufen zu Antriebslosigkeit und Depressionen. Fast alle Rheumapatienten müssen Arzneimittel einnehmen, die unangenehme Nebenwirkungen haben können (z.B. Magenbeschwerden, Kopfschmerz, Schwindel ☞ 15.4.1) und dadurch das Allgemeinbefinden zusätzlich beeinträchtigen.

15.2.5 Begleitende Symptome an Augen, Haut und inneren Organen

Viele rheumatische Erkrankungen sind *Allgemeinerkrankungen* und manifestieren sich nicht nur an den Gelenken, sondern auch *extraartikulär* an anderen Organen, am häufigsten Augen, Haut und inneren Organen.

Augen

Bei rheumatischen Erkrankungen sind v.a. die vorderen Augenabschnitte mitbefallen. Die Augenbeteiligung ist bei einigen Erkrankungen nur selten zu beobachten, dagegen bei anderen so häufig, dass sie als wichtiges diagnostisches Kriterium gilt (z.B. die Konjunktivitis bei M. Reiter ☞ 15.5.2).

Das sog. **trockene Auge** – Symptome sind verminderter Tränenfluss, Fremdkörpergefühl und Hornhautdefekte – ist zusammen mit einem trockenen Mund und Unterfunktion weiterer exokriner Drüsen als **Sjögren-Syndrom** *(Sicca-Syndrom)* bekannt. Es tritt am häufigsten bei der rheumatoiden Arthritis (☞ 15.5.1) und den Kollagenosen (☞ 15.7) auf und befällt fast nur Frauen.

Besonders gefährlich ist die **Iridozyklitis** (Entzündung der Regenbogenhaut und des Ziliarkörpers), die bei ca. 20 % der Patienten mit M. Bechterew (☞ 15.5.2) und bei bis zu 50 % der Kinder mit rheumatischen Erkrankungen auftritt. Während sie bei Erwachsenen sehr schmerzhaft ist, fühlen sich Kinder nur wenig beeinträchtigt, so dass die Iridozyklitis unter Umständen übersehen wird. Unbehandelt kann die Iridozyklitis zum kompletten Sehverlust führen.

Haut

Verschiedene Hauterscheinungen können rheumatische Erkrankungen begleiten und den typischen Gelenkbeschwerden auch vorausgehen:
- Die rheumatoide Arthritis kann mit einem *Exanthem* (Hautausschlag) einhergehen. Ein wichtiger diagnostischer Hinweis sind sog. **Rheumaknoten,** subkutane Knötchen in Gelenknähe, besonders an den Streckseiten
- Ca. 10 % der Patienten mit einer **Psoriasis** *(Schuppenflechte)* leiden gleichzeitig unter Gelenkentzündungen (**Psoriasis-Arthritis** ☞ 15.5.2)
- Bei der **Sklerodermie** (☞ 15.7.2) ist die Verhärtung und Schrumpfung der Haut sogar das Hauptsymptom, während entzündliche Gelenkbeschwerden nur begleitend und in milder Form auftreten.

Die Haut eines schweren Rheumatikers wird im Laufe der Jahre nicht zuletzt durch die oft notwendige Glukokortikoidtherapie dünn und verletzungsempfindlich. Durchblutungsstörungen bei Gefäßbeteiligung begünstigen Ulzera der Haut und eine schlechte Heilung von Verletzungen oder nach Operationen. Deshalb ist eine sorgfältige Pflege sehr wichtig.

Innere Organe

Abgesehen von den *Kollagenosen* (☞ 15.7), die fast immer Herz, Lunge und Nieren mitbefallen, sind auch bei der rheumatoiden Arthritis häufig innere Organe an der Erkrankung beteiligt. Entzündungen von Herzbeutel und -muskel, Lungenfibrosen und Rippenfellentzündungen, aber auch Lymphknoten- und Milzschwellung kommen vor.

15.3 Der Weg zur Diagnose in der Rheumatologie

15.3.1 Anamnese und körperliche Untersuchung

Eine gründliche Anamnese mit anschließender körperlicher Untersuchung bildet den Kern jeder rheumatologischen Diagnostik; dies erfordert viel Zeit, oft weit über eine Stunde. Beides zusammen liefert aber in den meisten Fällen schon die entscheidenden Hinweise auf die Art der Erkrankung. Die labortechnischen und bildgebenden Zusatzuntersuchungen dienen in aller Regel nur der Bestätigung der Diagnose und dokumentieren, wie weit die Krankheit fortgeschritten ist.

Anamnese

Bei der Anamnese interessieren besonders:
- Der genaue Zeitpunkt des Beginns und die Art der Beschwerden sowie evtl. Vorerkrankungen (z.B. Infekt, Durchfallerkrankung, Zeckenbiss)
- Bei der Schmerzanamnese die genaue Schmerzlokalisation, die Art des Schmerzes (kontinuierlich oder mit schmerzfreien Intervallen, ausstrahlend), mögliche Auslöser wie z.B. Belastung, Witterung, Arzneimittel, tageszeitliche Schwankungen (z.B. Morgensteifigkeit) sowie schmerzlindernde Faktoren (Wärme, Kälte, Ruhe)
- Außerdem zusätzliche Symptome (☞ 15.2.5) wie z.B. Augenentzündungen, Hauterscheinungen (Psoriasis, Rötungen, Rheumaknoten), Durchfälle, Harnröhrenentzündungen, Infektionen, Fieber, Mundschleimhautveränderungen (z.B. bei M. Reiter und Kollagenosen)
- Bei der Familienanamnese rheumatologische Erkrankungen, Psoriasis, „Wirbelsäulenleiden".

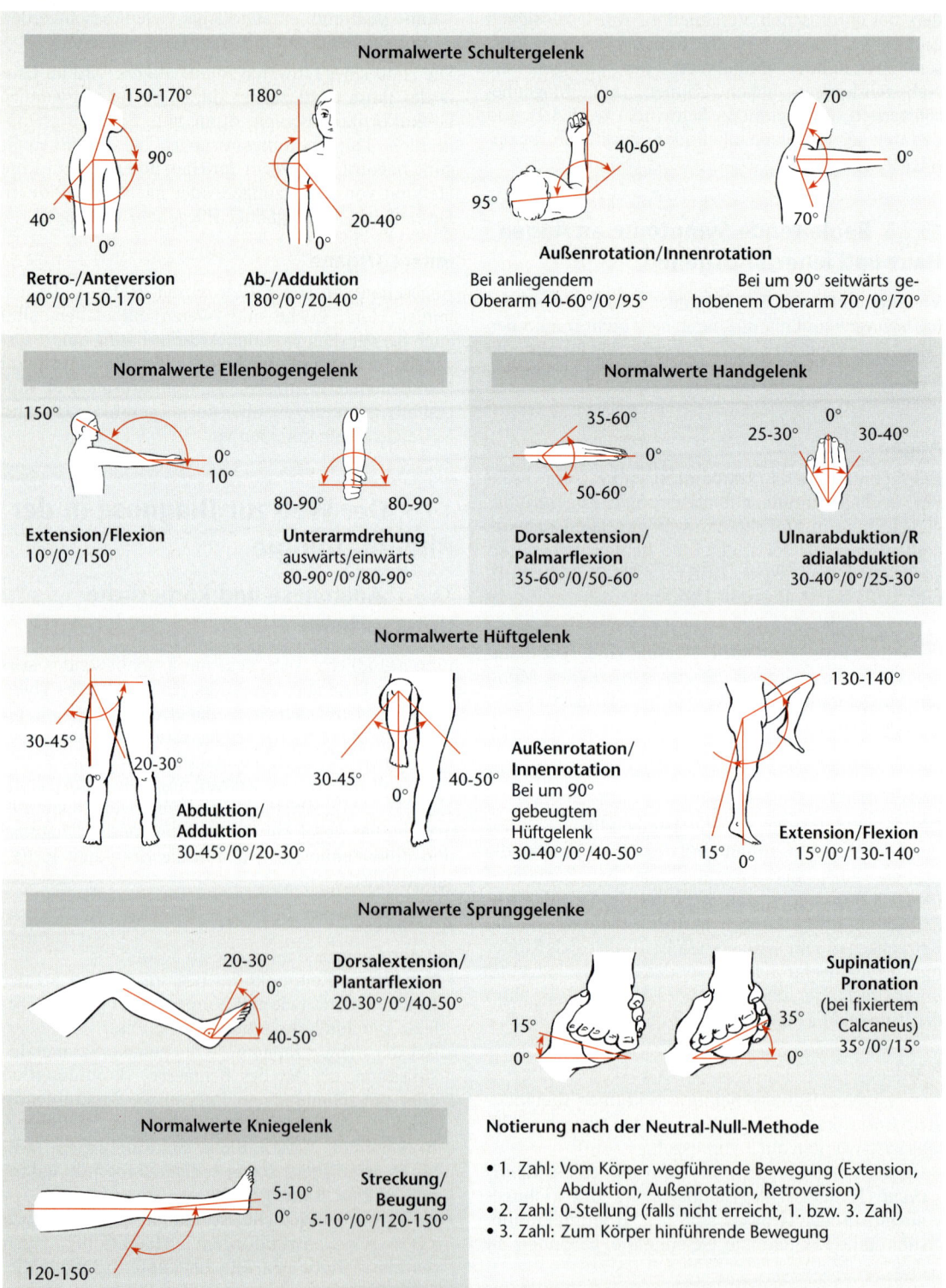

Normalwerte Schultergelenk

150-170° 90° 40° 0°
Retro-/Anteversion
40°/0°/150-170°

180° 20-40° 0°
Ab-/Adduktion
180°/0°/20-40°

0° 40-60° 95°
70° 0° 70°
Außenrotation/Innenrotation
Bei anliegendem
Oberarm 40-60°/0°/95°
Bei um 90° seitwärts ge-
hobenem Oberarm 70°/0°/70°

Normalwerte Ellenbogengelenk

150° 0° 10°
Extension/Flexion
10°/0°/150°

0° 80-90° 80-90°
Unterarmdrehung
auswärts/einwärts
80-90°/0°/80-90°

Normalwerte Handgelenk

35-60° 0° 50-60°
**Dorsalextension/
Palmarflexion**
35-60°/0/50-60°

0° 25-30° 30-40°
**Ulnarabduktion/R
adialabduktion**
30-40°/0°/25-30°

Normalwerte Hüftgelenk

30-45° 0° 20-30°
**Abduktion/
Adduktion**
30-45°/0°/20-30°

30-45° 0° 40-50°
**Außenrotation/
Innenrotation**
Bei um 90°
gebeugtem
Hüftgelenk
30-40°/0°/40-50°

130-140° 15° 0°
Extension/Flexion
15°/0°/130-140°

Normalwerte Sprunggelenke

20-30° 0° 40-50°
**Dorsalextension/
Plantarflexion**
20-30°/0°/40-50°

15° 0° 35° 0°
**Supination/
Pronation**
(bei fixiertem
Calcaneus)
35°/0°/15°

Normalwerte Kniegelenk

5-10° 0° 120-150°
**Streckung/
Beugung**
5-10°/0°/120-150°

Notierung nach der Neutral-Null-Methode

- 1. Zahl: Vom Körper wegführende Bewegung (Extension, Abduktion, Außenrotation, Retroversion)
- 2. Zahl: 0-Stellung (falls nicht erreicht, 1. bzw. 3. Zahl)
- 3. Zahl: Zum Körper hinführende Bewegung

Abb. 15.12: Neutral-Null-Methode.
Die Beweglichkeit jedes Gelenks wird mit drei Gradzahlen, getrennt durch zwei Schrägstriche, angegeben. Für das Kniegelenk z.B. würde 0°/0°/100° bedeuten, dass es sich nicht über die Nullstellung hinaus strecken lässt und eine Beugung nur bis 100° möglich ist. Für das Ellenbogengelenk würde 0°/10°/130° bedeuten, dass es sich nicht völlig strecken lässt und eine Beugung nur bis 130° möglich ist. [A300]

Körperliche Untersuchung

Nach einer orientierenden internistischen und neurologischen Untersuchung prüft der Arzt *alle* Gelenke systematisch nach dem Schema „Inspektion, Palpation, Funktionsprüfung" (☞ auch 1.3):

- Bei der *Inspektion* sind Schwellungen, Rötungen, Deformierungen und Muskelatrophien sichtbar
- Die *Palpation* gibt Auskunft über Hauttemperatur, Weichteilschwellungen, Gelenkergüsse, Sehnenansatzschmerzen und Druckschmerz. Beispielsweise ist der Druckschmerz in den Fingergrundgelenken beim Händedruck **(Gaenslen-Handgriff)** typisch für die rheumatoide Arthritis (☞ 15.5.1)
- Die *Funktionsprüfung* erfolgt nach der **Neutral-Null-Methode** (☞ Abb. 15.12) und deckt Bewegungseinschränkungen und -schmerzen auf. Zusätzlich werden die Bandstabilität und die Kraft geprüft.

Bei der Untersuchung der Wirbelsäule achtet der Arzt auf die Haltung des Patienten, Krümmungen der Wirbelsäule, Beckenstand und Beinlängendifferenzen. Palpatorisch wird die Wirbelsäule auf Klopfschmerz und Erschütterungsschmerzen (Patienten hüpfen oder husten lassen) untersucht.

Eine genaue Dokumentation der Beschwerden und Funktionseinschränkungen ist Voraussetzung für die Beurteilung des Krankheitsverlaufs und möglicher Therapieeffekte. Erleichtert wird die Dokumentation durch sog. „Männchen-Schemata" (☞ Abb. 15.13).

15.3.2 Blutuntersuchungen in der Rheumatologie

Antikörper

Der Antikörpernachweis im Blut eines Patienten hat sich zu einem wichtigen Faktor der rheumatologischen Diagnostik entwickelt. Immer mehr Antikörper werden in Zusammenhang mit rheumatischen Erkrankungen entdeckt, und ihre Vielzahl überblickt fast nur noch ein Spezialist. Der Nachweis verschiedener *Autoantikörper* (☞ unten) begründet auch die Einordnung vieler rheumatischer Erkrankungen als *Autoimmunerkrankungen* (☞ 16.5).

> ᘓ Die Interpretation eines (positiven) Antikörpertests ist schwierig:
> - Jeder serologische Test hat eine bestimmte Quote an *falsch-positiven* und *falsch-negativen* Ergebnissen, d.h. der Test fällt pathologisch aus, obwohl der Untersuchte gesund ist, bzw. zeigt ein unauffälliges („negatives") Ergebnis, obwohl der Untersuchte krank ist
> - Die meisten Antikörper finden sich bei Patienten mit einer bestimmten Krankheit zwar *häufiger* als bei Gesunden, sind aber nicht *zwingend* mit dieser Erkrankung verbunden

> - Viele Antikörper werden bei *mehreren* verschiedenen Krankheiten nachgewiesen und können daher nur diagnostisch richtungsweisend, aber nie beweisend sein
> - Im Alter finden sich auch bei Gesunden bestimmte Antikörper häufiger (z.B. Rheumafaktoren) und verlieren dadurch an Aussagekraft.

Rheumafaktoren

Rheumafaktoren *(RF)* sind Autoantikörper gegen körpereigene IgG-Moleküle (☞ 16.1.4). Etwa bei 70 – 80 % der Patienten mit rheumatoider Arthritis lassen sich Rheumafaktoren nachweisen **(RF positiv).**

Rheumafaktoren werden aber auch bei vielen Patienten mit Kollagenosen (☞ 15.7) und Verwandten von Patienten mit rheumatoider Arthritis im Blut gefunden. Selbst bei Gesunden findet man sie in 5 – 10 % der Fälle, mit zunehmender Prozentzahl im Alter. Da dies den meisten Laien nicht bekannt ist, glauben sie irrtümlicherweise, dieser Faktor zeige ganz klar, ob jemand „Rheuma" habe oder nicht. Die Höhe der Rheumafaktoren erlaubt eine orientierende Abschätzung von Erkrankungsschwere und Prognose.

Antinukleäre Antikörper

Antinukleäre Antikörper *(ANA, antinukleäre Faktoren, ANF)* sind gegen Bestandteile des Zellkerns gerichtete Antikörper.

Sie sind z.B. bei praktisch allen Patienten mit einem systemischen Lupus erythematodes (☞ 15.7.1) vorhanden. Da sie aber auch bei anderen Erkrankungen

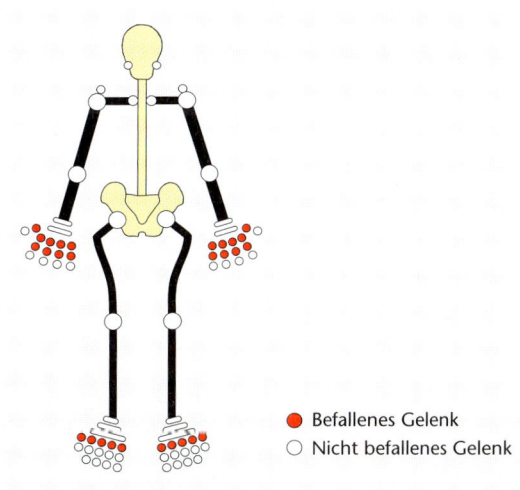

● Befallenes Gelenk
○ Nicht befallenes Gelenk

Abb. 15.13: „Männchen-Schema" zur Dokumentation des Befallsmusters bei rheumatischen Erkrankungen, hier am Beispiel der rheumatoiden Arthritis im Alter (☞ 15.5.1). [A300-190]

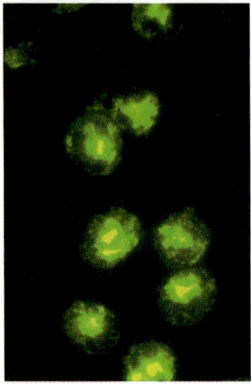 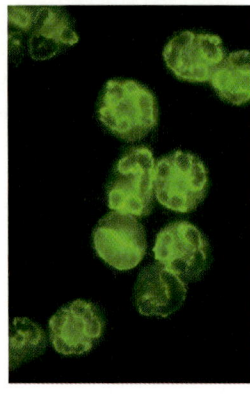

Abb. 15.14 – 15.15: Immunfluoreszenznachweis von antineutrophilen zytoplasmatischen Antikörpern (ANCA). Je nach Untergruppe ergeben sich unterschiedliche charakteristische Muster, die Hinweis auf die Erkrankung sein können. Links: Untergruppe cANCA bei Wegener-Granulomatose (☞ 8.19). Rechts: Untergruppe pANCA, die bei vielen Vaskulitiden (☞ 15.7.6) nachweisbar ist. [M114]

positiv sein können, sind sie nicht beweisend und dienen vor allem dem Screening und der Verlaufskontrolle bei Kollagenosen (☞ 15.7).

Antineutrophile zytoplasmatische Antikörper

Antineutrophile zytoplasmatische Antikörper (kurz *ANCA*) sind gegen Bestandteile des Zytoplasmas neutrophiler Granulozyten gerichtete Antikörper.

Die Untergruppe *cANCA* ist spezifisch für die Wegener-Granulomatose (☞ 8.19), die Untergruppe *pANCA* findet sich bei verschiedenen Gefäßentzündungen (Vaskulitiden ☞ 15.7.6).

Antibakterielle Antikörper

Eine Reihe von bakteriellen Infektionen kann Gelenkbeschwerden (**reaktive Arthritiden** ☞ 15.5.3) auslösen.

Am längsten bekannt ist der Zusammenhang zwischen *rheumatischem Fieber* und einer vorangegangenen Streptokokkeninfektion (☞ 6.8.1 und 17.6.4). Aber auch bestimmte Darminfektionen (☞ 15.5.2 und 17.6.6), Chlamydieninfektionen (☞ 15.5.2 und 17.6.23) und Borrelieninfektionen (☞ 17.6.21) nach einem Zeckenbiss können mit Gelenkbeteiligung verlaufen.

Besteht der Verdacht auf einen Infekt als Auslöser der Gelenksymptome, kann der Antikörpertiter gegen den verdächtigen Erreger im Blut des Patienten bestimmt werden (☞ 17.5.6). Ein erhöhter Titer beweist aber nur eine kürzlich abgelaufene Infektion, nicht jedoch den *ursächlichen Zusammenhang* zwischen der Infektion und den Beschwerden des Patienten. Damit ist auch der erhöhte Antikörpertiter nur *ein* Teil des diagnostischen Puzzles.

HLA-Antigene

HLA-Antigene (kurz für *human leucocyte antigen* ☞ 2.7) befinden sich auf den Zellmembranen aller kernhaltigen Körperzellen. Ist ein bestimmtes Antigen vorhanden, so hat dies noch keine krankhafte Bedeutung, sondern ist lediglich ein Merkmal des Menschen, wie es z.B. auch rote Haare sind. Aber ebenso wie rote Haare häufig mit heller Haut und Pigmentflecken assoziiert sind, so korrelieren einige HLA-Antigene mit bestimmten Erkrankungen. Im Gegensatz zu den bisher genannten Tests, deren Ergebnis sich je nach Krankheitsaktivität verändern kann, sind Verlaufskontrollen bei der HLA-Bestimmung sinnlos, da die Antigene vererbt werden und während des ganzen Lebens konstant bleiben (einmal positiv – immer positiv).

Das **HLA-B27-Antigen** ist in der Rheumatologie am wichtigsten. Über 90 % der Patienten mit M. Bechterew (☞ 15.5.2) sind HLA-B27-positiv. Auch beim M. Reiter (☞ 15.5.2) und den reaktiven Arthritiden (☞ 15.5.3) wird HLA-B27 bei mehr als 60 % der Patienten nachgewiesen. Allerdings: Auch 6 % der Gesunden besitzen das HLA-B27-Antigen.

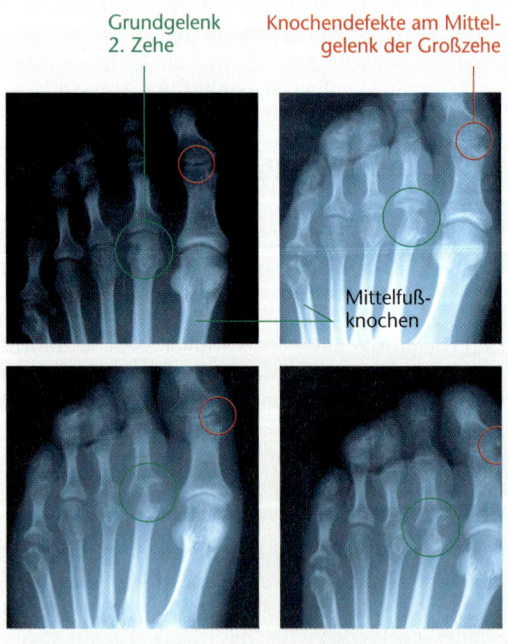

Abb. 15.16: Typische röntgenologische Zeichen bei rheumatisch-entzündlicher Gelenkerkrankung. Die Bilder zeigen den linken Vorfuß einer Patientin mit rheumatoider Arthritis im Verlauf von sechs Jahren. Am deutlichsten zeigen sich die fortschreitenden degenerativen Veränderungen am Gelenkköpfchen des zweiten Mittelfußknochens: Die Gelenkfläche sieht aufgrund kleiner Knochendefekte (Usuren) regelrecht „angeknabbert" aus. Auch die meisten anderen gelenknahen Fuß- und Zehenknochen zeigen zunehmende Veränderungen, die zu starken Schmerzen bei jedem Schritt führen können. [M114]

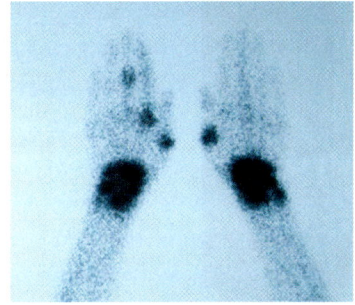
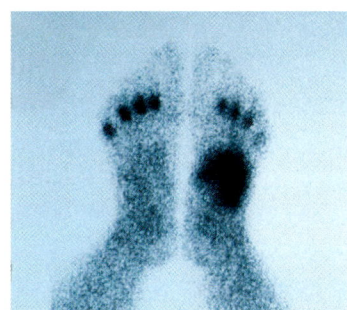

Abb. 15.17 – 15.18: Skelettszintigraphie der Hände und Füße einer Patientin mit rheumatoider Arthritis. Das Radionuklid reichert sich in den typischerweise befallenen Gelenken an, die sich dann im Bild als schwarze Flecken zeigen. [M114]

Weitere Laboruntersuchungen

Bei Verdacht auf eine rheumatische Erkrankung werden neben den bisher aufgeführten „Rheumatests" weitere Laboruntersuchungen zum Ausschluss anderer Erkrankungen und zur Einschätzung der entzündlichen Aktivität angeordnet. Die folgenden Untersuchungen können als „Basisprogramm" gelten:

- BSG, CRP, großes BB
- Rheumafaktoren, antinukleäre Antikörper, evtl. Antistreptolysin-Titer (ASL, bei V.a. Rheumatisches Fieber ☞ 6.8.1)
- Harnsäure, Alkalische Phosphatase (kurz AP), γ-GT, Kreatinkinase (kurz CK ☞ 6.5.2), Kreatinin, Elektrophorese
- Urinstatus.

15.3.3 Sonographie

Die **Sonographie** (☞ 1.6.6) hat auch in der Rheumatologie enorm an Bedeutung gewonnen. Insbesondere hilft sie bei der Differenzierung zwischen einem Gelenkerguss und einer Gelenkinnenhautverdickung (Synovialitis) sowie bei der Verlaufsbeobachtung dieser Befunde, bei Verdacht auf Sehnen- und Schleimbeutelentzündungen (z.B. Baker-Zyste in der Kniekehle) und bei der Darstellung von nicht tastbaren Gelenken (z.B. Hüftgelenk). Besondere pflegerische Vorbereitungen sind nicht erforderlich.

15.3.4 Konventionelle Röntgenuntersuchung, CT und Kernspintomographie

> ☞ Eine umfassende **Röntgendiagnostik** ist unverzichtbar, um eine rheumatologische Diagnose zu sichern und das Stadium der Erkrankung zu ermitteln.

Da eine genaue Gelenkbeurteilung nur im Seitenvergleich möglich ist, werden die entsprechenden Gelenke der anderen Körperseite stets mitgeröntgt. Meistens werden auch beide Hände geröntgt, denn ein – unbemerkter – Befall der Hände gibt wichtige diagnostische Hinweise. Das Röntgen beschwerdefreier Gelenke sollte dem Patienten gegenüber begründet werden, damit er nicht das Gefühl hat, „die Diagnostikmaschine laufe", und er würde einer unnötigen Strahlenbelastung ausgesetzt.

Die typischen röntgenologischen Zeichen eines chronisch-entzündlichen Prozesses zeigt Abb. 15.16. Sie können aber vor allem in Frühstadien der Erkrankung unvollständig sein oder sogar ganz fehlen. Zur Diagnose einer Entzündung des Kreuzbein-Darmbein-Gelenks **(Sakroiliitis),** z.B. beim M. Bechterew, werden Schichtaufnahmen (*Tomographien* ☞ 1.6.1) angefertigt.

Eine **Computertomographie** (CT ☞ 1.6.3) ist nur bei unzureichender Darstellung eines Gelenks durch konventionelle Verfahren erforderlich. Bei der Differenzialdiagnose der Wirbelsäulenleiden (z.B. Bandscheibenvorfall) gilt sie jedoch als Standardmethode.

Die **Kernspintomographie** (auch *Magnetresonanztomographie* ☞ 1.6.4) erlaubt eine optimale Beurteilung der Weichteilstrukturen des Gelenks. Besonders Entzündungen und Veränderungen der Bänder, Sehnen, Knorpel und der Gelenkinnenhaut (Synovialis) sind sehr gut zu erkennen.

Pflegerische Maßnahmen sind vor Röntgenaufnahmen in aller Regel nicht erforderlich.

15.3.5 Skelettszintigraphie

Die **Skelettszintigraphie** (☞ auch 1.6.5) zeigt das Verteilungsmuster und den Aktivitätsgrad der entzündlichen Vorgänge an den Gelenken, da das Radionuklid im Bereich der entzündeten Gelenke vermehrt eingelagert wird. Manchmal lässt sich so eine Beteiligung (noch) beschwerdefreier Gelenke aufdecken.

Besonders wichtig ist die Skelettszintigraphie zur Abgrenzung rheumatischer Erkrankungen z.B. von Knochentumoren.

15.3.6 Diagnostische Gelenkpunktion

Die Analyse der Gelenkflüssigkeit *(Synovia)* dient vor allem der Abgrenzung der bakteriellen Gelenkin-

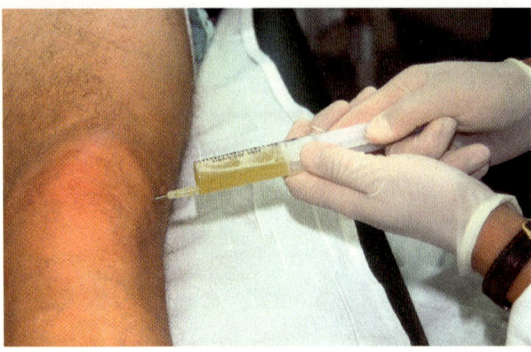

Abb. 15.19: Punktion eines entzündlich geschwollenen und geröteten Kniegelenks. Das Punktat ist trübe und weist auf eine wahrscheinlich bakterielle Ursache der Entzündung hin. [M114]

fektionen und der Gicht von den entzündlich-rheumatischen Arthritiden:

• Ein *bakteriell* verursachter Erguss ist trübe und enthält massenhaft Leukozyten. Eventuell kann auch der Erreger aus dem Punktat angezüchtet werden. Bei der *Gicht* finden sich nadelförmige Kristalle in der Flüssigkeit

• Der Erguss eines *entzündlich-rheumatischen* Gelenks ist meistens klar, die Leukozytenzahl nur mäßig erhöht. Bei der rheumatoiden Arthritis kann man evtl. den Rheumafaktor (☞ 15.3.2) nachweisen.

Die Gelenkpunktion erfordert streng aseptische Bedingungen. Trotzdem können Keime in das Gelenk eingeschleppt werden. Daher wird das Gelenk nach der Punktion auf Entzündungszeichen hin beobachtet.

15.4 **Behandlungsstrategien in der Rheumatologie**

Alle an der Behandlung Beteiligten (Arzt, Pflegende, Physiotherapeut und Patient) sollten sich nie einer einzigen Methode oder einem einzigen Medikament verschreiben. Außer bei leich-

ten Erkrankungen müssen für eine optimale Betreuung des Patients mehrere therapeutische Ansätze gleichzeitig verfolgt werden; die Therapie wird dem häufig wechselnden Beschwerdegrad angepasst.

15.4.1 **Systemisch-medikamentöse Therapie**

Die systemische Gabe von entzündungshemmenden oder das Immunsystem beeinflussenden Arzneimitteln bildet den Sockel der rheumatischen Behandlung. Nur selten kann auf sie verzichtet werden. Die Entzündungshemmung und Schmerzlinderung durch die Arzneimittel ermöglicht bei vielen Patienten überhaupt erst die ebenso wichtige Bewegungstherapie.

Die Vielzahl der eingesetzten Substanzen macht bereits deutlich, dass bisher noch kein Arzneimittel gefunden wurde, das die rheumatischen Erkrankungen *ursächlich* zu behandeln vermag:

• **Nichtsteroidale Antirheumatika** (☞ Pharma-Info 15.21) sind für die meisten rheumatischen Erkrankungen das Mittel der Wahl, auch wenn sie als alleiniges Arzneimittel oft nicht ausreichen. Muss ein stärkeres Antirheumatikum hinzugegeben werden, helfen sie, dessen Dosis geringer zu halten

• **Basistherapeutika** (☞ Pharma-Info 15.22) sind zwar nebenwirkungsreich, aber dennoch in der Behandlung vieler rheumatischer Erkrankungen unverzichtbar, da sie das Fortschreiten der Erkrankung oft aufhalten können

• Fast alle rheumatischen Erkrankungen sprechen schnell und sehr gut auf **Glukokortikoide** (Therapiegrundsätze und Pflege ☞ Pharma-Info 12.33) an. Aufgrund der ernsten Nebenwirkungen einer Langzeittherapie gehören Glukokortikoide aber nur bei den *Kollagenosen* und der *Polymyalgia rheumatica* (☞ 15.7.3) zur Standardtherapie. Ansonsten werden sie möglichst kurzzeitig zum Abfangen akuter, schwerer Schübe, z.B. einer rheumatoiden Arthritis, eingesetzt. Ein Sonderfall ist der Einsatz während der Schwangerschaft, da alle Basistherapeutika in dieser Zeit nicht gegeben werden dürfen.

	Normalbefund	Rheumatoide Arthritis	Arthrose	Bakterielle Arthritis
Farbe	Strohgelb, klar	Gelblich, meist klar	Gelblich, klar	Eitrig, trüb
Leukozyten/mm³, davon Granulozyten	100 – 200 ≤ 25 %	5 000 – 30 000 ≥ 60 %	≤ 2 000 ≤ 30 %	20 000 – 80 000* ≥ 90 %
Rheumafaktor	–	+	–	–
Protein	11 – 22 g/l	Stark erhöht	Normal	Stark erhöht
Glukose	60 – 95 mg/dl	Erniedrigt	Normal	Erniedrigt

* Bei Tuberkulose auch geringere Zellzahl

Tab. 15.20: Typische Befunde des Gelenkpunktats bei verschiedenen Erkrankungen.

✎ Pharma-Info 15.21 Nichtsteroidale Antirheumatika

Nichtsteroidale Antirheumatika (kurz *NSAR*, auch *nichtsteroidale Antiphlogistika* oder manchmal *kleine Analgetika* genannt ☞ auch Pharma-Info 4.5) sind Substanzen, die hauptsächlich über eine Hemmung der an der Prostaglandinsynthese beteiligten *Cyclooxigenase* Schmerzen lindern *(analgetische Wirkung)*, Entzündungen hemmen *(antiphlogistische Wirkung)* und Fieber senken *(antipyretische Wirkung)*. **Prostaglandine** sind hormonähnliche Botenstoffe, die unter anderem an der Entstehung von Fieber, Schmerz und Entzündung beteiligt sind.

Nichtsteroidale Antirheumatika werden, wie ihr Name bereits andeutet, insbesondere zur Behandlung rheumatischer Erkrankungen eingesetzt. Sie werden aber auch bei Schmerzen anderer Ursachen gegeben, so z.B. bei kleineren Verletzungen, postoperativ oder bei Tumorschmerzen (☞ 4.4.4). Da ein Teil der Präparate, insbesondere niedrigdosierte Präparate zur oralen Einnahme, nicht rezeptpflichtig ist, werden diese auch von Laien zur Selbstmedikation, etwa bei Kopf- oder Zahnschmerzen sowie Menstruationsbeschwerden, eingenommen.

Kennzeichnend für alle NSAR ist ein rascher Wirkungseintritt, aber auch ein schnelles Abklingen der Wirkung nach Absetzen des Arzneimittels. Trotz ihrer chemischen Verwandtschaft unterscheiden sich die einzelnen Substanzen einerseits in ihrem Wirkungsprofil, d.h. dem Verhältnis zwischen analgetischer, antiphlogistischer und antipyretischer Wirkung, und sie wirken andererseits auch unterschiedlich von Patient zu Patient. Daher sollten bei mangelndem Therapieerfolg trotz des gleichen Wirkprinzips verschiedene Präparate ausprobiert werden.

Während die gelegentliche Einnahme nichtsteroidaler Antirheumatika in aller Regel unproblematisch ist, ist die in der Rheumatologie notwendige Langzeittherapie bei vielen Patienten von zum Teil ernsten Nebenwirkungen begleitet, obwohl die NSAR zu den weniger toxischen Arzneimitteln der Rheumatologie zählen:

- Am häufigsten sind *gastrointestinale Nebenwirkungen*, v.a. Magenbeschwerden. Sie treten besonders bei älteren Patienten auf und können bis zu (blutenden) Magen-Darm-Ulzera (☞ 9.6.3) führen. Diese werden durch eine gleichzeitige Behandlung mit Glukokortikoiden (☞ Pharma-Info 12.33) begünstigt und wegen der Schmerzlinderung durch die NSAR häufig erst spät bemerkt. Oft müssen die NSAR trotz bestehender Magen-

Auswahl nichtsteroidaler Antirheumatika (NSAR)		
Antiphlogistische Wirkkraft	**Substanzname**	**Handelsname (Bsp.)**
Schwach	Azetylsalizyl-säure	Aspirin®
Mittel	Diclofenac	Voltaren®
	Ibuprofen	Brufen®, Imbun®
	Ketoprofen	Alrheumun®
	Naproxen	Proxen®
	Fenbufen	Lederfen®
	Piroxicam	Felden®
Stark	Phenylbutazon	Butazolidin®
	Indometacin	Amuno®

schleimhautveränderungen weiter gegeben werden, da bei Absetzen Immobilisierung und Versteifung des Patienten drohen. Daher werden meist – gewissermaßen als „Notlösung" – Antazida oder H_2-Blocker (☞ Pharma-Info 9.53) zusätzlich verordnet, um den Magen zu schützen. Manchmal hilft auch der Wechsel auf ein magenverträglicheres Präparat. Die Gabe von Zäpfchen bietet – leider – keinen Ausweg, da die magenschädliche Wirkung nicht (nur) von der Darreichungsform abhängt, sondern im Wirkmechanismus begründet liegt

- Recht häufig sind auch Hauterscheinungen (Juckreiz, Exantheme) und ZNS-Störungen (Kopfschmerz, Schwindel)
- Seltener werden Ödeme, Nierenfunktionsstörungen und Leberenzymerhöhungen beobachtet.

Eine Untergruppe der nichtsteroidalen Antirheumatika sind die neu entwickelten **COX-2-Hemmer** (z.B. Meloxicam = Mobec®). Im Gegensatz zu den bisher genannten nichtsteroidalen Antirheumatika hemmen sie nicht beide Isoenzyme der Cyclooxigenase, sondern nur die Cyclooxigenase 2. Ob gastrointestinale Nebenwirkungen unter diesen Arzneimitteln wirklich wesentlich seltener auftreten, müssen Langzeiterfahrungen noch zeigen.

> 🖼 Nichtsteroidale Antirheumatika sollten im Sitzen oder Stehen mit viel Wasser eingenommen werden, um eine zusätzliche lokale Schleimhautschädigung zu vermeiden. Günstig ist die gleichzeitige Einnahme einer kleinen Mahlzeit. Bei Langzeiteinnahme sind regelmäßige Tests auf Blut im Stuhl (☞ 9.4.2) zur frühzeitigen Entdeckung ernster Magenkomplikationen wichtig.

📝 Pharma-Info 15.22 Basistherapeutika

Als **Basistherapeutika** (auch *langwirksame Antirheumatika*) werden verschiedene, chemisch nicht miteinander verwandte Substanzen bezeichnet, die die Entzündungsaktivität rheumatischer Erkrankungen *langfristig* vermindern können. Im Gegensatz zu den nichtsteroidalen Antirheumatika und – wahrscheinlich – den Glukokortikoiden wirken Basistherapeutika also mehr als nur symptomatisch.

Die genauen Wirkmechanismen der Basistherapeutika sind nicht bekannt. Da die Wirkung sehr langsam einsetzt, kann die Effektivität eines Arzneimittels erst bis zu sechs Monate nach Beginn der Einnahme beurteilt und erst dann über einen evtl. notwendigen Arzneimittelwechsel entschieden werden. Die Zeit, bis das geeignete Basistherapeutikum gefunden ist, wird mit schnell wirksamen nichtsteroidalen Antirheumatika überbrückt.

Die verschiedenen Basistherapeutika werden nach steigender Wirkkraft und den damit verbundenen zunehmenden Nebenwirkungen in ein Stufenschema eingeordnet.

Basistherapeutika			
Substanz, Handelsname (Bsp.)	**Therapie-stufe**	**Nebenwirkungen**	**Besonderheiten, pflegerische Konsequenzen**
Sulfasalazin Azulfidine RA®	1	Gastrointestinale Beschwerden, Haut- und Schleimhautveränderungen, Blutbildveränderungen, Depressionen	Kontrolle von Blutbild, Kreatinin, Leberenzymen und Urinstatus alle 2 – 4 Wochen
Chloroquin Resochin® (ein Antimalariamittel)	1	Häufig: Gastrointestinale Beschwerden, Hornhauteinlagerungen Selten: Schwindel, Verwirrtheit, irreversible Netzhautschäden, Blutbildveränderungen	Nach den Mahlzeiten mit viel Wasser einnehmen lassen. Augenärztliche Kontrollen vor Therapiebeginn und dann alle drei Monate
Auranofin Ridaura® (ein orales Goldpräparat)	1	Häufig: Haut- und Schleimhautsymptome (Exantheme, Pruritus, Stomatitis, erhöhte Lichtempfindlichkeit), Durchfall Seltener: Blutbildveränderungen, Proteinurie, Hämaturie	Zu den Mahlzeiten mit viel Wasser einnehmen lassen. Patienten auf sorgfältige Zahnpflege hinweisen. Keine Sonnenbäder während der Behandlung. Kontrollen wie bei Sulfasalazin
Natrium-aurothiomalat Tauredon® (ein Goldpräparat zur i.m.-Injektion)	2	Häufig: Exantheme, Pruritus, Proteinurie, Metallgeschmack Seltener: Blutbildveränderungen, Hornhauteinlagerungen, Leber- und Lungenveränderungen	Kontrollen wie bei Sulfasalazin
Methotrexat Lantarel® (ein Zytostatikum ☞ auch 14.5.2)	2	Häufig: Übelkeit, Leberveränderungen, Stomatitis Seltener: Pneumonitis, Knochenmarksdepression Die in der Rheumatherapie üblichen Dosierungen sind erheblich geringer als die in der Krebstherapie und führen selten zu schwer wiegenden Nebenwirkungen	Mittel der 1. Wahl bei rheumatoider Arthritis, Psoriasisarthritis und hoch entzündlichen Spondylarthritiden. Kontrollen wie bei Sulfasalazin, einmal jährlich Röntgen-Thorax, sichere Empfängnisverhütung während und bis sechs Monate nach der Therapie
Cyclophosphamid Endoxan® (ein Zytostatikum ☞ auch 14.5.2)	3	Häufig: Infektanfälligkeit, hämorrhagische Zystitis Seltener: Übelkeit, Haarausfall, (langfristig) Tumorbildung	Nur bei Therapieversagen von Goldpräparaten und Methotrexat
TNF-α-Rezeptoren Enbrel® **CD4-Antikörper** **ICAM-Antikörper**	3	Neu entwickelte Basistherapeutika, die immunmodulatorisch wirken, also die entzündlichen Botenstoffe beeinflussen. Einsatz bisher nur bei Patienten, die auf herkömmliche Basistherapeutika nicht ansprechen (Wirkmechanismen ☞ 15.4.5)	
Azathioprin Imurek® **D-Penicillamin** Metalcaptase®	Heute nur noch selten in der Rheumatherapie eingesetzt		

15.4.2 Physikalische Therapie

Die **physikalische Therapie** ist das zweite Standbein der rheumatologischen Behandlung. Sie verringert nicht nur die Beschwerden des Patienten, sondern greift über eine Beeinflussung des Immunsystems und eine Durchblutungsverbesserung therapeutisch in den Krankheitsprozess ein.

Kälte- und Wärmeanwendungen

Die Thermotherapie durch *Kälteanwendungen* (mit Eis, gefrorenen Gelbeuteln, kalten Gasen oder als Ganzkörperexposition in sog. *Kältekammern*) oder *Wärmeanwendungen* (z.B. Bäder, Wickel, Fango, Infrarot) lindert bei vielen Patienten die Beschwerden, hemmt die Entzündung und löst Muskelverspannungen. Beide Methoden haben unterschiedliche Indikationen und Kontraindikationen (☞ Tab. 15.23, Durchführung und Pflege ☞ 2.8.5). Trotzdem ist die Verträglichkeit von Patient zu Patient unterschiedlich; es gibt immer wieder Patienten, denen Kälte gut tut, obwohl klassischerweise in ihrem Fall Wärme verschrieben würde und umgekehrt. Deshalb wird jeder Patient vor Therapiebeginn nach seinen Erfahrungen mit der jeweiligen Therapieform gefragt.

Physiotherapie

Die *aktive* und *passive Bewegungstherapie* (☞ auch 2.8.2) sind unverzichtbare Säulen der Behandlung. Bei den passiven Maßnahmen leistet der Patient selbst keine Muskelarbeit. Die Gelenke werden von Physiotherapeuten oder Pflegenden bewegt und die Muskeln gedehnt. Die aktiven Übungen hingegen kräftigen die Muskulatur. Im Idealfall wird das tägliche Übungsprogramm auch zu Hause für den Patienten zum selbstverständlichen Teil des Tagesablaufs.

Ziele der Physiotherapie sind:
- Verbesserung und Erhalt der Gelenkbeweglichkeit, Prophylaxe und Reduktion von Kontrakturen
- Schmerzlinderung
- Kräftigung der gelenkstabilisierenden Muskulatur und damit Prophylaxe einer Muskelatrophie

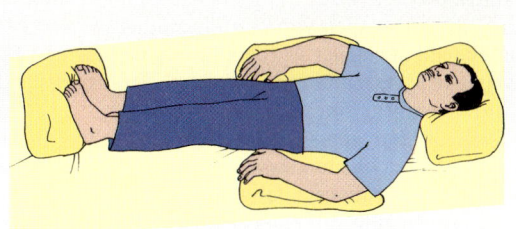

Abb. 15.24: Lagerung eines Patienten in physiologischer Mittelstellung. [A400-215]

- Durchblutungsförderung
- Rehabilitation (Gehtraining, Erhalt der Selbstständigkeit)
- Entspannung, Fitness und Vermittlung eines positiven Körpergefühls.

Lagerung

Die richtige **Lagerung der Gelenke** ist, besonders während eines Krankheitsschubes, die wichtigste passive physiotherapeutische Maßnahme, um Kontrakturen vorzubeugen und Schmerzen zu reduzieren. Häufig werden zur Fehlstellungsprophylaxe auch speziell angefertigte Schienen eingesetzt.

Die Pflegenden überprüfen und korrigieren immer wieder die Lagerung des Patienten bzw. leiten ihn an, sie selbstständig zu korrigieren, falls er dazu in der Lage ist. Welche Lagerung für einen Patienten am besten ist und in welchen Zeitabständen er umgelagert wird, denn Umlagern gehört stets zur korrekten Lagerung dazu, um Dekubiti zu vermeiden, sollte in Absprache mit den Physiotherapeuten entschieden werden. Besteht keine anders lautende Anordnung, lagern Pflegende den Patienten in der *physiologischen Mittelstellung der Gelenke (Neutral-Null-Stellung)*.

Die **Neutral-Null-Stellung** entspricht der Körperhaltung des gesunden Menschen im Stehen: Die Augen blicken nach vorne, die Arme hängen herab, die Daumen werden nach vorne gehalten, und die Füße stehen parallel.

Durchbewegen der Gelenke

Patienten, die ihre Gelenke nicht in vollem Umfang eigenständig bewegen können, müssen zur Gelenkmobilisation und Kontrakturprophylaxe mehrmals täglich durchbewegt werden. Der Patient selbst leistet dabei keine Muskelarbeit (arbeitet also nicht aktiv mit), sondern lässt sich durchbewegen.

Da die Übungen mindestens 3 – 4-mal täglich durchgeführt werden müssen, die Physiotherapeuten aber in aller Regel nur 1 – 2-mal täglich kommen können, zählt das Durchbewegen der Gelenke oft auch zum

	Indikationen	Kontraindikationen
Wärme	• Arthrosen • Chronische Arthritis zwischen den Schüben • Weichteilrheumatismus • Wirbelsäulenleiden	• Akute Arthritis • Durchblutungsstörungen • Schwere Herz-Kreislauf-Erkrankungen
Kälte	• Akute Arthritis • Gichtanfall • Aktivierte Arthrose • Schleimbeutelentzündungen • Postoperativ	• Vaskulitis • Raynaud-Syndrom (☞ 7.7.5)

Tab. 15.23: Indikationen und Kontraindikationen der Wärme- und Kältetherapie bei rheumatischen Erkrankungen.

Aufgabenbereich der Pflegenden. Voraussetzung ist, dass die Pflegenden von den Physiotherapeuten entsprechend angeleitet werden, um keine falschen Bewegungen auszuführen. Weitere Prinzipien des Durchbewegens sind:
- Gelenke nur gemäß ihrer physiologischen Bewegungsmöglichkeiten bewegen
- Vollen Bewegungsumfang ausnutzen, große Bewegungen ausführen. Dabei aber Schmerzgrenze nicht überschreiten
- Besonderen Wert auf die Streckung der Gelenke legen, da hierbei schneller Defizite auftreten
- Patienten, falls möglich, anleiten, sich selbst durchzubewegen (z.B. mit der einen Hand die andere bewegen).

Kräftigung der Muskulatur

Unterscheiden lassen sich zwei Formen von Muskelkontraktionen:
- Bei einer *isotonischen Muskelkontraktion* bleibt die Muskelspannung (der Tonus) in etwa gleich. Der Muskel verkürzt sich und erzeugt so eine Bewegung. Hierzu gehören beispielsweise die Kontraktionen der Beinmuskulatur beim Gehen
- Bei einer *isometrischen Muskelkontraktion* bleibt der Muskel ungefähr gleich lang, d.h. es findet auch keine Bewegung statt. Die Muskelspannung aber steigt erheblich an. Beispiel ist das Tragen einer Tasche am herabhängenden Arm.

Eine kräftige Muskulatur stabilisiert die Gelenke in ihrer physiologischen Stellung und beugt daher Fehlstellungen vor. Die Muskulatur des rheumatischen Patienten dagegen atrophiert rasch durch die schmerzbedingte Inaktivität, und die stabilisierende Funktion der Muskulatur lässt nach. Aus diesem Grund wird der Patient motiviert, dem Muskelschwund durch regelmäßige aktive Bewegungsübungen – entweder alleine oder mit Hilfe – entgegenzuwirken. Entsprechend den zwei Formen der Muskelkontraktion werden unterschieden:
- **Isotonische Übungen,** bei denen der Patient aktiv seine Gelenke durchbewegt (z.B. Füße kreisen). Eine besondere Form isotonischer Übungen sind **resistive Übungen,** d.h. Bewegungen gegen Widerstand, z.B. gegen die Muskelkraft der helfenden Person
- **Isometrische Übungen,** bei denen die Muskulatur im Wechsel maximal angespannt und wieder entspannt wird, ohne dass es zu einer Bewegung kommt. Isometrische Übungen eignen sich sehr gut zur Muskelkräftigung, wenn akute Gelenkentzündungen keine großen Gelenkbewegungen zulassen.

> 📖 Pflegende motivieren den Patienten immer wieder zu den zunächst „unbequemen" aktiven Übungen und verdeutlichen ihm deren Bedeutung für den Erhalt seiner Selbstständigkeit.

Zur Prophylaxe und Therapie von Atrophien können auch *Muskelstimulationsgeräte* eingesetzt werden. Dabei werden Elektroden auf die zu behandelnden Muskeln aufgesetzt und dann elektrische Reize in einer Frequenz von ca. 50 Hz gegeben. Die Behandlung mit diesen Geräten sollte mindestens zweimal täglich für 15 – 20 Min. erfolgen.

Ergotherapie

Die **Ergotherapie** (*Beschäftigungs-* und *Arbeitstherapie*) ist besonders für Patienten geeignet, die schon unter Funktionseinschränkungen ihrer Gelenke – vor allem der Hände – zu leiden haben. Mit Hilfe von handwerklichen und künstlerischen Techniken (z.B. Flechten, Knüpfen, Töpfern) werden Kraft, Geschicklichkeit und Funktion gefördert.

Wesentliches Ziel der Ergotherapie ist es, die Selbstständigkeit des Patienten zu erhalten. Es werden Techniken geübt und Hilfsmittel entwickelt, mit denen sich alltägliche Verrichtungen wie Anziehen, Kochen, Essen, Sitzen und Haushalt bewältigen lassen. Nicht zuletzt werden auch Kreativität und Eigenaktivität stimuliert, um so dem Patienten Erfolgserlebnisse zu vermitteln.

15.4.3 Ernährung

Wie viele Patienten aufgrund eigener Erfahrungen berichten und neuere Studien zeigen, hat die Ernährung Einfluss auf die rheumatischen Beschwerden. Wissenschaftliche Erklärungen für dieses Phänomen fehlen aber bisher, und so stützen sich die Diätempfehlungen hauptsächlich auf Patientenerfahrungen:
- Viele Patienten erleben eine Verschlimmerung der Symptome nach Verzehr von Fleisch- und Wurstwaren sowie evtl. auch Milch und Milchprodukten, also nach tierischem Eiweiß. Kaffee, Tee, Alkohol, Nikotin und ein hoher Zuckeranteil der Nahrung sollen ebenfalls einen negativen Einfluss ausüben
- Hingegen werden die Beschwerden nach einer Ernährungsumstellung auf eine pflanzenbetonte Vollwertkost (☞ 2.10.3) oft besser.

> 📖 Sinnvolle Ernährungsstrategien für rheumatologische Patienten:
> - Ernährung auf Vollwertkost umstellen
> - „Bewusst" ernähren, d.h. aufmerksam beobachten, ob es einzelne Nahrungsmittel gibt, die die Beschwerden verstärken
> - Vegetarische Kost über längere Zeit ausprobieren, da Fleisch eine Fettsäure enthält, die im Körper zu Prostaglandinen, also entzündungsvermittelnden Botenstoffen, umgebaut wird. Wahrscheinlich ist auch ein Zusatz von Vitamin E (fängt Sauerstoffradikale ab, die die Gelenke angreifen) und Fischöl günstig.

Der vollständige Verzicht auf tierisches Eiweiß ist umstritten, da gerade Milchprodukte das für den Knochenstoffwechsel wichtige Kalzium liefern. Die Entscheidung, inwieweit und wie lange auf tierisches Eiweiß verzichtet wird, muss in Absprache mit dem Arzt getroffen werden. Auch *Heilfasten,* d.h. kompletter Nahrungsverzicht über längere Zeit, kann sich günstig auswirken, sollte aber nur unter ärztlicher Aufsicht ausprobiert werden. Solange keine extrem einseitigen Diäten praktiziert werden, sollte der Patient ruhig verschiedene Diäten über jeweils längere Zeit testen, um die für ihn hilfreiche Diät zu finden. Viele Patienten kommen auch mit bereits erprobten Diätvorstellungen ins Krankenhaus. Diese Erfahrungen und Wünsche sollten respektiert werden.

15.4.4 Lokaltherapien

Einreibung

Das Einreiben der Gelenke mit kühlenden Gels oder durchblutungsfördernden Salben (z.B. Rubriment®, Finalgon®) empfinden viele Patienten als Wohltat. Einige Präparate (z.B. Amuno® Gel, Kytta-Gel®) enthalten auch nichtsteroidale Antirheumatika (☞ 15.4.1), die in gelenkbildende Strukturen (Sehnen, Bänder, Gelenkkapsel) resorbiert werden. Bei zahlreichen Präparaten ist der therapeutische Effekt aber umstritten. Maßgeblich sollte vor allem sein, dass der Patient eine Linderung erfährt, selbst wenn ein Placebo-Effekt oder die Massage für die Wirkung verantwortlich sein sollten.

Intraartikuläre Injektionen

Bei **intraartikulären Injektionen,** also Injektionen direkt in das Gelenk hinein, werden insbesondere Glukokortikoide (☞ oben und Pharma-Info 12.33) eingesetzt. Diese Behandlung ist dann sinnvoll, wenn nur wenige Gelenke entzündet sind und nicht auf die Gabe von nichtsteroidalen Antirheumatika ansprechen. Manchmal kann eine intraartikuläre Behandlung eine Dosiserhöhung der systemischen Medikation vermeiden, wenn z.B. bei einer Polyarthritis ein Gelenk eindeutig schwerer betroffen ist als die anderen („Ausreißer").

Der Arzt injiziert das Glukokortikoid unter sterilen Bedingungen in das Gelenk. Wegen der möglichen Risiken und Nebenwirkungen – Gelenkinfektion, Knorpel- und Knochennekrosen – darf nur 2 – 3-mal pro Jahr in dasselbe Gelenk injiziert werden. Gleichzeitige Injektionen in mehrere große Gelenke sind ungünstig, da dann eine nennenswerte Resorption des Glukokortikoids mit entsprechenden systemischen Nebenwirkungen zu beobachten ist.

Synoviorthesen

Synoviorthese ist die gezielte Zerstörung der entzündeten und gewucherten Gelenkinnenhaut durch In-

jektion einer aggressiven Substanz in den Gelenkinnenraum. So lässt sich eine komplette **Synovektomie** (*Entfernung* bzw. *Zerstörung der Gelenkinnenhaut,* arthroskopische Synovektomie ☞ Abb. 15.25) ohne offene Operation erreichen. Dies erspart dem Patienten Risiken und Liegezeit im Krankenhaus.

Eine medikamentöse Synoviorthese muss unter sterilen Bedingungen ausgeführt werden. Der Arzt punktiert etwas Erguss ab und injiziert dann die gewählte Substanz. Das Gelenk wird anschließend etwa drei Tage ruhig gestellt. Meist bildet sich vorübergehend ein schmerzhafter Reizerguss, der sich aber recht gut mit Eis und Analgetika behandeln lässt. Entwickelt sich nach einiger Zeit ein Rezidiv, kann die Synoviorthese wiederholt werden.

Während die chemische Synoviorthese mit ätzenden Substanzen (z.B. Varicocid®) erfolgt und in jedem Lebensalter angewandt werden kann, arbeitet die Radiosynoviorthese mit radioaktiven Stoffen und wird wegen der daraus resultierenden Strahlenbelastung nur bei Patienten über ca. 40 Jahren eingesetzt.

Operative Eingriffe

Auch **operative Eingriffe** haben in der Rheumatologie ihren festen Platz. Sie werden vornehmlich in orthopädischen Abteilungen durchgeführt.

Präventive Operationen

Als **präventiv** (vorbeugend) gilt z.B. die Frühsynovektomie, d.h. die möglichst radikale Entfernung der entzündeten und wuchernden Gelenkinnenhaut *vor* der Gelenkzerstörung. Eine Synovektomie kann – allerdings mit unterschiedlichen Erfolgsaussichten – an fast allen Gelenken durchgeführt werden. Leider können jedoch Rezidive auftreten. Zunehmend wird auch *arthroskopisch* synovektomiert (☞ Abb. 15.25). Dies ist weniger belastend, erfordert kürzere Liegezeiten und ermöglicht eine frühzeitige Mobilisation des Gelenks. Ein Nachteil ist jedoch die erhöhte Rezidivrate, da die Gelenkinnenhaut nicht so gründlich entfernt werden kann wie bei einer offenen Operation.

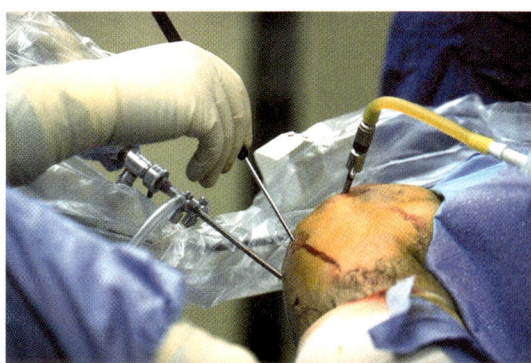

Abb. 15.25: Arthroskopie am Kniegelenk mit Einführung eines Spezialinstrumentes zur Synovektomie (Entfernung der Synovialis). [V226]

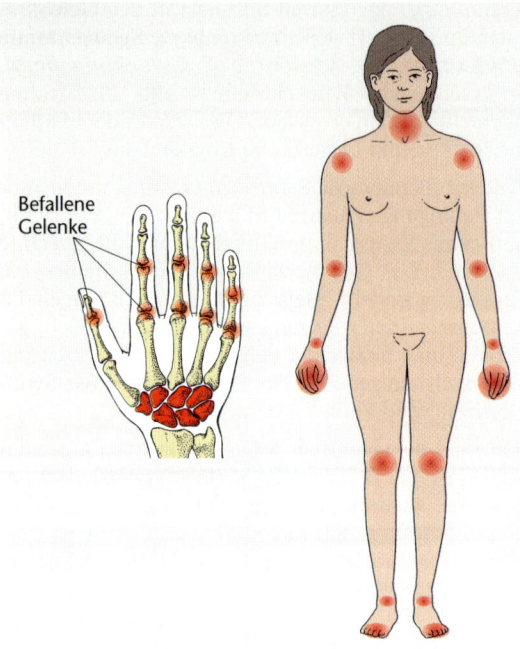

Befallene
Gelenke

Abb. 15.26: Befallsmuster bei rheumatoider Arthritis. Typisch ist der symmetrische Befall kleiner und großer peripherer Gelenke bei häufiger Aussparung der Hüftgelenke. An den Händen werden die Fingerendgelenke meist nicht befallen. [L157]

Rekonstruktive Operationen

Die **rekonstruktiven** (wiederherstellenden) Maßnahmen dienen der Funktionsverbesserung und der Schmerzminderung in einem bereits veränderten Gelenk. Sind die körpereigenen Gelenkanteile schon zu sehr zerstört, um sie wieder in eine funktionsgerechte Stellung bringen zu können, lässt sich in fast allen Gelenken ein Gelenkersatz vornehmen *(Arthroplastik)*. Hierfür werden künstliche Gelenke aus Kunststoff oder Metall *(Endoprothesen)* verwendet (☞ Abb. 15.32). Da langfristig aber immer mit Abstoßung oder Lockerung des Implantats gerechnet werden muss, d.h. die Haltbarkeit der Prothese begrenzt ist, müssen die eigenen Gelenke so lange wie möglich erhalten werden.

Alternativ bietet sich manchmal gerade bei kleinen Gelenken (z.B. Zehengelenke) die operative Gelenkversteifung **(Arthrodese)** an, um dem Patienten die Schmerzen zu nehmen und evtl. Instabilitäten zu beseitigen. Die Erfolge sind bei richtiger Indikationsstellung gut.

15.4.5 Ausblick der Rheumatherapie

Die rheumatologische Behandlung erhält durch die Fortschritte der immunologischen Forschung viele neue Impulse. Auch wenn Wunderheilmethoden für die Vielzahl unterschiedlicher rheumatischer Erkrankungen kaum zu erwarten sind, könnten sich trotzdem Behandlungsfortschritte ergeben, da für die meisten rheumatischen Erkrankungen eine immunologische (Mit-)Ursache angenommen wird. Hier eine kleine Auswahl der neuartigen Verfahren, die zurzeit insbesondere für die rheumatoide Arthritis erprobt werden (☞ auch Pharma-Info 15.22):

- Niedrigdosiertes, gentechnisch hergestelltes **Interferon**
- Monoklonale Antikörper gegen CD4-Helferzellen, einer speziellen Lymphozytenuntergruppe (☞ 16.1.3), zur Unterdrückung der zellulären Abwehr und der entzündungsvermittelnden Zytokine
- Künstliche **TNF-α-Rezeptoren** *(TNF-α-Antagonisten,* Etanercept = Enbrel®), die TNFα (TNF = Tumor-Nekrose-Faktor) binden und dadurch wirkungslos machen sollen. TNFα fördert letztlich die Bildung knorpelzerstörender Substanzen
- **ICAM-Antikörper,** die Adhäsions(„Anheftungs")moleküle blockieren und das Einwandern von Entzündungszellen ins Gewebe verhindern sollen
- **Leflunomid** (Arava®), das die Pyrimidin-Synthese und damit die Zellproliferation hemmt und so immunmodulatorisch wirkt
- Andere Immunstimulantien zur Wiederherstellung des Immungleichgewichts, z.B. synthetisches Thymushormon (Thymopentin) oder das Antiwurmmittel *Levamisol.*

15.5 Entzündlich-rheumatische Erkrankungen

15.5.1 Rheumatoide Arthritis

🔲 **Rheumatoide Arthritis** (kurz *RA, r.A.,* auch *[primär] chronische Polyarthritis,* kurz *cP* bzw. *pcP*): Chronisch-entzündliche, oft in Schüben verlaufende Erkrankung des Binde-, Stütz- und Muskelgewebes mit Hauptmanifestation an der Synovialis und an gelenknahen Strukturen (z.B. Schleimbeuteln). Häufigste (ca. 1 % der Bevölkerung) und bekannteste der entzündlich-rheumatischen Erkrankungen. Betrifft Frauen dreimal häufiger als Männer, Altersgipfel 40. Lebensjahr.

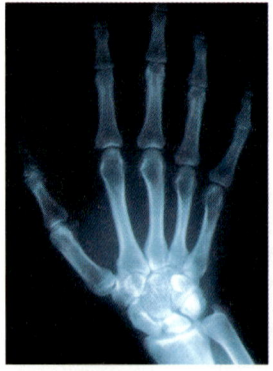
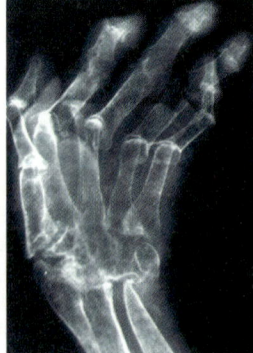

Abb. 15.27 – 15.28: Röntgenaufnahme der Hand eines Gesunden (links) und einer Patientin mit fortgeschrittener rheumatoider Arthritis (rechts). Die Hand der Rheumapatientin weist eine Zerstörung der Handgelenkknochen und der Gelenkflächen der Fingerknochen auf. Dies führt zu Gelenkfehlstellungen (Subluxationen) mit Schmerzen und Funktionseinbuße der gesamten Hand. [T170] [E211-100]

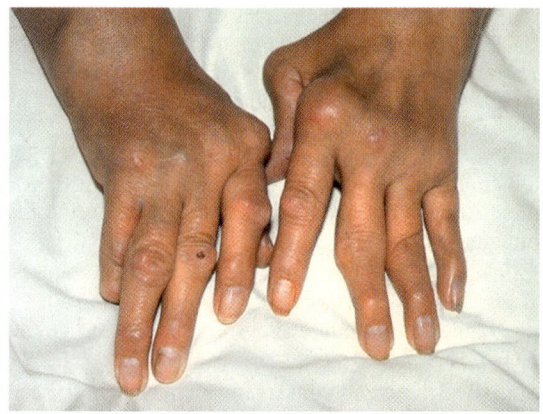

Abb. 15.29: Die „typischen" Hände einer Patientin mit fortgeschrittener rheumatoider Arthritis. Man erkennt die aufgetriebenen Fingergrund- und -mittelgelenke, eine starke Abknickung der Finger in Richtung Kleinfinger (Ulnardeviation) sowie eine entzündliche Schwellung des rechten Unterarms (im Bild links oben) durch einen akuten Entzündungsherd im Unterarm-Handwurzel-Bereich. An Zeige- und Mittelfinger der linken Hand liegt eine Schwanenhalsdeformität (☞ Abb. 15.30) vor. [T127]

⇨ Krankheitsentstehung

Bei der **rheumatoiden Arthritis** führen unbekannte Auslöser (Virusinfekte?) zu einer Autoimmunreaktion (☞ 16.5) besonders gegen körpereigenes Gelenkgewebe. Das familiär gehäufte Auftreten der Erkrankung weist auf eine genetische Komponente hin. Die Gelenkinnenhaut reagiert mit Ergussbildung und wuchert tumorähnlich in das Gelenk hinein (☞ 15.2.1). Diese Entzündung zerstört und deformiert langfristig die Gelenke und bringt eine schmerzhafte Bewegungseinschränkung mit sich. Im Endstadium steifen die Gelenke oft völlig ein. Die Autoimmunreaktion kann aber auch an anderen Organen stattfinden und dort entsprechende Symptome hervorrufen – viele extraartikuläre Manifestationen der rheumatoiden Arthritis sind Folge einer Vaskulitis an dem betroffenen Organ.

▣ Symptome und Untersuchungsbefund

Typisch für die rheumatoide Arthritis ist die *Morgensteifigkeit* der betroffenen Gelenke über mindestens eine Stunde. Die Gelenke sind geschwollen, überwärmt, druckschmerzhaft (Händedruck bei der Begrüßung!) und schmerzhaft bewegungseingeschränkt. Die Gelenkkonturen sind durch Erguss und Weichteilschwellung verstrichen. Den Gelenksymptomen können uncharakteristische Vorboten wie Appetitlosigkeit, Gewichtsabnahme, Abgeschlagenheit und vegetative Symptome (starkes Schwitzen) vorangehen.

Zunächst sind meist die Handgelenke sowie die Fingergrund- und -mittelgelenke betroffen. Später treten größere Gelenke und evtl. die Wirbelsäule hinzu. Charakteristisch ist ein *symmetrischer* Befall der Gelenke beider Körperhälften.

Die Zerstörung von Gelenken, Bändern und Sehnen hat langfristig meist Fehlstellungen zur Folge, die gerade an den Händen so typisch sind, dass man die Hände auch als „Aushängeschild" eines Polyarthritikers bezeichnet.

Die wichtigsten Deformierungen einer länger bestehenden rheumatoiden Arthritis an den Händen sind (☞ Abb. 15.28 – 15.30):

- **Ulnardeviation:** „Abwanderung" der Finger in Richtung Handaußenkante (d.h. Ulna) durch Verschiebung der Gelenkflächen der Fingergrundgelenke *(Subluxation)*
- **Schwanenhalsdeformität:** Überstreckung im Fingermittelgelenk bei gleichzeitiger Beugung im Endgelenk (☞ Abb. 15.30)
- **Knopflochdeformität:** Beugekontraktur im Mittelgelenk und Überstreckung im Endgelenk, also genau umgekehrt wie die Schwanenhalsdeformität.

In vergleichbarer Weise kommt es an den Füßen zu Krallenbildung, Wanderung der Zehen in Richtung Fußaußenkante und Abflachung des Fußgewölbes (☞ auch Abb. 15.16). Bei Befall der Knie entwickelt der Patient oft O-Beine. Eine Instabilität der Halswirbelsäule kann zu Rückenmarkschäden führen.

Auffällig, aber harmlos sind die sog. **Rheumaknoten,** subkutane, harte Knötchen, die meist in Gelenknähe an der Ellenbogenstreckseite lokalisiert sind.

> ⅏ Das hier vorgestellte „klassische" Erscheinungsbild darf nicht darüber hinwegtäuschen, dass sich grundsätzlich an allen Extremitätengelenken Auftreibungen, Deformierungen, Fehlstellungen, Lockerungen und Muskelatrophien entwickeln können und der Verlauf insgesamt stark variiert. Häufig treten zusätzlich in den gelenknahen Bereichen Sehnenscheiden- und Schleimbeutelentzündungen auf (z.B. Baker-Zyste ☞ 15.2.3).

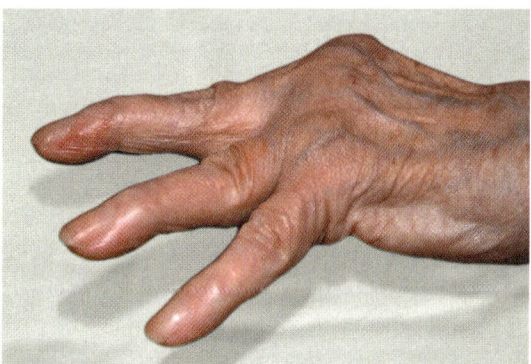

Abb. 15.30: Schwanenhalsdeformität des Mittel- und Ringfingers bei rheumatoider Arthritis. Die Finger sind im Mittelgelenk überstreckt und gleichzeitig im Endgelenk gebeugt. [M114]

Extraartikuläre Manifestationen und ⊗ Komplikationen

Bei manchen Patienten befällt der rheumatisch-entzündliche Prozess auch die Gefäße und die inneren Organe, vor allem Herz, Lunge, Pleura, Nieren, ZNS, Nerven und Augen. Dies ist insbesondere in fortgeschrittenen Erkrankungsstadien der Fall.

Wie bei anderen chronischen Entzündungen kann sich außerdem eine **sekundäre Amyloidose** entwickeln. Hierbei lagern sich pathologische Eiweiße in den Organen ab und führen zu Magen-Darm-Beschwerden, Herz- und Niereninsuffizienz.

⌕ Diagnostik und Differenzialdiagnose

Die Diagnose einer rheumatoiden Arthritis wird hauptsächlich aufgrund der Anamnese, des körperlichen Befundes und des Röntgenbildes gestellt. Der diagnostische Kriterienkatalog der **American Rheumatism Association** (kurz *ARA*) fasst die typischen Symptome zusammen (☞ Kasten).

Die Blutuntersuchung ergibt positive Entzündungszeichen (erhöhte BSG, erhöhtes CRP), eine Anämie (sog. *Infektanämie* ☞ 13.6.2) sowie den Nachweis von Rheumafaktoren in ca. 70 % der Fälle und von antinukleären Faktoren bei ca. 20 % der Patienten (☞ 15.3.2).

☞ RA-Diagnosekriterien

Diagnosekriterien der rheumatoiden Arthritis (gemäß der American Rheumatism Association). Die Diagnose einer rheumatoiden Arthritis wird bei Vorliegen von mindestens vier der folgenden Kriterien gestellt:
1. Morgensteifigkeit der Gelenke von mindestens einer Stunde vor maximaler Besserung
2. Arthritis in mindestens drei Gelenkregionen
3. Arthritis der Fingergrund- oder -mittelgelenke oder der Handgelenke
4. Symmetrischer Befall
5. Rheumaknoten
6. Rheumafaktoren (☞ 15.3.2) positiv
7. Typische röntgenologische Veränderungen, z.B. gelenknahe Osteoporose, Usuren (kleine Knochendefekte unter dem Knorpel ☞ Abb. 15.16 und 15.28).

Die Symptome 1 – 4 müssen dabei mindestens sechs Wochen bestehen, um als erfülltes Kriterium zu gelten.

▤ Behandlungsstrategie

Heilen lässt sich die rheumatoide Arthritis bis heute nicht, wohl aber lindern.

Bei geringer Entzündungsaktivität wird die Behandlung mit nichtsteroidalen Antirheumatika (☞ Pharma-Info 15.21) begonnen. Meist reicht dies zur Beherrschung der Schmerzen und Bewegungsein-

schränkung jedoch nicht aus, so dass ein geeignetes Basistherapeutikum (☞ Pharma-Info 15.22) gesucht werden muss, um den zerstörerischen Prozess zu verlangsamen. In milderen Fällen eignen sich ein orales Goldpräparat oder Chloroquin. Für schwerere Fälle ist inzwischen Methotrexat Mittel der Wahl. Bei Beteiligung innerer Organe, drohender Bettlägerigkeit oder Arbeitsunfähigkeit sind auch Glukokortikoide indiziert.

Immer gleichberechtigt neben der medikamentösen Therapie steht zum Erhalt der Gelenkfunktion ein individuelles Programm aus der physikalischen Therapie (☞ 15.4.2).

Sind die Schmerzen konservativ nicht zu beherrschen oder sind starke Fehlstellungen entstanden, werden operative Behandlungsverfahren erwogen (☞ 15.4.4), vor allem die Synovektomie, korrigierende *Osteotomien* (Herausschneiden eines Knochenkeils zur Korrektur der Fehlstellung) oder eine Versorgung mit künstlichen Gelenken (☞ Abb. 15.32). Letztes Mittel zur Schmerzbekämpfung bleibt die operative Versteifung eines Gelenks *(Arthrodese)*.

⬟ Prognose

Der Verlauf und damit die Prognose der rheumatoiden Arthritis variieren von Spontanheilungen (ca. 15 %) bis zu schwersten Verläufen mit Invalidität innerhalb weniger Jahre (ebenfalls ca. 15 %).

Die meisten Patienten erleben die rheumatoide Arthritis als langsam, aber stetig fortschreitende Erkran-

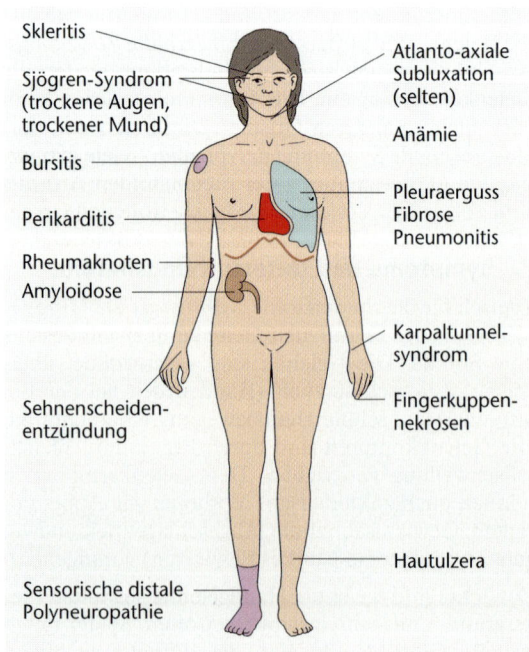

Abb. 15.31: Mögliche extraartikuläre Manifestationen bei rheumatoider Arthritis. [L157]

kung, die trotz zwischenzeitlicher Stillstände letztlich die Beweglichkeit der Patienten erheblich einschränkt.

Die Erkrankung ist nicht lebensbedrohend, führt aber über Sekundärkomplikationen durch Immobilität und Behandlungsnebenwirkungen (etwa Infektionen bei Glukokortikoidtherapie) zu einer etwas verkürzten Lebenserwartung.

15.5.2 Seronegative Spondylarthritiden

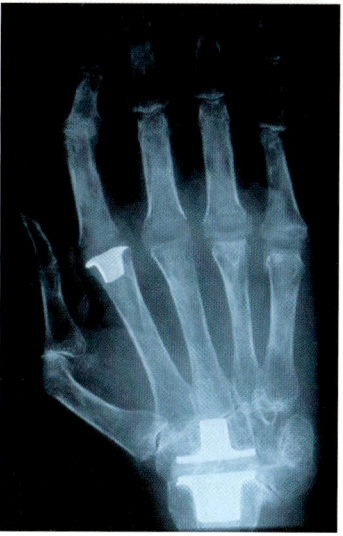

Abb. 15.32: Arthroplastik (künstlicher Gelenkersatz) des Handgelenks und des Zeigefingergrundgelenks. Hierdurch ließen sich die schlimmsten Bewegungseinschränkungen der Hand beheben. [M114]

> :: **Seronegative Spondylarthritiden** *(seronegative Spondarthritiden, Spondylarthropathie):* Zusammenfassende Bezeichnung für verschiedene entzündlich-rheumatische Erkrankungen mit vorwiegender Wirbelsäulenbeteiligung. Seronegativ, da Rheumafaktor und antinukleäre Antikörper im Blut nicht nachweisbar sind.
> Die wichtigsten Vertreter dieser Gruppe sind der M. Bechterew, die Psoriasis-Arthritis und der M. Reiter.

Typische Kennzeichen aller seronegativen Spondylarthritiden sind:
- Wirbelsäulenbeteiligung, oft in Form einer *Sakroiliitis* (Entzündung der Sakroiliakalgelenke = Kreuzbein-Darmbeingelenke)
- Oligoarthritis, d.h. der Befall nur weniger peripherer Gelenke
- Rheumafaktoren und antinukleäre Antikörper negativ, HLA-B27 oft positiv (☞ 15.3.2)
- Häufige Beteiligung von Haut und Augen.

M. Bechterew

> :: **M. Bechterew** *(ankylosierende Spondylitis, Spondylitis ankylopoetica):* Entzündlich-rheumatische Allgemeinerkrankung mit Hauptmanifestation an der Wirbelsäule einschließlich der Sakroiliakalgelenke. Im Endstadium typische knöcherne Versteifung **(Ankylose)** vor allem der Wirbelsäule. 80 % der Patienten sind Männer, Erkrankungsbeginn vor allem 16. – 40. Lebensjahr.

Krankheitsentstehung

Die Krankheitsentstehung des **M. Bechterew** ist nach wie vor unbekannt. Diskutiert werden vor allem Immunprozesse, die auf dem Boden einer genetischen Veranlagung durch Mikroorganismen – insbesondere gramnegative Bakterien – ausgelöst werden.

Symptome und Untersuchungsbefund

Leitsymptom des M. Bechterew ist ein tief sitzender Rückenschmerz, der sich in den frühen Morgenstun-

den verschlechtert und den Patienten aus dem Bett treiben kann (Bewegung bessert die Schmerzen).

Weitere Symptome, die auch ohne Rückenschmerzen auftreten können, sind:
- Steifigkeit des Nackens, der Wirbelsäule und des Brustkorbs
- (Oligo-)Arthritis anderer Körpergelenke (20 – 30 % der Patienten)
- Schmerzen beim Niesen, Husten oder Pressen in Wirbelsäule, Thorax und Gesäß
- Sehnenansatzentzündungen (z.B. am Fersenbein)
- Iridozyklitis des Auges (10 – 25 % der Patienten ☞ 15.2.5).

Die körperliche Untersuchung ergibt eine eingeschränkte Wirbelsäulenbeweglichkeit und eine verminderte Dehnbarkeit des Brustkorbs.

Ohne entsprechende physiotherapeutische Gegenmaßnahmen entwickelt sich die charakteristische Haltung des Bechterew-Patienten, die aber in dieser Extremform heute nur noch selten zu sehen ist:
- Stark vorgebeugter Rumpf („Begrüßungshaltung" ☞ Abb. 15.33)
- Beugestellung der Hüft- und Kniegelenke
- Auffallend starke Mitbewegungen der Arme beim Gehen bei gleichzeitig starrer Wirbelsäule.

Diagnostik und Differenzialdiagnose

Die Diagnose wird anhand der Klinik und der typischen Wirbelsäulenveränderungen im Röntgenbild gestellt. Dies sind insbesondere (beidseitige) Veränderungen der Sakroiliakalgelenke und *Knochenspangen* an der Wirbelsäule, die die Zwischenwirbelräume im Spätstadium völlig überbrücken.

Die Blutuntersuchung zeigt häufig eine BSG-Erhöhung. In 90 % der Fälle ist das HLA-B27 positiv (☞ 15.3.2). Der Rheumafaktor ist negativ.

Behandlungsstrategie

Der Schwerpunkt der Bechterew-Therapie liegt im lebenslangen, *täglichen* Bewegungstraining, damit die Wirbelsäule wenigstens in einer für den Patienten günstigen Haltung versteift. Positiv wirken auch muskelentspannende Maßnahmen wie Moorbäder, Massagen, Niederfrequenzstromtherapie und Thermen. Kuren haben sich beim M. Bechterew sehr bewährt und sollten jährlich wiederholt werden.

Medikamentös werden vor allem nichtsteroidale Antirheumatika (☞ Pharma-Info 15.21) eingesetzt. Basistherapeutika und Glukokortikoide sind bei isoliertem Wirbelsäulenbefall wegen insgesamt schlechter Wirksamkeit nicht indiziert. Bei Befall peripherer Gelenke werden Sulfasalazin oder Methotrexat gegeben.

Operative Maßnahmen sind vor allem Aufrichtungsoperationen der Wirbelsäule im Endstadium der Erkrankung.

Prognose

Der M. Bechterew verläuft sehr unterschiedlich. Dabei sind starke Schmerzen nicht gleichbedeutend mit einer raschen Verknöcherung, und umgekehrt bedeuten leichte Schmerzen nicht zwangsläufig ein langsames Fortschreiten. Die Krankheit kann in jedem Stadium zum Stillstand kommen. Die Prognose ist günstiger als bei der rheumatoiden Arthritis, wobei besonders bei Frauen leichtere Verläufe vorkommen.

Kontaktadresse

Deutsche Vereinigung Morbus Bechterew e.V.
Metzgergasse 16
97421 Schweinfurt
Tel.: 09721/22033
http://www.bechterew.rheumanet.org/bv

Psoriasis-Arthritis

> **Psoriasis-Arthritis** *(Arthritis psoriatica, Psoriasis-Arthropathie):* Bei etwa 10 % der Patienten mit *Psoriasis* (Schuppenflechte) auftretende Gelenkbeschwerden, fast immer mit gleichzeitigen Hauterscheinungen. Verlauf meist leichter als bei rheumatoider Arthritis, nur selten schwere Funktionseinbußen der Gelenke.

Symptome, Befund und Diagnostik

Typisch für die **Psoriasis-Arthritis** sind der *asymmetrische* Gelenkbefall, der *Strahlbefall* der Finger, d.h. Befall aller drei Gelenke eines Fingers, oder der *Transversalbefall*, d.h. Befall aller Fingermittelgelenke einer Hand (☞ Abb. 15.35), weshalb bei Verdacht auf Psoriasis-Arthritis stets eine eingehende Hautuntersuchung erforderlich ist.

Die Hauterscheinungen sind teilweise ausgesprochen diskret (z.B. an Nabel, Analfalte, Nägeln, Gehörgang).

Die Diagnose wird anhand des klinischen Bildes und durch Röntgenuntersuchungen gestellt.

Behandlungsstrategie

Gegen die Gelenkbeschwerden werden nichtsteroidale Antirheumatika gegeben, in schweren Fällen auch Sulfasalazin, Gold oder Methotrexat. Glukokortikoide haben zwar eine sehr gute Wirkung auf Haut- und Gelenkerscheinungen, werden aber wegen ihrer Nebenwirkungen möglichst vermieden. Regelmäßige Physiotherapie ist unverzichtbar.

Auch bei der Psoriasis-Arthritis sind operative Maßnahmen wie Synovektomie und Gelenkersatz möglich.

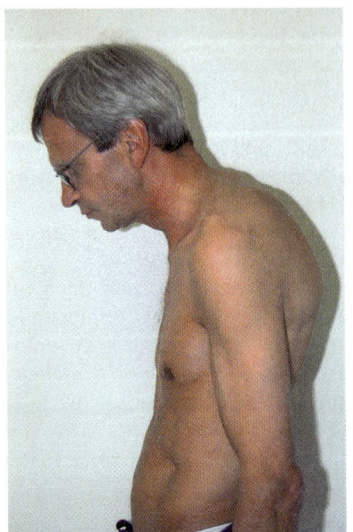

Abb. 15.33 (links): Patient mit typischer „Begrüßungshaltung" bei fortgeschrittenem M. Bechterew. Die knöcherne Fixierung der Wirbelsäule in dieser Position hätte sich durch konsequentes tägliches Bewegungstraining vermeiden lassen. [M114]

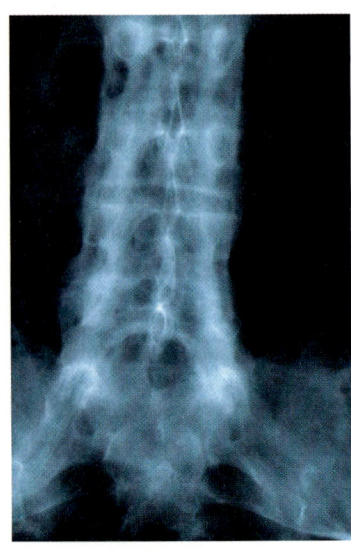

Abb. 15.34 (rechts): Röntgenaufnahme der Lendenwirbelsäule eines Patienten mit M. Bechterew. Durch den chronischen Entzündungsreiz haben sich zwischen den Wirbeln knöcherne Brücken gebildet, die einzelnen Wirbel sind auf dem Bild kaum noch voneinander abgrenzbar. Die Wirbelsäule ist zu einem unbeweglichen Stab geworden (Bambusstab-Wirbelsäule). [T170]

M. Reiter

> **M. Reiter** *(Reiter-Syndrom, okulo-urethro-synoviales Syndrom):* „Klassische" Symptomkombination aus Arthritis, Urethritis (☞ 11.7.2) und Konjunktivitis (Entzündung der Augenbindehaut), die durch Infektionen ausgelöst wird. Betrifft zu 90 % Männer, Altersgipfel ist das 3. Lebensjahrzehnt.

Obwohl der **M. Reiter** eine klassische *reaktive Arthritis* (☞ 15.5.3) ist, wird er wegen der starken HLA-B27-Assoziation, des Fehlens von Rheumafaktoren und häufiger Beteiligung des Sakroiliakalgelenks den seronegativen Spondylarthritiden zugerechnet.

➡ Krankheitsentstehung

Auf der Basis einer erblichen Veranlagung lösen Darm- und Harnröhreninfektionen auf noch nicht genau bekannte Weise die Erkrankung aus. Die häufigsten Erreger sind dabei Chlamydien, Mykoplasmen, Shigellen, Salmonellen und Yersinien.

Symptome, Befund und Diagnostik

Typisch für den M. Reiter ist der asymmetrische Befall weniger Gelenke, oft unter Beteiligung der Sakroiliakalgelenke. Dabei sind die Beschwerden des Patienten sehr unterschiedlich. Urethritis und Konjunktivitis können sehr leicht sein oder fehlen (nur $^2/_3$ der Patienten zeigen die typische Trias der Symptome).

Oft haben die Betroffenen zusätzlich Haut- und Schleimhautveränderungen, vor allem im Bereich der Glans penis sowie der Handinnenflächen und der Fußsohlen. Weitere Organbeteiligungen sind selten.

Die Blutuntersuchung ergibt Zeichen einer akuten Entzündung (BSG und CRP erhöht, Leukozytose). Der Rheumafaktor ist negativ, das HLA-B27 in 80 % der Fälle positiv.

Bei den meisten Patienten gelingt eine direkte Erregeridentifizierung im Harnröhrenabstrich oder der Stuhlkultur oder zumindest ein serologischer *(indirekter)* Erregernachweis.

Behandlungsstrategie

Eine noch akute Darm- oder Harnröhreninfektion wird mit Antibiotika behandelt, wobei dies leider den Verlauf der arthritischen Beschwerden nicht beeinflusst. Die Arthritis wird wie bei den anderen seronegativen Spondylarthritiden zunächst mit nichtsteroidalen Antirheumatika behandelt. Bei schwereren Verläufen werden Sulfasalazin, Gold oder Methotrexat eingesetzt.

Die physikalische Therapie entspricht der einer Psoriasis-Arthritis.

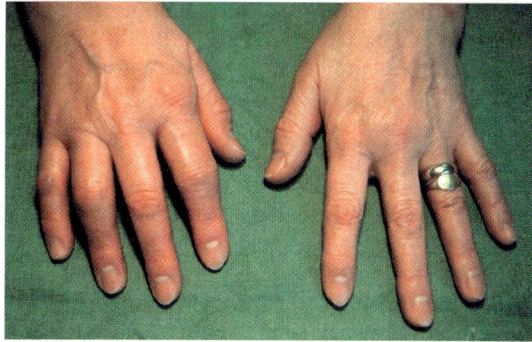

Abb. 15.35: Psoriasis-Arthritis mit typischem Transversalbefall der rechten Hand, d.h. alle Fingermittelgelenke sind betroffen. [M114]

🍴 Prognose

Bei ca. der Hälfte der Patienten heilt der M. Reiter innerhalb eines halben Jahres aus. Knapp ein Drittel der Patienten entwickelt aber einen chronischen Verlauf, wobei Übergänge in einen M. Bechterew und eine Herzbeteiligung möglich sind.

15.5.3 Reaktive Arthritiden

Rheumatisches Fieber ☞ 6.8.1
M. Reiter ☞ oben

> **Reaktive Arthritis** *(postinfektiöse Arthritis):* Akute, nicht-eitrige Gelenkentzündung, die bei entsprechender genetischer Veranlagung während oder nach bestimmten Infektionen auftreten kann und durch Autoimmunreaktionen (☞ 16.5) verursacht wird.

➡ Krankheitsentstehung

Die klassischen Infektionen, die **reaktive Arthritiden** auslösen („triggern") können, sind bakterielle Darm- und Urogenitalinfektionen. Die genauen pathogenetischen Mechanismen sind dabei bis heute unbekannt.

Durch Viren ausgelöste reaktive Arthritiden verlaufen in aller Regel milder und werden nicht chronisch. Daher grenzen viele Autoren die *postinfektiösen* Arthritiden nach *bakteriellen* Infektionen von den *parainfektiösen* (begleitenden) Arthritiden bei *Viruserkrankungen* ab.

Symptome, Befund und Diagnostik

Meist schwellen einige wenige Gelenke an, evtl. „springen" die Beschwerden auch von einem Gelenk zum anderen. Augen, Haut- und/oder Schleimhautbeteiligung sind häufig. Vielfach ist auch das Sakroiliakalgelenk entzündet.

Oft lässt sich der vorangegangene Infekt anamnestisch erfragen und der Erreger durch die Bestimmung der antibakteriellen Antikörper nachweisen. Der Rheumafaktor ist negativ, HLA-B27 in bis zu 80 % positiv.

Behandlungsstrategie

Bei noch bestehender Infektion werden Antibiotika gegeben. Die Arthritis lässt sich dadurch aber nicht mehr beeinflussen.

Die Gelenkbeschwerden werden mit nichtsteroidalen Antirheumatika (☞ Pharma-Info 15.21) therapiert, bei schwerem Gelenkbefall auch mit Glukokortikoidinjektionen. Entwickelt sich eine chronische Arthritis, werden auch Basistherapeutika eingesetzt.

Prognose

Die Prognose ist erregerabhängig. Während *Salmonellenarthritiden* meist völlig ausheilen, sind Rezidive und chronische Verläufe bei der *Yersinien-* oder *Shigellenarthritis* häufig.

15.6 Septische Arthritiden

> **Septische Arthritis** *(infektiöse, eitrige* oder *mikrobielle Arthritis):* Akute Arthritis durch meist bakterielle Infektion der Gelenkhöhle (v.a. *Staphylococcus aureus* und *Gonokokken*). Selten auch durch Pilze bedingt. Ohne rasche Therapie droht die Zerstörung des Gelenks.

Krankheitsentstehung

Eine **septische Arthritis** entsteht entweder durch *direktes* Einbringen des Erregers bei Punktionen, Operationen oder Verletzungen oder durch *hämatogene* Streuung des Erregers von gelenkfernen Krankheitsherden. Begünstigend sind:

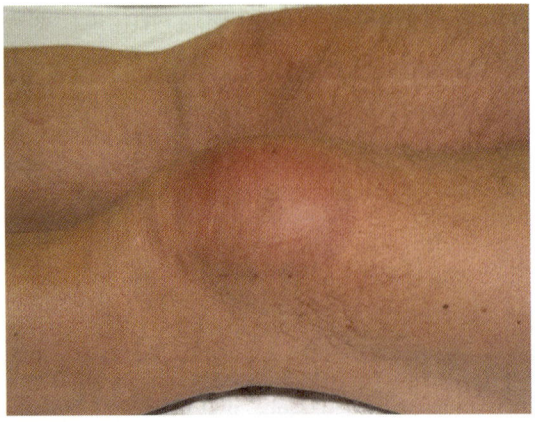

Abb. 15.36: Bakterielle Kniegelenkentzündung (Gonitis) mit Rötung, Schwellung und Überwärmung des Gelenks. [M114]

- Vorbestehende Gelenkerkrankungen
- Allgemeinerkrankungen, z.B. Tumor oder Diabetes mellitus
- Abwehrschwäche, etwa durch Arzneimittel, Strahlentherapie oder HIV-Infektion
- Suchtkrankheiten wie z.B. chronischer Alkoholmissbrauch oder Drogenabhängigkeit.

Symptome, Befund und Diagnostik

Die septische Arthritis verläuft meist akut und hochschmerzhaft. Die betroffenen Gelenke sind gerötet, geschwollen und überwärmt. Bevorzugt sind Kniegelenke und andere große Gelenke betroffen. Oft hat der Patient auch Fieber und Schüttelfrost.

Bei jedem Verdacht auf eine Gelenkinfektion wird das Gelenk sofort punktiert (☞ Abb. 15.19) und das Punktat mikroskopisch und bakteriologisch untersucht. Das Gelenkpunktat ist bei einer septischen Arthritis typischerweise graugelb und trübe und enthält massenhaft Leukozyten. Der Erreger der Infektion wird entweder mikroskopisch (nach entsprechender Färbung) oder kulturell (☞ 17.5.4) nachgewiesen.

Im Röntgenbild ist zunächst nur eine Gelenkspalterweiterung durch den Erguss sichtbar. Spätveränderungen sind Knorpel- und Knochenschwund und im Endstadium komplette Gelenkzerstörung.

Vielfach wird zusätzlich ein Knochenszintigramm angefertigt, das eventuelle weitere Infektionsherde schon sehr früh – oft sogar vor den klinischen Symptomen – nachweisen kann.

Die Blutuntersuchungen zeigen mit BSG- und CRP-Erhöhung sowie Leukozytose die allgemeinen Entzündungszeichen. Bleibt der direkte Erregernachweis im Gelenkpunktat negativ, können serologische Untersuchungen (☞ 17.5.6) weiterhelfen.

Behandlungsstrategie

Wichtig ist eine rasche, parenterale Antibiotikabehandlung, zunächst *kalkuliert* gegen den vermuteten, später *gezielt* gegen den gesicherten Erreger (☞ auch 17.6.2). Nichtsteroidale Antirheumatika (☞ Pharma-Info 15.21) sollen die Entzündung hemmen und die Schmerzen bekämpfen.

Das Gelenk wird ruhig gestellt und nach operativer oder arthroskopischer Eröffnung über spezielle Spül-Saug-Drainagen mit physiologischer Kochsalzlösung gespült. Lokale Kälteanwendungen lindern die Beschwerden.

Die Physiotherapie beschränkt sich in der Akutphase auf passives Durchbewegen einmal pro Tag. Mit Abklingen der Entzündung wird das Gelenk häufiger durchbewegt und langsam aufbauend wieder belastet.

Prognose

Meist heilt eine septische Arthritis ohne bleibende Schäden aus. Nur wenn die Therapie zu spät einsetzt, ist mit bleibenden Gelenkzerstörungen zu rechnen. Eine sehr schlechte Prognose haben allerdings bakterielle Gelenkinfektionen, die sich auf eine bereits bestehende rheumatoide Arthritis aufpfropfen. Die Sterblichkeit beträgt dann über 20 %.

15.7 Kollagenosen

> ☐ **Kollagenosen:** Nicht ganz zutreffende, aber übliche Bezeichnung für systemisch-entzündliche Bindegewebskrankheiten, die durch Autoimmunreaktionen (☞ 16.5) verursacht sind oder bei denen eine solche Genese vermutet wird und deren gemeinsames Kennzeichen eine generalisierte Schädigung des Bindegewebes ist. Frauen sind wesentlich häufiger betroffen als Männer mit einem Erkrankungsgipfel im 20. – 40. Lebensjahr. Das klinische Bild hängt von den jeweils bevorzugt befallenen Organen ab.

> ☟ Viele Patienten mit systemisch-entzündlichen Bindegewebskrankheiten haben auch Gelenkbeschwerden, die jedoch nicht zu Gelenkzerstörungen und Invalidität führen.

Zu den **Kollagenosen** zählen:
- Der systemische Lupus erythematodes (☞ 15.7.1)
- Die progressive systemische Sklerodermie (☞ 15.7.2)
- Polymyositis und Dermatomyositis (☞ 15.7.4)
- Die Mischkollagenose (☞ 15.7.5)
- Verschiedene Gefäßentzündungen (*Vaskulitiden* ☞ 15.7.6), v.a. die Panarteriitis nodosa.

Das rheumatische Fieber und die rheumatoide Arthritis (☞ 15.5.1) werden – manchmal – ebenfalls zu den Kollagenosen gerechnet.

> ☟ Prognoseentscheidend sind die Veränderungen der Gefäße und der inneren Organe.

15.7.1 Systemischer Lupus erythematodes

> ☐ **Systemischer Lupus erythematodes** (*SLE*, auch *Lupus erythematodes disseminatus*, kurz *LED*, oder *Lupus erythematodes visceralis* genannt): Generalisierte, oft schwere Autoimmunerkrankung, die praktisch alle Organe schädigen kann. 90 % der Patienten sind Frauen, Altersgipfel im 3. Lebensjahrzehnt.

⇨ Krankheitsentstehung

Auf dem Boden einer genetischen Veranlagung lösen wahrscheinlich Umweltfaktoren wie UV-Bestrahlung (Sonnenlicht), Arzneimittel oder Infektionen die Bildung von Autoantikörpern aus.

Die Autoantikörper führen dann zu zytotoxischen Reaktionen und zur Bildung von Immunkomplexen, die sich in der Haut und den inneren Organen ablagern und diese schädigen.

▣ Symptome und Untersuchungsbefund

> ☟ Wegen des bunten klinischen Bildes wird der systemische Lupus erythematodes auch als „Chamäleon" unter den Krankheiten bezeichnet. Vor allem unklare Fieberschübe zusammen mit Gelenkbeschwerden und/oder Hautveränderungen lassen den Arzt an einen systemischen Lupus erythematodes denken.

Der **systemische Lupus erythematodes** manifestiert sich häufig nach intensiver Sonnenlichtexposition oder einem Infekt. Anfangs können Müdigkeit, Schwäche oder Fieber die einzigen Symptome sein.

Später treten weitere organspezifische Beschwerden und Befunde hinzu:
- **Gelenkbeschwerden** (in 90 %) v.a. im Knie- und Handbereich. Die Schmerzen können nur leicht oder aber in ihrer Intensität denen einer rheumatoiden Arthritis vergleichbar sein. Trotz zum Teil erheblicher Schmerzen werden die Gelenke aber nicht zerstört
- **Hauterscheinungen** (75 %) insbesondere an den Körperregionen, die dem Sonnenlicht ausgesetzt sind. Die Hautsymptome sind sehr variabel (z.B. Rötung, Gefäßerweiterungen, Pigmentstörungen, Verdickungen der Hornschicht und Atrophien). Als klassisch gilt das **Schmetterlingserythem,** eine rot-violette Hautverfärbung, die sich schmetterlingsförmig über den Nasenrücken und beide Wangen erstreckt
- **Blutbildveränderungen,** hier in erster Linie Anämie (bis zu 60 % der Patienten), Leuko- und/oder Thrombozytopenie sowie immunologische Befunde (☞ Diagnostik)
- **Nierenbeteiligung** (45 %) im Sinne einer Glomerulonephritis (☞ 11.8.1). Ohne Behandlung mündet die Nierenbeteiligung oft in eine dialysepflichtige Niereninsuffizienz (☞ 11.12)
- **ZNS-Störungen** wie charakteristischerweise Krampfanfälle und Psychosen, aber auch Kopfschmerzen und Depressionen
- **Pleuritis, Perikarditis:** Die Entzündung der serösen Häute geht häufig mit einem Pleura- bzw. Perikard-Erguss (☞ 8.11.2 bzw. 6.8.3) einher.

Sonderformen

Der **diskoide Lupus erythematodes** *(kutaner Lupus erythematodes)* bleibt auf die Haut beschränkt. Besonders an lichtexponierten Flächen bilden sich scheibenförmige, scharf begrenzte, blaurote Flecken, die bei Berührung schmerzen und später zu Hautatrophien führen.

Der **medikamenteninduzierte Lupus erythematodes** wird durch eine Vielzahl von Medikamenten (z.B. Antibiotika, Antiepileptika, Basistherapeutika, Thyreostatika) ausgelöst. Die Symptome verschwinden nach Absetzen des Medikaments in der Regel wieder. ZNS und Nieren werden nicht befallen.

🔎 Diagnostik und Differenzialdiagnose

Stets ist eine Blutuntersuchung auf immunologische Phänomene und Autoantikörper erforderlich:

- Als **LE-Zellen** werden Granulozyten bezeichnet, die Zellkernmaterial als Einschlusskörperchen enthalten. Diese Untersuchung hat im Vergleich zu früher an Bedeutung verloren
- 90 % der Patienten haben antinukleäre Antikörper (☞ 15.3.2) im Blut. Quasi beweisend sind aber nur **Antikörper gegen doppelsträngige DNA** (kurz *dsDNS-Ak*, bei 70 % der Patienten nachweisbar) und **Antikörper gegen das Sm-Nukleoprotein**, ein spezielles Eiweiß im Zellkerninnern
- Weiter können Antikörper z.B. gegen Gerinnungsfaktoren, Blutzellen und die verschiedensten Organzellen vorhanden sein.

In der Akutphase sind BSG und CRP stark erhöht.

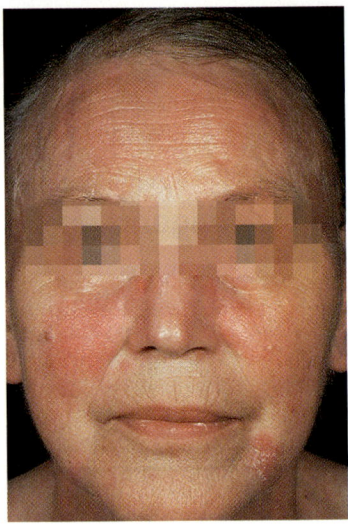

Abb. 15.37: Schmetterlingserythem und Haarausfall bei systemischem Lupus erythematodes. [E179-168]

📋 SLE-Diagnosekriterien

Diagnosekriterien des systemischen Lupus erythematodes (gemäß der American Rheumatism Association). Die Diagnose eines systemischen Lupus erythematodes wird bei Vorliegen von mindestens vier der folgenden Kriterien gestellt:

1. Schmetterlingserythem
2. Diskoide Hautläsionen
3. Photosensibilität = ungewöhnliche Empfindlichkeit gegenüber Sonnenlicht
4. Ulzera der Mundschleimhaut
5. Arthritis in mindestens zwei Gelenkregionen
6. Serositis (Perikarditis, Pleuritis)
7. Nierenbeteiligung (Proteinurie, Zylinder)
8. Neuropsychiatrische Symptome (z.B. zerebrale Krampfanfälle, Psychose)
9. Hämatologische Auffälligkeiten (hämolytische Anämie, Leukozytopenie $\leq$ 4 000/µl, Lymphozytopenie $\leq$ 1 500/µl, Thrombozytopenie $\leq$ 100 000/µl)
10. Antinukleäre Antikörper
11. Auto-Antikörper (z.B. gegen doppelsträngige DNA oder das Sm-Nukleoprotein oder LE-Zellen).

📊 Behandlungsstrategie

Die Behandlung richtet sich nach dem Entzündungsgrad und dem Organbefall. Eine ursächliche Therapie ist aber bis heute nicht möglich:

- Bei geringer Entzündungsaktivität ohne Befall innerer Organe reichen nichtsteroidale Antirheumatika, evtl. in Kombination mit Chloroquin (☞ Pharma-Info 15.21 bzw. 15.22)
- Bei mittlerer Entzündungsaktivität mit Beteiligung innerer Organe, aber ohne ZNS-, Herz- oder Nierenbefall, sind zusätzlich Glukokortikoide angezeigt
- Bedrohlich ist ein Befall von ZNS, Herz oder Nieren. Dann müssen Immunsuppressiva (z.B. Azathioprin, Cyclophosphamid) und Glukokortikoide gegeben werden. Zusätzlich kann eine Plasmapherese (☞ 16.5) durchgeführt werden, um die schädlichen Antikörper und Immunkomplexe aus dem Blut des Patienten zu entfernen.

Bei Patienten mit Nierenversagen ist eine Dauerdialysetherapie erforderlich. Nierentransplantationen sind möglich, wobei aber auch die Transplantatniere durch die Grunderkrankung zerstört werden kann.

🛏 Pflege

Die Pflege eines Patienten mit einem systemischen Lupus erythematodes kann in Abhängigkeit vom jeweiligen Organbefall sehr umfassend sein:

- Mögliche Auslöser eines Krankheitsschubes vermeiden. Da Sonnenlicht zu den häufigsten Auslösern gehört, sollten die Patienten nicht direkt am Fenster liegen
- Je nach Zustand des Patienten alle notwendigen Prophylaxen durchführen
- V.a. bei neu erkrankten Patienten sozialen Dienst einschalten, der z.B. Kontakte zu Selbsthilfegrup-

pen herstellen und Rehabilitationsmaßnahmen einleiten kann
- Auf Arztanordnung Physio- und Ergotherapeuten, evtl. auch Psychologen benachrichtigen.

📠 **Kontaktadresse**
Lupus Erythematodes Selbsthilfegemeinschaft e.V.
Döppersberg 20
42103 Wuppertal
Tel.: 0202/4968797
eMail: Lupus@RheumaNet.org
http://www.lupus.rheumanet.org/leshg.htm

👁 **Krankenbeobachtung und Dokumentation**
- Körpertemperatur (Fieber?)
- Haut
- Schmerzen
- Urinausscheidung und Ödementwicklung (Niereninsuffizienz?), evtl. Sammelurin (☞ 11.4.2)
- Gewichtskontrollen (Wassereinlagerung?)
- Blutdruck, Puls (Herzinsuffizienz?), Atmung
- (Neben-)Wirkungen der Arzneimittel.

Pflege bei Dialysetherapie ☞ 11.13.1

🛁 **Prognose**

Prognoseentscheidend ist vor allem der Nierenbefall. Während der systemische Lupus erythematodes noch vor 10 – 20 Jahren oft binnen kurzer Zeit zum tödlichen Nierenversagen führte, liegt die 5-Jahres-Überlebensrate heute bei über 90 %.

15.7.2 Progressive systemische Sklerodermie

📋 **Progressive systemische Sklerodermie** (kurz *PSS*, auch *systemische Sklerose*, kurz *SS*): Generalisierte Erkrankung des kollagenen Bindegewebes mit *Sklerosierung* (Verhärtung) von Haut, Gefäßen und inneren Organen. Ursache unbekannt. Meist bei Frauen mittleren Alters auftretend und auch heute noch mit schlechter Prognose behaftet.

🔬 **Symptome, Befund und**
🔍 **Diagnostik**

Die Erkrankung beginnt mit Hautsymptomen:
- 90 % der Patienten haben ein *Raynaud-Syndrom* (☞ 7.7.5), eine anfallsartige Durchblutungsstörung der Finger oder Zehen, die oft durch Kälte ausgelöst wird. In Extremfällen entwickeln sich v.a. an den Fingerkuppen Nekrosen *(Rattenbissnekrosen)*

- Typisch sind zudem schmerzlose Ödeme an Händen und Füßen. Später verdickt sich die Haut und wird starr, bevor sie im Endstadium atrophiert und wachsartig dünn wird. Durch die Hautschrumpfung werden die Finger in Beugestellung fixiert und verschmälert *(Krallenfinger, Madonnenfinger)*
- Befall des Gesichts führt zum charakteristischen *Maskengesicht* mit maskenhafter Starre des Gesichtsausdrucks, Verkleinerung der Mundöffnung *(Mikrostomie* ☞ Abb. 15.39) mit dünnen Lippen und radialer Hautfältelung um den Mund herum *(Tabaksbeutelmund)*, Verkürzung des Zungenbändchens – der Patient kann die Zunge nicht mehr richtig anheben und herausstrecken – sowie Lidschlussproblemen.

Die Hauterscheinungen beginnen in aller Regel an den distalen Extremitätenabschnitten und breiten sich nach proximal aus, so dass der Patient gleichsam „eingemauert" wird.

Gelenkschmerzen sind häufig, jedoch oft nicht durch eine echte Entzündung, sondern durch Hautschrumpfung mit Beweglichkeitseinschränkung bedingt.

Nach unterschiedlich langer Zeit werden die inneren Organe in das Krankheitsgeschehen mit einbezogen. Relativ früh ist die Speiseröhre betroffen, deren Wandstarre dem Patienten Schluckbeschwerden und durch eine *Refluxösophagitis* (☞ 9.5.1) retrosternale Schmerzen bereitet.

Beweglichkeitsstörungen des übrigen Magen-Darm-Traktes äußern sich in Durchfall, Obstipation, krampfartigen Bauchschmerzen oder als *Malabsorptionssyndrom* (☞ 9.7.2). Eine Lungenbeteiligung führt zur Lungenfibrose mit restriktiver Belüftungsstörung (☞ 8.7), Atemnot und im weiteren Verlauf zum Cor pulmonale (☞ 8.10.2). Bei einer Herzmuskelfibrose entsteht eine Herzinsuffizienz (☞ 6.6.1). Nierenbeteiligung führt zu Niereninsuffizienz (☞ 11.12) mit sekundärem Bluthochdruck. Typisch für den Augenbefall ist das *Sjögren-Syndrom* (☞ 15.2.5).

Die **Diagnose** wird anhand der klinischen Symptome, einer Hautbiopsie und durch Antikörpernachweis gestellt. Meist sind verschiedene antinukleäre Antikörper nachweisbar, wobei Antikörper gegen das Kerneiweiß Scl-70 besondere Aussagekraft besitzen. In 30 % der Fälle ist der Rheumafaktor positiv. Die BSG ist erhöht, die γ-Globuline sind vermehrt.

Hilfreich ist auch die **Kapillarmikroskopie** *(Kapillaroskopie)*, bei der der Verlauf der Kapillaren im Nagelbett mit Hilfe eines Lichtmikroskops beurteilt wird. Bei der Sklerodermie zeigen sich stadienabhängig typische Gefäßmuster (☞ Abb. 15.40 – 15.41).

📊 **Behandlungsstrategie**

Die Behandlungsmöglichkeiten sind unbefriedigend. Wahrscheinlich vermag am ehesten noch D-Penicillamin (☞ Pharma-Info 15.22) das Fortschreiten der Fibrosierung zu hemmen. Aber auch Colchizin und Zytostatika (Methotrexat) werden eingesetzt. Gegen

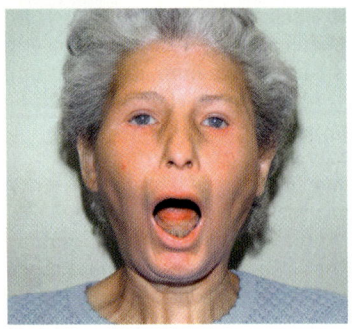

Abb. 15.39: Mikrostomie (Verkleinerung der Mundöffnung) bei einer Patientin mit Sklerodermie. Die Augenlider sind geschwollen und gerötet als Hinweis auf ein Sjögren-Syndrom (☞ 15.2.5). [M114]

die Gelenkschmerzen wirken nichtsteroidale Antirheumatika (☞ Pharma-Info 15.21), während entzündlicher Schübe werden Glukokortikoide gegeben. Die Durchblutungsstörungen können durch Gabe von Azetylsalizylsäure oder gefäßerweiternden Arzneimitteln (z.B. Kalziumantagonisten ☞ Pharma-Info 7.52) gebessert werden.

Das Raynaud-Syndrom bessert sich bei Meiden von Kälte und Feuchtigkeit sowie durch Verzicht auf Nikotin. Auch die Verwendung von nitrathaltigen Salben, Bindegewebsmassagen, niederfrequente Stromanwendungen und CO_2-Bäder helfen oft. Physiotherapie und Hautmassagen beugen Kontrakturen vor.

Pflege bei Sklerodermie

Sich Bewegen

Für viele Patienten ist das morgendliche Aufstehen durch Morgensteifigkeit, Gelenkbeschwerden und Muskelschwäche erschwert. Deshalb räumen die Pflegenden dem Patienten morgens genügend Zeit ein, „um in Gang zu kommen", z.B. wecken sie ihn rechtzeitig vor morgendlichen Untersuchungen.

Um eine Schrumpfung der Haut zu verzögern und die wichtige Handbeweglichkeit zu erhalten, leiten die Pflegenden – neben der Krankengymnastik durch die Physiotherapeutin – den Patienten an, mit seinen Händen öfters am Tag knetende Bewegungen auszuführen, z.B. an weichen Schaumgummibällen.

Sich Waschen und Kleiden

Die Haut der Sklerodermie-Patienten ist extrem empfindlich. Deshalb können mechanische Belastungen wie Druck oder Reiben sowie alle austrocknenden Maßnahmen zu irreversiblen Hautschäden führen. Daher raten die Pflegenden dem Patienten:
- Fetthaltige Cremes und Lotionen zu verwenden
- Rasch wachsende Hornhaut durch Fachkräfte entfernen zu lassen
- Weite, nicht einengende Kleidung zu tragen, Schuhe ausreichend groß zu wählen.

Rattenbissnekrosen an den Fingerkuppen werden von den Pflegenden steril verbunden. Darüber hinaus raten die Pflegenden dem Patienten, bereits frühzeitig

eine sehr sorgfältige Zahnpflege mit elektrischer Zahnbürste und Munddusche durchzuführen. Denn da im Verlauf der Erkrankung sich der Mund nicht mehr ganz öffnen lässt, wird eine Zahnsanierung in späteren Krankheitsstadien schwierig.

Essen und Trinken

Neben der fortschreitenden Mikrostomie schränken auch der krankheitsbedingte Knochenabbau und ein damit verbundenes Lockern der Zähne die Nahrungsaufnahme ein. Durch die Wandstarre und gestörte Peristaltik des Ösophagus kommt es zudem zu retrosternalen Schmerzen beim Schlucken – insbesondere bei festen Speisen – sowie zu Sodbrennen und zum Aufstoßen von Speisen und Getränken. Die Pflegenden achten deshalb darauf:
- Dass Speisen so zubereitet sind, dass sie in den Mund eingeführt werden können, z.B. passen Brötchen in späteren Stadien fast nie durch den kaum zu öffnenden Mund. Bei Bedarf weiche Kost in der Küche zu bestellen
- Dass der Patient Kaffee, Alkohol, Salat und Zucker meidet
- Dass er mehrmals täglich kleine Mahlzeiten zu sich nimmt und sich nach dem Essen nicht hinlegt.

Regulieren der Körpertemperatur

Die Patienten frieren extrem. Deshalb achten die Pflegenden darauf, das Patientenzimmer bei kühlen Außentemperaturen nur dann zu lüften, wenn der Patient nicht anwesend ist.

Bei allen Maßnahmen bedenken Pflegende, dass ein Sklerodermie-Patient unbekleidet noch schneller friert als ein Gesunder. Bei notwendigen Untersuchungen (z.B. Röntgen, EKG) kann es dem Patienten eine Hilfe sein, wenn die Kollegen des Funktionsbereiches entsprechend informiert werden.

Ruhen und Schlafen

Viele Patienten schlafen schlecht: Lidschlussprobleme erschweren das Einschlafen, und Schmerzen las-

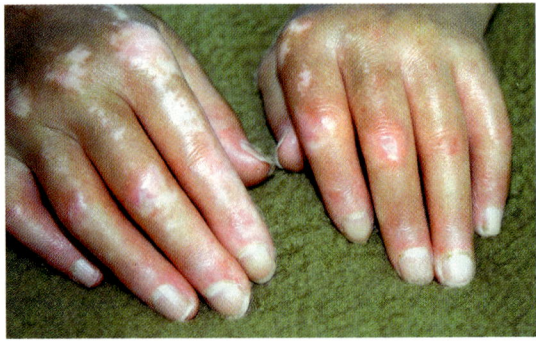

Abb. 15.38: Hände einer Patientin mit Sklerodermie. Die Hände sind geschwollen, und die Haut ist atrophisch. Sie zeigt Pigmentstörungen und glänzt wachsartig (Glanzhaut). [M114]

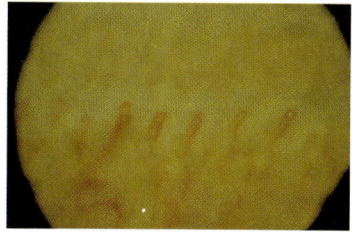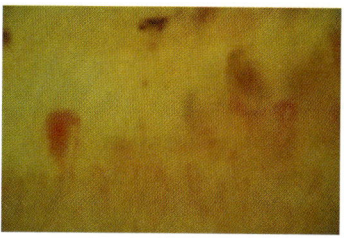

Abb. 15.40 – 15.41: Kapillarmikroskopie. Links: Normalbefund mit feinen, regelmäßigen Kapillaren. Rechts: Unregelmäßige, zahlenmäßig verminderte Kapillaren mit wechselnden Durchmessern. Charakteristischer Befund bei Sklerodermie. [M114]

sen den Patienten zu früh wieder erwachen. Auch das Austrocknen der Augen verursacht Beschwerden. Folgende Maßnahmen können helfen:
- Schmerzmittel ausreichend früh einnehmen
- Augen-Gel auftragen und eine Schlafbrille aufsetzen. Falls dies nicht ausreicht, zur Nacht Salbenverbände auf die Augen legen
- Patienten nach Möglichkeit ein Einzelzimmer anbieten.

🐚 Prognose

Bei Beteiligung innerer Organe ist die Prognose schlecht, da sich die Fibrose nicht beherrschen lässt. Lange Verläufe mit alleinigem Hautbefall kommen aber vor und sind prognostisch wesentlich günstiger.

15.7.3 Polymyalgia rheumatica

> 🔅 **Polymyalgia rheumatica:** Hochentzündliche, mit starken Muskelschmerzen einhergehende Erkrankung fast ausschließlich des älteren Menschen (über 60 Jahre). In etwa der Hälfte der Fälle zusammen mit einer *Arteriitis temporalis* (☞ 15.7.6) auftretend.

Typisch für die **Polymyalgia rheumatica** ist die Trias („Dreierkombination") aus:
- Muskelschmerzen
- Massiv erhöhter BSG *(Sturzsenkung)*
- Anämie.

Die heftigen Muskelschmerzen im Schulter- und Beckengürtelbereich treten besonders in den frühen Morgenstunden auf. Die Patienten klagen über Steifigkeit, Schwäche und (eine rein schmerzbedingte) Bewegungseinschränkung. Manchmal haben die Patienten auch flüchtige Gelenkentzündungen ohne bleibende Folgen.

Allgemeines Krankheitsgefühl, Fieber, Gewichtsabnahme und depressive Verstimmungen können die Erkrankung begleiten.

Im Blut zeigen sich stark erhöhte Entzündungsparameter (BSG, CRP, Leukozytose). Die Muskelenzyme und die Muskelbiopsie sind normal.

Durch Glukokortikoidtherapie bessern sich die Symptome in aller Regel innerhalb weniger Tage. Die Do-

sis kann meist nach zwei Wochen reduziert werden. Die Therapie muss aber zur völligen Ausheilung in niedriger Dosierung über 1 – 2 Jahre fortgesetzt werden. Eine physikalische Therapie ist nicht nötig.

15.7.4 Polymyositis/Dermatomyositis

> 🔅 **Polymyositis, Dermatomyositis** (kurz *PM* bzw. *DM*): Seltene, entzündliche Systemerkrankungen der Skelettmuskulatur *(Polymyositis)* oder der Skelettmuskulatur und der Haut *(Dermatomyositis)*.

🔬 Symptome, Befund und 🔍 Diagnostik

Leitsymptom des *Muskelbefalls* ist eine symmetrische Muskelschwäche im Schulter- und Beckengürtel. Den Patienten fällt es zunehmend schwer, vom Stuhl oder aus dem Bett aufzustehen, Treppen zu steigen oder die Arme über den Kopf zu heben. Etwa die Hälfte der Patienten klagt dabei über muskelkaterartige Schmerzen.

Begleitende Gelenkschmerzen gehen nicht mit einer Gelenkzerstörung einher. Gelegentlich tritt ein Raynaud-Syndrom (☞ 7.7.5) auf. Eine Beteiligung der Muskulatur von Ösophagus, Kehlkopf oder Augen (in ca. 10 %) ruft Schluckbeschwerden, Heiserkeit oder Schielen hervor.

Bei der *Dermatomyositis* treten zusätzlich Hautveränderungen auf, insbesondere:
- Ein typisches, rötlich-livides Ödem um die Augen
- Rot-lila Ausschläge an Schultern, Rücken und Oberarm
- Schuppende rote Knötchen an Knochenvorsprüngen (z.B. Knöchel, Ellenbogen)
- Verhärtungen, Pigmentstörungen und Schleimhautulzera
- Mimische Starre.

Die Blutuntersuchung zeigt eine entzündungsabhängige BSG-Beschleunigung und eine Erhöhung der Muskelenzyme (CK, LDH, GOT). Der Rheumafaktor ist in 30 % der Fälle nachweisbar. Antinukleäre Antikörper finden sich seltener als bei den anderen Systemerkrankungen. EMG *(Elektromyographie,* d.h. Ableitung der Muskelströme) und Muskelbiopsie sind pathologisch verändert.

Insbesondere bei der Dermatomyositis muss nach einem Tumor (vor allem Mamma-, Bronchial- oder Magenkarzinom) gesucht werden, da dieses Krankheitsbild oft mit bösartigen Tumoren assoziiert ist.

Behandlungsstrategie

Mittel der Wahl sind Glukokortikoide, zunächst hochdosiert. Zusätzlich werden Zytostatika (z.B. Methotrexat, Azathioprin oder Cyclophosphamid) gegeben.

Die physikalische Therapie besteht im akuten Schub lediglich aus kontrakturverhütenden Lagerungen. Nach Abklingen des akuten Schubes ist weiterhin Physiotherapie notwendig.

15.7.5 Mischkollagenose

Als **Mischkollagenose** (*Sharp-Syndrom, mixed connective tissue disease*, kurz *MCTD*) wird eine systemisch-entzündliche Bindegewebserkrankung bezeichnet, die sich keinem der oben genannten Krankheitsbilder eindeutig zuordnen lässt. Die Symptome stellen vielmehr eine Mischung aus systemischem Lupus erythematodes (☞ 15.7.1), progressiver systemischer Sklerodermie (☞ 15.7.2), Polymyositis (☞ 15.7.4) und rheumatoider Arthritis (☞ 15.5.1) dar. ZNS- und Nierenbeteiligung sind selten. Meist spricht die Erkrankung auf Glukokortikoide an. Die Prognose ist daher relativ günstig.

15.7.6 Vaskulitiden

> 🔅 **Vaskulitiden** *(Angiitiden):* Systemische Gefäßentzündungen, die von der Wand der Blutgefäße ihren Ausgang nehmen und in der Regel durch Autoimmunreaktionen bedingt sind. Symptome, Verlauf und Prognose sind sehr variabel.

Aus meist unbekannter Ursache bilden sich Immunkomplexe, die direkt oder über Vermittlung des Komplementsystems zu einer (nekrotisierenden) Gefäßwandentzündung führen. Ob große, mittlere oder kleine Arterien oder Kapillaren befallen und welche Organe bevorzugt betroffen sind, hängt von der Erkrankung ab. Die Beschwerden des Patienten sind Folgen der Gefäßverengungen und Gefäßverschlüsse (z.B. durch Thrombosen), die bis zu Organinfarkten führen können.

> 🔖 Das klinische Bild der systemischen Vaskulitiden ist sehr bunt. Hat ein Patient Allgemeinsymptome (v.a. Fieber, Abgeschlagenheit) zusammen mit verschiedenen Organsymptomen, die scheinbar nicht „zusammenpassen", ist eine vaskulitische Ursache zu erwägen.

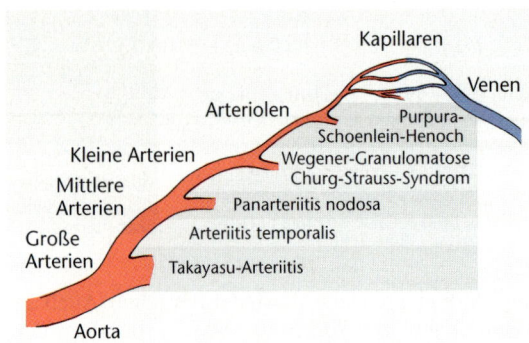

Abb. 15.42: Die verschiedenen Vaskulitiden befallen charakteristischerweise unterschiedliche Gefäßabschnitte. [A300]

Panarteriitis nodosa

> 🔅 **Panarteriitis nodosa** (kurz *PAN*, auch *Periarteriitis nodosa, Polyarteriitis nodosa*): Seltene, generalisierte Entzündung der kleinen und mittleren Arterien mit Zerstörung der Arterienwand, die zu Gefäßverschlüssen, aber auch zu Aneurysmen führen kann. Betrifft vor allem Männer im mittleren Lebensalter.

Die Beschwerden des Patienten mit **Panarteriitis nodosa** hängen von der Lokalisation der entzündeten Gefäße ab. Typisch sind Allgemeinsymptome wie Fieber, Abgeschlagenheit und Gewichtsverlust. Häufig befallen sind:

- Die Nieren mit Glomerulonephritis (☞ 11.8.1), Niereninsuffizienz (☞ 11.12) und Bluthochdruck (☞ 7.5.1)
- Das periphere und zentrale Nervensystem mit Lähmungen und Durchblutungsstörungen des Gehirns
- Der Magen-Darm-Trakt mit Bauchschmerzen, Darmblutungen, Leber- oder Darminfarkten
- Die Haut mit Hautausschlägen, Hautknötchen oder Einblutungen
- Das Herz (Befall der Koronararterien) mit Angina pectoris (☞ 6.5.1), Herzinfarkt (☞ 6.5.2) und Herzrhythmusstörungen (☞ 6.7)
- Die Gelenke mit oft uncharakteristischen „rheumatischen" Beschwerden.

Die Diagnose wird anhand des klinischen Bildes, Blutuntersuchungen (BSG, großes BB, Antikörpersuche) und Biopsien der befallenen Organe gestellt. Oft ist eine Angiographie (Gefäßdarstellung ☞ 7.4.6) zum Nachweis von Gefäßverengungen, -verschlüssen oder -aneurysmen nötig.

Behandelt wird mit nichtsteroidalen Antirheumatika, Glukokortikoiden und Immunsuppressiva. Hierunter steigt die 5-Jahres-Überlebensrate von 10 – 15 % ohne Behandlung auf ca. 50 % an.

Zur **Panarteriitis-nodosa-Gruppe** zählen das Churg-Strauss-Syndrom und die Wegener-Granulomatose. Wenn bei diesen Erkrankungen auch bestimmte Organe bevorzugt befallen werden, ist stets eine Generalisation der Erkrankung möglich.

Churg-Strauss-Syndrom

Hauptsymptome des **Churg-Strauss-Syndroms** *(allergische Granulomatose, allergisch-granulomatöse Angiitis)* sind asthmaähnliche Beschwerden, Hauteinblutungen und subkutane Knötchen. Die 5-Jahres-Überlebensrate unter Therapie mit Glukokortikoiden und Immunsuppressiva beträgt ca. 60 %.

Wegener-Granulomatose ☞ *8.19*

Arteriitis temporalis

> ⊡ **Arteriitis temporalis** *(Riesenzellarteriitis, M. Horton):* Arteriitis, die v.a. die Schläfenarterie (A. temporalis), die Augenarterie (A. ophthalmica) und die zentrale Netzhautarterie (A. centralis retinae) betrifft und mit der Polymyalgia rheumatica verwandt ist (☞ 15.7.3). Meist bei älteren Frauen auftretend. Erblindungsgefahr!

Leitsymptom der **Arteriitis temporalis** sind starke, oft anfallsartige Kopfschmerzen besonders in der Schläfenregion. Die Kopfschmerzen können beidseitig auftreten. Die Schläfenarterie ist verdickt, verhärtet und druckschmerzhaft. Evtl. hat der Patient Fieber. Bedrohlich sind ein Schlaganfall durch Beteiligung der Gehirngefäße und Erblindung bei Befall der Augenarterie. Die Diagnose wird durch Blutuntersuchungen (Erhöhung von BSG und CRP) und Biopsie der Schläfenarterie gesichert. Durch eine 1 – 2-jährige Glukokortikoidtherapie heilt die Erkrankung in aller Regel aus.

Takayasu-Arteriitis

Zu den Riesenzellarteriitiden zählt auch die **Takayasu-Arteriitis** *(Aortenbogensyndrom),* die vor allem junge Frauen betrifft. Verschlüsse der Aortenbogenabgänge führen zu zerebralen Durchblutungsstörungen (bis hin zum Schlaganfall), Durchblutungsstörungen des Armes und Sehstörungen, einem Symptombild, das nicht zum Alter der Patientin zu passen scheint. Die Prognose ist trotz Behandlung schlecht.

Hypersensitivitätsangiitiden

> ⊡ **Hypersensitivitätsangiitiden:** *(allergische Vaskulitiden):* Allergische Gefäßentzündungen bei Infekten und bei Arzneimittelunverträglichkeit (z.B. nach Einnahme von Sulfonamiden, Penicillin, Salizylaten).

Es können alle Organe mit den entsprechenden Symptomen (☞ oben) betroffen sein. Ein Absetzen der fraglichen Arzneimittel bzw. eine Antibiotikagabe bei Infekten reicht meist als Therapie aus. Evtl. werden zusätzlich Glukokortikoide eingesetzt.

Eine Sonderform der Hypersensitivitätsangiitis ist die Purpura Schoenlein-Henoch bei Kindern und Jugendlichen (☞ 13.9.6).

Wiederholungsfragen

1. Welche Ziele verfolgt die Pflege des Rheumapatienten? (☞ 15.1.2)

2. Wie können Pflegende die Beweglichkeit des Rheumapatienten unterstützen? (☞ 15.1.3)

3. Wie sollten Kleidungsstücke von Rheumapatienten beschaffen sein? (☞ 15.1.3)

4. Wie unterscheiden sich der degenerative und der entzündlich-rheumatische Gelenkschmerz? (☞ 15.2.1)

5. Wodurch wird das Allgemeinbefinden des Rheumapatienten beeinträchtigt? (☞ 15.2.4)

6. Wozu dient die Gelenkpunktion? (☞ 15.3.6)

7. Welche Substanzgruppen kommen in der Therapie von rheumatologischen Erkrankungen zum Einsatz? (☞ 15.4.1)

8. Was ist bei der Therapie mit nichtsteroidalen Antirheumatika pflegerisch zu beachten? (☞ Pharma-Info 15.21)

9. Welche Ernährungstipps können Pflegende Rheumapatienten geben? (☞ 15.4.3)

10. Welche Symptome sind typisch für eine rheumatoide Arthritis? (☞ 15.5.1)

11. Worin liegt der Schwerpunkt der Therapie eines M. Bechterew? (☞ 15.5.2)

12. Welche pflegerischen Maßnahmen stehen bei Patienten mit einem systemischen Lupus erythematodes im Vordergrund? (☞ 15.7.1)

13. Wie sieht typischerweise das Gesicht einer Patientin im fortgeschrittenen Stadium einer progressiven systemischen Sklerodermie aus? (☞ 15.7.2)

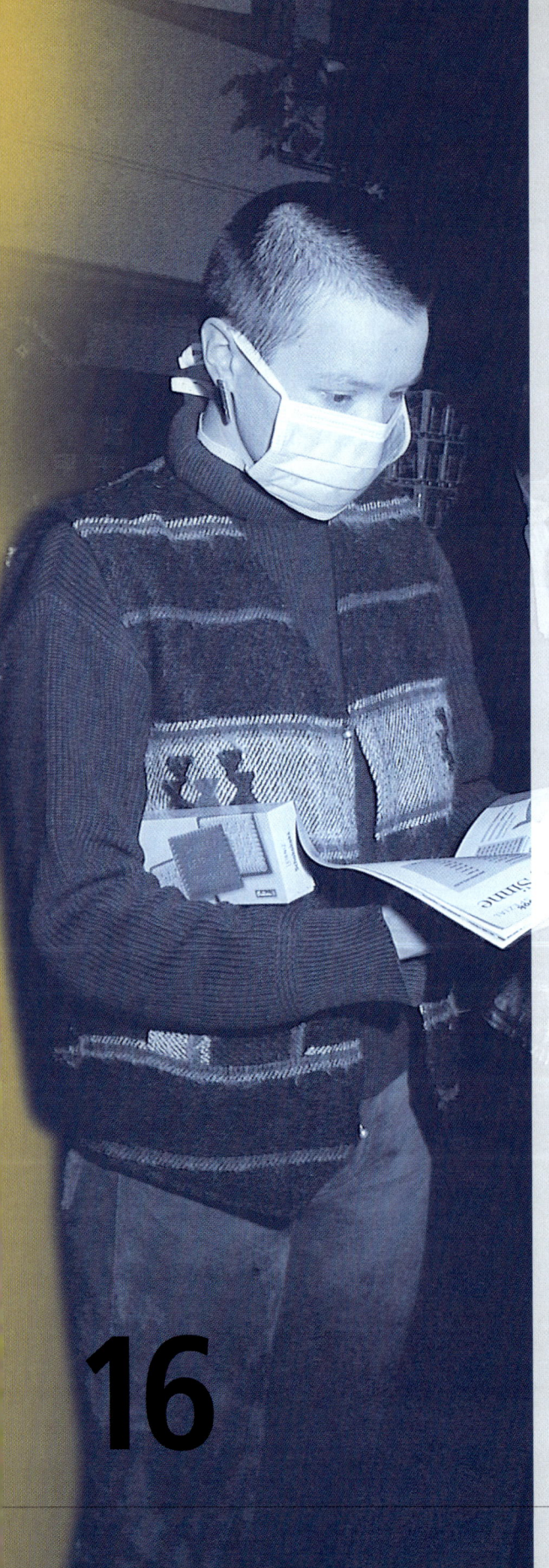

16

Pflege bei Erkrankungen des Immunsystems

Das medizinische Fachgebiet

> ⊡ **Immunsystem:** Das hoch entwickelte Abwehrsystem, das den Organismus vor schädlichen Mikroorganismen der Außenwelt, aber auch vor abnormen eigenen Zellen (z.B. Krebszellen) schützt.
>
> **Immunologie:** Die Lehre von den Abwehrmechanismen des Immunsystems und den damit verbundenen Erkrankungen (einschließlich Diagnostik und Therapie).

Die Immunologie ist – bisher – kein eigenständiges medizinisches Teilgebiet. Patienten mit Erkrankungen des Immunsystems werden am häufigsten vom *Internisten* betreut. Ausnahme sind die Allergien (☞ 16.4), die vornehmlich vom *Dermatologen*, dem Facharzt für Haut- und Geschlechtskrankheiten, diagnostiziert und behandelt werden.

16.1 Grundbegriffe der physiologischen Abwehrreaktion

16.1.1 Antigene

Alle Abwehrreaktionen des Organismus werden durch **Antigene** ausgelöst. Antigene sind dabei alle Strukturen, die das Immunsystem dazu bringen, spezifische Gegenmaßnahmen einzuleiten, also eine Immunantwort hervorrufen.

> ☑ Antigene spielen eine zentrale Rolle bei der „Erkennung des Feindes", der Unterscheidung zwischen „Fremd" und „Selbst".

Chemisch betrachtet sind Antigene häufig Proteine, können aber auch aus Zuckerverbindungen oder Nukleinsäuren bestehen. Das gleiche Antigen kann auf vielen Zellen vorhanden sein, umgekehrt besitzen die meisten Zellen eine Vielzahl von Antigenen. Nicht alle Antigene sind zellständig; beliebige biochemische Moleküle, aber auch Viren, können genauso als Antigene wirken.

16.1.2 Die vier Teilsysteme der Abwehr

Wenn Krankheitserreger ins Körperinnere eingedrungen sind, beginnen zwei Abwehrsysteme mit der Bekämpfung der Erreger, die:
- **Unspezifische Abwehr**
- **Spezifische Abwehr.**

An beiden Systemen beteiligt sind:
- **Zelluläre Faktoren,** also immunkompetente Zellen, etwa die weißen Blutkörperchen
- **Humorale Faktoren,** so werden die nicht-zellulären Abwehrsubstanzen in den Körperflüssigkeiten wie z.B. die Komplementfaktoren genannt.

Dadurch ergeben sich vier Teilsysteme der Abwehr, die zwar alle miteinander vernetzt sind, aber doch auch eigenständige Aufgaben erfüllen (☞ Tab. 16.1).

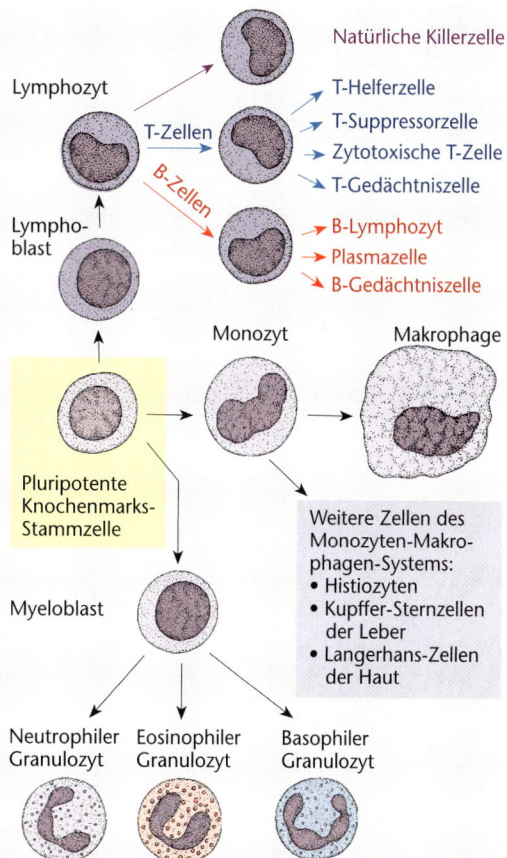

Abb. 16.2: Stammbaum der wichtigsten Abwehrzellen (stark vereinfacht ☞ auch Abb. 13.4). Zelluläre Grundlage des Abwehrsystems sind die Leukozyten und hier insbesondere die Lymphozyten. Alle Abwehrzellen entstehen aus einer pluripotenten Stammzelle im Knochenmark. Von ihr ausgehend entstehen unter anderem zwei Zelllinien, die sich als myeloische bzw. lymphatische Linie zu einer Vielzahl von immunkompetenten Zellen ausdifferenzieren. [A400]

	Zellulär	Humoral (nicht-zellulär)
Unspezifische Abwehr	Makrophagen, neutrophile Granulozyten, Natürliche Killerzellen	Komplement, Zytokine, Lysozym
Spezifische Abwehr	T-Zellen: T-Helferzellen, T-Suppressorzellen, zytotoxische T-Zellen, T-Gedächtniszellen	Antikörper (produziert von Plasmazellen)

Tab. 16.1: Die vier Teilsysteme der Abwehr.

16.1.3 Ablauf einer Immunreaktion

Die unspezifische Abwehr

☑ Die **unspezifische Abwehr** steht von Geburt an *antigenunabhängig* zur Verfügung.

Das **unspezifische Abwehrsystem** besteht aus:
- Den äußeren Barrieren
- Mehreren Gruppen der weißen Blutzellen
- Mehreren Faktoren wie dem Komplementsystem, Zytokinen und Lysozym.

Äußere Schutzbarrieren

Die **äußeren Schutzbarrieren** wie etwa die Haut und die Schleimhäute wirken in erster Linie wie ein mechanischer Schutzwall. Sie vermögen ein Eindringen krank machender Mikroorganismen in den allermeisten Fällen bereits zu verhindern. Noch effektiver werden die äußeren Schutzbarrieren durch die physiologische Besiedelung des Menschen durch Mikroorganismen (**Normalflora** oder *physiologische Flora*)

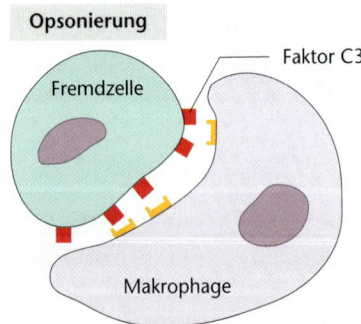

Opsonierung

Faktor C3

Fremdzelle

Makrophage

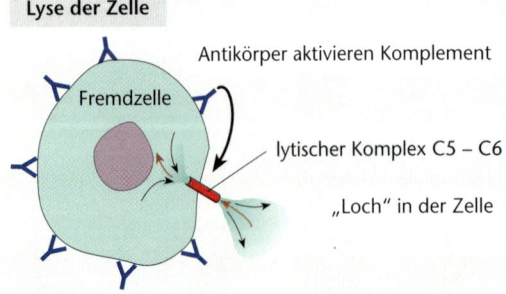

Lyse der Zelle

Antikörper aktivieren Komplement

Fremdzelle

lytischer Komplex C5 – C6

„Loch" in der Zelle

Abb. 16.3: Das Komplementsystem als Teil des unspezifischen Abwehrsystems. Der Komplementfaktor C3 kann sich an die Oberfläche von als Antigenen fungierenden Fremdzellen anlagern und dadurch Phagozyten stimulieren (Opsonierung). Die aktivierten Faktoren C5 – C9 bilden in der Zellmembran den „lytischen Komplex", eine Art Loch, das die Zelle durch unkontrollierten Elektrolytaustausch und osmotischen Flüssigkeitseinstrom zum Absterben bringt. [A400-190]

und durch verschiedene antimikrobielle Stoffe wie etwa **Lysozym.** Lysozym kann die Wandstrukturen bestimmter Bakterien (z.B. Staphylokokken) spalten *(lysieren);* es kommt vor allem im Bronchialschleim und in der Tränenflüssigkeit vor.

Phagozyten

Gelingt es Mikroorganismen dennoch, in den Körper einzudringen, so werden sie durch **Phagozyten** *(Fresszellen),* insbesondere durch **Makrophagen** und **neutrophile Granulozyten,** unschädlich gemacht. Sie sind in der Lage, Bakterien, Viren und auch viele „tote" Teilchen (z.B. Rußpartikel) zu umschließen und zu verdauen **(Phagozytose).**

Natürliche Killerzellen

Natürliche Killerzellen *(NK-Zellen)* sind Lymphozyten, die vor allem virusinfizierte und tumorartig veränderte Zellen durch zellschädigende Substanzen, die **Zytotoxine,** zerstören.

Komplementsystem

Das **Komplementsystem,** bestehend aus neun **Komplementfaktoren C1 – C9,** ist das Hauptsystem der humoralen unspezifischen Abwehr. Aktiviert durch Antigen-Antikörper-Komplexe *(klassischer Aktivierungsweg)* oder bakterielle Antigene *(alternativer Aktivierungsweg),*
- Macht es Fremdzellen für die Phagozyten „attraktiver" **(Opsonierung)**
- Lockt es andere Abwehrzellen an **(Chemotaxis)** und fördert so die Entzündungsreaktion
- Vernichtet es Bakterien und andere Fremdzellen durch Bildung des lytischen Komplexes (☞ auch Abb. 16.3).

Zytokine ☞ *13.1.4*

Die spezifische Abwehr

☑ Die unspezifische Abwehr alleine reicht nicht immer aus, um Krankheitserreger unschädlich zu machen. Eine Abwehr vieler gefährlicher Erreger ist nur durch die **spezifische Abwehr** möglich. Zwei Merkmale zeichnen sie aus:
- Antigenspezifität
- Gedächtnisfunktion.

Spezifität und Gedächtnisfunktion

Das **spezifische Abwehrsystem** ist in der Lage, bestimmte molekulare Merkmale der Erreger zu erkennen und nur bei Vorhandensein dieser Merkmale zu reagieren. Grundlage dieser Spezifität sind **Antigen-Erkennungsmoleküle,** die als **T-Zell-Antigenrezeptoren** membrangebunden auf den T-Zellen sowie als **Antikörper** (Details ☞ 16.1.4) frei in den Körperflüssigkeiten und membramgebunden auf den B-Zellen zu finden sind.

Die Gedächtnisfunktion des spezifischen Abwehrsystems beruht auf der Bildung von **Gedächtniszellen** *(memory cells)*. Dies sind nach Antigenkontakt gebildete, ruhende Lymphozyten, die die spezifischen Antigenerkennungsmoleküle weiterhin auf ihrer Oberfläche tragen und z.B. in den Lymphknoten auf eine erneute „Begegnung" mit dem gleichen Antigen „warten". Die Gedächtniszellen ermöglichen dann eine sehr viel schnellere und effektivere Abwehrreaktion; sie sind der Grund, warum man viele Krankheiten nur einmal im Leben bekommt (☞ 16.1.5, 17.1.3).

Die Zellen des spezifischen Abwehrsystems sind die **Lymphozyten**. Man unterscheidet B- und T-Lymphozyten.

B-Lymphozyten

Um eine Infektion effektiv abzuwehren, müssen große Antikörpermengen in kurzer Zeit bereitgestellt werden. Hierfür sind die **B-Lymphozyten** *(B-Zellen* ☞ Tab. 16.4) zuständig, die an ihrer Zelloberfläche ortsständige Antikörper besitzen und ebenso wie die im Blut zirkulierenden Antikörper Antigene abfangen. Haben B-Lymphozyten „ihr" Antigen „erkannt" und gebunden, vermehren sie sich und wandeln sich zu **Plasmazellen** um, die nach ca. 7 – 10 Tagen große Antikörpermengen gegen genau dieses Antigen produzieren. Nach Abklingen der Infektion bleiben

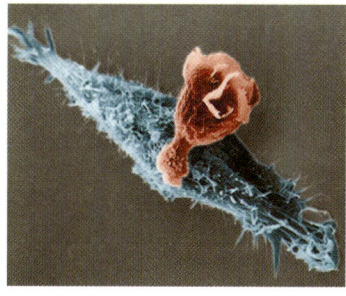

Abb. 16.5: Rasterelektronische Darstellung einer T-Zelle (rot eingefärbt) und einer Tumorzelle (blau eingefärbt). Die T-Zelle greift die Tumorzelle an und beginnt mit ihrer Zerstörung. [T111]

B-Gedächtniszellen in „Lauerstellung" zurück, die beim nächsten Angriff des *gleichen* Erregers viel schneller zu Plasmazellen reifen.

T-Lymphozyten

Die zweite Säule der Abwehr sind die **T-Lymphozyten** *(T-Zellen* ☞ Tab. 16.4). Diese „lernen" während ihrer Reifung *(Prägung)* im Thymus, zwischen Antigenen des eigenen Organismus und Fremdantigenen zu unterscheiden. Nur gegen Fremdantigene gerichtete T-Zellen verlassen den Thymus. Die T-Zellen werden in vier Untergruppen eingeteilt:
- **T-Helferzellen** *(T_H-Zellen*, wegen des Oberflächenmoleküls **CD4** auch *T4-Zellen* oder *CD4-Zellen genannt)* stimulieren die B-Lymphozyten, damit sie

Name	Funktion
Monozyten	Vorläufer der Makrophagen im Blut
Makrophagen (große Fresszellen)	Phagozytieren in allen Geweben und in der Lymphflüssigkeit
Antigenpräsentierende Zellen (APZ)	z.B. Makrophagen und B-Zellen; sie präsentieren den T-Zellen Antigene und starten damit die Reaktionskette der Immunantwort
Granulozyten Neutrophile Granulozyten (kleine Fresszellen)	Phagozytieren Bakterien, Viren und Pilze im Blut; häufigste Immunzellen im Blut
Eosinophile Granulozyten	Abwehrzellen gegen Parasiten, sind an allergischen Reaktionen beteiligt
Basophile Granulozyten	Abwehrzellen gegen Parasiten, sind an allergischen Reaktionen beteiligt, Histaminausschüttung mit der Folge u.a. von Juckreiz und Ödemen
B-Zellen B-Lymphozyten	Vorläufer der Plasmazellen
Plasmazellen	Antikörper produzierende Zellen
B-Gedächtniszellen	Langlebige B-Zellen mit „Antigengedächtnis"
T-Zellen T-Helferzellen	Aktivieren B-Lymphozyten und zytotoxische T-Zellen, erkennen Antigene
T-Suppressorzellen	Bremsen die Immunantwort, hemmen die Funktion von B-Zellen und anderen T-Zellen
T-Gedächtniszellen	Langlebige T-Zellen mit „Antigengedächtnis"
Zytotoxische T-Zellen	Erkennen und zerstören von Viren befallene Körperzellen und Tumorzellen; reagieren auf bestimmte Antigene der Zielzellen
Natürliche Killerzellen (NK)	Greifen unspezifisch virusinfizierte Zellen und Tumorzellen an

Tab. 16.4: Die Funktionen der wichtigsten Abwehrzellen. So „übersichtlich" wie hier in der Tabelle funktioniert das Abwehrsystem in der Realität allerdings nicht – seine hohe Effektivität wird erst durch die enge Vernetzung der verschiedenen Zellen und ihrer Funktionen erreicht.

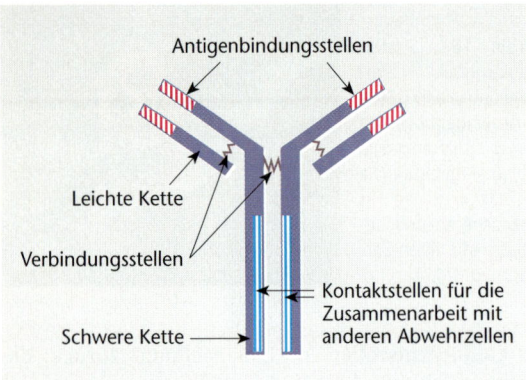

Abb. 16.6: Aufbau eines IgG-Antikörpers. Die Y-Form wird durch verknüpfte „schwere" Ketten gebildet, an deren kurzem Ende je eine „leichte" Kette aufsitzt. IgG-Antikörper besitzen Kontaktzonen für die Bindung von Antigenen und die Kommunikation mit anderen Abwehrzellen. [A400]

zu Plasmazellen reifen können. Außerdem gehen aus ihnen

- **T-Gedächtniszellen** hervor, das „immunologische Gedächtnis" der T-Lymphozyten
- **T-Suppressorzellen** (T_S-*Zellen*) dagegen *bremsen* das Immunsystem, denn zu jeder Regulation gehört nicht nur Stimulation, sondern auch Hemmung, damit sich das System nicht unendlich „aufschaukelt"
- **Zytotoxische T-Zellen** (früher *T-Killerzellen*) vernichten fremde Zellen und körpereigene virusinfizierte oder entartete Zellen *ohne* Antikörperbeteiligung. Wie die T-Suppressorzellen tragen auch die zytotoxischen T-Zellen das Oberflächenmolekül **CD8,** weshalb diese beiden Zelltypen zusammenfassend auch als *T8-Zellen* oder *CD8-Zellen* bezeichnet werden.

16.1.4 Antikörper

Wie erwähnt, wandeln sich B-Lymphozyten nach Antigenkontakt in Plasmazellen um und bilden spezifische Antikörper, die **Immunglobuline.** Diese werden in fünf Klassen mit unterschiedlichem Aufbau und Funktion unterteilt:

Verschiedene Antikörperklassen

Das *Immunglobulin G* (**IgG** ☞ Abb. 16.6) macht mit ca. 75 – 80 % den Hauptanteil der Antikörpermenge aus. Da es nach Erstkontakt mit einem Antigen erst mit ungefähr dreiwöchiger Verzögerung gebildet werden kann, spielt es in der Anfangsphase einer Infektion keine Rolle. Bei einem abermaligen Kontakt mit dem gleichen Antigen entstehen dagegen sehr rasch IgG-Antikörper in großen Mengen *(Booster-Effekt).*

Das *Immunglobulin A* (**IgA**) stellt nur 15 – 20 % der Blutantikörper, ist aber der vorherrschende Antikör-

pertyp der Schleimhautsekrete. Es ist vor allem für den Schutz vor Mikroorganismen verantwortlich, die über die Schleimhäute ins Körperinnere gelangen. IgA wird mit der Muttermilch auf das Neugeborene übertragen, so dass dessen Verdauungstrakt den „Antikörperschutzmantel" der Mutter teilt – ein Grund, warum gestillte Säuglinge weniger unter Durchfall leiden.

Das *Immunglobulin M* (**IgM**) tritt nach Erstkontakt mit einem Erreger am schnellsten auf und wird deshalb auch als *Frühantikörper* bezeichnet. Laborchemisch dient es dem Nachweis *früher* Infektionsstadien – manchmal bereits zu einem Zeitpunkt, zu dem der Patient noch gar keine typischen Krankheitszeichen aufweist. Die IgM-Konzentration im Blut sinkt nach der Akutphase der Infektion rasch wieder ab.

Das *Immunglobulin E* (**IgE**) spielt bei der Abwehr parasitärer Infektionen und bei der Entstehung von Allergien (☞ 16.4) eine Rolle.

Das *Immunglobulin D* (**IgD**) findet sich auf B-Zellen und dient dort wie IgM als zellständiges Antigen-Erkennungsmolekül. Weitere Funktionen sind bisher nicht bekannt.

Monoklonale Antikörper

Bei einer normalen Abwehrreaktion werden immer *mehrere* B-Lymphozyten aktiviert und demzufolge leicht unterschiedliche Antikörper gebildet. In diesem Fall spricht man von **polyklonalen Antikörpern** (poly = viel, ein *Klon* bezeichnet alle Nachkommen einer einzigen Zelle). In Forschung, Diagnostik und Therapie werden dagegen häufig **monoklonale Antikörper** *(mAk)* verwendet. Dabei wird unter Laborbedingungen z.B. aus der Milz einer Maus eine *einzige* Plasmazelle isoliert und zur Vermehrung gebracht. So erzeugen ihre Nachkommen vollkommen gleiche Antikörper in großer Menge.

Antigen-Antikörper-Reaktionen

Antikörper besitzen Bindungsstellen für Fremdmoleküle (Antigenbindungsstellen ☞ Abb. 16.6). Reagieren Antikörper nun mit „ihrem" Antigen, bilden sich **Antigen-Antikörper-Komplexe.** Diese können – je nach Antikörperklasse – Zellen *agglutinieren* (verklumpen), *opsonieren* (also für Fresszellen besonders „schmackhaft" machen) und/oder durch Komplementaktivierung *zerstören*.

16.1.5 Immunität

> 🔅 **Immunität:** Unempfänglichkeit eines Organismus für eine Infektion mit pathogenen Mikroorganismen bzw. deren Toxinen (**antiinfektiöse** bzw. **antitoxische Immunität**).
> Kann *angeboren* sein (z.B. die artbedingte Immunität des Menschen gegenüber Erregern, die

Bei der **erworbenen Immunität** werden im Rahmen der Infektion spezifische Antikörper und spezifisch sensibilisierte T- und B-Gedächtniszellen gegen den Mikroorganismus gebildet. Diese schützen den Organismus über mehrere Monate bis lebenslang vor einer abermaligen Erkrankung durch den *gleichen* Mikroorganismus.

Als Faustregel kann gelten, dass nur generalisierte Infektionen (Allgemeininfektionen ☞ 17.1.1), nicht aber Lokalinfektionen, eine länger andauernde Immunität hinterlassen. Dabei ist eine manifeste Erkrankung *nicht* Bedingung für den Erwerb einer Immunität. Auch *inapparente* (vom Betroffenen gar nicht wahrgenommene) Infektionen können eine Immunität hinterlassen, eine so genannte *stille* oder *stumme Feiung*, die sich häufig z.B. bei Röteln beobachten lässt. Dann kann die durchgemachte Infektion später durch serologische Bluttests (☞ 1.5.6, 17.5.6) nachgewiesen werden („positiver Rötelntiter").

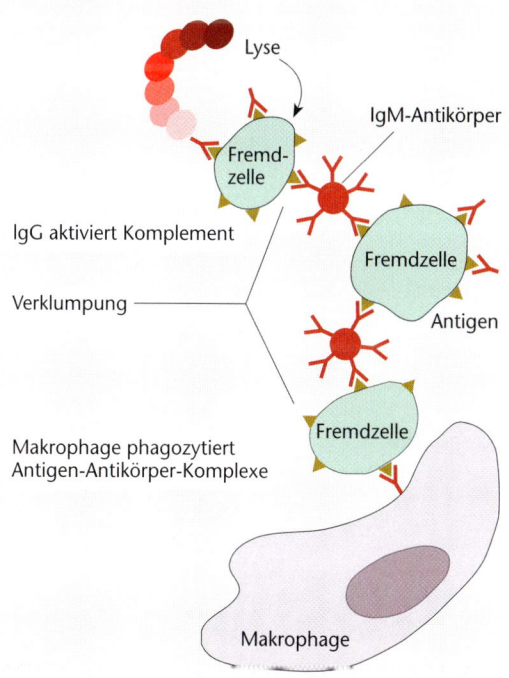

Abb. 16.7: Antigen-Antikörper-Reaktionen: Die großen IgM-Antikörper besitzen viele Bindungsstellen für Antigene. Sie sind in der Lage, Fremdzellen wie blutgruppenfremde Erythrozyten zu verklumpen. Die Komplexe werden von Phagozyten aufgenommen. Darüber hinaus können IgM und IgG das Komplementsystem aktivieren. [A400-190]

16.2 Impfungen

Es gibt zwei Arten von Schutzimpfungen, die sich in ihrem Wirkprinzip unterscheiden und jeweils besondere Vor- und Nachteile besitzen: die **passive** und die **aktive Immunisierung.**

16.2.1 Passive Immunisierung

Heterologe Seren stammen von Tieren (☞ auch 2.7), in erster Linie vom Pferd. Von Nachteil ist, dass es sich bei heterologen Seren um Fremdeiweiß mit hoher Allergiegefahr handelt. Daher wurden sie in den letzten Jahren zunehmend ersetzt durch **homologe Seren,** d.h. *menschliche (humane) Immunglobuline*, die besser verträglich sind. Allerdings besteht auch bei den homologen Seren ein Rest-Infektionsrisiko z.B. mit Hepatitis C (☞ 13.5.1). Evtl. kann dieses Risiko in den nächsten Jahren durch die Entwicklung gentechnisch hergestellter monoklonaler Antikörper ausgeschaltet werden.

Beispielsweise kann eine Schwangere – und damit vor allem das Ungeborene – innerhalb der ersten Tage *nach* Kontakt mit einem an Röteln Erkrankten durch Gabe von Röteln-Immunglobulin vor der Infektion geschützt werden. Bei manchen Erkrankungen mildert die Gabe spezieller Immunglobuline den Krankheitsverlauf noch nach Ausbruch der Erkrankung und reduziert das Komplikationsrisiko (z.B. bei Mumps). Nachteil der passiven Immunisierung ist, dass sie nur ungefähr 1 – 3 Monate wirkt.

Chemoprophylaxe

Nicht mit der passiven Immunisierung verwechselt werden darf die **Chemoprophylaxe:** Bei besonders ansteckenden und/oder komplikationsreichen Infektionskrankheiten werden *vorbeugend* gegen den Krankheitserreger wirksame Arzneimittel gegeben, die im Gegensatz zu spezifischen Antikörpern keine

Immunisierung bewirken. Die Chemoprophylaxe findet Anwendung bei:
- Gesunden, die sich anstecken oder angesteckt haben könnten, etwa Familienangehörigen von Patienten mit einer Meningokokken-Meningitis (☞ 17.6.5)
- Abwehrschwachen (z.B. AIDS-Kranken ☞ 16.3.4)
- Bestimmten Operationen, z.B. in der Bauchchirurgie oder der plastischen Chirurgie zur Abwehr von Infektionen.

16.2.2 Aktive Immunisierung

> 🔅 **Aktive Immunisierung:** Verabreichung von
> - **Lebendimpfstoffen** (abgeschwächten Krankheitserregern)
> - **Totimpfstoffen** (toten Krankheitserregern oder antigenen Bestandteilen toter Krankheitserreger) oder
> - **Toxoidimpfstoffen** („entschärften" Giftstoffen).
>
> Sie sollen im Körper des Geimpften gewissermaßen einen „kontrollierten Übungskampf" erzeugen und so zur Immunität führen.

Der Organismus des Geimpften bildet selbst – „aktiv" – Antikörper und Gedächtniszellen gegen die Erreger und ist im Falle eines tatsächlichen Eindringens des Erregers in der Lage, diese schnell und meist ohne erkennbare Krankheitszeichen zu vernichten. Toxoidimpfstoffe und Totimpfstoffe sind besser verträglich, aber schlechter wirksam. Lebendimpfstoffe haben mehr Nebenwirkungen, führen aber häufig bereits nach einmaliger Gabe zu langjähriger Immunität. Werden Lebendimpfstoffe gegen verschiedene Erkrankungen nicht gleichzeitig verabreicht, ist ein Abstand von mindestens vier Wochen zu anderen Lebendimpfungen notwendig.

Während manche Impfungen für alle Personen empfohlen werden (z.B. gegen Tetanus, Poliomyelitis und Diphtherie), sind die sog. **Indikationsimpfungen** nur bei besonderer Gefährdung (z.B. Fernreisen, berufliche Exposition) angezeigt. Einen Überblick gibt die Tab. 16.9.

Erst 1995 wurde in den Katalog der empfohlenen Impfungen die Hepatitis-B-Impfung aufgenommen, die bis dahin nur für besonders Gefährdete (z.B. Dialysepatienten, medizinisches Personal) empfohlen worden war. Hintergrund dieser Empfehlung ist, dass mit den Indikationsimpfungen wahrscheinlich nur eine Minderheit der tatsächlich Gefährdeten erreicht wird und dass die Hepatitis B bei etwa 10 % der Erwachsenen, aber bis zu 90 % der Säuglinge, einen chronischen Verlauf nimmt, der zu schweren Leberschäden führen kann (☞ 10.5.1).

Seit 1998 wird außerdem nicht mehr die Polio-Schluckimpfung (orale Polio-Vakzine = OPV), eine Lebendimpfung, sondern die Polio-Injektionsimpfung (injizierbare Polio-Vakzine = IPV), eine Totimpfung, empfohlen. Die Experten

haben die Gefahr einer *Impfpolio* (**vakzineassoziierte paralytische Poliomyelitis,** kurz *VAPP* ☞ auch 17.7.8) beim Geimpften oder bei engen Kontaktpersonen in Deutschland schon seit längerem höher erachtet als den Nutzen der Lebend- gegenüber der Totimpfung. Sie empfahlen den Wechsel jedoch erst nach Verfügbarkeit einer Fünffachimpfung, damit die Zahl der Injektionen bei den Säuglingen nicht steigt. Nach wie vor indiziert ist die OPV jedoch als „Abriegelungs-Impfung" bei Polio-Ausbrüchen, die durch Einschleppung von Polio-Wildviren nach wie vor möglich sind.

Simultanimpfung

Simultanimpfung bezeichnet die gleichzeitige aktive und passive Immunisierung gegen eine Erkrankung. Damit es nicht zu einer Wechselwirkung und gegenseitigen Wirkungsbeeinträchtigung von Passiv- und Aktivimpfstoff kommt, werden die beiden Substanzen in separate Spritzen aufgezogen und an verschiedenen Körperstellen injiziert.

Impfkalender für Kinder

Ab Beginn 3. Monat:
- 1. Impfung gegen Diphtherie-Pertussis-Tetanus-Haemophilus influenzae Typ b-Polio (DTaP-Hib-IPV)
- 1. Impfung gegen Hepatitis B (HB)

Ab Beginn 4. Monat:
- 2. Impfung gegen Diphtherie-Pertussis-Tetanus-Haemophilus influenzae Typ b-Polio (DTaP-Hib-IPV)

Ab Beginn 5. Monat:
- 3. Impfung gegen Diphtherie-Pertussis-Tetanus-Haemophilus influenzae Typ b-Polio (DTaP-Hib-IPV)
- 2. Impfung gegen Hepatitis B (HB)

Ab Beginn 12. – 15. Monat:
- 4. Impfung gegen Diphtherie-Pertussis-Tetanus-Haemophilus influenzae Typ b-Polio (DTaP-Hib-IPV)
- 3. Impfung gegen Hepatitis B (HB)
- 1. Impfung gegen Masern-Mumps-Röteln (MMR)

Ab Beginn 6. Jahr:
- Auffrischimpfung gegen Tetanus-Diphtherie (Td-Impfstoff mit reduziertem Diphtherietoxoidgehalt)
- 2. Impfung gegen Masern-Mumps-Röteln (MMR)

11. – 18. Jahr:
- Auffrischimpfung gegen Polio (IPV)
- Auffrischimpfung gegen Tetanus-Diphtherie (Td)
- Auffrischimpfung gegen Pertussis (aP)
- Grundimmunisierung Masern-Mumps-Röteln (MMR) für nicht oder unvollständig geimpfte Jugendliche
- Grundimmunisierung Hepatitis B (HB) für nicht oder unvollständig geimpfte Jugendliche

Tab. 16.8: Impfkalender für Kinder (nach den Empfehlungen der Ständigen Impfkommission am Robert-Koch-Institut 2000). Falls nicht ausdrücklich anders vermerkt, wird die jeweilige Aktivimmunisierung für alle Kinder empfohlen. Statt der Fünffachimpfung DPT-Hib-IPV sind auch die jeweiligen Einzelimpfstoffe oder andere Kombinationsimpfstoffe möglich, hieraus können Impfplanänderungen resultieren.

Pertussis = Keuchhusten, Polio = Kinderlähmung.

Eine Simultanimpfung ist immer dann angezeigt, wenn sowohl ein sofortiger als auch ein länger andauernder Schutz erforderlich ist.

Die Antikörper der passiven Immunisierung sollen den Impfling so lange schützen, bis sein Körper aufgrund der aktiven Immunisierung selbst Antikörper gebildet hat.

Beispiele sind die Tetanusprophylaxe bei Verletzungen Ungeimpfter (☞ 17.6.19) oder die Hepatitis-B-Prophylaxe nach Nadelstichverletzung Nicht-Immuner (☞ 10.5.1).

Stichwort „Impfmüdigkeit"

Aus Angst vor den Nebenwirkungen der Impfung oder aus Nachlässigkeit lassen viele Eltern ihre Kinder nicht mehr vollständig durchimpfen. Zwar ist unbestritten, dass Impfungen Nebenwirkungen bis hin zu bleibenden Schäden haben können, doch sind diese Nebenwirkungen stets im Verhältnis zu den Gefahren der Erkrankung zu sehen.

> ☞ Bei Beachtung der Gegenanzeigen der jeweiligen Impfungen ist das Risiko eines Impfschadens viel geringer als das Risiko eines bleibenden Schadens nach durchgemachter Erkrankung.

Dem Patienten bzw. seinen Eltern ist zu erklären, dass nicht jede Impfreaktion eine Impfkomplikation darstellt, sondern auch Zeichen der – erstrebten – Auseinandersetzung des Körpers mit dem Impfstoff sein kann. So sind Lokalreaktionen an der Impfstelle, geringes Fieber in den ersten Tagen nach einer Lebendimpfung oder auch eine leichte Erkrankung („Impfmasern") normal.

Erkrankung	Kategorie*	Wichtige Indikationen (z.B. Reiseziel oder Personengruppe)
Cholera ☞ 17.6.14	R	Auf Verlangen des Ziel- oder Transitlandes, insgesamt nur noch in Ausnahmefällen
Diphtherie ☞ 17.6.17	A, I	Auffrischimpfung; bei erhöhter beruflicher Gefährdung, bei regionalen Krankheitsausbrüchen oder Reisen in Epidemiegebiete
FSME (Frühsommermeningoenzephalitis) ☞ 17.13.3	I, R	Aufenthalt in Gefährdungsgebieten, besonders bei Forstarbeitern, Jägern usw.
Gelbfieber ☞ 17.7.14	R	Reisen in Gelbfieber-Infektionsgebiete
Hepatitis A ☞ 10.5.1	I, R	Gefährdete Personen (z.B. medizinisches Personal), Aufenthalt in Gebieten mit hoher Durchseuchung
Hepatitis B ☞ 10.5.1	I, R	Gefährdete Personen (z.B. medizinisches Personal), Dialysepatienten, Risikogruppen wie homosexuelle Männer oder Drogenabhängige, siehe auch Impfkalender
Influenza ☞ 8.5.1	A, I	Ältere Menschen, bei Pandemien
Masern ☞ 17.7.11	I	Gefährdete Personen (z.B. medizinisches Personal, Personal in Kindertagesstätten)
Meningokokken-Inf. ☞ 17.6.5, 17.13.1	I	Besonders gefährdete Personen, z.B. Entwicklungshelfer in bestimmten Gebieten Afrikas
Pneumokokken-Inf. ☞ 17.6.4 , 8.5.3	I	Risikopatienten, z.B. Patienten nach Milzentfernung
Poliomyelitis (Kinderlähmung)	A, I	Auffrischimpfung; bei Reisen oder regionalen Ausbrüchen
Röteln	I	Gefährdete Personen (z.B. Personal in Kindertagesstätten), nicht-immune Frauen mit Kinderwunsch
Tetanus ☞ 17.6.19	A, I	Auffrischimpfung; bei Verletzung
Tollwut ☞ 17.7.9	I, R	Nach Kontakt mit tollwutverdächtigen Tieren, bei besonderer Gefährdung prophylaktisch (z.B. Tierärzte, Jäger)
Tuberkulose ☞ 8.5.4		Nicht mehr empfohlen
Typhus ☞ 17.6.7	R	Reisen in Endemiegebiete
Windpocken	I	Besonders gefährdete Personen (z.B. Abwehrschwäche bei Leukämie ☞ 13.7.2, oder unter Zytostatikatherapie ☞ 14.5.2)

* A = Indikationsimpfung mit breiter Anwendung und erheblichem Wert für die Volksgesundheit
I = Indikationsimpfung bei erhöhter Gefährdung
R = Reiseimpfung (die Impfindikation ergibt sich aus dem Reiseziel)

Tab. 16.9: Auffrisch- und Nachholimpfungen für Erwachsene und Indikationsimpfungen für alle Altersgruppen nach den Impfempfehlungen der Ständigen Impfkommission am Robert-Koch-Institut (STIKO). Alle genannten Impfungen sind Aktivimpfungen.

16.3 HIV-Infektion und AIDS

16.3.1 Übersicht und Krankheitsverlauf

> 📋 **AIDS** (kurz für **a**cquired **i**mmune **d**eficiency syndrome, erworbenes Immundefektsyndrom): 1981 erstmals beschriebene, wahrscheinlich immer tödlich verlaufende Immunschwächekrankheit als Folge einer Infektion mit dem **Humanen-Immundefizienz-Virus** (HIV). Bis heute sind zwei verschiedene HIV-Typen (HIV-1 und HIV-2) mit insgesamt über einem Dutzend Subtypen bekannt.

AIDS breitet sich als Pandemie (☞ 17.1.1) weltweit aus, am schnellsten derzeit in Afrika und Asien. Schätzungen zufolge haben sich 1997 knapp 6 Millionen Menschen infiziert. Schon heute sind die durch AIDS hervorgerufenen sozialen Probleme enorm und es ist zu befürchten, dass sie in den nächsten Jahren dramatische Ausmaße annehmen werden.

⇨ Übertragung und Krankheitsentstehung

Das Virus wird durch den Kontakt Gesunder mit virushaltigen Körpersekreten übertragen. *Alle* Körperausscheidungen sind potenziell ansteckend, also z.B. Stuhl, Urin, Erbrochenes, Speichel, Sputum, Tränenflüssigkeit und Muttermilch. Blut und Sperma sind jedoch besonders virushaltig und gelten als Hauptübertragungswege. Das Virus dringt durch kleinste Haut- oder Schleimhautverletzungen in den Körper ein, v.a. beim Geschlechtsverkehr, seltener z.B. durch Blutkontakt bei Nagelfalzverletzungen.

> 👆 Ausgeschlossen ist eine HIV-Infektion durch alltägliche Sozialkontakte wie Händeschütteln oder Umarmung.

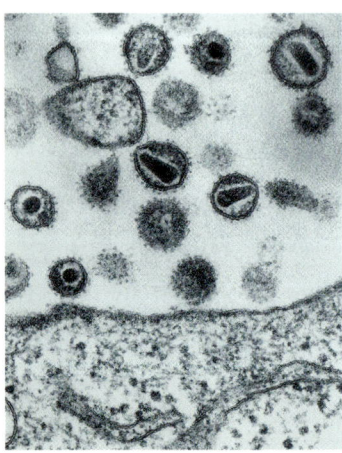

Abb. 16.10: HIV im elektronenmikroskopischen Bild. Gut zu erkennen sind die Virushülle mit den knopfartig erscheinenden Oberflächenantigenen. [E179-168]

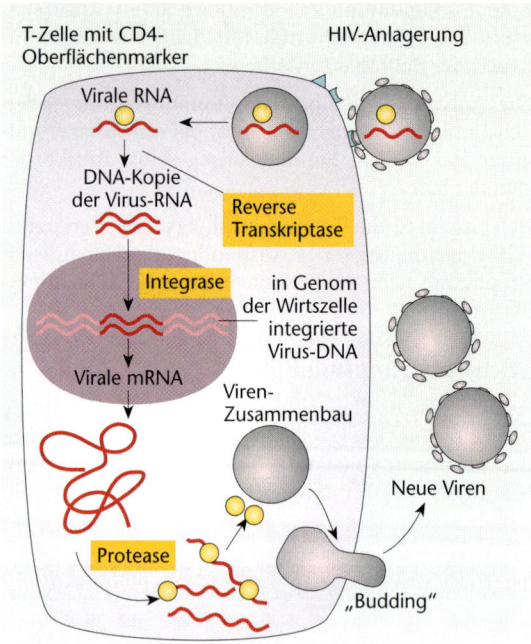

Abb. 16.11: Vermehrung des HIV in der Schemazeichnung. [L157]

In der Lymph- und Blutbahn baut das Virus seine Erbsubstanz vor allem in die T-Helferzellen (☞ unten und Abb. 16.2) ein. Heute gehen die Wissenschafter davon aus, dass sich das HI-Virus schon kurze Zeit nach der Infektion stark vermehrt und Lymphozyten befällt und zerstört, dass der Organismus diesen Verlust jedoch lange Zeit durch eine vermehrte Produktion von Lymphozyten ausgleichen kann. Die genauen pathogenetischen Prozesse sind dabei noch unklar. Meist bricht erst nach Jahren das (zelluläre) Immunsystem zusammen. Es entwickelt sich eine zunehmende allgemeine Abwehrschwäche, die zu starker Anfälligkeit gegenüber sonst ungefährlichen Krankheitserregern und zur Häufung opportunistischer Infektionen (☞ 17.1.1) führt. Die Viren gelangen auch ins ZNS und führen dort zu einer chronischen Entzündung (☞ Neuro-AIDS).

Das HIV zählt zu den **Retroviren**. Nach Freisetzung der viralen RNA ins Zytoplasma der infizierten Zelle wird die RNA mit Hilfe der virusspezifischen **reversen Transkriptase** in DNS „zurückgeschrieben" (*retro* = lat. zurück, daher „Retroviren") und schließlich in das Genom der infizierten Zelle eingebaut. Durch „normale" Transkription und Translation werden dann Virusproteine gebildet und zu einem vollständigen HIV zusammengebaut. Hier nimmt die **HIV-spezifische Protease** eine Schlüsselstellung ein. Die *chromosomal integrierte* Virus-DNA aber wird an alle Tochterzellen der infizierten Zelle weitergegeben.

Hauptrisikogruppen

Hauptrisikogruppen für eine HIV-Infektion sind aufgrund der Übertragungswege:

- Männliche Homo- oder Bisexuelle mit häufig wechselnden Partnern, insbesondere wenn sie ohne Kondom Analverkehr praktizieren
- Fixer, wenn sie Injektionsbestecke gemeinsam benutzen (*needle sharing*)
- Patienten, die vor 1986 Blut(-produkte) erhalten haben (vor allem Bluterkranke ☞ 13.9.2)
- Prostituierte, die ohne Kondom arbeiten
- Kinder infizierter Mütter (☞ 16.3.2).

Die Berufsgruppen im Gesundheitswesen zählen derzeit *nicht* zu den Risikogruppen.

> 🖐 Die Definition von Hauptrisikogruppen darf nicht darüber hinwegtäuschen, dass in den letzten Jahren die Zahl der HIV-Positiven, die keiner Risikogruppe angehören, zugenommen hat. Insbesondere ist der Anteil heterosexueller Frauen merklich angestiegen.

🔹 Stadieneinteilung und Symptome

Stadieneinteilung
Zur Abgrenzung der meist stufenweise voranschreitenden, vielschichtigen Beschwerdebilder dient die Stadieneinteilung nach der *CDC-Klassifikation* von 1993 (☞ Tab. 16.12, CDC = Center for Disease Control, USA). Sie berücksichtigt neben dem klinischen Erscheinungsbild (klinische Kategorien A – C) auch die Anzahl der T-Helferzellen (Laborkategorien 1 – 3). Die daraus resultierenden neun Kombinationsmöglichkeiten werden dann wiederum zu drei prognostisch unterschiedlichen Stadien zusammenge-

fasst. Eine Rückstufung nach Befundbesserung ist bei dieser Klassifikation nicht möglich.

Symptome
Die Latenzzeit bis zum Einsetzen der ersten Symptome ist sehr unterschiedlich. Selbst 10 Jahre nach der Ansteckung haben „erst" 50 % der Infizierten das Vollbild der AIDS-Erkrankung entwickelt, ca. 10 % sind noch völlig symptom- und beschwerdefrei. Wie lange die Latenzzeit dauert, hängt höchstwahrscheinlich von zahlreichen Faktoren ab, etwa von Ernährungs- und Gesundheitszustand sowie genetischen Resistenzfaktoren des Infizierten, aber auch der *Virulenz*, also dem Ausmaß der Aggressivität, der Viren.

Symptome der Kategorie A: Ein Teil der Infizierten bekommt 1 – 6 Wochen nach der Infektion ein mononukleoseartiges Bild mit den Leitsymptomen Fieber, Halsentzündung, Lymphknotenschwellung und evtl. Hautausschlag **(akute HIV-Infektion).** Oft sind die Betroffenen aber auch beschwerdefrei oder interpretieren die Zeichen der akuten Infektion als „harmlose Grippe". Es folgt eine unterschiedlich lange Zeit völliger Beschwerdefreiheit **(asymptomatische HIV-Infektion),** bis der Infizierte anhaltende Lymphknotenschwellungen an mehreren Körperstellen bemerkt **(persistierende generalisierte Lymphadenopathie).**

Symptome der Kategorie B: Die Symptome der Kategorie B weisen auf eine Abwehrschwäche, insbesondere der zellulären Immunität hin. Lokale Soorerkrankungen, Durchfälle, Fieber und andere Erkrankungen treten auf (☞ Abb. 16.12); der Kranke fühlt sich zunehmend schwächer. Auch in diesem Stadium

Laborkategorie	Klinische Kategorie		
CD4-Lymphozyten (T-Helferzellen)	**A**	**B (HIV-assoziierte Erkrankungen)***	**C (AIDS-definierende Erkrankungen)***
	• Akute HIV-Infektion (auch mononukleoseartiges Bild in der Anamnese) • Asymptomatische HIV-Infektion • Persistierende generalisierte Lymphadenopathie	• Candida-Infektionen im HNO-Bereich • Vulvovaginale Candida-Infektionen (≥ 1/Monat oder nur schlecht therapierbar) • Konstitutionelle Symptome wie Fieber ≥ 38,5 °C oder ≥ 4 Wochen bestehende Diarrhoe • Großflächiger Herpes zoster • Adnexitis (Eileiterentzündung) • Periphere Neuropathie	• Pneumocystis-carinii-Pneumonie (☞ 16.3.4) • Toxoplasmose-Enzephalitis (☞ 17.10.3) • Candida-Infektion des Ösophagus, der Bronchien, der Trachea oder der Lunge • Chronische Herpes-simplex-Ulzera, Herpes-Bronchitis, -Pneumonie oder -Ösophagitis • CMV-Retinitis (= Zytomegalie-Augenentzündung ☞ 17.7.5) • Generalisierte CMV-Infektion • Rezidivierende Pneumonien innerhalb eines Jahres • Extrapulmonale Kryptokokken-Infektion • Kaposi-Sarkom (☞ 16.3.5), maligne Lymphome, invasives Zervixkarzinom • HIV-Enzephalopathie • Wasting-Syndrom
1	≥ 500/µl	Stadium I	Stadium I	Stadium III
2	200 – 499/µl	Stadium I	Stadium II	Stadium III
3	≤ 200/µl	Stadium II	Stadium II	Stadium III

* Auswahl

Tab. 16.12: Stadieneinteilung bei HIV-Infektion nach der neuen CDC-Klassifikation. In den USA (nicht aber in Europa) zählen außerdem alle Patienten zum Stadium III, bei denen die T-Helferzellen unter 200/µl abgesunken sind.

kann es noch Jahre dauern, bis die *HIV-Infektion* in das *AIDS-Vollbild* übergeht.

Symptome der Kategorie C: Beim *AIDS-Vollbild* oder kurz **AIDS** kommt es, durch die Abwehrschwäche verursacht, zu den typischen **AIDS-definierenden Erkrankungen,** die zusammen mit einem positiven HIV-Test die Diagnose „AIDS" rechtfertigen. Es handelt sich dabei vor allem um opportunistische Infektionen und typische maligne Tumoren sowie einen Gehirnbefall durch das HIV. Die Patienten magern im Krankheitsverlauf immer mehr ab, bis sie zuletzt kachektisch sind *(Wasting-Syndrom).*

> Häufig befällt das HIV das ZNS und führt vor allem in fortgeschrittenen Krankheitsstadien zu (schweren) psychischen und neurologischen Störungen. Bei 10 % aller AIDS-Kranken sind neurologische Symptome sogar Erstsymptom der Erkrankung.

Neuro-AIDS

Unter **Neuro-AIDS** versteht man den *direkten* Befall des Nervensystems mit dem HIV. Dieses verursacht chronisch-entzündliche und atrophische Schädigungen von Gehirn **(HIV-Enzephalopathie)** und Rückenmark sowie eine periphere Neuropathie. Die Betroffenen sind psychisch verändert (z.B. depressiv) und entwickeln häufig eine *Demenz* (☞ 3.5).

Von diesen direkten HIV-Schädigungen des ZNS abzugrenzen ist der Gehirnbefall durch opportunistische Infektionen oder ZNS-Tumoren. Beide treten bei AIDS-Patienten gehäuft auf und können zu den gleichen Symptomen führen.

🔎 Diagnostik

Diagnostik der HIV-Infektion

Ungefähr 3 Wochen bis 3 Monate nach Beginn der Infektion sind im Blut des Patienten erstmalig Antikörper gegen HIV nachweisbar *(Serokonversion).* Als *Suchtest* wird ein hoch empfindlicher **ELISA**-Test *(enzyme linked immuno sorbent assay)* verwendet. Bei positivem Testausfall schließt sich ein *Bestätigungstest* (sog. *Immunoblot* oder *Westernblot*) an. Ist auch dieser positiv, wird der Test mit einer zweiten Blutprobe wiederholt, um eine Verwechslung der Blutproben auszuschließen. Eine – in Mitteleuropa noch seltene – Infektion mit HIV-2 wird nur durch einen Teil der üblichen Tests erfasst.

Ein direkter Virusnachweis bzw. Nachweis von Virusbestandteilen (z.B. durch Polymerasekettenreaktion, Bestimmung des HIV-p24-Antigens) ist möglich, aber für die Routinediagnostik zu aufwendig und daher speziellen Fragestellungen wie der Diagnostik bei Neugeborenen oder einer Verlaufskontrolle vorbehalten.

Weitere Diagnostik

Bestätigt sich die HIV-Diagnose, sind weitere Untersuchungen erforderlich, insbesondere um die aktuelle Abwehrsituation des Patienten abzuschätzen und Komplikationen zu erfassen.

Wichtiger Prognoseparameter sowohl bei der Erstdiagnostik als auch bei späteren Verlaufs- und Therapiekontrollen ist die Bestimmung der **Viruslast,** welche die Konzentration der HIV-RNA im Blut des Infizierten angibt.

Als **Surrogatmarker** („Ersatzmarker") verwertbar sind außerdem die absolute Anzahl der T-Helferzellen, das Verhältnis T-Helferzellen/T-Suppressorzellen *(T4/T8-Quotient,* beim Gesunden ≥ 1, im Krankheitsverlauf abfallend) sowie evtl. die Konzentrationen von β_2-Mikroglobulin und **Neopterin** im Serum. Neopterin ist ein Abbauprodukt des energiereichen Guanosintriphosphat und ein Maß für die Aktivität des zellulären Immunsystems.

Bei Verdacht auf Neuro-AIDS oder opportunistische Infektionen sind zur Ursachenfindung und Einschätzung der Prognose weiter gehende Untersuchungen notwendig. Ein Teil dieser Untersuchungen ist aber auch Bestandteil der auf jeden Fall notwendigen „Routinekontrollen".

Folgen der HIV-Infektion

HIV-Enzephalopathie, Hirnbefall mit Protozoen, Pilzen oder Viren, Hirntumoren, Demenz

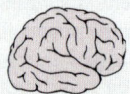

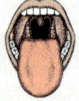 Pilzbefall von Mundhöhle und Rachen

Hauttumoren (Kaposi-Sarkom), Warzen, Hautinfektionen, z.T. mit Abszessbildung

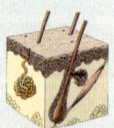

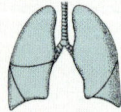 Lungeninfektionen durch Pneumocystis carinii, Pilze, Bakterien, Viren

Darminfektionen durch Salmonellen, Staphylokokken, Viren, Hefepilze

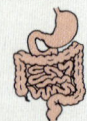

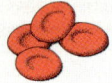 Thrombozytopenie, Leukopenie und Anämie durch Anti-HIV-Therapie

Abb. 16.13: Übersicht über die häufigsten AIDS-Manifestationen und Folgen einer Anti-HIV-Therapie. [A400]

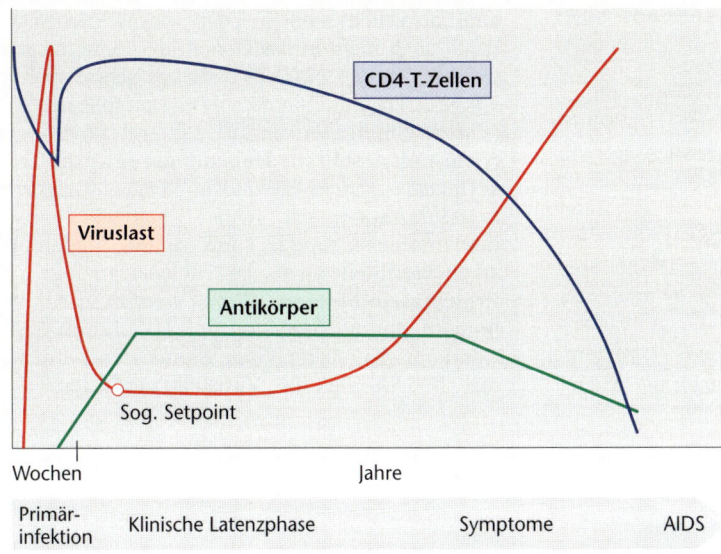

CD4-T-Zellen
> 500/µl: Lymphadenopathie, rezidivierende vaginale Candidose
200 – 500/µl: Pneumokokken-Pneumonie, Tuberkulose, Soor, Kaposi-Sarkom, Non-Hodgkin-Lymphom
100 – 200/µl: P.-carinii-Pneumonie, HIV-Enzephalopathie, Wasting-Syndrom
50 – 100/µl: Toxoplasmose, Kryptokokkose
< 50/µl: CMV-Retinitis, Infektionen mit atyp. Mykobakterien, Kryptosporidiose

Abb. 16.14: Natürlicher Verlauf einer HIV-Infektion beim Erwachsenen. Je geringer die Zahl der T-Helferzellen (CD4-Zellen) im Blut ist, desto stärker ist der Infizierte durch Infektionen gefährdet. [L157]

- Blutuntersuchung: BSG, CRP (☞ 17.5.6), großes BB, Leberwerte (AP, GOT, GPT, γ-GT, LDH), Kreatinin, Elektrophorese, Immunglobuline, Blutkultur und Blut auf Mykobakterien. Evtl. Hepatitis- und Luesserologie und Antikörperbestimmung gegen vermutete Infektionen, z.B. Toxoplasmose und Zytomegalie (oft wenig effektiv wegen schlechter Abwehrlage des Patienten)
- Urinuntersuchung: Urinstatus, Urinkultur, Urin auf Mykobakterien
- Bei Verdacht auf Pneumonie: Blutgasanalyse (☞ 8.4.5), Röntgen-Thorax, Sputumuntersuchung oder broncho-alveoläre Lavage (☞ 8.4.4), evtl. Bronchoskopie mit transbronchialer Biopsie

- Bei Verdacht auf Pilzinfektionen: Pilzkultur
- Bei zerebralen Symptomen: CT (☞ 1.6.3) des Gehirns, evtl. Kernspintomographie (☞ 1.6.4) zur Differenzialdiagnose (Infektion, Tumor)
- Bei Verdacht auf maligne Tumoren (in erster Linie Lymphom und Kaposi-Sarkom): Biopsie.

◩ Behandlungsstrategie

☞ Die adäquate Behandlung von HIV-Infizierten und AIDS-Kranken umfasst:
- Die gegen das HIV selbst gerichtete anti(re-tro)virale Behandlungsstrategie

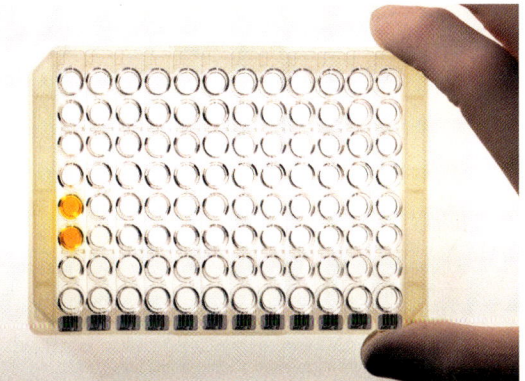
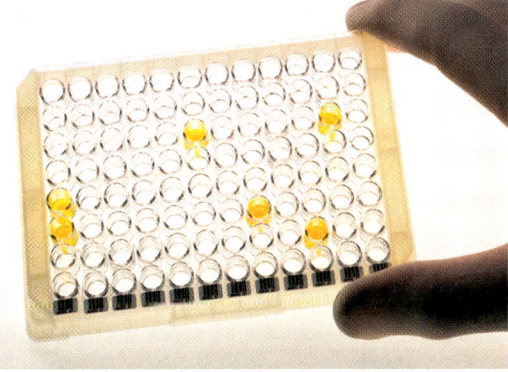

Abb. 16.15 – 16.16: Mikrotiterplatten, in deren Näpfchen der ELISA-Test (☞ Text) zum Nachweis von HIV-Antikörper durchgeführt wird. Die Gelbfärbungen in der linken Platte zeigen an, dass Kontrollseren, die in diese beiden Näpfchen gegeben wurden, HIV-Antikörper enthalten. In der rechten Platte befinden sich zusätzlich Serumproben von Patienten. Die Gelbfärbung in den Näpfchen mit Serum von vier Patienten bedeutet die Diagnose HIV-positiv. [J540]

- Die Behandlung der mit der HIV-Infektion einhergehenden Erkrankungen, insbesondere der opportunistischen Infektionen
- Eine gesunde Lebensweise und sorgfältige Pflege sowie
- Angemessene psycho-soziale Unterstützung.

Anti(retro)virale Behandlungsstrategie

Heute verfügbare Arzneimittel gegen AIDS gehören drei verschiedenen Substanzgruppen an (☞ auch Tab. 16.17):

- **Nukleosidanaloga** (*Nukleosid-Reverse-Transkriptase-Inhibitoren*, kurz *NRTI*) hemmen die reverse

Transkriptase. In der Zelle freigesetzte Virus-RNA kann also nicht mehr in DNA umgeschrieben und damit auch nicht in das Genom der Zelle integriert werden. Zu den Nukleosidanaloga gehört z.B. das älteste Arzneimittel in der AIDS-Therapie, das **AZT** (*Zidovudin, Azidothymidin*, z.B. in Retrovir®)

- **Nicht-nukleosidische Hemmer der reversen Transkriptase** (*Nicht-Nukleosid-Reverse-Transkriptase-Inhibitoren*, kurz *NNRTI*) hemmen ebenfalls die viruseigene reverse Transkriptase, greifen aber an anderer Stelle an als die Nukleosidanaloga
- **Proteinaseinhibitoren** (*Proteaseinhibitoren*) verhindern durch Hemmung der HIV-Protease den Zusammenbau neuer Viren. Stattdessen werden lediglich nicht-infektiöse Virusteile produziert.

Substanz	Handelsname	Hauptnebenwirkungen	Besonderheiten
Nukleosidanaloga*			
Abacavir	Ziagen®	Überempfindlichkeitsreaktionen	
AZT (Azidothymidin, Zidovudin)	Retrovir®; zusammen mit Lamivudin in Combivir®	Blutbildveränderungen (Leukozytopenie!)	Bei Raumtemperatur dunkel aufbewahren
Didanosin (DDI)	Videx®	Periphere Neuropathie, Pankreatitis	Einnahme nüchtern (1 Std. vor oder 2 Std. nach den Mahlzeiten). Tabletten langsam kauen oder vor der Einnahme zerkleinern. Alkoholabstinenz
Lamivudin (3TC)	Epivir®, zusammen mit AZT in Combivir®	Hautausschlag	Einnahme von Combivir® zum Essen oder unabhängig von den Mahlzeiten möglich
Stavudin (D4T)	Zerit®	Periphere Neuropathie, Pankreatitis	
Zalcitabin (DDC)	Hivid®	Periphere Neuropathie, gel. Stomatitis	
Nicht-nukleosidische Hemmer der reversen Transkriptase			
Delaviridin	Rescriptor®	Hautausschlag	
Efavirenz	Sustiva®	ZNS-Symptome, Hautausschlag	
Nevirapin	Viramune®	Hautausschlag (teils mit Allgemeinsymptomen), Anstieg der Leberwerte	Einnahme nüchtern oder zu den Mahlzeiten
Proteinaseinhibitoren**			
Amprenavir	Agenerase®	Hautausschlag	
Indinavir	Crixivan®	Nierensteine, erhöhter Bilirubinspiegel	Einnahme nüchtern (1 Std. vor oder 2 Std. nach den Mahlzeiten), wegen Resorptionsbeeinträchtigung mind. 1 Std. Abstand zu DDI. Ausreichende Flüssigkeitszufuhr ($\geq$ 1,5 l/Tag)
Nelfinavir	Viracept®	Hautausschlag, CK-, Transaminasenanstieg	Einnahme vorzugsweise zu den Mahlzeiten
Ritonavir	Norvir®	Anstieg der Leberwerte	Einnahme vorzugsweise zu den Mahlzeiten
Saquinavir	Fortovase®	Anstieg der Leberwerte	Einnahme während oder bis zu 2 Std. nach einer (fettreichen) Mahlzeit. Bei Raumtemperatur nur 3 Monate haltbar

* Alle Nukleosidanaloga: Laktatazidose.
** Alle Proteinaseinhibitoren: Lipodystrophie (v.a. Umverteilung der Fettdepots zum Stamm hin), Verschlechterung der Glukosetoleranz, Fettstoffwechselstörungen, evtl. arterielle Hypertonie. Die Pathogenese der Lipodystrophie ist dabei im Einzelnen noch unklar, sie tritt auch unter Medikation mit anderen Substanzen auf, ist jedoch bei Einnahme von Proteinaseinhibitoren wesentlich häufiger.

Tab. 16.17: Übersicht über die gegen eine HIV-Infektion bzw. AIDS wirksamen Substanzen. Alle Arzneimittel können darüber hinaus zu gastrointestinalen Nebenwirkungen wie Übelkeit oder Diarrhoe, fast alle zu Kopfschmerz und Müdigkeit führen. Fast alle Substanzen zeigen auch zahlreiche Wechselwirkungen sowohl untereinander als auch mit Präparaten gegen andere Erkrankungen.

Weitere Substanzen befinden sich in der klinischen Entwicklung.

Ein prinzipielles Problem aller Arzneimittelgruppen ist die häufige Resistenzentwicklung der HI-Viren, die nach anfänglich guter Hemmung der Virusvermehrung die Viruslast nach Monaten, vielleicht auch Jahren, wieder ansteigen lässt. Deshalb wird heute nicht mit *einem*, sondern mit *mehreren* Arzneimitteln behandelt. Trotzdem ist das Resistenzproblem nicht gelöst.

Ein weiteres ungelöstes Problem betrifft die Frage, was – auch wenn die Viruslast unter die Nachweisgrenze sinkt – langfristig mit der in das Genom der Wirtszelle integrierten Virus-DNA passiert, die ja an alle Nachkommen der infizierten Zelle weitergegeben wird. Wissenschaftler gehen heute davon aus, dass das Virus in T-Gedächtniszellen lange Jahre überleben kann und somit bei Absetzen der Medikation ein Fortschreiten der Virusvermehrung zu befürchten ist.

Dritter Problemkomplex in der HIV-Therapie ist der Nebenwirkungsreichtum der bisher verwendeten Substanzen, der nicht selten zum Therapieabbruch führt.

Auch wenn die Kombinationstherapien zu einer erheblichen Lebensverlängerung und Verbesserung der Lebensqualität geführt haben, gilt nach wie vor:

> Bis heute existieren lediglich Arzneimittel, die den Krankheitsverlauf *verzögern*. Hoffnungen auf *Heilung* haben sich bisher nicht erfüllt.

Entsprechend der vielen noch offenen Fragen und ungelösten Probleme der HIV-Therapie sind die Ansichten, wann, womit und wie lange behandelt werden soll, geteilt; sowohl für einen frühen als auch für einen späten Therapiebeginn lassen sich Argumente anführen. Eine eindeutige Behandlungsindikation sehen Mediziner bei niedriger oder sinkender Zahl der Helferzellen, steigender Viruslast (wobei in beiden Fällen die genauen Grenzwerte umstritten sind), Auftreten von Beschwerden sowie dem Vollbild AIDS. Für nicht vorbehandelte Patienten wird zurzeit die Kombination zweier Nukleosidanaloga mit einer dritten Substanz, vorzugsweise einem Proteinaseinhibitor, empfohlen. Bei vorbehandelten Patienten hängt die Wahl der Arzneimittel von der Art der Vorbehandlung ab (gegen welche Arzneimittel liegen schon Resistenzen vor?).

Behandelt werden sollte auch die akute HIV-Infektion, in der Hoffnung, hierdurch die Virusausbreitung im Körper hemmen zu können. Wie lange diese Behandlung durchgeführt werden sollte, ist aber unklar.

Ob asymptomatische Patienten mit geringer Viruslast und ausreichend hoher Zahl an Helferzellen behandelt werden sollen, ist strittig. Einerseits erscheint auch hier eine Prognoseverbesserung durch maximale Hemmung der Virusvermehrung logisch, andererseits vermindert die Therapie evtl. die später noch verbleibenden Behandlungsmöglichkeiten. Außerdem erfordert die Therapie gegen HIV wegen der ausgeklügelten Arzneimittelschemata eine hohe Kooperationsbereitschaft von Seiten des Patienten und bedeutet deshalb und wegen der häufigen Nebenwirkungen eine Einschränkung seiner Lebensqualität. Solange die Mediziner hier unterschiedlicher Ansicht sind, sollte die Entscheidung in diesen Fällen nach ausführlicher Aufklärung des Patienten zusammen mit ihm erfolgen.

Strittig ist außerdem, ob geplante Therapieunterbrechungen sinnvoll sein könnten. Beobachtungen lassen vermuten, dass bei sehr geringer Virusvermehrung die körpereigene Immunabwehr gegen das HIV eher abnimmt und eine kurzzeitige Virusvermehrung die Abwehrmechanismen evtl. verbessern könnte. Andererseits bergen Therapieunterbrechungen das Risiko von Resistenzentwicklungen. Künstliche Substanzen, mit denen die Immunabwehr speziell gegen das HIV gestärkt werden könnte (also eine Art Impfstoff), gibt es bislang nicht.

Behandlung der mit HIV/AIDS assoziierten Erkrankungen

Die Behandlung der mit der HIV-Infektion typischerweise assoziierten Erkrankungen entspricht im Wesentlichen den allgemeinen Richtlinien und wird bei den einzelnen Erkrankungen ausführlich dargestellt. Vielfach sind allerdings die Therapiemöglichkeiten infolge der Grunderkrankung oder der antiviralen Medikation eingeschränkt.

Prognose

Die HIV-Infektion ist bislang unheilbar. Zwar können Jahre bis zum Ausbruch der Erkrankung vergehen, doch muss man nach wie vor davon ausgehen, dass die Erkrankung bei genügend langer Beobachtungszeit stets tödlich verläuft.

Patienteninformation

Eine Impfung gegen HIV ist bisher nicht verfügbar, eine Vorbeugung also nur durch Meiden erregerhaltiger Sekrete möglich. Hierzu gehört insbesondere das Benutzen von Kondomen bei Geschlechtsverkehr mit wechselnden Partnern („safer sex"). Drogensüchtige sollten Injektionsbestecke nicht mit anderen teilen.

Im medizinischen Bereich sind die sorgfältige Herstellung von Blutprodukten, ihre gezielte, möglichst sparsame Anwendung und das Umsteigen auf Eigenblutspenden – wenn möglich – hervorzuheben.

16.3.2 Pflege von HIV-Infizierten

Psychische Belastung der Pflegenden

Die Pflege von HIV-Positiven und AIDS-Kranken stellt hohe Anforderungen an die Pflegenden, insbesondere an deren Psyche. Sie führt zwangsläufig in die Auseinandersetzung mit dem Tod des Patienten, aber auch zur Konfrontation der Pflegenden mit dem eigenen Sterben. Eine Umfrage unter Pflegenden konnte dies unterstreichen. Viele der Befragten gaben an, es berühre sie besonders, dass viele AIDS-Patienten etwa gleichaltrig seien. Durch die lange Behandlungszeit entwickelt sich häufig eine tiefe emotionale Beziehung zwischen Patient und Pflegenden. Aufgrund der sozialen Isolation stehen Pflegende einem AIDS-Patienten an dessen Lebensende oft näher als dessen Angehörige und – früheren – Freunde.

> **Entlastung der Pflegenden**
>
> Da die Pflege von AIDS-Patienten eine hohe Belastung für die Pflegenden bedeutet, sollten weitere Probleme, die unter Umständen auch vom Stationsteam ausgehen können, vermieden werden. Bereits bei der Wahl neuer Mitarbeiter sollten die Teamfähigkeit und die Belastbarkeit berücksichtigt werden. Darüber hinaus können durch regelmäßige Supervision Probleme innerhalb des Teams oder auch mit einzelnen Patienten besprochen und gelöst werden.

Allgemeine Hinweise

- Die Schweigepflicht hat in der Pflege von Aids-Kranken besondere Bedeutung. Ihr unbedingtes Einhalten ist für ein gutes Vertrauensverhältnis zum Patienten – und damit auch für ehrliche Gespräche – unverzichtbar
- Erhält der Patient Besuch, sollte er sich mit seinem Besucher möglichst ungestört unterhalten können. Gespräche werden nur in Ausnahmefällen unterbrochen. Evtl. kann ein kleiner Raum auf der Station so eingerichtet werden, dass er für längere Unterhaltungen oder Problemerörterungen zur Verfügung gestellt werden kann und keine Dritten zuhören können
- Die Gespräche mit dem Patienten beschränken sich nicht nur auf Probleme. Vor allem die Bezugsperson, die sich der Patient nach Möglichkeit selbst aussucht, nutzt Gelegenheiten, dem Patienten zuzuhören und in passenden Momenten an Aussagen anzuknüpfen, die ihn aus dem ständigen gedanklichen Kreisen um seine Erkrankung herausführen können. Gemeinsam gilt es zu überlegen, was das Leben lebenswert macht. Gibt es noch Ziele, auf deren Erfüllung der Patient hinarbeiten, auf die er sich freuen kann?
- Bei einigen Patienten bestehen zusätzliche Suchtprobleme.

> **Beim Umgang mit HIV-Infizierten sind Maßnahmen zum Selbstschutz zwar unumgänglich (☞ 16.3.3), doch besteht bei normalen alltäglichen Kontakten wie Händeschütteln *keine* Ansteckungsgefahr! Für die Patienten ist es wichtig, dass sie „normal" behandelt werden. Sie registrieren sehr genau, wenn sich jemand aus Angst vor Ansteckung kaum in ihre Nähe wagt.**

Hilfestellung bei den ATL
Sinn finden und
Kommunizieren

Patienten mit einer HIV-Infektion sind meist jung, d.h. in einem Alter, in dem sie „das ganze Leben" noch vor sich wähnten. Das Wissen um die – unheilbare – HIV-Infektion bedeutet, dass der gesamte Lebensentwurf (Beruf, Familie) in Frage gestellt wird. Dank der mittlerweile zur Verfügung stehenden Arzneimittel bedeutet eine HIV-Infektion in den Industrieländern für die meisten Patienten nicht mehr wie früher einen nahen Tod; eine Infektion mit dem HI-Virus ist heutzutage eher eine chronische Erkrankung, die durch die verschiedenen Komplikationen das Leben des Betroffenen beeinflusst.

Im Mittelpunkt stehen daher die psychischen Probleme der Patienten. Auch wenn sie – noch – relativ beschwerdearm sind, fühlen sie sich „wie auf einer Zeitbombe". Sie haben nicht nur Angst vor dem Tod, sondern auch vor der Zeit davor: vor gesellschaftlicher Isolierung, wenn die Krankheit nach außen hin deutlich wird, vor Partnerschaftsproblemen und vor langem, einsamem Sterben. Gesprächsbereitschaft von Seiten der Pflegenden und der Ärzte ist für diese Patienten – und ihre Angehörigen – ganz wichtig. Eine große Hilfe sind den Patienten soziale Dienste, Selbsthilfegruppen, Psychologen und Seelsorger, die den Betroffenen auch außerhalb der Klinik zur Seite stehen können.

> **Für viele Patienten ist eine Betreuung in ihrem sozialen Umfeld möglich. Selbsthilfeorganisationen und ambulante Pflegedienste erlauben Betroffenen, trotz Beschwerden nicht in die Klinik zu müssen und so im Rahmen ihrer Erkrankung ein möglichst „normales" Leben zu führen.**

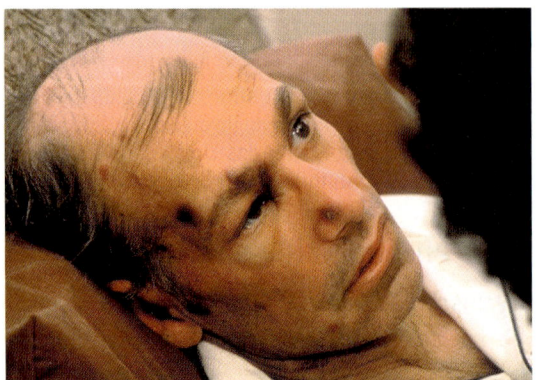

Abb. 16.18: Dieser Patient mit AIDS wird zu Hause gepflegt und kann so die letzte Zeit seines Lebens in seiner gewohnten Umgebung verbringen. In seinem Gesicht sind mehrere Kaposi-Sarkome (☞ 16.3.5) erkennbar. [J500-205]

Auch im Endstadium ist oft eine Betreuung außerhalb der Klinik möglich. Abseits des Krankenhausalltags ermöglichen Hospize eine medizinische und psychosoziale Betreuung, die auf die Ängste der Sterbenden vor Schmerzen und Tod eingehen.

✉ **Kontaktadresse**
Deutsche AIDS-Hilfe e.V.
Dieffenbachstraße 33
10967 Berlin
Tel.: 030/6900870
Fax: 030/69008742
http://www.aidshilfe.de

Sich waschen und kleiden

- Alle Pflegemaßnahmen, einschließlich der Körperpflege und den Prophylaxen, richten sich nach den individuellen Pflegeproblemen
- Zur Vorbeugung von Hautinfektionen der oft sehr trockenen Haut der Patienten wird die Haut sorgfältig gepflegt: Bäder mit rückfettenden Substanzen, Fettsalben, Intimhygiene, sorgfältiges Abtrocknen
- Eine gewissenhafte Mundpflege beugt Schleimhautinfektionen vor. Die Pflegenden klären den Patienten auf, dass er den Mund nach jeder Mahlzeit spülen soll, damit keine Speisereste im Mund-Rachenraum verbleiben, die ein Bakterienwachstum begünstigen
- Um Verletzungen bei der Körperpflege zu vermeiden, sorgen die Pflegenden dafür, dass mögliche Gefahrenquellen, etwa zu harte Zahnbürsten oder Rasierklingen, ausgeschlossen werden und informieren den Patienten über ein vorsichtiges Vorgehen.

Körpertemperatur regulieren

Zur Früherkennung von Infektionen führen die Pflegenden regelmäßige Temperaturkontrollen durch.

Essen und trinken

- Die Ernährung sollte vitamin-, eiweiß- und kalorienreich sein, dabei aber nicht zu scharf oder zu süß (steigert den Pilzbefall). Bei kachektischen Patienten können Kompromisse nötig sein, um eine – weitere – Auszehrung der Patienten zu verzögern
- Die Pflegenden berücksichtigen besondere Vorlieben oder Abneigungen des Patienten, indem sie ihm Wunschkost oder ein Mitbringen von Speisen durch Angehörige ermöglichen
- Haben die Patienten z.B. infolge einer Soor-Ösophagitis (☞ 17.9.3) Probleme beim Essen, kann passierte oder flüssige Kost helfen
- Mehrere kleine Mahlzeiten werden in aller Regel besser vertragen als wenige große. Daher bieten die Pflegenden dem Patienten Zwischenmahlzeiten an

- Sollte ein Patient trotz dieser Maßnahmen weiter abmagern, erörtern die Pflegenden in Absprache mit dem Arzt die zusätzliche Gabe von Sondennahrung (z.B. Meritene® ☞ 2.3.1)
- Alle Patienten werden regelmäßig gewogen
- Generell achten die Pflegenden auf eine ausreichende Flüssigkeits- und Elektrolytzufuhr, da der Flüssigkeits- und Elektrolytbedarf durch Durchfälle, Erbrechen und Fieber höher ist als beim Gesunden.

Für Sicherheit sorgen

Aufgrund ihrer Krankheit verlieren viele HIV-Infizierte und AIDS-Kranke ihren Arbeitsplatz und/oder werden schwer pflegebedürftig. Deshalb kann auch der Kampf um die soziale Sicherheit des Patienten Aufgabe der Pflegenden – zusammen mit Ärzten und sozialen Diensten – sein. So ist für den finanziellen Unterhalt zu sorgen, ggf. ein Rentenantrag zu stellen. Ein Schwerbehindertenausweis muss ebenso beantragt werden wie die ambulante Betreuung/Krankenpflege. Auf Wunsch werden Kontakte zur Hospizbewegung oder zu Selbsthilfegruppen geknüpft. Unter Umständen ist die Versorgung von Kindern zu regeln. Manche HIV-Infizierte und AIDS-Kranke verbringen viel Zeit mit der Planung ihrer eigenen Beerdigung und mit der Verteilung ihres Nachlasses (Testament).

Ausscheiden

Ist der Allgemeinzustand stark beeinträchtigt, brauchen die Patienten evtl. einen Nachtstuhl am Bett. Häufig haben gerade jüngere Patienten mit Diarrhoe Hemmungen, um Hilfe zu bitten.

Sich als Frau oder Mann fühlen und verhalten

Oft muss der Betroffene zum Zeitpunkt der Diagnose seinen Eltern oder seinem Partner gestehen, dass er homosexuell oder bisexuell ist („Outing"). Dies führt nicht selten zu Konflikten: Die Angehörigen fühlen sich betrogen („Alibi-Ehepartner") und/oder ziehen sich vom Ehepartner bzw. vom Kind zurück.

Schon in den Frühstadien der HIV-Infektion prägt die Infektion das Sexualleben: Durch jeden ungeschützten Geschlechtsverkehr, d.h. ohne Verwendung eines Kondoms, kann das Virus an den Sexualpartner weitergegeben werden. Wurde der Partner bereits infiziert, führen Schuldgefühle einerseits und Zorn andererseits womöglich zu einer Beziehungskrise, an der die Partnerschaft zerbrechen kann.

Richtlinien für Hygiene- und Desinfektionsmaßnahmen

Die erforderlichen Hygiene- und Desinfektionsmaßnahmen orientieren sich am Übertragungsweg. Ansteckend sind – vergleichbar der Situation bei Hepatitis B – Blut und andere Körperflüssigkeiten wie z.B. Sperma, Vaginalsekret, Liquor und ggf. Aszites oder Fruchtwasser. Ausgangspunkt ist außerdem, dass eine Reihe von Hygiene- und Vorsichtsmaßnahmen wie Händereinigung und -desinfektion bei jedem Patienten immer eingehalten werden. Dementsprechend gilt:

- Unterbringung in einem Einzelzimmer ist nicht erforderlich. Ausnahmen sind beispielsweise gleichzeitig bestehende andere Infektionen, die eine Isolierung erfordern, oder eine hochgradige Abwehrschwäche des Patienten mit Notwendigkeit einer Umkehrisolation
- Die Pflegenden tragen immer und nur dann Handschuhe, wenn eine Kontamination mit erregerhaltigem Material möglich ist
- Ähnliches gilt für Schutzkittel und Mundschutz. Schutzkittel sind beispielsweise bei sehr großen Wundflächen oder massiven Durchfällen erforderlich, ein Mundschutz bei Atemwegserkrankungen mit Aerosolbildung
- Über das Übliche hinausgehende Desinfektionsmaßnahmen sind nicht generell notwendig, können aber insbesondere bei AIDS durch die Begleiterkrankungen, etwa einen infektiösen Durchfall, erforderlich sein (☞ auch 17.6.6). Das Geschirr Infizierter gilt als nicht ansteckend, die Wäsche nur, wenn sie mit virushaltigem Material in direkten Kontakt gekommen ist
- Wenn irgend möglich, sollte Einmalmaterial bevorzugt werden, Alternative ist die streng patientenbezogene Verwendung medizinischer Geräte und tägliche Sterilisation von Therapiegegenständen aus Kunststoff.

HIV-infizierte Schwangere und Kinder

Wegen des Risikos, dass das tödliche Virus während der Schwangerschaft oder der Geburt auf das Ungeborene übertragen wird, und weil mit Ausbruch der Erkrankung die Versorgung des Kindes gefährdet sein kann, wird HIV-infizierten Frauen prinzipiell von einer Schwangerschaft abgeraten.

Ist eine Schwangerschaft bereits eingetreten (derzeit ist in Deutschland ca. 1 von 3 000 Schwangeren mit HIV infiziert), werden diese Problematik und die Frage eines Schwangerschaftsabbruchs mit der Frau besprochen. Für das Kind kann das Infektionsrisiko durch eine geplante Schnittentbindung (Kaiserschnitt, Sectio) *vor* Einsetzen der Wehen, eine AZT-Behandlung der Mutter während der Schwangerschaft und eine AZT-Behandlung des Neugeborenen erheblich reduziert werden. Die Mutter sollte das Neugeborene nicht stillen, da die Infektion auch durch die Muttermilch übertragen werden kann. Neuere Studien sprechen von einem Infektionsrisiko für das Kind um 25 % ohne Prophylaxe und unter 5 %, evtl. sogar um 2 % bei Beachtung aller Maßnahmen. Eine längere, engmaschige Überwachung des Kindes durch einen Arzt ist nötig, um festzustellen, ob es sich infiziert hat oder nicht.

Die HIV-Infektion von Kindern stellt ein sehr trauriges Problem dar. Neben den körperlichen Leiden der Kinder – der Krankheitsverlauf ist letztendlich der gleiche wie bei Erwachsenen – ist auch ihre psychische Situation extrem schwierig. Bei relativem Wohlbefinden möchten HIV-infizierte Kinder und Jugendliche wie ihre gesunden Altersgenossen in den Kindergarten oder zur Schule gehen und mit anderen Kindern spielen. Dies wird ihnen aus Angst der anderen Eltern um ihre Kinder (basierend auf mangelnder Aufklärung) oft verweigert: Denn obwohl bei Kindern häufiger Tränen fließen und der körperliche Kontakt enger ist als bei Erwachsenen, wird heute davon ausgegangen, dass für die Spielkameraden kein erhöhtes Risiko besteht (mit Ausnahme von besonders aggressiven Kindern, die andere Kinder beißen). Voraussetzung für ein ungefährdetes Miteinander ist allerdings das Einhalten der allgemeinen Hygieneregeln durch Eltern, Erzieherinnen oder Lehrer, und so weit es geht, auch der Kinder (vor allem nach dem Toilettengang).

16.3.3 Infektionsschutz des Personals

Das Risiko, sich durch die Pflege mit dem HI-Virus zu infizieren, ist insgesamt gering. Bis Ende 1991 waren zwar *weltweit* 7 600 Fälle bekannt, bei denen sich Pflegende mit dem Virus infiziert hatten, aber nur bei 29 Pflegekräften galt es als gesichert, dass die Infektion *berufsbedingt* war. Im Vergleich dazu ist die Ansteckung mit dem Hepatitis-B- und -C-Virus (z.B. bei Verspritzen von Blut ins Auge oder Nadelstichverletzungen) ca. 25-mal wahrscheinlicher.

Die häufigste Ursache von HIV-Infektionen im Pflegebereich waren versehentliche Nadelstiche durch Zurückstecken von Kanülen in ihre Schutzkappen (*Recapping* ☞ auch 17.2.1, Kanülenverletzung). Es folgten Infektionen über die Schleimhäute bzw. über rissige Haut.

Trotz dieses relativ geringen Risikos müssen die Pflegenden – und Ärzte – im Umgang mit HIV-Infizierten die gleichen Vorsichtsmaßnahmen treffen wie bei Patienten mit Hepatitis B, die ja ebenfalls über Blut-zu-Blut-Kontakt und sexuellen Kontakt übertragen wird.

	Hep. B	Hep. A	HIV
Infektionswahrscheinlichkeit bei Kontakt mit virus-positivem Blut	1 : 3	1 : 10	1 : 250
Infektionswahrscheinlichkeit bei Kontakt mit Blut unbekannten Virusgehalts	1 : 600	1 : 5 000	1 : 250 000

Tab. 16.19: Schätzwerte für die Wahrscheinlichkeit, dass nach einmaligem Kontakt mit virushaltigem oder fraglich virushaltigem Patientenblut eine Infektion eintritt.

Für die Pflege bedeutet dies:
- Bei Kontakt mit Blut, Ausscheidungen und Sekreten sowie beim Waschen des Patienten und beim Verbandwechsel Latex-Handschuhe benutzen und Hände regelmäßig desinfizieren. Evtl. zusätzlich Schutzkittel tragen, etwa beim Verbandwechsel stark nässender Wunden. Bei Patienten mit unkontrollierbarem Hustenreiz Mundschutz anlegen
- Material, das mit erregerhaltigen Körpersekreten in Berührung gekommen ist, sorgfältig entsorgen (Sondermüll). Hierzu gehört auch die Kennzeichnung als „infektiös". Verschüttetes Blut – oder andere Körperausscheidungen – aufwischen und die Fläche anschließend desinfizieren
- Verletzungen durch benutzte Skalpelle, Infusionsbestecke, Kanülen etc. vermeiden. Kanülen noch im Patientenzimmer in geeignete Behälter entsorgen und nicht wieder in die Schutzhülle zurückstecken
- Bei Endoskopien oder beim Absaugen intubierter Patienten Mundschutz und Schutzbrille anlegen, bei Operationen zwei Paar Handschuhe tragen
- Die Hände regelmäßig eincremen, um rissiger Haut vorzubeugen. Hautrisse sind potenzielle Eintrittspforten! Bei bestehenden Verletzungen an den Händen wird ein gut schließender, wasserundurchlässiger Verband angelegt
- Vor jeder Untersuchung das durchführende Personal über die Infektionsgefahr informieren
- Laborproben als „infektiös" kennzeichnen (je nach Vorschriften des Hauses). Transport- und Versandgefäße für Blut und andere Proben (z.B. Urin) mit Warnaufklebern versehen und möglichst doppelt verpacken. Auch auf dem Begleitschein das erhöhte Risiko vermerken
- Für funktionsfähige Beatmungsgeräte (inkl. Zubehör wie z.B. Masken) sorgen, um eine Mund-zu-Mund-Beatmung zu vermeiden.

> 🖼 **Hauptpfeiler der Infektionsprophylaxe**
> - Tragen von *Latex*-Handschuhen (Handschuhe aus anderem Material bieten keinen ausreichenden Schutz) bei jedem Kontakt mit Körperflüssigkeiten
> - Vermeiden von Verletzungen mit gebrauchten Instrumenten, insbesondere Kanülen.

Erstmaßnahmen bei Verletzungen mit HIV-kontaminiertem Material

Allgemeine Maßnahmen bei Kanülenverletzung ☞ 17.2.1

Bei sicherer Kontamination mit HIV empfehlen viele Mediziner heute eine möglichst frühzeitige Kombinationstherapie über vier Wochen, um das Infektionsrisiko zu minimieren. Standard ist zurzeit die Gabe von Combivir® und einem Proteinaseinhibitor. Frauen sollten während der Therapie eine Schwangerschaft

vermeiden, Männer keine Kinder zeugen. Bis zum Ausschluss einer HIV-Infektion durch die Verletzung verhält sich die Pflegekraft so, als wenn sie infiziert wäre (also beispielsweise kein Blut spenden oder keinen ungeschützten Geschlechtsverkehr haben). Die psychische Belastung während dieser mehrmonatigen Wartezeit ist für sie und ihre Angehörigen enorm.

> 📖 **Literaturtipp**
> Wierz, Volker; Kuhlenkamp, Anja: Pflege von Menschen mit HIV-Infektion und AIDS. Verlag Hans Huber, Bern, 1997

16.3.4 HIV-assoziierte Infektionen

> 🖙 Bei AIDS-Kranken kommt es durch die hochgradige Abwehrschwäche regelmäßig zu Infektionen, die ansonsten nur sehr selten zu beobachten sind. Häufig treten auch *Mehrfachinfektionen* auf, d.h. mehrere Infektionen zum gleichen Zeitpunkt.

Pneumocystis-carinii-Pneumonie

Pneumocystis carinii ist ein Einzeller, von dem bisher ungeklärt ist, ob er den Protozoen (tierischen Einzellern ☞ auch 17.10) oder den Pilzen zuzuordnen ist. Pneumocystis carinii ist in der Bevölkerung sehr weit verbreitet, verursacht aber nur bei Abwehrschwäche Erkrankungen.

Die **Pneumocystis-carinii-Pneumonie** (kurz *PcP*) des AIDS-Kranken ist wahrscheinlich auf die Reaktivierung einer latenten (persistierenden) Infektion zurückzuführen. Sie zeigt sich durch drei Symptome:
- Zunehmendes Fieber
- Trockener Husten
- Belastungsdyspnoe (☞ 8.3.1) mit Leistungsknick.

Die Diagnose wird durch Röntgenaufnahme des Thorax, Erregernachweis im Sputum oder bronchoalveoläre Lavage (☞ 8.4.4) gestellt.

Die Standardbehandlung besteht in der hochdosierten, möglichst intravenösen Gabe von Cotrimoxazol über drei Wochen. Aufgrund der hohen Dosierung sind Nebenwirkungen sehr häufig. Bei schlechten Befunden in der Blutgasanalyse werden zusätzlich Glukokortikoide gegeben. Trotz der Therapie verläuft die PcP zurzeit in ca. 10 % der Fälle tödlich. Sind nur noch sehr wenig Helferzellen im Blut oder hat der Patient bereits eine PcP durchgemacht, ist eine (Rezidiv-)Prophylaxe durch orale oder inhalative Gabe von Antibiotika (z.B. Cotrimoxazol, das gleichzeitig der Toxoplasmoseprophylaxe dient) oder Antiprotozoenmittel erforderlich.

Pflegerisch ist die Linderung der Atemnot besonders wichtig, z.B. durch Frischluftzufuhr oder – nach ärztlicher Anordnung – Sauerstoffgabe, Atemtherapie, Inhalationen und Absaugen (☞ 8.2.2).

Infektionen durch Protozoen

Pneumocystis-carinii-Pneumonie ☞ oben

Toxoplasmose

Typisch für AIDS ist eine *zerebrale* Toxoplasmose (☞ auch 17.10.3), die ebenfalls durch Reaktivierung einer latenten Infektion entsteht. Diese kann symptomlos sein, aber auch verschiedene neurologische Ausfälle, Krampfanfälle oder eine Wesensveränderung verursachen sowie mit Kopfschmerzen und Fieber einhergehen.

Die Diagnose wird in der Regel serologisch und durch CT oder Kernspintomographie gestellt. Obwohl die Erkrankung relativ gut auf eine Kombination verschiedener Antibiotika und Chemotherapeutika anspricht, bleiben bei ca. 50 % der Patienten Dauerschäden zurück. Auch hier ist bei hochgradiger Abwehrschwäche und nach durchgemachter Erkrankung eine Antibiotikaprophylaxe notwendig (☞ oben).

Pflegeprobleme: Akute Verwirrung bei zerebraler Toxoplasmose und zerebralen Krampfanfällen

Gegenüber verwirrten und desorientierten Patienten besteht eine *Obhutspflicht*. Deshalb sorgen die Pflegenden dafür, dass der Patient nicht weglaufen kann. Außerdem ist jederzeit mit einem zerebralen Krampfanfall zu rechnen. Die Pflegenden leisten dann Erste Hilfe (☞ 5.7), benachrichtigen den Arzt und dokumentieren den Verlauf des Anfalls (Zeitpunkt, Art, Pupillenweite und -reaktionen) sowie die unternommenen Hilfemaßnahmen.

Pilzinfektionen

Pilzinfektionen, insbesondere der Soor (☞ unten), die Kryptokokken-Meningitis (Details ☞ 17.9.4) und die Aspergillose der Lunge (Details ☞ 17.9.4), kommen bei AIDS-Kranken praktisch immer vor.

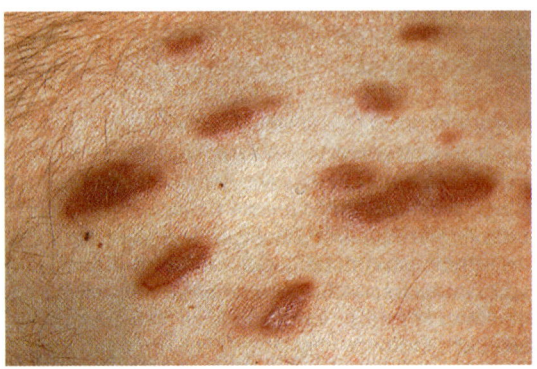

Abb. 16.20: Zahlreiche Kaposi-Sarkome eines Patienten mit AIDS. [E179-168]

Die häufigste Pilzinfektion bei AIDS ist der Befall mit *Candida albicans* (☞ 17.9.3). Typisch für den Mundsoor sind weiße, abstreifbare Beläge auf der Mund- und Rachenschleimhaut. Beim Übergreifen auf den Ösophagus klagt der Patient über Schluckbeschwerden und Schmerzen hinter dem Sternum.

Die Diagnose kann meist klinisch gestellt werden. Evtl. ist ein Abstrich für eine Pilzkultur erforderlich. Die Behandlung besteht in der Gabe vorzugsweise von Amphotericin B (z.B. Ampho-Moronal®) oder Fluconazol (z.B. Diflucan®), evtl. auch längerfristig zur Rezidivprophylaxe.

Pflegerisch wird beim Mundsoor die erkrankte Schleimhaut abgewischt, um Beläge zu lösen (☞ 17.9.3). Außerdem sollen die Patienten Einmalzahnbürsten benutzen. Bei Schluckbeschwerden kann pürierte Kost notwendig werden.

Virusinfektionen

Typische sekundäre **Virusinfektionen** des AIDS-Kranken sind die Zytomegalie (☞ 17.7.5), der Herpes labialis (17.7.3) und der Herpes zoster (☞ 17.7.4).

Bakterielle Infektionen

Bakterielle Infektionen, die gehäuft bei AIDS-Kranken auftreten, sind bakterielle Lungenentzündungen (insbesondere eine Pneumokokken-Pneumonie ☞ 8.5.3), Tuberkulose (☞ 8.5.4) und Infektionen durch sog. *atypische Mykobakterien*, die sich vor allem durch länger andauerndes Fieber und Gewichtsabnahme zeigen.

16.3.5 HIV-assoziierte Malignome

> Zwei Gruppen von Malignomen sind typisch für das Vollbild der AIDS-Erkrankung:
> - *Maligne Lymphome* (meist Non-Hodgkin-Lymphome ☞ 13.8.2), die bei ca. 5 – 10 % aller AIDS-Kranken auftreten
> - Das *Kaposi-Sarkom* (☞ unten), das vor allem homosexuelle Männer betrifft.

Das Kaposi-Sarkom

Das **Kaposi-Sarkom** ist ein maligner Tumor, der histologisch am ehesten einem *Sarkom* (☞ 14.1) mit reichlich Blutgefäßen entspricht. Außerhalb der Immunschwächekrankheit AIDS sind Kaposi-Sarkome praktisch nur bei älteren Männern und fast ausschließlich lokal begrenzt an den Extremitäten zu beobachten.

Seit wenigen Jahren wird das Kaposi-Sarkom ursächlich mit einer Infektion durch das vermutlich onkogene Herpes-Virus-Typ 8 in Zusammenhang gebracht. Die Infektion wird als notwendige, aber nicht hinreichende Voraussetzung für die Entwicklung eines Kaposi-Sarkoms gesehen.

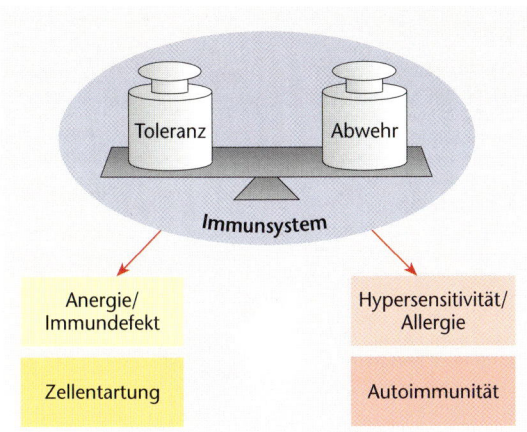

Abb. 16.21: Wird im menschlichen Immunsystem das Gleichgewicht zwischen Toleranz und Abwehr gestört, sind Krankheiten die Folge. Anergie = Fehlen der physiologischen Reaktion auf Antigene. [L157]

Bei AIDS-Kranken verhält sich das Kaposi-Sarkom wesentlich aggressiver: Die Betroffenen haben oft zahlreiche Tumoren, die zwar vorzugsweise auf der Haut und den Schleimhäuten (Mundschleimhaut) lokalisiert sind, aber auch in inneren Organen entstehen können. Das klinische Bild ist variabel und reicht von schmerzlosen, roten bis bräunlichen Flecken über braune Knötchen bis zu großen Geschwüren. Verlegen die Tumorzellen die Lymphbahnen, bekommt der Patient entstellende Ödeme. Bei einem Befall der inneren Organe verstirbt der Kranke meist rasch, z.B. an Lungen- oder Magen-Darm-Blutungen oder infolge einer Verlegung der Luftwege oder des Darmes.

Das Kaposi-Sarkom wird bevorzugt durch Lokalmaßnahmen wie z.B. Operation, Laserbehandlung oder Bestrahlung behandelt. Auch auf α-Inferferon oder die anti(retro)virale Behandlung (☞ oben) spricht ein Teil der Tumoren an. Eine Chemotherapie ist wegen ihrer schweren Nebenwirkungen – vor allem zusätzliche Schleimhautschäden und Abwehrschwäche – nur bei Komplikationen angezeigt. Dies sind z.B. schwere Ödeme bei Lymphknotenbefall oder eine Verlegung des Darmes oder der Bronchien bei entsprechend lokalisierten Tumoren.

Bei Patienten mit einem Kaposi-Sarkom müssen Hämatome, z.B. durch einfaches Anstoßen und Verletzungen, wegen der Blutungsgefahr unbedingt vermieden werden. Evtl. sind Polsterverbände erforderlich. Bei Lymphknotenbefall sind Entlastungslagerungen von Armen und Beinen, Kompressionsverbände oder Lymphdrainage angezeigt. Sehr wichtig, insbesondere bei Tumoren am Rücken, sind eine konsequente Dekubitusprophylaxe und Hautpflege, da einmal entstandene Geschwüre kaum abheilen.

16.4 Allergien

☷ **Allergie:** Erworbene, spezifische Überempfindlichkeit gegenüber bestimmten (körperfremden) Antigenen. Wie die physiologische Abwehrreaktion durch Antigen-Antikörper-Reaktionen ausgelöst, aber im Gegensatz zu dieser *überschießend* bis hin zum lebensbedrohlichen **anaphylaktischen Schock** (☞ 16.4.1 und 7.6).

Die **Allergie** wird also ebenso wie die Immunität bei einem früheren Antigenkontakt erworben, man spricht hier von **Sensibilisierung.** Nach einer gewissen Ruhepause, während der die Antikörper oder die aktivierten T-Zellen gebildet werden, kommt es bei einem erneuten Kontakt mit dem Antigen zur überschießenden *allergischen* Reaktion.

Antigene, die allergische Reaktionen (im engeren Sinne nur solche vom Typ I) auslösen, werden als **Allergene** bezeichnet. Es lassen sich unterscheiden:
- **Inhalationsallergene** wie Pollen und Schimmelpilze
- **Ingestionsallergene** *(Nahrungsmittelallergene)* wie z.B. Erdbeeren oder Nüsse
- **Kontaktallergene** wie z.B. Salbengrundlagen
- **Injektionsallergene,** meist tierische Gifte, z.B. von Bienen, aber auch z.B. Röntgenkontrastmittel.

16.4.1 Überblick über die verschiedenen Typen allergischer Reaktionen

Man kennt vier Typen allergischer Reaktionen, die sich unter anderem im Mechanismus der Immunantwort und in der Zeitspanne zwischen (erneutem) Allergenkontakt und Symptomausbildung unterscheiden. Die allergischen Reaktionen vom Typ I (z.B. Pollen-, Insektengift- oder Nahrungsmittelallergien) und die allergischen Reaktionen vom Typ IV (z.B. Kontaktallergie der Haut gegen Nickel) sind besonders häufig.

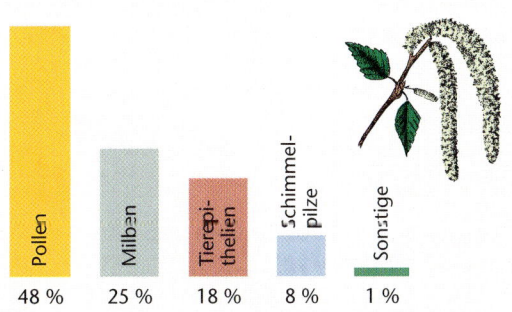

Pollen	Milben	Tierepithelien	Schimmelpilze	Sonstige
48 %	25 %	18 %	8 %	1 %

Abb. 16.22: Verteilung der wichtigsten Inhalationsallergene unter den Allergikern (rund 10 – 20 % der Bevölkerung). [A400]

Allergische Reaktionen vom Typ I (Soforttyp)

Bei entsprechender Disposition (☞ unten) und Kontakt mit bestimmten Antigenen (z.B. Pollen, Penicillin oder Kontrastmittel) reagiert der Organismus mit einer besonders starken Bildung von Immunglobulinen des Typs IgE, die sich an die Oberfläche von *Mastzellen* (☞ Abb. 16.23 und Abb. 16.24) heften. Bei einem erneuten Kontakt mit dem Allergen kommt es zu einer Antigen-Antikörper-Reaktion, und die Mastzellen setzen ihre Inhaltsstoffe (vor allem Histamin) frei. Innerhalb von Sekunden bis Minuten – deshalb der Name Soforttyp – treten die Symptome der **Anaphylaxie** auf: Jucken, Ödeme, Blutdruckabfall (durch Gefäßerweiterung) und Atemwegsverengung.

Bei vielen Patienten bleibt die anaphylaktische Reaktion *örtlich* begrenzt, z.B. beim Heuschnupfen (☞ 16.4.3), bei der allergischen Bindehautentzündung, bei Urtikaria (☞ 16.4.5) oder beim allergischen Asthma bronchiale (☞ 8.6.1).

> **⚠ Notfall! Anaphylaktischer Schock**
> Der **anaphylaktische Schock** ist die schwerste Form der allergischen Typ-I-Reaktion. Er kann innerhalb weniger Minuten durch Blutdruckabfall und Krämpfe der Bronchialmuskulatur zum Tod führen. Bereits ein einziger Bienenstich reicht bei einem Patienten mit einer Bienengiftallergie als Auslöser aus! Die sofortige Injektion von Glukokortikoiden und Adrenalin ist oft lebensrettend (Details ☞ 7.6).

Allergische Reaktionen vom Typ II (zytotoxischer Typ)

Typ-II-Reaktionen werden durch Bindung von IgM- oder IgG-Antikörpern an zellständige Antigene ausgelöst. Es kommt zur Komplementaktivierung oder zur Aktivierung zytotoxischer Zellen und schließlich nach Stunden oder Tagen zur Auflösung der Zellen, die das Antigen tragen.

Beispiele für zytotoxische allergische Reaktionen sind meist durch Arzneimittel verursachte immunhämolytische Anämien (☞ 13.6.7), Immunthrombozytopenien (☞ 13.9.5) oder Agranulozytosen (☞ 13.7.4), Transfusionszwischenfälle (☞ 13.5.1), das Goodpasture-Syndrom (☞ 8.18) und vermutlich auch der Diabetes mellitus Typ 1 (☞ 12.7.2). Auch Transplantatabstoßungen sind auf zytotoxische Reaktionen zurückzuführen.

Allergische Reaktionen vom Typ III (Immunkomplex-Typ)

Unter bestimmten Umständen können sich zirkulierende Antigen-Antikörper-Komplexe (Immunkomplexe) in verschiedenen Geweben ablagern und diese nach Komplementaktivierung schädigen. Warum

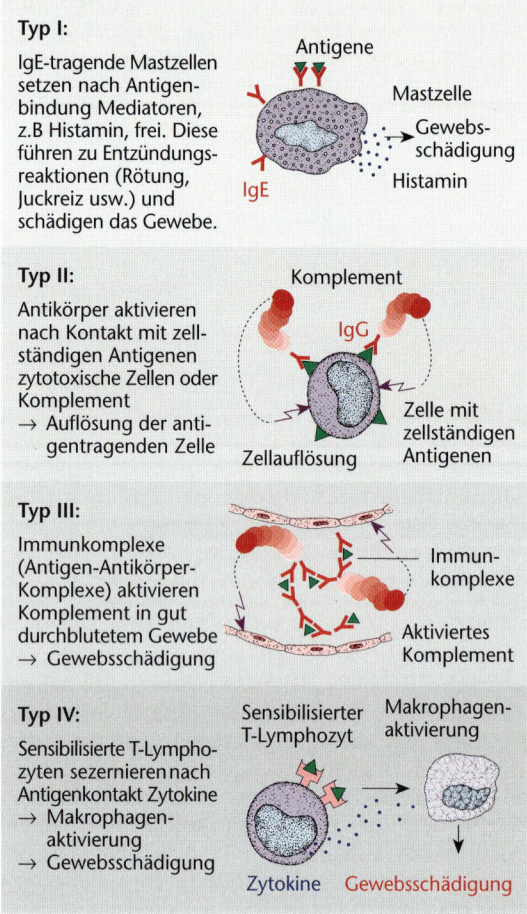

Typ I:
IgE-tragende Mastzellen setzen nach Antigenbindung Mediatoren, z.B Histamin, frei. Diese führen zu Entzündungsreaktionen (Rötung, Juckreiz usw.) und schädigen das Gewebe.

Antigene · Mastzelle · Gewebsschädigung · Histamin · IgE

Typ II:
Antikörper aktivieren nach Kontakt mit zellständigen Antigenen zytotoxische Zellen oder Komplement
→ Auflösung der antigentragenden Zelle

Komplement · IgG · Zelle mit zellständigen Antigenen · Zellauflösung

Typ III:
Immunkomplexe (Antigen-Antikörper-Komplexe) aktivieren Komplement in gut durchblutetem Gewebe
→ Gewebsschädigung

Immunkomplexe · Aktiviertes Komplement

Typ IV:
Sensibilisierte T-Lymphozyten sezernieren nach Antigenkontakt Zytokine
→ Makrophagenaktivierung
→ Gewebsschädigung

Sensibilisierter T-Lymphozyt · Makrophagenaktivierung · Zytokine · Gewebsschädigung

Abb. 16.23: Übersicht über die vier Typen von allergischen Reaktionen. [A400-190]

manche Antigen-Antikörper-Komplexe solche Reaktionen auslösen, die meisten jedoch nicht, ist unklar. Die maximale Reaktion ist in der Regel bereits nach 6 – 8 Stunden zu beobachten.

Beispiele für allergische Reaktionen vom Typ III sind die allergische Alveolitis (bestimmte Form entzündlicher Lungenerkrankungen ☞ 8.7.2), einige Arzneimittelallergien, allergische Gefäßentzündungen (☞ 15.7.6), der systemische Lupus erythematodes (☞ 15.7.1) oder die Immunkomplexglomerulonephritis (☞ 11.8.1).

Allergische Reaktionen vom Typ IV (Spättyp)

Im Gegensatz zu den bisher genannten Allergietypen manifestiert sich die allergische Reaktion vom Typ IV erst verzögert 12 – 72 Stunden nach dem – erneuten – Antigenkontakt. Sie wird durch sensibilisierte T-Lymphozyten ausgelöst, die Zytokine freisetzen sowie weitere Abwehrzellen – z.B. Makrophagen – aktivieren.

Klinisch bedeutsam sind z.B. die sehr häufigen Kontaktallergien und die in der Tuberkulosediagnostik eingesetzte Tuberkulinreaktion (☞ 8.5.4).

Atopie

Warum manche Menschen Allergien entwickeln und welche Mechanismen zur Allergie gerade gegen ein *bestimmtes* Allergen führen, ist letztlich unklar. Tatsache ist aber, dass die Bereitschaft zur Allergieentwicklung vererbt wird – ca. 10 % der Bevölkerung gehören zur Gruppe der *Atopiker* (griech.: „seltsame Menschen").

Unter dem Sammelbegriff der **Atopie** wird die Bereitschaft zu folgenden Erkrankungen zusammengefasst:
- Allergisches Asthma bronchiale (☞ 8.6.1)
- Allergischer Schnupfen (☞ 16.4.3)
- Urtikaria (☞ 16.4.5)
- Allergische Bindehautentzündung des Auges
- **Neurodermitis** *(endogenes Ekzem)*, eine chronisch-entzündliche Hauterkrankung mit quälendem Juckreiz und variablen Hautveränderungen.

Auffallend ist, dass Atopiker im Laufe der Jahre nicht selten mehrere dieser Erkrankungen durchlaufen. So kann ein allergisches Asthma plötzlich verschwinden, dafür bildet sich aber z.B. eine allergische Bindehautentzündung aus.

Die Häufigkeit atopischer Krankheitsbilder hat in den letzten Jahren und Jahrzehnten zugenommen. Dafür scheint unser „moderner" Lebensstil mitverantwortlich zu sein, der uns mit einer Vielzahl früher nicht gekannter Fremdstoffe in Kontakt bringt, wie etwa zahlreiche „neue" allergenhaltige Lebensmittel, z.B. exotische Früchte, oder Konservierungs- und Farbstoffe. Zusätzlich erhöht wird die Möglichkeit allergischer Reaktionen durch den überwiegenden Aufenthalt in geschlossenen Räumen, weil Klimaanlagen und Teppichböden einen hohen Allergengehalt der Raumluft verursachen.

Auch ein im Vergleich zu früher wesentlich geringeres „immunologisches Training" im Kleinkindalter scheint eine Rolle zu spielen: Viele neuere Untersuchungen lassen vermuten, dass die „sauberen" Lebensbedingungen von Kindern ohne Parasiten oder Würmer und mit nur wenigen Kinderkrankheiten den Ausbruch von Allergien fördern.

Pseudoallergie

Als **Pseudoallergie** bezeichnet man nicht-immunologisch bedingte Unverträglichkeitsreaktionen, z.B. infolge direkter Histaminfreisetzung oder Komplementaktivierung.

Die Symptome ähneln mit Hautjucken, Urtikaria (☞ 16.4.5), ggf. auch wässrigem Schnupfen, Atembeschwerden und Durchfall denen einer Allergie. Im Gegensatz zur Allergie ist aber schon bei *Erst*kontakt mit einer Substanz eine Reaktion möglich; auch tre-

ten die Beschwerden einer Pseudoallergie nicht unbedingt bei jedem Kontakt auf.

🔎 Allergologische Diagnostik

Die diagnostischen Maßnahmen hängen von der Art der vermuteten Allergie ab. Wichtigster „Wegweiser" bei Verdacht auf allergische Erkrankungen ist stets eine ausführliche Anamnese. Zusammenhänge aufzuspüren oder zu widerlegen gleicht manchmal Detektivarbeit: Treten die Beschwerden nur während einer bestimmten Jahreszeit, zu bestimmten Tageszeiten oder an bestimmten Orten auf? Hat der Patient irgendwelche Zusammenhänge zu Kleidungsstücken, Pflegeartikeln oder Nahrungsmitteln beobachtet? In Abhängigkeit vom vermuteten Allergietyp folgen verschiedene Allergietests und evtl. Blutuntersuchungen, die in aller Regel vom Dermatologen durchgeführt werden.

Wichtig ist immer auch die kritische Beurteilung der Untersuchungsergebnisse. Anamnese, Beschwerden des Patienten, klinische Untersuchungsergebnisse und Laborbefunde müssen „zusammenpassen". Eine positive Reaktion in einem Allergietest muss nicht unbedingt Krankheitswert haben.

16.4.2 Grundprinzipien der Behandlung von Allergien

> 🖐 Jeder Patient mit einer Allergie erhält einen **Notfallausweis (Allergiepass),** den er immer bei sich tragen sollte.

Bei der Behandlung der Allergien bestehen grundsätzlich folgende Therapiemöglichkeiten, die – je nach Art der Allergie – einzeln oder in Kombination zur Anwendung gelangen können:
- Allergenkarenz
- Spezifische Hyposensibilisierung
- Medikamentöse Maßnahmen.

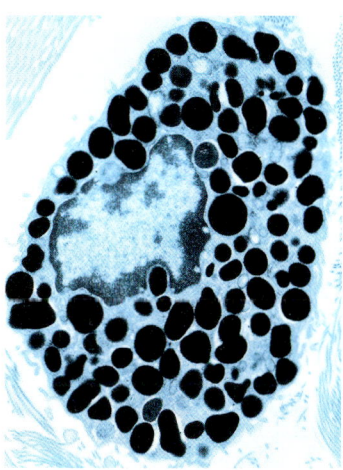

Abb. 16.24: Mastzelle. Die schwarzen Kammern stellen Histaminbläschen dar, die bei einer allergischen Reaktion schlagartig ihren Inhalt freisetzen. [C154]

Allergenkarenz

Kausale und zugleich wichtigste Maßnahme bei der Behandlung von Allergien ist die **Allergenkarenz** *(Expositionsprophylaxe)*, d.h. das Meiden des auslösenden Antigens. Manchmal, etwa wenn ein Patient nur gegen ein oder zwei Obstsorten allergisch reagiert, ist dies leicht möglich. Welche Schwierigkeiten aber entstehen können, deuten folgende Beispiele an:

- Der Patient kommt mit dem Antigen nur im Beruf in Kontakt und kann es auch durch entsprechende Schutzmaßnahmen wie das Tragen von Handschuhen bei der Verarbeitung nicht meiden. Typisches Beispiel ist hier die Allergie gegen Haarfärbemittel bei Frisören. Oft kann dann nur eine Umschulung in einen anderen Beruf helfen
- Viele Antigene sind versteckt auch dort vorhanden, wo sie zunächst gar nicht vermutet werden. Beispiele hierfür sind die zahlreichen – teilweise nicht deklarationspflichtigen – Zusatzstoffe in Nahrungsmitteln oder Textilien
- Bei den sehr häufigen Pollen- oder Milbenallergien (☞ Abb. 16.22) ist ein völliges Meiden des Antigens überhaupt nicht möglich. Selbst eine Reduktion der Allergenbelastung kann mit erheblichem Aufwand verbunden sein: Pollenallergiker sollten ihre Wohnungsfenster während der Zeit der höchsten Allergenbelastung geschlossen halten, ihre Kleidung, an der womöglich die beschwerdeauslösenden Pollen haften, nachts nicht im Schlafzimmer ablegen. Während des Pollenfluges sollten sie ihre Freizeitaktivitäten entsprechend planen, z.B. keine Spaziergänge über blühende Wiesen, keine körperlich anstrengenden Aktivitäten im Freien und einen möglichst allergenarmen Urlaubsort wählen (z.B. die Nordsee)
- Noch schwieriger wird es bei Milbenallergien. Zur Wohnungssanierung gehören z.B. Synthetik- statt Daunenbettdecken (auch die Bettmaterialien des Partners müssen ausgetauscht werden), Kunststoff- statt Rosshaarmatratzen, ggf. Aufziehen spezieller milbenundurchlässiger Spezialüberzüge über Kopfkissen, Bettdecke und Matratze („encasing"), gut waschbare Fenstervorhänge, Bettvorleger und Badezimmerteppiche, leicht und auch feucht zu reinigende Möbel ohne „staubfangende" Verzierungen sowie der Verzicht auf Tiere und Zimmerpflanzen.

Spezifische Hyposensibilisierung

Die **spezifische Hyposensibilisierung** *(Desensibilisierung)* ist bei Typ-I-Allergien angezeigt. Dabei wird versucht, durch regelmäßige subkutane Injektion stark verdünnter Antigenextrakte die Bildung von IgG zu provozieren. Diese verdrängen dann bei einem „tatsächlichen" Kontakt mit dem Antigen die symptomauslösenden IgE und besetzen den überwiegenden Teil der Antigene, so dass die Beschwerden des Patienten abnehmen. Voraussetzung ist ein positiver Allergietest.

Erfolg versprechend ist eine spezifische Hyposensibilisierung insbesondere bei relativ jungen Patienten mit erst kurzer Krankheitsdauer, die nur gegen ein Aller-

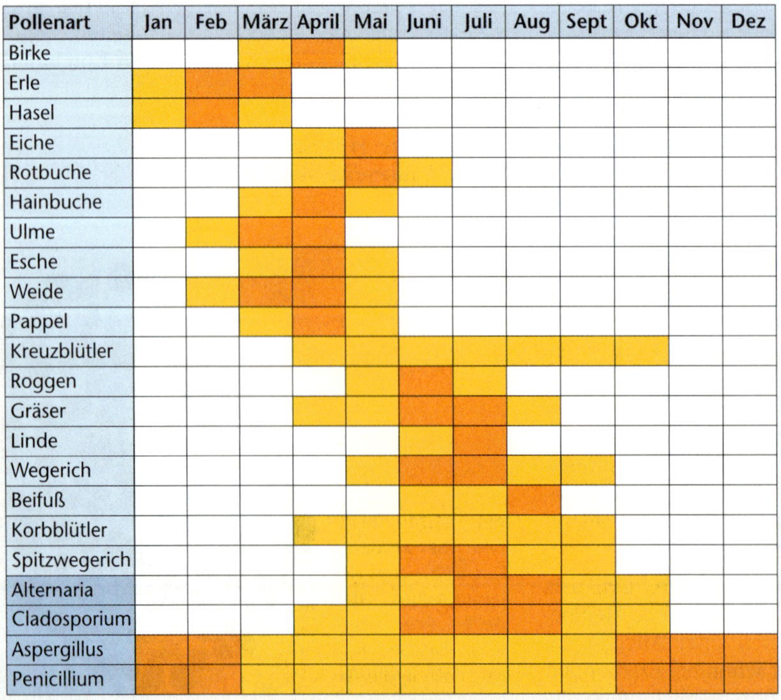

Pollenart	Jan	Feb	März	April	Mai	Juni	Juli	Aug	Sept	Okt	Nov	Dez
Birke			X	X	X							
Erle	X	X	X									
Hasel	X	X	X									
Eiche				X	X							
Rotbuche				X	X							
Hainbuche			X	X	X							
Ulme			X	X	X							
Esche				X	X							
Weide			X	X	X	X						
Pappel			X	X								
Kreuzblütler						X	X	X	X			
Roggen					X	X	X					
Gräser					X	X	X	X				
Linde						X	X					
Wegerich						X	X	X				
Beifuß							X	X				
Korbblütler							X	X	X			
Spitzwegerich					X	X	X	X				
Alternaria						X	X	X	X			
Cladosporium					X	X	X	X	X			
Aspergillus	X	X	X	X	X	X	X	X	X	X	X	X
Penicillium	X	X	X	X	X	X	X	X	X	X	X	X

Abb. 16.25: Pollen- und Sporenflugkalender. Pollen sind die häufigste Ursache für allergische Reaktionen vom Soforttyp. Sie können zu Heuschnupfen oder allergischem Asthma führen. In Pollenflugkalendern sind die Hauptflugzeiten der verschiedenen Allergene vermerkt. Patienten müssen hauptsächlich in diesen Monaten mit Beschwerden rechnen und können dann symptomatisch behandelt werden, da eine Allergenkarenz, d.h. das Meiden der auslösenden Pollen, nicht möglich ist. Im unteren Teil sind außerdem mehrere Schimmelpilze aufgeführt, die ebenfalls zu den Inhalationsallergenen zählen. [A300]

gen oder wenige Allergene allergisch sind. Die Behandlung muss über einen längeren Zeitraum, oft über Jahre, fortgeführt werden. Bei Kindern ist manchmal auch eine *orale* Hyposensibilisierung möglich, die dem Kind die zahlreichen Spritzen erspart. Im Krankenhaus werden insbesondere „Schnellsensibilisierungen", vor allem gegen Insektengifte, durchgeführt.

Notfallmedikamente bei Hyposensibilisierung

Hauptrisiko einer Hyposensibilisierung ist das Auslösen eines anaphylaktischen Schocks (☞ 7.6) durch die Injektion. Daher muss ein Notfalltablett stets bereitstehen und der Patient wird nach der Injektion noch eine halbe Stunde beobachtet. Zu den Notfallmedikamenten zählen:

- Infusionslösungen zur Volumenauffüllung
- Adrenalinlösung 1 : 1 000, z.B. Suprarenin®; Glukokortikoide zur i.v.-Injektion, z.B. Decortin®, Urbason®; Theophyllin zur i.v.-Anwendung, z.B. Euphyllin®
- Antihistaminika-Ampullen (z.B. Tavegil®), Antihypotensiva (z.B. Novadral®) und Aerosol-Inhalator (z.B. Alupent®).

Außerdem müssen kurzfristig Sauerstoffgabe und Intubation möglich sein.

Medikamentöse Maßnahmen bei Allergien

Trotz Allergenkarenz (soweit möglich) und Hyposensibilisierung benötigen viele Patienten eine medikamentöse Therapie. Dabei gelangen insbesondere **Antihistaminika** (☞ Pharma-Info 16.26) zur Anwendung, die – je nach Krankheitsbild und Schwere der Erscheinungen – auch prophylaktisch angewendet werden können. Bei einem allergischen Asthma bronchiale kann eine antiobstruktive Anfalls- oder Dauerbehandlung erforderlich sein (☞ 8.6.1). Im anaphylaktischen Schock ist die sofortige medikamentöse Behandlung oft lebensrettend (☞ 7.6).

Für Patienten mit lebensgefährlichen Manifestationen einer Typ-I-Allergie ist eine modifizierte Schockapotheke zur Selbstbehandlung anzuraten, die der Patient möglichst immer bei sich tragen sollte, etwa beim Spazierengehen für den Fall eines Insektenstichs. Bei der Auswahl der Arzneimittel ist zu beachten, dass sie für den Gebrauch durch Laien geeignet sind und überall angewendet werden können. Empfehlenswert sind beispielsweise ein Antihistaminikum (etwa Fenistil® Tropfen), ein Glukokortikoid zur oralen oder rektalen Gabe (etwa Celestamine® N 0,5 liquidum bzw. Rectodelt® Supp.) sowie ein Adrenalinpräparat als Fertigspritze (etwa Fastject® Autoinjektor).

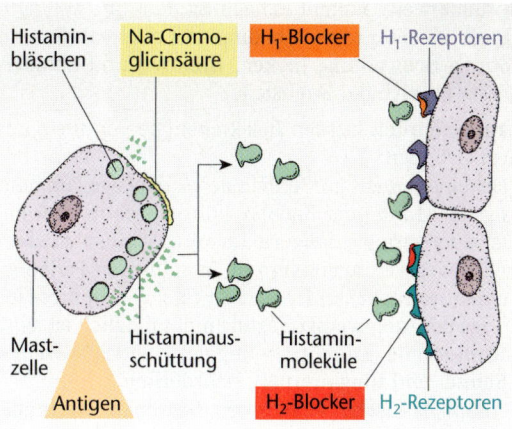

Abb. 16.27: Wirkprinzip von Antihistaminika und Natrium-Cromoglicinsäure. Nach Antigenkontakt wird Histamin aus den Mastzellen freigesetzt. Natrium-Cromoglicinsäure hemmt direkt an der Mastzelle diese Histaminfreisetzung. Antihistaminika (Histaminrezeptorenblocker) blockieren die Histaminrezeptoren an den Körperzellen und verhindern so histaminvermittelte Reaktionen wie z.B. Quaddelbildung oder Juckreiz. [A400-190]

16.4.3 Allergischer Schnupfen

Allergischer Schnupfen *(Rhinitis allergica):* Allergisch verursachter Katarrh der Nasenschleimhaut („Schnupfen"), der saisonal durch Pollen **(Heuschnupfen),** aber auch das ganze Jahr über durch Nahrungsmittel, Hausstaubmilben, Tierhaare, Bettfedern oder Berufsallergene (z.B. Mehl bei Bäckern) bedingt sein kann. Zählt zu den Typ-I-Allergien.

Hauptsymptome sind eine behinderte Nasenatmung, Niesattacken, wässrige Nasensekretion sowie Juckreiz in Nase und Augen. Diagnostisch ist ein Allergietest erforderlich.

Der Patient muss die allergenen Reizfaktoren möglichst meiden. Abschwellende Nasentropfen (z.B. Nasivin®) für höchstens zehn Tage, Antihistaminika (z.B. Teldane®), Kortisonsprays (z.B. Beconase® Dosier-Spray) und – prophylaktisch – Substanzen, die die Freisetzung von Histamin hemmen (z.B. Vividrin comp.®), wirken lindernd. Eine *Hyposensibilisierung* (☞ 16.4.2) kann versucht werden.

16.4.4 Insektengiftallergie

Insektengiftallergie: Allergische Reaktion auf Insektengifte, in aller Regel vom Typ I. Gerade in den Sommermonaten häufiger Notfall in der Inneren Medizin, hierzulande meist nach Wespen- und Bienenstichen.

Normalerweise kommt es nach Bienen- und Wespenstichen zu einer toxisch bedingten Lokalreaktion mit Rötung, Schwellung, Jucken, Brennen und Schmerzen im Bereich der Stichstelle.

Akut gefährlich werden Insektenstiche vor allem aus zwei Gründen:

- Bei einem Stich im Bereich der Atemwege, am häufigsten Mund oder Rachen, können schon „normale" oder gering gesteigerte Lokalreaktionen zu einer Atemwegsverengung führen. In schweren Fällen ist eine (orotracheale) Intubation oder, wenn diese infolge der Atemwegsverlegung nicht möglich ist, eine **Koniotomie** (Durchtrennung des Bandes zwischen Schild- und Ringknorpel), erforderlich
- Anaphylaktische Reaktionen beginnen oft innerhalb weniger Minuten nach dem Stich mit generalisiertem Juckreiz, Quaddeln (Urtikaria) und Hautrötung. Bei stärkerer Ausprägung folgen Übelkeit, Erbrechen, Atemnot, Pulsanstieg und Blutdruckabfall. Die Beschwerden können sich rasch zu einem lebensbedrohlichen Bild steigern.

Maßnahmen bei anaphylaktischem Schock ☞ 7.6

Ganz wichtig bei einer Insektengiftallergie ist es, das Risiko eines Insektenstiches durch richtiges Verhalten zu minimieren. Die Patienten sollen im Sommer nicht barfuß laufen und Arme und Beine möglichst bedecken. Parfums und Haarsprays sollten ebenso gemieden werden wie offene Speisen und Getränke (insbesondere süße), da diese Wespen und Bienen anlocken. Die Wohnungsfenster, vor allem das Küchenfenster, werden tagsüber geschlossen oder durch Insektengitter geschützt. Ist eine Wespe oder Biene dennoch gefährlich nahe gekommen, darf der Betroffene nicht nach dem Insekt schlagen, da dies die Stichgefahr erhöht.

🖉 Pharma-Info 16.26 Antiallergika

Antiallergika sind Arzneimittel, welche die Symptome von Allergien abschwächen, verhindern oder ihnen vorbeugen.

☑ **Histamin** ist eine vornehmlich in Mastzellen gespeicherte Substanz, die z.B. bei allergischen Reaktionen freigesetzt wird. Über H_1-Rezeptoren führt Histamin zu einer Kontraktion von Darm- und Bronchialmuskulatur. Große Blutgefäße verengen sich, während sich kleine erweitern. Die Kapillardurchlässigkeit steigt. Der Schmerz und der Juckreiz bei allergischen Reaktionen erklären sich durch die Histaminwirkung auf sensible Nervenenden. Über H_2-Rezeptoren steigert Histamin die Magensaftproduktion und stimuliert das Herz. Im Bereich der Atemwege hat Histamin bei der Entstehung des allergischen Schnupfens, des allergischen Asthma bronchiale und der allergischen Bronchitis Bedeutung.

Antihistaminika (*Histaminantagonisten, Histaminrezeptorenblocker*) blockieren die Histaminrezeptoren und schwächen so die Histaminwirkung ab. Meist bezeichnet man als Antihistaminika nur die **H_1-Rezeptorenblocker** (*H_1-Antihistaminika*) wie etwa Astemizol (z.B. Hismanal®), Clemastin (Tavegil®), Pheniramin (Avil®), Oxatomid (Tinset®), Terfenadin (Teldane®), Loratadin (Lisino®) und Cetirizin (Zyrtec®). Die häufigsten Nebenwirkungen der Antihistaminika sind Mundtrockenheit, Schwindel und – insbesondere bei älteren Präparaten, welche die Blut-Hirn-Schranke überwinden – Sedierung (Beeinträchtigung der Fahrtüchtigkeit). Alkohol oder zentralnervös wirksame Arzneimittel verstärken noch die sedierende Wirkung der Antihistaminika. Antihistaminika sind in den verschiedensten oralen Darreichungsformen (z.B. Tabletten, Dragees, Sirup), als Suppositorium, als Injektionslösung, als Gel, Salbe oder Stift zum Auftragen auf die Haut, als Spray zum Einsprühen in die Nase und als Augentropfen verfügbar.

Die **H_2-Rezeptorenblocker** hingegen zählen zu den Ulkustherapeutika (☞ Pharma-Info 9.53) und werden nur von wenigen Autoren *H_2-Antihistaminika* genannt. Sie werden im Rahmen der Allergiebehandlung lediglich beim anaphylaktischen Schock (☞ 7.6) gegeben.

Im Gegensatz zu den Histaminrezeptorenblockern hemmen **(Dinatrium-)Cromoglicinsäure** (kurz *DNCG*, z.B. in Cromohexal®, Intal®) oder **Nedocromil** (z.B. Tilade®) die Histaminfreisetzung aus den Mastzellen und werden daher auch als **Mastzellstabilisatoren** bezeichnet. Diese Präparate sind aufgrund ihres Wirkmechanismus nur prophylaktisch, nicht aber im Akutstadium einer Allergie oder beim akuten Asthmaanfall wirksam. Sie werden lokal angewendet und sind z.B. als Nasenspray, Dosieraerosol, Inhalationslösung, Pulver zur Inhalation und Augentropfen erhältlich. Zu beachten ist, dass es auch durch das Arzneimittel selbst zu Reizzuständen der Atemwege bis hin zum Bronchospasmus kommen kann.

Eine Mittelstellung nimmt **Ketotifen** (z.B. Zaditen®) ein. Es ist am ehesten als Antihistaminikum mit zusätzlicher mastzellstabilisierender Wirkung zu bezeichnen.

Zu den Antiallergika im weiteren Sinne gehören auch die **Glukokortikoide** (☞ Pharma-Info 12.33).

Bei einem Stich trotz aller Vorsichtsmaßnahmen sollte der Patient entsprechend der ärztlichen Vorschrift seine Notfallmedikamente einnehmen, andere Personen in der Nähe informieren und um Hilfe bitten und den Arzt aufsuchen.

Bei gesicherter Bienen- oder Wespenstichallergie mit Allgemeinreaktionen ist eine Hyposensibilisierung (☞ 16.4.2) angezeigt.

16.4.5 Urtikaria

> 🔲 **Allergische Urtikaria** *(Nesselsucht):* Allergisch verursachtes (etwa durch Arzneimittel, Insektenstiche oder Nahrungsmittel), aus Quaddeln bestehendes Exanthem. Bei Dauer eines Schubes von unter sechs Wochen als **akute Urtikaria,** bei einer Dauer von über sechs Wochen als **chronische Urtikaria** bezeichnet.

🔲 Symptome und Untersuchungsbefund

Innerhalb von Minuten schießen unterschiedlich große, leicht erhabene und meist rötliche Quaddeln auf. Sie ähneln denen nach Brennnesselkontakt und bilden sich in aller Regel nach Stunden oder Tagen selbst zurück. Der Patient klagt über heftigen Juckreiz. Typischerweise werden die Quaddeln aber nicht zerkratzt, sondern gescheuert oder gerieben. Manche Patienten haben zusätzlich Allgemeinsymptome wie z.B. Fieber, Durchfall, Kreislaufbeschwerden oder Atemnot.

Als Sonderform der Urtikaria wird das **Quincke-Ödem** *(Angioödem, angioneurotisches Ödem)* angesehen, bei dem es hochakut zu einer entstellenden Gesichtsschwellung vor allem um die Augen und den Mund kommt. Bei einer Beteiligung der Luftwege, insbesondere der Stimmritzen, gerät der Patient rasch in lebensbedrohliche Atemnot.

🔍 Diagnostik

Die Diagnose ist meist durch den Hautbefund zu stellen. Im Vordergrund steht dann bei wiederholtem Auftreten oder Allgemeinsymptomen die Suche nach dem Auslöser, die oft eine Allergiediagnostik erfordert (☞ 16.4.1), bei Verdacht auf eine Nahrungsmittelallergie eine Suchdiät. Evtl. ist – in Notfallbereitschaft – ein Expositionstest mit dem verdächtigen Nahrungsmittel angezeigt. Expositionstests lassen sich auch mit Druck, Wärme, Kälte und anderen verdächtigen Reizen durchführen, die ebenfalls eine Urtikaria auslösen können. Bei mehr als der Hälfte der Patienten, vor allem denen mit einer chronischen Urtikaria, bleibt der Auslöser jedoch unklar.

🟦 Behandlungsstrategie

Die auslösenden Faktoren werden möglichst sofort ausgeschaltet. In leichten Fällen werden kühlende an-

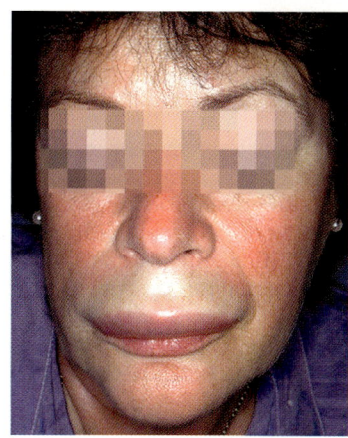

Abb. 16.28: Quincke-Ödem. [M123]

tihistaminikahaltige Gele äußerlich aufgetragen (z.B. Soventol®, Systral®). Bei ausgeprägten Erscheinungen und beim Quincke-Ödem ist die i.v.-Gabe von Antihistaminika und Glukokortikoiden angezeigt. Beim Quincke-Ödem kann eine Intubation erforderlich sein.

🛏 Pflege bei Urtikaria

Besonders wichtig ist die sorgfältige Krankenbeobachtung (Kreislaufparameter, Atmung, Schockzeichen), um eine Gefährdung des Patienten möglichst früh zu erkennen. Notfallmedikamente (☞ 16.4.2) und Intubationsbesteck müssen bereitstehen.

📧 **Kontaktadresse**
Deutscher Allergie- und Asthmabund e.V. (DAAB)
Hindenburgstraße 110
41061 Mönchengladbach
Tel.: 02161/814940
http://www.daab.de

16.5 **Autoimmunerkrankungen**

> 🔲 **Autoimmunerkrankungen** *(Autoimmunkrankheiten, Autoaggressionskrankheiten):* Krankheiten, bei denen sich Antikörper oder spezifisch sensibilisierte Lymphozyten gegen körpereigene Gewebe richten und diese schädigen.

Die Antikörper des Immunsystems wären aufgrund ihrer Vielfalt prinzipiell in der Lage, jeden beliebigen Eiweißkörper zu vernichten. Theoretisch können sich die Antikörper unserer Abwehrzellen also auch gegen den eigenen Körper richten. Im Rahmen der Prägung im Thymus und im Knochenmark werden die gegen den eigenen Körper gerichteten Abwehrzellen jedoch im Normalfall aussortiert, so dass nur solche Abwehrzellen in die Blutbahn gelangen, die nicht gegen die Antigene des eigenen Körpers reagieren. Dieses Nichtvorgehen gegen eigene Antigene heißt **Immuntoleranz.**

Es kommt aber vor, dass im Laufe des Lebens die Immuntoleranz gegen das eine oder andere Körpergewebe verloren geht. Der Organismus bildet in der Folge Antikörper z.B. gegen sein eigenes Schilddrüsengewebe **(Autoantikörper).** Die daraus resultierenden **Autoimmunkrankheiten** zeigen je nach beteiligten Autoantikörpern ganz unterschiedliche Symptome. Da bei der Entstehung von Autoimmunkrankheiten wahrscheinlich zahlreiche Faktoren eine Rolle spie-

len (erbliche Veranlagung, exogene Faktoren), bevorzugen viele Mediziner den Begriff *autoimmun mitbedingte Erkrankungen.*

Die **Symptome** hängen von den beteiligten Organen ab. Ziel der **Diagnostik** ist stets der Nachweis der Autoantikörper. Oft ist dies durch spezielle Blutuntersuchungen möglich, manchmal muss aber auch eine Gewebeprobe entnommen werden, um die Antikörperablagerungen mit besonderen histologischen Methoden darzustellen.

Die **Behandlung** richtet sich nach dem betroffenen Organ und dem Krankheitsbild. Beim Befall endokriner Organe, z.B. der Nebennierenrinde bei M. Addi-

Erkrankung	Kurzcharakterisierung, Details ☞
M. Addison (●●●)*	Primäre Nebennierenrindenunterfunktion ☞ 12.6.2
Akutes Rheumatisches Fieber (●●○)	Immunbedingte Streptokokkenzweiterkrankung ☞ 17.6.4
Atrophische Gastritis (●●●)	Chronische Magenschleimhautentzündung ☞ 9.6.2
Autoimmunhepatitis (●●○)	Chronische aggressive Leberentzündung ☞ 10.5.2
M. Basedow (●●○)	Chronische Schilddrüsenentzündung mit Schilddrüsenüberfunktion ☞ 12.4.3
Colitis ulcerosa (●●○)	Chronische Darmentzündung, oft assoziiert mit Gelenkerkrankungen ☞ 9.7.4
Dermatomyositis (= Polymyositis + Hautbefall) (●●○)	Chronisch-entzündliche Erkrankungen von Haut und Muskeln mit unterschiedlichen Hautveränderungen (Gesicht!)
Diabetes mellitus Typ 1 (●●○)	Insulinpflichtiger Diabetes mellitus ☞ 12.7.2
Diskoider Lupus erythematodes (●●●)	Hautform des Systemischen Lupus erythematodes (☞ unten) ohne Beteiligung anderer Organe
Glomerulonephritis (bestimmte Formen) (●●●)	Entzündung der Nierenkörperchen ☞ 11.8.1
Goodpasture-Syndrom (●●○)	Entzündung von Lunge und Nieren mit Lungenblutungen und Niereninsuffizienz ☞ 8.18
Hämolytische Anämie (bestimmte Formen) (●●○)	Anämie durch beschleunigten Untergang der roten Blutkörperchen ☞ 13.6.7
Hashimoto-Thyreoiditis (●●●)	Chronische Schilddrüsenentzündung, im Endstadium mit Schilddrüsenunterfunktion ☞ 12.4.5
Idiopathische thrombozytopenische Purpura (●●○)	Erhöhte Blutungsneigung durch Abfall der Thrombozyten im Blut, meist ausgelöst durch Medikamente oder Infektionen ☞ 13.9.5
Leberzirrhose (vor allem primär biliäre Form) (●●○)	Irreversibler, bindegewebiger Umbau der Leber ☞ 10.5.6
Leukozytopenie (bestimmte Formen) (●●○)	Abfall der weißen Blutkörperchen mit erhöhter Infektneigung ☞ 13.4.3
Myasthenia gravis (●●●)	Störung der Reizübertragung vom Nerv auf den Muskel mit abnormer Muskelermüdbarkeit bis hin zur Atemlähmung
Multiple Sklerose (MS) (●●○)	Chronisch-entzündliche, typischerweise in Schüben verlaufende Erkrankung des ZNS, evtl. zu erheblicher Behinderung des Patienten führend
Perniziöse Anämie (●●●)	Anämie durch Vitamin B_{12}-Mangel infolge chronischer Magenschleimhautentzündung ☞ 13.6.4
Polymyositis (●●●)	Entzündliche Systemerkrankung der quer gestreiften Muskulatur, Muskelschwäche und -schmerzen bis hin zur Atrophie ☞ 15.7.4
Rheumatoide Arthritis (RA) (●○○)	Chronische Gelenkentzündung ☞ 15.5.1
Sklerodermie (●○○)	Verhärtung vor allem des Gefäßbindegewebes und der Haut ☞ 15.7.2
Systemischer Lupus erythematodes (SLE) (●○○)	Generalisierte entzündliche Erkrankung mit Beteiligung u.a. der Haut, der Gelenke, der Nieren, der Blutzellen und des ZNS ☞ 15.7.1

* (●●●) = eindeutig organspezifisch
(●●○) = deutlich organspezifisch
(●○○) = kaum organspezifisch (Befall sehr vieler Organe und Gewebe)

Tab. 16.29: Alphabetische Übersicht über die häufigsten gesicherten oder wahrscheinlichen Autoimmunerkrankungen des Menschen.

son, reicht häufig eine Hormonsubstitution aus. Dagegen erfordert ein Befall von Organen, deren Funktion nur schwer oder gar nicht ersetzt werden kann (z.B. Niere, ZNS), eine aggressive **Immunsuppression,** also eine Unterdrückung des Abwehrsystems, vorzugsweise mit Glukokortikoiden (☞ Pharma-Info 12.33) oder speziellen Immunsuppressiva. Begleitend können zur Entzündungshemmung Antiphlogistika (☞ Pharma-Info 15.21) eingesetzt werden.

Andere Therapiemöglichkeiten sind:
- Entfernung von Autoantikörpern durch **Plasmapherese** *(Plasmaseparation, Plasmaaustauschtherapie),* bei der das Patientenplasma gegen eine eiweißhaltige Ersatzlösung ausgetauscht wird
- Lymphknotenbestrahlung, vergleichbar derjenigen bei malignen Lymphomen (☞ 13.8.1)
- Gabe von **Antilymphozytenglobulinen,** die als monoklonale Antikörper gegen T-Lymphozyten (z.B. Orthoclone OKT 3®) oder polyklonales Antilymphozytenserum (Thymoglobulin Mérieux®) erhältlich sind. Sie richten sich gegen T-Lymphozyten. Da sie von Tieren gewonnen werden, ist – neben anderen Nebenwirkungen – die Gefahr von Überempfindlichkeitsreaktionen zu beachten. Antilymphozytenglobuline werden in erster Linie zur (Prophylaxe und) Therapie akuter Abstoßungsreaktionen nach Transplantationen eingesetzt.

16.6 Immundefekte

> 🔅 **Immundefekt** *(Immuninsuffizienz, Immunmangelkrankheit):* Geschwächte oder fehlende Abwehr durch:
> - Entwicklungsstörungen der pluripotenten Stammzellen im Knochenmark, der B-Lymphozyten und der T-Lymphozyten (angeboren)
> - Zerstörung der Abwehrzellen und Antikörper durch Erkrankung oder therapeutische Maßnahmen (erworben).

HIV-Infektion/AIDS ☞ *16.3*

Angeborene Immundefekte

Angeborene *(primäre)* **Immundefekte** sind selten und beruhen auf erblichen Defekten in der Lymphozytendifferenzierung. Sie werden in der Regel nach dem hauptsächlich betroffenen Abwehrteilsystem klassifiziert.

B-Zell-Defekte

Selektive IgA-Mangelzustände verschiedener Ursache sind mit einer Häufigkeit von ca. 1 : 600 die häufigsten primären Immundefekte. Das Fehlen der IgA, die normalerweise an Schleimhautoberflächen sezer-

---

✍ Pharma-Info 16.30 Immunsuppressiva

> 🔅 **Immunsuppressiva:** Arzneimittel, die das Immunsystem und die von ihm ausgehenden Abwehrreaktionen unterdrücken. Indiziert bei schweren Autoimmunerkrankungen und nach Transplantationen zur Verhinderung einer Abstoßungsreaktion.

Folgende Substanzen werden häufig eingesetzt:
- **Glukokortikoide** (☞ Pharma-Info 12.33). Glukokortikoide bessern bei vielen Allergien und Autoimmunerkrankungen schnell und eindrucksvoll die entzündlichen (Begleit-)Erscheinungen. Langfristig führen sie auch zu einer deutlichen Einschmelzung lymphatischer Gewebe und damit zu einem Verlust an Abwehrkraft. Allerdings haben sie bei längerer Anwendung eine Reihe ernst zu nehmender Nebenwirkungen, nicht zuletzt auch eine erhöhte Infektanfälligkeit
- **Zytostatika,** z.B. der Antimetabolit Azathioprin (etwa in Imurek®), schwächen unspezifisch das Immunsystem. Ihr Hauptnachteil besteht darin, dass sie auch alle sich häufig teilenden Zellen des Körpers schädigen, vor allem die Knochenmarkzellen (mögliche Folgen: Anämie, Thrombozyto-

penie, Granulozytopenie ☞ 14.5.2). Deshalb kommen sie nur bei schweren Autoimmunerkrankungen zum Einsatz
- **Ciclosporin** (etwa in Sandimmun®), ein Peptid aus elf Aminosäuren, hemmt vor allem die Differenzierung von T-Zellen zu zytotoxischen T-Zellen. Die Abwehrmechanismen gegen Bakterien bleiben weitgehend intakt. Die Blutbildung im Knochenmark wird nicht unterdrückt. Hauptnebenwirkungen des Ciclosporin sind Leber- und Nierenschädigung, Hypertonie, verstärkte Körperbehaarung und Zahnfleischwucherungen.

> 🗒 **Pflege immunsupprimierter Patienten**
> Patienten sind während immunsuppressiver Therapie erhöht infektionsgefährdet (☞ 14.5.2) und bedürfen sorgfältiger Prophylaxen und Überwachung. Außerdem führen Zytostatika auch in kleinsten Mengen gehäuft zu Fehlbildungen. Deshalb müssen sowohl Frauen als auch Männer, die Zytostatika oder Ciclosporin einnehmen, unbedingt eine zuverlässige Methode zur Empfängnisverhütung wählen.

niert werden (☞ 16.1.4), kann folgenlos bleiben, aber auch schwere gesundheitliche Beeinträchtigungen mit wiederkehrenden Atemwegsinfektionen und Magen-Darm-Störungen nach sich ziehen.

Die **Agammaglobulinämie (Typ Bruton)** ist durch eine Reifungsstörung der B-Lymphozyten mit ausgeprägtem Mangel an Immunglobulinen aller Klassen (bei normaler Anzahl und Funktion der T-Lymphozyten) gekennzeichnet. Diese Erkrankung wird X-chromosomal vererbt und tritt daher fast ausschließlich bei Jungen in Erscheinung. Die Betroffenen neigen zu eitrigen Infektionen und zur Sepsis, wobei die Symptome dann beginnen, wenn die von der Mutter übertragenen Antikörper abgebaut sind (etwa im 6. Lebensmonat). 20 % der Kranken entwickeln Autoimmunerkrankungen.

T-Zell-Defekte

Beim **Di-George-Syndrom** ist eine Thymusaplasie bzw. -hypoplasie mit anderen Fehlbildungen vor allem des Herzens und der Gefäße kombiniert. Die immunologische Störung besteht in einer fehlenden oder reduzierten T-Lymphozytenbildung.

Kombinierte Defekte

Bei den verschiedenen Formen des **schweren kombinierten Immundefekts** *(severe combined immunodeficiency = SCID)* ist das gesamte Immunsystem hochgradig unterentwickelt. Die betroffenen Kinder sterben oftmals früh an Infektionen. Manchmal sind sie durch eine Knochenmarktransplantation zu retten.

Erworbene Immundefekte

> 🖐 **„Physiologische" Immunschwäche im Alter**
> Normal ist ein Nachlassen aller Teilfunktionen der Immunabwehr im Rahmen des **physiologischen Alterungsprozesses** (☞ 3.1.3). Dies führt bei einem Teil der älteren Menschen zu erhöhter Infektanfälligkeit und wird als *eine* Ursache für die Zunahme maligner Tumoren im Alter angesehen.

Die **erworbenen** *(sekundären)* **Immundefekte** sind wesentlich häufiger als die angeborenen. Die erworbenen Immunmangelsyndrome lassen sich nach ihren Ursachen einteilen.

Arzneimittel

Arzneimittel können das Immunsystem auf ganz unterschiedliche Weise schädigen. So lösen einige Schmerzmittel (z.B. Novalgin®) und chemisch verwandte Substanzen (sog. *Pyrazolonabkömmlinge*) in Einzelfällen eine lebensbedrohliche allergische Agranulozytose (☞ 13.7.4) aus. Dagegen hemmen Zytostatika (☞ 14.5.2) *dosisabhängig* alle Zellvermehrungsvorgänge im Körper und damit auch das schnell wachsende lymphatische System. Während diese Wirkung bei einer Tumorbehandlung unerwünscht ist, kann die Unterdrückung der Abwehrreaktionen bei Allergien oder Autoimmunerkrankungen lebensrettende Notwendigkeit sein (☞ Pharma-Info 16.30).

Infektionen

Manche **Infektionen** wie z.B. die „Kinderkrankheiten" Masern und Windpocken ziehen eine vorübergehende Immunschwäche nach sich, die vor allem die Funktion der T-Lymphozyten betrifft. Eine lebensbedrohliche Sonderstellung nimmt das bis heute unheilbare Immunschwächesyndrom AIDS (☞ 16.3) ein.

Eiweißmangel

Hungerzustände oder **chronische Eiweißverluste,** z.B. bei Nierenerkrankungen, beeinträchtigen vor allem die Bildung der Antikörperproteine und dadurch die spezifische humorale Abwehr.

Maligne Erkrankungen

In erster Linie sind es die Lymphome (Details ☞ 13.8), die als maligne Erkrankungen Ursache eines Immundefekts sein können.

Leitsymptom: Infektanfälligkeit

Klinisch äußern sich alle Immunschwächen durch eine erhöhte, nicht selten lebensbedrohliche Infektanfälligkeit der betroffenen Patienten. Sowohl ungewöhnlich häufige als auch ungewöhnlich schwere Infektionen sowie Infektionen mit ungewöhnlichen Erregern sind verdächtig auf einen Immundefekt.

Steht eine B-Lymphozyten-Störung mit Antikörpermangel im Vordergrund, kommt es vorwiegend zu *bakteriellen* Infektionen, etwa zu Pneumonien durch Streptokokken oder Haemophilus influenzae.

Bei Störungen der T-Lymphozyten ist im Wesentlichen die Abwehr von *Viren, Pilzen* und *Protozoen* beeinträchtigt. *Opportunistische* (d.h. wenig aggressive, nur unter infektbegünstigenden Bedingungen krankheitserregende) Keime können schwere generalisierte Infektionen hervorrufen. Hierzu zählen Pneumonien durch Pneumocystis carinii (☞ 16.3.4) oder ein ausgedehnter Schleimhautbefall durch Candida albicans (☞ 17.9.3). Bestimmte Tumoren wie maligne Lymphome (☞ 13.8) oder gutartige Warzen (Verrucae) treten gehäuft auf.

🗒 Pflege bei Immundefekten

Grundlage allen pflegerischen Handelns ist das hygienegerechte Verhalten, um die Gefahr nosokomialer Infektionen gering zu halten (☞ 17.1.1, 14.5.3). Darüber hinaus richtet sich die Pflege nach der Grunderkrankung des Patienten und dem Grad seiner Einschränkung.

Wiederholungsfragen

1. Wie unterscheiden sich aktive und passive Immunisierung? (☞ 16.2)

2. Wie wird das HI-Virus übertragen? (☞ 16.3.1)

3. Welche Symptome kennzeichnen das AIDS-Vollbild? (☞ 16.3.1)

4. Welche Aspekte sollten im Umgang mit HIV-Infizierten beachtet werden? (☞ 16.3.2)

5. Welche Vorsichtsmaßnahmen sind seitens der Pflegenden zum Infektionsschutz bei der Pflege von HIV-Infizierten zu treffen? (☞ 16.3.3)

6. Welche Erstmaßnahmen sind bei Verletzungen mit HIV-kontaminiertem Material einzuleiten? (☞ 16.3.3)

7. Welche Symptome kennzeichnen die Anaphylaxie? (☞ 16.4.1)

8. Welche Notfallmedikamente müssen bei einer Hyposensibilisierung bereitliegen? (☞ 16.4.2)

9. Welche Möglichkeiten gibt es zur Behandlung einer Allergie? (☞ 16.4.2)

10. Welche Arzneimittel sollte ein Patient mit lebensgefährlicher Ausprägung einer Typ-I-Allergie möglichst immer bei sich tragen? (☞ 16.4.2)

11. Was versteht man unter Immunsuppressiva, und was ist bei der Pflege von Patienten zu beachten, die mit solchen Arzneimitteln behandelt werden? (☞ 16.5, Pharma-Info 16.30)

17

Pflege bei Infektions- krankheiten

Das medizinische Fachgebiet

> ⊡ **Infektionskrankheit:** Erkrankung durch Übertragung, Haftenbleiben, Eindringen und Vermehrung von *Mikroorganismen* (z.B. Bakterien, Viren, Pilzen oder Protozoen) im menschlichen Körper. Viele, aber längst nicht alle Infektionskrankheiten werden von Mensch (oder Tier) zu Mensch übertragen, sind also **ansteckend** *(kontagiös)*.

Da Infektionskrankheiten in allen medizinischen Fachgebieten vorkommen, werden sie in allen medizinischen Abteilungen behandelt. Die **Mikrobiologie und Infektionsepidemiologie** ist ein eigenständiges medizinisches Fachgebiet, das v.a. die Labordiagnostik von Infektionskrankheiten und die Aufklärung ihrer epidemiologischen Zusammenhänge und Ursachen wie die Suche nach der Ansteckungsquelle bei Krankheitsausbrüchen zum Gegenstand hat. Zudem verfügen entsprechend weitergebildete Ärzte über ein umfangreiches Wissen bezüglich der Prophylaxe von Infektionen, gerade auch von Krankenhausinfektionen.

Infektionskrankheiten im Wandel der Zeit

Infektionskrankheiten haben zu allen Zeiten die Menschen heimgesucht und sie in ihrem Zusammenleben beeinflusst. Bis noch vor ca. 100 Jahren versetzten große Seuchenzüge die Menschen immer wieder in Angst und Schrecken. Pest, Cholera, Diphtherie, Kinderlähmung und Pocken rafften nicht selten ganze Familien oder Dörfer dahin. Erst vor ungefähr 100 Jahren begann das Zeitalter der modernen Hygiene. Kenntnisse über die Übertragung von Infektionskrankheiten zusammen mit der Entdeckung von Antibiotika und der konsequenten Durchführung von Impfprogrammen führten zu großen Erfolgen: Pest, Cholera, Kinderlähmung und Diphtherie verschwanden aus Mitteleuropa und damit aus dem Bewusstsein der Menschen, die Pocken gelten seit 1979 als ausgerottet.

Für kurze Zeit hatten die Menschen sogar die Hoffnung, die Infektionskrankheiten besiegen zu können. Doch diese Hoffnung hat sich nicht erfüllt. Resisten-

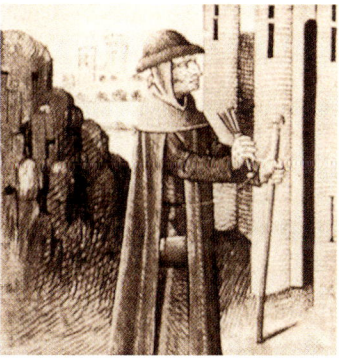

Abb. 17.1: Den Einfluss von Infektionskrankheiten auf das Leben der Menschen zeigt dieses zeitgenössische Bild: Leprakranke („Aussätzige") wurden aus Angst vor Ansteckung von der Gemeinschaft ausgeschlossen und durften nur unter Rasseln durch die Straßen gehen. [C162]

zen gegen Antibiotika etwa lassen heute manche – altbekannte – Infektionen zum Problem werden, und neue, bisher unbekannte Infektionen wie AIDS und Prionenkrankheiten bedrohen den Menschen. Allein seit 1980 wurden mehr als 20 neue menschenpathogene Erreger entdeckt!

17.1 Grundbegriffe der klinischen Infektionslehre

Einige Grundbegriffe der klinischen Infektionslehre sind für das Verständnis von Infektionen und Infektionsprophylaxe unverzichtbar und werden deshalb an dieser Stelle kurz erläutert.

Leider sind viele Begriffe nicht eindeutig definiert. Beispielsweise bedeutet „infektiös" zunächst nur „durch eine Infektion verursacht, erregerbedingt" (und wird in diesem Buch auch so verwendet). Im klinischen Sprachgebrauch wird der Begriff jedoch vielfach im Sinne von „ansteckend" oder „ansteckungsfähig" benutzt.

17.1.1 Infektion – Infektionskrankheit

Im allgemeinen Sprachgebrauch wird der Begriff „Infektion" oft gleichgesetzt mit „Infektionskrankheit". Im medizinischen Sprachgebrauch werden die Begriffe jedoch unterschiedlich definiert.

> ⊡ Als **Infektion** wird im medizinischen Sprachgebrauch bezeichnet:
> - Die Übertragung
> - Das Haftenbleiben
> - Das Eindringen *und*
> - Die Vermehrung
>
> von Mikroorganismen im menschlichen Körper. Eine Infektion geht nicht zwangsläufig mit einer Erkrankung, also einer Infektionskrankheit (☞ 17.1.3) einher.

Infiziert werden können nur *lebende* Organismen. Bei einem vorübergehenden Vorhandensein von Mikroorganismen auf Gegenständen oder der menschli-

	Merkmale	Beispiele
Bakterien ☞ 17.6	Einzeller ohne Zellorganellen und ohne Zellkern (Prokaryonten; das Erbgut liegt lose, z.B. als DNA-Faden, im Zytoplasma). Dadurch schnellere Vermehrung	Streptokokken, Staphylokokken, Escherichia coli, Proteus, Salmonellen, Klebsiellen. Sonderformen der Bakterien: Mykoplasmen, Chlamydien und Rickettsien
Viren ☞ 17.7	Kleinste Krankheitserreger, nur aus Erbinformation (DNA oder RNA) bestehend, die in einen Proteinmantel **(Kapsid)** und evtl. eine lipidhaltige Außenhülle **(envelope)** eingeschlossen ist. Können sich nur in höheren Zellen vermehren und heißen deshalb auch „Sonderformen des Lebens"	Grippe-, Hepatitis-, Herpes-, Pocken-, Masern-, Mumps-, Röteln-Virus, HIV
Prionen ☞ 17.8	Infektiöse Proteinpartikel, nach heutigem Kenntnisstand ohne Nukleinsäure, die ihnen ähnliche, körpereigene Proteine verändern können	Erreger der Creutzfeldt-Jakob-Krankheit, BSE, Kuru
Pilze ☞ 17.9	Pflanzenähnliche Mikroorganismen (Eukaryonten), jedoch ohne Fähigkeit zur Photosynthese (Energiegewinnung aus CO_2 und Sonnenlicht)	Candida albicans (medizinisch wichtigster Hefepilz), Aspergillus fumigatus (Schimmelpilz)
Protozoen ☞ 17.10	Parasitisch lebende Einzeller (Eukaryonten*)	Plasmodien, Trypanosomen, Amöben, Trichomonaden
Würmer, Insekten ☞ 17.11	Parasitisch lebende Tiere (Eukaryonten*)	Taenia saginata (Rinderbandwurm), Taenia solium (Schweinebandwurm), Pediculus capitis (Kopflaus), Sarcoptes scabiei (Krätzmilbe)

* Im Gegensatz zu den Prokaryonten zählen Pflanzen, Tiere und Protozoen zu den Eukaryonten, bei deren Zellen das Erbmaterial in einem Zellkern zusammengefasst ist, der durch eine Kernmembran vom Zytoplasma getrennt wird

Tab. 17.2: Übersicht über die Gruppen menschenpathogener Mikroorganismen. [A400] [A400-215]

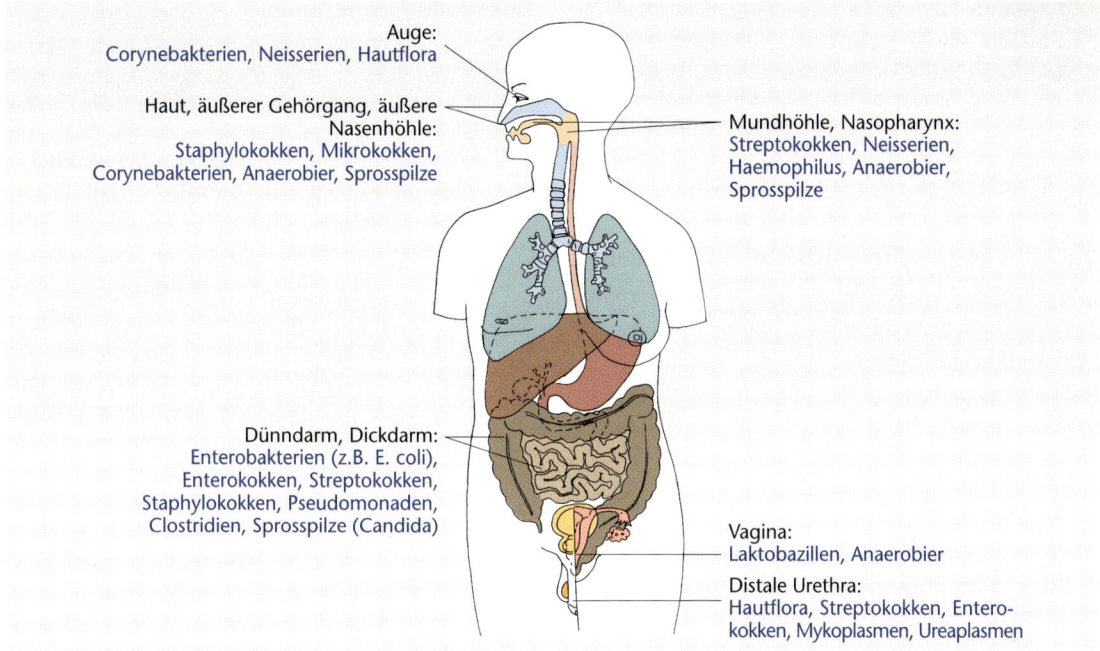

Auge:
Corynebakterien, Neisserien, Hautflora

Haut, äußerer Gehörgang, äußere
Nasenhöhle:
Staphylokokken, Mikrokokken,
Corynebakterien, Anaerobier, Sprosspilze

Mundhöhle, Nasopharynx:
Streptokokken, Neisserien,
Haemophilus, Anaerobier,
Sprosspilze

Dünndarm, Dickdarm:
Enterobakterien (z.B. E. coli),
Enterokokken, Streptokokken,
Staphylokokken, Pseudomonaden,
Clostridien, Sprosspilze (Candida)

Vagina:
Laktobazillen, Anaerobier

Distale Urethra:
Hautflora, Streptokokken, Enterokokken, Mykoplasmen, Ureaplasmen

Abb. 17.3: Haut und Schleimhäute des Menschen sind auch beim Gesunden von einer großen Zahl Mikroorganismen besiedelt – hier die wichtigsten im Überblick. Diese Mikroorganismen, die normalerweise vorhanden sind, bilden die physiologische Standortflora (Normal-flora). [A400-215]

chen Haut spricht man von **Kontamination** (Verschmutzung, Verunreinigung). Vermehren sich die Mikroorganismen auch, bezeichnet man dies als **Kolonisation** (Besiedelung).

Mikroorganismen *(Mikroben)* begegnen dem Menschen überall: im Boden, im Trinkwasser, in Lebensmitteln und in der Luft. Wir atmen, essen und trinken inmitten von Mikroorganismen – von den physiologischen Mikroorganismen auf unserer Haut und in unserem Körperinneren einmal ganz abgesehen (☞ Abb. 17.3). Unter diesem Blickwinkel erscheint eine manifeste Infektionskrankheit als eher seltenes Ereignis. Zwei Gründe sind hierfür verantwortlich:

- Nur wenige Mikroorganismen sind überhaupt für den Menschen *pathogen* (krank machend)
- Durch vielfältige spezifische und unspezifische Abwehrmechanismen (☞ 16.1) können immungesunde Menschen auch pathogene Mikroorganismen meist „in Schach halten".

Ob aus einer Infektion eine klinisch **apparente** *(manifeste)* **Infektionskrankheit** mit deutlichen Erkrankungszeichen wird, hängt von den pathogenen Eigenschaften des Mikroorganismus sowie der Abwehrlage des infizierten Menschen ab. Viele Infektionen verlaufen **inapparent** *(stumm,* also ohne Symptome) oder **abortiv,** d.h. mit leichten, meist wenig charakteristischen Beschwerden.

Kriterien von Infektionskrankheiten

Infektionskrankheiten sind dadurch definiert, dass sie *ursächlich* durch Mikroorganismen bedingt sind und dass es sich *nicht* um einen zufälligen Zusammenhang handelt. 1878 stellte *Robert Koch* folgende Kriterien zusammen, die bei einer Infektionskrankheit erfüllt sein müssen. Sie werden als **(Henle-)Koch-Postulate** bezeichnet und sind – wenn auch mit Relativierungen und Erweiterungen – heute noch gültig:

- Der Erreger muss im erkrankten Organismus regelmäßig nachweisbar sein
- Der Erreger muss in Reinkultur isolierbar sein und sich außerhalb des erkrankten Organismus unter Beibehaltung seiner charakteristischen Eigenschaften weiterzüchten lassen
- Die Infektion eines Versuchstieres mit dem isolierten und weitergezüchteten Erreger muss die typische Erkrankung hervorrufen, und im erkrankten Versuchstier müssen die Erreger wiederum nachweisbar sein.

Pathogenität – Virulenz

Pathogenität bezeichnet die Fähigkeit eines Mikroorganismus (aber auch anderer Faktoren wie beispielsweise Chemikalien), überhaupt zu einer Erkrankung zu führen. Der Begriff der **Virulenz** hingegen beschreibt den Grad der Pathogenität, die Aggressivität eines Erregerstammes. Die Virulenz wird vielfach ausgedrückt durch die Zahl der Mikroorganismen, die bei 50 % der infizierten Organismen zum Tode führt.

Beispielsweise sind Choleravibrionen menschenpathogen, sie rufen die Cholera, eine Brechdurchfallerkrankung, hervor (☞ 17.6.14). Die Virulenz der Choleravibrionen ist aber sehr unterschiedlich: Die Untergruppe *(Biovar) cholerae* verursacht durchschnittlich sehr viel schwerere Krankheitsbilder als die Untergruppe *eltor*.

Obligate und opportunistische Infektionen

Erreger, die bei – fast – jedem nicht-immunen Individuum krankheitserregend sind, heißen **obligat** („unvermeidlich") **pathogen.**

In den Krankenhäusern der Industriestaaten sind allerdings weniger die obligat pathogenen Keime von Bedeutung als vielmehr die **fakultativ** („gelegentlich") **pathogenen** Keime – vor allem bei älteren oder abwehrgeschwächten Patienten. Dies sind Erreger, die nur bei *allgemeiner* oder *lokaler* Abwehrschwäche zu sog. **opportunistischen Infektionen** führen. Zu den opportunistischen Infektionen gehören z.B. der Harnwegsinfekt nach Katheterisierung oder die Wundinfektion der Operationswunde.

Lokale und generalisierte Infektionen

Bleibt die Infektion auf die Eintrittspforte des Erregers beschränkt, spricht man von einer **lokalen Infektion.** Typische Beispiele sind die Wundinfektion oder die infektiöse Durchfallerkrankung ohne wesentliche Beeinträchtigung des Allgemeinbefindens (die Infektion bleibt auf die Darmschleimhaut beschränkt). Eine kontinuierliche Erregerausbreitung von der Eintrittspforte aus ist aber in der Folge möglich.

Bei **generalisierten Infektionen** wie der infektiösen Mononukleose (☞ 17.7.6) dringen die Erreger bis ins Gefäßsystem vor und ziehen den gesamten Organismus in Mitleidenschaft. Diese Infektionen werden auch als *systemische Infektionen* oder *Allgemeininfektionen* bezeichnet. Generalisierte Infektionen können sich zur *Sepsis* (☞ 17.12) ausweiten.

Epidemie, Pandemie und Endemie

Sind nur wenige Menschen gegen obligat pathogene Keime immun, so können sich die Erreger – und damit die Krankheit – rasch von Mensch zu Mensch ausbreiten. Die Folge ist eine **Epidemie,** eine zeitlich und örtlich begrenzte Häufung von Infektionskrankheiten, z.B. Grippe- oder Cholera-Epidemie. Breitet sich eine Epidemie über einen Kontinent oder die ganze Welt aus, spricht man von einer **Pandemie** (aktuell: HIV-Pandemie). Bei einer **Endemie** („Dauerverseuchung") ist der Erreger in einer bestimmten Region weit verbreitet und ständig vorhanden. Dann erkranken insbesondere Kinder und Zugereiste, während ältere Einheimische durch einen früheren Kontakt mit dem Erreger immun geworden sind.

Nosokomialinfektionen

Wird eine Infektion im Krankenhaus – oder in vergleichbaren Einrichtungen wie etwa Heimen oder Arztpraxen – erworben und besteht ein kausaler Zusammenhang zwischen Krankenhausaufenthalt und Infektion, spricht man von einer **Nosokomialinfektion** (griech.: im Krankenhaus erworbene Infektionen). Nosokomialinfektionen können durch obligat oder, häufiger, durch fakultativ pathogene Erreger verursacht und exogenen oder endogenen Ursprungs (☞ 17.1.2) sein. Nicht selten werden Nosokomialinfektionen durch Resistenz des Erregers gegenüber üblicherweise wirksamen Substanzen zum Problem.

Nach Schätzungen wären mindestens ein Drittel aller Nosokomialinfektionen vermeidbar – vor allem durch hygienegerechtes Verhalten des gesamten medizinischen Personals, von der Reinigungskraft bis zum Operateur. Bei jährlich ungefähr 20 000 Todesfällen durch Nosokomialinfektionen in Deutschland kann die Wichtigkeit der Hygiene gar nicht überschätzt werden.

> 🖾 Kenntnisse über Infektionsquellen, Übertragungswege und Eintrittspforten der Erreger sind Grundlage für hygienegerechtes Verhalten im Krankenhaus und damit Voraussetzung für eine Unterbrechung von Infektionsketten. Hygienegerechtes Verhalten im Patientenumgang kann nach Studienergebnissen die Häufigkeit von Nosokomialinfektionen um bis zu 30 % vermindern.

17.1.2 Infektionsquellen und Übertragungswege

Infektionsquellen

Infektionskrankheiten entstehen nicht aus dem „Nichts". Vielmehr sind Reservoire nötig, in denen sich die Erreger aufhalten und die als **Infektionsquellen** für die weitere Ausbreitung der Erreger dienen:

- Die wohl wichtigste Infektionsquelle ist der *Mensch* selbst. Sowohl kranke als auch gesunde Keimträger können Infektionsquellen sein. Die Keime können z.B. mit dem Sputum (Tuberkulose ☞ 8.5.4), dem Stuhl (Salmonellosen ☞ 17.6.6), dem Urin (Bilharziose ☞ 17.11.2) oder über Hautwunden (Eiter) ausgeschieden werden. In der Klinik darf dabei die Bedeutung der Haut nicht unterschätzt werden: 25 % aller Erwachsenen, also auch der im Krankenhaus Tätigen, haben ständig Staphylokokken (☞ 17.6.3) auf ihrer Haut und können diese an Patienten weitergeben
- *Tierische Infektionsquellen* sind etwa Rinder und Schweine für die entsprechenden Bandwurmerkrankungen (☞ 17.11.1) oder Vögel bei der *Ornithose* (☞ 17.6.23)

- Viele Mikroorganismen sind nicht auf Menschen oder Tiere angewiesen, sondern können auch in der *unbelebten Umwelt* überleben, so etwa die Tetanuserreger im Erdreich (☞ 17.6.19) oder die Tuberkuloseerreger im Staub (☞ 8.5.4)
- Bei allen bisher genannten Beispielen handelt es sich um **exogene Infektionen,** d.h. der Erreger dringt von *außen* in den Körper ein. Dagegen werden **endogene Infektionen** von Keimen *innerhalb* des Körpers hervorgerufen, die bei lokaler oder systemischer Abwehrschwäche in für sie untypische Körperregionen gelangen, z.B. Darmkeime in die Harnblase.

> 🔖 **Endogene Infektionen sind oft vermeidbar**
> Kinder, aber auch verwirrte Menschen werden deshalb überwacht, ob sie die Hygieneregeln wie etwa das Waschen der Hände nach dem Toilettenbesuch oder das Säubern des Genitalbereiches von vorne nach hinten einhalten.

Übertragungswege

Der **Übertragungsweg** einer Infektionskrankheit ist der Weg des Erregers von der Infektionsquelle zum – nächsten – Menschen. Er hängt unter anderem von der Empfindlichkeit des Erregers gegenüber äußeren Bedingungen und von seiner Ein- und Austrittspforte ab.

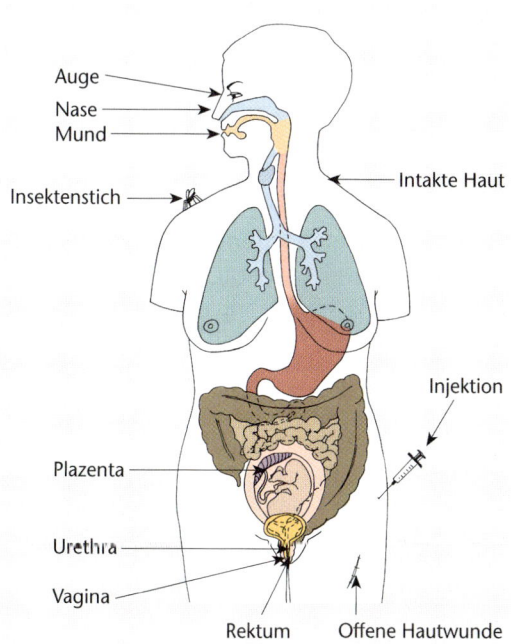

Abb. 17.4: Mögliche Eintrittspforten für Mikroorganismen in den menschlichen Körper. [A400-215]

Einer der wichtigsten Übertragungswege ist die **Kontaktinfektion,** z.B. durch Händeschütteln. Vor allem bei Kindern häufig ist die **Schmierinfektion** durch Verschmieren infektösen Materials, z.B. auf dem Körper mit nachfolgender Wiederaufnahme der Erreger über den Mund *(fäkal-oraler Übertragungsweg).* Andere Erreger werden durch **Tröpfcheninfektion** (Niesen) übertragen. **Aerogene Infektion** ist die Erregerübertragung mit der Luft. Sie ist nur möglich, wenn die Erreger längere Zeit in der Luft schweben und überleben und mit dem Luftstrom verschleppt werden können. Bei der **oralen Infektion** werden die Keime z.B. mit Nahrungsmitteln geschluckt. Auch eine Übertragung durch Bisse oder Stiche von Tieren, v.a. Insekten, ist möglich. Bei der **parenteralen Übertragung** wird der Erreger über Infusionen, Transfusionen oder einen Stich mit einer verunreinigten Kanüle übertragen; so können auch gegenüber Austrocknung oder Abkühlung empfindliche Keime übertragen werden. Die **sexuelle Übertragung** wird oft als Sonderfall der parenteralen Übertragung angesehen. Intensiver Schleimhautkontakt oder kleinste Schleimhautverletzungen ermöglichen hier die Keimübertragung.

Einteilung und Nomenklatur bezüglich der Übertragungswege sind allerdings nicht einheitlich.

Eintrittspforten

Der Erreger muss nicht nur *zum* Menschen kommen, sondern auch in ihn *hinein*. Die wichtigsten Eintrittspforten der Keime sind (☞ Abb. 17.4):
- Kleinste Wunden der Haut oder der Schleimhäute, etwa Nagelfalzverletzungen der Finger oder winzige Schleimhautverletzungen beim Geschlechtsverkehr, z.B. bei der HIV-Infektion (☞ 16.3.1)
- Insektenstiche, z.B. bei der Malaria (☞ 17.10.1)
- Eindringen durch die intakte Schleimhaut, z.B. bei Salmonellen (☞ 17.6.6)
- Aktives Eindringen der Erreger durch die intakte Haut, z.B. bei der Bilharziose (☞ 17.11.2)
- Vor der Geburt diaplazentar, d.h. mit dem Blut über die Plazenta, z.B. bei der angeborenen Lues oder Listeriose sowie bei zahlreichen Viruserkrankungen.

17.1.3 Ablauf einer Infektionskrankheit

Jede Infektionskrankheit verläuft in Stadien:

Invasionsphase (Ansteckung)

In dieser Phase dringt der Erreger in den Organismus ein, vermehrt sich dort jedoch zunächst nicht.

Inkubationsphase

> 📅 **Inkubationszeit** *(Ansteckungszeit):* Zeitlicher Abstand zwischen Ansteckung und Krankheitsausbruch.

Nach einer „Eingewöhnungszeit" von einigen Stunden bis mehreren Tagen beginnt der Erreger sich im Körper zu vermehren, der Infizierte hat aber noch keinerlei Beschwerden.

Kurz vor dem Auftreten der ersten Krankheitszeichen findet meist eine „explosionsartige" Vermehrung statt. Viele – vor allem virale – Infektionen sind am Ende der Inkubationszeit besonders ansteckend.

Die Inkubationszeit kann unterschiedlich lang sein: Während die Virusgrippe eine Inkubationszeit von nur 1 – 3 Tagen hat, kann sie bei der Lepra (☞ 17.6.20) bis zu 20 Jahren dauern. Die meisten Infektionskrankheiten haben eine Inkubationszeit von wenigen Tagen bis zu 3 Wochen.

Krankheitsausbruch und Phase des Krankseins

In dieser Phase kann der Patient nur leicht beeinträchtigt, aber auch lebensgefährlich erkrankt sein.

Die Krankheit verläuft dabei *fulminant* (sehr schneller Beginn mit schwerstem Krankheitsbild), *akut* (mit raschem Beginn), *subakut* (allmählicher, schwer abgrenzbarer Krankheitsbeginn), *chronisch* (langsamer Krankheitsverlauf) oder *rezidivierend* (wiederkehrend). Auch ein *mehrphasiger (mehrgipfliger)* Verlauf mit einem symptomfreien oder -armen Intervall zwischen den einzelnen Krankheitsphasen ist möglich.

Überwindungsphase

Der Erreger wird aus dem Körper entfernt. Gelingt dies nicht, kommt es zum Tod des Patienten oder zum Überdauern von Erregern z.B. in einer Kapsel oder in einem Organ. In Phasen der Abwehrschwäche (im Alter, bei Erkrankungen oder während medikamentöser Immunsuppression) können sich die Erreger wieder vermehren und zu Symptomen führen. Von **Dauerausscheidung** des Keimes spricht man, wenn die Betroffenen den Krankheitserreger länger als 10 Wochen nach Krankheitsausbruch ausscheiden (z.B. bei Salmonellose ☞ 17.6.6, bei Typhus ☞ 17.6.7).

Immunität

Einige – vor allem virusbedingte – systemische Infektionskrankheiten hinterlassen eine lang andauernde Immunität (☞ auch 16.1.5). Dabei hat der Erkrankte während der Erkrankung spezifische Antikörper (☞ 16.1.4) gegen den Erreger entwickelt, die ihn in Zukunft vor einer erneuten Erkrankung durch den gleichen Erreger schützen.

Hieraus erklärt sich auch das Phänomen der sog. **Kinderkrankheiten** wie etwa Windpocken: Aufgrund der hohen Durchseuchung erkranken vor allem Kinder, während Erwachsene durch eine frühere Erkrankung immun sind und nicht – wie häufig angenommen – allein schon durch ihr Alter.

17.2 Pflege von Patienten mit Infektionskrankheiten

17.2.1 Unterstützung bei den ATL

🌡 Körpertemperatur regulieren

> 🛏 Viele Infektionskrankheiten gehen mit **Fieber** (☞ auch 17.3) einher. Eine genaue Beobachtung und Dokumentation des Fieberverlaufs ermöglicht Rückschlüsse auf die zugrunde liegende Erkrankung, vor allem wenn nicht frühzeitig fiebersenkende Arzneimittel und Antibiotika eingesetzt werden.

🧺 Sich waschen und kleiden

Patienten mit Infektionskrankheiten schwitzen oft. Baumwollkleidung ist daher günstiger als synthetische Materialien. Die Leib- und Bettwäsche des Patienten muss für häufiges Waschen – auch bei hohen Temperaturen – geeignet sein.

🍽 Essen und trinken

Patienten mit Infektionskrankheiten sind häufig appetitlos. Dann hilft oft das Anbieten von Wunschkost oder das Mitbringen von Speisen durch Angehörige oder Bekannte. Bei Entzündungen im Mund ist das Essen zudem schmerzhaft. Die Patienten haben dann eine Abneigung vor allem gegenüber frischem Obst, Salaten, Obstsäften und harten Speisen und bevorzugen pürierte Kost. Auch ihnen wird Wunschkost angeboten.

Wichtig ist eine ausreichende Flüssigkeitszufuhr, um ein Flüssigkeitsdefizit durch Erbrechen, Durchfälle oder Fieber zu vermeiden. Kann der Flüssigkeitsbedarf durch Trinken allein nicht gedeckt werden, sind Infusionen erforderlich.

🛡 Für Sicherheit sorgen

Bei Infektionen bedeutet für Sicherheit zu sorgen nicht nur, eine Weiterverbreitung des Erregers bei bereits bekannten Erkrankungen zu vermeiden (Isolierung bei Infektionskrankheiten ☞ 17.2.2) und Gefährdungen für den Kranken zu minimieren (z.B. durch Thromboseprophylaxe bei Bettlägerigkeit). Für Sicherheit sorgen im Zusammenhang mit Infektionen bedeutet vor allem auch **Infektionsprophylaxe,** z.B. durch Einhalten der entsprechenden Hygienerichtlinien im Umgang mit Blasen- oder Venenkathetern, aber auch durch Vermeiden von Verletzungen mit gebrauchten und damit potenziell kontaminierten Instrumenten.

Für Pflegende ist in diesem Zusammenhang die Prophylaxe von **Kanülenverletzungen** besonders wichtig.

Eine Kanülenverletzung führt zu kleineren, an sich meist harmlosen Schnitt- oder Stichwunden. Die eigentliche Gefahr einer Kanülenverletzung besteht darin, dass über eine bereits gebrauchte Kanüle Infektionen übertragen werden. Insbesondere droht eine Übertragung von Hepatitis B oder C (häufig ☞ 10.5.1) oder HIV (selten ☞ 16.3.1).

Nach Verletzung mit einer gebrauchten Kanüle sind folgende Maßnahmen angezeigt (☞ auch 16.3.3):
- Stichkanal zum Bluten bringen
- Gründlich desinfizieren, z.B. mit Betaseptic®
- Wundverband anlegen, dabei Wundverband mit Antiseptikum befeuchten, anlegen und durch weiteres Auftragen des Antiseptikums feucht halten
- Chirurgische Wundversorgung durchführen lassen
- Verletzung im Verbandbuch der Station dokumentieren und an den Betriebsarzt melden („Durchgangsarzt-Verfahren" zum Nachweis für Arbeitsunfall).

In jedem Falle ist sofort nach der Verletzung beim Betroffenen eine Blutuntersuchung zur Feststellung des Hepatitis B- bzw. HIV-Antikörperstatus durchzuführen. Diese Antikörperbestimmung wird in festgelegten Abständen wiederholt.

Hierdurch lässt sich später erkennen, ob eine eventuelle Infektion tatsächlich auf die Kanülenverletzung zurückzuführen ist. Ist der Antikörpertiter zunächst negativ bzw. (bei Hepatitis B) niedrig und steigt nach sechs Wochen an, so muss eine Infektion im Zusammenhang mit dem Nadelstich angenommen werden.

Dem Patienten, dessen Blut das Instrument kontaminiert hat, wird ebenfalls Blut abgenommen und auf Hepatitis- und HIV-Antikörper untersucht. Bei sicherer Kontamination mit HIV empfehlen viele Mediziner heute eine medikamentöse Therapie, um das Infektionsrisiko zu minimieren (☞ 16.3.3).

Kanülenverletzungen verhindern
Entscheidend ist die **Vorbeugung.** Deshalb:
- Gebrauchte Kanülen nicht in die Schutzkappen zurückstecken, denn beim Einführen wird häufig der Finger getroffen (häufigste Verletzungsursache!)
- Alle gebrauchten Kanülen sofort ohne Verpackungsmaterialien in einen Kanülenabwurf entsorgen
- Gebrauchte Kanülen niemals im Patientenzimmer liegen lassen
- Beim Umgang mit möglicherweise ansteckenden Patienten Handschuhe tragen
- Jeder, der unmittelbar mit kranken Menschen arbeitet, sollte gegen Hepatitis B geimpft sein.

☺ **Kommunizieren**

Infektionskrankheiten können eine Isolierung erfordern. Für den Patienten bedeutet dies, nicht nur aus der vertrauten Umgebung herausgerissen zu werden, sondern auch, längere Zeit *allein* in *einem* Zimmer verbringen zu müssen. Die persönlichen Kontakte zur Außenwelt sind eingeschränkt. Aufgabe der Pflegenden ist es u.a., sich Zeit für Gespräche mit dem Patienten zu nehmen und so dem Gefühl des Isoliert- und Alleinseins vorzubeugen.

17.2.2 Isolierung bei Infektionskrankheiten

Manche Infektionskrankheiten sind so ansteckend, dass eine kurze Begegnung mit dem Kranken auch ohne Berührung bereits zur Ansteckung eines Nicht-Immunen ausreicht (z.B. Windpocken). Man spricht von *hochgradig ansteckenden Keimen.* Bei anderen Erkrankungen wie z.B. HIV-Infektionen führen dagegen normale Alltagskontakte nicht zur Weitergabe der Erkrankung.

Bei vielen Krankheiten sind aber auch unter Experten die Meinungen geteilt, wie hoch die Ansteckungsgefahr nun wirklich ist. So werden Patienten mit der gleichen Krankheit in dem einen Krankenhaus z.B. auf der Infektionsstation, in dem anderen aber auf der Allgemeinstation betreut, was sowohl beim Krankenhauspersonal als auch beim Patienten und seinen Angehörigen Unsicherheit hervorrufen kann.

Die Besonderheiten der Pflege von Patienten mit Infektionskrankheiten ergeben sich in erster Linie aus den **Isolierungsmaßnahmen** zum Schutz vor Weiterverbreitung der Erreger.

Welche Maßnahmen angewandt werden, hängt ab von:
- Der Ansteckungskraft der Erreger
- Dem Übertragungsweg
- Der Gefahr *für* den Patienten
- Der Gefahr, die *vom* Patienten ausgeht.

Die Isolierung bei Infektionskrankheiten wurde und wird unterschiedlich gehandhabt.

In vielen Häusern werden die verschiedenen Infektionskrankheiten je nach ihrem Hauptübertragungsweg in unterschiedliche Gruppen eingeteilt. Diese Gruppenzugehörigkeit bestimmt dann die Form der Isolierung. Oft wird zwischen *Standardisolierung* und *strikter Isolierung* unterschieden:

Die **Standardisolierung** ist ausreichend, wenn der Erreger durch direkten Kontakt mit dem Erkrankten oder seinen Körperflüssigkeiten übertragen wird, z.B. bei Patienten mit infizierten Wunden. Dabei reicht meist ein Zimmer auf einer Normalstation aus. Die betroffenen Patienten werden stets *nach* den anderen Patienten versorgt. Sie dürfen ihr Zimmer nur mit ärztlicher Genehmigung verlassen und kein anderes Patientenzimmer betreten. Bei direktem Kontakt mit dem Patienten sind Schutzkittel und Handschuhe zu tragen. Nach dem Verlassen des Zimmers ist eine Händedesinfektion notwendig.

Die Standardisolierung darf nicht verwechselt werden mit den **Standardhygienemaßnahmen.** Darunter versteht man diejenigen Hygienemaßnahmen, die prinzipiell bei allen Patienten eingehalten werden, um sowohl die Patienten als auch das Personal vor Infektionen zu schützen. Zu den Standardhygienemaßnahmen zählen etwa das Tragen von Handschuhen bei möglichem Kontakt mit Blut, die regelmäßige Desinfektion der Hände oder die routinemäßige Reinigung von Geschirr, (kontaminierter) Wäsche oder Räumen entsprechend den Krankenhausvorschriften.

Die **strikte Isolierung** ist nötig, wenn der Erreger auch durch Tröpfcheninfektion übertragen werden kann. Dazu ist ein Einzelzimmer mit eigener Nasszelle erforderlich, möglichst auf einer Infektionsstation. Der Patient darf das Zimmer nicht verlassen. Alle Personen, die das Zimmer betreten, müssen Schutzkittel, Handschuhe und bei fehlender Immunität einen Mundschutz tragen. Nach dem Verlassen des Zimmers sind die Hände unbedingt zu desinfizieren.

Die *Schutzisolierung* (**Umkehrisolation**) dient dem Schutz des Patienten vor Keimen aus seiner Umwelt. Notwendig ist sie beispielsweise bei angeborenen oder erworbenen Immundefekten (☞ 16.3.4, 16.6), nach Knochenmarktransplantationen und bei einigen Autoimmunerkrankungen (☞ 16.5). Die Details der Umkehrisolation werden in 14.5.3 abgehandelt.

In anderen Häusern gibt es Tabellen, in denen die einzelnen Infektionskrankheiten mit den dabei erforderlichen speziellen Vorsichtsmaßnahmen aufgeführt sind, wieder andere verfügen über vorgefertigte Protokolle, die im Bedarfsfall vom Arzt ausgefüllt und mit den Mitarbeitern besprochen werden.

> ☝ Wesentlich für die Beurteilung, welche – zusätzlichen – Schutzmaßnahmen erforderlich sind, ist die Frage, wie die Mikroorganismen verschleppt werden. Als Grundregeln gelten:
> - Unterbringung im Einzelzimmer bei Erregerübertragung durch Tröpfcheninfektion, durch aerogene Übertragung sowie in besonderen Situationen bei fäkal-oraler Übertragung, z.B. unbeherrschbare Durchfälle, mangelhafte Patientenhygiene
> - Tragen von Handschuhen bei möglichem Kontakt mit erregerhaltigem Material (z.B. Blut). Nach Ablegen der Handschuhe Durchführen einer hygienischen Händedesinfektion
> - Anziehen eines Schutzkittels bei möglichem Kontakt der Berufskleidung mit erregerhaltigem Material
> - Anlegen eines Mund-Nasen-Schutzes bei durch Tröpfcheninfektion oder aerogen übertragbaren Keimen, eines weitergehenden Gesichtsschutzes bei Aerosolbildung oder z.B. bei Verspritzen von Blut.

Die spezifischen Isolations- und Hygienemaßnahmen bei Infektionskrankheiten werden in diesem Buch im Zusammenhang mit den jeweiligen Erkrankungen und ihren Übertragungswegen genannt. Wegweisend sind dabei die in der „Richtlinie für Krankenhaushygiene und Infektionsprävention" aufgeführten Empfehlungen des Robert-Koch-Instituts in Berlin. Da jedoch auch unter Experten die Ansichten diesbezüglich unterschiedlich sind, sollten die Pflegenden die hausinternen Standards beachten und in Zweifelsfällen auf eine eindeutige Festlegung der erforderlichen Maßnahmen durch den Arzt achten.

17.2.3 **Pflege auf Infektionsstationen**

Die Infektionsstation

Architektonische Anforderungen

Innerhalb des Krankenhauses muss die Infektionsstation fern vom Durchgangsverkehr liegen. Optimal ist ein separater Eingang von außen oder ein getrenntes Gebäude.

Zwischen dem „Kern" der Infektionsstation und ihrer „Außenwelt" befinden sich im Eingangsbereich Räume, in denen sich Krankenhauspersonal und Besucher umziehen können und in denen notwendige Desinfektionsmaßnahmen vor Betreten bzw. beim Verlassen der Station erfolgen können. Diese Räume nennt man **Schleusen.** Hier werden auch die Versorgungsgüter angeliefert, so dass das Versorgungspersonal, das ja auch für andere Bereiche des Krankenhauses zuständig ist, die inneren Räume der Station nicht betreten muss.

In jedem Raum der Infektionsstation muss eine Möglichkeit zum Waschen und Desinfizieren der Hände bestehen. Viele Infektionsstationen verfügen über *Besucherterrassen.* In diesem Fall befinden sich die Fenster und die Tür für die Patientenaufnahme ins Patientenzimmer auf der Seite der Besucherterrasse. Sie sind während der Besuchszeiten stets geschlossen. Der Kranke kann die Besucher also sehen, muss aber eine Sprechanlage benutzen, wenn er mit ihnen reden will. Vor unerwünschten Blicken muss sich der Patient schützen können, z.B. durch blickdichte Vorhänge oder Jalousien. Trotz dieser Vorsichtsmaßnahmen besteht für die Besucher ein Restrisiko, sich zu infizieren, auf das durch Warnschilder hingewiesen wird.

Verfügt die Station über eine *Belüftungsanlage*, so ist der Druck in den „reinen" Räumen am höchsten und in den Patientenzimmern am niedrigsten, so dass die Luft von den „reinen" in die „kontaminierten" Bereiche strömt und nicht umgekehrt. Die Entlüftung kann ungefiltert über das Dach erfolgen, wobei die Abluft nicht wieder über offene Fenster und Türen in „reine" Bereiche zurückgelangen darf.

Patientenzimmer der Infektionsstation

Die Patientenzimmer der Infektionsstation sind in aller Regel *Einbettzimmer*. Zweibettzimmer sind nach Rücksprache mit dem Arzt vertretbar bei Patienten mit gleicher Erkrankung, z.B. zwei Patienten mit Hepatitis A, oder wenn eine gegenseitige Ansteckung ausgeschlossen ist wie bei sicherer Immunität nach früher durchgemachter Erkrankung des jeweils anderen Patienten.

Die Patienteneinheit wird über eine einkammerige Schleuse betreten, die über getrennte Schränke für Schutz- und Klinikkleidung, Waschbecken mit Seifen- und Desinfektionsmittelspender sowie Müllbehälter verfügt. Im *Patientenzimmer* befindet sich der gesamte persönliche Bedarf des Kranken. Außerdem sollten Arbeitsfläche und Vorratsschränke so bemessen sein, dass ein Wäschevorrat und Materialien z.B. zum Vorbereiten einer Infusion Platz haben. Die *Nasszelle* schließt sich an das Patientenzimmer an. In ihr muss nicht nur die übliche Badezimmer- und Toiletteneinrichtung vorhanden sein, sondern auch ein Steckbeckenspülgerät. Kontaminierte Gegenstände werden über die Schleuse entsorgt.

> ⊠ Die architektonische Situation muss eine getrennte Ver- und Entsorgung ermöglichen.

Umgang mit Patienten auf der Infektionsstation

- In den Schleusen befinden sich saubere *Schutzkittel* für den Einmal- oder Mehrfachgebrauch. Sie werden beim Betreten des Patientenzimmers angelegt und beim Verlassen in den Müll bzw. einen speziellen Wäschebehälter geworfen
- Geeignete *Schutzmasken* sollen das Aus- bzw. Einatmen ansteckender (kontagiöser) Partikel verhindern. Der Patient trägt im Zimmer keine Maske – dies wäre als „Rund-um-die-Uhr-Maßnahme" nicht zumutbar. Beim Husten oder Niesen soll er aber ein Papiertaschentuch vor Mund bzw. Nase halten. Ist ein Transport des Patienten unvermeidbar, legt er bei möglicher Aerosolbildung während des Transports eine Maske an, um eine Ausbreitung der Erreger zu vermeiden. Ärzte, Pflegende und Besucher schützt ein geeigneter Mundschutz vor dem Einatmen der Keime. Er muss Mund und Nase bedecken und dicht abschließen
- Ist ein Verspritzen von erregerhaltigem Material (z.B. Atemwegssekret, Blut) zu erwarten, können ein Augenschutz und ein weitergehender Gesichtsschutz angezeigt sein
- Bei allen Pflegetätigkeiten werden *Handschuhe* getragen. Nach dem Ausziehen werden die Hände desinfiziert, ebenso nach jedem Kontakt mit dem Patienten und nach jedem Betreten der Patienteneinheit
- Alle *Pflegeutensilien* werden streng patientenbezogen eingesetzt und bleiben im Patientenzimmer. Die *Krankenakte* wird außerhalb des Patientenzimmers aufbewahrt und auch zur Visite nicht mit hineingenommen
- Die sog. *infektiöse Wäsche*, also Wäsche, die mit erregerhaltigem Material in Berührung gekommen ist, wird in speziell gekennzeichneten Textilsäcken sicher verpackt, in der Wäscherei zunächst separat desinfiziert und dann mit der anderen Krankenhauswäsche desinfizierend gewaschen. Bei nasser Wäsche wird zusätzlich ein Kunststoffsack über den Stoffsack gezogen

- Das vom Patienten benutzte *Geschirr* wird bei möglicher Tröpfchen- oder Schmierinfektion zunächst in der Patienteneinheit desinfizierend abgewischt. Anschließend wird es zusammen mit dem anderen Geschirr gespült. Am besten ist das direkte Spülen in einer geeigneten Spülmaschine
- Die *Ausscheidungen* des Patienten gelangen über das Steckbeckenspülgerät in der Nasszelle in das Abwasser, das nicht desinfiziert werden muss, da die Krankenhäuser im deutschsprachigen Bereich an eine Kanalisation und Kläranlage angeschlossen sind. Tuberkulöses Sputum wird in Einwegbehältern zur Desinfektion oder Verbrennung gegeben

> ⊠ **Arbeitsabläufe gut planen**
> Auf einer Infektionsstation ist es wichtig, die Arbeitsabläufe richtig zu organisieren. Vor jedem Betreten der Patienteneinheit überlegen die Pflegenden, was genau zu tun ist und ob nicht noch andere Aufgaben miterledigt werden können. Unnötiges Betreten der Patienteneinheit erhöht das Risiko der Keimverschleppung und kostet Zeit.

Umgang mit infektiösem Labormaterial ☞ 17.5.2

Patientenaufnahme auf der Infektionsstation

Der Patient betritt das Zimmer z.B. über die Besucherterrasse. Danach wird der Patient vom Arzt über die voraussichtliche Zeitdauer der Isolation informiert und werden dem Patienten Schutz- und Isolationsmaßnahmen erklärt:

- Der Patient darf das Zimmer nicht verlassen. Kontakte zur Außenwelt sind möglich über die Besucherterrasse, die Gegensprechanlage sowie über Telefon und Briefe
- Unter Umständen sind Besucher erlaubt. Diese müssen aber über das Infektionsrisiko und die Schutzmaßnahmen aufgeklärt werden (schriftlich bestätigen lassen). In aller Regel ist Kindern der Zutritt nicht gestattet
- Der Kranke darf persönliche Gegenstände mit in sein Zimmer nehmen. Diese müssen jedoch beim Verlassen des Zimmers desinfiziert oder weggeworfen werden können.

Diese Maßnahmen stellen für viele Patienten eine große Belastung dar. Sie fühlen sich eingesperrt und ihrer Normalität beraubt. Oft hilft dem Patienten die Erklärung, dass die Isolationsmaßnahmen nicht auf seine Person, sondern auf die Krankheitserreger abzielen. Da die Patienten in der Anfangsaufregung vieles überhören, müssen diese Erläuterungen unter Umständen wiederholt werden.

Entlassung des Patienten aus der Infektionsstation

Unmittelbar vor der Entlassung werden alle privaten Utensilien des Patienten desinfiziert bzw. sterilisiert. Der Patient duscht und benutzt dabei frische Waschlappen und Handtücher. Danach verlässt er das Zimmer, zieht sich in der Schleuse an und geht hinaus, ohne das Zimmer noch einmal zu betreten.

17.3. Fieber als Leitsymptom von Infektionen

17.3.1 Definition und Pathophysiologie

> ⊡ **Fieber:** Erhöhung der *Körperkerntemperatur* auf über 38 °C infolge einer Sollwerterhöhung des Temperaturzentrums im Zwischenhirn.

Fieber ist meist durch die Einwirkung von **Pyrogenen** *(fiebererzeugende Stoffe)* bedingt. **Exogene Pyrogene** sind Bestandteile von Bakterien, Viren oder Pilzen oder werden von diesen produziert. Am stärksten wirksam sind die Pyrogene gramnegativer Bakterien. **Endogene Pyrogene** sind körpereigenen Ursprungs, etwa verschiedene Interferone und Interleukine (die gleichzeitig die Immunabwehr anstoßen ☞ 13.1.4) sowie Prostaglandine. Endogene Pyrogene werden z.B. als Reaktion des Körpers auf exogene Pyrogene freigesetzt. Gelangen Pyrogene in die Blutbahn, führen sie zu einer Sollwerterhöhung des Temperaturzentrums im Gehirn.

Im Rahmen von Infektionen ist Fieber oft ein sinnvoller Mechanismus, da die erhöhte Temperatur die Abwehr- und Heilungsvorgänge wahrscheinlich beschleunigt und sich manche Mikroorganismen bei höheren Temperaturen nicht mehr so schnell vermehren können.

Vom Fieber abgegrenzt werden muss die **Hyperthermie.** Hier ist der Sollwert im Gehirn normal, der Körper hat jedoch nur unzureichend Möglichkeit, die überschüssige Wärme abzugeben. Folge ist eine Überwärmung des Körpers durch einen Hitzestau. Kennzeichnend ist, dass der Patient bei *Anstieg* der Körpertemperatur *schwitzt.*

17.3.2 Fieberhöhe und Fieberphasen

Fieberhöhe

Die normale Körpertemperatur beträgt bei der sublingualen Messung bis 37,0 °C, bei der rektalen Messung bis 37,4 °C. Bis zu einer rektalen Körpertemperatur von 38,0 °C spricht man von **subfebriler Temperatur,** darüber von **Fieber.**

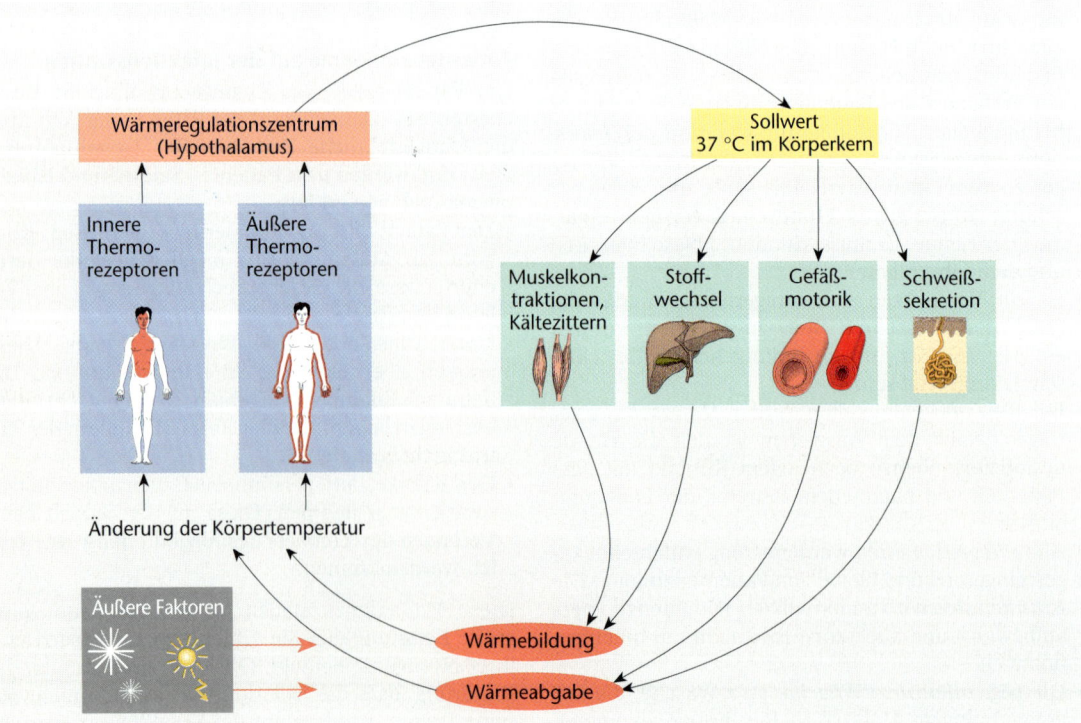

Abb. 17.5: Regelkreislauf zur Konstanthaltung der Körpertemperatur. Rezeptoren in der Haut und im Körperkern messen die Körpertemperatur und übermitteln sie an das Gehirn, wo der Istwert mit dem Sollwert verglichen wird. Von dort wird über Wärmebildung, Veränderung der Schweißsekretion und sinnvolles Verhalten (z.B. Anziehen einer Mütze) die notwendige Anpassung eingeleitet. [A400]

Fieberphasen

Erste Phase: Fieberanstieg

Im **Fieberanstieg** besteht eine Diskrepanz zwischen dem erhöhten Temperatursollwert im Gehirn und der tatsächlichen Körpertemperatur. Hierauf reagiert der Organismus mit einer gesteigerten *Wärmebildung* bei gleichzeitig möglichst geringer *Wärmeabgabe:* Der Patient zittert „vor Kälte", hat eine Gänsehaut, klappert evtl. mit den Zähnen und hat in schweren Fällen Schüttelfrost. Die Haut des Kranken ist blass und kühl. Da der Körper im Fieberanstieg zur Wärmeproduktion Arbeit leistet, sind Puls und Atmung beschleunigt.

In der Regel steigt das Fieber allmählich über Stunden an. Ein plötzlicher Fieberanstieg über wenige Stunden ist charakteristisch für akute generalisierte Erkrankungen, z.B. eine akute bakterielle Pneumonie, und meist mit Schüttelfrost verbunden.

Zweite Phase: Fieberhöhe

Während der **Fieberhöhe** stimmen Soll- und Istwert überein, das Fieber bleibt hoch. Puls und Atmung sind weiter beschleunigt. Je höher die Körpertemperatur ist, desto mehr Flüssigkeit verliert der Patient über Haut und Atmung. Deshalb und aufgrund des reduzierten Allgemeinzustandes infolge der Grunderkrankung besteht eine erhöhte Komplikationsgefährdung (etwa für Obstipation, Pneumonie, Dekubitus).

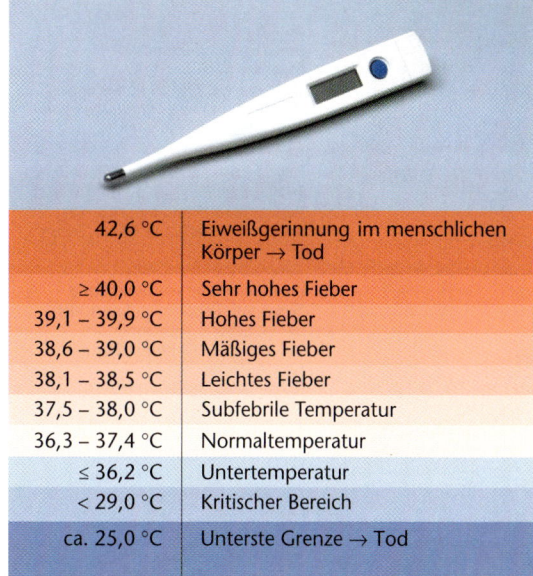

42,6 °C	Eiweißgerinnung im menschlichen Körper → Tod
≥ 40,0 °C	Sehr hohes Fieber
39,1 – 39,9 °C	Hohes Fieber
38,6 – 39,0 °C	Mäßiges Fieber
38,1 – 38,5 °C	Leichtes Fieber
37,5 – 38,0 °C	Subfebrile Temperatur
36,3 – 37,4 °C	Normaltemperatur
≤ 36,2 °C	Untertemperatur
< 29,0 °C	Kritischer Bereich
ca. 25,0 °C	Unterste Grenze → Tod

Abb. 17.6: Beurteilung der Körpertemperatur bei rektaler Messung. [K183]

Behandlungsstrategie bei Fieber

Fieber ist ein Symptom, nicht eine eigenständige Erkrankung. Daher ist eine Senkung mäßigen Fiebers reine „Temperaturkosmetik" und schadet dem Patienten bei Infektionen wahrscheinlich eher, weil die körpereigenen Abwehrmechanismen bei erhöhter Körpertemperatur vermutlich besser funktionieren. Mit erfolgreicher Behandlung der Grunderkrankung geht das Fieber von selbst zurück. Nur hohes Fieber sowie mäßiges Fieber bei Risikopatienten, z.B. bei hochgradiger Herzinsuffizienz oder bei Kleinkindern mit bekannten Fieberkrämpfen, muss gesenkt werden, um Komplikationen wie Kreislaufversagen oder Fieberkrämpfe zu verhindern.

Arzneimittel zur Fiebersenkung heißen Antipyretika. Die wichtigsten Antipyretika sind Paracetamol (z.B. ben-u-ron®) und Azetylsalizylsäure (z.B. Aspirin®). Beide Arzneimittel werden von den meisten Patienten gut vertragen und lindern gleichzeitig eventuelle Schmerzen (z.B. Kopfschmerzen). Azetylsalizylsäure sollte aber Patienten mit Magengeschwüren und Allergien in der Anamnese oder Kindern vor der Pubertät nicht gegeben werden (☞ auch Pharma-Info 4.5). Spricht das Fieber auf diese Maßnahmen nicht an, kann der Arzt Metamizol (z.B. Novalgin®) verordnen.

Fieber lässt sich aber nicht nur medikamentös senken. Lange bekannte physikalische Maßnahmen zur Fiebersenkung sind kühle Abwaschungen, Wadenwickel und – allerdings sehr kreislaufbelastend – ein absteigendes Bad. Ganz wichtig ist es, bei fiebernden Patienten auf eine ausreichende Flüssigkeitszufuhr zu achten. Als Faustregel kann gelten, dass ein Erwachsener pro °C Temperaturerhöhung einen Liter Flüssigkeit zusätzlich am Tag benötigt.

Dritte Phase: Fieberabfall

Beim **Fieberabfall** sinkt der Sollwert durch das Abklingen der Infektion oder den Einsatz von Antipyretika. Dem gesunkenen Sollwert steht nun der hohe Istwert gegenüber. Der Organismus gibt verstärkt Wärme ab. Der Kranke schwitzt, seine Haut ist gerötet. Unterschieden werden:

- Ein langsamer Fieberabfall innerhalb mehrerer Tage **(Lysis)**
- Ein rascher Temperaturabfall innerhalb weniger Stunden **(Krisis).**

Während ein *lytischer Fieberabfall* vom Patienten meistens gut vertragen wird, geht der *kritische Fieberabfall* mit Schweißausbrüchen und Kreislaufregulationsstörungen bis hin zum Kreislaufzusammenbruch einher. Wichtig ist eine regelmäßige Kontrolle der Vitalzeichen (normalerweise sinkt die Pulsfrequenz im Fieberabfall, bei Kreislaufstörungen dagegen steigt sie).

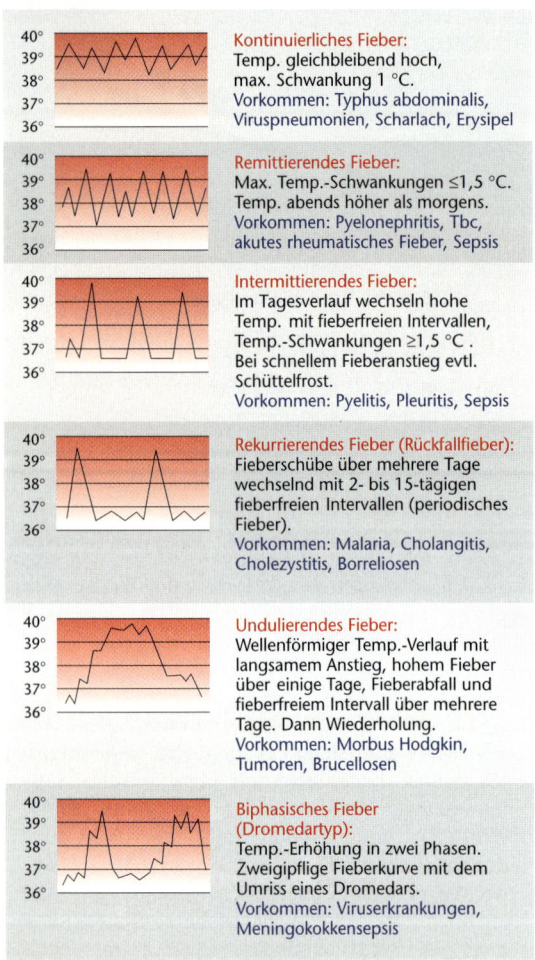

Abb. 17.7: Typische Fieberverlaufskurven. [A300]

Vierte Phase: Erschöpfung

Nach dem Fieberabfall ist der Patient zumeist erschöpft und möchte schlafen.

> 👁 **Krankenbeobachtung**
> - Puls, Blutdruck, Atmung
> - Temperatur
> - Bewusstseinslage
> - Allgemeinbefinden, Aussehen, Hautzustand
> - Ggf. Flüssigkeitsbilanzierung.

17.3.3 Fiebertypen bei Infektionen

Fieber bei – unbehandelten – Infektionen nimmt oft einen typischen Verlauf. Besonders häufige Fiebertypen bei Infektionen zeigt Abb. 17.7. Diese sind heute durch den Einsatz von Antibiotika und fiebersenkenden Arzneimitteln allerdings nur noch selten zu beobachten.

Fieber tritt aber nicht nur bei Infektionen, sondern auch bei zahlreichen weiteren Erkrankungen wie etwa Tumoren (z.B. maligne Lymphome ☞ 13.8), Bindegewebserkrankungen, beispielsweise im akuten Schub einer rheumatoiden Arthritis (☞ 15.5.1), oder als Arzneimittelreaktion auf. Daher ist bei jedem Fieber eine sorgfältige Anamnese und körperliche Untersuchung (☞ 17.5.1) sowie bei ungeklärtem Fieber über drei Wochen Dauer eine stationäre Abklärung erforderlich (☞ 17.5.7).

17.4 Weitere Leitsymptome bei Infektionskrankheiten

17.4.1 Hauterscheinungen

Bei vielen Infektionskrankheiten treten *Hautausschläge* (Exantheme, im Schleimhautbereich Enantheme ☞ Tab. 17.8) auf. Sie sind v.a. bei den sog. Kinderkrankheiten so typisch, dass oft eine Blickdiagnose möglich ist.

17.4.2 Lymphknotenschwellung

> 🔲 Die **Lymphknoten** *(Nodi lymphatici)* spielen eine wichtige Rolle bei der Abwehr infektiöser Erreger. Sie sind gewissermaßen biologische Filterstationen in der Lymphstrombahn, die Keime, Toxine und Zelltrümmer abfangen und die spezifische Abwehrreaktion (☞ 16.1.3) in Gang setzen. Lymphknoten sind normalerweise bis ca. 5 mm groß und daher meist nicht durch die Haut tastbar.

Lokalinfektionen führen meist zu einer Schwellung der *regionalen Lymphknoten*. So sind z.B. bei einer Entzündung am Bein die Leistenlymphknoten angeschwollen, während bei einer Angina die Halslymphknoten vergrößert sind.

Generalisierte Infektionen können ebenfalls zu charakteristischen Lymphknotenschwellungen führen. Typisch für Röteln sind Lymphknotenvergrößerungen im Hinterkopf- und Nackenbereich. Bei Scharlach (☞ 17.6.4) oder Diphtherie (☞ 17.6.17) sind die Kieferwinkel- und vorderen Halslymphknoten betroffen.

Alle diese entzündlichen Lymphknotenschwellungen sind weich, gut verschieblich und druckschmerzhaft (im Gegensatz zu den *malignen Lymphknotenschwellungen* bei Tumoren ☞ 14.4.1). Häufig werden sie vom Patienten trotz ihrer Druckschmerzhaftigkeit gar nicht bemerkt und erst bei der körperlichen Untersuchung durch den Arzt festgestellt.

17.5 Der Weg zur Diagnose bei Infektionskrankheiten

17.5.1 Anamnese und körperliche Untersuchung

Häufig kommt der Patient mit einer Infektion in einem Frühstadium zum Arzt, wenn beispielsweise hohes Fieber besteht, aber charakteristische Organsymptome (noch) wenig ausgeprägt sind. Unverzichtbar ist dann eine sorgfältige **Anamnese** mit genauer Beschreibung der aktuellen Beschwerden (z.B. Halsschmerzen, Husten) als „Richtungsgeber" der Diagnostik. Zu fragen ist nach:

- Hautausschlägen (Exanthemen, Enanthemen)
- Momentanem Impfschutz
- Prädisponierenden Faktoren, etwa allgemeine Abwehrschwäche
- Arzneimitteln (z.B. vorangegangene Antibiotikabehandlung?)
- Infektionen in der Umgebung des Patienten, da z.B. aufgrund des gleichen Erregers eine Gürtelrose (Herpes zoster ☞ 17.7.4) der Großmutter zu einer Windpockenerkrankung des Enkels führen kann und bei kontaminierten Nahrungsmitteln als Infektionsquelle oft mehrere Personen betroffen sind
- Ungewohnten und erfahrungsgemäß besonders „verdächtigen" Nahrungsmitteln wie etwa Rohei-Speisen bei Vorhandensein von Magen-Darm-Beschwerden
- Auslandsreisen
- Tierkontakten, Bissen oder Insektenstichen, da viele Erkrankungen durch Tiere übertragen werden
- Wunden, die Erregern als Eintrittspforte gedient haben könnten
- Beruflichen Risiken, z.B. ist das Risiko einer Hepatitis-B-Infektion bei medizinischem Personal deutlich erhöht (☞ 10.5.1).

Bei der **körperlichen Untersuchung** achtet der Untersucher besonders auf Haut und Schleimhäute

(Exantheme?), Rachen (gerötet? Eiterstippchen? Tonsillen geschwollen?), Nasennebenhöhlen (Druckschmerz bei Nasennebenhöhlenentzündung), Lymphknoten (☞ 14.4.1, 17.4.2) und Dornfortsätze der Wirbelsäule (Klopfschmerz bei Knochenentzündung). Herzgeräusche können auf eine Herzklappenentzündung hinweisen (☞ 6.8.1). Leber und Milz sind bei generalisierten Infektionen oft vergrößert. Viele Infektionen zeigen aber kein charakteristisches klinisches Bild, so dass aufgrund der Symptomatik keine eindeutige Erregeridentifizierung möglich ist. Deshalb sind oft labordiagnostische Untersuchungen von Körpersekreten des Patienten (Wundsekret, Blut, Urin, Liquor, Stuhl, Scheidensekret) erforderlich.

17.5.2 Materialgewinnung für die mikrobiologische Diagnostik

Für die Materialgewinnung mikrobiologischer Untersuchungen ist sorgfältiges und hygienisch einwandfreies Vorgehen unverzichtbar:

- Um Verunreinigungen des Materials mit physiologischen Haut- und Umgebungskeimen zu vermeiden, wird die Haut des Patienten vor der Punktion von geschlossenen Wund- oder Körperhöhlen an der Punktionsstelle desinfiziert. Nicht desinfiziert wird beim Wundabstrich (☞ Abb. 17.10 – 17.15), um die evtl. in der Wunde enthaltenen Erreger nicht abzutöten oder so zu schädigen, dass sie in der Kultur nicht mehr wachsen
- Sterile Instrumente und Transportgefäße sind unabdingbar. Nach Einlegen des Materials wird der Transportbehälter sofort dicht verschlossen
- Die geeignete Transportform, z.B. Zwischenlagerung im Wärme- oder Kühlschrank, Einbringung in vorgewärmte Flüssigmedien oder luftfreie feste Transportmedien, hängt vom Untersuchungsmaterial, vom vermuteten Erreger und der Entfernung zum mikrobiologischen Labor ab. In Zweifelsfällen hilft ein Anruf beim Labor weiter

Erkrankung, Details	Kurzbeschreibung des Exanthems	Weitere Hauptsymptome
Dreitagefieber ☞ 17.7.2	Klein- und mittelfleckig, bevorzugt am Rumpf	Hohes, scheinbar grundloses Fieber, nach dessen Abklingen Exanthem
Erysipel ☞ 16.6.4	Scharf begrenzte Hautrötung, evtl. mit Blasenbildung und/oder Schwellung	Fieber, Allgemeinzustand stark reduziert
Masern ☞ 17.7.11	Grobfleckiges, zusammenfließendes Exanthem am ganzen Körper, stark juckend	Allgemeinzustand stark reduziert, Bronchitis, Lichtempfindlichkeit
Röteln ☞ 17.7.13	Mittelfleckiges Exanthem, vor allem an den Streckseiten der Extremitäten, Rücken und Gesicht	Meist nur geringe Beschwerden
Scharlach ☞ 16.6.4	Feinfleckiges, dicht stehendes Exanthem, bevorzugt am Unterbauch. Gesicht gerötet mit blasser Mundregion	Angina
Windpocken ☞ 17.7.4	Stecknadelkopf- bis linsengroße Bläschen, die schubweise am ganzen Körper aufschießen	Allgemeinzustand oft nur wenig beeinträchtigt

Tab. 17.8: Häufige Infektionserkrankungen, die typischerweise mit einem Exanthem einhergehen.

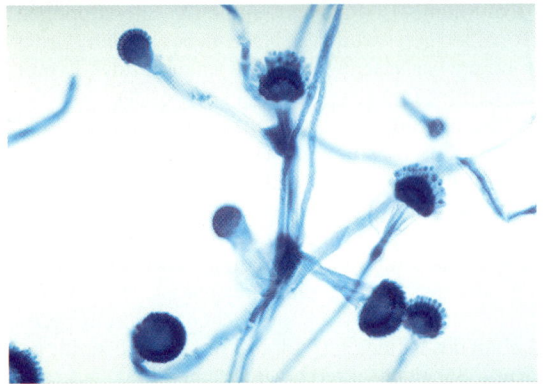

Abb. 17.9: Das mikroskopische Präparat ermöglicht oft eine Verdachtsdiagnose innerhalb weniger Minuten nach der Probeentnahme. Hier sind Schimmelpilze der Art Aspergillus fumigatus an ihren typischen, distelblütenähnlichen Fruchtkörpern zu erkennen. Sie verursachen die Aspergillose (☞ 17.9.4). [B109]

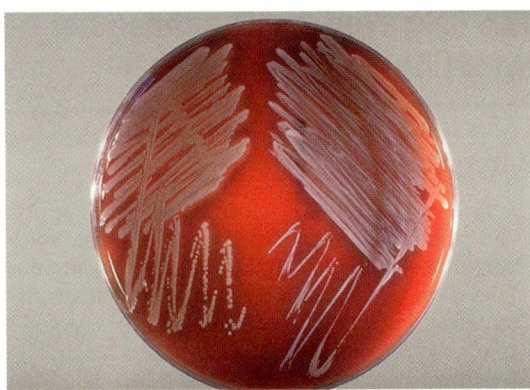

Abb. 17.16: Bakterienkultur auf dem Nährmedium Blutagar, der zuvor zur Erstarrung in eine flache Petrischale gegossen worden war. Das zu untersuchende Blut/Sekret wurde zickzackförmig auf den Agar aufgetragen und bebrütet. Weiße punktförmige Bakterienkolonien sind gewachsen. [B109]

• Wichtig ist die ordnungsgemäße Kennzeichnung der Proben. Proben z.B. von HIV- und Hepatitis-B-Patienten benötigen in den meisten Krankenhäusern besondere Warnaufkleber (etwa einen roten Punkt). Auch auf dem Begleitzettel ist die erhöhte Infektionsgefahr zu vermerken

• Bei Postversand ist eine stabile Verpackung entsprechend der postalischen Vorschriften erforderlich, um eine Gefährdung durch die erregerhaltige Probe zu vermeiden. Empfehlenswert sind doppelte Verpackungen sowie Behälter, die ein gefahrloses Öffnen erlauben (z.B. Schraubverschlüsse).

Wundabstrich [K183]

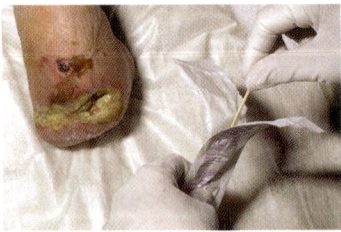

Abb. 17.10: Sterile Verpackung des Watteträgers öffnen und diesen entnehmen.

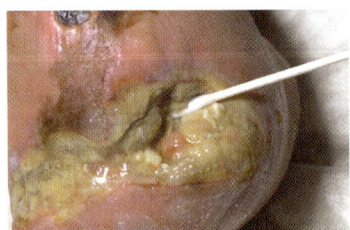

Abb. 17.11: Mit dem Watteträger aus der Wunde (hier an einem infizierten Oberschenkelstumpf) Sekret entnehmen.

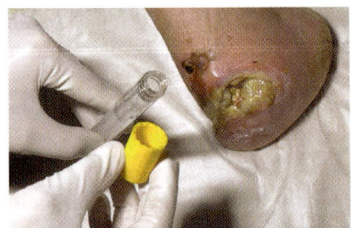

Abb. 17.12: Röhrchen mit dem Nährmedium steril anreichen lassen.

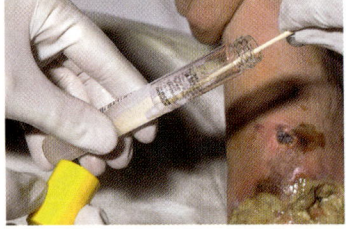

Abb. 17.13: Watteträger in das Nährmedium eintauchen.

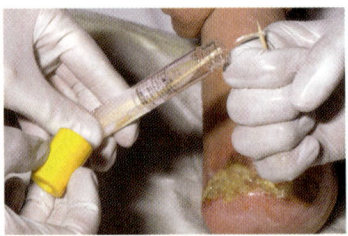

Abb. 17.14: Holzstäbchen am Rand des Röhrchens abbrechen, ohne das Röhrcheninnere zu kontaminieren.

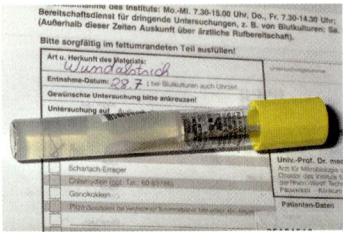

Abb. 17.15: Röhrchen verschließen und mit Patientendaten sowie Entnahmezeitpunkt und -datum beschriften. Begleitzettel ausfüllen und beides ins mikrobiologische Labor geben.

17.5.3 **Mikroskopische Beurteilung**

Die **mikroskopische Beurteilung** eines ungefärbten oder gefärbten Präparates vor oder nach Anzüchten einer Kultur ist oft diagnostisch entscheidend. Dabei dient die (licht-)mikroskopische Beurteilung, insbesondere des ungefärbten **Nativpräparates** (Frischpräparat) *direkt* nach der Probenentnahme v.a. zur ersten Orientierung über die ursächlichen Krankheitserreger. Bakterien, Pilze, Protozoen und (kleinere) Parasiten sind im Gegensatz zu Viren sichtbar. Sehr oft führt die Untersuchung des Nativpräparates jedoch nicht zum Erfolg, weil die Keimmenge zu gering ist. Deshalb werden Bakterien und Pilze vor der mikroskopischen Untersuchung zunächst in *Kulturmedien* (☞ 17.5.4) vermehrt.

17.5.4 **Bakterien- und Blutkultur, Antibiogramm**

Bakterienkultur

Um eine **Bakterienkultur** anzuzüchten, wird das Sekret des Patienten auf ein geeignetes Nährmedium aufgetragen und in einem Brutschrank bebrütet. Unter diesen optimalen Bedingungen vermehren sich die Keime rasch und bilden auf einem festen Nährmedium makroskopisch sichtbare **Kolonien.** Die genaue Differenzierung der Bakterien erfolgt durch Betrachtung der Kolonien mit bloßem Auge, durch Geruchsprüfung und durch lichtmikroskopische Beurteilung (nach vorheriger Färbung). Außerdem zeigen verschiedene Bakterien nach Zusatz bestimmter Substanzen unterschiedliche Stoffwechseleigenschaften, die z.B. durch geeignete Farbindikatoren sichtbar gemacht werden können *(bunte Reihe).*

Anlegen und Auswerten einer Urinkultur ☞ 11.4.3

Blutkultur

Bei Verdacht auf eine Sepsis oder auch bei ungeklärtem Fieber und Schüttelfrösten (☞ 17.5.7) wird eine **Blutkultur** angelegt. Mit ihrer Hilfe sollen Erreger im Blut des Patienten nachgewiesen werden. Die Pflegenden bereiten die Blutkultur vor, die Blutabnahme selbst führt der Arzt aus.

Materialien
- Alles zur venösen Blutentnahme (☞ 1.5.1)
- Zwei Blutkulturröhrchen mit Nährlösung (aerob/anaerob = mit bzw. ohne Anwesenheit von Sauerstoff zur Bebrütung des Blutes), die zur direkten Blutabnahme geeignet sind. Alternativ zwei Blutkulturflaschen und steriles Überleitungssystem mit Anschluss für den Venenzugang und Einstichdorn für die Blutkulturflaschen. In vielen Kliniken wird das Blut aber auch mit einer sterilen 20-ml-Spritze abgenommen und mit jeweils neuer Kanüle (z.B. 20 G, gelb) in die Blutkulturflaschen hineingespritzt

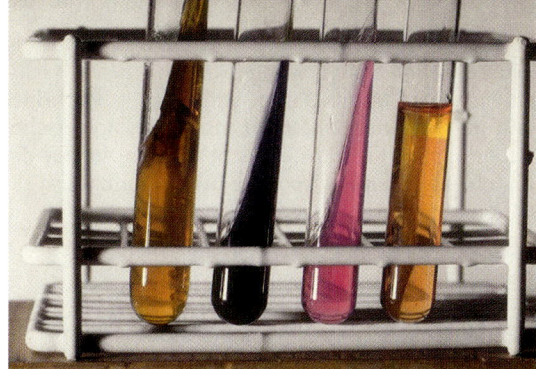

Abb. 17.17: Bunte Reihe. Hier konnte der Erreger Klebsiella oxytoca aufgrund seiner Stoffwechseleigenschaften identifiziert werden, die charakteristische Färbungen des jeweiligen Nährmediums verursachen. [B109]

- *Sterile* Handschuhe, evtl. Mundschutz, Desinfektionslösung und Tupfer für die Gummipfropfen der Flaschen.

Die Blutkulturflaschen werden rechtzeitig vor der Blutabnahme in Brutschrank oder Wasserbad auf 37 °C erwärmt. Steigt das Fieber des Patienten, wird

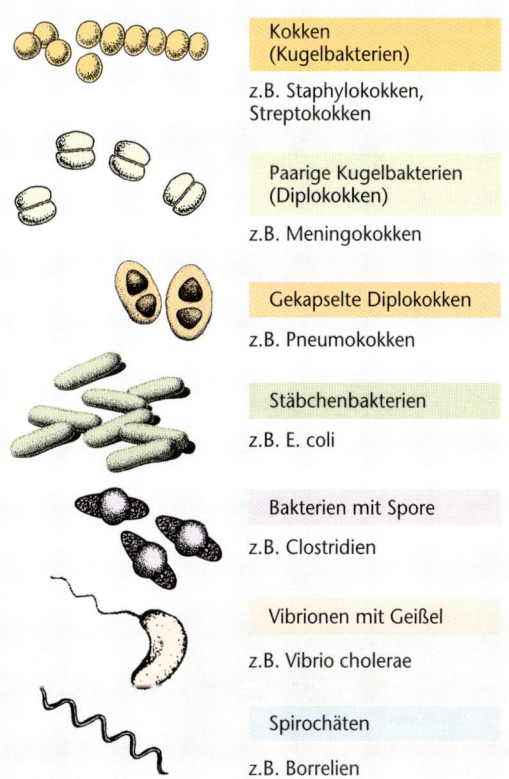

Abb. 17.18: Verschiedene Bakterienformen, die lichtmikroskopisch zu unterscheiden sind. [B109]

der Arzt benachrichtigt, damit er die Blutprobe abnimmt.

Nach der Blutabnahme werden die Flaschen mit Patientendaten, Station, Datum und Uhrzeit beschriftet
und mit Begleitschein sofort ins (mikrobiologische)
Labor transportiert. Ist dies nicht möglich, werden die
Flaschen bis zum Transport im Brutschrank warm gehalten.

Die Nachsorge des Patienten entspricht derjenigen
nach einer venösen Blutentnahme.

Häufigkeit und Zeitpunkte der Blutabnahmen

Die einmalige Entnahme einer Blutkultur reicht zum
Ausschluss einer Sepsis nicht aus, und die Wahr-
scheinlichkeit, einen vorhandenen Erreger zu identi-
fizieren, steigt mit der Anzahl der abgenommenen
Blutkulturen. Daher werden, falls irgend möglich, vor
Therapiebeginn mindestens drei aerobe und anaerobe
Blutkulturen im Abstand von $^1/_2$ – 6 Stunden an ver-
schiedenen Körperstellen entnommen.

Das genaue Vorgehen hängt von der Grunderkrankung und dem vermuteten Erreger ab und wird auch
von verschiedenen Ärzten unterschiedlich gehandhabt. Mit dem jeweils Dienst habenden Arzt werden
die vorgesehene Anzahl und der jeweilige Zeitpunkt
der Blutabnahmen besprochen und schriftlich fixiert.

> Das Untersuchungsmaterial muss immer *vor*
> Therapiebeginn abgenommen werden. Eine ein-
> zige Dosis eines Antibiotikums kann ausreichen,
> um den Keim so zu schädigen, dass er in der Kul-
> tur nicht mehr wächst und somit nicht mehr
> identifizierbar ist. Er kann aber trotzdem noch
> schwere Krankheitserscheinungen hervorrufen.

Antibiogramm

Wachsen in einer Bakterien- oder Blutkultur Keime,
schließt sich eine **Resistenzbestimmung** *(Sensibili-
tätsprüfung)* an, die testet, wie stark der Zusatz bestimmter Antibiotika das Wachstum hemmt. Ergebnis
ist das **Antibiogramm,** mit dessen Hilfe eine gezielte
Behandlung von Infektionen möglich ist.

Eine Bakterienkultur mit anschließendem Antibiogramm erfordert mindestens zwei Tage. Bei frag-li-
chem Ergebnis (z.B. keine Reinkultur bei der ersten
Bebrütung) dauert ein definitiver Befund bis zu sieben Tage. Langsam wachsende Bakterien wie etwa
die Mykobakterien (☞ 8.5.4, 17.6.20) müssen 1 – 6

Abnahme und Anlage einer Blutkultur [D200]

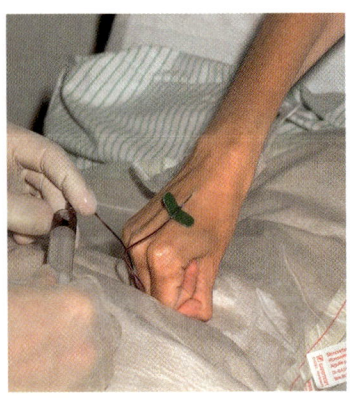

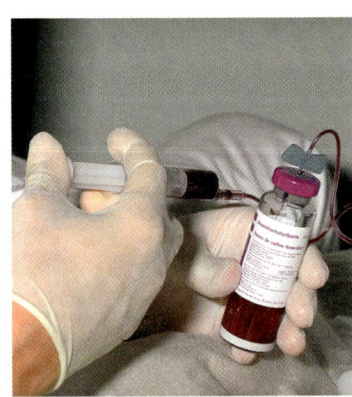

Abb. 17.19 (links): Vene punktieren und
Blut entnehmen.

Abb. 17.20 (rechts): Mit neuer Punktionskanüle in den desinfizierten Stopfen der
vorgewärmten anaeroben Flasche stechen
und Blut ohne Luftbläschen bis zur Markierung einfüllen.

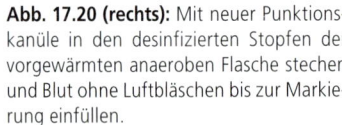

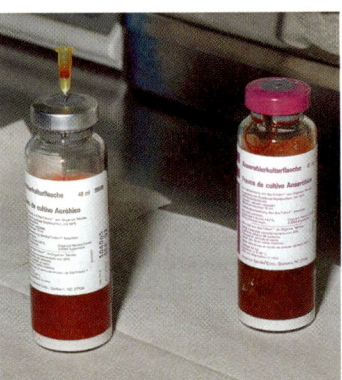

Abb. 17.21 (links): Aerobe Flasche punktieren und Blut einfüllen.

Abb. 17.22 (rechts): Durch das Vakuum
„holt" sich die aerobe Flasche „selber"
Luft durch die Punktionskanüle. Kanüle
entfernen, Flaschen beschriften und mit
Begleitschein sofort ins Labor bringen.

Wochen bebrütet werden. Insbesondere bei schweren Erkrankungen kann das Ergebnis von Kultur und Antibiogramm oft nicht abgewartet werden. Dann beginnt der Arzt die medikamentöse Behandlung aufgrund seines klinischen Verdachts **(kalkulierte Therapie)**. Nach Vorliegen des Antibiogramms muss die Therapie evtl. umgestellt werden.

> ℧ Unerlässlich ist die *kritische* Beurteilung des Kulturergebnisses. Wachsen z.B. mehrere Keime in jeweils geringer Anzahl, so besteht der Verdacht auf eine Verunreinigung. Keimwachstum in der Kultur ist also nicht Beweis, dass dieser Keim auch der Krankheitserreger ist. Kulturergebnis und klinisches Bild müssen „zusammenpassen". Die gleiche Skepsis ist auch bei der Beurteilung von Antibiogrammen angezeigt.

Zunehmende praktische Bedeutung gewinnt der Antigennachweis ohne vorherige Erregeranzüchtung, etwa bei Pneumokokken, Meningokokken, Haemophilus influenzae, Streptokokken oder Candida. Für einen Teil dieser Erreger, z.B. Streptokokken der Gruppe B (häufige Erreger einer eitrigen Halsentzündung bei Kindern ☞ 17.6.4) stehen auch relativ preiswerte **Schnelltests** zur Verfügung, die den Keim innerhalb von Minuten nachweisen können, allerdings nicht so empfindlich sind wie der „klassische" kulturelle Nachweis.

17.5.5 Pilz- und Virusnachweis

Pilzkultur

Auch zum Nachweis von *Pilzen* ist die Anzüchtung in einer Kultur Mittel der Wahl zur Diagnosesicherung. Allerdings sind die Bebrütungszeiten mit 1 – 4 Wochen sehr lang. Nach der Bebrütung wird der Erreger durch Beurteilung des sichtbaren Wachtumsverhaltens in der Kultur, Färbung mit anschließender Mikroskopie sowie (falls erforderlich) immunologische Merkmale eindeutig identifiziert.

Virusnachweis

Viren wachsen nicht auf unbelebten Nährböden, sondern sind zu ihrer Vermehrung auf Wirtszellen angewiesen (☞ 17.7.1). Daher sind zur Anzüchtung von Viren aufwendige menschliche oder tierische Zellkulturen, Hühnerembryonen oder in Einzelfällen sogar Versuchstiere nötig. Aus diesem Grunde werden Viren nur selten direkt durch Anzüchten nachgewiesen. Viren können außerdem durch Elektronenmikroskopie, durch Antigennachweis mittels markierter Antikörper oder durch DNA-Nachweis mittels sog. DNA-Sonden festgestellt werden. Diese Methoden sind allerdings oft nicht allzu empfindlich. Deshalb spielt der *indirekte Erregernachweis* durch serologische Methoden, also der Nachweis spezifischer Virusanti-

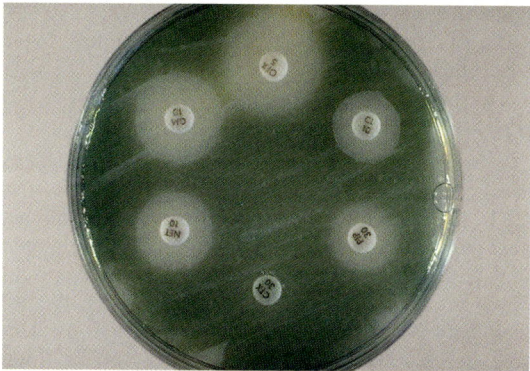

Abb. 17.23: Antibiogramm. Auf den Agar, der mit einem Bakterienstamm beimpft ist, werden mit verschiedenen Antibiotika getränkte Blättchen gelegt. Die Bakterien wachsen nun auf dem Agar (dunkelgrüne Färbung). Im Bereich der Antibiotikablättchen wird ihr Wachstum unterschiedlich stark gehemmt (weiße Ringe). Das Testblättchen mit dem größten Hemmhof zeigt in vitro die größte Wirksamkeit, d.h. von diesem Antibiotikum ist die vergleichsweise größte Wirksamkeit in vivo zu erwarten, wenn es dem Patienten als Arzneimittel verabreicht wird. [B109]

körper und -antigene, in der Praxis oft die entscheidende Rolle (☞ 17.5.6).

Gentechnischer Virusnachweis

Zunehmende Bedeutung in der Virusdiagnostik erlangt der Nachweis viralen Erbguts durch das molekulargenetische Verfahren der *Polymerase-Kettenreaktion* **(PCR)**. Dabei werden durch enzymatische Kettenreaktionen die nachzuweisenden charakteristischen Abschnitte der Virus-DNA oder -RNA stark vermehrt, so dass sie dann mit gängigen molekularbiologischen Methoden nachgewiesen werden können. Es ist zu erwarten, dass sich die PCR gerade bei ernsten Viruserkrankungen, bei denen eine möglichst frühzeitige Diagnose erforderlich ist, in Zukunft durchsetzen wird.

17.5.6 Blutuntersuchungen bei Infektionen

Blutkultur ☞ *17.5.4*

Im Krankenhaus wird bei nahezu jedem Patienten mit einer Infektion im Laufe der Erkrankung eine Blutuntersuchung angeordnet. Besonders wichtig sind:

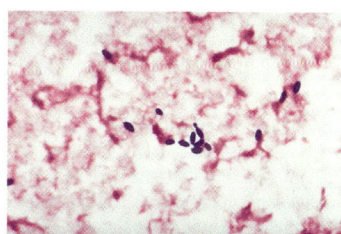

Abb. 17.24: Pilzkultur. Ellipsenförmige Candida albicans in der Blutkultur eines 36-jährigen Patienten mit akuter Leukämie. [B109]

- Die Bestimmung der BSG und des CRP
- Die Anfertigung eines Differenzialblutbildes
- Serologische Blutuntersuchugen.

BSG und CRP

Die Beschleunigung der **BSG** (*Blutkörperchensenkungsgeschwindigkeit* ☞ 13.4.2) und ein Anstieg des **CRP** *(C-reaktives Protein)* sind sehr empfindliche, aber wenig spezifische Indikatoren für Entzündungen und andere Gewebeschädigungen. Das CRP spricht dabei im Gegensatz zur „langsamen" BSG, die oft eine Woche „nachhinkt", besonders schnell an. Der CRP-Spiegel im Blut kann innerhalb von Stunden von seinem Normwert (≤ 8 mg/l Serum) auf über 100 mg/l steigen. Dies macht das CRP zu einem wertvollen Parameter in der Frühdiagnose und Verlaufskontrolle entzündlicher Erkrankungen.

> Ein normaler CRP-Wert schließt eine systemische Infektion praktisch aus.

Die Ursache für eine BSG-Beschleunigung oder eine CRP-Erhöhung können aber auch Anämien (☞ 13.6.1), maligne Tumoren, Nierenerkrankungen oder Systemerkrankungen wie z.B. rheumatische Erkrankungen sein.

Blutbildveränderungen bei Infektionen

Viele Infektionen gehen mit Veränderungen des (Differenzial-)Blutbildes (☞ 13.4.3) einher:
- Bei *bakteriellen Infektionen* steigt die Leukozytenzahl in der Regel auf 15 000 – 25 000 Leukozyten/μl Blut an **(Leukozytose)**. Dabei ist insbesondere die Zahl der Granulozyten vermehrt **(Granulozytose)**. Vielfach lässt sich auch eine **Linksverschiebung**, d.h. ein gehäuftes Auftreten „jüngerer" Granulozyten beobachten (☞ 13.4.3)

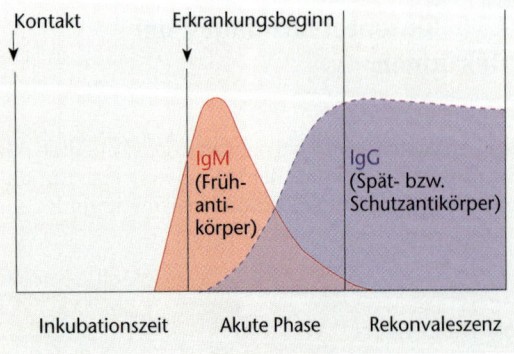

Abb. 17.25: Bei einer Infektion werden als erstes IgM-Antikörper (☞ 16.1.4) und erst später IgG-Antikörper (☞ 16.1.4) gebildet. Während die IgM-Konzentration im Blut nach der Akutphase der Erkrankung schnell wieder absinkt, sind IgG-Antikörper oft noch sehr lange – manchmal lebenslang – nachweisbar.

- *Virale Infektionen* wie Masern, Röteln, Virusgrippe und einige wenige bakterielle Infektionen (z.B. Typhus) führen kaum zu einem Leukozytenanstieg. Viele Viruserkrankungen zeigen im Akutstadium sogar ein Absinken der weißen Blutkörperchen **(Leukopenie** ☞ 13.4.3)
- Ein Anstieg der eosinophilen Granulozyten **(Eosinophilie** ☞ 13.4.3) kommt oft bei parasitären Erkrankungen (z.B. Wurmbefall) vor.

Serologische Blutuntersuchungen

Die Auseinandersetzung des Organismus mit den Infektionserregern führt zur Bildung spezifischer Antikörper (☞ 16.1.4 und Abb. 17.25). Diese spezifischen Antikörper lassen sich labordiagnostisch mit Hilfe von Fällungs-, Flockungs- oder Farbmarkierungsreaktionen nachweisen, und zwar sowohl qualitativ (Frage: Infektion ja/nein) als auch quantitativ (Frage: Wie hoch ist der Antikörpertiter = Antikörperkonzentration?). Nach einem raschen Anstieg des Antikörperspiegels im Blut während und kurz nach der akuten Erkrankungsphase sinkt die Antikörperkonzentration in der Folgezeit wieder ab, falls kein erneuter Kontakt mit dem gleichen Erreger stattfindet.

Das Vorhandensein von Antikörpern beweist aber nur, dass *irgendwann* eine Infektion mit dem Erreger stattgefunden hat. Für den Nachweis einer *akuten* Infektion ist in aller Regel der Nachweis spezifischer IgM, die **Serokonversion** (erstmaliges Auftreten von Antikörpern bei vorheriger *Seronegativität*) oder ein mindestens vierfacher Anstieg des Antikörpertiters beweisend.

17.5.7 Diagnostisches Vorgehen bei unklarem Fieber

Scheinbar grundloses Fieber, das länger als drei Wochen anhält, muss stationär abgeklärt werden, da ca. ein Drittel der Patienten mit **unklarem Fieber** an der unbekannten Erkrankung verstirbt. Ursächlich können Infektionen, bösartige Erkrankungen oder Autoimmunerkrankungen zugrunde liegen.

Folgende Untersuchungen dienen der Diagnose eines unklaren Fiebers:
- Blutentnahme mit BSG, großem BB, Leberwerten (☞ 10.4.2), Elektrolyten und Eiweißelektrophorese (☞ 1.5.4, 13.8.3)
- Je drei *aerobe* und *anaerobe* Blutkulturen (☞ 17.5.4)
- Mindestens zwei Urinkulturen aus dem Mittelstrahlurin (☞ 11.4.3), evtl. auch aus Blasenpunktionsurin (☞ auch 11.4.2)
- Stuhluntersuchung auf pathogene Keime wie etwa Salmonellen (☞ 17.6.6)
- Sputumuntersuchung auf Tbc, Pilze und Bakterien (Sputumgewinnung ☞ 8.3.9)

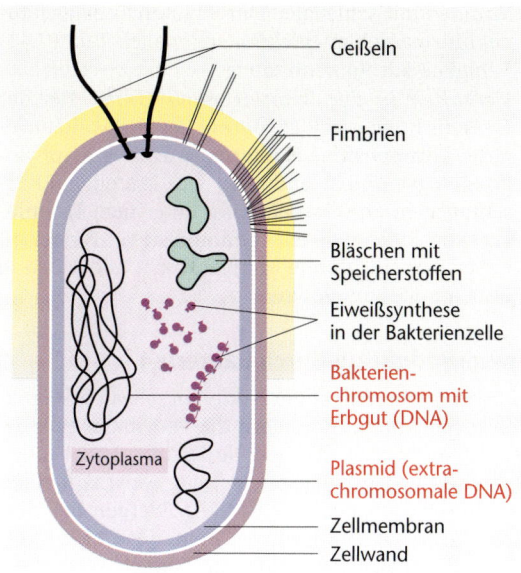

Abb. 17.26: Der schematische Aufbau einer Bakterienzelle. Charakteristisch ist (im Gegensatz zur tierischen Zelle) das Fehlen eines Zellkerns, das Erbgut liegt lose im Zytoplasma.

Labels in figure:
- Geißeln
- Fimbrien
- Bläschen mit Speicherstoffen
- Eiweißsynthese in der Bakterienzelle
- Bakterienchromosom mit Erbgut (DNA)
- Zytoplasma
- Plasmid (extrachromosomale DNA)
- Zellmembran
- Zellwand

- Evtl. Magensaftuntersuchung auf Tbc (im Rahmen einer Gastroskopie)
- Evtl. Nasen- und Rachenabstrich
- Tuberkulin-Test (☞ 8.5.4)
- Serodiagnostik, z.B. der Toxoplamose (☞ 17.10.2), der Lues (☞ 17.6.21), der Zytomegalie (☞ 17.7.5) und der Hepatitis (☞ 10.5.1)
- Serologische Tests auf Autoantikörper (☞ 15.3.2)
- Bestimmung der Schilddrüsenwerte (☞ 12.4.1) zum Ausschluss einer massiven Hyperthyreose
- Röntgen Thorax (Pneumonie?), Röntgen Nebenhöhlen (Nebenhöhlenentzündung?)
- EKG, Echokardiographie (Herzmuskelentzündung?)
- Ultraschall des Abdomens (Gallenblasenentzündung? Leber- und Milzvergrößerung?).

Ist die Ursache des Fiebers danach weiter unklar, sind weitere Blutuntersuchungen, ein CT des Thorax und der Bauchorgane, endoskopische Eingriffe wie beispielsweise eine Laparoskopie oder Biopsien z.B. der Leber erforderlich.

17.6 **Bakterielle Infektionen**

17.6.1 **Eigenschaften von Bakterien**

Bakterien sind einzellige Lebewesen mit einer Größe von 0,2 – 5 μm. Bakterien gehören zu den **Prokaryonten,** da sie keinen Zellkern besitzen. Sie vermehren sich ungeschlechtlich durch Querteilung und las-

sen sich in der Regel auf *unbelebten* Nährböden anzüchten.

Zellstrukturen der Bakterien

Bakterien besitzen im Gegensatz zu höheren Lebewesen keinen Zellkern. Stattdessen liegt die Erbsubstanz in Form eines Chromosomenknäuels aus Desoxyribonukleinsäure (*DNS,* **DNA,** engl. acid = Säure) ohne abgrenzende Kernmembran im Zytoplasma. Manche Bakterien enthalten außerdem DNA in Form von meist ringförmigen **Plasmiden,** die zwischen Bakterienzellen ausgetauscht werden können. So können genetische Eigenschaften wie z.B. die Resistenz gegen Antibiotika (☞ 17.6.2) auf andere Bakterien übertragen werden. Zudem enthält das Zytoplasma zahlreiche gelöste Stoffe, Ribonukleinsäuren und Ribosomen. Umgeben wird das Zytoplasma von einer **Zellmembran,** über der als äußerste Schicht eine starre **Zellwand** liegt, die den Bakterien ihre charakteristische Form gibt (nicht bei Mykoplasmen). Viele Bakterien besitzen außerdem eine **Kapsel** als Schutz vor den Abwehrzellen und **Geißeln** oder **Fimbrien** zur Fortbewegung.

Einige Bakterien können **Sporen** bilden. Dies sind vermehrungsunfähige Dauerformen, die auch bei un-

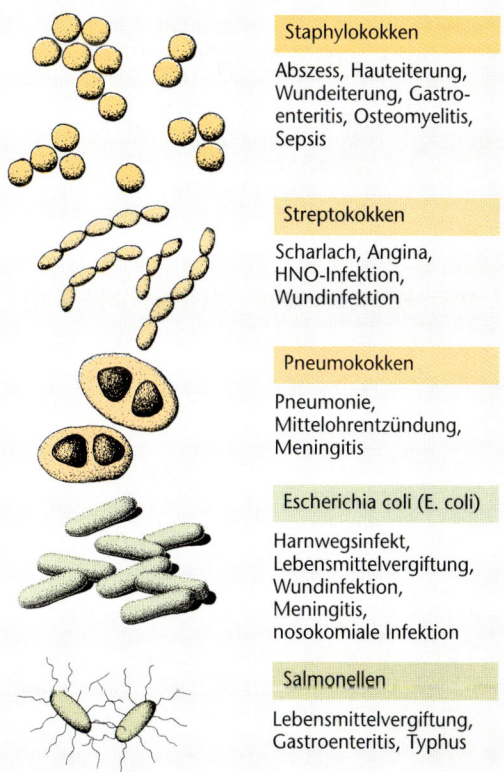

Staphylokokken

Abszess, Hauteiterung, Wundeiterung, Gastroenteritis, Osteomyelitis, Sepsis

Streptokokken

Scharlach, Angina, HNO-Infektion, Wundinfektion

Pneumokokken

Pneumonie, Mittelohrentzündung, Meningitis

Escherichia coli (E. coli)

Harnwegsinfekt, Lebensmittelvergiftung, Wundinfektion, Meningitis, nosokomiale Infektion

Salmonellen

Lebensmittelvergiftung, Gastroenteritis, Typhus

Abb. 17.27: Das Erkrankungsspektrum der fünf medizinisch bedeutsamsten Bakteriengruppen. [A400]

günstigen Lebensbedingungen lange überleben und so die Erbsubstanz der Bakterie „retten" können, bis bessere Bedingungen vorhanden sind. Dann wandelt sich die Spore wieder in das „normale" **vegetative Bakterium** um.

Äußere Form der Bakterien

Es werden vier Bakterienformen unterschieden:
- **Kokken** *(Kugelbakterien)* sind rund, häufig zu charakteristischen Verbänden, z.B. Trauben, Ketten oder Paaren, zusammengeschlossen und manchmal auch abgekapselt
- **Stäbchen** haben einen länglichen, gleichmäßig oder ungleichmäßig dicken Zellkörper. Sie können lang oder kurz, plump oder schlank erscheinen
- Bei den gekrümmten Stäbchen werden die **Vibrionen** (gebogene, einfach gekrümmte Stäbchen) von den **Spirochäten** *(Schraubenbakterien,* schraubenförmig gekrümmte Stäbchen) differenziert
- Fadenförmige Bakterien (selten).

Einteilung der Bakterien

Es existieren zahlreiche, z.T. hochkomplizierte Einteilungen der Bakterien. Die wichtigsten Kriterien sind:
- *Bakterienform* (z.B. Kokken, Stäbchen)
- *Verhalten gegenüber Sauerstoff:* **Aerobe Bakterien** können nur bei Anwesenheit von Sauerstoff wachsen. **Fakultativ anaerobe Bakterien** können mit und ohne Sauerstoff leben. Für **obligat anaerobe Bakterien** dagegen stellt Sauerstoff ein Gift dar. Diese Unterscheidung ist z.B. bei Wundinfektionen bedeutsam: In oberflächlichen Schürfwunden ist eine Infektion mit Anaerobiern nicht zu befürchten. Dagegen sind tiefe Stichkanäle oder zerklüftete Wunden mit schlechter Durchblutung hochgefährdet für Anaerobier-Infektionen (☞ auch Tab. 17.41)
- Fähigkeit zur Sporenbildung
- *Verhalten in der Färbung nach Gram:* Bei der **Gramfärbung** wird das **Murein** der Zellwand angefärbt. **Grampositive Bakterien** wie etwa Staphylokokken (☞ 17.6.3) enthalten viel Murein und erscheinen in der Gramfärbung unter dem Lichtmikroskop dunkelviolett. **Gramnegative Bakterien** haben nur eine dünne Mureinschicht und sehen in der Gramfärbung rot aus.

Toxinproduktion durch Bakterien

Oft verursachen nicht die Bakterien selbst die Krankheitserscheinungen, sondern die von ihnen gebildeten *Toxine* (Gifte). Werden die Toxine von lebenden Bakterien abgegeben, spricht man von **Exotoxinen** (z.B. das Tetanustoxin ☞ 17.6.19). Werden die Giftstoffe erst nach Auflösung der Bakterien frei, z.B. bei vielen gramnegativen Bakterien, handelt es sich um **Endotoxine.** Sie verursachen z.B. die Mehrzahl der Lebensmittelvergiftungen.

17.6.2 Behandlung bakterieller Infektionen

Kausal – also den Mikroorganismus bekämpfend – werden bakterielle Infektionen durch **Antibiotika** behandelt (☞ Tab. 17.32 und Pharma-Info 17.29). Bei Infektionen mit toxinproduzierenden Bakterien kann die frühzeitige Gabe eines **Antitoxins** *(Gegengift)* entscheidend helfen, so etwa bei der Diphtherie (☞ 17.6.17). Hinzu treten *symptomatische Maßnahmen* je nach Art und Schwere der Erkrankung.

Krankheitsbild			
Angina tonsillaris ☞ 17.6.4	Gasbrand ☞ 17.6.19	Lues ☞ 17.6.21	Sepsis ☞ 17.12
(Lyme-)Borreliose ☞ 17.6.21	Gonorrhoe ☞ 17.6.5	Pneumonie ☞ 8.5.3	Tetanus ☞ 17.6.19
Botulismus ☞ 17.6.19	Harnwegsinfekt ☞ 11.7	Lyell-Syndrom ☞ 17.6.3	Toxisches Schocksyndrom ☞ 17.6.3
Bronchitis ☞ 8.5.2	Infektiöse Durchfälle ☞ 17.6.6	Lymphogranulome inguinale ☞ 17.6.23	Trachom ☞ 17.6.23
Brucellose ☞ 17.6.12	Kehlkopfentzündung ☞ 17.6.15	Meningitis ☞ 17.13.1	Tuberkulose ☞ 8.5.4
Cholera ☞ 17.6.14	Keuchhusten ☞ 17.6.16	Milzbrand ☞ 17.6.19	Tularämie ☞ 17.6.13
Diphtherie ☞ 17.6.17	Lebensmittelvergiftung ☞ 17.6.6, 17.6.19	Ornithose/Psittakose ☞ 17.6.23	Typhus, Paratyphus ☞ 17.6.7
Endokarditis ☞ 6.8.1	Legionärskrankheit ☞ 17.6.11	Pest ☞ 17.6.8	Wundinfektion ☞ 17.6.3, 17.6.4, 17.6.19
Erysipel ☞ 17.6.4	Lepra ☞ 17.6.20	Phlegmone ☞ 17.6.4	
Fleckfieber ☞ 17.6.23	Leptospirosen ☞ 17.6.21	Rückfallfieber ☞ 17.6.21	
Gallenwegsinfektionen ☞ 10.6.3	Listeriose ☞ 17.6.18	Scharlach ☞ 17.6.4	

Tab. 17.28: Übersicht über wichtige Krankheitsbilder, die bakteriell bedingt sind und im Rahmen dieses Buches abgehandelt werden.

✏ Pharma-Info 17.29 Antibiotika

> **⊡ Antibiotika:** Gegen Bakterien wirksame *Antiinfektiva* (Antiinfektiva = Arzneimittel gegen die Erreger von Infektionskrankheiten), die die Vermehrung von Bakterien hemmen **(Bakteriostase)** oder diese abtöten **(Bakterizidie).**

Früher bezeichneten *Antibiotika* nur Naturstoffe oder halbsynthetische Arzneimittel, *Chemotherapeutika* dagegen die vollsynthetischen antibakteriellen Arzneimittel. Diese Unterscheidung erscheint überholt, zumal unter *Chemotherapeutika* in der Klinik meist Zytostatika (☞ 14.5.2) verstanden werden.

Sonderfall der Antibiotika sind gegen Tuberkelbakterien gerichtete Arzneimittel, gelegentlich auch noch als *Tuberkulostatika* bezeichnet (Details ☞ 8.5.4).

Wirkmechanismen

Antibiotika nutzen die Unterschiede im Stoffwechsel zwischen der menschlichen Zelle und der Bakterienzelle aus. So hemmt z.B. das Penicillin (☞ unten) den Zellwandaufbau wachsender Bakterien, also einer Struktur, die in der menschlichen Zelle nicht vorhanden ist. Daher ist das Verhältnis zwischen therapeutischem Nutzen und Nebenwirkungen – verglichen etwa mit den Zytostatika in der Tumorbehandlung – häufig gut. Nebenwirkungen ergeben sich aber oft durch die Schädigung der *physiologischen Bakterienflora* in Darm, Haut, Schleimhaut und (weiblichem) Genitale. Auch existieren einige Substanzen, bei denen Wirksamkeit

Einnahmevorschriften häufig verordneter Antibiotika

Auf leeren Magen
(1 Std. vor oder 3 Std. nach dem Essen)

- Ampicillin
- Dicloxacillin, Flucloxacillin
- Erythromycin (je nach pharmakologischer Zubereitung)
- Penicillin V
- Tetrazykline (Ausnahme: Doxy- und Minocyclin)

Nicht mit Milch und Antacida

- Tetrazykline

Nicht mit Fruchtsäften

- Ampicillin
- Erythromycin (je nach pharmakologischer Zubereitung)
- Penicillin V

Zum Essen oder mit Milch

- Metronidazol
- Nitrofurantoin
- Tuberkulostatika (☞ 8.5.4)
- Erythromycin (je nach pharmakologischer Zubereitung)

und Toxizität sehr eng beieinander liegen (z.B. Gentamicin) oder seltene, aber schwere Nebenwirkungen drohen (z.B. Knochenmarkzerstörung bei Chloramphenicol).

Problem: Resistenzen gegen Antibiotika

Kann ein Antibiotikum einen bestimmten Erreger nicht schädigen, spricht man von **Resistenz** des Erregers gegenüber der Substanz. Die Resistenz kann eine *natürliche*, von Anfang an vorhandene Eigenschaft, oder z.B. infolge von Mutationen im Bakterium oder Übertragung von Plasmiden (☞ oben) *erworben* sein. **Multiresistente**, d.h. gegenüber mehreren Antibiotika unempfindliche Bakterien (z.B. MRSA ☞ 17.6.3), stellen gerade im Krankenhaus ein großes Problem dar.

Grundsätze der Antibiotikatherapie

- Im Idealfall wird das Präparat nach Erregeridentifizierung im *Antibiogramm* ausgewählt
- In schweren Fällen kann jedoch mit der Behandlung nicht so lange gewartet werden. Dann wird die Therapie *kalkuliert*, d.h. nach dem *vermuteten* Erreger, begonnen und nach Vorliegen des Antibiogramms evtl. umgestellt. Hierbei spielen v.a. die Infektlokalisation, besondere Risiken (Abwehrgeschwächte, Katheterträger) und der Aufenthaltsort des Patienten zu Beginn der Erkrankung (zu Hause oder im Krankenhaus) eine Rolle
- Eine einmal begonnene Antibiotikatherapie wird in vorgeschriebener Dosierung und ausreichend lange durchgeführt. „Halbe Sachen" führen eher zur Ausbreitung von Resistenzen und einem *Rezidiv* der Infektion. Dies sollte dem Patienten, der gegen Ende der Behandlung häufig mehr durch die Nebenwirkungen der Antibiotikatherapie als durch die (überstandene) Infektion beeinträchtigt wird, erklärt werden

🛏 Pflege bei Antibiotikatherapie

- Wie bei allen hochwirksamen Arzneimitteln ist das genaue Einhalten der Dosierung und Dosierungsintervalle wichtig. „Dreimal täglich" z.B. bedeutet nicht „morgens, mittags, abends", sondern eine gleichmäßige Verteilung über den Tag, also einen 8-Stunden-Rhythmus (z.B. 6 Uhr, 14 Uhr, 22 Uhr)
- Bei schweren Infektionen wird die Behandlung meist i.v. eingeleitet. In vielen Krankenhäusern ist es üblich, zumindest die erste Antibiotikainfusion vom Arzt anhängen zu

lassen (Allergiegefahr). Der Venenzugang wird mehrmals täglich auf Entzündungszeichen beobachtet, da Antibiotika die Gefäßwände stark reizen
- Häufigste Nebenwirkungen sind Magen-Darm-Beschwerden (Übelkeit, Erbrechen, Durchfall), Allergien und Pilzinfektionen der Haut oder – bei der Frau – des Genitales durch die zwangsläufige Beeinflussung der physiologischen Bakterienflora. Daher werden die Ausscheidungen und die Haut des Patienten beobachtet und Frauen nach Juckreiz

oder Ausfluss im Genitalbereich gefragt. Bei oraler Behandlung können die gastrointestinalen Nebenwirkungen die Resorption des Präparates vermindern und zu einem „Versagen" der Behandlung führen
- Die Zubereitungsvorschriften werden beim Richten einer Infusion genau beachtet, da viele Antibiotika sich beispielsweise nur mit bestimmten Lösungsmitteln mischen lassen. Bei der oralen Gabe sind Wechselwirkungen mit Nahrungsmitteln und anderen Arzneimitteln zu beachten.

📎 Die verschiedenen Antibiotikagruppen

Die Einteilung der Antibiotika ist nicht einheitlich, die Vielzahl der Präparate mittlerweile fast unüberschaubar. Tab. 17.32 gibt eine Orientierungshilfe. An den meisten Häusern werden aus jeder Substanzgruppe aber nur ein oder zwei Präparate bevorzugt angewandt, so dass es sich lohnt, sich mit diesen genauer zu befassen.

17.6.3 Erkrankungen durch Staphylokokken

> 📋 **Staphylokokken:** Traubenförmig angeordnete, grampositive Kugelbakterien. Staphylokokkeninfektionen führen sehr häufig zur Eiterbildung.
>
> **Eiter:** Bei bakteriellen Entzündungen abgesonderte Flüssigkeit, die eingeschmolzenes Gewebe und neutrophile Granulozyten enthält.

Staphylokokkeninfektionen können nahezu jedes Organ und jede Körperhöhle befallen. **Staphylokok-**

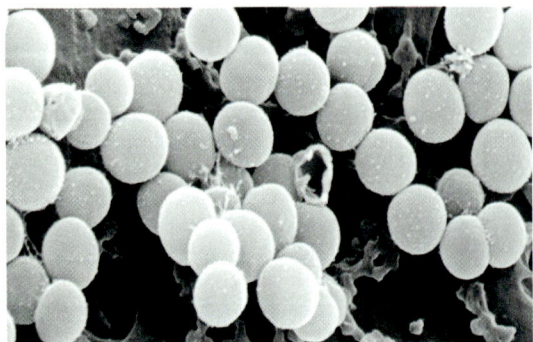

Abb. 17.30: Staphylokokken im elektronenmikroskopischen Bild. Typisch ist die haufen- oder traubenförmige Anordnung der Kugelbakterien, die aber nicht immer so ausgeprägt ist wie in diesem Präparat. [U136]

ken gehören wegen ihrer ausgeprägten Fähigkeit zur Resistenzentwicklung gegen Antibiotika und ihrer Widerstandsfähigkeit in der Umwelt zu den *Problemkeimen* im Krankenhaus.

Während der fakultativ pathogene **Staphylococcus epidermidis** zur physiologischen Bakterienbesiedelung des Menschen gehört (☞ Abb. 17.3), ist der pathogene **Staphylococcus aureus** nur bei einer Minderheit der Bevölkerung auf der Hautoberfläche zu finden.

> 👓 Nosokomiale Staphylococcus-aureus-Infektionen sind praktisch immer auf menschliche Träger (Patienten, Personal) zurückzuführen. Auch Katheter sind häufig Leitschienen für Infektionen.

Krankheitsbilder durch Staphylococcus aureus

Staphylococcus aureus kann sowohl lokale als auch (sekundär) generalisierte Infektionen hervorrufen. Er ist ein gefürchteter Erreger von *Nosokomialinfektionen* (☞ 17.1.1). Außerdem bilden einige Stämme für den Menschen gefährliche Toxine.

Oberflächliche Lokalinfektionen

Oberflächliche Lokalinfektionen durch Staphylokokken sind **Wundinfektionen, Furunkel** und **Karbunkel** (abszedierende Haarbalgentzündungen ☞ Abb. 17.31) sowie **Impetigo contagiosa** (eitrige Hautentzündung bei Kindern). Sie neigen zur eitrigen Einschmelzung mit Abszessbildung. Sind die Schleimhäute befallen, entstehen z.B. die eitrige Bindehautentzündung oder der eitrige Schnupfen.

Tiefe/systemische Staphylokokkeninfektionen

Beispiele für *tiefe* oder *systemische Erkrankungen* durch Staphylokokken sind die **Staphylokokken-Pneumonie** (☞ 8.5.3), die Brustdrüsenentzündung der stillenden Mutter (**Mastitis puerperalis**) und die

	Handelsname	Indikation (Bsp.)	Wichtige Nebenwirkungen*	Pflegehinweise**
Penicilline: Gruppe der Benzyl- und Oralpenicilline				
Penicillin G	Penicillin G Hoechst®	Meningokokken-Meningitis	Relativ hohe Anaphylaxiegefahr, Exanthem, Arzneimittelfieber	
Penicillin V	Isocillin®	Streptokokken-Angina		
Penicilline: Gruppe der Aminopenicilline				
Ampicillin	Amblosin® Binotal®	Harn- oder Gallenwegsinfektionen (z.B. mit Enterokokken), Salmonelleninfek-	Exanthem, Arzneimittelfieber, Geschmacksveränderungen, Mund-	
Amoxicillin	Amoxypen®	tionen, (chronische) Bronchitis	trockenheit, Pilzinfektionen	
Penicilline: Gruppe der Staphylokokkenpenicilline				
Oxacillin	Stapenor®	Infektionen mit penicillinaseproduzie-	Venenreizung, Exanthem, Arznei-	
Dicloxacillin	Dichlor-Stapenor®	renden Staphylokokken (Penicillinase = Bakterienenzym, das ältere Penicilline	mittelfieber, Geschmacksverände-rung, Mundtrockenheit, Larynxödem,	
Flucloxacillin	Staphylex®	zerstört)	Blutbildveränderungen	
Penicilline: Gruppe der Acylamino- und Acylureidopenicilline				
Mezlocillin	Baypen®	Schwere Allgemein-, Harn- und	Allergie, Transaminasenanstieg,	
Piperacillin	Pipril®	Gallenwegsinfektionen, Pseudomonas-infektionen	Venenreizung, Geschmacks-, Gerinnungsstörungen	
Cephalosporine: Gruppe der Oral-Cephalosporine				
Cefaclor	Panoral®	Vor allem Infektionen der Harn- oder	Allergie, Blutbildveränderungen	
Cefixim	Cephoral®	Atemwege		
Cephalosporine: Gruppe der parenteralen Cephalosporine				
Cefuroxim	Zinacef®	Wie Oral-Cephalosporine, zusätzlich	Wie Oral-Cephalosporine, zusätzlich	Auf erhöhte
Cefotaxim	Claforan®	Gallenwegs- und schwere Allgemein-infektionen	Venenreizung, evtl. Blutgerinnungs-störungen	Blutungsneigung achten
Tetrazykline				
Doxycyclin	Supracyclin® Vibramycin®	Vor allem bei Atemwegsinfektionen (chron. Bronchitis, atypische Pneumo-nie, Nasennebenhöhlenentzündung)	Allergie, Photosensibilisierung, Leber- und Nierenschädigung, Schwindel, reversible Hirndruck-erhöhung, Venenreizung	Einnahme nüchtern und im Sitzen verbes-sert die Resorption; keine Sonnenbäder
Aminoglykoside				
Gentamicin	Refobacin®	Schwere Infektionen, v.a. auch bei	Geringe therapeutische Breite!	Patienten auf
Tobramycin	Gernebcin®	Abwehrschwäche (in Kombination)	Allergie, Nephro- und Ototoxizität (oft drug monitoring)	Schwindel beobach-ten (Sturzgefahr)
Gyrasehemmer				
Ciprofloxacin	Ciprobay®	(Komplizierte) Harnwegsinfektionen	Schwindel, Kopfschmerzen, Unruhe,	Auf psychische Auf-
Ofloxacin	Tarivid®		Allergie, Blutbildveränderungen	fälligkeiten beobach-ten (auch nachts)
Andere Antibiotika und antimikrobiell wirksame Chemotherapeutika (Tuberkulostatika ☞ 8.5.4)				
Clindamycin	Sobelin®	Anaerobier-Infektionen, z.B. Peritonitis, Abszesse	Allergie, Exanthem, bei i.v.-Gabe Venenreizung	
Cotrimoxazol	Eusaprim®	Atemwegsinfektionen, Harnwegsinfek-tionen durch Darmbakterien	Allergie, selten Blutbildveränderun-gen	Auf ausreichende Trinkmenge achten
Erythromycin	Erythrocin®	Legionellen-Pneumonie und andere Atemwegsinfektionen	Venenreizung, Erbrechen, Kreislauf-störungen bei i.v.-Gabe	Kreislauf kontrollieren
Imipenem	Zienam®	Schwere Infektionen unterschiedlicher Lokalisation, z.B. schwere Pneumonie, Sepsis	Venenreizung, Exanthem, Transami-nasenanstieg, Blutbildveränderungen	
Metronidazol	Clont®	Anaerobier-Infektionen, Amöben und Trichomonaden	ZNS-Störungen, Venenreizung, mögliche Kanzerogenität	Hinweis: auf Alkohol verzichten

* Alle: gastrointestinale Beschwerden (Übelkeit, Erbrechen), selten: pseudomembranöse Colitis (☞ Tab. 17.41)
** Hinzu kommt die Planung ärztlich angeordneter Untersuchungen (z.B. Blutkontrollen) ☞ auch Text.

Tab. 17.32: Übersicht über häufig verordnete Antibiotika und antimikrobiell wirksame Chemotherapeutika.

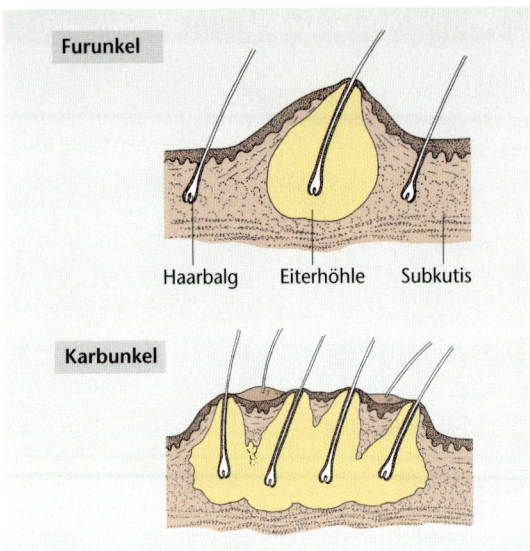

Abb. 17.31: Während beim Furunkel nur ein einziger Haarbalg eitrig entzündet ist, fließen die Eiteransammlungen beim Karbunkel großflächig zusammen. [A400-190]

hämatogen entstandene Knochenmarkentzündung **(Osteomyelitis).**

Sowohl oberflächliche als auch tiefe Staphylokokkeninfektionen können zur Einschwemmung von Staphylokokken in die Blutbahn und damit zu einer Sepsis (☞ 17.12) oder Endokarditis mit oft rascher Herzklappenzerstörung (☞ 6.8.1) führen.

Staphylokokkentoxin-vermittelte Krankheitsbilder

Von Staphylokokken gebildete Exotoxine sind für drei Krankheitsbilder verantwortlich:

- Das **Syndrom der verbrühten Haut** (*staphylogenes Lyell-Syndrom*) mit großflächiger, blasiger Abhebung der Oberhaut und schmerzhaften Erosionen, die an Verbrühungen erinnern. Dieses Krankheitsbild ist vor allem bei Kleinkindern zu beobachten und hat (nur) bei rechtzeitiger antibiotischer Therapie eine gute Prognose
- Das **toxische Schocksyndrom** (engl. *toxic-shock-syndrome*, kurz *TSS*) tritt vor allem bei Frauen auf, die während der Menstruation Scheidentampons benutzen und diese 24 Stunden lang nicht wechseln. Das Toxin führt bei den Patientinnen zu einem Schock mit Fieber und feinfleckigem Hautausschlag. Ein gleichartiges klinisches Bild kann aber auch durch *Streptokokken* (☞ unten) verursacht werden
- Die Staphylokokken-Lebensmittelvergiftung (☞ 17.6.6).

📊 Behandlungsstrategie und 🔬 Prophylaxe

Zur Behandlung von Staphylokokkeninfektionen eignen sich spezielle **Staphylokokkenpenicilline**

(z.B. Stapenor®, Staphylex®) sowie staphylokokkengeeignete Cephalosporine. Aufgrund der Neigung zur Abkapselung müssen Lokalinfektionen durch Staphylokokken chirurgisch drainiert werden, sofern sie sich nicht von selbst entleeren.

Um nosokomiale Staphylokokken-Infektionen zu verhüten, sollten Neugeborenenstationen, Intensivabteilungen und Operationsräume von Personen mit aktiven Staphylokokkeninfektionen nicht betreten werden. Ein größeres Problem aber stellen *symptomlose* Staphylokokken-Träger innerhalb des Besucherkollektivs und vor allem des Personals dar, deren Haut von Staphylokokken besiedelt ist und die die Bakterien ahnungslos weiterverbreiten. Ob die Standardhygiene überschreitende Vorsichtsmaßnahmen erforderlich sind, hängt von Art und Ausdehnung der Erkrankung ab.

Problem: Multiresistente Staphylokokken

Leider neigen Staphylokokken zur Resistenzentwicklung. Unter ungünstigen Bedingungen können sich deshalb *multiresistente Staphylococcus-aureus-Stämme* (**MRSA**) entwickeln, die allen üblichen Antibiotika widerstehen. Ersatzpräparat ist dann Vancomycin (z.B. Vancomycin Lilly®).

Allerdings wurde 1999 auch gegen Vancomycin erstmalig eine Resistenz beobachtet, die Patientin verstarb an der Infektion.

Bei jedem Auftreten multiresistenter Staphylokokken besteht die Gefahr einer weiteren Ausbreitung, die evtl. die Schließung der betroffenen Einrichtung erforderlich macht. Deshalb müssen bei jedem Auftreten multiresistenter Staphylokokken oder anderer *multiresistenter Erreger* (**MRE**) strenge Hygienemaßnahmen eingehalten werden:

- Der Patient wird in einem Einzelzimmer (mit Nasszelle) untergebracht, das er nicht verlassen darf. Ist ein Transport z.B. wegen einer Untersuchung unbedingt erforderlich, erhält der Patient frische Kleidung, ggf. auch einen Mundschutz, und wird auf einer frisch bezogenen Trage/Bett transportiert. Vor dem Transport desinfiziert er sich die Hände. Die Pflegenden, die den Patienten zur Untersuchung bringen, tragen frische Schutzkittel. Alle genannten Gegenstände werden nach dem Gebrauch entsorgt bzw. desinfiziert
- Das Zimmer des Patienten sollte von so wenig Personen wie möglich betreten werden. Die Pflegenden tragen im Zimmer Schutzkittel und Einmalhandschuhe, bei großen Wunden, Besiedelung des Nasen-Rachen-Raumes des Patienten oder möglicher Aerosolbildung auch Mundschutz. Von hervorragender Bedeutung sind die Händehygiene und das ständige Sich-Vergegenwärtigen, wann eine Keimverschleppung möglich ist. Beispielsweise müssen nach einer Pflegemaßnahme an mit MRE/MRSA besiedelten Körperstellen des Patienten vor weiteren Pflegemaßnahmen oder anderen Tätigkeiten im

Patientenzimmer die Einmalhandschuhe gewechselt werden, da die an ihnen haftenden Erreger sonst verteilt werden können

- Kleidung und Wäsche des Patienten (auch Bettwäsche) werden täglich gewechselt. Alle Pflegeutensilien werden streng patientenbezogen eingesetzt und verbleiben im Zimmer. Wäsche und Geschirr werden entsprechend der Regeln für infektiöses Material behandelt
- Die Angehörigen werden ebenso wie weitere Mitarbeiter mit Patientenkontakt über die genannten Hygienemaßnahmen informiert
- Das Auftreten von MRSA/MRE muss der Hygienekommission der Einrichtung gemeldet werden
- Bei *einer* Infektion werden bei Mitpatienten im gleichen Zimmer sowie Pflegenden ein Nasen- und Rachenabstrich durchgeführt, bei *zwei oder mehr* Infektionen sind diese Untersuchungen beim gesamten Personal des Bereichs notwendig
- Prophylaktisch können Nasenabstriche bei Mitarbeitern in besonders gefährdeten Bereichen sinnvoll sein. Werden dabei MRSA festgestellt, sollen die Betroffenen eine Woche lang einmal täglich Mupirocin-Salbe (ein natürliches Produkt einer Pseudomonasart) im Bereich der Nasenvorhöfe auftragen, drei Tage lang einmal täglich den ganzen Körper und die Haare mit antiseptisch wirksamen Präparaten waschen bzw. baden und alle Gegenstände austauschen, die ein Erregerreservoir darstellen könnten (z.B. Bettwäsche, Zahnbürste, Deostift). Die betroffenen Mitarbeiter dürfen erst wieder mit Patienten arbeiten, wenn drei Kontrollen negativ waren.

Erkrankungen durch fakultativ pathogene Staphylokokken

Erkrankungen durch fakultativ pathogene Staphylokokken wie etwa Staphylococcus epidermidis sind bei ansonsten Gesunden selten. Bedeutung haben diese Keime insbesondere als Sepsiserreger bei Patienten mit Implantaten oder Gefäßkathetern aus Plastik (z.B. künstlichen Herzklappen, ZVK).

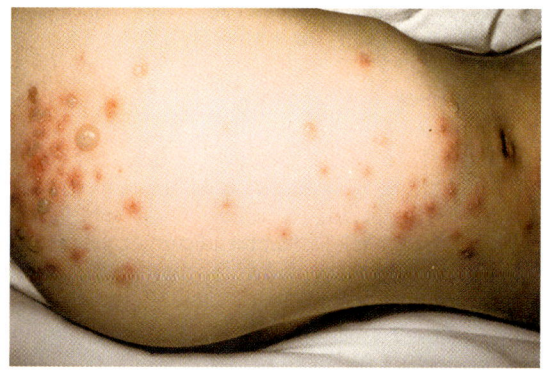

Abb. 17.33: Großblasige Staphylokokken-Impetigo, hier mit Windpocken-ähnlichen Läsionen. [U138]

17.6.4 **Erkrankungen durch Streptokokken**

> 🛈 **Streptokokken:** Grampositive Kugelbakterien, die sich oftmals kettenförmig aneinander reihen („Kettenkokken"). Häufige Erreger eitriger Infektionen beim Menschen, die aber im Vergleich zu Staphylokokken weniger zur Abkapselung oder Abszessbildung als vielmehr zur *flächenhaften* Ausbreitung neigen.

Wie bei den Staphylokokken gibt es auch bei den **Streptokokken** sowohl harmlose als auch pathogene Gruppen.

Die Streptokokken lassen sich einteilen:
- Nach ihrer Fähigkeit, den roten Blutfarbstoff aufzulösen (nicht, teilweise und vollständig hämolysierende Streptokokken, auch *γ-, α-* und *β-hämolysierende* Streptokokken genannt)
- Nach ihren antigenen Eigenschaften in die Gruppen A – Q.

Meist durch Streptokokken verursachte Krankheitsbilder

Krankheitsbilder durch Streptokokken der Gruppe A

Streptokokken der Gruppe A sind für den Menschen am bedeutendsten. Am häufigsten sind *Rachenentzündungen* **(Pharyngitiden),** die oft in Form einer **Angina tonsillaris** (☞ unten) verlaufen. An zweiter Stelle stehen die eitrigen Hautinfektionen **(Pyodermien):** Bei der typischerweise bei Kindern auftretenden **Impetigo contagiosa** handelt es sich um eine sehr ansteckende Infektion der oberflächlichen Hautschichten, wohingegen beim **Erysipel** (☞ unten) die unteren Hautschichten beteiligt sind. Sind noch tiefere Gewebeschichten erfasst, spricht man von einer **Phlegmone.** Sie ist meist auf eine **Wundinfektion** zurückzuführen. Außerdem können Streptokokken der Gruppe A zu einem dem toxischen Schocksyndrom gleichartigen klinischen Bild führen (*streptococcal toxic-shock-like-syndrome* oder **streptococcal toxic-shock-syndrome** ☞ 17.6.3 und unten).

Wie bei Staphylokokken kann sich auch bei Streptokokken-Erkrankungen als akute Komplikation eine **Sepsis** (☞ 17.12) entwickeln. Spätkomplikationen sind die *Streptokokken-Zweiterkrankungen* (☞ unten).

Krankheitsbilder durch Streptokokken der Gruppe B

Infektionen mit **Streptokokken der Gruppe B** treten hauptsächlich bei Abwehrgeschwächten und Neugeborenen auf, wobei sich die Neugeboreneninfektionen vor allem als **Sepsis** oder **Meningitis** (☞ 17.13.1) zeigen.

Krankheitsbilder durch Streptococcus pneumoniae

Streptococcus pneumoniae *(Pneumokokken)* ruft typischerweise Lobärpneumonien und – heute häufiger – Bronchopneumonien hervor (☞ 8.5.3). Außerdem ist Streptococcus pneumoniae als Erreger von **Nasennebenhöhlen-** und **Mittelohrentzündungen** sowie **Meningitiden** von Bedeutung.

Im Gegensatz zu den übrigen Streptokokken bildet Streptococcus pneumoniae keine Ketten, sondern Zweiergruppen, die von einer Kapsel umhüllt sind. Diese Kapsel ist nicht nur Schutz gegenüber Umwelteinflüssen, sondern entscheidender Pathogenitätsfaktor: Nur bekapselte Erreger sind in der Lage, beim Menschen Erkrankungen hervorzurufen. Die Übertragung erfolgt durch Tröpfcheninfektion. Insbesondere Alkoholkranke, Tumorkranke, Patienten nach einer Milzentfernung und andere Abwehrgeschwächte sind gefährdet. Heute ist es möglich, Patienten *vor* einer Milzentfernung zu impfen; die Impfung bietet aber keinen 100 %igen Schutz und erfasst nicht alle Stämme.

Krankheiten durch Enterokokken

Enterokokken (früher als *Streptokokken der Gruppe D* bezeichnet) werden heute meist zu einer eigenen Gattung innerhalb der Familie der *Streptococcaceae* gerechnet. Sie leben physiologischerweise im Darm des Menschen und können, wenn sie durch Schmierinfektion in den Urogenitaltrakt gelangen, Harnwegsinfekte (☞ 11.7) und Eileiterentzündungen hervorrufen. In seltenen Fällen sind sie z.B. Ursache einer Sepsis oder **Endokarditis** (☞ 6.8.1).

Krankheiten durch weitere Streptokokkenarten

Weitere Streptokokkenarten spielen insbesondere als Erreger einer **Sepsis** bei Abwehrgeschwächten und einer **Endokarditis** bei vorgeschädigten oder künstlichen Herzklappen eine Rolle.

Streptokokken-Zweiterkrankungen

Nicht nur die Streptokokken selbst, sondern auch die durch sie ausgelösten Antigen-Antikörper-Reaktionen können Erkrankungen verursachen. Die **Streptokokken-Zweiterkrankungen** *(Streptokokken-Nachkrankheiten)* treten typischerweise 1 – 4 Wochen nach Abklingen der eigentlichen Erkrankung auf. Im Serum ist dann der *Antistreptolysin-Titer,* kurz **AST**, erhöht *(Streptolysin* ist eine von den Streptokokken produzierte Substanz). Wichtig sind:

- Das *akute rheumatische Fieber* mit Schädigung der Herzklappen und des Herzmuskels (☞ 6.8.1)
- Die *akute Glomerulonephritis* (Nierenentzündung ☞ 11.8.1).

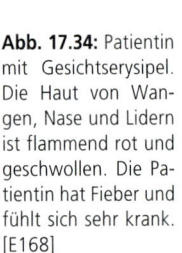 Behandlungsstrategie

Streptokokkeninfektionen lassen sich in aller Regel mit Penicillin (z.B. Isocillin®) sehr gut behandeln.

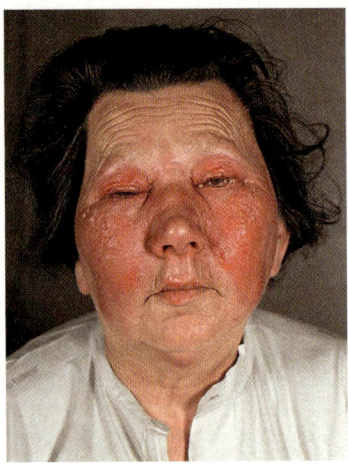

Abb. 17.34: Patientin mit Gesichtserysipel. Die Haut von Wangen, Nase und Lidern ist flammend rot und geschwollen. Die Patientin hat Fieber und fühlt sich sehr krank. [E168]

Ausnahme sind Enterokokkeninfektionen, die aber oft auf Breitspektrumpenicilline, etwa Amoxicillin (z.B. Amoxypen®), ansprechen.

Wegen der Gefahr von Streptokokken-Zweiterkrankungen ist es wichtig, dass der Patient die Antibiotika auch wirklich über den gesamten vom Arzt verordneten Zeitraum einnimmt und nicht nach Beschwerdebesserung eigenmächtig vorzeitig absetzt.

Eventuell erforderliche zusätzliche Hygienemaßnahmen richten sich nach Befundlokalisation und -ausdehnung.

Erysipel

Erysipel *(Wundrose):* Flächenhafte Entzündung der Haut mit gleichzeitigen Allgemeinsymptomen, am häufigsten durch Streptokokken bedingt.

Krankheitsentstehung

Meist dringen die Erreger über kleine Wunden, z.B. zwischen den Zehen, in die Haut ein und breiten sich dann aus. Bei einem Übergreifen der Entzündung auf die Unterhaut spricht man von einem **phlegmonösen Erysipel.**

Symptome, Befund und Diagnostik

Nach einer Inkubationszeit von 1 – 3 Tagen bekommt der Patient hohes Fieber (evtl. mit Schüttelfrost). Der betroffene Hautbezirk, meist Gesicht (☞ Abb. 17.34) oder Unterschenkel, ist flammend gerötet, geschwollen und schmerzt. Typisch ist die scharfe Begrenzung der Rötung. Oft ist die Haut blasig verändert.

Die Diagnose ist meistens anhand der typischen Klinik möglich. Im Blut sind Leukozytenzahl, CRP und BSG sowie später der Antistreptolysin-Titer erhöht. Oft kann ein Abstrich den Erreger nachweisen.

Behandlungsstrategie und **Pflege**

Die medikamentöse Behandlung besteht in der systemischen Penicillingabe, z.B. Penicillin G® dreimal täglich i.v. über 10 – 14 Tage. Der Patient muss Bettruhe einhalten. Entsprechend sind alle notwendigen Prophylaxen durchzuführen. Bei einem Unterschenkelerysipel wird das betroffene Bein durch Hochlagerung ruhig gestellt. Bei einem Gesichtserysipel erhält der Patient flüssige Kost und darf nicht sprechen. Lokal sind mehrfach täglich feuchte Umschläge mit kühlenden und desinfizierenden Substanzen nach Arztanordnung angezeigt, die immer feucht gehalten werden.

Wichtig ist die sorgfältige Krankenbeobachtung (Haut, Vitalzeichen, Temperatur), um eine weitere Ausbreitung des Erregers mit der Gefahr einer Sepsis oder eines ZNS-Befalls sofort zu erfassen. Ursächliche oder begünstigende Grunderkrankungen (z.B. Fußpilz) müssen unbedingt behandelt werden.

Prognose und Patienteninformation

Die Prognose der Erkrankung ist insgesamt gut. Allerdings neigt das Erysipel zu Rezidiven, deren Verlauf zwar oft wenig dramatisch ist, die aber durch Schädigung der Lymphgefäße einen bleibenden Lymphstau verursachen können. Nach einem Erysipel ist als Streptokokken-Zweiterkrankung eine akute Glomerulonephritis (☞ oben) möglich.

Insgesamt selten, aber doch häufiger als früher, tritt eine rasche Streptokokkenausbreitung mit Nekrosenbildung innerhalb weniger Stunden auf (**streptococcal toxic-shock-syndrome**). Ohne sofortige Penicillingabe und evtl. auch Amputationen führt diese Komplikation zum Tod des Patienten.

Akute Angina tonsillaris

> 🔲 **Angina tonsillaris** *(Tonsillitis, Mandelentzündung):* Akute Entzündung der *Tonsillen* und eine der häufigsten Entzündungen im Rachenraum überhaupt.
>
> **Scharlach:** Sonderform der Streptokokken-Angina, bei der die Bakterien ein Toxin bilden, das den kleinfleckigen Scharlachausschlag hervorruft.

Krankheitsentstehung

Die **akute Angina tonsillaris** wird oft durch Streptokokken verursacht, kann aber auch z.B. im Rahmen viraler Infektionen auftreten.

Symptome, Befund und Diagnostik

Meist entwickeln die Patienten innerhalb weniger Stunden hohes Fieber, Schüttelfrost, starke Hals-

schmerzen und Schluckbeschwerden, die in die Ohrregion ausstrahlen können. Oft ist die Mundöffnung schmerzhaft. Der Allgemeinzustand ist deutlich reduziert. Bei extrem großen Tonsillen spricht der Kranke „kloßig".

Die Diagnose wird durch die Racheninspektion gestellt. Meist sind die Kieferwinkel-Lymphknoten geschwollen und druckschmerzhaft. Mit Hilfe eines Streptokokken-Schnelltests können die Erreger heute innerhalb weniger Minuten im Abstrich nachgewiesen werden.

Behandlungsstrategie

Die Behandlung besteht in der Gabe von Penicillin (z.B. Megacillin®) über 10 Tage, wobei meist eine orale Gabe ausreicht. Bei einer Penicillinallergie kann Erythromycin gegeben werden. Hat der Patient sehr starke Schmerzen (selten), können Analgetika zur Schmerzbekämpfung notwendig sein.

Pflege

Der Patient soll Bettruhe einhalten. Die Beschwerden werden durch kalte Halswickel, Mundpflege mit desinfizierenden Substanzen (Pinselungen, Gurgeln) und weiche Kost gelindert. Der Patient ist bereits 24 Stunden nach Beginn der antibiotischen Therapie nicht mehr ansteckend.

Patienteninformation

In aller Regel heilt die Angina tonsillaris folgenlos ab. Der Patient soll sich auch bei völligem Wohlbefinden ca. zwei Wochen nach Abklingen der akuten Erkrankung abermals dem Arzt vorstellen. Herz-Kreislauf-Kontrollen und eine Urinuntersuchung dienen der rechtzeitigen Erkennung etwaiger Streptokokken-Zweiterkrankungen (☞ oben).

Kommt es in kurzen zeitlichen Abständen immer wieder zu eitrigen Anginen, ist evtl. eine **Tonsillektomie** (operative Entfernung der Gaumenmandeln, kurz *TE*) notwendig. Eine Tonsillektomie ist auch bei der *chronischen Tonsillitis* erforderlich. Dabei ist das Gewebe narbig umgebaut, und es besteht eine schwelende Entzündung, die zu einer Streptokokken-Zweiterkrankung führen kann.

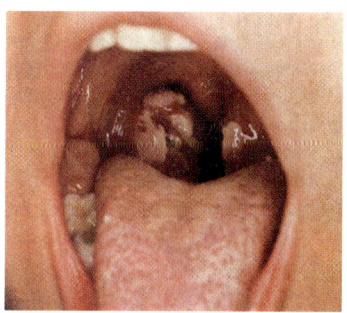

Abb. 17.35. Seit einer Woche bestehende, bisher unbehandelte Streptokokken-Angina mit Eiterstippchen und Fibrinbelägen. [F113]

17.6.5 Erkrankungen durch Meningokokken und Gonokokken

Im Gegensatz zu den grampositiven Kokken, die viele eitrige Infekte hervorrufen können, sind die beiden klassischen gramnegativen Kugelbakterien **Meningokokken** *(Neisseria meningitidis)* und **Gonokokken** *(Neisseria gonorrhoeae)* für jeweils recht einheitliche Krankheitsbilder verantwortlich. Beide Erreger sind sehr empfindlich gegenüber Umwelteinflüssen und können nur kurz außerhalb des Körpers überleben.

Meningokokken-Meningitis und Meningokokken-Sepsis

> **Meningokokken-Meningitis:** Eine der häufigsten eitrigen Hirnhautentzündungen. Während bei sporadischen Einzelfällen v.a. Säuglinge und Kleinkinder betroffen sind, erkranken bei Epidemien eher ältere Kinder und Jugendliche.

Meningokokken *(Neisseria meningitidis)* sind weltweit verbreitet. Sie werden von Mensch zu Mensch vorwiegend durch Tröpfcheninfektion übertragen. Dabei muss nicht jeder erkranken. Bei ca. 15 % der Bevölkerung sind Meningokokken im Nasen-Rachen-Raum nachweisbar, ohne dass der Keimträger Beschwerden hat.

Meningokokken können zu einer Rachen- oder Lungenentzündung führen. Klassische Meningokokken-Krankheitsbilder sind aber die *Meningokokken-Meningitis* und die *Meningokokken-Sepsis.* Meningokokken-Meningitis und -Sepsis sowie der Nachweis von Meningokokken, soweit er auf eine akute Infektion hinweist, sind meldepflichtig.

Die **Meningokokken-Meningitis** setzt nach wenigen Tagen Inkubationszeit hochakut ein. Dabei erfolgt die Infektion des ZNS meist hämatogen nach vorangegangenen Racheninfektionen. Die Patienten zeigen mit hohem Fieber, Kopfschmerzen, Erbrechen und Nackensteife die typischen Zeichen einer Meningitis (☞ 17.13.1). Seltener verläuft die Erkrankung als fulminante Allgemeininfektion, bei der die Patienten unbehandelt an einem septischen Schock versterben, bevor sich das Bild der Meningitis zeigt.

Typisch für die **Meningokokken-Sepsis** sind massive Blutungen in die Haut (*Petechien* ☞ 13.9.5) und die inneren Organe. Eine Sonderform der Meningokokken-Sepsis ist das **Waterhouse-Friderichsen-Syndrom** bei Kindern: Zusätzlich kommt es zur hämorrhagischen Nekrose der Nebennieren mit akuter Nebennierenrindeninsuffizienz und zum raschen Tod nach wenigen Stunden.

Aufgrund der Schwere der Krankheitsbilder beginnt die Behandlung *vor* dem endgültigen Erregernachweis, aber *nach* Sicherung des Untersuchungsmateri-

als durch Liquorpunktion und Blutkultur. Mittel der Wahl ist die intravenöse Gabe von Penicillin G oder neuerer Cephalosporine wie etwa Ceftriaxon (z.B. Rocephin®). Eine Isolierung des Erkrankten ist nur bis 24 Stunden nach Beginn der antibiotischen Behandlung erforderlich. Bei engen Kontaktpersonen des Patienten wie Familienangehörigen kann die Gabe von Rifampicin (etwa in Rimactam®) oder Ciprofloxacin (z.B. Ciprobay®) angezeigt sein. Eine Impfung ist nur gegen außereuropäische Meningokokken-Typen möglich und daher in Europa bedeutungslos.

Erkrankung durch Gonokokken: Gonorrhoe

> **Gonorrhoe** *(Tripper):* Einzige Erkrankung des Menschen durch **Gonokokken** *(Neisseria gonorrhoeae);* die in Europa am häufigsten diagnostizierte „klassische" Geschlechtskrankheit.

⇨ Übertragung und Krankheitsentstehung

Die Bakterien werden praktisch immer durch sexuelle Kontakte übertragen (Schmierinfektionen z.B. durch kontaminierte Waschlappen sind sehr selten).

Symptome und Untersuchungsbefund

Ungefähr 2 – 8 Tage nach der genitalen Infektion eines Mannes treten meist deutliche Symptome auf, in erster Linie schleimiger, gelbgrüner Ausfluss aus der Harnröhre und Schmerzen beim Wasserlassen. Bei einer Frau bleibt eine Gonorrhoe häufig zunächst unbemerkt, da die Infektion mit unspezifischen Symptomen wie Brennen beim Wasserlassen oder Scheidenausfluss beginnt und oft symptomarm verläuft. Unbehandelt kann die Gonorrhoe aber aufsteigen und bei der Frau zu Entzündungen der Gebärmutterschleimhaut *(Endometritis),* der Eileiter und Eierstöcke *(Adnexitis)* oder einer Peritonitis (☞ 9.8) führen. Beim Mann drohen eine Hoden-, Nebenhoden- und Prostataentzündung. Bei Frau und Mann besteht die Gefahr bleibender Sterilität.

Außerdem kann es bei beiden Geschlechtern durch hämatogene Aussaat zu extragenitalen Komplikationen kommen, vor allem zu einer Gelenkentzündung oder selten einmal zu einer Endokarditis oder Sepsis.

Die rektale Infektion, z.B. durch Analverkehr, zeigt sich in unklaren Beschwerden, Juckreiz und Schmerzen im Analbereich.

🔎 Diagnostik

Die Diagnose wird mikroskopisch aus einem gefärbten Ausstrichpräparat von Genitalsekreten oder durch eine Bakterienkultur auf Spezialnährböden gestellt. Serologische Untersuchungen werden nur bei komplizierten Verläufen, etwa mit Gelenkbeteiligung, durchgeführt, können aber zum Ausschluss einer gleichzeitig erworbenen Lues-Infektion sinnvoll sein.

Behandlungsstrategie

Die unkomplizierte Gonorrhoe wird heute durch Einmalgabe von Ofloxacin (Tarivid®) oder Ciprofloxacin (Ciprobay®) oral bzw. durch Einmalinjektion von Spectinomycin (Stanilo®) oder Ceftriaxon (Rocephin®) behandelt.

Zur Vermeidung sog. *Ping-Pong-Infektionen* ist eine Partnerbehandlung erforderlich. Während der Behandlung ist auf Geschlechtsverkehr zu verzichten. Nach Beendigung der Behandlung wird der Therapieerfolg durch Kontrollabstriche überprüft. Die Gonorrhoe hinterlässt keine Immunität.

Pflege

Bei möglichem Kontakt mit erregerhaltigen Sekreten (Genitalsekrete, Eiter) oder Objekten sind Handschuhe bzw. Schutzkittel erforderlich.

17.6.6 Infektiöse Diarrhoen durch Salmonellen, Shigellen und andere Erreger

> **Infektiöse Diarrhoe** *(infektiöse Gastroenteritis):* Ansteckende Durchfallerkrankung, verursacht durch eine Vielzahl bakterieller und viraler Erreger sowie durch Pilze, Protozoen und Parasiten. Jahreszeitlicher Gipfel in den Sommermonaten. Häufig bei Reisen in warme Länder als sog. **Reisediarrhoe** auftretend.

Der Verdacht und die Erkrankung an einer mikrobiell bedingten Lebensmittelvergiftung oder an einer infektiösen Diarrhoe sind meldepflichtig, wenn der Betroffene eine Tätigkeit z.B. in einer Großküche ausübt oder zwei oder mehr gleichartige Erkrankungen mit mutmaßlich epidemischem Zusammenhang auftreten. Außerdem sind verschiedene Krankheitserreger infektiöser Diarrhoen (z.B. Salmonellen, Shigellen, Campylobacter jejuni) meldepflichtig (Details ☞ 17.15).

In Deutschland sind insbesondere die bakteriellen und viralen Gastroenteritiden und darunter die salmonellenbedingten infektiösen Durchfälle zahlenmäßig von großer Bedeutung.

Salmonellenerkrankungen

Salmonellen sind gramnegative Stäbchen aus der Familie der Enterobakterien. Diese kommen überall vor, insbesondere aber im Magen-Darm-Trakt von Menschen und Tieren. Salmonellen sind als Erreger lokaler oder generalisierter Durchfallerkrankungen weltweit von Bedeutung. Zwei große Gruppen gibt es:
- Die Gruppe der **Enteritis-Salmonellen,** die die *Salmonellen-Gastroenteritiden (Salmonellosen)* hervorrufen, d.h. die sehr häufigen salmonellenbedingten infektiösen Durchfallerkrankungen

- Die Gruppe der **Typhus-Paratyphus-Salmonellen,** die mit *Typhus* und *Paratyphus* seltene, aber schwere Allgemeinerkrankungen verursachen (☞ 17.6.7).

Die Salmonellen zählen zu den meldepflichtigen Krankheitserregern (☞ 17.15).

Gastroenteritis durch Salmonellen

In den letzten Jahren ist ein dramatischer Anstieg von **Salmonellen-Gastroenteritiden** *(Salmonellosen)* zu beobachten.

Während infizierte Menschen die Salmonellen nur mit ihrem Stuhl ausscheiden, ist infiziertes Geflügel am ganzen Körper kontaminiert, so dass z.B. Eierschalen und auch rohes Fleisch salmonellenhaltig sind. Bei Nichtbeachten der Hygienevorschriften, insbesondere bei der Massenverarbeitung von Geflügel, geraten die Enteritis-Salmonellen auf Lebensmittel, in denen sie sich vermehren. Die Übertragung erfolgt *oral* durch die Aufnahme kontaminierter Nahrung.

Die Salmonellentoxine rufen im Dünndarm eine Entzündung mit nachfolgenden Durchfällen hervor. Die Inkubationszeit beträgt meist wenige Stunden bis einen Tag.

Ausbreitung von Salmonellen

Quelle einer Salmonellen-Infektion sind besonders häufig Eier, Roheiprodukte, Geflügel und Meerestiere, selten auch Milchprodukte. Arbeitet ein Salmonellenausscheider in einem Lebensmittelbetrieb oder einer Großküche, können praktisch alle Speisen Ausgangspunkt einer Erkrankungswelle sein. Vor allem die Dauerausscheider erschweren die Krankheitsbekämpfung, da sie nicht erkennbar krank sind.

Gastroenteritiden durch Shigellen

Die **Shigellen,** ebenfalls gramnegative Stäbchen aus der Familie der Enterobakterien, sind die Erreger der **bakteriellen Ruhr** (Amöbenruhr ☞ 17.10.4). In Europa kommen nur leichtere Ruhrformen vor. Ungefähr die Hälfte der hiesigen Erkrankungen tritt nach einem Auslandsaufenthalt auf. Die Shigellen unterliegen der Meldepflicht (Details ☞ 17.15).

Shigellen werden durch Schmierinfektionen, fäkalienverseuchtes Wasser oder mit der Nahrung übertragen. Insbesondere im Sommer ist auch die Übertragung durch Fliegen bedeutsam.

Nach einer Inkubationszeit von 1 – 7 Tagen setzen schleimig-blutige Durchfälle ein, die mit starken, krampfartigen Bauchschmerzen und schmerzhaftem Stuhldrang **(Tenesmen)** verbunden sind. Neben leichteren Formen mit guter Prognose gibt es auch schwere Formen mit typhus-ähnlichem Bild, die mit toxischen Komplikationen wie Herz-Kreislauf-Versagen, zerebralen Krämpfen, Bewusstseinsstörungen und höherer Sterblichkeit verbunden sind.

Gastroenteritiden durch andere Bakterien

Neben Salmonellen und Shigellen können noch weitere Bakterien zu infektiösen Durchfällen führen:

- **Campylobacter-Bakterien** sind gramnegative, spiralförmige Stäbchen. Die Arten *C. jejuni* und *C. coli* rufen infektiöse Durchfallerkrankungen mit hohem Fieber und schweren Allgemeinerscheinungen hervor. Die Erkrankung dauert ungefähr eine Woche und kann Hautausschläge, Gelenkentzündungen oder auch ein *Guillain-Barré-Syndrom* – akute, oft postinfektiöse Nervenentzündung mit Beteiligung zahlreicher Nerven – zur Folge haben. Neueren Untersuchungen zufolge sind Campylobacter-Infektionen wesentlich häufiger als bisher angenommen, in einigen Ländern sind sie sogar häufiger als Salmonellen-Gastroenteritiden. Hauptinfektionsquellen in Deutschland sind Geflügel, Rohmilch und Rohmilcherzeugnisse. Hauptpfeiler der Prophylaxe sind dementsprechend das Durchgaren von Geflügel, sorgfältige Küchenhygiene und – zumindest für Kinder, Ältere und Abwehrgeschwächte – der Verzicht auf Rohmilch und Rohmilchprodukte
- Mehrere Stämme von *E. coli* (☞ 17.6.9) können auf unterschiedlichem Wege (z.B. Toxinbildung, Eindringen in die Darmwand) Durchfallerkrankungen hervorrufen:
  - Häufig bei Reisen in warme Länder mit mangelhafter Hygiene ist die *Reisediarrhoe* durch **enterotoxische E. coli** *(ETEC)*
  - Die Durchfallerkrankungen durch **enteroinvasive E. coli** *(EIEC)* ähneln Shigellendurchfällen
  - **Enteropathogene E. coli** *(EPEC, Dyspepsie-Koli)* sind die Erreger einer schweren Säuglingsenteritis
  - **Enterohämorrhagische E. coli** *(EHEC)* sind zwar insgesamt selten, aber gefährlich. Sie werden durch infiziertes Rindfleisch und Milch auf den Menschen übertragen und rufen vor allem bei Kindern und Älteren eine hämorrhagische Dickdarmentzündung hervor. Als Komplikation kann ein lebensbedrohliches (und meldepflichtiges) **hämolytisch-urämisches Syndrom** *(HUS)* mit hämolytischer Anämie und Nierenversagen auftreten
- Bestimmte *Staphylokokken* (☞ 17.6.3) verursachen durch ihre Toxine eine **Lebensmittelvergiftung.** Insbesondere in verdorbenen Milch-, Ei- und Fleischprodukten können Staphylokokkentoxine enthalten sein, die nach wenigen Stunden beim Patienten zu massivem Erbrechen und allgemeinem Krankheitsgefühl führen. Dieses Enterotoxin ist hitzestabil und wird daher beim Kochen *nicht* zerstört. Bei ansonsten Gesunden heilt die Erkrankung nach 1 – 2 Tagen folgenlos aus
- Ebenfalls toxinbedingt ist die **Clostridien-Diarrhoe** durch einige Stämme von *Clostridium perfringens*

(☞ auch Tab. 17.41). Im Gegensatz zur Lebensmittelvergiftung durch Staphylokokken wird der *Erreger* – nicht das Toxin – mit der Nahrung aufgenommen, das Toxin bildet sich erst im Darm. Die Erreger werden vornehmlich durch Fleischprodukte übertragen. Die Inkubationszeit beträgt 6, maximal 24 Stunden. Der Durchfall dauert nur 1 – 2 Tage
- Bestimmte **Yersinien** (☞ 17.6.8) führen bevorzugt bei Kindern zu einer Gastroenteritis, die in aller Regel nach 1 – 2 Wochen von selbst ausheilt.

Gastroenteritiden durch Viren

Unter den Viren sind vor allem **Rotaviren** (bei Kleinkindern), **Parvoviren** und **Enteroviren** als Erreger infektiöser Durchfälle von Bedeutung.

⚙ Symptome und Untersuchungsbefund

Leitsymptome *aller* infektiösen Durchfallerkrankungen sind Übelkeit, Erbrechen, Bauchschmerzen, Durchfälle und Fieber. Meist klingen die Krankheitszeichen auch ohne Behandlung innerhalb weniger Tage ab, so dass viele Patienten überhaupt keinen Arzt aufsuchen. Warnzeichen eines komplizierten Verlaufes sind hohes Fieber, Schüttelfrost, blutige Durchfälle und Abwehrspannung oder starker Druckschmerz im Bereich des Abdomens. Komplikationen wie Sepsis, Meningitis, Knochen- oder Gelenkbeteiligung sind je nach Erreger unterschiedlich und insgesamt selten. Sie treten vor allem bei Säuglingen, alten oder (abwehr-)geschwächten Menschen auf.

Der körperliche Untersuchungsbefund ist bis auf einen evtl. Abdominaldruckschmerz und Zeichen einer Dehydratation (☞ 11.17.2) unauffällig.

🔎 Diagnostik

Der Erregernachweis gelingt in Stuhl, Erbrochenem oder Nahrungsmittelresten. Dabei sind die Proben sofort (noch warm) zum Labor zu bringen, da einige Erreger (z.B. Shigellen) auf Umwelteinflüsse (Austrocknen, Kälte) sehr empfindlich reagieren. Zur Kontrolle des Wasser- und Elektrolythaushalts sind Blutuntersuchungen erforderlich.

▦ Behandlungsstrategie

Die Behandlung besteht im oralen oder intravenösen Flüssigkeits- und Elektrolytersatz. Nur bei gefährdeten Patienten oder sehr schweren Verläufen werden Antibiotika gegeben.

▤ Pflege bei Diarrhoe

Die Pflege von Patienten mit infektiösen Durchfallerkrankungen ist im Wesentlichen unabhängig vom jeweiligen Krankheitserreger. Dieser ist zum Zeitpunkt der Krankenhausaufnahme in aller Regel nicht bekannt. Die meisten Patienten mit infektiösen Durchfällen werden zu Hause gepflegt. Im Krankenhaus werden vor allem Patienten mit schweren

Krankheitsverläufen und eingeschränktem Immunsystem – Säuglinge, alte Menschen und Patienten mit Vorerkrankungen – behandelt:

- Die Patienten werden bei noch unbekanntem Erreger in einem Einzelzimmer betreut. Bei möglichem Kontakt mit erregerhaltigem Material wie Stuhl sind Schutzkittel und Handschuhe zu tragen (Mund-Nasenschutz und Schuhwechsel sind nicht erforderlich). Kontaminierte Wäsche und Geschirr werden desinfiziert (das Geschirr noch innerhalb der Einheit). Alle patientennahen Flächen werden regelmäßig desinfiziert, die Schlussdesinfektion erfolgt nach den Regeln der laufenden Desinfektion. Eine Desinfektion der Ausscheidungen ist nur bei klinischem Verdacht auf Cholera oder Typhus notwendig. Diese Richtlinien werden nach Erregernachweis bei Bedarf modifiziert: Bei einem Teil der Erreger (z.B. Clostridium difficile, Shigellen) ist eine Einzelzimmerunterbringung erforderlich, sonst empfehlenswert. Bei Clostridium difficile (☞ Tab. 17.41) als Erreger wird weiterhin empfohlen, im Rahmen der Schlussdesinfektion zusätzlich alle weiteren erreichbaren Flächen im Patientenzimmer zu desinfizieren. Matratzen, Kissen und Decken werden nach Entlassung des Patienten desinfiziert
- Durch die massiven Durchfälle sind die Patienten geschwächt. Kranke mit Kreislaufstörungen dürfen nur in Begleitung aufstehen. Je nach Zustand sind entsprechende Prophylaxen erforderlich
- Da der Stuhldrang oft sehr plötzlich einsetzt, so dass die Toilette evtl. nicht mehr erreicht werden kann, sollten sich Nachtstuhl oder Steckbecken in unmittelbarer Nähe des Patienten befinden
- Häufige Stuhlentleerungen reizen die Analregion. Vorbeugend können die Patienten weiches Toilettenpapier und feuchte Reinigungstücher benutzen oder die Analregion nach jedem Stuhlgang waschen und trocknen. Evtl. kann eine panthenolhaltige Salbe (z.B. Bepanthen®) aufgetragen werden
- Bei leichten Krankheitsverläufen ist eine orale Ernährung möglich. Wichtig ist reichliches Trinken, wobei der Patient auf stuhlanregende Getränke (z.B. Apfelsaft) verzichten muss. Kann er nicht ausreichend trinken, wird das Flüssigkeitsdefizit über Infusionen ausgeglichen. Eine Flüssigkeitsbilanzierung kann erforderlich sein
- Bei schweren Krankheitsverläufen darf der Patient nicht essen und erhält Infusionen. Später wird die Kost nach Anordnung des Arztes langsam aufgebaut (Tee → Tee und Zwieback → Schleimsuppe → Schonkost). Als erste feste Nahrung eignen sich frisch geriebene Äpfel ohne Schale, da die enthaltenen Pektine stark aufquellen und Toxine und Mikroorganismen absorbieren. Eine Alternative sind zerdrückte und mit dem Schneebesen geschlagene Bananen
- Bei krampfartigen Bauchschmerzen lindern feuchtwarme Bauchwickel (☞ 2.8.4) die Beschwerden.

👁 Krankenbeobachtung

- Vitalzeichen, Bewusstsein, Temperatur
- Flüssigkeitsbilanz
- Allgemeinzustand, Hautbeschaffenheit
- Ausscheidungen (Erbrochenes, Stuhl, Urin)
- Schmerzen.

🦴 Prognose

Die Prognose einer Gastroenteritis ist bei vorher Gesunden gut. Säuglinge, ältere Menschen und Abwehrgeschwächte können jedoch daran sterben. Eine durchgemachte Erkrankung hinterlässt meist *keine* Immunität.

🗒 Patienteninformation

Prophylaktische Maßnahmen insbesondere zur Verhütung von Salmonelleninfektionen sind:

- Häufiges Händewaschen, v.a. nach jedem Toilettengang und vor dem Kontakt mit Lebensmitteln
- Kontinuierliches Kühlen gefährdeter Nahrungsmittel, z.B. Lagerung von Eiern im Kühlschrank, um die Vermehrung evtl. vorhandener Bakterien zu bremsen
- Sorgfältige Küchenhygiene, z.B. heißes Spülen von Messern, mit denen Geflügel zerteilt wurde, bevor etwas anderes geschnitten wird, um eine Keimverschleppung auf bereits zubereitete Speisen *(Kreuzkontamination)* zu vermeiden
- Gründliches Erhitzen von Speisen, die erfahrungsgemäß häufig kontaminiert sind (z.B. Hähnchen). Achtung: Tiefgefrieren tötet Salmonellen nicht ab
- Verzicht auf den Genuss von Rohei und Roheiprodukten.

Reisende in warme Länder sollten die einschlägigen Hygieneregeln streng beachten (☞ Typhus) und für den Fall einer Durchfallerkrankung Tabletten zum Elektrolytersatz (z.B. Oralpädon®, Elotrans®) sowie für den Notfall evtl. Antidiarrhoika (z.B. Imodium®) mitnehmen.

17.6.7 Typhus und Paratyphus

> 📋 **Typhus (abdominalis)** und **Paratyphus:** Schwere Allgemeinerkrankungen mit hohem Fieber und Durchfällen, verursacht durch **Typhus-Paratyphus-Salmonellen.** In Ländern mit niedrigem Hygienestandard ein ernstes Problem, in Mitteleuropa nur gelegentliche, eingeschleppte Erkrankungsfälle.

Typhus und **Paratyphus** sind bei Verdacht, Erkrankung und Tod meldepflichtig (☞ 17.15). Stuhl und Erbrochenes müssen desinfiziert werden.

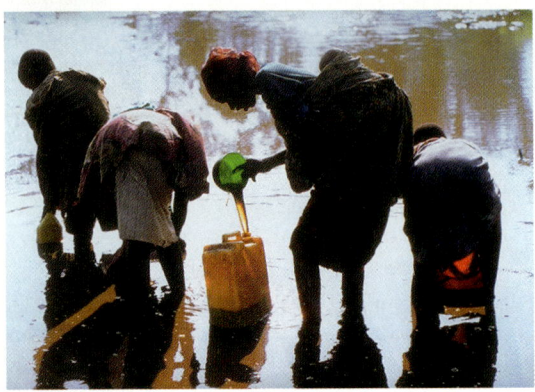

Abb. 17.36: Flüsse und Seen sind für Millionen von Menschen – wie hier in einem Flüchtlingslager in Ruanda – die einzige Trinkwasserquelle. Erkrankungen wie Typhus, Paratyphus und Cholera werden so leicht übertragen, ohne dass die oft unterernährten Menschen sie abwehren könnten. [F146]

⇨ Übertragung und Krankheitsentstehung

Die Typhus- und Paratyphuserreger werden von Erkrankten und scheinbar gesunden Dauerausscheidern mit dem Stuhl ausgeschieden und bei mangelhafter Hygiene durch fäkal-orale Schmierinfektionen oder indirekt mit verseuchter Nahrung oder kontaminiertem Trinkwasser übertragen. Die Typhus-Paratyphus-Salmonellen schädigen vor allem die Darmwand, indem sie dort Geschwüre bilden. Über das Blut gelangen sie in fast alle Organe.

📧 Symptome und Untersuchungsbefund

- Nach einer Inkubationszeit von ca. zwei Wochen beginnt die Erkrankung mit Kopf- und Gliederschmerzen und allgemeinem Krankheitsgefühl. Das Fieber steigt langsam und treppenförmig an und erreicht nach ca. einer Woche ein Plateau um 40 °C. Typisch ist dabei der im Vergleich zur Fieberhöhe zu niedrige Puls *(relative Bradykardie)*. In dieser ersten Phase hat der Patient (noch) keine Diarrhoe, sondern vielmehr Obstipation. Oft sind die Kranken benommen oder verwirrt (griech. typhos = Nebel)
- Anfang der 2. Krankheitswoche treten bei etwa einem Drittel der Patienten vor allem auf der Bauchhaut die charakteristischen *Roseolen* auf, linsengroße, rötliche Flecken, die sich mit einem Glasspatel wegdrücken lassen
- Ab Mitte der 2. Krankheitswoche haben die Patienten erbsenbreiartige, oft blutige Durchfälle
- Unbehandelt fällt das Fieber in der 4. Woche langsam ab.

Wichtige Typhuskomplikationen sind anfangs Kreislaufkomplikationen und in der 2. – 3. Krankheitswoche Darmblutungen und Darmperforationen. Eher

seltene Komplikationen sind Hirnhautentzündungen oder Knochen(mark)entzündungen.

Der **Paratyphus** verläuft durchschnittlich kürzer und milder als der Typhus, ist aber im Einzelfall oft klinisch nicht vom Typhus zu unterscheiden.

🔎 Diagnostik und Differenzialdiagnose

Die Diagnosesicherung bei Typhus ist in der ersten Krankheitswoche durch Erregernachweis im Blut des Patienten und ab der 2. Woche in Stuhl, Urin oder Galle möglich. Ab der 2. Woche wird der serologische Antikörpernachweis mit Hilfe der sog. *Gruber-Widal-Reaktion* positiv. Das Blutbild zeigt im Gegensatz zu vielen anderen bakteriellen Erkrankungen eine Leukopenie (☞ 13.4.3).

📊 Behandlungsstrategie

Neben der symptomatischen Behandlung ist die Gabe von Antibiotika, vorzugsweise von Gyrasehemmern (z.B. Ciprofloxacin, etwa in Ciprobay®), Cotrimoxazol (etwa in Bactrim®) oder Ampicillin (etwa in Binotal®), erforderlich. Bei sehr schweren Verläufen werden außerdem Glukokortikoide (☞ Pharma-Info 12.33) gegeben. Nach erfolgter Behandlung müssen drei Stuhlproben negativ sein, d.h. frei von Typhus-Paratyphus-Salmonellen.

📧 Pflege bei Typhus und Paratyphus

Pflege bei infektiöser Diarrhoe ☞ 17.6.6

- Wegen der Gefahr einer Herzbeteiligung ist bis zwei Wochen nach Entfieberung strenge Bettruhe erforderlich. Daher ist die Durchführung der entsprechenden Prophylaxen notwendig
- Kontrollen von Blutdruck und Puls dienen der frühzeitigen Erkennung von Kreislaufkomplikationen
- Bewusstseinskontrollen sind wegen der Möglichkeit von ZNS-Komplikationen wichtig
- Die Kost soll für längere Zeit leicht verdaulich und ballaststoffarm sein. Außerdem ist unbedingt auf eine ausreichende Flüssigkeits- und Elektrolytzufuhr zu achten
- Wichtig ist die Beobachtung der Ausscheidungen (Blut, Urin, Fäzes, Galle, Erbrochenes): Manche Patienten werden stuhlinkontinent, andere dagegen sind nicht in der Lage, Blase und Darm willkürlich zu entleeren. Anzeichen von Darmblutungen können Teerstühle (Blut aus oberen Darmabschnitten) oder hellrotes Blut (aus unteren Darmabschnitten) sein
- Der Typhuskranke wird in einem Einzelzimmer untergebracht. Bei möglicher Kontamination sind Schutzkittel und Handschuhe erforderlich. Alle patientennahen Flächen werden regelmäßig desinfiziert. Geschirr und kontaminierte Wäsche müssen desinfiziert werden, nach der Entlassung des Patienten auch Matratzen, Kissen und Decken.

🔹 Prognose

Seit der Verfügbarkeit von Breitbandantibiotika liegt die Sterblichkeit des Typhus bei rechtzeitiger Behandlung unter 2 %. Bis zu 5 % der Patienten werden jedoch zu *Dauerausscheidern* der Typhuserreger. Dann ist eine abermalige antibiotische Behandlung und bei Erregern in der Gallenblase manchmal auch eine Gallenblasenentfernung (☞ 10.6.1) notwendig. Die Erkrankung führt zu länger andauernder Immunität.

> 🔹 Dauerausscheider gelten als geheilt, wenn zehn Stuhlkontrollen oder drei Duodenalsaftproben negativ ausfallen. Bis dahin dürfen sie weder in Küchen und Lebensmittelbetrieben noch in der Gastronomie arbeiten.

📋 Patienteninformation

Für Reisende in gefährdete Länder steht heute als Prophylaxe eine ca. zu 90 % wirksame aktive Impfung (z.B. mit Typhoral L®) zur Verfügung.

> 🔹 **Vorsichtsmaßnahmen für Reisende**
> Die Beachtung folgender Regeln dient nicht nur der Typhusprophylaxe, sondern auch der Vorbeugung von Cholera und anderen infektiösen Diarrhoen:
> - Hände häufig säubern
> - Nur gekochte oder kurz zuvor selbst geschälte Speisen essen („boil it, cook it, peel it, or forget it"). Kann Obst nicht geschält werden und ist ein Verzicht nicht möglich, sollte man das Obst mit sauberem Wasser selbst gründlich waschen. Riskant sind beispielsweise auch das Salatbuffet, Milch, (länger warm gehaltene) Creme-Desserts und nicht verpacktes Eis
> - Meeresfrüchte vermeiden, da sie sehr oft kontaminiert sind, insbesondere mit Choleravibrionen oder Hepatitis-A-Viren

> - Getränke nur aus Originalflaschen oder -dosen trinken. Eiswürfel in Restaurants ablehnen oder zumindest sofort aus dem Glas entfernen, da diese oft mit Leitungswasser zubereitet werden
> - Zum Zähneputzen abgekochtes Leitungswasser oder Mineralwasser aus der Flasche verwenden
> - Falls möglich, Fliegendraht an Fenstern und Türen (insbesondere der Küche) anbringen, da Fliegen oft Keime verschleppen

17.6.8 **Erkrankungen durch Yersinien**

Yersinien gehören zu den Enterobakterien:
- *Y. enterocolitica* ist der Erreger einer meist harmlosen, infektiösen Diarrhoe (☞ 17.6.6). Es besteht Meldepflicht, sofern der Nachweis auf eine akute Infektion hindeutet
- *Y. pseudotuberculosis* ist vor allem als Erreger einer Lymphknoten-Entzündung im Bauchraum bedeutsam (**Pseudotuberkulose),** die klinisch einer Appendizitis ähneln kann, aber im Gegensatz zur Appendizitis mit Durchfall einhergeht. Auch diese Erkrankung heilt in aller Regel spontan aus
- *Y. pestis* ist der Erreger der **Pest,** einer sehr schweren Erkrankung mit hoher Sterblichkeit.

Nach Darminfektionen durch Yersinien können bei Erwachsenen Folgeerkrankungen, insbesondere eine reaktive Arthritis (☞ 15.5.3) oder ein Erythema nodosum (☞ 8.5.4) auftreten.

Pest

> ⊡ **Pest:** Schwere Allgemeinerkrankung, als **Beulen-** oder (praktisch immer tödliche) **Lungenpest** auftretend. Früher weltweit gefürchtet, heute noch in Teilen Afrikas, Amerikas und Asiens vorkommend und gelegentlich von dort nach Europa eingeschleppt.

Es besteht Quarantäne- und Meldepflicht (☞ 17.15).

	Salmonellen-Gastroenteritis	Typhus und Paratyphus
Erreger	Z.B. Salmonella typhimurium oder enteritidis	Salmonella typhi/paratyphi
Übertragungsweg	Vor allem Geflügel, Eier, Meerestiere und die daraus hergestellten Produkte	Fäkal-oral, oft durch Hände unerkannter Ausscheider
Inkubationszeit	Wenige Stunden bis 2 Tage	7 – 21 Tage
Symptome	Übelkeit, Brechdurchfall, evtl. Fieber	Schwere Allgemeinerkrankung (☞ Text)
Diagnostik/ Anordnungen	Bakteriennachweis in Stuhl, Erbrochenem oder Nahrungsmittelresten. Blutentnahme: BSG, BB, Elektrolyte. Venenzugang für Infusionen	Bakteriennachweis in der 1. Woche im Blut, ab der 2. Woche im Stuhl. Blutentnahme: BSG, BB, Elektrolyte. Venenzugang für Infusionen
Therapie	Symptomatisch, nur in Ausnahmefällen Antibiotika	Symptomatisch und Antibiotika
Prophylaxe	Küchenhygiene, Erhitzen von Speisen	☞ Kasten

Tab. 17.37: Salmonellenerkrankungen. Vergleich von Salmonellen-Gastroenteritis (Salmonellose) und Typhus/Paratyphus.

Übertragung,
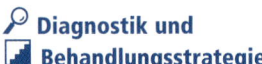 Symptome und Befund

Der Pesterreger *Yersinia pestis* wird durch Ratten verbreitet und überwiegend durch den Biss des Rattenflohs auf den Menschen übertragen. Selten ist eine direkte Übertragung von Tier oder Mensch zu Mensch über Hautverletzungen.

Es kommt zu einer massiven Entzündung der regionären Lymphknoten um die Bissregion (**Beulenpest** oder *Bubonenpest*), die mit hohem Fieber und schwerem Krankheitsgefühl des Patienten einhergeht.

Bei bis zu 50 % der Erkrankten entwickelt sich eine **Pestsepsis** mit meist tödlichem Ausgang. Entsteht dabei eine *Pestpneumonie*, spricht man auch von **Lungenpest.** Dabei hat der Patient starken Husten mit oft blutigem Auswurf und Atemnot. Im Gegensatz zur Beulenpest kann die Lungenpest durch bloßes Anhusten von Mensch zu Mensch übertragen werden und führt beim Infizierten unbehandelt nach ca. 2 – 3 Tagen zum Tod.

Diagnostik und
Behandlungsstrategie

Die Diagnose wird durch den Erregernachweis vorzugsweise in Lymphknoten-Punktat, Blut oder Sputum gestellt.

Die Behandlung in Spezialkliniken besteht in der frühzeitigen Antibiotikagabe (z.B. Tetrazykline).

Pflege

Die Pflege erfordert strengste Hygienemaßnahmen mit Einzelzimmer, Handschuhen, Schutzkittel, Mund-Nasen-Schutz und bei Lungenpest auch Schutzbrille und Schuhwechsel.

Die patientennahen Flächen werden regelmäßig desinfiziert, Geschirr und kontaminierte Wäsche müssen noch innerhalb der Einheit desinfiziert werden. Nach der Entlassung muss der ganze Raum durch Vernebelung von Formaldehyd mit nachfolgender Scheuerdesinfektion desinfiziert werden. Matratzen, Kissen und Decken werden noch innerhalb der Einheit desinfiziert.

Prophylaxe und
Patienteninformation

Während oder nach Reisen in Pestgebiete muss der Betroffene beim Auftreten der oben genannten Symptome sofort zum Arzt gehen, da eine frühzeitige Antibiotikabehandlung die sonst sehr ernste Prognose entscheidend verbessert.

> Kontaktpersonen von Patienten mit möglicher oder gesicherter Lungenpest müssen ebenfalls ärztlich betreut werden.

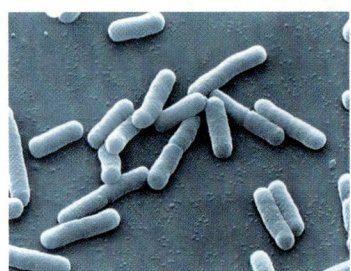

Abb. 17.38: E. coli im elektronenmikroskopischen Bild. [U136]

17.6.9 Erkrankungen durch andere Enterobakterien

Die Familie der **Enterobakterien** *(Enterobacteriaceae)* zeichnet sich durch einen großen Artenreichtum aus. Enterobakterien gehören zur normalen Bakterienflora im Darm von Mensch und Tier. Sie sind aber auch in der unbelebten Umwelt zu finden. Einige Vertreter der Enterobakterien wie die *Typhus-Salmonellen* (☞ 17.6.7) und *Yersinia pestis* (☞ 17.6.8) sind obligat pathogen. Die meisten Enterobakterien aber gehören zu den fakultativ pathogenen Krankheitserregern. Manche Enterobakterien produzieren Toxine.

Vielgestaltiges klinisches Bild

Das klinische Bild dieser opportunistischen und oft endogenen Infektionen ist sehr vielgestaltig. Mit unterschiedlicher Gewichtung rufen die verschiedenen Enterobakterien Harnwegs- und Gallenwegsinfektionen (☞ 11.7 bzw. 10.6.3), Wundinfektionen, Pneumonien (☞ 8.5.3) und Meningitiden hervor.

> Jede dieser Infektionen kann bei ungünstiger Abwehrlage zu einer gefürchteten gramnegativen Sepsis (☞ 17.12) mit nachfolgendem septischem Schock (☞ 7.6) führen.

Problematische Antibiotikaauswahl

Aus dem klinischen Bild allein lässt sich kaum eine genaue Diagnose stellen. Entscheidend ist deshalb der kulturelle Erregernachweis (mit Antibiogramm) aus den verschiedensten Körpermaterialien oder auch aus entfernten Kathetern (z.B. ZVK). Meist muss die Therapie jedoch vor Vorliegen des Antibiogramms begonnen werden. Wegen der zahlreichen Resistenzen gerade im Krankenhaus ist diese „kalkulierte" Therapie oft problematisch und muss von Einzelfall zu Einzelfall neu entschieden werden.

Am ehesten sind die Enterobakterien auf bestimmte Penicilline (z.B. Mezlocillin, etwa Baypen®), neuere Cephalosporine (z.B. Cefotaxim, etwa Claforan®), Aminoglykoside (z.B. Gentamycin, Tobramycin, etwa Refobacin® bzw. Gernebcin®) oder Gyrasehemmer (z.B. Ciprofloxacin, etwa Ciprobay®) empfindlich.

Am häufigsten: Escherichia coli

Infektionen durch *Escherichia coli*, kurz **E. coli,** nehmen zahlenmäßig die Vorrangstellung unter den Infektionen durch Enterobakterien ein. Dabei werden *infektiöse Diarrhoen* durch E. coli (☞ 17.6.6) von den *extra-intestinalen* (d.h. außerhalb des Darmes liegenden) Manifestationen unterschieden. Bei den letzteren überwiegen die Harnwegsinfektionen; E. coli ist der häufigste Erreger von Harnwegsinfektionen überhaupt. Im Gegensatz zu den meisten anderen Enterobakterien sind zumindest die im häuslichen Bereich erworbenen E.-coli-Infektionen in aller Regel auf nebenwirkungsarme Breitspektrumpenicilline wie etwa Ampicillin (z.B. Binotal®) empfindlich.

Die klinisch relevanten Enterobakterien sind in Tab. 17.39 zusammengefasst.

17.6.10 Erkrankungen durch Pseudomonaden: Pseudomonas aeruginosa

Wichtigster Vertreter der **Pseudomonaden,** einer Gruppe gramnegativer beweglicher Stäbchen, ist **Pseudomonas aeruginosa.**

> ℧ Pseudomonas aeruginosa ist ein gefürchteter Problemkeim im Krankenhaus, da er:
> - Praktisch überall vorkommt, vor allem aber in Feuchträumen (z.B. Bäderabteilungen)
> - Sehr widerstandsfähig gegenüber Umwelteinflüssen ist (er kann sogar in vielen Desinfektionsmittellösungen überleben)
> - Resistenzen gegen zahlreiche Antibiotika entwickelt hat.

Krankheitsbilder durch Pseudomonaden

Durch Pseudomonas-aeruginosa-Infektionen gefährdet sind vor allem schwer erkrankte Patienten im Krankenhaus und dabei besonders Patienten mit großflächigen Hautwunden (Verbrennungen). Pseudomonas aeruginosa kann zahlreiche Erkrankungen hervorrufen. Am wichtigsten sind:
- Wundinfektionen mit typischer blau-grüner Färbung des Eiters
- Meningitis, z.B. Verschleppung der Erreger durch Lumbalpunktion
- Harnwegsinfektionen, übertragen durch Katheter und urologische Geräte
- Infektionen der Atmungsorgane, z.B. als Folge verseuchter Beatmungsgeräte, Inhalatoren oder Luftbefeuchter.

Behandlungsstrategie

Aufgrund der hohen Häufigkeit von Vielfachresistenzen sollte die Behandlung nach Antibiogramm

(☞ 17.5.4) erfolgen. Dennoch verlaufen Pseudomonas-aeruginosa-Infektionen abwehrgeschwächter Patienten – ähnlich den Staphylokokken-Infektionen – oft tödlich.

Prophylaxe

Prophylaxe von Pseudomonas-aeruginosa-Infektionen ist das hygienegerechte Arbeiten. Durch kontaminierte Augentropfen, Desinfektionsmittel oder medizinische Geräte können zahlreiche Patienten angesteckt werden.

17.6.11 Erkrankungen durch Legionellen

> ▣ **Legionärskrankheit** (*Veteranenkrankheit, Legionellen-Pneumonie*): Schwere Lungenerkrankung mit einer Sterblichkeit um 20 %, hervorgerufen meist durch das gramnegative Stäbchenbakterium **Legionella pneumophila,** selten durch andere Legionellen. Betrifft häufig Ältere und Abwehrgeschwächte und gehört zu den opportunistischen Infektionen (☞ 17.1.1).

Die **Legionärskrankheit** wurde erstmals 1976 in den USA beschrieben. Damals erkrankten 221 Veteranen („Legionäre") an einer bis dahin unbekannten Lungenerkrankung (daher „Legionärskrankheit"), 34 davon starben.

Die **Legionellen** gehören zu den meldepflichtigen Krankheitserregern (☞ 17.15).

Erreger	Wichtige Krankheitsbilder
Citrobacter	Harn- und Atemwegsinfektionen, Wundinfektionen
Enterobacter	Harnwegsinfektionen, Pneumonien, Wundinfektionen, Meningitis
Escherichia coli	Enteritis, Harn- und Gallenwegsinfektionen, Wundinfektionen, Meningitis
Hafnia	Wundinfektionen, Pneumonien, Harnwegsinfektionen
Klebsiellen	Atemwegsinfektionen (sog. Friedländer Pneumonie), Harn- und Gallenwegsinfektionen
Proteus, Providentia, Morganella	Harn- und Atemwegsinfektionen, chronische Mittelohrentzündung, Meningitis
Salmonellen	Gastroenteritis, Typhus, Paratyphus
Serratia	Harn- und Gallenwegsinfektionen, Wundinfektionen
Yersinien	Diarrhoe, Lymphknotenentzündung im Bauchraum, Pest

Tab. 17.39: Überblick über die wichtigsten Enterobakterien und ihre Krankheitsbilder. Alle Enterobakterien können außerdem zur lebensbedrohlichen Sepsis führen.

Übertragung und ⇨ Krankheitsentstehung

Legionellen kommen überall in der Umwelt vor. In unseren Breiten sind sie vor allem in (Warm-)Wasserleitungen und Befeuchteranlagen von Klimaanlagen nachweisbar. Der Mensch infiziert sich durch das Einatmen legionellenhaltiger Aerosole, z.B. aus Duschköpfen oder schlecht gewarteten Klimaanlagen. Nur 10 % der Infizierten, insbesondere Ältere und Abwehrgeschwächte, entwickeln Symptome.

Symptome, Befund und Diagnostik

Grippeähnliche Beschwerden, hohes Fieber und trockener Reizhusten leiten die Krankheit ein. Nach wenigen Tagen hustet der Patient Sputum ab, und es entwickelt sich eine Pneumonie. Begleitet wird der Husten von starken Brustschmerzen und Tachypnoe. Ungefähr die Hälfte der Patienten hat außerdem Durchfälle. Benommenheit oder Verwirrtheit können Zeichen einer ZNS-Beteiligung sein. Bei einem leichteren Krankheitsverlauf ohne Pneumonie spricht man vom **Pontiac-Fieber.**

Die Diagnose wird durch mikroskopischen Erregernachweis mittels Immunfluoreszenz oder Antigennachweis im Urin gestellt. Erregernachweis in der Kultur ist möglich, dauert aber mindestens eine Woche. Serologische Tests zum Nachweis von Antikörpern werden erst 2 – 4 Wochen nach Krankheitsbeginn positiv.

Behandlungsstrategie und Pflege

Die Behandlung besteht in der mehrwöchigen Gabe von Erythromycin (z.B. Erythrocin®).

Handschuhe und Schutzkittel sind nur bei möglichem Erregerkontakt (Atemwegssekret) erforderlich.

Pflege ☞ *8.2.2*

Prophylaxe

Die Prophylaxe besteht in der regelmäßigen Wartung entsprechender Anlagen und – intermittierenden – Erhöhung der Wassertemperatur über 60 °C, da die Legionellen bei diesen Temperaturen absterben.

17.6.12 Erkrankungen durch Brucellen

Brucellosen: Durch die verschiedenen **Brucellen** hervorgerufene, fieberhafte Allgemeinerkrankungen unterschiedlicher Schwere. Bei Erkrankungen durch *Brucella abortus* spricht man vom **Morbus Bang** *(Bang-Krankheit),* bei Erkrankungen durch *Brucella melitensis* von

Maltafieber oder *Mittelmeerfieber,* bei Erkrankungen durch *Brucella suis* von der **Schweinebrucellose.**

Die **Brucellen** zählen zu den meldepflichtigen Krankheitserregern (☞ 17.15).

Übertragung und ⇨ Krankheitsentstehung

Brucellen sind gramnegative, kurze Stäbchen. *Brucella abortus* kommt bei Rindern, *Brucella melitensis* bei Schafen und Ziegen und *Brucella suis* bei Schweinen vor. Der Mensch infiziert sich entweder durch direkten Kontakt mit infizierten Tieren bzw. deren Ausscheidungen oder durch Aufnahme verseuchter Rohmilch oder Rohmilchprodukte. Entsprechend diesem Übertragungsweg sind z.B. Landwirte, Melker, Metzger oder Tierärzte besonders gefährdet.

Die Brucellen vermehren sich bevorzugt in den Zellen des RES (retikuloendotheliales System) und führen dort, aber auch z.B. in Gelenken und ZNS, zu typischen Granulomen.

Symptome, Befund und Diagnostik

Nach einer Inkubationszeit von bis zu drei Monaten bekommt der Betroffene zunächst uncharakteristische Krankheitserscheinungen wie Müdigkeit, Kopfschmerzen, Gelenkschmerzen. Bald treten ein wellenförmiges, länger andauerndes Fieber sowie Lymphknoten-, Leber- und Milzvergrößerung hinzu. Unbehandelt kommt es bei einem Teil der Erkrankten im dritten, chronischen Stadium zu verschiedenen Organmanifestationen durch die Granulombildung, die z.B. unter dem Bild einer Leber-, Nierenbecken-, Gelenk- oder Wirbelkörperentzündung verlaufen. Seltener sind z.B. eine Endokarditis oder eine Meningoenzephalitis.

Die Diagnose erfolgt durch kulturellen Erregernachweis, z.B. während der Fieberphase aus dem Blut, oder serologische Methoden.

Behandlungsstragie

Die Behandlung der Wahl besteht in aller Regel in der mehrwöchigen Gabe eines Tetrazyklins, kombiniert mit Rifampicin. Trotzdem sind Rezidive möglich, wenn die Erreger in Zellen des RES überleben. Dann werden abermals Antibiotika verabreicht. Je früher die Behandlung einsetzt, desto eher kann die Erkrankung ausheilen.

Pflege

Der Patient soll Bettruhe einhalten. Bei möglichem Kontakt mit erregerhaltigem Material (v.a. Blut, Wundsekret, auch Muttermilch) werden Handschuhe bzw. Schutzkittel angelegt. Regelmäßige Desinfektion der patientennahen Flächen ist erforderlich.

Prophylaxe

Beruflich gefährdete Personen sollten bei einem möglichen Kontakt entsprechende Schutzkleidung anziehen. Bei Reisen in Länder mit Tierbrucellose sollten keine Rohmilch- oder Rohmilchprodukte verzehrt werden – die Brucellen können z.B. in Schaf- oder Ziegenkäse bis zu einem halben Jahr überleben.

17.6.13 Tularämie

> ☐ **Tularämie** *(Hasenpest)*: Nagetierseuche, die beim Menschen zu einer lebensbedrohlichen Allgemeinerkrankung führen kann.

Der Erreger der Tularämie, **Francisella tularensis,** ist meldepflichtig (☞ 17.15).

Übertragung und
Krankheitsentstehung

Francisella tularensis ist ein kleines, gramnegatives Stäbchen. Haupterregerreservoir sind Nagetiere, in Deutschland vor allem Hasen und Kaninchen. Der Mensch nimmt die Erreger z.B. durch Biss eines erkrankten Tieres, über infizierte Zecken, durch die verletzte Haut (etwa beim Zerlegen erlegter Tiere), durch Einatmen infizierten Staubes oder oral durch nicht ausreichend gegartes Fleisch auf.

Die Erreger befallen zunächst die regionalen Lymphknoten und breiten sich dann auf dem Lymph- und/oder Blutweg weiter aus.

Symptome, Befund und
Diagnostik

Die **Tularämie** beginnt mit starken Allgemeinbeschwerden und Fieber. Der weitere Verlauf hängt von der Eintrittspforte ab:
- **Äußere Form:** Bei Eindringen des Erregers durch die Haut bildet sich meist an der Eintrittspforte ein (schmerzhaftes) Geschwür, die regionären Lymphknoten schwellen an und können ebenfalls einschmelzen. Bei Eindringen des Erregers über die Augenbindehäute entwickelt sich eine Bindehautentzündung
- **Innere Form:** Bei Infektion über die Atemwege kommt es zu einer Pneumonie und Pleuritis, bei Darmbefall zu einem typhusähnlichen Bild mit Milzvergrößerung, Bauchschmerzen und Diarrhoe.

Eine Generalisation mit nachfolgendem Befall zahlreicher Organe ist möglich. Die Diagnose wird durch Erregernachweis (z.B. in Eiter oder Blut) oder serologisch gestellt.

Behandlungsstrategie und
Pflege

Die Erkrankung wird vorzugsweise mit Streptomycin behandelt.

Der Patient wird in einem Einzelzimmer untergebracht. Es sind Schutzkittel, Handschuhe und Mund-Nasen-Schutz notwendig, die patientennahen Flächen werden regelmäßig desinfiziert. Geschirr und kontaminierte Wäsche werden ebenfalls desinfiziert (letztere noch innerhalb der Einheit).

Prophylaxe

Die Prophylaxe besteht vornehmlich in einer Expositionsprophylaxe. Eine Impfung ist möglich, wird aber wegen der Seltenheit der Erkrankung in Deutschland zurzeit nicht empfohlen.

17.6.14 Erkrankungen durch Vibrionen: Cholera

Vibrionen sind teils gekrümmte, begeißelte und sehr bewegliche Stäbchenbakterien. Wichtigster Vertreter ist *Vibrio cholerae*, der Erreger der *Cholera*, die neuerdings wieder häufiger zu Epidemien in Krisengebieten führt.

> ☐ **Cholera** *(Gallenbrechdurchfall)*: Schwerer infektiöser Brechdurchfall, hervorgerufen durch das kommaförmig gekrümmte Stäbchenbakterium **Vibrio cholerae.** Ist nicht in Mitteleuropa heimisch, wird jedoch immer wieder durch Touristen („Rucksacktouristen" aus Afrika und Asien, aber auch Südeuropa) oder aus der Heimat zurückkehrende Gastarbeiter eingeschleppt.

Die **Cholera** ist quarantäne- und schon bei Verdacht meldepflichtig. Außerdem ist der Nachweis bestimmter Vibrionen meldepflichtig (☞ 17.15).

Übertragung und
Krankheitsentstehung

Hauptwirt für **Vibrio cholerae** ist der Mensch. Die Vibrionen werden mit dem Stuhl ausgeschieden und bei schlechten hygienischen Verhältnissen (z.B. Flüchtlingslager oder Slums in Metropolen der 3. Welt) mit nicht aufbereitetem Trinkwasser oder verseuchten Lebensmitteln wieder aufgenommen. So gelangen die Vibrionen in den Dünndarm und lösen durch **Enterotoxine** (auf den Magen-Darm-Trakt wirkende Gifte) schwere Durchfälle aus. Die Untergruppe *(Biovar) eltor* ruft dabei durchschnittlich mildere Krankheitserscheinungen hervor als die „klassische" Untergruppe *cholerae.*

⚕ Symptome, Befund und 🔍 Diagnostik

Nach einer Inkubationszeit von 2 – 5 Tagen erkrankt der Betroffene plötzlich an heftigen Brechdurchfällen. Die Durchfälle sind zunächst breiig und und später wässrig *(Reiswasserstühle)*. Auch das Erbrechen nimmt rasch zu. Der Flüssigkeitsverlust kann bis zu 20 l täglich betragen. Die Patienten exsikkieren rasch, entwickeln Kreislaufsymptome und eine Hypothermie (zu niedrige Körpertemperatur). Schwerstformen enden innerhalb weniger Stunden nach Krankheitsbeginn durch Kreislaufversagen tödlich.

Die Diagnose wird klinisch und durch Erregernachweis in den Ausscheidungen gestellt.

📋 Behandlungsstrategie und 🛏 Pflege

Entscheidende Therapiemaßnahme bei der Cholera ist der orale und/oder parenterale Ersatz von Flüssigkeit und Elektrolyten. Außerdem werden Tetrazykline gegeben, die vor allem die Zeit der Erregerausscheidung verkürzen.

Die pflegerischen Maßnahmen entsprechen denen bei infektiöser Diarrhoe (☞ 17.6.6). Zusätzlich achten Pflegende auf eine ausreichende Wärmezufuhr.

Der Patient wird in einem Einzelzimmer untergebracht. Handschuhe und Schutzkittel sind bei möglicher Kontamination erforderlich. Stuhl und Erbrochenes des Patienten werden desinfiziert. Geschirr und kontaminierte Wäsche müssen noch innerhalb der Einheit desinfiziert werden, in der sie benutzt worden sind. Die patientennahen Flächen werden regelmäßig desinfiziert, die Schlussdesinfektion wird entsprechend der laufenden Desinfektion durchgeführt.

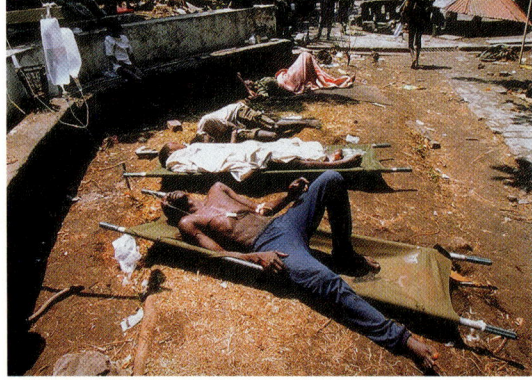

Abb. 17.40: Die Cholera hat sich in diesem Flüchtlingslager in Ruanda schnell ausgebreitet. Zum Ausgleich des großen Flüssigkeitsverlusts durch Erbrechen und Durchfall stehen dort nur wenige Hilfsmittel zur Verfügung. [F147]

🫁 Prognose und 🩹 Prophylaxe

Ohne Behandlung sterben bei schweren Verlaufsformen ca. 30 – 60 % der Erkrankten, bei rechtzeitiger Therapie ist die Sterblichkeit gering. Die Cholera hinterlässt länger andauernde Immunität.

Prophylaktische Impfungen gegen Cholera bei Reisen in gefährdete Gebiete sind möglich (☞ 16.2.2), aber nicht zuverlässig wirksam und deshalb von der WHO nicht empfohlen. Für Reisende gelten die gleichen Vorsichtsmaßnahmen wie bei Typhus (☞ 17.6.7), wobei die Bedeutung der Wasserhygiene, z.B. nur abgekochtes Wasser trinken, keine Eiswürfel, Meiden öffentlicher Schwimmbäder, nicht genug betont werden kann.

Eine Impfung wird nur für solche Personen empfohlen, denen eine Expositionsprophylaxe nicht möglich ist (z.B. Entwicklungshelfer). In Deutschland üblich war bisher eine Injektionsimpfung mit einem Totimpfstoff. Sie ist jedoch nur mäßig und kurzzeitig wirksam. Besser, aber auch nicht zuverlässig wirksam ist der in der Schweiz zugelassene Lebendimpfstoff zur Schluckimpfung (Orochol Berna®). Er wird einmalig auf nüchternen Magen eingenommen (nicht in Fruchtsaft, Milch oder kohlensäurehaltigen Getränken auflösen) und ist gut verträglich. Der Schutz beginnt ungefähr eine Woche nach Einnahme und hält ca. $^1/_2$ – 2 Jahre an. Antibiotika dürfen nicht gleichzeitig gegeben werden. Nach abgeschlossener Typhus-Schluckimpfung kann die Cholera-Schluckimpfung erst eine halbe Woche später erfolgen, bis zum Beginn der medikamentösen Malariaprophylaxe muss ein Abstand von einer Woche eingehalten werden. Bei Durchfall wird die Impfung verschoben. Abwehrgeschwächte dürfen nicht damit geimpft werden (Lebendimpfung).

17.6.15 Erkrankungen durch Haemophilus

Haemophilus-Bakterien sind gramnegative Stäbchen. Die Bezeichnung „Haemophilus" (blutliebend) geht auf die Tatsache zurück, dass die Bakterien auf Blutnährböden am besten wachsen. Medizinisch relevant sind insbesondere:

- *Haemophilus influenzae* vom Typ b (kurz **Hib** ☞ unten)
- *Haemophilus vaginalis*, ein häufiger Erreger sog. *unspezifischer Scheiden-* und *Harnröhrenentzündungen*
- *Haemophilus ducreyi* als Erreger des *weichen Schankers*, einer seltenen Geschlechtskrankheit.

Haemophilus influenzae Typ b (Hib)

Haemophilus influenzae Typ b wird durch Tröpfcheninfektion übertragen und ist bei Erwachsenen in erster Linie als Erreger von *sekundären* Infektionen der Atmungsorgane bedeutsam, z.B. als *bakterielle Bronchitis* bei Grippe (☞ 8.5.1). Schwere Infektionen wie etwa Hirnhaut- oder Lungenentzündungen treten nur bei abwehrgeschwächten Personen auf.

Anders ist die Situation bei Kindern:

- Haemophilus influenzae ist häufiger Meningitiserreger (☞ 17.13.1) bei Säuglingen und Kleinkindern
- Bei Kleinkindern von 1 – 5 Jahren ist die *Kehlkopfentzündung* (**Epiglottitis**) mit Erstickungsgefahr gefürchtet. Die betroffenen Kinder haben Fieber, ihr Allgemeinzustand ist deutlich reduziert. Die Kinder klagen über starke Halsschmerzen und Schluckbeschwerden und sprechen „kloßig". In späteren Krankheitsstadien haben die Kinder starke Atemnot. Die Behandlung besteht in intravenöser Antibiotika- und Kortisongabe. Über die Hälfte der betroffenen Kinder muss intubiert werden, um die Luftpassage sicherzustellen.
  Die Atemwegssekrete der betroffenen Kinder sind bis 24 Stunden nach Therapiebeginn ansteckend. Bis dahin sind die Unterbringung in einem Einzelzimmer sowie das Tragen von Schutzkittel und Mund-Nasen-Schutz erforderlich bzw. empfehlenswert
- Auch die (einseitige) Mittelohrentzündung ist eine typische Hämophilus-Infektion.

Behandelt wird z.B. mit Ampicillin (etwa Binotal®) oder Cephalosporinen (etwa Claforan®). In bestimmten Fällen müssen Kontaktpersonen Erkrankter – vor allem Kinder unter 6 Jahren – prophylaktisch Antibiotika erhalten.

Seitdem eine aktive Schutzimpfung gegen Haemophilus influenzae Typ b zur Verfügung steht (☞ 16.2.2) und die meisten Kinder im Rahmen der „üblichen" Impfungen geimpft werden, sind die gefürchteten Kehlkopfentzündungen und Meningitiden bei Kindern wesentlich seltener geworden.

Der direkte Nachweis von Haemophilus influenzae in Liquor oder Blut ist meldepflichtig.

17.6.16 Erkrankungen durch Bordetellen: Keuchhusten

Bordetellen sind kleine, gramnegative Stäbchen. Für den Menschen bedeutsam sind **Bordetella pertussis,** Erreger des Keuchhustens, und **Bordetella parapertussis** als Erreger sowohl des Keuchhustens als auch „normaler" Atemwegsinfektionen.

Früher wurden Bordetella pertussis und parapertussis den hämophilen Bakterien zugeordnet, woher die auch heute noch übliche Bezeichnung *Hämophilus pertussis* rührt.

> 🔲 **Keuchhusten** *(Pertussis, Stickhusten):* Bakteriell verursachte, insbesondere für Säuglinge lebensbedrohliche Allgemeinerkrankung, die mit typischen Hustenanfällen einhergeht.

Übertragung und
⇨ Krankheitsentstehung

Bordetella pertussis wird durch Tröpfcheninfektion übertragen und besiedelt dann die Epithelien der Atemwege.

🔳 Symptome, Befund und
🔍 Diagnostik

Nach einer Inkubationszeit von meist 1 – 2 Wochen beginnt die Erkrankung mit einem uncharakteristischen Vorstadium *(katarrhalisches Stadium)*, das mit Schnupfen und Husten wie ein banaler Infekt aussieht und ca. 1 – 2 Wochen dauert. In dieser Zeit ist die Erkrankung aber am ansteckendsten. Erst dann folgt das charakteristische *konvulsive Stadium*, das bis zu zehn Wochen dauern kann. Die Hustenanfälle werden häufiger und schwerer. Kennzeichnend ist der stakkatoartige Husten mit 10 – 20 Hustenstößen rasch hintereinander, wobei die Kinder zyanotisch werden. Am Ende würgen die Kinder oft glasigen Schleim aus oder erbrechen. Täglich können bis zu 50 Anfälle das Kind quälen, nachts häufiger als tags. Die Anfälle werden oft durch Essen, Trinken oder auch eine Racheninspektion ausgelöst.

> 🖐 Lebensbedrohlich ist der Keuchhusten für Säuglinge: Er äußert sich bei ihnen oft nicht in Husten, sondern in Atempausen, die bis zum Tode führen können. Säuglinge mit Keuchhusten müssen daher stationär aufgenommen und mit einem Monitor überwacht werden (Herzfrequenz, Atmung).

Die Diagnose wird klinisch und evtl. durch einen Abstrich aus dem Nasenrachenraum gestellt. Die Leukozytenzahl im Blut ist meist erhöht. Ein serologischer Nachweis der Erkrankung gelingt in der Frühphase des konvulsiven Stadiums oft noch nicht.

🔲 Behandlungsstrategie

Da die Hustenanfälle durch von den Bakterien produzierte Toxine ausgelöst werden, bringt eine Antibiotikatherapie zu diesem Zeitpunkt keine Besserung mehr. Die Erreger werden zwar abgetötet, die Toxine wirken jedoch noch mindestens 2 – 3 Wochen weiter. Trotzdem wird möglichst frühzeitig antibiotisch behandelt (Erythromycin, Ampicillin), um eine weitere Ausbreitung der Erreger zu verhindern und so insbesondere die hochgefährdeten Säuglinge zu schützen. Bei Säuglingen, die Kontakt zu einem Keuchhusten-Kind hatten, ist eine prophylaktische Antibiotikagabe angezeigt.

🔲 Pflege

Eine Keuchhustenerkrankung ist für Kind und Eltern beängstigend und erschöpfend, und beide brauchen Zuspruch.

Probleme bereitet oft die Ernährung des Kindes, weil Essen einen Hustenanfall auslösen kann. Da nach einem Hustenanfall die „Hustenschwelle" für einige Zeit erhöht ist, sollte man dem Kind in dieser Phase etwas zu essen anbieten. Häufige kleine Mahlzeiten werden besser vertragen als wenige große. Die Speisen sollten gut zu schlucken sein. Ungeeignet ist „raue", krümelige Kost (z.B. Zwieback). Erbrechen Säuglinge ihre Mahlzeit, sollte nach 15 – 20 Minuten ein Nachfüttern versucht werden. Gerade wenn das Kind nicht viel essen kann, ist eine sorgfältige Mundpflege wichtig. Frischluftzufuhr wirkt sich in aller Regel günstig aus.

Die Erkrankten werden bis eine Woche nach Beginn der Antibiotikabehandlung in einem Einzelzimmer untergebracht (ohne Antibiotikatherapie drei Wochen). Während dieser Zeit sind Schutzkittel, Handschuhe und Mund-Nasen-Schutz erforderlich. Die patientennahen Flächen werden regelmäßig desinfiziert.

> **👁 Krankenbeobachtung und Dokumentation**
> - „Hustenprotokoll" (Uhrzeit)
> - Zyanose, Apnoe
> - Spucken zähen Schleims, Erbrechen.

17.6.17 Erkrankungen durch Korynebakterien: Diphtherie

Korynebakterien sind grampositive, oft keulenförmige Stäbchen. Viele Arten sind lediglich bei Abwehrgeschwächten von Bedeutung. Gefährlich ist aber *Corynebacterium diphtheriae* als Erreger der Diphtherie.

> **⦂ Diphtherie** *(Halsbräune):* Gefährliche Infektionskrankheit durch **Corynebacterium diphtheriae** mit Geschwürs- und *Pseudomembranbildung* (Pseudomembran = fibrinöse Schleimhautauflagerung) im Mund-Rachen-Raum und ernsten systemischen Komplikationen, vor allem Herz- und Nervenschädigungen. Daher insgesamt ernste Prognose, vor allem bei spät erkannten Krankheitsfällen oft tödlicher Ausgang.

Die **Diphtherie** war lange Zeit fast völlig aus Mitteleuropa verschwunden. In den letzten Jahren sind aber erneut Krankheitsfälle beobachtet worden. Die Diphtherie ist bei Krankheitsverdacht, Erkrankung und Tod meldepflichtig, außerdem der Nachweis Toxin bildender Corynebacteria diphtheriae (☞ 17.15).

Übertragung und ⇨ Krankheitsentstehung

Corynebacterium diphtheriae wird durch Tröpfcheninfektion oder durch direkten Kontakt übertragen. Die Bakterien besiedeln die Mund- und Rachenschleimhäute und schädigen diese durch ihr zytotoxisch wirkendes Exotoxin. Nur 10 – 20 % der Infizierten erkranken manifest. Für die Ausbreitung

der Erkrankung von erheblicher Bedeutung sind gesunde Keimträger.

🔆 Symptome, Befund und 🔍 Diagnostik

Die Symptome sind zum einen Folge der lokalen Infektion mit Zellschädigung, zum anderen bedingt durch die systemische Wirkung des Toxins.

Lokalisierte Diphtherie. Am häufigsten ist die **Rachendiphtherie** mit mäßigem Fieber und typischem Lokalbefund: großflächig entzündetes Tonsillengebiet mit Pseudomembranen, fad-süßlicher Foetor aus dem Mund sowie Schwellung des Rachens und der regionalen Lymphknoten. Beim Versuch, die Beläge von den Tonsillen abzustreifen, blutet es. Heute selten ist die primäre **Kehlkopfdiphtherie** mit bellendem Husten *(Krupp-Husten)* und Heiserkeit. Dann drohen lebensgefährliche Erstickungsanfälle, die eine Tracheotomie erforderlich machen können.

Progrediente Diphtherie. Bei der progredienten Diphtherie greift die Erkrankung auf die Umgebung über, z.B. entsteht eine Kehlkopfdiphtherie als Folge einer Rachendiphtherie. Die Grenzen zur lokalisierten Diphtherie sind fließend.

Maligne Diphtherie. Bei der *primär toxischen* oder malignen Diphtherie überwiegen die Symptome der Intoxikation. Der Patient ist schwerst krank, Kreislaufversagen, Myokarditis, Haut- und Schleimhautblutungen oder Nierenversagen sind häufig.

Toxische Schäden können aber nicht nur zu Beginn der Erkrankung, sondern bis zu acht Wochen nach Krankheitsbeginn auftreten. Besonders zu erwähnen sind Blutungsneigung, Myokarditis (Gefahr des plötzlichen Herzversagens), Lähmungen und Nierenversagen.

Die (Verdachts-)Diagnose der Diphtherie wird klinisch gestellt. Ein Erregernachweis in Nasen- und/oder Rachenabstrich wird angestrebt, kommt aber für den Behandlungsentscheid zu spät.

📊 Behandlungsstrategie

Die Gefährlichkeit der Diphtherie ist durch das von den Bakterien produzierte Toxin bedingt. Vorrangig ist daher die unverzügliche Gabe eines Pferde-Antitoxin-Serums. Um die weitere Toxinproduktion zu verhindern, werden Antibiotika, z.B. Penicillin oder Erythromycin (etwa in Isocillin® bzw. Erythrocin®) gegeben.

▤ Pflege

Die meist schwer erkrankten Diphtherie-Patienten brauchen intensivmedizinische Pflege.
- Wegen der Gefahr eines plötzlichen Herztodes müssen die Patienten 6 – 8 Wochen *strenge* Bettruhe einhalten. Bei Patienten mit Atemnot wird der

Oberkörper hochgelagert. Aufgrund der Bettruhe und des schweren Krankheitsbildes sind Soor- und Parotitisprophylaxe, Dekubitus-, Thrombose-, Obstipations- und Pneumonieprophylaxe obligat

- Wegen der Atemnot und der Gefahr von Erstickungsanfällen ist häufig die Gabe von Sauerstoff (nach Arztanordnung) erforderlich. Intubations- und Tracheotomiebesteck, Absaug- und Beatmungsgerät stehen immer in Reichweite
- Die Mundpflege umfasst das Spülen des Mund-Rachen-Raumes mit Kamillentee, 2 %igem Wasserstoffperoxyd oder Kaliumpermanganat (1 Teelöffel einer 1 %igen Lösung auf 1 Glas Wasser)
- Die Patienten haben starke Schluckbeschwerden. Deshalb ist anfangs eine flüssig-kalte Kost, später eine breiige Kost angezeigt. Eventuell ist eine parenterale Ernährung erforderlich (☞ 2.3.3)
- Feucht-kalte Umschläge können die Schmerzen im Bereich der geschwollenen Halslymphknoten oft lindern
- Die Patienten werden so lange isoliert (☞ 17.2.2), bis der Rachenabstrich dreimal negativ war. Neben einem Schutzkittel muss auch ein Mund-Nasen-Schutz angezogen werden. Nach dem Ablegen der Handschuhe werden die Hände desinfiziert. Laufende Desinfektion und Schlussdesinfektion patiennaher Flächen sind erforderlich, Matratze, Kissen und Decken sind ebenfalls zu desinfizieren. Kontaminierte Wäsche wird desinfiziert, das Geschirr muss noch innerhalb der Einheit desinfiziert werden, in der es benutzt wurde.

> 👁 **Krankenbeobachtung**
> - Vitalzeichen (vor allem Atmung), Temperatur, Sprache
> - Flüssigkeitsbilanz.

🗐 Patienteninformation

Einzig wirksame Prophylaxe ist die aktive Schutzimpfung (☞ 16.2.2). Angesichts der Gefährlichkeit der Erkrankung und ihrer wieder zunehmenden Häufigkeit sollten alle Erwachsenen auf die Notwendigkeit einer Auffrischungsimpfung alle 10 Jahre hingewiesen werden. Diese kann simultan mit der Tetanusimpfung erfolgen (☞ 17.6.19). Kontaktpersonen von Erkrankten müssen untersucht, antibiotisch behandelt und nachgeimpft werden.

17.6.18 Erkrankungen durch Listerien: Listeriose

Listerien sind kurze, grampositive Stäbchen, die insbesondere bei Tieren weit verbreitet sind. Menschenpathogen ist nur **Listeria monocytogenes.** Der Erreger wird durch Kontakt mit ansteckenden Tieren, durch das Trinken verseuchter Milch (oder Roh-

milchkäse) oder den Verzehr kontaminierten Fleisches übertragen. Sein Nachweis ist unter bestimmten Bedingungen (☞ 17.15) meldepflichtig.

Trotz der weiten Verbreitung sind **Listeriosen,** d.h. manifeste Erkrankungen durch Listerien, selten. In aller Regel zeigen sie sich lediglich durch leichte, „grippale" Beschwerden. Ernste Erkrankungen, insbesondere eine Meningoenzephalitis (Hirnhaut- und Gehirnentzündung) oder eine Sepsis, treten praktisch nur bei Immungeschwächten auf.

Gefährlich ist die **angeborene Listeriose.** Steckt sich eine Schwangere – oft unbemerkt – an, so können die Listerien über die Plazenta das Ungeborene infizieren und zu einer Fehl- oder Totgeburt oder zu schweren (ZNS-)Schäden des Kindes führen.

Die Diagnose wird durch kulturelle Identifizierung des Erregers und durch serologische Blutuntersuchungen gestellt. Die Behandlung besteht in der Gabe einer Kombination aus Ampicillin und Aminoglykosid (☞ Tab. 17.32).

Bei möglicher Kontamination, ansteckend sind Ausscheidungen und Blut, werden Handschuhe und ggf. Schutzkittel angezogen. Die patientennahen Flächen werden regelmäßig desinfiziert. Für Neugeborene gelten besondere Richtlinien.

Eine Impfung gegen Listerien ist nicht möglich. Schwangere sollten Tierkontakte meiden oder zumindest die Hygieneregeln streng befolgen. Außerdem wird vom Verzehr von Rohfleisch wie Gehacktes und Rohmilch abgeraten.

17.6.19 Erkrankungen durch Sporenbildner: Tetanus, Milzbrand, Gasbrand und Botulismus

Tetanus, Gasbrand und Hautmilzbrand sind klassische „chirurgische" Infektionen durch Sporen bildende Bakterien. Botulismus und Lungenmilzbrand als die typischen „internistischen" Krankheitsbilder durch Sporenbildner (☞ 17.6.1) sind in Mitteleuropa sehr selten geworden.

Beispielhaft werden an dieser Stelle der **Tetanus** und der **Botulismus** dargestellt. Einen Überblick über weitere Erkrankungen durch Sporenbildner gibt Tab. 17.41.

Tetanus

> ⊡ **Tetanus** *(Wundstarrkrampf):* Schwere, oft tödliche Erkrankung mit Muskelkrämpfen, verursacht durch das Toxin von **Clostridium tetani,** einem grampositiven, anaeroben Sporenbildner. Ursache der Infektion sind in über 50 % aller Tetanuserkrankungen Bagatellverletzungen.

Übertragung und Krankheitsentstehung

Clostridium tetani ist praktisch überall im Erdreich vorhanden, besonders in mit Tiermist gedüngten Böden. Bei *jeder* verunreinigten Verletzung, auch einer banalen Holzsplitterverletzung, können Clostridien in die Wunde gelangen. In tiefen oder zerklüfteten Wunden mit mangelhafter Sauerstoffversorgung vermehren sich die anaeroben Bakterien (☞ 17.6.1) rasch und produzieren ein Toxin, das das Nervensystem angreift.

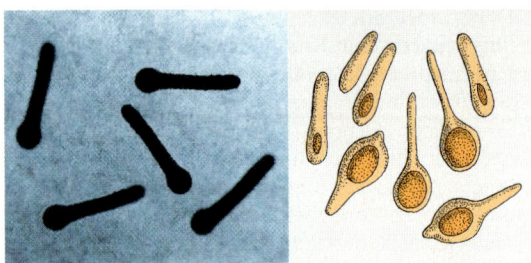

Abb. 17.42: Clostridium tetani im Lichtmikroskop (links) und verschiedene Formvarianten im Schema (rechts). [B109] [A400]

Symptome und Untersuchungsbefund

Wenige Tage bis 2 Wochen nach der Verletzung (selten später) beginnt die Erkrankung mit Kopfschmerzen und Müdigkeit. Es folgt eine Erhöhung der Muskelspannung, die zuerst zu einer *Kieferklemme* und in der Folge von oben nach unten zu einer krampfartigen Starre praktisch aller Muskeln führt. Dabei sind die Patienten bei vollem Bewusstsein und haben stärkste Muskelschmerzen. Sie können nicht essen, da es bereits beim geringsten Versuch zu Schlingkrämpfen kommt. Krämpfe der Atemmuskulatur führen zu lebensgefährlichen Atemnotanfällen. Jeder Reiz verursacht schwere tonisch-klonische Krämpfe, d.h. Krämpfe mit Muskelstarre und Muskelzuckungen. Die Krämpfe können so stark sein, dass Kno-

chenbrüche die Folge sind. Die Wunde, durch die die Erreger in den Körper gelangten, ist unauffällig.

Für das Vollbild der Erkrankung sind drei Symptome typisch:
- **Trismus** (Kieferklemme)
- **Risus sardonicus** (verzerrtes Grinsen durch Krämpfe der Gesichtsmuskulatur)
- **Opisthotonus** (Überstreckung des Rumpfes und Rückwärtsbeugung des Kopfes).

Diagnostik und Differenzialdiagnose

Die Verdachtsdiagnose wird klinisch gestellt (Verletzungsanamnese) und kann durch Erreger- oder Toxinnachweis im Verletzungsbereich gesichert werden.

Erreger	Krankheit	Übertragung	Symptome	Therapie	Besonderes
Aerobe Sporenbildner					
Bacillus anthracis	Hautmilzbrand	Eindringen der Bazillen in oberflächliche Hautverletzungen	Rote, später blau-schwarze Papel, dann Blase, anfangs auffällig schmerzlos	Hochdosiert Penicillin, Wunde nie öffnen, Extremität ruhig stellen	Erkrankung in tierverarbeitenden Berufen (z.B. Metzger, Landwirte, Kürschner)
	Lungenmilzbrand	Einatmen der Bazillen	Pneumonie mit plötzlichem Beginn, Schüttelfrost und hohem Fieber	Penicilline	Fast immer tödlich, zurzeit nur als biologischer Kampfstoff relevant
Anaerobe Sporenbildner					
Clostridium botulinum: Erreger des Botulismus ☞ Text					
Clostridium difficile	Antibiotikaassoziierte pseudomembranöse Kolitis	I.d.R. endogene Infektion, selten durch Instrumente (z.B. Koloskopie)	Oft nur Fieber und Bauchschmerzen, seltener blutige Durchfälle bis zum toxischen Megakolon (☞ 9.7.4)	Vancomycin (Vancomycin Lilly®) oral	Nebenwirkung intensiver Antibiotikatherapie, die die normalen Darmbakterien zerstört, so dass Clostridien wuchern können
Clostridium perfringens	Gasbrand (Gasödem)	Eindringen der Clostridien in tiefe Wunden oder Operationsgebiete ohne ausreichende Sauerstoffversorgung	Braune bis dunkelviolette Gewebeverfärbung, plötzlicher Schmerz, Gasentwicklung mit Hautemphysem (charakteristisches „Knistern" bei Druck)	Chirurgische Wundrevision mit Schaffung aerober Verhältnisse, Antibiotika, evtl. O_2-Überdrucktherapie und/oder Antibiotika	Typische, oft tödliche Folge von Kriegsverletzungen, aber auch nach (unsachgemäßer) Operation oder wundchirurgischer Behandlung
	Lebensmittelvergiftung	Aufnahme toxinverseuchter Lebensmittel	Krampfartige Bauchschmerzen mit Durchfall, kein Fieber	Rein symptomatisch	☞ 17.6.6
Clostridium tetani: Erreger des Wundstarrkrampfes ☞ Text					

Tab. 17.41: Übersicht über wichtige Erkrankungen durch aerobe und anaerobe Sporenbildner. Zur Meldepflicht ☞ 17.15.

Behandlungsstrategie

Möglichst frühe Antitoxin-Gabe ist beim Tetanus entscheidend. Dabei vermag das Antitoxin aber nur den Teil des Toxins zu neutralisieren, der noch nicht an das Nervensystem gebunden ist. Aus diesem Grunde kommt die Antitoxin-Gabe beim *manifesten* Tetanus meist zu spät. Dann ist die intensivmedizinische Behandlung symptomatisch und umfasst Beruhigungsmittel, Muskelrelaxantien zur Krampflösung, Intubation und Beatmung.

Pflege

> Der Patient ist bei vollem Bewusstsein und registriert seinen Zustand sowie alle Äußerungen und Pflegehandlungen. Deshalb gehen die Pflegenden bei allen ihren Tätigkeiten auf den Patienten ein und informieren ihn über alles.

Die Pflege Tetanuskranker ist nur auf der Intensivstation möglich und stellt hohe Anforderungen:
- Der Patient muss beatmet werden
- Der Patient wird in einem Einzelzimmer untergebracht. Das Licht sollte gedämpft sein. Unnötige Reize (Geräusche, aber auch Injektionen sowie Besucher) werden vermieden, da diese sofortige Muskelkrämpfe beim Patienten auslösen. Aus dem gleichen Grund werden die Pflegemaßnahmen so geplant, dass sie mit dem Wirkmaximum der Beruhigungsmittel zusammenfallen
- Für den Patienten ist eine Sitzwache erforderlich
- Der Patient wird hochkalorisch über eine Sonde oder parenteral ernährt, da er nicht schlucken kann
- Zur Überwachung der Ausscheidung wird ein Blasendauerkatheter gelegt. Außerdem wird für eine regelmäßige Darmentleerung gesorgt
- Neben den Prophylaxen und der Körperpflege ist insbesondere eine sorgfältige Mundpflege wichtig,

da die Selbstreinigung durch den Speichel wegfällt und die Gefahr einer Speicheldrüsenentzündung oder einer Pilzinfektion erhöht ist
- Das Wundsekret noch offener Wunden ist ansteckend. Entsprechend ist das Tragen von Schutzkitteln und Handschuhen bei möglichem Kontakt mit erregerhaltigem Material (Wundsekret) nötig.

Krankenbeobachtung
- Vitalzeichen (v.a. Atmung), Temperatur, übrige Intensivparameter
- Ausscheidungen, Flüssigkeitsbilanz
- Krämpfe, Verletzungen

Patienteninformation

Die früher häufigen Todesfälle sind heute selten, da die meisten Betroffenen zumindest in der Kindheit einige Male geimpft wurden und somit eine *Teilimmunität* besteht. Der Verlauf ist dann milder. Trotzdem sollte der Impfschutz alle 10 Jahre aufgefrischt werden (☞ Tab. 16.9), da eine *Expositionsprophylaxe*, d.h. ein Meiden der Erreger, nicht möglich ist.

Tetanusprophylaxe im Verletzungsfall

Prinzipiell wird im Krankenhaus jede Wunde chirurgisch versorgt. Besteht kein ausreichender Impfschutz gegen Tetanus, wird der Patient darüber hinaus geimpft. Ob dabei nur die aktive Impfung mit Tetanus-Toxoid (z.B. Tetanol®) oder die zusätzliche Gabe des Tetanus-Antitoxins (z.B. Tetagam®) erforderlich ist, hängt von Verschmutzung und Art der Wunde sowie der Anzahl der Vorimpfungen (☞ Tab. 17.43) ab. Aufgrund der zunehmenden Diphtherie-Gefährdung und der schlechten Immunitätslage der erwachsenen Bevölkerung empfiehlt die STIKO bei der Aktivimpfung die Kombination aus Tetanus-Toxoid und Diphtherie-Impfstoff.

Vorgeschichte der Tetanus-Immunisierung/ Anzahl der Impfungen	Saubere, geringfügige Wunden		Alle anderen Wunden[1]	
	Td oder DT[2]	Tetanus-Immunglobulin[3]	Td oder DT[2]	Tetanus-Immunglobulin[3]
Unbekannt	Ja	Nein	Ja	Ja
0 – 1	Ja	Nein	Ja	Ja
2	Ja	Nein	Ja	Nein[4]
3 oder mehr	Ja[5]	Nein	Ja[6]	Nein

1) Tiefe und/oder verschmutzte (Staub, Erde, Speichel, Stuhl) Wunden, Verletzungen mit großer Gewebszerstörung, Stich-, Schusswunden
2) Kinder ≤ 6Jahre DT, alle übrigen Td (beim Td-Impfstoff ist der Diphtherietoxidgehalt im Vergleich zum DT-Impfstoff reduziert)
3) Meist 250 IE, kann auf 500 IE erhöht werden
4) Ja, wenn Verletzung ≥ 24 Std. zurückliegt
5) Nein, wenn Zeit seit der letzten Impfung ≤ 10 Jahre
6) Nein, wenn Zeit seit der letzten Impfung ≤ 5 Jahre

Tab. 17.43: Tetanusprophylaxe im Verletzungsfall nach den Empfehlungen der Ständigen Impfkommission am Robert-Koch-Institut (STIKO) vom Januar 2000.

Wird der Patient aktiv *und* passiv geimpft, werden die beiden Wirkstoffe getrennt voneinander aufgezogen und an unterschiedlichen Körperstellen i.m. injiziert. Toxoid und Immunglobulin könnten sich sonst neutralisieren und würden wirkungslos. Die Impfung wird in einem Impfausweis dokumentiert. Sind noch weitere Injektionen zur Vervollständigung des Impfschutzes erforderlich, werden die nächsten Termine im Impfausweis vermerkt und der Patient ausdrücklich darauf hingewiesen.

Botulismus

> ⊡ **Botulismus:** Lebensbedrohliche Lebensmittelvergiftung durch das Toxin des grampositiven, anaeroben Sporenbildners **Clostridium botulinum.** Typisch ist die Kombination von Magen-Darm-Beschwerden und Augensymptomen.

Bereits der Verdacht auf **Botulismus** ist meldepflichtig, außerdem der Nachweis von Clostridium botulinum und der Toxinnachweis (☞ auch 17.6.1).

⇨ Übertragung und Krankheitsentstehung

Clostridium botulinum ist ein grampositives, Sporen bildendes Stäbchenbakterium. Zwar ist das vegetative Bakterium hitzeempfindlich, nicht jedoch die Sporen. Gelangen also Sporen in die Nahrungsmittel, können sie nach unzureichender Konservierung unter anaeroben Bedingungen keimen und ein starkes Neurotoxin bilden. Der Mensch nimmt das Toxin mit der verdorbenen Nahrung auf. Das Toxin wird aus dem Magen-Darm-Trakt resorbiert und hemmt die Freisetzung von Azetylcholin an den Synapsen. Es sind mehrere verschiedene Toxine bekannt, Typ A ist das stärkste bekannte bakterielle Gift.

Symptome, Befund und Diagnostik

Wenige Stunden bis Tage nach dem Verzehr der toxinhaltigen Speisen bekommen die Betroffenen zum einen unspezifische gastrointestinale Beschwerden wie Übelkeit, Erbrechen, Durchfall, zum anderen charakteristische, durch das Neurotoxin hervorgerufene Augensymptome: Die Lähmung der inneren und äußeren Augenmuskeln führt zu unscharfem Sehen in der Nähe, weiten Pupillen mit mangelhafter Reaktion auf Licht und Doppelbildern. Weitere Lähmungen, insbesondere Schluckbeschwerden, und ein Versiegen der Speichelsekretion treten hinzu. Infolge der Darmlähmung wird der Durchfall von Obstipation abgelöst. Lebensbedrohlich sind Kreislaufstörungen und Lähmungen der Atemmuskulatur.

Je nach Typ und Menge des aufgenommenen Toxins ist der Verlauf der Erkrankung unterschiedlich schwer. Schwere Formen führen vielfach nach einer halben bis einen Woche zum Tod durch Atemlähmung.

Die Diagnose wird durch den Toxinnachweis im Tierversuch gestellt.

Behandlungsstrategie und Pflege

Die entscheidende Maßnahme ist die sofortige Antitoxingabe. Je nach Zeitpunkt der Giftaufnahme können eine Magenspülung und/oder die Gabe von Laxantien zur Verhinderung einer weiteren Giftresorption angezeigt sein. Zusätzlich sind symptomatische Maßnahmen, etwa Mundpflege oder künstliche Beatmung, erforderlich.

Besondere Hygienemaßnahmen sind nicht erforderlich, da es sich um eine reine Intoxikation handelt.

Prognose

Die Letalität ohne Behandlung liegt zwischen 25 und 70 %.

Prophylaxe

Heute kommen Botulismusfälle in Deutschland vor allem nach Verzehr selbst hergestellter Konserven und – unzureichend geräucherter – Wurstwaren vor, es kann aber auch industriell hergestellte Ware betroffen sein (z.B. vakuumverpackter Räucherfisch). Prinzipiell gilt, dass Speisen aus Konservendosen mit vorgewölbtem Deckel (Bombage) nicht gegessen werden dürfen. Auch ein Probieren, um zu „testen", ob die Ware wirklich verdorben ist, ist schon lebensgefährlich. Ansonsten sind betroffene Speisen von Geruch und Geschmack her in aller Regel unauffällig. Zwar lässt sich das Toxin durch Erhitzen auf 100 °C für 15 Min. zerstören, doch sollte dies angesichts der Gefährlichkeit des Krankheitsbildes auf jeden Fall unterbleiben.

17.6.20 Erkrankungen durch Mykobakterien

Mykobakterien sind grampositive, *säurefeste* Stäbchenbakterien. „Säurefest" bedeutet hier, dass sich die Bakterien nach der histologischen Färbung weder durch Säure noch durch Alkohol wieder entfärben lassen. Die für den Menschen wichtigsten Mykobakterien sind:

- *Mycobacterium tuberculosis* als Erreger der *Tuberkulose* (☞ 8.5.4)
- *Mycobacterium leprae* als Erreger der *Lepra* (☞ unten) und
- Sog. **atypische Mykobakterien,** die vor allem als Verursacher HIV-assoziierter Infektionen in den letzten Jahren stark an Bedeutung zugenommen haben (☞ 16.3.4).

Lepra

> 🔲 **Lepra** *(Aussatz):* Chronische Infektionskrankheit mit Hauptmanifestation an Haut und Nerven. Erkrankung der tropischen und subtropischen Länder mit geringem Hygienestandard.

Der Nachweis von **Mycobacterium leprae** unterliegt in Deutschland der Meldepflicht (☞ 17.15).

Nach mehrjähriger Inkubationszeit bilden sich fleck- und/oder knotenförmige Veränderungen an Haut und Nerven. Bei schlechter Abwehrlage ist ein Befall innerer Organe möglich. Ohne Behandlung können Geschwürbildung und Gewebetod im weiteren Verlauf zu Verstümmelungen führen, die den Patienten lebenslang kennzeichnen. Da die Kranken aufgrund des Nervenbefalls Sensibilitätsstörungen haben, kommt es außerdem unbemerkt zu schwersten Verletzungen. Die Diagnose wird klinisch und durch den mikroskopischen Erregernachweis aus Abstrichpräparaten gestellt. Die Lepra kann heute mit Antibiotika ausgeheilt werden.

17.6.21 Erkrankungen durch Spirochäten

Spirochäten sind gramnegative, schraubenförmige Bakterien. In der Humanmedizin sind folgende Gattungen bedeutsam:
- *Treponemen* sind u.a. die Erreger der *Lues*
- *Borrelien* sind für das sehr seltene *Rückfallfieber* und das wichtige Krankheitsbild der *Lyme-Borreliose* verantwortlich
- Infektionen mit *Leptospiren* führen zu den *Leptospirosen.*

Lues

> 🔲 **Lues** *(Syphilis, harter Schanker):* Durch das Stäbchenbakterium **Treponema pallidum** hervorgerufene Geschlechtskrankheit mit typischem stadienhaftem Verlauf. Rund 100-mal seltener als die Gonorrhoe, aber mit der Gefahr ernster (Spät-)Folgen.

Treponema pallidum ist (ohne Namensnennung des Infizierten) meldepflichtig (☞ 17.15).

Übertragung und
⇨ Krankheitsentstehung

Die Treponemen dringen in aller Regel bei Sexualkontakten durch kleine Epitheldefekte der Haut oder die intakte Schleimhaut ein. Andere Übertragungswege sind in Deutschland sehr selten. Bereits nach wenigen Stunden beginnt die systemische Ausbreitung der Bakterien über Lymph- und Blutbahn.

🔲 Symptome und Untersuchungsbefund

Primärstadium. Ungefähr 3 Wochen nach der Infektion bildet sich an der Eintrittspforte, also meist im Genitalbereich, ein kleines, schmerzloses Geschwür, das der Patient oft nicht bemerkt. Dieser **Primäraffekt** ist entsprechend den Sexualpraktiken am häufigsten im Genital- oder Mundbereich lokalisiert. Es folgt ein Anschwellen der regionären Lymphknoten **(Primärkomplex),** wobei diese typischerweise hart, schmerzlos und gut verschieblich sind. Der Primäraffekt heilt nach mehreren Wochen von selbst ab.

Sekundärstadium. Ca. 6 – 8 Wochen nach der Infektion bekommt der Betroffene uncharakteristische Allgemeinbeschwerden, generalisierte Lymphknotenschwellungen und kurz darauf ein nicht juckendes, vielgestaltiges Hautexanthem. Der Inhalt dieser Papeln ist reich an Erregern. Auch breite Hautknoten **(Condylomata lata),** insbesondere im Genitalbereich, können auftreten.

Wird diese **Frühsyphilis** nicht behandelt, erkrankt ca. ein Drittel aller Betroffenen Jahre später an einer **Spätsyphilis:** Im **Tertiärstadium** bilden sich knotige Granulome **(Gummen),** die zur Geschwürbildung neigen und ganze Körperareale zerstören können. 10 % der Unbehandelten entwickeln im **Quartärstadium** neurologische Störungen durch Schädigung des Rückenmarks **(Tabes dorsalis,** u.a. mit Schmerzen und Gangstörungen) oder des Gehirns **(progressive Paralyse** mit Depressionen, Gedächtnisstörungen und Demenz). Dies ist aber heutzutage kaum noch zu beobachten.

🔍 Diagnostik

Die Diagnose wird in erster Linie serologisch durch Antikörpernachweis gestellt: Frühest möglicher Test ist der **FTA-Abs-Test** (eine besondere Form des *Fluoreszenz-Treponemen-Antikörpertests*), kurz darauf folgt der **TPHA-Test** *(Treponema-pallidum-Hämagglutinationstest).* Beide Tests sind sehr spezifisch.

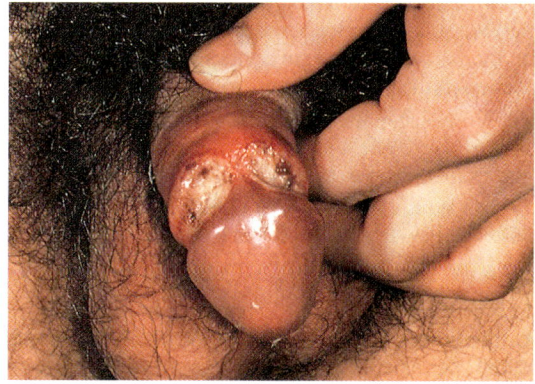

Abb. 17.44: Großer Primäraffekt an der Glans penis beim Primärstadium einer Lues. [E179-168]

Zur Kontrolle des Therapieerfolgs dienen der **VDRL-Test** *(Venereal Disease Research Laboratories)* oder der **Cardiolipinflockungstest.** Bei erfolgreicher Behandlung sinkt der Titer ab. Beide Tests sind aber wenig spezifisch und daher differenzialdiagnostisch von geringem Wert.

Behandlungsstrategie
Die Lues wird durch parenterale Gabe von Penicillin behandelt. Ersatzpräparat bei Penicillinallergie ist Erythromycin.

Pflege
Treponema pallidum stirbt außerhalb des Körpers rasch ab. Trotzdem sind zur Ausschaltung jedes Ansteckungsrisikos bei Patienten mit einer Frühsyphilis zusätzliche Maßnahmen erforderlich, da die Hauterscheinungen hoch ansteckend sein können.
- Die Pflegenden klären den Patienten über die Ansteckungswege und über die notwendigen Hygienemaßnahmen wie die Hände waschen und desinfizieren nach dem Toilettenbesuch bzw. der eigenen Körperpflege auf
- Bei möglicher Kontamination werden Handschuhe und Schutzkittel getragen, die patientennahen Flächen werden regelmäßig desinfiziert.

> ### Krankenbeobachtung und Dokumentation
> Kurz nach Therapiebeginn Temperatur mehrmals täglich kontrollieren, da es als Reaktion auf den Zerfall der Treponemen durch das Antibiotikum zu einer Zustandsverschlechterung mit Fieber bis zu Schocksymptomen kommen kann **(Jarisch-Herxheimer-Reaktion).**

Rückfallfieber
Das **Rückfallfieber** ist eine schwere, borellienbedingte Erkrankung, wobei die Borrelien durch Läuse oder Zecken übertragen werden.

Leitsymptom des Rückfallfiebers sind wiederkehrende Fieberschübe mit dazwischenliegenden fieberfreien Intervallen. Im Verlauf der Erkrankung werden die Fieberschübe immer kürzer und milder. Organkomplikationen wie beispielsweise eine Pneumonie oder Myokarditis sind möglich.

Die Diagnose wird durch Erregernachweis im Blut zu Beginn eines Fieberschubes gestellt, die Behandlung besteht in einer Antibiotikagabe.

Besondere hygienische Maßnahmen sind nur bei Lausbefall erforderlich (☞ 17.11.7).

Die Prognose ist meist gut, wegen fehlender Immunität ist aber eine erneute Erkrankung möglich.

Der Nachweis von Rückfallfieber verursachenden Borrelien ist meldepflichtig (☞ 17.15).

Lyme-Borreliose

> ☐ **Lyme-Borreliose** *(Lyme-Krankheit):* Borrelienbedingte Erkrankung mit wechselnder Kombination aus Allgemeinsymptomen, Hautveränderungen und neurologischen Erscheinungen.

Übertragung und Krankheitsentstehung
Der Erreger, **Borrelia burgdorferi,** wird durch den Biss des Holzbocks, einer Zeckenart, übertragen. Entsprechend tritt die Erkrankung saisonal gehäuft im Sommer und Herbst auf. Besonders gefährdet sind Personen, die sich viel im Wald aufhalten, z.B. Forstarbeiter. Im Gegensatz zur ebenfalls zeckenübertragenen FSME kommen die Borrelien nicht regional begrenzt vor, sondern sind – wenn auch mit unterschiedlicher regionaler Ausprägung – sehr weit verbreitet.

Symptome und Untersuchungsbefund
Beim typischen Verlauf tritt Tage bis Wochen nach dem Zeckenbiss um die Bissstelle ein charakteristischer Hautausschlag auf, der sich ringförmig ausbreitet und in der Mitte abblasst (**Erythema chronicum migrans** ☞ Abb. 17.45). Evtl. bekommt der Patient Kopf-, Glieder- und Muskelschmerzen sowie Fieber. Wochen bis Monate später können – auch ohne die eben genannten Frühsymptome – Entzündungen eines oder mehrerer Gelenke *(Lyme-Arthritis),* eine Herzmuskelentzündung (Myokarditis ☞ 6.8.2), weitere Hauterscheinungen und eine Entzündung vorwiegend der Hirnhäute und der Nervenwurzeln *(Meningoradikulitis)* auftreten. Häufig ist auch eine Gesichtslähmung. Ein chronischer Verlauf mit bleibenden Beschwerden ist möglich und wird am ehesten auf Autoimmunprozesse zurückgeführt.

> ☞ Atypische Verläufe sind häufig, jedes Stadium kann fehlen.

Diagnostik
Bei der Blutuntersuchung auf spezifische Antikörper sind sowohl falsch positive als auch falsch negative Ergebnissen verhältnismäßig häufig. Außerdem können die Frühzeichen der Erkrankung der Serokonversion zeitlich vorausgehen. Gerade die Hauterscheinungen sind aber so typisch, dass die Diagnose oft anhand des klinischen Bildes gestellt wird. Dagegen sind bei den übrigen Manifestationen oft weitere Untersuchungen wie etwa eine Lumbalpunktion notwendig, z.B. um die ebenfalls durch Zecken übertragene Viruserkrankung *Frühsommer-Meningo-Enzephalitis* auszuschließen *(FSME* ☞ 17.13.3 und Abb. 17.89). Zunehmend wird auch die Polymerase-Kettenreaktion (PCR) zum Nachweis der Borrelien-DNA eingesetzt.

Behandlungsstrategie und Pflege

Die Lyme-Borreliose wird antibiotisch mit Penicillinen, Cephalosporinen oder Tetrazyklinen behandelt. Während bei den Frühsymptomen eine orale Gabe ausreicht, erfordern die Spätsymptome eine intravenöse Medikation.

Besondere Hygienemaßnahmen sind nicht erforderlich.

Patienteninformation

Die Prognose der Lyme-Borreliose ist bei rechtzeitiger Behandlung gut. Allerdings sind wegen der fehlenden Immunität Zweiterkrankungen möglich. An einem Impfstoff wird gearbeitet. Die prophylaktische Antibiotikagabe direkt nach einem Zeckenbiss wird derzeit eher abgelehnt.

Zeckenbissprophylaxe ☞ 17.13.3

Kontaktadresse
Lyme-Borreliose Bund e.V.
Grosse Straße 205
21075 Hamburg
Tel.: 040/77905788

Leptospirosen

> ☐ **Leptospirosen:** Infektionskrankheiten mit zweigipfligem Fieberverlauf und zusätzlichen Organerscheinungen im 2. Fiebergipfel, hervorgerufen durch **Leptospiren.**
> Für viele Leptospirosen gibt es historisch gewachsene Eigennamen, die zum Teil den Übertragungsweg widerspiegeln, z.B. **Hundefieber, Feldfieber, Erntefieber, Schlammfieber, Reisfeldfieber, Schweinehüterkrankheit, Kanikolafieber** oder **hämorrhagische Gelbsucht.**

Die **Leptospirosen** sind bei Erkrankung und Tod meldepflichtig, außerdem die humanpathogenen Leptospiren als Krankheitserreger.

Übertragung

Die zahlreichen verschiedenen **Leptospiren** leben vor allem in Ratten, Mäusen, Schweinen, Hunden und Katzen. Die Tiere scheiden die Erreger mit ihrem Urin aus. Kommt der Mensch in Kontakt mit dem erregerhaltigen Urin, z.B. über kontaminiertes Wasser oder Gegenstände, dringen die Leptospiren durch kleine Hautverletzungen, aber auch intakte Schleimhäute (Wasserspritzer auf die Bindehaut der Augen) in den Körper ein. Aufgrund der Übertragungsweise sind vor allem Landwirte, Tierärzte, Metzger und Kanalarbeiter gefährdet.

Symptome und Untersuchungsbefund

Bei der gefährlichen Verlaufsform (Sterblichkeit bis 25 %) wird der Patient nach einer Inkubationszeit von ca. 1 – 2 Wochen aus völligem Wohlbefinden heraus sehr krank: Er hat hohes Fieber, Schüttelfrost, Kopf- und Muskelschmerzen, Bindehautentzündung, Kreislaufstörungen sowie am Ende der ersten Krankheitswoche kurzzeitig einen Hautausschlag. Nach kurzer Fieberfreiheit kommt es in einer zweiten Krankheitsphase zu ZNS-Beteiligung (etwa Hirnhautentzündung), Ikterus (☞ 10.3.1) durch Leberbeteiligung, Nierenentzündung (☞ 11.9.1) oder Blutungsneigung. Häufiger als dieser „klassische" Verlauf sind in Mitteleuropa aber leichtere Erkrankungsformen, oft ohne erkennbare Organbeteiligung, die meist als „Grippe" fehlgedeutet werden.

Diagnostik

Die Diagnose wird in erster Linie durch die Anamnese und serologisch gestellt.

Behandlungsstrategie

Antibiotika der Wahl sind Penicillin oder Doxycyclin (etwa Vibramycin®), die den Krankheitsverlauf aber nur bei frühzeitiger Gabe beeinflussen. Zusätzlich ist eine symptomatische Therapie z.B. eines Nierenversagens (☞ 11.11) erforderlich.

Pflege

Je nach Schwere der Erkrankung ist Intensivpflege nötig. Die Urinausscheidung wird regelmäßig kontrolliert, um eine Nierenbeteiligung frühzeitig zu erkennen.

Bei möglichem Kontakt mit dem Erreger (Urin, Blut) ziehen die Pflegenden Handschuhe und Schutzkittel an. Kontaminierte Wäsche wird desinfiziert.

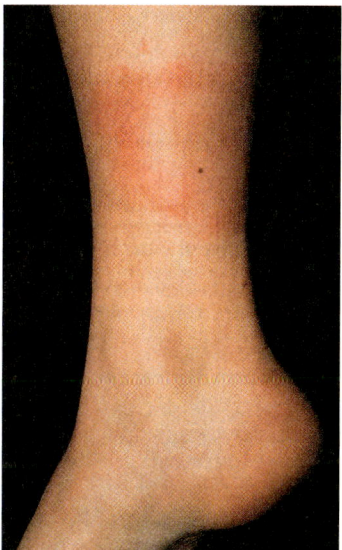

Abb. 17.45: Erythema chronicum migrans als frühe Manifestation einer Lyme-Borreliose.
[E179-168]

⬛ Prophylaxe

Wesentliche prophylaktische Maßnahmen sind die Bekämpfung von Nagern und das Tragen entsprechender Schutzkleidung bei möglicher Exposition. Insbesondere in Gebieten mit vielen Nagern sollte auch auf das Baden in stehenden Gewässern verzichtet werden.

17.6.22 Erkrankungen durch Mykoplasmen

Mykoplasmen sind die kleinsten bekannten Bakterien. Von einigen Autoren werden sie auch als kleine, den Bakterien *nahe stehende* Prokaryonten bezeichnet. Da den Mykoplasmen eine feste Zellwand fehlt, ist ihre Form variabel, und sie lassen sich nur schlecht für die mikroskopische Untersuchung anfärben.

Mykoplasmen leben auf den Schleimhäuten des Menschen. Medizinisch relevant sind die verschiedenen Mykoplasmen als häufige Erreger von:
- *Primär atypischen Pneumonien* (☞ 8.5.3) und Infektionen der oberen Atmungsorgane
- *Urogenitalinfektionen,* v.a der nicht-gonorrhoischen Harnröhren- und Prostataentzündung beim Mann und der unspezifischen Eileiterentzündung der Frau.

Entscheidend für die Sicherung der Diagnose sind bei den Pneumonien das Röntgenbild, der Antigen- bzw. DNA-Nachweis z.B. in Sputum und die serologischen Untersuchungsbefunde, bei den Urogenitalinfekten der Erregernachweis in den angelegten Kulturen. Antibiotika der Wahl sind Tetrazykline.

17.6.23 Erkrankungen durch Chlamydien und Rickettsien

Chlamydien und **Rickettsien** sind *obligat intrazelluläre Prokaryonten.* Teils werden sie auch zu den Bakterien gezählt. Im Gegensatz zu den bisher genannten Bakterien (auch den Mykoplasmen) können sie nicht auf *unbelebten* Nährböden angezüchtet werden, da ihre Vermehrung nur *innerhalb* von Wirtszellen möglich ist.

Erkrankungen durch Chlamydien

Von den verschiedenen Chlamydien sind *Chlamydia trachomatis, Chlamydia pneumoniae* und *Chlamydia psittaci* für den Menschen pathogen.

Von **Chlamydia trachomatis** existieren verschiedene Unterarten, die für jeweils unterschiedliche Krankheitsbilder verantwortlich sind:
- Einige Unterarten gehören zu den häufigsten Erregern der sexuell übertragenen **unspezifischen Urogenitalinfekte** sowohl bei der Frau als auch beim Mann. Die Infektion verläuft meist chronisch und

oft symptomarm. Ein Eileiterverschluss infolge Chlamydieninfektion wird mittlerweile als häufigste Einzelursache der Sterilität bei der Frau angesehen
- Gelangen die Chlamydien einer infizierten Schwangeren während der Geburt in die Augen des Neugeborenen, entwickelt sich eine **eitrige Bindehautentzündung.** Prinzipiell kann sich eine vergleichbare Bindehautentzündung auch bei Erwachsenen zeigen, doch ist die Übertragung durch das Wasser in Schwimmbädern bei Chlorbehandlung des Wassers eher selten. Auch eine Pneumonie im frühen Säuglingsalter kann Folge einer Chlamydieninfektion während der Geburt sein
- Andere Unterarten verursachen das **Lymphogranuloma inguinale,** eine sehr seltene, ansteckende Geschlechtskrankheit
- In tropischen Ländern ist das **Trachom** gefürchtet, eine durch Chlamydia trachomatis verursachte Entzündung der Augenhornhaut und -bindehaut, die unbehandelt zu schweren Vernarbungen führt. Das Trachom ist in warmen Ländern mit schlechten hygienischen Verhältnissen die häufigste Ursache der Blindheit. Durch eine frühzeitige Behandlung mit Tetrazyklinen kann die Erkrankung völlig geheilt werden.

Chlamydia pneumoniae wurde erst vor wenigen Jahren entdeckt und spielt wahrscheinlich bei den Atemwegserkrankungen Heranwachsender eine große Rolle. Die Erkrankung wird bei Kindern mit Erythromycin (z.B. Erythrocin®), bei Erwachsenen mit Tetrazyklinen (z.B. Vibramycin®) behandelt. Es wurde auch festgestellt, dass Herzinfarktpatienten überdurchschnittlich mit Chlamydien infiziert sind. Ein *statistischer* Zusammenhang gilt mittlerweile als gesichert, ob Chlamydia pneumoniae aber *ursächlich* an der Entstehung der koronaren Herzkrankheit und anderen Manifestationen der Arteriosklerose beteiligt ist oder nur bereits bestehende Läsionen besiedelt, wird kontrovers diskutiert. Ob und, falls ja, wie lange Antibiotika eine schützende Wirkung entfalten, ist ebenfalls unklar.

Chlamydia psittaci ist der Erreger der Ornithose (bei Übertragung durch Papageien auch **Psittakose** oder *Papageienkrankheit* genannt), einer atypischen Pneumonie (☞ 8.5.3), die mit dem getrockneten Kot infizierter Vögel übertragen wird (Papageien, Wellensittiche, seltener Stadt-Tauben und alle übrigen frei fliegenden Vogelarten). Antibiotika der Wahl sind Tetrazykline, vorzugsweise Doxycyclin (z.B. Vibramycin®), sowie Erythromycin (z.B. Erythrocin®). Der Patient wird im akuten Stadium in einem Einzelzimmer betreut. Schutzkittel und Handschuhe sind bei möglicher Kontamination (Atemwegssekret) erforderlich, ein Mund-Nasen-Schutz ist empfehlenswert. Die patientennahen Flächen werden regelmäßig desinfiziert. Chlamydia psittaci gehört zu den meldepflichtigen Krankheitserregern (☞ 17.15).

Erkrankungen durch Rickettsien

Rickettsien sind in Mitteleuropa von vergleichsweise geringer Bedeutung. Vor allem in den warmen Ländern der Erde rufen bestimmte Rickettsienarten die verschiedenen Formen des **Fleckfiebers** hervor. Der Nachweis von Rickettsia prowazekii als Erreger des epidemischen Fleckfiebers (☞ unten) ist meldepflichtig.

Die Rickettsien werden fast immer durch Flöhe, Läuse, Milben oder Zecken von Haus- und Weidetieren auf den Menschen übertragen. Auch hier gibt es in Abhängigkeit von Rickettsienart, Übertragungsweg und Symptomgewichtung verschiedene Bezeichnungen wie etwa **epidemisches Fleckfieber, murines Fleckfieber, wolhynisches Fieber** *(Fünf-Tage-Fieber)*, mehrere **Zeckenbissfieber, Felsengebirgsfieber** oder **Milbenfleckfieber** *(Buschfleckfieber)*.

Die verschiedenen Krankheitsbilder ähneln einander: Die Patienten haben (hohes) Fieber mit Schüttelfrost sowie Kopf- und Gliederschmerzen. Ein fleckförmiger Hautausschlag, teils mit Hautblutungen, gab den Erkrankungen ihren Namen. Häufige Komplikation ist eine Gehirnentzündung *(Enzephalitis)*. Ausnahme ist das **Q-Fieber,** das unter dem Bild einer *atypischen Pneumonie* verläuft (☞ 8.5.3).

Durch serologische Methoden können die verschiedenen Rickettsien differenziert werden. Rickettsien-

bedingte Erkrankungen sind durch Breitbandantibiotika, vor allem Doxycyclin (z.B. Vibravenös®, Vibramycin®), gut zu behandeln. Zusätzlich müssen z.B. die Läuse bekämpft werden.

Die Patienten können als Zeichen der Enzephalitis oft schwere psychische Störungen mit Halluzinationen und Wahnvorstellungen entwickeln. Beim Q-Fieber mit Pneumonie sind Einzelzimmer, Schutzkittel, Handschuhe und Mund-Nasen-Schutz erforderlich, kontaminierte Wäsche und patientennahe Flächen werden während des Aufenthaltes desinfiziert. Nach der Entlassung werden auch Matratzen, Kissen und Decken desinfiziert.

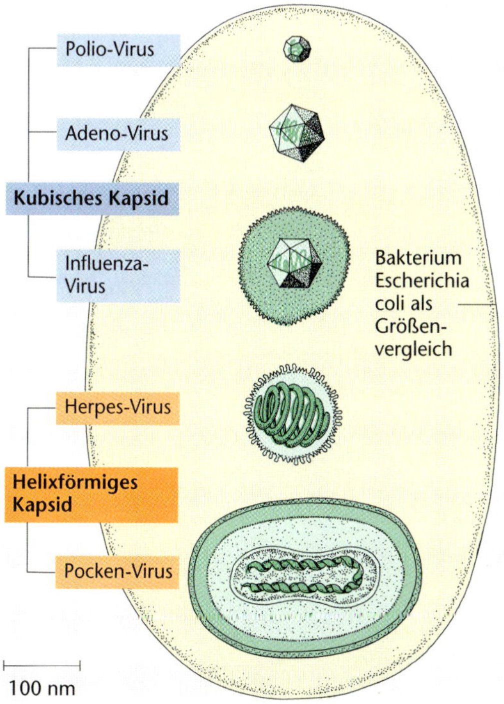

17.7 Virale Infektionen

Virale Gastroenteritis ☞ *17.6.6*
Virushepatitis ☞ *10.5.1*

> **Virale Infektionen** sind wahrscheinlich noch häufiger als bakterielle. Die meisten „Erkältungskrankheiten" (Husten, Schnupfen, „Grippe"), Leber- oder Hirnhautentzündungen und zahlreiche „Kinderkrankheiten" wie z.B. Windpocken oder Masern gehören zu den Virusinfektionen.

17.7.1 Eigenschaften von Viren

Viren besitzen keine Zellstruktur und keinen eigenen Stoffwechsel. Sie sind somit keine selbstständigen Lebewesen. Man spricht auch von *Sonderformen des Lebens.* Ohne Wirtszellen sind Viren nicht in der Lage, sich zu vermehren.

Aufbau der Viren

Viren sind wesentlich einfacher aufgebaut als Bakterien. Ihre Hauptbestandteile sind *Eiweiß* und *Nukleinsäure:*

- Die **Nukleinsäure** enthält das Erbgut des Virus. Ein Virus besitzt *entweder* DNA (DNS) *oder* RNA (RNS), aber nie beide zusammen
- Ein *Eiweißmantel* (**Kapsid**) umhüllt und schützt die Nukleinsäure. Außerdem ist er für die immunologischen Eigenschaften des Virus bestimmend. Nukleinsäure und Kapsid zusammen werden auch als **Nukleokapsid** bezeichnet
- Viele Viren besitzen außerdem eine *lipidhaltige Hülle* (**envelope**) als äußerste „Schale". Diese Hülle ist z.B. auch für die Fähigkeit mancher Viren verantwortlich, menschliche Blutzellen zu verklumpen. Die Intaktheit dieser lipidhaltigen Hülle ist für das Eindringen der Viren in die Wirtszelle erforderlich. Wird sie durch Alkohol zerstört, ist das Virus nicht mehr ansteckungsfähig. Umhüllte Viren sind

Polio-Virus

Adeno-Virus

Kubisches Kapsid

Influenza-Virus

Bakterium Escherichia coli als Größenvergleich

Herpes-Virus

Helixförmiges Kapsid

Pocken-Virus

100 nm

Abb. 17.46: Größenvergleich und Aufbau verschiedener Viren. [A400-190]

insgesamt resistenter gegenüber Umwelteinflüssen als „nackte" Viren ohne eine solche lipidhaltige Hülle
- Viren besitzen keine Organellen, z.B. keine Mitochondrien zur Energiegewinnung und keine Ribosomen zur Eiweißsynthese
- Selbst die größeren Viren haben nur $^1/_{20}$ eines Erythrozytendurchmessers (= 0,3 μm).

Infektion der Wirtszelle

Am häufigsten ist eine Infektion der Wirtszelle mit nachfolgender intrazellulärer Virusvermehrung. Diese Vorgänge werden – auch wenn von Virus zu Virus Unterschiede bestehen – üblicherweise eingeteilt in:
- **Adsorption.** Erster Schritt der Infektion ist das Anheften des Virus an spezifische Rezeptoren der Wirtszelle. Fehlen die „passenden" Rezeptoren, kann das Virus die Zelle nicht infizieren, man spricht von einer *Resistenz* der Zelle gegenüber dem Virus

- **Penetration.** Nach der Adsorption wird das Virus z.B. durch Phagozytose in die Zelle aufgenommen oder die Virushülle verschmilzt mit der Zellmembran. Das Virus ist nun in die Zelle eingedrungen. Viele Details diesbezüglich sind von Virus zu Virus unterschiedlich und noch nicht in allen Einzelheiten aufgeklärt
- **Uncoating.** Beim Uncoating wird die Virusnukleinsäure z.B. durch enzymatische Auflösung der umgebenden (Wirts-)Zellmembran und Virushülle in die Zelle freigesetzt
- **Replikation.** Im häufigsten Fall kommt es nun zur Virusvermehrung innerhalb der Zelle: Zunächst wird virale mRNA (messenger-RNA) gebildet. Erst nach Vorliegen der mRNA können weitere virale Proteine gebildet werden. Gleichzeitig oder auch danach läuft die Replikation der Virus-DNA/-RNA ab. Die genaue Art und Weise dieser Vorgänge hängt von der Art des Virus ab (z.B. DNA- oder RNA-Virus, Nukleinsäure als Einzel- oder Doppelstrang vorliegend)

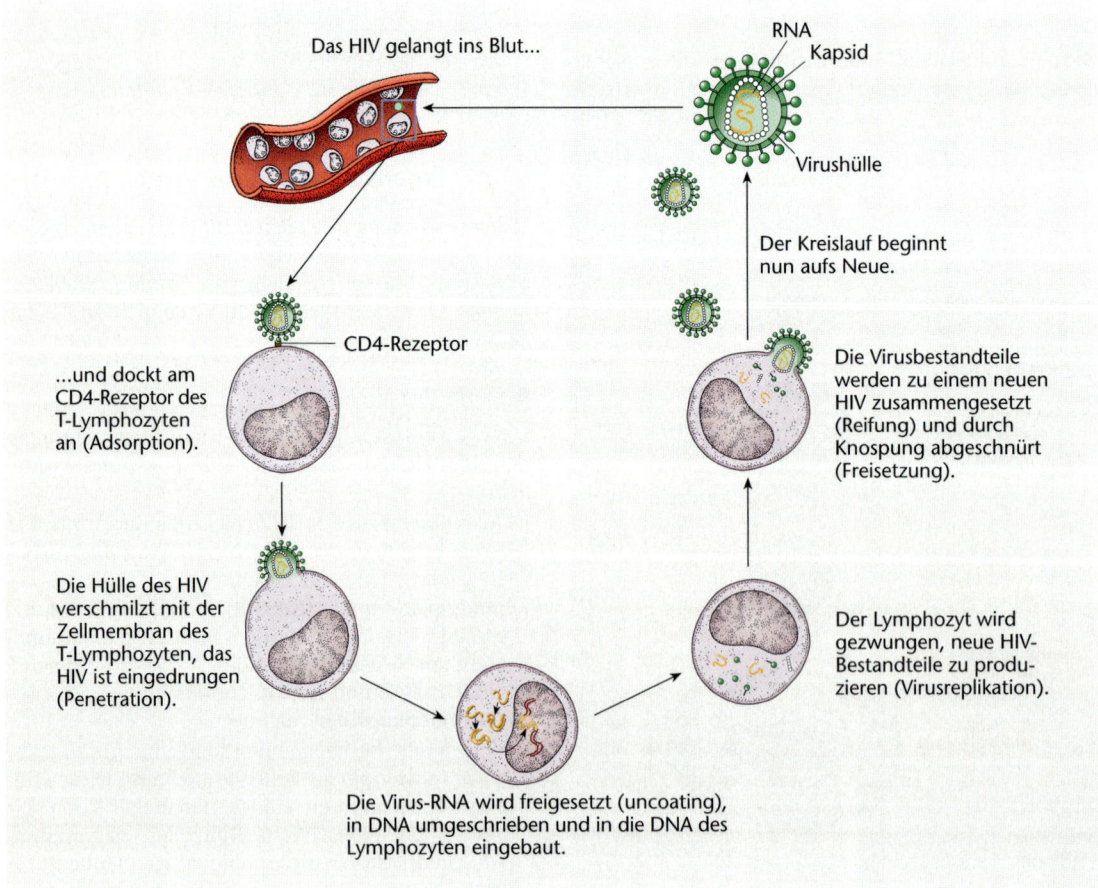

Abb. 17.47: Eindringen in die Wirtszelle, Vermehrung und Ausbreitung von Viren am Beispiel des HI-Virus (stark vereinfachte Schemazeichnung). [A400-190]

- **Reifung.** Die einzelnen Virusbestandteile werden nun auf bisher noch nicht genau bekannte Weise zusammengebaut
- **Freisetzung der neugebildeten Viren.** Danach werden die neu gebildeten Viren entweder durch Exozytose („umgekehrte Phagozytose") freigesetzt oder häufen sich in der Wirtszelle an, bis diese abstirbt und die Viren dabei freigesetzt werden. Viele umhüllte Viren werden durch **Knospung** freigesetzt, d.h. das Nukleokapsid verändert die Wirtszellmembran, stülpt sie von innen aus und umgibt sich mit ihr, und schließlich schnürt sich das so mit einer Hülle versehene Virus ab.

Folgen der Virusinfektion

Viren schädigen ihre Wirtszellen auf unterschiedliche Weise:

- Im typischen Fall produziert die infizierte Wirtszelle noch neue Viren, aber keine Eiweiße mehr „für sich selbst". Die Wirtszelle stirbt bald nach ihrer Infektion ab und setzt dabei zahlreiche neue Viren frei, die ihrerseits weitere Zellen infizieren
- Eine ständige Virusneubildung kann aber auch ohne bzw. ohne sofortigen Zelltod stattfinden. Allerdings können die infizierten Zellen vom Immunsystem des befallenen Organismus erkannt und in der Folge zerstört werden
- Bei der **latenten** (*temperenten*, verborgenen) **Infektion** ist zunächst keine schädigende Wirkung auf die Wirtszelle erkennbar. Die in die Wirtszelle eingebaute Erbsubstanz des Virus wird aber über „Generationen" an die Tochterzellen der befallenen Zelle vererbt. So sichert das Virus sein „Überleben", denn es kann während der Phase der Latenz nicht vom Immunsystem des Infizierten erkannt und vernichtet werden. Durch verschiedene Auslöser kann jedoch eine Virusvermehrung mit nachfolgendem Zelltod ausgelöst werden – man spricht von **Reaktivierung.**
  Zu diesem Infektionstyp gehören wahrscheinlich auch die **slow-virus-Infektionen,** bei denen die Erkrankung erst Jahre oder Jahrzehnte nach der Infektion ausbricht
- Viren spielen auch eine Rolle bei der Entstehung einiger maligner Tumoren (*onkogene Viren* ☞ 14.1). Beispielsweise wird dem Epstein-Barr-Virus (☞ auch 17.7.6) eine Rolle bei der Entstehung gleich mehrerer Tumoren zugeschrieben.

Einteilung der Viren

Wie die Bakterien, so können auch die Viren nach mehreren Gesichtspunkten eingeteilt werden. Im wissenschaftlichen Bereich werden die Viren meist nach ihrer Struktur und dem Aufbau ihrer Erbsubstanz eingeordnet. Im Krankenhausalltag ist jedoch die historisch gewachsene Einteilung nach klinischen Kriterien weiter am gebräuchlichsten (z.B. „Hepatitis-Virus").

Behandlung von Viruserkrankungen

Bei den meisten Virusinfektionen ist nur eine *symptomatische Behandlung* der Krankheitserscheinungen möglich und sinnvoll. Einige Virusinfektionen erfordern aber die Gabe von – nebenwirkungsreichen – Virostatika (☞ Pharma-Info 17.48).

Besonders häufig: Diaplazentare Infektion

Viren nehmen eine Schlüsselstellung bei infektiösen Schädigungen des Ungeborenen durch *diaplazentare Erregerübertragung* (über den Mutterkuchen) ein:

- Die **Rötelnembryopathie** ist Folge einer Erstinfektion der – ungeimpften – Mutter mit Röteln. Stirbt der Embryo nicht ab, drohen bei einer Infektion in der Frühschwangerschaft Blind- und Taubheit, Herzfehler und schwere geistige Behinderung (☞ auch 17.7.13)
- Noch häufiger sind Fruchtschädigungen durch eine (frische) *Zytomegalie-Virus-Infektion* der Mutter (☞ 17.7.5).

✐ Pharma-Info 17.48 Virostatika

> 🔅 **Virostatika** *(Virustatika):* Arzneimittel zur kausalen Behandlung von Virusinfektionen.

Viren haben keinen eigenen Stoffwechsel, sie bedienen sich zu ihrer Vermehrung menschlicher Enzyme und Stoffwechselreaktionen. Es gibt zwar mehrere Ansatzpunkte für die Entwicklung gezielt wirksamer, selektiver **Virostatika** (z.B. Hemmung der Adsorption durch Rezeptorblockade, Hemmung virusspezifischer Enzyme), doch erfasst die Behandlung virusinfizierter Zellen bisher immer auch den Stoffwechsel gesunder Körperzellen. Lediglich einige wenige virusspezifische Enzyme können durch die derzeit verfügbaren Virostatika gezielt blockiert werden, und dies auch nur bei bestimmten Virusarten, z.B. vornehmlich Viren der Herpes-Familie (☞ Abb. 17.51). Viren, die innerhalb von Zellen ruhen (☞ 17.7.1), können bislang überhaupt nicht medikamentös bekämpft werden, da während dieser Phase keine virusspezifischen Aktivitäten stattfinden.

Die Nebenwirkungen von Virostatika sind zum Teil erheblich. Gastrointestinale Beschwerden sind häufig, können aber meist toleriert werden. An ernsten und oft zum Therapieabbruch führenden Nebenwirkungen sind v.a. Leber- und Nierenschäden sowie neurologische Symptome (z.B. Verwirrtheit) zu nennen.

Nicht diaplazentar, aber über den (virushaltigen) Geburtskanal übertragen werden *Herpes-simplex-Viren* von an Herpes genitalis erkrankten Müttern. Um eine Infektion des Neugeborenen zu vermeiden und die damit verbundene Gefahr einer – oft tödlichen – Herpes-Sepsis, ist eine Kaiserschnittentbindung erforderlich.

Einige Virusinfektionen werden nicht in diesem Kapitel, sondern in den jeweiligen Organkapiteln abgehandelt (☞ Tab. 17.50).

17.7.2 Herpes-Virus-Infektionen: Übersicht

Herpes-Viren sind DNA-Viren mit einer lipidhaltigen Außenhülle. Alle für den Menschen bedeutsamen Herpes-Viren haben eine gemeinsame, für die Pathogenese ganz wesentliche Eigenschaft: Sie können nach der Erstinfektion lebenslang in Nervengewebe, Speicheldrüsen oder Blutzellen überleben (**persistieren**). Typischerweise bleiben die persistierenden Viren in aller Regel latent, das heißt sie rufen keine Krankheitserscheinungen hervor. Bei Abwehrschwäche oder anderen Störungen (z.B. Sonnenbrand, bei Frauen auch Menstruation) kommt es jedoch zur Reaktivierung. Die Viren vermehren sich und führen zur sichtbaren Erkrankung.

Zur Familie der Herpes-Viren gehören unter anderem folgende menschenpathogene Viren:
- Das *Herpes-simplex-Virus Typ 1* und *2* (☞ 17.7.3)
- Das *Varizella-Zoster-Virus* (☞ 17.7.4)

Erkrankung	Details ☞
AIDS	16.3
Erkältungskrankheiten	8.5.1
(Virus-)Hepatitis	10.5.1
Influenza	8.5.1
Myokarditis	6.8.2
Perikarditis	6.8.3
(Virus-)Pneumonie	8.5.3

Tab. 17.50: Übersicht der wichtigsten Virusinfektionen.

- Das *Zytomegalie-Virus* (☞ 17.7.5)
- Das *Epstein-Barr-Virus* (☞ 17.7.6).

Das **Humane-Herpes-Virus 6** ruft beim Menschen das **Dreitagefieber** *(Exanthema subitum)* hervor, eine bei Kleinkindern auftretende Erkrankung mit plötzlich auftretendem hohem Fieber über drei Tage und ohne weitere wegweisende Lokalsymptome. Das Fieber klingt dann ebenso schnell wieder ab wie es gekommen ist, und es zeigt sich ein Hautausschlag, der rasch wieder verblasst. Eine Persistenz des Virus ist möglich, ein mit Reaktivierung einhergehendes Krankheitsbild aber noch nicht gesichert. Das 1990 entdeckte **Humane-Herpes-Virus 7** konnte bislang noch keinem Krankheitsbild zugeordnet werden (evtl. ebenfalls Dreitagefieber). Das **Humane-Herpes-Virus 8** ruft bei HIV-Infizierten die Kaposi-Sarkome hervor (☞ 16.3.5).

Substanz	Handels-name	Spektrum/Indikation	Nebenwirkungen/Bemerkungen	Pflegerische Konsequenzen
Aciclovir	Zovirax®	HSV 1 und 2, VZV, EBV, evtl. CMV	Gut verträglich. Anstieg von Kreatinin und Leberenzymen, Exanthem, bei i.v.-Gabe Venenreizung	Beobachtung der Haut, Kontrolle des venösen Zugangs
Amantadin	PK-Merz®	Influenza A, Herpes zoster	Mundtrockenheit, Kopfschmerz, Übelkeit, Blutdruckabfall, ZNS-Störungen (z.B. Unruhe)	Kreislaufkontrollen, Beobachtung von Haut und Psyche
Foscarnet	Foscavir®	CMV, evtl. HSV bei Aciclovir-Resistenz	Nierenfunktionseinschränkung, Elektrolytstörungen, GIT-Symptome, Fieber, ZNS-Störungen, Venenreizung	Langsames Infundieren. Auf Psyche achten, ZVK-Pflege
Ganciclovir	Cymeven®	CMV bei Immunsuppression (z.B. bei AIDS, nach Transplantation)	Leukopenie, Fieber, Ödeme, Exanthem, GIT-Symptome, ZNS-, Leber- und Nierenfunktionsstörungen, Venenreizung	Auf Infekte und Psyche achten, venösen Zugang kontrollieren. Orale Einnahme stets mit den Mahlzeiten
Idoxuridin	Zostrum®	HSV, Herpes zoster	Nur lokale Anwendung. Lokale Reizungen, Allergie	
Ribavirin	Rebetol®, Virazole®	Breites Spektrum von Viren, v.a. angewendet bei Hepatitis C, schweren RSV-Infektionen	Hauterscheinungen, Kopfschmerzen, Magen-Darm-Beschwerden, grippeähnliche Symptome, Müdigkeit, Schwindel, ZNS-Störungen. Zuverlässige Empfängnisverhütung während und bis zu 6 Monaten nach Behandlung	Auf psychische Veränderungen achten
Trifluridin	Triflumann®	HSV	Nur lokale Anwendung. Lokale Reizungen, Allergie	

Abkürzungen: CMV = Zytomegalie-Virus, EBV = Epstein-Barr-Virus, HSV = Herpes-simplex-Virus (Typ 1 und Typ 2), RSV = Respiratory-Syncytial-Virus, VZV = Varizella-Zoster-Virus; GIT = Gastrointestinaltrakt.

Tab. 17.49: Überblick der wichtigsten Virostatika zur systemischen Gabe. Azidothymidin, DDC, Didanosin und andere Arzneimittel gegen HIV ☞ Tab. 16.17.

17.7.3 **Herpes-simplex-Infektionen**

Bei den **Herpes-simplex-Viren** *(HSV)* werden das **Herpes-simplex-Virus-Typ 1** und das **Herpes-simplex-Virus-Typ 2** unterschieden.

Bei beiden Typen erfolgt die Erstinfektion meist unbemerkt. Die Durchseuchung der erwachsenen Bevölkerung liegt beim Herpes-simplex-Virus-Typ 1 um 90 %, beim Herpes-simplex-Virus-Typ 2 um 30 %.

Das Virus persistiert häufig im Körper und führt zum typischen, wiederkehrenden Bläschenausschlag in der Mund- oder Genitalregion (*Herpes labialis* und *Herpes genitalis*). Das Herpes-simplex-Virus-Typ 1 ist meist im Gesichtsbereich, das Herpes-simplex-Virus-Typ 2 vor allem in der Genitalregion zu beobachten. Auslösende Faktoren sind z.B. Fieber oder Sonnenstrahlen. Für ansonsten Gesunde sind diese Ausschläge zwar lästig, da juckend und ansteckend, aber harmlos.

Die Behandlung erfolgt lokal mit Aciclovir, z.B. Zovirax®. Bei Abwehrgeschwächten können sich die Läsionen weit in die Umgebung ausbreiten.

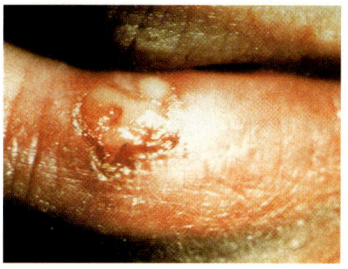

Abb. 17.52: Viele leiden unter einem rezidivierenden Herpes labialis. Da die Bläschen oft durch Infekte provoziert werden, heißen sie im Volksmund auch „Fieber-" oder „Erkältungsbläschen". [U138]

Gefürchtet sind aber:
- Die **Herpes-Enzephalitis** (☞ 17.13.2) mit häufig tödlichem Ausgang durch das Herpes-simplex-Virus-Typ 1
- Die **Herpes-Sepsis** (☞ 17.12) des Neugeborenen, die meist bei einem Herpes genitalis der Mutter (in der Regel durch das Herpes-simplex-Virus-Typ 2) durch direkten Kontakt des Kindes mit der mütterlichen Schleimhaut während der Geburt hervorgerufen wird. Selten ist die Herpes-Sepsis eines Neugeborenen Folge einer Herpes-Infektion im Gesicht einer Person in der Umgebung des Neugeborenen.

Viren der Herpes-Familie

Herpes-simplex-Virus (HSV) Typ 1, Typ 2		Varizella-Zoster-Virus (VZV)	Zytomegalie-Virus (CMV)
Erstinfektion: Oft symptomlos, selten systemische Komplikationen, z.B. Herpes-Enzephalitis		*Erstinfektion:* Windpocken	*Erstinfektion:* Meist symptomlos, bei Abwehrschwäche evtl. schwere Krankheitsbilder
Viruspersistenz v.a. im Trigeminusganglion und in den Lumbosakralganglien		*Viruspersistenz* v.a. im Trigeminusganglion und in den Spinalganglien	*Viruspersistenz* im Monozyten-Makrophagen-System
Reaktivierung: Rezidivierender Herpes labialis	*Reaktivierung:* Rezidivierender Herpes genitalis	*Reaktivierung:* Herpes zoster = Gürtelrose	*Reaktivierung:* z.B. Pneumonie, Hepatitis, Retinitis, Enzephalitis, Transplantatabstoßung. Angeborene Zytomegalie ☞ 17.7.5
Bei Abwehrschwäche: Erregerausbreitung, z.B. Herpes-Pneumonie, Herpes-Enzephalitis	Bei Schwangeren: Herpes-Sepsis und -Enzephalitis des Neugeborenen	1. Bei Abwehrschwäche Erregerausbreitung zum Zoster generalisatus 2. Bei Zoster ophthalmicus Gefahr von Augenkomplikationen 3. Bei Zoster oticus Gefahr von Ohrenkomplikationen bis hin zur Taubheit 4. Insbesondere bei Älteren Gefahr lang dauernder postzosterischer Neuralgien	Herpes-Virus
Spätschäden nach Herpes-Enzephalitis: v.a. geistige Behinderung			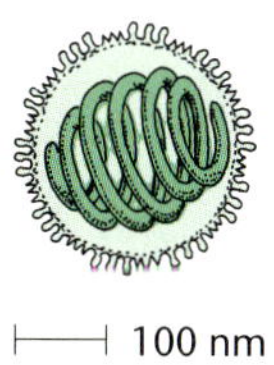 ⊢————⊣ 100 nm

Abb. 17.51: Wichtige Erkrankungen durch Viren der Herpes-Familie. Gemeinsames Merkmal dieser Viren ist ihre Fähigkeit, bei einem Teil der Betroffenen im Körper zu persistieren. [A400]

Für das Herpes-simplex-Virus-Typ 2 wird heute außerdem eine Rolle bei der Entstehung des Zervixkarzinoms (Gebärmutterhalskrebs) angenommen.

Virostatikum der Wahl ist Aciclovir. Eine Isolierung und regelmäßige Desinfektion patientennaher Flächen sind nur bei ausgedehnten Läsionen sowie Neugeborenen erforderlich. Die Sekrete der Bläschen bzw. Läsionen sind erregerhaltig und damit infektiös.

17.7.4 Varizella-Zoster-Virus-Infektionen

Windpocken

> ☐ **Windpocken** *(Varizellen, Wasserpocken):* Hochansteckende, virusbedingte Allgemeinerkrankung mit typischem Bläschenausschlag, bedingt durch das **Varizella-Zoster-Virus** *(VZV).*

⇨ Übertragung und Krankheitsentstehung

Die **Windpocken** werden durch das **Varizella-Zoster-Virus** *(VZV)* der Herpesgruppe hervorgerufen. Es wird durch Tröpfcheninfektion, aber auch durch Kontaktinfektion übertragen. Die Windpocken sind hochkontagiös.

🔬 Symptome, Befund und Diagnostik

Nach einer Inkubationszeit von 10 – 21 Tagen bekommen die Kinder Fieber. Gleichzeitig treten kleine rötliche Papeln auf, die sich innerhalb eines Tages in juckende Bläschen mit erst klarem und später trübem Inhalt weiterentwickeln und von einem roten Hof umgeben sind. Die Bläschen trocknen unter Borkenbildung ein und heilen, sofern sie nicht aufgekratzt werden, ohne Narbenbildung ab. Betroffen ist die gesamte Haut (d.h. auch im Bereich der Haare) und auch die Schleimhaut. In den ersten Erkrankungstagen schießen immer neue Bläschen auf, so dass ältere und frische Effloreszenzen nebeneinander zu beobachten sind („Sternenhimmel"). Erwachsene erkran-

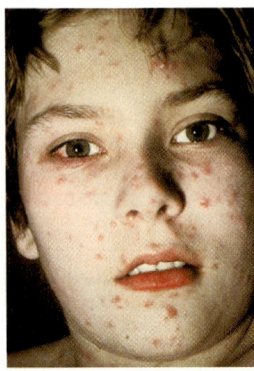 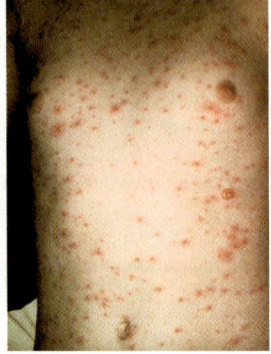

Abb. 17.53: Hautbefund eines Mädchens mit Windpocken. [U138]

ken meist schwerer als Kinder, ernste Komplikationen (z.B. *Varizellen-Enzephalitis, Varizellen-Pneumonie*) betreffen vornehmlich Abwehrgeschwächte.

Die Diagnose wird klinisch gestellt. Bei schweren Verläufen oder Komplikationen kann heute in Zweifelsfällen die Polymerase-Kettenreaktion herangezogen werden. Serologisch kann die Diagnose durch Titeranstieg gesichert werden.

Die Windpockenerkrankung einer Schwangeren (nicht aber die Gürtelrose) kann zu einer schweren Schädigung des Ungeborenen führen. Das Risiko ist aber mit ca. 1 – 2 % bezogen auf alle Windpockenerkrankungen in der ersten Schwangerschaftshälfte viel geringer als bei Röteln. Sehr gefährlich ist außerdem eine Windpockenerkrankung der Mutter kurz vor oder nach der Geburt, da das Neugeborene eine schwere, teils lebensgefährliche Windpockenerkrankung entwickeln kann.

🔲 Behandlungsstrategie

Die symptomatische Behandlung soll in erster Linie den Juckreiz lindern (☞ Pflege). Nur bei immungeschwächten Kindern sind Immunglobuline und Virostatika (☞ 17.7.1), vorzugsweise Aciclovir, erforderlich.

🛏 Pflege

Die meisten Kinder sind in ihrem Allgemeinbefinden nur wenig beeinträchtigt. Hauptpflegeproblem ist der Juckreiz, der die Kinder bisweilen sehr quält und zum Aufkratzen der Bläschen – mit nachfolgender Narbenbildung – führt. Hier hilft das regelmäßige Auftragen von Zinkschüttelmixturen (z.B. Tannosynth® Lotio). Besonders bei kleinen Kindern sollten die Fingernägel kurz geschnitten und nachts Handschuhe angezogen werden. Bei starkem Juckreiz werden auf Arztanordnung Antihistaminika verabreicht. Die Haare werden sehr vorsichtig gekämmt, um Aufkratzen der Bläschen auf der Kopfhaut zu vermeiden.

Ansteckend sind Atemwegssekrete und der Bläscheninhalt, bis alle Läsionen verkrustet und trocken sind. Der Patient wird in einem Einzelzimmer untergebracht, es müssen Schutzkittel, Handschuhe und Mund-Nasen-Schutz angelegt werden. Die patientennahen Flächen werden regelmäßig desinfiziert. Wäsche und Geschirr müssen ebenfalls desinfiziert werden, letzteres noch innerhalb der Einheit. Nach der Entlassung des Patienten werden Matratzen, Kissen und Decken desinfiziert. Nach Möglichkeit sollten Nicht-Immune das Patientenzimmer nicht betreten.

🪒 Prognose und Prophylaxe

Die Krankheit heilt in aller Regel komplikationslos aus. Der Erreger kann aber im Körper verbleiben und im späteren Leben reaktiviert werden, was zum klinischen Bild der *Gürtelrose* (**Zoster** ☞ unten) führt.

Eine aktive Impfung gegen Varizellen ist seit 1995 verfügbar, aber nur selten angezeigt. Nach Exposition

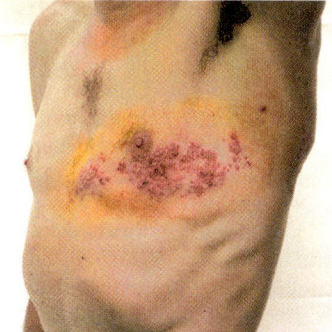
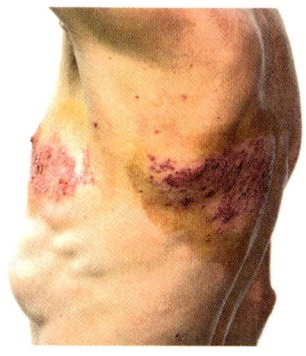

Abb. 17.54 – 17.55: Patient mit Zoster in den Thorakal-Segmenten 5 und 6. Die gürtelförmige Ausbreitung der Bläschen gab der Erkrankung den Namen „Gürtelrose". [M167]

eines Nicht-Immunen kann in den ersten drei Tagen nach dem Kontakt Hyperimmunglobulin zur passiven Immunprophylaxe gegeben werden.

Zoster

> **Zoster** *(Herpes zoster, Gürtelrose):* (Lokale) Zweiterkrankung durch das zur Herpes-Familie gehörende **Varizella-Zoster-Virus** *(VZV)* mit meist nur geringen Allgemeinerscheinungen und einem typischen Hautausschlag, der aus vielen kleinen Bläschen besteht. Betrifft vornehmlich den älteren Menschen.

Krankheitsentstehung

Nach einer Windpockenerkrankung im Kindesalter verbleiben Viren in den Spinalganglien nahe dem Rückenmark. In höherem Alter, bei Abwehrschwäche oder Tumorerkrankungen werden die Viren reaktiviert. Die Viren wandern über die Nervenbahnen zu dem von diesem Spinalganglion sensibel versorgten Hautgebiet, das von der Wirbelsäule gürtelförmig nach vorne bis zur Mittellinie reicht. Weitere häufige Manifestationsorte sind die Versorgungsbereiche des N. trigeminus im Gesicht.

Symptome, Befund und Diagnostik

Nach kurzem Vorstadium mit allgemeinem Krankheitsgefühl, Schmerzen im betroffenen Hautgebiet und evtl. Fieber treten im Versorgungsgebiet des Ganglions gruppiert stehende, kleine Hautbläschen auf gerötetem Grund auf. Diese platzen und hinterlassen Krusten und Erosionen. Meist ist die Erkrankung einseitig *(unilateral)*, selten *bilateral*. Einzelne Bläschen können an weiter entfernten Körperstellen auftreten. Typisch sind auch in diesem Stadium stärkste, meist brennende Schmerzen im betroffenen Hautareal. Sehr unangenehm für die Patienten ist der meist vielwöchige Verlauf, bis die Schmerzen verschwinden.

Die Diagnose wird in aller Regel klinisch gestellt, bei Zweifeln helfen Polymerase-Kettenreaktion und serologische Untersuchungen.

Behandlungsstrategie

Bei einem unkomplizierten Zoster sind lokale Maßnahmen ausreichend (☞ unten). Evtl. lässt sich durch rechtzeitige *orale* Gabe von Aciclovir (z.B. Zovirax®) ein schwerer Verlauf verhindern. Bei Abwehrschwäche des Patienten oder einem in der Augenregion lokalisierten Zoster *(Zoster ophthalmicus)* wird Aciclovir *intravenös* gegeben. Bei starken Schmerzen sind außerdem Analgetika und evtl. Sedativa erforderlich.

Pflege

Viele Patienten mit Zoster werden ambulant behandelt. Die stationär behandelten Patienten sind meist schwer erkrankt und brauchen sorgfältige Pflege:

- Die befallenen Hautpartien werden nicht gewaschen und trocken gehalten. Andere infektionsgefährdete Areale (z.B. Hautfalten) werden z.B. durch Puder geschützt
- Die betroffene Haut wird lokal mit austrocknenden, desinfizierenden und antientzündlichen Mitteln nach Arztanordnung behandelt (z.B. Zinkpaste, Betaisodona®, Pyoctanin- oder Kaliumpermanganatlösung). Bei Superinfektionen sind antibiotikahaltige Präparate angezeigt
- Es werden nur leichte, möglichst luftdurchlässige Verbände angelegt
- Der Patient soll Bettruhe einhalten und sich schonen
- Wiederholung der Lokaltherapie am Abend zur Linderung von Juckreiz und Schmerzen fördert eine ausreichende Nachtruhe des Patienten
- Schmerzen lassen sich medikamentös oder physikalisch durch Wärmezufuhr lindern
- Der Bläscheninhalt ist erregerhaltig und damit ansteckend. Kinder ohne Immunität erkranken nach Kontakt an Windpocken. Daher soll sich der Patient von Kindern und abwehrgeschwächten Erwachsenen fern halten und sich nach dem Berühren der betroffenen Körperregion oder kontaminierter Kleidung die Hände desinfizieren. Eine Isolierung ist aber nur auf Stationen mit immunsupprimierten Patienten und bei Patienten mit unzureichender persönlicher Hygiene nötig

- Die Pflegenden tragen beim Waschen des Patienten Handschuhe und benutzen desinfizierende Waschzusätze. Die entsprechende Händedesinfektion ist auch hier unerlässlich
- Der Patient wird genau beobachtet, um Komplikationen rechtzeitig zu erfassen. Die Pflegenden achten vor allem auf Hautbefunde, Allgemeinbefinden und auf eine Beteiligung motorischer Nerven, z.B. des N. facialis bei einem *Zoster oticus* der Ohrregion. Bei Beteiligung des ersten Trigeminusastes *(N. ophthalmicus)* sind Hornhautschäden möglich.

🔖 Prognose

Die Prognose ist meist gut. Allerdings leiden v.a. ältere Patienten nach der Erkrankung unter einer *postzosterischen Neuralgie* im betroffenen Bezirk. Diese einschießenden, brennenden Schmerzen können jahrelang bestehen. Die Behandlung erfolgt mit Analgetika und Carbamazepin (z.B. Tegretal®), in Extremfällen auch neurochirurgisch. Gefährliche Komplikationen sind der *Zoster generalisatus* mit einer exanthemartigen Ausbreitung der Hauterscheinungen, eine *Beteiligung innerer Organe* oder eine *ZNS-Beteiligung* (Enzephalitis, Meningitis) bei einem Zoster im Kopfbereich. Diese Komplikationen treten v.a. bei abwehrgeschwächten Patienten auf, z.B. bei Morbus Hodgkin (☞ 13.8.1), immunsuppressiver Therapie (☞ Pharma-Info 16.30) oder einer HIV-Infektion (☞ 16.3.4).

17.7.5 Zytomegalie

> 🔅 **Zytomegalie** *(Einschlusskörperchenkrankheit, Speicheldrüsenviruskrankheit)*: Häufige Infektion mit sehr unterschiedlichem Krankheitsbild. Bei gesunden Erwachsenen meist völlig unbemerkt verlaufend, bei Abwehrgeschwächten oder pränataler Infektion des Ungeborenen oft schwere Krankheitsbilder verursachend.

Übertragung und
🔄 Krankheitsentstehung

Das **Zytomegalie-Virus** (kurz *CMV, ZMV*) wird wahrscheinlich durch Schmier- und Tröpfcheninfektion, sicher aber diaplazentar, sexuell, durch Blut und transplantierte Organe übertragen. Die Durchseuchung der Bevölkerung ist mit ca. 50 % infizierten Erwachsenen hoch. Das Zytomegalie-Virus persistiert in Zellen des Monozyten-Makrophagen-Systems. Die Zytomegalie-Infektion gilt heute als die häufigste pränatale Infektion.

📷 Symptome und Untersuchungsbefund

Bei gesunden Kindern und Erwachsenen verläuft die Zytomegalie-Infektion meist asymptomatisch. Evtl. haben sie kurzzeitig grippe- oder mononukleoseähnliche (☞ 17.7.6) Beschwerden. Dagegen stellt die Zytomegalie für abwehrgeschwächte Patienten, z.B. nach einer Transplantation, ein ernstes Problem dar. Dabei sind sowohl die Neuinfektion als auch das Wiederaufflackern einer persistierenden Infektion von Bedeutung. Am häufigsten zeigt sich die Zytomegalie in solchen Fällen als Lungen- oder Leberentzündung sowie bei Transplantierten durch eine Abstoßungsreaktion. Schwerste Verläufe mit ZNS-Befall (*Enzephalitis* ☞ 17.13.2), Darmentzündung oder Augenbeteiligung werden bei AIDS-Patienten beobachtet (☞ 16.3.4).

Die Gefährdung des Ungeborenen durch eine Zytomegalie-Infektion der Mutter ist nach wie vor in ihrem Ausmaß umstritten. Eine *frische* Zytomegalie-Infektion der Schwangeren *kann* zu einer schweren generalisierten Infektion des Ungeborenen mit Leber- und Milzvergrößerung, Fehlbildungen sowie Hör-, Seh- und Gehirnschäden führen. Eine *Reaktivierung* des Virus während der Schwangerschaft führt nach heutigem Kenntnisstand seltener zu einer Infektion des Ungeborenen und in der Regel nicht zu schweren Schädigungen. Eine *perinatale* Infektion bedeutet nur für Früh- oder Mangelgeborene oder kranke Neugeborene eine Gefahr.

🔍 Diagnostik und Differenzialdiagnose

Antigene und DNA des Zytomegalie-Virus können im Urin, im Blut und bei einer bronchioalveolären Lavage (☞ 8.4.4) nachgewiesen werden. Außerdem können die Zytomegalie-Antikörper bestimmt werden.

📋 Behandlungsstrategie

Eine Behandlung ist nur bei schweren Verläufen notwendig. Sie erfolgt durch die intravenöse Gabe von Ganciclovir (Cymeven®), Foscarnet (Foscavir®) oder – bei AIDS-Patienten – Cidofovir (Vistide®). Eine passive Immunisierung mit menschlichen Immunglobulinen ist möglich (z.B. Cytoglobin® Tropon).

Isolierung oder spezielle Hygienemaßnahmen sind nicht erforderlich.

> ⊚ **Krankenbeobachtung**
> - Vitalzeichen, Temperatur, Atmung
> - Haut (Hautblutungen aufgrund von Gerinnungsstörungen)
> - Urinausscheidung (Hämaturie?)
> - Erbrochenes (Hämatemesis?).

17.7.6 Infektiöse Mononukleose

> 🔅 **Infektiöse Mononukleose** *(Pfeiffer-Drüsenfieber, Monozyten-Angina, Kissing disease)*: Allgemeinerkrankung mit Beschwerden vorwiegend an den Gaumenmandeln, verursacht durch das **Epstein-Barr-Virus** *(EBV)*. Betrifft v.a. Jugendliche und junge Erwachsene.

Übertragung und Krankheitsentstehung

Die Übertragung des **Epstein-Barr-Virus** erfolgt durch Speichel, Tröpfchen- und Kontaktinfektion. Das Virus befällt dann Epithelien im Mund-Rachenraum und B-Lymphozyten, die typisch umgewandelt werden und in denen das Virus persistieren kann.

Das Epstein-Barr-Virus spielt außerdem eine Rolle bei der Entstehung des **Burkitt-Lymphoms** (ein meist an Gesicht oder Hals lokalisiertes malignes Lymphom des Kindes- und Jugendalters, das vor allem in Zentralafrika vorkommt), des Nasopharynx-Karzinoms und evtl. der B-Zell-Hyperplasie bzw. des B-Zell-Lymphoms. Die genaue Bedeutung des Virus ist aber bei allen genannten Krankheitsbildern noch unklar.

Symptome, Befund und Diagnostik

Nach einer Inkubationszeit von 1 – 3 Wochen beginnt die **infektiöse Mononukleose** mit einem kurzem Vorstadium mit Müdigkeit, Schlafstörungen und Appetitlosigkeit. Danach bekommt der Patient mäßiges Fieber und oft sehr starke Schluckbeschwerden. Die Kieferwinkel- und Halslymphknoten, besonders im Nackenbereich, können massiv angeschwollen sein. Bei der Racheninspektion zeigen sich hochrote, mit grauen Fibrinbelägen bedeckte Tonsillen. Vielfach wird die Erkrankung mit einer *bakteriellen* Angina tonsillaris verwechselt. Evtl. stellt der Untersucher eine generalisierte Lymphknotenschwellung sowie eine Milz- und Lebervergrößerung fest. Oft ist das klinische Bild aber uncharakteristisch, und der Patient fühlt sich kaum krank. Ernste Komplikationen wie z.B. eine Beteiligung von Herz, Nervensystem oder Blutungen sind selten.

Die Diagnose wird durch Blutbild (Leukozytose mit 80 – 90 % atypischer Lymphozyten, sog. *lymphomonozytoider Zellen*) und serologisch gesichert. Heute verfügbare Schnelltests (beispielsweise Monosticon®-Test) werden um den 4. Krankheitstag positiv.

Behandlungsstrategie

Die Behandlung ist symptomatisch mit schmerz- und fiebersenkenden Arzneimitteln. Bei schwerem Verlauf wird evtl. eine operative Entfernung der Gaumenmandeln *(Tonsillektomie)* im akuten Entzündungsstadium erwogen.

> Zur Verhütung einer bakteriellen Superinfektion dürfen Ampicillin oder Amoxicillin nicht gegeben werden, da sich dann oft ein Exanthem ausbildet, das mit einer Penicillinallergie verwechselt werden kann. Bei Schmerzen ist die Gabe von Azetylsalizylsäure (etwa in Aspirin®) kontraindiziert, da dies die Nachblutungsgefahr bei einer evtl. notwendigen Tonsillektomie vergrößert.

Pflege bei Mononukleose

- Durchführung der Pflegemaßnahmen, die die Bettruhe des Patienten erforderlich macht, beispielsweise Assistenz bei der Körperpflege oder Durchführung notwendiger Prophylaxen
- Information des Patienten über den Infektionsweg, damit er nicht während der Erkrankung durch falsches Verhalten Angehörige oder Freunde ansteckt (z.B. Küssen, aus *einem* Glas trinken). Eine Unterbringung in einem Einzelzimmer ist jedoch nicht notwendig, eine Ansteckung findet in aller Regel nur bei engem Kontakt statt. Schutzkittel und Handschuhe werden bei möglichem Erregerkontakt angezogen. Bei kindlichen Erkrankungen muss Spielzeug, das an oder in den Mund genommen wird, desinfiziert werden
- Mundpflege z.B. mit Kamillenspülungen
- Bei Halslymphknotenschwellung kalte Halswickel (nach Absprache mit dem Arzt)
- Weiche Kost, bei starker Tonsillenschwellung evtl. parenterale Ernährung oder Sondenkost
- Aufklären des Patienten über erhöhte Gefahr der Milzruptur bei bestehender Milzschwellung, z.B. keine Sportarten mit der Gefahr stumpfer Verletzung, auch noch nach Abklingen der akuten Erkrankung.

17.7.7 Erkrankungen durch Picornaviren

Picornaviren sind kleinste (pico = winzig) RNA-Viren ohne Hülle. Zu ihnen zählen die verschiedenen **Enteroviren**, die **Rhinoviren** sowie das **Hepatitis-A-Virus** (☞ 10.5.1).

Enteroviren

Enteroviren kommen weltweit vor. Sie werden mit dem Stuhl Infizierter ausgeschieden und vor allem fäkal-oral, zum Teil aber auch durch Tröpfcheninfektion übertragen. Da Enteroviren säurestabil sind, „überleben" sie die Magenpassage und vermehren sich dann im Darm des Menschen.

Der überwiegende Teil der Infizierten bleibt ohne erkennbare Beschwerden, einige wenige erkranken manifest. Dabei kann einerseits ein Virus verschiedene Erkrankungen hervorrufen, andererseits ist oft kein sicherer Rückschluss vom Symptom auf den Erreger möglich. Infektionen durch Enteroviren treten während der Sommermonate gehäuft auf. Eine Impfung ist bisher nur gegen die Poliomyelitis (☞ 17.7.8) möglich. Die Prognose der Erkrankungen ist meist gut. Tab. 17.56 gibt einen Überblick.

Rhinoviren

Rhinoviren sind für die meisten Schnupfenerkrankungen verantwortlich. Aufgrund der Harmlosigkeit der Erkrankung wird kein Erregernachweis angestrebt, die Therapie ist – wenn überhaupt eine Behandlung erforderlich ist – rein symptomatisch.

Erwähnenswert ist, dass im Gegensatz zur landläufigen Meinung nicht die Tröpfcheninfektion, sondern die Kontaktinfektion über die Hände (Nase – Hand – Hand – Nase) der vorrangige Übertragungsweg zu sein scheint.

17.7.8 Poliomyelitis

> :: **Poliomyelitis** (*Poliomyelitis epidemica anterior acuta, kurz Polio, epidemische spinale Kinderlähmun*g, *Heine-Medin-Erkrankung*): Akute virale Infektionskrankheit durch **Poliomyelitis-Viren,** die bei einem geringen Teil der Infizierten zu schweren Lähmungen führt und dann lebensbedrohlich ist. Im außereuropäischen Ausland nach wie vor verbreitete Erkrankung.

Die **Poliomyelitis** gehört zu den bei Verdacht, Erkrankung und Tod meldepflichtigen Erkrankungen, das **Poliomyelitis-Virus** zu den meldepflichtigen Krankheitserregern (☞ 17.15).

⇨ Übertragung und Krankheitsentstehung

Erreger der Polio sind die Poliomyelitis-Viren Typ I – III. Sie werden fäkal-oral, meist durch Schmierinfektion übertragen.

Das Virus vermehrt sich im Darm, breitet sich dann auf dem Blut- und Lymphweg aus und befällt bei einem geringen Teil der Betroffenen das ZNS. Die für die Erkrankung typischen Lähmungen werden hervorgerufen durch direkte Schädigung der grauen Substanz, insbesondere der Vorderhornzellen des Rückenmarks.

🔅 Symptome, Befund und 🔎 Diagnostik

Schätzungsweise 90 – 95 % aller Infizierten merken nichts von der Infektion (*inapparente Infektion*, ☞ 17.1.1). Weitere 5 % bekommen lediglich unspezifische Beschwerden unterschiedlicher Ausprägung. Diese *abortive Verlaufsform* wird in aller Regel als Grippe verkannt.

Schätzungsweise 0,1 – 1 % der Infizierten entwickelt nach oben genannten uncharakteristischen Symptomen die schwere und gefürchtete *paralytische Verlaufsform*. Oft innerhalb weniger Stunden kommt es zu Muskelschmerzen, meningitischem Syndrom (☞ 17.13.1) und asymmetrischen Lähmungen. Sensibilitätsstörungen treten nicht auf. Lebensbedrohlich sind rasch aufsteigende Lähmungen mit Beteiligung von Atem- und Kreislaufzentrum.

Die Diagnose wird durch Klinik, Virusnachweis in Stuhl oder Rachenabstrich und serologische Blutuntersuchungen gestellt.

📊 Behandlungsstrategie und 🔛 Pflege

Eine kausale Therapie ist nicht möglich. Die Behandlung beschränkt sich auf symptomatische Maßnahmen.

Pflegende von Poliopatienten sollten einen ausreichenden Impfschutz besitzen. Der Stuhl des Patienten ist bis zu sechs Monate lang erregerhaltig. Der Kranke wird in einem Einzelzimmer untergebracht. Bei möglicher Kontamination sind Handschuhe, Schutzkittel und für Nicht-Immune ein Mund-Nasen-Schutz erforderlich. Geschirr und kontaminierte Wäsche müssen desinfiziert werden. Wegen möglicher Keimverschleppung werden die patientennahen Flächen regelmäßig während des Aufenthaltes, nach der Entlassung auch die Matratzen, Kissen und Decken desinfiziert.

Enterovirus	Erkrankung
Coxsackieviren A/B	Atemwegserkrankungen, „Sommergrippe" (teils mit Durchfall), Virusmeningitis (gelegentlich mit Enzephalitis und Lähmungen einhergehend), Myo- und Perikarditis
	Typ A: zusätzlich **Herpangina** = Rachenentzündung mit Fieber und Bläschen/Ulzera an der Rachenschleimhaut;
	Hand-Fuß-Mund-Krankheit = wie Herpangina, jedoch mit Bläschenausschlag an Händen und Füßen; hämorrhagische Konjunktivitis;
	Pseudopolio = der Kinderlähmung ähnliches Bild
	Typ B: Zusätzlich **epidemische Pleurodynie** (Bornholmer Krankheit) = entzündliche Muskelerkrankung vor allem im Brustbereich mit starken Schmerzen („Teufelsgriff") und Atembeschwerden, teils mit (trockener) Pleuritis
ECHO-Viren	Uncharakteristische Infekte einschl. „Sommergrippe", auch mit Hautauschlag einhergehend, Virusmeningitis/-enzephalitis, Myo- und Perikarditis
Enteroviren	Hämorrhagische Konjunktivitis, Atemwegsinfekte, Virusmeningitis/-enzephalitis, Hand-Fuß-Mund-Krankheit
Polioviren	☞ 17.7.8

Tab. 17.56: Überblick über die wichtigsten durch Enteroviren hervorgerufenen Erkrankungen.

🔖 Prognose und 🗺 Prophylaxe

Bei Hirnnervenbeteiligung oder Atemstörungen beträgt die Sterblichkeit bis zu 60 %. Defektzustände mit erheblicher Behinderung sind häufig.

Durch die in Deutschland bis vor kurzem übliche Schluckimpfung mit lebenden Impfstämmen (*OPV* = orale Polio-Vakzine) ist die Polio aus Deutschland und aus unserem Bewusstsein fast völlig verschwunden. Die Polio-Schluckimpfung ist gut verträglich. Allerdings darf sie bei abwehrgeschwächten Personen und deren Angehörigen – die Impfbakterien werden mehrere Wochen lang im Stuhl ausgeschieden – nicht durchgeführt werden, da die Gefahr einer *Impfpolio* dann erhöht ist.

Deshalb empfiehlt das Robert-Koch-Institut seit 1998 als Regelimpfung in Deutschland statt der Schluckimpfung eine Injektions-Totimpfung (*IPV* = inaktivierte Polio-Vakzine) ohne die Gefahr der Impfpolio (Details ☞ Tab. 16.2.2). Der Schluckimpfstoff bleibt aber weiter zugelassen und wäre z.B. bei Polio-Ausbrüchen in Deutschland Impfstoff der Wahl. Beide Impfstoffe sind *trivalent*, d.h. sie schützen vor allen drei Virustypen.

> 💬 Impfmüdigkeit und nachlassende Impfneigung angesichts der zurzeit verschwindend geringen Gefahr in Deutschland wären gefährlich, da die Polio insbesondere im außereuropäischen Ausland nach wie vor verbreitet ist, so dass jederzeit Polioviren eingeschleppt werden können und ein zuverlässiger Schutz weiterhin unverzichtbar ist.

📧 **Kontaktadresse**
Bundesverband Polio e.V.
Weserbergland-Klinik
37669 Höxter
Tel.: 05271/983443
eMail: bundesverband@polio.de

17.7.9 Tollwut

> ⚃ **Tollwut** *(Rabies, Hundswut, Lyssa, Hydrophobie):* Seltene, akute Infektionskrankheit des ZNS mit praktisch immer tödlichem Ausgang, hervorgerufen durch das **Tollwut-Virus.**

Die **Tollwut** ist bereits bei Verdacht meldepflichtig, ebenso der Nachweis des **Tollwut-Virus** *(Rabies-Virus).* Selbst das Berühren eines tollwutverdächtigen Tieres muss gemeldet werden.

↪ Übertragung und ↪ Krankheitsentstehung

Erreger der Tollwut ist das **Tollwut-Virus** *(Rabiesvirus).* Tollwütige Tiere scheiden das Virus mit ihrem Speichel aus. Der Mensch infiziert sich in aller Regel durch den Biss eines erkrankten Tieres (z.B. Hunde, Katzen, Füchse, Rehe) oder durch Belecken verletzter Haut; nur in den USA ist auch die Übertragung durch Aerosole in Fledermaushöhlen von Bedeutung. Die Viren wandern über die Nervenbahnen zum Gehirn und führen dort zu einer Enzephalitis mit Entzündung der grauen Substanz.

🔲 Symptome und Untersuchungsbefund

Nach einer Inkubationszeit von 1 – 3 Monaten, selten bis zu einem Jahr, beginnt die Erkrankung mit Juckreiz, Brennen und Schmerzen der – bereits verheilten – Bisswunde, Kopfschmerzen, Nervosität und Depressionen. Es folgen eine abnorme Reizbarkeit und eine hochgradige Geräusch- und Lichtempfindlichkeit. Nach 5 – 8 Tagen wird der Kranke motorisch sehr unruhig. Er hat Krämpfe vor allem der Rachen-, Atem- und Kehlkopfmuskulatur. Schmerzhafte Schluckkrämpfe können bereits beim bloßen Gedanken an Wasser auftreten *(Hydrophobie).* Da der Patient nicht trinken kann, kommt es zunehmend zur Exsikkose. Außerdem führt eine verstärkte Speichelsekretion zusammen mit der Unfähigkeit, den Speichel herunterzuschlucken, zu Speichelfluss aus dem Mund. Der Patient schreit und tobt bei den geringsten Umweltreizen („Tollwut"). Überlebt der Kranke dieses *Erregungsstadium*, verstirbt er während des darauf folgenden *Lähmungsstadiums* an Atemlähmung.

🔍 Diagnostik und Differenzialdiagnose

Während der Inkubationszeit kann die Infektion nicht festgestellt werden. Deshalb ist es wichtig zu wissen, ob das Tier, das den Patienten gebissen hat, an Tollwut erkrankt war. Haustiere müssen 10 Tage lang beobachtet werden. Leben sie nach dieser Zeit noch, hat keine Tollwut vorgelegen. Ist das Tier tot, muss das Gehirn histologisch untersucht werden. Wildtiere sollten möglichst gefangen und beobachtet oder getötet werden.

Während der Erkrankung kann das Virus am einfachsten in einem Abdruckpräparat der Kornea nachgewiesen werden.

🔳 Behandlungsstrategie

Eine spezifische Behandlung der Tollwut ist nicht möglich. Die symptomatische Behandlung umfasst eine medikamentöse Sedierung des Patienten, parenterale Ernährung und künstliche Beatmung. Bisher vermochte jede Behandlung den Tod aber nur hinauszuzögern.

⊟ Pflege bei Tollwut

Der Patient wird vor allen unnötigen Reizen geschützt, d.h. gedämpftes Licht und völlige Ruhe. Dies gilt auch bei eventuell erforderlicher Intensivpflege.

Der Patient wird in einem Einzelzimmer untergebracht. Da Atemwegssekrete und Speichel des Kranken ansteckend sind, ist das Tragen von Schutzkittel, Handschuhen, Mund-Nasen- und Gesichtsschutz erforderlich. Auch die Schuhe werden gewechselt. Die patientennahen Flächen werden regelmäßig desinfiziert, Geschirr und kontaminierte Wäsche müssen noch innerhalb der Einheit desinfiziert werden. Matratzen, Kissen und Decken sind nach Entlassung zu desinfizieren.

⊡ Patienteninformation

Da eine manifeste Tollwut (praktisch?) immer tödlich verläuft, ist nach erfolgtem Kontakt mit dem Tollwut-Virus die Immunprophylaxe von vorrangiger Bedeutung. Ob nur aktiv oder sowohl aktiv als auch passiv gegen Tollwut geimpft wird, z.B. aktiv mit Rabivac® Tollwut-Impfstoff (HDC) und passiv mit Berirab® S Tollwut-Immunglobulin, hängt von der Gefährdung ab (☞ Tab. 17.57). Hat evtl. ein Kontakt stattgefunden, wird unverzüglich und nicht erst nach Sicherung der Diagnose beim verdächtigen Tier mit der Immunprophylaxe begonnen. Stellt sich später heraus, dass das Tier doch nicht tollwutinfiziert war, wird die Impfung je nach der späteren Gefährdung des Patienten abgebrochen oder als *präexpositionelle* (prophylaktische) Impfung fortgesetzt.

Im Vergleich zu früher sind die heutigen Impfstoffe gut verträglich, weshalb für Risikogruppen wie Forstarbeiter, Jäger, Tierärzte, Laborpersonal, Pathologen und Pflegende von Tollwut-Erkrankten die prophylaktische Impfung empfohlen wird.

Grundsätzlich empfiehlt sich Vorsicht gegenüber verhaltensauffälligen Wildtieren. Tollwut-erkrankte Tiere sind in der Regel ungewohnt zutraulich oder besonders aggressiv.

17.7.10 Erkrankungen durch Paramyxoviren: Übersicht

Zur Familie der Paramyxoviren gehören neben dem *Masern-Virus* (☞ 17.7.11) und dem *Mumps-Virus* (☞ 17.7.12) auch das *Respiratory Syncytial Virus* und das *Parainfluenza-Virus*.

RSV-Infektionen

Das *Respiratory Syncytial Virus* oder kurz **RSV** wird vornehmlich durch Tröpfcheninfektion übertragen. Es führt bei älteren Kindern und Erwachsenen lediglich zu einer „Erkältung" – sofern die Infektion überhaupt bemerkt wird. Bei ca. ein Drittel aller betroffenen Kleinkinder greift die Infektion aber auf die unteren Atemwege über und verursacht eine Entzündung der Bronchiolen (Bronchiolitis) oder eine Pneumonie.

Parainfluenza-Virus-Infektionen

Auch das **Parainfluenza-Virus** ist vor allem für Kleinkinder gefährlich, da es bei ihnen vielfach die unteren Atemwege befällt und einen *Pseudokrupp-Anfall* (Verengung der Atemwege unterhalb der Stimmritze mit „bellendem" Husten) hervorruft. Bei Erwachsenen entwickeln sich „Erkältungen" mit oder ohne Fieber.

17.7.11 Masern

> ⊡ **Masern** *(Morbilli):* Akute Virusinfektion mit typischem Vorstadium *(Prodromalstadium)* und charakteristischem Hautausschlag. Früher eine der „klassischen" Kinderkrankheiten, in Deutschland durch Impfung im Kleinkindalter heute seltener und oft leichter verlaufend; betrifft auch Ältere.

Die **Masern** gehören zu den meldepflichtigen Erkrankungen, das **Masern-Virus** zu den meldepflichtigen Krankheitserregern (☞ 17.15).

Grad der Exposition	Art der Exposition durch ein tollwutverdächtiges oder tollwütiges Wild- oder Haustier	Art der Exposition durch einen Tollwut-Impfstoffköder	Immunprophylaxe
I	Berühren/Füttern von Tieren, Belecken der intakten Haut	Berühren von Impfstoffködern bei intakter Haut	Keine
II	Knabbern an der unbedeckten Haut, oberflächliche, nicht blutende Kratzer durch ein Tier, Belecken der nicht intakten Haut	Kontakt mit der Impfflüssigkeit eines beschädigten Impfstoffköders mit nicht intakter Haut	Aktive Impfung
III	Jegliche Bissverletzung oder Kratzwunden, Kontamination von Schleimhäuten mit Speichel (z.B. durch Lecken, Spritzer)	Kontamination von Schleimhäuten und frischen Hautverletzungen mit der Impfflüssigkeit eines beschädigten Impfstoffköders	Aktive Impfung und einmalig simultan mit der ersten Impfung passive Immunisierung mit Tollwut-Immunglobulin

Tab. 17.57: Immunprophylaxe nach Kontakt mit dem Tollwut-Virus nach den Empfehlungen der Ständigen Impfkommission am Robert-Koch-Institut, Stand Januar 2000.

Kranheitsentstehung

Das Masern-Virus wird durch Tröpfcheninfektion übertragen.

📋 Symptome, Befund und 🔍 Diagnostik

Nach einer Inkubationszeit von 10 – 12 Tagen treten typische Vorläufersymptome auf *(Prodromalstadium)*: Der Betroffene bekommt mäßiges Fieber, Husten, Schnupfen und eine Bindehautentzündung der Augen mit Lichtscheu. Diagnostisch wegweisend sind zu diesem Zeitpunkt die **Koplik-Flecken,** kalkspritzerartige, weiße Flecken der Wangenschleimhaut gegenüber den Backenzähnen. Nach 3 – 5 Tagen fällt das Fieber für 1 – 2 Tage ab, bevor es erneut auf ca. 40 °C ansteigt und das typische Masernexanthem auftritt. Meist beginnt der Ausschlag hinter den Ohren und breitet sich nach unten aus. Zunächst bilden sich kleine, rote, erhabene Papeln, die zu unregelmäßig geformten, größeren Flecken oder flächigen Rötungen zusammenfließen (konfluieren). Nach ungefähr 3 – 4 Tagen klingen Fieber und Ausschlag wieder ab.

Gefährlichste Akutkomplikation ist die **Masernenzephalitis** (Häufigkeit ca. 1 : 1 000), die sich durch zerebrale Krampfanfälle, Bewusstseinsstörungen und neurologische Ausfälle zeigt und nicht selten Dauerfolgen hinterlässt.

Eine sehr seltene, aber wegen ihres stets tödlichen Ausgangs bedeutsame Komplikation ist die **subakute sklerosierende Panenzephalitis** *(SSPE)*, eine allmählich das Gehirn zerstörende Entzündung durch das Masern-Virus, die durchschnittlich 5 – 7 Jahre nach der Masernerkrankung auftritt.

Die Diagnose wird in aller Regel klinisch gestellt.

🔧 Behandlungsstrategie

Masern und Masernenzephalitis können nur symptomatisch und bei bakteriellen Folgeinfektionen durch Gabe von Antibiotika behandelt werden.

🛏 Pflege

Die Betroffenen sind in ihrem Allgemeinbefinden stark beeinträchtigt, so dass sie von selbst Bettruhe einhalten. Die meisten bevorzugen aufgrund der Bindehautentzündung ein abgedunkeltes Zimmer. Die Krankenbeobachtung dient der rechtzeitigen Erkennung von Komplikationen: Atemstörungen als Pneumoniehinweis, Bewusstseinsstörungen als Zeichen einer Enzephalitis.

Bis vier Tage nach Auftreten des Ausschlags wird der Kranke in einem Einzelzimmer untergebracht, und es werden Schutzkittel und Handschuhe angezogen. Bei unvermeidlichem Kontakt sollten Nicht-Immune einen Mund-Nasen-Schutz anlegen. Die patientennahen Flächen werden regelmäßig desinfiziert, nach der Entlassung des Patienten müssen Matratzen, Kissen und Decken ebenfalls desinfiziert werden.

🖾 Prophylaxe

Zur Vermeidung von Masernenzephalitis und SSPE wird heute die aktive Masernimpfung allgemein empfohlen. Eine Passivimpfung gegen Masern ist z.B. bei Immundefekten angezeigt.

17.7.12 Mumps

> 🔅 **Mumps** *(Parotitis epidemica, Ziegenpeter, Wochentölpel, Bauernwetzel):* Akute, durch das **Mumps-Virus** verursachte Allgemeinerkrankung mit kennzeichnender Schwellung der Ohrspeicheldrüse (in 75 % beidseits).

Übertragung und ⇨ Krankheitsentstehung

Das **Mumps-Virus** wird durch Kontakt- und Tröpfcheninfektion übertragen und führt zu einer Entzündung der Speicheldrüsen (vornehmlich der Ohrspeicheldrüsen), gelegentlich auch zu einer Beteiligung anderer Drüsen.

📋 Symptome, Befund und 🔍 Diagnostik

Nach einer Inkubationszeit von 2 – 3 Wochen fühlt sich der Infizierte müde und krank und bekommt Fieber. Dann schwellen die Ohrspeicheldrüsen schmerzhaft an („Hamsterbacken"). Nach ca. einer Woche gehen die Symptome von selbst wieder zurück.

Als Komplikationen sind vor allem zu nennen:
- **ZNS-Beteiligung** mit Meningitis, Meningoenzephalitis oder teils irreversiblen *Hörschädigungen* (häufigste Ursache der frühkindlichen Ertaubung)
- **Hodenentzündung** mit der Gefahr bleibender Sterilität bei Jungen nach der Pubertät
- **Begleitpankreatitis,** meist gutartig verlaufend.

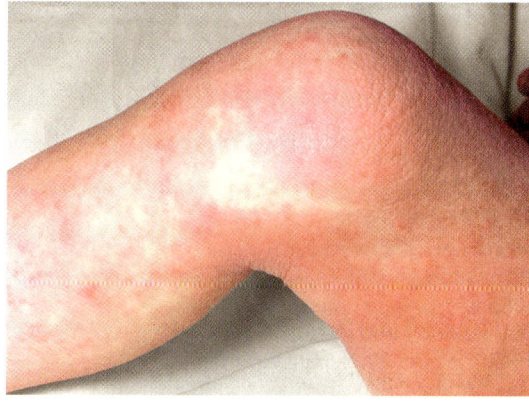

Abb. 17.58: Typisches Masernexanthem mit blassroten, erhabenen, konfluierenden Flecken. [M123]

Die Diagnose wird aufgrund der klinischen Untersuchung gestellt.

■ Behandlungsstrategie

Die Therapie ist symptomatisch.

⊟ Pflege

Den Erkrankten wird Breikost angeboten, da das Essen schmerzhaft ist. Feuchte Umschläge (z.B. mit Enelbinpaste) werden oft als lindernd empfunden.

Die Patienten werden bis 10 Tage nach Beginn der Schwellung in einem Einzelzimmer untergebracht, und es werden Schutzkittel und Handschuhe angezogen. Bei unvermeidlichem Kontakt sollten Nicht-Immune einen Mund-Nasen-Schutz anlegen. Die patientennahen Flächen werden regelmäßig desinfiziert.

⊠ Prophylaxe

Wegen der Komplikationen wird empfohlen, alle Kinder aktiv gegen Mumps impfen zu lassen.

17.7.13 **Röteln**

> ⦂ **Röteln** *(Rubeola):* Für den Erkrankten in aller Regel harmlose Virusinfektion. Jedoch große soziale Bedeutung durch schwere Schädigung des Ungeborenen bei einer Erkrankung der Schwangeren.

Das **Röteln-Virus** gehört bei angeborenen Infektionen zu den meldepflichtigen Krankheitserregern (☞ 17.15).

Etwa 14 – 16 Tage nach Ansteckung durch Tröpfcheninfektion kommt es zu einer leichten Erkrankung mit Schnupfen, etwas Fieber und einer typischen Schwellung der Hals- und Nackenlymphknoten. Gleichzeitig oder kurz danach breitet sich ein kleinfleckiger Hautausschlag vom Gesicht ausgehend über den ganzen Körper aus. Die etwa linsengroßen Fleckchen fließen im Gegensatz zu denen bei Masern nicht zusammen.

Eine kausale Therapie ist nicht möglich, meistens aber auch nicht nötig, da die Erkrankung gerade bei Kindern kaum Komplikationen verursacht.

Atemwegssekrete und Urin sind für ca. eine Woche nach Beginn des Hautausschlags ansteckend. Während dieser Zeit wird der Patient in einem Einzelzimmer untergebracht, und es sind bei einem zu erwartenden Kontakt mit erregerhaltigen Materialien Schutzkittel und Handschuhe zu tragen. Können nicht-immune Frauen im gebärfähigen Alter das Zimmer nicht meiden, tragen sie zusätzlich einen Mund-Nasen-Schutz. Die patientennahen Flächen werden regelmäßig desinfiziert.

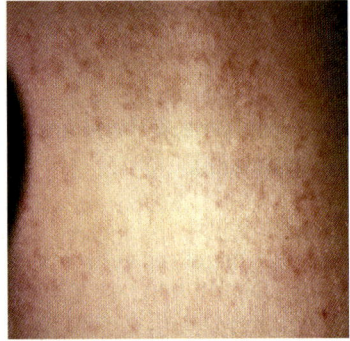

Abb. 17.59: Röteln-exanthem am Rücken mit kleinen, nicht konfluierenden Flecken. [F113]

Rötelnembryopathie

> ☞ Gefährlich ist das Röteln-Virus für das Ungeborene im Mutterleib: Eine frische Rötelninfektion der Schwangeren kann den Feten insbesondere in der Frühschwangerschaft (Risiko > 50 %) schwer schädigen.

Typisch für diese **Rötelnembryopathie** *(Gregg-Syndrom)* sind Herzfehler, Augen- und Ohrenschäden, eine erhebliche geistige und motorische Entwicklungsstörung und Minderwuchs. Die Kinder sind nach der Geburt längere Zeit ansteckend. Eine kausale Behandlung ist nicht möglich.

Aus diesem Grunde wird die aktive Röteln-Impfung heute für alle Kleinkinder sowie zu Beginn der Schulzeit empfohlen. Zusätzlich wird das Blut aller Schwangeren auf Röteln-Antikörpern untersucht, um gefährdete Frauen herauszufinden, bei denen nach Kontakt mit Röteln-Kranken eine Passivimpfung erforderlich ist. Eine aktive Röteln-Impfung darf in der Schwangerschaft nicht durchgeführt werden.

17.7.14 **Gelbfieber und andere Erkrankungen durch Flavi-Viren**

Gelbfieber

> ⦂ **Gelbfieber:** Akute, fieberhafte Infektionskrankheit der afrikanischen und lateinamerikanischen Tropen, die durch das **Gelbfieber-Virus** hervorgerufen und durch Mücken auf den Menschen übertragen wird. Anstelle des früher gefürchteten **klassischen** („Stadt"-)**Gelbfiebers** überwiegt heute weltweit das **gutartigere** („Busch"-)**Gelbfieber**.

Gelbfieber und Nachweis des **Gelbfieber-Virus** sind meldepflichtig (☞ 17.15). Außerdem gehört das Gelbfieber zu den internationalen Quarantänekrankheiten.

Nach einer Inkubationszeit von 3 – 6 Tagen bekommt der Patient hohes Fieber mit Kopf- und Rückenschmerzen. Nach mehrtägiger Fieberphase geht es dem Kranken dann für 1 – 2 Tage besser, bevor das Fieber abermals ansteigt. In dieser zweiten Phase der Erkrankung treten eine Leberschädigung mit Ikterus, daher „Gelbfieber", eine Nierenschädigung bis hin zum Nierenversagen und eine zum Teil erheblich gesteigerte Blutungsneigung in den Vordergrund. Bluterbrechen und Darmblutungen sind häufig und können zum Kreislaufschock führen.

Die Diagnose wird klinisch gestellt (Reise-Anamnese) und durch Leberbiopsie oder serologisch (Antikörperanstieg) gesichert.

Behandlung und Pflege beschränken sich auf symptomatische Maßnahmen. Bei einem Teil der Kranken sind Bluttransfusionen notwendig. Über die Standardhygiene hinausgehende Maßnahmen sind nicht erforderlich, da die Erreger nur durch Mücken übertragen werden.

Die Sterblichkeit beim „Busch"-Gelbfieber liegt durchschnittlich bei 10 %, beim heute seltenen „Stadt"-Gelbfieber um 80 %. Eine durchgemachte Erkrankung hinterlässt lebenslange Immunität. Die einzig wirksame Prophylaxe ist die aktive Schutzimpfung vor Reisen in gefährdete Gebiete, die nur von WHO-autorisierten Impfstellen durchgeführt wird und mindestens 10 Tage vor Reiseantritt erfolgen muss.

Erkrankungen durch weitere Flavi-Viren

Das Gelbfieber-Virus gehört zur Familie der **Flavi-Viren.** Vielfach übertragen durch Zecken oder Mücken, seltener durch Kontaktinfektion, rufen etliche dieser Viren meist zweiphasige Fiebererkrankungen hervor, die – abhängig vom verursachenden Virus – komplikationslos oder mit häufiger Entwicklung einer Enzephalitis oder Blutungen (*Hämorrhagien,* daher auch als **hämorrhagische Fieber** bezeichnet) verlaufen. Zahlreiche dieser Fiebererkrankungen sind mit Eigennamen belegt, so etwa die *Frühsommer-Meningo-Enzephalitis* (**FSME** ☞ 17.13.3), die **Japanische-B-Enzephalitis,** die **Murray-Valley-Enzephalitis,** die **St.-Louis-Enzephalitis,** das **Dengue-Fieber** und das **Omsk-hämorrhagische-Fieber.**

Ob auch das *Hepatitis-C-Virus* (☞ 10.5.1) zu den Flavi-Viren gehört, ist noch unklar.

Ähnliche Krankheitsbilder mit Fieber, einer mehr oder minder ausgeprägten Neigung zu Enzephalitis und Blutungen sowie oft hoher Letalität können noch von einer Vielzahl anderer, nicht zu den Flavi-Viren zählenden Viren hervorgerufen werden (z.B. **Ebola-Virus, Marburg-Virus, Lassa-Virus**). Da sie in Deutschland nur sehr selten als Laborinfektionen oder eingeschleppte Fälle auftreten, werden sie in diesem Buch nicht weiter ausgeführt. Die virusbedingten hämorrhagischen Fieber unterliegen der Meldepflicht (☞ 17.15) und erfordern strengste Hygienemaßnahmen (Seuchenalarmplan).

17.8 Prionenkrankheiten: Spongiforme Enzephalopathien

Bereits seit langem sind beim Menschen mehrere seltene ZNS-Erkrankungen bekannt, die unter dem Bild zunehmender Bewegungsstörungen, neurologischer Symptome und fortschreitenden geistigen Abbaus (in jeweils unterschiedlicher Reihenfolge und Gewichtung) unaufhaltsam zum Tode führen. Das Gehirn der Verstorbenen zeigt unter dem Mikroskop typische „Löcher", weshalb diese Erkrankungen als **spongiforme** *(schwammartige)* **Enzephalopathien** zusammengefasst werden. Entzündungszeichen fehlen ebenso wie eine Immunantwort des Organismus, eine Therapie ist bisher gegen keine der Erkrankungen verfügbar. Die spongiformen Enzephalopathien sind mit Ausnahme familiär-hereditärer (erblicher) Formen meldepflichtige Erkrankungen (☞ 17.15).

Krankheitsbilder

Die häufigste spongiforme Enzephalopathie ist die **Creutzfeldt-Jakob-Krankheit** *(CJK),* die weltweit 0,5 – 1 von 1 Million Menschen befällt, vornehmlich Ältere. Überwiegend (90 %) handelt es sich um sporadische Einzelfälle, ca. 10 % der Fälle sind erblich bedingt, sehr selten ist die Erkrankung z.B. durch Dura- oder Hornhauttransplantationen, durch Behandlung mit aus Leichen gewonnenen menschlichen Hormonen oder durch unzureichend sterilisierte, innerhalb des ZNS eingesetzte chirurgische Instrumente übertragen worden. Die Erkrankung beginnt mit Gedächtnis- und Konzentrationsstörungen, abnormer Reizbarkeit und auch Schlaflosigkeit. Bald entwickelt sich eine zunehmende Demenz und Bewegungsstörungen, das EEG zeigt typische Veränderungen. Der Kranke verstirbt nach wenigen Wochen bis maximal zwei Jahren.

Seltene spongiforme Enzephalopathien sind
- Das **Gerstmann-Sträussler-Scheinker-Syndrom** *(GSS),* bei dem die Erkrankung typischerweise mit Kleinhirnstörungen beginnt und der Krankheitsverlauf länger ist als bei der Creutzfeldt-Jakob-Krankheit
- Die **fatale familiäre Insomie** (kurz FFI, auch *tödliche familiäre Schlaflosigkeit*) mit vegetativen Störungen, Schlaflosigkeit und Halluzinationen als anfänglichen Leitsymptomen
- **Kuru,** eine auf Papua-Neuguinea begrenzte und seit dem Verbot des Kannibalismus zurückgehende Erkrankung, die ebenfalls mit Kleinhirnstörungen beginnt und durch Verzehr des Hirngewebes Verstorbener übertragen wird.

Auch im Tierreich gibt es spongiforme Enzephalopathien. Am bekanntesten war lange Zeit die *Traberkrankheit* **(Scrapie)** der Schafe und Ziegen; Ende der 80er Jahre gewann die **bovine spongiforme Enzephalopathie** der Rinder (kurz **BSE,** bekannt geworden als *Rinderwahnsinn*) öffentliches Interesse. Innerhalb weniger Jahre kam es in Großbritannien zu fast 180 000 Erkrankungen in den Rinderherden, bedingt durch verseuchtes, ungenügend verarbeitetes Tiermehl aus Scrapie-infizierten Schafen als Rinderfutter. Auch auf dem europäischen Festland sind Tiere an BSE gestorben, und Untersuchungen aus der Schweiz legen nahe, dass infizierte, aber noch nicht erkrankte Tiere in die Nahrungskette des Menschen gelangt sind.

Die besondere Brisanz von BSE besteht darin, dass nach neueren Forschungsergebnissen davon ausgegangen werden muss, dass BSE die Artgrenze überspringen und beim Menschen eine neue Variante der Creutzfeldt-Jakob-Krankheit hervorrufen kann. Bisher verstarben schon 70 Menschen in Großbritannien an einer neuen Variante der Creutzfeldt-Jakob-Erkrankung (**nvCJK**, *vCJK*). Die Betroffenen sind wesentlich jünger als die an der „klassischen" Form Erkrankten, sie zeigen im Frühstadium andere Symptome, und die Krankheit dauert bei ihnen erheblich länger. Nach heutigem Kenntnisstand handelt es sich bei dieser neuen Variante um die „menschliche" Form von BSE. Die Inkubationszeit der Erkrankung ist noch unbekannt, Experten gehen mittlerweile von 10 – 20 Jahren aus. Ob es sich hierbei um den Beginn einer großen Epidemie handelt oder ob es bei Einzelfällen bleiben wird, lässt sich zurzeit nicht beurteilen.

⇨ Übertragung und Krankheitsentstehung

Nach heutigem Kenntnisstand handelt es sich bei allen oben genannten Erkrankungen um **Prionenkrankheiten. Prionen** (vereinfachte Merkhilfe: *proteinartiges infektiöses Agens ohne Nukleinsäure*) sind pathogene, infektiöse Eiweiße, die sich von ihren „normalen" Verwandten im Körper nicht durch ihre chemische, sondern höchstwahrscheinlich nur durch ihre räumliche Struktur unterscheiden. Deshalb werden sie auch nicht vom Immunsystem bekämpft. Die physiologische Funktion des normalen Eiweißes ist nicht genau bekannt, wahrscheinlich spielt es eine Rolle bei der Signalübertragung an den Synapsen. Die veränderten Prionproteine werden vom Organismus praktisch nicht abgebaut, wandeln ihre noch gesunden Nachbarn auf noch nicht genau geklärte Weise in die abnorme Form um und reichern sich an.

Da Prionen den gegenüber Bakterien und Viren wirksamen Desinfektionsverfahren trotzen und auch hohen Temperaturen hartnäckig standhalten, gehen die meisten Wissenschaftler davon aus, dass Prionen keine Nukleinsäure enthalten. Infektiosität ohne Nukleinsäure – eine bahnbrechende These!

Auch ist noch nicht gesichert, wie die Prionen übertragen werden. Sicher ist, dass die Rinderseuche BSE von Tiermehl aus Scrapie-infizierten Schafen ihren Ausgang nahm. Da aber auch Rinder betroffen sind,

die niemals verseuchtes Tiermehl zu fressen bekamen, muss es noch andere Übertragungswege geben, höchwahrscheinlich eine diaplazentare Übertragung von der Kuh auf das Kalb und eine Infektion durch das Fressen der Plazenta, evtl. auch über Dung.

Sicher ist auch, dass menschliche spongiforme Enzephalopathien sowohl erblich bedingt als auch durch Infektion (☞ oben) erworben sein können – ebenfalls ein Novum. Man geht heute davon aus, dass der BSE-Erreger durch die orale Aufnahme verseuchten Fleisches und daraus hergestellter Produkte auf den Menschen übertragen werden kann. Wie viele Erreger für eine solche Infektion notwendig sind (Infektion nur durch Hirn, auch durch Muskelfleisch oder sogar z.B. durch Gelatine) ist völlig unklar. Eventuell gelangt der Erreger durch die Peyer-Plaques ins Lymphsystem und dann über die Nervenfasern, die z.B. die Lymphknoten versorgen, ins Gehirn. Offen ist auch, ob neben den Prionen noch andere Faktoren (Nukleinsäuren?) zur Infektion erforderlich sind und welche Rolle genetische Einflüsse im Detail spielen. Beispielsweise kann es sein, dass Menschen, die das normale Prionprotein aufgrund einer Genmutation nicht haben, an nvCJK nicht erkranken können und umgekehrt Mutationen für die Erkrankung empfänglich machen oder sie gar auslösen können. Dies wäre auch eine Erklärung für die familiäre Häufung von Prionenkrankheiten (☞ oben).

Seit kurzem gibt es einen Schnelltest, mit dem infizierte, aber noch nicht erkrankte Tiere nach der Schlachtung innerhalb weniger Stunden herausgefunden werden können. Ein solcher Test könnte bei routinemäßiger Durchführung auf den Schlachthöfen und nachfolgender konsequenter Vernichtung infizierter Tiere die Übertragung des Erregers auf den Menschen höchstwahrscheinlich stoppen.

🔍 Diagnostik und Differenzialdiagnose

Bisher können die spongiformen Enzephalopathien nur nach dem Tode des Betroffenen durch eine Obduktion mit nachfolgender histologischen Untersuchung des Gehirns diagnostiziert werden, so dass die Abgrenzung von anderen degenerativen ZNS-Erkrankungen und Demenzen insbesondere bei Älteren oft Probleme bereitet. Am aussichtsreichsten erscheint zurzeit der Versuch, die Prionen vor Krankheitsausbruch in lymphatischem Gewebe (z.B. Tonsillen) nachzuweisen.

📊 Behandlungsstrategie und 🛏 Pflege

Eine kausale Behandlung ist bisher nicht bekannt. Behandlung wie Pflege richten sich also auf die Linderung der Symptome. Wissenschaftler sind der Ansicht, dass für Ärzte und Pflegende bei den üblichen Patientenkontakten keine Gefahr besteht. Lediglich bei invasiven Methoden, z.B. Operationen, sind angesichts der Widerstandsfähigkeit des Erregers besondere Vorsichtsmaßnahmen zu beachten, um eine Übertragung etwa durch OP-Instrumente zu vermeiden. Eine Übertragung durch Bluttransfusion ist strittig.

17.9 Infektionen durch Pilze (Mykosen)

17.9.1 Eigenschaften von Pilzen

Pilze *(Fungi)* sind wenig differenzierte Lebewesen mit einem Zellkern und charakteristischen, chitinhaltigen Zellwänden (☞ Tab. 17.2). Für die in Europa wichtigsten menschenpathogenen Pilze wird in der Klinik die einfache **D-H-S-Klassifikation** bevorzugt.

Man unterscheidet:
- **Dermatophyten** *(Fadenpilze* ☞ Abb. 17.60): Dermatophyten befallen die Haut des Menschen und ihre Anhangsgebilde
- **Hefen** *(Sprosspilze* ☞ Abb. 17.60): Hefen, v.a. *Candida albicans*, verursachen in erster Linie Infektionen der Haut und Schleimhäute (☞ 17.9.3), können jedoch bei Abwehrschwäche die inneren Organe befallen und zu einer *Pilzsepsis* führen
- **Schimmelpilze:** Schimmelpilze befallen vor allem die inneren Organe.

Entstehung von Mykosen

Pilze sind überall in unserer Umwelt vorhanden, und einige Pilze siedeln auch beim Gesunden auf der Haut oder den Schleimhäuten, ohne zu einer manifesten Erkrankung zu führen. Bei den bedeutsamen **Mykosen** in Europa handelt es sich – von Ausnahmen abgesehen – um opportunistische Infektionen. Voraussetzung für die Entstehung einer Pilzerkrankung ist also nicht nur das Vorhandensein des Pilzes, sondern zusätzlich eine lokale und/oder allgemeine Abwehrschwäche des Organismus. Ursachen hierfür sind:
- Grunderkrankungen wie Tumoren, Diabetes mellitus oder HIV-Infektionen
- Die Herabsetzung der lokalen oder allgemeinen Abwehr z.B. durch Glukokortikoide (☞ Pharma-Info

12.33), Immunsuppressiva (☞ Pharma-Info 16.30) oder Zytostatika (☞ 14.5.2)
- Mangel- und Fehlernährung (angeblich sind wesentliche Faktoren insbesondere zu viel Zucker und leicht spaltbare Kohlenhydrate)
- Die Zerstörung der normalen Bakterienbesiedelung des Körpers durch eine (länger andauernde) Antibiotikabehandlung.

> 🔱 Pilze verursachen verschiedene Krankheitsbilder:
> - Am häufigsten sind **lokale Mykosen** durch *fakultativ pathogene* Pilze mit umschriebenem Befall der Haut oder Schleimhaut. Lokale Mykosen beginnen schleichend, sind in aller Regel harmlos und durch *Lokalpräparate* gut zu behandeln. Allerdings rezidivieren sie häufig
> - Bei einer hochgradigen Abwehrschwäche des Patienten können sich viele sonst ungefährliche Pilze im Körper ausbreiten und zu **opportunistischen systemischen Mykosen,** häufig auch einer **Pilzsepsis,** führen. Diese beginnen ebenfalls oft schleichend, nehmen dann aber häufig einen lebensbedrohlichen Verlauf und sind nur schwer durch *systemische* Gabe nebenwirkungsreicher Antimykotika zu behandeln
> - Einige wenige Pilzarten sind *obligat pathogen*. Sie sind vor allem in Nord- und Südamerika verbreitet, können aber nach Europa eingeschleppt werden. Diese Pilze führen zu (nicht-opportunistischen) **primären systemischen Mykosen** in inneren Organen, z.B. Lunge oder ZNS.

Viele Pilzarten können außerdem zu allergischen Erkrankungen führen, beispielsweise zu allergischen Atemwegserkrankungen (☞ 8.6.1).

Therapie von Pilzerkrankungen

Die Therapie von Pilzerkrankungen erfordert spezielle Antiinfektiva, die Antimykotika (☞ Pharma-Info 17.61).

17.9.2 Dermatomykosen

> 📖 **Dermatomykose** *(Hautpilzerkrankung):* Lokale Pilzinfektion der Haut, meist durch Dermatophyten oder Hefen bedingt. Insgesamt sehr häufige, in aller Regel harmlose Erkrankung.

Viele Patienten auf internistischen Stationen haben als Nebenbefund eine **Dermatomykose.**

🔲 Symptome und Befund

Die Beschwerden des Patienten hängen von der Lokalisation der Erkrankung ab. Beim sehr häufigen Befall der *Zehenzwischenräume* ist die Haut sowohl

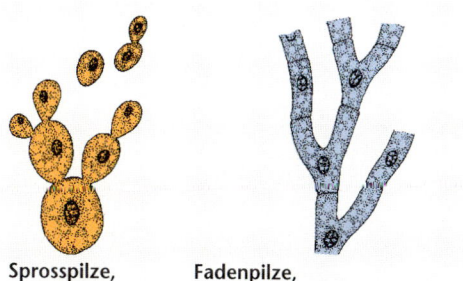

Sprosspilze, z.B. Hefen

Fadenpilze, z.B. Dermatophyten, Schimmelpilze

Abb. 17.60: Charakteristische Wuchsformen von Pilzen. [B107]

✐ Pharma-Info 17.61 Antimykotika

⊡ **Antimykotika:** Arzneimittel gegen Pilzinfektionen.

Die Behandlung *lokaler* Pilzinfektionen ist mit modernen Antimykotika meist unproblematisch. Die Präparate werden auf Haut oder Schleimhaut aufgetragen und haben, da sie nicht resorbiert werden, praktisch keine Nebenwirkungen.

Werden Antimykotika aber oral oder intravenös gegeben, sind schwere Nebenwirkungen wie etwa Leberschäden bei einem Teil der Präparate (z.B. Amphotericin B, Flucytosin) nicht selten.

Auch müssen systemische Antimykotika im Vergleich zu Antibiotika viel länger – oft viele Wochen oder Monate – verabreicht werden, was die Rate von Nebenwirkungen weiter ansteigen lässt.

Häufig verordnete Antimykotika				
Substanz	**Handelsname**	**Wichtigste Indikationen**	**Anwendung**	**Nebenwirkungen** Bemerkungen**
Amorolfin	Loceryl®	Haut- und Nagelmykosen durch Dermatophyten und Hefen	lokal	Hautreaktionen
Amphotericin B*	Amphotericin B® Ampho-Moronal®	Schwere Infektionen z.B. mit Candida, Aspergillus, Kryptokokken	lokal, systemisch (nur i.v., möglichst über ZVK)	Fieber, Knochenmarkdepression, (generalisierte) Schmerzen, Nierenfunktionsstörung, Hypokaliämie, Venenreizung
Ciclopirox	Batrafen®	Verschiedene Pilzinfektionen der Haut und der Nägel	lokal	Hautreaktionen
Clotrimazol	Canesten®	Dermatomykosen	lokal	Hautreaktionen
Fluconazol	Diflucan® Fungata®	Hefepilzinfektionen, z.B. Candida, Kryptokokken	systemisch	Exanthem, Kopfschmerzen
Flucytosin	Ancotil®	Schwere Infektionen mit Candida, Aspergillus, Kryptokokken	systemisch	Knochenmarkdepression, ZNS-Störungen (z.B. Schwindel, Halluzinationen)
Griseofulvin	Likuden®	Schwerer Fadenpilzbefall z.B. der Nägel	lokal, systemisch	ZNS-Störungen (Kopfschmerzen, Schwindel, Unruhe). Zuverlässige Empfängnisverhütung bei Frauen bis 1 Monat, bei Männern bis 6 Monate nach Therapieende
Itraconazol	Sempera®	Schwere Dermatomykosen, Candidose, Aspergillose, Kryptokokkenmeningitis	systemisch	Kopfschmerzen, Benommenheit, Allergie. Einnahme von Antazida, H$_2$-Blockern wegen möglicher Resorptionsminderung ≥ 2 Std. nach Einnahme von Itraconazol, außerdem in diesen Fällen Einnahme von Itraconazol mit einem Cola-Getränk
Ketoconazol	Nizoral®	Schwere Haut-, Organ- und Systemmykosen durch verschiedene Pilze	lokal, systemisch	Hauterscheinungen, Kopfschmerzen, Haarausfall
Nystatin*	Moronal®	V.a. Candida-Infektionen	lokal	Allergie
Terbinafin	Lamisil®	Schwerer Fadenpilzbefall der Haut, Schleimhäute oder Nägel, Candidainfektionen	lokal, systemisch	Hauterscheinungen, Geschmacksstörungen. Wechselwirkungen z.B. mit oralen Kontrazeptiva („Pille") möglich

* Amphotericin B und Nystatin werden nicht aus dem Magen-Darm-Trakt resorbiert. Daher entspricht die orale Gabe einer Lokalbehandlung der Schleimhäute des Magen-Darm-Traktes.

** Alle oral gegebenen Arzneimittel haben als Nebenwirkung gastrointestinale Symptome (Übelkeit, Erbrechen, Durchfall) und Leberfunktionsstörungen.

beim Dermatophyten- als auch beim Candidabefall gerötet, eingerissen und schuppig. Für den Patienten steht meist der starke Juckreiz im Vordergrund. Da über die Rhagaden Bakterien eindringen können, ist das Bild häufig durch eine bakterielle Folgeinfektion maskiert. Die Fußsohle ist oft ebenfalls gerötet und schuppig.

Greift die Erkrankung auf den *Nagel* über **(Onychomykose),** verfärbt sich die Nagelplatte gelb-bräunlich. Später wird der Nagel durch Wachstumsstörungen dicker und höckerig. Dermatophyten befallen den Nagel meist vom freien Rand, Candida eher von Nagelwall und Nagelmatrix aus.

Am übrigen *Körper* können Dermatophyten- und Candidabefall oft voneinander unterschieden werden: Typisch für Dermatophyten sind scheibenförmige, relativ scharf begrenzte, gerötete und schuppende Herde, die in der Mitte abblassen und sich ringförmig nach außen hin ausbreiten. Der „Randwall" ist dunkler und zum Teil erhaben. Charakteristisch für einen Candidabefall sind eine entzündlich gerötete Haut mit Pustelbildung, eine nach innen gerichtete Schuppenkrause am Rand des Herdes und eine satellitenförmige Aussaat. Bei beiden Formen verspürt der Patient Juckreiz.

Dermatophyten können auch die *Haare* befallen. Leitsymptom ist das Abbrechen der Haare knapp oberhalb der Kopfhaut. Je nach Stärke der entzündlichen Reaktion sind deutliche rötliche Hautherde, evtl. mit Pusteln und Krusten, erkennbar. Bei anderen Pilzarten ist der Herd wie mit Mehlstaub bedeckt.

🔍 Diagnostik

Die Verdachtsdiagnose „Hautpilz" wird in aller Regel allein anhand des Untersuchungsbefundes gestellt. Eine sichere Diagnose, die auch eine differenzierte Therapie ermöglicht, ist jedoch nur durch den Erregernachweis möglich:

- Häufig können die fadenförmigen oder rundlichen Pilze bereits im *Nativpräparat* unter dem Mikroskop gesehen werden. Besonders geeignet sind Haare, Schuppen oder Nagelspäne aus den Herdrändern

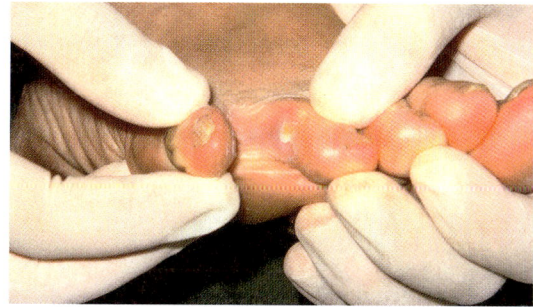

Abb. 17.62: Dermatomykose. Stark juckende Interdigitalmykose bei einer Diabetikerin. [T195]

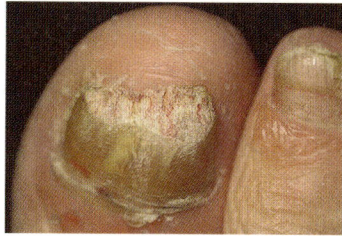

Abb. 17.63: Onychomykose. Der Großzehennagel wurde mit Salizylsäure aufgeweicht und z.T. abgetragen, damit das lokale Antimykotikum besser eindringen kann. [T122]

- Eine genaue Identifizierung der Erreger gelingt mit Hilfe einer *Pilzkultur*. Das Anzüchten dieser Kultur dauert allerdings bis zu drei Wochen
- Im *Wood-Licht* (einem speziellen UV-Licht) leuchten einige Pilzarten bzw. die befallenen Körperpartien verschiedenfarbig auf
- Eine *Probeexzision* mit nachfolgendem histologischen Nachweis ist nur selten erforderlich.

📋 Behandlungsstrategie

Dermatomykosen der Haut werden durch lokale Anwendung von Antimykotika (☞ Pharma-Info 17.61) behandelt. Bei *Fadenpilzen* gelangen z.B. Tolnaftat (etwa Tonoftal®) oder Clotrimazol (etwa Canesten®, Mykofug®), bei *Candidamykosen* der Haut z.B. Nystatin (etwa Candio-Hermal®) oder Clotrimazol (etwa Canesten®) zur Anwendung. Bei stärkerer entzündlicher Reaktion können zuvor antientzündliche Maßnahmen erforderlich sein.

Bei Nagelbefall kann heute durch das Auftragen antimykotischer Nagellacke (z.B. Loceryl® Nagellack Roche) oft eine Nagelentfernung oder die systemische Gabe von Antimykotika vermieden werden.

Bei tiefreichenden Infektionen und nicht beherrschbarem Nagel- oder Haarbefall durch Dermatophyten kann die orale Gabe z.B. von Griseofulvin (etwa Likuden® M) oder alternativ Itraconazol (etwa in Sempera®) angezeigt sein, die langfristig, bei Nagelbefall bis zu einem Jahr, durchgehalten werden muss. Bei schwerem Candidabefall der Haut und der Schleimhäute ist die orale Gabe von Fluconazol oder Itraconazol (z.B. Diflucan® bzw. Sempera®) erforderlich.

🛏 Pflege bei Dermatomykosen

Hautpflege

- Maßgeblich für den Therapieerfolg ist das „Trockenlegen von Feuchtgebieten". Nässende Hautpartien können z.B. mit Jodtinktur oder Arning® Tinktur behandelt werden. Weiche Streifen oder Tücher aus Baumwolle (unter Brüsten, in der Analfalte und Leiste, zwischen den Oberschenkeln, zwischen den Zehen usw.) sorgen für „Abstand und Belüftung"
- Für Waschungen desinfizierende Seifen, etwa Betaisodona®-Wasch-Antiseptikum Flüssigseife, benutzen, dabei stets Handschuhe anziehen. Alkalische Seifen meiden. Infizierte Areale zuletzt

waschen, Waschlappen und Handtuch danach entsorgen (Einmalartikel bevorzugen). Hautregionen, die mit antimykotisch wirksamer Farbstofflösung behandelt wurden, nach dem Waschen trocken föhnen, ehe die Lösung erneut aufgetragen wird. Körperstellen, die sich schlecht abtrocknen lassen, etwa die Zehenzwischenräume, ebenfalls – nicht zu heiß – trocken föhnen. Prophylaktisch sind desinfizierende Puder (z.B. Ovis®) zu empfehlen

- Auf ausgedehnte warme Bäder verzichten, da diese die Haut aufquellen lassen, wodurch die Pilzsporen leichter in die Haut eindringen können
- Alle Utensilien (Badewanne, Waschschüssel, Steckbecken) nach Gebrauch mit einem geeigneten Desinfektionsmittel behandeln (z.B. Sekusept®, Incidin®) und trocknen lassen.

Kleidung

- Patienten bezüglich geeigneter Kleidung beraten. Günstig ist kochbare, atmungsaktive Leibwäsche, ungünstig nicht waschbare Kleidung wie etwa Leder, v.a. wenn sie direkt auf der Haut getragen wird. Während der Behandlung mit Farbstofflösungen alte Unterwäsche anziehen lassen, da diese sich verfärbt
- Geeignetes Schuhwerk sind luftige Schuhe und Baumwollstrümpfe, keine Gummistiefel oder Synthetiksocken
- Bei Fußpilz dem Patienten empfehlen, so oft wie möglich barfuß zu laufen.

Ernährung

Ein Verzicht auf Rauchen und Alkohol sowie eine Einschränkung des Zucker- und (Weiß-)Mehlkonsums hat oft günstige Wirkung auf die Heilung der Infektion.

Antipruriginöse Maßnahmen

Manche Patienten können wegen des Juckreizes nachts nicht schlafen. Dann sind juckreizlindernde Maßnahmen in den Abendstunden wie Anwendungen mit Kaliumpermanganat hilfreich.

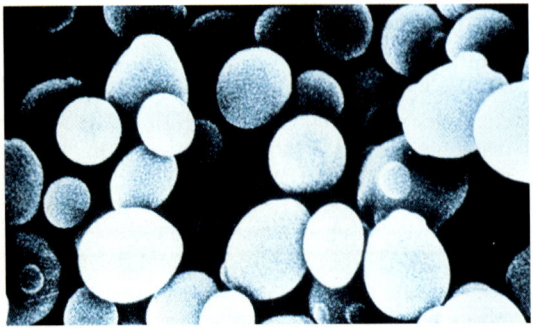

Abb. 17.64: Kugelige Zellen von Candida albicans im elektronenmikroskopischen Bild. [U149]

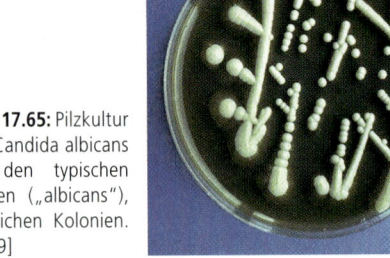

Abb. 17.65: Pilzkultur von Candida albicans mit den typischen weißen („albicans"), rundlichen Kolonien. [U149]

⬚ Prophylaxe

Entscheidend ist, eine weitere Ausbreitung des Pilzes zu verhindern. Daher:

- Patienten über Übertragungswege aufklären, insbesondere über Badematten in öffentlichen Bädern, Plastikbadeschuhe, Schuhe, die von mehreren getragen werden. Fußsprühanlagen in öffentlichen Bädern sind nutzlos. Besser ist, falls gewünscht, beim Anziehen nach dem Baden alkoholische Fußdesinfektionsmittel anzuwenden
- Dem Patienten sagen, dass er unmittelbaren Kontakt zu Abwehrgeschwächten meiden soll
- Patienten darauf aufmerksam machen, dass pilzinfizierte Haustiere eine häufige Ansteckungsquelle sind, insbesondere bei Dermatophytenbefall des Körpers. Sie müssen daher vom Tierarzt auf eine Pilzinfektion untersucht und ggf. behandelt werden.

17.9.3 Candidose

> ☷ **Candidose** *(Kandidose, Candida-Mykose, Candidiasis, Soor):* Meist lokale Pilzinfektion der Haut- und Schleimhaut, in 90 % der Fälle durch den Hefepilz Candida albicans (weißer Pilz) und in 10 % durch andere Hefen verursacht.

⬚ Krankheitsentstehung

Hefen siedeln auch bei vielen Gesunden auf Haut und Mund-Rachen-Schleimhaut und sind den fakultativ pathogenen Mikroorganismen zuzurechnen.

Bei Vorliegen begünstigender Faktoren wie etwa einer Schwangerschaft, eines Diabetes mellitus, AIDS, aber auch lokalen Druckstellen durch Zahnprothesen kommt es zu einer starken Vermehrung der Pilze und zum Eindringen in die Schleimhäute. Im Pobereich sind Säuglinge und Kleinkinder besonders häufig betroffen *(Windeldermatitis)*, im Genitalbereich vor allem Frauen. Im Krankenhaus sind Blasenkatheter ernste Risiken.

👁️ Symptome und Untersuchungsbefund

Die Beschwerden des Patienten hängen von der Lokalisation des Pilzes ab:

- Beim **Mundsoor** hat der Patient in der Mundhöhle weißliche, meist abwischbare Beläge auf geröteter Schleimhaut. Die Schleimhaut kann auch bluten und ulzerieren. Während ein leichter Mundsoor oft unbemerkt bleibt, bereitet in ausgeprägten Fällen jeder Essversuch Schmerzen
- Der **Speiseröhrensoor** zeigt sich in erster Linie durch Schmerzen beim Schlucken der Nahrung. Er tritt praktisch immer bei AIDS-Patienten auf
- Beim häufigen **Vaginalsoor** klagt die Patientin über Scheidenausfluss *(Fluor)* und Jucken im Genitalbereich. Begünstigende Faktoren sind Schwangerschaft, Einnahme der „Pille" und Antibiotika
- Eine **Candidose der Atemwege** zeigt sich durch Husten und Auswurf. Dann ist auch die Gefahr einer systemischen Beteiligung mit **Soorpneumonie** groß
- Eine **Harnröhren-** oder **Harnblasenentzündung** durch Candida verursacht die gleichen Beschwerden wie andere Harnblasenentzündungen auch: Brennen beim Wasserlassen, Juckreiz, häufiger Harndrang. Eine Nierenbeteiligung mit dem Bild einer Nierenbeckenentzündung ist möglich.

Komplikation: Soorsepsis

Bei starker Abwehrschwäche können die Pilze in immer tiefere Darmabschnitte vordringen. Diese **Candidose des Darms** zeigt sich durch Durchfälle, in schweren Fällen auch durch Darmblutungen und -perforationen. Dringen die Pilze durch die Schleimhaut in die Blutbahn ein, kann eine lebensbedrohliche **Soorsepsis** *(Candida-Sepsis)* die Folge sein.

🔎 Diagnostik und Differenzialdiagnose

Das klinische Bild ist gerade beim Mundhöhlen- oder Vaginalsoor typisch. Der Erreger lässt sich aus Abstrichen, vor allem aus dem Herdrand, mikroskopisch und kulturell nachweisen.

📊 Behandlungsstrategie

Bei lokalem Schleimhautsoor bringen lokale Antimykotika (z.B. Nystatin, etwa in Moronal®) in aller Regel den gewünschten Erfolg. Die orale Gabe nicht resorbierbarer Arzneimittel behandelt auch den Ösophagus- und Darmsoor oder verhindert ständige, vom Darm ausgehende Scheideninfektionen. Begünstigende Faktoren müssen unbedingt beseitigt werden, um Rückfälle zu verhüten. Ist dies nicht möglich, z.B. bei einem AIDS-Patienten, kann manchmal eine medikamentöse Prophylaxe angezeigt sein.

🛏️ Pflege bei Candidose

- Die candidabefallenen Körperregionen werden bei der Körperpflege immer zuletzt gewaschen, oder es müssen Waschwasser, -schüssel, -lappen und Handtuch gewechselt werden
- Bei gefährdeten Patienten ist eine *Soorprophylaxe* in Mund und Rachen angezeigt. Ziel ist der Erhalt der normalen Mundflora und einer feuchten Mundschleimhaut
- Auf Zucker und zuckerhaltige Nahrungsmittel sollte der Patient verzichten, da Zucker das Candidawachstum begünstigt
- Ein genaues Einhalten der Behandlungsdauer ist für den Behandlungserfolg entscheidend. Um Rezidive zu vermeiden, wird die Behandlung nach Verschwinden der Symptome noch mehrere Wochen weitergeführt
- Bei rezidivierendem Candidabefall im Genitalbereich wird der Sexualpartner mitbehandelt, um eine Wiederansteckung zu vermeiden
- Isolierung des Patienten ist nicht erforderlich, Handschuhe und Schutzkittel sind bei möglicher Kontamination anzulegen. Patientennahe Flächen werden regelmäßig desinfiziert.

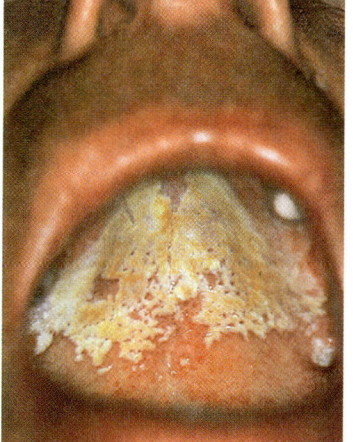

Abb. 17.66 (links): Candida-Soor im Gaumenbereich. [E179-168]

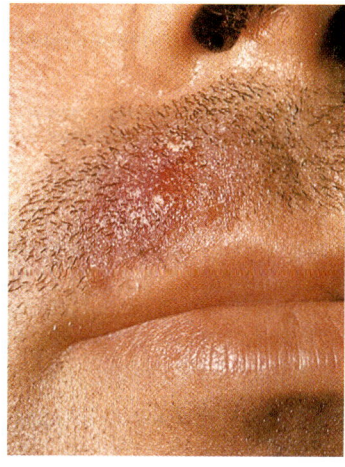

Abb. 17.67 (rechts): Candida-Follikulitis. [U138]

Patienteninformation

Von einem lokalisierten Soor geht in aller Regel keine Gefahr aus. Allerdings kann die Behandlung langwierig sein, und Rezidive sind häufig, falls die Grunderkrankung fortbesteht.

17.9.4 Systemmykosen

> ☐ **Systemmykose:** Pilzerkrankung *innerer Organe*, wobei die Pilze oft über die Atemwege aufgenommen werden.

In Deutschland sind inbesondere die **Aspergillose** durch den Schimmelpilz *Aspergillus* und die **Kryptokokkose** durch den Hefepilz *Cryptococcus* von Bedeutung. Beide Pilze sind fakultativ pathogen. Einen Überblick über außereuropäische Systemmykosen durch obligat pathogene Erreger, die z.B. durch Touristen eingeschleppt werden können, gibt Tab. 17.68.

Aspergillose

> ☐ **Aspergillose** *(Aspergillus-Mykose):* Schimmelpilzerkrankung vorzugsweise der Lunge, betrifft in erster Linie abwehrgeschwächte Patienten. Erreger meist **Aspergillus fumigatus** („Gießkannenschimmel").

Übertragung und
⇨ Krankheitsentstehung

Schimmelpilz-Sporen werden ständig mit der Atemluft eingeatmet (Vorkommen z.B. in Heu, Kompost, Blumenerde). Die Pilze wachsen dann in bestehenden Höhlen der Lunge, die sich aufgrund anderer Krankheitsprozesse gebildet haben wie etwa Bronchiektasen oder tuberkulöse Kavernen. So entsteht ein „Pilzball", der auch als **Aspergillom** bezeichnet wird. Bei Patienten unter immunsuppressiver Therapie können sich die Pilze diffus auf die ganze Lunge oder hämatogen in andere Organe ausbreiten.

Symptome und Untersuchungsbefund

Die Patienten haben Fieber und Reizhusten mit Atembeschwerden. Das Aushusten fällt oft schwer, häufig ist der Auswurf blutig. Das Allgemeinbefinden der Patienten ist – auch wegen des Grundleidens – meist stark beeinträchtigt.

Diagnostik und Differenzialdiagnose

Im Röntgenbild zeigen sich bei der diffusen Verlaufsform entzündliche Veränderungen, die fleckförmig über die ganze Lunge verteilt sind, vergleichbar einer Bronchopneumonie anderer Ursache (☞ 8.5.3). Das Aspergillom dagegen hat im Röntgenbild ein ganz typisches Aussehen: Ein großer Rundherd wird von einer halbmondförmigen Luftsichel zwischen Pilzknäuel und Höhlenwand umgeben (sog. *Glöckchenbild* ☞ Abb. 17.69 – 17.70). Der Pilz kann in Sputum oder besser im durch Bronchoskopie gewonnenen Bronchialsekret mikroskopisch, durch direkten Antigennachweis und kulturell nachgewiesen werden. Außerdem ist ein serologischer Bluttest möglich.

Behandlungsstrategie

Behandlung der Wahl ist wie bei praktisch allen Systemmykosen die intravenöse Gabe von Amphotericin B (z.B. Amphotericin B®), evtl. zusätzlich auch *lokal* über einen Bronchialkatheter oder in Kombination mit Flucytosin (z.B. Ancotil®). Aspergillome müssen oft operativ entfernt werden.

Pflege

Pflege bei Pneumonie ☞ *8.5.3*

Unterbringung des Kranken im Einzelzimmer ist nur bei massivem Vorhandensein von Erregern im Bronchialsekret notwendig.

Prognose

Die Prognose ist abhängig von der Schwere der Grunderkrankung. Septische Verlaufsformen und ZNS-Befall (Pilzmeningitis, Pilzenzephalitis oder Pilzabszesse) verlaufen meist tödlich.

Erkrankung	Kurzcharakterisierung des klinischen Bildes
Kokzidioidomykose	In 60 % symptomlos, sonst meist „Grippe", evtl. mit Hautveränderungen oder Gelenkschmerzen, manchmal Pneumonie. Selten (AIDS-Patienten) Befall von ZNS oder inneren Organen, dann sehr schlechte Prognose
(Amerikanische) Histoplasmose	Bei Gesunden primärer Lungenbefall – entweder symptomlos oder bei chronischem Verlauf tuberkuloseähnlich –, bei Abwehrschwäche (AIDS) Generalisation mit Beteiligung z.B. von ZNS, Milz und Leber und schlechter Prognose
Nordamerikanische Blastomykose	Grippeähnliche Beschwerden oder langsam beginnende Pneumonie, dann Hautknoten und -geschwüre, evtl. Generalisation und Kachexie mit tödlichem Ausgang
Südamerikanische Blastomykose	Vor allem Geschwüre der Haut und Mundschleimhaut, bei Generalisation und Befall innerer Organe schlechte Prognose

Tab. 17.68: Überblick über außereuropäische Systemmykosen durch obligat pathogene Erreger. Die Behandlung besteht in der Gabe z.B. von Amphotericin B.

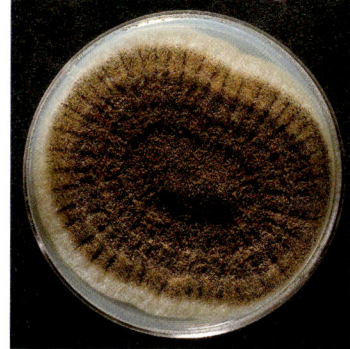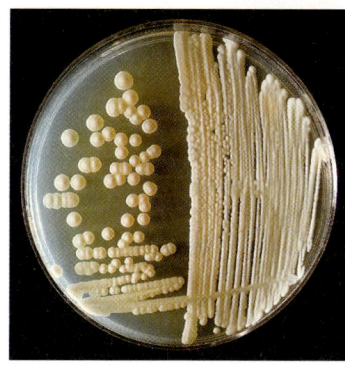

Abb. 17.71: Links Aspergillus niger, rechts Cryptococcus neoformans, jeweils auf Pilz-agar nach Kimmig. Die in der Kultur so unterschiedlich aussehenden Pilzarten können bei Abwehrgeschwächten zu ernsten Erkrankungen führen. [U232]

Kryptokokkose

> 🔲 **Kryptokokkose** *(Cryptococcus-Mykose):*
> Systemische Pilzinfektion, hervorgerufen durch den Hefepilz **Cryptococcus;** tritt insbesondere bei AIDS- und Tumor-Patienten unter dem klinischen Bild einer Hirnhaut- oder Gehirnentzündung auf.

➡️ Übertragung und Krankheitsentstehung

Cryptococcus kommt in Erde, auch Blumentopferde, und vor allem in Vogelmist vor. Der Mensch atmet den Pilz mit dem Staub ein. Von einem Lungenherd aus gelangt der Pilz hämatogen in das ZNS und ruft dort die Krankheitssymptome hervor.

🔬 Symptome, Befund und 🔎 Diagnostik

Die Infektion beginnt zwar in der Lunge, doch hat der Patient von diesem Herd her allenfalls grippeähnliche Beschwerden. Bedrohlich ist dann der Befall der basalen Hirnhäute, der zumeist mit Kopfschmerzen, Lichtscheu und Doppeltsehen beginnt. Langsam entwickelt sich das Vollbild einer Meningitis oder Meningoenzephalitis (☞ 17.13.1) mit Nackensteife, Er-

brechen, Krampfanfällen oder Lähmungen. Auch eine *Pilzsepsis* mit Fieber, Milz- und Lebervergrößerung sowie Lymphknotenschwellungen ist möglich (☞ 17.4.2).

Der Pilz kann mikroskopisch und kulturell in Sputum, Bronchialsekret oder Liquor des Patienten nachgewiesen werden. Auch ein direkter Antigennachweis ist verfügbar.

🔲 Behandlungsstrategie

Die – leider oft erfolglose – Behandlung besteht in der Gabe von Amphotericin B (z.B. Amphotericin B®) und Flucytosin (5-Fluorocytosin, z.B. Ancotil®), bei ZNS-Beteiligung auch Itraconazol (z.B. Sempera®).

Die Patienten sollten nicht gemeinsam mit besonders infektionsgefährdeten Patienten untergebracht werden.

Pflege ☞ *17.12, 17.13*

🖍️ Patienteninformation

Da die Prognose der Kryptokokkose schlecht ist, sollte alles getan werden, um eine Krankheitsentstehung zu vermeiden. Aus diesem Grund sind für AIDS- und Tumorpatienten Topfpflanzen, natürlich auch im Krankenhaus, und häusliche Vogelhaltung sowie Gartenarbeit „tabu".

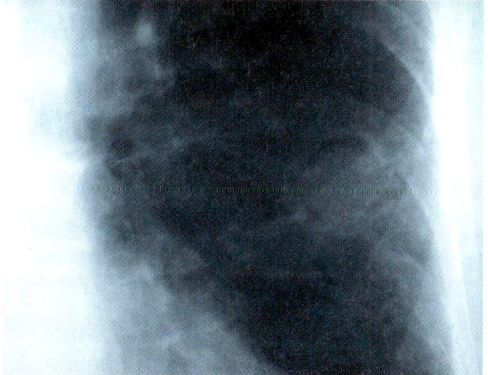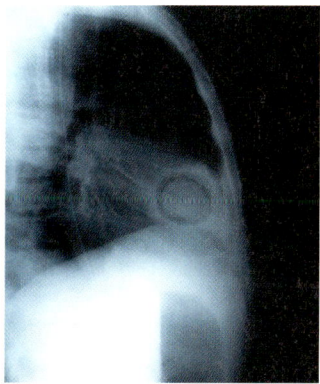

Abb. 17.69 – 17.70: Aspergillom der Lunge in der Zielaufnahme (links) und in der Tomographie (rechts). [T170]

17.10 Infektionen durch Protozoen

Protozoen *(Urtierchen)* sind tierische Einzeller (also Eukaryonten), die sich durch Geißeln, Wimpern oder füßchenförmige Ausläufer fortbewegen können. Ein Teil der Protozoen überlebt auch auf unbelebten Nährböden, und viele Protozoen können durch *Zystenbildung* Dauerformen ausbilden.

Protozoen-Erkrankungen zählen bis auf die gynäkologischen Infektionen Toxoplasmose (☞ 17.10.2) und Trichomoniasis zu den *Tropenerkrankungen*. Sie sind also besonders in den Subtropen und Tropen wichtige Krankheitserreger, werden aber durch Fernreisen alljährlich in großer Zahl nach Deutschland eingeschleppt.

17.10.1 Malaria

⊡ **Malaria** *(Wechselfieber):* Schwere Infektionskrankheit der warmen Erdzonen, die durch wiederholte Fieberschübe gekennzeichnet ist. In Deutschland jährlich über 1 400 Erkrankungs- und 50 Todesfälle.

Die Erreger der Malaria, die **Plasmodien,** sind meldepflichtig (nicht namentliche Meldepflicht ☞ auch 17.15).

Übertragung und ⇨ Krankheitsentstehung

Die Malaria wird durch Plasmodien hervorgerufen. Dabei werden vier Plasmodienarten unterschieden:
- *Plasmodium falciparum* als Erreger der **Malaria tropica;** sie ist die am häufigsten eingeschleppte und gleichzeitig die gefährlichste Malariaart
- *Plasmodium vivax* und *Plasmodium ovale* als Erreger der **Malaria tertiana**
- *Plasmodium malariae* als Erreger der **Malaria quartana.**

Der Entwicklungszyklus der Plasmodien ist sehr kompliziert. Wichtig zu wissen ist, dass er immer an einen Wirtswechsel zwischen Mensch und **Anopheles-Mücke** gebunden ist. Saugen die Weibchen der Anopheles-Mücke das Blut eines Infizierten, so nehmen sie mit dem Blut bestimmte Entwicklungsformen der Plasmodien auf. Nach Durchlaufen weiterer Entwicklungsstadien in der Mücke kann der Parasit beim nächsten Stich auf einen gesunden Menschen übertragen werden, und der Entwicklungszyklus schließt sich. Mischinfektionen mit verschiedenen Plasmodienarten sind möglich.

Nach einer kurzen Leberphase befallen die Entwicklungsstufen der Plasmodien die Erythrozyten. Bei Plasmodium falciparium und malariae ist die Leberphase selbstlimitierend, bei Plasmodium vivax und ovale hingegen können die Plasmodien lange Zeit in der Leber persistieren und zu Rückfällen führen.

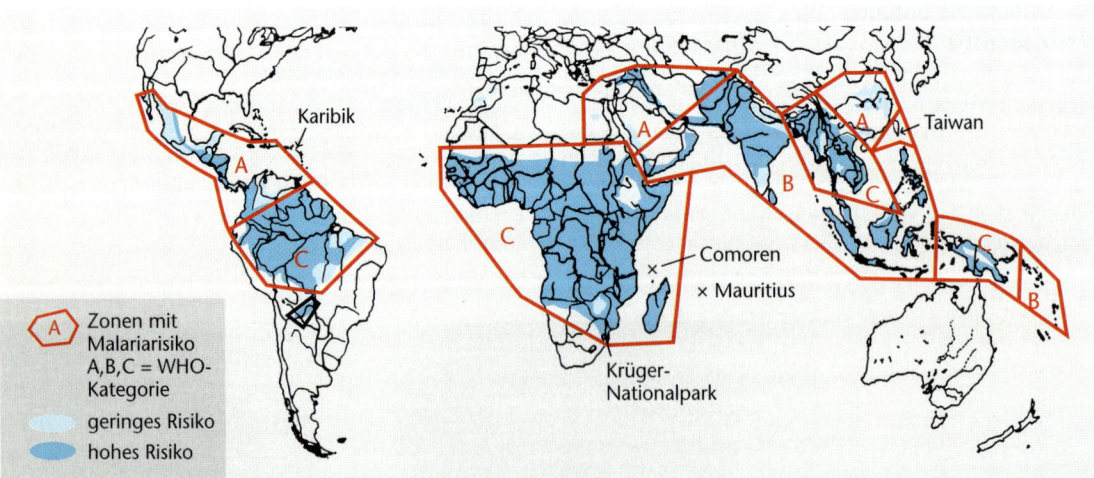

Abb. 17.72: Wie diese Karte zeigt, ist die Malaria in vielen touristisch erschlossenen Gebieten heimisch und eine entsprechende Prophylaxe daher für eine große Zahl Fernreisender von Bedeutung. A, B und C bezeichnen die Risikoregionen nach der WHO-Kategorie. **Zone A:** Allgemein geringes, jahreszeitlich bedingtes Risiko, in vielen Gebieten wie in den Städten kein Risiko, Plasmodium falciparum kommt nicht vor oder ist Chloroquin-empfindlich. **Zone B:** Geringes Risiko in den meisten Gebieten. Chloroquin schützt vor Plasmodium vivax, in Kombination mit Proguanil gewisser Schutz vor P. falciparum mit Milderung des Krankheitsverlaufs. **Zone C:** In Afrika ist das Risiko in den meisten Gebieten der Stufe C hoch, außer in einigen hochgelegenen Regionen. In Asien und Amerika ist das Risiko in den meisten Gebieten dieser Zone niedrig (Ausnahme: Teile des Amazonas-Beckens wegen Besiedelung und Bergbau). Resistenz gegen Sulfidoxin-Pyrimethan in Asien in der Zone C häufig, in Afrika und Amerika regional unterschiedlich. [L157]

Symptome und Untersuchungsbefund

Nach einer Inkubationszeit zwischen 1 und 5 Wochen, evtl. bis zu einem Jahr, beginnt die Erkrankung mit Kopf- und Gliederschmerzen sowie Fieber. Oft leidet der Patient an Übelkeit, Durchfall oder Erbrechen. Dieses uncharakteristische Bild wird oft als Grippe fehlgedeutet. Im weiteren Krankheitsverlauf kommt es häufig zu hohem Fieber. Bei eingeschleppten Fällen sind die typischen Fieberrhythmen – mehrstündige Fieberattacken bis 40 °C, bei der Malaria tertiana an jedem 3. Tag, bei der Malaria quartana an jedem 4. Tag – aber nur selten zu beobachten. Die Malaria tropica zeigt gar keine regelmäßigen Rhythmen. Unbehandelt kann es je nach Malariaform viele Jahre lang zu Rückfällen kommen.

Bei der körperlichen Untersuchung findet sich ab der 2. Krankheitswoche eine Vergrößerung von Leber und/oder Milz.

Komplikationen

Lebensbedrohlich sind die Komplikationen der Malaria:
- Akutes Nierenversagen (☞ 11.11)
- **Zerebrale Malaria,** die sich durch ein akutes Delir (akute Bewusstseinsstörung, meist mit Verwirrtheit und motorischer Unruhe), Krämpfe und Koma äußert und oft tödlich verläuft
- Gerinnungsstörungen (*Verbrauchskoagulopathie* ☞ 13.9.4)
- Hypoglykämie
- Lungenödem bis zum ARDS (☞ 8.14)
- **Schwarzwasserfieber** durch Hämolyse (massenhafter Zerfall der roten Blutkörperchen) mit Vielfachschädigung innerer Organe. Das Schwarzwasserfieber ist insgesamt selten, tritt unter Chininbehandlung aber gehäuft auf und verläuft oft tödlich.

Diagnostik

Gesichert wird die Diagnose durch eine mikroskopische Blutuntersuchung. Dabei wird entweder ein normaler Blutausstrich gefärbt oder ein Blutstropfen ohne Alkoholfixierung ausgestrichen und gefärbt (Technik des „dicken Tropfens"), um die Parasitenkonzentration im Ausstrich zu erhöhen. Die Blutuntersuchung wird zur Kontrolle der Parasitenzahl alle 1 – 2 Tage wiederholt. Auch bei negativem Ergebnis muss die Blutuntersuchung mehrfach wiederholt werden. Antikörperbestimmungen sind zwar möglich, aber in der Regel ohne Belang.

Für Reisende in unwegsame Gebiete ohne medizinische Betreuung gibt es mittlerweile einen Schnelltest zur Selbstdiagnose der Malaria tropica (MalaQuick®) bei unklarem Fieber. Reisende sollten wissen, dass der Test wegen der Inkubationszeit der Malaria frühestens eine Woche nach Einreise in ein Malariagebiet sinnvoll ist.

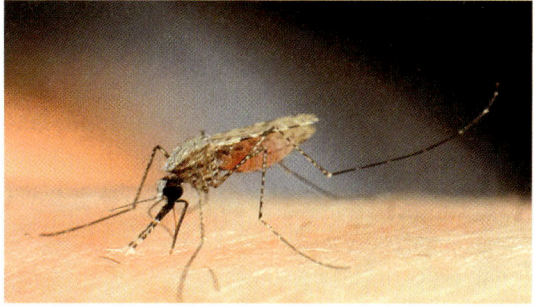

Abb. 17.73: Anopheles-Mücke. Die Anopheles-Mücke gehört zur Familie der Stechmücken. Sticht die Mücke einen Malaria-Kranken, so kann sie den Malariaerreger über das Blut aufnehmen und beim nächsten Stich auf einen anderen Menschen übertragen. [U136]

Malariatodesfälle sind in aller Regel durch ein zu spätes Einsetzen der Behandlung bedingt. Daher gilt nicht nur für Ärzte und Pflegende, sondern für alle Reiselustigen: dran denken! Fieber zu Weihnachten kann Zeichen einer im längst vergessenen Sommerurlaub erworbenen Malaria sein und erfordert daher einen unverzüglichen Arztbesuch.

Behandlungsstrategie

Die Behandlung der Malaria wird schwieriger, da die Resistenzen weltweit zunehmen. Sie wird in unklaren Fällen mit einem Tropeninstitut abgestimmt. Angewendet werden Chloroquin (z.B. Resochin®), Chinin (z.B. Chininum dihydrochloricum „Buchler"®), Halofantrin (Halfan®), Mefloquin (Lariam®) und Fansidar®. Außer Chloroquin haben alle Arzneimittel viele z.T. gefährliche Nebenwirkungen. Bei der Malaria tertiana erfolgt nach der Akutbehandlung eine Nachbehandlung mit Primaquin, um überlebende Ruheformen der Plasmodien in der Leber abzutöten.

Pflege bei Malaria

Malariakranke benötigen intensive Pflege:
- Häufige Fiebermessung mit sorgfältiger Dokumentation
- Ein- und Ausfuhrbilanz, um Nierenkomplikationen frühzeitig zu erfassen
- Beobachtung des Bewusstseinszustandes (Lähmungen? Verwirrtheit? Eintrübung?)
- Engmaschige Puls- und Blutdruckkontrollen wegen häufiger Kreislaufkomplikationen
- Genaue Beobachtung auf Zeichen einer erhöhten Blutungsneigung, z.B. Nasenbluten, Nachbluten aus Punktionsstellen und Blut im Stuhl
- Je nach Zustand des Patienten Unterstützung oder Übernahme der Körperpflege sowie Durchführen notwendiger Prophylaxen (z.B. Pneumonie-, Dekubitus-, Thromboseprophylaxe).

Hygienemaßnahmen, die die Standardhygiene überschreiten, sind nicht erforderlich, da lediglich das Blut des Erkrankten ansteckend ist.

⬜ Patienteninformation: Malariaprophylaxe

Die Mücken stechen vor allem nachts. Daher sind Fliegengitter vor Türen und Fenstern, das Schlafen unter einem Moskitonetz, das Tragen langer Kleidung bei abendlichen Aufenthalten im Freien, das Einreiben unbedeckter Hautregionen sowie das Einsprühen der Kleidung mit insektenabweisenden Substanzen einfache, aber mit Abstand die wirksamsten Maßnahmen.

Tropenreisende sollten sich zusätzlich vor Reiseantritt bei einem Tropeninstitut erkundigen, welche medikamentöse Malariaprophylaxe in Abhängigkeit von der geplanten Aufenthaltsdauer für ihr Zielgebiet sinnvoll ist. Die Arzneimitteleinnahme beginnt bereits 1 (– 2) Monate vor der Einreise in ein Malariagebiet und endet erst vier Wochen nach der Heimkehr. Diese Arzneimittelprophylaxe bietet aber nie 100 %igen Schutz und kann den Hautschutz nicht ersetzen. Eine Impfung gegen die Malaria gibt es noch nicht.

Außerdem kann es je nach Qualität der medizinischen Versorgung im Reiseland empfehlenswert sein, Arzneimittel zur Notfallbehandlung der Malaria **(stand-by-Therapie)** mitzunehmen. Sie werden bei unklarem Fieber ohne Möglichkeit der Diagnoseklärung bzw. bei positivem Schnelltest vom Reisenden zur Selbstbehandlung eingenommen.

17.10.2 Toxoplasmose

> 🔅 **Toxoplasmose:** Meist asymptomatische Infektion durch **Toxoplasma gondii.** Bedeutung insbesondere für abwehrgeschwächte Patienten (AIDS-Patienten, Transplantierte unter Immunsuppression) und Ungeborene, dann in der Regel als *zerebrale Toxoplasmose* auftretend.

Toxoplasma gondii ist bei angeborenen Infektionen meldepflichtig (☞ 17.15).

➡ Krankheitsentstehung

Die **Toxoplasmose** wird durch infizierten Katzenkot sowie den Genuss von rohem Fleisch oder verseuchter Rohkostsalate auf den Menschen übertragen. Die Toxoplasmen gelangen ins Blut und vermehren sich im retikuloendothelialen System (RES). Außerdem bilden sie Zysten, wobei die darin enthaltenen Toxoplasmen sich sowohl der körpereigenen Immunabwehr als auch den Arzneimitteln entziehen und jahrelang im Körper überleben.

🔅 Symptome, Befund und 🔍 Diagnostik

Die Toxoplasmose-Infektion eines (Immun-)Gesunden führt in aller Regel nicht zu einer klinisch erkennbaren Erkrankung. Bei Infektion abwehrgeschwächter Patienten (z.B. AIDS, Zytostatika-Behandlung) oder Reaktivierung einer früheren latenten Infektion bei Abwehrschwäche kann es zu einer schweren Erkrankung, vor allem zu einer **Toxoplasmose-Enzephalitis** kommen.

Gefährlich ist es außerdem, wenn sich ein Schwangere erstmalig infiziert. Die diaplazentare Infektion des Ungeborenen findet vor allem jenseits der 16. Schwangerschaftswoche statt. Überlebt der Foetus, kann er später blind und schwer geistig behindert sein.

Die Diagnose wird serologisch gestellt. Bei Verdacht auf eine Toxoplasmose-Enzephalitis helfen ein CT (evtl. auch Kernspintomographie) des Gehirns und die Liquoruntersuchung (☞ 1.8).

🔲 Behandlungsstrategie

Obwohl eine antibiotische Kombinationstherapie angewendet wird, ist die Prognose nach einer (Meningo-)Enzephalitits ernst. Oft bleiben Dauerschäden zurück. Innerhalb von Zysten ruhende Protozoen werden von den Antibiotika überhaupt nicht erreicht. Bei einer Infektion in der Schwangerschaft kann eine sofortige Behandlung das Risiko für das Ungeborene erheblich senken.

⬜ Patienteninformation

Da es keine Schutzimpfung gegen die Toxoplasmose gibt, sollten Schwangere den Kontakt mit Katzen meiden (insbesondere nicht die Katzentoilette sauber machen). Vorsichtshalber sollten sie auch auf den Genuss (halb-)rohen Fleisches verzichten.

17.10.3 Giardiasis

Die **Giardiasis** *(Lambliasis)* ist eine in Mitteleuropa seltene Magen-Darm-Erkrankung, die durch das meldepflichtige Geißeltierchen **Giardia lamblia** *(Lamblia intestinalis)* hervorgerufen wird. Die Übertragung erfolgt durch die orale Aufnahme von Giardia-Zysten bei Schmierinfektionen, mit verunreinigter Nahrung oder verseuchtem Trinkwasser.

Meist verläuft die Infektion asymptomatisch. Nur bei massenhafter Vermehrung des Parasiten im Dünndarm hat der Patient Beschwerden, in erster Linie Bauchschmerzen mit chronischen Durchfällen und den Zeichen einer *Malabsorption* (☞ 9.7.2).

Die Diagnose wird durch Stuhluntersuchungen gestellt. Behandelt wird die Giardiasis durch Metronidazol (z.B. Clont®) oder Tinidazol (z.B. Simplotan®).

17.10.4 Amöbiasis

> ☐ **Amöbiasis** *(Amöbenruhr, Amöbenkolitis, tropische Ruhr):* Infektiöse Erkrankung vorwiegend des Dickdarms, hervorgerufen durch **Entamoeba histolytica,** die wichtigste menschenpathogene Amöbe. Die Amöbiasis ist v.a. in warmen Ländern und bei schlechten hygienischen Verhältnissen weit verbreitet.

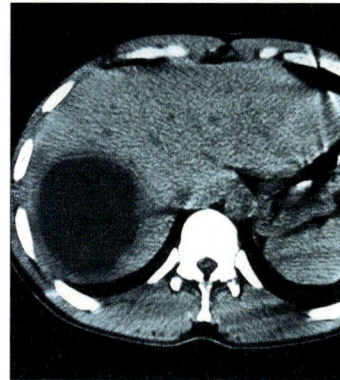

Abb. 17.74: Amöben-Leberabszess im computertomographischen Bild. [M167]

⇨ Übertragung und Krankheitsentstehung

Die Amöben sind fakultativ pathogene Dickdarmparasiten. Nach der oralen Aufnahme von Zysten entwickelt sich vor allem bei geschwächten Patienten die *Magnaform* der Amöben, die in die Schleimhaut des Dickdarms eindringen und eine *ulzeröse* Entzündung hervorrufen kann. Die wichtigste Infektionsquelle sind symptomlose Dauerausscheider, die in ihrem Darm Zysten bilden und diese mit ihrem Stuhl ausscheiden. Bei schlechter Abwasserhygiene oder Düngung der Felder mit Stuhl werden die Zysten mit dem Trinkwasser, rohem Obst, Salat oder Gemüse aufgenommen. Möglich ist auch eine Übertragung durch Fliegen oder von Mensch zu Mensch.

🔳 Symptome und Untersuchungsbefund

Die Erkrankung beginnt in aller Regel langsam mit schleimigen Durchfällen und Blutbeimengungen. Oft klagen die Patienten über Bauchschmerzen. Fieber ist nur selten vorhanden. Die Erkrankung kann in seltenen Fällen chronifizieren. Dann wechseln Durchfälle mit Obstipation ab.

Wichtigste Komplikation der Amöbenruhr sind Amöbenabszesse der Leber, wenn die Magnaformen über die Pfortader in die Leber gelangen. Dies ist auch bei symptomlosen Dauerausscheidern möglich. Dann haben die Patienten Fieber, Schmerzen im rechten Oberbauch und evtl. einen Ikterus (☞ 10.3.1). Verschleppung der Amöben in andere Organe wie das Gehirn ist möglich, aber selten.

🔎 Diagnostik

Zysten und Magnaformen der Amöben lassen sich im Stuhl nachweisen. Der Stuhl muss warm untersucht werden. Oft sind mehrfache Stuhluntersuchungen nötig, da die Parasiten nur zeitweilig nachweisbar sind. Serologische Tests sind bei Verdacht auf Leberabszesse bedeutsam, da bei diesen häufig keine Parasiten mehr im Stuhl festzustellen sind.

🔲 Behandlungsstrategie

Mittel der Wahl ist die intravenöse oder orale Gabe von Metronidazol (z.B. Clont®) oder verwandter Präparate. Chirurgische Maßnahmen sind z.B. bei Durchbruch eines Leberabszesses erforderlich.

▦ Pflege

Pflege bei infektiösem Durchfall ☞ 17.6.6

Eine Unterbringung in einem Einzelzimmer ist empfehlenswert. Bei direktem Kontakt mit dem Erkrankten oder bei Pflegemaßnahmen, bei denen eine Kontamination möglich ist, tragen die Pflegenden Schutzkittel. Da die Händedesinfektionsmittel gegen Zysten unwirksam sind, wird gründliches Händewaschen nach direktem Patientenkontakt, nach Kontakt mit kontaminierten Materialien und nach Ablegen der Handschuhe empfohlen.

🕊 Prognose und 🗐 Patienteninformation

Die Prognose der auf den Darm beschränkten Amöbenerkrankung ist bei rechtzeitiger Behandlung gut. Bei Leberabszessen ist die Prognose zweifelhaft, bei Gehirnkomplikationen in aller Regel schlecht.

Prophylaktisch ist Reisenden in verseuchten Gebieten das Abkochen des Trinkwassers und Schälen oder Kochen von Obst und Gemüse vor dem Verzehr anzuraten (☞ auch 17.6.7).

17.10.5 Weitere Protozoenerkrankungen

Pneumocystis carinii ☞ 16.3.4

Leishmaniasen

> ☐ **Leishmaniasen** *(Leishmaniosen):* In warmen Ländern auftretende Erkrankungen durch die verschiedenen **Leishmanien.** Manifestationsformen sind die **Hautleishmaniase,** die **südamerikanische Haut- und Schleimhautleishmaniase** und die **viszerale Leishmaniase** *(Kala-Azar).*

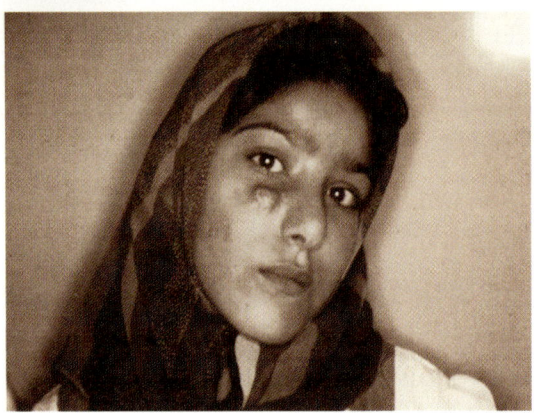

Abb. 17.75: Typische Hautleishmaniase bei einer Zwölfjährigen. [M210]

⇨ Übertragung und Krankheitsentstehung

Sandmücken nehmen die Leishmanien beim Blutsaugen von infizierten Tieren oder Menschen auf. Die Leishmanien vermehren sich in den Mücken und entwickeln sich weiter und werden dann mit einem Mückenstich auf den Menschen übertragen. Die Leishmanien befallen vor allem Makrophagen.

Nach heutigem Kenntnisstand ist keine eindeutige Zuordnung von Leishmanienart und Krankheitsbild möglich.

Symptome, Befund und Diagnostik

Drei Manifestationen werden unterschieden:
- Bei der **Hautleishmaniase** *(kutane Leishmaniase, Orientbeule, Aleppobeule)* entwickelt sich am Ort des Mückenstichs nach Wochen ein Fleck, der zu einem Knötchen auswächst und dann geschwürig zerfällt. Das Geschwür kann mit mehreren Zentimetern Durchmesser recht groß werden. Meist verheilt das Geschwür innerhalb mehrerer Monate langsam und hinterlässt eine typische Narbe
- Die **südamerikanische Haut- und Schleimhautleishmaniase** *(mukokutane Leishmaniase)* beginnt ähnlich der Hautleishmaniase, breitet sich jedoch immer mehr aus und kann schließlich Muskeln und Knorpel im Mund-Nasen-Rachenraum zerstören
- Die **viszerale Leishmaniase** *(Kala-Azar)* betrifft insbesondere Patienten mit geschwächter zellulärer Abwehr (☞ 16.1.2). Anfangssymptome sind uncharakteristische Allgemeinbeschwerden und Fieber. Durch den Befall des retikuloendothelialen Systems entwickeln sich eine Leber- und Milzvergrößerung sowie durch die Verdrängung der normalen Blut bildenden Zellen eine Anämie, Leukozytopenie und Thrombozytopenie (☞ Kapitel 13). Unbehandelt führt die viszerale Leishmaniase zum Tode.

Bei der Hautleishmaniase und der südamerikanischen Haut- und Schleimhautleishmaniase können die Leishmanien vor allem in den Randbereichen der Geschwüre nachgewiesen werden. Bei der viszeralen Leishmaniase wird die Diagnose durch Erregernachweis in Blut, Leber-, Milz- oder Knochenmarkpunktat oder durch serologische Untersuchungen gestellt.

📖 Behandlungsstrategie

Leishmaniasen können durch Gabe fünfwertiger Antimonverbindungen, z.B. Pentostam®, behandelt werden. Bei rechtzeitiger Behandlung kann damit auch die viszerale Leishmaniase zur Ausheilung gebracht werden.

⊠ Prophylaxe

Eine Impfung gibt es nicht. Die Prophylaxe besteht daher im Schutz vor Mückenstichen. Zu beachten ist, dass Leishmanien nicht nur im Orient, sondern auch im Mittelmeerraum (z.B. Italien) vorkommen.

Afrikanische Schlafkrankheit

> ⊡ **Afrikanische Schlafkrankheit** *(afrikanische Trypanosomiasis):* In Afrika südlich der Sahara vorkommende, bei ZNS-Befall lebensbedrohliche Erkrankung durch **Trypanosomen.**

Der Erreger der **afrikanischen Schlafkrankheit,** das Protozoon **Trypanosoma brucei gambiense** bzw. **rhodesiense,** wird durch den Stich der *Tse-Tse-Fliege* auf den Menschen übertragen.

Nach Vermehrung an der Einstichstelle mit evtl. Lokalerscheinungen **(Trypanosomenschanker)** breitet sich der Erreger über den Lymph- und Blutweg im ganzen Organismus aus. Der Kranke bekommt Fieber und andere Allgemeinerscheinungen; Milz-, Leber- und Lymphknotenvergrößerung treten auf. Nach Wochen (Trypanosoma rhodesiense) bis Jahren (Trypanosoma gambiense) durchbrechen die Erreger die Blut-Hirn-Schranke und führen zu einer chronischen Meningoenzephalitis mit Kopfschmerzen, Bewusstseinsstörungen und Schlafneigung – daher „Schlafkrankheit" – sowie vielfältigen neurologischen Ausfallserscheinungen und allgemeiner Auszehrung. Unbehandelt endet dieses Stadium immer tödlich. Die Diagnose wird durch direkten Erregernachweis oder serologisch gestellt.

Die Behandlung erfolgt in frühen Phasen durch Suramin (z.B. Germanin®) oder Pentamidin (Pentacarinat®). Bei ZNS-Befall müssen nebenwirkungsreiche Substanzen wie etwa Melarsoprol eingesetzt werden. Ein neues Präparat ist Eflornithin. Die Standardhygiene überschreitende Vorsichtsmaßnahmen sind nicht notwendig.

Die Hauptprophylaxe besteht in der Fliegenbekämpfung.

Chagas-Krankheit

> ☰ **Chagas-Krankheit:** Allgemeinerkrankung durch **Trypanosomen,** bei Erwachsenen meist als chronische Herzinsuffizienz verlaufend.

Der Erreger der **Chagas-Krankheit** ist **Trypanosoma cruzi.** Die vor allem in Mittel- und Südamerika vorkommenden Raubwanzen scheiden beim Saugen trypanosomenhaltigen Kot aus. Die Trypanosomen dringen dann durch kleine Hautläsionen oder die Augenbindehaut (nach Verschleppen durch die Hände) in den Körper ein.

Bei Erwachsenen überwiegt der chronische Verlauf, der sich meist in einer zunehmenden Herzinsuffizienz oder einer Erweiterung (Megabildung) im Magen-Darm-Trakt durch Zerstörung der Nervenplexus äußert. Die Diagnose wird dann serologisch gestellt. Bisher gibt es keine Arzneimittel, welche die Trypanosomen in diesem Stadium zuverlässig abtöten.

17.11 Erkrankungen durch Würmer und Arthropoden

Würmer sind vielzellige, z.T. sehr differenziert strukturierte Lebewesen. Sie vermehren sich im Gegensatz zu den Bakterien im Allgemeinen nicht durch Querteilung, sondern durch sexuelle Fortpflanzung. Einige Arten sind getrennt-geschlechtlich, andere zwittrig.

Wurmerkrankungen *(Helminthosen)* sind auf der ganzen Welt verbreitet und können nicht nur den Darm, sondern alle Organe des Körpers in Mitleidenschaft ziehen. Bei den menschenpathogenen Würmern werden unterschieden:

- **Bandwürmer** *(Cestoden* ☞ 17.11.1), z.B. der Schweine- und Rinderbandwurm

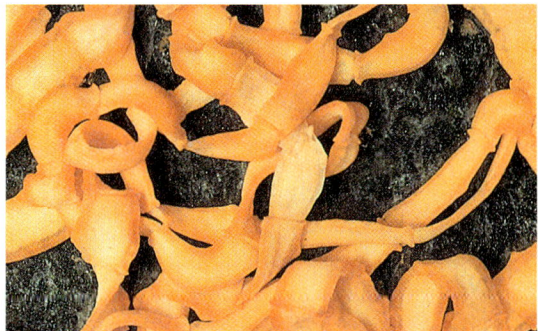

Abb. 17.76: Teile eines Rinder(finnen)bandwurms. Der ausgewachsene Rinderbandwurm kann bis zu 10 m lang werden, die einzelnen Glieder sind ungefähr 1 – 2 cm lang. In der Abb. nicht dargestellt ist der Kopf des Bandwurms mit den Haftorganen. [E179-168]

- **Saugwürmer** *(Trematoden* ☞ 17.11.2), z.B. der Pärchenegel
- **Rundwürmer** *(Nematoden* ☞ 17.11.3), z.B. Maden- und Spulwürmer.

> ☞ Impfungen gegen Wurmerkrankungen gibt es nicht. Deshalb ist die Expositionsprophylaxe entscheidend (☞ einzelne Krankheitsbilder).

17.11.1 Erkrankungen durch Bandwürmer

Schweine- und Rinderbandwurm

> ☰ **Schweine- und Rinder(finnen)bandwurmerkrankung:** Häufigste und glücklicherweise fast immer gut therapierbare Bandwurmerkrankungen des Menschen, hervorgerufen durch den **Schweine-** bzw. **Rinderbandwurm** *(Taenia solium* und *Taenia saginata).*

⇨ Übertragung und Krankheitsentstehung

Die geschlechtsreifen Würmer sowohl des Rinder- als auch des Schweinebandwurms siedeln im Dünndarm des Menschen. Mit Bandwurmeiern gefüllte Bandwurmglieder (reife *Proglottiden*) werden mit dem Stuhl ausgeschieden. Die Eier gelangen mit Abwässern oder Dung auf Tierweiden und werden von Rindern bzw. Schweinen aufgenommen. Im Darm des Tieres werden die Larven frei und wandern hämatogen in dessen Organe (meist die Muskulatur), wo sich die *Finnen* entwickeln. Der Mensch infiziert sich durch den Verzehr rohen, finnenhaltigen Fleisches.

Selten wird der Mensch durch die Aufnahme von Schweinebandwurmeiern (etwa in fäkaliengedüngtem Gemüse) zum Zwischenwirt. Den Befall des Menschen mit den sich aus den Eiern entwickelnden Larven **(Zystizerken)** nennt man **Zystizerkose.**

📇 Symptome und Untersuchungsbefund

Patienten mit Bandwurmerkrankungen haben meist nur geringfügige Symptome. Im Vordergrund stehen unbestimmte Beschwerden im (Ober-)Bauch, Appetitlosigkeit – oft im Wechsel mit Heißhunger – und Gewichtsverlust, obwohl der Patient genügend isst.

> ⚠ **Vorsicht!**
> Es besteht die Gefahr der Zystizerkose sowohl für den Bandwurmträger selbst (Autoinfektion) als auch für andere.

Die Symptome einer Zystizerkose sind abhängig von der Lokalisation der Finnen. Während ein Muskelbefall meist relativ harmlos ist und in erster Linie Muskelschmerzen hervorruft, kann ein Augen- oder Gehirnbefall zu schweren Krankheitsbildern mit zerebralen Krampfanfällen, erhöhtem Hirndruck und Sehstörungen führen. Oberflächlich in Haut oder Muskulatur gelegene Larven lassen sich oft als ca. erbsgroße Knoten tasten.

🔎 Diagnostik und Differenzialdiagnose

Die Diagnose wird durch den Nachweis der (beweglichen) Proglottiden im Stuhl des Patienten gesichert.

Bei der Blutuntersuchung zeigt sich oft eine Vermehrung der eosinophilen Leukozyten. Eine Antikörper-

bestimmung ist nur bei Verdacht auf Zystizerkose sinnvoll.

📊 Behandlungsstrategie

Die Behandlung erfolgt durch die Gabe von Anthelminthika (☞ Pharma-Info 17.77) wie Niclosamid (Yomesan®), Mebendazol (z.B. Vermox®) oder Praziquantel (z.B. Cesol®). Der Behandlungserfolg muss durch abermalige Stuhluntersuchungen nach ca. drei Monaten kontrolliert werden.

Bei der Zystizerkose werden Albendazol oder Praziquantel gegeben, bei Befall des ZNS anfangs kombi-

---

🖉 Pharma-Info 17.77 Anthelminthika

Anthelminthika *(Wurmmittel)* werden bei Wurmerkrankungen gegeben, um die Parasiten im Körper des Menschen abzutöten.
Während die kurzzeitige Anwendung meist gut vertragen wird, sind die Langzeitbehandlung oder eine hochdosierte Therapie häufiger mit Komplikatio-

nen behaftet. Dabei sind die Nebenwirkungen nicht unbedingt Folge des Arzneimittels selbst, sondern zum Teil auch Folge des Absterbens der Parasiten. Bei allen Substanzen ist mit gastrointestinalen Symptomen wie Bauchschmerzen, Übelkeit, und Durchfall zu rechnen.

Häufig verordnete Anthelminthika			
Substanz	**Handelsname (Bsp.)**	**Indikation (Bsp.)**	**Nebenwirkungen/Bemerkungen**
Mebendazol	Vermox® (100 mg)	Spulwurm, Madenwurm, Schweine- und Rinderbandwurm, Peitschenwurm, Hakenwurm, Zwergfadenwurm	Einnahme während der Mahlzeit möglich
	Vermox® forte (500 mg)	Echinokokkus, Trichinen	Blutbildveränderungen, Allergie, Fieber, Leberfunktionsstörungen, Haarausfall. Möglichst mit fettreicher Kost einnehmen (verbessert Resorption). Bei Diabetikern wegen Hypoglykämiegefähr engmaschige BZ-Kontrollen
Albendazol	Eskazole®	Echinokokkus, Trichinen, Neurozystizerkose, Spulwurm, Hakenwurm, Peitschenwurm	Fieber, Nasenbluten, Blutbildveränderungen, Leberfunktionsstörungen, Kopfschmerzen, Schwindel, Haarausfall, Hautveränderungen. Möglichst mit fettreicher Kost einnehmen (verbessert Resorption). Sichere Empfängnisverhütung durchführen, während und einen Monat nach Behandlung
Niclosamid	Yomesan®	Schweinebandwurm, Rinderbandwurm, Fischbandwurm	Keine systemischen NW, da nicht resorbiert. Gründlich zerkaut oder in Wasser zerfallen nach dem Frühstück einnehmen. Evtl. Gabe eines Abführmittels. Alkoholkarenz während der Einnahme
Praziquantel	Cesol® (150 mg)	Schweine- und Rinderbandwurm, Fischbandwurm, Schistosomen, Leberegel	Kopfschmerzen, Schläfrigkeit, Benommenheit, Exanthem, Fieber. Während der Mahlzeit einnehmen
Pyrantel	Helmex®	Spulwurm, Madenwurm, Hakenwurm	Kopfschmerzen, Müdigkeit, Schwindel, Schlaflosigkeit
Ivermectin	Stromectol® (F*)	Filarien (genauer: Mikrofilarien)	Blutdruckabfall, Schwindel, Juckreiz, selten (kurzzeitige) EKG-Veränderungen. Einnahme auf nüchternen Magen, zwei Stunden danach keine Nahrungsaufnahme

* Im Handel nur in Frankreich unter dem Namen Stromectol®, in Deutschland auf Rezept bei MSD Sharp und Dohme GmbH (München) erhältlich

niert mit Glukokortikoiden. Die Finnen müssen oft chirurgisch entfernt werden.

🟰 Pflege

Patienten mit Bandwurmerkrankungen sind in aller Regel nicht erhöht pflegebedürftig.

Zu beachten ist aber, dass der Stuhl des Patienten ansteckende Bandwurmeier enthält, die bei oraler Aufnahme zur Zystizerkose führen können. Deshalb ist sorgfältiges Händewaschen des Patienten nach jedem Toilettengang besonders wichtig.

Die Pflegenden tragen beim Umgang mit dem Stuhl des Patienten stets Handschuhe. Da die gebräuchlichen Hände- und chemischen Desinfektionsmittel gegen die Eier des Schweinebandwurmes unzureichend wirksam sind, müssen die Hände nach dem Ausziehen der Handschuhe zusätzlich gründlich gewaschen werden.

🗒 Patienteninformation

Gründliches Durchbraten aller Fleischgerichte oder das Tiefkühlen von rohem Fleisch über mindestens fünf Tage tötet die Parasiten ab.

Echinokokkose

> ⊡ **Echinokokkose:** Erkrankung des Menschen durch den **Hundebandwurm** *(Echinokokkus),* wesentlich ernster als Rinder- und Schweinebandwurmerkrankungen. Unterschiedliche Krankheitsbilder durch die beiden Arten *Echinococcus granulosus* und *Echinococcus multilocularis.* Echinococcus multilocularis wird häufig auch als *Fuchsbandwurm* bezeichnet, da neben dem Hund vor allem der Fuchs Endwirt ist.

Echinokokken gehören zu den nicht namentlich meldepflichtigen Krankheitserregern (☞ 17.15).

⇨ Übertragung und Krankheitsentstehung

Hunde und Füchse scheiden die eihaltigen Proglottiden (☞ oben) mit ihrem Kot aus. Der Mensch infiziert sich durch die orale Aufnahme der Bandwurmeier, z.B. durch direkten Kontakt zu infizierten Tieren oder beim Verzehr ungewaschener Walderdbeeren oder Heidelbeeren, und wird, vergleichbar der Zystizer-

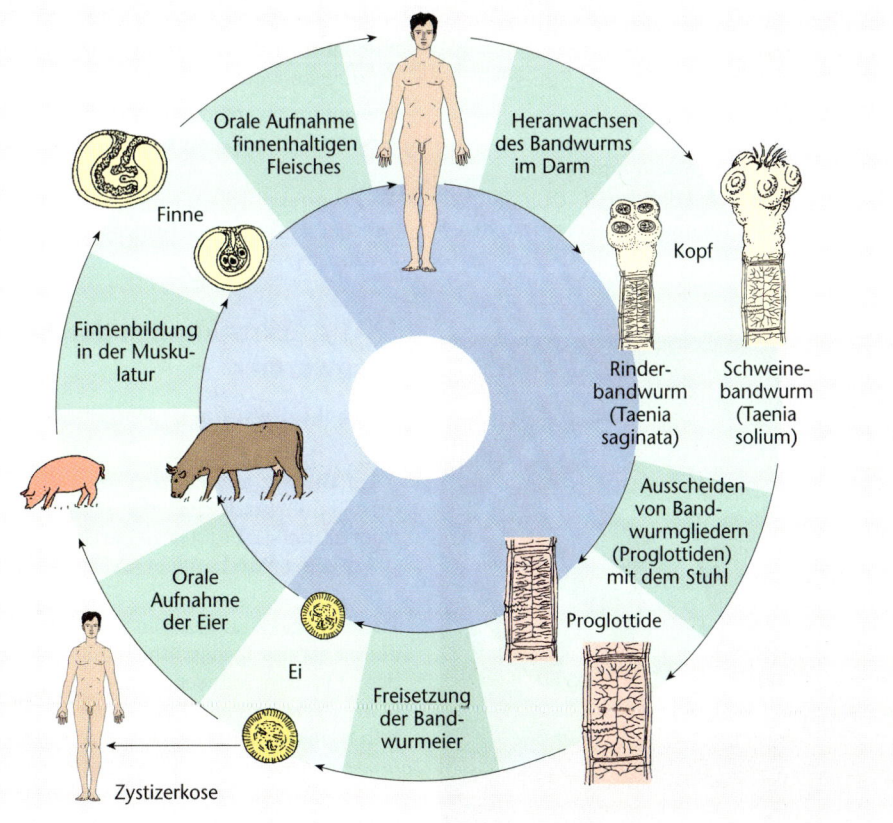

Abb. 17.78: Entwicklungszyklus des Rinder- und Schweine(finnen)bandwurms. Endwirt für beide Parasiten ist der Mensch, Zwischenwirt ist in der Regel das Rind bzw. das Schwein. [A400]

kose, zum Fehl-Zwischenwirt („falschen" Zwischenwirt, da eine Übertragung auf den Endwirt nicht mehr möglich ist). Über die Blutgefäße von Leber und Lunge können die Larven bis in den Körperkreislauf und damit in alle Organe gelangen.

Symptome und Untersuchungsbefund

Typisch für *Echinococcus granulosus* ist, dass sich in der Regel nur eine große Zyste bildet, meist in der Leber. Die mit Flüssigkeit gefüllte Zyste *(Hydatide)*, in der sich die Finnen befinden, kann die Größe eines Kindskopfes haben. Zunächst hat der Patient keine Beschwerden. Erst wenn die Hydatide eine gewisse Größe erreicht hat, bekommt der Patient uncharakteristische Beschwerden in der Lebergegend. Verlegt die Zyste die Gallenwege, kann ein Ikterus entstehen (☞ 10.3.1). Platzt die Blase, bilden sich neue Finnen. Daraufhin entwickelt der Patient häufig schwere allergische Reaktionen. Am zweithäufigsten ist die Lunge betroffen. Leitsymptome sind hier Brustschmerzen und Husten.

Echinococcus multilocularis bildet zahlreiche kleine Finnen, die einem Krebsgeschwür gleich in die Umgebung eindringen und das Gewebe nach und nach zerstören. Auch hier ist meist die Leber betroffen. Hauptsymptome des Leberbefalls sind Lebervergrößerung und Ikterus. An zweiter Stelle folgt wieder der Befall der Lunge. Besonders ernst ist der Befall des ZNS, der bei ca. 3 % der Patienten zu beobachten ist.

Diagnostik und Differenzialdiagnose

Die Diagnose wird durch Ultraschall, Computertomographie (☞ Abb. 17.79) und Antikörpernachweis gestellt.

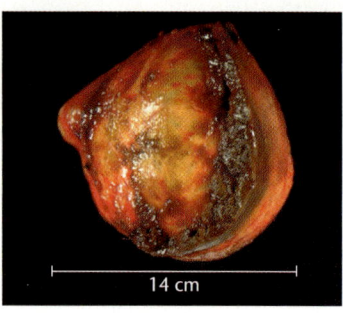

Abb. 17.80: OP-Präparat der Echinokokkuszyste aus Abb. 17.79. Wird bei der Entfernung die Zyste verletzt, so ist die Gefahr einer Absiedelung von Bandwurmeiern im Bauchraum sehr groß. [X211]

Behandlungsstrategie und Pflege

Die großen Zysten des Echinococcus granulosus können häufig chirurgisch entfernt werden. Auch bei den infiltrierend wachsenden Zysten des Echinococcus multilocularis wird eine vollständige operative Entfernung angestrebt. Zusätzlich wird Mebendazol (Vermox forte®) oder Albendazol (Eskazole®) gegeben. Häufig ist aber eine vollständige Entfernung nicht möglich. Dann kann eine Langzeit-Behandlung mit Mebendazol oder Albendazol versucht werden.

Nach heutigem Kenntnisstand vermögen diese Arzneimittel aber auch nur das Parasitenwachstum aufzuhalten, die Parasiten jedoch nicht abzutöten. Deshalb müssen die Arzneimittel über mehrere Jahre eingenommen werden; Rezidive sind möglich.

Besondere Hygienemaßnahmen sind nur beim Platzen von Echinokokkuszysten (im OP) zu beachten.

Prognose

Nur bei vollständiger Entfernung aller Zysten ist die Prognose gut.

17.11.2 Erkrankungen durch Saugwürmer

Erkrankungen durch Pärchenegel: Bilharziose

> **Bilharziose** *(Schistosomiasis):* Chronische Infektionskrankheit mit Hauptmanifestationen in Harnblase und Darm durch die verschiedenen Arten der **Pärchenegel** *(Schistosoma).*

Pärchenegel sind getrennt-geschlechtliche Parasiten, die paarweise in den Blutgefäßen des Menschen leben. Für den Menschen bedeutsam sind vor allem *Schistosoma haematobium* als Erreger der **Blasenbilharziose** sowie *Schistosoma mansoni* und *Schistosoma japonicum* als Erreger der **Darmbilharziose.** Die Blasenbilharziose ist eine sehr häufige Infektionskrankheit in der Dritten Welt. Schätzungsweise 200 – 300 Millionen Menschen sind weltweit infiziert.

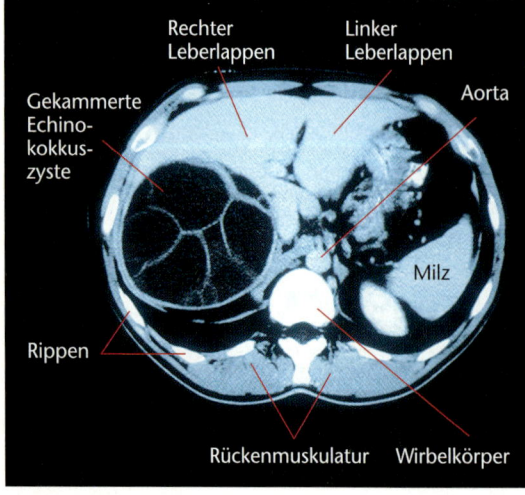

Abb. 17.79: CT-Befund bei Echinokokkose der Leber mit ausgedehnter Zystenbildung. OP-Präparat ☞ Abb. 17.80. [X211]

Übertragung und
⇨ Krankheitsentstehung

Die erkrankten Menschen scheiden die Eier des Pärchenegels mit ihrem Stuhl oder Urin aus. Gelangen diese in warme, stehende Süßgewässer, werden sie von Süßwasserschnecken aufgenommen, in denen sich dann **Zerkarien** *(Gabelschwanzlarven)* entwickeln, die wiederum ins Wasser freigesetzt werden. Badet ein Mensch in dem Gewässer, durchdringen die Zerkarien *aktiv* die intakte Haut und gelangen in den venösen Blutstrom. Nach weiteren Entwicklungsschritten legen die Weibchen ihre Eier in den Venen der Darm- bzw. Harnblasenwand ab, diese werden wieder ausgeschieden, und der Entwicklungszyklus schließt sich.

🔅 Symptome und Untersuchungsbefund

Das Eindringen der Zerkarien wird kaum jemals bemerkt (evtl. kurzzeitiger Juckreiz). Ein Teil der Infizierten bekommt in der *akuten Phase* (2 – 12 Wochen nach der Infektion) Allgemeinerscheinungen, evtl. auch Husten und Abdominalbeschwerden. Ungefähr drei Monate danach beginnt in Blase, Darm, Milz und Leber die *chronische* Phase der Erkrankung, wenn die reifen Weibchen mit der Eiablage anfangen:

- Bei der *Blasenbilharziose* bemerkt der Patient Blutbeimengungen im Urin (*Hämaturie* ☞ 11.3.3) und klagt über häufigen Harndrang
- Die *Darmbilharziose* zeigt sich durch Übelkeit, Erbrechen und Bauchschmerzen sowie einen Wechsel zwischen (blutigem) Durchfall und Obstipation.

Bei beiden Formen ist eine Mitbeteiligung anderer Organe, vor allem von Leber und Milz, möglich. Entsprechende Symptome bei Leber- und Milzbeteiligung sind Oberbauchbeschwerden und eine Vergrößerung von Leber und Milz (☞ Abb. 17.81).

🔍 Diagnostik und Differenzialdiagnose

Die Diagnose wird durch den mikroskopischen Einachweis in Stuhl oder Urin gesichert. Bei der Rektoskopie bzw. Zystoskopie zeigen sich typische entzündliche Knötchen in der Schleimhaut. Die Antikörperbestimmung dient v.a. der Verlaufskontrolle.

📋 Behandlungsstrategie und
🖥 Pflege

Behandlungmethode der Wahl ist die Gabe von Praziquantel (z.B. Biltricide®). Die Spätstadien der Erkrankung erfordern oft operative Eingriffe wie beispielsweise die Korrektur von Harnleiter- oder Darmstenosen. Besondere hygienische Maßnahmen sind nicht nötig.

🖺 Patienteninformation

Die Behandlung ist nur im Frühstadium der Erkrankung regelmäßig erfolgreich. Die Prophylaxe besteht in konsequenter Abwasserhygiene und Schneckenbe-

kämpfung in den betroffenen Ländern. Badende sollten möglicherweise verseuchte Süßgewässer meiden.

> ⚠ **Vorsicht!**
> Die Parasiten sind in vielen touristisch erschlossenen Gebieten um das Mittelmeer, in Afrika und auch in der Karibik heimisch. So verlockend es auch sein mag: Niemals barfuß durch stehende Süßgewässer laufen oder gar darin baden, da bereits kurzer Hautkontakt den Zerkarien zum Eindringen ausreicht.

17.11.3 Erkrankungen durch Rundwürmer

Erkrankungen durch Spulwürmer

> 🔲 **Spulwurmerkrankung** *(Askariasis):* Wurmerkrankung durch den **Spulwurm** *(Ascaris lumbricoides)* mit Beschwerden vor allem des Darmes und der Lunge. Weltweit auftretend, besonders aber in warmen, ländlichen Gebieten mit Gemüseanbau.

Übertragung und
⇨ Krankheitsentstehung

Der Entwicklungszyklus der Spulwürmer ist erstaunlich: Der Infizierte scheidet die Spulwurmeier mit seinem Kot aus, wobei jedes Spulwurmweibchen täglich um die 200 000 Eier legt. 3 – 6 Wochen später hat sich innerhalb des Eis eine infektionsfähige Larve gebildet. Nach oraler Aufnahme werden die Larven im Dünndarm des Menschen frei. Sie durchdringen die Darmwand und gelangen hämatogen über die Leber in die Lunge. Dort treten die jungen Würmer in die

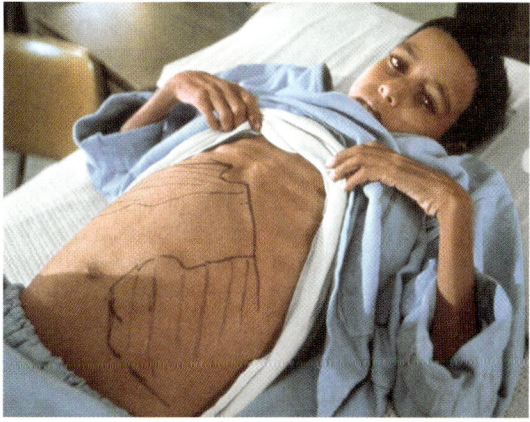

Abb. 17.81: Schwere Darmbilharziose bei einem elfjährigen Jungen. Auf der Bauchhaut sind die Konturen von Leber und Milz eingezeichnet, die beide infolge der Erkrankung extrem vergrößert sind. [U149]

Alveolen über und wandern die Atemwege hinauf bis zum Kehlkopf. Durch Verschlucken gelangen sie wieder in den Magen-Darm-Kanal, wo sie nach 1,5 – 2 Monaten neue Eier produzieren.

Die Ansteckung findet insbesondere durch ungewaschenen Salat oder rohes Gemüse statt, die durch Fäkaliendüngung mit Spulwurmeiern verseucht wurden.

Symptome und Untersuchungsbefund

Die Beschwerden setzen ein, wenn die jungen Würmer die Lunge passieren. Im Vordergrund stehen leichtes Fieber und grippeähnliche Symptome mit Husten. Manche Patienten husten die Würmer, die durchaus schon einige Zentimeter lang sein können, auch aus, ein für die Patienten oft sehr erschreckendes Symptom. Sind die Spulwürmer im Darm des Patienten angelangt, treten Bauchschmerzen, Übelkeit und Durchfälle auf. Bei massenhaftem Befall kann sich durch Knäuelbildung der Würmer ein mechanischer Ileus enwickeln, wandernde Würmer können z.B. zu einem Gallengangsverschluss führen.

Diagnostik und Differenzialdiagnose

Die Diagnose wird durch mikroskopischen Einachweis im Stuhl gestellt.

Behandlungsstrategie

Mittel der Wahl sind Mebendazol (z.B. Vermox®) und Albendazol (Eskazole®).

Pflege

Bei möglichem Kontakt mit erregerhaltigem Material werden Handschuhe bzw. Schutzkittel angezogen. Wegen unzureichender Wirksamkeit der Händedesinfektionsmittel müssen die Hände gründlich gewaschen werden.

Trichinose

> **Trichinose** *(Trichinellose)*: Weltweite Wurmerkrankung mit variablem Krankheitsbild, vor allem aber allergischen Symptomen und Muskelbeschwerden. Erreger ist **Trichinella spiralis.**

In Deutschland ist die **Trichinose** aufgrund der gesetzlich vorgeschriebenen Trichinenschau von Schlachttieren selten geworden. In Osteuropa, aber auch in den USA und Kanada, stellt sie jedoch noch eine ernst zu nehmende Gefahr dar. Trichinella spiralis ist in Deutschland meldepflichtig (☞ 17.15).

Übertragung und Krankheitsentstehung

Die erwachsenen **Trichinen** leben im Dünndarm des Menschen und Fleisch fressender Tiere. Das Weibchen gebärt lebende Larven *(Jungtrichinen),* die sich durch die Darmwand bohren, über die Lymphe ins Blut und mit dem Blutstrom in alle Organe des Körpers gelangen. Insbesondere in der quer gestreiften Muskulatur kapseln sich die Larven zu ansteckungsfähigen *Muskeltrichinen* ein. Nimmt ein Gesunder die Muskeltrichinen mit der Nahrung (vor allem mit Schweinefleisch) auf, wachsen die Larven innerhalb weniger Tage zu geschlechtsreifen Trichinen heran.

Symptome und Untersuchungsbefund

Wenige Tage nach Aufnahme des trichinenhaltigen Fleisches können durch die Parasiten im Darm leichtes Fieber, Übelkeit, Erbrechen und andere Magen-Darm-Beschwerden auftreten. Später führt die Larvenwanderung zu Muskelschmerzen und Muskelsteife. Die Muskelbeschwerden können so schwer sein, dass der Patient jede Bewegung vermeidet und das klinische Bild einer Lähmung vorgetäuscht wird. Typisch sind auch Gesichtsödeme. Durch die Larveneinwanderung in die Gewebe kann es außerdem zu Fieber, Blutungs- und Thromboseneigung sowie selten zu ZNS- oder Herz-Kreislauf-Komplikationen kommen.

Diagnostik und Differenzialdiagnose

Die Diagnose erfordert meist Muskelbiopsien und Antikörpertests. In Frühstadien können die Larven auch direkt im Blut nachgewiesen werden.

Behandlungsstrategie und Pflege

Mebendazol (z.B. Vermox®) wirkt sowohl auf die Darm- als auch auf die Muskeltrichinen. Hinzu treten Glukokortikoide (antientzündlich) und Analgetika (schmerzlindernd). Einhaltung besonderer Hygienevorschriften ist nicht erforderlich.

Patienteninformation

Unter der oben genannten Behandlung ist die Prognose meist gut. Manche Patienten haben aber noch längere Zeit rheumatoide Beschwerden.

Prinzipiell können alle Fleisch fressenden Tiere trichinenverseucht sein. Am sichersten kann der Trichinose durch ausreichendes Erhitzen des Fleisches (über 70 °C) vorgebeugt werden. Längeres Tiefgefrieren (–15 °C für mindestens drei Wochen) tötet die Muskeltrichinen ebenfalls ab. Pökeln oder Trocknen ist nicht ausreichend.

Erkrankungen durch Madenwürmer

> **Madenwurminfektion** *(Oxyuriasis)*: In aller Regel harmlose Wurmerkrankung vor allem des Kindergarten- und Grundschulalters; die häufigste Wurmerkrankung überhaupt.

Madenwurminfektionen sind weltweit verbreitet, im Gegensatz zu vielen anderen Wurmerkrankungen aber besonders in gemäßigten Klimazonen.

Übertragung und
⇨ Krankheitsentstehung

Madenwürmer *(Enterobius vermicularis, Oxyuris vermicularis)* sind bis zu 12 mm lang und fadenförmig. Die erwachsenen Madenwürmer leben im unteren Dünndarm, im Dickdarm und im Wurmfortsatz. Nachts verlassen die Weibchen den Darm durch den Anus, um in der Analgegend Eier abzulegen (pro Weibchen über 10 000). Innerhalb weniger Stunden entwickeln sich in den Eiern infektionsfähige Larven. Die Übertragung erfolgt durch orale Aufnahme dieser Eier. Kleinere Kinder kratzen sich oft nachts in der Analgegend und stecken dann die Finger in den Mund, wodurch sich der Kreislauf schließt.

🔲 Symptome und Untersuchungsbefund

Typischerweise haben die betroffenen Kinder nachts starken Juckreiz in der Analgegend. Sie kratzen sich ständig, wodurch Kratzeffekte und entzündliche Hautveränderungen entstehen. Durch das Schlafdefizit sind sie tagsüber müde, unleidlich und nervös.

Wurmart	Hauptverbrei-tungsgebiet	Übertragung/ Infektion durch	Leitsymptome	Diagnose (D), Therapie (T) und Pflege (P)	Prophylaxe
Bandwürmer					
Fischband-wurm	Seengebiete in Mitteleuropa, Russland, Amerika, Japan	Orale Aufnahme larvenhaltigen, unzureichend gegarten Fisches	Evtl. Magen-Darm-Be-schwerden, makrozytäre Anämie durch Vitamin-B$_{12}$-Verbrauch	D: Nachweis der Proglottiden oder Eier im Stuhl T: Niclosamid	Gründliches Durchgaren von Fischgerichten
Saugwürmer					
Leberegel	Weltweit	Orale Aufnahme der Larven mit Wasser oder kontaminierten Lebensmitteln	Uncharakteristische Oberbauchbeschwerden, evtl. chronische Lebererkrankung bis zur Zirrhose oder Gallenwegsverschluss	D: Einachweis im Stuhl (erst nach 3 – 4 Monaten), serologisch T: Praziquantel	Kein Verzehr evtl. kontaminierter Nahrungsmittel, beim **großen Leberegel** (Fasciola hepatica) z.B. Wasserkresse und andere Uferpflanzen, bei **Opisthorchis** nicht ausreichend gegarter (Süßwasser-)Fisch
Rundwürmer					
Zwerg-faden-wurm	Warme und feuchte Gebiete (Tropen, Subtropen), Bergwerke in gemäßigten Zonen	Eindringen der Larven durch die Haut, Selbstinfektion	Gastroenteritisartige Magen-Darm-Beschwerden (evtl. blutiger Durchfall), evtl. Hautreaktionen und bronchitische Beschwerden	D: Ei- oder Larvennachweis im Stuhl T: Mebendazol, Albendazol P: Stuhl ist ansteckend	Kein Barfußlaufen etc. auf feuchten Böden in betroffenen Gebieten
Haken-würmer	Warme und feuchte Gebiete (Tropen, Subtropen), Bergwerke in gemäßigten Zonen	Eindringen der Larven durch die Haut, teils auch orale Aufnahme	Darmbeschwerden, Eisenmangelanämie durch wurmbedingten Blutverlust, Abmagerung, evtl. Hautreaktionen und bronchitische Beschwerden	D: Larvennachweis im Stuhl T: Mebendazol, Albendazol	Kein Barfußlaufen etc. auf feuchten Böden in betroffenen Gebieten
Peitschen-würmer	Weltweit, aber vor allem Tropen und Subtropen	Orale Aufnahme larvenhaltiger Eier	Evtl. Diarrhoe, Tenesmen	D: Einachweis im Stuhl T: Mebendazol, Albendazol	Meiden evtl. kontaminierter Nahrungsmittel (z.B. fäkalgedüngter Salat)
Filarien	Tropen, Subtropen	Übertragung der Larven (Mikrofilarien) durch Insekten	**Wuchereria bancrofti:** Lymphgefäßentzündung, Lymphstau **Loa Loa:** Schwellungen der Subkutis mit Juckreiz und evtl. Schmerzen, Augenbindehautentzündung **Onchocerca volvulus:** Hautreaktionen (Juckreiz), Sehstörungen bis zur Erblindung („Flussblindheit")	D: Bei Wuchereria bancrofti und Loa Loa Nachweis der Mikrofilarien im Blut, bei Onchocerca volvulus mikroskopische Untersuchung einer Hautprobe T: Ivermectin P: Engmaschige Überwachung zu Therapiebeginn (allergische Reaktionen durch die absterbenden Parasiten)	Mückenschutz, sowohl am Tag als auch in der Nacht. Medikamentöse Prophylaxe durch Diethylcarbamazin (Hetrazan®, Bezug über internationale Apotheke) oder Ivermectin möglich

Tab. 17.82: Überblick über weitere Wurmerkrankungen des Menschen.

Diagnostik

Die Diagnose wird durch den Wurmnachweis im Stuhl oder durch den Einachweis in der Analgegend gestellt. Hierzu eignet sich am besten die *Klebestreifenmethode*, bei der ein durchsichtiger Klebestreifen (z.B. Tesa-Film®) morgens auf die Perianalhaut gedrückt und gleich wieder abgezogen wird. Der Klebestreifen wird dann ohne Falten auf einen Objektträger geklebt und mikroskopisch untersucht.

Behandlungsstrategie

Die problemlose Behandlung besteht z.B. in der Gabe von Mebendazol (etwa Vermox®).

Pflege

Madenwurminfektionen stellen im Krankenhaus eher einen Zufallsbefund dar. Bei der Pflege verhindert die Beachtung folgender Hygieneregeln eine Streuung der Eier:

- Nachts muss der Patient eng anliegende Wäsche tragen, um Kratzen zu verhindern
- Regelmäßiges Händewaschen und Nagelreinigen bzw. extrem kurz geschnittene Fingernägel sollen die Hände als „Depot" für Wurmeier ausschalten
- Ein Einzelzimmer ist nur in Sondersituationen notwendig. Bei möglichem Kontakt mit erregerhaltigem Material werden Handschuhe und Schutzkittel angezogen. Kontaminierte Wäsche muss desinfiziert werden
- Die Patientenwäsche sollte gekocht und heiß gebügelt werden. Sie wird zweimal täglich gewechselt.

17.11.4 Weitere Wurmerkrankungen

Neben den oben ausführlich dargestellten Wurmarten gibt es eine Reihe weiterer Würmer, die den Menschen befallen und ernste, teils lebensbedrohliche Erkrankungen hervorrufen können. Da diese Erkrankungen in Deutschland sehr selten und fast immer

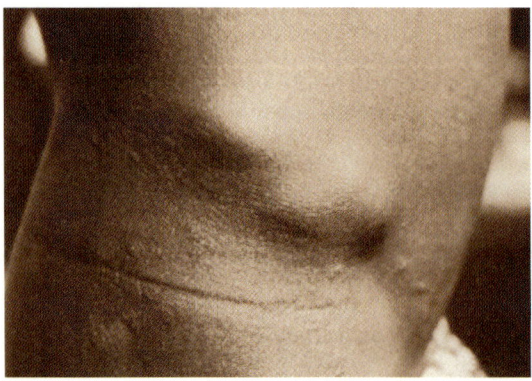

Abb. 17.83: Subkutane Onchocerca-volvulus-Knoten. Die erwachsenen Würmer leben in Bindegewebsknoten, die Larven (Mikrofilarien genannt) in der Haut. [M210]

„importiert" sind, werden sie in Tab. 17.28 zusammenfassend dargestellt.

17.11.5 Arthropoden: Übersicht

Arthropoden *(Gliederfüßler)* sind für den Menschen von erheblicher medizinischer Bedeutung, da sie sowohl durch ihre Toxine Symptome hervorrufen als auch auf verschiedene Art und Weise Krankheiten übertragen können. Wichtig sind insbesondere:

- **Spinnentiere** wie etwa Zecken (☞ z.B. 17.6.21, 17.6.23, 17.13.3) und Milben (☞ 17.11.6)
- **Insekten** wie etwa Läuse (☞ 17.11.7), Wanzen, Fliegen und Mücken (☞ z.B. 17.10.1, 17.10.5).

17.11.6 Erkrankungen durch Milben

Milben gehören zu den Spinnentieren. Wohl am bekanntesten sind die **Hausstaubmilben** als Ursache allergischer Erkrankungen insbesondere der Atemwege. Einige Milben wie etwa **Ratten-, Mäuse-** oder **Vogelmilben** spielen als mögliche Überträger z.B. von Rikettsien (☞ 17.6.23) eine Rolle. **Räudemilben der Tiere** „verirren" sich zwar gelegentlich auf Menschen, rufen dort aber in aller Regel nur harmlose und vorübergehende Hauterscheinungen hervor. Die größte Bedeutung unter den Milben hat die **Krätzmilbe** als Erreger der *Skabies*.

Skabies

> **Skabies** *(Krätze):* Durch die **Krätzmilbe** hervorgerufene, ansteckende Hauterkrankung mit starkem Juckreiz.

Übertragung und Krankheitsentstehung

Der Mensch ist einziger Wirt der Krätzmilbe. Die Paarung von Männchen und Weibchen findet auf der Hautoberfläche statt. Während die Männchen anschließend sterben, graben sich die Weibchen in die Epidermis ein. Am Ende des Milbenganges *(Milbenhügel)* bleibt das Weibchen sitzen und legt täglich 2 – 3 Eier, bis es nach wenigen Wochen stirbt. Aus den Eiern entwickeln sich zunächst die *Larven* und dann die *Nymphen,* die auf der Haut in Mulden unter den Hornschuppen leben. Nach etwa drei Wochen sind die Milben geschlechtsreif, und der Zyklus beginnt aufs Neue.

Übertragen werden die Milben in aller Regel durch direkten Körperkontakt, in Ausnahmefällen auch durch benutzte Bettwäsche oder Kleidungsstücke. Außerhalb der Hornschicht können Milben ca. 2 – 3 Tage überleben.

Symptome, Befund und Diagnostik

Bis die Übertragung bemerkt wird, vergehen oft 3 – 6 Wochen. Typisches Symptom ist Juckreiz, der v.a. in der Bettwärme zunimmt. Bevorzugte Stellen sind die Interdigitalfalten an Händen und Füßen, die Nabelregion, die Handgelenke und Ellenbeugen, der innere Fußrand, die Brustwarzen und der Penisschaft. Die Milbengänge sind als kleine, bräunliche Linien unter der Haut des Patienten sichtbar. Am Gangende ist die Milbe als dunkles Pünktchen zu sehen (evtl. Lupe benutzen). Bei der Beobachtung der Haut fallen die Kratzspuren und die entzündlichen Papeln an den Milbengängen auf. Oft entwickelt sich ein juckendes papulovesikulöses Exanthem als Ausdruck der immunologischen Auseinandersetzung mit der Milbe. In Endemiegebieten oder nach längerem Bestehen der Infektion kann sich eine Immunität entwickeln, die manchmal zu einer Spontanheilung führt.

Bei gepflegten Menschen aus guten sozialen Verhältnissen treten nur minimale Hauterscheinungen auf, die diagnostisch große Schwierigkeiten bereiten können.

Die Diagnosesicherung erfolgt durch mikroskopischen Milbennachweis z.B. nach Entfernung der Milben aus dem Milbenhügel mittels einer Kanüle oder nach einem Tesafilmabriss der Haut.

Behandlungsstrategie

Die Behandlung besteht bei Erwachsenen in der äußerlichen Anwendung eines Antiparasitikums (z.B. Hexachlorcyclohexan, etwa Jacutin®). Die Gebrauchsanweisung des Präparats muss genau beachtet werden. Während der Behandlung dürfen keine Kosmetika oder Hautpflegemittel verwendet werden, da hierdurch die Resorption des toxischen Hexachlorcyclohexans gefördert werden kann. Die abgetöteten Milben werden im weiteren Verlauf mit der Hornschicht von selbst abgestoßen. Bei Kindern oder in der Schwangerschaft und Stillzeit wird mit Benzylbenzoat (etwa Antiscabiosum Mago®) oder Schwefelpräparaten therapiert. Die Behandlung erfolgt prinzipiell über drei Tage mit täglich einmaliger Anwendung. Der Juckreiz kann durch Antihistaminika, das skabiesbedingte Ekzem mit Kortikoidsalben (z.B. Dermatop®) therapiert werden.

Alternativ zur Lokaltherapie kommt heute eine orale Gabe von Ivermectin in Betracht.

> Leidet ein Familienmitglied an Skabies, müssen alle Familienangehörige *zeitgleich* behandelt werden. Tritt eine Skabiesinfektion auf einer Krankenhausstation auf, wird häufig das ganze Stationsteam einschließlich Stationsarzt und Reinigungspersonal zum gleichen Zeitpunkt behandelt.

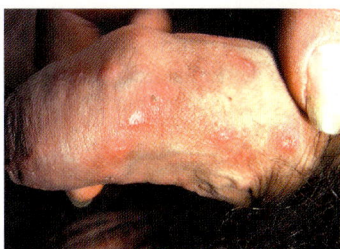

Abb. 17.84: Milbengänge am Penis. [M123]

Pflege

Für die Körperpflege während der Behandlung mit einem Antiparasitikum gelten folgende Richtlinien:
- Vor dem Auftragen des Lokaltherapeutikums mit einem Detergens duschen. Ein Detergens ist ein Stoff, der die Oberflächenspannung des Wassers herabsetzt und so die Wasserbenetzbarkeit des Körpers erhöht. Hautfett und Salbenreste, die ansonsten die Resorption des Lokaltherapeutikums erhöhen würden, werden so entfernt
- Dann den Körper vom Hals abwärts mit dem Antiparasitikum einreiben, dabei besonders auf die Prädilektionsstellen achten
- Nach 12 – 24 Stunden die Salbenreste abduschen
- Nach drei Tagen die durch das Antiparasitikum gereizte und ausgetrocknete Haut mit Ölbädern, Pflegesalben und bei starken Ekzemen glukokortikoidhaltigen Salben (Arztanordnung) nachbehandeln.

Hygienemaßnahmen

> Bei der Desinfektion Mittel und Verfahren anwenden, die gegen Milben wirksam sind. Zu bevorzugen sind thermische Verfahren, da bei Temperaturen von 50 °C die Milben innerhalb 10 Minuten absterben.

- Die Bettwäsche des Patienten und alle anderen Wäschestücke mit direktem Hautkontakt täglich wechseln und möglichst auskochen (Wäsche aber nicht aufschütteln). Für Krankenhauswäsche ist das Routine-Waschverfahren der Krankenhauswäscherei ausreichend. Nicht waschbare Kleidungsstücke für eine Woche in einen Plastiksack geben oder über Nacht in einen Gefrierschrank legen. Anschließend sind die Milben tot. Mäntel oder Jacken können auch in die (chemische) Reinigung gegeben werden, nachdem sie vier Tage lang nicht getragen worden sind
- Bei allen pflegerischen Tätigkeiten mit unmittelbarem Kontakt zum Patienten, zu kontaminierten Gegenständen oder zu erregerhaltigem Material Schutzkittel und Einmalhandschuhe anziehen. Das Tragen eines Mund-Nasenschutzes und ein Wechseln der Schuhe sind nicht erforderlich
- Nach allen Verrichtungen am Patienten oder im Patientenzimmer Hände (einschließlich der Nägel)

gründlich mit Seifenlösung waschen, da die Händedesinfektion nicht ausreichend wirksam ist
- Nach der Entlassung des Patienten Matratzen, Kissen und Decken mit Dampf desinfizieren (entwesen).

17.11.7 Erkrankungen durch Läuse

> ::: **Pedikulose:** Erkrankungen durch Läuse, beim Menschen durch die **Kopflaus,** die **Filzlaus** und die **Kleiderlaus.** Insbesondere die Kopflauserkrankungen haben in den letzten Jahren an Häufigkeit zugenommen.
> Läuse können außerdem Krankheiten übertragen, z.B. das Rückfallfieber durch Borrelien (☞ 17.6.21) oder das Fleckfieber und Fünftagefieber durch Rickettsien (☞ 17.6.23).

⇨ Übertragung und Krankheitsentstehung

Die befruchteten Weibchen kleben ihre 150 – 300 Eier, die **Nissen,** mit einem wasserunlöslichen Kitt an die Kopf- oder Schamhaare (Kopf-, Filzlaus) oder in die Kleidersäume (Kleiderlaus). Nach acht Tagen schlüpfen die Larven, nach 2 – 3 Wochen sind sie geschlechtsreif. Läuse ernähren sich vom Blut ihres Wirtes. Ohne Blut überleben sie nur wenige Tage. Sie werden meist durch direkten (Körper-)Kontakt, aber auch über Kleidung, Bettwäsche oder von mehreren benutzte Utensilien (z.B. Kämme) übertragen.

⊡ Symptome, Befund und ⌕ Diagnostik

Von *Kopfläusen* sind besonders die Partien hinter den Ohren betroffen. Die Läusebisse führen zu hochroten, quaddelähnlichen Papeln, die aufgrund des Läusespeichels stark jucken. Durch das Kratzen entstehen Hautwunden und Entzündungen, häufig sind die Haare auch stark verfilzt. Die Nissen sind als schuppenähnliche, jedoch nicht abstreifbare Auflagerungen an den Haaren (vor allem in Hautnähe) sichtbar.

Filzläuse bevorzugen Gebiete mit Duftdrüsen, also den Genitalbereich, die Achselhaare sowie starke Behaarungen im Brust- und Bauchbereich. Bei Kindern treten sie auch am Kopf, in Wimpern und Augenbrauen auf. Der Juckreiz ist mäßig und nachts stärker als am Tag. Typisch sind bläuliche Flecke in der befallenen Region (**Maculae coeruleae,** *Taches bleues*).

Kleiderläuse rufen durch ihren Speichel Rötungen, Quaddeln und Knötchen mit starkem Juckreiz hervor, die sich durch das Kratzen ebenfalls entzündlich verändern können.

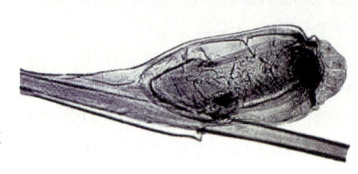

Abb. 17.85: Haar mit Nisse einer Laus. [M123]

🔨 Behandlungsstrategie und 🖼 Pflege

Therapeutisch werden vergleichbare Präparate wie bei den Milben eingesetzt. Oft ist eine Wiederholung der Behandlung nach 8 – 10 Tagen erforderlich. Säuglinge werden stationär behandelt. Nach der dreitägigen Behandlung des Kopflausbefalls werden die toten Nissen mit Essigwasser (Essig : Wasser = 1 : 2) gelöst und mit einem engzahnigen „Nissenkamm" entfernt. Alle Kontaktpersonen werden ebenfalls untersucht bzw. behandelt.

Die Betroffenen werden in einem Einzelzimmer untergebracht. Die Pflegenden ziehen Schutzkittel und Handschuhe an. Da Händedesinfektionsmittel nicht ausreichend wirksam sind, ist gründliches Händewaschen besonders wichtig. Kontaminierte Wäsche und das gesamte Bett müssen durch thermische Verfahren entlaust werden.

Bis zur Ausheilung dürfen die Betroffenen z.B. Schulen und Kindergärten nicht besuchen. Da sich aber nicht alle Betroffenen daran halten und der Lausbefall manchmal auch erst spät bemerkt wird, kommt es immer wieder zu kleinen Epidemien in Kindergärten oder Schulen.

17.12 Sepsis

> ::: **Sepsis** *(Septikämie, Blutvergiftung):* Lebensbedrohliche Allgemeininfektion, bei der von einem Herd aus (z.B. Wunde, infizierter Katheter) kontinuierlich oder periodisch Erreger in die Blutbahn gestreut werden. Trotz optimaler Behandlung und Pflege hohe Sterblichkeit.

Von der Sepsis abgegrenzt wird die **Bakteriämie.** Hierbei treten zwar kurzzeitig Bakterien im Blut auf, doch sind die Abwehrkräfte des Betroffenen so stark, dass die Bakterien sich weder im Blut vermehren noch Herde in anderen Organen setzen können. Meist hat der Betroffene keinerlei Beschwerden. Typischer Auslöser einer Bakteriämie ist z.B. eine Zahnentfernung.

⇨ Krankheitsentstehung

Im Körper des Patienten schwelt eine Entzündung, von der aus immer wieder Bakterien ins Blut gelangen. Mit dem Blutstrom werden sie in alle Organe des Körpers transportiert, wo sie infektiöse Absiedelungen *(septische Metastasen)* setzen. Häufig vermehren sich die Erreger auch im Blut selbst.

Eine Sepsis wird durch allgemeine Abwehrschwäche des Patienten begünstigt. Insgesamt überwiegen unter den Sepsiserregern *gramnegative* (☞ 17.6.1) Keime (sog. *gramnegative* Sepsis).

Häufige **Sepsis-Herde** sind:
- Infizierte Hohlorgane mit Abflussbehinderung, z.B. Nierenbeckenentzündung bei Harnstau durch eine vergrößerte Prostata. Bei schätzungsweise der Hälfte der Patienten geht die Sepsis vom Urogenitaltrakt aus
- Wundinfektionen
- Pneumonien
- Chronische Mandel-, Ohren- oder Nasennebenhöhlenentzündungen
- Blasen- oder Gefäßkatheter.

🔣 Symptome und Untersuchungsbefund

- Leitsymptom der Sepsis ist hohes, *intermittierendes* Fieber mit *Fieberzacken* (☞ 17.3.3): Das Fieber steigt schnell an, fällt innerhalb von 24 Stunden auf normale Werte ab und steigt erneut an. Bei Erwachsenen geht der rasche Fieberanstieg nicht selten mit Schüttelfrost, bei Kleinkindern oft mit *Fieberkrämpfen* (zerebrale Krampfanfälle nur bei Fieber) einher
- Der Patient ist schwer krank. Seine Haut ist graublass und marmoriert, als Folge von Bakterienembolien oft mit Exanthemen oder Petechien
- Der Puls ist schnell, der Blutdruck niedrig, die Atmung oft zu schnell und zu tief *(Hyperventilation)*
- Der Kranke mag nicht essen und verfällt zusehends. Häufig trübt auch sein Bewusstsein ein
- Zusätzlich bestehen oft Krankheitszeichen, die auf den Sepsisherd hinweisen, z.B. Rückenschmerzen bei einer Nierenbeckenentzündung
- Bei der körperlichen Untersuchung zeigt sich eine Leber- und Milzvergrößerung.

Eine *Pilzsepsis* beginnt meist schleichend. Die Körpertemperatur des Patienten ist nur leicht erhöht. Der Patient fühlt sich ohne erkennbare Ursache einfach schlecht. Manchmal ist ein neu aufgetretenes Herzgeräusch infolge eines Pilzbefalls der Herzklappen erster Hinweis auf eine Sepsis.

> 💬 **Nicht jede Sepsis macht Fieber!**
> Fieber ist zwar Leitsymptom der Sepsis, doch schließen (fast) normale Körpertemperaturen eine Sepsis nicht aus. Oft fehlt das Fieber bei Säuglingen, alten oder abwehrgeschwächten Patienten.

🔄 Komplikationen einer Sepsis

Hauptkomplikationen einer Sepsis sind:
- Gerinnungsstörungen, vor allem eine *Verbrauchskoagulopathie* (DIC ☞ 13.9.4)
- **Multiorganversagen,** insbesondere ein akutes Nierenversagen (☞ 11.11) und eine Ateminsuffizienz (ARDS ☞ 8.14)
- Septische Absiedelungen im Gehirn mit vielen kleinen Bakterien- und Eiterherden **(embolische Herdenzephalitis)**
- Ein durch Bakterientoxine verursachter **septischer Schock** (auch *septisch-toxischer* oder *infektiös-toxischer* Schock genannt ☞ 7.6). Anfangs ist die Haut des Patienten warm und gut durchblutet, der Blutdruck normal. Der Patient sieht gesünder aus als er ist. Atmung und Herzschlag sind aber beschleunigt, und es besteht meist hohes Fieber. Im Spätstadium sinkt der Blutdruck ab, die Haut wird kalt, und häufig treten Bewusstseinsstörung, Hautblutungen sowie alle oben genannten Komplikationen hinzu.

🔍 Diagnostik und Differenzialdiagnose

> 💬 Die Verdachtsdiagnose einer Sepsis wird klinisch gestellt. Die endgültige Diagnosesicherung erfordert den Erregernachweis in der Blutkultur.

Bei Verdacht auf eine Sepsis sind folgende diagnostische Maßnahmen bzw. Anordnungen zu erwarten:
- Abnahme mehrerer Blutkulturen zum Erregernachweis (☞ 17.5.4). Bei Verdacht auf eine Pilzsepsis sind manchmal arterielle Blutkulturen nötig
- Blutabnahme: BB mit Differenzialblutbild, BSG, CRP, Blutzucker, Kreatinin, Elektrolyte, Leberwerte, Laktat, Gerinnungsparameter, BGA
- Urinstatus und Urinkultur zur Herdsuche
- Ultraschall zur Ursachensuche: Harnstau? Abszesse? Gallenblasensteine oder Gallenblasenentzündung? Außerdem sonographische Bestimmung der Leber- und Milzgröße
- Röntgenaufnahme des Thorax: Pneumonie? Abszess?
- Evtl. Liquorpunktion und Anlegen von Stuhlkulturen.

🔲 Behandlungsstrategie

Die Schwere des Krankheitsbildes erfordert einen sofortigen Behandlungsbeginn:
- Alle intravenösen Zugänge sowie ein Blasendauerkatheter müssen gezogen und ggf. neu gelegt werden, da sie erfahrungsgemäß häufige Sepsisherde sind. Die Katheterspitzen werden zur mikrobiologischen Untersuchung eingeschickt. Meist ist es bei den schwer kranken Patienten angezeigt, einen ZVK neu zu legen

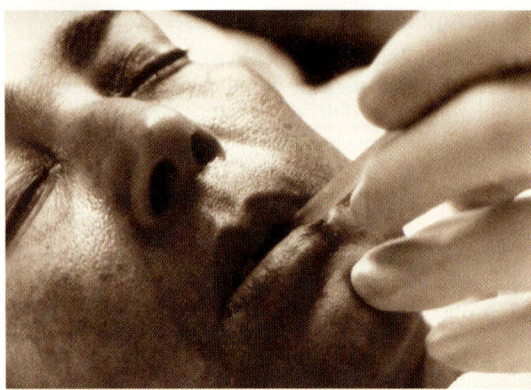

Abb. 17.86: Beim Absaugen von Sekret aus Lunge, Mund und Nasen-/Rachenraum sollten zur Vermeidung von Blutungen nur atraumatische Katheter (☞ 8.2.2) verwendet und der Sog unterbrochen werden, wenn der Katheter sich an der Schleimhaut festgesogen hat. [N330]

- Offensichtlich unwirksame Arzneimittel werden vom Arzt abgesetzt (z.B. Antibiotika). Transfusionen werden, wenn möglich, sofort gestoppt
- Eine Heparinisierung ist zur Prophylaxe einer Verbrauchskoagulopathie (☞ 13.9.4) erforderlich
- Die Antibiotikatherapie wird *nach* Abnahme der Blutkulturen (☞ 17.5.4), aber *vor* Vorliegen der Befunde begonnen. In aller Regel wird eine Kombination mehrerer Antibiotika intravenös gegeben. Dabei überlegt der Arzt für jeden Einzelfall, welche Erreger am wahrscheinlichsten sind, und wählt eine Kombination, die diese wahrscheinlichsten Erreger erfasst *(kalkulierte Antibiotikatherapie)*
- Unter Umständen muss der Sepsisherd operativ saniert werden
- Die Allgemeinbehandlung umfasst u.a. die Infusionstherapie (z.B. Ausgleich von Flüssigkeitsverlusten ☞ 2.5.7), eine Schockbehandlung (☞ 7.6) und die Behandlung der Organkomplikationen

Pflege bei Sepsis

Zu den Aufgaben der Pflegenden zählt:
- Patienten strenge Bettruhe einhalten lassen
- Herz-Kreislauf-Situation und Temperatur kontrollieren; bei Temperaturanstieg Arzt benachrichtigen
- Diagnostische Maßnahmen organisieren und vorbereiten (☞ oben)
- Urinstix zur Erstorientierung durchführen und Urinkultur anlegen
- Blutkultur vorbereiten (☞ 17.5.4).

Patienten mit einer Sepsis benötigen meist intensivmedizinische Betreuung:
- Die bettlägerigen Patienten brauchen in aller Regel Hilfe bei praktisch allen ATL. Meist wird die Körperpflege völlig von den Pflegenden übernommen

- Die Prophylaxen bei Bettlägerigkeit (Dekubitusprophylaxe, Thromboseprophylaxe) und Schwerkranken (z.B. Soor- und Parotitisprophylaxe) werden gewissenhaft durchgeführt. Regelmäßige Augenpflege kann ein Austrocknen der Hornhaut und Augeninfektionen verhinden
- Zusätzlich ist eine Blutungsprophylaxe erforderlich. Hierzu gehört das Vermeiden auch kleiner Verletzungen
- Bestehen bereits Hautblutungen, werden keine Pflaster, etwa zum Fixieren von Zugängen, benutzt; alternativ lassen sich Binden verwenden
- Bei Ödemen der Arme und Beine fördert Hochlagerung der betroffenen Extremität die Rückbildung der Ödeme
- Bei schwer kranken Patienten werden die Infusions- und Arzneimittelpläne exakt eingehalten. Besonders wichtig ist der Zeitabstand bei Antibiotikainfusionen (z.B. genau alle 6 Std.), damit immer ein ausreichender Spiegel im Blut gewährleistet ist
- Die Kostform richtet sich danach, ob der Patient essen kann (und möchte), oder ob er parenteral ernährt werden muss (☞ 2.3.3).

👁 Krankenbeobachtung

- Vitalzeichen, Körpertemperatur und Bewusstsein engmaschig kontrollieren und dokumentieren. Dabei auch auf Zustand der Haut (Hautfarbe? Exantheme? Blutungen?) und Ödeme achten
- Flüssigkeitsbilanz erstellen
- Katheter, Drainagen und venöse Zugänge regelmäßig auf ihre Funktion überprüfen und Haut um die Punktionsstellen auf Infektionszeichen beobachten.

Prognose und Prophylaxe

Die Sterblichkeit bei einer Sepsis beträgt auch heute noch ca. 50 %. Sie hängt von der Lokalisation des Ausgangsherds, dem Erreger und der Grunderkrankungen des Patienten ab. Besonders hoch ist die Letalität bei der **Nosokomialsepsis**, d.h. der im Krankenhaus erworbenen Sepsis abwehrgeschwächter Patienten. Meist handelt es sich um fakultativ pathogene Keime (auch Pilze), die oft nur schlecht auf die Arzneimittel ansprechen.

Die Pflegenden tragen maßgeblich zur Sepsisprophylaxe bei: Entscheidend ist das hygienegerechte, **aseptische Vorgehen** bei allen Pflegemaßnahmen wie beim Umgang mit Blasenkathetern (☞ 11.5), Verabreichen von Infusionen (☞ 2.5.11) und Verbandwechsel.

17.13 **ZNS-Infektionen**

Creutzfeld-Jakob-Erkrankung und BSE ☞ *17.8*

> ⊡ **ZNS-Infektion:** Infektion des Gehirns und/oder des Rückenmarks (einschließlich ihrer Hüllen). Tritt meist in Verbindung mit einer Allgemeininfektion auf.

Im klinischen Alltag am häufigsten sind **Meningitis** *(Hirnhautentzündung)* und **Enzephalitis** *(Gehirnentzündung)*. Dabei ist eine strenge Trennung praktisch nicht möglich, da es sich fast immer um Mischformen handelt.

In großen Kliniken werden (erwachsene) Patienten mit ZNS-Infektionen – abgesehen von Intensivpflegeeinheiten – auf neurologischen Stationen betreut, in kleineren Krankenhäusern – bei fehlender Verlegungsmöglichkeit – meist auf internistischen Krankenstationen.

17.13.1 **Meningitis**

> ⊡ **Meningitis** *(Hirnhautentzündung):* Vielfach lebensbedrohliche Infektion des ZNS mit vorwiegendem Befall der Hirnhäute *(Meningen)*.

Die Meningokokken-Meningitis sowie der Nachweis von Meningokokken im Zusammenhang mit einer akuten Erkrankung sind meldepflichtig (☞ 17.15).

⇨ **Krankheitsentstehung**

Die häufigsten Erreger einer Meningitis sind:
- Bakterien, bei Erwachsenen insbesondere Pneumokokken (☞ 17.6.4) und Meningokokken (☞ 17.6.5)
- Viren, z.B. Enteroviren (☞ 17.7.7), Herpes-simplex-Viren (☞ 17.7.3).

Protozoen oder Pilze sind demgegenüber selten.

Die Erreger gelangen zumeist im Rahmen einer generalisierten Infektion (etwa durch Meningokokken) mit dem Blutstrom ins Gehirn. Sie werden aber auch aus benachbarten Entzündungsprozessen fortgeleitet oder gelangen über offene Verbindungen zwischen Gehirn und Außenwelt ins Gehirn, z.B. bei einer Verletzung oder Fistel.

▣ **Symptome und Untersuchungsbefund**

Meist setzen die Symptome einer bakteriellen Meningitis rascher ein und sind heftiger als die einer viralen Meningitis. Oft kommt es innerhalb von Stunden bei einem harmlos erscheinenden Infekt zu einem schweren Krankheitsbild mit:

- Hohem Fieber
- Kopfschmerzen im ganzen Kopf bis hin zur Unerträglichkeit
- Übelkeit und Erbrechen
- Lichtempfindlichkeit
- Geräuschüberempfindlichkeit
- Nackensteife, *Opisthotonus* (Rückwärtsbeugung des Kopfes mit Überstreckung von Rumpf und Extremitäten)
- Bewusstseinsveränderungen bis zum Koma.

Diese Symptomenkombination, die charakteristisch für Erkrankungen der Hirnhäute ist, wird als **meningitisches Syndrom,** oft auch – nicht ganz korrekt – als *Meningismus,* bezeichnet. Zusätzlich können die Symptome der Grunderkrankung bestehen.

Kennzeichnend für die **tuberkulöse Meningitis** sind ein vorwiegender Befall der Hirnnerven an der Schädelbasis und ein eher schleichender Beginn.

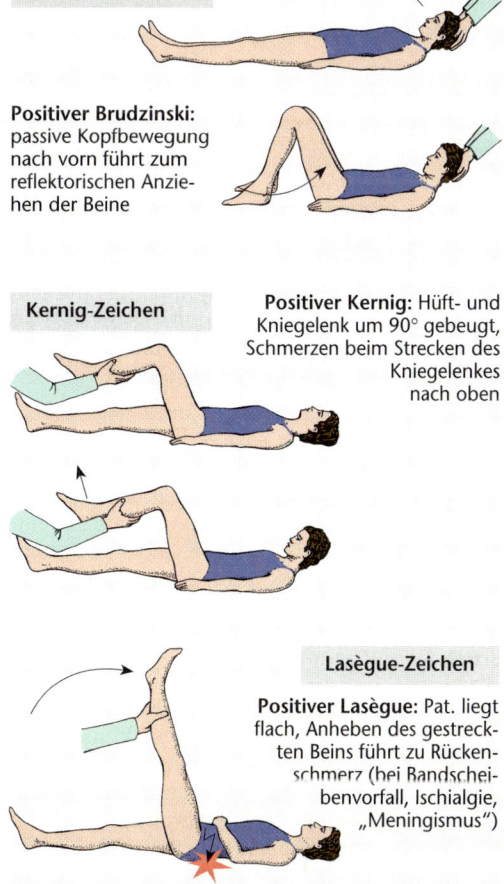

Brudzinski-Zeichen

Positiver Brudzinski: passive Kopfbewegung nach vorn führt zum reflektorischen Anziehen der Beine

Kernig-Zeichen

Positiver Kernig: Hüft- und Kniegelenk um 90° gebeugt, Schmerzen beim Strecken des Kniegelenkes nach oben

Lasègue-Zeichen

Positiver Lasègue: Pat. liegt flach, Anheben des gestreckten Beins führt zu Rückenschmerz (bei Bandscheibenvorfall, Ischialgie, „Meningismus")

Abb. 17.87: Klinische Meningitiszeichen. [B110]

Komplikationen

Hauptkomplikationen insbesondere der bakteriellen Meningitis sind ein – meist vorübergehendes – Schwartz-Bartter-Syndrom (☞ 12.3.4), ein Hydrozephalus, ein Hirn-Abszess, subdurale Eiteransammlungen und Thrombosen der Hirnsinus.

Diagnostik und Differenzialdiagnose

Entscheidend für die Diagnosestellung ist die **Liquoruntersuchung** (☞ auch 1.8). Sie ergibt trüben oder eitrigen Liquor mit Zellvermehrung, Eiweiß- und Druckerhöhung sowie bei bakteriellen und tuberkulösen Meningitiden eine Glukoseerniedrigung. Zur Erregeridentifizierung wird eine Liquorkultur angelegt. Zusätzlich können serologische Untersuchungen zum indirekten Erregernachweis (☞ 17.5.6) angezeigt sein. Dabei ist, um den diagnostisch maßgeblichen Titeranstieg zu beweisen, die Untersuchung evtl. nach 2 – 3 Wochen zu wiederholen.

Wichtig ist die Suche nach abwehrschwächenden Grunderkrankungen, z.B. einer HIV-Infektion, und Liquorfisteln, da das Risiko einer erneuten Infektion der Hirnhäute dann sehr hoch ist.

Behandlungsstrategie

Bei bakteriellen Meningitiden ist eine hochdosierte intravenöse Antibiotikabehandlung oft lebensrettend. Falls die Erreger nicht mikroskopisch im Liquor zu identifizieren sind, wird die Antibiotikabehandlung *kalkuliert*, d.h. unter Berücksichtigung der häufigsten Erreger, begonnen und später entsprechend dem Ergebnis der Liquorkultur korrigiert. Ein Teil der meningitisverursachenden Viren ist gegenüber Virostatika, z.B. Zovirax® (☞ Tab. 17.49), empfindlich. Die zusätzliche symptomatische Behandlung umfasst eine evtl. nötige Hirndruckbehandlung und medikamentöse Unterdrückung von Krampfanfällen.

Der Arzt klärt die Angehörigen außerdem über die Ansteckungsgefahr auf. Nach Beginn der antibiotischen Therapie lässt die Ansteckungsgefahr rasch nach, sie beträgt bei Meningokokken nur wenige Tage. Manchmal werden die Angehörigen des Patienten prophylaktisch mit Antibiotika behandelt, um weitere Erkrankungen und eine Ausbreitung des Keimes zu verhindern.

Pflege bei Meningitis

Mithilfe bei der Lumbalpunktion ☞ 1.8

Die Patienten sind häufig schwer krank und benötigen intensivmedizinische Betreuung:

- Engmaschige Kontrollen von Vitalzeichen, Temperatur, Bewusstsein und Symptomverlauf, z.B. Kopfschmerz, Nackensteife, Hirndruckzeichen
- Bei Lichtempfindlichkeit Abdunkeln des Raumes, bei Geräuschempfindlichkeit möglichst ruhige Umgebung

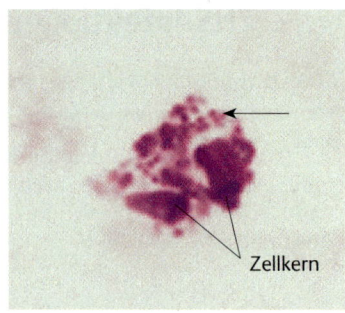

Abb. 17.88: Meningokokken im Liquor. Der Pfeil markiert die intrazelluläre Lagerung der Bakterien in einem Leukozyten. [B109]

Zellkern

- Übernahme der kompletten Grundpflege
- Durchführung aller notwendigen Prophylaxen
- Ausreichende Flüssigkeitszufuhr, besonders wichtig bei hohem Fieber
- Isolierung des Patienten je nach Grunderkrankung, evtl. auch bereits bei Verdacht auf Ansteckungsgefahr.
  - Bei noch unbekanntem Erreger geht man von den strengsten Maßnahmen aus: Der Patient wird in einem Einzelzimmer untergebracht, zusätzlich zu Handschuhen und Schutzkittel wird ein Mund-Nasen-Schutz angelegt. Die patientennahen Flächen werden regelmäßig desinfiziert, kontaminierte Wäsche und Geschirr werden noch innerhalb der Einheit desinfiziert
  - Bei einer Meningitis durch Haemophilus-Bakterien oder Meningokokken sind vor allem die Atemwegssekrete ansteckend. Folgende Schutzmaßnahmen sind bis 24 Stunden nach Beginn einer wirksamen Antibiotikatherapie erforderlich: Der Patient wird in einem Einzelzimmer isoliert, und es werden bei möglicher Kontamination Handschuhe, Schutzkittel und Mund-Nasen-Schutz getragen. Eine laufende Desinfektion patientennaher Flächen ist erforderlich. Ähnliches gilt für Pneumokokken-Meningitiden
  - Bei den Viren stehen Entero- oder Herpes-simplex-Viren im Vordergrund. Hier reicht es aus, bis eine Woche nach Beginn der Erkrankung bei möglicher Kontamination Handschuhe bzw. Schutzkittel anzuziehen und die patientennahen Flächen regelmäßig zu desinfizieren. Ein Einzelzimmer ist nur bei mangelhafter Patientenhygiene (z.B. Keimverschleppung mit dem Stuhl) notwendig.

Prognose

Die Prognose ist abhängig von Erreger, Abwehrlage und Schwere des Krankheitsbildes. Durchschnittlich beträgt die Sterblichkeit heute 10 – 15 %, bei Neugeborenen und Meningokokkensepsis jedoch immer noch mehr als 50 %. Besonders bei Kleinkindern bleiben zudem oft Dauerschäden wie Hör- und Sehstörungen oder Konzentrationsschwäche zurück.

17.13.2 Enzephalitis

> ☐ **Enzephalitis** *(Gehirnentzündung):* ZNS-Infektion mit überwiegendem Befall des Gehirns.

⤷ Krankheitsentstehung

Eine Enzephalitis kann durch die gleichen Erreger verursacht werden wie eine Meningitis (☞ 17.13.1), an erster Stelle stehen allerdings die Viren.

Sonderformen mit eigener Bezeichnung sind:
- Die **parainfektiöse Enzephalitis** während oder kurz nach Virusinfektionen, die nach heutigem Kenntnisstand durch immunologische Reaktionen des Körpers auf das Virus bedingt ist
- Die **embolische Herdenzephalitis** als Folge vieler kleiner septischen Embolien im Gehirn, z.B. bei bakterieller Herzklappenentzündung (☞ 6.8.1).

▦ Symptome, Befund und
⌕ Diagnostik

Während eine leichte (Begleit-)Enzephalitis im Rahmen einer Allgemeininfektion, z.B. bei schwerer Virusgrippe, oft unbemerkt bleibt, ist das klinische Bild beim Vollbild der Erkrankung noch ernsthafter als bei einer Meningitis mit:
- Bewusstseinsveränderungen bis zur Bewusstlosigkeit
- Psychischen Veränderungen, z.B. Unruhe, Verwirrtheit und Wahnvorstellungen
- Neurologischen Ausfällen (z.B. Lähmungen, Sprachstörungen)
- Zerebralen Krampfanfällen.

Da es sich meist nicht um eine reine Enzephalitis, sondern um Mischformen *(Meningoenzephalitis)* handelt, bestehen oft zusätzlich die Symptome einer Meningitis (☞ oben).

Die Diagnose wird durch Liquoruntersuchung und Virusserologie (Titerverlauf) gestellt. Meist erfolgen auch ein EEG (Hirnstrommessung) und ein CT des Gehirns, die z.B. bei der Herpes-simplex-Enzephalitis (☞ 17.7.3) typische Veränderungen im Schläfenlappen zeigen. Da diese jedoch erst nach mehreren Tagen bis einer Woche auftreten, kommen sie für den Behandlungsentscheid zu spät.

▦ Behandlungsstrategie

Antibiotika sind bei Virusenzephalitiden wirkungslos, werden jedoch oft gegeben, wenn (noch) unklar ist, ob die Erkrankung durch Bakterien oder Viren verursacht ist. Bei Verdacht auf Herpes-simplex-Enzephalitis ist die *sofortige* intravenöse Gabe des Virostatikums Aciclovir (Zovirax®) angezeigt.

Pflege ☞ 17.13.1

☋ Prognose

Die Prognose ist je nach Erreger und Vorerkrankungen des Patienten unterschiedlich. Nach leichten Begleitenzephalitiden im Rahmen von Allgemeininfektionen bleiben nur selten Dauerschäden zurück. Jedoch beträgt die Sterblichkeit der Herpes-Enzephalitis ohne Behandlung 70 % und bei Behandlung mit Aciclovir immer noch um 25 %.

17.13.3 Zeckenbedingte ZNS-Infektionen

> ☐ **Zeckenbedingte ZNS-Infektionen:** In (Mittel-)Europa von Bedeutung sind:
> - *Frühsommer-Meningo-Enzephalitis* **(FSME)** – viral bedingt
> - **Lyme-Borreliose** – bakteriell bedingt.

FSME

Die unter Laien bekannteste zeckenbedingte Erkrankung ist die virale *Frühsommer-Meningo-Enzephalitis* *(Frühjahr-Sommer-Meningoenzephalitis,* **FSME**).

Hervorgerufen wird die FSME durch das zu den Flavi-Viren (☞ 17.7.14) zählende, meldepflichtige **FSME-Virus** (☞ 17.7.14). Zecken bilden das Reservoir für das FSME-Virus und übertragen das Virus bei ihrem Biss auf den Menschen.

Die Mehrzahl der Infizierten merkt überhaupt nichts von der Infektion. Bei manifest Betroffenen beginnt die Krankheit ungefähr eine Woche nach dem Zeckenbiss mit grippeähnlichen Symptomen. Nach mehrtägiger Beschwerdefreiheit folgt bei einem Teil der Erkrankten eine Meningoenzephalitis mit guter Prognose oder eine Myelomeningitis mit Lähmungen und einer Sterblichkeit um 1 %.

Die Diagnose erfolgt durch Liquor- und Blutuntersuchung. Die Therapie ist rein symptomatisch. Bei der Pflege des Patienten reicht die Beachtung der Standardhygienemaßnahmen aus.

Eine aktive Impfung ist prinzipiell möglich. Da die Zecken aber nur in bestimmten Gegenden (z.B. Odenwald, Süddeutschland, Österreich, Schweiz, Südosteuropa) in höherer Zahl von dem Erregervirus befallen sind und der Impfung neurologische Komplikationen folgen können, ist die aktive Impfung nur bei erhöhter Gefährdung (z.B. Förster, Waldarbeiter, Aufenthalt in einem Endemiegebiet) angezeigt. Nach Zeckenbiss in einem Endemiegebiet ist innerhalb der ersten 72 Stunden auch eine passive Impfung möglich.

Lyme-Borreliose

Wesentlich häufiger, aber weniger beachtet, ist die bakteriell bedingte **Lyme-Borreliose,** bei der es Wochen oder Monate nach dem Zeckenbiss zu einer *Meningoradikulitis* kommt, d.h. einer Entzündung der Hirnhäute und Hirn- und Spinalnervenwurzeln (Details ☞ 17.6.21).

🗹 Prophylaxe vor Zeckenbissen

Richtiges Verhalten in gefährdeten (Wald-)Gebieten verringert das Risiko erheblich:
- In gefährdeten Gebieten, auch im eigenen Garten, das Unterholz und Dickicht meiden
- Möglichst wenig Körperteile unbekleidet lassen. Hosenbeine in Stiefel oder Strümpfe stecken, um ein Eindringen der Zecken zu verhindern. Kopfbedeckung tragen
- Freie Körperteile mit Insekten-Repellents (z.B. Autan®) einreiben
- Nach einem Aufenthalt in gefährdeten Gebieten Körper auf Zecken absuchen, dabei insbesondere auf Achselhöhlen, Leiste und Kniekehle achten, da die Zecken gerne in wärmere Körperregionen wandern
- Zecken baldmöglichst mit einer speziellen *Zecken-Pinzette* (in Apotheken erhältlich) selbst entfernen oder durch einen Arzt entfernen lassen. Im Gegensatz zu früher wird das Bestreichen der Zecke mit Öl, Klebstoff oder Ähnlichem nicht mehr empfohlen, da die Zecke während des Erstickens vermehrt Erreger freisetzt. Bisswunde desinfizieren und Hände gründlich reinigen
- Haustiere und ihre Schlafplätze regelmäßig auf Zecken kontrollieren

Ist es trotzdem zu einem Zeckenbiss gekommen, sollte die Umgebung um die Bissstelle in der Folgezeit sorgfältig beobachtet werden. Ein anfängliche und dann zurückgehende Rötung ist meist harmlos. Verdächtig auf eine Borreliose ist aber jede Rötung, die erst nach einigen Tagen entsteht und in der Folge größer wird. Dann muss unbedingt ein Arzt aufgesucht werden.

17.14 **Tropenkrankheiten**

> 🅸 **Tropenkrankheiten:** Sammelbegriff für solche Krankheiten, die an tropische oder subtropische Klimabedingungen gebunden sind oder durch die besonderen (hygienischen und sozialen) Verhältnisse in den tropischen „Entwicklungsländern" dort wesentlich häufiger auftreten als anderswo. Häufig, aber nicht immer, handelt es sich bei Tropenkrankheiten um Infektionskrankheiten **(tropische Infektionskrankheiten).**

Begriffsbestimmung

Alle Definitionen von Tropenkrankheiten beinhalten zwei Komponenten:
- Zum einen zählen solche Erkrankungen zu den Tropenkrankheiten, die nur unter tropischen oder subtropischen Klimabedingungen vorkommen. Zu den **Tropen** rechnet man dabei das Gebiet beidseits des Äquators zwischen den beiden Wendekreisen (23° 27' nördlicher und südlicher Breite), zu den **Subtropen** die an die Tropen angrenzenden Gebiete bis 30° nördlicher und südlicher Breite. Diese Krankheiten sind damit eindeutig definiert, zu ihnen gehört beispielsweise die Malaria, derer Übertragermücken nur in den Tropen und Subtropen vorkommen
- Problematisch hingegen ist die zweite Komponente, die Gruppe der Krankheiten, die zwar sporadisch, d.h. als gelegentliche Einzelfälle, weltweit auftreten, jedoch in den Tropen und Subtropen wesentlich häufiger zu beobachten sind. Hier ist es schwierig, eine Grenze zu ziehen. Die meisten Autoren rechnen etwa Pest, Lepra oder Cholera zu den Tropenkrankheiten, allesamt Erkrankungen, die unter den früheren schlechten hygienischen Verhältnissen auch in Deutschland heimisch waren („Krankheiten der Armut"). Bei Typhus und Hepatitis A sind sich die Mediziner schon uneins, und die Tuberku-

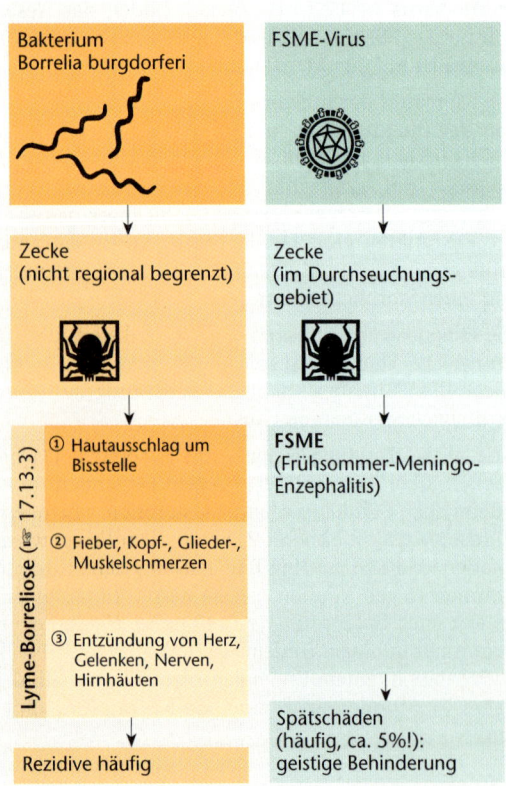

Abb. 17.89: Die beiden häufigsten zeckenübertragenen Krankheiten sind die Lyme-Borreliose und die FSME. [A400-215]

lose beispielsweise wird nur von einigen wenigen zu den Tropenkrankheiten gerechnet.

Im Rahmen dieses Kapitels sollen nur die tropischen Infektionskrankheiten, nicht andere für die Tropen und Subtropen typische Gesundheitsstörungen behandelt werden. Tab. 17.90 gibt einen Überblick über die häufigsten tropischen Infektionskrankheiten.

> ✋ Hauptgesundheitsprobleme bei Tropenreisenden sind neben den überall vorkommenden Atemwegsinfekten der infektiöse Durchfall und unklares Fieber.

🗺 Prophylaxe von Tropenkrankheiten

Wesentlich wichtiger jedoch als eine genaue Festlegung, welche Krankheit denn nun eindeutig zu den Tropenkrankheiten zählt und welche nicht, ist der *Schutz* vor gesundheitlichen Störungen während und nach Tropenreisen. Während Personen, die sich berufsbedingt in den Tropen aufhalten, oft auf Veranlassung der entsendenden Firma angemessen medizinisch betreut werden, müssen sich Touristen selbst um die notwendigen und empfehlenswerten Prophylaxen kümmern.

Folgende Regeln geben erste Anhaltspunkte und können als „Minimum" einer Vorbereitung gelten:

- Reisewillige sollten sich rechtzeitig vor Antritt der Reise, evtl. bereits in der Planungsphase, bei einem speziellen Tropeninstitut oder einer tropenmedizinisch tätigen Arztpraxis nach den speziellen Risiken im (vorgesehenen) Reiseland erkundigen. Gute Beratung ist z.B. daran zu erkennen, dass nicht nur nach dem Land, sondern nach der Region innerhalb des Landes (Stadt, Land, Küste, Landesinnere) und nach den geplanten Aktivitäten (Strandurlaub, Städtetour, Safari, „Rucksackurlaub") gefragt wird. Die Tropeninstitute beraten auch über empfehlenswerte Impfungen. Hier sind vor allem die Komplettierung der für Deutschland allgemein empfohlenen Impfungen (vor allem Diphtherie, Tetanus, Polio), die Hepatitis-A-Impfung und die Typhus-Schluckimpfung zu nennen (☞ auch einzelne Krankheitsbilder und 16.2.2). Weitere Impfungen, z.B. gegen Gelbfieber, Meningokokken-Meningitis oder Japanische-B-Enzephalitis, hängen von den gesetzlichen Vorschriften und dem individuellen Risiko ab
- Herzkranke, Schwangere und Kleinkinder sollten wenn möglich nicht in die Tropen reisen. Prinzipiell sollten Personen mit Vorerkrankungen den Arzt lieber einmal zu häufig als einmal zu selten befragen
- Die empfehlenswerte Reiseapotheke ist je nach Reiseland, geplanten Aktivitäten und medizinischer Versorgung im Reiseland erheblich umfangreicher als „normal" (☞ Kasten)
- Durchfallerkrankungen sind eines der häufigsten gesundheitlichen Probleme in den Tropen. Hält man sich konsequent an die in 17.6.7 genannten Regeln, lässt sich ein Großteil der Durchfallerkrankungen verhindern
- Ganz wesentlich ist auch die Prophylaxe von Mückenstichen. Sowohl tags als auch nachts stechende Mücken können Erkrankungen übertragen – die Malaria ist nur ein Beispiel unter vielen. Deshalb sollten Mückenstiche konsequent durch angemessene Kleidung, Mückenschutznetze und Fliegengitter sowie ggf. durch insektenabweisende Substanzen vermieden werden (☞ auch 17.10.1).

Tropische Infektionskrankheiten				
Durch Bakterien	**Durch Viren**	**Durch Pilze**	**Durch Protozoen**	**Durch tierische Parasiten**
• Brucellosen ☞ 17.6.12	• Dengue-Fieber ☞ 17.7.14	• Best. Dermatomykosen	• Afrik. Schlafkrankheit ☞ 17.10.5	• Bilharziose ☞ 17.11.2
• Cholera ☞ 17.6.14	• Ebola ☞ 17.7.14	• Histoblastomykose*	• Amöbiasis ☞ 17.10.4	• Drakunkulose*
• Frambösie*	• Gelbfieber ☞ 17.7.14	• Histoplasmose ☞ 17.9.4	• Chagas-Krankheit ☞ 17.10.5	• Filariosen ☞ 17.11.4
• Lepra ☞ 17.6.20	• Hepatitis A** ☞ 10.5.1	• Kokzidioidomykose ☞ 17.9.4	• Leishmaniasen ☞ 17.10.5	• Hakenwurmbefall ☞ 17.11.4
• Leptospirosen ☞ 17.6.21	• Lassa-Fieber ☞ 17.7.14	• Versch. primäre Lungenmykosen	• Malaria ☞ 17.10.1	• Lungenegelbefall*
• Malaria ☞ 17.10.1	• Pappataci-fieber*			• Opisthorchiasis ☞ 17.11.4
• Pest ☞ 17.6.8	• West-Nil-Fieber*			• Zwergfadenwurmbefall ☞ 17.11.4
• Rickettsiosen ☞ 17.6.23				
• Rückfallfieber ☞ 17.6.21				
• Trachom ☞ 17.6.23				

* Nicht im Buch behandelte Erkrankung
** Erkrankung wird nur von einigen Autoren zu den Tropenkrankheiten gezählt.

Tab. 17.90: Überblick über tropische Infektionskrankheiten (Auswahl).

> ⚠ **Vorsicht!**
> In vielen tropischen Ländern ist die medizinische Versorgung unzureichend. Deshalb sollte die Reiseapotheke großzügig bemessen sein. Sinnvoll sind:
> - Die ständig benötigten Arzneimittel in ausreichender Menge
> - Antihistaminika, Sonnen- und Insektenschutzmittel
> - Verbandmaterial, Wunddesinfektionsmittel, Schere, Splitterpinzette zum Entfernen von Fremdkörpern, Zeckenzange
> - Fieberthermometer, Fieber senkende Mittel (die gleichzeitig auch schmerzstillend wirken, z.B. ASS, Paracetamol), Nasentropfen
> - Arzneimittel gegen Durchfallerkrankungen, z.B. Elektrolytmischungen, krampflösende Arzneimittel, Loperamid für „Notfälle", evtl. auch Ciprofloxacin (z.B. Ciprobay®) zur Notfall-Selbstbehandlung schwerer Durchfälle
> - Einmalhandschuhe, sterile Spritzen und Kanülen, steriles Naht- und Verbandsmaterial, da diese Artikel in tropischen Ländern Mangelware sein können.
>
> Zusätzliche Arzneimittel können in Abhängigkeit von Reiseland und Reiseart empfehlenswert sein, z.B. Malariamedikamente.

17.15 Meldepflicht bei Infektionskrankheiten

Ab 2001: Infektionsschutzgesetz

Voraussichtlich Anfang 2001 wird das im Juni 1999 verabschiedete **Infektionsschutzgesetz** (genau: *Gesetz zur Verhütung und Bekämpfung von Infektionskrankheiten beim Menschen*) in Kraft treten und u.a. das Bundes-Seuchengesetz, das Gesetz zur Bekämpfung der Geschlechtskrankheiten, die Laborberichtsverordnung sowie Verordnungen zur Ausdehnung der Meldepflicht ablösen.

Zweck des Gesetzes ist es, übertragbaren Erkrankungen beim Menschen vorzubeugen, Infektionen frühzeitig zu erkennen und ihre Weiterverbreitung zu verhindern. Hierzu wurden die Meldepflicht an die veränderten Verhältnisse wie dem Auftreten neuer Infektionsformen in Deutschland und einer zunehmenden Globalisierung angepasst, das Meldewesen neu strukturiert und vereinheitlicht und dem *Robert-Koch-Institut* in Berlin neue Aufgaben im Sinne eines Koordinationszentrums übertragen.

Die wichtigsten Inhalte des neuen Gesetzes in Bezug auf die Meldepflicht bei Infektionskrankheiten werden im Folgenden kurz wiedergegeben.

Meldepflichtige Krankheiten

Meldepflichtig sind Krankheitsverdacht, Erkrankung und Tod bei folgenden *Erkrankungen:*
- Botulismus
- Cholera
- Diphtherie
- Humane spongiforme Enzephalopathien, ausgenommen familiär-hereditäre Formen
- Akute Virushepatitis
- Enteropathisches hämolytisch-urämisches Syndrom (HUS)
- Virusbedingte hämorrhagische Fieber
- Masern
- Meningokokken-Meningitis oder -Sepsis
- Milzbrand
- Poliomyelitis (wobei jede nicht-traumatisch bedingte, akute schlaffe Lähmung als Verdacht gilt)
- Pest
- Tollwut
- Typhus/Paratyphus.

Meldepflichtig sind außerdem:
- Erkrankung und Tod an einer behandlungsbedürftigen Tuberkulose, außerdem Verweigern oder Abbruch einer notwendigen Behandlung
- Verdacht und Erkrankung an einer mikrobiell bedingten Lebensmittelvergiftung oder an einer akuten infektiösen Gastroenteritis, wenn entweder der Erkrankte eine Tätigkeit z.B. in der Lebensmittelverarbeitung, Gaststätten oder Einrichtungen der Gemeinschaftsverpflegung ausübt oder mindestens zwei gleichartige Erkrankungen auftreten und ein epidemischer Zusammenhang vermutet wird
- Die Verletzung eines Menschen durch ein tollwutkrankes oder -verdächtiges Tier sowie die Berührung eines solchen Tieres oder Tierkörpers
- Das Auftreten einer bedrohlichen Erkrankung oder von mindestens zwei gleichartigen Erkrankungen bei vermutetem epidemischem Zusammenhang, wenn dies auf eine schwerwiegende Gefahr für die Allgemeinheit hinweist und oben nicht genannte Krankheitserreger ursächlich in Betracht kommen
- Das gehäufte Auftreten nosokomialer Infektionen bei vermutetem epidemischem Zusammenhang (nicht namentlich).

Meldepflichtige Nachweise von Krankheitserregern

Neu aufgenommen wurde eine Meldepflicht bei Nachweis bestimmter *Krankheitserreger.* Tab. 17.91 zeigt eine Auflistung der namentlich meldepflichtigen Krankheitserreger (sofern der Nachweis auf eine akute Infektion hinweist). Außerdem müssen in der Tabelle nicht genannte Krankheitserreger namentlich gemeldet werden, sofern ihre Häufung auf eine schwerwiegende Gefahr für die Allgemeinheit hinweist.

Nicht namentlich (d.h. ohne genaue Personalien des Patienten) zu melden sind außerdem der direkte oder indirekte Nachweis von Teponema pallidum, HIV, Echinococcus sp. (sp. = species = Art), Plasmodium sp. sowie des Rötelnvirus und Toxoplasmose (die beiden letztgenannten nur bei konnatalen [intrauterin erworben] Infektionen).

Zur Meldung verpflichtete Personen und Angaben

Zur Meldung verpflichtet sind im Krankenhaus in erster Linie die (leitenden) Ärzte. Prinzipiell müssen aber *alle* mit der Therapie oder *Pflege* des Patienten berufsmäßig Befassten die aufgeführten meldepflichtigen Erkrankungen melden. Ausnahme ist Rettungspersonal, das den Patienten in eine ärztlich geleitete Einrichtung bringt.

Namentliche Meldungen enthalten unter anderem Name, Vorname, Geschlecht, Geburtsdatum und Anschrift des Patienten, (Verdachts-)Diagnose bzw. Untersuchungsbefunde, Tag der Erkrankung/Diagnose, wahrscheinliche Infektionsquelle sowie Anschrift des Meldenden. Die Meldung muss unverzüglich, spätestens nach 24 Stunden beim zuständigen Gesundheitsamt erfolgen, wobei einzelne noch fehlende Angaben nachgereicht werden können.

Weitere Inhalte

Das Infektionsschutzgesetz regelt außerdem die Weitermeldung an das Robert-Koch-Institut in Berlin und an die WHO. Hierbei wird jedoch nur ein Teil der Daten weitergegeben.

Weitere Inhalte des neuen Infektionsschutzgesetzes sind u.a. die Meldepflicht für Impfschäden (☞ 16.2.2), die Dokumentationspflicht für noskokomiale Infektionen und Infektionen mit resistenten Erregern, die Zulassung zu Gemeinschaftseinrichtungen (z.B. Schulen) bei verschiedenen Erkrankungen, Vorschriften für im Umgang mit Lebensmitteln Beschäftigte zum Infektionsschutz der Bevölkerung und zahlreiche Maßnahmen zur Infektionsprophylaxe.

Quarantäne

⊡ **Quarantäne:** Zeitlich befristete, totale Isolierung ansteckungsverdächtiger oder bereits erkrankter Personen zur Verhinderung der Einschleppung oder Ausbreitung von Infektionskrankheiten. Früher weit verbreitetes Mittel zur Eingrenzung von Epidemien, heute, außer für Tiere, nur noch selten eingesetzt.

Internationale Quarantänekrankheiten sind Cholera, Gelbfieber und Pest. Die Pocken als vierte internationale Quarantänekrankheit sind mittlerweile ausgerottet. Auch bei Fleckfieber, Rückfallfieber und virusbedingten hämorrhagischen Fiebern werden häufig Quarantänemaßnahmen angeordnet.

Meldepflichtige Krankheitserreger			
Adenoviren[1]	Francisella tularensis	Lassa-Virus	Rickettsia prowazekii
Bacillus anthracis	FSME-Virus	Legionella sp.	Rotavirus
Borrelia recurrentis	Gelbfieber-Virus	Leptospira interrogans	Salmonella typhi und paratyphi[9]
Brucella sp.	Giardia lamblia	Listeria monocytogenes[5]	Sonstige Salmonellen
Campylobacter jejuni	Haemophilus influenzae[2]	Marburg-Virus	Shigella sp.
Chlamydia psittaci	Hantaviren	Masern-Virus	Trichinella spiralis
Clostridium botulinum oder Toxinnachweis	Hepatitis-A-Virus	Mycobacterium leprae	Vibrio cholerae O1 und O139
Corynebacterium diphtheriae (Toxin bildend)	Hepatitis-B-Virus	Mycobacterium tuberculosis[6]	Yersinia enterocolitica, darmpathogen
Coxiella burneti	Hepatitis-C-Virus[3]	Neisseria meningitidis[7]	Yersinia pestis
Cryptosporidium parvum	Hepatitis-D-Virus	Norwalk-ähnliches Virus[8]	Andere Erreger hämorrhagischer Fieber
Ebola-Virus	Hepatitis-E-Virus	Polio-Virus	
E. coli (enterohämorrhagische = EHEC und sonstige darmpathogene Stämme)	Influenza-Viren[4]	Rabies-Virus	

1: Nur für den direkten Nachweis im Konjunktivalabstrich
2: Nur für den direkten Nachweis aus Liquor oder Blut
3: Nicht wenn chronische Infektion bekannt
4: Nur für den direkten Nachweis
5: Nur für den direkten Nachweis aus Blut, Liquor oder anderen normalerweise sterilen Substanzen sowie aus Abstrichen von Neugeborenen
6: Auszug; vorab auch für den Nachweis säurefester Stäbchen im Sputum
7: Nur für den direkten Nachweis aus Blut, Liquor, hämorrhagischen Hautinfiltraten oder anderen normalerweise sterilen Substanzen
8: Nur für den direkten Nachweis aus Stuhl
9: Alle direkten Nachweise

Tab. 17.91: Namentlich meldepflichtige Nachweise von Krankheitserregern.

Wiederholungsfragen

1. Welche Merkmale kennzeichnen die einzelnen Gruppen der für den Menschen bedeutenden Krankheitserreger? (☞ Tab. 17.2)

2. Was ist der Unterschied zwischen obligat und fakultativ pathogenen Erregern? (☞ 17.1.1)

3. Über welche Eintrittspforten gelangen Krankheitserreger in den menschlichen Körper? (☞ 17.1.2)

4. Wie können Infektionskrankheiten übertragen werden? (☞ 17.1.2)

5. Was versteht man gemeinhin unter Standardisolierung, was unter strikter Isolierung? (☞ 17.2.2)

6. Welche Vorsichtsmaßnahmen sind im Umgang mit Patienten auf der Infektionsstation zu beachten? (☞ 17.2.3)

7. Welche Beschwerden hat der Patient in den einzelnen Fieberphasen, und auf welche Gefahren müssen die Pflegenden bei der Krankenbeobachtung achten? (☞ 17.3.2)

8. Was ist bei der Aufbewahrung und beim Versand von Material für die mikrobiologische Diagnostik zu beachten? (☞ 17.5.2)

9. Wie werden Blutkulturflaschen korrekt gehandhabt? (☞ 17.5.4)

10. Was ist ein Antibiogramm? (☞ 17.5.4)

11. Wie verändert sich das Differenzialblutbild bei bakteriellen und viralen Infektionen? (☞ 17.5.6)

12. Welche Eigenschaften kennzeichnen Bakterien? (☞ 17.6.1)

13. Was ist bei der Pflege von Patienten unter Antibiotikatherapie zu beachten? (☞ Pharma-Info 17.29)

14. Worauf sind nosokomiale Staphylococcus-aureus-Infektionen in den meisten Fällen zurückzuführen? (☞ 17.6.3)

15. Welche besonderen Hygieneregeln sind bei Patienten mit Infektionen durch multiresistente Staphylokokken einzuhalten? (☞ 17.6.3)

16. Welche Erkrankungen können durch Streptokokken hervorgerufen werden? (☞ 17.6.4)

17. Was versteht man unter Streptokokken-Zweiterkrankungen? (☞ 17.6.4)

18. Was sind die Leitsymptome des Erysipels, und wie werden Patienten mit einem Erysipel gepflegt? (☞ 17.6.4)

19. Wie zeigen sich Meningokokken-Meningitis und -Sepsis, und welche (pflegerischen und ärztlichen) Maßnahmen sollen eine Weiterverbreitung der Erreger verhindern? (☞ 17.6.5)

20. Welche Bakterien können eine infektiöse Diarrhoe verursachen? (☞ 17.6.6)

21. Worauf ist bei der Pflege von Patienten mit infektiöser Diarrhoe zu achten? (☞ 17.6.6)

22. Wie verläuft ein Typhus charakterischerweise, und was ist bei der Pflege von Thyphuspatienten zu beachten? (☞ 17.6.7)

23. Welches sind die Grundpfeiler der Typhus- und Choleraprophylaxe? (☞ 17.6.7)

24. Was ist die Legionärskrankheit? (☞ 17.6.11)

25. Wie verläuft eine Cholera, und wie wird ein Patient mit Cholera betreut? (☞ 17.6.14)

26. Weshalb sind Pseudomonaden gefürchtete Problemkeime im Krankenhaus? (☞ 17.6.10)

27. Weshalb ist die Diphtherie so gefährlich? (☞ 17.6.17)

28. Welche Maßnahmen gehören zur Tetanusprophylaxe im Verletzungsfall? (☞ 17.6.19)

29. Was sind Leptospirosen? (☞ 17.6.21)

30. Welche Erkrankungen werden durch Rickettsien hervorgerufen? (☞ 17.6.23)

31. Welche Symptomkombination ist hochverdächtig auf Botulismus? (☞ 17.6.19)

32. Wie werden Viruserkrankungen behandelt? (☞ 17.7.1)

33. Was ist ein Zoster, und wie werden die Betroffenen gepflegt? (☞ 17.7.4)

34. Welche Personen sind durch das Zytomegalie-Virus gefährdet? (☞ 17.7.5)

35. Welches pathogenetisch wichtige, gemeinsame Merkmal kennzeichnet die Herpes-Viren, und welche Folgen hat dies? (☞ 17.7.2 – 17.7.6)

36. Wie verläuft die Poliomyelitis? (☞ 17.7.8)

37. Welchen Komplikationen soll die Masernimpfung vorbeugen? (☞ 17.7.11)

38. Welche großen Krankheitsgruppen durch Pilze gibt es, und welche davon sind in Mitteleuropa von Bedeutung? (☞ 17.9)

39. Wie wird die Toxoplasmose übertragen? (☞ 17.10.2)

40. Mit welchen Komplikationen ist bei Malaria zu rechnen? (☞ 17.10.1)

41. Wie kann man einer Trichinose vorbeugen? (☞ 17.11.3)

42. Welche Hygienemaßnahmen sind bei Madenwurmbefall erforderlich? (☞ 17.11.3)

43. Welche ernste Gefahr besteht bei einer Schweinebandwurmerkrankung? (☞ 17.11.1)

44. Welche Hygieneregeln sind bei Patienten mit einer Skabies zu beachten? (☞ 17.11.6)

45. Welches sind die Leitsymptome einer Meningitis? (☞ 17.13.1)

46. Welche pflegerischen Aufgaben stehen bei Patienten mit Sepsis im Vordergrund? (☞ 17.12)

47. Welche vorbeugenden Maßnahmen sind jedem Tropenreisenden unbedingt anzuraten? (☞ 17.14)

48. Welche Erkrankungen werden in Mitteleuropa von Zecken übertragen, und wie kann man sich vor Zeckenbissen schützen? (☞ 17.6.21, 17.13.3)

49. Wer ist verpflichtet, Infektionskrankheiten nach dem Infektionsschutzgesetz zu melden? (☞ 17.15)

18

Laborwerte

Normwerte nach: L. Thomas: Labor und Diagnose, 4. Aufl. 1992
B. Neumeister et al.: Klinikleitfaden Labordiagnostik,
1. Aufl. 1998
☑ = Angaben zu Probemenge und -transport

18.1 ACTH (Adrenokortikotropes Hormon)

Normwert: Methoden- und tageszeitabhängig

Funktion: Hypophysenvorderlappen-Hormon mit Wirkung auf Nebennierenrinde (☞ 12.1.5)

↓: Hypothalamus- oder Hypophysenvorderlappen-Insuffizienz (☞ 12.3.1), Cushing-Syndrom (☞ 12.6.1) bei autonomem Nebennierenrinden-Tumor

↑: ACTH-produzierendes Adenom (M. Cushing ☞ 12.6.1), primäre Nebennierenrinden-Insuffizienz (☞ 12.6.2), selten paraneoplastisch bei ACTH-produzierendem Tumor (z.B. Bronchialkarzinom ☞ 8.8.2)

☑ 2 – 3 ml EDTA-Blut (eisgekühlt) sofort ins Labor

18.2 AFP (Alpha-Fetoprotein, α-Fetoprotein)

Normwert: < 10 µg/l bzw. < 7 U/ml

Funktion: Protein im fetalen Stoffwechsel

↑: Tumormarker für das primäre Leberzellkarzinom (☞ 10.5.7) und die vornehmlich in Hoden und Ovar lokalisierten Keimzelltumoren. Geringe Erhöhung bei anderen Lebertumoren, Leberzirrhose, gutartigen Lebererkrankungen, Rauchern und Schwangeren

☑ 2 – 3 ml Serum

18.3 ALAT (Alanin-Aminotransferase, Glutamat-Pyruvat-Transaminase, GPT)

Normwerte: ♀ < 19 U/l; ♂ < 23 U/l

Funktion: Wichtiges Enzym im Aminosäurestoffwechsel

↑: Akute und chron. aggressive Hepatitis (☞ 10.5.1, 10.5.2), Schub einer Leberzirrhose (☞ 10.5.6), Verschlussikterus (☞ 10.3.1), toxische Leberschäden (☞ 10.5.5)

☑ 1 – 2 ml Serum/Plasma

18.4 **Albumin**

Normwert: Serum: 60,6 – 68,6 % des Serumeiwei-ßes entsprechend 36 – 50 g/l. Liquor: < 0,7 % des Serumalbumins. Sammelurin: < 16,6 mg/l

Funktion: Mengenmäßig bedeutendstes Bluteiweiß, erzeugt 80 % des kolloidosmotischen Drucks im Gefäßsystem (☞ 11.17.1), Transportprotein

Stark ↓: Hypoproteinämie (☞ Gesamteiweiß)

Stark ↑: Hyperproteinämie (☞ Gesamteiweiß)

☑ 2 ml Serum, 10 ml Sammelurin (24-Std.-Menge mitteilen und dokumentieren) oder 1 ml Liquor

Aldosteron ☞ 12.1.5

18.5 **Alkalische Phosphatase** (AP)

Normwerte: ♀ < 170 U/l; ♂ < 175 U/l.
Im Wachstumsalter bis 700 U/l

Funktion: Enzym für Reaktionen mit organischen Phosphaten, besonders wichtig für Knochen, Leber und Gallenwege sowie Dünndarmschleimhaut

↓ (selten): Hypophosphatasie (erblicher AP-Mangel mit Skelettstörungen), Hypothyreose (☞ 12.4.4)

↑: Cholestase (☞ 10.3.1) jeder Ursache (z.B. Hepatitis ☞ 10.5.1, Verschlussikterus ☞ 10.3.1, biliäre Zirrhose ☞ 10.6.4)
Knochenerkr. (z.B. Knochenmetastasen, Osteosarkom, Hyperparathyreoidismus ☞ 12.5.1, Plasmozytom ☞ 13.8.3, Frakturen, Osteomalazie ☞ 11.17.4)
Niereninsuffizienz (☞ 11.12)

☑ 1 – 2 ml Serum/Plasma

18.6 **AMA** (Antimitochondriale Antikörper)

Funktion: Autoantikörper (☞ 15.3.2, 16.5) gegen Mitochondrien

Positiv: Fast 100 % der Fälle von primärer biliärer Zirrhose (☞ 10.6.4), ferner bei Lues im Stadium II, Lupus erythematodes (☞ 15.7.1)

☑ 1 – 2 ml Serum

Ammoniak ☞ 10.5.6

18.7 α-**Amylase** (Alpha-Amylase)

Normwert: Stark methodenabhängig, z.B. < 120 U/l

Funktion: Stärke spaltendes Enzym, das in Mund- und Bauchspeicheldrüse vorkommt

↑: Akuter Schub einer Pankreatitis (☞ 10.7.1, 10.7.2), Pankreasgangverschluss, penetrierendes Magenulkus, Speicheldrüsenerkrankungen, praktisch alle Ursachen des Akuten Abdomens (☞ 9.3.5), nach ERCP, paraneoplastisch, diab. Ketoazidose (☞ 12.7.4)

☑ 1 – 2 ml Serum/Plasma

18.8 **ANA** (Antinukleäre Antikörper, Antinukleäre Faktoren, ANF)

Funktion: Autoantikörper (☞ 15.3.2, 16.5) gegen Zellkernbestandteile

Positiv: Systemischer Lupus erythematodes (SLE, in 99 % positiv), andere Formen des Lupus erythematodes (> 40 %), andere rheumat. Erkr., chron. Polyarthritis (35 %), autoimmune chron.-aggressive Hepatitis (ca. 70 % ☞ 10.5.2), primäre biliäre Zirrhose (40 % ☞ 10.6.4), andere (chron.) Lebererkr. (ca. 30 % ☞ z.B. 10.6.5)

☑ 1 – 2 ml Serum

Antithrombin III ☞ AT III
α₁-Antitrypsin ☞ 12.11.3

18.9 **ASAT** (Aspartat-Aminotransferase, Glutamat-Oxalazetat-Transaminase, GOT)

Normwerte: ♀ < 15 U/l; ♂ < 19 U/l

Funktion: Wichtiges Enzym im Aminosäure- und Kohlenhydratstoffwechsel

↑: Herzinfarkt (nach 4 Std. nachweisbar, Gipfel nach 16 – 48 Std., Normalisier. nach 3 – 6 Tagen), Herzoperation, -massage, Skelettmuskelerkrankungen, Hepatitis (☞ 10.5.1, 10.5.2), Leberzirrhose (☞ 10.5.6), Verschlussikterus (☞ 10.3.1), toxische Leberschäden (☞ 10.5.5)

☑ 1 – 2 ml Serum/Plasma

18.10 **AT III** (Antithrombin III)

Normwert: 70 – 120 % der Norm = 0,14 – 0,39 g/l

Funktion: Natürliche gerinnungshemmende Substanz, die Thrombin (☞ 13.1.3) inaktiviert (Übersicht ☞ Abb. 13.8)

↓ (erhöhtes Thromboserisiko): Familiärer AT-III-Mangel, Leberzirrhose (☞ 10.5.6), Sepsis (☞ 17.12), nephrotisches Syndrom (☞ 11.10), nach großer OP oder Trauma, zu Beginn der Heparintherapie, „Pille"

↑: Cumarinther. (☞ Pharma-Info 7.88), Cholestase (☞ 10.3.1)

☑ 3 – 4 ml Zitratblut

18.11 **Basophile Granulozyten**

Normwert: ≤ 0,2/nl; ≤ 0,5 % der Leukos

Funktion: Leukozytenuntergruppe, die rasch die Blutbahn verlässt und sich im Gewebe als Mastzellen (enthalten große Mengen Histamin) ansiedelt

↑: Nephrotisches Syndrom (☞ 11.10), Colitis ulcerosa (☞ 9.7.4), Hypothyreose (☞ 12.4.4), chron. hämolytische Anämie (☞ 13.6.7), Leukämie (☞ 13.7.1), Stress, Schwangerschaft, nach Splenektomie (Milzentfernung), Fremdeiweißinjektion, „Pille"

☑ 2 ml EDTA-Blut

18.12 **Bence-Jones-Protein**

Funktion: (Immer) pathologischer niedermolekularer Eiweißkörper

↑: Multiples Myelom (Plasmozytom ☞ 13.8.3)

☑ 3 – 4 ml Morgenurin

18.13 **Bilirubinim Blut**

Normwerte:
- **Direktes Bilirubin:** < 0,3 mg/dl = < 5 µmol/l
- **Indirektes Bilirubin:** (= Gesamt-Bili – direktes Bili): < 0,8 mg/dl = < 13,8 µmol/l
- **Gesamt-Bili** (= direktes Bili + indirektes Bili): < 1,1 mg/dl = < 18,8 µmol/l

Funktion:
- Direktes Bilirubin (= konjugiertes Bili): Durch Umwandlung (Konjugation) in der Leber wasserlösliches Abbauprodukt des Hämoglobin (☞ Abb. 10.9, Abb. 13.3), wird sodann mit der Galle in den Darm ausgeschieden (☞ 18.14)

Funktion:
- Indirektes Bilirubin (= unkonjugiertes Bili): Wasserunlösliches Abbauprodukt des Hämoglobin, liegt im Blut an Albumin gebunden vor (bevor es in der Leber konjugiert wird)

☑ Ikterus sichtbar, wenn Gesamt-Bili > 2 mg/dl (> 34 µmol/l)

↑: **Hämolytische Ursachen:** Hämolytische Anämie (☞ 13.6.7), Hämatomresorption
↑: **Hepatozelluläre Ursachen:** Hepatitis (☞ 10.5.1, 10.5.2), Zirrhose (☞ 10.5.6), toxische Schädigung (☞ 10.5.5), schwere Infektion, Rechtsherzinsuffizienz
Cholestatische Ursachen: Fettleber (☞ 10.5.3), Leberabszess, Lebertumoren (☞ 10.5.7), Schwangerschaft, idiopathisch, Verschlussikterus (☞ 10.3.1), portokavaler Shunt (☞ 10.5.6)
Medikamentös: z.B. Östrogene, Glukokortikoide (☞ 12.6.1), Rö-Kontrastmittel (☞ 1.6.2)

☑ 1 – 2 ml Serum

18.14 **Bilirubin im Urin**

Positiv: Erkrankungen mit erhöhtem (direktem) Serum-Bilirubin ☞ 18.13
Hinweis: Das im Urin nachweisbare Bilirubin ist immer direktes (konjugiertes) Bilirubin, da indirektes Bili nicht nierengängig ist.

☑ 5 ml Sammelurin (24-Std.-Menge mitteilen und dokumentieren)

18.15 **Blutgasanalyse** (BGA)

Normwerte: (Details ☞ 11.18, 8.4.5)

pH	7,36 bis 7,44
p_aO_2 (altersabhängig)	≥ 85 mmHg (20 J.)
	≥ 70 mmHg (70 J.)
p_aCO_2	36 bis 44 mmHg
Bikarbonat (HCO_3^-)	22 bis 26 mmol/l
BE (Base excess, Basenüberschuss)	– 2 bis + 2 mmol/l

Diagn. Funktion: Bestimmung von Sauerstoffpartialdruck (p_aO_2), Kohlendioxidpartialdruck (p_aCO_2) und Pufferkapazität (Bikarbonat) im arteriellen bzw. arterialisiert-kapillären Blut zur Klärung, ob Störungen der Lungen-, Nieren- und Stoffwechselleistungen vorliegen, ferner zur Kontrolle bei allen maschinell beatmeten Patienten

☑ Arterialisiertes Kapillarblut (Details ☞ 8.4.5) oder 1 – 2 ml arterielles Blut („blasenfrei" gewonnen!), aufgezogen in zuvor mit Heparin benetzter Spritze

18.16 Blutkörperchensenkungs-geschwindigkeit (BSG, BKS, BSR)

Normwerte: ♀ ≤ 15 mm/1. Stunde;
♂ ≤ 10 mm/1. Stunde

Diagn. Funktion: Messung der Sedimentations-geschwindigkeit von Erythrozyten in einer Zitrat-Vollblutprobe (Details ☞ 13.4.2). Basisdiagnostik zur Abklärung, ob eine (nicht nur lokale) Entzündung im Körper vorliegt

↓(< 1mm/1. Stunde): Polyzythämie und Polyglobulie (☞ 13.6.8), Sichelzellanämie

↑: Entzündungen, Infektionen (vor allem bakterielle), Nekrosen, Schock, postop., Anämie (☞ 13.6.1), Tumoren, Schwangerschaft

Stark ↑: Plasmozytom (☞ 13.8.3), Niereninsuffizienz (☞ 11.12), metastasierende Tumoren, rheumat. Erkrankungen

☑ 2 ml Zitratblut (0,4 ml Zitrat + 1,6 ml Blut), Durchführung ☞ 13.4.2 (wird auf Station durchgeführt)

BZ ☞ 18.31 (Glukose)
Calcitonin ☞ 18.42 (Kalzitonin)
Calcium ☞ 18.43 (Kalzium)

18.17 Chlorid (Cl⁻)

Normwerte: Serum: 97 – 108 mmol/l (= mval/l);
Urin: abhängig von Serumelektrolyten und SBH

Funktion: Mengenelement (☞ 12.1.7), häufiges Anion im Extrazellulärraum; entscheidend für die Aufrechterhaltung der Wasserbilanz zwischen den Zellen. Veränderungen meist gleichsinnig mit Natrium (☞ 18.55)

↓: Hyponatriämie

↑: Alle Ursachen der Hypernatriämie

☑ 1 – 2 ml Serum/Plasma oder 5 ml Sammelurin (24-Std.-Menge mitteilen und dokumentieren)

CK ☞ 18.46 (Kreatinphosphokinase)

18.18 Cholesterin

Normwert: Normgrenze strittig, von < 200 mg/dl (5,2 mmol/l) bis < 250 mg/dl (6,5 mmol/l)

Funktion: Eines der Hauptblutfette (☞ 12.8.4), v.a. als HDL-Cholesterin (☞ 18.40) und LDL-Cholesterin (☞ 18.49) vorkommend

↑: Primäre Fettstoffwechselstörungen (☞ 12.8.4), falsche Ernährung, Hypothyreose (☞ 12.4.4), Diabetes mellitus (☞ 12.7), nephrotisches Syndrom (☞ 11.10)

☑ 1 – 2 ml Serum/Plasma

18.19 C-reaktives-Protein (CRP)

Normwert: < 8 mg/l (laborabhängig)

Funktion: Akute-Phase-Protein, bei zahlreichen systemischen Entzündungen erhöht

Diagn. Funktion: Verlaufskontrolle entzündlicher Erkrankungen (z.B. Kollagenosen ☞ 15.7, Infektionen). Normaler CRP-Wert schließt systemische bakterielle Infektion praktisch aus

☑ 3 – 5 ml Serum/Plasma

Dexamethason-Test ☞ 12.6.1

18.20 Differenzialblutbild (Übersicht)

Normwerte	Zellen/nl	= Prozent	Details
Neutrophile Granulozyten	1,8 – 7,7	59 % d. Leukos	☞ 18.50
Lymphozyten	1,0 – 4,8	20 – 50 % d. Leukos	☞ 18.52
Eosinophile Granulozyten	< 0,45	2 – 4 % d. Leukos	☞ 18.22
Basophile Granulozyten	< 0,2	< 0,5 % d. Leukos	☞ 18.11
Monozyten	< 0,8	ca. 4 % d. Leukos	☞ 18.54
Retikulozyten	18 – 158	♀ 0,8 – 4,0 % d. Erys ♂ 0,8 – 2,5 % d. Erys	☞ 18.63
Thrombozyten	140 – 440		☞ 18.70

18.21 Eisen (Fe^{2+})

Normwerte:
♀ 23 – 165 µg/dl = 4,1 – 29,6 µmol/l
♂ 35 – 168 µg/dl = 6,3 – 30,1 µmol/l
☞ Zur DD Ferritin und Transferrin

Funktion: Wichtiger O$_2$-bindender Bestandteil des Hämoglobins im Erythrozyten

↓: Meist chron. Blutverlust. Seltener chron. Entzündungen, Karzinome, erhöhter Bedarf (z.B. Pubertät, Schwangerschaft) oder erniedrigte Aufnahme (z.B. Fehlernährung)

↑: Hepatitis (☞ 10.5.1, 10.5.2), Leberzirrhose (☞ 10.5.6), Hämochromatose (☞ 10.9.3), Infektion, Bluttransfusionen, verschiedene hämatologische Erkrankungen

☑ 1 – 2 ml Serum/Plasma (kein EDTA-Plasma)

17.22 Eosinophile Granulozyten (Eos)

Normwert: < 0,45/nl, 2 – 4 % der Leukos

Funktion: Zur Phagozytose befähigte Untergruppe der Leukozyten, die an der Parasitenbekämpfung, chronischen Infektionen und Autoimmunerkrankungen beteiligt sind

↓: Typhus (☞ 17.6.7), Masern (☞ Tab. 17.7.11), Cushing-Syndrom (☞ 12.6.1), Glukokortikoidtherapie

↑: Allergische Erkr. (☞ 16.4), Parasitenbefall, Scharlach (☞ 17.6.4), abklingende Infektionen, akute Sarkoidose (☞ 8.7.1), M. Addison (☞ 12.6.2), M. Hodgkin (☞ 13.8.1)

☑ 2 ml EDTA-Blut

18.23 Erythrozyten (Erys)

Normwerte: ♀ 3,8 – 5,5/pl; ♂ 4,5 – 6,0/pl

Funktion: O$_2$-transportierende Blutzellen

↓: 6 Std. nach akuter Blutung, alle Ursachen der Anämie (Übersicht ☞ 13.6.1)

↑: Dehydratation, chron. respiratorische Insuffizienz, Höhenkrankheit, Androgentherapie, Polyglobulie und Polyzythämie (☞ 13.6.8)

☑ 2 ml EDTA-Blut

18.24 Erythrozyten-Indizes

Normwerte: MCV = mittleres korpuskuläres Volumen: 80 – 96 fl; **MCH** = mittleres korpuskuläres Hb: 27 – 33 pg; **MCHC** = mittlere Hb-Konzentration des Erythrozyten: 33 – 36 g/dl Ery (☞ 13.4.3)

Diagn. Funktion: Errechnete Größen zur morphologischen Klassifizierung von Anämien:
• *Normozytäre und normochrome Anämie* (MCV und MCH normal): Blutverlust und Hämolyse (☞ 13.6.2, 13.6.7), Knochenmarkhypoplasie
• *Mikrozytäre und hypochrome Anämie* (MCV ↓ und MCH ↓): Eisenmangel und -verwertungsstörungen
• *Makrozytäre und hyperchrome Anämie* (MCV ↑, MCH ↑): Vit.-B$_{12}$- und Folsäuremangel (☞ 13.6.4)

☑ 2 ml EDTA-Blut

18.25 Ferritin

Normwert: Stark altersabhängig, z.B. 20 – 210 µg/l im mittleren Erwachsenenalter

Funktion: Eisen speicherndes Protein

↓: Eisenmangel

↑: Bei erhöhtem oder normalem Serumeisen: Eisenspeicherkrankheiten, Transfusionen

↑: Trotz Serumeisenmangel: Tumoren, chronische Entzündung

☑ 1 – 2 ml Serum/Plasma

α-Fetoprotein ☞ 18.2 (AFP)

18.26 Fibrinogen

Normwert: 2,0 – 4,0 g/l = 6 – 12 µmol/l (stark methodenabhängig)

Funktion: Eiweißstoff, wird in der Gerinnungsreaktion durch Thrombin zu Fibrin umgewandelt (☞ Abb. 13.7 und 13.8)

↓: Schwere Lebererkrankungen (verminderte Synthese), Verbrauchskoagulopathie (erhöhter Verbrauch), fibrinolytische Therapie (erhöhter Abbau)

↑: Z.B. postoperativ, nach Trauma, bei Entzündungen (Akute-Phase-Protein, vergleichbar mit CRP ☞ 18.19)

☑ 2 – 3 ml Zitratblut

fT$_3$ ☞ 18.74 (freies Trijodthyronin)
fT$_4$ ☞ 18.71 (freies Thyroxin)

Folsäure ☞ *13.6.4*
FSP (Fibrinspaltprodukte) ☞ *13.9.4*

18.27 Gesamteiweiß

Normwert: Serum: 66 – 83 g/l.
Liquor: 120 – 500 mg/l.
Sammelurin: stark methodenabhängig,
max. 150 (– 300) mg/24 Std. (☞ 11.4.2)

↓: Mangelernährung, Malabsorption, Maldigestion, schwere Lebererkr., Nierenerkr. mit Proteinurie (z.B. nephrotisches Syndrom ☞ 11.10), Colitis ulcerosa, M. Crohn, starke Blutungen

↑: Chronisch-entzündliche Erkrankungen (γ-Globulinerhöhung), Sarkoidose (☞ 8.7.1), Paraproteinämien (☞ 18.57)

☑ 1 – 2 ml Serum/Plasma oder 2 – 3 ml frischer Liquor oder 10 ml Sammelurin (24-Std.-Menge mitteilen)

18.28 α-Globuline

Normwerte: α_1-**Globulin:** 1,4 – 3,4 % des Gesamteiweißes im Serum (☞ 18.27);
α_2-**Globulin:** 4,2 – 7,6 % des Gesamteiweißes

Funktion: Gemischte Eiweißfraktion; enthält u.a. Akute-Phase-Proteine

α_1-Globulin ↓: Hypoproteinämie, α_1-Antitrypsin-Mangel
α_2-Globulin ↓: Hypoproteinämie

↑: Akute Entzündung, postop., posttraumatisch, Herzinfarkt (☞ 6.5.2), manche Tumoren, Gallenwegsverschluss, nephrotisches Syndrom (☞ 11.10)

☑ 1 – 2 ml Serum/Plasma

18.29 β-Globuline

Normwert: 7,0 – 10,4 % des Gesamteiweißes im Serum (☞ 18.27)

Funktion: Gemischte Eiweißfraktion; enthält u.a. Transportproteine, Anti-Akute-Phase-Proteine, Proteine mit Wirkung auf die Blutgerinnung

↓: Chron. Lebererkr., Hypoproteinämie

↑: Paraproteinämien (☞ γ-Globuline), nephrotisches Syndrom (☞ 11.10), Hyperlipoproteinämie (☞ 12.8.4), Verschlussikterus (☞ 10.3.1), Eisenmangelanämie (☞ 13.6.2)

☑ 1 – 2 ml Serum/Plasma

18.30 γ-Globuline

Normwert: 12,1 – 17,7 % des Gesamteiweißes im Serum (☞ 18.27)

Funktion: Insbesondere Antikörper (IgG, IgM) enthaltende Eiweißfraktion im Serum

↓: Hypoproteinämie (z.B. bei nephrot. Syndrom ☞ 11.10), angeborene oder erworbene Antikörpermangelsyndrome (☞ 16.6)

↑: Paraproteinämien (in der E'phorese schmalbasige, spitze γ-Zacke ☞ 18.57, 18.67): Plasmozytom (☞ 13.8.3). Chronisch-entzündliche Erkr., Tumoren, bestimmte Lebererkr. (breitbasige Erhöhung)

☑ 1 – 2 ml Serum/Plasma

18.31 Glukose im Blut

Normwert (nüchtern): Plasma 55 – 110 mg/dl = 3,0 – 6,0 mmol/l

Funktion: Wichtigster Energieträger des Körpers

↓ : Hunger, Malabsorption, große Tumoren, Alkohol, Überdosierung von Antidiabetika, Insulinom (☞ 12.10.1)

↑: Diab. mell. (☞ 12.7), Cushing-Syndrom (☞ 12.6.1), Akromegalie (☞ 12.3.2), Phäochromozytom (☞ 12.6.3), Herzinfarkt (☞ 6.5.2), Arzneimittel (z.B. Diuretika, Glukokortikoide, „Pille")

☑ 1 – 2 ml Serum/Plasma oder 0,01 – 0,1 ml Kapillarblut

18.32 Glukose im Urin

Normwert: < 15 mg/dl = < 0,84 mmol/l

Diagn. Funktion: Diagnose und Therapiekontrolle des Diabetes mellitus, Selbstkontrolle des Diabetikers

↑ **mit Hyperglykämie:** Diab. mell. (☞ 12.7) und andere Hyperglykämien (☞ 18.31), wenn die Nierenschwelle (ca. 180 mg/dl) überschritten wird

↑ **ohne Hyperglykämie:** Nierenerkrankungen (z.B. Glomerulonephritis), Schwangerschaft

☑ 5 ml Spontanurin bzw. Urin definierter Sammelperioden

Glukose-Toleranz-Test (GTT, oGTT) ☞ *12.7.3*
Glutamat-Dehydrogenase (GLDH) ☞ *10.4.2*
Glutamat-Oxalazetat-Transaminase (GOT) ☞ *18.9 (ASAT)*
Glutamat-Pyruvat-Transaminase (GPT) ☞ *18.3 (ALAT)*

18.33 γ-Glutamyl-Transferase (γ-GT)

Normwerte: ♀ 4 – 18 U/l; ♂ 6 – 28 U/l

Funktion: Wichtiges Enzym im Aminosäurestoffwechsel

↑: Leitenzym bei Cholestase (☞ 10.3.1) und Alkoholabusus (☞ 10.5.3)! Mäßige Erhöhung z.B. bei Hepatitis (☞ 10.5.1, 10.5.2), Leberzirrhose (☞ 10.5.6) und Lebermetastasen

✔ 1 – 2 ml Serum/Plasma

18.34 Hämatokrit (Hkt)

Normwerte: ♀ 35 – 47 %; ♂ 40 – 52 %

Funktion: Anteil der festen Bestandteile (Erythrozyten, Leukozyten, Thrombozyten) am Gesamtblutvolumen

↓: Anämien (☞ 13.6.1), Hyperhydratation (☞ 11.17.2)

↑: Dehydratation (☞ 11.17.2), Polyglobulie und Polyzythämie (☞ 13.6.8)

✔ 2 ml EDTA-Blut

18.35 Hämoglobin (Hb)

Normwerte: ♀ 12 – 16 g/dl; ♂ 13,5 – 17,5 g/dl

Funktion: O_2-bindendes und -transportierendes Protein im Erythrozyten

↓: Anämien (☞ 13.6.1), Hyperhydratation (☞ 11.17.2)

↑: Dehydratation (☞ 11.17.2), Polyglobulie und Polyzythämie (☞ 13.6.8)

✔ 2 ml EDTA-Blut

18.36 Glykosyliertes Hämoglobin
(glykiertes Hämoglobin, Glykohämoglobin, HbA)

Normwerte: HbA$_1$ < 7,6 %; **HbA$_{1c}$** < 6,4 %

Diagn. Funktion: Maß für die Serumglukosekonzentration der letzten 4 – 8 Wo. (☞ 12.7.3)

↑: Alle Hyperglykämien. Falsch hoher Wert (methodenabhängig) bei Niereninsuffizienz (☞ 11.12) und Hyperlipoproteinämie (☞ 12.8.4)

✔ 2 – 3 ml EDTA-Blut

18.37 Harnsäure

Normwerte: Serum: ♀ 2,3 – 6,1 mg/dl = 137 – 363 µmol/l; ♂ 3,6 – 7,0 mg/dl = 214 – 416 µmol/l; Urin: < 800 mg/24 Std. = 4,8 mmol/24 Std. (kostabhängig, Beurteilung im Zusammenhang mit Serumwert)

Funktion: Endprodukt des Purinstoffwechsels (☞ 12.9)

↑: Gicht (☞ 12.9), Leukämien (erhöhter Zellabbau ☞ 13.7.1), Niereninsuffizienz (☞ 11.11, 11.12), Diab. mell., Fasten, Alkohol, div. Arzneimittel

✔ 1 – 2 ml Serum/Plasma oder 1 ml Punktat oder 5 ml Sammelurin (24-Std.-Menge mitteilen und dokumentieren)

18.38 Harnstoff (Urea)

Normwert: 10 – 50 mg/dl = 2 – 8 mmol/l

Funktion: Harnpflichtiges Endprodukt des Eiweißstoffwechsels

↑: Alle Ursachen der Krea-Erhöhung (☞ 18.44), erhöhter Eiweißabbau

✔ 1 – 2 ml Serum/Plasma

HbA$_1$, HbA$_{1c}$ ☞ 18.36 (Glykosyliertes Hämoglobin)

18.39 HBDH (Hydroxibutyratdehydrogenase, LDH$_1$)

Normwert: 68 – 135 U/l

Funktion: ☞ 18.48

↑: Herzinfarkt (Beginn der Erhöhung nach 6 – 12 Std., Normalisierung nach ca. 2 Wochen), Myokarditis (☞ 6.8.2), akute hämolytische Anämie (☞ 13.6.7), Lungenembolie (☞ 8.10.1), Lebererkrankungen

✔ 1 – 2 ml Serum

18.40 HDL-Cholesterin

Normwerte: ♀ > 1,68 mmol/l (65 mg/dl);
♂ > 1,45 mmol/l (55 mg/dl). Normgrenzen strittig

Funktion: „Guter" Cholesterin-Anteil (etwa 25 %
des Gesamt-Cholesterins), der von Proteinen mit
hoher Dichte (**h**igh **d**ensity **l**ipoproteins) transportiert wird. Hoher HDL-Cholesterin-Anteil hat
günstigen Einfluss auf Arterioskleroseentwicklung

↓: **Mäßiges Risiko** für Herz-Kreislauferkrankun-
gen:
♀ < 1,68 mmol/l (< 65 mg/dl);
♂ < 1,45 mmol/l (< 55 mg/dl).
Hohes Risiko: ♀ < 1,15 mmol/l (< 45 mg/dl);
♂ < 0,9 mmol/l (< 35 mg/dl).
Für Risikoeinschätzung ist Gesamtrisikoprofil des
Patienten entscheidend!

☑ 1 – 2 ml Serum/Plasma (Nüchternblut!)

HIV-Serologie ☞ 16.3.1
IgG, IgM ☞ 18.30 (γ-Globuline)
International normalized ratio (INR) ☞ 18.62 (Quick)

18.41 Kalium (K⁺)

Normwert: 3,6 – 4,8 mmol/l

Funktion: Häufigstes Mengenelement in den Zellen;
wichtigstes Ion bei der Entstehung von Ruhe- und
Aktionspotentialen in Nervenzellen, entscheidend
bei der Insulinaufnahme in die Zelle

↓: Renale Verluste: Diuretika, Glukokortikoide,
Cushing-Syndrom (☞ 12.6.1), Hyperaldosteronismus (☞ 12.6.1). Enterale Verluste: Diarrhoe, Erbrechen, Fisteln, Laxantien. Verteilungsstörungen: Alkalose, Initialbehandlung des diabetischen Koma

↑: Verminderte renale Auscheidung: Niereninsuffizienz (☞ 11.12), kaliumsparende Diuretika,
Nebennierenrinden-Insuffizienz (☞ 12.6.2). Verteilungsstörung: Azidose, massive Hämolyse
(☞ 13.6.7), Zellzerfall

☑ 1 – 2 ml Serum/Plasma (hämolysefrei)

18.42 Kalzitonin (Calcitonin, HCT)

Normwert: < 100 ng/l = < 30 pmol/l

Funktion: Blut-Kalziumspiegel senkendes Hormon
(☞ 12.1.3)

↑: Schilddrüsen-(C-Zell-)Karzinom. Leicht erhöhter Spiegel bei Bronchial- und Mammakarzinom
möglich

☑ 5 ml Serum tiefgefroren oder im Labor abnehmen und sofort analysieren

18.43 Kalzium (Ca²⁺)

Normwert:
Serum: 2,2 – 2,6 mmol/l = 8,8 – 10,2 mg/dl;
Urin: < 300 mg/24 Std. = 7,5 mmol/24 Std. (auch
kostabhängig)

Funktion: Wichtiges Mengenelement, entscheiden-
des Kation beim Zahn- und Knochenaufbau,
Schlüsselstellung bei der neuromuskulären
Erregungsübertragung

↓: Hypoparathyreoidismus (☞ 12.5.2), nephrotisches Syndrom (☞ 11.10), Leberzirrhose
(☞ 10.5.6), akute nekrotisierende Pankreatitis
(☞ 10.7.1), Thiazid-Diuretika, Schleifendiuretika

↑: Endokrin, v.a. primärer Hyperparathyreoidismus (☞ 12.5.1), Immobilisation, Sarkoidose
(☞ 8.7.1), Vit.-D- oder Vit.-A-Überdosierung,
Tumoren

☑ **Gesamt:** 1 – 2 ml Serum/Plasma oder 5 ml
Sammelurin (24-Std.-Menge mitteilen und dokumentieren. Ionisiertes Kalzium: 2 – 3 ml Heparin-
blut (eisgekühlt) sofort ins Labor und bestimmen

18.44 Kreatinin (Krea)

Normwerte (methodenabhängig):
♀   0,5 – 0,9 mg/dl = 44 – 80 μmol/l;
♂   0,6 – 1,1 mg/dl = 53 – 97 μmol/l

Funktion: Harnpflichtiges Endprodukt des Muskelstoffwechsels

↑: Chron. Niereninsuffizienz (jedoch erst ab
50 %iger Reduktion der Nierenleistung ☞ 11.12),
akutes Nierenversagen, akuter Muskelzerfall (Trauma, Verbrennung)

☑ 1 – 2 ml Serum/Plasma

18.45 Kreatinin-Clearance

Normwerte: Alters- und methodenabhängig, meist:
♀   75 – 130 ml/min/1,73 m² Körperoberfläche;
♂   80 – 160 ml/min/1,73 m² Körperoberfläche
(entsprechend ca. 75 kg KG)

Diagn. Funktion: Nierenfunktionstest zur annähern-
den Bestimmung der glomerulären Filtrationsrate
(☞ 11.4.4), v.a. zur Erfassung beginnender Nierenfunktionsstörungen

↓: Minderung der glomerulären Filtrationsrate z.B.
bei Niereninsuffizienz im Stadium der kompensierten Retention (☞ 11.12), auch dann, wenn Serum-
Kreatinin noch normal ist. Bei Serum-Kreatinin
> 3 mg/dl (> 260 mmol/l) wenig aussagekräftig

☑ 1 – 2 ml Serum/Plasma und 5 ml Sammelurin (24-Std.-Urinmenge, Gewicht und Größe des Patienten mitteilen)

18.46 Kreatinphosphokinase
(Kreatinkinase, CK)

Normwerte:
Gesamt: ♂ 10 – 80 U/l; ♀ 10 – 70 U/l
Anteil CK-MM an Gesamt-CK: 96 %

Funktion: Wichtiges Enzym im Muskelstoffwechsel. Mehrere Isoenzyme mit den Untereinheiten „M" und „B": CK-MM (M = muscle; v.a. im Muskel vorkommend); CK-BB (B = brain, v.a. im Gehirn); CK-MB (v.a. im Herzmuskel)

↑: **Herz:** Infarkt (Anstieg nach 4 – 8 Std., Anteil Isoenzym CK-MB an Ges.-CK mind. 6 %), entzündliche Herzerkr. (☞ 6.8), Herzoperation, -massage **Muskulatur:** I.m.-Injektion, schwere körperliche Anstrengung, Operationen und Verletzungen, Muskelkrämpfe, Muskelentzündungen, toxische Muskelschädigungen, Hypothyreose

☑ 1 – 2 ml Serum/Plasma

18.47 Laktat (Milchsäure)

Normwert: < 16 mg/dl = < 1,8 mmol/l

Funktion: Anreicherung bei Gewebshypoxien

↑: Hypoxie, z.B. beim Schock (☞ 7.6), Biguanidtherapie (☞ 12.7.8). Laktaterhöhung ohne Azidose z.B. auch nach körperl. Anstrengung

☑ 2 ml Vollblut (venös oder arteriell) in ein 2 Tropfen Heparin enthaltendes Röhrchen geben und gekühlt ins Labor senden

18.48 LDH (Laktatdehydrogenase)

Normwert: 120 – 240 U/l

Funktion: Wichtiges Enzym der Glykolyse (Energiegewinnung durch Abbau von Glukose). Mehrere Isoenzyme: LDH_1 (= HBDH ☞ 18.39) und LDH_2 v.a. in Herzmuskel und Erythrozyten, LDH_5 v.a. in Leber und Skelettmuskulatur vorkommend

↑: Herzinfarkt (spezifischer: Erhöhung von LDH_1 = HBDH), Myokarditis (☞ 6.8.2), Muskelerkr., kardiale Leberstauung, Hepatitis (☞ 10.5.1), toxische Leberschäden, Tumoren, Lungeninfarkt, perniziöse (☞ 13.6.4) und hämolytische Anämien (☞ 13.6.7)

☑ 1 – 2 ml Serum/Plasma

18.49 LDL-Cholesterin

Normwert: < 3,5 mmol/l (< 135 mg/dl)

Funktion: Cholesterin-Anteil, der von Proteinen mit niedriger Dichte (low density lipoproteins) transportiert wird. Großteil des Gesamt-Cholesterins. Beschleunigt Arteriosklerosebildung (☞ 7.7.1, 12.8.4)

Zielwert abhängig von Gesamtrisikoprofil des Patienten und strittig, z.B. zwischen 100 mg/dl bei bestehender KHK und 155 mg/dl für Patienten ohne weitere Risikofaktoren

☑ 1 – 2 ml frisches Serum/Plasma (nüchtern)

Leucin-Arylpeptidase (LAP) ☞ *10.4.2*

18.50 Leukozyten (Leukos) und neutrophile Granulozyten

Normwerte:
(Gesamt–) Leukozyten: 4 – 10/nl
Neutrophile Granulozyten: 1,8 – 7,7/nl (ca. 60 % der Gesamtleukozyten)

Funktion der neutrophilen Granulozyten: v.a. Phagozytose und Vernichtung von Mikroorganismen und Fremdantigenen, wahrscheinlich auch von entarteten körpereigenen Zellen. Veränderung der Gesamtleukozyten- und der neutrophilen Granulozytenzahl in der Regel gleichsinnig

Neutrophile ↓: Virusinf. (☞ 17.7), einige bakterielle Inf. (z.B. Typhus ☞ 17.6.7), Arzneimittel (☞ 13.7.4), Knochenmarkschädigung (z.B. Tumorinfiltration, Zytostatika- oder Strahlenther.)

Neutrophile ↑: Die meisten (bakteriellen) Infektionen, Sepsis (☞ 17.12), nicht-infektiöse entzündliche Erkr. (z.B. rheumat. Erkrankungen), diabetisches Koma (☞ 12.7.4), Leberkoma (☞ 10.5.6), Urämie (☞ 11.12), Vergiftungen, bestimmte Leukämien

☑ 2 ml EDTA-Blut

18.51 Lipase

Normwert: < 200 U/l oder 7,7 – 56 µg/l, methodenabhängig

Funktion: Triglyzeride spaltendes Enzym des Pankreas

↑: Pankreatitis (☞ 10.7.1, 10.7.2), Niereninsuffizienz (☞ 11.12)

☑ 1 – 2 ml Serum/Plasma

Liquordiagnostik ☞ *1.8*

18.52 Lymphozyten

Normwert: 1,0 – 4,8/nl bzw. 20 – 50 % der Leukos

Funktion: Zweitgrößte Fraktion der Leukozyten mit Schlüsselstellung bei der spezifischen Abwehr. Viele Teilpopulationen (z.B. T_4-Helferzellen, T_8-Suppressorzellen) mit spezifischen Funktionen (☞ 16.1.3)

↓: Tumoren, HIV-Infektion und AIDS (☞ 16.3), Strahlenther., Zytostatikather., Glukokortikoidther.

↑: Bestimmte Infektionskrankheiten, z.B. Tuberkulose (☞ 8.5.4), Virushepatitis (☞ 10.5.1), bestimmte Leukämien

🖋 2 ml EDTA-Blut

18.53 Magnesium (Mg²⁺)

Normwert: 1,8 – 2,6 mg/dl = 0,74 – 1,07 mmol/l

Funktion: Wichtiges Mengenelement, beteiligt an muskulärer Erregungsübertragung

↓: Alkohol, Diarrhoe, Erbrechen, renale Verluste (z.B. bei Diuretikather.), Hyperaldosteronismus (☞ 12.6.1)

↑: Akute und chronische Niereninsuffizienz (☞ 11.11, 11.12), Überdosierung magnesiumhaltiger Antazida oder „Substitutionspräparate" v.a. bei Niereninsuffizienz

🖋 1 – 2 ml Serum/Plasma

MCH, MCHC, MCV ☞ 18.24 (Erythrozytenindizes)

18.54 Monozyten

Normwert: 0,2 – 1/nl = ca. 4 % der Leukos

Funktion: Phagozytosefähige Teilfraktion der Leukozyten, verlassen Blutbahn und siedeln in verschiedenen Organen (und heißen dann Gewebsmakrophagen)

↑: Sarkoidose (☞ 8.7.1), Tbc (☞ 8.5.4), bakt. Endokarditis (☞ 6.8.1), abklingende Infektion, nach Agranulozytose (☞ 13.7.4), Colitis ulcerosa (☞ 9.7.4), M. Crohn (☞ 9.7.4), bestimmte Leukämien, systemischer Lupus erythematodes (☞ 15.7.1)

🖋 2 ml EDTA-Blut

18.55 Natrium (Na⁺)

Normwert: 135 – 145 mmol/l

Funktion: Häufigstes Mengenelement im Extrazellulärraum, entscheidendes Kation für den dort herrschenden osmotischen Druck

↓: Erbrechen, Durchfall, länger andauernde Magensaftabsaugung, Herzinsuffizienz (☞ 6.6.1), Leberzirrhose (☞ 10.5.6), Niereninsuffizienz (☞ 11.11, 11.12), Nebennierenrindenunterfunktion (☞ 12.6.2), Arzneimittel (z.B. bestimmte Diuretika)

↑: Diarrhoe, Fieber oder Schwitzen bei zu geringer Wasserzufuhr, Diabetes insipidus (☞ 12.3.3), bestimmte Arzneimittel

🖋 1 – 2 ml Serum/Plasma

Neutrophile Granulozyten ☞ 18.50 (Leukozyten)

18.56 PAP (Prostataspezifische Saure Phosphatase, PSP)

Normwert: < 2 (– 6) µg/l

Funktion: Tumormarker des Prostatakarzinoms, spezifischer ist jedoch PSA (☞ 18.61)

↑: Prostatakarzinom, Prostataadenom (meist < 8 mg/l)

🖋 1 – 2 ml Plasma

18.57 Paraprotein (Monoklonale Immunglobuline)

Funktion: Vermehrung von (meist funktionsuntüchtigen) Immunglobulinen eines maligne entarteten B-Zellstamms

↑: Plasmozytom (☞ 13.8.3), Amyloidose, benigne Gammopathie (☞ 13.8.3)

🖋 5 ml Serum oder 10 ml Sammelurin (24-Std.-Menge mitteilen und dokumentieren)

Parathormon ☞ 12.1.4, 12.5.1

18.58 Partielle Thromboplastinzeit (PTT)

Normwert: Bis 40 Sek.

Diagn. Funktion: Maß für das endogene Gerinnungssystem (☞ 13.1.3, 13.9.1)

↑: Hämophilie A und B (☞ 13.9.2), Verbrauchskoagulopathie (☞ 13.9.4), schwere Lebererkrankungen. Überwachung der Heparinther. (bei Vollheparinisierung ca. 1,5 – 2fache Verlängerung angestrebt), Ther. mit Vit.-K-Antagonisten (z.B. Marcumar®, üblicherweise jedoch Kontrolle über Quickwert)

☑ 3 – 5 ml Zitratblut

18.59 Phosphat (anorganisch)

Normwert: 2,6 – 4,5 mg/dl = 0,84 – 1,45 mmol/l

Funktion: Mengenelement, Baustein von ATP (Adenosintriphosphat), Zellmembran und Knochenmineral, wichtiges pH-stabilisierendes Puffersystem im Blut

↓: Rachitis, Malabsorption, renal-tubuläre Erkr., Hyperparathyreoidismus (☞ 12.5.1)

↑: Niereninsuffizienz (☞ 11.12), Hypoparathyreoidismus (☞ 12.5.2), Akromegalie (☞ 12.3.2), Knochentumoren, Metastasen

☑ 1 – 2 ml Serum/Plasma

Phosphatase, saure ☞ 18.66 (Saure Phosphatase)
pO$_2$ ☞ 18.15 (Blutgasanalyse)
Prostataspezifische Phosphatase ☞ 18.56 (PAP)

18.60 Protein im Urin

Normwert: < 150 (–300) mg/24 Std., methodenabhängig

↑: **Renale Ursachen:** Z.B. Glomerulonephritis (☞ 11.8), Pyelonephritis (☞ 11.7.3, 11.7.4), nephrotisches Syndrom (☞ 11.10), Erkr. der Harnwege **Extrarenale Ursachen:** Schwangerschaft, Rechtsherzinsuffizienz (☞ 6.6.1), Fieber, Eiweißerhöhung im Blut (z.B. bei Plasmozytom ☞ 13.8.3)

☑ 5 ml Sammelurin (24-Std.-Menge mitteilen)

Proteine im Serum ☞ 18.4 (Albumin), 18.27 (Gesamteiweiß), 18.28 – 18.30 (α-, β-, γ-Globuline)
Proteinurie ☞ 18.60 (Protein im Urin)

18.61 PSA (Prostataspezifisches Antigen)

Normwert: < 3 (– 10) µg/l

Funktion: Tumormarker des Prostatakarzinoms

↑: Prostataadenom (meist < 10 µg/l), Prostata-Ca

☑ 1 – 2 ml Serum/Plasma

PSP ☞ 18.56 (PAP)
PTT ☞ 18.58 (Partielle Thromboplastinzeit)

18.62 Quick (Prothrombinzeit, Thromboplastinzeit, TPZ)

Normwert: 70 – 120 %

Diagn. Funktion: Maß für das exogene System der Gerinnung

↓: Lebererkrankungen., Verbrauchskoagulopathie (☞ 13.9.4), Vit.-K-Mangel, Hemmkörper gegen Gerinnungsfaktoren, z.B. systemischer Lupus erythematodes (☞ 15.7.1), AT-III-Überschuss, Ther. mit Vit.-K-Antagonisten (z.B. Marcumar®, ther. Bereich ca. 15 – 25 %).

Aufgrund fehlender Standardisierung in der Kontrolle der Marcumar®-Therapie zunehmend abgelöst durch die *International normalized ratio* **(INR).** Normwert der INR = 1,0; therapeutischer Bereich je nach Indikation 2,0 – 4,5.

☑ 5 ml Zitratblut

Renin ☞ 7.1, 7.5.1

18.63 Retikulozyten (Retis)

Normwert:
♀ 0,8 – 4,0 % der Erys;
♂ 0,8 – 2,5 % der Erys

Funktion: Junge, noch Reste von Zellorganellen tragende Erythrozyten

↓: Aplastische Anämie, Knochenmarkinfiltration, Erythrozytenbildungsstörungen

↑: Erhöhter Ery-Ausstoß aus dem Knochenmark, z.B. bei Blutverlust, Hämolyse (☞ 13.6.7), Leberzirrhose (☞ 10.5.6)

☑ 2 ml EDTA-Blut

18.64 **Rheumafaktoren**

Normwert: Methodenabhängig; nicht nachweisbar oder < 20 U/ml

Funktion: IgM-Autoantikörper gegen IgG

↑ bzw. positiv: Rheumatoide Arthritis (☞ 15.5.1), Kollagenosen (☞ 15.7), 5 – 10 % der älteren Bevölkerung

✔ 1 – 2 ml Plasma

Sauerstoffpartialdruck ☞ 18.15 (Blutgasanalyse)

18.65 **Sauerstoffsättigung** (O$_{2sat}$)

Normwert: 94 – 98% im arteriellen Blut

Diagn. Funktion: Messgröße zur Kontrolle der Arterialisierung des Blutes in der Lunge

↓ **Lungenerkr.:** Entzündung, Ödem, Asthma bronchiale (☞ 8.6.1), Karzinom, Emphysem (☞ 8.6.3), Infarkt, Embolie (☞ 8.10.1)
Zirkulatorische Ursachen: Schock, Kreislaufkollaps, Herzinsuffizienz (☞ 6.6), Shunt (☞ 6.12.1)
Behinderung der Atemexkursion: Rippenfraktur, Pleuraerguss (☞ 8.11.2), Pneumothorax (☞ 8.9)

✔ 2 – 3 ml Heparin-Blut (eisgekühlt) sofort ins Labor und bestimmen oder BGA-Röhrchen

18.66 **Saure Phosphatase** (SP)

Normwert:
♀ < 5,5 U/l
♂ < 6,5 U/l

Funktion: Phosphate spaltendes Enzym. Verschiedene Isoenzyme, z.B. Prostataspezifische Saure Phosphatase (☞ PAP)

↑: Prostatakarzinom und -hypertrophie, Thrombozytose, Knochenerkrankungen

✔ 1 – 2 ml Serum/Plasma

18.67 **Serumelektrophorese**

Normwerte (Normaler Kurvenverlauf ☞ Abb. 13.61):

Fraktion	Prozent	Details
Albumin	60,6 – 68,6 %	☞ 18.4
α_1-Globulin	1,4 – 3,4 %	☞ 18.28
α_2-Globulin	4,2 – 7,6 %	☞ 18.28
β-Globulin	7,0 – 10,4 %	☞ 18.29
γ-Globulin	12,1 – 17,7 %	☞ 18.30

Diagn. Funktion: Elektrochemische Auftrennung der Bluteiweiße mit dem Ziel, durch Anteilsveränderungen (z.B. γ-Globulin-Mangel) oder *zusätzliche* pathol. Eiweißfraktionen (*Paraproteine* ☞ 18.57) differenzialdiagn. Hinweise zu bekommen (☞ 1.5.4, 13.8.3)

✔ 2 ml Serum

T_3, fT_3 ☞ *18.74 (Trijodthyronin)*
T_4, fT_4 ☞ *18.71 (Thyroxin)*

18.68 **T4-Helferzellen** (T4-Lymphozyten, CD4-Zellen)

Normwert: 35 – 55 % der Lymphos = > 1/nl (> 1000 µl ☞ Tab. 15.15)

Funktion: Gruppe der Lymphozyten, die u.a. die Antikörperbildung anstößt (☞ 16.1.3)

↓: Immunschwäche, typischerweise bei fortgeschrittener HIV-Infektion und AIDS, vorübergehend bei Virusinfekten, Autoimmunerkr. und bei fortgeschrittenen Tumoren

18.69 **Thrombinzeit** (TZ, Plasmathrombinzeit, PTZ)

Normwert: 17 – 24 Sek.

Diagn. Funktion: Maß für „gemeinsame Endstrecke" der Gerinnung (☞ Abb. 13.8)

↑: Fibrinmangel, Fibrinolysether., zur Kontrolle und Steuerung der Heparinther. (Therapieziel: 2 – 3fach verlängerte Thrombinzeit)

✔ 3 – 5 ml Zitratblut

18.70 **Thrombozyten** (Thrombos, Blutplättchen)

Normwert: 140 – 440/nl

Funktion: Leiten Blutgerinnung im endogenen Gerinnungssystem ein (☞ 13.1.3)

↓: Leukämie (☞ 13.7.1), toxisch (Alkohol, Arzneimittel, z.B. Zytostatika), Verbrauchskoagulopathie (☞ 13.9.4), Idiopathische thrombozytopenische Purpura (☞ 13.9.5)

↑: Myeloproliferative Erkrankungen (☞ 13.6.8), nach Infektionen, Blutungen oder Milzentfernung

✔ 2 ml EDTA-Blut

18.71 Thyroxin (T_4)/ Freies Thyroxin (fT_4)

Normwert:
Gesamt-Thyroxin: 45 – 115 µg/l = 55 – 160 nmol/l
Freies Thyroxin (fT_4): 0,8 – 2 ng/dl = 10 – 26 pmol/l

Funktion: Schilddrüsenhormon

↓: Hypothyreose (☞ 12.4.4), z.B. bei Jodmangel, Thyroxinsynthesedefekt, chron. Thyreoiditis (☞ 12.4.5), Z.n. Schilddrüsenresektion, Medikation mit Thyreostatika

↑: Hyperthyreose (☞ 12.4.3)

☑ 1 – 2 ml Serum/Plasma

18.72 Thyreoidea stimulierendes Hormon (TSH)

Normwert: Basal 0,3 – 3,5 mU/l

Funktion: Vom Hypophysenvorderlappen ausgeschüttetes Hormon, das die Schilddrüse stimuliert

↓: Primäre Hyperthyreose (☞ 12.4.3), sekundäre Hypothyreose, Schilddrüsenhormonüberdosierung

↑: Primäre Hypothyreose (☞ 12.4.4)

☑ 1 – 2 ml Serum/Plasma

18.73 Transferrin

Normwert: 200 – 340 mg/dl

Funktion: Transportprotein für freies Eisen im Serum

↓: Infektionen, chron.-entzündl. Erkrankungen, Tumoren, Proteinverluste, Lebererkrankungen

↑: Eisenmangel, Schwangerschaft

☑ 1 – 2 ml Serum/Plasma

18.74 Trijodthyronin (T_3)/ Freies Trijodthyronin (fT_3)

Normwert:
Gesamt-Trijodthyronin:
0,9 – 1,8 µg/l = 1,3 – 2,8 nmol/l
Freies Trijodthyronin (fT_3):
2,5 – 6 pg/ml = 3,8 – 9,2 pmol/l

Funktion: Schilddrüsenhormon; wird im peripheren Blut durch Abspaltung eines Jodanteils aus T_4 gebildet; schneller und stärker wirksam als T_4

↓: Hypothyreose (☞ 12.4.4), außerdem Umwandlungshemmung von T_4 in T_3, z.B. bei Schwerkranken oder bestimmten Arzneimitteln

↑: Hyperthyreose (☞ 12.4.3). In 5 – 10 % der Hyperthyreosen sog. isolierte T_3-Hyperthyreose

☑ 1 – 2 ml Serum/Plasma

18.75 Triglyzeride (Neutralfette)

Normwert: < 200 mg/dl = < 2,3 mmol/l. Normgrenze strittig, manchmal < 150 mg/dl = < 1,71 mmol/l

Funktion: Eines der Hauptblutfette (☞ 12.8.4)

↑: Primäre Fettstoffwechselstörungen (☞ 12.8.4), falsche Ernährung, Leber- und Nierenerkrankungen, Hypothyreose (☞ 12.4.4)

☑ 1 – 2 ml Serum/Plasma

18.76 Vanillinmandelsäure (VMS) im Urin

Normwert: < 7 mg/24 Std. = < 35 µmol/24 Std.

Funktion: Hauptabbauprodukt von Katecholaminen (Adrenalin, Noradrenalin und Dopamin); wird v.a. zur Hypertonie-Diagnostik (Phäochromozytom ☞ 12.6.3) herangezogen

Stark ↑: Phäochromozytom (☞ 12.6.3), Tumoren des Sympathikus (z.B. Neuroblastom)

☑ 10 – 20 ml Sammelurin in 5 – 10 ml Salzsäure oder Eisessig (24-Std.-Menge mitteilen und dokumentieren). Durchführung: Jede Urinportion sofort in einen Sammelbehälter mit Salzsäure/Eisessig schütten. Arzneimittel nach Arztanordnung absetzen. Drei Tage vor und während des Sammelns Kaffee, Tee, Käse und Bananen weglassen (sonst Ergebnisverfälschung)

18.77 Vitamin B_{12}

Normwert: Methodenabhängig

Funktion: Wichtiges Coenzym v.a. im Zellaufbau; kann aus dem Darm nur nach Bindung an Intrinsic factor aus dem Magensaft aufgenommen werden

↓: Perniziöse Anämie (☞ 13.6.4), Mangelernährung, Z.n. Magenresektion, chron. atroph. Gastritis (☞ 9.6.2), chron. (Dünn-)Darmerkrankungen

☑ 1 – 2 ml Serum/Plasma

Register

A

5-Aminosalizylsäure 476
α_1-Blocker 293
α_1-Globulin 18
α_2-Globulin 18
α-Amylase 490, **928**
AB0-System 689
Abacavir 810
ABCD-Regel
  Reanimation 174
ABC-Klassifikation
  Gastritis 464
Abdomen
  Akutes *447*, **447**, *447*
Abdomenleeraufnahme 454
Abdominalsonographie 453
Abführmittel
  ☞ Laxantien
Abhusten
  von Sekret 357
Abklatschen
  Sekretlösung 356
Abklopfen
  Sekretlösung 356
abl-bcr-Fusionsgen
  Leukämie 713
Abmagerungsmittel 54
Abrasionszytologie 19
Abriegelungs-Impfung 804
Absaugen
  Atemwegssekret 358
  Dokumentation 361
  Durchführung 360
  endotracheales 358, **360**
  Komplikationen 361
  Materialien 359
  nasales 358, **359**, 360
  orales 358, **359**
Absauggerät 359
Absaugkatheter 359, *359*
Abstoßungsreaktion
  Transplantation 79
Abszess
  Lymphadenitis 723
  paranephritischer 566
Abwehr
  humorale 799
  spezifische 799, **800**
  Teilsysteme 799
  unspezifische 799, **800**
  zelluläre 799
Abwehrmechanismen
  Atemwege 349
Abwehrschwäche 825
  Tumoren 685
Abwehrspannung 447
Abwehrzellen
  Funktion 801
Acarbose 638, 646
ACE-Hemmer 54, 235, 291
  Hypertonie 291
Acerbon® 291
Acetylcystein 398
  Expektorantien 398
  Paracetamolvergiftung 515
Acetyldigoxin 237
Achalasie *461*, **461**
  Kontrastmitteldarstellung 460

Ösophagus-Manometrie 461
Acholie 431
Aciclovir 880
acquired immune deficiency
  syndrome ☞ AIDS
ACTH (Adrenokortikotropes
  Hormon) 602, **604**, 606, **927**
ACTH-Bildung
  Adenome 612
  paraneoplastische 625
ACTH-Test
  Addison-Krankheit 628
acute respiratory distress syn-
  drome ☞ ARDS
ACVB (aortokoronarer Ve-
  nen-Bypass) 224
Acylaminopenicilline 851
Acylureidopenicilline 851
Adalat® 293, 304
Adams-Stokes-Anfall 246
  Synkope 204
Addison-Krankheit **627**, 629
Addison-Krise 628
Adenohypophyse 604
Adenokarzinom
  Niere 590
Adenomatosis coli 480
Adenome
  ACTH-produzierende 612
Adenosin 241
Aderlass
  Set 14
  System 14
ADH (antidiuretisches Hor-
  mon) 542, **603**
Adhäsionsileus 470
Adipositas *656*, **656**
  Appetitzügler 659
  Behandlungsstrategie 658
  körperliches Training 658
  Kurzzeitdiäten 659
  Magenband, verstellbares 659
  operative Behandlung 659
  primäre 656
  Reduktionskost 658
  sekundäre 657
  Selbsthilfegruppen 659
Adiuretin 542, **603**
Adnexitis 856
Adrenalektomie
  bilaterale 626
Adrenalin 180, 265, 602, **606**
adrenogenitales Syndrom 670
adrenokortikotropes Hor-
  mon ☞ ACTH
Adriablastin® 747
Adsorption
  Viren 878
adult respiratory distress syn-
  drome ☞ ARDS
Adumbran® 24
Adventitia
  Arterie 262
AEP (akustisch evozierte Po-
  tenziale) 9
Aerophagie 446
Aerosolapparat 357
Aethoxysklerol
  Varizensklerosierung 336
Aflatoxine 730

AFP (Alpha-Fetoprotein, α-
  Fetoprotein) 742, **927**
After 429
Agammaglobulinämie
  Typ Bruton 826
Agar-Agar 451
Agarol® 451
Agglutination 19, *19*
Agiolax® 451
α-Globuline **932**
Agranulozytose
  allergisch bedingte 715
  allergisch toxisch-bedingte 715
  Chemotherapie 753
AGS 670
AHB (Anschlussheilbehand-
  lung)
  Herzinfarkt 233
AICD (automatic implantable
  cardioverter defibrillator) 245
AIDS **806**, *806*
  antiretrovirale Substanzen 810
  ATLs 812
  Demenz 808
  Hygiene- und Desinfekti-
  onsmaßnahmen 813
  Infektionen, bakterielle 816
  Infektionsschutz des Perso-
  nals 814
  Kaposi-Sarkom 816
  Kryptokokken-Meningitis 816
  Manifestationen 808
  Mundsoor 816
  Nicht-Nukleosidische
  Hemmer der reversen Tran-
  skriptase 810
  Nukleosidanaloga 810
  Pilzinfektionen 816
  Pneumocystis-carinii-
  Pneumonie 815
  Proteinaseinhibitoren 810
  Soor-Ösophagitis 813
  Therapieresistenzen 811
  Toxoplasmose, zerebrale 816
  Virusinfektionen, sekundä-
  re 816
  Vollbild 808
  Wasting-Syndrom 808
AIDS-definierende Erkran-
  kungen 807, **808**
AIP 671
Ajmalin 241
Akanthosis nigricans (mali-
  gna) 741
Akinese 135
  Parkinson-Syndrom 136
Akineton® 136
Akromegalie 612, *612*
Aktivkohle 183
Akupressur 90
Akupunktur 89
  Körper- 90
  Laser- 90
  Ohr- 90
  Schmerztherapie 163
akustisch evozierte Potenziale
  (AEP) 9

Alaninaminotransferase
  ☞ ALAT
ALAT (Alanin-Aminotrans-
  ferase, Glutamat-Pyruvat-
  Transaminase, GPT) 11, 17, **18**, **927**
Albendazol 906
Albumin 928
Aldosteron 265, 602, **605**
Aleppobeule 904
Alexan® 747
Algurie **546**, *546*
Alizaprid 750
Alkalische Phosphatase (AP) **928**
Alkaloide 747
Alkalose *598*, 598
  metabolische 350, **598**
  respiratorische **599**
  Ursachen 598
Alkalosetherapeutika 54
Alkoholabusus 511
  Hepatitis 510
  Hypomagnesiämie 597
  Leberschädigung 509, 511
  Leberzirrhose 511
Alkoholentzugsdelir 512, **514**
Alkoholfettleber 510, *510*
Alkoholfötor 184
Alkoholgehalt
  Getränke 510
Alkoholiker, Anonyme 514
Alkoholkrankheit 512
  beginnende Zeichen 511
  Entzugsdelir *511*
  Pflege 512
  Suizidalität 513
  Ursachen 512
Alkoholschmerz
  Hodgkin-Lymphom 715
Alkoholvergiftung 183, **183**, 184
  Behandlungsstrategie 185
Alkoholzirrhose 511
Alkylantien 747
Alkylphosphatvergiftung 175
ALL 711
Allen-Test 9, 282, **283**
Allergene 817
  Ingestions- 817
  Inhalations- 817
  Injektions- 817
  Kontakt- 817
Allergenkarenz 820
Allergie *817*, **817**
  Antihistaminika 821
  Diagnostik 819
  Expositionsprophylaxe 820
  Histamin 822
  Hyposensibilisierung 820
  Sensibilisierung 817
Allergiepass 819
allergische Reaktion **817**
  auf Kontrastmittel 22

Legende	
Haupteintrag	**Seite**
Definition	*Seite*
Abbildung	Seite
Medikamente	Seite

Legende	
Haupteintrag	**Seite**
Definition	*Seite*
Abbildung	Seite
Medikamente	Seite

Legende	
Haupteintrag	**Seite**
Definition	*Seite*
Abbildung	Seite
Medikament	Seite

Legende	
Haupteintrag	**Seite**
Definition	*Seite*
Abbildung	Seite
Medikamente	Seite

Legende	
Haupteintrag	**Seite**
Definition	*Seite*
Abbildung	Seite
Medikamente	Seite

Legende	
Haupteintrag	**Seite**
Definition	*Seite*
Abbildung	Seite
Medikament	Seite

Legende	
Haupteintrag	**Seite**
Definition	*Seite*
Abbildung	Seite
Medikamente	Seite

I

Legende	
Haupteintrag	**Seite**
Definition	*Seite*
Abbildung	Seite
Medikamente	Seite

Legende	
Haupteintrag	**Seite**
Definition	*Seite*
Abbildung	Seite
Medikamente	Seite

Legende	
Haupteintrag	**Seite**
Definition	*Seite*
Abbildung	Seite
Medikamente	Seite

Legende	
Haupteintrag	**Seite**
Definition	*Seite*
Abbildung	Seite
Medikamente	Seite

N

Legende	
Haupteintrag	**Seite**
Definition	*Seite*
Abbildung	Seite
Medikament	Seite

O

Legende	
Haupteintrag	**Seite**
Definition	*Seite*
Abbildung	Seite
Medikamente	Seite

Legende	
Haupteintrag	**Seite**
Definition	*Seite*
Abbildung	Seite
Medikamente	Seite

S

Legende	
Haupteintrag	**Seite**
Definition	*Seite*
Abbildung	Seite
Medikamente	Seite

Legende	
Haupteintrag	**Seite**
Definition	*Seite*
Abbildung	Seite
Medikamente	Seite

T

Legende	
Haupteintrag	**Seite**
Definition	*Seite*
Abbildung	Seite
Medikament	Seite

U

V

Legende	
Haupteintrag	**Seite**
Definition	*Seite*
Abbildung	Seite
Medikamente	Seite

Legende	
Haupteintrag	**Seite**
Definition	*Seite*
Abbildung	Seite
Medikamente	Seite

Notfälle in *Pflege konkret Innere Medizin*

Notfall	Seite	Kapitel
Abdomen, akutes	447	9.3.5
Addison-Krise	628	12.6.2
Angina pectoris	225	6.5.1
Arterieller Verschluss, akuter	301	7.7.3
Atemstillstand	173 und 368	5.3 und 8.3.2
Beinschmerz, akuter	278	7.3.1
Bauchaortenaneurysma-Ruptur	305	7.7.8
Diabetisches Koma	636	12.7.4
Dyspnoe (Atemnot), akute	367	8.3.1
Gastrointestinalblutung, akute	449	9.3.6
Hämoptoe (Bluthusten)	371	8.3.9
Herzinfarkt	225	6.5.2
Herz-Kreislaufstillstand	173 und 245	5.3 und 6.7.2
Hyperkalzämische Krise	596	11.17.4
Hypertensive Krise	293	7.5.2
Hypoglykämie	637	12.7.5
Hypothyreotes Koma	620	12.4.4
Hypotonie, orthostatische	294	7.5.3
Krampfanfall, hirnorganisch	185	5.7
Lungenembolie	411	8.10.1
Schlaganfall	312	7.8.3
Schock (anaphylaktischer Schock)	297 und 818	7.6 und 16.4.1
Spannungspneumothorax	410	8.9
Thyreotoxische Krise	619	12.4.3
Transfusionszwischenfall	699	13.5.1
Zytostatika-Paravasate	751	14.5.2